辅助生殖技术丛书

凤凰医学
Phoenix MedPub

辅助生殖技术② 临床视角

原著第6版

Textbook of Assisted Reproductive Techniques

Volume 2: Clinical Perspectives *Sixth Edition*

主 编 [澳]戴维·K. 加德纳(David K. Gardner)
[以]阿里埃勒·韦斯曼(Ariel Weissman)
[英]科林·M. 豪尔斯(Colin M. Howles)
[以]泽埃夫·肖哈姆(Zeev Shoham)
主 译 刘 平 乔 杰
副主译 孙海翔 李 蓉 徐艳文 孙 赟 林 戈 靳 镭

CRC Press
Taylor & Francis Group

江苏凤凰科学技术出版社·南京

图书在版编目(CIP)数据

辅助生殖技术. 2, 临床视角 : 原著第6版 / (澳)戴维·K. 加德纳等主编 ; 刘平, 乔杰主译. -- 南京 : 江苏凤凰科学技术出版社, 2025. 8. -- ISBN 978-7-5713-4941-7

Ⅰ. R339.2

中国国家版本馆CIP数据核字第2025W6N196号

辅助生殖技术2:临床视角(原著第6版)

主　　编	[澳]戴维·K. 加德纳(David K. Gardner) [以]阿里埃勒·韦斯曼(Ariel Weissman) [英]科林·M. 豪尔斯(Colin M. Howles) [以]泽埃夫·肖哈姆(Zeev Shoham)
主　　译	刘　平　乔　杰
责任编辑	胡冬冬
责任校对	仲　敏
责任监制	刘文洋
责任设计	徐　慧
出版发行	江苏凤凰科学技术出版社
出版社地址	南京市湖南路1号A楼,邮编:210009
出版社网址	http://www.pspress.cn
照　　排	南京新洲印刷有限公司
印　　刷	南京新洲印刷有限公司
开　　本	890 mm×1 240 mm　1/16
印　　张	36
字　　数	1 200 000
插　　页	4
版　　次	2025年8月第1版
印　　次	2025年8月第1次印刷
标准书号	ISBN 978-7-5713-4941-7
定　　价	328.00元(精)

Textbook of Assisted Reproductive Techniques Volume 2: Clinical Perspectives 6th Edition/by David K. Gardner, Ariel Weissman, Colin M. Howles, Zeev Shoham/ISBN: 978-1-032-21485-6

江苏省版权局著作权合同登记号　图字:10-2024-205 号

译者名单

主　译

刘　平　北京大学第三医院

乔　杰　北京大学第三医院

副主译

孙海翔　南京大学医学院附属鼓楼医院

李　蓉　北京大学第三医院

徐艳文　中山大学附属第一医院

孙　赟　上海交通大学医学院附属仁济医院

林　戈　中信湘雅生殖与遗传专科医院

靳　镭　华中科技大学同济医学院附属同济医院

译　者(按姓氏笔画排序)

丁　莹　上海交通大学医学院附属仁济医院

丁晨晖　中山大学附属第一医院

于　多　北京大学第三医院

马冰馨　华中科技大学同济医学院附属同济医院

王　洋　北京大学第三医院

王　超　北京大学第三医院

王迎曦　北京大学第三医院

王珊珊　南京大学医学院附属鼓楼医院

王超君　上海交通大学医学院附属仁济医院

方　丛　中山大学附属第六医院

厉心愉　上海交通大学医学院附属仁济医院

石小丹　北京大学第三医院

冯　雪　北京大学第三医院

朱丽霞　华中科技大学同济医学院附属同济医院

朱琴玲　上海交通大学医学院附属仁济医院

任一昕　北京大学第三医院

任秀莲　北京大学第三医院

庄新杰　北京大学第三医院

刘　畅　上海交通大学医学院附属仁济医院

刘丹丹　北京大学第三医院

许　言　中山大学附属第一医院

苏殿三　上海交通大学医学院附属仁济医院

李　元　中信湘雅生殖与遗传专科医院

杨　纨　北京大学第三医院

杨　硕　北京大学第三医院

杨　蕊　北京大学第三医院

杨殊琳　华中科技大学同济医学院附属同济医院

何艺磊　北京大学第三医院

何亚琼　上海交通大学医学院附属仁济医院

汪　萌　华中科技大学同济医学院附属同济医院

宋雪凌　北京大学第三医院

张　旭　重庆市妇幼保健院

张　娜　北京大学第三医院
张　琦　重庆市妇幼保健院
张　婷　上海交通大学医学院附属仁济医院
张孝东　重庆市妇幼保健院
张顺吉　中信湘雅生殖与遗传专科医院
张硕屏　中信湘雅生殖与遗传专科医院
张楚悦　上海交通大学医学院附属仁济医院
陈军玲　上海交通大学医学院附属仁济医院
陈胤伟　华中科技大学同济医学院附属同济医院
陈泰来　上海交通大学医学院附属仁济医院
陈攀宇　中山大学附属第六医院
林胜利　北京大学第三医院
胡　静　中信湘雅生殖与遗传专科医院
姚桂东　郑州大学第一附属医院
袁　媛　中山大学附属第一医院
顾亦凡　中信湘雅生殖与遗传专科医院
徐　蓓　华中科技大学同济医学院附属同济医院
殷　莉　华中科技大学同济医学院附属同济医院
郭小妮　重庆市妇幼保健院
郭倩颖　北京大学第三医院
黄　博　华中科技大学同济医学院附属同济医院
黄　颖　北京大学第三医院
龚　斐　中信湘雅生殖与遗传专科医院
董熙远　华中科技大学同济医学院附属同济医院
韩树标　重庆市妇幼保健院
曾　扬　中山大学附属第一医院
路　瑶　上海交通大学医学院附属仁济医院
廉　颖　北京大学第三医院
翟君钰　上海交通大学医学院附属仁济医院
戴　灿　中信湘雅生殖与遗传专科医院
魏　熙　北京大学第三医院
瞿　仪　北京大学第三医院

主编简介

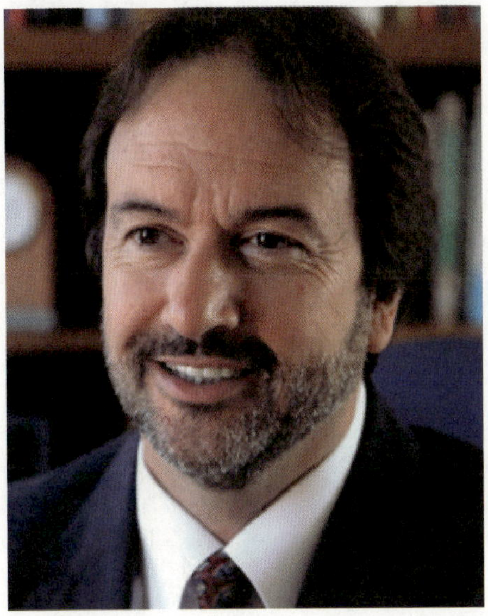

戴维·K. 加德纳(David K. Gardner),博士,澳大利亚勋章获得者,澳大利亚科学院院士,墨尔本生殖医学中心主任,墨尔本大学生物科学学院特聘教授。

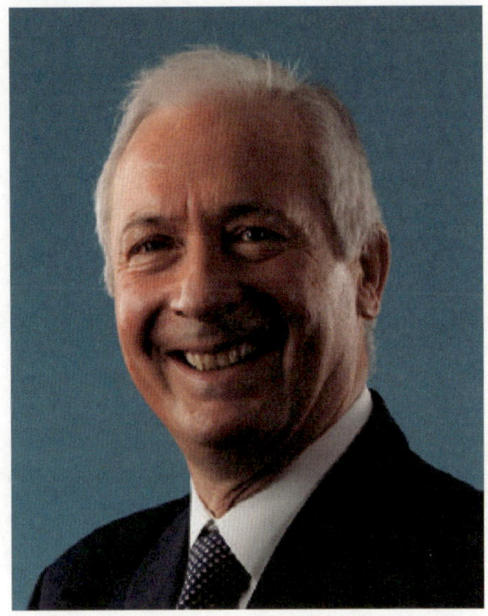

科林·M. 豪尔斯(Colin M. Howles),博士,英国皇家医学院院士,英国爱丁堡大学名誉研究员,现就职于瑞士日内瓦的 Aries Consulting SARL 公司。

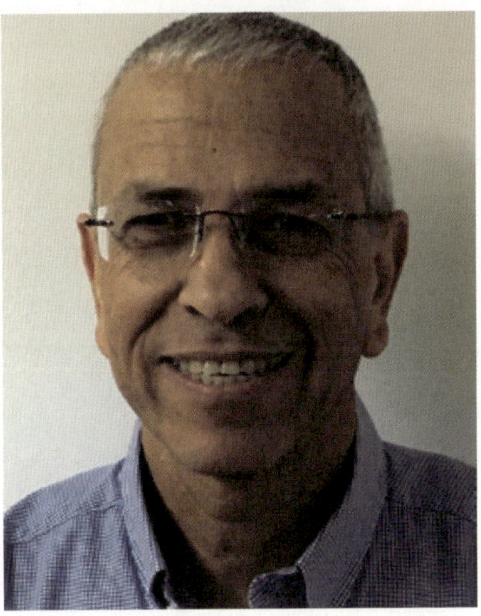

阿里埃勒·韦斯曼(Ariel Weissman),博士,以色列霍伦伊迪丝·沃尔夫森医疗中心妇产科 IVF 中心高级医师,特拉维夫大学医学系妇产科学全职教授。

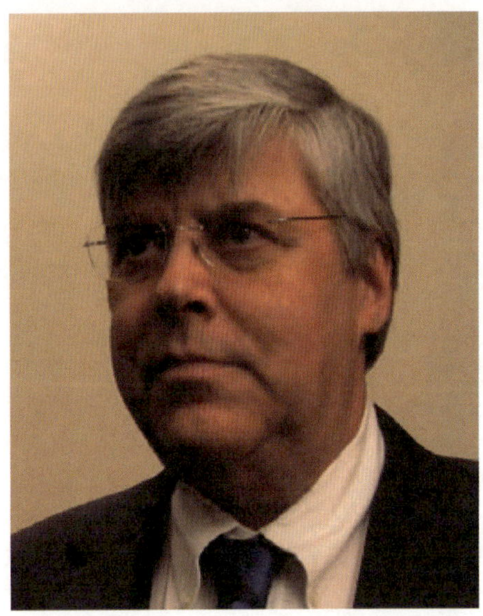

泽埃夫·肖哈姆(Zeev Shoham),博士,以色列希伯来大学教授,IVF 中心顾问,IVF-Worldwide 联合创始人。

原著编者

Diana Alecsandru
IIS La Fe
Valencia, Spain
IVI-RMA
Madrid, Spain

Michael Alper
Boston IVF, Waltham Center
Harvard University
Cambridge, Massachusetts

Carlo Alviggi
Department of Neuroscience, Reproductive Sciences, and Odontostomatology
University of Naples Federico II
Naples, Italy

Claus Yding Andersen
Laboratory of Reproductive Biology
University Hospital of Copenhagen
Copenhagen, Denmark

Baris Ata
Division of Reproductive Endocrinology and Infertility
Department of Obstetrics and Gynecology
Koç University School of Medicine
Istanbul, Turkey
ART Fertility Clinics
Dubai, United Arab Emirates

Jean-Marc Ayoubi
Department of Obstetrics and Gynecology and Reproductive Medicine
Hôpital Foch
Faculté de Médecine Paris Ouest
Suresnes, France

Adam H. Balen
Reproductive Medicine
Leeds Teaching Hospital, and Leeds Fertility
Seacroft Hospital, United Kingdom

Claudio Benadiva
Department of Obstetrics and Gynecology
Division of Reproductive Endocrinology
University of Connecticut School of Medicine
Center for Advanced Reproductive Services
Farmington, Connecticut

Marisa Berger
Department of Obstetrics and Gynecology
University of California, Los Angeles
Los Angeles, California

Yair Binyamin
Department of Anesthesiology
Soroka University Medical Center and the Faculty of Health Sciences
Ben-Gurion University of the Negev
Beer-Sheva, Israel

Christophe Blockeel
Centre for Reproductive Medicine
Universitair Ziekenhuis Brussel
Vrije Universiteit Brussel
Brussels, Belgium

Ernesto Bosch
IVI Valencia
Valencia, Spain

Julia K. Bosdou
Unit for Human Reproduction
1st Department of Obstetrics and Gynecology
Medical School, Aristotle University of Thessaloniki
Thessaloniki, Greece

Mats Brännström
Department of Obstetrics and Gynecology
Institute of Clinical Sciences
Sahlgrenska Academy
University of Gothenburg
Göteborg, Sweden
Stockholm IVF-EUGIN
Stockholm, Sweden

Simone L. Broer
University Medical Center Utrecht
Utrecht, the Netherlands

Frank J. Broekmans
Reproductive Endocrinology and Surgery
University Medical Center Utrecht
Utrecht, the Netherlands

William Buckett
Gynecologic Reproductive Endocrinology and Infertility
Department of Obstetrics and Gynecology
McGill University
Montreal, Canada

Martina Capuzzo
Department of Assisted Reproductive Techniques and Fertility Preservation
Mother and Child Hospital
Azienda Ospedaliera Universitaria Integrata
Verona, Italy

Fleur Cattrall
Medical Director
Melbourne IVF
East Melbourne, Australia

Tim Child
Reproductive Medicine and Surgery
Oxford University Hospitals NHS Trust
Oxford Fertility Unit
Oxford, United Kingdom

Danilo Cimadomo
GeneraLife IVF
Clinica Valle Giulia
Rome, Italy

David Cohen
Institute for Human Reproduction (IHR)
Chicago, Illinois

Sharon N. Covington
Covington & Hafkin and Associates
Rockville, Maryland

Laura S. Covington
Covington & Hafkin and Associates
Rockville, Maryland

Pernilla Dahm-Kähler
Department of Obstetrics and Gynecology
Institute of Clinical Sciences
Sahlgrenska Academy
University of Gothenburg
Göteborg, Sweden

Eline Dancet
Department of Development and Regeneration
KU Leuven
Leuven University Fertility Centre
University Hospitals Leuven
Leuven, Belgium

Alan DeCherney
National Institute of Child Health and Human Development
National Institutes of Health
Bethesda, Maryland

Neelke De Munck
ART Laboratory
Brussels IVF
UZ Brussel
Brussels, Belgium

Dominique de Ziegler
Department of Obstetrics and Gynecology and Reproductive Medicine
Hôpital Foch
Faculté de Médecine Paris Ouest
Suresnes, France

Thomas D'Hooghe
Department of Development and Regeneration
KU Leuven
Leuven, Belgium
Global Medical Affairs Fertility
R&D Healthcare
Darmstadt, Germany
Department of Obstetrics and Gynecology
Yale University Medical School
New Haven, Connecticut

Federica Di Guardo
Department of General Surgery and Medical Surgical Specialties
University of Catania
Catania, Italy

Alice D. Domar
Domar Centers for Mind/Body Health
Director of Integrative Care, Boston IVF
Department of Obstetrics, Gynecology, and Reproductive Biology
Harvard Medical School
Boston, Massachusetts

Lawrence Engmann
Department of Obstetrics and Gynecology
Division of Reproductive Endocrinology
University of Connecticut School of Medicine
Center for Advanced Reproductive Services
Hartford, Connecticut

Sandro C. Esteves
ANDROFERT, Andrology and Human Reproduction Clinic
Campinas, Brazil

Francesc Fabregues
Institut Clinic of Ginecology, Obstetrics and Neonatology
Hospital Clinic
Institut de Investigacions Biomédiques August Pi i Sunyer (IDIBAPS)
Faculty of Medicine
University of Barcelona
Barcelona, Spain

Bart CJM Fauser
Department of Reproductive Medicine
University Medical Center Utrecht
Utrecht, the Netherlands

Janisse Ferreri
Institut Clinic of Gynecology, Obstetrics and Neonatology Hospital Clinic
Barcelona, Spain

Juan A. Garcia-Velasco
IVI Foundation and IIS La Fe, Valencia, and IVI-RMA Madrid and Rey Juan Carlos University, Madrid, Spain

Carole Gilling-Smith
The Agora Gynaecology & Fertility Centre
Brighton, Sussex, United Kingdom

Jason Franasiak
Reproductive Medicine Associates of New Jersey
Basking Ridge, New Jersey
Thomas Jefferson University
Philadelphia, Pennsylvania

Haley G. Genovese
Reproductive Medicine Associates of New Jersey
Basking Ridge, New Jersey

Jan Gerris
Centre for Reproductive Medicine
Ghent University Hospital
Ghent, Belgium

Sanaz Ghazal
RISE Fertility
Irvine, California

Jessica A. Grieger
Robinson Research Institute and School of Biomedicine
The University of Adelaide
Adelaide, Australia
Department of Obstetrics and Gynaecology
Monash University
Clayton, Australia

Georg Griesinger
Department of Gynecological Endocrinology and Reproductive Medicine
University Hospital of Schleswig-Holstein
Luebeck, Germany

Michaël Grynberg
Department of Reproductive Medicine & Fertility Preservation

Hôpital Jean Verdier
Bondy, France
Department of Reproductive Medicine & Fertility Preservation
Hôpital Antoine Beclere
University Paris-Sud
Clamart, France

Ranit Hizkiyahu
Department of Obstetrics and Gynecology
McGill University
Montreal, Canada

Christian Huang
Reproductive Partners Medical Group
Redondo Beach, California

Judith A. F. Huirne
Department of Obstetrics and Gynaecology
Amsterdam University Medical Center
Amsterdam, the Netherlands

Peter Humaidan
Fertility Clinic Skive
Skive Regional Hospital
Skive & Aarhus University
Aarhus, Denmark

Ghada Hussein
Stockholm IVF-EUGIN
Stockholm, Sweden
CLINTEC, Karolinska Institutet
Huddinge, Sweden

Pinelopi G. Ioannidou
Unit for Human Reproduction
1st Department of Obstetrics and Gynecology
Medical School
Aristotle University of Thessaloniki
Thessaloniki, Greece

Alexander Ioscovich
Department of Anesthesiology, Perioperative Medicine and Pain Treatment
Shaare Zedek Medical Center, affiliated with Hebrew University
Jerusalem, Israel

Jayapriya Jayakumaran
Obstetrics and Gynecology
University of Central Florida
The IVF Center
Greater Orlando, Florida

Hey-Joo Kang
Ronald O. Perelman and Claudia Cohen Center for Reproductive Medicine
Weill Cornell Medicine
New York, New York

Leah Kaye
Department of Obstetrics and Gynecology
Division of Reproductive Endocrinology
University of Connecticut School of Medicine
Center for Advanced Reproductive Services
Farmington, Connecticut

Ali Khatibi
Department of Obstetrics and Gynecology
Institute of Clinical Sciences
Sahlgrenska Academy
University of Gothenburg
Göteborg, Sweden

Efstratios M. Kolibianakis
Unit for Human Reproduction
1st Department of Obstetrics and Gynecology
Medical School
Aristotle University of Thessaloniki
Thessaloniki, Greece

Katherine Koniares
Department of Obstetrics and Gynecology
Division of Reproductive Endocrinology
University of Connecticut School of Medicine
Center for Advanced Reproductive Services
Farmington, Connecticut

Gab Kovacs
Faculty of Medicine, Nursing and Health Sciences
Monash University
Melbourne, Australia

Stine Gry Kristensen
Laboratory of Reproductive Biology
Rigshospitalet
Copenhagen University Hospitals
Rigshospitalet
Copenhagen, Denmark

Elena Labarta
IVI Foundation and IIS La Fe and IVIRMA Valencia
Valencia, Spain

Julie Labrosse
Department of Reproductive Medicine & Fertility Preservation
Hôpital Jean Verdier
Bondy, France

Antonio La Marca
Department of Medical and Surgical Sciences for Mother, Child and Adult
University of Modena and Reggio Emilia
Modena, Italy

Leah Martin
Harvard T. H. Chan School of Public Health
Boston, Massachusetts

Francisco Osorio Martini
Reproductive Medicine Unit
Clínica Alemana de Santiago, and School of Medicine
Clínica Alemana Universidad del Desarrollo
Santiago, Chile

Marta Mendez
Institut Clinic of Gynecology, Obstetrics and Neonatology
Hospital Clinic
Barcelona, Spain

Jamie Merkison
National Institute of Child Health and Human Development
National Institutes of Health
Bethesda, Maryland

Carmen Messerlian
Harvard T. H. Chan School of Public Health
Massachusetts General Hospital Fertility Center
Department of Obstetrics and Gynecology
Boston, Massachusetts

Yossi Mizrachi
Reproductive Services Unit
The Royal Women's Hospital
Parkville, Australia

Lisa J. Moran
Robinson Research Institute and School of Biomedicine
The University of Adelaide
Adelaide, Australia
Department of Obstetrics and Gynaecology
Monash University
Clayton, Australia

Molly B. Moravek
Fertility Preservation Program
Division of Reproductive Endocrinology and Infertility
Department of Obstetrics and Gynecology
Department of Urology
University of Michigan
Ann Arbor, Michigan

Elkin Muñoz
IVI Vigo and IVI Coruña
A Coruña, Spain

Andrew Murray
Fertility Associates
Wellington, New Zealand

Ana Raquel Neves
Department of Obstetrics, Gynecology and Reproductive Medicine
Dexeus University Hospital
Barcelona, Spain
Autonomous University of Barcelona
Cerdanyola del Vallès, Spain

Robert J. Norman
Robinson Research Institute and School of Biomedicine
The University of Adelaide
Adelaide, Australia
Department of Obstetrics and Gynaecology
Monash University
Clayton, Victoria, Australia

Raoul Orvieto
Infertility & IVF Unit
Sheba Medical Center
Ramat Gan, Israel

Pasquale Patrizio
Yale Fertility Center
Yale School of Medicine
New Haven, Connecticut

Pasquale Petrone
GeneraLife IVF, Clinica Valle Giulia
Rome, Italy

Paul Pirtea
Department of Obstetrics and Gynecology and Reproductive Medicine
Hôpital Foch
Faculté de Médecine Paris Ouest
Suresnes, France

Nikolaos P. Polyzos
Department of Obstetrics, Gynecology and Reproductive Medicine
Dexeus University Hospital
Barcelona, Spain
Faculty of Medicine and Health Sciences
Ghent University (UZ Gent)
Gent, Belgium

Patricio Donoso Pozo
Reproductive Medicine Unit
Clínica Alemana de Santiago, Chile

Arieh Raziel
Assaf Harofeh Medical Center
Beer Yaacov, Israel

Jane Reavey
Obstetrics and Gynaecology
Royal Berkshire NHS Foundation Trust
Reading, United Kingdom

David Reichman
Ronald O. Perelman and Claudia Cohen Center for Reproductive Medicine
Weill Cornell Medicine
New York, New York

Laura Rienzi
GeneraLife IVF
Clinica Valle Giulia
Rome, Italy

Leah Roberts
Reproductive Medicine Associates of New Jersey
Basking Ridge, New Jersey
Thomas Jefferson University
Philadelphia, Pennsylvania

Sarah A. Robertson
Robinson Research Institute and School of Biomedicine
The University of Adelaide
Adelaide, Australia
Department of Obstetrics and Gynaecology
Monash University
Clayton, Australia

Cristina Rodriguez-Varela
IVI Foundation and IIS La Fe and IVIRMA Valencia
Valencia, Spain

Aaron Rosen
Manhattan Beach Women's Center
Manhattan Beach, California

Zev Rosenwaks
Ronald O. Perelman and Claudia Cohen Center for Reproductive Medicine
Weill Cornell Medicine
New York, New York

Cecilia Rucci
GeneraLife IVF
Clinica Valle Giulia
Rome, Italy

Mark V. Sauer
Rutgers Robert Wood Johnson Medical School
New Brunswick, New Jersey

Carlotta Scarafia
GeneraLife IVF
Clinica Valle Giulia
Rome, Italy

Roel Schats
Department of Obstetrics, Gynaecology and Reproductive Medicine
Division of Reproductive Medicine
Amsterdam Reproduction & Development

Amsterdam UMC
Amsterdam, the Netherlands

Amanda R Schwartz
Fertility Preservation Program
Division of Reproductive Endocrinology and Infertility
Department of Obstetrics and Gynecology
Department of Urology
University of Michigan
Ann Arbor, Michigan

Daniel Shatalin
Department of Anesthesiology, Perioperative Medicine and Pain Treatment
Shaare Zedek Medical Center, affiliated with Hebrew University
Jerusalem, Israel

Sean Soketang
Department of Obstetrics and Gynecology and Reproductive Medicine
Hôpital Foch
Faculté de Médecine Paris Ouest
Suresnes, France

Irene Souter
Massachusetts General Hospital Fertility Center
Department of Obstetrics and Gynecology
Boston, Massachusetts

Laurel Stadtmauer
Obstetrics and Gynecology
University of Central Florida
The IVF Center
Winter Park, Florida

Basil C. Tarlatzis
Unit for Human Reproduction
1st Department of Obstetrics and Gynecology
Medical School
Aristotle University of Thessaloniki
Thessaloniki, Greece

Isabel Cuadrado Torroglosa
IVI Foundation and IIS La Fe
Valencia, Spain

Herman Tournaye
Head of Department Reproductive Medicine-Gynecology
Brussels IVF
UZ Brussel
Brussels Free University
Brussels, Belgium

Chloe Tran
Department of Obstetrics and Gynecology and Reproductive Medicine
Hôpital Foch
Faculté de Médecine Paris Ouest
Suresnes, France

Togas Tulandi
Gynecologic Reproductive Endocrinology and Infertility
Department of Obstetrics and Gynecology
McGill University
Montreal, Canada

Ilan Tur-Kaspa
Institute for Human Reproduction
Chicago, Illinois

Filippo Maria Ubaldi
GeneraLife IVF
Clinica Valle Giulia
Rome, Italy

Bulent Urman
Women's Health and Assisted Reproduction Unit
American Hospital
Division of Reproductive Endocrinology and Infertility
Department of Obstetrics and Gynecology
Koç University School of Medicine
Istanbul, Turkey

Alberto Vaiarelli
GeneraLife IVF
Clinica Valle Giulia
Rome, Italy

Christos A. Venetis
Centre for Big Data Research in Health
Faculty of Medicine & Health
University of New South Wales
Sydney, Australia

Rui Wang
Robinson Research Institute and School of Biomedicine
The University of Adelaide
Adelaide, Australia
Department of Obstetrics and Gynaecology
Monash University
Clayton, Australia

Charlotte HE Weimar
Reproductive Endocrinology and Surgery
University Medical Center Utrecht
Utrecht, the Netherlands

Hakan Yarali
Division of Reproductive Endocrinology and Infertility
Department of Obstetrics and Gynecology
Hacettepe University School of Medicine
Anatolia IVF Center
Ankara, Turkey

Yu Zhang
Harvard T. H. Chan School of Public Health
Boston, Massachusetts

Wenjing Zheng
Global Medical Affairs Fertility
R&D Healthcare
Darmstadt, Germany

译者前言

我们有幸组织和完成了原著 *Textbook of Assisted Reproductive Techniques* 第 6 版中文版的翻译工作。该原著自 2001 年首版出版以来，已经历经 5 次修订，第 6 版于 2024 年与读者见面。原著共分为两个分册，即“实验室视角”和“临床视角”。

我们认为这部著作是辅助生殖领域最具影响力的参考书之一，值得我们翻译、学习。原著作者聚焦胚胎实验室技术发展和临床前沿问题，系统地论述了辅助生殖技术应用中的基础理论、临床实践、质量控制、运行管理、操作规范等，并通过多次再版及时进行更新和补充，使其内容兼具理论和实践指导价值。

本译著由国内辅助生殖领域的著名专家和顶尖团队倾力完成，翻译过程中力求准确传达原著精髓，同时兼顾中文表达的流畅性。本书的出版离不开原著作者、出版社以及所有参与翻译和审校工作的同仁的辛勤付出，在此谨致以诚挚的谢意。

希望本书能为国内辅助生殖领域的医生、护士、胚胎实验室工作人员、科研人员和医学生提供有益的参考。

受翻译水平以及可能对部分原文理解欠精准等因素的影响，译文中难免存在疏漏之处，敬请广大读者批评指正。

主译

原著前言

本书第1版于2001年出版。自世界上第一例试管婴儿 Louise Brown 在英国诞生后约45年，该书迎来了第6版。值得注意的是，每一版都记录了人类辅助生殖技术的各种发展和变化。

在过去的20余年中，我们见证了单胚胎移植的广泛实施，以及利用新一代测序技术进行滋养层活检和基因分析，从而明确染色体拷贝数，并根据患者需要为其提供精确的基因诊断。这种单个优质胚胎移植的转变使我们更接近“单胚胎移植，单胎活产”的目标。卵母细胞和胚胎的冷冻保存均已由既往的慢速程序化冷冻转变为玻璃化冷冻。卵母细胞冷冻保存已成为保存生育力的一种实际可行的方法，尤其是对肿瘤患者和希望保存生育力的年轻女性而言。实验室培养技术和培养设备（包括延时成像）的改进也有助于在不降低活产率的情况下实行单胚胎移植。令人兴奋的是，现在有更多的技术用于精子评估，体外成熟也促进了体外受精（in vitro fertilization，IVF）潜在新方法的发展。

在过去的20余年中，促排卵方案已发生了巨大转变。促性腺激素释放激素（gonadotropin releasing hormone，GnRH）拮抗剂方案于1999年被首次报道，经过10余年的时间已被临床广泛认可。由于可以使用 GnRH 激动剂来触发卵泡成熟，该方案已逐渐成为促排卵治疗的首选，并促进了“无 OHSS 诊所”这一概念的形成。大量新的 FSH 制剂已在临床使用，它们为患者提供了更多便利，也提高了用药的精确度（使用预充笔），但并没有提高活产率。这也反映了整个 IVF 治疗过程的复杂性，尤其是胚胎实验室在提高周期成功率方面仍旧发挥着关键作用。

遗憾的是，在本书的撰写过程中，我们失去了几位编者，他们都是我们亲爱的朋友和同事，我们怀念他们，也感谢他们在有生之年为生殖医学做出的巨大贡献：

- Marinko Biljan
- Isaac Blickstein
- Jean Cohen
- Howard W Jones Jr
- Michelle Lane
- Ragaa Mansour
- Queenie V Neri
- Lynette Scott
- Carl Wood
- Yury Velinsky

最后，我们还痛失了这一领域的先驱之一 Bob Edwards，他为本领域做出的巨大贡献让我们有幸站在巨人的肩膀上继续前行。

戴维·K. 加德纳（David K. Gardner）
阿里埃勒·韦斯曼（Ariel Weissman）
科林·M. 豪尔斯（Colin M. Howles）
泽埃夫·肖哈姆（Zeev Shoham）

目　录

32

生殖医学的质量管理

Michael Alper

引 言

质量管理体系(quality management systems,QMSs)已经成为全球许多体外受精(in vitro fertilization, IVF)医学中心的重要管理工具。2004 年,欧盟(European Union, EU)组织颁布条例,明确规定处理人类配子/胚胎的任何机构都需要 QMS。医疗机构通常最主要的关注点是临床结局。然而,如果我们把医疗机构视为向患者和转诊医生提供特定服务的企业,那么临床结局以外的其他参数就变得重要起来。政府机构和保险公司也会对提供特定服务的记录文件施加压力,这意味着需要严格的结果记录流程。此外,如果没有严格按照流程执行,机构也可能会受到处罚。政府机构通过一些管理条例(如某些感染性疾病的管理方案)来控制部分医疗行为。除了这些条例,许多医疗机构正在制订自己的内部标准,这些标准通常只是非正式的、零碎的文件。但这些标准会影响和指导机构的内部运作、内部各部门间的协作以及机构与外部合作伙伴的相互协作。如果每个机构都使用自己内部的记录方法和处理流程,那么不同体系间的相互比较和对比将会变得非常困难。国际标准化组织(International Organization for Standardization, ISO)的目标是定制一个机构内部所有工作都遵循的统一系统。认识到医疗机构有很多"客户"是非常重要的,除了患者这一主要客户外,还有许多其他"客户",包括转诊医生、保险公司、监管机构和医学生等,此外,我们的员工——"内部客户",是另一重要组成部分。

QMS 的各个模块都进行了不同程度的发展,但始终围绕特定机构的任务和目标进行。它们之间存在着多层但明确的关系。所有这些要素及其关联作为一个整体,保证医疗机构或私人诊所能够及时、合理利用资源,以满足客户达成预期结果的需求。指令性要素和超越或涉及流程的要素的总和,被称为"QMS"。与其他医学专业相比,生殖医学(在欧洲)在过去几年中率先引入了 QMS。本章节介绍了各种 QMS、讨论了这些体系的应用工具,并进一步探讨了 QMS 对生殖医学的成功做出的贡献。

不同质量管理体系

目前全球已经开发了若干个针对特定行业的 QMSs。1964 年,世界卫生组织(World Health Organization, WHO)为制药和食品行业制订了标准的生产规范。1978 年,经济合作与发展组织(Organization for Economic Co-operation and Development, OECD)制订了标准的实验室操作规范,随后国家食品微生物标准咨询委员会在 1992 年出台了危害分析临界控制点的相关指令。欧盟在 1985 年以"全球化"强力推动了 QMSs 的发展,并将其扩展到生产和服务领域。

ISO 9001 标准

ISO 9000 系列的 ISO 指南是全球最为普及的标准。20 世纪 80 年代,ISO 制订了适用于商品生产和服务的 QMS 标准系列 9001 至 9004。这些指南抽象地描述了 QMS 的基本要素,医疗机构需要将这些标准进行解释和修改,以适用于医疗领域。ISO 9000 的介绍阐明:"各个组织机构的要求各不相同,在创建 QMS 并付诸实践时,必须充分考虑所在机构的目标、产品、程序以及行动方法的特殊性。"这表明对于医疗行业,标准规定了 QMS 中应考虑的要素,但这些要素在医疗机构中的具体实现方式必须个体化。此外,目前关于 IVF 中心 ISO 的具体诠释非常有限。非常幸运,ISO 标准已经适用于医药行业,但至今尚无针对医院或医疗实践设计的 QMS。ISO 9001 至 ISO 9003 涵盖了质量体系中的关键要素(表 32-1)。QMS 的应用标准因企业类型不同而有所变化。例如,9001 标准适用于制造业和复杂的服务公司,包括医院和医疗行为,9002 标准更适用于康复和寄养机构[1]。医院应用的经认证的 QMS 可以在 ISO 9001 或 ISO 9004 的基础上进行[2]。ISO 应用于 IVF 中心的文章已陆续出版(参见 Carson 等人编写的教科书)。如前所述,IVF 在临床医学中地位特殊,它涉及实验室、超声科、行政管理、医疗和护理等多个领域高度专业化工作人员的相互合作。只有临床和实验室有序合作,才能保证治疗的成功。ISO 9001[3]非常注重流程方法,并关注成果(即产品或服务是否满足先前规定的要求)。由于这并不能够确保辅助生殖技术(assisted reproduction technology,ART)实验室达到尽可能高的妊娠率,或为患者提供最高水平的护理,实验室还需要考虑有关资质和胜任力的标准。ISO/IEC 17025:1999[4](International Electrotechnical Commission,国际电工委员会)提出了名为"实验室能力测试和校准的一般要求"的相关标准,取代了 ISO/IEC 的第 25 条指南[5]和欧洲标准 EN 45001[6]。符合 ISO 17025 标准可以获得超出普通认证(指"由第三方提供书面保证,以确保产品、过程或服务符合特定要求的程序")的认证资格(指"官方权威机构正式认可某机构或个人具备执行某项任务的能力")。ART 实验室可以考虑获得 ISO 17025 认证。然而,需要注意的是,ISO/IEC 第 25 条指南和 EN 45001 更注重于技术方面的能力,并未涵盖临床实验室的所有领域。虽然 ISO 标准是目前世界上最为广泛认可的标准,但在医疗保健领域的实验室中尚无合适的国际标准。为满足这一需求,多个专业协会和实验室组织制订并发布了指南,但大部分局限于特定的临床实验室学科。一些常见的 ART 实验室指南如下所示[7-10]:

1.《人类胚胎和男科实验室修订指南》,美国生殖医学会,2008 年。

2.《IVF 实验室的实践标准修订指南》,欧洲人类生殖与胚胎学会(ESHRE),2008 年。

3.《生殖实验室的认证标准》,美国病理协会,2013 年。

4.《IVF 实验室的认证标准和指南》,临床胚胎学家协会,2000 年。

上述标准和指南详细描述了生殖实验室的具体要求,并涵盖了实施 QMS 的各个方面。这些标准明确规定了实验室和临床诊所应满足的最低条件。最近,欧盟组织明确发布指令[11],要求任何处理人类配子或胚胎的医疗机构都需要 QMS。

表 32-1 ISO 标准的重要模块

编号	ISO 9000 质量要素
1	责任
2	质量管理体系
3	合同管理
4	设计管理
5	文件和数据管理
6	措施
7	产品管理
8	制订与回顾性观察
9	流程管理
10	修订
11	修订资源管理
12	修订依据
13	不合格产品管理
14	纠正和预防措施
15	处理、储存、包装、保存和分发
16	质量报告管理
17	内部质量审核
18	培训
19	维护
20	统计方法

全面质量管理和 EFQM 的卓越模式

基于持续改进的质量管理模型和策略种类繁多,其中最好的两种是全面质量管理(total quality management,TQM)和欧洲质量管理基金会(European Foundation for Quality Management, EFQM)的卓越模型。TQM 是一个整合了质量控制、保证和改进的全面概念,它更像是一种哲学而非模型。第二次世界大战后 Deming 进一步发展了这一基础概念。TQM 和 EFQM 模型都融合了持续努力改进服务的目标,并要求对机构 QMS 的所有组成部分进行持续审查。在质量管理中,测量和反馈是至关重要的元素。这部分内容可以通过 Deming 循环("计划-执行-检查-行动"循环)来说明(图 32-1)。TQM 程序的重要模块包括:

1. 受过适当教育和培训的人员,并有培训记录。

2. 所有技术程序的完整流程。

3. 管理程序:清洁和消毒程序。

4. 所有仪器的正确操作、校准和维护指南,配备使用手册和记录日志。

5. 适当的规程和安全手册。

6. 技术和方法的持续正确执行。

7. 结果的合理记录、保存和报告。

8. 标本收集和处理的详细描述,包括对患者身份识别和责任链的验证程序。

9. 安全程序,包括材料的合理存储。

10. 感染控制措施。

11. 化学品和物资供应商及来源的记录,包括收发日期和有效期。

12. 测试性能评估、缺陷纠正和推进改善措施的实施系统。

13. 选择优质材料，并适时进行生物测定。
14. 质量保证系统。

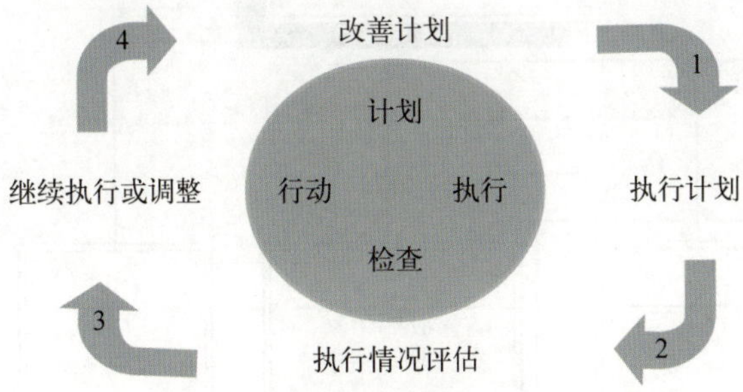

图 32-1　全面质量管理：Deming 循环

质量方针

制订医疗机构 QMS 的第一步是明确定义质量方针。质量方针是一组旨在确立医疗机构运作方式的法则。尽管对于大多数医疗机构来说，成功治疗某种疾病或减轻患者痛苦毫无疑问是最首要的目标，但以最有效率的方式来实现这一目标也是非常重要的。这意味着需要建立机构以确保诊断和治疗过程使用了最恰当的财务、组织和时间资源，同时仍力求保证治疗的高质量。毕竟，最佳医疗是通过成本和质量之间的"正确"平衡来实现的。医疗机构的质量方针不能由单个人（如机构所有者或医疗主管）来定义，而应由管理层和员工共同制订。只有这样，员工才能认同。质量方针应以积极的方式进行阐述，表述简洁明了，以便每个员工都能随时复述该方针。质量方针中最重要的部分应张贴在医疗机构适当、可访问的区域，以便员工、患者和访客阅读，以加强员工对共同目标的了解，提高他们对自己所属领域的归属感，并将这些原则传达给其他人。需要强调的是，应定期审核质量方针，以确保其内容仍然有效且管理层和员工依然认可。随着组织观点和目标的变化，质量方针需要进行相应修改。举例来说，波士顿 IVF 的质量方针是"CARE"，分别代表着关怀（Compassionate）、与时俱进（Advanced）、积极反馈（Responsive）和丰富经验（Experienced）。

管理责任

尽管不同医疗机构的管理责任划分（或管理结构）有所不同，但根据 ISO 标准，部分内容仍然可以通用。医疗机构的不同层级需要明确定义并将其清晰列出。尽管较大的机构通常有明确的上下级关系图，但在私人诊所中，多个合伙人常常拥有相同职位，这使得等级结构很难界定。在这种情况下，必须建立一项描述医生在特定领域职责分工的协议。例如其中一个合伙人负责研究，另一个则负责业务。然而，对于许多私人机构来说，都是轮流分担这些任务的模式。在这种情况下，需要明确说明组织内所有职位的权限，并让每个人都知晓。医疗机构内部的层级结构越复杂，越需要精确的定义，以确保在任何时候或极端情况下均能够有效稳定地运转。因此，必须明确告知组织内所有人谁有权利来做决定，如果负责人不在场，则组织中应确定其他人代为做出决策。对于公司以外的客户来说，了解谁是各种任务的决策者也很重要。有多种方式可以使这些结构透明化，其中一个最简单的方法是绘制组织结构图（图 32-2）。该结构图应放置在合适且显眼的地方，以便员工能更好地了解每个人的角色和责任。此外，让每个人都能看到结构图还能加强公司内部的信任、合作和专业精神，并有助于患者、相关方或合作部门的沟通。组织结构图需要经常更新，管理层应以身作则，全力支持公司的质量方针，并积极参与其制订和实施。

流程管理

流程是指完成任务所需的所有程序。对于医疗机构来说，最重要的流程是诊断和治疗流程。此外，患者的护理还涉及许多其他流程，如患者的检查时间安排、沟通以及其他可能影响患者（顾客）看法的事情。有时，尽管医疗机构的诊断流程非常完美，糟糕的沟通也可能毁掉患者的就医体验。事实上，根据我们的观察，患者离开医疗机构更有可能是因为组织问题，比如秘书不合格或管理问题，而不是医疗缺陷。即使医疗工作正常进行，与同事间的沟通障碍也会影响或降低治疗效果。在建立 QMS 时，必须准确定义和描述所有相关流程，并根据质量管理准则建立这些流程。这些描述最好通过流程图来实现，流程图可在不同区域重叠。两个流程图之间的交界区域称为边界、节点或连接区域。

QMS 中的文件记录

除了定义与 QMS 相关的流程外，将所有内容进行记录也非常重要。不同级别的文件记录如图 32-3 所示。在 QMS 中，质量手册是最重要的文件之一。质量手册的主要目的是概述质量体系中所使用的文件[12]，同时还应包含或参考标准操作程序（standard operating procedures，SOPs）。质量手册中应清晰定义管理的责任区域，并确保该系统符合国际标准。图 32-4 简要介绍了质量手册中质量体系的要求及职责。一本优质的手册应精确简洁、便于阅读。最重要的流程最好包含在手册中，但更深层次的说

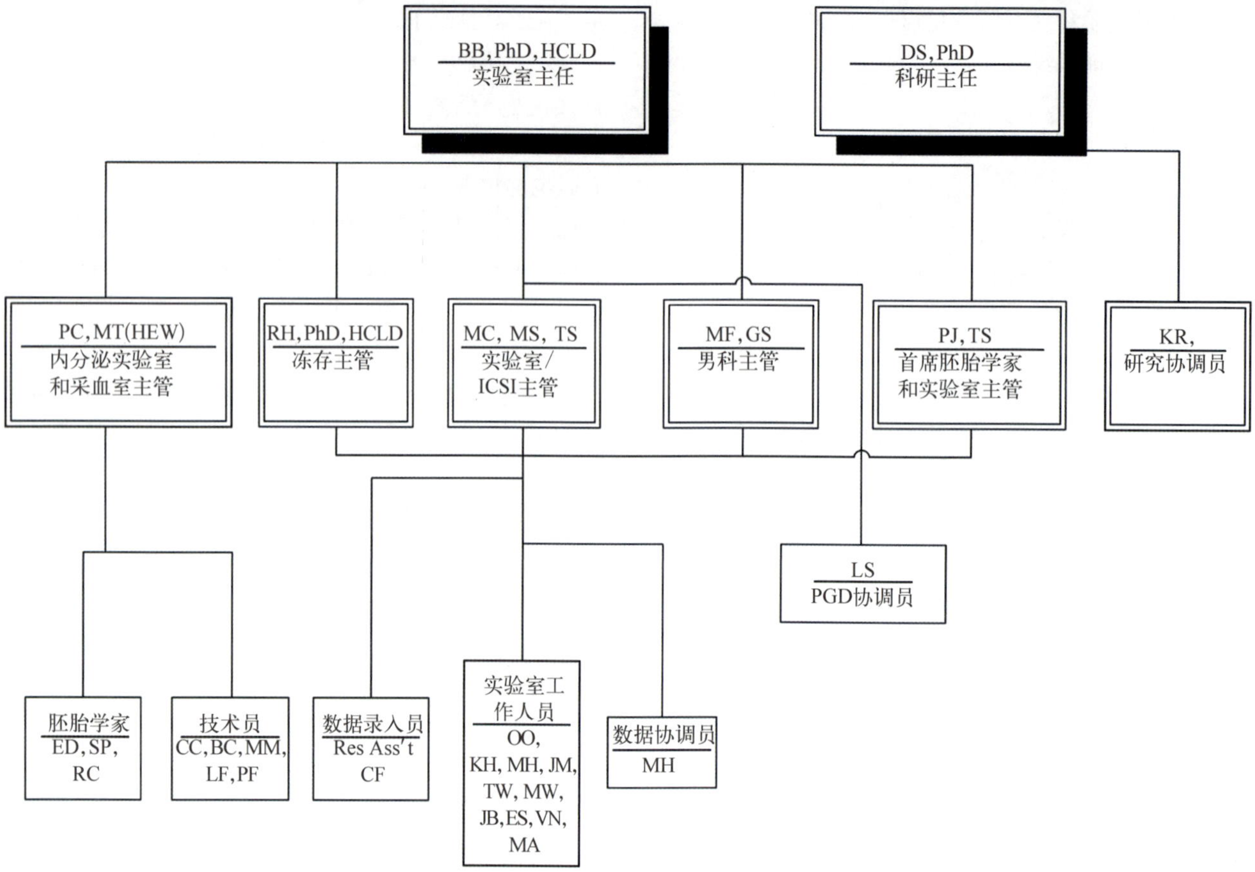

图 32-2　组织结构示例图

明应参考基础文件。建立系统的一个简单方法是为质量手册编制目录,并决定哪些流程在手册中描述,哪些在基础文件(例如 SOP)中描述。尽管质量手册包含更多总体的信息,但工作指南或 SOP 则对各个流程和程序进行了更为详细的描述。这些 SOP 会介绍每一步流程,并详细描述所使用的材料和方法。机构应向所有人员提供 SOP 手册,这些手册中的每个程序都有包括签名、日期和定期审查等内容的完整记录。

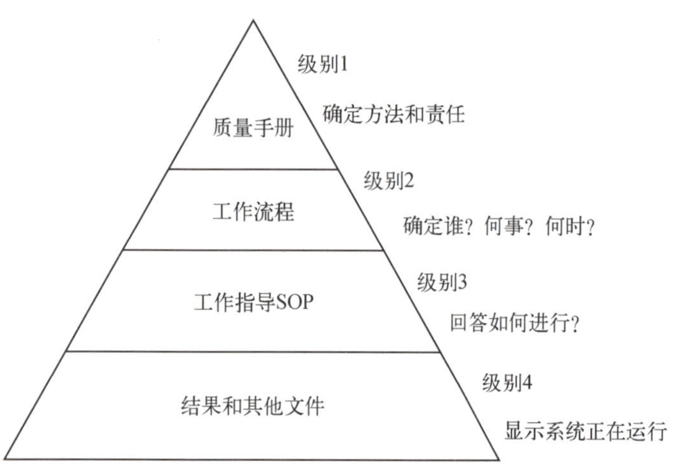

图 32-3　文件级别。SOP:标准操作程序

波士顿 体外受精	ISO 9001-2008 质量体系手册	质量管理 第28页中的第2页
		修订版12

目录

附件:

波士顿IVF组织结构图
沃尔瑟姆外科中心组织结构图
文件管理程序
质量记录管理流程
内部审核流程
更正流程
预防流程
不合格材料处理流程

图 32-4　国际标准化组织质量手册范例

文件审查

根据 ISO 9001:2015 的规定，诊所应建立并维护程序来管控其质量手册中的所有文件。这包括 SOP、协议书等内部文件，以及法律文书、标准和设备说明书等外部文件。文件的处理和审查是质量体系的重要部分，如果设计不当，可能会成为系统正常运行的巨大负担。由于文件涉及系统中的各个部分，因此必须仔细思考如何在诊所中最有效地使用这一系统，并确保其符合标准要求。文档的标识应该合乎逻辑，建议使用数字作为唯一标识符。电子版的文件名可以使用相同的标识符。分页很重要，如果不使用分页，则必须清楚地标明文件的起始和结束位置。文件的发布日期，以及作者和审批人的信息（附有签名）通常包含在文件的页眉中。文件审查系统应为以下问题提供答案：

1. 文件审查系统是否包含了实验室或临床的所有文件。
2. 文件由谁编写或修订。
3. 由谁批准并有权签发文件。
4. 文件是否包含以下内容：

a）特有的标识。

b）版本号和当前修订状态。

c）最新发布日期。

d）页码。

5. 在哪里可以找到这个文件：实际位置、系统层级以及计算机文件中的位置。
6. 谁来确保系统中只有最新版本的文件，及时删除过期的版本并进行文件存档。
7. 对文件的修改是否清楚标记、签名并注明日期。
8. 如何将文件中的更改落实到人员。

结果记录

“结果”是文件中非常重要的一部分。它不仅包含治疗结局，如每治疗周期的妊娠率，还涉及以下方面：

1. 质量记录的审查。
2. 内部审核。
3. 不合规情况的控制。
4. 更正和预防措施。

关键指标的性能至关重要，比如实验室中的相关设备。培养箱是 IVF 实验室中最重要的设备之一，需要对其进行合理的控制。温度和二氧化碳含量是衡量培养箱性能的两个指标。这两个参数被记录在控制卡上，并标明了容许的上下限，以确定何时需要进行调整（图 32-5）。将系统检查结果绘制在图表上有助于更清晰地监控：

1. 离散：高值和低值出现的频率增加。
2. 趋势：报告值逐渐偏离先前的平均值。
3. 偏移：与既定平均值的突然变化。

如果判断为不符合标准，必须收集以下数据：

1. 发现问题的时间。
2. 发现问题的频率。
3. 如何确保符合标准。

审核和管理审查

审核对于确保质量体系的正常运行至关重要。审核可以是由组织本身发起的内部审核，也可以是由管理、认证等机构发起的外部审核。ISO 9001:2015 规定了内部审核的规则，并要求诊所定期进行内部审核，以确定系统的运行状况以及是否得到有效实施和维护。审核是改进系统并使其符合最新标准的工具。质量手册应包含关于审核方式和频率的具体说明。管理层通常会选择熟悉标准和诊所运作的内部审核员，审核员可能来自组织内的其他部门。手册还应包含一份描述内部审核员工作方法和责任范围的文件，并对内部审核员的培训程序进行详细记录。要获得 ISO 9001:2015 认证，诊所需要接受认证机构的外部审核。许多组织认为在审核过程中未发现任何不合规是其表现出色的证明。然而，这可能是由于审核程序不当造成的。如果审核进行得当，即使是绩效突出的组织，也会发现需要改进的地方。因此，人们应该努力寻找

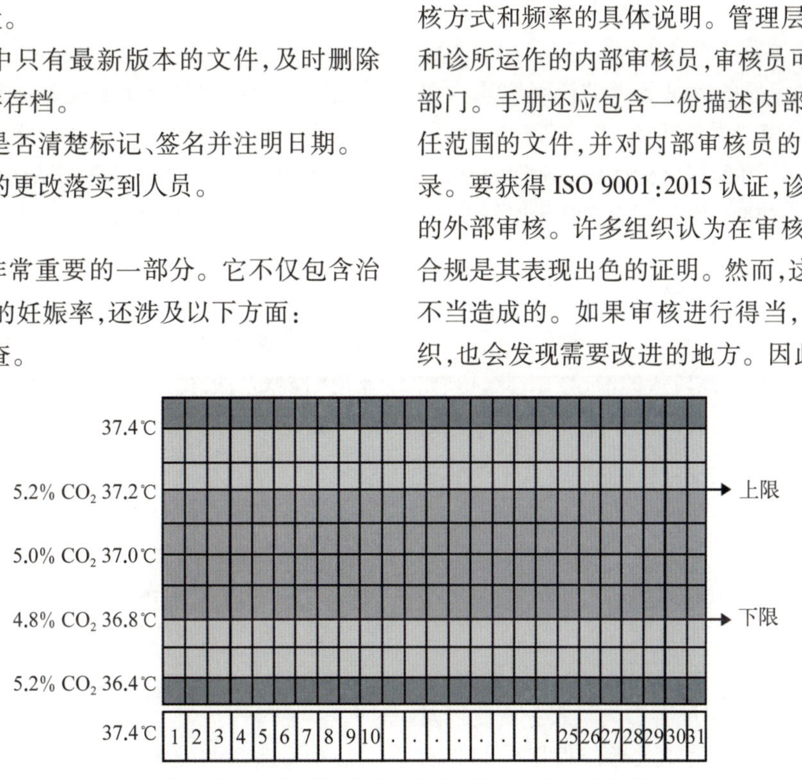

图 32-5　培养箱温度和二氧化碳（CO_2）水平监测

合适的认证机构来进行审核。以下问题有助于明确是否是一个好的认证机构:

- 是否具有认证医疗机构的资质。
- 以前是否认证过医疗机构或 IVF 诊所,数量是多少。
- 审核团队中是否有医疗或 IVF 专家。
- 为审核分配了多少时间。

尽管显而易见,但仍需特别指出的是,便宜的认证机构未必是好的。除了审核外,管理审查对于改进系统和持续纠正可能发生的错误和事故也至关重要。根据 ISO-9001:2015-5-6,医疗机构的管理层有责任定期对质量体系和测试活动进行审查。质量手册应包括这些审查的书面议程,且议程应符合标准要求。

事故及投诉

所有诊所都应制订一项关于解决患者、客户或其他相关方提出的事故或投诉的政策和流程。诊所的质量手册中应记录这些文件如何归档以及采取何种应对措施。在应用质量体系时,重要的是不要隐瞒事故和投诉,而是将它们作为改进的源头。管理审查应确保这些事故和投诉得到了纠正并因此改善了工作质量。

QMS 的一个重要组成部分是跟踪"不符合项"。不符合项是指任何违反现行流程的错误或事故。在辅助生殖技术中,这可能是表格上出生日期错误这样的小问题,也可能是使用错误精子样本进行人工授精这样的严重错误。建议建立一个数据库来跟踪不符合项,将不符合项分为轻度、中度、重度(如在有指征的情况下未进行卵胞质内单精子注射)或极端(如移植错误的胚胎)几个等级。此外,还应追踪错误发生的频率,并制订分析计划。幸运的是,严重的实验室错误很少发生,99.77%的程序都是无误的[13]。

员工管理

只有合格的员工才能提供高质量的治疗。因此,招聘、培训和激励高素质人才是机构管理团队最重要的任务之一。为了确保有足够数量的合格人员在机构的各个领域工作,应制订人员需求计划。可以通过以下方式进行分配:

1. 根据能力分配人员。
2. 根据不同的责任级别分配人员。
3. 根据需要完成的工作类型分配人员。

医疗机构需要确定组织内各部门的人员配备水平,这是管理层的重要职责,因为人员配备影响了服务质量以及机构的成本效益和盈利能力。员工人数应根据各部门的任务和提供的服务范围进行审慎确定。积极的员工规划,让每个人都了解自己的角色,可以提高服务质量。制订工作说明,对每个职位的工作进行描述,并明确说明员工所需的资格和素质,对这一系统至关重要。除了正式信息外,还应包含有关员工个人能力的信息。对于不同岗位,不同的能力至关重要:

1. 社交能力。
2. 组织能力。
3. 沟通能力等。

机构必须制订人员需求计划,以便能够有效应对突发情况。此外,还必须考虑到员工因假期、疾病和进修而造成的缺勤。无论实际工作量如何,都必须确定各个领域员工的最低到岗人数。在制订 IVF 中心的人员需求计划时,必须考虑医疗和非医疗因素,通过计算"影响因素"有助于明确做好某项工作所需的人数。提供服务的类型对所需人数有很大影响。因此,以保守治疗和宫腔内人工授精为主的中心与以 IVF 和冷冻保存周期为主的中心对工作人员的需求截然不同。

员工培训

医疗机构管理的重要原则是"让员工有机会成为最优秀的人"。这意味着如果你期望员工能够以最高质量完成工作,就应该对他们进行适当的培训。原则上,有两种不同类型的教育活动:

1. 内部继续教育活动。
2. 外部继续教育活动(如大会、会议、研讨会)。

内部继续教育活动的优势在于可以定期举办,并且通常是"低预算项目",而外部活动则需要更多的组织和资金投入。然而,如果精心规划,外部教育活动可能会有更大的激励作用。因此,管理团队应注意平衡内部和外部教育活动。为了充分使用诊所的资源,应不断评估组织所需的教育和培训要求,因为意外事件(如关键员工流失)时有发生。每年年初,员工应决定自己希望参加的教育活动。这有助于管理团队引入新的教育机会和提前进行专业化的规划。值得注意的是,大多数生殖中心都为医生的培训制订了详细和前瞻性的计划,但很少关注护士和技术人员等的培训。然而,一名训练有素的护士可以大大减轻医生的工作量,极大地提高患者对医疗机构的信任度,同时也能提高转诊医生的满意度。

因此,除了针对医生的培训活动,还应考虑为护士、技术人员等提供适当的教育活动。

管理层与员工之间的互动

生殖医学的成功取决于各不同专业部门间的相互协作。换句话说,只有医生与实验室工作人员、护士、接待人员等紧密合作和沟通，才能取得成功。同样，管理层和员工之间也是如此。同一等级不同专业群体之间的沟通与协作称为“横向”沟通，而不同等级的专业群体之间的沟通与协作则称为“纵向”沟通。员工面谈是优化纵向沟通的最重要手段之一。应定期进行员工面谈，员工与其上级主管可以在面谈中讨论他们的合作方式，并找出需要改进的地方。面谈应该有计划地进行，并撰写一份由双方签字的协议，从而使面谈的内容更加正式化。但是，在未经双方同意的情况下，绝不能将面谈的细节告知他人。

对员工而言，面谈的目的和作用是：

1. 熟悉本部门的目标。
2. 了解自身的弱点和优势。
3. 能够讨论自己对管理模式的经验和看法。
4. 讨论下一步职业发展战略。
5. 参与规划未来的目标/战略。

对主管而言，面谈的目的和作用是：

1. 讨论同事的工作表现。
2. 将员工的工作重点放在机构未来的目标上。
3. 在遇到问题时增进相互理解。
4. 增强员工的责任感。
5. 获得关于自己管理技能的反馈。

因此，员工面谈是员工发展中最重要、最有力的工具之一，应在不断改进的过程中广泛使用。

欧盟组织与细胞指令

人体组织的使用、捐赠和储存的增加促使欧洲理事会制订了相关指令。2004 年 3 月，欧洲议会发布了一项关于人体组织和细胞捐赠、采集、检测、加工、保存、储存和分配的质量和安全标准的指令。虽然这些指令已经被世界各地的许多 IVF 中心采纳，并且 ESHRE 也发布了一份意见书，概述了应如何执行这些指令，但许多国家的主管部门对指令的解释仍各不相同，这使得不同国家的 IVF 中心之间难以分享经验。此外，审核过程也需要因国而异。

欧盟指令关于质量体系这一核心部分的要求非常明确。该指令规定：“组织机构应采取一切必要措施，确保质量体系至少包括以下文件：标准操作程序、指南、培训和参考手册。”当然，如果通过 ISO 认证，这一要求以及指令中的其他几项要求都能得到满足。

总　结

目前国际上尚无通用的关于 IVF 实验室和整个 IVF 中心的质量标准。为了确保高质量和持续改进，建议所有追求卓越的 IVF 中心都考虑引入 QMS。此外，法律准则和欧盟组织与细胞指令明确要求医疗机构建立 QMS，QMS 使组织能对其文件和程序进行监管，并对临床和非临床结果进行监控。此外，还可以系统地解决员工招聘和员工发展问题，从而改善整体效果。ISO 标准为医疗机构提供了一个国际认可、行之有效的质量管理体系。ART 从业人员有幸有机会为质量管理原则制订医学标准。

（黄颖译，王洋、宋雪凌校）

参考文献

[1] Pinter E, Vitt KD. Umfassendes Qualitätsmanagement für das Krankenhaus—Perspektiven und Beispiele. Frankfurt, Germany: pmi-Verlag, 1996.

[2] Viethen G. Qualität im Krankenhaus. Grundbegriffe und Modelle des Qualitätsmanagements. Stuttgart, Germany: Schattauer-Verlag, 1995.

[3] ISO 9001: 2015. Quality Management Systems—Requirements. Geneva, Switzerland: International Standardization Organization, 2015.

[4] ISO/IEC 17025:2005. General Requirements for the Competence of Testing and Calibration Laboratories. Geneva, Switzerland: International Standardization Organization, 2005.

[5] ISO/IEC Guide 25. General Requirements for the Competence of Testing and Calibration Laboratories. Geneva, Switzerland: International Standardization Organization, 2005.

[6] EN 45001:2017. *General Criteria for the Operation of Testing Laboratories*. www. iso. org

[7] American Fertility Society. Revised guidelines for human embryology and andrology laboratories. Fertil Steril. 2008; 90(3):s45-59.

[8] Gianaroli L, Plachot M, Van Kooij R, Committee of the special interest group on embryology, et al. ESHRE guidelines for good practice in IVF laboratories. Hum Reprod. 2000; 15:2241-6.

[9] College of American Pathologists. 2022. Available from: http://cap. org

[10] Association of Clinical Embryologists UK. Accreditation standards and guidelines for IVF laboratories, 2001. Available from: www. embryologists. org. uk

[11] Directive 2004/23/EC of the European Parliament and of the Council of 31 March, 2004. On setting standards of quality and safety for the donation, procurement, testing, processing, preservation, storage and distribution of human tissues and cells. OJEU. 2004; L102: 48 - 58. Available from:

www. eumonitor. nl

[12] Huismam W. Quality system in the medical laboratory: The role of a quality manual. Ann Biol Clin (Paris). 1994; 52: 457-61.

[13] Sakkas D, Barrett CB, Alper MM. Types and frequency of non-conformances in the IVF laboratory. Human Reprod. 2018; 33:2196-204.

推荐阅读

Alper MM, Brinsden PR, Fischer R, Wikland M. Is your IVF programme good? Hum Reprod. 2002; 17:8-10.

Alper MM. Experience with ISO quality control in assisted reproductive technology. Fertil Steril. 2013,100:1503-8.

American Society for Reproductive Medicine. Revised guidelines for human embryology and andrology laboratories. Fertil Steril. 2008; 90:s45-59.

Bloor G. Organisational culture, organisational learning and total quality management: A literature review and synthesis. Aust Health Rev. 1999; 22:162-79.

Bron MS, Salmon JW. Infertility services and managed care. Am J Manag Care. 1998; 4:715-20.

Brown RW. Errors in medicine. J Qual Clin Pract. 1997; 17: 21-5.

Carson BE, Alper MM, Keck C. *Quality Management Systems for Assisted Reproductive Technology*. London, U. K. : Taylor and Francis, 2004.

Clancy C. AHRQ: Coordinating a quantity of quality. Healthplan. 2003; 44:42-6.

Collings J. An international survey of the health economics of IVF and ICSI. Hum Reprod Update. 2002; 8:265-77.

Colton D. The design of evaluations for continuous quality improvement. Eval Health Prof. 1997; 20:265-85.

Garceau L, Henderson J, Davis LJ, et al. Economic implications of assisted reproductive techniques: A systematic review. Hum Reprod. 2002; 17:3090-109.

Geraedts HP, Montenarie R, Van Rijk PP. The benefits of total quality management. Comput Med Imaging Graph. 2001; 25: 217-20.

Glattacker M, Jackel WH. Evaluation of quality assurance—Current data and consequences for research. Gesundheitswesen. 2007; 69:277-83.

Gondringer NS. Benchmarking: Friend or foe. AANAJ. 1997; 65:335-6. Greenberg L. ccreditation strengthens the disease management bridge over the quality chasm. Dis Manag. 2003; 6: 3-8.

ISO/DIS 15189:2012. Medical Laboratories—Particular Requirements for Quality and Competence. Geneva, Switzerland: International Standardization Organization, 2012.

Matson PL. Internal quality control and external quality assurance in the IVF laboratory. Hum Reprod. 1998; 13(Suppl 4): 156-65.

Minkman M, Ahaus K, Huijsman R. Performance improvement based on integrated quality management models: What evidence do we have? A systematic literature review. Int J Qual Health Care. 2007; 19:90-104.

Sackett DL, Rosenberg WMC, Gray JAM et al. Evidence based medicine: What it is and what it isn't. Br Med J. 1996; 312:71-6.

Sakkas D, Barrett CB, Alper MM. Types and frequency of non-conformances in the IVF laboratory. Human Reprod. 2018; 33:2196-204.

Sandle LN. The management of external quality assurance. J Clin Pathol. 2005; 58:141-4.

Sciacovelli L, Secchiero S, Zardo L, et al. Risk management in laboratory medicine: Quality assurance programs and professional competence. Clin Chem Lab Med. 2007; 45:756-65.

Shaw CD. External quality mechanisms for health care: Summary of the ExPeRT project on visitatie, accreditations, EFQM and ISO assessment in European Union countries. External peer review techniques. European Foundation for Quality Management.

International Organization for Standardization. Int J Qual Health Care. 2000; 12: 169-75.

Varkey P, Reller MK, Resar RK. Basics of quality improvement in health care. Mayo Clin Proc. 2007; 82:735-9.

Vogelsang J. Quantitative research versus quality assurance, quality improvement total quality management and continuous quality improvement. J Perianesth Nurs. 1999; 14:78-81.

Warnes GM, Norman RJ. Quality management systems in ART: Are they really needed? An Australian clinic's experience. Best Pract Res Clin Obstet Gynaecol. 2007; 21:41-55.

Yasin MM, Meacham KA, Alavi J. The status of TQM in healthcare. Health Mark Q. 1998; 15:61-84.

相关网址

http://www. agrbm. de
http://www. asrm. com
http://www. eshre. com
http://www. ferti. net
http://www. iso. ch
http://www. isoeasy. org
http://www. praxion. com

33

数字化和精准医学在 IVF 中的应用

Fleur Cattrall

引 言

COVID-19 全球大流行加速了远程医疗的普及。远程医疗、居家办公、电子化验单和处方成了必需品。一夜之间,我们与远程世界中的患者和同事建立了人际关系,而“您已进入静音状态”已成为我们日常生活的一部分。

随着数字素养的提高和云计算、区块链等推动因素的出现,临床医生和患者的就医体验都有可能发生改变。基于服务器等传统系统的消失,取而代之的云计算通过 5G 互联网高速传输信息,具有高容量和安全性的优势,并支持与其他应用程序和物联网(IoT)集成。

正如智能手机的使用改变了银行业一样,患者与 IVF 诊所之间的安全沟通也将成为未来的期望。智能手机似乎注定要成为数字医疗的推动者。通过 IVF 数据库获得大数据并进一步通过人工智能(artificial intelligence, AI)进行推断,将加快研究步伐,为临床医生的决策提供依据,并改善治疗结果[1]。

本章探讨数字技术的发展对 IVF 诊所的在线实时沟通的促进作用。数字化不会使面对面沟通废弃,反而会提高信息的可及性和实用性。数字化诊所将实现精准医疗,为患者提供个性化的建议和治疗方案,显著提升患者和生育保健服务者的就医体验。

预测分析和决策支持工具

AI 支持的预测性分析工具能够通过综合电子病历为临床医生的决策提供实时支持。AI 的出现被称为“第四次工业革命”,它与人类智慧的结合将对生育保健产生变革性的影响[2]。

AI 可以模仿人的思维方式,而机器学习则赋予了计算机无须专门编程即可学习的能力。通过类似人类神经网络的经验学习,深度学习可以修改算法提高性能。大数据的“数量、速度和多样性”是传统数据分析难以实现的[3]。AI 驱动的电子病历有可能将治疗前的患者特征(如年龄、体重、BMI、AMH 等)与临床和实验室结果进行交叉参考。高速互联网和云计算的同时出现,将会体现人工智能真正价值[4]。

随着数据库的创新,数据的可访问性也在提高。这不仅增强了科学研究的能力,还可开发决策支持工具,为医生和患者提供帮助。经过 AI 优化的预测工具可以指导医生和患者决定是否继续 IVF 周期[5]。决策支持工具的潜力已在异位妊娠的治疗中进行了探讨[6]。目前已有研究证实了决策工具有助于明确 IVF 治疗过程中的最佳扳机时间,优化实验室结果[7]。对于 FSH 最佳剂量、周期类型、是否使用激动剂扳机以预防卵巢过度刺激综合征的指导意见,也将随着大数据集的增加而更具预测性。

在皮肤病学领域,数据库与电子病历(EMR)整合后,就能将皮肤癌既往史、人口统计学等临床数据与影像学数据和组织学诊断结合起来,进行预后推断[8]。在生殖医学领域,可以设想根据所有可用的数据,如年龄、不孕原因、AMH 水平、卵泡大小、hCG 水平和胚胎质量等[9],在治疗前、治疗中和治疗后等各个阶段进行个体化的活产率预测。此外,个体化的妊娠率有助于明确实现活产的具体花费,为患者确定最经济的治疗选择。

随着计算机和基因组学的飞速发展,未来的医学很可能会将个体化的数字指纹或“数字组”嵌入患者的病历中,将基因组、表观遗传组、代谢组、转录组、蛋白质组、微生物组和药物基因组数据与患者病史、人口统计学、影像学、检验结果和环境暴露整合在一起。有趣的是,牛津纳米孔测序平台使用微型化 DNA 测序技术,并利用智能手机实现了全面的 DNA 序列分析[10]。获取数据并利用 AI 解释这些数据的能力将彻底改变精准医疗的概念。

在药物基因组学方面,IVF 患者个体的遗传异质性为量身定制 IVF 治疗方案提供了机会。例如,已知 FSH 受体多态性可导致患者对药物刺激的反应性不同,因此可通过特异性靶向药物来改善部分患者的反应[11]。将药物基因组学决策支持整合到临床工作流程中已得到初步探索,还需要基因数据库、生物标志物解读以及临床信息系统返回报告等系统支持[12]。

管理全基因组测序产生的大量数据需要生物信息学的力量[13]。对于孟德尔遗传病来说,表型与基因型的相关性相对比较直接,但在面对意义不明的变异时则更具挑战性。数据共享有助于明确新发变异的意义。在遗传风险多基因评分这一新兴领域,可以对个体的心血管疾病或癌症风险进行预测,但在解释这些评分时需慎重[14]。有趣的是,利用名为 Face2Gene 的临床软件可将基因型与表型相关联,利用面部识别技术帮助遗传学家诊断罕见的遗传综合征[15]。优化基因组数据管理对促进其临床应用至关重要。

临床医生决策支持系统的开发需要来自不同患者群体的数据库。数据共享的大型互联 IVF 诊疗机构将比小型诊所更具优势。将这些工具嵌入数字数据库的临床工作流程中可能会改善治疗结局。然而,人工智能的"黑匣子"特性是假设生成而非假设驱动,这就需要医生解释这些预测是如何建立的,并严格评估机器模型中的缺陷和偏差[16, 17]。临床医生的参与和验证对于确保这些预测分析工具的有效性和实用性至关重要[18]。随着新的人工智能工具的推出,必须加强监管以确保结论在无法解释时的安全性和有效性,但无论如何,人工智能都将增强医生的决策能力[19]。

积累临床医生的经验

协调的、全面的个体治疗临床工作流程,使医疗团队之间能够进行高效的信息共享。这种改进的工作方式减少了临床医生在管理上花费的时间,并减少了纸质书写错误的可能性。例如,从纸质处方过渡到电子处方可以减少用药错误[20]。将加密的二维码电子传输到患者的移动设备上,患者就可以向当地药剂师出示二维码,扫描并取药。这种从治疗模板中获取 IVF 治疗计划的方式可以保证患者客户端同步收到治疗计划及说明,同时实验室也能同步收到信息。

数据管理是质量管理的重要组成部分,无纸化系统可以最大限度地降低抄写错误和隐私泄露的风险,比如将错误的文件给了错误的患者。当接收外部来源的文件时,自动提取有用信息和 AI 辅助自动填充结果,以及从布局各异的非结构化文件中自动提取信息,都是未来的发展方向[21]。

具有丰富核心功能数字系统的用户界面可为诊所内的所有部门带来益处。语音识别听写可用于总结患者预约、口述病程记录,甚至转录患者就诊视频。与物联网的互通性为集成云技术(而不是服务器)的应用程序提供了无限的机会。例如,将超声机与物联网连接起来,就有可能将卵泡超声图像直接采集到数字数据库中,并使用 DICOM 标准加密传输图像(医学数字成像和通信)[22]。自动化三维卵泡测量和通过智能手机向诊所传输数据的家用经阴道超声设备的使用,可减少观察者之间的误差,这将彻底改变未来 IVF 诊所的运行方式[23]。

通过更具体的患者分组,可以对临床医生在妊娠率方面的表现进行个性化反馈评估,从而深入了解为何有些医生的活产率高于其他医生。此外,最优化的数字化生殖中心还将整合共享数据并自动上报至国家登记部门。

未来的数字化生殖中心将整合互动式临床医学教育并对当前的研究进行总结。通过人工智能对科学文献进行分析,利用认知计算机根据肿瘤特征确定最佳治疗方法,已经为肿瘤学等领域提供了帮助[24]。生殖专家需要每日阅读 29 h 才可能掌握最新的研究进展,AI 辅助总结的最新科学文献将有助于临床医生制订最佳的诊疗方案。

优化临床工作流程

众所周知,高工作量与低成果之间呈反向关系。通过将预测的卵母细胞数量与排班算法相关联,就可以在一周内调整工作流程[5]。工作量的预测可以让临床团队和 IVF 实验室优化人员配置。AI 驱动的排班可将一系列限制因素,如工作人员的可用性和偏好、规定的工作时间、诊所要求和预期工作量等均纳入分析,最终提高工作效率。

目前分析工具已被用于预测缺勤率,并进一步评估干预措施(如压力管理项目)的有效性,从而降低缺勤率[25]。其他人力资源方面的应用还包括筛选简历、招聘和选拔新员工,以及绩效管理等[26]。

机器人自动化流程可用于更新患者登记和付款等重复性工作。患者上传文件和利用面部识别身份证明的自动化流程可以取代人工服务。AI 还可协助供应链管理,通过条形码和传感器监控库存,并根据预期工作量自动订购,从而提高效率[27]。

IVF 实验室的数字化

放射学和微生物学等其他医学领域已成功将数字技术融入了工作流程。AI 对影像的解读已接近放射科医生的诊断水平,可协助大量影像的分流工作[28]。AI 在微生物学中可用于细菌菌落计数和病原体种类的识别[29]。同样,使用数字病理学可以利用 AI 算法捕捉到肿瘤发展过程中超出人类识别范围的微小病灶[30]。作为这一领域延伸的计算病理学,借助实验室信息系统(LIMS)和成像管理系统,结合肿瘤成像和基因组特征以便临床应用[31]。然而,目前全球大多数诊所仍然依赖纸质形式进行数据采集[32]。

植入前遗传学检测（pre-implantation genetic testing，PGT）结果等重要信息被记录在单独的文件中，延时成像结果也很少被整合到患者的管理系统中。如果不将这些数据与其生物项目联系起来，就无法深入分析这些数据。摆脱对纸质工作流程的依赖，向数字化 IVF 诊所过渡，将是改善患者治疗效果的重要一步。

将生物医学设备连接到生殖数据库，可整合并利用连续监测实验室环境获得的数据。这样，当二氧化碳、pH 值、氧气、液氮水平、挥发性有机化合物、温度和相对湿度等重要质量控制参数出现偏差时，就能向包括智能手机在内的多个设备发送警报。此外，门传感器可以监控安全漏洞，震动探测器可以检测环境事件。这样，即使工作人员不在现场，也能立即采取行动，改善 IVF 实验室的安全性。

数字数据库有助于对实验室关键绩效指标（KPI）进行持续分析，这些指标包括受精率、胚胎利用率和临床妊娠率等一系列参数。如果能实时获得数据，就能立刻发现 KPI 的变化，从而及时解决问题[33]。过渡到数字化实验室后，胚胎学家可以同时获得多个相关变量的实时反馈，例如治疗类型、刺激方案、药物、患者年龄和诊所地点，以及一系列胚胎学参数。通过 KPI，也可以对胚胎学家进行绩效考核。

为了提高绩效，用于员工培训的 360 度互动式虚拟环境可将教学与虚拟实验室连接起来，提高员工的参与度和积极性，改善学习效果[34]。利用这些技术让员工参与了实验室的持续教育和工作指令的执行，提高了安全性。

生物样品的追踪是使 IVF 诊所风险最小化的重要组成部分。实践证明，电子核查系统可降低卵子、精子和胚胎混淆的概率[35]。这项技术的延伸是射频识别（RFID）标签的开发，它可以在低温环境下工作，从而降低了治疗周期中使用错误配子或胚胎的风险[36]。通过将核查信息整合到患者病历中，可以对储存的生物样品进行全面审核，并满足有关生物样品储存时间的法定要求。

智能计算机系统可实现某些实验室流程的自动化，有助于减少胚胎学家的重复性工作量[37,38]。自动化可减少卵子、精子和胚胎的人工操作。在男科实验室，精液分析正逐渐从人工操作转向自动化，通过 AI 优化评估的能力也在不断增强[39]。具有趋化作用和成像功能的“芯片实验室”微流控设备可能会成为自动化 IVF 实验室中精子分拣的理想方法[40]。

在卵胞质内单精子注射（intracytoplasmic sperm injection，ICSI）之前，通过成像技术评估卵母细胞的能力并确定能否正常受精，可进一步减少配子的人工处理[41]。微型机器人 ICSI 的发展将优化图像处理算法，以便在注射精子前确认 ICSI 过程能否顺利完成[42, 43]。数字自动化和远程观察能力提高了工作效率，使工作时间更具弹性，这在高素质胚胎学家短缺的情况下尤其有益。延时培养箱和 AI 辅助可在胚胎不受干扰的情况下进行监测，工作人员可通过远程工作来选择最佳胚胎移植[44]。

众所周知，胚胎培养系统出现任何问题都会降低胚胎着床的能力[45]。传统研究只探讨了这些变量中的一部分与妊娠结局的关系，而实际上健康婴儿的出生是由实验室内外多种影响因素相互作用的结果，且每个胚胎都是独特的。例如，胚胎培养系统中葡萄糖的大量消耗与妊娠相关[46]。然而，体内环境是动态的，在不同时间各种物质的含量不同。通过微灌注技术可以实现对环境监测和胚胎营养物质的输送。除了模拟体内环境外，还可以通过分析所用培养基中的“分泌物组”，对胚胎存活能力进行无创评估。通过非侵入性代谢和基因组评估获得的信息可帮助制订“胚胎健康评分”，以辅助临床决策[47]。

卵子和精子提供者实验室以外的其他生殖特征，如既往妊娠情况、BMI 和吸烟状况等因素，都将影响 IVF 结局[48]。所有这些信息都需要实时有效的数据采集，以支持未来的 IVF 实验室。只有通过数字化的 IVF 实验室和人工智能的力量，才能对影响健康婴儿出生的众多变量进行全面地分析。

改变患者与 IVF 诊所的沟通方式

数字化使得患者护理不局限于医疗机构，为我们的医疗保健提供了更好的方式。许多患者通过互联网获取健康信息，并期望通过智能手机与诊所进行安全交流。教育让患者有能力做出自己的医疗决定。数字化解决方案使信息能够传达给广大受众，并实现生殖教育的普及。此外，我们需要在特定时间向患者提供个体化的信息。例如，未来生殖中心的精准医学将提供个体化的成功率、治疗所需时间以及每种治疗方案的预算。这些个体化的治疗方案将充分考虑精源和卵源的生殖特征、环境暴露、基因组学和诊断测试结果。此外，如果改变变量（如减肥），或采取额外的干预措施（如冥想或压力管理策略），则可证实这些变量对结果的影响。这种 AI 辅助决策支持工具可以扩展以患者为中心的治疗方案，改变生育保健模式。

患者接受教育有助于他们更积极主动地参与自己的健康管理，并获得更好的结果。每个人的学习方式不同，通过口头、书面、视频和互动等多种形式提供教育材料可提高患者的理解能力。事实证明，有视频内容支持的电子知情同意软件可提高患者对知情过程的满意度和对 IVF 过程的理解[49,50]。

在线预约、远程咨询、电子处方、病理和影像的电子申请使人们更容易获得生育保健服务。在线订购和送货上门的药物、维生素和排卵试剂盒,以及远程辅导注射可减轻患者就诊的时间负担。以患者为中心的数字化诊所还可以提醒患者的注射时间,并保证交流的安全性。

实时获取实验室数据,如胚胎、卵子和精子的成像,以及能够分享到社交媒体,都是吸引患者的因素。关于何时以及如何向患者提供受精率低等重要信息的相关规定则需要仔细斟酌。

日常语言处理功能的进步可能会导致未来出现可以分析临床记录、编写报告以及参与对话的人工智能。由于采用了日常语言处理技术,针对常见问题的聊天机器人已在其他领域得到了广泛应用。自动回复可以为简单问题提供答案,从而减少了临床人员的工作时间,保证诊所 24 h 开放。这些工具还需要在理解准确性、信息准确性和用户体验等方面进行适当的验证[51]。

数字诊所可以实时获取反馈和情绪跟踪能力。集成社交机器人可用于评估情绪、提供情感支持,甚至可以为认知行为疗法提供治疗[52]。AI 深度学习模型已被证明具有感知和回应情绪的能力[53]。自动语音识别和实时语言翻译具有语音-文本翻译和使用字幕的能力,可降低语言障碍,未来甚至可减少翻译人员前往诊所的需求[54]。在线咨询、集体咨询、营养师和线上社区等辅助服务,都是未来数字化 IVF 诊所的潜在特征。

数字化的 IVF 诊所能够线上提供配子和胚胎的捐赠库并可对捐赠者特征进行搜索,使患者在家即可做出决定。诊所间无缝实时发送信息,并为患者提供处理剩余卵子、精子和胚胎的选择,可以改善患者的就医体验。

收集和解读数据的新方法

智能手机的广泛使用使我们可以利用患者佩戴设备产生的数据,例如生命体征、排卵监测、调查数据以及心理健康调查表等。

手腕佩戴设备可以捕获月经周期中皮肤温度的双相模式,并可通过测量夜间体温来回溯是否排卵[55]。目前已有患者使用蓝牙通信将尿黄体生成素的结果下载到生殖应用程序中[55]。将这些信息纳入数字化生育诊所中仍是未来的一个机遇。基于智能手机的分析,可能使传统的某一两个时间点的精液分析能在家中舒适的环境下重复测量,从另一个角度重新审视男性生育力的正常范围[56]。

佩戴设备还可以记录其他生物指标,例如运动量、心率和睡眠。深度学习算法可以利用这些生物指标来确定睡眠质量,并推断褪黑素的分泌时间和昼夜节律[57]。将这些信息纳入生殖数据库将有助于对过去观察到的睡眠紊乱与不良的生殖结局的相关性进行进一步评估[58,59]。患者亦有机会了解自己的睡眠模式,并通过改变行为来解决这些问题。

能够测量汗液中压力激素皮质醇的电化学传感器正在不断发展[60,61],连续血糖监测仪也是如此[62]。同样,在医学的其他领域也有类似应用。在眼科领域,有一种手持设备可通过 AI 辅助图像分析筛查糖尿病视网膜病变,有望为偏远地区提供诊断服务[63]。像智能手表这样的设备可以检测心房颤动并向急救服务中心发出警报[64]。尽管这种佩戴设备及其相关应用程序在鼓励健康生活、提高幸福感和改善医疗服务方面具有潜力,但仍需要对其持续监管审查。例如,对一种基于算法的皮肤病变评估应用程序进行的独立评估,结果显示几乎没有证据支持其可用于皮肤癌的自我监测和检测[65]。美国食品药品监督管理局(FDA)对移动医疗应用程序的监管表明,如果移动应用程序不能发挥预期功能,患者的安全将面临风险[66]。通过深度学习对改进后的健康应用程序进行进一步评估,可以帮助这些技术的进一步完善。

移动医疗应用程序可通过其覆盖范围和可扩展性改善医疗服务,并可通过远程、实时评估和反馈以及未来的诊断创新为医生提供支持[67]。我们有责任确保这些技术的有效实施和合理使用。尽管许多新兴创新技术仍处于起步阶段,但它们有望为远程医疗保健提供支持。

管理、立法和设计因素

各国对数字医疗的监管和法律要求正在不断变化,这些要求在生产和实施过程中必须加以考虑。我们需要建立健全的治理框架来解决体系的发展、数据管理、立法、合规、创新、与外部系统的整合以及网络安全等各方面的问题[68]。

获取患者信息尤其是在系统间传输数据时,必须保护患者的隐私。为了实现与其他应用程序的集成和互通性,数字化生殖中心必须管理多个来源的多样化数据。区块链的使用省去了中间环节,简化了认证程序。这有助于解决共享医疗记录、互通性和物联网安全性等难题。除了数据管理,系统还必须考虑捕获哪些数据、如何对数据进行标准化处理以及谁可以授权访问。

在基因组学和生物医学设备等领域,人工智能和大数据将协助推动生殖研究的未来。随着立法试图跟上人工智能技术的步伐,它必须以一种既能促进研究进展又能确保患者安全的方式进行演变。

理想情况下,生殖中心的数字化转型应由主要利益相关者和专家共同参与,他们可以作为共同创造者,绘制当前工作流程图,确定变更内容,并起草实施推广的路线图。此外,还应考虑员工在数字素养、态度和培训需求等方面的适应性。组织的专业文化、对技术的信任、责任制以及确定能够发挥推动作用的工作人员都是至关重要的。

总 结

未来的 IVF 诊断将实现数字化和以患者为中心,为患者和生育保健提供优质体验。实时数据采集将改善信息的传输和利用。数据的可访问性将会增加,并将扩展到通过佩戴的设备捕获数字化生物标志物、与物联网的整合以及与外部数据库的合作等方面。患者将拥有其独有的数字足迹。大数据与人工智能相结合,并以人类智能为媒介,将产生更深入的临床决策工具,从而实现预测和个性化的治疗方案。这种精准医疗将彻底改变我们的服务方式、改善患者的预后。

(黄颖译,王洋、宋雪凌校)

参考文献

[1] Alexander CA, Wang L. Big data and data-driven healthcare systems. J Bus Manag Sci. 2018; 6(3):104-11.

[2] Yorks L, Rotatori D, Sung S, Justice S. Workplace reflection in the age of AI: Materiality, technology, and machines. Adv Dev Hum Resour. 2020; 22(3):308-19.

[3] Manogaran G, Varatharajan R, Lopez D, Kumar PM, Sundarasekar R, Thota C. A new architecture of internet of things and big data ecosystem for secured smart healthcare monitoring and alerting system. Future Gener. 2018; 82: 375-87.

[4] Davenport T, Kalakota R. The potential for artificial intelligence in healthcare. Future Healthc J. 2019; 6(2):94-8.

[5] Letterie G, Mac Donald A. Artificial intelligence in in vitro fertilization: A computer decision support system for day-to-day management of ovarian stimulation during in vitro fertilization. Fertil Steril. 2020; 114(5):1026-31.

[6] De Ramón Fernández A, Ruiz Fernández D, Prieto Sánchez MT. A decision support system for predicting the treatment of ectopic pregnancies. Int J Med Inform. 2019; 129: 198-204.

[7] Hariton E, Chi EA, Chi G, Morris JR, Braatz J, Rajpurkar P, et al. A machine learning algorithm can optimize the day of trigger to improve in vitro fertilization outcomes. Fertil Steril. 2021; 116(5):1227-35.

[8] Du-Harpur X, Watt FM, Luscombe NM, Lynch MD. What is AI? Applications of artificial intelligence to dermatology. Br J Dermatol. 2020; 183(3):423-30.

[9] Goyal A, Kuchana M, Ayyagari KPR. Machine learning predicts live-birth occurrence before in-vitro fertilization treatment. Sci Rep. 2020; 10(1):20925.

[10] Palatnick A, Zhou B, Ghedin E, Schatz MC. iGenomics: Comprehensive DNA sequence analysis on your smartphone. GigaScience. 2020; 9(12):1-12.

[11] Kalinderi K, Asimakopoulos B, Nikolettos N, Manolopoulos VG. Pharmacogenomics in IVF: A new era in the concept of personalized medicine. Reprod Sci. 2019; 26(10):1313-25.

[12] Tippenhauer K, Philips M, Largiadèr CR, Sariyar M, Bürkle T. Integrating pharmacogenetic decision support into a clinical information system. Stud Health Technol Inform. 2020; 270:618-22.

[13] Capalbo A, Poli M, Riera-Escamilla A, Shukla V, Hoffding MK, Krausz C, et al. Preconception genome medicine: Current state and future perspectives to improve infertility diagnosis and reproductive and health outcomes based on individual genomic data. Hum Reprod Update. 2021; 27(2): 254-79.

[14] Forzano F, Antonova O, Clarke A, de Wert G, Hentze S, Jamshidi Y, et al. The use of polygenic risk scores in pre-implantation genetic testing: An unproven, unethical practice. Eur J Hum Genet. 2022; 30(5):493-5.

[15] Gurovich Y. The path to and impact of disease recognition with AI. IEEE Pulse. 2020; 11(1):13-6.

[16] König H, Frank D, Baumann M, Heil R. AI models and the future of genomic research and medicine: True sons of knowledge?: Artificial intelligence needs to be integrated with causal conceptions in biomedicine to harness its societal benefits for the field. BioEssays. 2021; 43(10):e2100025.

[17] Raza K, Dey N. Translational Bioinformatics Applications in Healthcare. First edition. Boca Raton: CRC Press, 2021.

[18] Kubben P, Dumontier M, Dekker A. Fundamentals of Clinical Data Science. The Netherlands: SpringerOpen, 2019.

[19] Rajam N. Policy strategies for personalising medicine "in the data moment". Health Policy Technol. 2020; 9(3): 379-83.

[20] Ababneh MA, Al-Azzam SI, Alzoubi KH, Rababa'h AM. Medication errors in outpatient pharmacies: Comparison of an electronic and a paper-based prescription system. J Pharm Health Serv Res. 2020; 11(3):245.

[21] Dipali B, Swati A, Vidyasagar P, Ketan K. Efficient automated processing of the unstructured documents using artificial intelligence: A systematic literature review and future directions. IEEE Access. 2021; 9:72894-936.

[22] Lebre R, Silva LB, Costa C. A cloud-ready architecture for

shared medical imaging repository. J Digit Imaging. 2020; 33(6):1487.

[23] Gerris JMR, Fauser BCJM (eds.). Home Monitoring of Ovarian Stimulation: an Important Step towards More Patient-Centred IVF 2020. Netherlands: Reproductive Healthcare Ltd, 2020.

[24] Curioni-Fontecedro A. A new era of oncology through artificial intelligence. ESMO Open. 2017; 2(2):e000198.

[25] Lawrance N, Petrides G, Guerry M-A. Predicting employee absenteeism for cost effective interventions. Decis Support Syst. 2021; 147:113539.

[26] Bhardwaj G, Singh SV, Kumar V An empirical study of artificial intelligence and its impact on human Resource functions. IEEE. 2020; 47-51.

[27] Earley S. The future of supply chain management is AI and data. SCMR 2021; 24(1):24.

[28] Adams SJ, Henderson RDE, Yi X, Babyn P. Artificial intelligence solutions for analysis of x-ray images. Can Assoc Radiol J. 2021; 72(1):60-72.

[29] Sharp S. AI advances efficiency in the lab. MLO: Medical Laboratory Observer. 2020; 52(1):40-1.

[30] Rakha EA, Toss M, Shiino S, Gamble P, Jaroensri R, Mermel CH, et al. Current and future applications of artificial intelligence in pathology: A clinical perspective. J Clin Pathol. 2021; 74(7):409-14.

[31] Cui M, Zhang DY. Artificial intelligence and computational pathology. Lab Invest. 2021; 101(4):412-22.

[32] Curchoe CL. The paper chase and the big data arms race. J Assist Reprod Genet. 2021; 38(7):1613-15.

[33] Bormann CL, Curchoe CL, Thirumalaraju P, Kanakasabapathy MK, Gupta R, Pooniwala R, et al. Deep learning early warning system for embryo culture conditions and embryologist performance in the ART laboratory. J Assist Reprod Genet. 2021; 38(7):1641-6.

[34] Viitaharju P, Yliniemi K, Nieminen M, Karttunen AJ. Learning experiences from digital laboratory safety training. Educ Chem Eng. 2021; 34:87-93.

[35] Thornhill AR, Brunetti XO, Bird S, Bennett K, Rios LM, Taylor J. Reducing human error in IVF with electronic witnessing. Fertil Steril. 2011; 96(3):S179-S.

[36] Marks P. Cryogenic RFID tags aim to end to IVF mix ups. New Scientist. 2009; 202(2714):22.

[37] Bori L, Meseguer M. Will the introduction of automated ART laboratory systems render the majority of embryologists redundant? Reprod Biomed Online. 2021; 43(6):979-81.

[38] Gardner DK. 'The way to improve ART outcomes is to introduce more technologies in the laboratory.' Reprod Biomed Online. 2022; 44(3):389-92.

[39] Agarwal A, Henkel R, Huang C-C, Lee M-S. Automation of human semen analysis using a novel artificial intelligence optical microscopic technology. Andrologia. 2019; 51(11): e13440.

[40] Marzano G, Chiriacò MS, Primiceri E, Dell'Aquila ME, Ramalho-Santos J, Zara V, et al. Sperm selection in assisted reproduction: A review of established methods and cutting-edge possibilities. Biotechnol Adv. 2020; 40:107498.

[41] Federica C, Mario Z, Valeria M, Thi Thu Hien B, Martina B, Lorenzo F, et al. A neural network-based identification of developmentally competent or incompetent mouse fully-grown oocytes. J Vis Exp. 2018;(133):56668.

[42] Mor A, Zhang M, Esencan E, Simsek B, Nichols-Burns SM, Liu Y, et al. A step towards the automation of intracytoplasmic sperm injection: Real time confirmation of mouse and human oocyte penetration and viability by electrical resistance measurement. Fertil Steril. 2020; 113(1):234-6.

[43] Lu Z, Zhang X, Leung C, Esfandiari N, Casper RF, Sun Y. Robotic ICSI (intracytoplasmic sperm injection). IEEE Trans Biomed Eng. 2011; 58(7):2102-8.

[44] Tran D, Cooke S, Illingworth PJ, Gardner DK. Deep learning as a predictive tool for fetal heart pregnancy following time-lapse incubation and blastocyst transfer. Hum Reprod. 2019; 34(6):1011-8.

[45] Gardner DK, Kelley RL. Impact of the IVF laboratory environment on human preimplantation embryo phenotype. J Dev Orig Health Dis. 2017; 8(4):418-35.

[46] Ferrick L, Lee YSL, Gardner DK. Metabolic activity of human blastocysts correlates with their morphokinetics, morphological grade, KIDScore and artificial intelligence ranking. Hum Reprod. 2020; 35(9):2004-16.

[47] Ferrick L, Lee YSL, Gardner DK. Reducing time to pregnancy and facilitating the birth of healthy children through functional analysis of embryo physiology†. Biol Reprod. 2019; 101(6):1124-39.

[48] Hornstein MD. Lifestyle and IVF outcomes. Reprod Sci. 2016; 23(12):1626-9.

[49] Bowers N, Eisenberg E, Montbriand J, Jaskolka J, Roche-Nagle G. Using a multimedia presentation to improve patient understanding and satisfaction with informed consent for minimally invasive vascular procedures. Surgeon. 2017; 15(1):7-11.

[50] Madeira JL, Rehbein J, Christianson MS, Lee M, Parry JP, Pennings G, et al. Using the Engaged MD multimedia platform to improve informed consent for ovulation induction, intrauterine insemination, and in vitro fertilization. Fertil

Steril. 2018; 110(7):1338-46.

[51] Abd-Alrazaq A, Safi Z, Alajlani M, Warren J, Househ M, Denecke K. Technical metrics used to evaluate health care chatbots: Scoping review. J Med Internet Res. 2020; 22(6):e18301.

[52] Dino, F., Zandie, R., Abdollahi, H., Schoeder, S., & Mahoor, M. H. (2019). Delivering Cognitive Behavioral Therapy Using A Conversational Social Robot. 2019 IEEE/RSJ International Conference on Intelligent Robots and Systems (IROS), 2089-2095.

[53] Day M-Y, Hung C-S. AI affective conversational robot with hybrid generative-based and retrieval-based dialogue models. IEEE Trans Affective Comput. 2019:403-9.

[54] Chuang S, Liu AH, Sung T, Lee H. Improving automatic speech recognition and speech translation via word embedding prediction. IEEE/ACM Transactions on Audio, Speech, and Language Processing, Audio, Speech, and Language Processing, IEEE/ACM Transactions on, IEEE/ACM Trans Audio Speech Lang Process. 2021; 29:93-105.

[55] Shilaih M, Goodale BM, Falco L, Kübler F, De Clerck V, Leeners B Modern fertility awareness methods: Wrist wearables capture the changes in temperature associated with the menstrual cycle. Biosci Rep. 2018; 38(6):BSR20171279.

[56] Tsao YT, Yang CY, Wen YC, Chang TC, Matsuura K, Chen Y, et al. Point-of-care semen analysis of patients with infertility via smartphone and colorimetric paper-based diagnostic device. Bioeng Transl Med. 2021; 6(1):1-11.

[57] Castaldo R, Chappell MJ, Byrne H, Innominato PF, Hughes S, Pescapè A, et al. Detection of melatonin-onset in real settings via wearable sensors and artificial intelligence. A pilot study. Biomed Signal Process Control. 2021; 65:102386.

[58] Stocker LJ, Cagampang FR, Lu S, Ladyman T, Cheong YC. Is sleep deficit associated with infertility and recurrent pregnancy losses? Results from a prospective cohort study. Acta Obstetricia et Gynecologica Scandinavica. 2021; 100(2):302.

[59] Stocker LJ, Macklon NS, Cheong YC, Bewley SJ. Influence of shift work on early reproductive outcomes: A systematic review and meta-analysis. Obstet Gynecol. 2014; 124(1):99-110.

[60] Zea M, Bellagambi FG, Ben Halima H, Zine N, Jaffrezic-Renault N, Villa R, et al. Electrochemical sensors for cortisol detections: Almost there. Trends Anal Chem. 2020; 132:116058.

[61] Parlak O, Keene ST, Marais A, Curto VF, Salleo A. Molecularly selective nanoporous membrane-based wearable organic electrochemical device for noninvasive cortisol sensing. Sci Adv. 2018; 4(7):eaar2904.

[62] Bent B, Wang K, Grzesiak E, Jiang C, Qi Y, Jiang Y, et al. The digital biomarker discovery pipeline: An open-source software platform for the development of digital biomarkers using mHealth and wearables data. J Clin Transl Sci. 2020; 5(1):e19.

[63] Rogers TW, Gonzalez-Bueno J, Garcia Franco R, Lopez Star E, Méndez Marín D, Vassallo J, et al. Evaluation of an AI system for the detection of diabetic retinopathy from images captured with a handheld portable fundus camera: The MAILOR AI study. Eye (Lond). 2021; 35(2):632-38.

[64] Tison GH, Sanchez JM, Ballinger B, Singh A, Olgin JE, Pletcher MJ, et al. Passive detection of atrial fibrillation using a commercially available smartwatch. JAMA Cardiol. 2018; 3(5):409-16.

[65] Freeman K, Dinnes J, Chuchu N, Takwoingi Y, Bayliss SE, Matin RN, et al. Algorithm based smartphone apps to assess risk of skin cancer in adults: Systematic review of diagnostic accuracy studies. BMJ. 2020; 368:m127.

[66] FDA. Policy for Device Software Functions and Mobile Medical Applications. 2019, https://www.fda.gov/regulatory-information/search-fda-guidance-documents/policy-device-software-functions-and-mobile-medical-applications

[67] Xiong M, Pfau J, Young AT, Wei ML. Artificial intelligence in teledermatology. Curr Dermatol Rep. 2019; 8(3):85.

[68] Aerts A, Bogdan-Martin D. Leveraging data and AI to deliver on the promise of digital health. Int J Med Inform. 2021; 150:104456.

34

生活方式、围受孕期与生育力

Jessica A. Grieger，Lisa J. Moran，Sarah A. Robertson，Rui Wang 和 Robert J. Norman

引　言

生殖健康对个人的整体健康和功能状态有着深远的影响，这种影响贯穿从青春期到高龄的整个生命周期。大多数女性和许多男性在一生中的某个时期都会经历某种形式的生殖障碍，许多慢性和严重的生殖系统疾病仍然缺乏预防策略、明确的诊断方法或成功的治疗方案。即使是表面上“正常”的怀孕，也可能对健康构成挑战，并可能揭示或促发潜在的慢性代谢性疾病和/或女性的心血管功能障碍。孕产妇和新生儿状况给个人、家庭和社区带来的直接成本是巨大的[1]。

值得注意的是，女性及其伴侣在受孕时的生殖健康，是决定其子女健康与福祉的最关键因素[2]。人类的围受孕期分为5个生殖发展阶段：配子发生、受精、着床、胚胎发生和胎盘形成[3]。显而易见，父母的关键影响甚至在受孕前就开始了，不健全的卵子或精子即使在胚胎发育和子宫内环境看似并未受到明显的损害下，也可能改变胎儿的发展轨迹[2,4]。除了配子之外的其他因素也很重要——女性子宫的免疫反应和容受性可以显著影响着床和胎盘的发育质量[5]，并且这种容受性受到男性伴侣精液成分的影响[6]。子宫内胎儿发育期间的次优环境会使个体在成年时易患疾病，包括肥胖、心脏病、糖尿病和中风，其影响程度与遗传易感性和生活方式因素（如肥胖和吸烟）相当[7]。了解早期生命事件及其如何有助于健康或对疾病的抵抗力是代际健康的基本组成部分，因为一代人的健康会影响到下一代。

仍然存在的基本知识空白包括：

1. 是哪些环境和遗传因素决定精子和卵子的最佳功能，并促进子宫的容受性？

2. 在围受孕期间，哪些关键的生物事件和途径能够增强或限制卵子和胚胎的发育能力，从而影响其后期生活的健康和功能状态？

3. 环境条件、遗传因素以及母体的生殖障碍如何影响卵子和胚胎的发育能力及胎儿的最佳生长？

4. 我们如何有效利用基础知识的进展，以更好地预测和诊断生殖障碍，改善围受孕健康，并优化妊娠结果？

5. 男性因素在精子、胚胎和胎儿的健康中扮演何种角色？

围受孕健康的目标

我们的目标应是推动基础科学和流行病学方面的重大进展，并利用这些发现通过临床和公共卫生干预，在生命早期阶段预防疾病和残疾，并在我们的社区中建立韧性。为了实现这一目标，我们提倡跨学科的方法，融合基础生物医学科学、流行病学和转化研究等多个学科。通过将细胞与分子生物学、生理学、免疫学以及新技术（基因组学和传感技术）与临床和流行病学的研究相结合，将为发展适宜的医疗保健模式提供最佳途径。围受孕保健不仅仅关注提高生育力和确保妊娠过程顺利，它还关注通过自然受孕和辅助生殖技术（ART）出生的儿童的最佳结果。

社会重要性

全球社会已经认识到生殖健康的重要价值及其对儿童健康和恢复力的必要性。1994年在开罗召开的国际人口与发展会议上宣布了对生殖健康的国际承诺[8]，1995年第四次世界妇女大会[9]重申了这一承诺，2000年联合国千年宣言进一步强化了这一承诺，特别是在第五个千年发展目标中明确指出“改善孕产妇健康”，重点关注性与生殖健康[10,11]。联合国人类生殖研究、开发和研究培训特别计划（HRP）现已成为联合国的一个项目，由联合国开发计划署（UNDP）、联合国人口基金（UNFPA）、世界银行和世界卫生组织（WHO）共同赞助，是联合国系统内人类生殖研究的主要工具，汇集了政策制订者、科学家、医疗服务提供者、临床医生、消费者和社区代表，以确定和解决改善性与生殖健康的研究优先事项[12]。2012年是该计划成立40周年[13]。虽然发展中国家的生殖健康质量比发达国家要低，但在这些国家，尤其是经济欠发达或农村社区，仍然存在巨大的机会可以为女性和未来几代人的健康带来提升。

围受孕期保健认识的加深

在20世纪，通过对致畸因素和营养不良有关的研究，我们发现它们与先天性缺陷有关系，这些研究主导了对孕产妇的研究。然而在21世纪，我们的研究重点转向了更加隐蔽但广泛存在的长期健康影响，以期获取最大限度的健康效益，而不仅仅是关注生理结构性问题。这些影响涉及个体与环境的相互作用，并且具有代际效应。

在生命的孕育前和孕育后的各个阶段，都存在很多可能受到内部和外部因素积极或消极影响的脆弱环节。我们和其他研究者已经证实，胚胎发育的最初阶段是最为敏感的。在这一时期，生物体正处于快速发育之中，必须展现出极高的适应性和可塑性，以便有效地应对从受精卵到胎儿这一过程中数量和规模上的关键转变[14]。

生命的潜力最初由卵母细胞决定，其发育潜能受到所在卵泡的局部激素、生长因子及细胞环境的影响[15,16]。受精之后，发育的可塑性变得至关重要，因为早期胚胎需要通过适应性调整来应对外部世界的需求和机遇，而非固守一个可能不适应当前变化环境的固定表型。在细胞层面，这种可塑性通过调整细胞数量和命运来体现；在分子层面，则通过基因表达途径的改变或更持久的表观遗传效应来实现[17–19]。这些过程协同作用，使得围受孕期的环境能够调节胚胎的表型，以最佳状态适应出生后的环境。母体生殖道细胞分泌的细胞因子和生长因子，连同代谢底物及其他物理化学因素，作为信号，帮助胚胎感知并响应其局部环境[20]。促存活与促凋亡细胞因子的平衡，不仅影响胚胎的存活，还能在响应环境信号时引发表观遗传变化[21]。尤为引人注目的是，这些细胞因子的影响不仅源自女性的环境和健康状况，还受到其伴侣的影响。男性精液中的信号分子与女性组织相互作用，不仅改变基因表达，还影响受精时输卵管和子宫液体的分子组成[6,22]。这种精液的"预处理"作用，能够影响子宫内膜对胚胎植入的容受性、妊娠的进展以及后代出生后的健康状况[5,22]。男性伴侣的健康暴露，如低蛋白或高脂肪饮食，或是接触内分泌干扰化学物质，都可能改变精液的组成，进而干扰其在女性伴侣体内促进免疫耐受的能力[23–25]。

早期发育的围受孕阶段的敏感性可能反映了这个阶段作为进化选择和适应机会的重要性。从进化的角度看，对胚胎实施限制和选择压力至关重要，这样做可以避免浪费繁殖资源，并优化后代的健康。哺乳类雌性在其一生的生育期内能怀孕的机会是有限的，每一次怀孕都会消耗资源并可能威胁到她们自己的健康。因此，大部分早期胚胎无法幸存下来，只有约60%的着床胚胎能够在第2周后持续存活。

对子宫内膜容受性至关重要的分子的缺失或受抑制，可以导致着床率的降低，其中的机制涉及多种因素，包括异常的细胞因子和激素信号传导以及表观遗传的改变[26,27]。女性对于男性配子和胚胎适应性的主动判断过程在进化中具有优势[28]。女性免疫系统能够"识别"胎儿移植抗原，并具有判别男性伴侣的生育适应性、兼容性和胚胎组织的完整性及发育潜能的能力[29,30]。由于免疫反应受到个体的感染、炎症、压力、营养和代谢状态的影响，环境压力和资源的可用性可能会进一步影响免疫对怀孕进程的推进或中断。新的研究证据表明，免疫系统能够整合这些信号，并通过实施质量控制来适应或排斥胚胎。"免疫介导的质量控制"有助于最优化女性的生育投资，并解释了在生育过程中调动免疫系统的进化优势[21,31]。

然而，胚胎的可塑性和母体选择机制也可能带来负面影响，可能导致不良后果。当胚胎对外部环境的感知未能准确反映实际情况时，为了确保即时生存而做出的让步可能不利于出生后的长期生存。此外，如果母体质量控制系统的执行出现错误或故障，也可能导致不良结果。总的来说，过度适应可能导致功能状态的减退和对未来应激的抵抗力降低。而在早期子宫内生活中保持这些能力，则有助于提升未来的健康状况和成年后的适应能力[32]。如果在早期的胚胎和胎儿发育阶段丧失了这些能力，那么在以后的生活中出现功能障碍的风险就会提高（图34-1）。

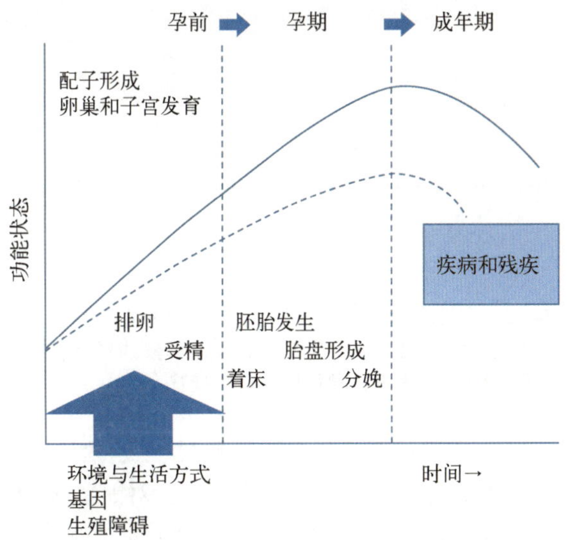

图34-1 生命早期对不利影响的适应会导致出生后功能能力下降

早期可塑性作用的长远影响通常在胎儿期或新生儿期后才显现。局部物理化学或细胞因子环境的改变[33-35],可能导致胚胎囊胚阶段细胞数目、谱系分化、基因或蛋白质表达的变动,进而影响胎盘结构及其营养输送功能,这些因素是制约胎儿成长的关键[36,37]。环境因素引发的印记基因与非印记基因表观遗传调控紊乱,可能造成胎盘发育与功能异常,潜在影响包括母体健康问题、胎儿发育障碍及未来生活中的疾病发生[38]。成年后,个体对疾病的易感性或恢复力,受组织细胞构成的影响,尤其是受干细胞和多能细胞的数量,以及在胎儿期建立的基因调控表观遗传程序的影响[39]。

在妊娠的不同阶段进行的实验性干扰表明,受孕后的最初几天是胎儿和新生儿后期生长受损最敏感的时期[40]。胚胎发育的异常,或者在植入时母体对胚胎的支持不足,可能导致后期的流产,或者“浅表”的胎盘发育,从而导致子痫前期,胎儿生长限制和/或早产[41,42]。这些情况进而影响出生后的生长,并赋予一种“节俭”的表型,导致代谢紊乱和慢性疾病的发生。因此,由于营养、代谢、免疫、感染、药物或心理社会因素引起的围受孕期母体压力,可以在后代的生命历程轨迹中产生微妙但持久的影响(图 34-2)。

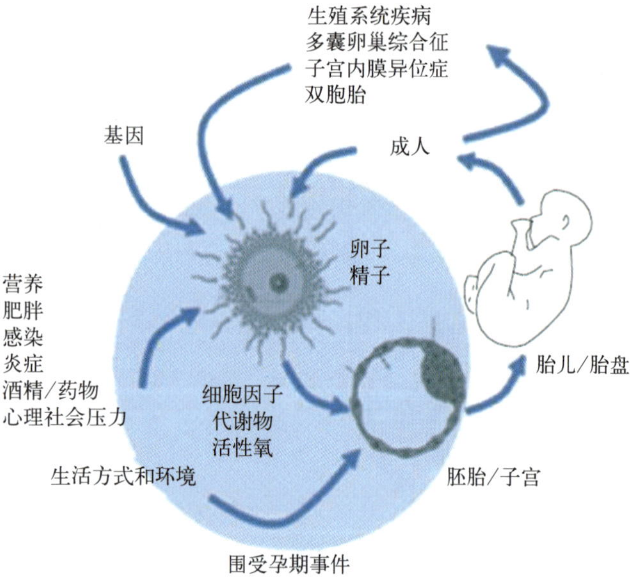

图 34-2 围受孕期事件受到基因、一系列的生活方式/环境因素以及包括生殖系统疾病在内的母体因素的影响,这些因素会影响胎儿的发育和成年后的健康状况

如多囊卵巢综合征(PCOS)、肥胖、子宫内膜异位症和排卵障碍等母体生殖系统疾病,可能会对围受孕期的过程产生影响,改变子宫内膜的容受性和质量控制感应,并对配子和胚胎产生压力(图 34-2)[43,44]。这些生殖系统疾病可能通过炎症路径、激素失调、蜕膜老化和血管异常等共同机制,损害妊娠成功[45]。慢性性传播感染也是影响母体环境的一个重要因素。这些疾病,无论单独或组合出现,都可能增加早产、胎儿生长受限、胎盘病理和高血压疾病的风险。激素失调、炎症和代谢因素的系统性影响,作用于子宫内膜、子宫肌层、宫颈和胎盘,可能会改变植入和妊娠期间的环境,进而导致产科并发症的发生[45]。

辅助生殖技术(ART)现在已经成为发达国家中许多孩子的受孕方式,但这也可能给胚胎带来相当大的压力[46]。现在我们认识到,在体外培育胚胎的过程中,由于培养介质中缺乏母体信号因子,以及在受孕前卵子所面临的由促性腺激素引发的激素环境变化和刺激周期中的子宫内膜紊乱,都可能导致胚胎生长受限,从而对孩子的一生产生影响[46-50]。虽然目前的临床实践表明,人类胚胎的体外培养并不会给后代带来重大不良影响,但其在儿童后期或成人期可能出现的影响仍需进一步研究,尤其是当我们考虑到最早通过 ART 受孕的孩子现在仍相对年轻[51]。有证据表明,跨代遗传是 PCOS 的关键因素,其他形式的生殖功能障碍可能在子宫内就已经被设定好了[52-54]。在子宫内,无论是通过辅助生殖技术(ART)还是自然受孕,双胞胎或多胎妊娠所导致的竞争,均可能妨碍胎儿的正常生长,并对其一生造成不良影响[55]。

这些发现以及许多其他观察结果表明,通过孕前的计划和尤其是在孕早期的健康优化,可能有助于提高生育率、优化孕期和提升后代的健康。这已被称为孕前保健[56],许多研究都倡导个人和社区参与这种计划,以期对女性和男性产生潜在的益处[57,58]。

影响生育力的因素

体重、运动和营养

青年男女中的肥胖问题正在逐渐增加[59-61],这一现象已经得到了越来越多的研究证实。研究显示,无论是体重过轻还是过重,都会损害女性的自然生育能力[62,63]。而男性的肥胖同样被认为会对其生育能力造成影响,因为它会改变生殖生理状态,干扰激素的产生,甚至损害精子的基因完整性[64]。此外,父母的肥胖状况都可能对辅助生殖技术(ART)的结果产生不利影响[65,66]。女性肥胖已被证实与不良妊娠结局有关,包括增加了先天性畸形、剖宫产、子痫前期、妊娠糖尿病、巨大儿、死胎以及过期妊娠的风险[67,68]。一些报道指出,体育运动能够改善心血管风险因素、调整激素水平,并提高生殖功能。这些改善表现在减少腹部脂肪、降低血糖和血脂以及减少胰岛素抵抗[69],同时也能改善月经周期和排卵情况[70],提高临床妊娠和活产率[71]，降低睾酮水平和自由雄烯二酮指数(FAI)，以及提高性激素结合球蛋白(SHBG)[72]。然而，大型的随机对照试验表明，对于肥胖和不孕症的女性来说，减肥干预不能改善活产或其他生育结果[73-75]。因此，在进行辅助生殖治疗(包括 ART)前推荐肥胖女性减肥仍是有争议的[76]。大量的证据显示，肥胖会对卵子和胚胎产生负面影响[77,78]。近期的数据也提示，通过精子可能会产生非基因转移的代谢疾病，如果这一发现得到证实，那么在计划怀孕前，我们就需要更加关注如何优化男女的健康状态和营养状况[79,80]。

饮食

在生育研究领域，多种饮食因素已被广泛探讨：

- 维生素。2018 年的一篇综述指出，补充抗氧化剂和额外的维生素 D 可能对生殖健康影响不大，相关研究也较为有限[81]。然而，考虑到许多人群，尤其是皮肤较深或阳光暴露不足的女性中维生素 D 缺乏的普遍性，建议在孕前进行维生素 D 缺乏筛查，并在必要时补充[82]。尽管越来越多的证据显示叶酸补充与生育能力提升有关[83]，但该领域仍需更多研究。世界卫生组织建议女性在孕前一个月每日补充 400 μg 叶酸，若畸形风险较高，则建议补充 5 mg[84]。此举旨在降低先天性畸形风险，而非直接提高怀孕概率。至于维生素 A，建议女性避免摄入视黄醇形式的维生素 A 及其食物来源[82,85,86]。

- 碘。许多计划怀孕的女性存在碘缺乏，因此孕期补充剂或食物中常添加碘[87]。世界卫生组织建议所有孕妇和哺乳期妇女每日补充 250 μg 的碘，在孕妇难以获得碘补充剂的情况下，建议所有育龄妇女每日补充 150 μg 的碘[88]。

- 男性抗氧化剂。不育男性常出现氧化应激现象[89]。最近的一项 Cochrane 系统评价显示，在生育能力低下的男性中补充抗氧化剂可能提高活产率，但现有证据的总体质量仍然较低，因此需要进一步的试验来验证这些发现[90]。尽管市面上有多种商业补充剂，但应优先选择富含海鲜、家禽、坚果、全谷物、水果和蔬菜的饮食模式，这是支持生育的第一步[91]。

- 酒精。现有证据显示，酒精摄入与生育能力成反比，特别是在黄体相期间的中度到重度饮酒，以及在排卵窗口期的重度饮酒[92]。酒精对生殖健康的负面影响有明确证据和强有力的生物学基础。对女性而言，酒精可导致卵巢体积减小和卵泡内卵子数量减少[93]；对男性，则可能导致睾丸萎缩、睾酮浓度和精子数量下降[94]。酒精与胎儿酒精综合征的关系广为人知[95]，因此，计划怀孕时应限制或避免饮酒。

- 咖啡因。咖啡因是最受欢迎的神经刺激物，存在于所有文化的饮品和食物中。过量摄入咖啡因可能与生育能力受损有关，尽管证据并不确定[82,96-98]。目前尚未明确咖啡因的安全摄入量，但建议每日摄入量控制在 300 mg 以下(相当于每日不超过两杯咖啡)[99-101]。

- 单一食物。减少反式脂肪酸、饱和脂肪酸和高热量食物(如快餐和含糖饮料)的摄入，似乎有助于提升活产率、临床妊娠率以及辅助生殖技术(ART)的相关结局[102]。最近对男性饮食和精子功能的综述也表明，较高的水果和蔬菜摄入量与精子数量和活力的增加相关，而较高的高脂食物和甜食摄入量可能损害精子质量[103,104]。

- 饮食模式。尽管众多研究聚焦于单一营养素或特定食物对生育力的影响，营养流行病学的研究趋势正逐渐从关注单一营养素和食物转向整体饮食模式，因为我们摄入的是食物而非孤立的营养素。多数研究(尽管不是全部)显示，严格遵循地中海饮食(富含欧米伽-3 脂肪酸、某些抗氧化剂和维生素，低饱和脂肪酸和反式脂肪酸)[105]或"促进生育"的饮食(以高摄入低农药水果蔬菜、全谷物、海鲜、乳制品和豆制品为特征)与临床妊娠率或活产率之间存在关联[81,106-109]。对于男性而言，地中海饮食在某些研究中与精液参数的改善呈正相关[110]，但并非所有研究都得出此结论[111,112]。最近的研究还表明，其他先验饮食模式，如 DASH 饮食①与生育力之间并无明显关联[112]。

吸烟

吸烟对生殖过程的各个阶段均有影响，涉及卵泡发育、激素合成、胚胎迁移、子宫内膜容受性、子宫内膜的血管生成、子宫血流和子宫肌层功能[113]。尽管如此，公众对吸烟影响生育能力的认识仍显不足[114]。2019 年的一项荟萃分析显示，吸烟显著降低了不育男性精子的数量和质量，表现为精子总数减少和形态异常增多[115,116]。女性吸烟者与非吸烟者相比，面临更多负面后果，如活产率和每周期临床妊娠率下降，获取的卵子数量减少，平均受精率降低，以及妊娠期间流产率显著上升[115,116]。精子研究揭示了氧化应激水平的提高、精子数量的减少以及精子受精能力的异常，这些都导致女性伴侣怀孕的可能性大幅降低[117,118]。被动吸烟也被证实是增加妊娠并发症和辅助生殖技术(如 IVF)周期并发症的风险因素[119,120]。众多研究表明，针对吸烟的干预措施能够取得积极成效。

① 译者注：DASH 饮食即停止高血压的饮食法，又译为得舒饮食，DASH 饮食是由 1997 年美国国立卫生研究院的一项大型高血压防治研究(Dietary Approaches to Stop Hypertension; DASH)发展出来的饮食法。

娱乐性药物

娱乐性药物是指非出于医疗目的而使用的药物,包括可卡因、大麻(马拉花)或甲基苯丙胺等。其中,大麻在育龄女性中的使用尤为普遍[121],男性中的使用率也相当高[122]。研究表明,在有流产史的女性中,孕前使用大麻与生育能力降低有关[123]。孕妇使用大麻会对胎儿造成负面影响,包括新生儿患严重疾病和死亡的风险增加[124],可能导致出生后的智力障碍和学习困难[125]。有充分证据显示,男性吸食大麻会导致精子数量减少、活力下降和形态异常,从而增加受孕难度[126]。大麻摄入后对精子基因构成的影响可能遗传给胎儿[127]。可卡因会损害卵巢功能并影响精子功能[128,129],而海洛因和美沙酮同样具有显著的负面效应[62,130]。合成类固醇类药物能减少睾丸精子的生成,至于其他生活方式药物的影响,则有待进一步研究[131]。

其他处方药物

存在许多药物可能影响生育能力、导致先天性异常,并改变生育结果[82,132]。在初次咨询时,应评估这些药物的影响,如果患者正在积极尝试怀孕,应建议他们寻找替代药物。

压力

越来越多的证据表明,心理社会压力与负面的生殖结果相关,包括妊娠率降低[133]。压力触发了下丘脑-垂体-肾上腺轴和交感神经-肾上腺髓质轴的激活[134]。这些系统在应激刺激后分泌的激素导致了异常、持久和/或过度的应激诱导的身体反应,可能产生长期的神经内分泌改变,影响生育能力[135,136]。适当的咨询和生活方式调整可能会缓解这些影响[133]。根据文献中最好的可用证据,欧洲人类生殖与胚胎学会(ESHRE)最近为不孕症和医疗辅助生殖(MAR)诊所常规的心理社会护理制订了指导方针[137]。

环境污染物

人们对环境毒素和污染物以及其对生殖健康影响的关注日益增加。这些环境污染物通常被统称为内分泌干扰化学物质(EDCs),它们能够干扰正常的生殖系统和激素分泌。EDCs 通过多种途径进入环境和食物链,如排放、生产或加工过程,以及从产品中渗出,从而被人体吸收[138]。2019 年的一项综述研究评估了多种 EDCs 对怀孕能力的影响,发现大多数 EDCs 与受孕率之间的关联性较弱;例如,女性暴露于邻苯二甲酸酯与怀孕时间的延长和缩短有关,同时也有证据显示,由于精子质量下降,男性的怀孕时间可能更长[139,140]。此外,不孕女性体内的双酚 A 水平也较高[141]。在获得进一步的证据之前,建议采取预防措施,包括通过良好的卫生习惯减少 EDC 暴露,清洗水果和蔬菜,避免不必要的室内外化学物质接触,以及尽量减少个人护理和化妆品的使用。

疫苗接种

关于疫苗接种与生育能力之间的关系,目前可获得的数据较为有限。然而,考虑到风疹、带状疱疹、水痘和流感等疾病若在孕期感染可能带来的严重风险,专家普遍建议在计划怀孕前进行疫苗接种以预防这些疾病[85,142]。尽管针对新冠病毒疫苗的长期影响研究尚不充分,但根据现有的短期研究数据,初步证据显示 mRNA 疫苗并未显示出对女性或男性生育能力有负面影响[143]。

性传播疾病

越来越多的证据表明,生殖系统的细菌和病毒感染可能会改变免疫和炎症反应,从而妨碍围受孕期事件并降低生育能力。建议夫妻双方(都)应咨询临床医生关于生殖系统感染的检测和治疗,特别是一些在社区广泛存在,但可能不会有明显症状或体征的疾病,如衣原体感染。值得注意的是,阴道和子宫内膜的微生物群落对健康的重要作用正在被越来越多的研究关注[144,145]。

职业因素

有证据表明,生物钟调控了生殖轴的每一部分,从下丘脑神经元活动的时序到孕激素的昼夜变化释放[115,116]。生物钟的紊乱,比如因轮班工作或时差引起的,可能导致月经周期的改变[115,116],卵泡期的长度变化[115,116],以及 FSH 水平的波动[115,116]。此外,一些常见的工作环境因素,包括长时间工作、频繁举重、长时间站立以及高强度的体力劳动,也可能增加不良孕产和新生儿结局的风险[146]。

孕前准备

考虑到围受孕期健康的理论和实践背景,以及不孕夫妇寻求专业治疗的需求和有利于改善生育治疗结果的机会,所有诊所都应设有一个程序以评估母亲和父亲的遗传因素和生活方式对生育的不利影响,并制订干预措施以减少其有害效果。这个过程最好在夫妇首次见诊时就由诊所医生或护士进行。通过全面询问包括过往的医疗和家庭病史,药物使用和环境接触,饮食习惯,风险行为(包括药物和消遣性药物,吸烟和饮酒),运动和接种疫苗的情况,然后进行相应的检查。然后,在医生和夫妇有时间制订有效计划的情况下,可以给出行动建议(图 34-3)。这

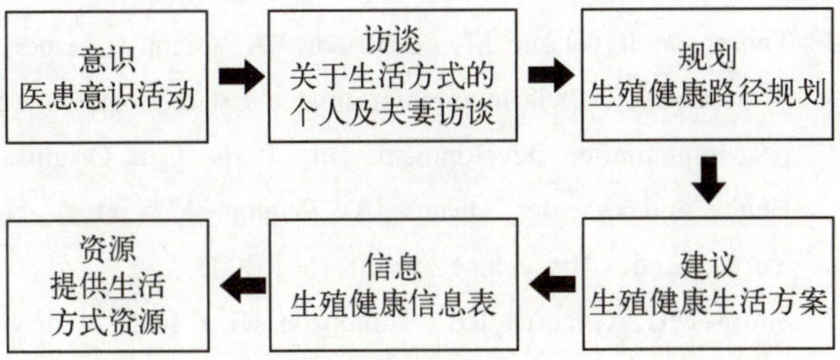

图 34-3　在临床中评估和管理生活方式的方法

可能很简单，比如服用叶酸补剂，改变饮食以优化围受孕期环境，或者进行积极的减肥计划，戒烟干预，以及消除不适当的酒精和药物使用。在过去的十年里，已有几项系统性综述研究了孕前保健干预，报告指出一些研究中母亲和儿童的结果有所改善，但并非所有研究都如此[115,116]。2017 年的一项对孕前干预的综述强调，尽管在孕前健康的干预方面已取得进展，但在为配偶/男性设计干预措施方面，以及如何最好地提供孕前保健方面，仍需进一步努力[115,116]。有几个团队在生育诊所的环境中描述了减重计划，其中最知名的是来自澳大利亚阿德莱德的 Clark 的“生育健身”计划[147,148]，以及“FAST”研究[149]。在这个计划中，5%的体重下降与自然和 IVF 怀孕率的显著提高相关。Dokras 和同事们已经发表了有力的证据，表明在 P-COS 人群中有显著的体重减轻，这可以应用到其他人群[150]。在社区中，众多受欢迎的社区或专家运营的设施随处可见，旨在在孕前或积极干预期间助力改善人们的生活方式。

政府与医疗机构肩负着推动并激励孕前保健各个方面的责任。这涵盖了推广疫苗接种、限制酒精与吸烟的摄入、营造安全的工作场所，以及普及生殖健康教育（图 34-4）。尽管如此，诊所及个人在维护生殖安全方面扮演着更为核心的角色，他们确保每次怀孕都是通过那些具有最大可能实现其全部遗传潜力的配子和胚胎进行受孕。

总　结

综上所述，大量证据显示，男性和女性的外部环境与内在条件在受孕前及妊娠期会影响新生儿、儿童和成年后的健康。胚胎着床前及着床阶段的一系列事件，涵盖了配子的形成、受精过程以及早期胎盘的发育，这些关键时刻能够深刻地决定我们的后代乃至整个社会在遭遇健康挑战时的长期易感性或适应力。

现阶段，我们可以明确这些外部和内在事件的特征及其产生的影响。我们已经理解了卵母细胞与卵泡、精子与卵母细胞，以及胚胎与子宫之间的几个关键交互信号。然而，这些信号与环境因素、生殖障碍和遗传背景之间的全面互动仍需深入探讨。生活方式因素，如过于年轻或高龄、肥胖、性传播疾病、药物使用、饮食习惯、维生素缺乏和心理社会压力，都对胚胎和配子构成了重大压力。深化对这些因素如何影响围受孕期生物学的理解，将有助于公共健康运动，以改变行为和教育青少年及未来的父母。同样，影响早期发育的母体生殖障碍也可以通过改进诊断和临床治疗得到更好地管理。确定这些因素对卵巢、子宫、配子、胚胎和胎盘的影响，以及它们在不同遗传背景下与环境因素的交互作用，对于指导临床干预措施的优先级别

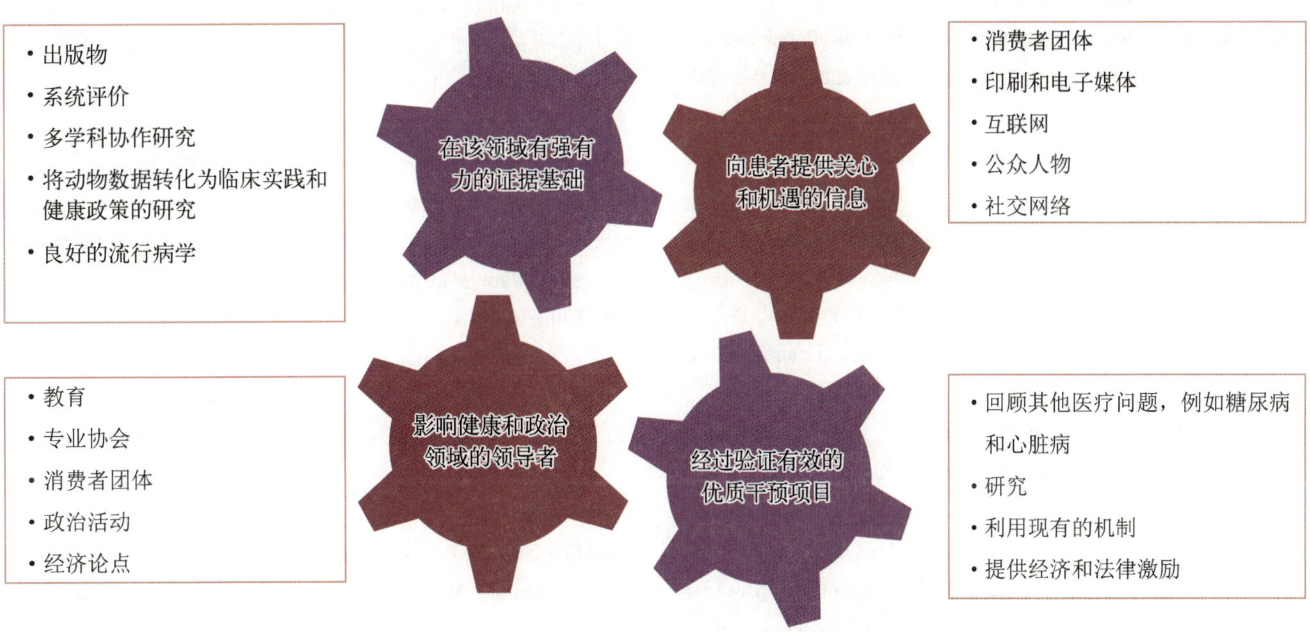

图 34-4　实现生活方式转变的全社会共同参与方法

设置至关重要。尽管这些互动关系错综复杂,但已有证据显示,各种压力因素通常通过共同的炎症和代谢途径产生影响。因此,识别出能够减轻、逆转或防止不利早期环境的干预措施或药物靶点,其前景是可期的。

(胡静译,龚斐、张婷校)

参考文献

[1] World Health Organization. *WHO. World Health Statistics 2019. Monitoring health for the SDGs. Sustainable Development Goals*. Available at: https://apps.who.int/iris/bitstream/handle/10665/324835/9789241565707-eng.pdf.

[2] Lane M, Robker RL, Robertson SA. Parenting from before conception. Science. 2014; 345(6198):756-60.

[3] Steegers-Theunissen RP, et al. The periconceptional period, reproduction and long-term health of offspring: The importance of one-carbon metabolism. Hum Reprod Update. 2013; 19(6):640-55.

[4] Norman RJ. 2015 RANZCOG Arthur Wilson Memorial Oration 'From little things, big things grow: The importance of periconception medicine'. Aust N Z J Obstet Gynaecol. 2015; 55(6):535-40.

[5] Robertson SA, Care AS, Moldenhauer LM. Regulatory t cells in embryo implantation and the immune response to pregnancy. J Clin Invest. 2018; 128(10):4224-35.

[6] Robertson SA, Sharkey DJ. Seminal fluid and fertility in women. Fertil Steril. 2016; 106(3):511-19.

[7] Barker DJ, Clark PM. Fetal undernutrition and disease in later life. Rev Reprod. 1997; 2(2):105-12.

[8] United Nations International Conference on Population and Development (ICPD). Programme of Action of the United Nations International Conference on Population & Development. Egypt, Cairo: Reproductive Rights and Reproductive Health, 1994.

[9] Mongella G. The United Nations: Report of the Fourth World Conference on Women. Beijing, China, 1996.

[10] Sachs JD. Investing in Development: A Practical Plan to Achieve the Millennium Development Goals. London: Earthscan, 2005.

[11] Sachs JD. Investing in Development: A Practical Plan to Achieve the Millennium Development Goals. 2005.

[12] WHO. Research on sexual and reproductive health throughout the world. 2015. Geneva (CH):WHO; 2015.

[13] Benagiano G, et al. The special programme of research in human reproduction: Forty years of activities to achieve reproductive health for all. Gynecol Obstet Invest. 2012; 74(3):190-217.

[14] Thompson JG, Lane M, Robertson SA. Adaptive responses of embryos to their microenvironment and consequences for post-implantation development. In: Early Life Origins of Health and Disease. Owens JA, Wintour M (eds). New York: Landes Bioscience, pp. 58-69, 2005.

[15] Sutton ML, Gilchrist RB, Thompson JG. Effects of in-vivo and in-vitro environments on the metabolism of the cumulus-oocyte complex and its influence on oocyte developmental capacity. Hum Reprod Update. 2003; 9(1):35-48.

[16] Mtango NR, Potireddy S, Latham KE. Oocyte quality and maternal control of development. Int Rev Cell Mol Biol. 2008; 268:223-90.

[17] Young LE. Imprinting of genes and the barker hypothesis. Twin Res. 2001; 4(5):307-17.

[18] Morgan HD, et al. Epigenetic reprogramming in mammals. Hum Mol Genet. 2005; 14(1):R47-58.

[19] Kaminsky ZA, et al. DNA methylation profiles in monozygotic and dizygotic twins. Nat Genet. 2009; 41(2):240-5.

[20] Robertson SA, et al. Peri-conceptual cytokines - setting the trajectory for embryo implantation, pregnancy and beyond. Am J Reprod Immunol. 2011; 66(Suppl 1):2-10.

[21] Robertson SA, et al. Female tract cytokines and developmental programming in embryos. Adv Exp Med Biol. 2015; 843:173-213.

[22] Bromfield JJ, et al. Maternal tract factors contribute to paternal seminal fluid impact on metabolic phenotype in offspring. Proc Natl Acad Sci U S A. 2014; 111(6):2200-5.

[23] Schjenken JE, et al. High-fat diet alters male seminal plasma composition to impair female immune adaptation for pregnancy in mice. Endocrinology. 2021; 162(10):bqab123.

[24] Skerrett-Byrne DA, et al. Proteomic dissection of the impact of environmental exposures on mouse seminal vesicle function. Mol Cell Proteomics. 2021; 20:100107.

[25] Watkins AJ, et al. Paternal diet programs offspring health through sperm- and seminal plasma-specific pathways in mice. Proc Natl Acad Sci U S A. 2018; 115(40):10064-9.

[26] Robertson SA, et al. Embryotoxic cytokines-potential roles in embryo loss and fetal programming. J Reprod Immunol. 2018; 125:80-88.

[27] Robertson SA, Moldenhauer LM. Immunological determinants of implantation success. Int J Dev Biol. 2014; 58(2-4):205-17.

[28] Eberhard WG. Postcopulatory sexual selection: Darwin's omission and its consequences. Proc Natl Acad Sci U S A. 2009; 106(Suppl 1):10025-32.

[29] Robertson SA, et al. Activating t regulatory cells for toler-

ance in early pregnancy—the contribution of seminal fluid. J Reprod Immunol. 2009; 83(1-2):109-16.

[30] Trowsdale J, Betz AG. Mother's little helpers: Mechanisms of maternal-fetal tolerance. Nat Immunol. 2006; 7(3):241-6.

[31] Robertson SA. Immune regulation of conception and embryo implantation-all about quality control? J Reprod Immunol. 2010; 85(1):51-7.

[32] Watkins AJ, Papenbrock T, Fleming TP. The preimplantation embryo: Handle with care. Semin Reprod Med. 2008; 26(2):175-85.

[33] Lane M, Gardner DK. Differential regulation of mouse embryo development and viability by amino acids. J Reprod Fertil. 1997; 109(1):153-64.

[34] Kwong WY, et al. Maternal undernutrition during the preimplantation period of rat development causes blastocyst abnormalities and programming of postnatal hypertension. Development. 2000; 127(19):4195-202.

[35] Sjoblom C, et al. Granulocyte-macrophage colony-stimulating factor alleviates adverse consequences of embryo culture on fetal growth trajectory and placental morphogenesis. Endocrinology. 2005; 146(5):2142-53.

[36] Tam PP. Postimplantation development of mitomycin C-treated mouse blastocysts. Teratology. 1988; 37(3):205-12.

[37] Godfrey KM. The role of the placenta in fetal programming-a review. Placenta. 2002; 23(Suppl A):S20-7.

[38] Nelissen EC, et al. Epigenetics and the placenta. Hum Reprod Update. 2011; 17(3):397-417.

[39] Vaiserman AM. Epigenetic programming by early-life stress: Evidence from human populations. Dev Dyn. 2015; 244(3):254-65.

[40] Hoet JJ, Ozanne S, Reusens B. Influences of pre- and postnatal nutritional exposures on vascular/endocrine systems in animals. Environ Health Perspect. 2000; 108(Suppl 3):563-8.

[41] Fowden AL, et al. The placenta and intrauterine programming. J Neuroendocrinol. 2008; 20(4):439-50.

[42] Maltepe E, Bakardjiev AI, Fisher SJ. The placenta: Transcriptional, epigenetic, and physiological integration during development. J Clin Invest. 2010; 120(4):1016-25.

[43] Davies MJ, Norman RJ. Programming and reproductive functioning. Trends Endocrinol Metab. 2002; 13(9):386-92.

[44] Lord JM, Norman R. Obesity, polycystic ovary syndrome, infertility treatment: Lifestyle modification is paramount. BMJ. 2006; 332(7541):609.

[45] Vannuccini S, et al. Infertility and reproductive disorders: Impact of hormonal and inflammatory mechanisms on pregnancy outcome. Hum Reprod Update. 2016; 22(1):104-15.

[46] Thompson JG, et al. Epigenetic risks related to assisted reproductive technologies: Short- and long-term consequences for the health of children conceived through assisted reproduction technology: More reason for caution? Hum Reprod. 2002; 17(11):2783-6.

[47] De Rycke M, Liebaers I, Van Steirteghem A. Epigenetic Risks related to assisted reproductive technologies: Risk analysis and epigenetic inheritance. Hum Reprod. 2002; 17(10):2487-94.

[48] Basatemur E, Sutcliffe A. Follow-up of children born after ART. Placenta. 2008; 29(Suppl B):135-40.

[49] Richani D, et al. Effect of epidermal growth factor-like peptides on the metabolism of in vitro- matured mouse oocytes and cumulus cells. Biol Reprod. 2014; 90(3):49.

[50] Sharkey AM, Macklon NS. The science of implantation emerges blinking into the light. Reprod Biomed Online. 2013; 27(5):453-60.

[51] Chronopoulou E, Harper JC. IVF culture media: Past, present and future. Hum Reprod Update. 2015; 21(1):39-55.

[52] Dumesic DA, Abbott DH, Padmanabhan V. Polycystic ovary syndrome and its developmental origins. Rev Endocr Metab Disord. 2007; 8(2):127-41.

[53] Norman RJ, Hickey T, Moran L. Genetic/epigenetic and environmental origins of PCOS. Early Hum Dev. 2007; 83:S43-4.

[54] Rhind SM, Rae MT, Brooks AN. Effects of nutrition and environmental factors on the fetal programming of the reproductive axis. Reproduction. 2001; 122(2):205-14.

[55] Davies MJ. Fetal programming: The perspective of single and twin pregnancies. Reprod Fertil Dev. 2005; 17(3):379-86.

[56] Johnson K, Posner SF, Biermann J, Cordero JF, Atrash HK, Parker CS, Boulet S, Curtis MG. Recommendations to Improve Preconception Health and Health Care—United States. A Report of the CDC/ATSDR Preconception Care Work Group and the Select Panel on Preconception Care. April 21, 2006;55(RR06); 1-23. Available from: https://www.cdc.gov/mmwr/preview/mmwrhtml/rr5506a1.htm.

[57] Daly M, Kipping RR, Tinner LE, Sanders J, JW White. Preconception exposures and adverse pregnancy, birth and postpartum outcomes: Umbrella review of systematic reviews. Paediatr Perinat Epidemiol. 2021; 36(2):288-99.

[58] Stephenson J, et al. Before The beginning: Nutrition and lifestyle in The preconception period and its importance for future health. Lancet. 2018; 391(10132):1830-41.

[59] Dutton GR, et al. 25-year weight gain in a racially balanced sample of U.S. Adults: The CARDIA study. Obesity (Silver Spring). 2016; 24(9):1962-8.

[60] Collaboration NCDRF. Trends in adult body-mass index in 200 countries from 1975 to 2014: A pooled analysis of 1698 population-based measurement studies with 19.2 million participants. Lancet. 2016; 387(10026):1377-96.

[61] Gomersall SR, Dobson AJ, Brown WJ. Weight gain, overweight, and obesity: Determinants and health outcomes from the Australian longitudinal study on Women's health. Curr Obes Rep. 2014; 3(1):46-53.

[62] Ramlau-Hansen CH, et al. Subfecundity in overweight and obese couples. Hum Reprod. 2007; 22(6):1634-7.

[63] Hassan MA, Killick SR. Negative lifestyle is associated with a significant reduction in fecundity. Fertil Steril. 2004; 81(2):384-92.

[64] Shukla KK, et al. Recent scenario of obesity and male fertility. Andrology. 2014; 2(6):809-18.

[65] Campbell JM, et al. Paternal obesity negatively affects male fertility and assisted reproduction outcomes: A systematic review and meta-analysis. Reprod Biomed Online. 2015; 31(5):593-604.

[66] Rittenberg V, et al. Effect of body mass index on IVF treatment outcome: An updated systematic review and meta-Analysis. Reprod Biomed Online. 2011; 23(4):421-39.

[67] Broughton DE, Moley KH. Obesity and female infertility: Potential mediators of obesity's impact. Fertil Steril. 2017; 107(4):840-47.

[68] Mission JF, Marshall NE, Caughey AB. Obesity in pregnancy: A big problem and getting bigger. Obstet Gynecol Surv. 2013; 68(5):389-99.

[69] Lavie CJ, et al. Sedentary behavior, exercise, and cardiovascular health. Circ Res. 2019; 124(5):799-815.

[70] Hakimi O, Cameron LC. Effect of exercise on ovulation: A systematic review. Sports Med. 2017; 47(8):1555-67.

[71] Rao M, Zeng Z, Tang L. Maternal physical activity before IVF/ICSI cycles improves clinical pregnancy rate and live birth rate: A systematic review and meta-analysis. Reprod Biol Endocrinol. 2018; 16(1):11.

[72] Orio F, et al. Effects of physical exercise on the female reproductive system. Minerva Endocrinol. 2013; 38(3):305-19.

[73] Einarsson S, et al. Weight reduction intervention for obese infertile women prior to IVF: A randomized controlled trial. Hum Reprod. 2017; 32(8):1621-30.

[74] Legro RS, et al. Effects of preconception lifestyle intervention in infertile women with obesity: The FIT-PLESE randomized controlled trial. PLoS Med. 2022; 19(1):e1003883.

[75] Mutsaerts MA, et al. Randomized trial of a lifestyle program in obese infertile women. N Engl J Med. 2016; 374(20):1942-53.

[76] Legro RS. Mr. Fertility authority, tear down that weight wall! Hum Reprod. 2016; 31(12):2662-64.

[77] Wu LL, Norman RJ, Robker RL. The impact of obesity on oocytes: Evidence for lipotoxicity mechanisms. Reprod Fertil Dev. 2011; 24(1):29-34.

[78] McPherson NO, et al. When two obese parents are worse than one! Impacts on embryo and fetal development. Am J Physiol Endocrinol Metab. 2015; 309(6):E568-81.

[79] Fullston T, et al. Paternal obesity initiates metabolic disturbances in two generations of mice with incomplete penetrance to the F2 generation and alters the transcriptional profile of testis and sperm microRNA content. FASEB J. 2013; 27(10):4226-43.

[80] Ng SF, et al. Chronic high-fat diet in fathers programs beta-cell dysfunction in female rat offspring. Nature. 2010; 467(7318):963-6.

[81] Gaskins AJ, Chavarro JE. Diet and fertility: A review. Am J Obstet Gynecol. 2018; 218(4):379-89.

[82] Anderson K, Nisenblat V, Norman R. Lifestyle factors in people seeking infertility treatment - A review. Aust N Z J Obstet Gynaecol. 2010; 50(1):8-20.

[83] Schaefer E, Nock D. The impact of preconceptional multiple-micronutrient supplementation on female fertility. Clin Med Insights Womens Health. 2019; 12:1179562X19843868.

[84] World Health Organization. 2019. Periconceptional folic acid supplementation to prevent neural tube defects. e-Library of Evidence for Nutrition Actions (eLENA). Available at: https://www.who.int/tools/elena/review-summaries/folate-periconceptional-effects-and-safety-of-periconceptional-oral-folate-supplementation-for-preventing-birth-defects.

[85] The Royal Australian College of General Practitioners RACGP House. Guidelines for Preventive Activities in General Practice, 8th edition. East Melbourne: Royal Australian College of General Practitioners; 2012.

[86] SA Maternal & Neonatal Clinical Network. Vitamin and mineral supplementation in pregnancy, G. o. S. A. Department of Health, Editor. 2014.

[87] Li M, Eastman CJ. The changing epidemiology of iodine deficiency. Nat Rev Endocrinol. 2012; 8(7):434-40.

[88] World Health Organization. WHO. e-Library of Evidence for Nutrition Actions (eLENA). Iodine supplementation in pregnant and lactating women. Available at: https://www.who.int/tools/elena/bbc/iodine-pregnancy.

[89] De Luca MN, et al. Oxidative stress and male fertility: Role of antioxidants and inositols. Antioxidants (Basel). 2021;

10(8):1283.

[90] Smits RM, et al. Antioxidants for male subfertility. Cochrane Database Syst Rev. 2019; 3:CD007411.

[91] Nassan FL, Chavarro JE, Tanrikut C. Diet and men's fertility: Does diet affect sperm quality? Fertil Steril. 2018; 110(4):570-77.

[92] Anwar MY, Marcus M, Taylor KC. The association between alcohol intake and fecundability during menstrual cycle phases. Hum Reprod. 2021; 36(9):2538-48.

[93] Van Heertum K, Rossi B. Alcohol and fertility: How much is too much? Fertil Res Pract. 2017; 3:10.

[94] Condorelli RA, et al. Chronic consumption of alcohol and sperm parameters: Our experience and the main evidences. Andrologia. 2015; 47(4):368-79.

[95] Mukherjee RA, et al. Low level alcohol consumption and the fetus. BMJ. 2005; 330(7488):375-6.

[96] Greenwood DC, et al. Caffeine intake during pregnancy, late miscarriage and stillbirth. Eur J Epidemiol. 2010; 25(4):275-80.

[97] Savitz DA, et al. Caffeine and miscarriage risk. Epidemiology. 2008; 19(1):55-62.

[98] Golding J. Reproduction and caffeine consumption - a literature review. Early Hum Dev. 1995; 43(1):1-14.

[99] Higdon JV, Frei B. Coffee and health: A review of recent human research. Crit Rev Food Sci Nutr. 2006; 46(2): 101-23.

[100] Signorello LB, McLaughlin JK. Maternal caffeine consumption and spontaneous abortion: A review of the epidemiologic evidence. Epidemiology. 2004; 15(2):229-39.

[101] Nisenblat V NR. The effects of caffeine on reproductive outcomes in women. UpToDate, 2015.

[102] Alesi S, et al. Assessing the influence of preconception diet on female fertility: a systematic scoping review of observational studies. Hum Reprod Update. 2023. https://doi.org/10.1093/humupd/dmad018.

[103] Giahi L, et al. Nutritional modifications in male infertility: A systematic review covering 2 decades. Nutr Rev. 2016; 74(2):118-30.

[104] Salas-Huetos A, et al. The effect of nutrients and dietary supplements on sperm quality parameters: A systematic review and meta-analysis of randomized clinical trials. Adv Nutr. 2018; 9(6):833-48.

[105] Winter HG, et al. Can dietary patterns impact fertility outcomes? A systematic review and meta-analysis. Nutrients. 2023 May 31; 15(11):2589. doi: 10.3390/nu15112589.

[106] Chavarro JE, et al. Diet and lifestyle in the prevention of ovulatory disorder infertility. Obstet Gynecol. 2007; 110(5):1050-8.

[107] Gaskins AJ, et al. Dietary patterns and outcomes of assisted reproduction. Am J Obstet Gynecol. 2019; 220(6):567.e1-e18.

[108] Karayiannis D, et al. Adherence to the mediterranean diet and IVF success rate among non-obese women attempting fertility. Hum Reprod. 2018; 33(3):494-502.

[109] Sanderman EA, Willis SK, Wise LA. Female dietary patterns and outcomes of in vitro fertilization (IVF): A systematic literature review. Nutr J. 2022; 21(1):5.

[110] Salas-Huetos A, Bullo M, Salas-Salvado J. Dietary patterns, foods and nutrients in male fertility parameters and fecundability: A systematic review of observational studies. Hum Reprod Update. 2017; 23(4):371-389.

[111] Mitsunami M, et al. A dietary score representing the overall relation of men's diet with semen quality in relation to outcomes of infertility treatment with assisted reproduction. F S Rep. 2021; 2(4):396-404.

[112] Salas-Huetos A, et al. Paternal adherence to healthy dietary patterns in relation to sperm parameters and outcomes of assisted reproductive technologies. Fertil Steril. 2022; 117(2):298-312.

[113] Dechanet C, et al. Effects of cigarette smoking on reproduction. Hum Reprod Update. 2011; 17(1):76-95.

[114] Practice Committee of the American Society for Reproductive Medicine. Smoking and infertility: A committee opinion. Fertil Steril. 2012; 98(6):1400-6.

[115] Hernandez TL, Mande A, Barbour LA. Nutrition therapy within and beyond gestational diabetes. Diabetes Res Clin Pract. 2018; 145:39-50.

[116] Wan CS, et al. Ethnic differences in dietary management of gestational diabetes mellitus: A mixed methods study comparing ethnic Chinese immigrants and Australian women. J Acad Nutr Diet. 2020; 120(1):86-102.

[117] Frey KA, et al. The clinical content of Preconception care: Preconception care for men. Am J Obstet Gynecol. 2008; 199(6 Suppl 2):S389-95.

[118] Zitzmann M, et al. Male smokers have a decreased success rate for in vitro fertilization and intracytoplasmic sperm injection. Fertil Steril. 2003; 79(Suppl 3):1550-4.

[119] Pineles BL, Park E, Samet JM. Systematic review and meta-analysis of miscarriage and maternal exposure to tobacco smoke during pregnancy. Am J Epidemiol. 2014; 179(7): 807-23.

[120] Neal MS, et al. Sidestream smoking is equally as damaging as mainstream smoking on IVF outcomes. Hum Reprod. 2005; 20(9):2531-5.

[121] Corsi DJ, Murphy MSQ, Cook J. The effects of Cannabis on female reproductive health across the life course. Cannabis Cannabinoid Res. 2021; 6(4):275-87.

[122] Cuttler C, Mischley LK, Sexton M. Sex differences in Cannabis use and effects: A cross-sectional survey of Cannabis users. Cannabis Cannabinoid Res. 2016; 1(1):166-75.

[123] Mumford SL, et al. Cannabis use while trying to conceive: A prospective cohort study evaluating associations with fecundability, live birth and pregnancy loss. Hum Reprod. 2021; 36(5):1405-15.

[124] Grzeskowiak LE, et al. The deleterious effects of cannabis during pregnancy on neonatal outcomes. Med J Aust. 2020; 212(11):519-24.

[125] Corsi DJ, et al. Maternal cannabis use in pregnancy and child neurodevelopmental outcomes. Nat Med. 2020; 26(10):1536-40.

[126] Payne KS, et al. Cannabis and male fertility: A systematic review. J Urol. 2019; 202(4):674-81.

[127] Schrott R, Murphy SK. Cannabis use and the sperm epigenome: A budding concern? Environ Epigenet. 2020; 6(1): dvaa002.

[128] Thyer AC, et al. Cocaine impairs ovarian response to exogenous gonadotropins in nonhuman primates. J Soc Gynecol Investig. 2001; 8(6):358-62.

[129] George VK, et al. Effects of long-term cocaine exposure on spermatogenesis and fertility in peripubertal male rats. J Urol. 1996; 155(1):327-31.

[130] Ragni G, et al. Gonadal function in male heroin and methadone addicts. Int J Androl. 1988; 11(2):93-100.

[131] Pasqualotto FF, et al. Effects of medical therapy, alcohol, smoking, and endocrine disruptors on male infertility. Rev Hosp Clin Fac Med Sao Paulo. 2004; 59(6):375-82.

[132] Pandiyan N. Medical drugs impairing fertility. In: Reproductive Health and the Environment. Nicolopolou-Stamati P, Hens L, Howard CV, (eds.). Dordrecht, The Netherlands: Springer, pp. 187-205, 2007.

[133] Rooney KL, Domar AD. The relationship between stress and infertility. Dialogues Clin Neurosci. 2018; 20(1):41-47.

[134] Ulrich-Lai YM, Herman JP. Neural regulation of endocrine and autonomic stress responses. Nat Rev Neurosci. 2009; 10(6):397-409.

[135] Kaufman J, et al. Effects of early adverse experiences on brain structure and function: Clinical implications. Biol Psychiatry. 2000; 48(8):778-90.

[136] Negro-Vilar A. Stress and other environmental factors affecting fertility in men and women: Overview. Environ Health Perspect. 1993; 101(Suppl 2):59-64.

[137] Gameiro S, et al. ESHRE guideline: Routine psychosocial care in infertility and medically assisted reproduction-a guide for fertility staffdagger. Hum Reprod. 2015; 30(11): 2476-85.

[138] Gore AC, et al. EDC-2: The endocrine Society's second scientific statement on endocrine-disrupting chemicals. Endocr Rev. 2015; 36(6):E1-E150.

[139] Di Nisio A, Foresta C. Water and soil pollution as determinant of water and food quality/contamination and its impact on male fertility. Reprod Biol Endocrinol. 2019; 17(1):4.

[140] Kim YR, et al. A systematic review: Impact of endocrine disrupting chemicals exposure on fecundity as measured by time to pregnancy. Environ Res. 2019; 171:119-33.

[141] Pivonello C, et al. Bisphenol a: An emerging threat to female fertility. Reprod Biol Endocrinol. 2020; 18(1):22.

[142] Practice Committee of American Society for Reproductive Medicine. Vaccination guidelines for female infertility patients: A committee opinion. Fertil Steril. 2013; 99(2): 337-9.

[143] Chen F, et al. Effects of COVID-19 and mRNA vaccines on human fertility. Hum Reprod. 2021; 37(1):5-13.

[144] Ichiyama T, et al. Analysis of vaginal and endometrial microbiota communities in infertile women with a history of repeated implantation failure. Reprod Med Biol. 2021; 20(3): 334-44.

[145] Kyono K, et al. A pilot study and case reports on endometrial microbiota and pregnancy outcome: An analysis using 16S rRNA gene sequencing among IVF patients, and trial therapeutic intervention for dysbiotic endometrium. Reprod Med Biol. 2019; 18(1):72-82.

[146] Palmer KT, et al. Pregnancy: Occupational aspects of management: Concise guidance. Clin Med. 2013; 13(1): 75-9.

[147] Clark AM, et al. Weight loss results in significant improvement in pregnancy and ovulation rates in anovulatory obese women. Hum Reprod. 1995; 10(10):2705-12.

[148] Clark AM, et al. Weight loss in obese infertile women results in improvement in reproductive outcome for all forms of fertility treatment. Hum Reprod. 1998; 13(6):1502-5.

[149] Homan G, Litt J, Norman RJ. The FAST study: Fertility ASsessment and advice targeting lifestyle choices and behaviours: A pilot study. Hum Reprod. 2012; 27(8):2396-404.

[150] Legro RS, et al. Randomized controlled trial of preconception interventions in infertile women with polycystic ovary syndrome. J Clin Endocrinol Metab. 2015; 100(11): 4048-58.

人类生殖的全生命周期与整体环境的关系

Leah Martin，Yu Zhang，Irene Souter 和 Carmen Messerlian

暴露组

暴露组和暴露途径简介

从人们吃的食物到呼吸的空气，暴露组包括整体的人体环境情况、社会环境和独特的非遗传影响因素，这些因素都有致病风险（图 35-1）。从广义上讲，环境包括社会环境、建筑环境和自然环境，在受孕之前，环境就影响着一个人从配子到受孕乃至一生的健康。有害化学物质的环境暴露，包括内分泌干扰物（endocrine disrupting chemicals，EDCs）和相关混合物，主要发生于由文化和社会条件所形成的自然环境、建筑环境和个人环境中。EDCs 是一种非持久性的外源性化学物质，可通过干扰激素作用来损害生殖健康并导致不良的生育结局。近年来，EDCs 在自然环境和人体中越来越普遍存在，文化和社会环境进一步加剧了其暴露程度。

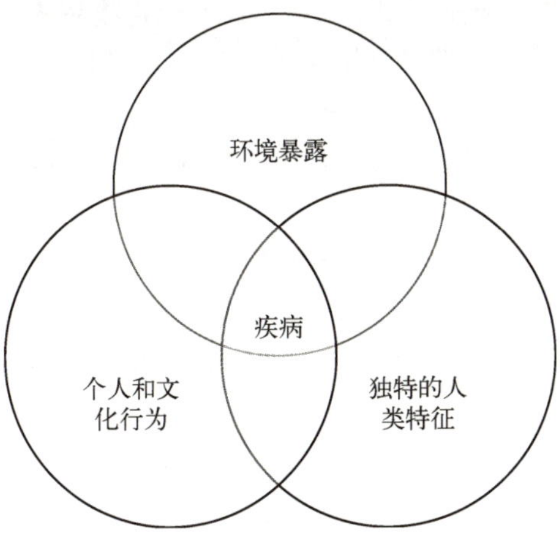

图 35-1　暴露组：导致疾病的主要部分

接触 EDCs 通常有三种主要途径：①皮肤接触和通过皮肤吸收的个人护理产品（如乳液）；②通过消化道摄入和吸收，通常来自塑料餐具、塑料储存容器、塑料水瓶或食用加工食品；③吸入受污染的空气，并通过呼吸道吸收如发胶、清洁用品、香烟烟雾或其他污染物，这些污染物被气溶胶化，并最终通过大气和海洋流分散[1-3]。日常接触的 EDCs 并不是独立存在的，暴露于皮肤、消化道或呼吸道的毒物常常同时存在。即使在子宫内，胎儿也可能会经胎盘的传输而接触到 EDCs。同样，婴幼儿的手口接触行为也会增加暴露机会。

暴露于 EDCs 后，人体会迅速代谢掉半衰期短的 EDCs，但一些半衰期较长且与水亲和力较低的 EDCs 会在脂肪组织中蓄积，最终达到有害浓度，并且有时会通过致畸和致癌机制造成不可逆的损害。EDCs 的代谢取决于每个分子中氯原子的位置和数量，以及其他决定人类代谢能力的生理因素。通常，氯原子的数量越少，这些 EDCs 及其混合物的代谢速度就越快[4]。虽然大多数 EDCs 都会通过尿液和粪便排出体外，但 EDCs 在暴露组中的普遍存在使得日常暴露几乎不可避免，进而导致全球人群接触这些有害化学物质更频繁，也更令人担忧。

建筑环境和自然环境

建筑环境包括建筑物、交通工具和其他人类经常居住的人造结构。在建筑环境中，EDCs 通常隐藏在涂料、清漆、油漆、环氧树脂、聚氯乙烯（polyvinyl chlorine，PVC）供水管、聚乙烯地板、浴帘、聚对苯二甲酸乙二醇酯（polyethylene terephthalate，PET）和聚乙酸乙烯酯（polyvinyl acetate，PVA）中[5]。EDCs 也常被添加在建筑材料、预制家居用品、着色剂、润滑剂、黏合剂、清洁剂和个人护理产品中[5]。这些产品散发出的废气通过呼吸道进入人体造成健康危害；与农村地区相比，城市地区的 EDCs 浓度通常更高。其他用塑料包裹的结构（如温室）会增加从饮食中接触 EDCs 的机会，并将这些有毒物质释放到食物链中。例如，与生长在塑料大棚外的植物相比，生长在塑料大棚内的植物含有更高浓度的溴化阻燃剂（brominated flame retardants，BFRs），溴化阻燃剂通常用于工业生产，以降低建筑材料的易燃性[5,6]。此外，从建筑环境中产生的电子回收废物（electronic-recycling waste，E-waste）也可通过地下水和空气污染对农业地区造成污染，室内空气通常受到这些有毒物质的污染更严重[6-10]。

建筑环境的污染物通过空气、灰尘、水和土地渗透到室外自然环境中。数百万人的死亡可归咎于室外空气污染，其源头是化学气体、液滴和小颗粒的协同作用[11]。农药、除草剂、化肥和其他农用化学品以气态挥发性有机化合物(volatile organic compounds,VOCs)和半挥发性有机化学物(semi-volatile organic chemicals, SVOCs)的形式污染大气,这些物质在标准温度和压力下很容易蒸发[11]。除了农业喷洒物和电子垃圾,来自工业活动、消费副产品、香烟烟雾和柴油烟雾的 EDCs 也会对大气造成污染[11]。当 EDCs 从废水和污水处理厂(包括医药垃圾和牲畜排泄物)中渗出时,它们会污染饮用水源[10]。研究发现,高浓度的 EDCs 会渗入海洋生态系统,对生殖系统造成不良影响,导致种群数量减少[12]。鉴于 EDCs 无处不在,这些化学物质及其混合物对许多生态系统构成了巨大威胁(图 35-2)。

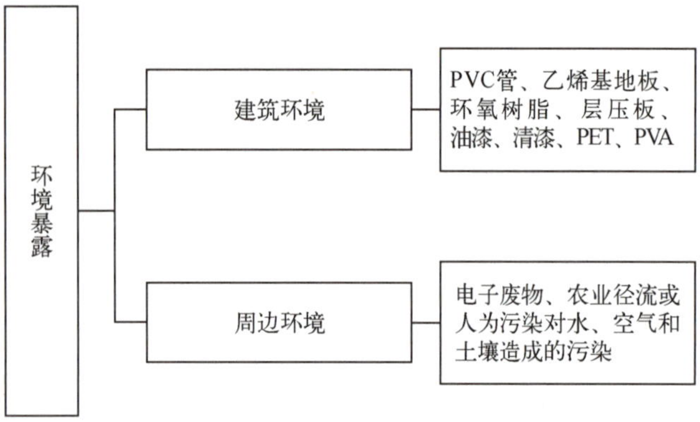

图 35-2　自然环境中接触 EDCs 的主要途径

文化、社会和个人环境

除自然环境外,日常作息、产品偏好和(饮食)行为也会加剧有害 EDCs 的日常暴露(图 35-3)。一些个人护理产品含有 EDCs,包括面霜、除臭剂、洗面奶、洗发水、护发素、沐浴露(肥皂块和肥皂液)、牙膏、牙线、化妆品、香水、古龙水、剃须膏、隐形眼镜、隐形眼镜护理液和其他个人卫生用品。有些产品会产生气溶胶,例如发胶、香水或家用清洁喷雾剂,使人们通过吸入和皮肤吸收接触到 EDCs。研究证实,经皮肤吸收的含 EDCs 的护理用品会影响生育能力并增加生殖系统恶性肿瘤(即乳腺癌和睾丸癌)的风险[13,14]。此外,研究还发现女性尿液中双酚 A(bisphenol A,BPA)(一种被充分研究的 EDC)的含量更高,这表明女性比男性通过接触个人护理产品而暴露的风险可能更大[15]。

从饮食中接触的 EDCs 可能来自塑料储存容器或保鲜膜、罐头食品、塑料器皿、一次性杯子和外卖容器的塑料内衬、塑料水瓶、婴儿奶瓶等。EDCs 无法与塑料或罐头容器共价结合,因此阳光直射和温暖的温度、酸性食物(酸性越强,EDCs 迁移性越强)或长时间储存都会促使 EDCs 从容器中析出,进入食物和饮料中[6]。一些 EDCs 还具有亲脂性,意味着它们对脂肪和油类有很强的亲和力,可被鱼类、肉类、乳制品、母乳和其他富含脂肪的食物吸收和储存。快餐还往往添加了香精、氢化油、色素或水解蛋白,从而增加了 EDC 的含量[6]。食用后,这些有毒物质会被消化道吸收,最终循环到全身[3]。牙齿封闭剂和复合材料也可增加 EDCs 被人体摄入的浓度。

不同文化间的行为和饮食差异也进一步加剧了对 EDCs 的暴露,并加剧现有的健康差距。按人种/种族分类的研究一致发现,与非西班牙裔白人和墨西哥裔美国人相比,非西班牙裔黑人女性体内(妊娠或产前期间)含有与不良妊娠结局(如早产)相关的浓度更高的 EDC 代谢物[16-19]。其他研究观察到,墨西哥裔美国人、非西班牙裔黑人和低收入群体暴露于 EDCs 的程度较高,特别是暴露于促进代谢性疾病(如糖尿病)的 EDCs[20]。据推测,这些 EDC 浓度差异是由于个人护理产品或化妆品的偏好不同造成的,而这些偏好可能受到发质、肤色或其他人种/种族差异的影响[21,22]。除人种/种族差异外,在文化和社会环境中发现的其他差异还包括性别、社会经济状况和年龄[19]。

另一个日常暴露于 EDC 的来源通常是自然-建筑环境中的电子设备,如手机和笔记本电脑,这些设备会发出射频电磁辐射(radio frequency electromagnetic radiation,

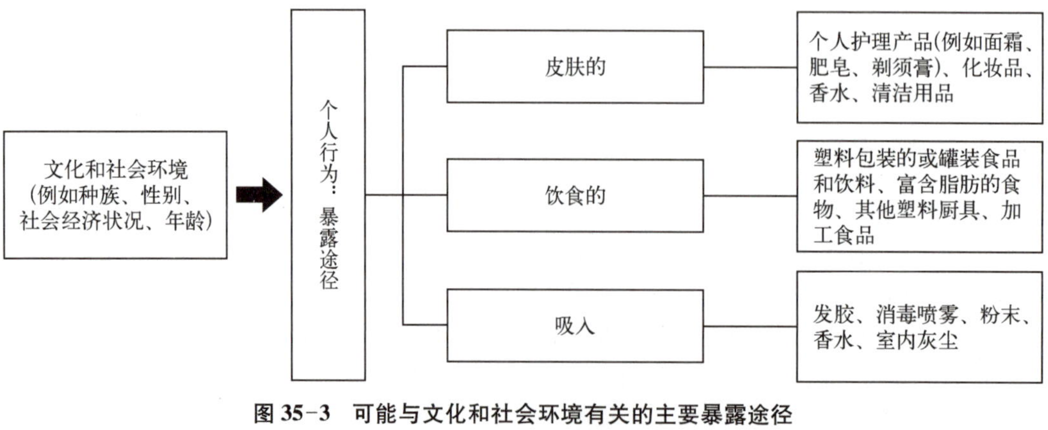

图 35-3　可能与文化和社会环境有关的主要暴露途径

RF-EMR),并且通常含有 EDCs 以降低易燃性。虽然 RF-EMR 暴露与不良生殖健康结局之间是否存在关联尚无一致结论且存在争议,但在两性中均存在负相关的报道。对男性而言,暴露于手机射频电磁波(radio frequency electromagnetic waves,RF-EMW)1 h 后,精子的活力和存活率会降低,长时间使用手机与精液质量呈负相关[23,24]。在女性中,射频-电磁波暴露与大鼠卵泡数量减少以及孕妇接触手机导致胎儿心排血量减少有关[25, 26]。除射频电磁波外,一些电子设备在生产过程中也使用了 EDCs,如 BFRs。虽然缺乏相关数据,但 BFRs 已被证明具有神经毒性并损害生殖健康[27]。一些研究发现 BFRs 与不良生育结局有关(如低出生体重)[28]。随着科技应用越来越广泛,有必要就电子设备对生殖健康的影响进行更多的研究。

化学物质

了解影响暴露模式的诸多因素固然重要,但在预测潜在的健康影响时,人们所接触的 EDC 类型也很重要。目前,环境中超过 80 000 种潜在的有毒化学物质仍未受到美国环境保护局(Environmental Protection Agency, EPA)的监管[2]。许多天然存在和合成的化学物质都具有干扰内分泌的功能,但它们的真正影响仍不明确。有些 EDCs 具有持久性,会残留在环境(食物链)中,而有些则不具有持久性,会被迅速代谢掉。许多 EDC 有毒物质的化学结构类似于雌激素、雄激素或其他激素,因此很容易干扰激素信号(图 35-4)。

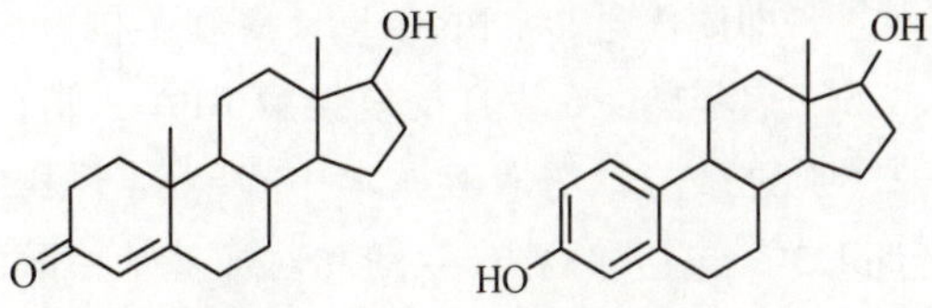

(a)　　(b)

图 35-4　激素结构:(a) 雌激素(17β-雌二醇)和(b) 雄激素(睾酮)[3,29]

与不良生殖健康结局相关的具有内分泌干扰特性的常见 EDCs 包括 BPA、邻苯二甲酸酯、多氯联苯(polychlorinated biphenyls, PCBs)、有机氯农药(organochlorine pesticides, OCP)、氯代二噁英、重金属(铅、汞、镉、砷、镍)、多溴联苯醚(polybrominated diphenyl ethers, PBDEs)和三氯生。这些化学物质会损害男性和女性的生殖健康,导致生育力下降、流产、精液质量降低以及其他潜在的不良健康影响(表 35-1)[1,30-44]。

可靠的流行病学研究还发现了 EDCs 所致的不良生育结局,包括早产、婴儿尿道下裂和出生体重改变。尽管存在争议,但越来越多的证据表明,二噁英类多氯联苯可能会导致子宫内膜异位症的进展[45,46]。EDCs 对健康的影响往往不限于生殖系统,还可作为免疫毒素、肝毒素、神经毒素和致癌物质发挥作用[3]。

短半衰期化学物质

非持久性化学物质通常亲脂性较低,不会在体内发生生物蓄积。相反,这些 EDCs 会在数小时内迅速代谢,并通过尿液或汗液排出体外(例如,BPA 的半衰期估计约为

表 35-1　常见 EDCs 暴露的潜在不良影响汇总[1,30-44]

化学物质	潜在不良影响:女性	潜在不良影响:男性	潜在不良生育结局
双酚 A(BPA)	卵母细胞染色体异常、流产、乳腺癌、不孕症、子宫内膜异位症、多囊卵巢综合征	干扰精子发生、降低精液量和精子密度、前列腺变化、精子畸形	影响出生体重、头围增加、胚胎发育和运输延迟
邻苯二甲酸酯(PAE)	月经周期不规律、生育能力降低或不孕症、卵巢功能早衰、无排卵、流产	精液质量和精子数量下降、不育症、促进睾丸发育不良综合征、影响青春期发动时相	早产、子痫前期、婴儿隐睾、婴儿尿道下裂、肛门生殖器距离缩短
多氯联苯(PCBs)	受孕率下降、泌乳减少、月经周期不规律、子宫内膜异位症、卵巢囊肿、阴道腺癌、不孕症	精液质量和精子密度下降、精子畸形、睾丸和前列腺肿瘤、不育症	胎儿大脑发育受损、男性后代女性化、认知和行为缺陷
有机氯农药(OCPs)	月经周期不规律、生育力下降、流产、受孕能力下降、子宫内膜异位症	精液质量和精子密度下降,生育力低下(使女性伴侣怀孕的能力)	早产、妊娠时间延长、死胎、发育缺陷
全氟化学物质(PFCs)	月经周期不规律、生育力和生殖力下降、乳腺癌、初潮提前、多囊卵巢综合征	可能会改变男性的生殖力和精液质量(在成熟过程中受到干扰)	低出生体重、妊娠糖尿病、神经发育障碍
重金属(铅 Pb、汞 Hg、镉 Cd、砷 As、镍 Ni)	流产、生育力下降、月经周期不规律、早产增加、子宫内膜癌、子宫内膜异位症、乳腺癌	精子异常、生育力降低、精液质量下降、生殖类固醇生成发生变化	胎儿大脑发育受损、早产、死胎、营养不良
多溴联苯醚(PBDEs)	受孕率降低、初潮延迟、甲状腺功能减退症	精液质量下降、激素变化(睾酮)、睾丸不下降和阴茎畸形	发育神经毒性物质

6 h)[17,48,49]。即便代谢非常快,Calafat 等在美国开展的一项纳入 2 517 名年龄≥6 岁且反复接触 BPA 人群的研究表明,92.6% 的参与者的尿液样本中检测到了 BPA[15]。短半衰期 EDCs 包括如酚类(双酚和对羟基苯甲酸酯)和邻苯二甲酸酯等(表 35-2)。短半衰期 EDCs 的替代品,如双酚 S(bisphenol S,BPS)和双酚 F(bisphenol F,BPF),最近已进入消费市场,目前对其研究不足,但根据它们与 BPA 相似的化学结构,推测其具有相似的毒副作用。尽管短半衰期 EDCs 能迅速代谢,但由于其作为增塑剂和防腐剂的广泛存在性,持续的暴露会导致化学物质残留在生物系统中,损害生殖健康[50]。

长半衰期化学物质

持久性 EDCs 主要包括有机氯污染物(organochlorine pollutants,POPs),它们往往具有亲脂性和疏水性,可在环境中进行生物累积。这些化学品通常储存在富含脂肪的食物中(如鱼、肉、奶制品),并最终通过饮食暴露进入人体。已证明具有内分泌干扰作用的长半衰期化学物质包括 PCBs、OCPs、氯代二噁英和全氟化学物质(per fluorinated chemicals,PFCs)(表 35-3)[52-59]。有些化学物质(如 PFCs)具有两亲性,这意味着它们的化学结构同时具有亲脂性和亲水性。虽然典型用途可能不同,但这些亲脂性化学物质通常也用于绝缘电子产品、润滑汽车或其他设备以提高耐用性和易燃性,并消灭农业害虫。由于其长持久性,这些化学物质可以远距离传播,暴露在不同的人群中,成为全球性有毒物质,其中一些国家已经禁用此类污染物。

总结

虽然许多短半衰期和长半衰期的 EDCs 尚未受到管理,但更多未被充分研究的具有内分泌干扰特性的化学物质正在持续不断地进入环境,成为暴露因素。除了自然环境、人文环境和社会环境之外,还应考虑暴露于这些短半衰期和长半衰期化学物质的时机。确定人们对有害暴露最易感的时期或窗口期,从全生命周期的视角,为临床医

表 35-2 具有干扰内分泌特性的短半衰期化学物质示例[3,54,51,55]

	化学物质	示例结构	化学性质	主要用途
短半衰期化学物质	双酚 A(BPA)	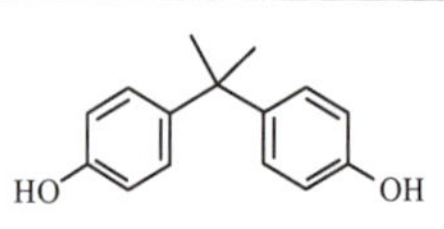	亲水性、疏脂性、雌激素性、抗雄激素性	增塑剂(形状和柔韧性)
	邻苯二甲酸酯	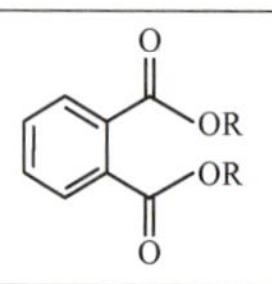	亲水性、疏脂性、雌激素性、抗雄激素性	增塑剂(耐久性)
	对羟基苯甲酸酯	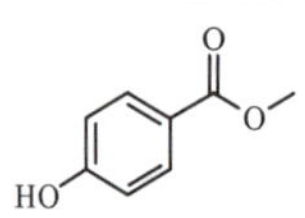	亲脂性,中等疏水性,雄激素性/抗雄性激素	增塑剂(化妆品、防腐剂、药品)

表 35-3 具有干扰内分泌特性的长半衰期化学物质示例[3,52-59]

	化学物质	结构示例	化学特性	主要用途
长半衰期化学物质	多氯联苯(PCBs)	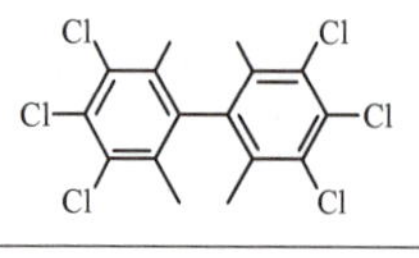	亲脂性(水溶性随 Cl 的增加而降低)、抗雌激素性(平面)、雌激素性(共面)	绝缘体和电子产品(电容器和变压器)、增塑剂、油漆、润滑剂
	有机氯农药(OCPs)、DDT	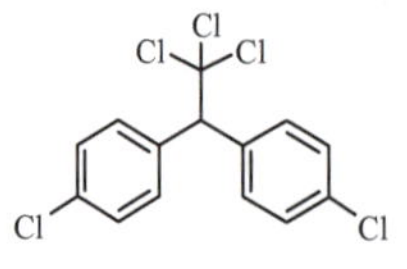	亲脂性、疏水性、雌激素性、抗雌激素性、雄激素性和抗雄激素性,取决于其结构	除草剂、杀虫剂、杀菌剂、杀鼠剂及其他农业用途
	氯代二噁英	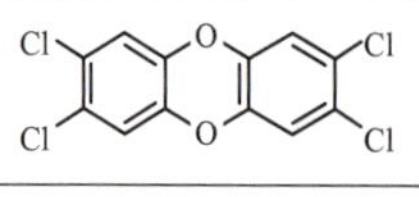	亲脂性、疏水性、雌激素性、抗雄激素性	除草剂、杀虫剂、氯漂白剂、冶炼和其他制造工艺
	全氟化学品(PFCs)、PFOA	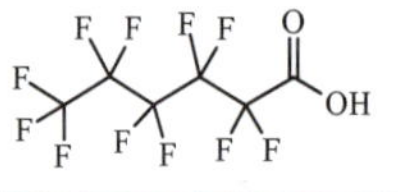	两亲性(亲脂性和亲水性)、雌激素性、抗雄激素性	添加到各种产品中,可减少污渍、油脂和水渍;适用于消防材料和其他行业

生、研究人员和个人提供更有效地干预和预防暴露损害当代和后代健康的机会。

易受影响的窗口期和生殖健康

生命周期流行病学

暴露于 EDCs 和其他环境污染物是不可避免的,但是认识到这些暴露造成最大危害的时期对于制订干预措施、调整预防医学策略和改善生殖健康结局至关重要。在发育的敏感时期,某些环境暴露会对系统、器官、组织和细胞造成严重且通常是不可逆的影响,最终损害个人生殖健康、影响辅助生殖技术(assisted reproductive technology,ART)结局(最常见的是体外受精)和后代健康。为了评估这些暴露对生殖健康的潜在影响,着重要考虑的是个体生命周期中的环境暴露[60]。除了解暴露的时期外,还需要在易受影响的窗口期实施预防策略和早期干预措施,综合考虑建筑、社会和自然因素以促进健康生殖,进而促进 ART 的成功、保证后代的健康(图 35-5)。

采用更综合的模式,生殖成功还取决于个人的心理健康和生殖健康以及适应自然环境和社会环境压力的能力。通过采用更全面的方法,生命周期流行病学可用于提高生殖成功率,进而改善个体及其后代的生殖健康。

孕前窗口期:生命周期暴露和父源影响

孕前窗口期是指受孕前的一段时间。对于男性来说,相关的敏感孕前窗口期通常包括受精前的三个月,因为这是精子发生的时间窗口期,大约持续 74 天[61]。对于女性来说,配子在其胎儿期就开始生长发育;始基卵泡在童年时期处于休眠状态。初潮后,卵泡开始周期性地成熟,每个月有两到三波卵泡发育,历经三到四个月后完全发育成熟[62,63]。优势卵泡的成熟、排卵和受精通常需要一个月左右的时间。配子发生窗口期是最直接的孕前时间窗,与配子的发育直接相关。然而,配子发生前的暴露也能间接通过与卵母细胞和精子成熟相关的其他机制影响成功生育。

从整个生命周期的视角来看,孕前窗口期早于配子发生期[64]。重要的是,宫内环境暴露可影响胚胎编程,进而影响早期卵子发生和卵泡形成,还可影响对两性生殖健康至关重要的内分泌系统的发育[65,66]。例如,在妊娠期间服用己烯雌酚(diethylstilboestrol, DES)的女性所生的女儿在年轻时罹患透明细胞腺癌的风险较高[67,68]。此外,上几代人的环境暴露也会影响子代的生殖健康。例如,祖母在妊娠期的环境暴露可能会使其子宫内的卵母细胞(未来孕育孙辈所用)在发育之前就开始影响孙辈的生殖健康[69]。

研究表明,母体和父体在孕前暴露于 EDCs 与不良生育结局有关[70]。虽然在整个发育过程中是女性在孕育胎儿,但父源暴露于环境污染物会改变精子的表观遗传学,从而对后代的生殖健康产生有害影响[71]。值得注意的是,虽然在围产医学中常被忽视,但父源的孕前暴露对生育结局和后代健康也发挥着重要作用。虽然机制不清、亟待更多的研究,但目前已有的假说包括配子印记基因的表观遗传改变,这种改变可避开早期胚胎发育过程中表观遗传的重编程,继而对妊娠结局和后代健康产生影响[72]。

产前窗口期

众所周知,宫内暴露于环境污染物与 ART 妊娠和自然妊娠中的流产和不良生育结局有关。例如,在生育力低下和正常生育力人群中,产前接触邻苯二甲酸酯与早产风

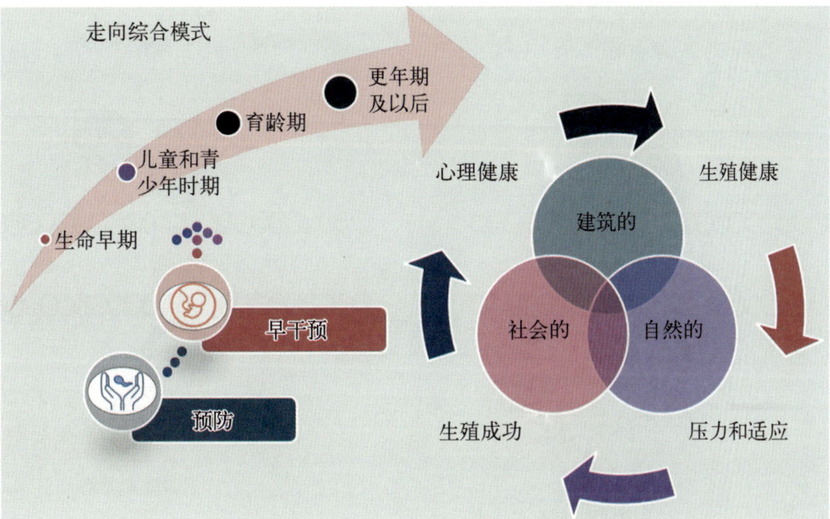

图 35-5　应对个体整个生命周期中全环境暴露的综合模型

险增加有关[73-76]。产前存在某些易受影响的窗口期,由于胚胎/胎儿的生理系统和其他基本功能在不同的妊娠阶段发育,妊娠早期对重要器官的发育至关重要。在最初几周接触有害物质(如致畸剂)可能导致流产或先天性疾病(如神经管缺陷)。不同类型的环境暴露对胚胎或胎儿发育的影响机制不同,因而其易受影响的窗口期也不同。例如,越来越多的证据表明,与妊娠早期和中期相比,妊娠晚期接触邻苯二甲酸二(2-乙基己基)酯[di(2-ethylhexyl) phthalate, DEHP]明显增加早产风险[75]。据推测,DEHP可导致氧化应激增加,而氧化应激是早产的诱因之一[77]。调查不同环境暴露的产前易感窗口期是目前研究的一个热点。

总结

鉴于在多个易感窗口期经历的(母源和父源)暴露可能会影响个体及其后代的总体生殖健康,因此生命周期方法非常适合用于了解生殖健康面临的潜在威胁。研究人员正在积极研究易感窗口期接触有毒物质的后果,并逐步采取更为综合的方法保障生殖健康。了解 EDCs 及其他环境污染物在人类全生命周期中对生殖健康不利影响的潜在机制,有助于为易感窗口期补充证据,有力地保护当代和后代的生殖健康。

作用机制

生物系统中的内分泌干扰素和跨代遗传

野生生物学家最先观察到化学物质及其混合物能够干扰激素信号继而改变行为,为支持第一种公认的内分泌干扰物——二氯二苯三氯乙烷(dichloro-diphenyl-trichloroethane,DDT)的内分泌干扰机制提供了基础证据。在 Rachel Carsen 的《寂静的春天》(1962 年)中,他向公众揭示了 DDT 的广泛应用及其造成的生态干扰和健康后果[78]。自 Carsen 的倡议提出以来,越来越多的文献研究了 EDCs 影响多个器官系统(如生殖系统)的机制[79-81]。虽然最终禁用 DDT 减少了这种内分泌干扰物在生物领域的存在,但其他内分泌干扰物仍然普遍存在于环境和人体中。

在人体中,EDCs 在很大程度上会破坏分子间的相互作用以及恢复和维持稳态(平衡)所需的细胞信号。EDCs 是外源性化学物质或混合物,能够通过各种机制干扰、模拟、阻断或以其他方式改变正常激素作用的各个方面,包括但不限于蛋白质合成、分泌、细胞转运和受体结合之间的相互作用[81-85]。EDCs 可作为雌激素、雄激素和其他核或膜结合激素受体的激动剂(激活剂)或拮抗剂(抑制剂),以增强或阻断细胞的和全身的激素过程(图 35-6)[86]。这些分子修饰辅以表观遗传学改变,通过改变血液中的激素水平影响内分泌通信,导致生殖、免疫、神经和代谢系统功能紊乱。在这些系统发育时期,EDCs 的环境暴露可通过受体或非受体介导的途径导致表观基因组重编程,并改变基因表达,这种改变会持续几代人[87]。

表观遗传修饰与肿瘤发生

尽管有强有力的证据支持 EDCs 与不良生育结局之间的关联,但人们对这些化学物质如何直接影响基因以产生此类结果知之甚少。虽然缺乏人类研究,但产前接触邻苯二甲酸酯和生育结局与胎盘 DNA 甲基化和出生体重改变等表观遗传修饰有关[87]。另一项研究招募了成对的母婴来研究宫内的邻苯二甲酸酯暴露,结果发现脐带血中 CpG 位点(胞嘧啶和鸟嘌呤位点,是甲基化的常见靶点)的甲基化增加[88]。在几个与 EDC 相关的 CpGs 中也观察

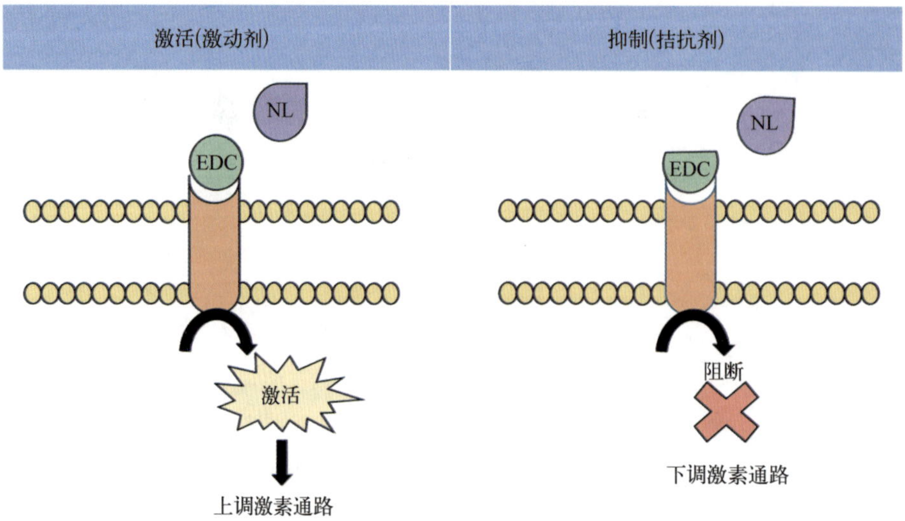

图 35-6 EDCs 激活和抑制天然配体(natural ligand,NL)的示意图

到了DNA甲基化，这可能会导致代谢紊乱（即肥胖、2型糖尿病和胰岛素抵抗）[89]。其他常见的表观遗传修饰包括mRNA多腺苷酸化和组蛋白修饰，它们会损伤DNA，对转录后调控产生不利影响，并通过干扰卵母细胞成熟等重要过程导致不良生殖结局[86]。

损伤DNA的表观遗传修饰也会促进细胞的恶性分化，从而导致生殖系统恶性肿瘤。例如，暴露于BPA、DDT和PCBs与全球乳腺癌病例增加有关[90]。BPA、DDT和PCBs会改变细胞增殖和死亡的细胞通路。这些化学物质通过基因毒性和致癌机制发挥作用，导致表观基因组变化、抑制免疫系统和促进氧化应激（一种增加自由基的DNA损伤形式）[90]。DDT和PCBs已被证明会导致慢性炎症，也会增加罹患癌症的风险[90]。与其他环境暴露一样，一些EDCs具有潜伏效应，暴露后的影响可能在生命后期才显现出来（例如，在宫内暴露可能会增加罹患激素敏感型癌症的风险）。

免疫系统紊乱与代谢疾病

免疫-内分泌曾被认为是相对独立的系统，但它们之间的相互作用对于充分抵抗感染和预防代谢性疾病至关重要[91]。在启动先天性免疫反应和识别抗原（病原体）之后，免疫系统会启动多种免疫细胞的快速增殖，这些细胞可以吞噬或杀死入侵的病原体。在这一反应过程中，T细胞、巨噬细胞等免疫细胞开始依赖糖酵解产物，而不是氧化磷酸化，导致对能量（葡萄糖）的需求增加[92]。内分泌系统负责改变营养通路，以适应免疫细胞的需要，并为这些细胞提供充足的葡萄糖，使其能够适当地对抗感染和炎症。然而，当控制血糖所需的内分泌通路持续受到干扰时，人体就容易出现代谢紊乱，如2型糖尿病，以及其他免疫受损的病症。

很少有风险评估探讨过EDCs对免疫系统的影响；不过，一些野生动物研究已经揭示了EDCs对先天性免疫系统、相关基因调节和转录以及氧化应激的影响，这些都会减弱免疫应答。早期的毒性研究探索了DDT对动物模型的影响，观察到暴露后主要体液免疫应答受到抑制[92]。其他对EDCs的早期研究发现，其在动物模型中存在潜在的免疫调节作用，导致免疫抑制和胸腺萎缩[14,93-96]。最近对围产期和青春期前应用甲氧基氯（methoxychlor，MXC）（一种杀虫剂）的大鼠进行的动物研究发现，抗体介导的免疫应答下降，附睾精子数量减少，睾丸重量减轻[95]。其他会加剧炎症的EDCs可直接影响生殖系统并促进代谢性疾病的发展[96]。

许多参与炎症反应的免疫细胞均可表达雌激素受体。例如，BPA可作为雌激素受体的激动剂和拮抗剂，增加炎症反应并介导慢性炎症。BPA会促进B淋巴细胞和胸腺细胞等免疫细胞的增殖，还会减少调节性T细胞的数量（调节性T细胞有助于减轻炎症，恢复机体稳态）[96]。尽管有证据表明，内分泌紊乱可导致免疫系统失调并引发代谢性疾病，但除了BPA之外，许多EDCs仍未得到充分研究。除了代谢和免疫毒性外，一些EDCs还具有致肥胖、致癌、肝毒性、肾毒性和其他全身性影响。此外，影响内分泌系统的重金属和其他环境污染物也会扰乱神经系统，损害包括基本运动功能在内的学习和记忆通路[3]。

EDCs对生殖系统的影响

除了免疫毒性和其他全身性影响外，表观遗传修饰还会导致激素通路紊乱，从而对生殖健康和生育结局产生广泛的不利影响。生殖系统高度依赖于内分泌系统；几种激素通路对生育力、生殖力、合适的青春期启动时机、月经周期和胎儿发育等结果至关重要。这些途径受到干扰会导致激素驱动的生殖系统疾病（如子宫内膜异位症和生殖系统恶性肿瘤）。研究推测，下丘脑-垂体-性腺轴的反馈回路对EDCs的影响高度敏感，尽管其机制仍在研究之中[86]。暴露窗的早期和生殖周期（配子发生和胚胎发生）尤其容易受到有毒物质的影响，因为它们非常依赖于类固醇激素及其受体，而这些激素和受体可能会受到EDCs及其混合物的抑制。

雌激素、孕酮、甲状腺激素和其他激素的失衡会导致胎儿发育不良、月经周期不规则、生育力下降、子宫内膜异位症、流产、精液质量下降、精子浓度降低以及其他激素依赖的生殖健康疾病（表35-4）[14,34]。宫内和围产期暴露于EDCs可通过下丘脑改变黄体生成素（luteinizing hormone，LH）的浓度，从而产生流产等下游效应。研究表明，EDCs可通过雌激素受体介导的途径发挥作用，改变女性生殖道发育过程中的基因表达和分化[97]。对男性而言，EDCs会破坏睾丸分化和精子生成，导致先天性畸形、尿道下裂、成年生殖障碍以及其他不良生殖健康结局[14]。最后，当EDCs与多种甲状腺受体相互作用并改变子宫内甲状腺激素浓度时，胎儿的神经发育和认知功能也会受到损害。大量证据表明，EDCs对胎儿和婴儿的健康和发育影响重大，尤其是在易感的窗口期暴露于EDCs时更是如此[30,96,97]。

总结

EDCs及其混合物能够干扰正常的激素分泌过程，影响包括生殖系统在内的多个生理系统。由于其致瘤、致畸、致突变和致癌作用，这些化学物质对人类健康和生殖健康构成了巨大威胁。表观遗传修饰的多代遗传证据要求我们采取紧急行动，净化潜在的生殖健康毒物，减少人群暴露。

环境暴露与生殖健康

生殖健康结局及相关毒性物质

环境毒性物质会损害男性和女性的一些生殖健康结局,包括生育力和受孕率、精液质量、ART 结局和生育结局。表 35-5 总结了常见污染物,如空气污染、EDCs(包括非持久性和持久性化学物质)和重金属,暴露于环境后的有害结果。

生育力、受孕率和环境暴露

多种环境因素与窦卵泡计数(antral follicle counts, AFC)的减少相关,窦卵泡计数是在生育力低下及正常生育力人群中卵巢储备功能、受孕率以及不孕症的预测指

表 35-4 常见 EDCs 的潜在作用机制总结[1,31,35,36,47,90,98-102]

化学物质	潜在作用机制的示例
双酚 A(BPA)	• 抑制多种基因的转录,改变基因表达和 mRNA 水平 • 干扰甲状腺、雌激素和雄激素受体(模拟物、拮抗剂和激动剂) • 选择性雌激素受体调节剂(selective oestrogen receptor modulator, SERM)干扰过氧化物酶体增殖物激活受体和核雌激素受体(α 和 β),导致雌激素活性减弱
邻苯二甲酸酯(PAE)	• 增加与新陈代谢、合成和激素转运有关的基因表达 • 下调甲状腺受体(thyroid receptors, TSH),上调甲状腺激素(thyroid hormones, TRH) • 作为激动剂或拮抗剂调节核受体和膜受体(雌激素、雄激素和过氧化物酶体增殖物激活受体)的活性
多氯联苯(PCBs)	• 干扰雌二醇的产生和激素特异性转运蛋白的合成 • 与雌激素受体结合,具有抗雌激素活性 • 可能会降低胎儿大脑中正常发育所需的甲状腺素含量
多溴联苯醚(PBDEs)	• 与甲状腺受体结合,抑制三多酪氨酸,干扰甲状腺激素的代谢 • 氧化性 DNA 损伤、线粒体功能障碍、细胞凋亡 • 干扰钙信号和其他神经递质通路,如果在产前和产后阶段接触这些物质会损害运动功能和认知能力
有机氯农药(OCPs)	• 通过阻断 γ-氨基丁酸(γ-aminobutyric acid, GABA)受体干扰中枢神经系统 • 亲脂性使其能够在生物体内蓄积并影响多种细胞过程 • 一些 OCPs 具有胎盘毒性、抑制雌二醇或导致雌激素和孕酮减少

表 35-5 环境暴露与相关生殖结局总结[115,157,169]

空气污染	男性和女性生育力和受孕率	精液质量	ART 结局	生育结局
颗粒物 2.5($PM_{2.5}$)	↓受孕率 ↓窦卵泡计数 ↑不孕症	↓	数据有限	↑流产 ↑早产 ↓出生体重
二氧化硫(SO_2)	↓窦卵泡计数	↓	数据有限	↑流产
非持久性化学物质				
邻苯二甲酸酯	↓受孕率 ↓窦卵泡计数 ↑不孕症	↓	↓取卵数 ↓成熟卵数 ↓受精卵数	↑流产 ↑早产 ↓出生体重
双酚 A(BPA)	↑不孕症	↓	↓雌二醇峰值反应 ↓取卵数 ↓成熟卵数 ↓受精卵数 ↓胚胎种植率	↑早产 ↓出生体重
对羟基苯甲酸酯	↓受孕率	↓	↓雌二醇峰值反应 ↓成熟卵数 ↓活产	↑早产
持久性化学品				
多氯联苯(PCB)	↓受孕率 ↑不孕症	↓	↓胚胎种植率 ↓活产	↓出生体重
全氟和多氟烷基物质(PFAS)	↓受孕率 ↑不孕症	↓	↓取卵数 数据有限	↑早产 ↓出生体重
重金属(铅 Pb、镉 Cd、砷 As)	↓受孕率	↓	↓成熟卵数 ↓受精卵数 ↓胚胎种植率	↑早产 ↓出生体重

标。例如，在马萨诸塞州寻求生育治疗的生育力低下女性队列（环境与生殖健康研究，EARTH 队列）中，居住环境中较高的空气污染暴露（特别是细颗粒物——$PM_{2.5}$）与窦卵泡计数成反比[103]。在同一队列中，气温与 AFC 呈负相关，在卵巢储备功能检测前 90 天内，平均最高体温每升高 1 ℃，AFC 就会降低 1.6%[104]。此外，中国的一项针对普通人群的观察性研究显示，在卵子发生过程中暴露于环境中的二氧化硫（sulphur dioxide，SO_2）与低 AFC 显著相关[105]。其他研究也提示，居住在主干道附近与自我报告的不孕症（未避孕未孕 1 年后）风险增加有关[106]。同样，在解除避孕的第一个月结束前的 60 天内，$PM_{2.5}$ 的平均暴露水平与第一个月内妊娠率下降有关[107]。中国的一项大型的队列研究中进一步发现，一年内环境中 $PM_{2.5}$ 的平均暴露水平可能与受孕率下降［达妊娠时间（time to pregnancy，TTP）延长］和自我报告的不孕症风险增加有关[108]。

接触包括邻苯二甲酸酯和酚类在内的短半衰期或非持久性化学物质与 AFC 降低、卵巢功能早衰、受孕率和不孕症有关。前文提到的 EARTH 队列中，超声评估前几个月暴露于 DEHP 等 EDCs 与 AFC 下降有关[109]。中国的一项病例对照研究发现，邻苯二甲酸单异丁酯（mono-isobutyl phthalate，MiBP）暴露与卵巢功能早衰率增加显著相关[110]。此外，对格陵兰、波兰和乌克兰计划妊娠的夫妇进行的一项队列研究发现，女性接触 DEHP 与 TTP 的延长有关[111]。同样，另一项对美国夫妇进行的研究发现，男性暴露于邻苯二甲酸单甲酯（monomethyl，MMP）、邻苯二甲酸单正丁酯（mono-n-butyl，MBP）和邻苯二甲酸单苄酯（monobenzyl，MBzP）与受孕率降低（TTP 延长）有关，但在女性中暂未见相关性[112]。一般来说，从事可能接触大量邻苯二甲酸酯职业的女性不孕的风险较大。例如，丹麦的一项研究发现，在塑料行业工作的女性接受不孕症治疗的概率增加；另一项研究发现，在工作环境中可能接触邻苯二甲酸酯的女性中，TTP > 6 个月的风险增加[113,114]。接触 BPA 等酚类物质也与女性不孕或生殖力受损有关[115]。三氯生等其他酚类与生殖力下降有关[116]。一些证据表明，女性接触对羟基苯甲酸甲酯（methyl paraben，MePB）和对羟基苯甲酸乙酯（ethyl paraben，EPB）与受孕率下降有关[117]。

据报道，接触包括 PCBs、全氟和多氟烷基物质（polyfluoroalkyl substances，PFAS）在内的持久性化学物质也与不孕症和受孕率降低相关。有几项研究报告了 PCB 暴露与 TTP 延长之间的关系。例如，1978—1979 年中国台湾地区食用油污染事件中接触高浓度 PCBs 的女性与未接触 PCBs 的女性相比，受孕率下降[118]。此外，两项针对美国普通人群的前瞻性研究发现，女性血清中的 PCBs 总浓度与受孕率降低有关[119,120]。一些欧洲队列也观察到全氟辛酸（perfluorooctanoic acid，PFOA）、全氟辛烷磺酸（perfluorooctane sulfonic acid，PFOS）和全氟壬酸（perfluorononanoic acid，PFNA）的母体暴露与 TTP 之间存在正相关[121-123]。值得注意的是，一项针对计划怀孕夫妇的孕前队列研究发现，男性和女性 PCBs 暴露与 TTP 增加之间存在关联[124]。在同一项研究中，女性接触全氟辛烷磺酰胺（perfluorooctane sulfonamide，PFOSA）与受孕率降低有关，尽管这种化合物的检出率非常低（10%）[124]。

虽然已知镉、砷和汞等几种非必需金属对生理功能有害，但目前研究重金属暴露与生育力关系的数据有限，且结果往往相互矛盾。在这些有限的研究中，一项大型美国队列研究（LIFE 研究）显示，女性血液中的镉和男性血液中的铅都与夫妻受孕率降低有关[125]。然而，另一项对居住在纽约州的 99 名妇女进行的研究表明，砷、镉或铅对 TTP 没有明显影响[126]。

环境暴露与精液质量

据报道，在过去几十年中，人类精子数量一直在减少，但这些减少是否会影响男性的生育能力还存在争议；不过，环境暴露在其中起到了一定的作用[127,128]。精液质量包括精子数量、密度、形态和活力，与男性生育力直接相关。通过对父源暴露的多代研究显示，精子质量还可通过表观遗传改变影响后代健康。常见的空气污染物［$PM_{2.5}$ 和 PM_{10}、氮氧化物（nitrogen oxides，NOx）、臭氧（ozone，O_3）和二氧化硫（SO_2）］与精液质量多个参数的变化有关[129]。流行病学研究发现，精子 DNA 碎片增加、形态异常和活力下降与此有一致的关系。此外，职业（如面包师、钢铁工人）或生活方式（如洗热水澡、骑自行车）导致的热应激和阴囊温度增加也与精子数量和质量下降有关[130-132]。在 EARTH 队列中，与穿紧身内裤的男性相比，主要穿平角裤式内裤的男性精子浓度更高、数量更多[133]。

横断面研究和队列研究一致表明，在有生育力的男性和寻求生育治疗的男性中，非持久性化学品（邻苯二甲酸酯和 BPA）与精液质量下降（包括精子浓度和活力下降以及精子形态异常增加）之间存在关联[134]。有证据表明，接触对羟基苯甲酸酯会降低精子活力和浓度，同时增加畸形精子率[134]。此外，在 EARTH 研究中，尿液中的对羟基苯甲酸酯浓度与男方精子 DNA 损伤有关[135]。在持久性化学物质中，从血清、毛发或精液中检测到的 PBDEs 暴露与精子浓度和活力下降有关[134]。现有证据表明，血清中的 DDT/DDE 水平与精液质量差，特别是精子活力下降有关[134]。农业工作中接触农药、农药残留的摄入和尿液中的农药生物标志物与精液质量下降有关[136,137]。一些证据表明,接触 PCB 与精液质量下降有关[134]。目前,有关 PFAS 和精液质量的研究数据有限[138,139]。不过,丹麦的一项研究显示,与 PFOA 和 PFOS 综合水平较低的男性相比,水平较高的男性精子形态正常的比例较低[140]。

职业和环境中接触重金属(包括汞、镉、铅和砷)与精液质量下降和生殖激素水平改变有关[141];然而,与生育力一样,对重金属暴露和精液质量的研究仍然有限。

环境暴露与 ART 结局

由于有关空气污染和 ART 结局的数据有限,大部分结果都是由美国 EARTH 研究得出的。在现有的几项研究中,产前尤其是在孕早期接触 PM_{10} 和二氧化氮(nitrogen dioxide, NO_2)与 ART 助孕的早孕期流产风险增加以及活产率降低有关[142,143]。

目前将邻苯二甲酸酯暴露与 ART 结局联系起来的证据尚无定论,可能是由于研究设计各异和不同的人群特征(年龄、不孕不育症和治疗方法)造成的[143-146]。围受孕期 DEHP 暴露与获卵数、成熟卵母细胞数和受精卵母细胞数呈负相关,而 DEHP 暴露与优质胚胎数的关系尚无定论。关于邻苯二甲酸酯替代品如环己烷-1,2-二甲酸二异壬基酯[di(isononyl) cyclohexane-1, 2-dicarboxylate, DINCH]的数据有限,但 EARTH 队列的研究结果显示, DINCH 代谢物(DINCH metabolite, MHiNCH)浓度与雌二醇峰值和总获卵数之间存在负相关[147]。相反,以色列的另一项研究发现 DINCH 代谢物与 IVF 结局之间没有关系[146]。在酚类物质中,BPA 暴露与 IVF 过程中雌二醇峰值反应降低有关[148]。母体尿液中 BPA 的高浓度与卵巢反应降低、血清雌二醇峰值降低、获卵数少、正常受精卵细胞减少和胚胎着床率降低有关[149-151]。在 IVF 助孕的女性中,尿液中的三氯生与优质胚胎和胚胎着床率以及获卵数呈负相关[152,153]。值得注意的是,父源的对羟基苯甲酸酯暴露与宫腔内人工授精(intrauterine insemination, IUI)方案的活产率降低有关[154]。

在接受 IVF/ICSI 治疗的女性中,血清总 PCBs 浓度与胚胎着床和活产率降低有关[155]。一项小型研究还发现,卵泡液中的 BDE153(PBDE 的一种)与胚胎着床率降低有关[156]。同样,PBDE 仅与 EARTH 队列中的非白人女性临床妊娠率降低有关[157]。在 EARTH 队列中,女性尿液中有机磷阻燃剂(organophosphate flame retardant, OPFR)代谢物总浓度与成功受精、胚胎着床、临床妊娠和活产率降低以及流产风险增加有关[158,159]。此外,在同一队列中,男方尿液中的 BDCIPP(OPFR 的一种)浓度与受精率降低有关[160]。目前,关于 PFAS 和 ART 结局的研究屈指可数,且研究设计各异,样本量较小[161-165]。在这些研究中,卵泡中 PFHxS 浓度与卵泡数呈负相关。此外,全氟壬酸(PFNA)和全氟癸酸(PFDA)与接受 ART 治疗的妇女囊胚养成率下降有关[164]。

重金属暴露与 ART 结局之间的关系结论并不一致,但一些研究表明,卵泡液中铬浓度与成熟卵母细胞数量减少、母体尿液中镉浓度与卵母细胞受精率降低、母体血清中镉水平与胚胎着床率降低之间存在关系[166-168]。

妊娠、生育结局和环境暴露

慢性暴露和产前暴露于空气污染物与流产、早产和低出生体重的风险增加相关。例如,中国的一项队列研究发现,产前接触二氧化硫(SO_2)和总悬浮颗粒与早期流产相关[167]。伊朗的一项研究表明,产前接触二氧化氮(NO_2)和臭氧(O_3)与妊娠 14 周前的流产风险增加有关[168]。此外,意大利一项背景空气污染较低的研究发现,颗粒物质和臭氧与流产风险增加有关[169]。美国夫妇在整个孕期长期暴露于 $PM_{2.5}$ 空气污染物与流产有关[170]。就生育结局而言,一项系统综述显示,环境和家庭 $PM_{2.5}$ 与出生体重下降和早产风险增加有关,尤其是在中低收入国家[171]。

除空气污染外,产前接触邻苯二甲酸酯还与自然受孕的流产风险增加有关[172-176]。此外,产前尿液中 DEHP 的浓度也与早产风险的增加有关,一些研究指出孕晚期是易受影响的窗口期[73-76]。有限的证据表明,邻苯二甲酸酯替代物(如 DINCH 代谢物)与早产风险增加有关[73]。男女双方在受孕前体内 DEHP 代谢物的浓度与早产风险增加有关[177]。同样,男方在受孕前尿中 DEHP 代谢物(MBP、MBzP 和 MiBP)浓度与 IVF 助孕的单胎婴儿出生体重的下降有关,而女方受孕前尿中 BPA 和邻苯二甲酸单乙酯(MEP)的浓度与 EARTH 队列中单胎婴儿出生体重的下降有关[71,178]。产前尿液中的 BPA 浓度与早产风险呈正相关,妊娠中晚期是潜在的易受影响窗口期[179-182]。还有证据表明,对羟基苯甲酸酯浓度与早产风险呈正相关,但不同研究的证据并不一致[179,183-185]。进一步的证据支持母源和父源孕前暴露与早产和出生体重之间存在关联[71,186,187]。女方孕前接触 BPA 与早产和出生体重下降有关,而男方接触对羟基苯甲酸酯与早产风险增加有关[188,189]。

接触 PCBs 等持久性化学物质与出生体重下降有关,但与早产有关的研究结果并不一致[188-190]。关于 PFAS 暴露影响的证据有限;然而,丹麦出生队列、瑞典 SELMA 妊娠研究和 C8 项目的研究结果表明,产前 PFAS 暴露与流产有关[191-193]。出生体重下降是与产前 PFAS 暴露相关的最常报道的不良生育结局[194-197]。在丹麦、瑞典、西班牙、英国、美国和中国的队列中观察到,产前 PFOA、PFOS、PFNA 和 PFHxS 暴露均与出生体重下降有关[198-207]。关于产前 PFAS 暴露与孕龄或早产关系的流行病学证据并不一致,有些研究观察到相关性[194,200,204]，有些则没有[203,205,208]。

孕期接触砷、镉和铅与出生体重下降和早产风险增加有关[209-212]。在已确定的重金属中，镉对几种生育结局包括出生体重、小于胎龄儿和冠-踵长的影响最为明显[212]。

总结

人类频繁和普遍暴露于空气污染($PM_{2.5}$)、各种持久性和非持久性化学物质以及某些重金属，对男性和女性的生殖系统均有害。为了解决这些暴露问题，需要制订和调整全面有效的干预措施，以降低体内 EDCs 的浓度并限制对环境有毒物质的暴露，从而改善全球公众的健康，尤其是生殖健康。

环境暴露的临床干预措施

临床干预措施简介和关键暴露时间窗

尽管人们对 EDCs 的兴趣与日俱增，而且流行病学强有力的证据支持环境暴露对生殖健康的各种不良影响，但是临床和社区层面的循证干预措施仍未充分开展，而且在最易受影响人群的关键暴露窗口期，干预措施的有限性令人担忧。当外源性和非持久性化学物质的暴露途径最有可能出现时，制订好的干预措施有可能减少环境中对邻苯二甲酸酯和苯酚等 EDCs 的暴露。如前所述，EDCs 可见于各种日常用品中，如个人护理产品、罐装或塑料包装食品以及清洁用品。然而，减少环境中此类化学物质暴露的干预措施尚未普及，与 EDC 暴露相关的不良健康后果风险持续存在。

虽然可以在人类生命周期的不同阶段采取干预措施，但事实证明孕前阶段尤其容易受到邻苯二甲酸酯和酚类物质的影响，因为孕前阶段是一些生殖和发育结局的编程阶段[36, 213-216]。受孕前期暴露于 EDCs 始终与受孕率降低、流产、胚胎质量差、精子甲基组改变(卵母细胞表观遗传机制的结果)和精子数量减少有关[215-220]。其他研究还观察到，受孕前接触 EDCs 后，会导致表观遗传学的持续修饰，进而导致多代间的代际表观遗传[69,98,220-223]。虽然在孕前暴露于环境中的 EDCs 会带来一些潜在的影响，但确定易感阶段为研究人员和临床医生提供了在关键的暴露窗口期进行干预的机会，有助于预防不良的健康结局并保护下一代的健康。

男性参与对制订干预措施的重要性

对女性而言，EDCs 暴露可能会降低生育力；导致胚胎质量差、卵母细胞受损和流产、损害胎儿和婴儿的健康(出生体型)[33,223,224]。另一方面，男性 EDCs 暴露会降低精子活力，改变青春期启动时机，损害睾丸功能和生精小管，减少精子数量，以及其他表观遗传修饰导致的后果，包括生殖器官(如前列腺)恶性肿瘤[72,154,224,225]。虽然男性不像女性那样经常使用化妆品，但他们可能会使用其他一些个人护理产品，包括剃须膏、沐浴露和洗面奶，这些都会导致其日常接触 EDCs。越来越多的文献研究结果表明，父亲(男性)暴露于 EDCs 环境中，会通过精子发生过程中的表观遗传修饰和改变，导致精子质量下降等多种不良生育结局[70,213,215,225-229]。这些发现凸显了将男性纳入临床和社区干预措施的紧迫性，以减少两性之间的不良生殖健康后果并减轻不良生育结局。认识到男性暴露于 EDCs 的后果并认识到将他们纳入未来干预措施的重要性，对于制订旨在减少对男性生殖健康和夫妇妊娠结局不利影响的战略至关重要。

简要概述当前的干预措施和成功策略

制订成功的干预措施，至少减少一些 EDC 代谢物，是一项艰巨而富有挑战性的任务，因为这些化学物质无处不在。目前，由于缺乏已发表的研究，根据已知和预测结果制订干预策略的工作受到了限制。在对现有的 EDC 相关的研究文章进行回顾后，发现有效的干预措施似乎具有图 35-7 中列出的特质[230-239]。成功的干预措施往往具有以下特点：①同时提供电子和纸质教材(已证明电子或在线教材比纸质的更有效)；②研究团队每隔几天就及时采取强化措施，以确保参与者避免接触 EDCs 的可能；③干预

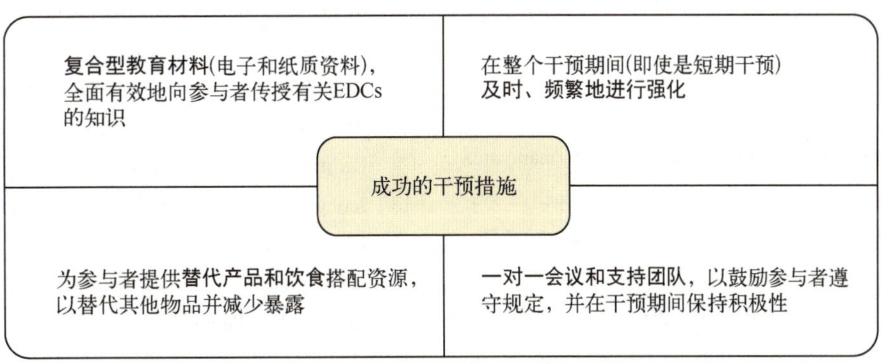

图 35-7　当前干预措施中的成功策略，可应用于未来

措施涉及针对多种暴露途径的替代产品和/或饮食；④研究团队通过组织会议鼓励参与者保持积极性，以便在干预期间提出问题和意见。不成功的干预措施往往只关注单一的暴露途径，未能替代多种潜在的产品，或放弃为了确保强化和遵守对参与者进行随访。今后，需要针对已知的暴露途径实施干预措施，并确定新的 EDC 暴露途径，以最终促进临床和公共卫生指南的制订。由于环境中的 EDCs 暴露不仅仅是孕前期短时的危害，而是一个长期的过程，因此未来的干预措施应侧重于减少短期和长期暴露，以避免不良健康结局。

总结

除非全面推出不含邻苯二甲酸酯、酚类和对羟基苯甲酸酯等 EDCs 的新型个人护理产品，否则从日常产品中消除 EDCs 仍然极具挑战性。为了调整干预策略并解决 EDC 干预措施严重不足的问题，需要实施更大规模的临床和以社区为基础的策略。因为男方因素对妊娠结局的影响，也应鼓励男性在此类临床干预过程中的参与，使其能更好地了解 EDCs 和其他环境毒物对男性生殖健康的影响。未来的干预措施应重点关注短期、中期和长期暴露，以及多种暴露途径，以便为所有高危人群全面、充分地制订临床和公共卫生指南。

总　结

目前迫切需要制订政策和实施干预措施，以减少最易受影响人群接触环境毒物的机会。随着空气污染、非持久性和持久性化学物质（包括 EDCs）以及重金属等各种环境毒物的暴露日益普遍化和日常化，认识到这些暴露对当代和后代的巨大影响尤为重要。因此，采用生命周期的视角，进一步确定暴露的关键窗口期，阐明潜在的作用机制，研究潜在的暴露途径和其他环境因素，并制订有效的干预措施，是保护人群健康和促进健康生殖的核心。

（魏熙译，王洋、宋雪凌校）

参考文献

[1] Matuszczak E, Komarowska MD, Debek W, Hermanowicz A. The impact of bisphenol A on fertility, reproductive system, and development: A review of the literature. Int J Endocrinol. 2019; 2019:4068717.

[2] Philippat C, Bennett D, Calafat AM, Picciotto IH. Exposure to select phthalates and phenols through use of personal care products among Californian adults and their children. Environ Res. 2015; 140:369-76.

[3] Yilmaz B, Terekeci H, Sandal S, Kelestimur F. Endocrine disrupting chemicals: Exposure, effects on human health, mechanism of action, models for testing and strategies for prevention. Rev Endocr Metab Disord. 2020; 21(1): 127-47.

[4] Grimm FA, Hu D, Kania-Korwel I, Lehmler HJ, Ludewig G, Hornbuckle KC, et al. Metabolism and metabolites of polychlorinated biphenyls. Crit Rev Toxicol. 2015; 45(3): 245-72.

[5] Sun J, Wu Y, Jiang P, Zheng L, Zhang A, Qi H. Concentration, uptake and human dietary intake of novel brominated flame retardants in greenhouse and conventional vegetables. Environ Int. 2019; 123:436-43.

[6] Sokal A, Jarmakiewicz-Czaja S, Tabarkiewicz J, Filip R. Dietary intake of endocrine disrupting substances presents in environment and their impact on thyroid function. Nutrients. 2021; 13(3):867.

[7] Hwang HM, Park EK, Young TM, Hammock BD. Occurrence of endocrine-disrupting chemicals in indoor dust. Sci Total Environ. 2008; 404(1):26-35.

[8] Rudel RA, Dodson RE, Perovich LJ, Morello-Frosch R, Camann DE, Zuniga MM, et al. Semivolatile endocrine-disrupting compounds in paired indoor and outdoor air in two northern California communities. Environ Sci Technol. 2010; 44(17):6583-90.

[9] Oziol L, Alliot F, Botton J, Bimbot M, Huteau V, Levi Y, et al. First characterization of the endocrine-disrupting potential of indoor gaseous and particulate contamination: Comparison with urban outdoor air (France). Environ Sci Pollut Res Int. 2017; 24(3):3142-52.

[10] Wee SY, Aris AZ. Occurrence and public-perceived risk of endocrine disrupting compounds in drinking water. Npj Clean Water. 2019; 2(1):17755.

[11] Darbre PD. Overview of air pollution and endocrine disorders. Int J Gen Med. 2018; 11:191-207.

[12] Street ME, Angelini S, Bernasconi S, Burgio E, Cassio A, Catellani C, et al. Current knowledge on endocrine disrupting chemicals (EDCs) from animal biology to humans, from pregnancy to adulthood: Highlights from a national Italian meeting. Int J Mol Sci. 2018; 19(6):1647.

[13] Jeong H, Kim J, Kim Y. Identification of linkages between EDCs in personal care products and breast cancer through data integration combined with Gene network analysis. Int J Environ Res Public Health. 2017; 14(10):1158.

[14] Giulivo M, Lopez de Alda M, Capri E, Barcelo D. Human exposure to endocrine disrupting compounds: Their role in

reproductive systems, metabolic syndrome and breast cancer. A review. Environ Res. 2016; 151:251-64.

[15] Calafat AM, Ye X, Wong LY, Reidy JA, Needham LL. Exposure of the U. S. population to bisphenol A and 4-tertiary-octylphenol: 2003-2004. Environ Health Perspect. 2008; 116(1):39-44.

[16] Kahn LG, Philippat C, Nakayama SF, Slama R, Trasande L. Endocrine-disrupting chemicals: Implications for human health. Lancet Diabetes Endocrinol. 2020; 8(8):703-18.

[17] Calafat AM, Ye X, Wong LY, Bishop AM, Needham LL. Urinary concentrations of four parabens in the U. S. population: NHANES 2005-2006. Environ Health Perspect. 2010; 118(5):679-85.

[18] Silva MJ, Barr DB, Reidy JA, Malek NA, Hodge CC, Caudill SP, et al. Urinary levels of seven phthalate metabolites in the U. S. population from the national health and nutrition examination survey (NHANES) 1999-2000. Environ Health Perspect. 2004; 112(3):331-8.

[19] Chan M, Mita C, Bellavia A, Parker M, James-Todd T. Racial/Ethnic disparities in pregnancy and prenatal exposure to endocrine-disrupting chemicals commonly used in personal care products. Curr Environ Health Rep. 2021; 8(2):98-112.

[20] Ruiz D, Becerra M, Jagai JS, Ard K, Sargis RM. Disparities in environmental exposures to endocrine-disrupting chemicals and diabetes risk in vulnerable populations. Diabetes Care. 2018; 41(1):193-205.

[21] Branch F, Woodruff TJ, Mitro SD, Zota AR. Vaginal douching and racial/ethnic disparities in phthalates exposures among reproductive-aged women: National health and nutrition examination survey 2001-2004. Environ Health. 2015; 14:57.

[22] Taylor KW, Troester MA, Herring AH, Engel LS, Nichols HB, Sandler DP, et al. Associations between personal care product use patterns and breast cancer risk among white and black women in the sister study. Environ Health Perspect. 2018; 126(2):027011.

[23] Agarwal A, Desai NR, Makker K, Varghese A, Mouradi R, Sabanegh E, et al. Effects of radiofrequency electromagnetic waves (RF-EMW) from cellular phones on human ejaculated semen: An in vitro pilot study. Fertil Steril. 2009; 92(4):1318-25.

[24] Fejes I, Závaczki Z, Szöllősi J, Koloszár S, Daru J, Kovács L, et al. Is there a relationship between cell phone use and semen quality? Arch Androl. 2005; 51(5):385-93.

[25] Rezk AY, Abdulqawi K, Mustafa RM, El-Azm A, Al-lnany TM. Fetal and neonatal responses following maternal exposure to mobile phones. Saudi Med J. 2008; 29(2):218-23.

[26] Gul A, Çelebi H, Uğraş S. The effects of microwave emitted by cellular phones on ovarian follicles in rats. Arch Gynecol Obstet. 2009; 280(5):729-33.

[27] Lyche JL, Rosseland C, Berge G, Polder A. Human health risk associated with brominated flame-retardants (BFRs). Environ Int. 2015; 74:170-80.

[28] Testosterone=98 58-22-0. (n. d.). Retrieved April 9, 2022, from https://www.sigmaaldrich.com/US/en/product/sigma/t1500.

[29] Gould JC, Leonard LS, Maness SC, Wagner BL, Conner K, Zacharewski T, et al. Bisphenol a interacts with the estrogen receptor alpha in a distinct manner from estradiol. Mol Cell Endocrinol. 1998 Jul; 142(1-2):203-14.

[30] Kuiper GG, Lemmen JG, Carlsson B, Corton JC, Safe SH, van der Saag PT, et al. Interaction of estrogenic chemicals and phytoestrogens with estrogen receptor beta. Endocrinology. 1998 Oct; 139(10):4252-63.

[31] Qian Y, Shao H, Ying X, Huang W, Hua Y. The endocrine disruption of prenatal phthalate exposure in mother and offspring. Front Public Heal. 2020 Aug 28; 8:366.

[32] Hannon PR, Flaws JA. The effects of phthalates on the ovary. Front Endocrinol (Lausanne). 2015 Feb 2; 6:8.

[33] Dobrzyńska MM. Phthalates-widespread occurrence and the effect on male gametes. Part 2. The effects of phthalates on male gametes and on the offspring. Rocz Panstw Zakl Hig. 2016; 67(3):209-21.

[34] Hlisníková H, Petrovičová I, Kolena B, Šidlovská M, Sirotkin A. Effects and mechanisms of Phthalates' action on reproductive processes and reproductive health: A literature review. Int J Environ Res Public Health. 2020 Sep 18; 17(18):6811.

[35] Brouwer A, Longnecker MP, Birnbaum LS, Cogliano J, Kostyniak P, Moore J, et al. Characterization of potential endocrine-related health effects at low-dose levels of exposure to PCBs. Environ Health Perspect. 1999 Aug; 107(Suppl 4):639-49.

[36] Phelps J. Headliners: Reproductive health: Effects of organochlorine compounds on menstrual cycles. Environ Health Perspect. 2005 Jul; 113(7):A455.

[37] Bretveld RW, Thomas CMG, Scheepers PTJ, Zielhuis GA, Roeleveld N. Pesticide exposure: The hormonal function of the female reproductive system disrupted? Reprod Biol Endocrinol. 2006 May 31; 4:30.

[38] Zlatnik MG. Endocrine-disrupting chemicals and reproductive health. J Midwifery Womens Health. 2016; 61(4):442-55.

[39] Louis GMB, Chen Z, Schisterman EF, Kim S, Sweeney

AM, Sundaram R, et al. Perfluorochemicals and human semen quality: The LIFE study. Environ Health Perspect. 2015 Jan; 123(1):57-63.

[40] Wirth JJ, Mijal RS. Adverse effects of low level heavy metal exposure on male reproductive function. Syst Biol Reprod Med. 2010; 56(2):147-67.

[41] Rzymski P, Tomczyk K, Poniedziałek B, Opala T, Wilczak M. Impact of heavy metals on the female reproductive system. Ann Agric Environ Med. 2015; 22(2):259-64.

[42] Ermler S, Kortenkamp A. Declining semen quality and polybrominated diphenyl ethers (PBDEs): Review of the literature to support the derivation of a reference dose for a mixture risk assessment. Int J Hyg Environ Health. 2022; 242: 113953.

[43] Harley KG, Marks AR, Chevrier J, Bradman A, Sjödin A, Eskenazi B. PBDE concentrations in women's serum and fecundability Environ Health Perspect. 2010 May; 118(5): 699-704.

[44] Bruner-Tran KL, Osteen KG. Dioxin-like PCBS and endometriosis. Syst Biol Reprod Med. 2010; 56(2):132-46.

[45] Sofo V, Götte M, Laganà AS, Salmeri FM, Triolo O, Sturlese E, et al. Correlation between dioxin and endometriosis: An epigenetic route to unravel the pathogenesis of the disease. Arch Gynecol Obstet. 2015; 292(5):973-86.

[46] Costa LG, Giordano G, Tagliaferri S, Caglieri A, Mutti A. Polybrominated diphenyl ether (PBDE) flame retardants: Environmental contamination, human body burden and potential adverse health effects. Acta Biomed. 2008; 79(3): 172-83.

[47] Chapin RE, Adams J, Boekelheide K, Gray LEJ, Hayward SW, Lees PSJ, et al. NTP-CERHR expert panel report on the reproductive and developmental toxicity of bisphenol A. Birth Defects Res B Dev Reprod Toxicol. 2008 Jun; 83(3): 157-395.

[48] Völkel W, Colnot T, Csanády GA, Filser JG, Dekant W. Metabolism and kinetics of bisphenol A in humans at low doses following oral administration. Chem Res Toxicol. 2002; 15(10):1281-7.

[49] Genuis SJ, Beesoon S, Lobo RA, Birkholz D. Human elimination of phthalate compounds: Blood, urine, and sweat (BUS) study. ScientificWorldJournal. 2012; 2012:615068.

[50] Centers for Disease Control and Prevention. (2017, April 7). Parabens factsheet. Centers for Disease Control and Prevention. Retrieved April 9, 2022, from https://www.cdc.gov/biomonitoring/Parabens_FactSheet.html#:~:text = CDC% 20scientists% 20 found% 20Methylparaben% 20and, paraben%20than%20non %2DHispanic%20whites.

[51] Polychlorinated Biphenyls (PCBs). Polychlorinated biphenyls (PCBS). (n. d.). Retrieved April 9, 2022, from http://www.idph.state.il.us/envhealth/factsheets/polychlorinatedbiphenyls.htm#:~:text = Polychlorinated% 20biphenyls%20(PCBs)%20are%20 a, equipment%20like% 20capacitors%20and%20transformers.

[52] ATSDR (U. S. Department of Health and Human Services). Chemical and physical information dioxin. Agency Toxic Subst Dis Regist. 1997; (Dd): 3-7. chrome-extension://efaidnbmnnnibpcajpcglclefindmkaj/viewer.html? pdfurl = https% 3A% 2F% 2Fwww.atsdr.cdc.gov% 2Ftoxprofiles% 2Ftp17-c4.pdf&clen = 1222723&chunk = true.

[53] ASTDR. 3. Chemical and Physical Information 3. 1. Identity. 2014; 3-7. chrome-extension://efaidnbmnnnibpcajpcglclefindmkaj/viewer.html? pdfurl = https% 3A% 2F% 2Fwww.atsdr.cdc.gov% 2Ftox profiles% 2Ftp104 - c3.pdf&clen = 1339752&chunk = true.

[54] Wong HL, Giesy JP, Siu WHL, Lam PKS. Estrogenic and dioxin-like activities and cytotoxicity of sediments and biota from Hong Kong mudflats. Arch Environ Contam Toxicol. 2005; 48(4):575-86.

[55] Oanh NTP, Kido T, Honma S, Oyama Y, Anh LT, Phuc HD, et al. Androgen disruption by dioxin exposure in 5-year-old Vietnamese children: Decrease in serum testosterone level. Sci Total Environ. 2018; 640-641:466-74.

[56] Perfluorohexanoic acid—sigma-aldrich. (n. d.). Retrieved April 10, 2022, from https://www.sigmaaldrich.com/US/en/product/sial/43809.

[57] Cheremisinoff NP. Perfluorinated Chemicals (PFCS). Perfluorinated Chem. 2016; chrome-extension://efaidnbmnnnibpcajpcglclefindmkaj/viewer.html? pdfurl = https% 3A% 2F% 2Fwww.atsdr.cdc.gov% 2Fsites% 2Fpease% 2Fdocuments%2Fperflourinated_chemicals_508.pdf&clen = 1119153&chunk = true.

[58] Perfluoroalkyl and Polyfluoroalkyl Substances (pfass). Perfluoroalkyl and Polyfluoroalkyl Substances (PFASs)—Enviro Wiki. (n. d.). Retrieved April 9, 2022, from https://www.enviro.wiki/index.php? title = Perfluoroalkyl_and_Polyfluoroalkyl_Substances_% 28PFASs%29.

[59] Mishra GD, Cooper R, Kuh D. A life course approach to reproductive health: Theory and methods. Maturitas. 2010; 65(2):92-7.

[60] Griswold MD. Spermatogenesis: The commitment to meiosis. Physiol Rev. 2016; 96(1):1-17.

[61] Baerwald AR, Adams GP, Pierson RA. Characterization of ovarian follicular wave dynamics in women. Biol Reprod. 2003; 69(3):1023-1031.

[62] Gougeon A. Dynamics of follicular growth in the human: A model from preliminary results. Hum Reprod. 1986; 1(2): 81-7.

[63] Velazquez MA, Fleming TP, Watkins AJ. Periconceptional environment and the developmental origins of disease. J Endocrinol. 2019; 242(1):T33-T49.

[64] Hunt PA, Lawson C, Gieske M, Murdoch B, Smith H, Marre A, et al. Bisphenol A alters early oogenesis and follicle formation in the fetal ovary of the rhesus monkey. Proc Natl Acad Sci USA. 2012; 109(43):17525-30.

[65] Ho S-M, Cheong A, Adgent MA, Veevers J, Suen AA, Tam NN, et al. Environmental factors, epigenetics, and developmental origin of reproductive disorders. Reprod Toxicol. 2017; 68: 85-104.

[66] Herbst AL, Ulfelder H, Poskanzer DG. Adenocarcinoma of the vagina. Problems of Birth Defects. Springer, pp. 217-20, 1971.

[67] Huo D, Anderson D, Palmer JR, Herbst AL. Incidence rates and risks of diethylstilbestrol-related clear-cell adenocarcinoma of the vagina and cervix: Update after 40-year follow-up. Gynecol Oncol. 2017; 146(3):566-71.

[68] Brehm E, Flaws JA. Transgenerational effects of endocrine-dis-rupting chemicals on male and female reproduction. Endocrinol. 2019; 160(6):1421-35.

[69] Zhang Y, Mustieles V, Williams PL, Wylie BJ, Souter I, Calafat AM, et al. Parental preconception exposure to phenol and phthalate mixtures and the risk of preterm birth. Environ Int. 2021; 151:106440.

[70] Maurice C, Dalvai M, Lambrot R, Deschênes A, Scott-Boyer M-P, McGraw S, et al. Early-life exposure to environmental contaminants perturbs the sperm epigenome and induces negative pregnancy outcomes for three generations via the paternal lineage. Epigenomes. 2021; 5(2):10.

[71] Marcho C, Oluwayiose OA, Pilsner JR. The preconception environment and sperm epigenetics. Andrology. 2020; 8(4):924-42.

[72] Yland JJ, Zhang Y, Williams PL, Mustieles V, Vagios S, Souter I, et al. Phthalate and DINCH urinary concentrations across pregnancy and risk of preterm birth. Environ Pollut. 2022; 292(Pt B):118476.

[73] Ferguson KK, Chen YH, VanderWeele TJ, McElrath TF, Meeker JD, Mukherjee B. Mediation of the relationship between maternal phthalate exposure and preterm birth by oxidative stress with repeated measurements across pregnancy. Environ Health Perspect. 2017; 125(3):488-94.

[74] Ferguson KK, Rosen EM, Barrett ES, Nguyen RHN, Bush N, McElrath TF, et al. Joint impact of phthalate exposure and stressful life events in pregnancy on preterm birth. Environ Int. 2019; 133 (Pt B):105254.

[75] Ferguson KK, Rosen EM, Rosario Z, Feric Z, Calafat AM, McElrath TF, et al. Environmental phthalate exposure and preterm birth in the PROTECT birth cohort. Environ Int. 2019; 132:105099.

[76] Ferguson KK, Chin HB. Environmental chemicals and preterm birth: Biological mechanisms and the state of the science. Curr Epidemiol Rep. 2017; 4(1):56-71.

[77] Carson R. Silent Spring. Boston, MA: Houghton Mifflin, 1962.

[78] Mills LJ, Chichester C. Review of evidence: Are endocrine-disrupting chemicals in the aquatic environment impacting fish populations? Sci Total Environ. 2005; 343(1-3):1-34.

[79] Propper CR. The study of endocrine-disrupting compounds: Past approaches and new directions. Integr Comp Biol. 2005; 45(1):194-200.

[80] Schug TT, Johnson AF, Birnbaum LS, Colborn T, Guillette LJ Jr, Crews DP, et al. Minireview: Endocrine disruptors: Past lessons and future directions. Mol Endocrinol. 2016 Aug; 30(8):833-47.

[81] Zoeller RT, Brown TR, Doan LL, Gore AC, Skakkebaek NE, Soto AM, et al. Endocrine-disrupting chemicals and public health protection: A statement of principles from the endocrine society. Endocrinology. 2012 Sep; 153(9): 4097-110.

[82] De Coster S, van Larebeke N. Endocrine-disrupting chemicals: Associated disorders and mechanisms of action. J Environ Public Health. 2012; 2012:713696. https://doi. org/10. 1155/2012/713696.

[83] Kiyama R, Wada-Kiyama Y. Estrogenic endocrine disruptors: Molecular mechanisms of action. Environ Int. 2015; 83:11-40.

[84] Lauretta R, Sansone A, Sansone M, Romanelli F, Appetecchia M. Endocrine disrupting chemicals: Effects on endocrine glands. Front Endocrinol (Lausanne). 2019; 10:178.

[85] Brevini TAL, Zanetto SB, Cillo F. Effects of endocrine disruptors on developmental and reproductive functions. Curr Drug Targets Immune Endocr Metabol Disord. 2005; 5(1): 1-10.

[86] Zhao Y, Chen J, Wang X, Song Q, Xu H-H, Zhang Y-H. Third trimester phthalate exposure is associated with DNA methylation of growth-related genes in human placenta. Sci Rep. 2016 Sep 22; 6:33449.

[87] Chen C-H, Jiang SS, Chang I-S, Wen H-J, Sun C-W, Wang S-L. Association between fetal exposure to phthalate endocrine disruptor and genome-wide DNA methylation at

birth. Environ Res. 2018; 162:261–70.

[88] Lu X, Fraszczyk E, van der Meer TP, van Faassen M, Bloks VW, Kema IP, et al. An epigenome-wide association study identifies multiple DNA methylation markers of exposure to endocrine disruptors. Environ Int. 2020; 144: 106016.

[89] Calaf GM, Ponce-Cusi R, Aguayo F, Muñoz JP, Bleak TC. Endocrine disruptors from the environment affecting breast cancer. Oncol Lett. 2020; 20(1):19–32.

[90] Hill B, Skouteris H, Boyle JA, Bailey C, Walker R, Thangaratinam S, et al. Health in preconception, pregnancy and postpartum global Alliance: International network pregnancy priorities for the prevention of maternal obesity and related pregnancy and longterm complications. J Clin Med. 2020 Mar 18; 9(3):822.

[91] Banerjee BD, Koner BC, Ray A. Influence of stress on DDT-induced humoral immune responsiveness in mice. Environ Res. 1997; 74(1):43–7.

[92] Staples JE, Fiore NC, Frazier DEJ, Gasiewicz TA, Silverstone AE. Overexpression of the anti-apoptotic oncogene, bcl–2, in the thymus does not prevent thymic atrophy induced by estradiol or 2,3,7, 8–tetrachlorodibenzo-p-dioxin. Toxicol Appl Pharmacol. 1998; 151(1):200–10.

[93] Chapin RE, Harris MW, Davis BJ, Ward SM, Wilson RE, Mauney MA, et al. The effects of perinatal/juvenile methoxychlor exposure on adult rat nervous, immune, and reproductive system function. Fundam Appl Toxicol. 1997 Nov; 40(1):138–57.

[94] Jin Y, Chen R, Liu W, Fu Z. Effect of endocrine disrupting chemicals on the transcription of genes related to the innate immune system in the early developmental stage of zebrafish (Danio rerio). Fish Shellfish Immunol. 2010; 28(5–6): 854–61.

[95] Rogers JA, Metz L, Yong VW. Review: Endocrine disrupting chemicals and immune responses: A focus on bisphenol-A and its potential mechanisms. Mol Immunol. 2013; 53(4):421–30.

[96] Henley DV, Korach KS. Endocrine-disrupting chemicals use distinct mechanisms of action to modulate endocrine system function. Endocrinology. 2006; 147(6):25–32.

[97] Atrash HK, Johnson K, Adams M, Cordero JF, Howse J. Preconception care for improving perinatal outcomes: The time to act. Matern Child Health J. 2006 Sep; 10(5 Suppl): S3–11.

[98] Walker CL. Minireview: Epigenomic plasticity and vulnerability to EDC exposures. Mol Endocrinol. 2016; 30(8): 848–55. https://doi.org/10.1210/me.2016–1086.

[99] Costa LG, de Laat R, Tagliaferri S, Pellacani C. A mechanistic view of polybrominated diphenyl ether (PBDE) developmental neurotoxicity. Toxicol Lett. 2014 Oct 15; 230(2):282–94.

[100] Jayaraj R, Megha P, Sreedev P. Organochlorine pesticides, their toxic effects on living organisms and their fate in the environment. Interdiscip Toxicol. 2016 Dec; 9(3–4):90–100.

[101] Gaskins AJ, Mínguez-Alarcón L, Fong KC, Abdelmessih S, Coull BA, Chavarro JE, et al. Exposure to fine particulate matter and ovarian reserve among women from a fertility clinic. Epidemiology. 2019;30(4):486.

[102] Gaskins AJ, Mínguez-Alarcón L, VoPham T, Hart JE, Chavarro JE, Schwartz J, et al. Impact of ambient temperature on ovarian reserve. Fertil Steril. 2021; 116(4):1052–60.

[103] Feng X, Luo J, Wang X, Xie W, Jiao J, Wu X, et al. Association of exposure to ambient air pollution with ovarian reserve among women in Shanxi province of north China. Environ Pollut. 2021; 278: 116868.

[104] Mahalingaiah S, Hart J, Laden F, Farland L, Hewlett M, Chavarro J, et al. Adult air pollution exposure and risk of infertility in the Nurses' health study II. Hum Reprod. 2016; 31(3):638–47.

[105] Slama R, Bottagisi S, Solansky I, Lepeule J, Giorgis-Allemand L, Sram R. Short-term impact of atmospheric pollution on fecundability. Epidemiology. 2013; 24(6):871–9.

[106] Li Q, Zheng D, Wang Y, Li R, Wu H, Xu S, et al. Association between exposure to airborne particulate matter less than 2.5 μm and human fecundity in China. Environ Int. 2021; 146:106231.

[107] Messerlian C, Souter I, Gaskins AJ, Williams PL, Ford JB, Chiu Y-H, et al. Urinary phthalate metabolites and ovarian reserve among women seeking infertility care. Hum Reprod. 2016; 31(1):75–83.

[108] Cao M, Pan W, Shen X, Li C, Zhou J, Liu J. Urinary levels of phthalate metabolites in women associated with risk of premature ovarian failure and reproductive hormones. Chemosphere. 2020; 242:125206.

[109] Specht IO, Bonde JP, Toft G, Lindh CH, Jönsson BA, Jørgensen KT. Serum phthalate levels and time to pregnancy in couples from Greenland, Poland and Ukraine. PloS One. 2015; 10(3):e0120070.

[110] Louis GMB, Sundaram R, Sweeney AM, Schisterman EF, Maisog J, Kannan K. Urinary bisphenol A, phthalates, and couple fecundity: The longitudinal investigation of fertility and The environment (LIFE) study. Fertil Steril. 2014; 101(5):1359–66.

[111] Burdorf A, Brand T, Jaddoe V, Hofman A, Mackenbach J, Steegers E. The effects of work-related maternal risk factors on time to pregnancy, preterm birth and birth weight: The generation r study. Occup Environ Med. 2011; 68(3):197-204.

[112] Hougaard KS, Hannerz H, Feveile H, Bonde JP. Increased incidence of infertility treatment among women working in the plastics industry. Reprod Toxicol. 2009; 27(2): 186-9.

[113] Ziv-Gal A, Flaws JA. Evidence for bisphenol a-induced female infertility: A review (2007 - 2016). Fertil Steril. 2016; 106(4):827-56.

[114] Vélez MP, Arbuckle TE, Fraser WD. Female exposure to phenols and phthalates and time to pregnancy: The maternal-infant research on environmental chemicals (MIREC) study. Fertil Steril. 2015; 103(4):1011-20.

[115] Smarr MM, Sundaram R, Honda M, Kannan K, Louis GMB. Urinary concentrations of parabens and other antimicrobial chemicals and their association with couples' fecundity. Environ Health Perspect. 2017; 125(4):730-6.

[116] Yang C-Y, Wang Y-J, Chen P-C, Tsai S-J, Guo YL. Exposure to a mixture of polychlorinated biphenyls and polychlorinated dibenzofurans resulted in a prolonged time to pregnancy in women. Environ Health Perspect. 2008; 116(5):599-604.

[117] Law DCG, Klebanoff MA, Brock JW, Dunson DB, Longnecker MP. Maternal serum levels of polychlorinated biphenyls and 1, 1-dichloro-2, 2-bis (p-chlorophenyl) ethylene (DDE) and time to pregnancy. Am J Epidemiol. 2005; 162(6):523-32.

[118] Buck Louis G, Dmochowski J, Lynch C, Kostyniak P, McGuinness B, Vena J. Polychlorinated biphenyl serum concentrations, lifestyle and time-to-pregnancy. Hum Reprod. 2009; 24(2):451-8.

[119] Fei C, McLaughlin JK, Lipworth L, Olsen J. Maternal levels of perfluorinated chemicals and subfecundity. Hum Reprod. 2009; 24(5):1200-5.

[120] Whitworth KW, Haug LS, Baird DD, Becher G, Hoppin JA, Skjaerven R, et al. Perfluorinated compounds and subfecundity in pregnant women. Epidemiology. 2012; 23(2):257.

[121] Jørgensen KT, Specht IO, Lenters V, Bach CC, Rylander L, Jönsson BA, et al. Perfluoroalkyl substances and time to pregnancy in couples from Greenland, Poland and Ukraine. Environ Health. 2014; 13(1):1-8.

[122] Louis GMB, Sundaram R, Schisterman EF, Sweeney AM, Lynch CD, Gore-Langton RE, et al. Persistent environmental pollutants and couple fecundity: The LIFE study. Environ Health Perspect. 2013; 121(2):231-6.

[123] Louis GMB, Sundaram R, Schisterman EF, Sweeney AM, Lynch CD, Gore-Langton RE, et al. Heavy metals and couple fecundity, the LIFE study. Chemosphere. 2012; 87(11):1201-7.

[124] Bloom MS, Louis GMB, Sundaram R, Kostyniak PJ, Jain J. Associations between blood metals and fecundity among women residing in New York state. Reprod Toxicol. 2011; 31(2):158-63.

[125] Levine H, Jørgensen N, Martino-Andrade A, Mendiola J, Weksler-Derri D, Mindlis I, et al. Temporal trends in sperm count: A systematic review and meta-regression analysis. Hum Reprod Update. 2017; 23(6):646-59.

[126] Jørgensen N, Lamb DJ, Levine H, Pastuszak AW, Sigalos JT, Swan SH, et al. Are worldwide sperm counts declining? Fertility and Sterility. 2021; 116(6):1457-63.

[127] Jurewicz J, Dziewirska E, Radwan M, Hanke W. Air pollution from natural and anthropic sources and male fertility. Reprod Biol Endocrinol. 2018; 16(1):1-18.

[128] Thonneau P, Bujan L, Multigner L, Mieusset R. Occupational heat exposure and male fertility: A review. Hum Reprod. 1998; 13(8):2122-5.

[129] Durairajanayagam D, Agarwal A, Ong C. Causes, effects and molecular mechanisms of testicular heat stress. Reprod Biomed Online. 2015; 30(1):14-27.

[130] Jung A, Eberl M, Schill W. Improvement of semen quality by nocturnal scrotal cooling and moderate behavioural change to reduce genital heat stress in men with oligoasthenoteratozoospermia. Reproduction. 2001; 121(4): 595-603.

[131] Mínguez-Alarcón L, Gaskins AJ, Chiu Y-H, Messerlian C, Williams PL, Ford JB, et al. Type of underwear worn and markers of testicular function among men attending a fertility center. Hum Reprod. 2018; 33(9):1749-56.

[132] Rodprasert W, Toppari J, Virtanen HE. Endocrine disrupting chemicals and reproductive health in boys and men. Front Endocrinol. 2021; 12:706532.

[133] Meeker JD, Yang T, Ye X, Calafat AM, Hauser R. Urinary concentrations of parabens and serum hormone levels, semen quality parameters, and sperm DNA damage. Environ Health Perspect. 2011; 119(2):252-7.

[134] Chiu Y, Afeiche M, Gaskins A, Williams P, Petrozza J, Tanrikut C, et al. Fruit and vegetable intake and their pesticide residues in relation to semen quality among men from a fertility clinic. Hum Reprod. 2015; 30(6):1342-51.

[135] Hauser R (ed.). The environment and male fertility: Re-

cent research on emerging chemicals and semen quality. Seminars in Reproductive Medicine, New York. Thieme Medical Publishers, Inc. , 2006.

[136] Mumford SL, Kim S, Chen Z, Gore-Langton RE, Barr DB, Louis GMB. Persistent organic pollutants and semen quality: The LIFE study. Chemosphere. 2015; 135:427-35.

[137] Tarapore P, Ouyang B. Perfluoroalkyl chemicals and male reproductive health: Do PFOA and PFOS increase risk for male infertility? Int J Environ Res Public Health. 2021; 18(7):3794.

[138] Joensen UN, Bossi R, Leffers H, Jensen AA, Skakkebæk NE, Jørgensen N. Do perfluoroalkyl compounds impair human semen quality? Environ Health Perspect. 2009; 117(6):923-7.

[139] López-Botella A, Velasco I, Acién M, Sáez-Espinosa P, Todolí-Torró J-L, Sánchez-Romero R, et al. Impact of heavy metals on human male fertility—An overview. Antioxidants. 2021; 10(9):1473.

[140] Carré J, Gatimel N, Moreau J, Parinaud J, Léandri R. Does air pollution play a role in infertility?: A systematic review. Environ Health. 2017; 16(1):1-16.

[141] Gaskins AJ, Minguez-Alarcon L, Williams PL, Chavarro JE, Schwartz JD, Kloog I, et al. Ambient air pollution and risk of pregnancy loss among women undergoing assisted reproduction. Environ Res. 2020; 191:110201.

[142] Du Y-Y, Fang Y-L, Wang Y-X, Zeng Q, Guo N, Zhao H, et al. Follicular fluid and urinary concentrations of phthalate metabolites among infertile women and associations with in vitro fertilization parameters. Reprod Toxicol. 2016; 61:142-50.

[143] Wu H, Ashcraft L, Whitcomb BW, Rahil T, Tougias E, Sites CK, et al. Parental contributions to early embryo development: Influences of urinary phthalate and phthalate alternatives among couples undergoing IVF treatment. Hum Reprod. 2017; 32(1):65-75.

[144] Machtinger R, Gaskins AJ, Racowsky C, Mansur A, Adir M, Baccarelli AA, et al. Urinary concentrations of biomarkers of phthalates and phthalate alternatives and IVF outcomes. Environ Int. 2018; 111:23-31.

[145] Mínguez-Alarcón L, Souter I, Chiu Y-H, Williams PL, Ford JB, Ye X, et al. Urinary concentrations of cyclohexane-1, 2-dicarboxylic acid monohydroxy isononyl ester, a metabolite of the non-phthalate plasticizer di (isononyl) cyclohexane-1, 2-dicarboxylate (DINCH), and markers of ovarian response among women attending a fertility center. Environ Res. 2016; 151:595-600.

[146] Bloom MS, Kim D, Vom Saal FS, Taylor JA, Cheng G, Lamb JD, et al. Bisphenol a exposure reduces the estradiol response to gonadotropin stimulation during in vitro fertilization. Fertil Steril. 2011; 96(3):672-7. e2.

[147] Mok-Lin E, Ehrlich S, Williams PL, Petrozza J, Wright DL, Calafat AM, et al. Urinary bisphenol A concentrations and ovarian response among women undergoing IVF. Int J Androl. 2010; 33(2):385-93.

[148] Ehrlich S, Williams PL, Missmer SA, Flaws JA, Berry KF, Calafat AM, et al. Urinary bisphenol A concentrations and implantation failure among women undergoing in vitro fertilization. Environ Health Perspect. 2012; 120(7):978-83.

[149] Ehrlich S, Williams PL, Missmer SA, Flaws JA, Ye X, Calafat AM, et al. Urinary bisphenol A concentrations and early reproductive health outcomes among women undergoing IVF. Hum Reprod. 2012; 27(12):3583-92.

[150] Radwan P, Wielgomas B, Radwan M, Krasiński R, Klimowska A, Zajdel R, et al. Triclosan exposure and in vitro fertilization treatment outcomes in women undergoing in vitro fertilization. Environ Sci Pollut Res Int. 2021; 28(10):12993-9.

[151] Hua R, Zhou Y, Wu B, Huang Z, Zhu Y, Song Y, et al. Urinary triclosan concentrations and early outcomes of in vitro fertilization-embryo transfer. Reproduction. 2017; 153(3):319-25.

[152] Dodge LE, Williams PL, Williams MA, Missmer SA, Toth TL, Calafat AM, et al. Paternal urinary concentrations of parabens and other phenols in relation to reproductive outcomes among couples from a fertility clinic. Environ Health Perspect. 2015; 123(7):665-71.

[153] Meeker JD, Maity A, Missmer SA, Williams PL, Mahalingaiah S, Ehrlich S, et al. Serum concentrations of polychlorinated biphenyls in relation to in vitro fertilization outcomes. Environ Health Perspect. 2011; 119(7):1010-6.

[154] Johnson PI, Altshul L, Cramer DW, Missmer SA, Hauser R, Meeker JD. Serum and follicular fluid concentrations of polybrominated diphenyl ethers and in-vitro fertilization outcome. Environ Int. 2012; 45:9-14.

[155] Ingle ME, Mínguez-Alarcón L, Carignan CC, Stapleton HM, Williams PL, Ford JB, et al. Exploring reproductive associations of serum polybrominated diphenyl ether and hydroxylated brominated diphenyl ether concentrations among women undergoing in vitro fertilization. Hum Reprod. 2020; 35(5):1199-210.

[156] Carignan CC, Mínguez-Alarcón L, Butt CM, Williams PL, Meeker JD, Stapleton HM, et al. Urinary concentrations of

organophosphate flame retardant metabolites and pregnancy outcomes among women undergoing in vitro fertilization. Environ Health Perspect. 2017; 125(8):087018.

[157] Messerlian C, Williams PL, Mínguez-Alarcón L, Carignan CC, Ford JB, Butt CM, et al. Organophosphate flame-retardant metabolite concentrations and pregnancy loss among women conceiving with assisted reproductive technology. Fertil Steril. 2018; 110(6):1137-44. e1.

[158] Carignan CC, Mínguez-Alarcón L, Williams PL, Meeker JD, Stapleton HM, Butt CM, et al. Paternal urinary concentrations of organophosphate flame retardant metabolites, fertility measures, and pregnancy outcomes among couples undergoing in vitro fertilization. Environ Int. 2018; 111: 232-8.

[159] Governini L, Orvieto R, Guerranti C, Gambera L, De Leo V, Piomboni P. The impact of environmental exposure to perfluorinated compounds on oocyte fertilization capacity. J Assist Reprod Genet. 2011; 28(5):415-8.

[160] McCoy JA, Bangma JT, Reiner JL, Bowden JA, Schnorr J, Slowey M, et al. Associations between perfluorinated alkyl acids in blood and ovarian follicular fluid and ovarian function in women undergoing assisted reproductive treatment. Sci Total Environ. 2017; 605-606:9-17.

[161] Heffernan AL, Cunningham TK, Drage DS, Aylward LL, Thompson K, Vijayasarathy S, et al. Perfluorinated alkyl acids in the serum and follicular fluid of UK women with and without polycystic ovarian syndrome undergoing fertility treatment and associations with hormonal and metabolic parameters. Int J Hyg Environ Health. 2018; 221(7): 1068-75.

[162] Jørgensen KT, Specht IO, Lenters V, Bach CC, Rylander L, Jönsson BA, et al. Perfluoroalkyl substances and time to pregnancy in couples from Greenland, Poland and Ukraine. Environ Health. 2014; 13:116.

[163] Kim YR, White N, Bräunig J, Vijayasarathy S, Mueller JF, Knox CL, et al. Per- and poly-fluoroalkyl substances (PFASs) in follicular fluid from women experiencing infertility in Australia. Environ Res. 2020; 190:109963.

[164] Ingle ME, Bloom MS, Parsons PJ, Steuerwald AJ, Kruger P, Fujimoto VY. Associations between IVF outcomes and essential trace elements measured in follicular fluid and urine: A pilot study. J Assist Reprod Genet. 2017; 34(2): 253-61.

[165] Bloom MS, Parsons PJ, Steuerwald AJ, Schisterman EF, Browne RW, Kim K, et al. Toxic trace metals and human oocytes during in vitro fertilization (IVF). Reprod Toxicol. 2010; 29(3):298-305.

[166] Wu S, Wang M, Deng Y, Qiu J, Zhang X, Tan J. Associations of toxic and essential trace elements in serum, follicular fluid, and seminal plasma with in vitro fertilization outcomes. Ecotoxicol Environ Saf. 2020; 204:110965.

[167] Hou HY, Wang D, Zou XP, Yang ZH, Li TC, Chen YQ. Does ambient air pollutants increase the risk of fetal loss? A case-control study. Arch Gynecol Obstet. 2014; 289(2): 285-91.

[168] Moridi M, Ziaei S, Kazemnejad A. Exposure to ambient air pollutants and spontaneous abortion. J Obstet Gynaecol Res. 2014; 40(3):743-8.

[169] Di Ciaula A, Bilancia M. Relationships between mild PM10 and ozone urban air levels and spontaneous abortion: Clues for primary prevention. Int J Environ Health Res. 2015; 25(6):640-55.

[170] Ha S, Sundaram R, Buck Louis GM, Nobles C, Seeni I, Sherman S, et al. Ambient air pollution and the risk of pregnancy loss: A prospective cohort study. Fertil Steril. 2018; 109(1):148-53.

[171] Ghosh R, Causey K, Burkart K, Wozniak S, Cohen A, Brauer M. Ambient and household PM 2. 5 pollution and adverse perinatal outcomes: A meta-regression and analysis of attributable global burden for 204 countries and territories. PLoS Med. 2021; 18(9):e1003718.

[172] Toft G, Jönsson BA, Lindh CH, Jensen TK, Hjollund NH, Vested A, et al. Association between pregnancy loss and urinary phthalate levels around the time of conception. Environ Health Perspect. 2012; 120(3):458-463.

[173] Gao H, Zhang YW, Huang K, Yan SQ, Mao LJ, Ge X, et al. Urinary concentrations of phthalate metabolites in early pregnancy associated with clinical pregnancy loss in Chinese women. Sci Rep. 2017; 7(1):6800.

[174] Yi H, Gu H, Zhou T, Chen Y, Wang G, Jin Y, et al. A pilot study on association between phthalate exposure and missed miscarriage. Eur Rev Med Pharmacol Sci. 2016; 20(9):1894-902.

[175] Mu D, Gao F, Fan Z, Shen H, Peng H, Hu J. Levels of phthalate metabolites in urine of pregnant women and risk of clinical pregnancy loss. Environ Sci Technol. 2015; 49(17):10651-7.

[176] Cantonwine D, Meeker JD, Hu H, Sánchez BN, Lamadrid-Figueroa H, Mercado-García A, et al. Bisphenol A exposure in Mexico City and risk of prematurity: A pilot nested case control study. Environ Health. 2010; 9:62.

[177] Zhang Y, Mustieles V, Yland J, Braun JM, Williams PL, Attaman JA, et al. Association of parental preconception exposure to phthalates and phthalate substitutes with preterm

birth. JAMA Netw Open. 2020; 3(4):e202159.

[178] Messerlian C, Braun JM, Mínguez-Alarcón L, Williams PL, Ford JB, Mustieles V, et al. Paternal and maternal urinary phthalate metabolite concentrations and birth weight of singletons conceived by subfertile couples. Environ Int. 2017; 107:55-64.

[179] Zhang Y, Mustieles V, Williams PL, Yland J, Souter I, Braun JM, et al. Prenatal urinary concentrations of phenols and risk of preterm birth: Exploring windows of vulnerability. Fertil Steril. 2021; 116(3):820-32.

[180] Huang S, Li J, Xu S, Zhao H, Li Y, Zhou Y, et al. Bisphenol a and bisphenol s exposures during pregnancy and gestational age - a longitudinal study in China. Chemosphere. 2019; 237:124426.

[181] Cantonwine DE, Ferguson KK, Mukherjee B, McElrath TF, Meeker JD. Urinary bisphenol A levels during pregnancy and risk of preterm birth. Environ Health Perspect. 2015; 123(9):895-901.

[182] Tang R, Chen MJ, Ding GD, Chen XJ, Han XM, Zhou K, et al. Associations of prenatal exposure to phenols with birth outcomes. Environ Pollut. 2013; 178:115-20.

[183] Geer LA, Pycke BFG, Waxenbaum J, Sherer DM, Abulafia O, Halden RU. Association of birth outcomes with fetal exposure to parabens, triclosan and triclocarban in an immigrant population in Brooklyn, New York. J Hazard Mater. 2017; 323(Pt A):177-83.

[184] Aung MT, Ferguson KK, Cantonwine DE, McElrath TF, Meeker JD. Preterm birth in relation to the bisphenol A replacement, bisphenol S, and other phenols and parabens. Environ Res. 2019; 169: 131-8.

[185] Aker AM, Ferguson KK, Rosario ZY, Mukherjee B, Alshawabkeh AN, Cordero JF, et al. The associations between prenatal exposure to triclocarban, phenols and parabens with gestational age and birth weight in northern Puerto Rico. Environ Res. 2019; 169: 41-51.

[186] Mustieles V, Zhang Y, Yland J, Braun JM, Williams PL, Wylie BJ, et al. Maternal and paternal preconception exposure to phenols and preterm birth. Environ Int. 2020; 137: 105523.

[187] Messerlian C, Mustieles V, Minguez-Alarcon L, Ford JB, Calafat AM, Souter I, et al. Preconception and prenatal urinary concentrations of phenols and birth size of singleton infants born to mothers and fathers from the environment and reproductive health (EARTH) study. Environ Int. 2018; 114:60-8.

[188] Govarts E, Nieuwenhuijsen M, Schoeters G, Ballester F, Bloemen K, de Boer M, et al. Birth weight and prenatal exposure to polychlorinated biphenyls (PCBs) and dichlorodiphenyldichloroethylene (DDE):A meta-analysis within 12 European birth cohorts. Environ Health Perspect. 2012; 120 (2):162-70.

[189] Longnecker MP, Klebanoff MA, Brock JW, Guo X. Maternal levels of polychlorinated biphenyls in relation to preterm and small-for-gestational-age birth. Epidemiology. 2005; 16(5):641-7.

[190] Wolff MS, Engel S, Berkowitz G, Teitelbaum S, Siskind J, Barr DB, et al. Prenatal pesticide and PCB exposures and birth outcomes. Pediatr Res. 2007; 61(2):243-50.

[191] Liew Z, Luo J, Nohr EA, Bech BH, Bossi R, Arah OA, et al. Maternal plasma perfluoroalkyl substances and miscarriage: A nested case-control study in the Danish national birth cohort. Environ Health Perspect. 2020; 128 (4): 47007.

[192] Darrow LA, Howards PP, Winquist A, Steenland K. PFOA and PFOS serum levels and miscarriage risk. Epidemiology. 2014; 25(4):505-12.

[193] Louis GM, Sapra KJ, Barr DB, Lu Z, Sundaram R. Preconception perfluoroalkyl and polyfluoroalkyl substances and incident pregnancy loss, LIFE study. Reprod Toxicol. 2016; 65:11-7.

[194] Lam J, Koustas E, Sutton P, Johnson PI, Atchley DS, Sen S, et al. The navigation guide—evidence-based medicine meets environmental health: Integration of animal and human evidence for PFOA effects on fetal growth. Environ Health Perspect. 2014; 122(10):1040-51.

[195] Koustas E, Lam J, Sutton P, Johnson PI, Atchley DS, Sen S, et al. The navigation guide—evidence-based medicine meets environmental health: Systematic review of nonhuman evidence for PFOA effects on fetal growth. Environ Health Perspect. 2014; 122(10):1015-27.

[196] Johnson PI, Sutton P, Atchley DS, Koustas E, Lam J, Sen S, et al. The navigation guide—evidence-based medicine meets environmental health: Systematic review of human evidence for PFOA effects on fetal growth. Environ Health Perspects. 2014; 122(10):1028-39.

[197] Blake BE, Fenton SE. Early life exposure to per- and polyfluoroalkyl substances (PFAS) and latent health outcomes: A review including the placenta as a target tissue and possible driver of peri- and postnatal effects. Toxicology. 2020; 443:152565.

[198] Meng Q, Inoue K, Ritz B, Olsen J, Liew Z. Prenatal exposure to perfluoroalkyl substances and birth outcomes; an updated analysis from the Danish National Birth Cohort. Int J Environ Res Public Health. 2018; 15(9):1832.

[199] Wikström S, Lin P-I, Lindh CH, Shu H, Bornehag C-G. Maternal serum levels of perfluoroalkyl substances in early pregnancy and offspring birth weight. Pediatr Res. 2020; 87(6):1093.

[200] Manzano-Salgado CB, Casas M, Lopez-Espinosa M-J, Ballester F, Iñiguez C, Martinez D, et al. Prenatal exposure to perfluoroalkyl substances and birth outcomes in a Spanish birth cohort. Environ Int. 2017; 108:278-84.

[201] Maisonet M, Terrell ML, McGeehin MA, Christensen KY, Holmes A, Calafat AM, et al. Maternal concentrations of polyfluoroalkyl compounds during pregnancy and fetal and postnatal growth in British girls. Environ Health Perspect. 2012; 120(10):1432-7.

[202] Marks KJ, Cutler AJ, Jeddy Z, Northstone K, Kato K, Hartman TJ. Maternal serum concentrations of perfluoroalkyl sub-stances and birth size in British boys. Int J Hyg Environ Health. 2019; 222(5):889-95.

[203] Apelberg BJ, Witter FR, Herbstman JB, Calafat AM, Halden RU, Needham LL, et al. Cord serum concentrations of perfluorooctane sulfonate (PFOS) and perfluorooctanoate (PFOA) in relation to weight and size at birth. Environ Health Perspect. 2007; 115(11):1670-6.

[204] Sagiv SK, Rifas-Shiman SL, Fleisch AF, Webster TF, Calafat AM, Ye X, et al. Early-pregnancy plasma concentrations of perfluoroalkyl substances and birth outcomes in project viva: Confounded by pregnancy hemodynamics? Am J Epidemiol. 2018; 187(4):793-802.

[205] Darrow LA, Stein CR, Steenland K. Serum perfluorooctanoic acid and perfluorooctane sulfonate concentrations in relation to birth outcomes in the mid-Ohio valley, 2005-2010. Environ Health Perspect. 2013; 121(10):1207-13.

[206] Starling AP, Adgate JL, Hamman RF, Kechris K, Calafat AM, Ye X, et al. Perfluoroalkyl substances during pregnancy and offspring weight and adiposity at birth: Examining mediation by maternal fasting glucose in the healthy start study. Environ Health Perspect. 2017; 125(6): 067016.

[207] Xu C, Yin S, Liu Y, Chen F, Zhong Z, Li F, et al. Prenatal exposure to chlorinated polyfluoroalkyl ether sulfonic acids and perfluoroalkyl acids: Potential role of maternal determinants and associations with birth outcomes. J Hazard Mater. 2019; 380:120867.

[208] Liu X, Chen D, Wang B, Xu F, Pang Y, Zhang L, et al. Does low maternal exposure to per- and polyfluoroalkyl substances elevate the risk of spontaneous preterm birth? A nested case-control study in China. Environ Sci Technol. 2020; 54(13):8259-68.

[209] Khanam R, Kumar I, Oladapo-Shittu O, Twose C, Islam AA, Biswal SS, et al. Prenatal environmental metal exposure and preterm birth: A scoping review. Int J Environ Res Public Health. 2021; 18(2).

[210] Zhu M, Fitzgerald EF, Gelberg KH, Lin S, Druschel CM. Maternal low-level lead exposure and fetal growth. Environ Health Perspect. 2010; 118(10):1471-5.

[211] Rahman A, Vahter M, Smith AH, Nermell B, Yunus M, El Arifeen S, et al. Arsenic exposure during pregnancy and size at birth: A prospective cohort study in Bangladesh. Am J Epidemiol. 2009; 169(3):304-12.

[212] Al-Saleh I, Shinwari N, Mashhour A, Rabah A. Birth outcome measures and maternal exposure to heavy metals (lead, cadmium and mercury) in Saudi Arabian population. Int J Hyg Environ Health. 2014; 217(2-3):205-18.

[213] Rhee JW, Aks SE. Chapter 81—Organochlorine Insecticides. In: Haddad and Winchester's Clinical Management of Poisoning and Drug Overdose, 4th edition, Shannon MW, Borron SW, Burns MJ (eds.). Philadelphia: W. B. Saunders, pp. 1231-6, 2007. Available from: https://www.sciencedirect.com/science/article/pii/B9780721606934500864

[214] Harper JC, Hammarberg K, Simopoulou M, Koert E, Pedro J, Massin N, et al. The international fertility education initiative: Research and action to improve fertility awareness. Hum Reprod Open. 2021; 2021(4): hoab031. https://doi.org/10.1093/hropen/hoab031.

[215] Harville EW, Mishra GD, Yeung E, Mumford SL, Schisterman EF, Jukic AM, et al. The preconception period analysis of risks and exposures influencing health and development (PrePARED) consortium. Paediatr Perinat Epidemiol. 2019 Nov; 33(6):490-502.

[216] Robinson L, Gallos ID, Conner SJ, Rajkhowa M, Miller D, Lewis S, et al. The effect of sperm DNA fragmentation on miscarriage rates: A systematic review and meta-analysis. Hum Reprod. 2012 Oct; 27(10):2908-17.

[217] Oluwayiose OA, Marcho C, Wu H, Houle E, Krawetz SA, Suvorov A, et al. Paternal preconception phthalate exposure alters sperm methylome and embryonic programming. Environ Int. 2021; 155:106693.

[218] Eichenlaub-Ritter U, Pacchierotti F. Bisphenol A effects on mammalian oogenesis and epigenetic integrity of oocytes: A case study exploring risks of endocrine disrupting chemicals. Biomed Res Int. 2015; 2015:698795. https://doi.org/10.1155/2015/698795.

[219] Santangeli S, Maradonna F, Olivotto I, Piccinetti CC, Gioacchini G, Carnevali O. Effects of BPA on female reproduc-

tive function: The involvement of epigenetic mechanism. Gen Comp Endocrinol. 2017; 245:122-6.

[220] Hipwell AE, Kahn LG, Factor-Litvak P, Porucznik CA, Siegel EL, Fichorova RN, et al. Exposure to non-persistent chemicals in consumer products and fecundability: A systematic review. Hum Reprod Update. 2019 Jan 1; 25(1): 51-71. https://doi. org/10. 1093/humupd/dmy032.

[221] Pocar P, Fiandanese N, Berrini A, Secchi C, Borromeo V. Maternal exposure to di(2-ethylhexyl) phthalate (DEHP) promotes the transgenerational inheritance of adult-onset reproductive dysfunctions through the female germline in mice. Toxicol Appl Pharmacol. 2017; 322:113-21.

[222] Xin F, Susiarjo M, Bartolomei MS. Multigenerational and transgenerational effects of endocrine disrupting chemicals: A role for altered epigenetic regulation? Semin Cell Dev Biol. 2015; 43: 66-75.

[223] Ghosh A, Tripathy A, Ghosh D. Impact of endocrine disrupting chemicals (EDCs) on reproductive health of human. Proc Zool Soc. 2022; 75(1):16-30. https://doi. org/10. 1007/s12595-021-00412-3.

[224] Joensen UN, Jørgensen N, Thyssen JP, Szecsi PB, Stender S, Petersen JH, et al. Urinary excretion of phenols, parabens and benzophenones in young men: Associations to reproductive hormones and semen quality are modified by mutations in the Filaggrin gene. Environ Int. 2018; 121:365-74. https://www. sciencedirect. com/science/article/pii/S0160412018310274 .

[225] Braun JM, Messerlian C, Hauser R. Fathers matter: Why it's time to consider the impact of paternal environmental exposures on children's health. Curr Epidemiol Rep. 2017; 4(1):46-55.

[226] Jenkins TG, Carrell DT. The paternal epigenome and embryo-genesis: Poising mechanisms for development. Asian J Androl. 2011; 13(1):76-80.

[227] Kumar M, Kumar K, Jain S, Hassan T, Dada R. Novel insights into the genetic and epigenetic paternal contribution to the human embryo. Clinics (Sao Paulo). 2013; 68(Suppl 1):5-14.

[228] Chen Q, Yan W, Duan E. Epigenetic inheritance of acquired traits through sperm RNAs and sperm RNA modifications. Nat Rev Genet. 2016 Dec; 17(12):733-43.

[229] Smarr MM, Grantz KL, Sundaram R, Maisog JM, Kannan K, Louis GMB. Parental urinary biomarkers of preconception exposure to bisphenol A and phthalates in relation to birth outcomes. Environ Heal. 2015; 14(1):73. https://doi. org/10. 1186/s12940-015-0060-5.

[230] El Ouazzani H, Fortin S, Venisse N, Dupuis A, Rouillon S, Cambien G, et al. Perinatal environmental health education intervention to reduce exposure to endocrine disruptors: The PREVED project. Int J Environ Res Public Health. 2021 Dec 22; 19(1):70.

[231] Park S, Chung C. Effects of A dietary modification intervention on menstrual pain and urinary BPA levels: A single group clinical trial. BMC Womens Health. 2021; 21(1):58.

[232] Galloway TS, Baglin N, Lee BP, Kocur AL, Shepherd MH, Steele AM, et al. An engaged research study to assess the effect of a "realworld" dietary intervention on urinary bisphenol A (BPA) levels in teenagers. BMJ Open. 2018; 8(2):e018742.

[233] Szybiak A, Rutkowska A, Wilczewska K, Wasik A, Namie-śnik J, Rachoń D. Daily diet containing canned products significantly increases serum concentrations of endocrine disruptor bisphenol A in young women. Polish Arch Intern Med. 2017; 127(4):278-80.

[234] Barrett ES, Velez M, Qiu X, Chen S-R. Reducing prenatal phthalate exposure through maternal dietary changes: Results from a pilot study. Matern Child Health J. 2015; 19(9):1936-42.

[235] Carwile JL, Ye X, Zhou X, Calafat AM, Michels KB. Canned soup consumption and urinary bisphenol A: A randomized crossover trial. JAMA. 2011; 306(20):2218-20.

[236] Rudel RA, Gray JM, Engel CL, Rawsthorne TW, Dodson RE, Ackerman JM, et al. Food packaging and bisphenol A and bis(2-ethyhexyl) phthalate exposure: Findings from a dietary intervention. Environ Health Perspect. 2011 Jul; 119(7):914-20.

[237] Hagobian T, Delli-Bovi Z, Mercado A, Bird A, Guy M, Phelan S. Development and feasibility of randomized trial to reduce urinary bisphenols in women with obesity. Pilot Feasibility Stud. 2021; 7(1):24.

[238] Jo A, Kim S, Ji K, Kho Y, Choi K. Influence of vegetarian dietary intervention on urinary paraben concentrations: A pilot study with 'temple stay' participants. Toxics. 2020 Jan 17; 8(1):3.

[239] Sears CG, Lanphear BP, Calafat AM, Chen A, Skarha J, Xu Y, et al. Lowering urinary phthalate metabolite concentrations among children by reducing contaminated dust in housing units: A randomized controlled trial and observational study. Environ Sci Technol. 2020 Apr 7; 54(7): 4327-35.

36

体外受精治疗的适应证

Julie Labrosse 和 Michaël Grynberg

引　言

体外受精(IVF)最初是为了治疗输卵管性不孕而发展起来的。1978 年报道了全球首例试管婴儿活产,患者为一名双侧输卵管梗阻的女性[1]。在双侧输卵管梗阻复通失败后,体外受精技术是患者实现妊娠的唯一选择。通过自然周期监测卵泡生长、腹腔镜获取成熟的卵母细胞,在体外受精后将胚胎移植到宫腔内,首例试管婴儿便产生了。从那以后,IVF 的适应证逐渐扩大。据估计,全球有超过 800 万婴儿是通过体外受精出生的[2,3]。欧洲试管婴儿周期数 2017 年为 165 379 例,并呈现逐年增加的趋势[2,4]。与此同时,体外受精领域的高速发展也引发了一系列医学和伦理问题。与自然妊娠相比,体外受精增加了患者的医疗风险[5-7],与产科、围产期和新生儿不良结局有关[3,8-11]。此外,体外受精导致冷冻胚胎数目越来越多,特别是由于各种原因导致的全胚冷冻,比如预防卵巢过度刺激综合征,卵泡晚期孕酮升高,在一次取卵周期尽可能获得最多胚胎数量的治疗策略等[12-14]。越来越多的可能不会被移植的剩余胚胎累积冻存,引发了一系列关于这些胚胎未来如何使用以及与人类生物资源库相关的伦理问题。总体而言,体外受精技术的发展及其日益提高的成功率为我们打开了广阔的视野,开辟了人类社会繁衍的新愿景[15]。鉴于试管婴儿的高速发展正挑战着人类胚胎的道德处境和体外受精的伦理争议,本章总结了不论是达成共识还是有争议的体外受精的适应证。

输卵管性不孕

之前提到,IVF 最初是为了治疗输卵管性不孕而发展起来的。输卵管的通畅度是评估人类生育能力的一个重要参数,因为卵母细胞是在输卵管中受精的,而且胚胎发育的第一阶段也是在胚胎从输卵管到宫腔的旅途中发生的。据报道,输卵管梗阻在不孕夫妇中占比 12%~33%[16]。输卵管梗阻的诊断和评估可以通过子宫输卵管造影术(经宫颈管注射造影剂后对子宫腔和输卵管进行影像学评估)[17]、超声扫描[子宫输卵管超声造影(HyCoSy)、子宫输卵管超声泡沫造影(HyFoSy)][18,19]或腹腔镜美兰试验。输卵管的完整性及功能性可受到多种因素的影响,比如输卵管堵塞(无论是近端、远端、单侧或双侧的堵塞)、附件周围粘连、盆腔炎、子宫内膜异位症或输卵管手术等因素均可以影响[20]。输卵管炎症可以由性传播疾病、产后败血症、宫内节育器或术后并发症引起。最常见的输卵管感染是沙眼衣原体。据报道沙眼衣原体与双侧输卵管梗阻显著相关[21]。其他感染因素如淋病也可以损伤输卵管,其中 30%~50%的淋球菌感染伴随有沙眼衣原体感染[16]。由盆腔感染引起的输卵管性不孕的严重程度,取决于炎症发病的次数和严重程度[16]。

输卵管手术是输卵管性不孕患者恢复自然妊娠机会的一种治疗方式。然而,目前仍缺乏高质量的随机对照试验(RCTs)来对比体外受精与生殖输卵管手术的利弊。手术治疗的效果与输卵管损伤的部位和程度有关。在输卵管近端阻塞的情况下,尽管缺乏有效的证据证明输卵管导丝复通优于 IVF 治疗[22],但输卵管导丝复通由于其操作简单[23]故而值得尝试。一项包含了 27 项观察性研究的系统回顾和荟萃分析,分析了 1 556 例因近端输卵管梗阻而接受输卵管导丝复通术并在术后尝试自然受孕的患者,结果显示,临床总妊娠率为 27% (95%CI:25%~30%),6 个月内临床累积妊娠率为 22.3% (95% CI:17.8%~27.8%),12 个月内临床累积妊娠率为 26.4% (95%CI:23.0%~30.2%)[22]。输卵管导丝复通的妊娠结局几乎与体外受精的妊娠结局相当,其优势是恢复了自然妊娠的能力。输卵管远端阻塞也可考虑手术治疗,但存在争议,手术治疗与否取决于输卵管病变的类型和外科医生实施高质量输卵管手术的胜任力。其他影响输卵管通畅度的因素,比如输卵管积水的治疗也存在争议。输卵管积水与较低的妊娠率和较高的异位妊娠风险相关,即使在手术修复后也是如此[24-26]。然而一项 Cochrane 荟萃分析表明,在试管婴儿之前手术处理输卵管积水,对试管婴儿妊娠率有积极影响[27]。对于单侧输卵管性不孕的最佳治疗方案目前没有达成共识。虽然宫腔内人工授精(IUI)在理论上是可行的,但与对照组相比,单侧输卵管异常与宫腔内人工授精的活产率下降有关[28,29]。与自然受孕相比,一些研究表明对于单侧输卵管性不孕患者,体外受精可能是更合适的一线治疗选择,因为体外受精可以绕过输卵管从而达到降低异位妊娠风险的目的[30]。

总的来说,对比体外受精,未来仍需要进行高质量的临床试验来证明输卵管手术在输卵管性不孕女性治疗中的有效性和非劣效性。输卵管手术的效果和术后的活产率也需要根据输卵管损伤的性质和严重程度进行充分的评估。未来的临床试验还应比较手术与体外受精在治疗输卵管性不孕症中的成本效益[31]。根据现有的证据,建议对有输卵管不孕因素的夫妇尽快考虑体外受精助孕,尤其是在手术失败、预后不良或存在其他不孕因素的夫妇中。

子宫内膜异位症

子宫内膜异位症是生殖门诊咨询的主要病种之一。与生育力正常的夫妇相比,子宫内膜异位症患者的月生育率降低 2%~10%[32]。对于子宫内膜异位症的不孕患者,相比较期待治疗,目前仍缺乏评估辅助生殖技术(ART)有效性的随机试验[33]。手术治疗的有效性也存在争议。最佳的治疗方案取决于多种因素,包括子宫内膜异位症的分期。对于 I~Ⅱ期子宫内膜异位症,根据 rASRM(修订版美国生殖医学会评分),腹腔镜手术可以作为一种治疗方式,部分研究发现与期待治疗组相比,手术后的持续妊娠率有所提高[34]。根据欧洲人类生殖与胚胎学会(ESHRE)指南,建议选择 CO_2 激光汽化手术,因为与单极电凝相比,它具有更高的累积自然妊娠率[32]。子宫内膜异位症生育指数(EFI)评分系统可用于预测术后自然妊娠的概率[35]。该评分系统考虑了患者相关因素(年龄、不孕年限和既往妊娠史)和手术因素(输卵管和卵巢功能、子宫内膜异位症病损以及 rASRM 的评分),得出了术后非 ART 治疗妊娠率相关的评分,范围 0~10 分,可以作为患者术后选择助孕方式的评估工具[36]。对于子宫内膜异位症性不孕,IUI 的有效性不确定。根据 ESHRE 指南,与期待治疗相比,对于 rASRM 分期 I~Ⅱ期子宫内膜异位症的不孕女性,可采用诱导排卵联合 IUI 治疗[37]。对于中重度子宫内膜异位症,目前没有随机对照试验或荟萃分析来证明手术是否对妊娠率有积极影响。有研究报道手术后自然妊娠率在 30%~67%,但研究质量均不高,也没有对不同类型子宫内膜异位症病损的相关评估[32]。此外,关于切除深部子宫内膜异位症灶是否能提高自然妊娠率也存在争论,因其手术范围较大且并发症发生率较高[38,39],手术的益处有限。一项系统综述表明子宫内膜异位症复发再次手术后的妊娠率(22%)低于首次手术后的妊娠率(40%)[40]。严重/深度浸润性子宫内膜异位症的处理是十分复杂的,建议转诊到具有丰富经验的临床专家的中心[41]。

总之,手术对子宫内膜异位症患者的益处很难判断和预测。鉴于对子宫内膜异位症性不孕的管理缺乏共识,药物干预治疗、手术治疗还是体外受精助孕,需根据患者的症状、囊肿的复杂程度、是否需要病理诊断、年龄、卵巢储备、不孕年限、是否合并男性不育因素以及是否具有手术胜任力的外科医生综合来判断。体外受精是子宫内膜异位症不孕患者最主要的治疗方式,特别是在合并其他不孕因素或其他治疗措施失败的情况下。对于这类患者没有推荐的促排卵方案。根据患者和医生的偏好,拮抗剂和激动剂方案都可以选择,因为没有证据表明这两种方案在妊娠率或活产率方面存在差异[37]。从长远来看,卵泡环境和卵母细胞中的类固醇生成失调、氧化应激、细胞更替、炎性反应和血管生成异常等因素都可能导致子宫内膜异位症相关性不孕。因此,针对这些机制的治疗可以改善子宫内膜异位症相关性不孕夫妇的体外受精结局[42]。

多囊卵巢综合征(PCOS)

对于多囊卵巢综合征的排卵障碍,在没有输卵管或精子异常的情况下,一些随机对照试验表明,使用促排卵药物(如选择性雌激素受体拮抗剂、芳香化酶抑制剂或促性腺激素)治疗,无论是否加用扳机,都是有效的[43]。因此在这种情况下,诱导排卵是一线治疗方案。据统计诱导排卵治疗 1 年后的累积活产率可达 60%[44]。在临床实践中,对于无其他不孕因素的多囊卵巢综合征患者,在数个诱导排卵周期仍未孕的情况下,可以考虑体外受精。

非重度男性因素不育症

卵胞质内单精子注射(ICSI)是严重男性不育症的治疗选择,对于轻度或中度男性不育症的治疗目前是有争议的。在预后良好的夫妇中,轻度男性因素不育的一线治疗通常是促排卵结合 IUI 治疗,因为它比 IVF 或 ICSI 的有创性和负担更小。在临床实践中,如果 3~4 次人工授精仍未受孕,可以考虑进一步的有创治疗。在非重度男性因素不育的情况下,ICSI 并不优于 IVF。一项回顾性研究共纳入了 21 899 例首次 IVF 周期的患者,其中 18 962 例为常规 IVF, 2 937 例为 ICSI,该研究未观察到 ICSI 在轻度或中度少弱精子症患者的妊娠率和活产率方面优于 IVF[45]。此外,一项回顾性研究表明,当精子形态没有严重受损、精子浓度和活力正常时,与 ICSI 相比,常规 IVF 可提高囊胚培养率和囊胚质量[46]。因此,在没有其他不孕因素的情况下,轻度男性因素不育症患者可在 3~4 个 IUI 周期失败后,再考虑体外受精。

不明原因不孕和高龄女性

不明原因不孕症是指在当前医学知识范围内无法确定原因的不孕症(无排卵障碍、无输卵管或精子改变)。不明原因不孕症影响高达40%的不孕夫妇[47]。不明原因不孕症的治疗选择困难且具有争议,因为对这类患者的病因无法作出明确的医学解释。这类患者在治疗时必须考虑多种因素,如不孕年限、卵巢储备和女方年龄。据报道,当不孕年限超过3年且男方年龄大于35岁时,不明原因不孕症的预后会更差[48]。因此,在没有其他不孕因素(如女方高龄、卵巢功能减退、不孕持续时间长)的情况下,建议一线治疗方案选择3~4个周期的促排卵结合IUI治疗。研究表明,对于预后良好的不明原因不孕症患者,3~6个IUI周期后的活产率与1~2个IVF周期后的活产率相似[49,50]。若合并其他不利因素,IVF应作为一线治疗方案[48]。根据一项随机对照试验[51],在不明原因不孕的情况下,IVF治疗的总体结局是可接受的,获得妊娠的平均耗时比IUI缩短3个月。ASRM报道在不明原因不孕患者中IVF的活产率为30.4%[52]。一项针对不明原因不孕夫妇的Cochrane综述显示,与期待治疗相比,体外受精有更高的妊娠率(OR:3.24,95%CI:1.07~9.80)[53],以及更高的活产率(OR:22.0,95%CI:2.56~189.38)[54]。相关研究没有观察到ICSI优于IVF[55]。与常规IVF相比,ICSI的周期取消率可能会更高[56]。

近年来35岁以上来生殖中心治疗的女性越来越多。由于教育、职业或个人原因,越来越多的女性推迟生育。35岁及以上生育第一胎的女性比例是30年前的8倍[57]。对于这些高龄女性而言,尽快进入试管周期有一定益处,因为年龄与卵巢储备、卵母细胞质量的下降息息相关。由于周而复始地卵泡募集、生长发育、排卵和闭锁等机制,卵泡池中窦卵泡计数逐渐减少,卵巢储备也逐渐耗竭[58-60]。一个数学模型显示,卵泡池中窦卵泡计数是呈指数下降的,在37.5岁时耗竭会加速[61-63]。这种耗竭速率的增长可以理解为在绝经前10年卵泡的募集、生长开始加速[59]和/或原始卵泡闭锁速率的增加[63]。因此,在高龄女性卵巢储备耗竭之前,建议进行体外受精治疗。在高龄女性中,临床实践证明IVF比IUI更有效[64-66]。因此,考虑到近年来女性推迟生育的趋势,以及高龄女性不孕比例相对较高,体外受精是最合适的治疗方案。

总　结

总之,在选择最佳方案治疗不孕症时,应考虑到夫妇双方所有与不孕相关的因素。为了明确体外受精治疗的适应证,以及建立相关指南,进一步的随机对照试验和高质量的研究是有必要的。体外受精作为采用最广泛和妊娠率最高的助孕方式之一,已经为全世界数百万对夫妇提供了生育孩子的机会。随着这项技术的飞速发展,体外受精的影响力和应用性正在逐渐扩大。虽然体外受精技术相对经济安全,但临床决策不应仅考虑医疗和经济因素,还应包括伦理和社会因素。体外受精的高速发展为人类社会开辟了新视野,仍需要我们在未来继续探索。

(杨纨译,杨蕊、王洋校)

参考文献

[1] Steptoe PC, Edwards RG. Birth after the reimplantation of a human embryo. Lancet Lond Engl. 1978 Aug 12; 2(8085): 366.

[2] European IVF-Monitoring Consortium (EIM) for the European Society of Human Reproduction and Embryology (ESHRE), Wyns C, De Geyter C, Calhaz-Jorge C, Kupka MS, Motrenko T, et al. ART in Europe, 2017: Results generated from European registries by ESHRE. Hum Reprod Open. 2021; 2021(3):hoab026.

[3] Berntsen S, Söderström-Anttila V, Wennerholm U-B, Laivuori H, Loft A, Oldereid NB, et al. The health of children conceived by ART: 'The chicken or the egg?' Hum Reprod Update. 2019 Mar 1; 25(2):137-58.

[4] ART Success Rates | CDC [Internet]. 2022 [cited 2022 Mar 4]. Available from: https://www.cdc.gov/art/artdata/index.html

[5] Bodri D, Guillén JJ, Polo A, Trullenque M, Esteve C, Coll O. Complications related to ovarian stimulation and oocyte retrieval in 4052 oocyte donor cycles. Reprod Biomed Online. 2008; 17(2):237-43.

[6] Maxwell KN, Cholst IN, Rosenwaks Z. The incidence of both serious and minor complications in young women undergoing oocyte donation. Fertil Steril. 2008 Dec; 90(6): 2165-71.

[7] Klemetti R, Sevón T, Gissler M, Hemminki E. Complications of IVF and ovulation induction. Hum Reprod Oxf Engl. 2005 Dec; 20(12):3293-300.

[8] Farhi A, Reichman B, Boyko V, Hourvitz A, Ron-El R, Lerner-Geva L. Maternal and neonatal health outcomes following assisted reproduction. Reprod Biomed Online. 2013 May; 26(5):454-61.

[9] Giorgione V, Parazzini F, Fesslova V, Cipriani S, Candiani M, Inversetti A, et al. Congenital heart defects in IVF/ICSI pregnancy: Systematic review and meta-analysis. Ultrasound

Obstet Gynecol. 2018 Jan; 51(1):33-42.

[10] Pandey S, Shetty A, Hamilton M, Bhattacharya S, Maheshwari A. Obstetric and perinatal outcomes in singleton pregnancies resulting from IVF/ICSI: A systematic review and meta-analysis. Hum Reprod Update. 2012 Oct; 18(5):485-503.

[11] Pinborg A, Wennerholm UB, Romundstad LB, Loft A, Aittomaki K, Söderström-Anttila V, et al. Why do singletons conceived after assisted reproduction technology have adverse perinatal outcome? Systematic review and meta-analysis. Hum Reprod Update. 2013 Apr; 19(2):87-104.

[12] Roque M, Valle M, Guimarães F, Sampaio M, Geber S. Freeze-all policy: Fresh vs. frozen-thawed embryo transfer. Fertil Steril. 2015 May; 103(5):1190-3.

[13] Zhu Q, Chen Q, Wang L, Lu X, Lyu Q, Wang Y, et al. Live birth rates in the first complete IVF cycle among 20 687 women using a freeze-all strategy. Hum Reprod. 2018 May 1; 33(5):924-9.

[14] Racca A, Vanni VS, Somigliana E, Reschini M, Viganò P, Santos-Ribeiro S, et al. Is a freeze-all policy the optimal solution to circumvent the effect of late follicular elevated progesterone? A multicentric matched-control retrospective study analysing cumulative live birth rate in 942 non-elective freeze-all cycles. Hum Reprod. 2021 Aug 18; 36(9): 2463-72.

[15] Fishel S. First in vitro fertilization baby—This is how it happened. Fertil Steril. 2018 Jul 1; 110(1):5-11.

[16] Khalaf Y. Tubal subfertility. BMJ. 2003 Sep 13; 327 (7415):610-3.

[17] Baramki TA. Hysterosalpingography. Fertil Steril. 2005; 83 (6):1595-606.

[18] Lo Monte G, Capobianco G, Piva I, Caserta D, Dessole S, Marci R. Hysterosalpingo contrast sonography (HyCoSy): Let's make the point! Arch Gynecol Obstet. 2015 Jan; 291 (1):19-30.

[19] Engels V, Medina M, Antolín E, Ros C, Amaro A, De-Guirior C, et al. Feasibility, tolerability, and safety of hysterosalpingo-foam sonography (hyfosy). Multicenter, prospective Spanish study. J Gynecol Obstet Hum Reprod. 2021 May; 50(5):102004.

[20] K O, Nm G, Ka R, Gw B, An B, Rr O, et al. How members of the society for reproductive endocrinology and infertility and society of reproductive surgeons evaluate, define, and manage hydrosalpinges. Fertil Steril. 2012; 97(5):1095-100. e1-2.

[21] Approbato FC, Approbato MS, Maia MCS, Lima YAR, Barbosa MA, Benetti BBC. Bilateral but not unilateral tubal obstruction is associated with positive chlamydia serology. JBRA Assist Reprod. 2020 Jan 30; 24(1):20-3.

[22] De Silva PM, Chu JJ, Gallos ID, Vidyasagar AT, Robinson L, Coomarasamy A. Fallopian tube catheterization in the treatment of proximal tubal obstruction: A systematic review and meta-analysis. Hum Reprod. 2017 Apr 1; 32(4): 836-52.

[23] Woolcott R, Petchpud A, O'Donnell P, Stanger J. Differential impact on pregnancy rate of selective salpingography, tubal catheterization and wire-guide recanalization in the treatment of proximal fallopian tube obstruction. Hum Reprod. 1995 Jun; 10(6):1423-6.

[24] Kodaman PH, Arici A, Seli E. Evidence-based diagnosis and management of tubal factor infertility. Curr Opin Obstet Gynecol. 2004 Jun; 16(3):221-9.

[25] Practice Committee of the American Society for Reproductive Medicine. Committee opinion: Role of tubal surgery in the era of assisted reproductive technology. Fertil Steril. 2012 Mar; 97(3):539-45.

[26] Van Voorhis BJ, Mejia RB, Schlaff WD, Hurst BS. Is removal of hydrosalpinges prior to in vitro fertilization the standard of care? Fertil Steril. 2019 Apr 1; 111(4):652-6.

[27] Johnson N, van Voorst S, Sowter MC, Strandell A, Mol BWJ. Surgical treatment for tubal disease in women due to undergo in vitro fertilisation. Cochrane Database Syst Rev. 2010 Jan; 20(1):CD002125.

[28] Cochet T, Gatimel N, Moreau J, Cohade C, Fajau C, Lesourd F, et al. Effect of unilateral tubal abnormalities on the results of intrauterine inseminations. Reprod Biomed Online. 2017 Sep; 35(3):314-7.

[29] Berker B, Şükür YE, Kahraman K, Atabekoğlu CS, Sönmezer M, Özmen B, et al. Impact of unilateral tubal blockage diagnosed by hysterosalpingography on the success rate of treatment with controlled ovarian stimulation and intrauterine insemination. J Obstet Gynaecol. 2014 Feb; 34(2): 127-30.

[30] Schippert C, Soergel P, Staboulidou I, Bassler C, Gagalick S, Hillemanns P, et al. The risk of ectopic pregnancy following tubal reconstructive microsurgery and assisted reproductive technology procedures. Arch Gynecol Obstet. 2012 Mar; 285(3):863-71.

[31] Pandian Z, Akande VA, Harrild K, Bhattacharya S. Surgery for tubal infertility. Cochrane Database Syst Rev. 2008 Jul 16(3):CD006415.

[32] Fadhlaoui A, Bouquet de la Jolinière J, Feki A. Endometriosis and infertility: How and when to treat? Front Surg. 2014; 1.

[33] Endometriosis guideline [Internet]. [cited 2022 Mar 6].

Available from: https://www.eshre.eu/Guidelines-and-Legal/Guidelines/Endometriosis-guideline

[34] Bafort C, Beebeejaun Y, Tomassetti C, Bosteels J, Duffy JM. Laparoscopic surgery for endometriosis. Cochrane Database Syst Rev. 2020 Oct 23; 10:CD011031.

[35] Adamson GD, Pasta DJ. Endometriosis fertility index: The new, validated endometriosis staging system. Fertil Steril. 2010 Oct; 94(5):1609-15.

[36] Tomassetti C, Bafort C, Vanhie A, Meuleman C, Fieuws S, Welkenhuysen M, et al. Estimation of the Endometriosis Fertility Index prior to operative laparoscopy. Hum Reprod. 2021 Feb 18; 36(3):636-46.

[37] Dunselman GAJ, Vermeulen N, Becker C, Calhaz-Jorge C, D'Hooghe T, De Bie B, et al. ESHRE guideline: Management of women with endometriosis. Hum Reprod. 2014; 29(3):400-12.

[38] Donnez J, Squifflet J. Complications, pregnancy and recurrence in a prospective series of 500 patients operated on by the shaving technique for deep rectovaginal endometriotic nodules. Hum Reprod Oxf Engl. 2010 Aug; 25(8):1949-58.

[39] Stepniewska A, Pomini P, Bruni F, Mereu L, Ruffo G, Ceccaroni M, et al. Laparoscopic treatment of bowel endometriosis in infertile women. Hum Reprod. 2009 Jul; 24(7):1619-25.

[40] Vercellini P, Somigliana E, Daguati R, Barbara G, Abbiati A, Fedele L. The second time around: Reproductive performance after repetitive versus primary surgery for endometriosis. Fertil Steril. 2009 Oct; 92(4):1253-5.

[41] Kennedy S, Bergqvist A, Chapron C, D'Hooghe T, Dunselman G, Greb R, et al. ESHRE guideline for the diagnosis and treatment of endometriosis. Hum Reprod. 2005 Oct; 20(10):2698-704.

[42] Corachán A, Pellicer N, Pellicer A, Ferrero H. Novel therapeutic targets to improve IVF outcomes in endometriosis patients: A review and future prospects. Hum Reprod Update. 2021 Aug 20; 27(5):923-72.

[43] George K, Kamath MS, Nair R, Tharyan P. Ovulation triggers in anovulatory women undergoing ovulation induction. Cochrane Database Syst Rev. 2014;(1):CD006900.

[44] Huang LN, Tan J, Hitkari J, Dahan MH. Should IVF be used as first-line treatment or as a last resort? A debate presented at the 2013 Canadian fertility and andrology society meeting. Reprod Biomed Online. 2015 Feb 1; 30(2): 128-36.

[45] Liu L, Wang H, Li Z, Niu J, Tang R. Obstetric and perinatal outcomes of intracytoplasmic sperm injection versus conventional in vitro fertilization in couples with nonsevere male infertility. Fertil Steril. 2020 Oct; 114(4):792-800.

[46] Stimpfel M, Jancar N, Vrtacnik-Bokal E, Virant-Klun I. Conventional IVF improves blastocyst rate and quality compared to ICSI when used in patients with mild or moderate teratozoospermia. Syst Biol Reprod Med. 2019 Dec; 65(6): 458-64.

[47] Ray A, Shah A, Gudi A, Homburg R. Unexplained infertility: An update and review of practice. Reprod Biomed Online. 2012 Jun 1; 24(6):591-602.

[48] Carson SA, Kallen AN. Diagnosis and management of infertility: A review. JAMA. 2021 Jul 6; 326(1):65-76.

[49] Homburg R. IUI is a better alternative than IVF as the first-line treatment of unexplained infertility. Reprod Biomed Online. 2021 Dec 27;S1472-6483(21):00615-5.

[50] Nandi A, Raja G, White D, Tarek E-T. Intrauterine insemination+controlled ovarian hyperstimulation versus in vitro fertilisation in unexplained infertility: A systematic review and meta-analysis. Arch Gynecol Obstet. 2021 Oct 12; 305(4): 805-24.

[51] Reindollar RH, Regan MM, Neumann PJ, Levine B-S, Thornton KL, Alper MM, et al. A randomized clinical trial to evaluate optimal treatment for unexplained infertility: The fast track and standard treatment (FASTT) trial. Fertil Steril. 2010 Aug; 94(3):888-99.

[52] Practice committee of the American society for reproductive medicine. Effectiveness and treatment for unexplained infertility. Fertil Steril. 2006 Nov; 86(5 Suppl 1):S111-114.

[53] Pandian Z, Gibreel A, Bhattacharya S. In vitro fertilisation for unexplained subfertility. Cochrane Database Syst Rev. 2015;(11):CD003357.

[54] Hughes EG, Beecroft ML, Wilkie V, Burville L, Claman P, Tummon I, et al. A multicentre randomized controlled trial of expectant management versus IVF in women with fallopian tube patency. Hum Reprod. 2004 May 1; 19(5): 1105-9.

[55] Wang R, Danhof NA, Tjon-Kon-Fat RI, Eijkemans MJ, Bossuyt PM, Mochtar MH, et al. Interventions for unexplained infertility: A systematic review and network meta-analysis. Cochrane Database Syst Rev. 2019 Sep 5; 2019(9):CD012692.

[56] Song J, Liao T, Fu K, Xu J. ICSI does not improve live birth rates but yields higher cancellation rates than conventional IVF in unexplained infertility. Front Med. 2020; 7: 614118.

[57] Matthews TJ, Hamilton BE. Delayed childbearing: More women are having their first child later in life. NCHS Data Brief. 2009 Aug;(21):1-8.

[58] Block E. Quantitative morphological investigations of the follicular system in women; Variations at different ages. Acta Anat (Basel). 1952; 14(1-2):108-23.

[59] Gougeon A, Ecochard R, Thalabard JC. Age-related changes of the population of human ovarian follicles: Increase in the disappearance rate of non-growing and early-growing follicles in aging women. Biol Reprod. 1994 Mar; 50(3):653-63.

[60] Faddy MJ, Gosden RG, Gougeon A, Richardson SJ, Nelson JF. Accelerated disappearance of ovarian follicles in mid-life: Implications for forecasting menopause. Hum Reprod. 1992 Nov; 7(10):1342-6.

[61] Faddy MJ, Gosden RG. A model conforming the decline in follicle numbers to the age of menopause in women. Hum Reprod. 1996 Jul; 11(7):1484-6.

[62] Faddy MJ. Follicle dynamics during ovarian ageing. Mol Cell Endocrinol. 2000 May 25; 163(1-2):43-8.

[63] Faddy MJ, Gosden RG. A mathematical model of follicle dynamics in the human ovary. Hum Reprod. 1995 Apr; 10(4):770-5.

[64] Tsafrir A, Simon A, Margalioth EJ, Laufer N. What should be the first-line treatment for unexplained infertility in women over 40 years of age—ovulation induction and IUI, or IVF? Reprod Biomed Online. 2009; 19(Suppl 4):4334.

[65] Wiser A, Shalom-Paz E, Reinblatt SL, Son W-Y, Das M, Tulandi T, et al. Ovarian stimulation and intrauterine insemination in women aged 40 years or more. Reprod Biomed Online. 2012 Feb; 24(2):170-3.

[66] Goldman MB, Thornton KL, Ryley D, Alper MM, Fung JL, Hornstein MD, et al. A randomized clinical trial to determine optimal infertility treatment in older couples: The Forty and Over Treatment Trial (FORT-T). Fertil Steril. 2014 Jun; 101(6):1574-81. e1-2.

37

不孕症的初步检查

Ranit Hizkiyahu，William Buckett 和 Togas Tulandi

引　言

不孕症是指未避孕 12 个月后仍未受孕者[1]。世界卫生组织(WHO)和多个专业学会，包括欧洲人类生殖与胚胎学会(ESHRE)和美国生殖医学会(ASRM)，均将不孕症视为一种生殖系统疾病[2,3]。

在 7 对夫妇中，就有一对患有不孕症[4]。通常情况下，在未避孕一年后，80%的女性会成功妊娠。剩下的人群中，约有一半会在第二年妊娠[5]。英国国家卫生与保健研究所(NICE)和 ASRM 建议，无论年龄，对既往病史或查体提示可能影响生育功能的患者，都应该开始进行不孕症相关检查。如果没有明确的不孕病因，35 岁以下的女性应在未避孕未孕 12 个月后进行评估，35 岁及以上的女性应在未避孕未孕 6 个月后进行评估。对于 40 岁以上的女性，则需要更早地进行评估和治疗(图 37-1)[3,5]。

一般评估

生育力检查的主要目的是确定不孕的病因，尤其是那些可以通过治疗改善的病因。这些检查包括与不孕症相关的各种激素或遗传性疾病。此外，还应对潜在辅助生殖技术(ART)治疗的预后进行评估。不孕症病因包括排卵障碍(25%)、输卵管损伤(20%)、男性因素不孕(30%)、子宫或腹膜疾病(10%)[4-6]。男性不育可能由于生殖道梗阻、睾丸衰竭、精索静脉曲张、遗传或射精障碍等原因引起[7]。大约四分之一的不孕症是不明原因的[6]。需要同时对夫妻双方进行评估，因为大约 40% 的不孕症是双方因素共同导致的不孕[4,6]。

询问病史是不孕症评估的重要组成部分，应包括同房史(如同房频率和时间)以及与性功能障碍相关的问题。此外，还需要特别关注遗传病史或血缘关系等特殊情况。

初步评估还可以用于为患者提供孕前保健和生活方式调整的咨询。孕前保健包括对女方风疹病毒感染情况的评估，对无免疫力的患者应提供疫苗接种[5,8]。建议在妊娠前、妊娠期和产后补充叶酸和维生素 B_{12}，剂量应根据患者神经管缺陷的具体风险进行调整[9]。宫颈癌筛查也是初步孕前评估的内容[5,8]。生活方式调整包括戒烟和避免使用娱乐性药物以及限制饮酒[8]。应告知夫妻双方，肥胖(BMI≥30)与生育力降低以及母儿风险增加相关。因此建议减重[5,10]。

进行体外受精(IVF)治疗的患者应进行传染病检测，包括人类免疫缺陷病毒(HIV)、乙型肝炎和丙型肝炎[5]。在接受子宫器械相关治疗(如子宫输卵管造影术)之前，应考虑对女方进行沙眼衣原体筛查[5]。

女方的评估

病史

除了夫妻双方的一般病史外，妇科病史的询问是十分重要的。在病史询问中应包括月经史、既往妊娠史和妊娠结局、性传播疾病史、既往避孕方法和不孕症治疗史，包括盆腔手术史。此外，还应了解子宫内膜异位症的相关体征，如痛经、性交痛以及周期性或慢性盆腔痛。

一般病史的询问应关注体重以及可能对性腺功能产生影响的内分泌疾病，如甲状腺疾病、乳糜泻或多毛。还应注意职业暴露、毒物环境暴露和药物使用。在家族史方面，需要详细了解是否存在任何先天畸形、发育迟缓、早绝经或其他生殖系统问题[11]。

体格检查

一般体格检查应包括患者的体重和身高，识别甲状腺异常、乳腺分泌物、多毛和其他高雄激素血症的体征。盆腔检查主要关注阴道或宫颈是否异常；评估子宫大小、位置和活动度；并观察子宫直肠窝或附件是否有包块。此外，盆腔超声(US)可以作为体格检查的辅助手段。

诊断性评估

应评估排卵功能、卵巢储备、子宫异常和输卵管病变等基础检查。

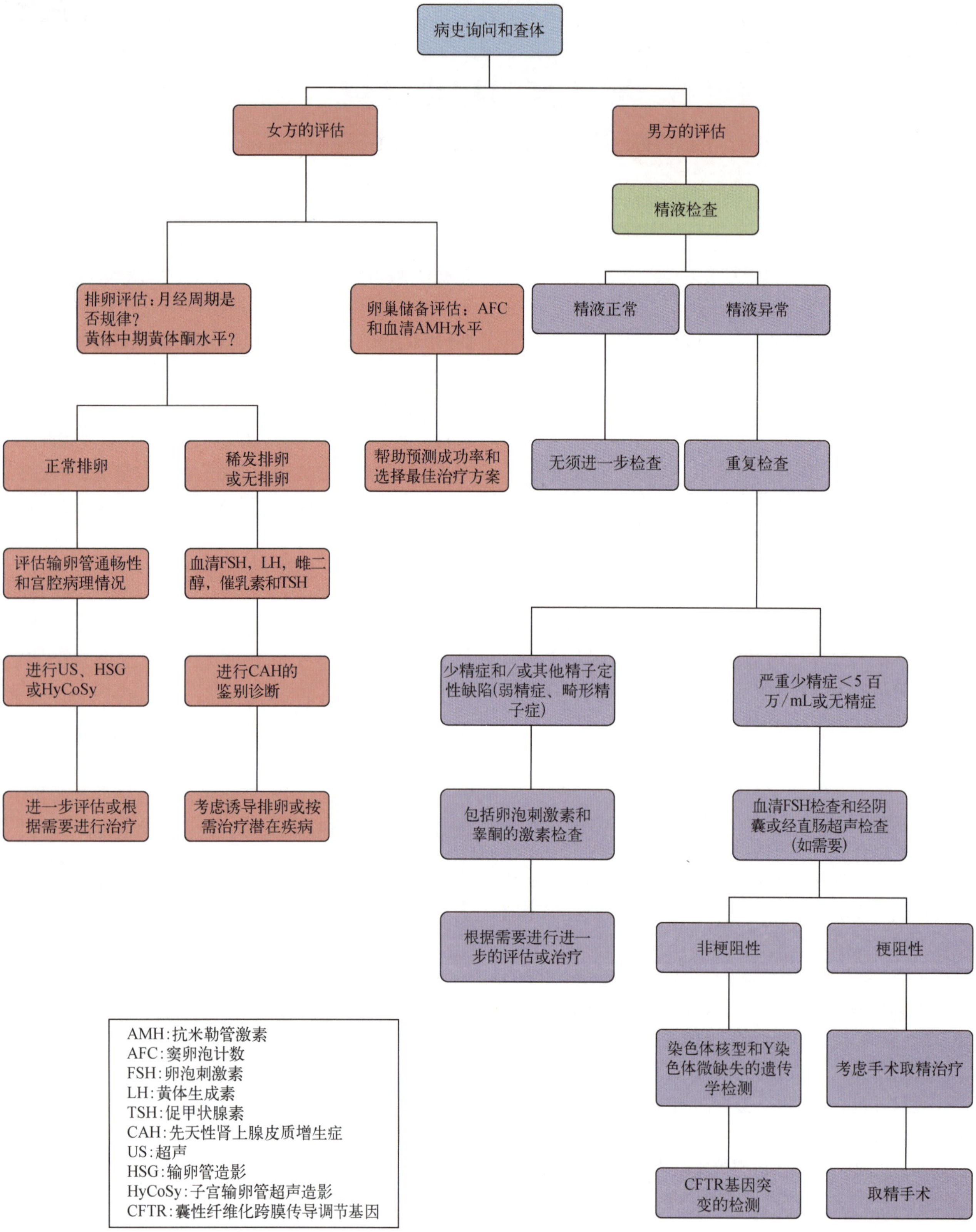

图 37-1　不孕夫妇的评估

排卵功能

规律的月经周期(间隔 21~35 天[12])通常提示存在正常的排卵。然而,根据女性年龄的不同,会有一定程度的变化[12]。

月经周期不规律、月经稀发或闭经均可归因于排卵障碍。

- 排卵最初是通过连续测量基础体温(BBT)来评估的。尽管双相 BBT 提供了排卵证据,但在排卵患者中也常见单相或无法解释的 BBT。此外,BBT 不能准确预测排卵时间[13]。因此目前不太建议使用 BBT[5,11]。
- 市售的促黄体生成素(LH)试剂盒可识别月经周期中的 LH 峰。LH 峰提示排卵,有助于确定受孕时机,对于同房频率较低的夫妇可能会有所帮助,但并不能增加自然受孕的概率,多次使用可能会增加花费,使受孕信心受挫。LH 试剂盒不同产品的可靠性和易用性可能存在差异,假阳性率为 7%[14]。
- 黄体中期血清孕酮检测是确认排卵的一种简单、常用的方法。应在 28 天月经周期的第 21 天或下次月经前 7 天进行。然而,孕酮数值的波动较大,即使在有排卵的女性中也存在这种情况,可能影响指标的解读。通常来说,当孕酮数值大于 3.0 ng/mL 时,则认为发生了排卵[15]。
- 经阴道超声在确认排卵方面具有一定作用;然而,它耗时且费用昂贵。连续超声检查可评估卵泡生长、黄体、盆腔积液和子宫内膜黄体期形态的改变,这些均是间接反映排卵的征象。
- 子宫内膜活检和组织学评价可用于评估排卵,然而其准确性和精确性欠佳,且无法鉴别女性是否具备生育能力[11]。因此,它们的应用范围有限,已不再作为常规检测。

其他激素检测

排卵功能障碍最常见的原因是多囊卵巢综合征(PCOS)。然而,其他因素如肥胖、体重增减、剧烈运动、甲状腺功能障碍或高催乳素血症,也需要进行评估和治疗。WHO 将无排卵分为三种类型:低促性腺激素性性腺功能减退(WHO Ⅰ型)、PCOS(WHO Ⅱ型)或卵巢衰竭(WHO Ⅲ型)[5]。因此,应该检测卵泡刺激素(FSH)、黄体生成素(LH)、雌二醇、促甲状腺激素(TSH)和催乳素的水平。

需要对出现高雄激素血症体征和症状的女性进行进一步检查,包括血清睾酮、δ4-雄烯二酮、硫酸脱氢表雄酮(DHEA-S)和 17-羟孕酮,以排除迟发性先天性肾上腺皮质增生、库欣综合征或分泌雄激素的肿瘤。

卵巢储备

卵巢储备的评估是不孕症检查的重要组成部分。其主要目的是帮助预测卵巢对控制性超促排卵的反应。此外,它还有助于临床医生选择最佳的促排卵方案,以避免卵巢过度刺激综合征等医源性并发症。评估卵巢储备也有助于更好地回应患者的咨询[16]。

卵巢储备的评估是定量而非定性的。无论是自然妊娠还是 ART[16] 获得的妊娠,卵巢储备对于预测持续妊娠率的价值有限。年龄仍然是体外受精(IVF)妊娠结局的最可靠的预测指标[17]。因此,仅基于卵巢储备而否决 IVF 治疗是存在争议的[16]。

卵巢储备的主要检测包括第 3 天血清卵泡刺激素(FSH)和雌二醇(E2)、血清抗米勒管激素(AMH)和窦卵泡计数(AFC)。其他卵巢功能检查,如血清抑制素 B 或游离雌二醇、卵巢体积、卵巢血流和氯米芬激发试验均不推荐。它们的预测价值均不如上述的卵巢标志物[5,11]。

第 3 天血清 FSH 和 E2

E2 能下调 FSH,因此这两种激素标记物应该一起进行解读。实际上,E2 的升高可能会导致 FSH 呈现假性正常化。在卵泡期早期,FSH 被视为间接反映卵巢储备的指标,但其在月经周期内和周期间具有较大的变异性。当 FSH 达到非常高的阈值时,它对预测卵巢反应不良更加敏感[18]。如果在同一患者中获得多个 FSH 数值,则最高值被认为具有预后意义。FSH 的阈值上限波动在 8.9~25 IU/L[5,18]。

抗米勒管激素

抗米勒管激素(AMH)是由原始卵泡、窦前卵泡和早期窦卵泡的颗粒细胞产生的。血清 AMH 浓度与促性腺激素无关,因此在月经周期内和周期间保持相对稳定[19]。AMH 的正常值是根据多个正态分布图得来的。根据 NICE 指南,当 AMH 水平大于 3.5 ng/mL 时,可预测卵巢高反应,而低于 0.75 ng/mL 时,可预测低反应[5]。总体而言,较低的血清 AMH 水平(<1 ng/mL)与体外受精中卵巢反应不良、胚胎质量差和妊娠结局欠佳有关[11]。在解读 AMH 水平时需注意,使用激素避孕药可能会降低女性 AMH 水平[19],而 PCOS 女性通常比非 PCOS 女性具有更高的 AMH 水平[11]。相较于 FSH,AMH 作为评估卵巢储备的标志物更为敏感,并且往往在 FSH 开始上升之前就下降了[19]。因此,AMH 在很大程度上已经取代了基础 FSH 和 E2,成为评估卵巢储备的首选标志物。

窦卵泡计数(AFC)

窦卵泡计数(AFC)是通过阴道超声测量的最大直径 2~10 mm 的卵泡总数。AFC 应在卵泡期早期进行评估,是直接反映卵巢储备的指标。根据 NICE 指南,AFC 大于 16 提示对卵巢刺激的高反应,而 AFC 低于 4 则预示着低反应[5]。

AFC 与 AMH 之间存在高度相关性[19]。它们在预测卵巢刺激高反应和卵巢反应不良方面具有相当的性能[17]。根据博洛尼亚标准,卵巢低反应包括至少一项异常结果:AFC<5~7 个卵泡或 AMH<0.5~1.1 ng/mL[20]。

子宫异常

宫腔异常包括子宫内膜息肉、黏膜下肌瘤、宫腔粘连或子宫纵隔,这些情况会对生育力及辅助生殖技术的妊娠结局产生影响。

先天性子宫畸形是一种可能影响生育力和妊娠结局的结构发育异常。子宫畸形的处理需要考虑畸形的类型和严重程度,以及既往孕产史。例如,为了预防宫角妊娠的发生,需要切除与宫腔相通的残角子宫。相比之下,关于双角子宫或双子宫的手术干预证据有限,并且妊娠期并发症风险高,因此不推荐进行手术[21]。对 T 形子宫进行宫腔镜下子宫成形术是有争议的,但可能具有某些益处[22,23]。

常用于评估宫腔情况的诊断工具如下所示:

- 评估宫腔环境的一线诊断工具是经阴道二维超声。它价格低廉,操作简便,患者耐受性良好。其对宫腔内病变的检测敏感性为 56%~89%[24,25]。然而,在存在子宫多发肌瘤、宫腔粘连或子宫畸形等情况下,超声对黏膜下肌瘤的诊断价值较低。
- 三维(3D)超声能够进一步描绘二维超声所发现的宫腔病变、先天性畸形或卵巢病变。研究表明,与磁共振成像(MRI)相比,三维超声在诊断子宫畸形方面同样有效,并且具有 100% 的灵敏度[26]。此外,三维超声对患者来说更安全、更经济实惠、更易于接受[26]。
- 子宫输卵管造影(HSG)可用于评估输卵管的通畅度,并在一定程度上对宫腔形态进行评估。然而,HSG 检测到的宫腔内缺损也可能是由气泡、黏液或月经残留物引起的。假阴性结果可能是病变的阴影被过多的造影剂掩盖而形成。与宫腔镜相比,HSG 对宫腔进行评估时敏感性和特异性较低,假阳性和假阴性率较高。因此,HSG 对宫腔的评估效果不甚理想。
- 宫腔声学造影是将超声与生理盐水或造影剂注入宫腔相结合的方法。通过此方法对宫腔进行评估后,进一步评估输卵管的通畅性被称为子宫输卵管超声造影(HyCoSy)。相较于超声和 HSG,宫腔声学造影能更准确地描绘出宫腔形态,并具有较高的灵敏度(78%~100%)和特异度(71%~91%)[25,27,28]。与超声类似,其诊断子宫内膜息肉或黏膜下肌瘤,比诊断子宫内膜增生或结构异常更精确[25,27,28]。此外,三维宫腔声学造影也可用于诊断宫腔病变,诊断效果与宫腔镜相当。
- 宫腔镜检查仍被视为宫腔病理诊断最准确的方法[25,27,28],是金标准[11]。由于宫腔镜是有创检查,通常用于进一步评估和治疗已经怀疑存在异常的情况[5,11]。采用小直径宫腔镜可以在诊室环境中进行手术,并可进行简单的息肉切除或粘连松解。宫腔镜可以显示宫腔,但无法呈现子宫轮廓。因此,无法单纯使用宫腔镜来诊断先天性子宫畸形,需结合 MRI 或 3D 超声检查。

在没有怀疑子宫病变的情况下,关于在第一次 IVF 周期之前是否进行常规宫腔镜检查仍然存在争议。尽管宫腔镜检查可能有助于识别宫腔病变,但其对助孕治疗结局是否产生影响仍存在质疑。目前随机试验的结果并不一致。几项研究表明,在首次 IVF 治疗前接受宫腔镜检查的患者妊娠率或活产率有所改善。而其他研究报告则未发现任何益处[29-31]。

输卵管病变

有多种方法可用于评估输卵管的完整性[11]。

- *子宫输卵管造影*:子宫输卵管造影(HSG)是一种通过将油溶性或水溶性介质的放射造影剂经宫颈注入宫腔来评估输卵管情况的影像学方法。禁忌证包括对造影剂过敏、妊娠和急性盆腔感染。为排除妊娠并最大化暴露宫腔,HSG 检查应在卵泡期早期进行。HSG 检查后感染发生率为 0.3%~3.1%,常见于合并输卵管病变的患者[32]。

HSG 检查结果若为“近端输卵管梗阻”,通常是由于输卵管痉挛、碎片聚集或近端输卵管内黏液堵塞所致。因此,可行进一步检查,如输卵管导丝复通或腹腔镜检查。而“远端输卵管梗阻”则表现为输卵管积水,通常由既往的盆腔炎性疾病引起,其特征是存在输卵管扩张但无腹腔内造影剂溢出[33]。有研究表明,输卵管积水会对 IVF 的结局产生不利影响[34]。根据最新的 ASRM 实践指南,在 IVF 之前进行输卵管手术(无论是输卵管整形术还是输卵管切除术)都可以提高妊娠率[35]。

HSG 检查具有 65% 的敏感性和 83% 的特异性[36]。相较于近端梗阻,HSG 在检测远端输卵管梗阻方面更具有特异性[36],并且与腹腔镜检查结果存在很高的相关性(94%)。

- *子宫输卵管超声造影*:子宫输卵管超声造影(HyCoSy)可以显示输卵管内造影剂的流动情况,通过在附件区观察到液体弥散来表明至少有一侧输卵管通畅。HyCoSy 引起的疼痛及并发症与 HSG 检查相当。尽管在评估输卵管通畅性方面,HyCoSy 可能不如 HSG,但已经证实在低风险患者中,HyCoSy 与 HSG 具有同样的可靠性[37]。
- *腹腔镜*:腹腔镜一直被视为评估输卵管通畅的“金标准”,常与美兰通液联合使用。其优点在于能够诊断和治疗影响生育力的病因,如子宫内膜异位症或附件周围粘连。然而,这是一种侵入性操作,需要全身麻醉。严重并发症的风险较低(<1%)[38]。只有当存在证据或强烈怀疑子宫内膜异位症、盆腔/附件粘连或需要治疗的显著输卵

管病变时，才需要进行腹腔镜检查。在辅助生殖技术治疗时代，很少单独使用腹腔镜检查来对不孕病因进行评估。

HSG 和 HyCoSy 是评估不孕症妇女输卵管通畅性的一线检查方法[5]。这些检查具有良好的耐受性，且经济实惠，准确率高达 80%[37]。选择使用哪种检查方法取决于当地医院的可行性、操作者经验以及患者对造影剂或碘是否过敏。腹腔镜很少单纯用于诊断的目的。

男方的评估

男性不育症的评估应从详细的病史询问和体格检查开始。精液分析和血清激素测定是一线实验室评估方法。这些检查旨在确定导致男性因素不孕的潜在病因，希望能通过针对性的治疗来提高生育力。更重要的是，全面评估男性生育力可能揭示更严重的情况，包括睾丸癌、骨质疏松/骨量减少、遗传疾病和激素紊乱，这些可能会对健康产生重大影响，甚至危及生命。

病史

一般病史询问应包括患者的生长发育史，例如先天性生殖器畸形、隐睾和青春期延迟病史等。此外，还需了解既往是否进行过儿童期疝气修补手术，因为这可能会无意识损伤输精管。在询问病史时需要特别关注腮腺炎性睾丸炎(尤其是在青春期发生的)、性传播疾病感染、泌尿生殖系统手术以及机械性损伤或创伤情况。同时还应仔细了解下尿路的相关症状以及勃起和射精功能是否存在异常。

对相关器官进行系统性的全面检查(如肺部疾病和上呼吸道感染)可能提示存在遗传性疾病，如 Young 综合征、Kartagener 综合征(纤毛不动综合征；原发性纤毛运动障碍)或囊性纤维化(CF)。代谢或神经系统疾病史可能与勃起和射精功能受损有关。应询问性腺毒性药物治疗史。此外，还需记录药物、酒精和毒品使用情况，以及职业和环境中接触到的、干扰生殖内分泌的毒素(如高温和化学物质)。例如，研究发现空气污染与精子浓度和活力较低之间存在关联。大量饮酒会对精子产生和精子质量有不良影响[40]，而药物滥用则可导致下丘脑-垂体-睾丸轴受损[41]。吸烟除了会降低精子浓度和活力外，还会引起遗传学和表观遗传学效应[42]。

体格检查

全面体格检查应关注一般体征，如反映正常雄激素作用的第二性征(如毛发分布、男性乳房发育缺失和骨骼肌发育)，以及生殖器检查。

生殖器检查包括阴茎尿道口的位置以及睾丸的触诊(判断睾丸是否存在，大小和对称性)。不育男性患睾丸癌的风险显著增加，也是年轻育龄男性中最常见的癌症类型。进行睾丸查体有助于疾病诊断。睾丸大小与精子发生有关，正常范围为 12～30 mL[43]，可以通过模型(Prader 睾丸测量器)来评估。小睾丸与睾丸功能障碍与性腺功能减退有关。

附睾的大小、质地、位置和方向以及双侧输精管也应仔细检查。先天性双侧输精管缺失(CBAVD)可能提示 CF 跨膜传导调节基因(CFTR)突变。附睾囊肿或结节提示可能存在导致梗阻的先天性或炎性改变。

在站立状态下进行的精索检查对于评估是否存在精索静脉曲张十分重要。精索静脉曲张可分为三个等级：①仅通过 Valsalva 法可触及；②即使没有 Valsalva 法也可触及；③通过视诊即可发现。直肠指检可以发现精囊囊肿、前列腺腺瘤和肿瘤。

实验室评估

精液分析

精液分析(SA)是男性伴侣初步临床评估的重要检查。每次射出的精液参数可能存在较大差异；因此，进行至少两次、间隔四周的精液分析非常重要，特别是在第一次 SA 异常时[44]。SA 的结果可指导患者管理。然而，仅凭精液参数异常无法预测患者是否具有生育能力[44]。随着异常参数数量的增加，不孕的风险也会增加[44]。

精液样本最好在禁欲 2～5 天后通过手淫收集[45]。然而，最近的研究表明，较短的禁欲时间(例如数 h)可观察到精子前向运动率和 DNA 碎片率的改善[46]。在特殊情况下，也可以使用特制避孕套在家中或同房时收集，但应详细报告精液的产生过程、困难程度以及是否有部分精液样本丢失的情况。

评估精液的参数包括总量、pH 值、精子浓度、存活率、活力和形态。根据 WHO 的规定，精液分析的主要参考值已汇总在表 37-1 中。

表 37-1 世界卫生组织精液分析参考值(2010)

标准	参考值
精液量	≥1.5 mL
pH 值	≥7.2
精子总数	≥39 百万/一次射精
精液浓度	≥15 百万/mL
精子总活力	≥40%
前向运动	≥32%
正常形态	≥4%
精子活率	≥58%

精液报告解读

无精是指没有精液存在,可能与逆行射精或由于心理或神经因素引起的无法射精有关。在逆行射精的情况下,应进行性高潮后的尿液分析,并进行特定的准备(尿液碱化),以评估精子质量。

*精液量减少*可能与精囊或前列腺内射精管的缺失或阻塞有关。在患有先天性双侧输精管缺失(CBAVD)的男性中,由于精囊发育不良,通常可观察到精液量较低。此外,精液收集问题、雄激素缺乏、射精管梗阻或部分逆行射精也可能导致精液量减少。而精液量增高可能反映了附属器官活动性炎症性渗出。

*精液的 pH 值*反映了各种附属腺体分泌物的酸碱平衡,其中精囊分泌物呈碱性,而前列腺分泌物则呈酸性。pH 值小于 7 的低容量和无精子症强烈提示射精管阻塞或 CBAVD。

*少精子症*的定义是精子密度低于(15~20)百万/mL,当精子浓度低于 5 百万/mL 时被认为是严重少精子症。少精子症患者建议进行血清 FSH 和睾酮的检测,而严重少精子症或无精子症患者,则需要进一步进行内分泌和遗传学评估(包括染色体核型和 Y 染色体微缺失)[46]。

*无精子症*是指精液中没有检测到精子,而隐匿性无精子症则表示仅在精液离心后可发现少量精子。根据病因不同,无精子症可分为梗阻性无精子症(OA)和非梗阻性无精子症(NOA)。

*弱精子症*用于描述精子活力降低。精子活力分级为前向运动(PR;指具有主动运动能力的精子,不论速度如何)、非前向运动(NP;指原地运动的精子)和不运动[47]。精子活力降低可能提示睾丸或附睾功能障碍,并与精子自身抗体、精索静脉曲张、射精管部分梗阻、生殖道感染和禁欲间隔时间延长等因素相关。如果发现精子存活但不活动,应考虑原发性纤毛运动障碍(Kartagener 综合征)的可能性[7]。

*畸形精子症*是指精子细胞的形态出现异常。这种异常主要表现在精子的头部、颈部、中段和尾部。通常情况下,精子多个部位可同时存在形态异常。精子发生缺陷和一些附睾病变可能导致精子异常形态比例的增加。形态异常的精子往往具有较低的受精潜能,并且其 DNA 也可能存在异常。然而,由于技术上的困难(如精液解读的差异大或者外部质量评估效果欠佳),对于精子形态进行准确评估仍然面临挑战。

*精子存活率*是一个重要的参数,尤其是对于前向运动精子少于 40%的精液样本。死精的百分比不能超过不活动精子的百分比。精子存活率可以通过染料试验或低渗透肿胀(HOS)试验进行评估[47]。使用 HOS 试验鉴定出存活但非活动的精子可用于卵胞质内单精子注射(ICSI)。

非精子细胞的鉴定,如上皮细胞或圆形细胞(生殖细胞或白细胞),可能提示存在输精小管(纤毛丛)病变、睾丸损伤(未成熟生殖细胞)或副腺体炎症(白细胞)。当圆形细胞浓度计数超过 10^6/mL 时,应对其性质进行评估[47]。通过特殊染色评估其过氧化物酶活性可以确定圆形细胞是否为白细胞。精液中白细胞过多可能与炎症或感染有关。白细胞可通过氧化应激对精子活力和 DNA 完整性造成损害。

精子 DNA 碎片

精子染色质质量或完整性(即"DNA 碎片")可以在精子发生和生殖道运输过程中改变。尽管高水平的 DNA 碎片通常与精液参数差和男性不育相关,但在精液参数正常的男性中也观察到这种情况[48]。性腺毒素、抗抑郁药物使用、热暴露、辐射、泌尿生殖系统感染以及精索静脉曲张等因素都可能损害精子 DNA 的完整性。一些常被用于基础研究实验室评估精子 DNA 完整性的方法,现已在临床研究和实践中得到广泛应用。其中包括:①精子染色质结构测定(SCSA),该方法检测异常染色质结构是否增加了精子 DNA 对酸诱导的原位变性的易感性;②末端脱氧核苷酸转移酶介导的 dUTP 镍端标记(TUNEL)测定;③单细胞凝胶电泳分析(Comet)。一些研究者建议使用阈值来定义 SCSA 异常检测(25%~27%)和 TUNEL 检测(>36%)[45]。

精子 DNA 碎片率低与自然妊娠和人工授精后的妊娠率增加显著相关[49]。精子 DNA 完整性受损可能导致部分夫妇生育力低下,增加复发性流产风险。然而,这种关联尚不足以预测辅助生殖技术(包括 IVF 或 ICSI)的结局[50],并且无法为该检测在临床常规使用提供充分证据[44,45]。根据最新的 ASRM 和美国泌尿学会建议,不推荐将精子 DNA 碎片分析作为不孕夫妇的初步评估项目[44]。

超声

经阴囊超声可用于评估阴囊和腹股沟病变,如精索静脉曲张和睾丸肿物。经直肠超声可用于评估前列腺、射精管和精囊(针对囊性病变或梗阻情况)。肾脏超声适用于男性单侧或双侧输精管缺如的情况。在男性生育力评估中,超声不作为常规检查,而作为进一步确认体格检查中怀疑的病变或根据精液和激素分析怀疑的病变。

内分泌检查

如果精液分析显示精子浓度低,或有男性性功能障碍,应进行进一步的内分泌检查。所有少精子症的患者应进行血清 FSH 和总睾酮的测定,以帮助区分垂体-下丘脑轴功能障碍、睾丸功能障碍和生殖道梗阻。对于血清睾酮水平低(<300 ng/dL)的男性,应进行LH和催乳素的测定。催乳素的测定也适用于低促性腺激素性性腺功能减退症或性欲下降的男性。

在精子浓度降低的情况下,低水平的FSH、LH和睾酮往往提示低促性腺激素性性腺功能低下。尽管它并非男性不育的常见原因,但这种内分泌紊乱可能由Kallmann综合征或获得性病因(如高催乳素血症和血色病)引起。如果睾丸衰竭主要影响精子产生而非内分泌功能,则睾酮、FSH和LH水平可能保持在正常范围内。在睾丸完全衰竭的情况下,FSH和LH会升高,而睾酮可能正常或降低(表37-2)。

表37-2 不同情况下的男性激素评估预测

	睾丸衰竭	梗阻性无精子症	低促性腺激素性性腺功能减退症	分泌催乳素的垂体肿瘤
FSH	↑	正常	↓	↓或正常
LH	↑或正常	正常	↓	↓或正常
睾酮	↓或正常	正常	↓	↓
催乳素	正常	正常	正常	↑

遗传检测

非梗阻性无精子症(NOA)和严重少精子症

与具备生育能力的男性相比,因睾丸衰竭引起精子生成异常(如NOA或严重少精子症)的男性,其遗传异常的风险更高[45]。因此,在ICSI之前建议进行遗传学检测,包括核型分析和Y染色体微缺失[45]。核型分析可以诊断染色体异常[如克氏综合征(KS)]或其他染色体结构异常(如罗氏易位或相互易位)。KS是最常见的染色体异常:非嵌合型KS在无精子症中占11%,而嵌合型KS在严重少精子症中仅占0.5%[50]。若发现染色体核型异常,则存在较高的非整倍体精子风险,在辅助生殖前应与患者夫妇讨论包括植入前遗传学诊断在内的遗传咨询。此外,Y染色体微缺失会对精子生成造成严重损害,并可能遗传给后代。因此,这部分患者需要接受专业的遗传咨询。

梗阻性无精子症

对于先天性梗阻性无精子症患者而言,应进行囊性纤维化(CF)检查,因为先天性双侧输精管缺失(CBAVD)和CFTR基因突变之间存在着显著相关性;几乎所有患有CF的男性都会表现出CBAVD。在患有CBAVD的男性中,超过50%的患者为CFTR基因杂合突变携带者,或携带包括CFTR基因较轻的编码突变在内的复合杂合突变[52]。此外,CFTR突变也与先天性输精管单侧发育不全(CUAVD)和先天性附睾梗阻相关[53]。这种遗传疾病在不同种族中具有不同的累积携带率,在北欧后裔或阿什肯纳兹犹太人中,携带率高达1/25。

如果输精管发育不全与CFTR突变相关,可能存在非严重肺部疾病或哮喘史。通过生殖器触诊可及纤维条索样输精管,而精囊和近端输精管可能会出现缺失或明显不对称[49]。

对女性伴侣进行CFTR筛查是必不可少的。如果夫妇双方均为CFTR基因突变携带者,其后代患病的风险为25%,如果女方为CFTR基因突变携带者而男方为双侧等位基因突变,则其后代患病的风险高达50%[44]。当夫妇双方都发现CFTR突变时,建议进行胚胎植入前遗传学检测,以预防CF患儿的出生。

总之,患有NOA或严重少精子症的男性应进行染色体核型和Y染色体分析。对于CBAVD/CUAVD患者,需要进一步进行CFTR突变筛查和遗传咨询。

总 结

对不孕夫妇的评估和管理是一个循序渐进的过程,必要时需进一步检查,并提供治疗方案的咨询(图37-1)。强烈建议双方同时接受评估,以提高治疗成功率[44]。众所周知,怀孕失败会增加夫妇双方的心理压力[54]。作为医生,在最初的评估和后续治疗中,我们的目标是提供教育、咨询和支持,包括情感支持。

(杨纨译,杨蕊、王洋校)

参考文献

[1] Practice Committee of the American Society for Reproductive Medicine. Definitions of infertility and recurrent pregnancy loss. Fertil Steril. 2008; 90(Suppl 5):S60.

[2] European Society of Human Reproduction and Embryology. ESHRE: A policy audit on fertility: Analysis of 9 EU countries; March 2017. Available at: https://www.eshre.eu/Press-Room/Resources.

[3] Practice Committee of the American Society for Reproductive Medicine. Definitions of infertility and recurrent pregnancy loss: A committee opinion. Fertil Steril. 2020; 113(3): 533-5. doi: 10.1016/j.fertnstert.2019.11.025.

[4] Thonneau P, Marchand S, Tallec A, et al. Incidence and main causes of infertility in a resident population (1,850,000) of three French regions (1988-1989). Hum Reprod. 1991; 6(6):811-6.

[5] NICE: National Institute for Health and Clinical Excellence. Fertility assessment and treatment for people with fertility

problems. NICE Clinical Guideline. 2013; 156.

[6] Hull MG, Glazener CM, Kelly NJ, et al. Population study of causes, treatment, and outcome of infertility. Br Med J. 1985; 291(6510):1693-7.

[7] Male infertility. In: Speroff's Clinical Gynecologic Endocrinology and Infertility, 9th ed. Hugh ST, Lubna P, Emre S, (eds.). New Haven, Connecticut: Lippincott Williams & Wilkins (LWW), chapter 26, pp. 1028-66, 2019.

[8] CFAS Consensus Document for the Investigation of Infertility. 2002 Aug. Available at:https://cfas.ca/_Library/clinical_practice_ guidelines/CFAS-Consensus-Policy.pdf

[9] Douglas Wilson R, Van Mieghem T, Langlois S, Church P. Guideline no. 410: Prevention, screening, diagnosis, and pregnancy management for fetal neural tube defects. J Obstet Gynaecol Can. 2021; 43(1):124-39.

[10] Maxwell C, Gaudet L, Cassir G, Nowik C, McLeod NL, Jacob C, Walker M. Guideline no. 391-pregnancy and maternal obesity part 1: Pre-conception and prenatal care. J Obstet Gynaecol Can. 2019; 41(11):1623-40.

[11] Practice Committee of the American Society for Reproductive Medicine. Diagnostic evaluation of the infertile female: A committee opinion. Fertil Steril. 2015; 103(6):e44-50.

[12] Munster K, Schmidt L, Helm P. Length and variation in the menstrual cycle—A cross-sectional study from a Danish county. Br J Obstet Gynaecol. 1992; 99(5):422-9.

[13] Guermandi E, Vegetti W, Bianchi MM, Uglietti A, Ragni G, Crosignani P. Reliability of ovulation tests in infertile women. Obstet Gynecol. 2001; 97(1):92-6.

[14] McGovern PG, Myers ER, Silva S, et al. Absence of secretory endometrium after false-positive home urine luteinizing hormone testing. Fertil Steril. 2004; 82(5):1273-7.

[15] Wathen NC, Perry L, Lilford RJ, Chard T. Interpretation of single progesterone measurement in diagnosis of anovulation and defective luteal phase: Observations on analysis of the normal range. Br Med J. 1984; 288(6410):7-9.

[16] Dewailly D, Andersen CY, Balen A et al. The physiology and clinical utility of anti-mullerian hormone in women. Hum Reprod Update. 2014; 20(3):370-85.

[17] Broer SL, van Disseldorp J, Broeze KA et al. Added value of ovarian reserve testing on patient characteristics in the prediction of ovarian response and ongoing pregnancy: An individual patient data approach. Hum Reprod Update. 2013; 19(1):26-36.

[18] Broekmans FJ, Kwee J, Hendriks DJ, Mol BW, Lambalk CB. A systematic review of tests predicting ovarian reserve and IVF outcome. Hum Reprod Update. 2006; 12(6):685-718.

[19] Practice Committee of the American Society for Reproductive Medicine. Testing and interpreting measures of ovarian reserve: A committee opinion. Fertil Steril. 2020; 114(6): 1151-7.

[20] Ferraretti AP, La Marca A, Fauser BC, Tarlatzis B, Nargund G, Gianaroli L. ESHRE consensus on the definition of 'poor response' to ovarian stimulation for in vitro fertilization: The Bologna criteria. Hum Reprod. 2011; 26(7): 1616-24.

[21] Akhtar MA, Saravelos SH, Li TC, Jayaprakasan K; Royal College of Obstetricians and Gynaecologists. Reproductive implications and management of congenital uterine anomalies: Scientific Impact Paper No. 62 November 2019. BJOG. 2020 Apr; 127(5):e1-13.

[22] Katz Z, Ben-Arie A, Lurie S, Manor M, Insler V. Beneficial effect of hysteroscopic metroplasty on the reproductive outcome in a 'T-shaped' uterus. Gynecol Obstet Invest. 1996; 41(1):41-3.

[23] Di Spiezio Sardo A, Florio P, Nazzaro G, Spinelli M, Paladini D, Di Carlo C, et al. Hysteroscopic outpatient metroplasty to expand dysmorphic uteri (HOME-DU technique): A pilot study. Reprod Biomed Online. 2015; 30(2):166-74.

[24] Bonnamy L, Marret H, Perrotin F, Body G, Berger C, Lansac J. Sonohysterography: A prospective survey of results and complications in 81 patients. Eur J Obstet Gynecol Reprod Biol. 2002; 102(1):42-7.

[25] Grimbizis GF, Tsolakidis D, Mikos T, et al. A prospective comparison of transvaginal ultrasound, saline infusion sonohysterography, and diagnostic hysteroscopy in the evaluation of endometrial pathology. Fertil Steril. 2010; 94(7): 2720-5.

[26] Pleş L, Alexandrescu C, Ionescu CA, Arvătescu CA, Vladareanu S, Moga MA. Three-dimensional scan of the uterine cavity of infertile women before assisted reproductive technology use. Medicine (Baltimore). 2018; 97(41):e12764.

[27] Bingol B, Gunenc Z, Gedikbasi A, Guner H, Tasdemir S, Tiras B. Comparison of diagnostic accuracy of saline infusion sonohysterography, transvaginal sonography and hysteroscopy. J Obstet Gynaecol. 2011; 31(1):54-8.

[28] Soares SR, Barbosa dos Reis MM, Camargos AF. Diagnostic accuracy of sonohysterography, transvaginal sonography, and hysterosalpingography in patients with uterine cavity diseases. Fertil Steril. 2000; 73(2):406-11.

[29] Pundir J, Pundir V, Omanwa K, Khalaf Y, El-Toukhy T. Hysteroscopy prior to the first IVF cycle: A systematic review and meta-analysis. Reprod Biomed Online. 2014; 28(2):151-61.

[30] Elsetohy KA, Askalany AH, Hassan M, Dawood Z Routine office hysteroscopy prior to ICSI vs. ICSI alone in patients with normal transvaginal ultrasound: A randomized controlled trial. Arch Gynecol Obstet. 2015; 291(1):193-9.

[31] Smit JG, Kasius JC, Ejikemans MJ, Koks CA, Van Golde R, Nap AW, et al. Hysteroscopy before in vitro fertilization (in SIGHT): A multicenter randomized controlled trial. Lancet. 2016; 387(10038):2622-29.

[32] Stumpf PG, March CM. Febrile morbidity following hysterosalpingography: Identication of risk factors and recommendations for prophylaxis. Fertil Steril. 1980; 33(5):487-92.

[33] Grigovich M, Kacharia VS, Bharwani N, Hemingway A, Mijatovic V, Rodgers SK. Evaluating fallopian tube patency: What the radiologist needs to know. Radiographics. 2021 Oct; 41(6):1876-96.

[34] Johnson NP, Mak W, Sowter MC. Surgical treatment for tubal disease in women due to undergo in vitro fertilisation. Cochrane Database Syst Rev 2004;(3):CD002125.

[35] Practice Committee of the American Society for Reproductive Medicine. Role of tubal surgery in the era of assisted reproductive technology: A committee opinion. Fertil Steril. 2021 May; 115(5):1143-50.

[36] Swart P, Mol BW, van der Veen F, van Beurden M, Redekop WK, Bossuyt PM. The accuracy of hysterosalpingography in the diagnosis of tubal pathology: A meta-analysis. Fertil Steril. 1995; 64(3):486-91.

[37] Saunders RD, Shwayder JM, Nakajima ST. Current methods of tubal patency assessment. Fertil Steril. 2011; 95(7): 2171-9.

[38] Chapron C, Querleu D, Bruhat MA et al. Surgical complications of diagnostic and operative gynaecological laparoscopy: A series of 29,966 cases. Hum Reprod. 1998; 13(4): 867-72.

[39] Qiu Y, Yang T, Seyler BC, et al. Ambient air pollution and male fecundity: A retrospective analysis of longitudinal data from a Chinese human sperm bank (2013-2018). Environ Res. 2020; 186:109528.

[40] Ramírez N, Estofán G, Tissera A, Molina R, Luque EM, Torres PJ, Mangeaud A, Martini AC. Do aging, drinking, and having unhealthy weight have a synergistic impact on semen quality? J Assist Reprod Genet. 2021; 38(11): 2985-94.

[41] Ajayi AF, Akhigbe RE. The physiology of male reproduction: Impact of drugs and their abuse on male fertility. Andrologia. 2020 Oct; 52(9):e13672.

[42] Omolaoye TS, El Shahawy O, Skosana BT, Boillat T, Loney T, du Plessis SS. The mutagenic effect of tobacco smoke on male fertility. Environ Sci Pollut Res Int. 2021 Sep 18; 29(41):62055-66.

[43] Lanfranco F, Kamischke A, Zitzmann M, Nieschlag E. Klinefelter's syndrome. Lancet. 2004; 364(9430):273-83.

[44] Schlegel PN, Sigman M, Collura B, et al. Diagnosis and treatment of infertility in men: AUA/ASRM guideline part I. Fertil Steril. 2021; 115(1):54-61.

[45] Practice Committee of the American Society for Reproductive Medicine. Diagnostic evaluation of the infertile male: A committee opinion. Fertil Steril. 2015; 103(3):e18-25.

[46] Dahan MH, Mills G, Khoudja R, Gagnon A, Tan G, Tan SL. Three hour abstinence as a treatment for high sperm DNA fragmentation: A prospective cohort study. J Assist Reprod Genet. 2021; 38(1):227-33.

[47] WHO Laboratory Manual for the Examination and Processing of Human Semen, 5th ed. Cambridge, UK: Cambridge University Press, 2010.

[48] Schulte RT, Ohl DA, Sigman M, Smith GD. Sperm DNA damage in male infertility: Etiologies, assays, and outcomes. J Assist Reprod Genet. 2010; 27(1):3-12.

[49] Evenson D, Wixon R. Meta-analysis of sperm DNA fragmentation using the sperm chromatin structure assay. Reprod Biomed Online. 2006; 12(4):466-72.

[50] Collins JA, Barnhart KT, Schlegel PN. Do sperm DNA integrity tests predict pregnancy with in vitro fertilization? Fertil Steril. 2008; 89(4):823-31.

[51] Van Assche E, Bonduelle M, Tournaye H et al. Cytogenetics of infertile men. Hum Reprod. 1996; 11(Suppl 4):1-24; discussion 5-6.

[52] Dork T, Dworniczak B, Aulehla-Scholz C et al. Distinct spectrum of CFTR gene mutations in congenital absence of vas deferens. Hum Genet. 1997; 100(3-4):365-77.

[53] Lissens W, Mercier B, Tournaye H et al. Cystic brosis and infertility caused by congenital bilateral absence of the vas deferens and related clinical entities. Hum Reprod. 1996; 11 (Suppl 4):55-78; discussion 79-80.

[54] Yoldemir T, Yassa M, Atasayan K. Comparison of anxiety scores between unexplained primary and secondary infertile couples. Gynecol Endocrinol. 2021 Nov; 37(11):1008-13.

38

卵巢储备的预测

Simone L. Broer, Charlotte HE Weimar, Bart CJM Fauser 和 Frank J. Broekmans

女性生殖衰老

与年龄相关的生育力低下和卵巢储备

在西方社会，随着生育年龄的推迟，与高龄相关的女性低生育力比例显著增加[1]。因此，越来越多的夫妇需依靠辅助生殖技术(ART)实现怀孕。高龄女性低生育力的增加主要是由于卵巢功能的变化，即卵巢储备功能下降或减退。卵巢储备可被定义为特定年龄下双侧卵巢中剩余卵母细胞的数量和质量。卵泡数量的减少导致月经周期不规律，并最终引起绝经，而卵母细胞质量的下降则导致生育力的降低，即妊娠和生育子女能力的下降(图 38-1)[2]。

生殖衰老的多样性

绝经的年龄存在显著的个体差异，波动在 40 岁至 60 岁之间，平均年龄为 51 岁。这种变异在全球范围内不同时间和人口中相对稳定[3-5]。女性生育能力在 31 岁开始下降，在 37 岁后可能加速下降，平均不孕年龄为 41 岁[6]。与绝经情况类似，相同年龄的妇女之间生育力下降的速度可能存在较大差异，例如，35 岁的妇女可能接近自然不孕的状态，也可能具备与 25 岁妇女相当的正常生育能力。女性生育能力的衰退被认为与绝经期的发展规律一致[7]。因此，绝经年龄可视作丧失自然生育能力的间接指标，中间存在一个固定的 10 年时间间隔。因此，准确预测女性个体绝经期将提供有价值的信息来评估女性的生育寿命，从而有助于未来低生育力风险的预防(图 38-2)。

尽管如此，卵泡数量和卵母细胞质量之间的关系可能更为复杂。不同女性年龄组之间存在显著的生育力的差异。此外，根据窦卵泡计数(AFC)或抗米勒管激素(AMH)水平等来定量评估生育力时，女性年龄对其有高度影响。由于目前缺乏针对卵巢储备定性(例如胚胎质量)的简易检测，因此也缺乏针对女性生育力随年龄和卵巢储备变化的定量研究[8]。

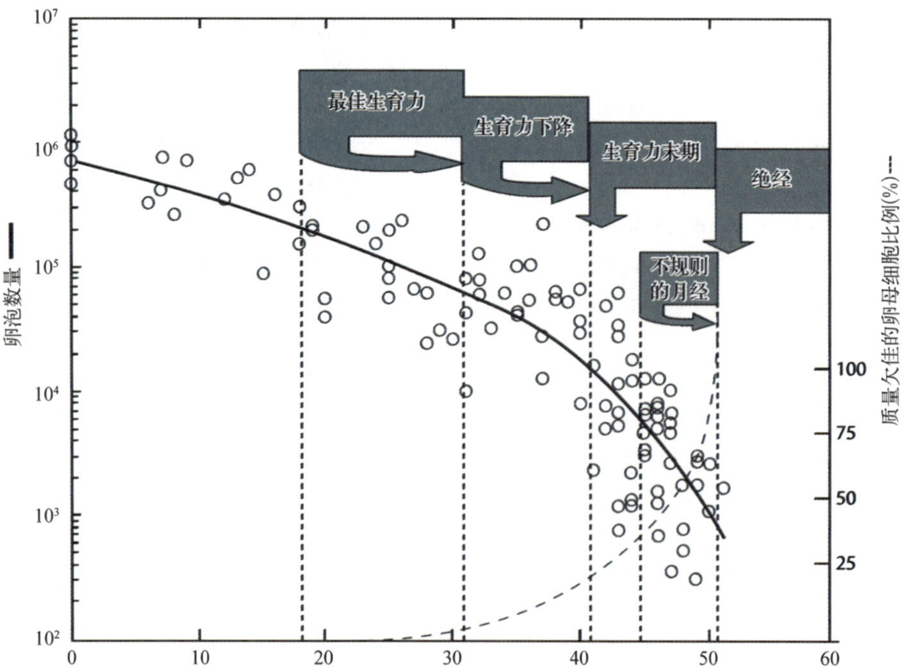

图 38-1　卵巢卵泡池的定量(实线)和定性(虚线)下降，重要生殖事件开始的标志(改编自文献[9])

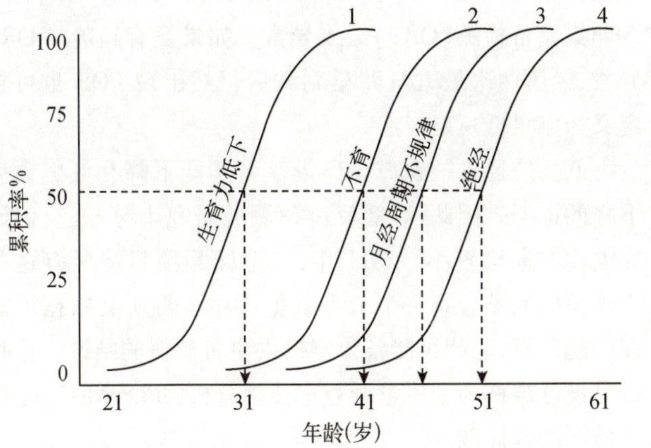

图 38-2 卵巢衰老各阶段发生的年龄差异(数据来源见文献[2])

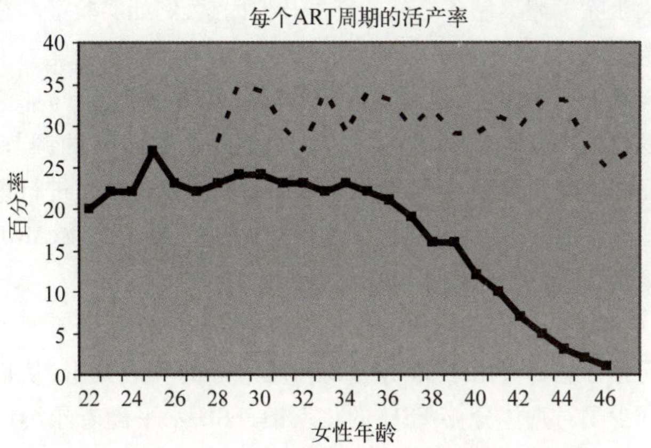

图 38-3 女性年龄对平均单胎活产率的影响,34 岁以后活产率稳步逐年下降。虚线表示赠卵周期平均单胎活产率与受者年龄的关系。它强调了卵母细胞捐赠在治疗既往 IVF 失败女性中的潜力。ART:辅助生殖技术[数据来自 2003 年 CDC 的 ART 治疗报告(http://www.cdc.gov/art/)]

与年龄相关的自然和辅助生育力下降

与其他动物相比,人类可以被视为生育力相对较低的物种[10,11]。平均每月的生育力约为 20%。这意味着在尝试怀孕的夫妇中,可能需要经过多个月的努力才能实现妊娠目标,尤其是随着女性年龄增长,每月生育能力在逐渐下降[12]。

在 35 岁以上的妇女中,不孕夫妇(指一年内未能获得一次妊娠)的比例将上升到 10%~20%,而 20 多岁的妇女仅为 4%。对于 35 岁及以上、生育能力一般的女性,不孕症的比例可能会增加到 30%~50%,导致其尝试怀孕数年却没有结果[12,13]。当与年龄相关的自然生育力已经降低到接近 0 时,保持规律月经周期的女性在很大程度上未能意识到生育力的下降。

大量体外受精(IVF)相关报告已经证实了女性生育能力将随年龄下降的事实。平均年龄超过 34 岁的女性,IVF 治疗的活产率稳步逐年下降,40 岁以上的女性每个周期活产率甚至低于 10%(图 38-3)。IVF 活产率取决于卵巢储备的量和质。卵巢储备量的减少表现为对卵巢刺激反应欠佳。质的衡量指标是女性年龄。对于控制性卵巢刺激(COS)反应欠佳的年轻女性,可能存在卵巢储备数量的减少,但由于她们仍然具有良好的卵巢储备质量,因此仍有较好的妊娠前景。相反,年龄较大且反应欠佳的女性其卵巢储备的量和质都较低,因此使用辅助生殖技术成功妊娠的前景就会很差[8,14]。

卵巢储备预测

根据我们对卵巢衰老的认知和见解,在进行 IVF 前评估卵巢储备时,女性年龄仍然是首选的评估指标。如果存在一种可靠的检测方法能够提供关于特定年龄女性的个体卵巢储备的信息,那么临床医生就可以提供个体化的治疗方案,有助于为卵巢储备低下的女性尽早提供受孕机会或保存卵母细胞方面的咨询。对于寻求治疗的高龄不孕女性来说,该检测可以使卵巢储备仍充足的高龄女性开始 IVF 治疗;而对于卵巢储备已耗尽的高龄女性,则建议放弃 IVF 治疗。观察卵巢对最大量卵巢刺激的反应可提供关于卵巢储备能力最准确的信息。在接下来两节中,我们将讨论卵巢储备评估背后的生物学原理以及其中一些评估方式的准确性和个体化治疗临床价值。

卵巢储备评估的生理学基础

一般而言,如前所述,女性的年龄是获取卵巢储备信息(包括量和质两个方面)的简易方法[15]。然而,由于相同年龄女性之间卵巢储备存在巨大差异,仅靠年龄来评估是不够的。

因此,对卵巢明显加速老化的年轻女性或卵巢储备仍然充足的高龄女性进行鉴别具有重要意义。如果我们能够识别出这些女性,那么就可以更有效地实现个体化生育管理。例如,可以根据需求调整刺激剂量或治疗方案[16],可以提供关于初始 IVF 治疗或放弃治疗的咨询,并且在卵巢储备耗尽之前及早启动治疗。

卵巢储备检测(ORTs)及其评估

大多数卵巢储备检测旨在预测与卵巢储备相关的妊娠结局。预测结局的首选指标或金标准是 ART 治疗后的活产率,然而实际上最常使用的是其他结局(特别是 IVF/胞质内单精子注射[ICSI]单周期中的获卵数或卵泡数以及妊娠情况)。单次接受 IVF 和胚胎移植时,妊娠结局取决于除了卵巢储备之外的许多其他因素,例如实验室和移植技术,目前评估重点主要还是放在预测卵巢反应能力的检测上。事实上,绝大多数卵巢储备检测(ORTs)与卵泡发育大小有关联,而卵泡发育大小始终受到 FSH 的调节。经阴道超声监测 AFC 时可以直接对卵泡发育队列进行评估[17]。由窦卵泡内颗粒细胞产生的内分泌标志物 AMH 提供了直接衡量卵巢储备数量的标志[18,19]。

过去几十年中研究比较透彻的基础 FSH 是最重要的间接标志物。由于抑制素 B 和雌二醇的释放减少,从而减少了对垂体分泌 FSH 的负反馈,FSH 水平随着年龄的增长而增加(图 38-4)[20]。因此,高 FSH 水平代表卵巢储备规模的减小。

卵巢储备功能检测的临床价值

ART 结局预测

反应不良预测

在 IVF 治疗中,通过使用外源性促性腺激素诱导 5~15 个卵泡同步发育,并在取卵时获得相应数量的健康卵母细胞,卵巢储备可以认为是正常的[22,23]。在这种情况下,通过 IVF 获得活产的机会是最佳的[24]。

博洛尼亚标准明确了卵巢低反应的定义。根据该标准,当在 COS 反应不良的情况下,以下三个特征中至少有两个存在时,可被归类为卵巢低反应:①高龄或存在任何其他卵巢低反应(POR)的风险因素;②有既往 POR 病史;③卵巢储备检测(ORT)结果异常。如果没有高龄或 ORT 异常,经历两次最大量卵巢刺激后仍然出现 POR 也可被定义为卵巢低反应[25]。

低反应通常被解释为卵巢储备功能下降和妊娠预后下降的证据。因此,对低反应预测的研究十分广泛,但研究的样本量均较小。2011 年,一个国际项目将所有这些小规模研究整合到一个大型数据库中。将所有数据汇总在一起分析,为卵巢储备检测提供更有价值的结论。这种研究设计被称为个体患者数据荟萃分析(IPD-MA),是评估检测的金标准。

这项旨在预测 ART 卵巢反应和妊娠结局的 IPD-MA 研究纳入了 5 705 名进行首次 IVF 周期的妇女。在预测反应不良方面,AFC 和 AMH 似乎比其他 ORTs(尤其是基础 FSH)更具优势。AMH 和 AFC 是 IVF 中有效预测卵巢对 COS 低反应的指标,其曲线下面积——受试者工作特征曲线(AUC-ROC)分别为 0.78 和 0.76(图 38-5)[26]。

多变量分析结果显示,年龄、AFC 和 AMH 模型的预测准确性明显高于仅基于年龄的模型(AUC-ROC 0.80 *vs.* 0.61, $P \leq 0.001$),从而证实了 AFC 和 AMH 在女性年龄相关低反应预测中的附加价值。有趣的是,独立使用 AMH 预测的准确性与所有多变量模型相当,这表明单一指标 AMH 具备充分的预测能力[26]。

如果将卵巢低反应作为关注的终点,那么这些检测方法在临床上具有满意的价值。然而遗憾的是,目前尚缺乏

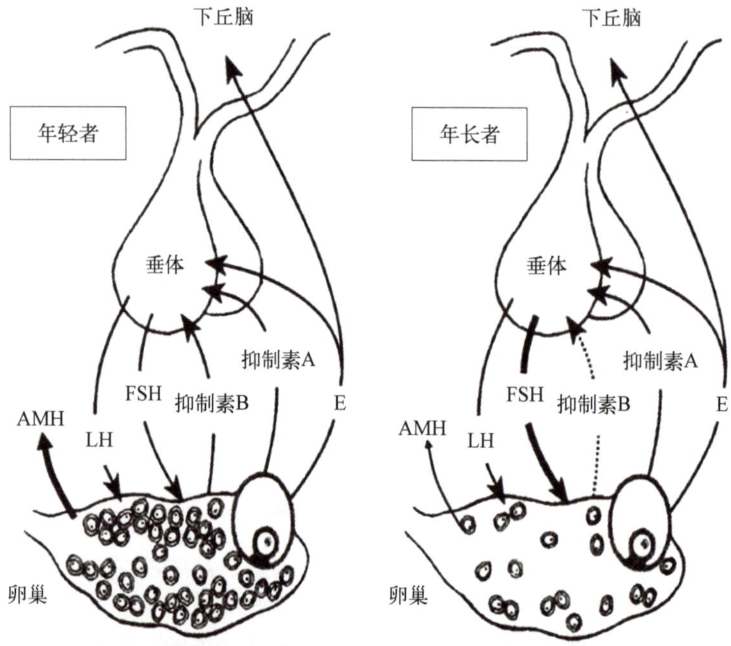

图 38-4　卵泡储备随女性年龄增长的变化,以及这些定量变化对几种内分泌激素的影响。AMH:抗米勒管激素;LH:黄体生成素;FSH:卵泡刺激素(改编自文献[21])

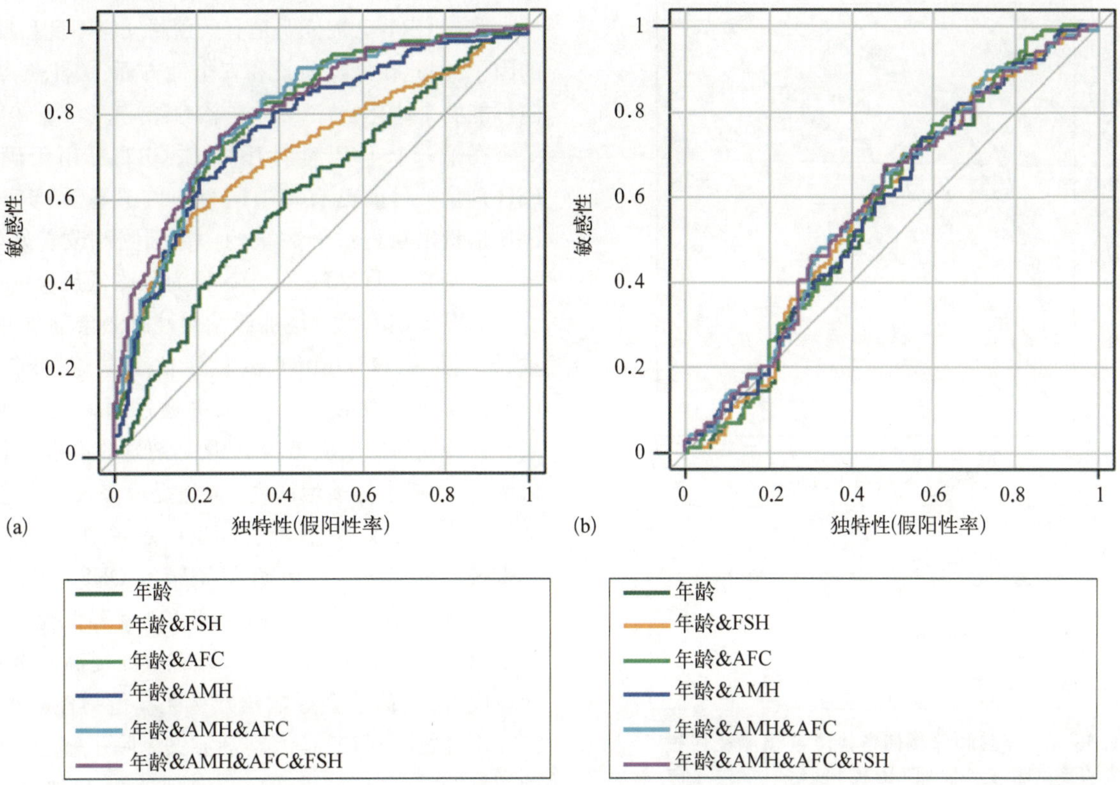

图 38-5 年龄和卵巢储备检测(ORTs)在预测低反应和持续妊娠方面的受试者工作特征曲线(ROC 曲线)。(a)基于年龄和 ORT 的低反应预测。描述了年龄或年龄与一个或多个 ORT 指标组合的 ROC 曲线。“年龄+AMH”、“年龄+AMH+AFC”和“年龄+AMH+AFC+FSH”的 ROC 曲线向左上角移动,表明在一定水平上对正常和低反应能进行有效区分的能力。(b)基于年龄和 ORT 的持续妊娠预测。年龄或年龄与一个或多个 ORT 指标组合的 ROC 曲线几乎与 x/y 线平行甚至交叉,表明该检测方法对持续妊娠的预测无效。AFC:窦卵泡计数;AMH:抗米勒管激素;FSH:卵泡刺激素(改编自文献[26])

有效的策略来预防低反应的发生。此外,并非所有的低反应均意味着预后不良,尤其是在年轻女性中[27]。在应用微刺激方案[28]后出现“低反应”患者可能也是如此。在随机试验中发现,在第一个 IVF 周期发生低反应的患者中,对第二个周期治疗方案进行任何调整都无法改善随后的卵巢反应或妊娠预后[29]。为获得更好的 ART 结局的个体化治疗将在“ORTs 的适用性”章节中讨论。

反应过度的预测

鉴于卵巢高反应者可能面临的风险,比如患者的临床不适感、妊娠率降低以及卵巢过度刺激综合征等风险[30,31],消除促排卵方案中卵巢高反应将提高 ART 治疗的安全性、成功率和经济效益。

另一项 IPD-MA 研究分析了卵巢高反应的预测。该 IPD-MA 纳入了 4 786 名进行第一个 IVF 周期的妇女。研究结果显示,AMH 和 AFC 均是准确预测 COS 反应过度的因子,其 AUC-ROC 值分别为 0.81 和 0.79[32]。

多因素分析显示,除了年龄外,加上 AFC 和 AMH 这两个指标后,AUC-ROC 从 0.61 增加到 0.85,进一步证实了 AFC 和 AMH 在预测中的附加价值。对于反应过度的预测而言,AFC 联合 AMH 优于单一 ORT(图 38-6)[32]。关于预测反应过度的临床价值以及个体化治疗方案将在“ORTs 的适用性”章节中讨论。

怀孕预测

IPD-MA 还研究了 IVF 后 ORT 对持续妊娠的预测价值。在这些分析中,纳入了 5 705 名进行第一次 IVF 周期的妇女,结果显示 ORT 对 IVF 后妊娠的预测价值很小。

在多因素分析中明显可见,ORTs 对于女性年龄相关妊娠结局的预测中毫无附加价值(图 38-5)。年龄单独具有中等预测能力,AUC-ROC 为 0.57。当将年龄与 AMH 和 AFC 结合时,AUC-ROC 为 0.59[26]。两种 ORT 组合都未能改善预测的准确性。因此,在 IVF 后持续妊娠的预测中,ORT 并不具备实用价值。

这一发现并不令人意外,因为大多数涉及卵巢储备定量方面的检测(如窦卵泡计数)是持续存在的,而质量方面的检测仅针对单一暴露因素进行,这显然不能很好地代表夫妇的生育潜力。

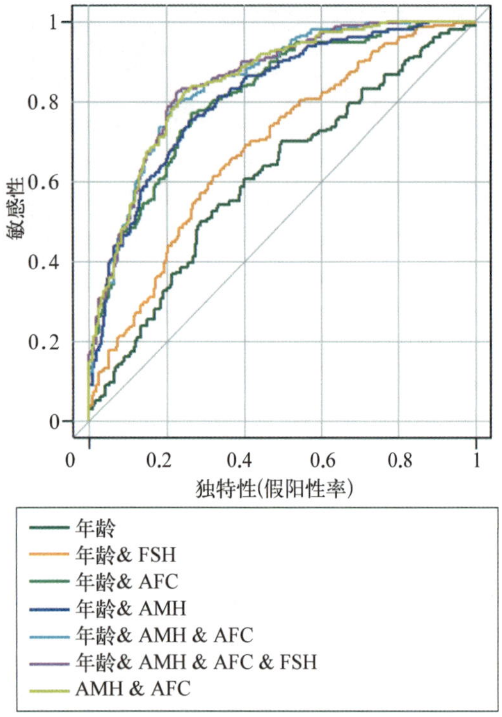

图 38-6 年龄和卵巢储备检测在预测反应过度的受试者工作特征(ROC)曲线。描述了年龄或年龄与一个或多个 ORT 指标组合的 ROC 曲线。“年龄+AMH”、“年龄+AFC”、“年龄+AMH+AFC”和“年龄+AMH+AFC+FSH”的 ROC 曲线向 ROC 空间的左上角移动,表明在一定水平上对正常和反应过度能进行有效区分。AFC:窦卵泡计数;AMH:抗米勒管激素;FSH:卵泡刺激素(改编自文献[26])

然而,最新研究指出,虽然卵巢储备标志物无法预测妊娠,但它们可以在一定程度上区分预后良好和预后不良的患者。IVF 的成功主要取决于女方年龄和血清 AMH 浓度[33]。具体来说,在高龄妇女中,AMH 或 AFC 等 ORTs 可用于确定哪些夫妇最适合接受卵母细胞捐赠或收养(表 38-1)[8]。

ORTs 的适用性:ART 实践中的个体化治疗

鉴于 ORT 已被证明是有效预测反应不良和反应过度的因子,因此在妊娠前景和安全性方面,关注焦点已经转向可能的个体化治疗,以改善治疗结局。

在第一个 IVF 周期开始前,ORT 可用于确定初始 FSH 剂量。目前已有多项研究探讨了基于 ORT 来调整 FSH 剂量以获得最佳数量的卵母细胞和改善妊娠结局。第一项研究表明,AFC 低于 5 作为预测低反应的因素,在首次 IVF 周期治疗中增加起始促性腺激素剂量并没有获益[34]。随后,OPTIMIST 试验评估了基于 AFC 来调整 FSH 剂量对妊娠结局的影响,并通过两篇论文阐释了结果。在预期的低反应患者中,增加剂量的策略并未提高妊娠率,反而成本显著增加[35],强烈提示该人群不应使用高剂量 FSH。相反,在预测为高反应患者中减少 FSH 剂量并未改善成本效益,但确实降低了 OHSS 的总体发生率[36]。重度 OHSS 发生率与 FSH 剂量降低无关。因此,基于 AFC 进行的剂量调整可以有效地提高安全性、降低治疗成本,并且不会影响治疗效果。值得注意的是,OPTIMIST 试验采用的是激动剂方案。除了基于 AFC 进行的剂量调整外,还可以选择拮抗剂方案(与激动剂扳机联合使用)——这是一种能有效减少 OHSS 风险的策略[37]。

第一项研究使用 AMH 作为 FSH 剂量调整(拮抗剂周期)的指标,结果卵巢反应性有增加,但对累积妊娠率无影响[38]。数年后,ESTHER-1 试验比较了个体化促性腺激素 δ(rFSH)剂量(基于血清 AMH 和体重)与常规促性腺激素 α 剂量对首次 IVF 治疗周期女性的有效性和安全性[39]。在个体化给药组中,发生低反应和高反应(以及 OHSS)的概率更低,妊娠率和着床率具有可比性,且更加经济有效(减少了促性腺激素的使用)。在本试验中,与传统给药方式相比,以 AMH 为基础的个体化 rFSH 给药方式可以提高安全性,同时不影响疗效。最近丹麦团队进行了一项随机对照试验,比较了基于 AMH 水平的个体化剂量给药组(低、中、高 AMH)与每日固定 150 IU 的标准

表 38-1 基于所有患者数据的简易预测一年活产率的模型

年龄(岁)	AMH (μg/L)					患者总数
	0~1	1~2	2~3	3~5	5~25	
0~30 n	0.44(0.39~0.48)	0.54(0.50~0.58)	0.56(0.53~0.60)	0.68(0.65~0.70)	0.68(0.65~0.71)	67
30~35 n	0.41(0.35~0.45)	0.51(0.46~0.55)	0.53(0.49~0.57)	0.64(0.61~0.67)	0.64(0.61~0.67)	182
35~40 n	0.32(0.26~0.38)	0.41(0.36~0.46)	0.43(0.38~0.48)	0.53(0.49~0.57)	0.54(0.50~0.57)	192
40~45 n	0.16(0.08~0.23)	0.21(0.14~0.27)	0.22(0.15~0.28)	0.29(0.22~0.34)	0.29(0.22~0.34)	46
患者总数	121	127	100	80	59	487

来源:文献[8]。
注:概率值以 95%CI 表示。缩写:AMH,抗米勒管激素。

给药组(无论 AMH 水平)[40]。有趣的是,预测高反应(高 AMH)的个体化(低)剂量组出现显著增多的低反应患者,而在低 AMH 组中增加 FSH 剂量,低反应患者显著减少(接近 50%)。然而,这些剂量的调整并没有提高个体化给药组的累积活产率(个体化给药组和标准给药组之间的活产率具有可比性)。

与标准 FSH 剂量组相比,为调查基于体重和 AMH 的个体化剂量用药是否可以提高活产率、安全性和有效性,一项荟萃分析纳入三个使用 Rekovelle(促性腺激素 δ)的 3 期临床试验(包括 GRAPE 研究)。研究发现,与 IVF 标准剂量相比,Rekovelle 个体化剂量方案在活产率方面同样有效(在正常和高反应者中观察到活产率显著增加),并且能够降低安全风险和 FSH 使用剂量[41]。

此外,一项 Cochrane 分析显示,与每日 150 IU 的标准剂量相比,基于 ORT 的 FSH 个体化用药可降低中重度 OHSS 的发生率。然而在这项研究中,基于 ORT 的个体化给药组的活产率并未增加(四项研究的综合证据[29])。

综上所述,这些研究表明,基于 ORT 的个体化给药有助于临床医生降低 OHSS 发生率,妊娠率具有可比性,且更加经济有效。然而,如前所述,ORT 无法用于预测 ART 后的妊娠情况。尽管如此,基于年龄和 AMH/AFC 等因素的预后咨询是可行的,尽管大部分预测信息来自女性年龄,并且增加检测指标仅对某些亚组(如高龄妇女)的咨询有效(表 38-1)。

在个体化治疗后,当 ORTs 不满意或 ART 结局差时,在预测下一周期 COS 效果欠佳的情况下,也可以建议夫妇考虑接受供卵。

生殖寿命的预测

ORT 的另一个挑战在于确定在生活的某个阶段就存在生育寿命减低的女性,以便采取适当的行动。理想情况下,这可能意味着这些检测可以用来确定谁将在一定时间内实现自然妊娠,而谁则需要 ART 治疗。此外,在更年轻的年龄进行这样的检测可以用来预测女性进入绝经期的年龄,因为绝经年龄与自然生育年龄结束被假设为是固定关系(图 38-2)[7]。因此,基于生殖寿命预测的个体化预防不孕症的管理是具有价值的。

此外,女性绝经年龄还与其他各种健康问题相关。晚绝经与多种疾病发病率和死亡率降低相关,而早绝经女性则面临骨质疏松、骨折和心血管风险增加的问题。因此,预测绝经期不仅对生育力有价值,并且对一般健康问题的预防策略也具有重要意义[5]。

当前生育力的预测

在许多西方国家,女性生第一个孩子的平均年龄约 30 岁。这意味着相当一部分女性在开始尝试怀孕时就已经表现出自然怀孕概率降低的可能性。

迄今为止,已有三项研究评估了卵巢储备功能检测在预测自然妊娠中的价值。一项针对 100 名随机选择的女性(年龄范围 30~44 岁)自然妊娠的研究表明,在 6 个月的随访期间,初始 AMH 水平与自然生育能力之间存在较好的相关性[42]。然而,这些发现未能在第二项研究中得到证实,该研究未发现 25 岁左右女性低 AMH 水平与生育能力下降之间存在相关性[43]。在长达 12 个月的随访期间,第三项研究表明,AMH 水平不能预测持续妊娠[44]。因此,到目前为止,卵巢储备检测在预测实际生育力方面作用不大。

这并不奇怪,只要女性有排卵,优势卵泡质量的重要性优于卵泡数量规模。

绝经期预测

由于假设绝经年龄和自然不孕年龄之间存在固定的时间间隔,针对 ORT 在预测绝经和自然不孕年龄方面的作用,已经进行了多项研究。如果这些检测结果准确可靠,可能会促使部分女性在较为年轻时选择成家或采取卵子冷冻等生育力保存技术。此外,卵巢储备检测可以让一部分女性放心,推迟生育不会影响未来的怀孕机会。

AMH 在预测绝经期方面有更广泛的研究支持,多项研究一致表明 AMH 与绝经年龄相关,即使在校正年龄因素后也是如此[45-51]。年龄特异性的 AMH 水平可用于预测绝经发生的年龄范围(图 38-7,表 38-2)。一项 IPD 荟萃分析证实了这些发现。

根据研究结果,由于 AMH 的 P 值的局限性,对绝经年龄进行预测存在一定范围的限制(表 38-2)[52]。

然而,预测模型在预测极端年龄(非常年轻和非常晚)更年期时间的能力有限,准确度不高[50]。具体来说,这些极端年龄的更年期预测对生殖寿命和一般健康具有重要的临床价值,因此是最有价值的预测指标。但由于准确度有限,在临床上应用 AMH 值进行更年期预测存在一定困难。潜在可能有效的方法是多次测量 AMH 可能会显示其随时间下降的趋势。在 20 年内进行 5 次 AMH 检测的纵向分析表明,AMH 下降速度与初始水平相关[53]。然而,下降速度在不同年龄阶段存在差异。此外,女性年轻时,使用 AMH 作为绝经期预测指标的准确性较低,限制了其在临床中的应用。因为在更年轻的时候,女性仍然有可能改变她们的生育计划。相比之下,在高龄女性中使用该指标可以获得较高的预测准确性,但治疗选择却相对有限。

因此,尽管 AMH 在预测绝经期方面具有潜力,但目前在日常临床实践中仍不适用于预测绝经期或自然生育能力的终结。

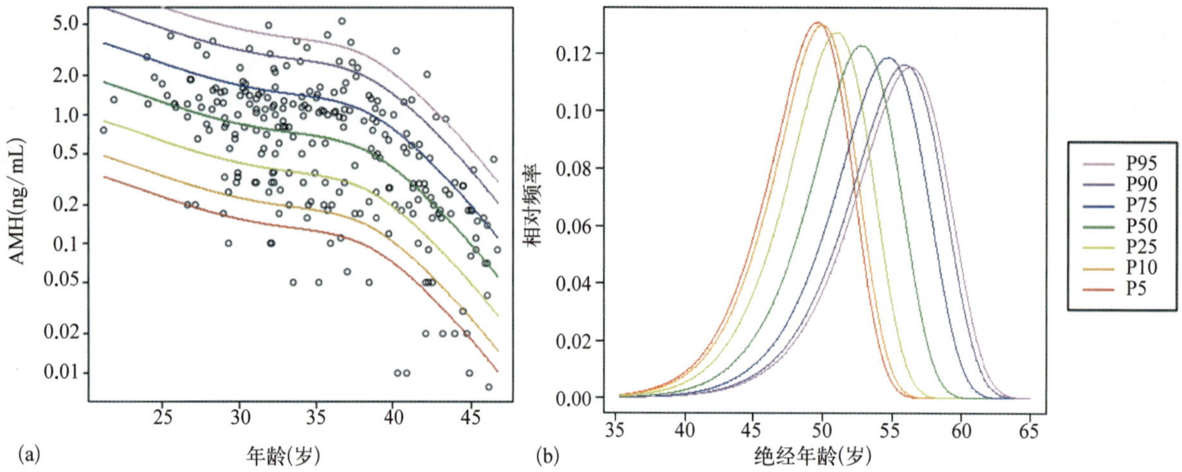

图 38-7　年龄特异性 AMH 水平与绝经年龄之间呈正态分布。(a)图示为研究开始时对特定年龄妇女进行 AMH 水平的检测,大约 11 年后再评估月经情况。这些曲线代表不同百分位数的 AMH 上界。因此,可以根据特定年龄妇女的 AMH 水平对其进行百分位数分类。(b)图示为绝经年龄的变化对应不同百分位数的 AMH。AMH:抗米勒管激素;P:百分位(改编自文献[32])

表 38-2　根据 Weibull 预测的绝经年龄分布,各 AMH 百分位数类别中绝经年龄早、正常、晚的女性比例

基础 AMH	绝经年龄≤45 岁(9.6%)	绝经年龄 46~54 岁(79.3%)	绝经年龄≥55 岁(11.1%)
P5	28.1%	68.2%	3.8%
P10	25.3%	70.4%	4.3%
P25	17.7%	75.8%	6.5%
P50	8.0%	77.7%	14.2%
P75	2.7%	66.4%	30.9%
P90	1.2%	53.1%	45.6%
P95	0.9%	48%	51.1%

来源:文献[52]。

注:左侧第一列显示的是特定年龄的 AMH 百分位分类。第一行显示的是绝经期发生的年龄分类及其相应的发病率(无论 AMH 水平如何)。表格中显示的是使用 Weibull 模型计算得出的每个 AMH 百分比类别对应的绝经年龄分布。

在特定情况下的生殖寿命的预测

虽然一般人群的卵巢储备能力评估在临床实践中并非必需,但某些特定妇女群体可能会从卵巢储备能力检测中获益,不仅可以提供生殖寿命方面的咨询,还可对长期不良健康相关结局进行评估。这些特定群体包括早绝经风险的女性——有早绝经家族史——或接受了性腺毒素治疗。

对于存在早发性卵巢功能不全(POI)风险的女性,AMH 可能有助于诊断;然而,它同样缺乏准确预测 POI 发病时间的精确度[54]。

对儿童癌症患者进行回顾性纵向随访研究发现,在卵巢功能受损后,随着时间的推移,儿童癌症患者的 AMH 水平呈现与正常健康对照组相似的下降趋势[55]。

根据接受治疗的情况,儿童癌症患者可能面临卵巢储备功能下降和提前绝经的风险。由于治疗后的 AMH 变化趋势与其他女性相似,卵巢储备检测将有助于评估儿童肿瘤患者的相对他们年龄的卵巢储备功能,并有助于提供生殖寿命、全身健康等方面的咨询,甚至生育力保存的选择[56]。

总　结

年龄相关的生育力下降在不同女性中差异很大。因此,尽管年龄对辅助生殖结局具有预测作用,但并非总能准确反映女性的生育潜力。目前已证实 ORTs 是卵巢储备定量的准确预测指标,可用于预测对 COS 的反应,并有助于选择合适的促排卵方案。然而,它们无法精确预测卵巢储备质量,因此不能很好地预测 IVF 的妊娠结局。

对于生殖寿命的预测,主要研究集中于 AMH(表 38-3)。然而,AMH 并不适用于评估生育力。一致的证据显

表 38-3 研究 AMH 与绝经期预测的荟萃分析纳入研究的特征

第一作者(年)	患者(例)	随访达绝经期的患者(例)	结果变量	分析方法	结果		
					风险比	C 统计	其他
Sowers(2010)	50	50	TTM	广义估计方程与混合模型分析方法	—	—	$_{log}$AMH 降低 1 单位,绝经年龄提前 1.75 年(±0.14)
Tehrani(2011)	266	63	ANM	加速失效时间建模和 AUC	—	—	ANM 的观测值和预测值吻合度可接受(偏差-0.3;95%CI:-4~3 年);个体 ANM 预测
Broer(2011)	281	48	TTM 和 ANM	Cox 回归分析+C 统计	风险比:9.2;95%CI:2.5~34;P<0.001 1 单位 AMH=0.89 ng/mL	90%	—
Freeman(2012)	401	198	TTM	Cox 回归分析	风险比:5.6;95%CI:4.7~6.7;P<0.000 1 1 单位=1 SD_{log}AMH	—	—
Tehrani(2013)	1 015	277	ANM	加速失效时间建模和 AUC+C 统计	—	92%	ANM 观测值与预测值吻合度良好;个体 ANM 预测
Dólleman(2015)	1 163	527	TTM	Cox 回归分析+C 统计	风险比:9.1;SD 0.03	89%	—
Nair(2015)	716	207	TTM	从基线开始以三年为间隔进行离散时间风险回归	0~3 年风险比:8.1 3~6 年风险比:2.3 6~9 年风险比:1.6	—	—

来源:文献[50]。

缩写:AMH,抗米勒管激素;AUC,曲线下面积;MP,达到绝经期;FU,随访;ANM,自然绝经年龄;TTM,至绝经时间;HR,风险比(每 1 单位 AMH 减少,随访期间绝经发生的概率增加百分比);CI,置信区间;C 统计,在随访期间,正确预测绝经发生的百分比。

示,AMH 是一个可靠的指标来预测绝经期和自然生育力的结束。尽管如此,由于其预测范围较宽,目前在常规人群日常临床实践中并不适用,只有早绝经风险高的妇女亚群可能从这种检测中受益。

(杨纨译,杨蕊、王洋校)

参考文献

[1] Stephen EH, Chandra A. Declining estimates of infertility in the United States: 1982-2002. Fertil Steril. 2006; 86: 516-23.

[2] Te Velde ER, Pearson PL. The variability of female reproductive aging. Hum Reprod Update. 2002; 8:141-54.

[3] Morabia A, Costanza MC. International variability in ages at menarche, first livebirth, and menopause. World Health Organization collaborative study of neoplasia and steroid contraceptives. Am J Epidemiol. 1998; 148:1195-205.

[4] Thomas F, Renaud F, Benefice E, de Meeus T, Guegan JF. International variability of ages at menarche and menopause: Patterns and main determinants. Hum Biol. 2001; 73: 271-90.

[5] Daan NM, Fauser B. Menopause prediction and potential implications. Maturitas. 2015; 82:257-65.

[6] van Noord-Zaadstra BM, Looman CWN, Alsbach H, et al. Delaying childbearing: Effect of age on fecundity and outcome of pregnancy. BMJ. 1991; 302:1361-5.

[7] Broekmans FJ, Soules MR, Fauser BC. Ovarian aging: Mechanisms and clinical consequences. Endocr Rev. 2009; 30:465-93.

[8] Hamdine O, Eijkemans MJ, Lentjes EW, Torrance HL, Macklon NS, Fauser BC, Broekmans FJ. Antimüllerian hormone: Prediction of cumulative live birth in gonadotropin-releasing hormone antagonist treatment for *in vitro* fertilization. Fertil Steril. 2015; 104: 891-8.

[9] Bruin JP, te Velde ER. Female reproductive aging: Concepts and consequences. In: Preservation of Fertility. Tulandi T, Gosden RG (eds.), p. 3. London: Taylor & Francis, 2004.

[10] Viudes-de-Castro MP, Vicente JS. Effect of sperm count on the fertility and prolificity rates of meat rabbits. Anim Reprod Sci. 1997; 46:313-9.

[11] Moce E, Lavara R, Vicente JS. Influence of the donor male on the fertility of frozen-thawed rabbit sperm after artificial insemination of females of different genotypes. Reprod Domest Anim. 2005; 40:516-21.

[12] Evers JL. Female subfertility. Lancet. 2002; 360:151-9.

[13] Menken J, Trussell J, Larsen U. Age and infertility. Science. 1986; 233:1389-94.

[14] Oudendijk JF, Yarde F, Eijkemans MJ, Broekmans FJ, Broer SL. The poor responder in IVF: Is the prognosis always poor? A systematic review. Hum Reprod Update. 2012; 18:

1-11.

[15] Templeton A, Morris JK, Parslow W. Factors that affect outcome of *in-vitro* fertilisation treatment. Lancet. 1996; 348: 1402-6.

[16] Tarlatzis BC, Zepiridis L, Grimbizis G, Bontis J. Clinical management of low ovarian response to stimulation for IVF: A systematic review. Hum Reprod Update. 2003; 9:61-76.

[17] Hendriks DJ, Mol BW, Bancsi LF, te Velde ER, Broekmans FJ. Antral follicle count in the prediction of poor ovarian response and pregnancy after *in vitro* fertilization: A meta-analysis and comparison with basal follicle-stimulating hormone level. Fertil Steril. 2005; 83:291-301.

[18] Broekmans FJ, Kwee J, Hendriks DJ, Mol BW, Lambalk CB. A systematic review of tests predicting ovarian reserve and IVF outcome. Hum Reprod Update. 2006; 12: 685-718.

[19] Seifer DB, MacLaughlin DT, Christian BP, Feng B, Shelden RM. Early follicular serum mullerian-inhibiting substance levels are associated with ovarian response during assisted reproductive technique cycles. Fertil Steril. 2002; 77:468-71.

[20] Klein NA, Houmard BS, Hansen KR, et al. Age-related analysis of inhibin A, inhibin B, and activin A relative to the intercycle monotropic follicle-stimulating hormone rise in normal ovulatory women. J Clin Endocrinol Metab. 2004; 89:2977-81.

[21] Soules MR, Battaglia DE, Klein NA. Inhibin and reproductive aging in women. Maturitas. 1998; 30(2):193-204.

[22] Fasouliotis SJ, Simon A, Laufer N. Evaluation and treatment of low responders in assisted reproductive technique: A challenge to meet. J Assist Reprod Genet. 2000; 17:357-73.

[23] Popovic-Todorovic B, Loft A, Lindhard A, et al. A prospective study of predictive factors of ovarian response in "standard" IVF/ICSI patients treated with recombinant FSH. A suggestion for a recombinant FSH dosage normogram. Hum Reprod. 2003; 18:781-7.

[24] van der Gaast MH, Eijkemans MJ, van der Net JB, et al. Optimum number of oocytes for a successful first IVF treatment cycle. Reprod Biomed Online. 2006; 13:476-80.

[25] Ferraretti AP, La Marca A, Fauser BC, Tarlatzis B, Nargund G, Gianaroli L, ESHRE working group on Poor Ovarian Response Definition. ESHRE consensus on the definition of "poor response" to ovarian stimulation for *in vitro* fertilization: The Bologna criteria. Hum Reprod. 2011; 26: 1616-24.

[26] Broer SL, van Disseldorp J, Broeze KA, Dolleman M, Opmeer BC, Bossuyt P, Eijkemans MJ, Mol BW, Broekmans FJ, IMPORT Study Group. Added value of ovarian reserve testing on patient characteristics in the prediction of ovarian response and ongoing pregnancy: An individual patient data approach. Hum Reprod Update. 2013; 19:26-36.

[27] Lashen H, Ledger W, Lopez-Bernal A, Barlow D. Poor responders to ovulation induction: Is proceeding to in-vitro fertilization worthwhile? Hum Reprod. 1999; 14:964-9.

[28] Verberg MF, Eijkemans MJ, Macklon NS, et al. Predictors of low response to mild ovarian stimulation initiated on cycle day 5 for IVF. Hum Reprod. 2007; 22:1919-24.

[29] Lensen SF, Wilkinson J, Leijdekkers JA, La Marca A, Mol BWJ, Marjoribanks J, Torrance H, Broekmans FJ. Individualised gonadotropin dose selection using markers of ovarian reserve for women undergoing in vitro fertilisation plus intracytoplasmic sperm injection (IVF/ICSI). Cochrane Database Syst Rev. 2018; 2: CD012693.

[30] Fauser BC, Diedrich K, Devroey P. Predictors of ovarian response: Progress towards individualized treatment in ovulation induction and ovarian stimulation. Hum Reprod Update. 2008; 14:1-14.

[31] Sunkara SK, Rittenberg V, Raine-Fenning N, et al. Association between the number of eggs and live birth in IVF treatment: An analysis of 400 135 treatment cycles. Hum Reprod. 2011; 26:1768-74.

[32] Broer SL, Dólleman M, van Disseldorp J, Broeze KA, Opmeer BC, Bossuyt PM, Eijkemans MJ, Mol BW, Broekmans FJ, IPD-EXPORT Study Group. Prediction of an excessive response in *in vitro* fertilization from patient characteristics and ovarian reserve tests and comparison in subgroups: An individual patient data meta-analysis. Fertil Steril. 2013; 100:420-9.

[33] La Marca A, Nelson SM, Sighinolfi G, et al. Anti-mullerian hormone-based prediction model for a live birth in assisted reproduction. Reprod Biomed Online. 2011; 22:341-9.

[34] Klinkert ER, Broekmans FJ, Looman CW, Habbema JD, Te Velde ER. Expected poor responders on the basis of an antral follicle count do not benefit from a higher starting dose of gonadotrophins in IVF treatment: A randomized controlled trial. Hum Reprod. 2005; 20:611-15.

[35] van Tilborg TC, Torrance HL, Oudshoorn SC, Eijkemans MJC, Koks CAM, Verhoeve HR, Nap AW, Scheffer GJ, Manger AP, Schoot BC, et al. Individualized versus standard FSH dosing in women starting IVF/ICSI: An RCT. Part 1: The predicted poor responder. Hum Reprod. 2017b; 32: 2496-505.

[36] Oudshoorn SC, van Tilborg TC, Eijkemans MJC, Oosterhuis GJE, Friederich J, van Hooff MHA, van Santbrink EJP, Brinkhuis EA, Smeenk JMJ, Kwee J, et al. Individualized versus standard FSH dosing in women starting IVF/ICSI: An RCT. Part 2: The predicted hyper responder. Hum Reprod. 2017; 32:2506-14.

[37] Mourad S, Brown J, Farquhar C. Interventions for the prevention of OHSS in ART cycles: An overview of Cochrane reviews. Cochrane Database Syst Rev. 2017; Jan 23; 1(1): CD012103.

[38] Arce JC, Andersen AN, Fernández-Sánchez M, Visnova H, Bosch E, García-Velasco JA, Barri P, de Sutter P, Klein BM, Fauser BC. Ovarian response to recombinant human follicle-stimulating hormone: A randomized, antimüllerian hormone-stratified, doseresponse trial in women undergoing in vitro fertilization/intracytoplasmic sperm injection. Fertil Steril. 2014; 102:1633-40.

[39] Nyboe Andersen A, Nelson SM, Fauser BCJM, García-Velasco JA, Klein BM, Arce J-C, ESTHER - 1 Study Group, Tournaye H, De Sutter P, Decleer W, Petracco A, et al. Individualized versus conventional ovarian stimulation for in vitro fertilization: A multicenter, randomized, controlled, assessor-blinded, phase 3 noninferiority trial. Fertil Steril. 2017; 107:387-96.

[40] Petersen FJ, Løkkegaard E, Andersen LF, Torp K, Egeberg A, Hedegaard L, Nysom D, Nyboe Andersen A. A randomized controlled trial of AMH-based individualized FSH dosing in a GnRH antagonist protocol for IVF. Hum Reprod Open. 2019;(1):hoz003.

[41] Janse F, Eijkemans M, Fauser B. O - 114 improved safety and efficiency of individualised versus conventional gonadotropin dosing for ovarian stimulation in IVF/ICSI: An individual patient meta-Analysis (IPD - MA). Hum Reprod. 2021; 36(Suppl 1):deab126.023.

[42] Steiner AZ, Herring AH, Kesner JS, Meadows JW, Stanczyk FZ, Hoberman S, Baird DD. Antimüllerian hormone as a predictor of natural fecundability in women aged 30 - 42 years. Obstet Gynecol. 2011; 117:798-804.

[43] Hagen CP, Vestergaard S, Juul A, et al. Low concentration of circulating antimüllerian hormone is not predictive of reduced fecundability in young healthy women: A prospective cohort study. Fertil Steril. 2012; 98:1602-8.

[44] Depmann M, Broer SL, Eijkemans MJC, van Rooij IAJ, Scheffer GJ, Heimensem J, Mol BW, Broekmans FJM. Anti-müllerian hormone does not predict time to pregnancy: Results of a prospective cohort study. Gynecol Endocrinol. 2017; 10:1-5.

[45] Broer SL, Eijkemans MJ, Scheffer GJ, et al. Antimullerian hormone predicts menopause: A long-term follow-up study in normoovulatory women. J Clin Endocrinol Metab. 2011; 96:2532-9.

[46] Tehrani FR, Shakeri N, Solaymani-Dodaran M, Azizi F. Predicting age at menopause from serum antimullerian hormone concentration. Menopause. 2011; 18:766-70.

[47] Nair S, Slaughter JC, Terry JG, et al. Anti-mullerian hormone (AMH) is associated with natural menopause in a population-based sample: The CARDIA Women's Study. Maturitas. 2015; 81:493-8.

[48] Dólleman M, Verschuren WM, Eijkemans MJ, Broekmans FJ, van der Schouw YT. Added value of anti-müllerian hormone in prediction of menopause: Results from a large prospective cohort study. Hum Reprod. 2015; 30:1974-81.

[49] Dólleman M, Depmann M, Eijkemans MJ, et al. Anti-mullerian hormone is a more accurate predictor of individual time to menopause than mother's age at menopause. Hum Reprod. 2014; 29:584-91.

[50] Depmann M, Broer SL, van der Schouw YT, Tehrani FR, Eijkemans MJ, Mol BW, Broekmans FJ. Can we predict age at natural menopause using ovarian reserve tests or mother's age at menopause? A systematic literature review. Menopause. 2016; 23:224-32.

[51] Depmann M, Eijkemans MJC, Broer SL, Scheffer GJ, van Rooij IAJ, Laven JSE, Broekmans FJM. Does AMH predict menopause? Results of a prospective ongoing cohort study. Hum Reprod. 2016; 31:1579-87.

[52] Depmann M, Eijkemans MJC, Broer SL, Tehrani FR, Solaymani-Dodaran M, Azizi F, Lambalk CB, Randolph JF Jr., Harlow SB, Freeman EW, Sammel MD, Verschuren M, van der Schouw YT, Mol BW, Broekmans FJM. Does AMH relate to timing of menopause? Results of an individual patient data meta-analysis. J Clin Endocrinol Metabol. 2018; 103(10):3593-600.

[53] de Kat AC, van der Schouw YT, Eijkemans MJC, Broer SL, Verschuren M, Broekmans FJM. Can menopause prediction be improved with multiple AMH measurements? Results from the prospective Doetinchem cohort study. J Clin Endocrinol Metabol. 2019; 104(11):5024-31.

[54] Anderson RA, Nelson SM. Anti-müllerian hormone in the diagnosis and prediction of premature ovarian insufficiency. Semin Reprod Med. 2020; 38:263-69.

[55] van der Kooi AL, van den Heuvel-Eibrink MM, van Noortwijk A, Neggers SJ, Pluijm SM, van Dulmen-den Broeder E, van Dorp W, Laven JS. Longitudinal follow-up in female childhood cancer survivors: No signs of accelerated ovarian function loss. Hum Reprod. 2017; 32(1):193-200.

[56] van den Berg MH, Overbeek A, Lambalk CB, Kaspers GJL, Bresters D, van den Heuvel-Eibrink MM, Kremer LC, Loonen JJ, van der Pal HJ, Ronckers CM, Tissing WJE, Versluys AB, van der Heiden-van der Loo M, Heijboer AC, Hauptmann M, Twisk JWR, Laven JSE, Beerendonk CCM, van Leeuwen FE, van Dulmen-den Broeder E, DCOG LATER-VEVO study group. Long-term effects of childhood cancer treatment on hormonal and ultrasound markers of ovarian reserve. Hum Reprod. 2018; 33(8):1474-88.

39

促排卵药物

枸橼酸氯米芬、芳香化酶抑制剂、二甲双胍、促性腺激素释放激素类似物和促性腺激素

Colin M. Howles 和 Zeev Shoham

引　言

不孕症治疗的实现得益于激素鉴定和纯化技术的发展。1961 年，尿源性人促性腺激素和枸橼酸氯米芬（CC）开始用于治疗不孕症，在随后的 35 年间，生产技术不断进步，包括 DNA 重组技术的应用[1]，使更纯净、更稳定的可注射促性腺激素得以问世（综述见文献[2]）。本章旨在概述用于辅助生殖技术（ARTs）的诱导排卵（OI）和控制性卵巢刺激（COS）等治疗方法的发展、体系和作用模式。

枸橼酸氯米芬

药物说明

CC 于 1956 年合成，1961 年 Greenblatt 和他的研究小组发现，CC 作为雌二醇的一种非甾体类似物，对无排卵性不孕女性的卵巢功能具有刺激作用，从而在治疗方面取得了无可争议的突破[3]。1967 年，美国食品药品监督管理局批准该药物用于不孕症治疗。

CC 是一种三苯基氯乙烯衍生物，其中乙烯的四个氢原子被三个苯基和一个氯离子取代。三个苯环中的一个带有一个氨基烷氧基[$OCH_2—CH_2—N(C_2K_2)_2$]侧链，但其对 CC 是否具有重要作用仍不确定。由于枸橼酸（$C_6H_8O_7$）的存在，市面上的制剂均为枸橼酸二氢盐形式。CC 是一种白色或淡黄色无味粉末，在空气中或遇光时不稳定，熔点为 116～118 ℃。它是一种三芳基乙烯化合物（1-对二乙基氨基乙氧基苯基-1，2-二苯基-2-氯乙烯枸橼酸盐，分子量为 598.09），在化学性质上与氯烯雌醚相近，后者是一种弱雌激素。在化学结构上与己烯雌酚相近，后者是一种强效的合成雌激素。虽然 CC 不是类固醇，而是一种三苯基氯乙烯，但其结构与雌二醇极为相似，因此易于与雌激素受体（ER）结合。

CC 是两种立体化学异构体的外消旋混合物，分别为顺式氯米芬构型和反式氯米芬构型（图 39-1），前者效力显著强于后者。在市售制剂中，两种异构体的比例为 38% 的顺式氯米芬和 62% 的反式氯米芬。有限的经验表明，CC 的临床应用可能确实源自其顺式异构体[4,5]。然而，

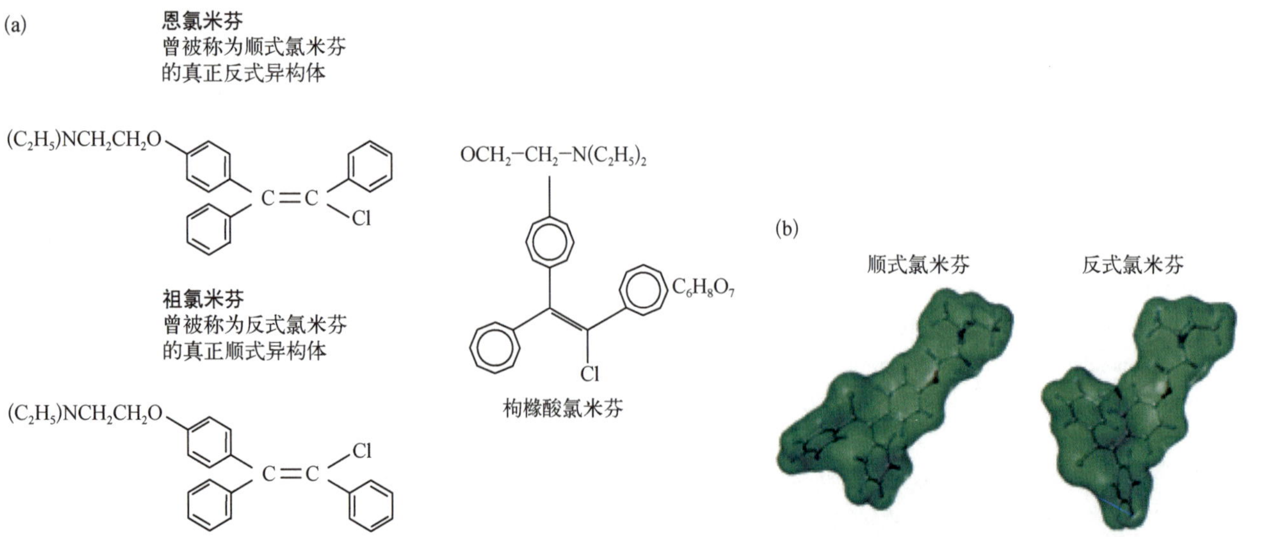

图 39-1　(a) CC 是两种立体化学异构体的外消旋混合物，分别为顺式氯米芬构型和反式氯米芬构型，前者效力显著强于后者。在市售制剂中，两种异构体的比例为 38%的顺式氯米芬和 62%的反式氯米芬。(b) 不同结构的异构体模型

就排卵率和妊娠率而言,顺式 CC 是否比 CC 更有效仍不确定[6-9]。随着反相高效液相色谱法的出现,人们发现每种异构体都有其独特的药代动力学特征,反式异构体比顺式异构体吸收更快,消除更彻底。虽然 CC 中含有 62%的反式异构体和 38%的顺式异构体,但血浆中顺式异构体浓度远高于反式异构体。由于顺式异构体比反式异构体具有更强的雌激素活性,因此靶组织的反应根据与相应 ER 相互作用的每种异构体的相对亲和力和浓度有所不同。对 CC 进行放射性碳标记的示踪研究表明,其主要排泄途径是粪便,但也有少量通过尿液排出。每日口服 CC 100 mg,连续 5 天,在之后长达 30 天内都可在血清中检测到该药物。

作用机制

服用 CC 后,垂体促性腺激素释放会在短时间内增加,从而诱发卵泡募集、选择、优势化和破裂。

CC 的主要作用机制是下丘脑和垂体 ER 长期耗竭引起内源性雌激素的负反馈降低[11,12]。这一作用导致由下丘脑释放入下丘脑-垂体门脉循环的促性腺激素释放激素(GnRH)增加,从而导致垂体促性腺激素释放增加。对卵巢给予适度的促性腺激素刺激可改善排卵障碍,并增加达到排卵水平的卵泡数量[13,14]。血清中黄体生成素(LH)与卵泡刺激素(FSH)浓度的比值有时会明显增加[15],LH 与 FSH 比值的这种暂时性变化可能会对卵泡成熟造成一定的影响,从而导致排卵延迟。停用 CC 后不久,两种促性腺激素水平都会逐渐下降到排卵前的最低点,直到月经中期才会再次急剧上升。

CC 与雌激素受体结合蛋白的相互作用与天然雌激素类似,是一种竞争性 ER 拮抗剂[16,17]。重要的是,CC 不具有孕激素、促肾上腺皮质激素、雄激素或抗雄激素作用。

治疗适应证与禁忌证

无排卵性不孕是 CC 治疗最主要的适应证。此外,CC 还适用于经黄体酮(P)治疗后有撤退性出血的月经稀发或闭经女性。CC 对于低促性腺激素性性腺功能减退症(HH;WHO Ⅰ型)无效。其他有争议的适应证包括黄体功能不全、不明原因不孕,以及女性进行体外受精(IVF)需要多个卵泡发育的情况。CC 的禁忌证包括存在卵巢囊肿、疑似恶性肿瘤以及肝脏疾病。

疗程

CC 可使 FSH 和 LH 分泌增加,用药时间为 5 天。月经周期正常的女性服用 CC 超过 5 天,血清 FSH 浓度先升高,持续 5~6 天,之后即使继续用药,血清 FSH 水平仍会下降,而 LH 在整个治疗期间均保持较高水平[18,19]。

CC 通常在自然或人为诱导月经的第 5 天开始使用。其理论依据是,月经第 5 天血清 FSH 浓度的生理性下降为选择优势卵泡提供了条件。在月经第 2 天开始用药可导致提前排卵,这与正常月经周期的生理现象类似。CC 起始剂量通常为 50 mg/d,因为据观察,50%的妊娠发生在剂量为 50 mg 的情况下[20]。为了获得好的治疗效果,应在 CC 治疗期间进行严密监测。毋庸置疑,连续监测 LH、FSH、雌二醇、P 及超声可详尽显示患者对治疗的反应。

治疗效果

对于大多数女性,CC 可诱导排卵。排卵率在 70%~92%,但妊娠率却低得多。高排卵率和相对较低的妊娠率之间的差异可能是由以下因素造成的:①抗雌激素作用对子宫内膜的影响;②抗雌激素作用对宫颈黏液的影响;③子宫血流减少;④胎盘蛋白 14 合成受损;⑤亚临床妊娠丢失;⑥对输卵管运输功能的影响;⑦对卵细胞的不利影响[21]。一项 Cochrane 系统评价[22]纳入 5 项对 CC(剂量从 50 mg/d 至 250 mg/d,最长服用 10 天)和安慰剂或无干预措施进行比较的随机试验,对使用 CC 治疗不明原因不孕的临床数据进行了回顾,结果显示,每位患者的妊娠比值比(OR)为 2.38(95%CI:1.22~4.62)。每个周期的妊娠 OR 为 2.5(95%CI:1.35~4.62)。这篇综述认为,CC 可轻度提高不明原因不孕女性的妊娠率。

副作用和安全性

CC 最常见的副作用有潮热(10%);腹胀或腹部不适(5%);乳房不适(2%);恶心和呕吐(2%);视觉症状和头痛(1.5%)。在服用 CC 的 5 天期间,基础体温可能会升高。视觉症状包括斑点(漂浮物)、闪光或感知异常。这些症状很少见,在停用 CC 后症状普遍消失,且不会产生永久性影响。多胎妊娠率约为 5%,几乎全部都是双胎。

一些报告指出,长期(>12 个月)使用 CC 治疗会导致未来罹患卵巢癌的风险轻度升高[相对风险(RR)= 1.5~2.5][23]。鉴于这些初步报告,英国药品安全委员会建议医生遵守药品生产商的建议,将疗程限制在 6 个月内。然而,这种风险增加的现象并未在后续的报告中被证实。一些病例报告指出,CC 与先天性畸形的发生有关,尤其是神经管缺陷[24-30]。在接受 CC 治疗后分娩的 3751 例新生儿中,有 122 例患有先天性畸形(包括轻度和严重畸形),发生率为 32.5/1 000 例新生儿[31]。这一数字处于正常人群的发病率范围内[32]。

总结

CC 是 OI 最常用的药物之一,因为它使用方便、高效、安全,且价格低廉。

芳香化酶抑制剂

芳香化酶是细胞色素 P450 酶系中的一种,在雌激素合成的最后步骤中发挥作用,催化雄激素转化为雌激素[33]。雄激素向雌激素的转化也发生在肌肉、脂肪和肝脏等人体外周部位[34]。最近,一些新的、高选择性芳香化酶抑制剂获得批准用于抑制绝经后乳腺癌患者体内雌激素的产生。芳香化酶抑制剂是芳香化酶的竞争性抑制剂,可抑制雄激素向雌激素的转化。它通过与芳香化酶-细胞色素 P450 亚单位的血红素竞争性结合来抑制芳香化酶,从而减少所有存在芳香化酶的组织中雌激素的生物合成(图 39-2)。芳香化酶抑制剂可显著降低血清雌酮、雌二醇和硫酸雌酮的含量,但对肾上腺皮质类固醇、醛固酮或甲状腺激素的合成没有明显影响。在用药后 48~78 h 内可达到最大抑制作用。最早开发的芳香化酶抑制剂是氨鲁米特,虽然由于其副作用(其中之一是肾上腺功能不全)而被停用[35],但是推动了许多其他芳香化酶抑制剂的开发,按合成时间分别被称为第一代、第二代和第三代抑制剂,并被进一步分为Ⅰ类(甾体类雄烯二酮类似物)和Ⅱ类(非甾体类)(表 39-1)。

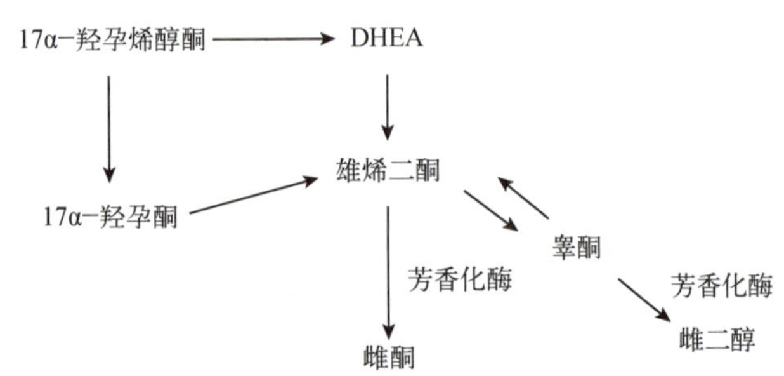

图 39-2　芳香化酶抑制剂。芳香化酶是一种存在于肝脏中的酶,负责将雄激素(雄烯二酮和睾酮)转化为雌激素(雌酮和雌二醇)。通过抑制人体中的芳香化酶,可减少雌激素的产生,维持较高的睾酮水平。缩写:DHEA,硫酸脱氢表雄酮

表 39-1　不同类别和代别的芳香化酶抑制剂

代别	Ⅰ类	Ⅱ类
第一代	无	氨鲁米特
第二代	福美司坦	法倔唑
		洛太米特
第三代	依西美坦	阿那曲唑
		来曲唑
		伏氯唑

药代动力学

第三代芳香化酶抑制剂通过口服给药,半衰期约为 48 h,因此可以每日仅服用一次[36,37]。药物主要经肝脏代谢,通过胆汁(85%)和尿液(11%)排泄。

副作用和安全性

芳香化酶抑制剂的副作用有骨痛(20%)、潮热(18%)、背痛(17%)、恶心(15%)和呼吸困难(14%)。这些副作用主要见于长期用药的患者。

在来曲唑用于 OI 或 COS 时,一个值得关注的问题是其在动物模型中观察到的致畸可能性。一份报告(仅以摘要的形式发表)[38]指出使用来曲唑妊娠会增加胎儿心脏和骨骼畸形风险,引发人们的担忧。在这篇摘要发表后,药品生产商 Novartis 公司致函美国和加拿大的临床医生,声明有妊娠计划的女性或孕妇使用来曲唑并不安全。在该通知发出后,有许多研究发表,包括一项纳入 911 例新生儿的多中心回顾性分析,这些新生儿的母亲均为使用 CC 或来曲唑治疗后妊娠[39]。这项研究没有发现来曲唑有任何致畸作用,研究显示使用来曲唑后妊娠分娩的新生儿先天性畸形发生率与使用 CC 相近。Badawy 等最近发表的一篇文章[40]也指出未发现使用来曲唑会增加子代先天性畸形的风险。随后,有两项大型前瞻性随机试验对来曲唑用于多囊卵巢综合征(PCOS)[41]和不明原因不孕[42]进行了研究。结果显示,来曲唑的累积致畸率小于 5%,与氯米芬的致畸率相当。这些结果令人欣慰,最近也有一位评论者提出,不一定要获得更多的安全性数据,而是要获得先天性畸形发生率升高所表现出的任何危害的证据[43]。

可用药物

来曲唑:化学名称为 4,4′-(1H-1,2,4-三唑-1-基亚甲基)双苯腈,分子量为 285.31,化学式为 $C_{17}H_{11}N_5$。

阿那曲唑:分子式为 $C_{17}H_{19}N_5$,分子量为 293.4。

两种药物都被批准用于绝经后女性乳腺癌的治疗。

2001 年,Mitwally 和 Casper 发表了第一个将芳香化酶抑制剂(来曲唑:Novartis 公司)用于 OI 的临床研究[44]。多囊卵巢综合征患者使用来曲唑治疗后,75%的患者有排卵,25%的患者获得妊娠。抗雌激素治疗用于 OI 时常会对子宫内膜有影响,但来曲唑似乎可以避免这种不利影响。自最初的观测数据以来,已有多项关于芳香化酶抑制剂用于不孕症治疗的研究发表[45-47]。同样一批研究者[48]发现,使用芳香化酶抑制剂可减少卵巢刺激所需的 FSH 剂量,且不会出现使用 CC 时偶尔出现的不良的抗雌激素效应。

自首次公布芳香化酶抑制剂成功用于 OI 以来，至今已过去 23 年。在这期间进行了大量研究和荟萃分析。例如，一项包括 6 项随机对照研究（RCT）、841 名 PCOS 患者的荟萃分析表明，CC 和来曲唑在妊娠率、流产率或多胎妊娠率方面没有显著差异[49]。作者得出结论，在 PCOS 患者中，来曲唑用于 OI 可能与 CC 一样有效[49]。在最新的 Cochrane 系统评价[50]中，Franik 等人回顾了 42 项 RCT（包括 7 935 名女性），所有研究都使用了来曲唑。作者从中得出结论，与 CC 相比，来曲唑似乎能提高 PCOS 患者的活产率和妊娠率。有高质量的证据表明，来曲唑与 CC 相比，流产率或多胎妊娠率没有差异，OHSS 发生率相似。不过，仍有必要开展进一步的试验，对不同的给药方案进行比较（如对比 5 天与 10 天的给药疗程），但需要注意的是，来曲唑可能有致畸作用，因此需对新生儿出生缺陷进行追踪随访。

还有两项随机研究比较了单剂量、多剂量阿那曲唑与 CC 对排卵障碍的不孕症患者的疗效和安全性[51,52]。在这两项研究中，阿那曲唑诱导排卵的效果均劣于 CC。阿那曲唑刺激卵泡生长的作用也弱于 CC[53]。

还有试验对芳香化酶抑制剂在 ART 中的应用进行了研究。目前已发表了 4 项关于来曲唑的随机试验，包括 235 名卵巢低反应的患者[54-57]。在全部试验中，当 FSH 与来曲唑联用时，所需的促性腺激素剂量均低于单独使用促性腺激素。在其中 3 项试验中，治疗组的妊娠率相当[55-57]，而在另一项试验中，来曲唑治疗组的妊娠率低于对照组[54]。仅有一项来曲唑随机实验的研究对象为接受 IVF 或卵胞质内单精子注射（ICSI）治疗的卵巢正常反应的患者[58]。这是一项包含 20 名患者的初步研究，结果显示，重组人卵泡刺激素（r-hFSH）联合来曲唑可增加获卵数，提高胚胎种植率和临床妊娠率。不过，可能由于样本量较小，组间差异无显著性。

最近，有一项关于 OS 过程中使用来曲唑联合治疗的系统评价和荟萃分析[59]发表，研究对象是接受 ART 治疗的卵巢正常反应和低反应患者。文章共纳入 31 项研究（其中 20 项针对卵巢低反应患者），结果发现，来曲唑联合治疗可显著提高卵巢低反应患者的活产率（LBR），提升幅度为 7%（$P=0.03$）。促性腺激素用量也显著降低，但获卵数并未减少。不过，在卵巢正常反应患者中，来曲唑联合治疗可增加获卵数（$P=0.01$），但对 LBR 没有显著影响。作者认为，来曲唑抑制扳机日雌二醇水平效果最稳定的方法是采用拮抗剂方案，联同来曲唑每日 5 mg，至少使用 5 天。

二甲双胍

双胍类药物二甲双胍是一种口服降糖药，被广泛用于治疗非胰岛素依赖型糖尿病。它是一种胰岛素增敏剂，可减少胰岛素抵抗和胰岛素分泌。在过去的几年中，人们越来越关注使用二甲双胍（剂量为 1 500～2 500 mg/d）来增加排卵频率，尤其是在患有多囊卵巢综合征的女性中。

但是，关于二甲双胍对 PCOS 患者是否有效，最近出现了一些相互矛盾的证据。一项 Cochrane 系统评价[60]认为二甲双胍是治疗 PCOS 患者排卵障碍的有效药物，推荐将其作为一线治疗方法，并有一些证据表明它对改善代谢综合征的参数有益。当二甲双胍与氯米芬联合使用时，排卵率更高（联合用药排卵率为 76%，单独用药为 46%）。最后，作者建议将其作为改善生活方式的佐剂，而不应以此替代运动和健康饮食。

随后，Lobo[61]和英国国家健康与护理卓越研究所（National Institute for Health and Care Excellence）[62]建议将二甲双胍用于治疗无排卵的 PCOS。一项荷兰的大型多中心研究[63]显示，对于之前未接受过治疗的 PCOS 患者，CC 和二甲双胍联合用药并不优于 CC 单药治疗。在一项比较 CC 和二甲双胍作为一线治疗方案的“头对头”研究中，虽然二者的排卵率和妊娠率相似，但二甲双胍的流产率显著低于 CC，因此活产率更高[64]。一项荟萃分析纳入了针对进行 OI 或 IVF/胚胎移植（ET）的 PCOS 患者的随机试验[65]，结果显示二甲双胍与促性腺激素联合使用并不能显著提高排卵率（OR：3.27，95% CI：0.31～34.72）或妊娠率（OR：3.46，95%CI：0.98～12.2）。在 IVF 治疗中联合使用二甲双胍并不能提高妊娠率（OR：1.29，95%CI：0.84～1.98），但可以降低患卵巢过度刺激综合征（OHSS）的风险（OR：0.21，95%CI：0.11～0.41）[65]。但是作者指出，试验数量少且单个试验的样本量小限制了荟萃分析的效力，无法排除重要的临床治疗效果，因此这项系统评价尚无定论。

Neveu 等人[66]开展了一项观察性研究，以比较哪种一线药物（CC 或二甲双胍）对进行 OI 的 PCOS 患者更有效，并验证是否存在某些患者特征与更好的治疗反应相关。作者纳入了 154 名从未进行过 OI 治疗的患者，以避免既往的不孕症治疗产生混杂影响。与 CC 单药治疗的患者相比，二甲双胍单药治疗的患者排卵率更高（75.4% *vs.* 50%）。使用二甲双胍的患者排卵率与联合用药组相似（75.4% *vs.* 63.4%）。三组患者的妊娠率相当。对二甲双胍的反应与体重和剂量无关。最后，在所有组中，不吸烟预示着更好的促排卵反应,CC 组中较低的空腹血糖和二甲双胍组中较低的雄激素水平也与更好的治疗反应相关。

一项文献综述[67]旨在确定二甲双胍对 CC 耐药的 PCOS 患者是否有效(Medline 数据库的检索时间为 1980 年 1 月 1 日至 2005 年 1 月 1 日)。综述汇总了 4 项前瞻性、双盲、安慰剂对照试验的数据后发现,给使用 CC 的患者加用二甲双胍的总体效应为 $P=0.0006$,OR 的 95%CI:为 1.81~8.84。其中只有两项试验的随机化是前瞻性的,将这两项试验的数据汇总后发现,给 CC 抵抗患者加用二甲双胍的总体效应为 $P<0.0001$,OR 的 95%CI:为 6.24~70.27。将所有数据合并后得出的总体正效应为 $P<0.0001$,OR 的 95%CI:为 3.59~12.96。作者得出结论,CC 抵抗患者加用二甲双胍对实现排卵非常有效。在迄今为止规模最大的一项研究中,Legro 及其同事[68]对 626 名既往接受过治疗、但不明确是否存在 CC 抵抗的患有 PCOS 的不孕女性进行研究,将其随机分为 CC+安慰剂组、缓释二甲双胍+安慰剂和二甲双胍+CC 联合治疗组,治疗时间最长为 6 个月。缓释二甲双胍的剂量逐渐增加,最大剂量为每日 2 000 mg。在确认妊娠后停止用药,并追踪受试者直至其分娩。研究的主要终点是活产。CC 组的活产率为 22.5%(47/209 名受试者),二甲双胍组为 7.2%(15/208 名受试者),联合治疗组为 26.8%(56/209 名受试者)(二甲双胍组与 CC 组或联合治疗组相比,P 值均<0.001;CC 组与联合治疗组相比,$P=0.31$)。在获得妊娠的受试者中,CC 组的多胎妊娠率为 6.0%,二甲双胍组为 0%,联合治疗组为 3.1%。各组之间早孕期妊娠丢失率没有显著差异。然而,在有排卵的受试者中,二甲双胍组的妊娠率(21.7%)显著低于 CC 组(39.5%,$P=0.002$)和联合治疗组(46.0%,$P<0.001$)。除妊娠并发症外,各组的不良反应发生率相似,但二甲双胍组的胃肠道副作用发生率高于 CC 组,血管舒缩症状和排卵期症状发生率低于 CC 组。作者得出结论是,尽管存在多胎妊娠的问题,但在 PCOS 患者的活产率方面,CC 效果优于二甲双胍。

尽管 CC 组和联合治疗组的活产率无显著差异,但后者的排卵率优于单独使用 CC 或二甲双胍(60.4% *vs.* 49.0% *vs.* 29.0%;图 39-3)[68],而且使用 CC+二甲双胍与单独使用 CC 相比,妊娠率有升高趋势(绝对差异 = 7.2%)。与单用 CC 相比,联合用药的患者在体重指数(BMI)、睾酮水平、胰岛素水平和胰岛素抵抗方面都有明显改善。

Legro 等人的研究[68]与 Palomba 等人的研究[64]结果的部分差异可能在于其纳入了很大一部分 BMI>30 kg/m^2 的患者。然而,在一项事后分析中,CC 组与 CC+二甲双胍组妊娠率和活产率差异最大的是 BMI>34 kg/m^2 的患者。

Sharpe 等人[69]的最新一次 Cochrane 系统评价研究了在 PCOS 患者中单独使用二甲双胍诱导排卵。他们的研究认为在活产率方面,二甲双胍可能优于安慰剂,但使用二甲双胍后胃肠道副作用发生率更高。与单用 CC 相比,二甲双胍与 CC 联合用药能否提高活产率尚无定论。在将二甲双胍与 CC 进行比较的试验中,有关活产的数据尚不确定。不过,二甲双胍作为 OI 的辅助药物可能仍然有

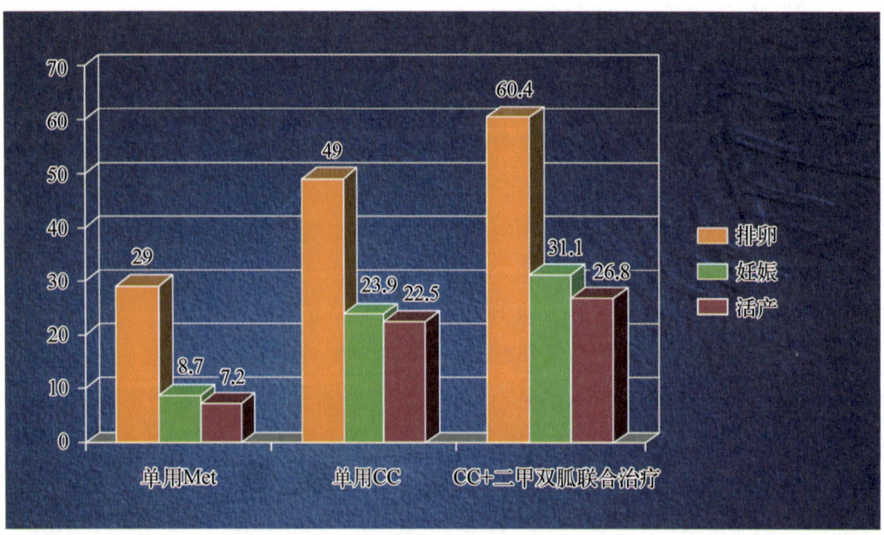

图 39-3 多囊卵巢综合征患者单用二甲双胍、单用 CC 或使用二甲双胍+CC 联合治疗的排卵率、妊娠率和活产率(%)。缩写:CC,枸橼酸氯米芬(数据来自文献[68]中的图 2)

效。芬兰的一项多中心研究显示,在 PCOS 患者的肥胖亚组中,治疗前三个月开始使用二甲双胍并在随后的治疗中继续联合使用可提高妊娠率[70]。

在 2017 年的一项 Cochrane 系统评价中,Bordewijk 等人[71]研究了在进行指导同房或 IUI 的 PCOS 患者中,在使用促性腺激素诱导排卵的同时添加二甲双胍的有效性。该系统评价仅纳入了少量 RCT(5 项试验,264 名女性),比较促性腺激素联合二甲双胍和单用促性腺激素的效果。作者得出的结论是,有一些证据表明添加二甲双胍可能会提高活产率。但是,目前还没有足够的证据表明二甲双胍会影响多胎妊娠和不良事件的发生率。

最近的另一项 Cochrane 系统评价[72]研究了二甲双胍作为 PCOS 女性行 IVF 或 ICSI 过程中辅助用物的有效性和安全性。该项系统评价纳入了 13 项 RCT,包括 1 132 名接受 IVF/ICSI 治疗的 PCOS 女性。作者得出结论,没有充分证据表明在 IVF/ICSI 治疗前或过程中,使用二甲双胍与安慰剂/无干预措施相比可提高活产率。在采用 GnRH 激动剂长方案时,二甲双胍可能会提高临床妊娠率,但不会提高活产率。然而,在常规的 GnRH 拮抗剂方案中,二甲双胍可能会降低活产率。最后,二甲双胍可能会降低 OHSS 的发生率,但副作用发生率较高。

总之,尽管 PCOS 的不良特征可以通过生活方式干预(如饮食和运动)来改善,但使用二甲双胍可能会进一步带来一些与改善排卵相关的短期益处。还需要进一步的研究检验二甲双胍在管理 PCOS 对代谢的长期影响方面的作用。

药代动力学

二甲双胍通过口服给药,绝对生物利用度为 50%~60%,胃肠道吸收在给药后 6 h 内完成。二甲双胍在被吸收后迅速分布,但不与血浆蛋白结合。目前尚未发现二甲双胍的代谢物或偶联物。二甲双胍经肾脏排泄,口服后平均血浆消除半衰期为 4.0~8.7 h。进食会降低二甲双胍的吸收程度并略微延迟其吸收。

副作用和安全性

在美国的一项针对 2 型糖尿病患者的二甲双胍双盲临床研究中,使用二甲双胍后报告最多的不良反应(超过 5%的患者报告)有腹泻(53%)、恶心/呕吐(25.5%)、胀气(12.1%)、乏力(9.2%)、消化不良(7.1%)、腹部不适(6.4%)和头痛(5.7%)。总体而言,育龄女性使用二甲双胍是安全的[70]。

促性腺激素

人绒毛膜促性腺激素:LH 峰的替代物

由于 COS 中自发性 LH 峰不一致且减弱,以及 GnRH 激动剂对其有效的抑制,所有卵巢刺激方案均统一使用人绒毛膜促性腺激素(hCG)来触发排卵。当存在排卵前卵泡时,注射 hCG 可导致颗粒细胞黄素化,雌二醇合成转为 P 合成,减数分裂恢复,卵母细胞成熟,36~40 h 后卵泡破裂。只有在卵泡大小合适,且颗粒细胞和卵泡膜细胞具有足够的接受能力(取决于 LH 受体的状态)时,这些过程才会发生。

人绒毛膜促性腺激素被用作 LH 峰的替代物,因为这两种激素之间存在一定程度的同源性。LH 和 hCG 都是分子量约为 30 kDa 的糖蛋白,有几乎相同的 α 亚基和较高的胱氨酸含量(图 39-4)。最重要的是,它们具有相同的功能(即诱导黄素化和支持黄体细胞)。二者的主要差别在于 β 亚基的序列、分泌的调节以及药代动力学的不同(表 39-2)[73,74]。

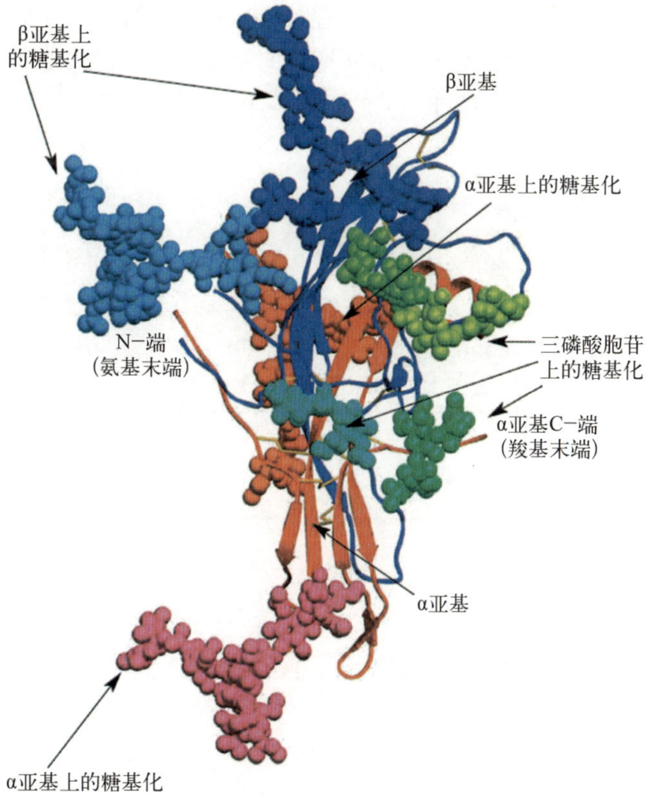

图 39-4 人绒毛膜促性腺激素(hCG)模型。使用计算机制作的具有全糖基化和 CTP 的 hCG 模型(该模型由美国 Serono 实验室的科研部门创建和提供)

表 39-2　黄体生成素(LH)和人绒毛膜促性腺激素(hCG)的药代动力学和特性。重组人 LH (rhLH)、尿源性人绝经期促性腺激素(u-hMG)、尿源性 hCG(u-hCG)和重组 hCG (r-hCG)的药代动力学

测试药物	r-hLH	u-hMG	u-hCG	r-hCG
受试者(n)	12	12	12	12
给药途径	IV	IV	IV	IV
剂量(IU)	300	300	5000	5000
C_{max}[a](IU/L)	32.1±5.0	24.0±4.2	906±209	1399±317
$t_{1/2}$(1)[a](h)	0.8±0.2	0.7±0.2	5.5±1.3	4.7±0.8
$t_{1/2}$[a](h)	10.5±7.9	12.4±12.3	31±3	28±3

数据来源:改编自 le Cotonnec JY 等人[74];Trinchard-Lugan 等人[73]。

注释:结果以平均值±标准差表示

a　基于免疫放射分析法测量的血清浓度(平均值±标准差)

缩写:IV,静脉内;C_{max},最大浓度;$t_{1/2}$(1),初始半衰期;$t_{1/2}$,终末半衰期

hCG 的血浆代谢清除率低于 LH [肌内(IM)注射后 5~9 h 内为快速消除阶段,给药后 1~1.3 天内清除率较低](图 39-5)[74]。按静脉(IV)给药后测定计算,重组 hCG 的终末半衰期为 28~31 h[73],而 r-LH 的终末半衰期为 10~12 h[74]。至给药后第 10 天,可测量到的 hCG 不足最初给药量的 10%[75]。一些学者认为,血清中存在一种针对 hCG 制剂的因子,在接受过多次促性腺激素治疗的女性中,该因子会明显延长 hCG 的半衰期[76]。但其他研究并没有发现这种相关性[77]。Ludwig 等人提出,LH 和 hCG 的主要差异在于 N-连接寡糖和 C-端序列,其中后者,尤其是该肽中的 O-连接寡糖,是 hCG 半衰期长于 LH 的主要原因[78]。

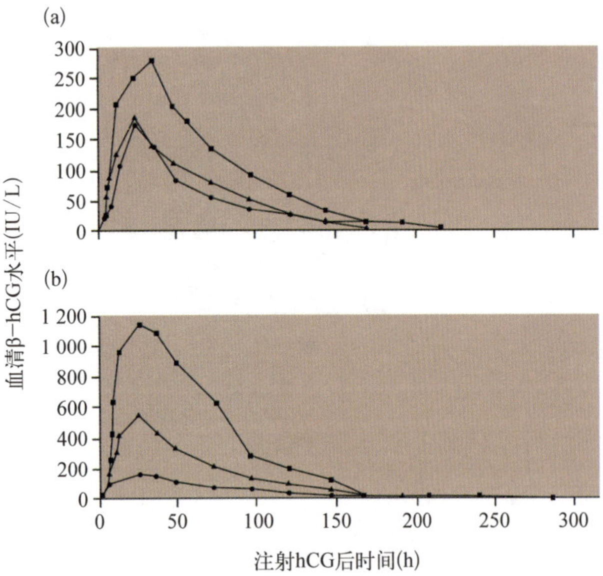

图 39-5　两名低促性腺激素女性血清 β-hCG 的药代动力学:(a)第一名女性;(b)第二名女性。每名女性都采用了三种 hCG 注射方案:皮下注射 10 000 IU,肌内注射 10 000 IU,以及肌内注射 5 000 IU。缩写:hCG,人绒毛膜促性腺激素(改编自 Weissman 等人[75])

有趣的是,hCG 并不抑制正常垂体的自发 LH 峰,这证实了 LH(此处为 hCG)自身分泌的超短反馈不发挥作用[79,80]。

研究发现,在 CC/人绝经期促性腺激素(hMG)周期中,注射 hCG 后立即升高的 P 水平会在随后诱导垂体 LH 峰[81]。

hCG 在血清中较长的半衰期并不是临床实践中希望看到的特性。残留的 hCG 可能会被误认为是早期检测到的由刚着床的胚胎合成的 hCG。hCG 的其他影响包括持续的促黄体作用、多个黄体形成、超生理水平的雌二醇和 P 合成。持续的高水平黄体刺激可能导致 OHSS 的发生,这是促性腺激素治疗的一个主要并发症[82]。注射 hCG 可增加 LH 样活性,但并不能诱发月经中期生理性 FSH 峰。hCG 与生理性 LH 峰相比的另一个劣势是,超生理性 hCG 浓度会导致黄体期雌二醇和 P 水平升高。循环中雌二醇水平过高与卵巢刺激方案中相对较高的胚胎种植失败率和早期妊娠丢失率有关[83,84]。hCG 活性较长的另一个可能的缺点是作用于小卵泡导致迟发排卵,这可能是发生多胎妊娠的原因。

由于目前 GnRH 激动剂和垂体脱敏方案已得到广泛使用,人们对提前出现 LH 峰的顾虑相对减少;因此,使用 hCG 进行 LH 样刺激的时机也有了更大的灵活性。Tan 等人[85]的研究表明,在 3 天范围内任何时间随机注射 hCG 不影响周期结局。但是,垂体降调节虽然可以预防 LH 峰的提前出现,但也使得我们在触发排卵的最后阶段需要完全依赖 hCG,即使 hCG 本身存在各种问题。

另一个需要澄清的问题是诱发卵母细胞成熟和排卵所需的 hCG 最小有效剂量。在一项关于 IVF 中 hCG 最小有效剂量的研究中[86],分别给 88 名、110 名和 104 名女性注射了 2 000 IU、5 000 IU 和 10 000 IU 的尿源性 hCG (u-hCG)。在比较 5 000 IU 和 10 000 IU 两组时,未发现获卵情况有差异。但是,与 5 000 IU 和 10 000 IU 组相比,2 000 IU 组抽吸获得的卵母细胞数量显著减少。

随着重组技术的发展,r-hCG 已经可以用于临床,其效果与 u-hCG 相当,且在局部耐受性方面有所改善[74,87,88]。一项关于 IVF 的研究[88]显示,250 μg 的 r-hCG 至少与 5 000 IU 的 u-hCG 等效。使用更大剂量的 r-hCG(如 500 μg)可获得更多的卵母细胞,但 OHSS 的风险也增加了 3 倍。与等效剂量的尿源性 hCG 相比,r-hCG 注射部位的局部反应明显更小[76]。最近在两种市售的 u-hCG 制剂中发现了总共 33 种不同的非促性腺激素蛋白污染物(采用经典蛋白质组学分析)[89]。此外,在 u-hCG 中还检测到了人类朊病毒肽(而在 r-hCG 中并未发现)[89]。

促性腺激素：历史回顾

1927 年，Aschheim 和 Zondek 在孕妇的尿液中发现一种物质，其作用与垂体前叶的促性腺因子相同[90]。他们将这种物质称为促性腺激素或“prolan”。他们认为存在两种不同的激素，即 prolan A 和 prolan B。1930 年，Zondek 报道称绝经后女性的尿液中也含有促性腺激素[91]，同年，Cole 和 Hart 在怀孕母马的血清中发现了促性腺激素[92]。研究发现这种激素（即孕马血清促性腺激素）对动物具有强效的促性腺作用。但是直到 1937 年，Cartland 和 Nelson 才成功提取出这种激素的纯化物[93]。1948 年，Stewart、Sano 和 Montgomery 的研究证明孕妇尿液中的促性腺激素来自胎盘的绒毛膜，而不是垂体，随后将其命名为“绒毛膜促性腺激素”[94]。经过多年的实验测试，人们逐渐发现，垂体因子是形成成熟卵泡所必需的，而只有当成熟卵泡存在时，绒毛膜促性腺激素才能诱导排卵[95]。几年后，人们发现使用非灵长类动物来源的促性腺激素提取物临床价值有限，因为人体产生的抗体会中和促性腺激素，使其失效。1947 年，罗马 Serono 药物研究所的化学家 Piero Donini 尝试从绝经后女性的尿液中提纯 hMG。这种纯化方法是基于 Katzman 等人使用过并于 1943 年发表的一种方法[96]。第一种促性腺激素的尿液提取物含有 LH 和 FSH，被命名为 Pergonal，灵感来自意大利语“per gonadi”（意为用于性腺）[97]。1950 年，意大利当局首次批准售卖 Pergonal（表 39-3）。1961 年，第一例使用 Pergonal 治疗后妊娠的患者出现，并于 1962 年在以色列成功分娩了第一个正常的女婴，这是一名继发性闭经的患者[98]。随着新技术的发展，人们使用特异性单克隆抗体与 hMG 中的 FSH 和 LH 分子结合，从而去除尿液中的未知蛋白，产生了尿源性 FSH（Metrodin）和高纯度 FSH。每毫克 Metrodin 具有 100～200 IU FSH 特异性活性，而每毫克 Metrodin-HP（高纯度）具有 9 000 IU FSH 活性。

表 39-3　不孕症治疗发展的里程碑事件

年份	进展
1927	发现可控制卵巢功能的垂体激素
1959	垂体促性腺激素和尿促性腺激素的纯化和临床应用
1960	枸橼酸氯米芬的临床应用
1966	使用枸橼酸氯米芬和促性腺激素成为临床常规方法
1970	发明用于激素水平测量的放射免疫分析
1978	卵泡超声成像
1984	在不孕症治疗中使用促性腺激素释放激素激动剂
1985	尿促性腺激素的进一步纯化
1990	重组促性腺激素的应用

人绝经期促性腺激素

人绝经期促性腺激素中含等量的 FSH 和 LH，在体内的生物活性分别为 75 IU FSH 和 75 IU LH。Cook 等人[99]证实，hMG 制剂中还含有多达 5 种不同的 FSH 同工激素和多达 9 种 LH。这些不同可能会导致患者的反应不一致，在使用同一制剂的不同批次时偶尔会观察到这种情况。

在提取的尿促性腺激素产品中，FSH 是主要的活性物质，但其含量占总蛋白质含量的比例小于 5%[100]。这些产品的特异性活性蛋白通常不超过 150 IU/mg。在各种 hMG 制剂中发现的不同蛋白质包括肿瘤坏死因子结合蛋白 I、转铁蛋白、尿激酶、Tamm-Horsfall 糖蛋白、表皮生长因子和免疫球蛋白相关蛋白[100]。有文章报道了药物的局部副作用（如疼痛和过敏反应），并将其归因于与非促性腺激素蛋白相关的免疫反应[101]。

近年来，随着技术的改进，可皮下注射（SC）的高纯度（HP）hMG 问世。与传统的 hMG 相比，高纯度 hMG 含有更多的 hCG 和更少的 LH[100]。有研究认为，hMG 和 HP-hMG 可诱导不同的卵泡发育过程[102]。最近在 HP-hMG 产品中发现了 33 种被共同纯化的蛋白质[89]。重要的是，在 hMG 和 HP-hMG 中也检测到了人类朊病毒肽[89,103]。在市售制剂中发现人类朊病毒蛋白促使人们仔细评估尿促性腺激素传播朊病毒病的风险[89]。

有关促性腺激素代谢的信息很少。研究表明，在人体内静脉注射 hFSH、hLH 和 hCG 的纯化制剂的血清半衰期（通过生物检定法确定）分别为 180～240 min、38～60 min 和 6～8 h。

通过体内生物检定法检测促性腺激素的水平，可以定量比较促性腺激素制剂在动物体内的生物效应。在得到广泛应用的 Steelman-Pohley 试验中[104]，21 天龄的雌性 Sprague-Dawley 大鼠连续 3 天接受皮下注射 FSH 制剂，第 4 天对其卵巢进行称重。这种检测方法的缺点是灵敏度低，无法检测血清中少量的 FSH，可重复性较差（变异幅度大于 20%），而且操作过程烦琐。实际上，使用这种测定方法意味着一安瓿看似含有 75 IU FSH 的 hMG，实际 FSH 含量可能在 60～90 IU。在任何时间点测量的循环中促性腺激素水平代表着垂体释放和代谢清除之间的平衡。静脉注射尿源性 FSH 后，其初始半衰期约为 2 h[105]，真正的终末（消除）半衰期为 17±5 h。肌内注射尿源性 FSH 制剂后，其半衰期估计约为 35 h[105]。

纯化 FSH

hMG 的进一步纯化大大降低了 LH 活性，从而产生了纯化 FSH（pFSH）制剂。Metrodin 于 20 世纪 80 年代中期问世，其来源与 hMG 相同，但通过免疫亲和层析技术去除了 LH 成分（图 39-6）。

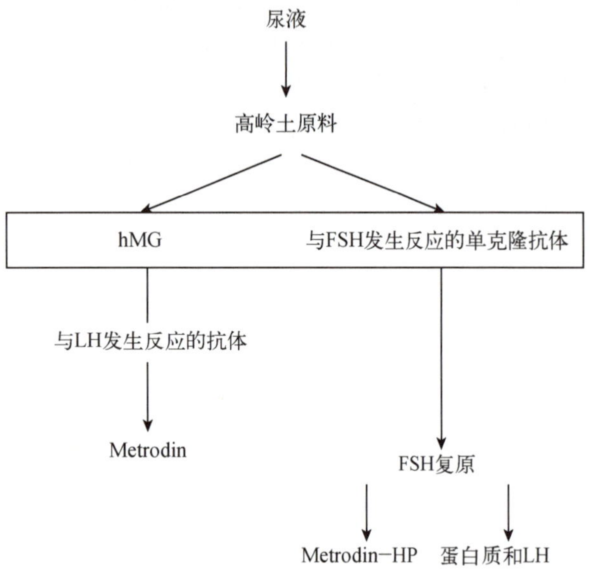

图 39-6　hMG 的生产及尿 FSH 和 HP-FSH 的纯化示意图。FSH：卵泡刺激素；hMG：人绝经期促性腺激素；HP：高纯度；LH：黄体生成素

除了获得更高纯度的产品外，开发 pFSH 制剂的理论依据在于，对内源性 LH 水平升高的患者使用促性腺激素进行 OI 时，最好不给予外源性 LH。还有研究认为单用 FSH 可增加卵泡发育[106]。此外，据推测，促性腺激素制剂中的 LH 可能是血清 LH 水平升高患者并发症高发的原因[107,108]。然而，其他研究[109,110]表明，促性腺激素制剂的有效性以及 OHSS 的发生与 LH∶FSH 比例无关。

基于获得高纯度 FSH 制剂的目标，研究者们开发出了纯度大于 95% 的免疫纯化产品（Metrodin-HP）[111]。

重组人促性腺激素（FSH、LH 和绒毛膜促性腺激素）

在开发出高度纯化的尿源性 FSH 后，技术大幅改进促进了 FSH 与 LH 的分离以及利用重组技术生产 FSH。早期的技术侧重于在细菌细胞（通常是大肠杆菌）内生产生物分子。然而，人类促性腺激素（如 FSH）结构复杂，需要通过蛋白质折叠和糖基化对分子进行翻译后修饰，这使得原核生物无法生产功能性蛋白。因此采用哺乳动物细胞培养系统，在中国仓鼠卵巢（CHO）细胞中产生功能分子。

世界上第一个用于临床的 r-hFSH（卵泡刺激素-α）制剂由 Serono 实验室于 1988 年生产，并于 1995 年获准在欧盟销售，商品名为果纳芬。1996 年，Organon 实验室也获得了一种 r-hFSH（卵泡刺激素-β；普丽康）产品的许可证。其他促性腺激素的基因也已被转染到哺乳动物细胞系中，r-hLH 和 r-hCG 现已上市（r-hLH 为德国 Merck 公司的乐芮；r-hCG 为 Merck 公司的艾泽；r-hFSH 和 r-hLH 以 2∶1 配比的产品为 Merck 公司的倍孕力）。下文将重点介绍 r-hFSH（卵泡刺激素-α）的生产技术和理化特性。

利用重组技术生产 hFSH 需要分离和克隆两个亚基的基因，即 α 亚基（这也是与 hLH 和 hCG 共有的亚基）和激素特异性 β 亚基。研究者制备了合适的载体，并将其转染到合适的永生化哺乳动物细胞系中。Serono 实验室最初选择的细胞系已经非常成熟（CHO-DUKX），并已用于生产重组人促红细胞生成素等蛋白质。这些细胞通常缺乏二氢叶酸还原酶，因此对甲氨蝶呤等四氢叶酸类似物敏感。用人类 α 和 β FSH 基因共同转染细胞，然后用甲氨蝶呤处理，筛选出能表达新引入基因的成功转染细胞。

筛选出的稳定的转化细胞系可分泌大量 r-hFSH。这些细胞系被用于建立一个主细胞库（MCB），作为工作细胞库（WCB）的来源。MCB 由装有相同细胞的单个小瓶组成，这些细胞被低温保存。因此，通过扩增 MCB 单个小瓶中的细胞，可以持续供应 r-hFSH，并保证 WCB 与 WCB 之间的一致性[112]。MCB 和 WCB 都要进行常规的细菌、支原体和病毒污染检测。

促性腺激素含量的定量和标准化

传统上，用于临床的 hFSH、LH 和 hCG 需要使用体内生物检定法进行定量。就 hFSH 而言，已对许多生物检定法进行了评估，但最可靠、最特异的方法之一仍然是 20 世纪 50 年代首次提出的 Steelman-Pohley 法[104]。FSH 活性通过大鼠卵巢增重进行定量，随后根据所需的生物活性注入小瓶或安瓿，单位为 IU。但是，该方法存在一些局限性：耗时、烦琐、使用大量大鼠（涉及伦理问题），而且精度有限，《欧洲药典》规定了一个活性范围（目标值的 80%～125%），在此范围内的 FSH 批次可用于临床。

不过，最近 r-hFSH 卵泡刺激素-α 生产工艺的进步使得异构体和聚糖种类分布具有较高的批次间一致性[113,114]。与其他市售的促性腺激素相比，它的最大优势在于可以通过蛋白质含量（质量，单位为 μg）而不是生物活性对 FSH 进行可靠的定量。

体内生物检定法的变异系数通常为±20%，而尺寸排阻高效液相色谱法（SE-HPLC）等理化分析技术的变异系数则小于 2%[113,114]。因此，Merck 公司采用 SE-HPLC 对其卵泡刺激素-α（果纳芬）、r-hLH 和 r-hCG 进行定量，这种精确、稳定的测定方法显著提高了批次间的一致性[115]。

r-hFSH 的理化一致性:聚糖图谱和等电聚焦

聚糖图谱提供了 r-hFSH 聚糖种类的指纹图谱,并对寡糖链的唾液酸化程度进行了估计。每批 r-hFSH 都会通过肼解作用释放出完整的聚糖种类,并用荧光衍生物进行标记。由于每个聚糖分子都用单分子染料标记,因此所有聚糖种类的反应系数都相同,这些聚糖通过阴离子交换色谱法和荧光测定法进行分离和检测。结果以聚糖种类的相对百分比表示,作为其电荷的函数,这与聚糖携带的唾液酸数量有关。假设的电荷数 Z 定义为中性、单唾液酸化、双唾液酸化、三唾液酸化和四唾液酸化聚糖区域曲线下面积之和乘以相应的电荷[116]。经证明,Z 值是对唾液酸化程度非常精确地估计,其变异系数为 2% 甚至更低。

对果纳芬不同批次数据的长期评估表明,其糖型分布高度一致,反映了其分子特征的高度一致性[113,114,117]。第二种理化技术是等电聚焦,在 pH 值为 3.5~7.0 的凝胶基质中进行。扫描凝胶后,将样本异构体的 pI 值和条带强度与参考标准进行比较。随着时间的推移,果纳芬的主要条带分布一直与参考标准相似,这表明其异构体分布具有高度一致性[115]。

质量标称的卵泡刺激素-α

对果纳芬生物活性(采用 Steelman-Pohley 法,以 IU 为单位进行测量)和蛋白质含量(采用 SE-HPLC 法,以 μg 为单位进行测量)之比进行批次间分析表明,其特异性活性呈稳定的正态分布,没有生物反应的影响[113]。同样,长期的药物生产数据也证实了果纳芬生产过程中的严格控制和一致性[113,114]。目前,由于该产品具有高度一致的理化和生物特性,因此可以通过 SE-HPLC 对 FSH 进行定量,采用质量标称(filled by mass, FbM)而非生物标称。这种产品被称为果纳芬 FbM(Merck)。

在证明了果纳芬 FbM 的理化一致性后,研究者对改进生产工艺的临床意义进行了评估。一项多中心、双盲、随机、平行对照研究共招募了 131 名女性,比较果纳芬 FbM 和以 IU 为单位生物标称的果纳芬(FbIU)各四个批次在 IVF 前刺激多卵泡发育的有效性和安全性[118]。两种制剂都能达到足够的卵巢刺激水平,从而形成大量胚胎。FbM 制剂每个治疗周期的临床妊娠率为 30.3%,FbIU 为 26.2%。两种制剂的不良事件发生水平相似。不过,对于医生来说,不同批次之间临床反应的一致性尤为重要。研究表明,与 FbIU 制剂相比,FbM 在生产工艺方面的改进与卵巢反应一致性的提高有关($P<0.039$),包括不同批次间临床妊娠率一致性的显著提高($P<0.001$)。与果纳芬 FbIU 相比,FbM 制剂降低了临床结果在批次间的变异。

在有关 ART 和 OI 的大型研究中,果纳芬 FbM 与 FbIU 比较也得到了类似的结果[119-122]。Balasch 等人的一项回顾性研究[119]将果纳芬 FbM 与标准果纳芬 FbIU 的临床结果进行了比较。该研究纳入进行 ART 卵巢刺激的患者,125 名接受果纳芬 FbIU 治疗,125 名接受果纳芬 FbM 治疗。两组患者的人口统计学特征、获卵数、第二次减数分裂中期卵母细胞数量和受精率相似。然而,r-hFSH FbM 组第 2 天胚胎的质量和胚胎种植率显著高于 FbIU 组(18.6% *vs.* 28.6%,$P=0.008$)。因此,尽管 r-hFSH FbM 组的平均胚胎移植数量更少,但该组患者的临床妊娠率却有更高的趋势(44% *vs.* 35.2%)。在英国的一项大型多中心观察性研究中,1 427 名接受 ART 治疗的患者使用了果纳芬 FbM[120],结果证实了果纳芬 FbM 在常规临床实践中的安全性和有效性。患者的平均年龄为 34.3 岁,平均获卵数为 10.3 个。只有 2.7%接受 FSH 治疗的患者没有使用 hCG。重度 OHSS 的发生率为 0.4%,每周期临床妊娠率为 29.2%。

在有关 OI 的研究中[122],采用长期低剂量方案治疗期间,与使用果纳芬 FbIU 相比,使用 FbM 后需要调整 FSH 剂量的患者更少(37% *vs.* 60%),取消周期的患者也更少(13% *vs.* 21%)。因此,促性腺激素制剂的质量可能在临床反应的一致性中占有重要作用,包括降低周期取消率[123]。

卵泡刺激素-α 制剂生物类似药物介绍

在推出 r-hFSH 制剂(卵泡刺激素-α 和-β)二十年后,生殖医学领域又来到了一个重要的十字路口,"生物仿制"FSH 制剂的问世将设备层面的创新推向了一个新的高度。例如,Ovaleap(促卵泡激-α,英国 Teramex 公司)和 Bemfola(卵泡刺激素-α,匈牙利 Gedeon Richter 公司)分别于 2013 年和 2014 年获得欧洲药品管理局(EMA)的上市许可。这两种药物都是质量标称,形式分别为可重复使用的多剂量注射笔和单日剂量注射笔。

生物类似药物,或称生物仿制药,是通过一系列详尽的体外和体内理化测试以及Ⅰ期[124]和Ⅲ期[125]确证研究证明在质量、安全性和有效性方面与 EMA 认定的参比药品果纳芬相似/等效的药品。换句话说,它们与参比药品果纳芬具有基本相同的活性药物成分,使用剂量、给药途径和适应证也相同。有人提出假设认为由于生物仿制 FSH 与原研 FSH 具有不同的异构体特征,因此其疗效和安全性也不同,但这是错误的[126]。事实上,任何一批原研产品都可能因翻译后修饰而出现细微差异[127]。因此可以预知,基于不同的参比产品批次,生物仿制药和参比产品的糖基化模式不会完全相同。de Mora 和 Howles 最近撰写的一篇专题文章（2022 年）[128]再次回顾了欧盟对生物类似药物注册的严格监管途径，以及围绕糖蛋白“相同性”的常见误解。重要的是要意识到，任何糖蛋白产品，即使是原研药（首次注册），在不同批次之间也不会完全相同。对于生物相似性，重要的是要将分子差异控制在原研产品的公认变异范围内。这正是欧盟对生物类似药物严格的注册要求所要做的。另一个常见的误解是把世界范围内任何后续的商业产品都称为生物类似药物。在 Chua 等人的一项荟萃分析（2021 年）中[129]，作者错误地将纳入的四种产品中的两种描述为生物类似药物。然而，根据产品获批地区所采用的监管框架的不同，实际情况可能并非如此。许多监管机构并不完全遵从世界卫生组织指定的严格监管机构（如英国药品和保健产品监管机构、EMA、美国食品药品监督管理局以及加拿大、日本和澳大利亚的机构）所遵循的循证原则[130]。生物类似药物参与市场竞争的重要积极影响是显而易见的，比如在欧洲，增加了患者获得治疗的机会，降低了生育治疗的总体成本[131]。

然而，这并不是生殖医学领域的新议题。1996 年，卵泡刺激素-α（果纳芬）和卵泡刺激素-β（普丽康）在欧洲上市时，人们曾试图根据这两种产品各自异构体的“显著差异”来区分它们[132]。这两种产品在使用的哺乳动物细胞系、基因转染方法、纯化程序和配方等方面都有所不同，但最终大量的比较研究、注册信息和回顾性研究表明，这两种产品在有效性（获卵数、胚胎数、妊娠率及活产率）和安全性（OHSS 发生率）方面是相同的[133-135]。有趣的是，鉴于果纳芬和普丽康在结构上的差异，后者绝不会被认为与前者类似，因此也不会在生物类似药物监管途径下进行注册。

卵泡刺激素-δ

最近进入临床开发的重组 FSH（FE 999049；Rekovelle，瑞士 Ferring 公司）是利用人类胎儿视网膜来源的细胞系获取的。FE 999049 的 α 和 β 亚基的氨基酸序列与天然人 FSH 相同，但 FSH 分子中的唾液酸含量更高。在健康女性志愿者中进行的研究比较了 FE 999049 和卵泡刺激素-α 的药代动力学和药效学特性，结果表明 FE 999049 的消除半衰期更长（30 h *vs.* 24 h），且在给药剂量（生物活性）相同的情况下，可诱导更高水平的卵巢反应[136]。基于这些差异和一项Ⅱ期试验[137]，制订了一种基于 IVF 患者抗米勒管激素（AMH）水平和体重（kg）的给药剂量算法。

采用这种剂量算法的Ⅲ期研究结果已经公布[138]。在这项采用 GnRH 拮抗剂方案的评估者盲法研究中，根据 AMH-体重算法计算出不同的使用剂量，患者接受 FE 999049 每日给药，与每日注射 150 IU 标准剂量促性腺激素-α 进行比较，对象为 18~40 岁女性。在 FE 999049 组，给药剂量一经确定不再变化调整，但在卵泡刺激素-α 组，给药剂量可从卵巢刺激的第 6 天开始增加，最高可达 450 IU。两个研究组中都有 40% 的女性年龄在 35 岁及以上。

在卵泡刺激素-α 组，无论患者年龄（同理 AMH）如何，所有患者的起始剂量均为固定的 150 IU，与根据 AMH 和体重计算、使用个体化剂量的 FE 999049 相比，二者主要的有效性和安全性结果相似，在获卵数（10.4±6.5 *vs.* 10±5.6）、临床妊娠率（31.6% *vs.* 30.7%）、中/重度 OHSS 发生率（1.4% *vs.* 1.4%）或 OHSS 住院率（0.9% *vs.* 0.3%）方面均无显著性差异。不过，作者在安全性结果中提到卵泡刺激素-α 组进行 OHSS“预防性干预”的例数更多（30 *vs.* 15；$P=0.005$）。

2016 年 12 月，卵泡刺激素-δ（Rekovelle）在欧盟成员国获得上市许可，可用于 COS，在接受 ART 治疗（如 IVF 或 ICSI 周期）的女性中诱导多卵泡发育。注册数据是在 GnRH 拮抗剂周期中使用 Rekovelle 产生的。它是一种注射溶液，装于药筒内并通过 Rekovelle 注射笔使用。

如果研究设计允许个体化使用卵泡刺激素-α，则对目前的临床实践更有意义，因为这将对卵泡刺激素-δ 的相对优点进行更平衡的评估。最近的另一项试验采用了与既往相同的方法，但传达了一个令人困惑的信息，即卵泡刺激素-δ 能降低安全风险，而且就促性腺激素使用量而言，其效果优于传统方法[139]。

卵泡刺激素-ε

其他公司（Glycotope GmbH 公司，德国柏林）也在积极开发另一种注射用 FSH（FSHGEX®；卵泡刺激素 epsilon［-ε］），其药效学特性也与卵泡刺激素-α 不同。卵泡刺激素-ε 已完成Ⅰ期和Ⅱ期试验[140,141]。根据迄今为止使用卵泡刺激素-δ 的经验，人们会提出这样的问题：使用另一种药代动力学与经过试验和测试的卵泡刺激素以及尿源性 FSH 不同的卵泡刺激素是否具有任何临床优势？

长效卵泡刺激素-α

由于蛋白质工程的应用，可用于治疗不孕症的重组促性腺激素的范围有所扩大。改变 FSH 分子结构使其具有更长的半衰期和作用持续时间，这种长效蛋白被命名为 FSH-C 端肽（FSH-CTP，长效卵泡刺激素-α），由 Bouloux 及其同事于 2001 年首次提出[142]。FSH-CTP 由 r-hFSH 的 α 亚基与由 hFSH 的 β 亚基和 hCG 的 β 亚基的 C

端部分构成的混合 β 亚基组成。FSH-CTP 的半衰期比标准 r-hFSH 长。FSH-CTP 可启动卵泡生长并维持一周,因此在 COS 中,一剂 FSH-CTP 可替代前七天每日注射促性腺激素。单剂量的 FSH-CTP 可诱导多卵泡生长,并伴随血清抑制素-B 水平的剂量依赖性升高[143]。2003 年报道了首个在促排卵周期使用 FSH-CTP 的活产案例[144],并在进行 ART 和 OI 治疗的不孕症患者中开展了进一步的研究[145-150]。2010 年,欧洲批准了两种剂型的 FSH-CTP 在 ART 周期中与 GnRH 拮抗剂联合使用。

目前已进行了两项大型研究以证明 FSH-CTP 对 r-hFSH(卵泡刺激素-β)的非劣效性[148,149]。最初进行的是一项多中心、随机、双盲、双模拟临床试验(ENGAGE 研究)[149],共有 34 个中心、1506 名体重介于 60~90 kg 的患者参与。ART 周期中采用标准 GnRH 拮抗剂方案的患者在卵巢刺激的第一周单次注射 FSH-CTP 150 μg 或每日注射 r-hFSH 200 IU。FSH-CTP 和 r-hFSH 的每周期持续妊娠率无显著性差异(38.9% *vs.* 38.1%;估计差异 0.9;$P=0.71$)。据报道,长效卵泡刺激素-α 和卵泡刺激素-β 的中/重度 OHSS 发生率分别为 4.1%和 2.7%[149]。

接着进行了进一步的研究,旨在评估 FSH-CTP 在低体重女性中的有效性和安全性。ENSURE 研究是一项多中心、随机、双盲、双模拟临床试验,共有 19 个中心、396 名接受 ART 治疗且体重<60 kg 的患者参与[148]。在 ART 治疗中采用标准 GnRH 拮抗剂方案的患者在卵巢刺激的第一周单次注射 FSH-CTP 100 μg 或每日注射 r-hFSH 150 IU。主要终点是每个启动周期获卵数的平均值[标准差(SD)],FSH-CTP 为 13.3(7.3)个,FSH-CTP 为 10.6(5.9)个,在预定的等效范围内(-3 至+5 个卵母细胞)。据报道,长效卵泡刺激素-α 和卵泡刺激素-β 的中度或重度 OHSS 发生率分别为 3.4%和 1.6%[148]。

开发 FSH-CTP 的目的是简化 ART 治疗方案。然而,在已发表的研究和临床实践中,人们对与 FSH-CTP 相关的高 OHSS 发生率表示担心[150,151]。多中心、开放标签、Ⅲ期 TRUST 研究(旨在评估反复暴露于 FSH-CTP 的免疫原性)的研究者对患者重度 OHSS 的高发生率表示担忧[150]。在同一中心接受长效卵泡刺激素-α 治疗的 9 名患者中,有 6 名在注射 hCG 后 3~5 天出现了重度 OHSS[150]。3 名患者住院,尽管接受了适当的治疗,仍有 1 名患者发生了肺栓塞[150]。在 TRUST 研究中,25 名患者因对 COS 的过度反应或因出现 OHSS 体征或症状而在第 1 或第 2 周期后中断治疗[150]。在该研究中,第 1 周期中/重度 OHSS 的总体发生率为 1.8%,第 2 周期为 1.0%,第 3 周期为 0%[150]。FSH-CTP 的治疗效果无法根据患者的个体需求进行调整[151];因此,在开始治疗前需要仔细评估患者是否适合使用 FSH-CTP。

由于上述一些顾虑,最近的研究重点是在已知对 FSH 反应不佳的 ART 患者中[152-158],以及希望恢复生育能力、需要长期 FSH 治疗的性腺功能减退的男性中使用长效卵泡刺激素-α[159]。

在上述的一项研究中[157],卵巢低反应患者采用 GnRH 激动剂短方案和 GnRH 激动剂长方案,在注射长效卵泡刺激素-α 后每日使用 300 IU hMG,检测两种方案的效果。研究者发现二者的活产率没有显著性差异,并得出结论认为这两种方案都是可行的选择。

最后,在一项 Cochrane 系统评价中[158],研究者得出的结论是中等剂量(150~180 μg)的长效 FSH 对不明原因不孕的女性是安全的,而且与每日一次的 FSH 效果相同。但是有证据表明,与每日一次的 FSH 相比,接受低剂量(60~120 μg)长效 FSH 治疗的患者活产率较低。

优化卵巢刺激结局

促性腺激素的安全性概述

使用促性腺激素诱导排卵后分娩的 1 160 名婴儿的累积数据[31]显示,有 63 例婴儿畸形发生,总体发生率为 54.3/1 000(严重畸形 21.6/1 000;轻度畸形 32.7/1 000)。这一畸形发生率与普通人群中的发生率没有显著性差异。

r-hFSH 和 hMG 治疗结局对比

r-hFSH 和 hMG 是最常用于 IVF/ICSI 前 COS 的促性腺激素。多年来,大量回顾性研究、RCT 和荟萃分析对使用这些促性腺激素获得的结果进行了比较[160-170]。来自 Cochrane 系统评价的累积数据表明,所有市售的促性腺激素都具有相似的疗效和安全性[160]。事实上,在新鲜 ART 周期的结局方面,r-hFSH 和 hMG 总体差异不大。

2003 年,Al-Inany 等人发表了一项荟萃分析,对采用 GnRH 激动剂长方案的 IVF/ICSI 周期中的 r-hFSH 和尿源性 FSH 产品(hMG、pFSH 和 HP-FSH)进行比较[161]。20 项研究中有 4 项比较了 hMG 和 r-hFSH,结果显示 hMG($n=603$ 个周期)和 r-hFSH($n=611$ 个周期)每个启动周期的临床妊娠率没有显著性差异(OR:0.81,95%CI:0.63~1.05;$P=0.11$)[153-156]。2003 年的另一项荟萃分析纳入 6 项 RCT,共 2 030 名进行 IVF/ICSI 治疗并进行 COS 的女性[157]。对使用 GnRH 激动剂长方案的 5 项 RCT 的数据进行汇总后发现,hMG 的临床妊娠率显著高于 r-hFSH(RR:1.22,95%CI:1.03~1.44)。但在持续妊娠率或活产率方面,两组间没有差异(RR:1.20,95%CI:0.99~1.45)。2003 年一项相关的 Cochrane 系统评价也显示,在来自 4 项 RCT 的汇总数据中两组间持续妊娠率/活产率无差异(OR:1.27,95%CI:0.98~1.64)[158]。

2005 年,Al-Inany 等人发表了一项更新荟萃分析,纳入 8 项 RCT、共 2 031 名参与者。结果显示,hMG 和 r-hFSH 在持续妊娠/活产率、临床妊娠率、流产率、多胎妊娠率和中/重度 OHSS 发生率方面无显著性差异[168]。该研究小组于 2008 年发表了第三篇荟萃分析,包括 12 项试验,纳入 1 453 个 hMG 周期和 1 484 个 r-hFSH 周期。结果显示,hMG 活产率显著高于 r-hFSH(OR:1.2,95%CI:1.01~1.42;P=0.04),而两组的 OHSS 发生率相似(OR:1.21,95%CI:0.78~1.86;P=0.39)[160]。同样在 2008 年,Coomarasamy 等人选择了 7 项采用 GnRH 激动剂长方案的 RCT 进行荟萃分析[170]。结果显示,hMG 活产率显著高于 r-hFSH(RR:1.18,95% CI:1.02~1.38;P=0.03)[161]。2008 年,Al-Inany 等人发表了另一项荟萃分析,包括 6 项试验、2371 名参与者,对 HP-hMG 和 r-hFSH 进行比较,对象为接受 IVF/ICSI 治疗的女性[169]。结果发现,两组间总体的持续妊娠率/活产率没有显著性差异。然而,在单独分析 IVF 周期时 HP-hMG 的持续妊娠率/活产率显著高于 r-hFSH(OR:1.31,95%CI:1.02~1.68;P=0.03)[102]。

最近,一项更新 Cochrane 系统评价和网状荟萃分析对辅助生殖的卵巢刺激方案进行了全面综述[171]。他们报告称,在 GnRH 激动剂长方案中,不同促性腺激素在 LBR 和 OHSS 方面的差异并不确定;使用 GnRH 拮抗剂和 HMG(与 r-hFSH 相比)可能会减少卵巢高反应者和正常反应患者 OHSS 的发生。有趣的是,LH 活性可能会导致获卵数减少,但对冷冻胚胎数量的影响尚不确定。

最近一项包括超过 400 000 个 IVF 周期的研究证实,获卵数是临床成功率可靠的替代结局指标[172]。此外,另一项荟萃分析表明,r-hFSH 获卵数显著高于 hMG(P<0.001),且所需的剂量显著低于 hMG(P=0.01)[173]。在基线调整后的妊娠率(RR:1.04;P=0.49)或 OHSS(RR:1.47;P=0.12)方面未观察到二者存在显著性差异。

个体化卵巢刺激

对所有女性而言,生育治疗的目标都是一样的——以更低的风险获得更好的结局。很明显,“一刀切”的生育治疗方法过于简单化,因为每个女性的卵巢对于刺激的反应千差万别[174]。事实上,目前认为在卵巢刺激过程中使用灵活的促性腺激素剂量是优化周期结局的关键[174]。

在 COS 之前准确预测卵巢反应的极值,就可以在第一个治疗周期中进行个体化的治疗[175,176]。目前已有许多可以预测卵巢储备和反应的生物标志物[175-189]。此外,还开发了各种算法以计算 FSH 的最佳起始剂量[176,178]。CONSORT 算法尝试根据患者的个体特征[年龄、BMI、基础 FSH 水平和窦卵泡计数(AFC)]预测 ART 周期中 r-hFSH(卵泡刺激素-α)的最佳剂量。然而,在最低可评估剂量组(75 IU/d)中,时常发生由于反应不足而取消治疗周期的情况[176]。

作为卵巢对 COS 反应的潜在预测指标而被研究的其他因素包括基础 FSH、抑制素-B、雌二醇、卵巢体积和血流以及 AMH。AMH 是卵巢中正在发育的卵泡群和小卵泡生长的标志物,许多研究都证明了 AMH 在预测卵巢反应方面的价值[179-185]。研究表明,AMH 与获卵数和活产率密切相关[181],并可预测卵巢对 COS 的过度反应[180]。血清 AMH 水平随年龄下降的列线图已经绘制完成,这将有助于为患者提供有关生育潜能的咨询服务[184,185]。在第一个 COS 周期前通过 AMH 评估卵巢储备功能有助于实现个体化治疗。

为了提高 WHO Ⅱ型无排卵性不孕症治疗的安全性、有效性和便利性,人们也在努力寻找能准确预测卵巢对 OI 方案反应的标志物[186,187]。选择合适的 r-hFSH 起始剂量将使医生能够对既定的治疗方案进行个体化调整[186]。这有可能缩短达到触发排卵阈值所需的时间,并降低因对促性腺激素的极端反应而取消周期的风险[186]。然而,寻找对 OI 反应的预测因素的努力收效甚微[187,188]。一些研究者发现,BMI 是预测卵巢对外源性 FSH 反应和排卵率的标志物[187,189]。最近,一项针对使用低剂量递增方案进行 OI 的性腺功能正常、稀发排卵或无排卵女性的数据进行的分析证实了 BMI 作为能否成功排卵的主要决定因素的重要性[186]。此外还发现 AFC 和基础血清 FSH 浓度也与对治疗的反应相关[186]。

卵巢刺激的个体化方案可能会带来最佳治疗结局[174]。确定最合适的卵巢刺激方案(如单药或是联合用药、每日剂量以及疗程)有望提高治疗的安全性和成本效益[174]。事实上,确定可能从每种可用的治疗方案中获益的患者群体至关重要[174]。这样可以根据预期的卵巢反应纳入多种方案选择。

辅助治疗

在 FSH 之外添加 LH、生长激素或雄激素也有助于改善卵巢反应,第 55 章将对此进行深入讨论。添加 LH 是近年来最受关注的话题。经典的“两细胞-两促性腺激素”模型提出,雌二醇的合成需要 FSH 和 LH 的共同参与。LH 与卵泡膜细胞结合,诱导雄激素的合成,雄激素扩散入血并进入颗粒细胞,在 FSH 激活的芳香化酶的作用下,转化为雌激素[190]。因此,LH 在排卵前的卵泡发育晚期可调节并整合颗粒细胞和卵泡膜细胞的功能。在这一阶段,FSH 和 LH 共同作用,诱导局部产生旁分泌调节卵泡成熟所需的生长因子。

对于 HH 患者,添加 LH 是卵泡发育和卵母细胞成熟所需要的。欧洲重组人 LH 研究小组的一项研究发现,在 HH 患者中,单用 FSH 的刺激效果显著低于 FSH+LH 的刺激效果[191]。基于这些结果开发出一种含有 r-hFSH 和 r-hLH 固定组合、配比为 2∶1 的产品(倍孕力,Merck 公司,2007 年于欧盟注册),用于在严重促性腺激素缺乏女性中诱导卵泡成熟[192]。

Loumaye 及其同事在一系列研究中进一步探索了 LH 天花板效应的临床实用性。随后的一项初步研究结果表明,在卵泡晚期使用大剂量 rLH 可抑制 HH 和 WHO Ⅱ型排卵障碍女性的卵泡发育[193]。

Hugues 等人[194]研究了 rLH 是否可以用于实现单排卵体内受孕。在这项设计巧妙的安慰剂对照双盲研究中,在卵泡晚期每日给予四种剂量的 rLH(150 IU、300 IU、660 IU、1 325 IU)(与固定剂量的 37.5 IU FSH 联用),以找到既能维持优势卵泡生长、又能导致次级卵泡闭锁的最佳剂量。这项研究的对象是 WHO Ⅱ型排卵障碍女性,她们对 FSH 治疗有过度的卵巢反应。结果表明,与安慰剂相比,rLH 剂量达到 660 IU/d 时仅形成单一优势卵泡的患者的比例增加。

对进行 COS 的性腺功能正常的女性使用 GnRH 激动剂进行垂体降调节,可能会使 LH 水平降低至 HH 的诊断标准以下。而使用 hMG 可提高 LH 活性。本章前文已汇总了对 r-hFSH 和 hMG 进行比较的研究,整体上二者的治疗结局差异不大。有 2 项荟萃分析比较了补充 r-hLH 的患者和只使用 r-hFSH 的患者的结局,结果也显示组间无显著性差异[195,196]。因此,一般认为卵巢正常反应的患者在进行 COS 时添加 LH 不会增加获益。

不过,也有一些证据表明 LH 对年龄大于 35 岁的女性以及卵巢低反应或次优反应的女性有益[197]。一些研究认为添加 LH 可改善高龄患者的结局[198-200]。然而其他研究报告的数据却并不一致[201,202]。添加 LH 可能对次优反应的女性(其特点是卵泡可正常发育至月经周期第 5~7 天,但在第 8~10 天进入平台期)有益。次优反应可能是由于 LH-β 亚基基因变异的多态性[203]或 FSH 受体基因的多态性变异导致的[204,205]。有研究表明,对于在既往周期中需要使用大剂量 r-hFSH 的女性,在 r-hFSH 的基础上添加 r-hLH 可显著提高受精率和临床妊娠率[206]。其他一些研究也显示,对 FSH 次优反应的患者添加 LH 可增加获益[207,208]。

然而,在 ESPART 试验[这是对博洛尼亚标准定义的卵巢低反应(POR)患者进行的最大规模的 RCT 研究]中[209],添加 LH(使用 FSH∶LH 为 2∶1 的产品)与单独使用 FSH 相比,在获卵数或持续妊娠率方面没有益处。虽然现在很清楚博洛尼亚标准涵盖了不同的患者群体,而使用波塞冬标准可以更好地确定哪些患者将从添加 LH 中获益,但最近发表的一项针对 9 000 多名波塞冬分类标准下的低预后患者的真实世界研究[210]并未证明添加 LH 对治疗结局有益。一项 Logistic 回归分析显示,波塞冬分类、获得胚胎数、每位患者的移植周期数、获卵数、女方年龄、不孕年限和 BMI 是累积分娩率(CDR)的相关预测因素($P<0.001$)。促性腺激素类型、促性腺激素用量、GnRH 类似物类型以及扳机与 CDR 无显著相关性。总之,关于在 ART 的 COS 方案中使用 r-hLH 的问题已经进行了广泛的综述[211],迄今为止,仍没有来自随机临床试验的确切证据表明添加 LH 有助于提高持续妊娠率。最近,有一项关于卵巢刺激方案的全面系统评价和网状荟萃分析发表[171]。文中指出,在 ART 治疗中添加 LH 导致获卵数减少,这与早期针对低促性腺激素和 PCO 女性的研究结果一致。

促性腺激素释放激素

引言

下丘脑释放的 GnRH 能够控制促性腺激素的分泌,GnRH 最初被称为 LH 释放激素,但由于缺乏特异性 FSH 释放激素存在的证据,因此术语发生了改变。GnRH 由位于下丘脑内侧基底部(主要在弓状核内)和下丘脑腹侧视前区的一组连接松散的神经元产生和释放。它在神经元胞体内合成,沿轴突运送至突触,然后以脉冲模式释放入垂体门脉系统复杂的毛细血管网中[212]。

GnRH 于 1971 年分别由 Andrew Schally 和 Roger Guillemin 首次独立分离、鉴定和合成,他们随后因此成就获得了诺贝尔奖[213,214]。GnRH 是一种十肽,与其他几种脑肽类似,它是作为一种更大的前体肽—GnRH 相关肽—的一部分被合成的,该前体肽是一个由 56 个氨基酸组成的序列。GnRH 的结构在包括人类在内的所有哺乳动物中都很常见,其作用在雄性和雌性中也是相似的。GnRH 是由 10 个氨基酸组成的单链肽,其中 1、2、3、6 和 10 位具有关键功能。第 6 位氨基酸参与酶的裂解,第 2 位和第 3 位参与促性腺激素的释放,而第 1、第 6 和第 10 位则对三维结构非常重要。

在人体中,脉冲式释放频率的临界频谱范围为卵泡晚期的 71 min 到黄体晚期的 216 min[215,216]。

GnRH 激动剂

作用机制

虽然促性腺激素脱敏的确切细胞基础尚未完全阐明,但 GnRH 激动剂类似物在研究中的广泛应用促进了信息和知识的爆炸性增长。GnRH 激动剂类似物在给药初期会增加促性腺激素的分泌(点火效应),通常需要 7~14 天才能达到垂体抑制状态。长期使用 GnRH 激动剂类似物会导致 GnRH 受体下调。这一现象的初次发现是在 1978 年,Knobil 及其合作者发表了他们的经典论文,证明 GnRH 对垂体的持续刺激会导致促性腺激素分泌的下调[217]。与激动剂结合的受体通过受体介导的胞吞作用内化[218],其动力学由类似物的效力决定。内化的复合物随后解离,配体降解,受体部分再循环[219]。

生物合成

天然 GnRH 是一种十肽,血浆半衰期短,可经酶分解而迅速失活。最初的想法是生成能延长对促性腺激素分泌的刺激的物质。通过改变 GnRH 酶分解位置的结构,产生了半衰期更长、受体活性更高的类似物。

提高 GnRH 效力的第一个重要步骤是取代位于 C 端第 10 位的甘氨酸。虽然 90% 的生物活性随着第 10 位甘氨酸的分裂而丧失,但将 NH2-乙酰胺连接到第 9 位的脯氨酸上后,生物活性明显恢复[220]。第二项重要改变是用 D-氨基酸取代第 6 位的甘氨酸,这样可以减少酶促降解。研究发现,这两种修饰的结合具有协同的生物活性。在第 6 位引入 D-氨基酸并用 NH2-乙酰胺取代第 10 位的甘氨酰胺得到的激动剂类似物不仅能更好地防止酶促降解,而且表现出更高的受体亲和力。通过在第 6 位引入更大、疏水和亲油的氨基酸,可以进一步提高其受体亲和力(表 39-4)。激动剂亲脂性的增加可使半衰期延长,这可能是由于与血浆蛋白结合的增加或脂肪组织储存非电离脂溶性化合物而减少了肾脏排泄[220]。

因此,在所有类似物中,第 6 位甘氨酸都被 D-氨基酸或带有不同基团的 D-氨基酸取代。插入 D-氨基酸可阻断降解,从而提高稳定性和受体亲和力(表 39-4)[221-223]。激动剂亮丙瑞林(D-Leu6,Pr9-NHEt)和布舍瑞林(D-Ser(O_tBu)6,Pr9-NHEt)的第 10 位为乙酰胺,戈舍瑞林(D-Ser(O_tBu)6,Pro9-AzaGlyNH$_2$)和组氨瑞林(Nt-Bzl-D-His6,Pro9-AzaGlyNH$_2$)的第 10 位为氮杂甘氨酸,因此是九肽。那法瑞林[D-Nal(2)6]和曲普瑞林(D-Trp6)的第 10 位为原始的甘氨酰胺,因此是十肽。

目前已合成并测试了 1 000 多种 GnRH 类似物,但只有少数几种用于临床实践。各种类似物之间的差异主要在于给药方法和效力。现有数据通常是描述某种 GnRH 激动剂与天然 GnRH 相比的相对效力(表 39-5)。值得注意的是,这对 IVF 实践有重要意义。研究发现,卵巢刺激方案中推荐每日使用的 GnRHa 剂量通常高于最小有效剂量[224]。另外,由于生产商在第 6 位和第 10 位使用了不同的氨基酸替代,不同激动剂的效力各不相同,需每日给药的制剂与长效制剂也不相同[225]。这使得使用不同种类 GnRHa 的研究结果之间的比较变得更加复杂;同时,在比较仅含 FSH 的制剂和含 FSH/LH(HMG)制剂时,不同种类 GnRHa 的特性也一定会对刺激的结局产生影响[226]。

表 39-4 促性腺激素释放激素(GnRH)和 GnRH 激动剂类似物的结构

化合物						第 6 位				第 10 位
氨基酸(位点)	1	2	3	4	5	6	7	8	9	10
天然 GnRH	Glu	His	Trp	Ser	Tyr	Gly	Leu	Arg	Pro	GlyNH$_2$
九肽										
亮丙瑞林						Leu				NHEt
布舍瑞林						Ser(O_tBU)				NHEt
戈舍瑞林						Ser(O_tBU)				AzaGlyNH$_2$
组氨瑞林						D-His(Bzl)				AzaGlyNH$_2$
十肽										
那法瑞林						2Nal				GlyNH$_2$
曲普瑞林						Trp				GlyNH$_2$

表 39-5 临床可用的促性腺激素释放激素(GnRH)类似物的商品名、血浆半衰期、相对效力、给药途径和推荐剂量

通用名	商品名	半衰期	相对效力	给药途径	推荐剂量
天然 GnRH			1	IV,SC	
九肽					
亮丙瑞林	Lupron	90 min	50~80 20~30	SC IM 长效制剂	500~1 000 μg/d 3.75~7.5 mg/月
布舍瑞林	Superfact, Supercur		20~40	SC 鼻腔	200~500 μg/d 300~400×3~4/d
组氨瑞林	Supprelin	<60 min	100	SC	100 μg/d
戈舍瑞林	Zoladex	4.5 h	50~100	SC 植入剂	3.6 mg/月
十肽					
那法瑞林	Synarel	3~4 h		鼻腔	200~400×2/d
曲普瑞林	Decapeptyl	3~4.2 h		SC IM 长效制剂	100~500 μg/d 3.75 mg/月

缩写:IV,静脉内;SC,皮下

所有 GnRH 激动剂类似物都是小分子多肽,在胃肠道内易被蛋白酶解,因此需要经肠外给药。口服和直肠给药的类似物生物效能很低(0~1% *vs.* 肠外给药)。喷鼻剂非常有效,但生物利用度仅为 3%~5%,且消除动力学相对较快,需要频繁给药(每日 2~6 次)才能达到持续的刺激和降调效果[227]。对于长期治疗,有一种长效制剂可供选择。药物被配制成控释剂型,活性物质溶解或包裹于可生物降解的材料中。肌内注射后的 28~35 天内可保持治疗水平。因此,每月注射一次即可维持降调作用。

副作用

GnRH 激动剂治疗的副作用与血清中性激素浓度下降有关。由于 GnRH 激动剂与 GnRH 受体相互作用,而 GnRH 受体主要存在于垂体内,因此较少产生全身作用。血清雌激素浓度降低的主要症状有潮热、性欲减退、阳痿、阴道干涩、乳房缩小以及情绪不稳。其中一个值得关注的问题是雌激素减少对骨密度的影响,因为雌激素对预防骨质疏松的发生非常重要。一项来自不同试验的数据总结[227]显示,GnRH 类似物可造成严重但可逆的骨质丢失。其机制可能与绝经后骨质疏松症的发生相似(即碱性磷酸酶和骨钙素水平升高,骨转换增加)。

致畸作用

在妊娠后的前几周每日使用低剂量 GnRH 激动剂似乎不会增加出生缺陷或妊娠丢失的风险。虽然在妊娠恒河猴中发现了 GnRH 激动剂的胎盘转移,但未观察到有害影响[228]。在动物毒理学研究中,药品生产商未报告任何毒性反应[227]。虽然有几位作者声称在妊娠早期不慎使用 GnRH 激动剂后妊娠结局正常[229-232],但 Ron-El 等人[232]报道了一例新生儿腭裂。Lahat 等人[233]报道,在对早孕期无意中暴露于 GnRH 激动剂的儿童进行的长期随访中发现注意力缺陷/多动症的发病率较高。由于这种并发症完全是医源性的,因此应尽量避免。

第 42 章将对 GnRH 激动剂用于 ART 周期中 COS 进行深入讨论。

GnRH 拮抗剂

作用机制

GnRH 的拮抗剂类似物对促性腺激素的分泌具有直接的、可逆的抑制作用。拮抗剂分子竞争并占据垂体 GnRH 受体,从而竞争性阻断内源性 GnRH 与受体的结合,阻止实质性的受体占据和刺激。GnRH 拮抗剂的抑制作用是立刻出现的(没有点火效应),而且由于受体不会丢失,因此需要不断向促性腺激素细胞供应拮抗剂,以确保所有 GnRH 受体被持续占据。因此,与激动剂类似物相比,需要更高剂量的拮抗剂,才能有效抑制垂体(表 39-6)。

表 39-6 促性腺激素释放激素(GnRH)激动剂和拮抗剂作用机制比较

GnRH 拮抗剂	GnRH 激动剂
受体阻断,无受体激活作用	受体下调
竞争性抑制	垂体脱敏
即刻、剂量依赖性抑制作用	初期点火效应
快速可逆	缓慢恢复

GnRH 拮抗剂的合成

在过去 30 年中,已经合成了数千种 GnRH 类似物,包

括激动剂和拮抗剂。第一代拮抗剂类似物是亲水性的,分别在第 2 位和第 3 位取代了组氨酸和色氨酸。在第 6 位引入 D-氨基酸后,其抑制活性增加。但是组胺释放也增加,导致过敏反应发生,阻碍了其临床应用。在第三代拮抗剂类似物中,以中性 D-脲基烷基氨基酸取代第 6 位的 D-精氨酸,产生了西曲瑞克、伊妥瑞克、azaline B、加尼瑞克、阿巴瑞克和安雷利克斯等化合物,消除了过敏反应和水肿的不良风险(表 39-7)[234-240]。2018 年,FDA 批准了一种口服有活性的非肽类 GnRH 拮抗剂(艾拉戈克钠)用于治疗子宫内膜异位症相关疼痛。其他药物目前或已上市(瑞卢戈利,2019 年在日本首次注册用于治疗子宫肌瘤;瑞卢戈利与雌二醇和醋酸炔诺酮的复方制剂 2021 年在欧盟上市),或即将用于临床治疗子宫肌瘤(林扎戈利,2022 年在欧盟获得上市许可)。日本最近发表了一些关于在卵巢刺激方案中使用瑞卢戈利的研究[241,242]。

表 39-7 天然促性腺激素释放激素(GnRH)和 GnRH 拮抗剂的结构

名称	氨基酸序列
GnRH	pGlu-His-Trp-Ser-Tyr-Gly-Leu-Arg-Pro-Gly-NH_2
第一代	
4F Ant	NAcΔ1, 1Pro-D4FPhe-DTrp-Ser-Tyr-DTrp-LeuArg-Pro-GlyNH2
第二代	
NalArg	NACD2Nal-D4lFPhe-pTrp-Ser-Tyr-DArg-LeuArg-Pro-GlyNH2
地肽瑞里	NACD2Nal-D4ClPhe-pTrp-Ser-Tyr-DHarg(Et2)-Leu-Arg-Pro-DAlaNH2
第三代	
NalGlu	NACD2Nal-D4C7Phe-D3Pal-Ser-ArgDGlut (AA)-Leu-Arg-Pro-DAlaNH2
安替肽	NACD2Nal-D4ClPhe-D3Pal-Ser-Lys(Nic)-DDLys(Nic)-Leu-Lys(Isp)Pro-DAlaNH2
Org30850	NACD4ClPhe-D4ClPhe-DBal-Ser-Tyr-DLysLeu-Arg-Pro-DAlaNH2
雷莫瑞克	NACD2Nal-D4ClPhe-DTrp-Ser-Tyr-DSet (Rha)-Leu-Arg-Pro-AzaglyNH2
西曲瑞克	NACD2Nal-D4ClPhe-DTrp-Ser-Tyr-DSet (Rha)-Leu-Arg-Pro-AzaglyNH2
加尼瑞克	NACD2Nal-D4ClPhe-D3Pal-Ser-TyrDHarg (Et2)-Leu-Harg(Et2)-Pro-DAlaNH2
A-75998	NACD2Nal-D4ClPhe-D3Pal-Ser-NMeTyrDLys (Nic)-Leu-Lys(Isp)-Pro-DAlaNH2
Azaline B	NACD2Nal-D4ClPhe-D3Pal-Ser-Aph(atz)-DAph(atz)-Leu-Lys(Isp)-Pro-DAlaNH2
安雷利克斯	NACD2Nal-D4ClPhe-D3Pal-Ser-Tyr-DHcit-LeuLys(Isp)-Pro-DAlaNH2

安全性和耐受性研究

由于第一代 GnRH 拮抗剂具有诱导全身组胺释放以及随后全身水肿状态的特性,GnRH 拮抗剂被推迟进入临床应用。对大鼠肥大细胞的研究证实,在拮抗剂的第 6 位加入 D-瓜氨酸可减少组胺的释放[236,237]。首先在体外试验中对西曲瑞克的这一特性进行了评估,结果表明其有效血浆浓度显著低于($<10^3$)全身组胺分泌的中位有效剂量,因此可以确信其作用并不显著。由于此类检测结果存在巨大差异,因此进一步在体内环境中对西曲瑞克的安全性进行测试。

以 1.5 mg/kg(皮下)以及 1 mg/kg 和 4 mg/kg(静脉)的剂量给大鼠注射西曲瑞克,未引起水肿、呼吸衰竭或心血管损害等全身不良反应。在这些动物实验中,在围妊娠期给药未发现有致畸作用或对种植率和胚胎发育有不利影响。已有众多患者接受了第三代 GnRH 拮抗剂(即加尼瑞克、西曲瑞克或阿巴瑞克)治疗,未发现全身或严重的局部皮肤反应,也未出现因副作用而终止治疗的情况[239,243-249]。常见副作用包括注射部位反应以及可能出现的恶心、头痛、疲劳和乏力。药物通过细胞色素 P450 途径代谢,未在体外发现药物相互作用。

有人认为,GnRH 拮抗剂可能会对卵母细胞、胚胎质量或子宫内膜产生不利影响[250-255]。但最新的证据表明,GnRH 拮抗剂不会降低卵母细胞、胚胎质量,或是子宫内膜容受性[250-252]。

GnRH 拮抗剂的优势

与激动剂相比,GnRH 拮抗剂具有许多潜在优势[256]。GnRH 拮抗剂不需要通过长时间的预处理来实现垂体降调节[257]。GnRH 拮抗剂通常只在有早发 LH 峰风险时使用(通常从刺激的第 5~7 天开始),因此很少出现雌激素水平过低的症状[258]。此外,与激动剂相比,所需的外源性促性腺激素刺激的总剂量和天数更少[259]。因此,整个周期持续时间较短,且可以快速启动后续周期[260,261]。

一项纳入 45 项 RCT、7 511 名女性的荟萃分析比较了 ART 周期中用于 COS 的 GnRH 拮抗剂方案和 GnRH 激动剂长方案,结果显示在活产率和持续妊娠率方面二者无显著性差异,但使用 GnRH 拮抗剂 OHSS 发生率显著降低[262]。有趣的是,在拮抗剂联合治疗期间,垂体对 GnRH 的刺激仍有反应,因此可以给予单次剂量的激动剂(而不是 hCG)触发卵母细胞的最终成熟。这种方法有可能进一步降低高危人群 OHSS 的发生率[263,264],详见第 44 章。

与激动剂长方案相比,GnRH 拮抗剂方案可减轻治疗负担(在周期持续时间和副作用方面),降低 OHSS 风险,因此被认为是“患者友好型”治疗方法。在所有 COS 方案中 GnRH 拮抗剂方案的使用频率越来越高,由于其相对优势,在许多医疗中心已取代 GnRH 激动剂成为首选方案。

关于 GnRH 拮抗剂在辅助生殖 COS 中的应用将在第 43 章中深入讨论。

(于多译,杨蕊、王洋校)

参考文献

[1] Howles CM. Genetic engineering of human FSH (Gonal-F). Hum Reprod. 1996; 2:172-91.

[2] Lunenfeld B. Historical perspectives in gonadotrophin therapy. Hum Reprod Update. 2004; 10:453-67.

[3] Greenblatt RB, Barfield WE, Jungck EC, Ray AW. Induction of ovulation with MRL/41: Preliminary report. J Am Med Assoc. 1961; 178:101-4.

[4] Charles D, Klein T, Lunn SF, Loraine JA. Clinical and endocrinological studies with the isomeric components of clomiphene citrate. J Obstet Gynaecol Br Commonw. 1969; 76: 1100-10.

[5] Pandya G, Cohen MR. The effect of cis-isomer of clomiphene citrate (cis-clomiphene) on cervical mucus and vaginal cytology. J Reprod Med. 1972; 8:133-8.

[6] MacLeod SC, Mitton DM, Parker AS, Tupper WR. Experience with induction of ovulation. Am J Obstet Gynecol. 1970; 108:814-24.

[7] Murthy YS, Parakh MC, Arronet GH. Experience with clomiphene and cisclomiphene. Int J Fertil. 1971; 16:66-74.

[8] Van Campenhout J, Borreman E, Wyman H, Antaki A. Induction of ovulation with cisclomiphene. Am J Obstet Gynecol. 1973; 115:321-7.

[9] Connaughton JF Jr., Garcia CR, Wallach EE. Induction of ovulation with cisclomiphene and a placebo. Obstet Gynecol. 1974; 43:697-701.

[10] Mikkelson TJ, Kroboth PD, Cameron WJ, et al. Single-dose pharmacokinetics of clomiphene citrate in normal volunteers. Fertil Steril. 1986; 46:392-6.

[11] Kahwanago I, Heinrichs WL, Herrmann WL. Estradiol “receptors” in hypothalamus and anterior pituitary gland: Inhibition of estradiol binding by SH-group blocking agents and clomiphene citrate. Endocrinology. 1970; 86:1319-26.

[12] Etgen AM. Antiestrogens: Effects of tamoxifen, nafoxidine, and CI-628 on sexual behavior, cytoplasmic receptors, and nuclear binding of estrogen. Horm Behav. 1979; 13:97-112.

[13] Dickey RP, Holtkamp DE. Development, pharmacology and clinical experience with clomiphene citrate. Hum Reprod Update. 1996; 2:483-506.

[14] Kousta E, White DM, Franks S. Modern use of clomiphene citrate in induction of ovulation. Hum Reprod Update. 1997; 3:359-65.

[15] Vandenberg G, Yen SS. Effect of anti-estrogenic action of clomiphene during the menstrual cycle: Evidence for a change in the feedback sensitivity. J Clin Endocrinol *Metab*. 1973; 37:356-65.

[16] Clark JH, Markaverich BM. The agonistic-antagonistic properties of clomiphene: A review. Pharmacol Ther. 1981; 15: 467-519.

[17] Clark JH, Peck EJ Jr., Anderson JN. Oestrogen receptors and antagonism of steroid hormone action. *Nature* (*London*). 1974; 251:446-8.

[18] Adashi EY. Clomiphene citrate: Mechanism(s) and site(s) of action—A hypothesis revisited. Fertil Steril. 1984; 42: 331-44.

[19] Messinis IE, Milingos SD. Future use of clomiphene in ovarian stimulation. Clomiphene in the 21st century. Hum Reprod. 1998; 13:2362-5.

[20] Messinis IE, Milingos SD. Current and future status of ovulation induction in polycystic ovary syndrome. Hum Reprod Update. 1997; 3:235-53.

[21] Out HJ, Coelingh Bennink HJ. Clomiphene citrate or gonadotrophins for induction of ovulation? Hum Reprod. 1998; 13: 2358-61.

[22] Hughes E, Collins J, Vandekerckhove P. Clomiphene citrate for unexplained subfertility in women. Cochrane Database Syst Rev. 2000; 2:CD000057.

[23] Rossing MA, Daling JR, Weiss NS, et al. Ovarian tumors in a cohort of infertile women. N Engl J Med. 1994; 331:771-6.

[24] James WH, Barrett C, Hakim C. Anencephaly, ovulation stimulation, subfertility, and illegitimacy [letter]. Lancet. 1973; 2:916-17.

[25] Singh M, Singhi S. Possible relationship between clomiphene and neural tube defects. J Pediatr. 1978; 93:152.

[26] Dyson JL, Kohler HG. Anencephaly and ovulation stimulation. Lancet. 1973; 1:1256-7.

[27] Sandler B. Anencephaly and ovulation stimulation. Lancet. 1973; 2:379.

[28] Field B, Kerr C. Ovulation stimulation and defects of neural-tube closure [letter]. Lancet. 1974; 2:1511.

[29] Berman P. Congenital abnormalities associated with maternal clomiphene ingestion [letter]. Lancet. 1975; 2:878.

[30] James WH. Anencephaly, ovulation stimulation, and subfertility [letter]. Lancet. 1974; 1:1353.

[31] Shoham Z, Zosmer A, Insler V. Early miscarriage and fetal malformations after induction of ovulation (by clomiphene citrate and/or human menotropins), *in vitro* fertilization, and gamete intrafallopian transfer. Fertil Steril. 1991; 55:

1-11.

[32] Harlap S. Ovulation induction and congenital malformations. Lancet. 1976; 2:961.

[33] Goss PE, Gwyn KM. Current perspectives on aromatase inhibitors in breast cancer. J Clin Oncol. 1994; 12:2460-70.

[34] Harvey HA. Aromatase inhibitors in clinical practice: Current status and a look to the future. Semin Oncol. 1996; 23: 33-8.

[35] Smith IE, Fitzharris BM, McKinna JA, et al. Aminoglutethimide in treatment of metastatic breast carcinoma. Lancet. 1978; 2:646-9.

[36] Lamb HM, Adkins JC. Letrozole: A review of its use in postmenopausal women with advanced breast cancer. Drugs. 1998; 56: 1125-40.

[37] Wiseman LR, Adkins JC. Anastrozole: A review of its use in the management of postmenopausal women with advanced breast cancer. Drugs Aging. 1998; 13:321-32.

[38] Biljan MM, Hcmmings R, Brassard N. The outcome of 150 babies following the treatment wilh letrozole or lelrozole and gonadotrophins. Fertil Steril. 2005; 84(Suppl):1033.

[39] Tulandi T, Martin J, Al-Fadhli R, et al. Congenital malformations among 911 newborns conceived after infertility treatment with letrozole or clomiphene citrate. Fertil Steril. 2006; 85:1761-5.

[40] Badawy A, Shokeir T, Allam AF, et al. Pregnancy outcome after ovulation induction with aromatase inhibitors or clomiphene citrate in unexplained infertility. Acta Obstet Gynecol Scand. 2009; 88:187-91.

[41] Legro RS, Brzyski RG, Diamond MP, et al. Letrozole versus clomiphene for infertility in the polycystic ovary syndrome. N Engl J Med. 2014; 371:119-29.

[42] Diamond MP, Legro RS, Coutifaris C, et al. Letrozole, gonadotropin, or clomiphene for unexplained infertility. N Engl J Med. 2015; 373:1230-40.

[43] Legro RS. Ovulation induction in polycystic ovary syndrome: Current options. *Best* Pract Res Clin Obstet Gynaecol. 2016; 37: 152-9.

[44] Mitwally MF, Casper RF. Use of an aromatase inhibitor for induction of ovulation in patients with an inadequate response to clomiphene citrate. Fertil Steril. 2001; 75:305-9.

[45] Mitwally MF, Casper RF. Aromatase inhibition improves ovarian response to follicle-stimulating hormone in poor responders. Fertil Steril. 2002; 77:776-80.

[46] Mitwally MF, Casper RF. Aromatase inhibition for ovarian stimulation: Future avenues for infertility management. Curr Opin Obstet Gynecol. 2002; 14:255-63.

[47] Fisher SA, Reid RL, Van Vugt DA, Casper RF. A randomized double-blind comparison of the effects of clomiphene citrate and the aromatase inhibitor letrozole on ovulatory function in normal women. Fertil Steril. 2002; 78:280-5.

[48] Mitwally MF, Casper RF. Aromatase inhibition reduces gonadotrophin dose required for controlled ovarian stimulation in women with unexplained infertility. Hum Reprod. 2003; 18: 1588-97.

[49] He D, Jiang F. Meta-analysis of letrozole versus clomiphene citrate in polycystic ovary syndrome. Reprod Biomed Online. 2011; 23:91-6.

[50] Franik S, Eltrop SM, Kremer JAM, Kiesel L, Farquhar C. Aromatase inhibitors (letrozole) for subfertile women with polycystic ovary syndrome. Cochrane Database Syst Rev. 2018; (5): CD010287. DOI: 10. 1002/14651858. CD010287. pub3.

[51] Tredway D, Schertz JC, Bock D, et al. Anastrozole vs. clomiphene citrate in infertile women with ovulatory dysfunction: A phase II, randomized, dose-finding study. Fertil Steril. 2011; 95:1720-4.

[52] Tredway D, Schertz JC, Bock D, et al. Anastrozole single-dose protocol in women with oligo- or anovulatory infertility: Results of a randomized phase II dose-response study. Fertil Steril. 2011; 95:1725-9.

[53] Griesinger G, von OS, Schultze-Mosgau A, et al. Follicular and endocrine response to anastrozole versus clomiphene citrate administered in follicular phase to normoovulatory women: A randomized comparison. Fertil Steril. 2009; 91: 1831-6.

[54] Davar R, Oskouian H, Ahmadi S, Firouzabadi RD. GnRH antagonist/letrozole versus microdose GnRH agonist flare protocol in poor responders undergoing *in vitro* fertilization. Taiwan J Obstet Gynecol. 2010; 49:297-301.

[55] Garcia-Velasco JA, Moreno L, Pacheco A, et al. The aromatase inhibitor letrozole increases the concentration of intraovarian androgens and improves *in vitro* fertilization outcome in low responder patients: A pilot study. Fertil Steril. 2005; 84:82-7.

[56] Goswami SK, Das T, Chattopadhyay R, et al. A randomized single-blind controlled trial of letrozole as a low-cost IVF protocol in women with poor ovarian response: A preliminary report. Hum Reprod. 2004; 19:2031-5.

[57] Ozmen B, Sonmezer M, Atabekoglu CS, Olmus H. Use of aromatase inhibitors in poor-responder patients receiving GnRH antagonist protocols. Reprod Biomed Online. 2009; 19: 478-85.

[58] Verpoest WM, Kolibianakis E, Papanikolaou E, et al. Aromatase inhibitors in ovarian stimulation for IVF/ICSI: A pilot study. Reprod Biomed Online. 2006; 13:166-72.

[59] Bülow NS, Dreyer Holt M, Skouby SO, Birch Petersen K, Englund ALM, Pinborg A, Macklon NS. Co-treatment with letrozole during ovarian stimulation for IVF/ICSI: A system-

atic review and meta-analysis. Reprod Biomed Online. 2022; 44(4): 717-736. DOI: 10.1016/j.rbmo.2021.12.006.

[60] Lord JM, Flight IH, Norman RJ. Insulin-sensitising drugs (metformin, troglitazone, rosiglitazone, pioglitazone, d-chiro-inositol) for polycystic ovary syndrome. Cochrane Database Syst Rev. 2003; 3:CD003053.

[61] Lobo RA. Choice of treatment for women with polycystic ovary syndrome. Fertil Steril. 2006 Jul; 86 Suppl 1:S22-3.

[62] UK National Collaborating Centre for Women's and Children's Health. Fertility: Assessment and Treatment for People with Fertility Problems. Clinical Guideline 11. UK: National Institute for Clinical Excellence, 2004. https://www.nice.org.uk.

[63] Moll E, Bossuyt PM, Korevaar JC, Lambalk CB, van der Veen F. Effect of clomifene citrate plus metformin and clomifene citrate plus placebo on induction of ovulation in women with newly diagnosed polycystic ovary syndrome: Randomised double blind clinical trial. BMJ. 2006; 332(7556):1485.

[64] Palomba S, Orio F Jr., Falbo A, et al. Prospective parallel randomized, double-blind, double-dummy controlled clinical trial comparing clomiphene citrate and metformin as the first-line treatment for ovulation induction in nonobese anovulatory women with polycystic ovary syndrome. J Clin Endocrinol Metab. 2005; 90: 4068-74.

[65] Costello MF, Chapman M, Conway U. A systematic review and meta-analysis of randomized controlled trials on metformin coadministration during gonadotrophin ovulation induction or IVF in women with polycystic ovary syndrome. Hum Reprod. 2006; 21: 1387-99.

[66] Neveu N, Granger L, St-Michel P, Lavoie HB. Comparison of clomiphene citrate, metformin, or the combination of both for firstline ovulation induction and achievement of pregnancy in 154 women with polycystic ovary syndrome. Fertil Steril. 2007; 87: 113-20.

[67] Siebert TI, Kruger TF, Steyn DW, Nosarka S. Is the addition of metformin efficacious in the treatment of clomiphene citrate-resistant patients with polycystic ovary syndrome? A structured literature review. Fertil Steril. 2006; 86:1432-7.

[68] Legro RS, Barnhart HX, Schlaff WD, et al. Clomiphene, metformin, or both for infertility in the polycystic ovary syndrome. N Engl J Med. 2007; 356:551-66.

[69] Sharpe A, Morley LC, Tang T, Norman RJ, Balen AH. Metformin for ovulation induction (excluding gonadotrophins) in women with polycystic ovary syndrome. Cochrane Database Syst Rev. 2019;(12):CD013505. DOI: 10.1002/14651858. CD013505.

[70] Morin-Papunen L, Rantala AS, Unkila-Kallio L, et al. Metformin improves pregnancy and live-birth rates in women with polycystic ovary syndrome (PCOS): A multicenter, double-blind, placebocontrolled randomized trial. J Clin Endocrinol Metab. 2012; 97: 1492-500.

[71] Bordewijk EM, Nahuis M, Costello MF, Van der Veen F, Tso LO, Mol BWJ, van Wely M. Metformin during ovulation induction with gonadotrophins followed by timed intercourse or intrauterine insemination for subfertility associated with polycystic ovary syndrome. Cochrane Database Syst Rev. 2017; (1): CD009090. DOI: 10.1002/14651858.CD009090.pub2.

[72] Tso LO, Costello MF, Albuquerque LET, Andriolo RB, Macedo CR. Metformin treatment before and during IVF or ICSI in women with polycystic ovary syndrome. Cochrane Database Syst Rev. 2020;(12):CD006105. DOI: 10.1002/14651858.CD006105.pub4.

[73] Trinchard-Lugan I, Khan A, Porchet HC, Munato A. Pharmacokinetics and pharmacodynamics of recombinant human chorionic gonadotropin in healthy male and female volunteers. Reprod Biomed Online. 2002; 4:106-15.

[74] le Cotonnec JY, Porchet HC, Beltrami V, Munafo A. Clinical pharmacology of recombinant human luteinizing hormone: Part i. Pharmacokinetics after intravenous administration to healthy female volunteers and comparison with urinary human luteinizing hormone. Fertil Steril. 1998; 69:189-94.

[75] Weissman A, Lurie S, Zalel Y, et al. Human chorionic gonadotropin; Pharmacokinetics of subcutaneous administration. Gynecol Endocrinol. 1996; 10:273-6.

[76] Braunstein GD, Bloch SK, Rasor JL, Winikoff J. Characterization of antihuman chorionic gonadotropin serum antibody appearing after ovulation induction. J Clin Endocrinol Metab. 1983; 57:1164-72.

[77] Diczfalusy E, Harlin J. Clinical-pharmacological studies on human menopausal gonadotrophin. Hum Reprod. 1988; 3: 21-7.

[78] Ludwig M, Doody KJ, Doody KM. Use of recombinant human chorionic gonadotropin in ovulation induction. Fertil Steril. 2003; 79:1051-9.

[79] Kyle CV, Griffin J, Jarrett A, Odell WD. Inability to demonstrate an ultrashort loop feedback mechanism for luteinizing hormone in humans. J Clin Endocrinol Metab. 1989; 69: 170-6.

[80] Nader S, Berkowitz AS. Endogenous luteinizing hormone surges following administration of human chorionic gonadotropin: Further evidence for lack of loop feedback in humans. J Assist Reprod Genet. 1992; 9:124-7.

[81] Demoulin A, Dubois M, Gerday C, et al. Variations of luteinizing hormone serum concentrations after exogenous human chorionic gonadotropin administration during ovarian hypers-

timulation. Fertil Steril. 1991; 55:797-804.

[82] Golan A, Ron-El R, Herman A, et al. Ovarian hyperstimulation syndrome: An update review. Obstet Gynecol Surv. 1989; 44: 430-40.

[83] Gidley-Baird AA, O'Neill C, Sinosich MJ, et al. Failure of implantation in human *in vitro* fertilization and embryo transfer patients: The effects of altered progesterone/estrogen ratios in humans and mice. Fertil Steril. 1986; 45:69-74.

[84] Forman R, Fries N, Testart J, et al. Evidence for an adverse effect of elevated serum estradiol concentrations on embryo implantation. Fertil Steril. 1988; 49:118-22.

[85] Tan SL, Balen A, el Hussein E, et al. A prospective randomized study of the optimum timing of human chorionic gonadotropin administration after pituitary desensitization in *in vitro* fertilization. Fertil Steril. 1992; 57:1259-64.

[86] Abdalla HI, Ah-Moye M, Brinsden P, et al. The effect of the dose of human chorionic gonadotropin and the type of gonadotropin stimulation on oocyte recovery rates in an *in vitro* fertilization program. Fertil Steril. 1987; 48:958-63.

[87] Lathi RB, Milki AA. Recombinant gonadotropins. Curr Womens Health Rep. 2001; 1:157-63.

[88] The European Recombinant Human Chorionic Gonadotrophin Study Group. Induction of final follicular maturation and early luteinization in women undergoing ovulation induction for assisted reproduction treatment—Recombinant hCG versus urinary hCG. Hum Reprod. 2000; 15:1446-51.

[89] Van Dorsselaer A, Carapito C, Delalande F, et al. Detection of prion protein in urine-derived injectable fertility products by a targeted proteomic approach. PLoS ONE. 2011; 6: e17815.

[90] Aschheim S, Zondek B. Klin Wochenschr. 1928; 7:8-9.

[91] Zondek B. Klin Wochenschr. 1930; 9:393-6.

[92] Cole H, Hart GH. The potency of blood serum of mares in progressive stages of pregnancy in affecting the sexual maturity of the immature rat. Am J Physiol. 1931; 93:57-68.

[93] Cartland GF, Nelson JW. The preparation and purification of extracts containing the gonad-stimulating hormone of pregnant mare serum. J Biol Chem. 1937; 19:59-67.

[94] Stewart HL, Sano ME, Montgomery TL. J Clin Endocrinol. 1948; 8:175-88.

[95] Kotz HL, Hermann W. A review of the endocrine induction of human ovulation. Fertil Steril. 1961; 12:375-94.

[96] Katzman PA, Godfrid M, Cain CK, Doisy EA. J Biol Chem. 1943; 148: 501-7.

[97] Donini P, Montezemolo R. Rassegna di Clinica, Terapia e Scienze Affini. (A Publication of the Biologic Laboratories of the Instituto Serono) 1949; 48:3-28.

[98] Lunenfeld B, Sulimovici S, Rabau E, Eshkol A. L'Induction de l'ovulation dans les amenorhées hypophysaires par un traîtment de gonado trophines urinaries menopausiques et de gonado trophines chroniques. C R Soc Française de Gynecol. 1973; 5:1-6.

[99] Cook AS, Webster BW, Terranova PF, Keel BA. Variation in the biologic and biochemical characteristics of human menopausal gonadotropin. Fertil Steril. 1988; 49:704-12.

[100] Giudice E, Crisci C, Eshkol A, Papoian R. Composition of commercial gonadotrophin preparations extracted from human post-menopausal urine: Characterization of non-gonadotrophin proteins. Hum Reprod. 1994; 9:2291-9.

[101] Li TC, Hindle JE. Adverse local reaction to intramuscular injections of urinary-derived gonadotrophins. Hum Reprod. 1993; 8: 1835-6.

[102] Al-Inany HG, bou-Setta AM, Aboulghar MA, et al. Highly purified hMG achieves better pregnancy rates in IVF cycles but not ICSI cycles compared with recombinant FSH: A meta-analysis. Gynecol Endocrinol. 2009; 25:372-8.

[103] Kuwabara Y, Mine K, Katayama A, et al. Proteomic analyses of recombinant human follicle-stimulating hormone and urinary-derived gonadotropin preparations. J Reprod Med. 2009; 54:459-66.

[104] Steelman SL, Pohley FM. Assay of the follicle stimulating hormone based on the augmentation with human chorionic gonadotropin. Endocrinology. 1953; 53:604-16.

[105] le Cotonnec JY, Porchet HC, Beltrami V, et al. Clinical pharmacology of recombinant human follicle-stimulating hormone (FSH). I. Comparative pharmacokinetics with urinary human FSH. Fertil Steril. 1994; 61:669-78.

[106] Schoemaker J, Wentz AC, Jones GS, et al. Stimulation of follicular growth with "pure" FSH in patients with anovulation and elevated LH levels. Obstet Gynecol. 1978; 51: 270-7.

[107] Raj SG, Berger MJ, Grimes EM, Taymor ML. The use of gonadotropins for the induction of ovulation in women with polycystic ovarian disease. Fertil Steril. 1977; 28:1280-4.

[108] McFaul PB, Traub AI, Thompson W. Treatment of clomiphene citrate-resistant polycystic ovarian syndrome with pure folliclestimulating hormone or human menopausal gonadotropin. Fertil Steril. 1990; 53:792-7.

[109] Jacobson A, Marshall JR. Ovulatory response rate with human menopausal gonadotropins of varying FSH-LH ratios. Fertil Steril. 1969; 20:171-5.

[110] Louwerens B. The clinical significance of the FSH-LH ratio in gonadotropin preparations of human origin. A review. Acta Obstet Gynecol Scand. 1969; 48(Suppl 1):31-40.

[111] Howles CM, Loumaye E, Giroud D, Luyet G. Multiple follicular development and ovarian steroidogenesis following subcutaneous administration of a highly purified urinary FSH preparation in pituitary desensitized women undergoing IVF:

A multicentre European phase III study. Hum Reprod. 1994; 9: 424-30.

[112] Howles CM. Genetic engineering of human FSH (Gonal-F). Hum Reprod Update. 1996; 2:172-91.

[113] le Cotonnec JY, Porchet HC, Beltrami V, Howles C. Comparative pharmacokinetics of two urinary human follicle stimulating hormone preparations in healthy female and male volunteers. Hum Reprod. 1993; 8:1604-11.

[114] Driebergen R, Baer G. Quantification of follicle stimulating hormone (follitropin alfa): Is the *in vivo* bioassay still relevant in the recombinant age? Curr Med Res Opin. 2003; 19:1-6.

[115] Bassett RM, Driebergen R. Continued improvements in the quality and consistency of follitropin alfa, recombinant human FSH. Reprod Biomed Online. 2005; 10:169-77.

[116] Hermentin P, Witzel R, Kanzy EJ, et al. The hypothetical n-glycan charge: A number that characterizes protein glycosylation. Glycobiology. 1996; 6:217-30.

[117] Gervais A, Hammel YA, Pelloux S, et al. Glycosylation of human recombinant gonadotropins: Characterization and batch-to-batch consistency. Glycobiology. 2003; 13: 179-89.

[118] Hugues JN, Barlow DH, Rosenwaks Z, et al. Improvement in consistency of response to ovarian stimulation with recombinant human follicle stimulating hormone resulting from a new method for calibrating the therapeutic preparation. Reprod Biomed Online. 2003; 6:185-90.

[119] Balasch J, Fabregues F, Penarrubia J, et al. Outcome from consecutive assisted reproduction cycles in patients treated with recombinant follitropin alfa filled-by-bioassay and those treated with recombinant follitropin alfa filled-by-mass. Reprod Biomed Online. 2004; 8:408-13.

[120] Lass A, McVeigh E, UK Gonal-f FbM PMS Group. Routine use of r-hFSH follitropin alfa filled-by mass for follicular development for IVF: A large multicentre observational study in the UK. Reprod Biomed Online. 2004; 9:604-10.

[121] Martinez G, Sanguineti F, Sepulveda J, et al. A comparison between follitropin alpha filled by mass and follitropin alpha filled by bioassay in the same egg donors. Reprod Biomed Online. 2007; 14: 26-8.

[122] Carizza C, Alam V, Yeko T, et al. Gonal-F® filled by mass in ovulation induction. Hum Reprod Suppl. 2003; 18: O117.

[123] Wikland M, Hugues JN, Howles C. Improving the consistency of ovarian stimulation: Follitropin alfa filled-by-mass. Reprod Biomed Online. 2006; 12:663-8.

[124] Wolzt M, Gouya G, Sator M, Hemetsberger T, Irps C, Rettenbacher M, Vcelar B. Comparison of pharmacokinetic and safety profiles between Bemfola® and Gonal-F® after subcutaneous application. Eur J Drug Metab Pharmacokinet. 2016; 41:259-65.

[125] Rettenbacher M, Andersen AN, Garcia-Velasco JA, et al. A multicentre phase 3 study comparing efficacy and safety of Bemfola® versus Gonal-F® in women undergoing ovarian stimulation for IVF. Reprod Biomed Online. 2015; 30: 504-13.

[126] Orvieto R, Seifer DB. Biosimilar FSH preparations: Are they identical twins or just siblings? Reprod Biol Endocrinol. Jun 14, 2016; 14(1):32.

[127] Schiestl M, Stangler T, Torella C, Cepeljnik T, Toll H, Grau R. Acceptable changes in quality attributes of glysolylated biopharmaceuticals. Nat Biotechnol. 2011; 29: 310-2.

[128] de Mora F, Howles CM. Overlapping biosimilar and originator follitropin alfa preparations: How much closer can they get? Drug Discov Today. 2022; 27(8):2071-2075. DOI: 10.1016/j. drudis. 2022. 04. 022.

[129] Chua SJ, Mol BW, Longobardi S, Orvieto R, Venetis CA, Lispi M, Storr A, D'Hooghe T. Biosimilar recombinant follitropin alfa preparations versus the reference product (Gonal-F®) in couples undergoing assisted reproductive technology treatment: A systematic review and meta-analysis. Reprod Biol Endocrinol. 2021; 19(1):51. DOI: 10.1186/s12958-021-00727-y.

[130] World Health Organization. List of Stringent Regulatory Authorities (SRAs). https://www. who. int/initiatives/who-listed-authority-reg-authorities

[131] QuintilesIMS. Impact of Biosimilars Competition in Europe. https://www. medicinesforeurope. com/wp-content/uploads/2017/05/IMS-Biosimilar-2017_V9).

[132] Horsman G, Talbot JA, McLoughlin JD, Lambert A, Robertson WR. A biological, immunological and physicochemical comparison of the current clinical batches of the recombinant FSH preparations Gonal-F and Puregon. Hum Reprod. 2000; 15:1898-902.

[133] Tulppala M, Aho M, Tuuri T, et al. Comparison of two recombinant follicle-stimulating hormone preparations in *in-vitro* fertilization: A randomized clinical study. Hum Reprod. 1999; 14:2709-15.

[134] Harlin J, Csemiczky G, Wramsby H, Fried G. Recombinant follicle stimulating hormone in *in vitro* fertilization treatment-clinical experience with follitropin alpha and follitropin beta. Hum Reprod. 2000; 15:239-44.

[135] Orvieto R, Nahum R, Rabinson J, Ashkenazi J, Anteby EY, Meltcer S. Follitropin-alpha (Gonal-F) versus follitropin-beta (Puregon) in controlled ovarian hyperstimulation for *in vitro* fertilization: Is there any difference? Fertil Steril. 2009; 91(4 Suppl):1522-5.

[136] Olsson H, Sandstrom R, Grundemar L. Different pharmacokinetic and pharmacodynamic properties of recombinant follicle-stimulating hormone (rFSH) derived from a human cell line compared with rFSH from a non-human cell line. J Clin Pharmacol. 2014; 54:1299-307.

[137] Arce JC, Nyboe Andersen A, Fernandez-Sanchez M, et al. Ovarian response to recombinant human follicle-stimulating hormone: A randomized, antimu € llerian hormone-stratified, dose-response trial in women undergoing *in vitro* fertilization/intracytoplas-mic sperm injection. Fertil Steril. 2014; 102:1633-40.

[138] Nyboe Andersen A, Nelson SM, Fauser BC, García-Velasco JA, Klein BM, Arce JC; ESTHER-1 study group. Individualized versus conventional ovarian stimulation for in vitro fertilization: A multicenter, randomized, controlled, assessor-blinded, phase 3 noninferiority trial. Fertil Steril. 2017; 107(2):387-96.

[139] Qiao J, Zhang Y, Liang X, Ho T, Huang HY, Kim SH, Goethberg M, Mannaerts B, Arce JC. A randomised controlled trial to clinically validate follitropin delta in its individualised dosing regimen for ovarian stimulation in Asian IVF/ICSI patients. Hum Reprod. 2021 Aug 18; 36(9): 2452-2462. DOI: 10.1093/humrep/deab155.

[140] Abd-Elaziz K, Duijkers I, Stöckl L, Dietrich B, Klipping C, Eckert K, Goletz S. A new fully human recombinant FSH (follitropin epsilon):Two phase I randomized placebo and comparator-controlled pharmacokinetic and pharmacodynamic trials. Hum Reprod. 2017; 7:1-9.

[141] Griesinger G, Dietrich B, Stöckl L, Eckert K, Goletz S, Tandler-Schneider A. Fully human glyco-optimized recombinant FSH (follitropin epsilon)-a randomized, comparator-controlled phase II clinical trial. Reprod Biomed Online. 2020; 40(2):331-341. DOI: 10.1016/j.rbmo.2019.09.003.

[142] Bouloux PM, Handelsman DJ, Jockenhovel F, et al. First human exposure to FSH-CTP in hypogonadotrophic hypogonadal males. Hum Reprod. 2001; 16:1592-7.

[143] Duijkers IJ, Klipping C, Boerrigter PJ, et al. Single dose pharmacokinetics and effects on follicular growth and serum hormones of a long-acting recombinant FSH preparation (FSH-CTP) in healthy pituitary-suppressed females. Hum Reprod. 2002; 17:1987-93.

[144] Beckers NG, Macklon NS, Devroey P, et al. First live birth after ovarian stimulation using a chimeric long-acting human recombinant follicle-stimulating hormone (FSH) agonist (recFSH-CTP) for *in vitro* fertilization. Fertil Steril. 2003; 79:621-3.

[145] Balen AH, Mulders AG, Fauser BC, et al. Pharmacodynamics of a single low dose of longacting recombinant follicle-stimulating hormone (FSH-carboxy terminal peptide, corifollitropin alfa) in women with world health organization group II anovulatory infertility. J Clin Endocrinol Metab. 2004; 89:6297-304.

[146] Devroey P, Fauser BC, Platteau P, et al. Induction of multiple follicular development by a single dose of long-acting recombinant follicle-stimulating hormone (FSH - CTP, corifollitropin alfa) for controlled ovarian stimulation before *in vitro* fertilization. J Clin Endocrinol Metab. 2004; 89: 2062-70.

[147] Corifollitropin Alfa Dose-finding Study Group. A randomized dose-response trial of a single injection of corifollitropin alfa to sustain multifollicular growth during controlled ovarian stimulation. Hum Reprod. 2008; 23:2484-92.

[148] Corifollitropin Alfa Ensure Study Group. Corifollitropin alfa for ovarian stimulation in IVF: A randomized trial in lower-bodyweight women. Reprod Biomed Online. 2010; 21: 66-76.

[149] Devroey P, Boostanfar R, Koper NP, et al. A doubleblind, non-inferiority RCT comparing corifollitropin alfa and recombinant FSH during the first seven days of ovarian stimulation using a GnRH antagonist protocol. Hum Reprod. 2009; 24:3063-72.

[150] Norman RJ, Zegers-Hochschild F, Salle BS, et al. Repeated ovarian stimulation with corifollitropin alfa in patients in a GnRH antagonist protocol: No concern for immunogenicity. Hum Reprod. 2011; 26:2200-8.

[151] Santjohanser C. Letter to the editor "Long-acting-FSH (FSH-CTP) in reproductive medicine". Gynakologische Endokrinologie. 2009; 3:183.

[152] Kolibianakis EM, Venetis CA, Bosdou JK, Zepiridis L, Chatzimeletiou K, Makedos A, Masouridou S, Triantafillidis S, Mitsoli A, Tarlatzis BC. Corifollitropin alfa compared with follitropin beta in poor responders undergoing ICSI: A randomized controlled trial. Hum Reprod. 2015; 30: 432-40.

[153] Polyzos NP, Camus M, Llacer J, Pantos K, Tournaye H. Corifollitropin α followed by menotropin for poor ovarian responders' trial (COMPORT):A protocol of a multicentre randomised trial. BMJ Open. 2013; 3:e002938.

[154] Polyzos NP, De Vos M, Corona R, Vloeberghs V, Ortega-Hrepich C, Stoop D, Tournaye H. Addition of highly purified HMG after corifollitropin alfa in antagonist-treated poor ovarian responders: A pilot study. Hum Reprod. 2013; 28: 1254-60.

[155] Polyzos NP, Devos M, Humaidan P, Stoop D, Ortega-Hrepich C, Devroey P, Tournaye H. Corifollitropin alfa followed by rFSH in a GnRH antagonist protocol for poor ovarian responder patients: An observational pilot study. Fertil

Steril. 2013; 99: 422-6.

[156] Boostanfar R, Shapiro B, Levy M, Rosenwaks Z, Witjes H, Stegmann BJ, Elbers J, Gordon K, Mannaerts B, Pursue investigators. Large, comparative, randomized double-blind trial confirming noninferiority of pregnancy rates for corifollitropin alfa compared with recombinant follicle-stimulating hormone in a gonadotropin-releasing hormone antagonist controlled ovarian stimulation protocol in older patients undergoing *in vitro* fertilization. Fertil Steril. 2015; 104: 94-103.

[157] Polyzos NP, Corona R, Van De Vijver A, Blockeel C, Drakopoulos P, Vloeberghs V, De Vos M, Camus M, Humaidan P, Tournaye H. Corifollitropin alfa followed by hpHMG in GnRH agonist protocols. Two prospective feasibility studies in poor ovarian responders. Gynecol Endocrinol. 2015; 31:885-90.

[158] Pouwer AW, Farquhar C, Kremer JA. Long-acting FSH versus daily FSH for women undergoing assisted reproduction. Cochrane Database Syst Rev. 2015; 7:CD009577.

[159] https://clinicaltrials. gov/ct2/show/study/NCT01709331?term=cor ifollitropin&draw=2&rank=2

[160] van Wely M, Kwan I, Burt AL, et al. Recombinant versus urinary gonadotrophin for ovarian stimulation in assisted reproductive technology cycles. Cochrane Database Syst Rev. 2011; 2: CD005354.

[161] Al-Inany H, Aboulghar M, Mansour R, Serour G. Meta-analysis of recombinant versus urinaryderived FSH: An update. Hum Reprod. 2003; 18:305-13.

[162] European and Israeli Study Group on Highly Purified Menotropin versus Recombinant Follicle-Stimulating Hormone. Efficacy and safety of highly purified menotropin versus recombinant folliclestimulating hormone in *in vitro* fertilization/intracytoplasmic sperm injection cycles: A randomized, comparative trial. Fertil Steril. 2002; 78:520-8.

[163] Gordon UD, Harrison RF, Fawzy M, et al. A randomized prospective assessor-blind evaluation of luteinizing hormone dosage and *in vitro* fertilization outcome. Fertil Steril. 2001; 75:324-31.

[164] Ng EH, Lau EY, Yeung WS, Ho PC. HMG is as good as recombinant human FSH in terms of oocyte and embryo quality: A prospective randomized trial. Hum Reprod. 2001; 16:319-25.

[165] Westergaard LG, Erb K, Laursen SB, et al. Human menopausal gonadotropin versus recombinant follicle-stimulating hormone in normogonadotropic women down-regulated with a gonadotropin-releasing hormone agonist who were undergoing *in vitro* fertilization and intracytoplasmic sperm injection: A prospective randomized study. Fertil Steril. 2001; 76:543-9.

[166] van Wely M, Westergaard LG, Bossuyt PMM, van der Veen F. Effectiveness of human menopausal gonadotropin versus recombinant follicle stimulating hormone for controlled ovarian hyperstimulation in assisted reproductive cycles. A meta-analysis. Fertil Steril. 2003; 80:1086-93.

[167] van Wely M, Westergaard LG, Bossuyt PM, van der Veen F. Human menopausal gonadotropin versus recombinant follicle stimulation hormone for ovarian stimulation in assisted reproductive cycles. Cochrane Database Syst Rev. 2003; 1: CD003973.

[168] Al-Inany H, Aboulghar MA, Mansour RT, Serour GI. Ovulation induction in the new millennium: Recombinant follicle-stimulating hormone versus human menopausal gonadotropin. Gynecol Endocrinol. 2005; 20:161-9.

[169] Al-Inany HG, bou-Setta AM, Aboulghar MA, et al. Efficacy and safety of human menopausal gonadotrophins versus recombinant FSH: A meta-analysis. Reprod Biomed Online. 2008; 16: 81-8.

[170] Coomarasamy A, Afnan M, Cheema D, et al. Urinary hMG versus recombinant FSH for controlled ovarian hyperstimulation following an agonist long down-regulation protocol in IVF or ICSI treatment: A systematic review and meta-analysis. Hum Reprod. 2008; 23:310-5.

[171] Melo P, Eapen A, Chung Y, Jeve Y, Price MJ, Sunkara SK, Macklon NS, Bhattacharya S, Khalaf Y, Tobias A, Broekmans F, Khairy M, Gallos I, Coomarasamy A, O-009 Controlled ovarian stimulation (COS) protocols for assisted reproduction: A Cochrane systematic review and network meta-analysis. Hum Reprod. 2022 July; 37(1): deac104. 009. https://doi. org/10. 1093/humrep/deac104. 009

[172] Sunkara SK, Rittenberg V, Raine-Fenning N, et al. Association between the number of eggs and live birth in IVF treatment: An analysis of 400 135 treatment cycles. Hum Reprod. 2011; 26:1768-74.

[173] Lehert P, Schertz JC, Ezcurra D. Recombinant human follicestimulating hormone produces more oocytes with a lower total dose per cycle in assisted reproductive technologies compared with highly purified human menopausal gonadotrophin: A meta-analysis. Reprod Biol Endocrinol. 2010; 8:112.

[174] Nardo LG, Fleming R, Howles CM, et al. Conventional ovarian stimulation no longer exists: Welcome to the age of individualized ovarian stimulation. Reprod Biomed Online. 2011; 23:141-8.

[175] Olivennes F, Howles CM, Borini A, et al. Individualizing FSH dose for assisted reproduction using a novel algorithm: The CONSORT study. Reprod Biomed Online. 2009; 18: 195-204.

[176] Howles CM, Saunders H, Alam V, Engrand P. Predictive factors and a corresponding treatment algorithm for controlled ovarian stimulation in patients treated with recombinant human follicle-stimulating hormone (follitropin alfa) during assisted reproduction technology (ART) procedures. An analysis of 1378 patients. Curr Med Res Opin. 2006; 22:907-18.

[177] Klinkert ER, Broekmans FJ, Looman CW, et al. The antral follicle count is a better marker than basal follicle-stimulating hormone for the selection of older patients with acceptable pregnancy prospects after *in vitro* fertilization. Fertil Steril. 2005; 83:811-4.

[178] Popovic-Todorovic B, Loft A, Lindhard A, et al. A prospective study of predictive factors of ovarian response in "standard" IVF/ICSI patients treated with recombinant FSH. A suggestion for a recombinant FSH dosage normogram. Hum Reprod. 2003; 18:781-7.

[179] Broer SL, Mol B, Dolleman M, et al. The role of antimullerian hormone assessment in assisted reproductive technology outcome. Curr Opin Obstet Gynecol. 2010; 22:193-201.

[180] Broer SL, Dolleman M, Opmeer BC, et al. AMH and AFC as predictors of excessive response in controlled ovarian hyperstimulation: A meta-analysis. Hum Reprod Update. 2011; 17:46-54.

[181] Nelson SM, Yates RW, Fleming R. Serum anti-mullerian hormone and FSH: Prediction of live birth and extremes of response in stimulated cycles—Implications for individualization of therapy. Hum Reprod. 2007; 22:2414-21.

[182] Nelson SM, Yates RW, Lyall H, et al. Anti-mullerian hormone-based approach to controlled ovarian stimulation for assisted conception. Hum Reprod. 2009; 24:867-75.

[183] Barad DH, Weghofer A, Gleicher N. Utility of age-specific serum anti-mullerian hormone concentrations. Reprod Biomed Online. 2011; 22:284-91.

[184] Nelson SM, Messow MC, Wallace AM, et al. Nomogram for the decline in serum antimullerian hormone: A population study of 9,601 infertility patients. Fertil Steril. 2011; 95:736-41.

[185] Nelson SM, Messow MC, McConnachie A, et al. External validation of nomogram for the decline in serum anti-mullerian hormone in women: A population study of 15,834 infertility patients. Reprod Biomed Online. 2011; 23:204-6.

[186] Howles CM, Alam V, Tredway D, et al. Factors related to successful ovulation induction in patients with WHO group II anovulatory infertility. Reprod Biomed Online. 2010; 20:182-90.

[187] Imani B, Eijkemans MJ, Faessen GH, et al. Prediction of the individual follicle-stimulating hormone threshold for gonadotropin induction of ovulation in normogonadotropic anovulatory infertility: An approach to increase safety and efficiency. Fertil Steril. 2002; 77:83-90.

[188] van Wely M, Fauser BC, Laven JS, et al. Validation of a prediction model for the follicle-stimulating hormone response dose in women with polycystic ovary syndrome. Fertil Steril. 2006; 86: 1710-5.

[189] Mulders AG, Laven JS, Eijkemans MJ, et al. Patient predictors for outcome of gonadotrophin ovulation induction in women with normogonadotrophic anovulatory infertility: A meta-analysis. Hum Reprod Update. 2003; 9:429-49.

[190] Kobayashi M, Nakano R, Ooshima A. Immunohistochemical localization of pituitary gonadotrophins and gonadal steroids confirms the "two-cell, two-gonadotrophin" hypothesis of steroidogenesis in the human ovary. J Endocrinol. 1990; 126:483-8.

[191] European Recombinant Human LH Study Group. Recombinant human luteinizing hormone (LH) to support recombinant human follicle-stimulating hormone (FSH)-induced follicular development in LH and FSH-deficient anovulatory women: A dose-finding study. J Clin Endocrinol Metab. 1998; 83:1507-14.

[192] Bosch E. Recombinant human FSH and recombinant human LH in a 2 : 1 ratio combination: A new tool for ovulation induction. Expert Rev Obstet Gynecol. 2009; 4:491-8.

[193] Loumaye E, Engrand P, Shoham Z, Hillier SG, Baird DT. Clinical evidence for an LH 'ceiling' effect induced by administration of recombinant human LH during the late follicular phase of stimulated cycles in world health organization type i and type II anovulation. Hum Reprod. 2003; 18(2): 314-22. DOI: 10.1093/humrep/deg066.

[194] Hugues JN, Soussis J, Calderon I, Balasch J, Anderson RA, Romeu A; Recombinant LH Study Group. Does the addition of recombinant LH in WHO group II anovulatory women over-responding to FSH treatment reduce the number of developing follicles? A dosefinding study. Hum Reprod. 2005; 20(3): 629-35. DOI: 10.1093/humrep/deh682.

[195] Kolibianakis EM, Kalogeropoulou L, Griesinger G, et al. Among patients treated with FSH and GnRH analogues for *in vitro* fertilization, is the addition of recombinant LH associated with the probability of live birth? A systematic review and meta-analysis. Hum Reprod Update. 2007; 13: 445-52.

[196] Mochtar MH, van der Veen F, Ziech M, van Wely M. Recombinant luteinizing hormone (rLH) for controlled ovarian hyperstimulation in assisted reproductive cycles. Cochrane Database Syst Rev. 2007; 2:CD005070.

[197] Howles CM. Luteininzing hormone supplementation in

ART. In: *How to Improve Your ART Success Rates*. Kovacs G (ed.). London: Cambridge University Press, pp. 99-104, 2011.

[198] Bosch E, Labarta E, Simón C, et al. The impact of luteinizing hormone supplementation in gonadotropin releasing hormone antagonist cycles. An age adjusted randomized trial. Fertil Steril. 2008; 90:S41.

[199] Humaidan P, Bungum M, Bungum L, Yding AC. Effects of recombinant LH supplementation in women undergoing assisted reproduction with GnRH agonist down-regulation and stimulation with recombinant FSH: An opening study. Reprod Biomed Online. 2004; 8:635-43.

[200] Marrs R, Meldrum D, Muasher S, et al. Randomized trial to compare the effect of recombinant human FSH (follitropin alfa) with or without recombinant human LH in women undergoing assisted reproduction treatment. Reprod Biomed Online. 2004; 8: 175-82.

[201] Matorras R, Prieto B, Exposito A, et al. Mid-follicular LH supplementation in women aged 35-39 years undergoing ICSI cycles: A randomized controlled study. Reprod Biomed Online. 2009; 19:879-87.

[202] Fabregues F, Creus M, Penarrubia J, et al. Effects of recombinant human luteinizing hormone supplementation on ovarian stimulation and the implantation rate in down-regulated women of advanced reproductive age. Fertil Steril. 2006; 85: 925-31.

[203] Nilsson C, Pettersson K, Millar RP, et al. Worldwide frequency of a common genetic variant of luteinizing hormone: An international collaborative research. International Collaborative Research Group. Fertil Steril. 1997; 67:998-1004.

[204] de Castro F, Moron FJ, Montoro L, et al. Human controlled ovarian hyperstimulation outcome is a polygenic trait. Pharmacogenetics. 2004; 14:285-93.

[205] Simoni M, Nieschlag E, Gromoll J. Isoforms and single nucleotide polymorphisms of the FSH receptor gene: Implications for human reproduction. Hum Reprod Update. 2002; 8:413-21.

[206] Lisi F, Rinaldi L, Fishel S, et al. Use of recombinant FSH and recombinant LH in multiple follicular stimulation for IVF: A preliminary study. Reprod Biomed Online. 2001; 3: 190-4.

[207] De Placido G, Alviggi C, Mollo A, et al. Effects of recombinant LH (rLH) supplementation during controlled ovarian hyperstimulation (COH) in normogonadotrophic women with an initial inadequate response to recombinant FSH (rFSH) after pituitary downregulation. Clin Endocrinol. 2004; 60:637-43.

[208] Ferraretti AP, Gianaroli L, Magli MC, et al. Exogenous luteinizing hormone in controlled ovarian hyperstimulation for assisted reproduction techniques. Fertil Steril. 2004; 82:1521-6.

[209] Humaidan P, Chin W, Rogoff D, D'Hooghe T, Longobardi S, Hubbard J, Schertz J; ESPART Study Investigators. Efficacy and safety of follitropin alfa/lutropin alfa in ART: A randomized controlled trial in poor ovarian responders. Hum Reprod. 2017; 32(3):544-55. DOI: 10.1093/humrep/dew360. Erratum in: Hum Reprod. 2017 Jul 1; 32(7):1537-8.

[210] Esteves SC, Yarali H, Vuong LN, Carvalho JF, Özbek İY, Polat M, Le HL, Pham TD, Ho TM, Humaidan P, Alviggi C. Cumulative delivery rate per aspiration IVF/ICSI cycle in POSEIDON patients: A real-world evidence study of 9073 patients. Hum Reprod. 2021 Jul 19; 36(8):2157-2169. DOI: 10.1093/humrep/deab152.

[211] Mochtar MH, Danhof NA, Ayeleke RO, Van der Veen F, van Wely M. Recombinant luteinizing hormone (rLH) and recombinant follicle stimulating hormone (rFSH) for ovarian stimulation in IVF/ICSI cycles. Cochrane Database Syst Rev. 2017; (5): CD005070. DOI: 10.1002/14651858.CD005070.pub3.

[212] Carmel PW, Araki S, Ferin M. Pituitary stalk portal blood collection in rhesus monkeys: Evidence for pulsatile release of gonadotropin-releasing hormone (GnRH). Endocrinology. 1976; 99:243-8.

[213] Schally AV, Arimura A, Kastin AJ, et al. Gonadotropin-releasing hormone: One polypeptide regulates secretion of luteinizing and follicle-stimulating hormones. Science. 1971; 173:1036-8.

[214] Amoss M, Burgus R, Blackwell R, et al. Purification, amino acid composition and n-terminus of the hypothalamic luteinizing hormone releasing factor (LRF) of ovine origin. Biochem Biophys Res Commun. 1971; 44:205-10.

[215] Backstrom CT, McNeilly AS, Leask RM, Baird DT. Pulsatile secretion of LH, FSH, prolactin, oestradiol and progesterone during the human menstrual cycle. Clin Endocrinol. 1982; 17:29-42.

[216] Reame N, Sauder SE, Kelch RP, Marshall JC. Pulsatile gonadotropin secretion during the human menstrual cycle: Evidence for altered frequency of gonadotropin-releasing hormone secretion. J Clin Endocrinol Metab. 1984; 59: 328-37.

[217] Belchetz PE, Plant TM, Nakai Y, et al. Hypophysial responses to continuous and intermittent delivery of hypopthalamic gonadotropin-releasing hormone. Science. 1978; 202: 631-3.

[218] Suarez-Quian CA, Wynn PC, Catt KJ. Receptor mediated endocytosis of GnRH analogs: Differential processing of gold-labeled agonist and antagonist derivatives. J Steroid

Biochem. 1986; 24:183-92.

[219] Schvartz I, Hazum E. Internalization and recycling of receptorbound gonadotropin-releasing hormone agonist in pituitary gonadotropes. J Biol Chem. 1987; 262:17046-50.

[220] Karten MJ, Rivier JE. Gonadotropin-releasing hormone analog design. Structure-function studies toward the development of agonists and antagonists: Rationale and perspective. Endocrinol Rev. 1986; 7:44-66.

[221] Coy DH, Labrie F, Savary M, et al. LH-releasing activity of potent LH-RH analogs *in vitro*. Biochem Biophys Res Commun. 1975; 67:576-82.

[222] Lemay A, Metha AE, Tolis G, et al. Gonadotropins and estradiol responses to single intranasal or subcutaneous administration of a luteinizing hormone releasing hormone agonist in the early follicular phase. Fertil Steril. 1983; 39: 668-73.

[223] Fogelman I. Gonadotropin-releasing hormone agonists and the skeleton. Fertil Steril. 1992; 57:715-24.

[224] Janssens RM, Vermeiden JP, Lambalk CB, Schats R, Schoemaker J. Gonadotrophin-releasing hormone agonist dose-dependency of pituitary desensitization during controlled ovarian hyperstimulation in IVF. Hum Reprod. 1998; 13(9):2386-91. DOI: 10.1093/humrep/13.9.2386.

[225] Loumaye E, Naor Z, Catt KJ. Binding affinity and biological activity of gonadotropin-releasing hormone agonists in isolated pituitary cells. Endocrinology. 1982; 111(3):730-6. DOI: 10.1210/endo-111-3-730.

[226] Smitz J, Andersen AN, Devroey P, Arce JC, MERIT Group. Endocrine profile in serum and follicular fluid differs after ovarian stimulation with HP-hMG or recombinant FSH in IVF patients. Hum Reprod. 2007; 22(3):676-87. DOI: 10.1093/humrep/del445.

[227] Brogden RN, Buckley MM, Ward A. Buserelin. A review of its pharmacodynamic and pharmacokinetic properties, and clinical profile. Drugs. 1990; 39:399-437.

[228] Sopelak VM, Hodgen GD. Infusion of gonadotropin releasing hormone agonist during pregnancy: Maternal and fetal responses in primates. Am J Obstet Gynecol. 1987; 156: 755-60.

[229] Golan A, Ron-El R, Herman A, et al. Fetal outcome following inadvertent administration of long-acting DTRP6 GnRH microcapsules during pregnancy: A case report. Hum Reprod. 1990; 5: 123-4.

[230] Dicker D, Goldman JA, Vagman I, et al. Pregnancy outcome following early exposure to maternal luteinizing-hormone-releasing hormone agonist (buserelin). Hum Reprod. 1989; 4:250-1.

[231] Weissman A, Shoham Z. Favourable pregnancy outcome after administration of a long-acting gonadotrophin-releasing hormone agonist in the mid-luteal phase. Hum Reprod. 1993; 8: 496-7.

[232] Ron-El R, Golan A, Herman A, et al. Midluteal gonadotropinreleasing hormone analog administration in early pregnancy. Fertil Steril. 1990; 53:572-4.

[233] Lahat E, Raziel A, Friedler S, et al. Long-term follow-up of children born after inadvertent administration of a gonadotrophin-releasing hormone agonist in early pregnancy. Hum Reprod. 1999; 14:2656-60.

[234] Bajusz S, Kovacs M, Gazdag M, et al. Highly potent antagonists of luteinizing hormone-releasing hormone free of edematogenic effects. Proc Natl Acad Sci USA. 1988; 85: 1637-41.

[235] Ljungqvist A, Feng DM, Hook W, et al. Antide and related antagonists of luteinizing hormone release with long action and oral activity. Proc Natl Acad Sci USA. 1988; 85: 8236-40.

[236] Rivier J, Porter J, Hoeger C, et al. Gonadotropin-releasing hormone antagonists with n omega-triazolylornithine, -lysine, or -p-aminophenylalanine residues at positions 5 and 6. J Med Chem. 1992; 35:4270-8.

[237] Nestor JJ Jr., Tahilramani R, Ho TL, et al. Potent gonadotropin releasing hormone antagonists with low histamine-releasing activity. J Med Chem. 1992; 35:3942-8.

[238] Garnick MB, Campion M. Abarelix Depot, a GnRH antagonist, v. LHRH superagonists in prostate cancer: Differential effects on follicle-stimulating hormone. Abarelix Depot Study Group. Mol Urol. 2000; 4:275-7.

[239] Cook T, Sheridan WP. Development of GnRH antagonists for prostate cancer: New approaches to treatment. Oncologist. 2000; 5:162-8.

[240] Deghenghi R, Boutignon F, Wuthrich P, Lenaerts V. Antarelix (EP 24332) a novel water soluble LHRH antagonist. Biomed Pharmacother. 1993; 47:107-10.

[241] Hamada M, Horikawa M, Ensaka C, Enomoto M, Ishii R, Toriumi R, Tachibana N, Taketani Y. A novel orally active gonadotropin-releasing hormone antagonist, relugolix, is a potential substitute for injectable GnRH antagonists in controlled ovarian stimulation in assisted reproductive technology. Reprod Med Biol. 2021 Nov 12; 21(1): e12424. DOI: 10.1002/rmb2.12424.

[242] Komiya S, Tsuzuki-Nakao T, Asai Y, Inoue T, Morimoto Y, Okada H. The novel oral gonadotropin-releasing hormone receptor antagonist relugolix is a new option for controlled ovarian stimulation cycles. Reprod Med Biol. 2022 Feb 17; 21(1):e12448. DOI: 10.1002/rmb2.12448.

[243] Felberbaum R, Diedrich K. Ovarian stimulation for *in vitro* fertilization/intracytoplasmic sperm injection with gonadotrophins and gonadotrophin releasing hormone analogues: Agonists and antagonists. Hum Reprod. 1999; 14 (Suppl 1):207-21.

[244] Bajusz S, Csernus VJ, Janaky T, et al. New antagonists of LHRH. II. Inhibition and potentiation of LHRH by closely related analogues. Int J Pept Protein Res. 1988; 32: 425-35.

[245] Diedrich K, Diedrich C, Santos E, et al. Suppression of the endogenous luteinizing hormone surge by the gonadotrophin-releasing hormone antagonist cetrorelix during ovarian stimulation. Hum Reprod. 1994; 9:788-91.

[246] Felberbaum RE, Albano C, Ludwig M, et al. Ovarian stimulation for assisted reproduction with hMG and concomitant midcycle administration of the GnRH antagonist cetrorelix according to the multiple dose protocol: A prospective uncontrolled phase III study. Hum Reprod. 2000; 15: 1015-20.

[247] Borm G, Mannaerts B. Treatment with the gonadotrophin-releasing hormone antagonist ganirelix in women undergoing ovarian stimulation with recombinant follicle stimulating hormone is effective, safe and convenient: Results of a controlled, randomized, multicentre trial. The European Orgalutran Study Group. Hum Reprod. 2000; 15:1490-8.

[248] The European Middle East Orgalutran Study Group. Comparable clinical outcome using the GnRH antagonist ganirelix or a long protocol of the GnRH agonist triptorelin for the prevention of premature LH surges in women undergoing ovarian stimulation. Hum Reprod. 2001; 16:644-51.

[249] Fluker M, Grifo J, Leader A, et al. Efficacy and safety of ganirelix acetate versus leuprolide acetate in women undergoing controlled ovarian hyperstimulation. Fertil Steril. 2001; 75:38-45.

[250] Mannaerts B, Gordon K. Embryo implantation and GnRH antagonists: GnRH antagonists do not activate the GnRH receptor. Hum Reprod. 2000; 15:1882-3.

[251] Demirel LC, Weiss JM, Polack S, et al. Effect of the gonadotropin-releasing hormone antagonist ganirelix on cyclic adenosine monophosphate accumulation of human granulosa-lutein cells. Fertil Steril. 2000; 74:1001-7.

[252] Ortmann O, Weiss JM, Diedrich K. Embryo implantation and GnRH antagonists: Ovarian actions of GnRH antagonists. Hum Reprod. 2001; 16:608-11.

[253] Raga F, Casan EM, Kruessel J, et al. The role of gonadotropin-releasing hormone in murine preimplantation embryonic development. Endocrinology. 1999; 140:3705-12.

[254] The Ganirelix Dose-finding Study Group. A doubleblind, randomized, dose-finding study to assess the efficacy of the gonadotrophin-releasing hormone antagonist ganirelix (org 37462) to prevent premature luteinizing hormone surges in women undergoing ovarian stimulation with recombinant follicle stimulating hormone (Puregon). Hum Reprod. 1998; 13:3023-31.

[255] Rackow BW, Kliman HJ, Taylor HS. GnRH antagonists may affect endometrial receptivity. Fertil Steril. 2008; 89:1234-9.

[256] Prapas N, Prapas Y, Panagiotidis Y, et al. GnRH agonist versus GnRH antagonist in oocyte donation cycles: A prospective randomized study. Hum Reprod. 2005; 20: 1516-20.

[257] Saucedo de la Llata E, Moraga Sanchez MR, Batiza RV, et al. Comparison of GnRH agonists and antagonists in an ovular donation program. Ginecol Obstet Mex. 2004; 72: 53-6.

[258] Vlahos NF, Bankowski BJ, Zacur HA, et al. An oocyte donation protocol using the GnRH antagonist ganirelix acetate, does not compromise embryo quality and is associated with high pregnancy rates. Arch Gynecol Obstet. 2005; 272:1-6.

[259] Devroey P, Aboulghar M, Garcia-Velasco J, et al. Improving the patient's experience of IVF/ICSI: A proposal for an ovarian stimulation protocol with GnRH antagonist co-treatment. Hum Reprod. 2009; 24:764-74.

[260] Reissmann T, Felberbaum R, Diedrich K, et al. Development and applications of luteinizing hormone-releasing hormone antagonists in the treatment of infertility: An overview. Hum Reprod. 1995; 10:1974-81.

[261] Tur-Kaspa I, Ezcurra D. GnRH antagonist, cetrorelix, for pituitary suppression in modern, patient-friendly assisted reproductive technology. Expert Opin Drug Metab Toxicol. 2009; 5: 1323-36.

[262] Al-Inany HG, Youssef MA, Aboulghar M, et al. Gonadotrophin-releasing hormone antagonists for assisted reproductive technology. Cochrane Database Syst Rev. 2011; 5:CD001750.

[263] Youssef MA, Van d V, Al-Inany HG, et al. Gonadotropin-releasing hormone agonist versus HCG for oocyte triggering in antagonist assisted reproductive technology cycles. Cochrane Database Syst Rev. 2011; 1:CD008046.

[264] Griesinger G, Schultz L, Bauer T, et al. Ovarian hyperstimulation syndrome prevention by gonadotropin-releasing hormone agonist triggering of final oocyte maturation in a gonadotropin-releasing hormone antagonist protocol in combination with a "freezeall" strategy: A prospective multicentric study. Fertil Steril. 2011; 95:2029-33, 2033.e1.

40

卵泡刺激素和黄体生成素在卵巢刺激中的作用
当前观点

Ernesto Bosch, Elena Labarta 和 Elkin Muñoz

引　言

卵巢刺激(ovarian stimulation, OS)作为体外受精(in vitro fertilization, IVF)过程中的一项常规过程,其方案可能根据所选用的垂体抑制方案及不同的促性腺激素制剂而有所差异[1]。就后者而言,目前学界对于使用单纯卵泡刺激素(follicle-stimulating hormone, FSH)方案,或是加入含有某种黄体生成素(luteinizing hormone, LH)活性物质的制剂,存在持续而激烈的争论。

尽管LH在自然周期中卵泡期的生理作用是无可争议的[2,3],但在OS周期中的影响及补充添加的必要性仍然存在争议。已有众多研究对此问题进行了分析,但所得结论仍令人困惑:一方面,有证据支持在未经选择的人群中,LH的添加并无益处[4];另一方面,也有观点认为,在某些FSH和LH缺乏的情况,尤其是在低反应人群及年龄较大的患者中,LH的补充可能是有益的[5]。

本章节简要概述了LH活性物质在IVF/卵胞质内单精子注射(intracytoplasmic sperm injection, ICSI)周期OS过程中作用,并分析了LH用药的最终作用及其对卵巢反应和周期结局的影响。

基础生理学背景

卵泡成熟的初始阶段并不依赖于促性腺激素的作用[6]。然而,从早期窦卵泡开始,对促性腺激素的作用变得敏感。FSH是窦卵泡启动发育所必需的,这一阶段首先依赖于FSH。而LH则促进卵泡膜细胞的雄激素分泌,并参与排卵过程相关的多个环节:优势卵泡形成、卵泡完全成熟(取决于卵泡从FSH依赖转变为LH依赖)、排卵以及黄体的维持[8]。

诱导卵泡反应所需的LH剂量需介于最小值("LH阈值")到最大值("LH上限")之间[9]。这一剂量尚未确定,但有建议认为产生类固醇合成反应需结合的卵泡LH受体不到1%[10]。

在每个周期募集的约1 000个卵泡中,只有一个会成为优势卵泡,其余的将发生闭锁[11]。FSH和LH在这一复杂过程中的角色均至关重要。

LH受体位于卵泡膜细胞、颗粒细胞、间质细胞和黄体细胞的细胞膜上,也位于包括子宫内膜、宫颈和输卵管上皮细胞在内的不同组织细胞中[12]。这些受体具有高度的亲和力和选择性,与其相应的糖蛋白结合,FSH诱导LH受体的表达[13]。

LH水平在周期中随促性腺激素释放激素(gonadotropin-releasing hormone, GnRH)的脉冲式释放而发生变化。在卵泡期,酸性形式的促性腺激素更为常见,而在黄体期则以碱性形式较为常见[14]。在没有LH的情况下,当卵泡中期或晚期FSH水平下降时,卵泡将会停止生长。颗粒细胞中LH受体的表达使得较大的卵泡得以生长,相对于较小卵泡,成为优势卵泡[15]。

LH在卵巢周期中的主要功能包括:与FSH协同促进颗粒细胞中类固醇的合成,提供雄激素作为雌二醇(oestradiol, E2)生产的底物,诱导卵母细胞成熟至第二次减数分裂中期,诱导蛋白酶产生,以及在排卵过程中发挥特殊作用。当LH浓度超过"LH上限"时,LH还可能诱导中等大小卵泡的闭锁,并最终导致黄素化,即黄体期颗粒细胞结构和功能发生变化以产生孕酮和E2的过程[16]。

LH和FSH的作用受多种因素决定:GnRH峰的频率和幅度、LH和FSH的不同异构体、FSH和LH及其受体的多态性,以及细胞内信号传导。此外,在IVF周期的OS过程中,个体间差异及临床、治疗方案,如年龄、合并症、口服避孕药和GnRH类似物方案的作用,均可能影响促性腺激素的作用及其对外源性促性腺激素的反应[17]。

低促性腺激素的患者

卵泡期对LH的需求在低促性腺激素的患者中得到了明确的证明。低促性腺素性腺功能减退症(hypogonadotropic hypogonadism, HH)是一种罕见的生殖功能障碍,其特征是由于下丘脑-垂体无功能而导致的性腺功能缺失或减退[18]。这会导致生殖功能丧失或降低,HH 患者单独使用 FSH 时,因缺乏所需的内源性 LH,无法完成满意的卵泡发育或激素合成。

对这种罕见的先天性异常的了解已十分充分,通常表现为 GnRH 分泌不足,不伴或伴随嗅觉缺失(Kallmann 综合征)[19,20]。对于继发性的患者,高强度运动和进食障碍被广泛认为是可能抑制下丘脑-垂体-性腺(hypothalamic-pituitary-gonadal, HPG)轴的生活方式因素[21,22]。此外,控制不良的糖尿病和甲状腺疾病可能显著影响促性腺激素的分泌和功能。为了恢复生殖功能,应纠正应激行为,并治疗潜在的内分泌疾病[23,24]。其他可能导致 LH 和 FSH 水平降低的继发因素包括垂体瘤(如催乳素瘤)或垂体梗死(如 Sheehan 综合征),这些疾病通常是由于垂体功能障碍、垂体组织受压,或者垂体功能受严重影响(如全垂体功能减退)而具有特征性的症状[25]。

缺乏内源性促性腺激素的患者是研究 LH 效应的极好模型。一项开放、随机、剂量探索、多中心研究评估在应用卵泡刺激素-α 刺激期间添加黄体生成素-α 的疗效,确定 HH 女性患者治疗中的最小有效剂量。38 名 HH 女性,平均年龄为 28.7 岁,接受了每日皮下注射黄体生成素-α(0 IU、25 IU、75 IU 或 225 IU)和卵泡刺激素-α(150 IU)。

分析结果证实重组 LH(recombinant luteinizing hormone, rLH)剂量显著影响 E2 分泌,导致子宫内膜生长有显著的组间差异。在 0 IU 或 25 IU 剂量组中没有患者妊娠。在 75 IU 和 225 IU 剂量组中,分别有 16.6%和 11.1%的患者妊娠。尽管个体对 rLH 的需求剂量各不相同,但每日 75 IU 的 rLH 对大多数患者是有效的[26]。

LH 在 IVF 周期 OS 过程中的应用

多数情况下,IVF 周期的 OS 过程通过使用 GnRH 类似物,无论是激动剂还是拮抗剂,实现垂体抑制状态,以防止 LH 峰和自发排卵。因此,大多数患者的血清 LH 浓度非常低,近似于低促性腺激素的患者。在 OS 过程中添加 LH 活性物质会导致卵泡类固醇合成的一些差异,从而对卵母细胞的成熟和功能产生影响。除此之外,诸如高龄、促性腺激素或其受体的遗传变异等一种或多种因素影响,可能会进一步加剧 GnRH 类似物引起的暂时性 LH 及 FSH 合成减少,并导致对 OS 的反应低下或欠佳[18]。

为了分析在 OS 过程中添加不同剂量的 rLH 对血清和卵泡液激素水平、卵母细胞和胚胎质量以及周期结局的影响,我们团队进行了一项随机对照试验,30 名年龄在 18~35 岁、排卵正常的女性参与并无偿捐赠卵母细胞,使用那法瑞林长方案进行垂体降调节,通过计算机随机分配至三个组[27]。OS 启动剂量三组分别为:第 1 组重组 FSH(recombinant follicle-stimulating hormone, rFSH)300 IU,第 2 组 rFSH 225 IU 和 rLH 75 IU,第 3 组 rFSH 150 IU 和 rLH 150 IU。初始剂量持续两天,之后测定血清 E2 水平并调整 rFSH 剂量,而 rLH 剂量保持不变直至 COS 结束。当至少四个卵泡直径达到 18 mm 时,注射人绒毛膜促性腺激素(human chorionic gonadotropin, hCG),并在 36 h 后进行取卵。

在 hCG 注射日,测定血清雌二醇(E2)、孕酮(P)、雄烯二酮(A)、睾酮(T)、脱氢表雄酮硫酸酯(DHEAS)、卵泡刺激素(FSH)、黄体生成素(LH)以及 hCG 水平。单独抽吸每侧卵巢的前两个卵泡,并测定每个卵泡液样本的 E2、P、A、T、DHEAS 和 LH。标记从每个卵泡获得的卵母细胞,用于区分并追踪后续胚胎情况。

研究结果显示,除第 1 组中 FSH 水平显著高于其他组外,各组之间的血清激素结果均没有观察到差异(表 40-1)。图 40-1 显示了卵泡液中的激素水平。可以看到,卵泡液中的 E2、A 和 T 水平呈现 LH 剂量依赖性增加趋势。在 E2 浓度显著较低而 T 和 A 水平较高的卵泡中得到了减数第一次分裂中期(MI)卵母细胞。而在 LH 水平显著较高的卵泡中得到了存在多种异常的卵母细胞。在 T、A 和 DHEAS 浓度

表 40-1 不同剂量重组卵泡刺激素和重组黄体生成素对人绒毛膜促性腺激素日血清激素浓度的影响

	FSH 300 IU	FSH/LH 225/75 IU	FSH/LH 150/150 IU	*P* 值
E2 (pg/mL)	2 662±1 239	2 208±852	2 700±1 339	NS
P4 (ng/mL)	1.1±0.7	0.6±0.3	0.6±0.5	NS
FSH (mIU/mL)	13.4±4.5 (a)	8.6±4.1 (b)	7.5±1.3 (b)	0.009 (a > b)
LH (mIU/mL)	2.0±1.9	1.6±1.5	2.2±1.8	NS
Te (ng/mL)	0.6±0.2	0.5±0.2	0.8±0.3	NS
Δ4 (ng/mL)	2.7±0.7	2.4±0.4	2.9±1.1	NS
DHEAS (μg/dL)	206±57	190±142	192±78	NS

FSH:卵泡刺激素;LH:黄体生成素;E2:雌二醇;DHEAS:硫酸脱氢表雄酮;NS:无显著性;P4:孕酮;Te:睾酮;Δ4:雄烯二酮。

显著较高的卵泡中得到了卵周隙异常的卵母细胞。

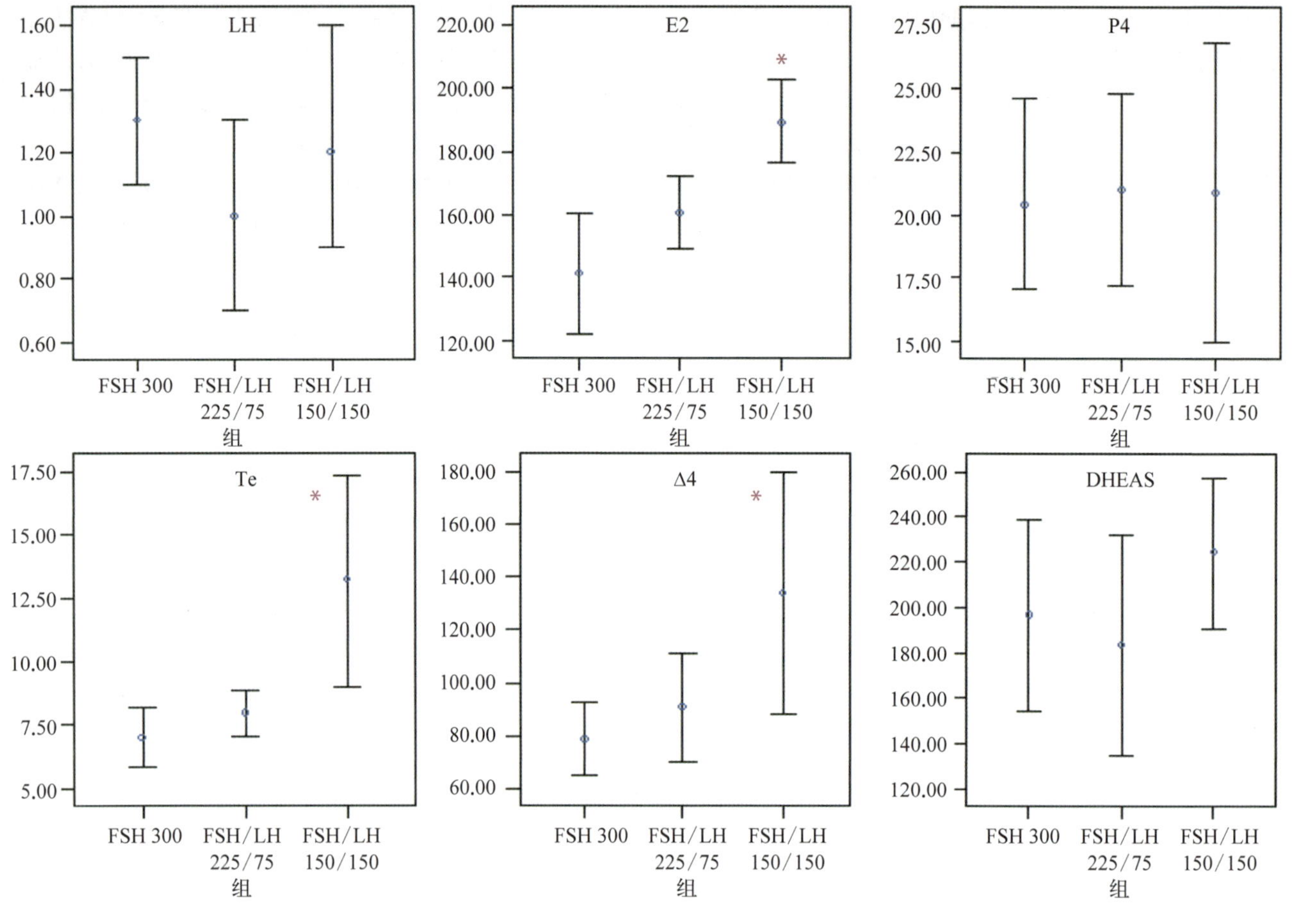

图 40-1 人绒毛膜促性腺激素注射日卵泡液激素测定。FSH：卵泡刺激素；LH：黄体生成素（mIU/mL）；E2，雌二醇（pg/mL）；DHEAS，硫酸脱氢表雄酮（mcg/dL）；P4，孕酮（ng/mL）；Te，睾酮（ng/mL）；Δ4，雄烯二酮（ng/mL）。$^{*}P<0.05$

总结来说，在 OS 期间应用较高剂量 rLH 的女性其卵泡雄激素和 E2 水平更高。卵泡内 E2 缺乏与获得减数第一次分裂中期卵母细胞有关，而 LH 和雄激素过高与卵母细胞异常有关。

卵泡液激素的研究结果与 MERIT 研究[28]结果一致。该研究中，接受高纯度人绝经期促性腺激素（human menopausal gonadotropin，hMG）促排卵的患者其 E2、A 和 T 水平比使用 rFSH 的患者更高。因此，LH 可能有益于那些血清雄激素水平较低的患者。

已有研究表明，血清雄激素随年龄增长而急剧下降，从月经初潮到更年期，游离 T 的下降幅度为 49%，DHEAS 的下降幅度为 77%，而血清激素结合球蛋白的水平保持不变[29]。此外，研究表明，虽然高龄女性仍可以在 rFSH 刺激下合成 E2，但当单独使用 rFSH 进行刺激时，高龄女性的 A 合成显著减少[30]。

实际上，一项前瞻性随机研究发现，基础 T 水平低于均值（0.45 ng/mL）的患者，在 IVF 周期、GnRH 激动剂长方案 COS 过程中联合使用 LH 与 rFSH 时，持续妊娠率优于单独使用 rFSH[31]。相反，在 T 高于均值的女性中比较

表 40-2 不同基础雄激素水平每启动周期的持续妊娠率

	FSH（95%CI）	FSH+LH（95%CI）	RR（95%CI）	*P* 值
Te≤0.45 ng/mL	33.1（25.4~41.7）	44.4（36.1~53.2）	1.34（0.98~1.85）	0.06
Te>0.45 ng/mL	50.0（37.5~62.5）	40.0（28.6~52.6）	0.80（0.53~1.20）	0.28
DHEAS≤156 μg/L	32.4（24.3~41.7）	38.2（29.6~47.5）	1.18（0.82~1.69）	0.37
DHEAS>156 μg/L	47.3（36.3~58.5）	43.4（32.9~54.6）	0.92（0.65~1.30）	0.63
Δ4≤1.90 ng/mL	39.1（30.5~48.4）	46.0（37.1~55.2）	1.18（0.87~1.60）	0.30
Δ4>1.90 ng/mL	40.3（29.7~51.8）	47.9（36.9~59.2）	1.19（0.82~1.72）	0.35

缩写：FSH，卵泡刺激素；LH，黄体生成素；RR，相对危险度；CI，置信区间；DHEAS，脱氢表雄酮硫酸酯；Te，睾酮；Δ4，雄烯二酮。

两种用药方案时,没有观察到差异(表 40-2)。在其他血清雄激素水平方面也没有观察到差异。综上,这证实了在高龄女性中使用 LH 的潜在益处,这类人群的基础雄激素水平以及对 rFSH 的综合反应均有所下降。

正常促性腺激素水平的患者

接受 IVF 卵巢刺激的患者大多数属于这种情况。迄今为止的研究表明,IVF 周期卵巢刺激过程中,正常促性腺激素水平的患者使用 GnRH 类似物方案时,联合使用 LH 和 FSH 并没有带来额外益处[5]。尤其是对于普遍未经选择的人群[4]。

生育高龄的女性

一项系统综述及荟萃分析评估了在生育高龄(如 35 岁以上)的患者中给予 LH 的潜在益处[32]。这项研究表明,与单独使用 rFSH 刺激相比,加用 LH 可显著提高着床率和临床妊娠率。此外,研究表明,尽管使用 rFSH 可获得更多的卵母细胞,但在成熟卵母细胞数方面没有差异,且应用 LH 组患者的受精率更高。

我们在一项随机对照研究中,分析年龄矫正后的正常促性腺激素水平患者使用 GnRH 拮抗剂方案促排卵,发现了同样的结果[33]。研究发现,在 35 岁以下的患者中两组(rFSH *vs.* rFSH+rLH)结局几乎相同,但在 36~39 岁年龄组中,接受 rFSH 和 rLH 的女性其着床率显著更高,后续的持续妊娠率也有所提高。

有趣的是,在完成促排卵时,所有年龄段 rFSH 组的血清孕酮水平都显著更高。这可能与给予 LH 时子宫内膜容受性更好有关。

一项类似的随机对照研究也已发表[34]。该研究中,35 岁或以上患者接受 GnRH 拮抗剂方案促排卵,随机分配到 rFSH 单独给药或从刺激第 6 天开始每日给予 rLH 75 IU。在这项研究中,未观察到使用 rLH 的任何益处。

这些发现乍一看可能与我们团队发表的结果相反[33]。然而,通过对两项研究之间差异的详细分析,在 LH 对于这一特定人群的潜在作用方面,我们能够得出一些有趣和互补的结论[35]。我们研究中纳入的患者预后相对更好(年龄上限为 39 岁,且仅纳入第一次 IVF 周期),但是我们的研究在刺激前的月经周期中使用避孕药(contraceptive pill, CP),另外研究组中每日使用 rLH 75 IU 替代 rFSH 75 IU,这些方法学差异可能能够解释研究结果的不一致。

这些差异反映在卵巢反应、E2 和 P 的合成、卵泡发育和获卵等方面。尽管在我们的研究中没有测定刺激启动前的激素水平,但在应用 CP 一个周期后,各项激素值(E2、FSH、LH、P、T)都很可能低于此项随机研究。这可以解释为何 rFSH 是单独给药组,由于卵巢过度抑制,导致刺激开始时反应更困难。在这种情况下,加用 LH 有助于性激素合成,因为雄激素生成更多,可作为之后芳香化合成雌激素的底物。这可能也解释了为什么在单独使用 rFSH 促排卵的 GnRH 拮抗剂周期中,如果在前一月经周期给予 CP 会导致妊娠率较低[36]。

从刺激开始就将 rFSH 75 IU 替换为 rLH 75 IU,可能是 P 水平在 hCG 日较低的原因。LH 通过其对卵泡膜细胞作用,增强了孕烯醇酮向雄烯二醇和雄烯二酮的转化,而 FSH 则增强了颗粒细胞中孕烯醇酮向孕酮的转化。孕酮在人体内不能转化为雄激素[37],所以如果其产生过多,会被释放到体循环中[38]。实际上,通过对 4 000 多个周期的多因素分析发现,促排卵结束时 P 水平的升高与每日的 FSH 剂量显著相关,但与 LH 无关[39]。

因此,如 LH 给药从周期启动时就开始,其对卵巢刺激的作用更为明显。在 König 的研究[34]中,从刺激的第六天开始给予 LH,此时卵泡募集已经完成。因此,只观察到 E2 和 T 水平的小幅增加,但这可能已经太迟了,无法对最终的卵泡反应和周期结局产生影响。实际上,König 的研究中卵泡反应或获卵均无差异。而在我们研究中,接受 LH 用药的患者获卵总数较少,但成熟卵母细胞更多,反映了 LH 在卵巢反应中的选择性作用[33]。另外,hCG 日 P 水平较低,可能是当从刺激第 1 天开始给予 rLH 时患者结局更好的原因。

卵巢低反应患者

其他研究者探讨了在单独使用 rFSH 进行卵巢刺激时发生低反应的患者中,加用 rLH 的作用。这些患者既往单独使用 rFSH 刺激时需要超高剂量(>3 500 IU),或者卵泡生长及 E2 水平出现平台期。研究表明,在卵巢刺激期间,在卵巢对单独 rFSH 用药反应不良的基础上,添加 rLH 比增加 FSH 剂量能带来更好的结果[40-43]。患者表现出这样的卵巢反应,可能不仅仅因为卵巢储备功能减退。最近有研究提出,IVF 周期卵巢刺激需要异常大剂量的 rFSH 可能与一种常见的 LH 多态性有关[44]。尽管有些研究报道了相互矛盾的结果[45,46],但 Cochrane 数据库的荟萃分析显示,在这类患者中给予 LH 有明显益处[5]。另一方面,一项应用 GnRH 激动剂长方案的前瞻性随机对照研究显示,单独使用 rFSH 与联合使用 rFSH+rLH 在卵巢反应或活产率方面没有任何差异[47]。然而,仔细查看结果可以发现,在 40 岁以下的女性中,rFSH 组活产率略高,而在 40 岁以上的患者中,rFSH+rLH 组活产率略高。

高LH水平的患者

多囊卵巢综合征(polycystic ovary syndrome, PCOS)是一种常见的内分泌疾病,可表现为肥胖、高胰岛素血症、雄激素及LH水平升高、卵泡闭锁和无排卵[48]。此外,与正常女性相比,在PCOS患者中,异常的垂体促性腺激素分泌的特征表现通常为平均血清LH浓度更高、LH脉冲频率更高和LH对GnRH的高反应[49]。LH作用于卵泡膜细胞,增加雄激素的分泌,导致非优势卵泡闭锁[50]。LH分泌过多可能是PCOS患者卵泡发育异常的原因,并可能加速晚卵泡期的减数分裂成熟[51]。

许多聚焦于分析使用FSH或hMG结局差异的研究都排除了PCOS人群[52],仍有个别研究探索PCOS患者中使用含LH活性的促性腺激素进行卵巢刺激。在PCOS患者中使用rFSH与使用hMG刺激的结局没有差异。实际上,两组卵母细胞成熟率和受精率相当[53]。在最近一项关于PCOS女性卵巢刺激的综述中,FSH与hMG相比妊娠率无显著差异。然而,考虑到纯度及降低卵巢过度刺激综合征(ovarian hyperstimulation syndrome, OHSS)风险的优势,未来可能普遍采用高度纯化的FSH或rFSH[54]。

在一项纳入20名PCOS患者的研究中,10名给予hMG,10名给予FSH,结果发现hMG组患者DHEAS合成减少。这一证据表明在PCOS患者中,外源性hMG介导的类固醇合成模式与rFSH不同,可能是通过抑制肾上腺和/或卵巢中的δ5类固醇合成通路[55]。

由于担心OHSS风险,人们普遍对PCOS患者使用含LH活性的促性腺激素持谨慎态度,但迄今为止,没有前瞻性研究证明使用LH会增加这些患者的OHSS风险。

胰岛素似乎可以调节LH水平,最近一项研究报道,注射胰岛素直接导致LH水平明显改变[56]。在PCOS患者中使用改善胰岛素抵抗的药物已被广泛研究,特别是二甲双胍,但这个话题超出了本章研究范围。

总之,根据现有证据,无法确认在PCOS患者中使用促性腺激素对LH的利弊影响。需要一项良好设计的研究来回答PCOS女性是否需要LH的问题。

总　结

不孕症的治疗包括OS,通常需要使用促性腺激素。FSH和LH都是用于实现多卵泡发育的治疗手段。开发能够提高不孕患者治疗成功率的方案,对临床医生和制药公司来说都是一个重大挑战。在未来几年中,重要的是清晰地阐明使用rFSH和rLH联合方案进行体外受精-胚胎移植(IVF-ET)的患者与接受更为成熟的rFSH和hMG方案的患者之间,在卵巢反应、卵母细胞-胚胎质量、子宫内膜容受性以及周期结局方面的差异。

关于联合方案中黄体生成素-α剂量应用75 IU已得到充分的研究支持,一般来说,起始剂量75 IU应该是合适的。

研究显示,尽管年轻、排卵正常的患者使用rLH并无获益,但对特定人群联合使用rLH与rFSH可以获得更好的结果。尽管仍然缺乏对这类患者的明确定义,但现有数据表明,35岁以上的女性以及对FSH低反应的女性(或许是促性腺激素受体多态性的携带者)可能从使用rLH中获益。

此外,已经证明以1∶2的比例将rLH补充到rFSH中可以降低刺激结束时P水平升高的风险[57]。

总而言之,LH似乎可以选择较大卵泡、抑制较小且不太成熟的卵泡。同时,对于为预防OHSS而使用GnRH激动剂扳机的患者,可用于黄体期支持[58]。

(王超译,杨硕、杨蕊校)

参考文献

[1] Bosch E, Ezcurra D. Individualised controlled ovarian stimulation (iCOS): Maximising success rates for assisted reproductive technology patients. Reprod Biol Endocrinol. 2011; 9:82.

[2] Balasch J, Miró F, Burzaco I, Casamitjana R, Civico S, Ballesca JL, Puerto B, vanrell JA. The role of luteinizing hormone in human follicle development and oocyte fertility: Evidence from IVF in a woman with long-standing hypogonadism and using recombinant human follicle stimulating hormone. Hum Reprod. 1995; 10:1678-83.

[3] Recombinant human luteinizing hormone (LH) to support recombinant human follicle-stimulating hormone (FSH)-induced follicular development in LH- and FSH-deficient anovulatory women: A dose-finding study. The European Recombinant Human LH Study Group. J Clin Endocrinol Metab. 1998; 83:1507-14.

[4] Kolibianakis EM, Kalogeropoulou L, Griesinger G, Papanikolaou EG, Papadimas J, Bontis J, Tarlatzis BC. Among patients treated with FSH and GnRH analogues for *in vitro* fertilization, is the addition of recombinant LH associated with the probability of live birth? A systematic review and meta-analysis. Hum Reprod Update. 2007; 13:445-52.

[5] Mochtar MH, Van der V, Ziech M, van Wely M. Recombinant luteinizing hormone (rLH) for controlled ovarian hyperstimulation in assisted reproductive cycles. Cochrane Database Syst Rev. 2007; 2:CD005070.

[6] Lamminen T, Jokinen P, Jiang M, Pakarinen P, Simonsen H, Huhtaniemi I. Human FSHβ subunit gene is highly conserved. Mol Hum Reprod. 2005; 11:601-5.

[7] Fauser BC, Van Heusden AM. Manipulation of human ovarian function: Physiological concepts and clinical consequences. Endocr Rev. 1997; 18:71-106.

[8] Brailly S, Gougeon A, Milgrom E, Bomsel HO, Papiernik E. Androgens and progestins in the human ovarian follicle: Differences in the evolution of preovulatory, healthy nonovulatory, and atretic follicles. J Clin Endocrinol Metab. 1981; 53: 128-34.

[9] Loumaye E. Ovarian stimulation: Is exogenous LH necessary in all patients? Gynecol Obstet Fertil. 2002; 30:890-5.

[10] Chappel SC, Howles C. Reevaluation of the roles of luteinizing hormone and follicle-stimulating hormone in the ovulatory pro-cess. Hum Reprod. 1991; 6:1206-12.

[11] Fritz MA, Speroff L (Eds.). The ovary—Embryology and development. In: *Clinical Endocrinology and Infertility*. Philadelphia, PA: Lippincott, Williams and Wilkins, pp. 105-20, 2011.

[12] Kornyei JL, Lei ZM, Rao CHV. Human myometrial smooth muscle cells are novel targets of direct regulation by human chorionic gonadotropin. Biol Reprod. 1993; 49:1149-57.

[13] Nordhoff V, Gromoll J, Simoni M. Constitutively active muta-tions of G protein-coupled receptors: The case of human lutein-izing hormone and follicle-stimulating receptors. Arch Med Res. 1999; 30:501-9.

[14] Wide L, Bakos O. More basic forms of both human follicle stimulating hormone and luteinizing hormone in serum at mid-cycle compared with follicular or luteal phase. J Clin Endocrinol Metab. 1993; 76:885-9.

[15] Campbell BK, Dobson H, Baird DT, Scaramuzzi RJ. Examination of the relative role of FSH and LH in the mechanism of ovulatory follicle selection in sheep. J Reprod Fertil. 1999; 117:355-67.

[16] Eppig JJ. Oocyte control of ovarian follicular development and function in mammals. Reproduction. 2001; 122: 829-38.

[17] Bosch E, Alviggi C, Lispi M, Conforti A, Hanyaloglu AC, Chuderland D, Simoni M, Raine-Fenning N, Crépieux P, Kol S, Rochira V, D'Hooghe T, Humaidan P. Reduced FSH and LH action: Implications for medically assisted reproduction. Hum Reprod. 2021; 36:1469-80.

[18] Reame NE, Sauder ED, Case GD, Kelch RP, Marshall JC. Pulsatile gonadotropin secretion in women with hypothalamic amenorrhea: Evidence that reduced frequency of gonadotropin releasing hormone secretion is the mechanism of persistent anovulation. J Clin Endocrinol Metab. 1985; 61: 851-8.

[19] Kallmann FJ, Schoenfeld WA, Barrera SE. The genetic aspects of primary eunuchoidsm. Am J Ment Def. 1944; 48: 203-236.

[20] Boehm U, Bouloux P-M, Dattani MT, N de R, Dodé C, Dunkel L, Dwyer AA, Giacobini P, Hardelin J-P, Juul A, et al. Expert consensus document: European Consensus statement on congenital hypogonadotropic hypogonadism-pathogenesis, diagnosis and treatment. Nat Rev Endocrinol. 2015; 11:547-64.

[21] Boyar RM, Katz J, Finkelstein JW, Kapen S, Weiner H, Weitzman ED, Hellman L. Anorexia nervosa. Immaturity of the 24-hour luteinizing hormone secretory pattern. N Engl J Med. 1974; 291:861-5.

[22] Shangold MM. Causes, evaluation, and management of athletic oligo-/amenorrhea. Med Clin North Am. 1985; 69: 83-95.

[23] Strotmeyer ES, Steenkiste AR, Foley TP, Berga SL, Dorman JS. Menstrual cycle differences between women with type 1 diabetes and women without diabetes. Diabetes Care. 2003; 26:1016-21.

[24] Gordon CM. Clinical practice. Functional hypothalamic amenorrhea. N Engl J Med. 2010; 363:365-71.

[25] Li RHW, Ng EHY. Management of anovulatory infertility. Best Pract Res Clin Obstet Gynaecol. 2012; 26:757-68.

[26] Bosch E. Recombinant human follicular stimulating hormone and recombinant human luteinizing hormone in a 2 : 1 ratio combination. Pharmacological characteristics and clinical applications. Expert Opin Biol Ther. 2010; 10:1001-9.

[27] Bosch Pau E, Albert C, Zuzuarregui JL, Remohí J, Pellicer A. Impact of different amounts of LH in controlled ovarian hyperstimulation oocyte donation cycles. Fertil Steril. 2006; 86(Suppl 2):S425.

[28] Smitz J, Andersen AN, Devroey P, Arce JCMERIT Group. Endocrine profile in serum and follicular fluid differs after ovarian stimulation with HP-hMG or recombinant FSH in IVF patients. Hum Reprod. 2007; 22:676-87.

[29] Davison SL, Bell R, Donath S, Montalto JG, Davis SR. Androgen levels in adult females: Changes with age, menopause, and oophorectomy. J Clin Endocrinol Metab. 2005; 90:3847-53.

[30] Welt CK, Jimenez Y, Sluss PM, Smith PC, Hall JE. Control of estradiol secretion in reproductive ageing. Hum Reprod. 2006; 21:2189-93.

[31] Bosch E, Labarta E, Vidal C, Giles J, Bellver J, Zuzuarregui JL, Pellicer A. The relationship between serum andro-

gen levels and the need of LH administration during controlled ovarian stimulation for *in vitro* fertilization: An explorative study. Hum Reprod. 2011; 26(Suppl 1):i26O:064.

[32] Hill MJ, Levens ED, Levy G, Ryan ME, Csokmay JM, DeCherney AH, Whitcomb BW. The use of recombinant luteinizing hormone in patients undergoing assisted reproductive techniques with advanced reproductive age: A systematic review and meta analysis. Fertil Steril. 2012; 97:1108-14.

[33] Bosch E, Labarta E, Crespo J, Simón C, Remohí J, Pellicer A. Impact of luteinizing hormone administration on gonadotropin-releasing hormone antagonist cycles: An age-adjusted analysis. Fertil Steril. 2011; 95:1031-6.

[34] König TE, van der Houwen LE, Overbeek A, et al. Recombinant LH supplementation to a standard GnRH antagonist protocol in women of 35 years or older undergoing IVF/ICSI: A randomized controlled multicentre study. Hum Reprod. 2013; 28:2804-12.

[35] Bosch E. Comment on "Recombinant LH supplementation to a standard GnRH antagonist protocol in women of 35 years old or older undergoing IVF/ICSI: A randomized controlled multicentre study". Hum Reprod. 2014; 29:636-7.

[36] Griesinger G, Kolibianakis EM, Venetis C, Diedrich K, Tarlatzis B. Oralcontraceptivepretreatmentsignificantlyreducesongoingpreg-nancy likelihood in gonadotropin-releasing hormone antagonist cycles: An updated meta-analysis. Fertil Steril. 2010; 94:2382-4.

[37] Yding Andersen C, Bungum L, Nyboe Andersen A, Humaidan P. Preovulatory progesterone concentration associates significantly to follicle number and LH concentration but not to pregnancy rate. Reprod Biomed Online. 2011; 23:187-95.

[38] Fleming R, Jenkins J. The source and implications of progesterone rise during the follicular phase of assisted reproduction cycles. Reprod Biomed Online. 2010; 21:446-9.

[39] Bosch E, Labarta E, Crespo J, Simón C, Remohí J, Jenkins J, Pellicer A. Circulating progesterone levels and ongoing pregnancy rates in controlled ovarian stimulation cycles for *in vitro* fertilization: Analysis of over 4000 cycles. Hum Reprod. 2010; 25:2092-100.

[40] Lisi F, Rinaldi L, Fishel S, Lisi R, Pepe GP, Picconeri MG. Use of recombinant follicle-stimulating hormone (Gonal F) and a recombinant luteinizing hormone (Luveris) in multiple follicular stimulation in patients with a suboptimal response to *in vitro* fertilization. Fertil Steril. 2003; 79:1037-8.

[41] Ferraretti AP, Gianaroli L, Magli MC, D'angelo A, Farfalli V, Montanaro N. Exogenous luteinizing hormone in controlled ovarian hyperstimulation for assisted reproduction techniques. Fertil Steril. 2004; 82:1521-6.

[42] De Placido G, Alviggi C, Perino A, Strina I, Lisi F, Fasolino A, Italian Collaborative Group on Recombinant Human Luteinizing Hormone. Recombinant human LH supplementation versus recombinant human FSH (rFSH) step-up protocol during controlled ovarian stimulation in normogonadotrophic women with initial inadequate ovarian response to rFSH. A multicentre, prospective, randomized controlled trial. Hum Reprod. 2005; 20:390-6.

[43] Ruvolo G, Bosco L, Pane A, Morici G, Cittadini E, Roccheri MC. Lower apoptosis rate in human cumulus cells after administration of recombinant luteinizing hormone to women undergoing ovarian stimulation for *in vitro* fertilization procedures. Fertil Steril. 2007; 87:542-6.

[44] Alviggi C, Clarizia R, Pettersson K, Mollo A, Humaidan P, Strina I, Coppola M, Ranieri A, D'Uva M, De Placido G. Suboptimal response to GnRHa long protocol is associated with a common LH polymorphism. Reprod Biomed Online. 2009; 18:9-14.

[45] Chung K, Krey L, Katz J, Noyes N. Evaluating the role of exogenous luteinizing hormone in poor responders undergoing *in vitro* fertilization with gonadotropin-releasing hormone antagonist. Fertil Steril. 2005; 84:313-8.

[46] Barrenetxea G, Agirregoikoa JA, Jiménez MR, de Larruzea AL, Ganzabal T, Carbonero K. Ovarian response and pregnancy outcome in poor-responder women: A randomized controlled trial on the effect of luteinizing hormone supplementation on *in vitro* fertilization cycles. Fertil Steril. 2008; 89:546-53.

[47] Humaidan P, Chin W, Rogoff D, D'Hooghe T, Longobardi S, Hubbard J, Schertz J, ESPART Study Investigators‡. Efficacy and safety of follitropin alfa/lutropin alfa in ART: A randomized controlled trial in poor ovarian responders. Hum Reprod. 2017; 32:544-55.

[48] Vignesh JP, Mohan V. Polycystic ovary syndrome: A component of metabolic syndrome? J Postgrad Med. 2007; 53:128-34.

[49] The Rotterdam ESHRE/ASRM-Sponsored PCOS consensus workshop group. Revised 2003 consensus on diagnostic criteria and long-term health risks related to polycystic ovary syndrome (PCOS). Hum Reprod. 2004; 19:41-7.

[50] Uilenbroek JT, Woutersen PJ, van-der Schoot P. Atresia of preovulatory follicles: Gonadotropin binding and steroidogenic activity. Biol Reprod. 1980; 23:219-29.

[51] Filicori M, Cognigni G, Samara A, Melappioni S, Perri T,

Cantelli B, Parmegiani L, Pelusi G, DeAloysio D. The use of LH activity to drive folliculogenesis: Exploring uncharted territories in ovulation induction. Hum Reprod Update. 2002; 8:543-57.

[52] Coomarasamy A, Afnan M, Cheema D, van der Veen F, Bossuyt PMM, van Wely M. Urinary hMG versus recombinant FSH for controlled ovarian hyperstimulation following an agonist long down-regulation protocol in IVF or ICSI treatment: A systematic review and meta-analysis. Hum Reprod. 2008; 23:310-5.

[53] Teissier MP, Chable H, Paulhac S, Aubard Y. Recombinant human follicle stimulating hormone versus human menopausal gonadotrophin induction: Effects in mature follicle endocrinology. Hum Reprod. 1999; 14:2236-41.

[54] Weiss NS, Nahuis M, Bayram N, Mol BWJ, Van der Veen F, van Wely M. Gonadotrophins for ovulation induction in women with polycystic ovarian syndrome. Cochrane Database Syst Rev. 2015; 9:CD010290.

[55] Turkmen S, Backstrom T, Idil M. Reduction of dehydroepiandrosterone sulphate synthesis in women with polycystic ovary syndrome by human menopausal gonadotropin but not purified urinary follicle stimulating hormone: A comparative pilot study. Gynecol Endocrinol. 2004; 19:69-78.

[56] Lawson MA, Jain S, Sun S, Patel K, Malcolm PJ, Chang RJ. Evidence for insulin suppression of baseline luteinizing hormone in women with polycystic ovarian syndrome and normal women. J Clin Endocrinol Metab. 2008; 93:2089-96.

[57] Werner MD, Forman EJ, Hong KH, Franasiak JM, Molinaro TA, Scott RT Jr. Defining the "sweet spot" for administered luteinizing hormone-to-follicle stimulating hormone gonadotropin ratios during ovarian stimulation to protect against a clinically significant late follicular increase in progesterone: An analysis of 10,280 first *in vitro* fertilization cycles. Fertil Steril. 2014; 102:1312-7.

[58] Papanikolaou EG, Verpoest W, Fatemi H, Tarlatzis B, Devroey P, Tournaye H. A novel method of luteal supplementation with recombinant luteinizing hormone when a gonadotropin-releasing hormone agonist is used instead of human chorionic gonadotropin for ovulation triggering: A randomized prospective proof of concept study. Fertil Steril. 2011; 95:1174-7.

41

辅助生殖技术治疗周期的内分泌特征

Bulent Urman, Baris Ata 和 Hakan Yarali

引　言

辅助生殖技术(assisted reproductive technology, ART)周期的卵巢刺激(ovarian stimulation, OS)旨在诱导多个卵泡发育,以供取卵。传统的 ART 刺激周期主要包含三个组成部分:①使用外源性促性腺激素诱导多个卵泡生长;②通过抑制内源性黄体生成素(luteinizing hormone, LH)峰来预防取卵前的过早排卵;③诱导内源性 LH 峰或使用外源性人绒毛膜促性腺激素(human chorionic gonadotropin, hCG)模仿 LH,诱导卵母细胞成熟。在本章中,我们将简要回顾这些环节的内分泌特征。

外源性促性腺激素诱导多卵泡生长

育龄女性的卵巢中存在一定数量的原始卵泡。一部分原始卵泡以随机且连续的方式开始生长,这个过程称为"初始募集"。从原始卵泡生长到窦卵泡无须促性腺激素刺激,进一步生长则需要卵泡刺激素(follicle-stimulating hormone, FSH)的作用。如果没有足够的 FSH 供应,比如青春期之前,窦卵泡在未达到排卵前期时就会发生闭锁。FSH 阈值是指窦卵泡期阶段后维持卵泡生长所需的最低 FSH 水平。重要的是,不同生长阶段的卵泡 FSH 阈值水平不同,因此 FSH 阈值不能用单一血清 FSH 水平来定义。

在自然周期中,在黄体-卵泡过渡期间,随着黄体萎缩和孕酮、雌二醇及抑制素 A 水平的下降,内源性 FSH 生成增加。当 FSH 水平超过阈值时,已通过颗粒细胞表达 FSH 受体而获得 FSH 反应性的窦卵泡继续生长,这个过程被称为"次级募集"或"周期性、促性腺激素依赖性募集"[1]。在黄体-卵泡过渡期间募集的窦卵泡数量与卵巢储备水平(即卵巢中静止的原始卵泡数量)成正比。

逐渐生长的窦卵泡产生越来越多的雌二醇和抑制素 B,这些物质对下丘脑和垂体产生负反馈作用,导致垂体 FSH 生成降低至阈值水平以下。尽管 FSH 依赖性生长的窦卵泡会发生闭锁,但优势卵泡已经开始在其颗粒细胞上表达 LH 受体,因此即使在 FSH 水平下降的情况下也能继续生长。FSH 分泌超过阈值的这段时间被称为"FSH 窗口"(图 41-1)。ART 周期 OS 过程的目的是增加达到排卵前期的卵泡数量,这个过程需要延长 FSH 窗口。实现方法包括给予外源性 FSH 药物或使用抗雌激素药物来阻断负反馈机制,如选择性雌激素受体调节剂或芳香化酶抑制剂。

在传统的 ART 周期中,早卵泡期开始外源性 FSH 给药,此时内源性 FSH 水平已降至窦卵泡的阈值以下。外源性 FSH 药物使一批窦卵泡生长至排卵前期。通过超声扫查卵巢来监测卵泡对 FSH 刺激的反应,测定血清雌二醇水平能够大致估计卵巢刺激期间卵泡生长情况。FSH 给药第 6 天血清雌二醇水平<100 pg/mL,表明卵泡反应

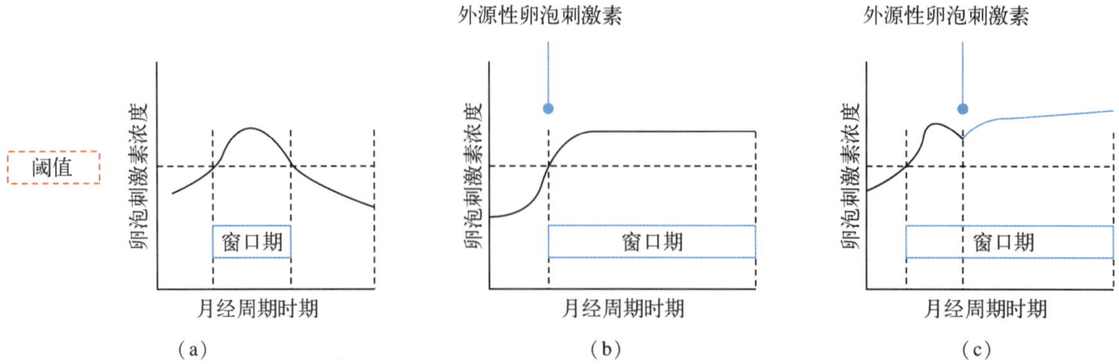

图 41-1　FSH 窗口是指 FSH 水平高于窦卵泡持续生长的阈值水平的时期。(a)自然月经周期;(b)GnRH 激动剂长方案周期;(c)GnRH 拮抗剂周期

不良,>500 pg/mL 则需高度警惕卵巢过度刺激。然而,在将每刺激周期的累积活产率或家庭组建率作为 ART 周期卵巢刺激成功衡量标准的时代[2],尚不清楚卵泡生长到何种程度会发生过度刺激。GnRH 激动剂扳机的应用以及玻璃化冷冻技术成功率的提高,带来了"选择性全胚冷冻"的概念,推迟了新鲜胚胎移植,降低了卵巢过度刺激综合征(ovarian hyperstimulation syndrome, OHSS)的风险。这也有助于避免增高的性激素水平对子宫内膜可能产生的不利影响,因其可能降低新鲜胚胎移植的成功率[3]。总之,血清雌二醇水平的变化反映了刺激期间卵泡生长情况。抑制素 B 是早期窦卵泡颗粒细胞的另一种产物,其血清浓度也可以作为卵泡生长的标志。实际上,早期研究显示 FSH 给药第 4 天至第 6 天的血清抑制素 B 水平与获得成熟卵母细胞的数量相关。然而,在超声和血清雌二醇监测之外测量抑制素 B 水平的额外价值仍然存疑,并非诊疗常规。

目前共识认为,血清 FSH 水平对于卵泡生长并不具有判断价值;因此,FSH 水平通常不作为常规监测项目。最可能的原因在于,卵泡反应的限制因素是可用的窦卵泡数量,而不是 FSH 水平本身,当然前提是 FSH 水平高于阈值。此外,不同个体的 FSH 阈值也有所不同,无排卵女性对外源性 FSH 刺激有或没有卵泡生长反应的血清 FSH 水平存在明显的重叠[4]。关于根据卵巢反应标志物个体化给予 FSH 起始剂量和/或在刺激期间调整剂量的价值,目前仍存在广泛争议[5,6]。循环 FSH 浓度是外源性 FSH 给药和内源性 FSH 的总和。不同个体间外源性 FSH 的药代动力学特性以及抑制素 B 水平增高连同垂体抑制对内源性 FSH 水平的影响可能会有所不同[7]。因此,需要更多的研究来阐释刺激期间的血清 FSH 水平是否可以用来指导诊疗决策。

预防内源性黄体生成素峰和卵泡破裂

外源性 FSH 诱导多卵泡生长有可能引发 LH 峰过早出现,因而可能导致卵泡在取卵前破裂。通过阻断 GnRH 对垂体促性腺激素细胞的作用可以预防这种情况。常用 GnRH 类似物以两种不同的方式实现垂体抑制状态。第一种是通过长时间暴露于外源性 GnRH 来实现垂体脱敏,即从上一周期的黄体中期开始或与促性腺激素注射同时开始给予 GnRH 激动剂,分别称为 GnRH 激动剂黄体期长方案和 GnRH 激动剂短方案。第二种是当可能出现内源性 LH 峰时,即在卵泡晚期,每日给予 GnRH 拮抗剂。GnRH 拮抗剂在受体水平上与内源性 GnRH 竞争,并快速阻断 GnRH 活性。

GnRH 激动剂注射初期会导致垂体释放 FSH 和 LH,即所谓的"点火效应",但最终会实现低促性腺激素状态,即显著抑制内源性 FSH 和 LH 的产生。这是因为在长时间暴露于 GnRH 后,垂体促性腺激素细胞上的 GnRH 受体发生内化。相反,GnRH 拮抗剂方案中,在卵泡晚期 GnRH 拮抗剂开始给药之前,内源性促性腺激素的产生保持不变。因此,GnRH 拮抗剂周期的 FSH 总剂量比 GnRH 激动剂周期要低。

孕激素类药物最近被作为 GnRH 类似物的替代品用于实现垂体抑制。在 OS 期间使用孕激素类药物进行垂体抑制的方法被称为高孕激素状态下的卵巢刺激(progestin primed ovarian stimulation, PPOS)。尚不清楚孕激素类药物实现垂体抑制的确切机制。虽然孕酮在自然周期的卵泡末期可以促进内源性 LH 峰,但更高剂量或长时间暴露则会阻断 LH 峰。孕酮、Kisspeptin、GnRH、促性腺激素、雌二醇和其他分子之间的相互作用,以及它们触发或阻断 LH 峰的时间依赖性仍有待确定。不过,当计划新鲜周期不移植时,各种剂量的微粒化黄体酮和多种孕激素类药物已成功应用于预防 OS 周期的提前排卵[8]。与 GnRH 类似物方案相比,PPOS 方案获得的卵母细胞数量相似,且所需的促性腺激素剂量相当。此外,关于 PPOS 方案的研究发现,不论是随机启动还是黄体期卵巢刺激,从胚胎发育和整倍体率的方面来看,卵泡发育过程暴露于高孕酮水平下是安全的[8,9]。

黄体生成素的作用

两细胞-双促性腺激素理论提出,卵巢甾体激素生成源自 FSH 和 LH 通过各自特异性受体分别作用于颗粒细胞和卵泡膜细胞。LH 刺激卵泡膜细胞中胆固醇转化为雄烯二酮。雄烯二酮扩散进入颗粒细胞,在 FSH 的作用下被芳香化酶转化为雌激素。因此,LH 活性对于雌二醇的产生是必要的。对低促性腺激素患者进行的研究显示,FSH 单药刺激可以促进卵泡发育,但无法诱导甾体激素生成[10]。

Balasch 和 Fabreques 提出的治疗性 LH 窗概念强调,LH 低于某一阈值时,会因卵泡膜细胞雄激素合成不足和将雄激素转化为雌激素的芳香化作用减少而影响卵泡生长发育,从而造成卵母细胞成熟障碍[11]。如果血清 LH 水平保持在适宜范围,卵泡生长发育会使卵母细胞完全成熟。在卵巢刺激过程中使用 GnRH 类似物造成了低 LH 环境,理论上可能不利于卵泡生长和成熟[12]。另一方面,异常的高 LH 水平会导致 LH 受体下调,卵巢内雄激素生成增加,颗粒细胞增殖受损,导致非优势卵泡闭锁和优势卵泡过早黄素化[11]。LH 还可能在非优势卵泡的筛选中发挥作用。临床前证据表明,发育中的卵泡对 LH 暴露有特定的要求,一旦超过这一限制,正常的成熟过程就会停止[13]。这一发现带来了"LH上限"的概念,指每个卵泡都有一个刺激的上限。

LH还通过其受体作用于颗粒细胞。因此,LH似乎在卵泡晚期同时调节颗粒细胞和卵泡膜细胞。FSH和LH诱导局部产生可溶性分子抑制素B和生长因子。其中,在卵泡发育过程中由颗粒细胞和卵泡膜细胞表达的胰岛素样生长因子(insulin-like growth factor, IGF)Ⅰ和Ⅱ对于促进卵泡成熟至关重要[14]。这些发现或许可以解释,一旦颗粒细胞表达足够量的LH受体,FSH活性在卵泡晚期可以完全被LH替代[15]。

除了在卵泡生长和成熟中的作用外,LH的分泌理论上可能有助于减少卵泡和子宫内膜的生长过程暴露于高孕酮水平。卵泡晚期孕酮浓度的影响将在后文讨论。可以说,LH对于理想的卵泡生长、激素环境和着床是必要的。然而,过多的LH是否不利于卵泡生长、高质量成熟卵母细胞获取及胚胎着床,仍然存在争议。

不仅存在这些理论上的担忧,关于卵巢刺激过程补充LH的临床试验结果也是相矛盾的。目前,含有LH活性的商品化促性腺激素制剂分为三种:①尿源性绝经后促性腺激素(hMG),其中95%的LH活性来自hCG;②由重组技术生产的LH糖蛋白;③重组FSH和LH糖蛋白的合剂,二者固定比例为2∶1。

基于大量随机对照试验(RCTs)的回顾性评估比较了重组FSH(rFSH)、HMG及Corifollitropin α(一种长效FSH),结果显示内源性LH水平与ART结果无关[16,17]。由此可见,使用黄体期GnRH激动剂长方案所致的低内源性LH水平并不会降低ART成功率。

通常认为,有充分证据表明rFSH和HMG在ART周期的临床表现上是等效的[2,18]。然而,鉴于rFSH组卵母细胞数量更高,需要更多的RCTs来比较包括新鲜胚胎移植和冻融胚胎移植在内的单次刺激周期的累积妊娠率。尽管rFSH刺激了更多的卵泡,导致雌二醇峰值水平更高,并且获取的卵母细胞数量更多,但使用rFSH刺激的女性与使用尿源性促性腺激素刺激的女性相比,OHSS的发生率似乎相似[19]。同样,使用rFSH或HMG刺激随后的冻融胚胎移植周期的妊娠率似乎也没有差异[20]。

几项研究对在rFSH中添加rLH或rLH和rFSH合剂与rFSH进行了比较。在一项纳入卵母细胞捐献者的前瞻性研究中,比较了ART周期使用rFSH和rLH刺激与使用HMG刺激的内分泌特征[21]。在刺激的第6天和扳机日,rFSH组的血清甾体激素水平略高于HMG组,但差异无统计学意义。两种方案之间在卵泡内甾体激素水平上没有观察到统计学显著差异;持续妊娠率也相似(46.1% *vs.* 46.1%)。由此可见,COS周期的内分泌特征不受LH活性来源的影响。

总的来说,虽然LH对于低促性腺素性性腺功能减退症(WHO Ⅰ型排卵障碍)的女性是绝对必要的,但并没有充分证据证明对其他女性常规给予LH能改善ART结局,包括着床率和妊娠率[22]。然而有一些证据表明,在某些患者亚群,如高龄女性,LH可能有益[23]。

鉴于上述不确定性,在刺激周期中常规监测血清LH水平——以确定GnRH激动剂长方案的垂体抑制或识别内源性LH峰或发现需要LH补充的女性——似乎是不必要的。在GnRH拮抗剂给药后,血浆LH水平迅速下降,不伴孕酮水平升高的LH峰的意义尚有争议。因此,在GnRH拮抗剂周期中检测到孤立的LH峰可能并不改变刺激周期的管理。

早卵泡期孕酮水平

月经来潮随着黄体萎缩而发生,黄体是孕酮的来源。在自然周期中,血清孕酮水平保持在<1 ng/mL直至LH峰开始。在GnRH激动剂长方案中,黄体可以通过GnRH激动剂对LH分泌的初始点火效应得到挽救。在促性腺激素注射启动日,伴随卵巢囊肿出现的孕酮水平升高表明存在有活性的黄体。这提示需要使用GnRH激动剂继续降调,并推迟促性腺激素的启动,直到黄体退化。但是,如果超声检查显示没有直径>10 mm的卵泡且子宫内膜薄,那么没必要为确认垂体降调而常规测量血清孕酮水平。

黄体萎缩不全是周期早期孕酮水平升高的最常见原因。在预计使用GnRH拮抗剂方案并启动卵巢刺激的女性中,有4%~13%在自然月经周期的第2天测定血清孕酮水平超过1.5 ng/mL[24-26]。研究一致发现,早卵泡期孕酮水平升高的女性妊娠率显著降低。然而,鉴于周期第2天孕酮升高的发生率很低,并且没有干预措施被证明能够用来改善妊娠率,因此不推荐在刺激启动前常规筛查血清孕酮水平。

体外受精(IVF)卵巢刺激过程中卵泡晚期孕酮升高

卵泡晚期孕酮升高(late follicular phase progesterone elevation, LFPE)在ART新鲜周期中发生率高达46.7%;然而,其对生育结局的影响仍然存在争议[27]。在早卵泡期,肾上腺是孕酮的主要来源,而在卵泡晚期,孕酮转向由卵巢产生[28,29]。已提出阐释超生理水平LFPE现象的多种机制。传统认为LFPE的产生是由卵泡膜细胞和颗粒细胞对内源性LH的反应(过早黄素化),但由于LFPE不受GnRH类似物使用的影响,这一理论已受到挑战[30]。最近的证据表明,LFPE可能是由于颗粒细胞通过FSH活性介导、以剂量依赖性方式造成了孕酮的过量生成[31]。

FSH 直接刺激颗粒细胞中的 3-β-羟基类固醇脱氢酶的表达，以剂量依赖性方式上调孕烯醇酮向孕酮的转化。然而，17-α-羟化酶活性仅见于卵泡膜细胞中，颗粒细胞中缺乏其活性。因此，由颗粒细胞产生的孕酮要么扩散到卵泡膜细胞中被代谢（羟化），或者如果产生过量，可能会进入循环当中（图 41-2）。

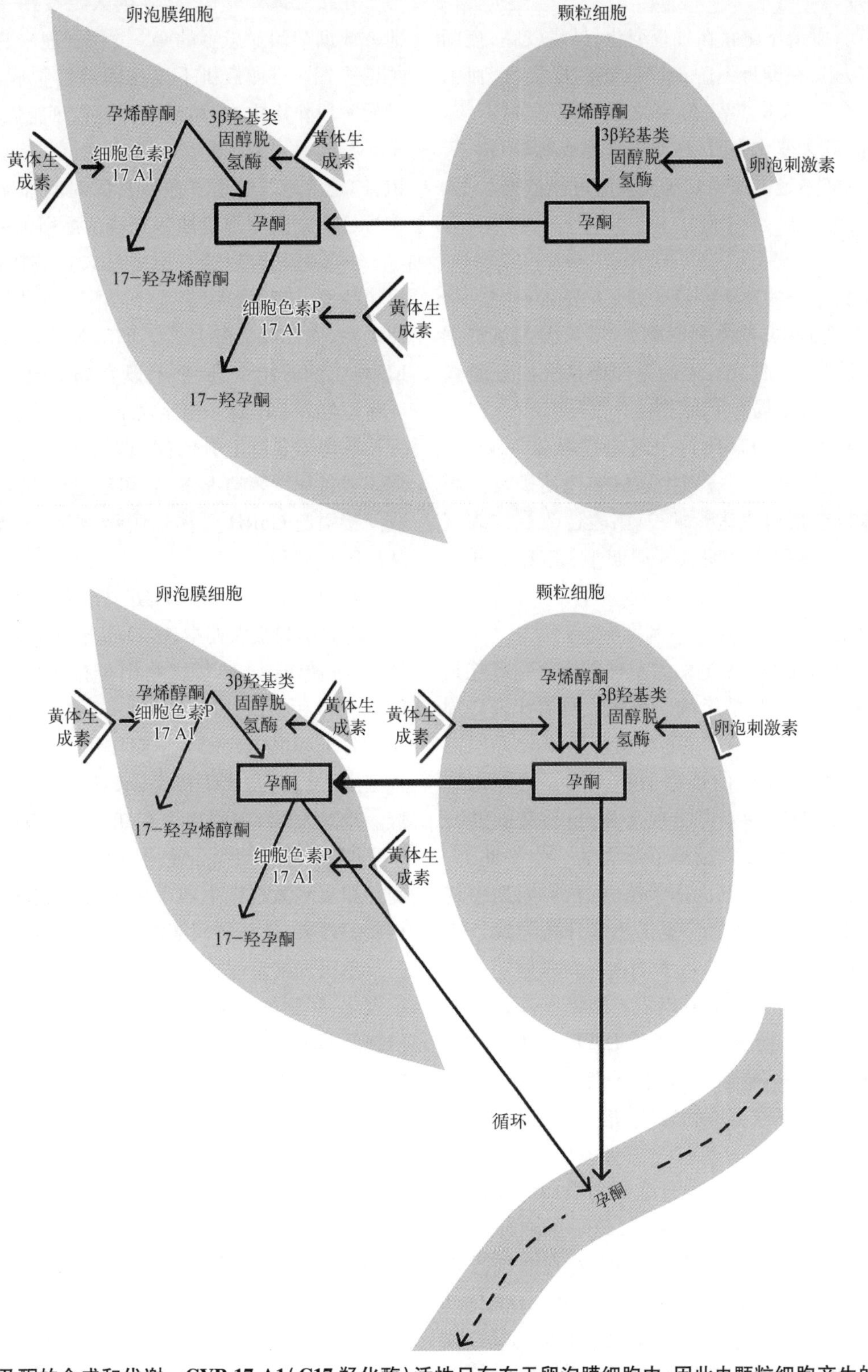

图 41-2 卵泡期孕酮的合成和代谢。CYP 17 A1（C17 羟化酶）活性只存在于卵泡膜细胞中，因此由颗粒细胞产生的孕酮扩散到卵泡膜细胞中进行羟化。（a）在早卵泡期，LH 仅作用于卵泡膜细胞，刺激 3β 羟基类固醇脱氢酶将孕烯醇酮转化为孕酮，以及 CYP 17 A1（C17 羟化酶）将孕酮转化为 17 羟孕酮。（b）在卵泡晚期，LH 受体在颗粒细胞上大量表达；LH 对颗粒细胞中孕酮生成的刺激作用是 FSH 的三倍。如果生成过量，由颗粒细胞产生的孕酮可进入血液循环

LFPE 的三个主要驱动因素是:生长中的卵泡数量、促性腺激素的剂量及其对颗粒细胞的作用,以及可能是 LH 对卵泡膜细胞的刺激作用[32]。这与 LFPE 患者中促性腺激素用量更高、雌二醇水平更高以及卵母细胞获得数量更多的现象相一致[27,30,33-35]。

在卵泡晚期,血清孕酮存在昼夜变化,早晨较高,夜间较低[36,37]。据报道,在卵母细胞最终成熟的扳机日,血清孕酮水平显著下降,从 8 点到 20 点之间下降了 44%[36]。孕酮在一天中的巨大变化表明,在卵母细胞成熟最后一天单次孕酮测定可能不足以作为临床决策的可靠依据。

卵泡晚期孕酮升高对生育结局的影响

LFPE 对生育结局的影响已经得到了广泛的研究。尽管一些研究未发现 LFPE 有不利影响[33,38-40],但大量证据显示,在新鲜胚胎移植周期中,无论是卵裂期胚胎还是囊胚移植,LFPE 对生育结局有负面影响[30,34,41-45]。

有充分证据表明 LFPE 导致子宫内膜容受性降低。导致子宫内膜容受性降低的病理生理机制包括子宫内膜发育提前、着床调节蛋白表达异常、基因表达改变或表观遗传异常[46-49]。一些研究证明,OS 周期中 LFPE 对随后的冷冻胚胎移植结果无任何负面影响[34,35,41,50-52],进一步支持 LFPE 对子宫内膜容受性有不利影响。

LFPE 对生育结局不利影响的另一种作用机制可能是其对卵母细胞和胚胎质量的影响。研究发现在 LFPE 周期中高质量胚胎数量减少[42,53]、可利用胚胎率和累积活产率降低[54,55]。然而,最近的证据似乎否认了这种不利影响,认为 LFPE 既与胚胎发育受损无关,也与囊胚期冷冻胚胎移植后的着床率及妊娠率下降无关[56,57]。此外,最近有研究报道,在采用全胚冷冻策略时,新鲜周期中的 LFPE 并不影响累积活产率[58]。鉴于孕酮升高导致子宫内膜容受性降低[27,44],在 LFPE 患者中选择新鲜周期移植最佳胚胎可能是早期研究所报道累积妊娠率下降的主要原因[55,59]。卵母细胞捐献模型是评估 LFPE 对胚胎质量影响(独立于子宫内膜容受性)的优良工具。在这一模型中,LFPE 对累积活产率没有不利影响,进一步支持 LFPE 不影响胚胎质量[60]。

最后,有一个有趣的现象,即自然周期中卵泡晚期时卵泡内孕酮浓度的作用,严重质疑了 LFPE 影响卵母细胞/胚胎质量的假说。Schneyer 等人报道称,在非刺激周期的卵泡晚期,卵泡内孕酮水平可能达到 1 700 ng/mL 以上,这比通常认为具有临床意义的血清水平 1.5 ng/mL 截断值高出一千倍以上[61]。尽管缺乏卵泡内和血清孕酮水平的关联性研究,但发现如此迥然不同的浓度水平引发了一个问题,即究竟是否存在 LFPE 影响卵母细胞和胚胎质量的病理生理机制。

卵母细胞最终成熟的扳机

在接受体外受精、宫腔内人工授精、指导同房以及其他方式助孕治疗患者的 OS 过程管理中,排卵扳机是一项关键步骤。排卵扳机不仅在卵母细胞成熟和卵泡破裂的最后阶段作用重大,而且还将颗粒细胞转换至孕酮生成状态,使子宫内膜为随后的着床做好准备。根据目前的认识,这是由雌二醇水平在精密的时间控制下持续升高、并在月经周期的卵泡晚期达到峰值所引起的。

一系列研究对这一历史悠久且被普遍接受的理论提出了挑战,研究发现,事实上孕酮可能是人类排卵的主要驱动力,而非雌二醇[62,63]。卵泡期孕酮水平较低,然后在 LH 峰之前开始上升,而且既往研究已经表明,孕酮单独就可以触发 LH 峰。相比之下,当孕酮活性持续高于触发促性腺激素急剧上升的阈值时,如在使用避孕药剂、怀孕期间或黄体期等情况下,它可能会引起其自身受体脱敏,或间接引起 GnRH 受体的脱敏,以至于无法形成 LH 峰,从而阻止排卵[8,63,64]。

目前 LH 并非刺激周期中作为排卵扳机的首选。在 IVF 的卵巢刺激周期中,hCG 由于其半衰期较长且成本较低,一直被作为 LH 替代物用于排卵扳机。此外,hCG 是 FDA 批准用于此适应证的唯一药物。LH 和 hCG 具有特定的分子和生化特征。它们作用于同一受体上不同的结合位点;然而,与 LH 相比,hCG 自结合位点的解离率较低。重组人 LH 的终末半衰期(大约 10 h)短于 hCG(终末半衰期 28~31 h)[65]。使用重组 hCG 和尿源性 hCG 在控制性卵巢刺激过程中卵母细胞最终成熟的扳机方面具有相同的效果,是新鲜周期的金标准方法[66]。

单次大剂量注射 hCG 可以诱导卵母细胞成熟、卵泡黄素化,并刺激内源性孕酮生成,这对于着床至关重要。传统的 hCG 单次大剂量注射所提供的黄体期支持效果可能无法在黄体早期产生理想的孕酮浓度,并可能导致着床率降低。hCG 单次大剂量注射后在黄体早期可能会过早且过强地刺激黄体。这种对多个黄体的早期刺激常导致黄体早期孕酮超过生理水平,孕酮在取卵后大约三天达到最高水平。这与自然周期形成鲜明对比,在自然周期中,孕酮水平在黄体中期胚胎着床时达到峰值。

GnRH 激动剂可以用于 GnRH 拮抗剂或 PPOS 方案患者的卵母细胞最终成熟的扳机。这种方法在有 OHSS 风险的女性中尤为适用。在这些女性中最好避免使用 hCG,因为多个发育卵泡的颗粒细胞长时间暴露于 hCG 会使患者面临 OHSS 风险。对于有 OHSS 风险的女性,推荐使用

GnRH 激动剂进行卵母细胞最终成熟扳机[67]。一篇 Cochrane 综述汇总了 17 项基于一般患者人群(比如,研究同时纳入 OHSS 低风险和高风险女性)开展的 RCTs(n=1 847),结论显示,与使用 hCG 扳机相比,使用 GnRH 激动剂扳机的轻度、中度或重度 OHSS 发生率均较低,不论在自体周期[OR:0.15 (95%CI:0.05, 0.47),8 项 RCTs,989 名女性,I^2O=42%,中等质量证据]还是供体-受体周期[OR:0.05 (95%CI:0.01, 0.28);3 项 RCTs,374 名女性,I^2O=0][68]。

GnRH 激动剂诱导的促性腺激素峰更接近于自然周期中期,并使卵泡受到 LH 和 FSH 的双重刺激。然而,GnRH 激动剂触发后峰值持续时间更短,且迅速下降,缺少对黄体的支持,这可能导致黄体功能不足。因此,如果拟行新鲜胚胎移植,则需要改良/大量的黄体期支持。

最近一项荟萃分析显示,为促进卵母细胞最终成熟,与 hCG 扳机相比,hCG+GnRH 激动剂联合给药(双扳机/两次扳机)通过额外的 FSH 峰以及 LH 和 hCG 对下游信号传导的不同效应,可能显著改善周期结局[69]。在这篇荟萃分析所纳入的四项研究、累计 527 名接受 IVF 治疗的女性中,接受双扳机的女性妊娠率显著高于仅接受 hCG 的女性[RR:1.55 (95%CI:1.17, 2.06)][70]。最近发表的一项 RCT 将 155 名卵巢正常反应患者随机分配至接受 hCG 扳机或双扳机以触发卵母细胞最终成熟,发现使用双扳机触发卵母细胞最终能成熟可以改善生殖结局[69]。双扳机(同时给药)或两次扳机(hCG 和 GnRH 激动剂间隔 6 h 给药)方案有一定前景,值得进一步探索;然而,必须提供更多的证据才能推荐这种方法用于所有患者。在卵母细胞/MⅡ卵母细胞以及 MⅡ卵母细胞/受精的 MⅡ卵母细胞数量不一致的患者中,可进一步研究双扳机方案。

几种 Kisspeptin 衍生物用于排卵扳机正在研究当中。然而,用药方法相当烦琐,需要多次注射或持续泵入,预计一旦上市价格会相当昂贵[71]。所有当前可用的排卵扳机,包括 Kisspeptin 在内,一个重要缺点是它们无法完全再现 GnRH 释放的自然脉冲模式,这其实是 GnRH 释放过程的一个重要特征。这也解释了 OS 扳机后发生黄体功能不足的原因,故而有必要使用黄体期支持。

ART 周期中卵巢刺激后的黄体期

孕酮是黄体的主要产物,对成功着床和维持早期妊娠至关重要。自然周期黄体期的 LH 浓度范围在 4~10 IU/L。这一 LH 浓度范围足以在黄体中期使孕酮生成达到峰值,该峰值与着床时间相一致。在自然周期中,通常认为黄体中期循环孕酮水平≈10 ng/mL 是反映排卵和黄体功能正常的标志[72]。

在 ART 刺激周期中,黄体功能是不足的[73-75]。与自然周期相比,ART 周期中内源性孕酮产生的模式和持续时间都不相同。首先,模式不同;在 hCG 扳机后,黄体早期多个黄体生成的孕酮增加,于卵母细胞采集(oocyte pick-up, OPU)后三天达到峰值水平并超过 50 ng/mL(图 41-3)[76]。这与自然周期明显不同,自然周期中血清孕酮水平在黄体中期达到峰值(约 10 ng/mL),与种植窗相一致。在黄体早期暴露于超生理水平的孕酮可能导致子宫

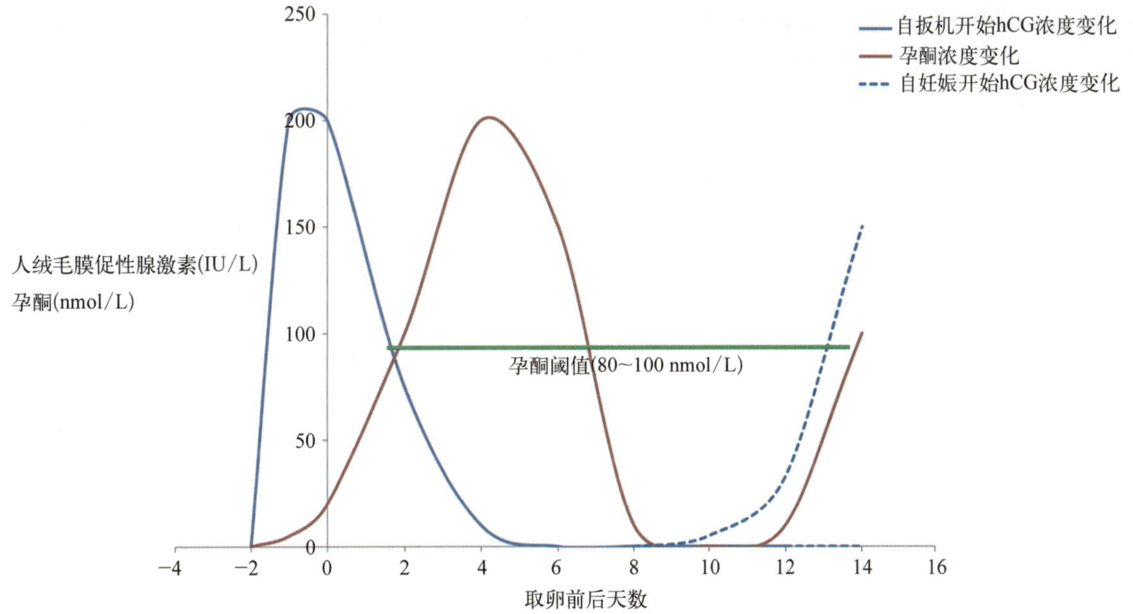

图 41-3 体外受精周期中从 hCG 给药到妊娠早期循环中的 hCG 和孕酮水平(孕酮 1 nmol/L 等于 0.31 ng/mL)

内膜提前发育、并降低子宫内膜容受性。其次,由于循环中超生理水平的雌二醇和孕酮水平抑制内源性 LH 分泌,导致黄体溶解发生过早,在未添加黄体期支持的情况下,ART 周期的黄体期持续时间较短(图 41-3)[77]。黄体中期循环中的 LH 水平极低,在 hCG 扳机卵母细胞最终成熟后约为 0.2 IU/L,在促性腺激素释放激素激动剂(GnRHa)扳机后约为 1.5 IU/L[78]。使用 hCG 单次大剂量注射来扳机卵母细胞最终成熟时,尽管在黄体早期会激发黄体的孕酮生成,直至 OPU 后 6~7 天 hCG 消失[76,79],但由于循环 hCG 逐渐下降,着床时内源性孕酮生成会下降[80]。因此,当计划新鲜胚胎移植时,会给予黄体期支持(luteal phase support, LPS)以补偿这一缺口[73,81]。

理论上,循环孕酮水平虽然受外源性孕酮给药途径的影响且不够理想,但仍是目前反映子宫内膜孕酮浓度的最佳标志物。然而,最近一项研究发现,在使用激素替代治疗(hormone replacement therapy, HRT)方案进行子宫内膜准备后,血清孕酮水平既与子宫内膜孕酮水平不相关,也与基于子宫内膜容受性检测(endometrial receptivity assay, ERA)判定的子宫内膜容受性不相关[82]。子宫内膜孕酮和 17α-羟孕酮水平呈正相关,并与 ERA 检测的子宫内膜容受性相关。然而,该研究存在的局限性在于,样本量有限,而且子宫内膜孕酮浓度与 ERA 检测的显著关联仅见于子宫内膜孕酮水平的极限值(定义为相对最大值,计算方式为第 3 个四分位数+1.5×四分位数间距)。相比之下,早期研究发现,子宫内膜基因表达模式取决于血清孕酮浓度[83]。另外,在临床诊疗实践中,子宫内膜孕酮测定并不可行也不实际。

尽管在接受 IVF 的女性中,黄体中期血清孕酮存在日间变化,但据报道,在低孕酮患者中,单次孕酮测定能够相当准确地反映黄体功能,因此能够筛查到循环孕酮水平低及由此导致的子宫内膜孕酮暴露欠佳的患者[84]。

在 IVF 的黄体期和新鲜胚胎移植周期,来自多个黄体的孕酮生成和外源性孕酮的补充是循环孕酮水平的两个来源。在黄体中期,外源性给药的孕酮大约占循环孕酮水平的 10%~20%,其余的 80%~90%来自卵巢[85]。尽管使用了某些药物来进行扳机及 LPS,但两个来源都存在显著的个体间差异[84,86-89]。

在最近的一项研究中,Vuong 等人报道在相同剂量的 hCG 扳机后,黄体早期循环孕酮水平存在显著的个体差异。由于该研究采用了全胚冷冻策略,因此黄体早期的个体差异完全是由于黄体生成内源性孕酮的差异所致[88]。理论上,这种内源性生成的差异可能源于黄体的反应性差异(黄体的“质量”)[84]和/或黄体早期 hCG 扳机后的血清浓度差异[90]。这两种作用机制可能都有影响。并非所有的黄体都有相同的“质量”;不仅自然周期中的黄体是这样[72],卵巢刺激后的多个黄体亦是如此[84]。

Hull 等人[72]研究分析了 113 名不孕妇女的 212 个周期,21 名未采取任何措施、自然妊娠的女性黄体中期平均血清孕酮为 12.8 ng/mL(95%CI:8.8~16.7 ng/mL)。妊娠周期中最低的血清孕酮值为 8.5 ng/mL。值得注意的是,卵泡发育程度(卵泡直径、雌二醇水平)或 LH 峰的高低(LH 峰曲线下面积)并不影响自然周期排卵后的孕酮分泌量[91]。因此,基于卵泡发育预测黄体孕酮水平不足是不合理的,因为即使在卵泡发育正常的周期中也可能出现异常的黄体期[92]。

正如自然周期一样,OS 后多个黄体的“质量”在孕酮生成方面可能并不相同。在一项非常重要的研究中,对接受 IVF 治疗的 10 名女性在黄体中期(OPU 后七天)孕酮分泌的日间变异进行了探讨[84]。孕酮水平最低的两名患者(分别为 11.3 ng/mL 和 17.3 ng/mL)在 OPU 当天分别有 17 个和 19 个卵泡,这表明黄体的数量多并不一定保证黄体期孕酮生成的多。因此,监测黄体期血清孕酮可能有助于发现孕酮水平低的患者。值得注意的是,在 IVF 周期的黄体中期,血清孕酮没有日间节律[84];因此,孕酮测定的准确性不会因为血液采样固定时间而提高,可以在诊所营业的任何时间进行。

激素替代(hormone replacement therapy, HRT)周期冻融胚胎移植是研究相同剂量外源性孕酮给药后循环孕酮水平个体差异的理想模型。有趣的是,在 HRT 周期中,尽管孕酮的剂量和给药途径相同,但黄体中期循环孕酮水平存在显著个体差异[86]。由于 HRT 周期中没有黄体,所以显著的个体差异可能是由所予孕酮的药代动力学改变引起的,可能的影响因素包括体质指数(body mass index, BMI)[93,94]和女性年龄[94,95],以及患者的其他内在因素[94]。总的来说,受这些因素的影响,IVF 新鲜移植周期中循环孕酮水平可能存在显著的个体差异。

值得注意的是,关于黄体早期孕酮水平对新鲜胚胎移植周期生育结局影响的数据十分有限[87,89,96-100]。其中两项研究比较了妊娠与未妊娠患者黄体中期孕酮水平[98,99],并发现两组之间的黄体期孕酮水平没有差异[98,99]。在卵裂期新鲜胚胎移植周期中,也有研究报道了黄体早期和黄体中期孕酮连续测定的结果,发现妊娠周期与未妊娠周期之间的孕酮水平特征没有差异[96,97,100]。然而,这些研究的大多数是在几十年前发表的[96-98],当时使用的 OS 方案、LPS 方案和胚胎移植策略(移植胚胎的数量和胚胎移植的天数)与目前使用的方案并不相同。仅有一项研究中纳入囊胚期胚胎移植的患者[99];然而,该研究没有进行连续的孕酮测定,且胚胎移植当日的循环孕酮水平在活产和未活产的患者之间是相似的[99]。

最近，Thomsen 等人报道黄体早期（OPU+2 天/+3 天）和黄体中期（OPU+5 天）循环孕酮水平之间呈非线性关系[87]；黄体早期和黄体中期偏低或偏高的血清孕酮水平均与新鲜胚胎移植后 IVF 的活产率降低相关。在该研究中，移植类型包括第 2、第 3、第 5 天的胚胎，并且有一项局限性是缺乏所有患者的黄体期孕酮连续测定；卵裂期胚胎移植的患者（$n=389$）有黄体早期孕酮测定结果，而囊胚期胚胎移植的患者（$n=159$）有黄体中期孕酮测定结果。值得注意的是，分别有 11% 和 51% 的患者在黄体早期和黄体中期的循环孕酮水平欠佳。与此研究相反，更近期的一项研究采用第 2/3 天胚胎移植，并仅使用地屈孕酮进行 LPS，未能明确存在黄体早期最佳孕酮水平[89]。

黄体中期孕酮的脉冲式分泌限制了黄体期孕酮监测[84]。然而，在黄体早期（OPU+2 天），无论是自然周期还是刺激周期，孕酮水平都呈非脉冲式模式[101,102]。不过已有研究表明，黄体中期（OPU+7 天）孕酮峰值水平与孕酮的中位水平显著相关。非常明显的孕酮波动主要见于黄体中期孕酮浓度超过 78.6 ng/mL 的患者，而孕酮水平<18.9 ng/mL 的患者全天呈现出临床上相对稳定的孕酮水平[84]。因此，孕酮水平较低的患者，尽管孕酮存在脉冲式波动，也会处于较低范围。显然，需要进一步开展大规模的观察性研究，对行新鲜囊胚移植的患者进行连续的血清孕酮评估，以明确黄体期的“质量”对生育结局的影响。

自然会出现的一个问题是如何管理黄体早期或黄体中期血清孕酮水平不佳的患者。一种选择是取消周期，另一种选择是额外使用相同或不同给药途径的外源性孕酮尝试进行挽救。据我们所知，只有一项研究评估了“加强 LPS”对于新鲜胚胎移植、黄体中期血清孕酮水平低的患者的有效性[103]。这项回顾性研究纳入了 1 401 名使用 GnRH 激动剂方案进行卵巢刺激后首次进行 IVF 的女性。所有患者都在 OPU 当天启动了标准的 LPS（90 mg 阴道凝胶），并且所有患者都移植了两个优质新鲜卵裂期胚胎。在胚胎移植后六天（OPU 后九天）评估血清孕酮水平；对于孕酮水平<10 ng/mL 的患者，除了标准的 LPS 外，还给予地屈孕酮口服，每日两次，每次 10 mg。值得注意的是，这样的挽救方案使活产率达到了约 68%，与那些黄体中期血清孕酮>40 ng/mL 的患者相当。显然，需要进一步的研究来探索行新鲜胚胎移植、黄体早期和黄体中期血清孕酮水平不佳患者的挽救方案，包括孕酮补充给药的时机、途径和剂量。

总而言之，上述资料清楚地表明，黄体期一直是 IVF 治疗周期中最常被忽视的部分。关于新鲜胚胎移植周期中最佳黄体期孕酮水平的研究数据非常有限，因此缺乏明确的孕酮阈值和/或孕酮水平特征用于临床决策。希望随着这些数据的总结发表，将来能够提供个体化的 LPS 方案，而不是没有监测黄体期孕酮的非个体化、标准化的 LPS——即目前新鲜胚胎移植后 IVF 流程中常见的“标准方案”和常规方法。

雄激素

雄激素由卵泡膜细胞产生，同时也是雌激素生物合成的底物。雄激素受体（androgen receptors，ARs）在卵泡膜细胞、颗粒细胞和卵细胞中均有表达[104]。雄激素可能通过自分泌和旁分泌作用调节卵泡功能[105]。雄激素还能上调其受体，并增加颗粒细胞上的 FSH 受体[106]。对灵长类动物的研究表明，睾酮用药能够使颗粒细胞中的 FSH 受体增加，刺激卵泡的早期生长，并增加了窦前卵泡和窦卵泡的数量[107]。同样，在人类的小窦卵泡（3~9 mm）颗粒细胞中，卵泡液睾酮水平与 FSH 受体表达之间存在强相关性[106]。AR 阳性卵泡的数量在逐步生长的每个阶段都在增加，这反映了雄激素在促进早期卵泡生长中的作用[108]。

绝经前女性的血清睾酮浓度随年龄增长而降低[109]，与抗米勒管激素（AMH）水平和窦卵泡计数的下降相一致。卵巢睾酮通过 IGF-I 的介导或强化，增加了窦卵泡对卵巢刺激的反应[110]。尽管 FSH 需与雄激素协同作用以支持卵泡生成，且卵巢雄激素分泌随着年龄的增长而减少，但目前尚无确凿证据支持雄激素治疗能有效改善卵巢对 FSH 的敏感性[111]。

循环胰岛素和 IGF-I 水平的增加、外源性睾酮的添加以及由于芳香化酶抑制剂或外源性 LH/hCG 导致的卵巢局部睾酮浓度的增加，都能够使卵巢对促性腺激素的反应性增加。这些理论上的可能性促使人们提出了旨在通过提高循环中或局部的雄激素水平以改善卵巢低反应患者的治疗策略。

hCG 和 rLH 长期以来一直被用作通过增加 LH 活性来增加内源性卵巢内雄激素生成的辅剂。有证据表明，在卵巢刺激中添加 LH 活性剂可能对>35 岁的低反应患者有益[22,23]。

在 OS 之前给予经皮睾酮或脱氢表雄酮（DHEA），被认为可以安全有效地提高卵巢内雄激素浓度，从而增加卵巢对刺激的敏感性[112]。最近发表 RCTs 评估了在低反应患者接受 IVF 卵巢刺激时使用经皮睾酮[113,114]或 DHEA 预处理[115]的效果，但结果并不一致。

最近的一项系统综述和网状荟萃分析表明，各种旨在替代或增加雄激素浓度的治疗中，只有 DHEA 补充可能增加卵巢储备功能减退女性的临床妊娠率[116]。

雄激素预处理或联合治疗仍然存在争议,主要原因在于缺乏对卵巢储备功能减退女性进行检验效力充分的 RCTs。尽管已经发表了几项 RCTs,但其中没有一项能够达到适当的检验效力,也均未能对治疗组和对照组的患者群体进行合理的选择[117]。因此,现在迫切需要进行高质量的 RCTs,而不是关于该主题的进一步荟萃分析[118]。

非常规的卵巢刺激

传统规范要求在早卵泡期开始卵巢刺激(OS),旨在同时刺激在黄体-卵泡过渡期募集的同步窦卵泡群。有趣的是,越来越多的证据表明,一个月经周期中有好几波窦卵泡发育,这一发现对既往卵泡期单次募集的概念提出了挑战[119]。大约三分之二的女性在排卵期间有两波卵泡发育,其余女性则有三波卵泡发育。目前发现卵泡发育分为主要批次和次要批次。主要批次是指发育出一个优势卵泡,优势卵泡要么退化要么排卵。次要批次则没有优势卵泡的生理选择现象。对这种窦卵泡发育潮涌现象的认识引发全球范围采用新的卵巢刺激策略,可以在周期的各种时点启动卵巢刺激。随机启动和黄体期卵巢刺激方案对于需要紧急卵母细胞或胚胎冻存以进行化疗前生育力保存的女性具有重要的临床应用价值[120]。

在获卵数、胚胎形成率以及冻融胚胎移植后的临床妊娠率方面,黄体期刺激方案似乎与卵泡期刺激方案同样有效[121]。黄体期卵巢刺激方案也被应用在卵巢储备功能减退的女性中,并取得了不错的结果[122]。黄体期刺激后,由于子宫内膜处于非同步期,需要冻存胚胎,在后续周期中进行冷冻胚胎移植[123,124]。对于癌症患者,在卵泡期或黄体期启动紧急卵巢刺激以进行生育力保存,产生的卵母细胞数和MⅡ卵母细胞数也是相似的[125]。

在同一月经周期内相继行卵泡期刺激和黄体期刺激,即所谓双重刺激/双刺激,能够增加获卵数,而获卵数似乎是所有年龄女性 IVF 活产率的一个稳健的替代指标[126]。引人注意的是,除了一项研究之外,大多数研究结论是黄体期刺激的获卵数显著高于卵泡期刺激[127]。

在黄体-卵泡过渡期开始时募集的一些卵泡可能到早卵泡期时已经发育至排卵前期。因此,也有可能在早卵泡期收集到成熟卵母细胞并实现活产[128]。

可以说,OS 可以通过非传统方式进行,这对当前普遍常规应用的卵泡期刺激方案提出了挑战。

总　结

与自然周期相比,无论在卵泡期或黄体期,ART 刺激周期的内分泌特征都有所不同。毫无疑问,超过 FSH 阈值是刺激多卵泡生长的必要条件。血清 FSH 值并不能用于预测多卵泡生长的程度,因此对于大多数患者来说,并不需要常规监测 FSH,但在某些情况下可以提供关键信息,需要进一步研究探讨。尽管理想的卵泡生长显然需要一定的 LH 活性,但尚未能确定 LH 阈值,并且缺少证据支持在刺激期间常规监测血清 LH 水平。血清雌二醇水平在 ART 周期中高于自然周期,并能够反映多卵泡生长的程度。尽管刺激期间不同的雌二醇水平可能与治疗结局相关,例如预测妊娠或 OHSS 的发生,但现有证据并未发现 ART 周期监测血清雌二醇水平比仅使用超声监测有明显的优势[129]。如果在促性腺激素启动前,超声检查未能明确黄体期 GnRH 激动剂长方案的垂体抑制效果,可以单独或联合测量血清中的 LH、雌二醇和孕酮水平,从而进一步明确。虽然 GnRH 拮抗剂方案启动时孕酮升高的发生率较低,此时没有必要常规测定孕酮水平,但卵泡晚期孕酮水平升高对治疗结局有影响,能够为临床决策提供信息。有专家建议监测黄体期血清孕酮水平,以便在孕酮水平低的时候调整黄体期支持方案。然而,在将黄体期孕酮监测纳入常规实践之前,需要更多的研究证据。

(王超译,杨硕、杨蕊校)

参考文献

[1] Pache TD, Wladimiroff JW, de Jong FH, Hop WC, Fauser BC. Growth patterns of nondominant ovarian follicles during the normal menstrual cycle. Fertil Steril. 1990; 54:638-42.

[2] Polyzos NP, Drakopoulos P, Parra J, et al. Cumulative live birth rates according to the number of oocytes retrieved after the first ovarian stimulation for in vitro fertilization/intracytoplasmic sperm injection: A multicenter multinational analysis including ~15,000 women. Fertil Steril 2018; 110(4):661-70.

[3] Dahan MH, Tannus S, Seyhan A, Tan SL, Ata B. Combined modalities for the prevention of ovarian hyperstimulation syndrome following an excessive response to stimulation. Gynecol Endocrinol. 2018; 34(3):252-5.

[4] van Weissenbruch MM, Schoemaker HC, Drexhage HA, Schoemaker J, Pharmaco-dynamics of human meno-pausal gonadotrophin (HMG) and follicle-stimulating hormone (FSH). The importance of the FSH concentration in initiating follicular growth in polycystic ovary-like disease. Hum Reprod. 1993; 8:813-2.

[5] Lensen SF, Wilkinson J, Leijdekkers JA, et al. Individualised gonadotropin dose selection using markers of ovarian reserve for women undergoing in vitro fertilisation plus intracy-

toplasmic sperm injection (IVF/ICSI). Cochrane Database Syst Rev. 2018; 2(2):CD012693.

[6] Fatemi H, Bilger W, Denis D, et al. Dose adjustment of follicle-stimulating hormone (FSH) during ovarian stimulation as part of medically-assisted reproduction in clinical studies: A systematic review covering 10 years (2007-2017). Reprod Biol Endocrinol. 2021; 19(1):68.

[7] Ebid AHIM, Abdel Motaleb SM, Mostafa MI, Soliman MMA. Population PK-PD-PD modeling of recombinant follicle stimulating hormone in in vitro Fertilization/Intracytoplasmic sperm injection: Implications on dosing and timing of gonadotrophin therapy. J Clin Pharmacol. 2021; 61(5):700-13.

[8] Ata B, Capuzzo M, Turkgeldi E, Yildiz S, La Marca A. Progestins for pituitary suppression during ovarian stimulation for ART: A comprehensive and systematic review including meta-analyses. Hum Reprod Update. 2021; 27(1):48-66.

[9] La Marca A, Capuzzo M. Use of progestins to inhibit spontaneous ovulation during ovarian stimulation: The beginning of a new era? Reprod Biomed Online. 2019; 39(2):321-31.

[10] Loumaye E, Engrand P, Shoham Z, Hillier SG, Baird DT. Clinical evidence for an LH "ceiling" effect induced by administration of recombinant human LH during the late follicular phase of stimulated cycles in world health organization type I and type II anovulation. Hum Reprod. 2003; 18:314-22.

[11] Balasch J, Fabregues F. Is luteinizing hormone needed for optimal ovulation induction? Curr Opin Obstet Gynecol. 2002; 14:265-74.

[12] Shoham Z. The clinical therapeutic window for luteinizing hormone in controlled ovarian stimulation. Fertil Steril. 2002; 77:1170-7.

[13] Hillier SG. Current concepts of the roles of follicle stimulating hormone and luteinizing hormone in folliculogenesis. Hum Reprod. 1994; 9:188-91.

[14] Filicori M, Cognigni GE, Pocognoli P, Ciampaglia W, Bernardi S. Current concepts and novel applications of LH activity in ovarian stimulation. Trends Endocrinol Metab. 2003; 14:267-73.

[15] Filicori M, Cognigni GE, Tabarelli C, et al. Stimulation and growth of antral ovarian follicles by selective LH activity administration in women. J Clin Endocrinol Metab. 2002; 87:1156-61.

[16] Griesinger G, Shapiro DB. Luteinizing hormone add- back: Is it needed in controlled ovarian stimulation, and if so, when? J Reprod Med. 2011; 56:279-300.

[17] Griesinger G, Shapiro DB, Kolibianakis EM, Witjes H, Mannaerts BM. No association between endogenous LH and pregnancy in a GnRH antagonist protocol: Part II, recombinant FSH. Reprod Biomed Online. 2011; 23:457-65.

[18] van Wely M, Kwan I, Burt AL, et al. Recombinant versus urinary gonadotrophin for ovarian stimulation in assisted reproductive technology cycles. A Cochrane Review. Hum Reprod Update. 2012; 18:111.

[19] van Wely M, Kwan I, Burt AL, et al. Recombinant versus urinary gonadotrophin for ovarian stimulation in assisted reproductive technology cycles. Cochrane Database Syst Rev. 2011; 2:CD005354.

[20] Al-Inany HG, van Gelder P. Effect of urinary versus recombinant FSH on clinical outcomes after frozen-thawed embryo transfers: A systematic review. Reprod Biomed Online. 2010; 21:151-8.

[21] Requena A, Cruz M, Ruiz FJ, Garcia-Velasco JA. Endocrine profile following stimulation with recombinant follicle stimulating hormone and luteinizing hormone versus highly purified human menopausal gonadotropin. Reprod Biol Endocrinol. 2014; 12:10.

[22] Conforti A, Esteves SC, Humaidan P, et al. Recombinant human luteinizing hormone co-treatment in ovarian stimulation for assisted reproductive technology in women of advanced reproductive age: A systematic review and meta-analysis of randomized controlled trials. Reprod Biol Endocrinol. 2021; 19(1):91.

[23] Alviggi C, Conforti A, Esteves SC, et al. International Collaborative Group for the Study of r-hLH (iCOS-LH). Recombinant luteinizing hormone supplementation in assisted reproductive technology: A systematic review. Fertil Steril. 2018; 109(4):644-64.

[24] Hamdine O, Macklon NS, Eijkemans MJ, et al. Elevated early follicular progesterone levels and *in vitro* fertilization outcomes: A prospective intervention study and meta-analysis. Fertil Steril. 2014; 102:448-54.

[25] Kolibianakis EM, Zikopoulos K, Smitz J, et al. Elevated progesterone at initiation of stimulation is associated with a lower ongoing pregnancy rate after IVF using GnRH antagonists. Hum Reprod. 2004; 19:1525-9.

[26] Blockeel C, Baumgarten M, De Vos M, Verheyen G, Devroey P. Administration of GnRH antagonists in case of elevated progesterone at initiation of the cycle: A prospective cohort study. Curr Pharm Biotechnol. 2011; 12:423-8.

[27] Venetis CA, Kolibianakis EM, Bosdou JK, Tarlatzis BC. Progesterone elevation and probability of pregnancy after IVF: A systematic review and meta-analysis of over 60 000 cycles. Hum Reprod Update. 2013; 19:433-57.

[28] De Geyter C, De Geyter M, Huber PR, Nieschlag E, Holzgreve W. Progesterone serum levels during the follicular phase of the menstrual cycle originate from the crosstalk between the ovaries and the adrenal cortex. Hum Reprod. 2002; 17:933-9.

[29] Keck C, Neulen J, Breig-Lauel S, Breckwoldt M. Elevated serum progesterone concentrations during the early follicular phase of the menstrual cycle: Clinical significance and therapeutic implications. Gynecol Endocrinol. 1999; 13:161-5.

[30] Bosch E, Labarta E, Crespo J, et al. Circulating progesterone levels and ongoing pregnancy rates in controlled ovarian stimulation cycles for *in vitro* fertilization: Analysis of over 4000 cycles. Hum Reprod. 2010; 25:2092-100.

[31] Oktem O, Akin N, Bildik G, et al. FSH stimulation promotes progesterone synthesis and output from human granulosa cells without luteinization. Hum Reprod. 2017; 32: 643-52.

[32] Fleming R, Jenkins J. The source and implications of progesterone rise during the follicular phase of assisted reproduction cycles. Reprod Biomed Online. 2010; 21(4):446-9.

[33] Martinez F, Rodriguez I, Devesa M, Buxaderas R, Gómez MJ, Coroleu B. Should progesterone on the human chorionic gonadotropin day still be measured? Fertil Steril. 2016; 105 (1):86-92.

[34] Xu B, Li Z, Zhang H, et al. Serum progesterone level effects on the outcome of in vitro fertilization in patients with different ovarian response: An Analysis of more than 10,000 cycles. Fertil Steril. 2012; 97(6):1321-7. e1-4.

[35] Healy MW, Yamasaki M, Patounakis G, et al. The slow growing embryo and premature progesterone elevation: Compounding factors for embryo-endometrial asynchrony. Hum Reprod. 2017; 32:362-67.

[36] González-Foruria I, Rodríguez I, Martínez F, et al. Clinically significant intra-day variability of serum progesterone levels during the final day of oocyte maturation: A prospective study with repeated measurements. Hum Reprod. 2019; 34: 1551-8.

[37] Shanker U, Lawrenz B, Bungum L, et al. Significant serum progesterone variations on the day of final oocyte maturation in stimulated IVF cycles. Front Endocrinol. 2019; 10:806.

[38] Griesinger G, Mannaerts B, Andersen CY, Witjes H, Kolibianakis EM, Gordon K. Progesterone elevation does not compromise pregnancy rates in high responders: A pooled analysis of in vitro fertilization patients treated with recombinant follicle-stimulating hormone/gonadotropin-releasing hormone antagonist in six trials. Fertil Steril. 2013; 100:1622-8. e1-3.

[39] Martínez F, Coroleu B, Clua E, et al. Serum progesterone concentrations on the day of HCG administration cannot predict pregnancy in assisted reproduction cycles. Reprod Biomed Online. 2004; 8:183-90.

[40] Requena A, Cruz M, Bosch E, Meseguer M, García-Velasco JA. High progesterone levels in women with high ovarian response do not affect clinical outcomes: A retrospective cohort study. Reprod Biol Endocrinol. 2014; 12:69.

[41] Huang R, Fang C, Xu S, Yi Y, Liang X. Premature progesterone rise negatively correlated with live birth rate in IVF cycles with GnRH agonist: An Analysis of 2,566 cycles. Fertil Steril. 2012; 98:664-70. e662.

[42] Huang B, Ren X, Wu L, et al. Elevated progesterone levels on the day of oocyte maturation May affect top quality embryo IVF cycles. PLoS One. 2016; 11:e0145895.

[43] Santos-Ribeiro S, Polyzos NP, Haentjens P, et al. Live birth rates after IVF are reduced by both low and high progesterone levels on the day of human chorionic gonadotrophin administration. Hum Reprod. 2014; 29:1698-705.

[44] Venetis CA, Kolibianakis EM, Bosdou JK, et al. Estimating the net effect of progesterone elevation on the day of hCG on live birth rates after IVF: A cohort analysis of 3296 IVF cycles. Hum Reprod. 2015; 30:684-691.

[45] Bozdag G, Turkyilmaz E, Yildiz S, Mumusoglu S, Yarali H. Progesterone elevation and preventive strategies to avoid implantation failure. Semin Reprod Med. 2019; 37:265-72.

[46] Horcajadas JA, Riesewijk A, Polman J, et al. Effect of controlled ovarian hyperstimulation in IVF on endometrial gene expression profiles. Mol Hum Reprod. 2005; 11:195-205.

[47] Labarta E, Martínez-Conejero JA, Alamá P, et al. Endometrial receptivity is affected in women with high circulating progesterone levels at the end of the follicular phase: A functional genomics analysis. Hum Reprod. 2011; 26:1813-25.

[48] Van Vaerenbergh I, Fatemi HM, Blockeel C, et al. Progesterone rise on HCG day in GnRH antagonist/rFSH stimulated cycles affects endometrial gene expression. Reprod Biomed Online. 2011; 22:263-71.

[49] Xiong Y, Wang J, Liu L, et al. Effects of high progesterone level on the day of human chorionic gonadotrophin administration in in vitro fertilization cycles on epigenetic modification of endometrium in the peri-implantation period. Fertil Steril. 2017; 108:269-76. e261.

[50] Baldini D, Savoia MV, Sciancalepore AG, et al. High progesterone levels on the day of HCG administration do not affect the embryo quality and the reproductive outcomes of frozen embryo transfers. Clin Ter. 2018; 169:e91-5.

[51] Healy MW, Patounakis G, Connell MT, et al. Does a frozen

embryo transfer ameliorate the effect of elevated progesterone seen in fresh transfer cycles? Fertil Steril. 2016; 105: 93-99. e91.

[52] Yang S, Pang T, Li R, et al. The individualized choice of embryo transfer timing for patients with elevated serum progesterone level on the HCG day in IVF/ICSI cycles: A prospective randomized clinical study. Gynecol Endocrinol. 2015; 31:355-8.

[53] Vanni VS, Somigliana E, Reschini M, et al. Top quality blastocyst formation rates in relation to progesterone levels on the day of oocyte maturation in GnRH antagonist IVF/ICSI cycles. PLoS One. 2017; 12:e0176482.

[54] Bu Z, Zhao F, Wang K, et al. Serum progesterone elevation adversely affects cumulative live birth rate in different ovarian responders during in vitro fertilization and embryo transfer: A large retrospective study. PLoS One. 2014; 9:e100011.

[55] Racca A, Santos-Ribeiro S, De Munck N, et al. Impact of late-follicular phase elevated serum progesterone on cumulative live birth rates: Is there a deleterious effect on embryo quality? Hum Reprod. 2018; 33:860-68.

[56] Hernandez-Nieto C, Lee JA, Alkon-Meadows T, et al. Late follicular phase progesterone elevation during ovarian stimulation is not associated with decreased implantation of chromosomally screened embryos in thaw cycles. Hum Reprod. 2020; 35:1889-99.

[57] Neves AR, Santos-Ribeiro S, García-Martínez S, et al. The effect of late-follicular phase progesterone elevation on embryo ploidy and cumulative live birth rates. Reprod Biomed Online. 2021; 43:1063-9.

[58] Racca A, Vanni VS, Somigliana E, et al. Is a freeze-all policy the optimal solution to circumvent the effect of late follicular elevated progesterone? A multicentric matched-control retrospective study analysing cumulative live birth rate in 942 non-elective freeze-all cycles. Hum Reprod. 2021; 36: 2463-72.

[59] Vanni VS, Alleva E, Papaleo E, Candiani M, Somigliana E, Viganò P. Assessing The clinical significance of elevated progesterone during controlled ovarian stimulation: The unanswered question about embryo quality. Hum Reprod. 2018; 33:1191-2.

[60] Racca A, De Munck N, Santos-Ribeiro S, et al. Do we need to measure progesterone in oocyte donation cycles? A retrospective analysis evaluating cumulative live birth rates and embryo quality. Hum Reprod. 2020; 35:167-74.

[61] Schneyer AL, Fujiwara T, Fox J, et al. Dynamic changes in the intrafollicular inhibin/activin/follistatin axis during human follicular development: Relationship to circulating hormone concentrations. J Clin Endocrinol Metab. 2000; 85: 3319-30.

[62] Zalanyi S. Progesterone and ovulation. Eur J Obstet Gynecol Reprod Biol. 2001; 98(2):152-9.

[63] Bucholz R, Nocke I, Nocke W. The influence of gestagens on the urinary excretion of pituitary gonadotropins, estrogens, and pregnanediol in women in the postmenopause and during the menstrual cycle. Int J Fertil. 1964; 9:231-51.

[64] Dozortsev DI, Pellicer A, Diamond MP. Progesterone is a physiological trigger of ovulatory gonadotropins. Fertil Steril. 2020; 113(5):923-4.

[65] Troppmann B, Kleinau G, Krause G, Gromoll J. Structural and functional plasticity of the luteinizing hormone/choriogonadotrophin receptor. Hum Reprod Update. 2013; 19(5): 583-602.

[66] Youssef MA, Abou-Setta AM, Lam WS. Recombinantversusurinary human chorionic gonadotrophin for final oocyte maturation triggering in IVF and ICSI cycles. Cochrane Database Syst Rev. 2016; 4: CD003719.

[67] Orvieto R, Venetis CA, Fatemi HM, et al. Optimising follicular development, pituitary suppression, triggering and luteal phase support during assisted reproductive technology: A delphi consensus. Front Endocrinol. 2021; 12:675670.

[68] Youssef MA, Van der Veen F, Al-Inany HG, et al. Gonadotropin-releasing hormone agonist versus hCG for oocyte triggering in antagonist-assisted reproductive technology. Cochrane Database Syst Rev. 2014; 10:CD008046.

[69] Haas J, Bassil R, Samara N, et al. GnRH agonist and hCG (dual trigger) versus hCG trigger for final follicular maturation: A double-blinded, randomized controlled study. Hum Reprod. 2020; 35(7):1648-54.

[70] Ding N, Liu X, Jian Q, et al. Dual trigger of final oocyte maturation with a combination of GnRH agonist and hCG versus a hCG alone trigger in GnRH antagonist cycle for in vitro fertilization: A systematic review and meta-analysis. Eur J Obstet Gynecol Reprod Biol. 2017; 218:92-8.

[71] Abbara A, Clarke S, Islam R, et al. A second dose of kisspeptin-54 improves oocyte maturation in women at high risk of ovarian hyperstimulation syndrome: A phase 2 randomized controlled trial. Hum Reprod. 2017; 32(9): 1915-24.

[72] Hull MG, Savage PE, Bromham DR, Ismail AA, Morris AF. The value of a single serum progesterone measurement in the midluteal phase as a criterion of a potentially fertile cycle ("ovulation") derived form treated and untreated conception cycles. Fertil Steril. 1982; 37:355-60.

[73] Edwards RG, Steptoe PC, Purdy JM. Establishing full-term

human pregnancies using cleaving embryos grown in vitro. Br J Obstet Gynaecol. 1980; 87:737-56.

[74] Jones HW Jr. What has happened? Where are we? Hum Reprod. 1996; 11(Suppl 1):7-24; discussion 29-31.

[75] Fatemi HM, Popovic-Todorovic B, Papanikolaou E, Donoso P, Devroey P. An update of luteal phase support in stimulated IVF cycles. Hum Reprod Update. 2007; 13:581-90.

[76] Fauser BC, de Jong D, Olivennes F, et al. Endocrine profiles after triggering of final oocyte maturation with GnRH agonist after cotreatment with the GnRH antagonist ganirelix during ovarian hyperstimulation for in vitro fertilization. J Clin Endocrinol Metab. 2002; 87:709-15.

[77] Beckers NG, Macklon NS, Eijkemans MJ, et al. Nonsupplemented luteal phase characteristics after the administration of recombinant human chorionic gonadotropin, recombinant luteinizing hormone, or gonadotropin-releasing hormone (GnRH) agonist to induce final oocyte maturation in in vitro fertilization patients after ovarian stimulation with recombinant follicle-stimulating hormone and GnRH antagonist cotreatment. J Clin Endocrinol Metab. 2003; 88:4186-92.

[78] Humaidan P, Bredkjaer HE, Bungum L, et al. GnRH agonist (buserelin) or hCG for ovulation induction in GnRH antagonist IVF/ICSI cycles: A prospective randomized study. Hum Reprod. 2005; 20:1213-20.

[79] Weissman A, Lurie S, Zalel Y, Goldchmit R, Shoham Z. Human chorionic gonadotropin: Pharmacokinetics of subcutaneous administration. Gynecol Endocrinol. 1996; 10: 273-6.

[80] Yding Andersen C, Vilbour Andersen K. Improving the luteal phase after ovarian stimulation: Reviewing new options. Reprod Biomed Online. 2014; 28(5):552-9.

[81] van der Linden M, Buckingham K, Farquhar C, Kremer JA, Metwally M Luteal phase support for assisted reproduction cycles. Cochrane Database Syst Rev. 2015; 2015(7): CD009154.

[82] Labarta E, Sebastian-Leon P, Devesa-Peiro A, et al. Analysis of serum and endometrial progesterone in determining endometrial receptivity. Hum Reprod. 2021; 36:2861-70.

[83] Young SL, Savaris RF, Lessey BA, et al. Effect of randomized serum progesterone concentration on secretory endometrial histologic development and gene expression. Hum Reprod. 2017; 32: 1903-14.

[84] Thomsen LH, Kesmodel US, Andersen CY, Humaidan P. Daytime variation in serum progesterone during the mid-luteal phase in women undergoing in vitro fertilization treatment. Front Endocrinol. 2018; 9:92.

[85] Kol S, Homburg R. Change, change, change: Hormonal actions depend on changes in blood levels. Hum Reprod. 2008; 23:1004-6.

[86] Mumusoglu S, Polat M, Ozbek IY, et al. Preparation of the endometrium for frozen embryo transfer: A systematic review. Front Endocrinol. 2021; 12:688237.

[87] Thomsen LH, Kesmodel US, Erb K, et al. The impact of luteal serum progesterone levels on live birth rates-a prospective study of 602 IVF/ICSI cycles. Hum Reprod. 2018; 33: 1506-16.

[88] Vuong LN, Ho TM, Pham TD, Ho VNA, Andersen CY, Humaidan P. The early luteal hormonal profile in IVF patients triggered with hCG. Hum Reprod. 2020; 35:157-66.

[89] Netter A, Mancini J, Buffat C, Agostini A, Perrin J, Courbiere B. Do early luteal serum progesterone levels predict the reproductive outcomes in IVF with oral dydrogesterone for luteal phase support? PLoS One. 2019; 14:e0220450.

[90] Vuong LN, Pham TD, Ho VNA, Ho TM, Humaidan P, Andersen CY. Determinants of the hCG concentration in the early luteal phase after final maturation of follicles with bolus trigger of recombinant hCG. Front Endocrinol. 2020; 11: 137.

[91] Soules MR, Clifton DK, Steiner RA, Cohen NL, Bremner WJ. The corpus luteum: Determinants of progesterone secretion in the normal menstrual cycle. Obstet Gynecol. 1988; 71:659-66.

[92] Grunfeld L, Sandler B, Fox J, Boyd C, Kaplan P, Navot D. Luteal phase deficiency after completely normal follicular and periovulatory phases. Fertil Steril. 1989; 52:919-23.

[93] Brady PC, Kaser DJ, Ginsburg ES, et al. Serum progesterone concentration on day of embryo transfer in donor oocyte cycles. J Assist Reprod Genet. 2014; 31:569-75.

[94] González-Foruria I, Gaggiotti-Marre S, Álvarez M, et al. Factors associated with serum progesterone concentrations the day before cryopreserved embryo transfer in artificial cycles. Reprod Biomed Online. 2020; 40(6):797-804.

[95] Levy T, Yairi Y, Bar-Hava I, Shalev J, Orvieto R, Ben-Rafael Z. Pharmacokinetics of the progesterone-containing vaginal tablet and its use in assisted reproduction. Steroids. 2000; 65:645-49.

[96] Howles CM, Macnamee MC, Edwards RG. Follicular development and early luteal function of conception and non-conceptional cycles after human in-vitro fertilization: Endocrine correlates. Hum Reprod. 1987; 2:17-21.

[97] Hassiakos D, Toner JP, Muasher SJ, Jones HW Jr. Implantation and pregnancy rates in relation to oestradiol and progesterone profiles in cycles with and without the use of gonadotrophin-releasing hormone agonist suppression. Hum Reprod.

1990; 5:1004-8.

[98] Balasch J, Creus M, Fabregues F, et al. Hormonal profiles in successful and unsuccessful implantation in IVF-ET after combined GnRH agonist/gonadotropin treatment for superovulation and hCG luteal support. Gynecol Endocrinol. 1995; 9:51-8.

[99] Petersen JF, Andersen AN, Klein BM, Helmgaard L, Arce JC. Luteal phase progesterone and oestradiol after ovarian stimulation: Relation to response and prediction of pregnancy. Reprod Biomed Online. 2018; 36:427-34.

[100] Sonntag B, Loebbecke KC, Nofer JR, Kiesel L, Greb RR. Serum estradiol and progesterone in the mid-luteal phase predict clinical pregnancy outcome in IVF/ICSI cycles. Gynecol Endocrinol. 2013; 29:700-3.

[101] Filicori M, Butler JP, Crowley WF Jr. Neuroendocrine regulation of the corpus luteum in the human. Evidence for pulsatile progesterone secretion. J Clin Invest. 1984; 73:1638-47.

[102] Tannus S, Burke Y, McCartney CR, Kol S. GnRH-agonist triggering for final oocyte maturation in GnRH-antagonist IVF cycles induces decreased LH pulse rate and amplitude in early luteal phase: A possible luteolysis mechanism. Gynecol Endocrinol. 2017; 33:741-5.

[103] Tu J, Lin G, Gong F Additional luteal support might improve IVF outcomes in patients with low progesterone level in middle luteal phase following a GnRH agonist protocol. Gynecol Endocrinol. 2020; 37(2):1-5.

[104] Astapova O, Minor BMN, Hammes SR. Physiological and pathological androgen actions in the ovary. Endocrinology. 2019; 160:1166-74.

[105] Suzuki T, Sasano H, Kimura N, et al. Immunohistochemical distribution of progesterone, androgen and oestrogen receptors in the human ovary during the menstrual cycle: Relationship to expression of steroidogenic enzymes. Hum Reprod. 1994; 9(9):1589-95.

[106] Nielsen ME, Rasmussen IA, Kristensen SG, et al. In human granulosa cells from small antral follicles, androgen receptor mRNA and androgen levels in follicular fluid correlate with FSH receptor mRNA. Mol Hum Reprod. 2011; 17(1):63-70.

[107] Weil S, Vendola K, Zhou J, Bondy CA. Androgen and follicle-stimulating hormone interactions in primate ovarian follicle development. J Clin Endocrinol Metab. 1999; 84(8): 2951-56.

[108] Rice S, Ojha K, Whitehead S, Mason H. Stage-specific expression of androgen receptor, follicle-stimulating hormone receptor, and anti-mullerian hormone type II receptor in single, isolated, human preantral follicles: Relevance to polycystic ovaries. J Clin Endocrinol Metab. 2007; 92(3): 1034-40.

[109] Barbieri RL, Sluss PM, Powers RD, et al. Association of body mass index, age, and cigarette smoking with serum testosterone levels in cycling women undergoing in vitro fertilization. Fertil Steril. 2005; 83(2):302-8.

[110] Meldrum DR, Chang RJ, Giudice LC, et al. Role of decreased androgens in the ovarian response to stimulation in older women. Fertil Steril. 2013; 99(1):5-11.

[111] Richardson A, Jayaprakasan K. The Use of Androgen Priming in Women with Reduced Ovarian Reserve Undergoing Assisted Reproductive Technology. Semin Reprod Med. 2021; 39(5-06):207-219.

[112] Bosdou JK, Venetis CA, Kolibianakis EM, et al. The use of androgens or androgen-modulating agents in poor responders undergoing in vitro fertilization: A systematic review and meta-analysis. Hum Reprod Update. 2012; 18(2):127-45.

[113] Massin N, Cedrin-Durnerin I, Coussieu C, Galey-Fontaine J, Wolf JP, Hugues JN. Effects of transdermal testosterone application on the ovarian response to FSH in poor responders undergoing assisted reproduction technique - a prospective, randomized, double-blind study. Hum Reprod. 2006; 21(5):1204-11.

[114] Kim CH, Howles CM, Lee HA. The effect of transdermal testosterone gel pretreatment on controlled ovarian stimulation and IVF outcome in low responders. Fertil Steril. 2011; 95(2):679-83.

[115] Wiser A, Gonen O, Ghetler Y, Shavit T, Berkovitz A, Shulman A. Addition of dehydroepiandrosterone (DHEA) for poor-responder patients before and during IVF treatment improves the pregnancy rate: A randomized prospective study. Hum Reprod. 2010; 25(10):2496-500.

[116] Zhang Y, Zhang C, Shu J, et al. Adjuvant treatment strategies in ovarian stimulation for poor responders undergoing IVF: A systematic review and network meta-analysis. Hum Reprod Update. 2020; 26(2):247-63.

[117] Gleicher N, Kushnir VA, Albertini DF, Barad DH. Improvements in IVF in women of advanced age. J Endocrinol. 2016; 230(1):F1-6.

[118] Neves AR, Montoya-Botero P, Polyzos NP. The role of androgen supplementation in women with diminished ovarian reserve: Time to randomize, not meta-analyze. Front Endocrinol. 2021; 12:653857.

[119] Baerwald AR, Adams GP, Pierson RA. Ovarian antral folliculo-genesis during the human menstrual cycle: A review.

Hum Reprod Update. 2012; 18(1):73-91.

[120] Baerwald A, Pierson R. Ovarian follicular waves during the menstrual cycle: Physiologic insights into novel approaches for ovarian stimulation. Fertil Steril. 2020; 114 (3): 443-57.

[121] Lu BJ, Lin CJ, Lin BZ, et al. ART outcomes following ovarian stimulation in the luteal phase: A systematic review and meta-analysis. J Assist Reprod Genet. 2021; 38(8): 1927-38.

[122] Kuang Y, Chen Q, Hong Q, et al. Double stimulations during the follicular and luteal phases of poor responders in IVF/ICSI programmes (Shanghai protocol). Reprod Biomed Online. 2014; 29(6):684-91.

[123] Kalra K, Ratcliffe S, Gracia S, Martino CR, Coutifaris L, Barnhart C. Randomized controlled pilot trial of luteal phase recombinant FSH stimulation in poor responders. Reprod Biomed Online. 2008; 17:745-50.

[124] Rombauts L, Suikkari AM, MacLachlan V, Trounson AO, Healy DL. Recruitment of follicles by recombinant human follicle-stimulating hormone commencing in the luteal phase of the ovarian cycle. Fertil Steril. 1998; 69:665-9.

[125] Nazarenko TA, Martirosyan YO, Birukova AM, et al. Outcomes of ovarian stimulation in the follicular and luteal phases of the menstrual cycle in cancer patients. Gynecol Endocrinol. 2021; 37(sup1):13-16.

[126] Sunkara SK, Rittenberg V, Raine-Fenning N, et al. Association between the number of eggs and live birth in IVF treatment: An Analysis of 400 135 treatment cycles. Hum Reprod. 2011; 26(7):1768-74.

[127] Polat M, Mumusoglu S, Yarali Ozbek I, et al. Double or dual stimulation in poor ovarian responders: Where do we stand? Ther Adv Reprod Health. 2021; 15:26334941211024172.

[128] Hatirnaz S, Hatirnaz E, Ata B. Live birth following early follicular phase oocyte collection and vitrified-warmed embryo transfer 8 days later. Reprod Biomed Online. 2015; 31(6):819-22.

[129] Kwan I, Bhattacharya S, Kang A, Woolner A. Monitoring of stimulated cycles in assisted reproduction (IVF and ICSI). Cochrane Database Syst Rev. 2014; 8:CD005289.

IVF 治疗中促性腺激素释放激素激动剂的使用和有效性

Pasquale Patrizio, Sanaz Ghazal, Judith AF Huirne 和 Roel Schats

引 言

促性腺激素释放激素(gonadotropin releasing hormone, GnRH)是下丘脑调节生殖功能的主要激素。1971年,新奥尔良 Andrew Schally 实验室的科学家们从猪下丘脑中提取出少量 GnRH,揭示了这种化合物的化学结构[1,2]。随后,Roger Guillemin 鉴定并独立合成了这种激素,他和 Schally 也因此获得了诺贝尔奖。GnRH,作为一种十肽,其合成目的在于构建一种更为庞大的前体肽——GnRH 相关肽。其由 56 个氨基酸序列组成。这种合成激素可用于动态内分泌检测和受体研究,为人们深入了解 GnRH 在下丘脑-垂体-性腺轴中的复杂生理作用提供了新的视角[3]。

GnRH 由位于下丘脑内侧基底(主要在弓状核内)和下丘脑腹侧视前区的一组连接松散的神经元产生和释放。GnRH 在细胞内合成,沿轴突运送到突触,然后以脉冲方式释放到垂体门脉系统复杂的毛细血管网中[4]。GnRH 选择性地与垂体前叶促性腺激素细胞的高度特异性受体结合,并通过耦合 G 蛋白激活细胞内的信号通路,生成多种第二信使,包括二酰甘油和肌醇-4,5-三磷酸。二酰甘油激活蛋白激酶 C,肌醇-4,5-三磷酸产生环磷酸腺苷并从细胞内释放钙离子[5-7]。这两条通路共同介导黄体生成素(luteinizing hormone, LH)和卵泡刺激素(follicular stimulating hormone, FSH)的合成和分泌。为确保促性腺激素的正常分泌,下丘脑需要脉冲式向垂体释放 GnRH[8-10]。在人体中,脉冲式释放频率的范围最短从卵泡晚期约 71 min 到黄体晚期 216 min 不等[11-13]。高频率(>3 次/h)和持续的 GnRH 刺激将使垂体受体脱敏,导致垂体不能正常产生和释放 LH 及 FSH[14-16]。这一机制的原理尚不完全清楚,但我们认为,这可能与受体后信号传导相关,过程中真正的受体缺失(下调)只在初期起作用[17]。GnRH 神经元的脉冲式释放可能依赖于 GnRH 自身的超短反馈回路:这一自分泌过程可作为控制神经分泌频率的定时机制。有人提出了几种基于钙和环磷酸腺苷信号的机制来解释脉冲式分泌。另一方面,LH、人绒毛膜促性腺激素(human chorionic gonadotropin, hCG)、蕈毒碱、雌二醇(estradiol, E2)和 GnRH 水平对 Gi 蛋白活性的显著抑制作用也表明了细胞内信号在脉冲式分泌中的作用[7,18,19]。

天然 I 型 GnRH 作为典型的生殖神经内分泌因子,其化学结构的揭示为药物合成提供了关键依据。大多数都能刺激垂体大量释放 FSH 和 LH,因此被称为 GnRH 激动剂。然而,持续给予 GnRH 激动剂时,LH 的合成和随后的释放都会受阻,FSH 的释放也会受阻,但程度较轻(图 42-1)。另一类药物,通过与受体竞争性结合,能迅速降低垂体的促性腺激素分泌,被称为 GnRH 拮抗剂。与激动剂不同,由于 GnRH 拮抗剂的溶解性问题和组胺释放导致的过敏反应,在很长一段时间内阻碍了其在临床中的应用[20,21]。这些问题在第三代 GnRH 拮抗剂中已得到解决。其中有两种药物(Ganirelix 和 Cetrorelix)在控制性卵巢刺激(controlled ovarian stimulation, COS)方案中经常使用,其他药物如 Elagolix(一种口服 GnRH 拮抗剂,被批准用于治疗子宫内膜异位症引起的中度至重度痛经),其在 IVF 领域的应用也正在积极探索中[22,23]。GnRH 激动剂已广泛应用于临床[24]。使用 GnRH 激动剂的主要目的是实现对垂体-卵巢(或睾丸)轴的短期或长期抑制。

结构改造

对天然 GnRH 结构、功能和代谢途径的深入解析,推动了实验室和制药企业通力合作,研发出了一系列高效且长效的激动剂和拮抗剂[25]。在过去的 30 年中,已经合成了数千种 GnRH 类似物。但只有七种 GnRH 激动剂获得批准并应用于临床。提高 GnRH 功能的第一个重要步骤是取代 C 端 10 号甘氨酸。虽然 10 号甘氨酸的改变丧失了 90%的生物活性,但如果在第 9 位的脯氨酸上连接 NH2-乙酰胺,就能很大程度上恢复生物活性,从而转化为九肽[26]。第二种主要修饰是用 D-氨基酸取代第 6 位的甘氨酸,从而减缓其酶降解过程。研究发现,这两种修饰相结合具有协同增强生物活性的作用,并被证明具有更高的受体亲和力。通过在第 6 位引入更大、疏水性更强、亲油性更高的 D-氨基酸,可以进一步提高亲和力。脂

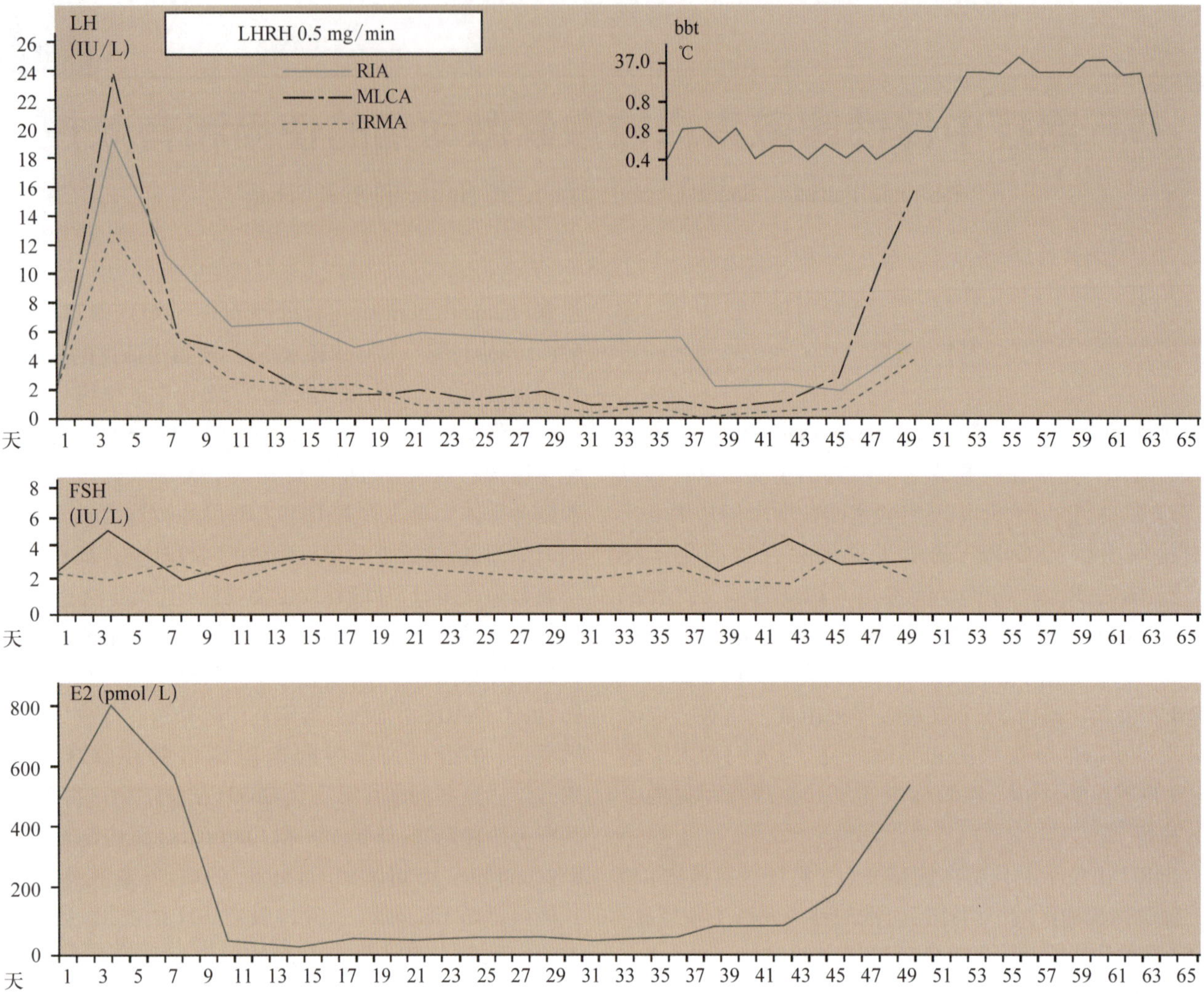

图 42-1　0.5 mg/min 持续静脉注射 LHRH 患者体内 LH、FSH 和 E2 激素的水平。LH 用三种不同的检测方法测量,FSH 用两种不同的检测方法测量。RIA:放射免疫测定法;MLCA:Magic Lite 化学发光测定法;IRMA:免疫放射测定法;bbt:基础体温;LH:促黄体生成素;FSH:卵泡刺激素;E2:雌二醇;LHRH:促黄体生成素释放激素(由 J. Schoemaker 教授提供)

溶性成分的增加还可能延长其半衰期,这可能是由于血浆蛋白结合力的增加减少了肾脏排泄,或脂肪组织储存了非离子化的脂溶性化合物[26]。有关结构的详细信息,请参见表 42-1。

临床应用

开发 GnRH 激动剂类似物的最初目标是用于治疗排卵障碍。然而,在阐明 GnRH 的结构后不久,人们就发现激动剂类似物具有“相反”的抑制实验动物生殖功能的作用[27]。强效 GnRH 激动剂最重要的临床应用是基于它们能够通过持续、非脉冲式给药使垂体迅速脱敏,导致血清促性腺激素水平下降,进而抑制卵巢激素合成和卵泡生长。其可逆性地诱导促性腺激素水平低下状态也被称为“药物性性腺切除术”或“药物性垂体切除术”,这使得 GnRH 激动剂能够迅速、广泛地应用于临床。其具有多种适应证,均为通过完全抑制促性腺激素分泌并随后将性激素抑制到绝经水平而使患者获益。这种治疗方法在治疗转移性前列腺癌、乳腺癌、中枢性性早熟、子宫内膜异位症(包括子宫腺肌病)、子宫肌瘤、多毛症和其他疾病方面的疗效和优点已得到证实[28,29]。

1984 年首次报道将 GnRH 激动剂布舍瑞林和促性腺激素联合用于体外受精(in vitro fertilization, IVF)中的卵巢刺激以来[30],大量研究证明了这一方法的有效性。随后,GnRH 激动剂被广泛应用,多年来,绝大多数辅助生殖技术(assisted reproductive technology, ART)都将这种方法作为 IVF 前 COS 的主要方案之一。使用激动剂的主要优势是有效地消除了自发 LH 峰[31]。研究提示,在不使用

表 42-1 促性腺激素释放激素激动剂的氨基酸序列和替代物

化合物						位置 6				位置 10
氨基酸序号	1	2	3	4	5	6	7	8	9	10
天然 GnRH	谷氨酸	组氨酸	色氨酸	丝氨酸	酪氨酸	甘氨酸	亮氨酸	精氨酸	脯氨酸	甘氨酸
九肽										N-Et-NH_2
亮丙瑞林(Lupron、Lucrin)、布舍瑞林(Suprefact)、戈舍瑞林(Zoladex)、组氨瑞林(Supprelin)、地洛瑞林(Ovuplant)						亮氨酸				
						丝氨酸(O'Bu)				N-Et-NH_2
						丝氨酸(O'Bu)				AzaGlyNH_2
						D-组氨酸(Bzl)				AzaGlyNH_2
						D-Tr				N-Et-NH_2
十肽						2 萘基丙氨酸				甘氨酸
那法瑞林(Synarel)、曲普瑞林(Decapeptyl)						色氨酸				甘氨酸

GnRH 激动剂的情况下,使用外源性促性腺激素刺激的周期中,早发 LH 峰和随后黄素化的发生率在 20%~50%,导致周期取消率增加[32]。此外,还可以降低受精率和妊娠率[31,33]。一项随机对照试验的荟萃分析表明,使用 GnRH 激动剂不仅降低了周期取消率,还增加了卵母细胞和胚胎的数量,从而为胚胎移植提供更多选择[34],整体提高了妊娠率[35]。

最近,有几项研究对卵巢刺激方案中使用 GnRH 激动剂或拮抗剂进行了比较。一些研究列举了 GnRH 拮抗剂的优点,包括缩短治疗时间、减少促性腺激素的剂量以及降低卵巢过度刺激综合征(ovarian hyperstimulation syndrome, OHSS)的发生[36]。有趣的是,在刚开始引入 GnRH 拮抗剂时,许多人认为 GnRH 激动剂方案的临床妊娠率更高,因此应优先推荐给预后良好、无严重 OHSS 高风险的患者[37]。然而如本章后文所述,GnRH 拮抗剂的使用在 ART 中逐渐变得更为普遍,尤其是在 OHSS 的高危人群中,如多囊卵巢综合征(polycystic ovary syndrome, PCOS)患者,使用 GnRH 激动剂激发内源性 LH 而非 hCG "扳机"诱导卵母细胞最终成熟。

在 ART 中使用 GnRH 激动剂仍存在以下四个关键问题:

1. 哪种给药途径最好?
2. ART 应使用哪种激动剂?
3. 最佳剂量是多少?
4. 最佳方案是什么?

哪种给药途径最好

GnRH 激动剂的给药途径有长效制剂的肌肉或皮下注射,鼻喷或每日皮下注射。虽然单次注射长效药物方便患者,但其作用持续时间较长,且难以预测。药效可持续至妊娠第一周[38]。Broekmans 等人的研究表明,对月经规律的妇女,单次注射曲普瑞林,即可快速诱导性腺功能减退和性腺功能低下。然而,对垂体和卵巢功能的抑制似乎可持续到注射后第八周[38],这显然超过了实际所需的治疗时长。Devreker 等人进一步揭示了长效 GnRH 激动剂的一些潜在负面作用,包括刺激时间更长,因此需要更高剂量的促性腺激素,更重要的是,种植率和活产率更低(分别为 32.8%:21.1%和 48.9%:29.1%)。他们认为长效 GnRH 激动剂可能会影响黄体期和胚胎发育,因此 ART 中应首选短效 GnRH 激动剂[39,40]。

一项荟萃分析比较了长效 GnRH 与每日给药方案,得出的结论是二者在妊娠率上没有明显差异。此外,使用长效 GnRH 激动剂会导致促性腺激素用量增加和刺激时间延长,基于成本效益考虑不建议使用[39]。此外,从理论上讲,最好避免对胚胎造成任何可能的直接影响,尽管有几位学者声称在早孕期不慎使用 GnRH 激动剂后妊娠结局正常[41-46]。Lahat 等人研究提示,在对早孕期不慎使用 GnRH 激动剂的人群长期随访时发现,儿童期注意力缺陷/多动症的发病率高[47]。

因此,尽管长效制剂有方便患者使用的优势,但不应在 IVF 中常规使用。然而,有一个例外,即严重子宫内膜异位症患者在 IVF 前使用 GnRH 长效类似物,可提高持续妊娠率[48]。

通过经鼻途径给予 GnRH 激动剂时,其吸收效果在个体间及个体内部存在显著差异,从而导致效果不易预测,但通常足以防止早发 LH 峰。如果出于研究或学习目的,最好选择每日皮下注射,因为效果更稳定。临床医生在选择经鼻给药或皮下注射途径时,需要仔细权衡患者的舒适度与治疗效果的稳定性。

ART 应使用哪种激动剂

表 42-1 列出了七种不同的 GnRH 激动剂,但只有四种常用于 IVF。经过深入检索,仅发现一篇关于在 IVF 中应用组氨瑞林的文章[49],而德舍瑞林从未在 IVF 临床中使用过。戈舍瑞林除了用于治疗子宫内膜异位症外,并没有在 ART 中常规使用,部分原因是它只有长效制剂。市场上销售的其他长效制剂还有曲普瑞林和醋酸亮丙瑞林。13 项前瞻性随机对照研究对不同种类的激动剂进行了比较[50-61]。这些研究的局限性在于,没有一种激动剂确定了最佳使用剂量,因此这些文章在回答应使用哪种激动剂这一问题上说服力有限。所有的激动剂似乎都有效,研究中的差异可以用剂量不一致来解释。这些研究表明,需要进一步探索,以确定 ART 中使用 GnRH 激动剂的最佳剂量。显然,在 ART 中预防 COS 期间早发 LH 峰所需的剂量与治疗前列腺癌所需的剂量不同,后者需要完全化学去势(下文将详细介绍)。

最佳剂量是多少

众所周知,在不孕症治疗中确定最佳剂量是个难题。由于缺乏对促性腺激素应用的剂量探索性研究,直到 20 世纪 80 年代中期,才有了一个疗效最好、副作用最小的治疗方案[62]。目前只有一项针对 GnRH 激动剂曲普瑞林(Triptorelin)的前瞻性、随机、双盲、安慰剂对照的剂量探索性研究。该研究表明,抑制 LH 峰所需的剂量仅为治疗恶性肿瘤所需剂量的 15%~50%[32]。对其他激动剂的剂量探索研究很可能也会得出类似的结果。但根据最近的文献,尚无此类研究。

最佳方案是什么

ART 中 GnRH 激动剂的应用方案多种多样。这些方案可以在前一个周期的卵泡早期或黄体中期开始实施,既可以适用于自然周期,也可以与孕激素和/或雌激素药物联合使用以诱导人工周期。然而,关于最佳的 GnRH 激动剂方案,业界仍存在诸多争议。Tan 于 1994 年发表了一篇综述,指出长方案优于短方案和超短方案[63]。此外,GnRH 激动剂长方案的一个主要优点是便于安排取卵,因为垂体脱敏后外源性促性腺激素的启动和 hCG 的给药都可以延迟,不会对 IVF 结果产生任何不利影响[64,65]。一项比较 IVF 超短、短和长方案的荟萃分析显示,长方案获卵数更多,妊娠率更高,但需要更大剂量的促性腺激素[66]。对促性腺激素发挥抑制作用和获卵数而言,与前一周期的卵泡期、黄体早期与黄体晚期相比,黄体中期是开始使用 GnRH 激动剂的最佳时机[67-69]。

然而,前瞻性随机临床研究的一个局限性是,某些患者群体,如低反应(无论基础 FSH 是否升高)或多囊卵巢综合征患者,往往被排除在外。但尤其是这些被排除的人群,可能更适合其他方案。长方案中,在黄体期或卵泡期开始使用 GnRH 激动剂的一个副作用是诱发功能性卵巢囊肿的形成。Keltz 等人发现,在形成囊肿的周期中,刺激反应不佳,妊娠率降低[70]。然而,Feldberg 等人的研究未提示这一问题[71]。使用口服避孕药进行预处理可减少卵巢囊肿的形成[72]。Damario 等人的研究表明,这一方案可改善高反应患者周期取消率和妊娠率[73]。长效 GnRH 激动剂方案联合口服避孕药,在预防功能性卵巢囊肿方面似乎更有优势,特别是对于大型的 IVF 中心,更有利于 IVF 周期的规划。使用口服避孕药的另一个优势是,可以避免在可能妊娠的黄体期使用 GnRH 激动剂。

在长方案中,使用激动剂的平均垂体脱敏时间约为三周。一些研究者试图缩短这一漫长过程,从而提出了所谓的"早期停药方案"[74-77]。有报道,137 名正常 IVF 患者在提前停药后,人绝经期促性腺激素/FSH 用量和取消率增加[77],另一项包括 230 名正常排卵 IVF 患者的研究中却发现了相反的情况[74],但两项研究的妊娠率相同[77]。早期停药后血清 LH 仍持续下降,导致注射 hCG 当天 E2 水平显著降低,可能会对 IVF 结果产生不良影响[74,77]。鉴于可能对卵巢的影响,提前停药方案可能会改善卵巢反应,因此针对低反应患者进行了研究。虽然与长方案相比,早期停药方案获得的卵母细胞数量明显增加,所需的促性腺激素用量也有所减少,但这种新方案未能改善患者妊娠率和着床率[75,76]。总之,目前研究结果并不支持"早期停药"方案,但这种方法可能会让低反应患者有一些获益。

为了避免停用 GnRH 激动剂治疗后循环血清促性腺激素受到严重抑制而产生不良影响,人们提出了相反的方案——在黄体期继续给予 GnRH 激动剂,即所谓的"延长的长方案"。在一项大型前瞻性随机研究($n=319$)中,对比了延长的长方案和标准长方案,发现延长的长方案的着床率和妊娠率更高[78]。

由于低反应患者使用长方案会使卵巢对激素刺激反应不良,有人提出了 GnRH 激动剂短方案,为这些患者提供更好的促排卵方法。在短方案中,GnRH 治疗在周期第 2 天开始,促性腺激素治疗晚 1 天开始。GnRH 激动剂的直接作用在于对卵泡募集初始刺激(即"点火"效应)。卵泡的充分成熟平均需要10~12天的时间，这就为垂体脱敏提供了足够的时间，以预防早发LH峰。GnRH激动剂对垂体激素的初始刺激作用可能会改善卵巢反应[79]。另一方面，这种短方案可能在早卵泡期提高促性腺激素水平，从而诱导卵巢雄激素释放增加。与长方案相比，可能导致卵母细胞质量下降和持续妊娠率降低[80]，不过，目前经验表明，短方案在治疗低反应患者中发挥了重要作用[81]。其他研究者甚至提倡对"低反应者"采用"超短方案"，即在早卵泡期给予三天激动剂。在使用激动剂的第二天，开始使用促性腺激素（大剂量）进行刺激[82]。对短方案[83,84]和长方案[85]均进行了改进，以改善反应不良者COS的效果。

对于高反应者或有OHSS风险的患者，将停用促性腺激素，同时继续使用GnRH激动剂；这种所谓的"暂停方案"过去曾被用于预防严重OHSS的发生[86,87]。这种方法可以延迟注射hCG，直到达到安全的E2水平。然而，目前尚缺乏高质量的随机对照研究对是否采取"暂停方案"进行比较[88]。仅有一项对60名IVF患者进行的前瞻性对照研究显示，无论是否采用"暂停方案"，中度和重度OHSS的发生率无差异[89]。

表42-2总结了不同GnRH激动剂方案最重要的优缺点。

在GnRH拮抗剂应用于临床后，GnRH激动剂的另一个用途也引起了人们的兴趣。事实上，目前GnRH类似物已成为hCG"扳机"的有效替代物，通过促进内源性LH和FSH释放而诱发卵母细胞的最终成熟和排卵[90,91]。由于hCG会导致OHSS的发生，而且与内源性LH相比，hCG的半衰期较长，因此这一替代方案是预防OHSS的有效方法。20世纪90年代初，已有研究表明，对COS-IVF患者单次注射GnRH激动剂可诱导内源性LH和FSH水平的上升，促进卵泡成熟和妊娠[92,93]。使用GnRH激动剂后，血清LH和FSH水平会在4~12 h升高，并保持24~34 h，而使用5 000 IU hCG后，高hCG水平将持续6天。已证实对于无排卵或准备宫腔内人工授精（intra-uterine insemination，IUI）的女性，单次注射GnRH激动剂可诱发排卵。与hCG周期相比，尽管黄体期较短，但这种方法OHSS发生率较低，结局相当，甚至更好[90,91,94]。20世纪90年代，随着GnRH激动剂在COS方案中的引入，人们逐渐摒弃了旧有的方法。这是因为GnRH激动剂能够通过垂体脱敏有效防止过早黄素化，并预防内源性LH峰的生成。然而，在保留垂体反应性的GnRH拮抗剂方案问世后，人们又开始重新使用这一方法[95]。这种在GnRH拮抗剂治疗后通过单次注射GnRH激动剂扳机触发卵母细胞最终成熟的新方法，已在IUI和IVF的高反应患者中成功应用[96]。这些患者均未出现OHSS。在一项多中心前瞻性随机研究中，47名患者被随机分配接受0.2 mg曲普瑞林、0.5 mg利普瑞林或10 000 IU hCG治疗，证实了这种新治疗方案的有效性和成功率[97]。研究发现，LH峰在给药后4 h达到峰值，24 h后恢复到基础水平；与hCG组相比，黄体期激素水平也更接近生理范围。就触发卵母细胞成熟的最后阶段而言，组间无显著性差异，受精率和卵母细胞质量也相似[97]。

一项前瞻性随机对照研究，纳入105个GnRH拮抗剂的促排卵IUI周期，均为氯米芬抵抗的PCOS患者，结果显示，与hCG相比，使用GnRH激动剂诱导排卵后临床妊娠率明显更高（28.2% *vs.* 17.0%，每完成周期）[98]。因此，在GnRH拮抗剂治疗的周期中，这种新的扳机方案可有效替代hCG，其OHSS发生率较低，IVF结局相近或更好。

总 结

GnRH激动剂被广泛应用于IVF，以控制内源性LH

表42-2 不同促性腺激素释放激素（GnRH）激动剂方案的优劣势概述

GnRH激动剂方案	给药途径	给药的周期天数（CD）	给药时长	优势	劣势
超短方案	IN/SC	CD2，3~4，5	3天	患者舒适	低妊娠率
短方案	IN/SC	CD2，3直到hCG日	8~12天	患者舒适	无计划性
长卵泡期	IN/SC	CD2直到hCG日	28~35天	有计划性，良好的妊娠率	用药时间长
长黄体期	IN/SC	CD21直到hCG日	21~28天	有计划性，良好的妊娠率	用药时间长
月经提前停止	IN/SC	CD21直到hCG日	7~12天	不确定	雌二醇水平低
卵泡早期停止	IN/SC	CD21直到刺激6，7日	13~20天	不确定	雌二醇水平低
长卵泡（贮存）	贮存	CD2	1次	患者舒适	作用时间（太）长
长黄体（贮存）	贮存	CD21	1次	患者舒适	作用时间（太）长
超长	IN/SC/贮存	CD2或21	8~12周，贮存2~3次	仅对于特殊案例	雌激素缺乏引起的副作用

缩写：CD，周期日；hCG，人绒毛膜促性腺激素；IN，鼻内；PR，妊娠率；SC，皮下。

峰,促进多卵泡发育。其缺点包括需要黄体期支持、每个治疗周期促性腺激素总剂量的增加,以及由此产生的较高花费。这些缺点甚至可能削弱了其潜在优势,如更高的周期可控性、更多的优质卵母细胞和胚胎数量,以及可能更高的妊娠率。在 IVF 中引入 GnRH 激动剂并不是一个研究的典范,目前仍缺乏优质的剂量探索研究。进一步研究寻找最佳剂量和方案仍可改善 GnRH 激动剂的治疗结局。目前还缺乏此类研究。与长效制剂相比,应首选每日给药的短效制剂。鼻内给药患者最舒适,而皮下注射途径则可能主要用于研究。GnRH 激动剂长方案在正常反应者中的妊娠率最高。有证据表明,对于卵巢储备功能减退的患者(低反应者),短(点火)方案是治疗的较好方案。剂量减少可能是提高妊娠率的关键。此外,ART 中 GnRH 激动剂可替代 hCG 用于诱导卵泡最终成熟和排卵。

最近的一篇综述[99]比较了 GnRH 拮抗剂固定方案与 GnRH 激动剂方案对多囊卵巢综合征(PCOS)女性 IVF/ICSI 结局的影响。主要结局指标是活产率、持续妊娠率和 OHSS 率。综述显示,GnRH 拮抗剂方案与 GnRH 激动剂方案相比,OHSS 率明显降低,刺激持续时间更短(短一天),促性腺激素使用量更低,hCG 日 E2 水平更低,获得的卵母细胞数量更少。但活产率、持续妊娠率、临床妊娠率和流产率方面没有明显差异。作者认为,对于接受 ART 的多囊卵巢综合征女性来说,GnRH 拮抗剂固定方案是一种更安全、更经济的选择。

IVF 的效率

自 20 世纪 70 年代末开始使用 ART 治疗不孕症以来,这种方法在全球范围内的使用率显著提高。然而,尽管临床 COS 方案和胚胎学实验室都取得了重大进步,但生殖助孕过程效率仍然较低[100,101]。根据移植的胚胎总量,衡量活产婴儿的数量可发现,多年来 IVF 周期中产生的大部分胚胎(约 85%)都被浪费了,因为未能获得活产[102]。此外,如果根据获得的卵母细胞数(卵母细胞活产率)来计算活产婴儿的指标,多年来获得和使用的卵母细胞总数中只有 5%~6%能获得活产。本领域面临的关键挑战之一仍然是能否鉴别有获得活产潜力的胚胎。目前仍在积极对患者使用大剂量促性腺激素进行促排卵,以获得多个卵母细胞,增加可用于移植的胚胎数量。然而,这种方法存在许多风险,包括 OHSS,而且由于使用大剂量药物,费用也会增加。使用 GnRH 激动剂替代 hCG"扳机",有助于大大降低 OHSS 的风险。

根据年龄组对 IVF 效率进行研究,2004—2013 年,所有年龄组的胚胎损耗率均有所下降,尤其是年轻女性(35 岁以下),其损耗率从 2004 年的 76.1%降至 2013 年的 65.2%($P<0.001$)[102]。在 42 岁以上的女性群体中,胚胎损耗率仅略有下降,从 2004 年到 2013 年一直保持在较高水平(分别为 98.0%和 97.2%)。在这一年龄组中,胚胎移植的平均数量变化也最小,尽管结果仍有显著性差异($P<0.001$)(2004 年为 3.3 个,2013 年为 2.8 个)。进一步分析数据显示,所有年龄组平均每年移植的胚胎数与胚胎损耗率呈正相关(斯皮尔曼系数=0.988,$P<0.001$)。换句话说,随着胚胎移植数量的减少,胚胎浪费率也随之下降,但不影响妊娠率。这种趋势自 1995 年以来一直保持不变,进一步证明了在每个 ART 周期中,只有少数胚胎(如果有的话)能够活产[103]。综上所述,观察到的胚胎浪费率下降并非源自卵母细胞或胚胎生物学特性的显著提升,而是由于移植胚胎的平均数量有所减少(即活产总数与移植胚胎总数之比的分母缩小)导致的。

(何艺磊译,杨硕、杨蕊校)

参考文献

[1] Arimura A. The backstage story of the discovery of LHRH. Endocrinology. 1991; 129:1687-9.

[2] Schally AV, Nair RM, Redding TW, et al. Isolation of the luteinizing hormone and follicle-stimulating hormone-releasing hormone from porcine hypothalami. J Biol Chem. 1971; 246:7230-6.

[3] Clayton RN, Catt KJ. Gonadotropin-releasing hormone receptors: Characterization, physiological regulation, and relationship to reproductive function. Endocrinol Rev. 1981; 2:186-209.

[4] Carmel PW, Araki S, Ferin M. Pituitary stalk portal blood collection in rhesus monkeys: Evidence for pulsatile release of gonadotropin-releasing hormone (GnRH). Endocrinology. 1976; 99:243-8.

[5] Stojilkovic SS, Reinhart J, Catt KJ. Gonadotropin-releasing hormone receptors: Structure and signal transduction pathways. Endocrinol Rev. 1994; 15:462-99.

[6] Kaiser UB, Conn PM, Chin WW. Studies of gonadotropin-releasing hormone (GnRH) action using GnRH receptor-expressing pituitary cell lines. Endocrinol Rev. 1997; 18: 46-70.

[7] Catt KJ, Martinez-Fuentes AJ, Hu L, et al. Recent insights into the regulation of pulsatile GnRH secretion (abstract O-004). Gynecol Endocrinol. 2003; 17:2.

[8] Neill JD, Patton JM, Dailey RA, et al. Luteinizing hormone releasing hormone (LHRH) in pituitary stalk blood of rhesus monkeys: Relationship to level of LH release. Endocrinology. 1977; 101:430-4.

[9] Levine JE, Pau KY, Ramirez VD, et al. Simultaneous measurement of luteinizing hormone-releasing hormone and luteinizing hormone release in unanesthetized, ovariectomized sheep. Endocrinology. 1982; 111:1449-55.

[10] Levine JE, Norman RL, Gliessman PM, et al. *In vivo* gonadotropin-releasing hormone release and serum luteinizing hormone measurements in ovariectomized, estrogen-treated rhesus macaques. Endocrinology. 1985; 117:711-21.

[11] Backstrom CT, McNeilly AS, Leask RM, et al. Pulsatile secretion of LH, FSH, prolactin, oestradiol and progesterone during the human menstrual cycle. Clin Endocrinol. 1982; 17:29-42.

[12] Reame N, Sauder SE, Kelch RP, et al. Pulsatile gonadotropin secretion during the human menstrual cycle: Evidence for altered frequency of gonadotropin-releasing hormone secretion. J Clin Endocrinol Metab. 1984; 59:328-37.

[13] Crowley WF Jr., Filicori M, Spratt DI, et al. The physiology of gonadotropin-releasing hormone (GnRH) secretion in men and women. Recent Prog Horm Res. 1985; 41:473-531.

[14] Belchetz PE, Plant TM, Nakai Y, et al. Hypophysial responses to continuous and intermittent delivery of hypothalamic gonadotropin-releasing hormone. Science. 1978; 202:631-3.

[15] Gharib SD, Wierman ME, Shupnik MA, et al. Molecular biology of the pituitary gonadotropins. Endocrinol Rev. 1990; 11:177-99.

[16] Nillius SJ, Wide L. Variation in LH and FSH response to LH-releasing hormone during the menstrual cycle. J Obstet Gynaecol Br Common. 1972; 79:865-73.

[17] Conn PM, Crowley WF Jr. Gonadotropin-releasing hormone and its analogs. Annu Rev Med. 1994; 45:391-405.

[18] Krsmanovic LZ, Martinez-Fuentes AJ, Arora KK, et al. Local regulation of gonadotroph function by pituitary gonadotropin-releasing hormone. Endocrinology. 2000; 141:1187-95.

[19] Merchenthaler I. Identification of estrogen receptor-B in the GnRH neurons of the rodent hypothalamus (abstract O-024). Gynecol Endocrinol. 2003; 17:12.

[20] Reissmann T, Diedrich K, Comaru-Schally AM, et al. Introduction of LHRH-antagonists into the treatment of gynaecological disorders. Hum Reprod. 1994; 9:769.

[21] Gordon K, Hodgen GD. Will GnRH antagonists be worth the wait? Reprod Med Rev. 1992; 1:189-94.

[22] Huirne JA, Lambalk CB. Gonadotropin-releasing hormone-receptor antagonists. Lancet. 2001; 358:1793-803.

[23] Ng J, Chwalisz K, Carter DC, Klein CE. Dose-dependent suppression of gonadotropins and ovarian hormones by elagolix in healthy premenopausal women. J Clin Endocrinol Metab. 2017; 102: 1683-91.

[24] Andreyko JL, Marshall LA, Dumesic DA, et al. Therapeutic uses of gonadotropin-releasing hormone analogs. Obstet Gynecol Surv. 1987; 42:1-21.

[25] Nestor JJ Jr. Developments of agonistic LHRH analogs. In: *LHRH and Its Analogs*. Vickery BH, Nestor JJ, Jr., Hafez ESE (eds.). Lancaster, UK: MTP Press, pp. 3-15, 1984.

[26] Karten MJ, Rivier JE, Gonadotropin-releasing hormone analog design. Structure-function studies toward the development of agonists and antagonists: Rationale and perspective. Endocrinol Rev. 1986; 7:44-66.

[27] Corbin A, Beattie CW. Post-coital contraceptive and uterotrophic effects of luteinizing hormone releasing hormone. Endocrinol Res Commun. 1975; 2:445-58.

[28] Conn PM, Crowley WF Jr. Gonadotropin-releasing hormone and its analogs. N Engl J Med. 1991; 324:93-103.

[29] Klijn JGM. LHRH-agonist therapy in breast cancer (abstract O-016). Gynecol Endocrinol. 2003; 17:8.

[30] Porter RN, Smith W, Craft IL, et al. Induction of ovulation for *in vitro* fertilisation using buserelin and gonadotropins. Lancet. 1984; 2:1284-5.

[31] Fleming R, Coutts JR. Induction of multiple follicular growth in normally menstruating women with endogenous gonadotropin suppression. Fertil Steril. 1986; 45:226-30.

[32] Janssens RM, Lambalk CB, Vermeiden JP, et al. Dose finding study of triptorelin acetate for prevention of a premature LH surge in IVF: A prospective, randomized, double-blind, placebo-controlled study. Hum Reprod. 2000; 15:2333-40.

[33] Loumaye E. The control of endogenous secretion of LH by gonadotrophin-releasing hormone agonists during ovarian hyperstimulation for *in vitro* fertilization and embryo transfer. Hum Reprod. 1990; 5:357-76.

[34] Templeton A, Morris JK. Reducing the risk of multiple births by transfer of two embryos after *in vitro* fertilization. N Engl J Med. 1998; 339:573-7.

[35] Hughes EG, Fedorkow DM, Daya S, et al. The routine use of gonadotropin-releasing hormone agonists prior to *in vitro* fertilization and gamete intrafallopian transfer: A meta-analysis of randomized controlled trials. Fertil Steril. 1992; 58:888-96.

[36] Al-Inany HG, Youssef MAFM, Aboulghar M, et al. Gonadotrophin releasing hormone antagonists for assisted reproductive technology. Cochrane Database Syst Rev. 2011; 5:CD001750.

[37] Orvieto R, Patrizio P. GnRH agonist versus GnRH antagonist

in ovarian stimulation: An ongoing debate. Reprod Biomed Online. 2013; 26:4-8.

[38] Broekmans FJ, Bernardus RE, Berkhout G, et al. Pituitary and ovarian suppression after early follicular and mid-luteal administration of a LHRH agonist in a depot formulation: Decapeptyl CR. Gynecol Endocrinol. 1992; 6:153-61.

[39] Devreker F, Govaerts I, Bertrand E, et al. The longacting gonadotropin-releasing hormone analogues impaired the implantation rate. Fertil Steril. 1996; 65:122-6.

[40] Albuquerque LE, Saconato H, Maciel MC. Depot versus daily administration of gonadotrophin releasing hormone agonist protocols for pituitary desensitization in assisted reproduction cycles. Cochrane Database Syst Rev. 2002; 3:CD002808.

[41] Weissman A, Shoham Z. Favorable pregnancy outcome after administration of a long-acting gonadotrophin-releasing hormone agonist in the mid-luteal phase. Hum Reprod. 1993; 8:496-7.

[42] Balasch J, Martinez F, Jove I, et al. Inadvertent gonadotrophin-releasing hormone agonist (GnRHa) administration in the luteal phase may improve fecundity in *in vitro* fertilization patients. Hum Reprod. 1993; 8:1148-51.

[43] Ron-El R, Lahat E, Golan A, et al. Development of children born after ovarian superovulation induced by long-acting gonadotropin-releasing hormone agonist and menotropins, and by *in vitro* fertilization. J Pediatr. 1994; 125:734-7.

[44] Cahill DJ, Fountain SA, Fox R, et al. Outcome of inadvertent administration of a gonadotrophin-releasing hormone agonist (buserelin) in early pregnancy. Hum Reprod. 1994; 9:1243-6.

[45] Gartner B, Moreno C, Marinaro A, et al. Accidental exposure to daily long-acting gonadotrophin-releasing hormone analogue administration and pregnancy in an *in vitro* fertilization cycle. Hum Reprod. 1997; 12:2557-9.

[46] Taskin O, Gokdeniz R, Atmaca R, et al. Normal pregnancy outcome after inadvertent exposure to long acting gonadotrophin-releasing hormone agonist in early pregnancy. Hum Reprod. 1999; 14:1368-71.

[47] Lahat E, Raziel A, Friedler S, et al. Long-term follow-up of children born after inadvertent administration of a gonadotrophin-releasing hormone agonist in early pregnancy. Hum Reprod. 1999; 14:2656-60.

[48] Surrey ES, Silverberg KM, Surrey MW, et al. Effect of prolonged gonadotropin-releasing hormone agonist therapy on the outcome of *in vitro* fertilization-embryo transfer in patients with endometriosis. Fertil Steril. 2002; 78:699-704.

[49] de Ziegler D, Cedars MI, Randle D, et al. Suppression of the ovary using a gonadotropin releasing-hormone agonist prior to stimulation for oocyte retrieval. Fertil Steril. 1987; 48:807-10.

[50] Balasch J, Jove IC, Moreno V, et al. The comparison of two gonadotropin-releasing hormone agonists in an *in vitro* fertilization program. Fertil Steril. 1992; 58:991-4.

[51] Parinaud J, Oustry P, Perineau M, et al. Randomized trial of three luteinizing hormone-releasing hormone analogues used for ovarian stimulation in an *in vitro* fertilization program. Fertil Steril. 1992; 57:1265-8.

[52] Penzias AS, Shamma FN, Gutmann JN, et al. Nafarelin versus leuprolide in ovulation induction for *in vitro* fertilization: A randomized clinical trial. Obstet Gynecol. 1992; 79:739-42.

[53] Tapanainen J, Hovatta O, Juntunen K, et al. Subcutaneous goserelin versus intranasal buserelin for pituitary down-regulation in patients undergoing IVF: A randomized comparative study. Hum Reprod. 1993; 8:2052-5.

[54] Dantas ZN, Vicino M, Balmaceda JP, et al. Comparison between nafarelin and leuprolide acetate for *in vitro* fertilization: Preliminary clinical study. Fertil Steril. 1994; 61:705-8.

[55] Goldman JA, Dicker D, Feldberg D, et al. A prospective randomized comparison of two gonadotrophin releasing hormone agonists, nafarelin acetate and buserelin acetate, in *in vitro* fertilization-embryo transfer. Hum Reprod. 1994; 9:226-8.

[56] Tarlatzis BC, Grimbizis G, Pournaropoulos F, et al. Evaluation of two gonadotropin-releasing hormone (GnRH) analogues (leuprolide and buserelin) in short and long protocols for assisted reproductive techniques. J Assist Reprod Genet. 1994; 11: 85-91.

[57] Lockwood GM, Pinkerton SM, Barlow DH. A prospective randomized single-blind comparative trial of nafarelin acetate with buserelin in long-protocol gonadotrophin-releasing hormone analogue controlled *in vitro* fertilization cycles. Hum Reprod. 1995; 10:293-8.

[58] Tanos V, Friedler S, Shushan A, et al. Comparison between nafarelin acetate and D-Trp6-LHRH for temporary pituitary suppression in *in vitro* fertilization (IVF) patients: A prospective crossover study. J Assist Reprod Genet. 1995; 12:715-9.

[59] Oyesanya OA, Teo SK, Quah E, et al. Pituitary downregulation prior to *in vitro* fertilization and embryo transfer: A comparison between a single dose of Zoladex depot and multiple daily doses of Suprefact. Hum Reprod. 1995; 10:1042-4.

[60] Avrech OM, Goldman GA, Pinkas H, et al. Intranasal na-

farelin versus buserelin (short protocol) for controlled ovarian hyperstimulation before *in vitro* fertilization: A prospective clinical trial. Gynecol Endocrinol. 1996; 10:165-70.

[61] Corson SL, Gutmann JN, Batzer FR, et al. A doubleblind comparison of nafarelin and leuprolide acetate for down-regulation in IVF cycles. Int J Fertil Menopausal Stud. 1996; 41: 446-9.

[62] Polson DW, Mason HD, Saldahna MB, et al. Ovulation of a single dominant follicle during treatment with low-dose pulsatile follicle stimulating hormone in women with polycystic ovary syndrome. Clin Endocrinol. 1987; 26:205-12.

[63] Tan SL. Luteinizing hormone-releasing hormone agonists for ovarian stimulation in assisted reproduction. Curr Opin Obstet Gynecol. 1994; 6:166-72.

[64] Chang SY, Lee CL, Wang ML, et al. No detrimental effects in delaying initiation of gonadotropin administration after pituitary desensitization with gonadotropin-releasing hormone agonist. Fertil Steril. 1993; 59:183-6.

[65] Dimitry ES, Oskarsson T, Conaghan J, et al. Beneficial effects of a 24 h delay in human chorionic gonadotrophin administration during *in vitro* fertilization treatment cycles. Hum Reprod. 1991; 6:944-6.

[66] Daya S. Gonadotrophin-releasing hormone agonist protocols for pituitary desensitization in in vitro fertilization and gamete intrafallopian transfer cycles. Cochrane Database Syst Rev. 2000; 2:CD001299.

[67] Pellicer A, Simon C, Miro F, et al. Ovarian response and outcome of *in vitro* fertilization in patients treated with gonadotrophin-releasing hormone analogues in different phases of the menstrual cycle. Hum Reprod. 1989; 4:285-9.

[68] Kondaveeti-Gordon U, Harrison RF, Barry-Kinsella C, et al. A randomized prospective study of early follicular or midluteal initiation of long protocol gonadotropin-releasing hormone in an *in vitro* fertilization program. Fertil Steril. 1996; 66: 582-6.

[69] San Roman GA, Surrey ES, Judd HL, et al. A prospective randomized comparison of luteal phase versus concurrent follicular phase initiation of gonadotropin-releasing hormone agonist for *in vitro* fertilization. Fertil Steril. 1992; 58: 744-9.

[70] Keltz MD, Jones EE, Duleba AJ, et al. Baseline cyst formation after luteal phase gonadotropin-releasing hormone agonist administration is linked to poor *in vitro* fertilization outcome. Fertil Steril. 1995; 64:568-72.

[71] Feldberg D, Ashkenazi J, Dicker D, et al. Ovarian cyst formation: A complication of gonadotropin-releasing hormone agonist therapy. Fertil Steril. 1989; 51:42-5.

[72] Biljan MM, Mahutte NG, Dean N, et al. Pretreatment with an oral contraceptive is effective in reducing the incidence of functional ovarian cyst formation during pituitary suppression by gonadotropin-releasing hormone analogues. J Assist Reprod Genet. 1998; 15:599-604.

[73] Damario MA, Barmat L, Liu HC, et al. Dual suppression with oral contraceptives and gonadotrophin releasing hormone agonists improves *in vitro* fertilization outcome in high responder patients. Hum Reprod. 1997; 12:2359-65.

[74] Cedrin-Durnerin I, Bidart JM, Robert P, et al. Consequences on gonadotrophin secretion of an early discontinuation of gonadotrophin-releasing hormone agonist administration in short-term protocol for *in vitro* fertilization. Hum Reprod. 2000; 15: 1009-14.

[75] Dirnfeld M, Fruchter O, Yshai D, et al. Cessation of gonadotropin-releasing hormone analogue (GnRH-a) upon downregulation versus conventional long GnRH-a protocol in poor responders undergoing *in vitro* fertilization. Fertil Steril. 1999; 72:406-11.

[76] Garcia-Velasco JA, Isaza V, Requena A, et al. High doses of gonadotrophins combined with stop versus non-stop protocol of GnRH analogue administration in low responder IVF patients: A prospective, randomized, controlled trial. Hum Reprod. 2000; 15: 2292-6.

[77] Fujii S, Sagara M, Kudo H, et al. A prospective randomized comparison between long and discontinuous-long protocols of gonadotropin-releasing hormone agonist for *in vitro* fertilization. Fertil Steril. 1997; 67:1166-8.

[78] Fujii S, Sato S, Fukui A, et al. Continuous administration of gonadotrophin-releasing hormone agonist during the luteal phase in IVF. Hum Reprod. 2001; 16:1671-5.

[79] Padilla SL, Dugan K, Maruschak V, et al. Use of the flare-up protocol with high dose human follicle stimulating hormone and human menopausal gonadotropins for *in vitro* fertilization in poor responders. Fertil Steril. 1996; 65:796-9.

[80] Loumaye E, Coen G, Pampfer S, et al. Use of a gonadotropin-releasing hormone agonist during ovarian stimulation leads to significant concentrations of peptide in follicular fluids. Fertil Steril. 1989; 52:256-63.

[81] Fasouliotis SJ, Simon A, Laufer N. Evaluation and treatment of low responders in assisted reproductive technique: A challenge to meet. J Assist Reprod Genet. 2000; 17:357-73.

[82] Acharya U, Irvine S, Hamilton M, et al. Prospective study of short and ultrashort regimens of gonadotropin-releasing hormone agonist in an *in vitro* fertilization program. Fertil Steril. 1992; 58:1169-73.

[83] Scott RT, Navot D. Enhancement of ovarian responsiveness

with microdoses of gonadotropin-releasing hormone agonist during ovulation induction for *in vitro* fertilization. Fertil Steril. 1994; 61:880-5.

[84] Surrey ES, Bower J, Hill DM, et al. Clinical and endocrine effects of a microdose GnRH agonist flare regimen administered to poor responders who are undergoing *in vitro* fertilization. Fertil Steril. 1998; 69:419-24.

[85] Feldberg D, Farhi J, Ashkenazi J, et al. Minidose gonadotropin-releasing hormone agonist is the treatment of choice in poor responders with high follicle-stimulating hormone levels. Fertil Steril. 1994; 62:343-6.

[86] Sher G, Zouves C, Feinman M, et al. "Prolonged coasting": An effective method for preventing severe ovarian hyperstimulation syndrome in patients undergoing *in vitro* fertilization. Hum Reprod. 1995; 10:3107-9.

[87] Fluker MR, Hooper WM, Yuzpe AA. Withholding gonadotropins ("coasting") to minimize the risk of ovarian hyperstimulation during superovulation and *in vitro* fertilization-embryo transfer cycles. Fertil Steril. 1999; 71:294-301.

[88] D'Angelo A, Amso N. "Coasting" (withholding gonadotrophins) for preventing ovarian hyperstimulation syndrome. Cochrane Database Syst Rev. 2002; 6:CD002811.

[89] Egbase PE, Sharhan MA, Grudzinskas JG. Early unilateral follicular aspiration compared with coasting for the prevention of severe ovarian hyperstimulation syndrome: A prospective randomized study. Hum Reprod. 1999; 14:1421-5.

[90] Emperaire JC, Ruffie A. Triggering ovulation with endogenous luteinizing hormone may prevent the ovarian hyperstimulation syndrome. Hum Reprod. 1991; 6:506-10.

[91] Lanzone A, Fulghesu AM, Villa P, et al. Gonadotropin-releasing hormone agonist versus human chorionic gonadotropin as a trigger of ovulation in polycystic ovarian disease gonadotropin hyperstimulated cycles. Fertil Steril. 1994; 62: 35-41.

[92] Gonen Y, Balakier H, Powell W, et al. Use of gonadotropin-releasing hormone agonist to trigger follicular maturation for *in vitro* fertilization. J Clin Endocrinol Metab. 1990; 71: 918-22.

[93] Itskovitz J, Boldes R, Levron J, et al. Induction of preovulatory luteinizing hormone surge and prevention of ovarian hyperstimulation syndrome by gonadotropin-releasing hormone agonist. Fertil Steril. 1991; 56:213-20.

[94] Romeu A, Monzo A, Peiro T, et al. Endogenous LH surge versus hCG as ovulation trigger after low-dose highly purified FSH in IUI: A comparison of 761 cycles. J Assist Reprod Genet. 1997; 14: 518-24.

[95] Olivennes F, Fanchin R, Bouchard P, et al. Triggering of ovulation by a gonadotropin-releasing hormone (GnRH) agonist in patients pretreated with a GnRH antagonist. Fertil Steril. 1996; 66: 151-3.

[96] Itskovitz-Eldor J, Kol S, Mannaerts B. Use of a single bolus of GnRH agonist triptorelin to trigger ovulation after GnRH antagonist ganirelix treatment in women undergoing ovarian stimulation for assisted reproduction, with special reference to the prevention of ovarian hyperstimulation syndrome: Preliminary report: Short communication. Hum Reprod. 2000; 15: 1965-8.

[97] Fauser BC, de Jong D, Olivennes F, et al. Endocrine profiles after triggering of final oocyte maturation with GnRH agonist after cotreatment with the GnRH antagonist ganirelix during ovarian hyperstimulation for *in vitro* fertilization. J Clin Endocrinol Metab. 2002; 87:709-15.

[98] Egbase PE, Grudzinskas JG, Al Sharhan M, Ashkenazi L. hCG or GnRH agonist to trigger ovulation in GnRH antagonist-treated intrauterine insemination cycles: A prospective randomized study. Hum Reprod. 2002; 17:2-O-006.

[99] Kadoura S, Alhalabi M, Nattouf AH. Conventional GnRH antagonist protocols versus long GnRH agonist protocol in IVF/ICSI cycles of polycystic ovary syndrome women: A systematic review and meta-analysis. Sci Rep. 2022; 12: 4456.

[100] Patrizio P, Bianchi V, Lalioti MD, Gerasimova T, Sakkas D. High rate of biological loss in assisted reproduction: It is in the seed, not in the soil. Reprod Biomed Online. 2007; 14:92-5.

[101] Bromer JG, Sakkas D, Siano LJ, Benadiva CA, Patrizio P. Reproductive efficiency of women over the age of 40 and the low risk of multiple pregnancies. Reprod Biomed Online. 2009; 19(Suppl 4):4316.

[102] Ghazal S, Patrizio P. Embryo wastage rates remain high in assisted reproductive technology (ART): A look at the trends from 2004-2013 in the United States. JARG. 2017; 34(2):159-66.

[103] Kovalevsky G, Patrizio P. High rates of embryo wastage with use of assisted reproductive technology: A look at the trends between 1995 and 2001 in the United States. Fertil Steril. 2005; 84:325-30.

43

促性腺激素释放激素拮抗剂在体外受精卵巢刺激中的应用

Efstratios M. Kolibianakis, Pinelopi G. Ioannidou, Julia K. Bosdou, Georg Griesinger 和 Basil C. Tarlatzis

引　言

尽管首个体外受精(in vitro fertilization, IVF)婴儿诞生于未经卵巢刺激周期的自然周期[1],但人们很快认识到,只有通过促性腺激素刺激实现多卵泡发育,IVF 才能成为一种高效的治疗手段,为不孕夫妇服务[2]。然而,促性腺激素的应用往往伴随着取卵前早发黄体生成素(luteinizing hormone, LH)峰的问题,这一问题导致约五分之一的女性被迫取消周期[3,4]。

20 世纪 70 年代初,由于 Schally 和 Guillemin 等人的开创性研究[6,7],促性腺激素释放激素(gonadotropin-releasing hormone, GnRH)激动剂开始用于卵巢刺激[5],很大程度上解决了早发 LH 峰的问题。进入 20 世纪 80 年代初,GnRH 激动剂和拮抗剂均被成功研制,用于抑制内源性 LH 的分泌。然而,GnRH 拮抗剂由于用药导致的过敏反应使其临床应用受到限制[8],因此 GnRH 激动剂成为唯一的选择。

GnRH 激动剂被用来有效地实施垂体降调节并抑制早发 LH 峰的产生。通过这种方式,可以在卵巢刺激过程中放心使用促性腺激素,从而促使卵母细胞的产出数量显著增多,同时优质可移植胚胎的数量也随之增加[9]。根据生殖医学领域最早的一项荟萃分析的结果显示,相较于未采取抑制 LH 早发峰措施的周期,采用抑制 LH 早发峰周期的妊娠率得到了明显的提升[10]。

自 20 世纪 80 年代至 90 年代,再到 21 世纪初,GnRH 激动剂的使用渐渐成为主流,因此这一时期也被称为 GnRH 激动剂时代[11]。然而,值得注意的是,如果 GnRH 拮抗剂不会引起过敏反应,它很可能早已替代 GnRH 激动剂,成为首选的 GnRH 类似物。这主要是由于 GnRH 拮抗剂能在给药后迅速发挥作用,相比之下,GnRH 激动剂则需要一个相对较长的降调节期。此外,GnRH 激动剂的使用还与降调节期间的雌激素水平降低引起的相关症状、刺激初期卵巢囊肿形成的风险,以及使用人绒毛膜促性腺激素(human chorionic gonadotropin, hCG)后可能诱发的卵巢过度刺激综合征(ovarian hyperstimulation syndrome, OHSS)等问题紧密相关。

鉴于上述原因,21 世纪初第三代 GnRH 拮抗剂的问世被科学界认为是简化和优化卵巢刺激的大好机遇,这种药物由于没有组胺释放问题,因此不会导致过敏反应[12,13]。

GnRH 激动剂与 GnRH 拮抗剂的比较

GnRH 拮抗剂问世之初,其与 GnRH 激动剂在疗效方面的对比引发了广泛的争论。一些研究提供了支持使用 GnRH 拮抗剂的证据[14],而其他研究则表达了相反的观点[15,16],这些相互矛盾的荟萃分析结果进一步加剧了这一争议。

然而,根据目前的研究进展和临床数据,我们观察到 GnRH 拮抗剂与 GnRH 激动剂在整体 IVF 人群中的活产率并未产生显著差异(OR:1.02,95%CI:0.85~1.23)[17],在低反应患者群体中的比较结果也类似(RR:0.89,95%CI:0.56~1.41)[18]。但值得注意的是,使用 GnRH 拮抗剂在整体 IVF 人群中确实能够有效降低 OHSS 的发生率(OR:0.61,95%CI:0.51~0.72)[17]。基于上述的汇总数据和分析,最新的欧洲人类生殖与胚胎学会(European Society of Human Reproduction, ESHRE)卵巢刺激指南强烈推荐采用 GnRH 拮抗剂作为替代 GnRH 激动剂的治疗方案[19]。

与 GnRH 激动剂相比,使用 GnRH 拮抗剂进行卵巢刺激对患者更友好,所需的治疗天数更少[14]。此外,GnRH 拮抗剂被视为是更合理的抑制早发 LH 峰的方法,因为 GnRH 激动剂需要在 LH 可能升高前约三周就开始使用。

德国 IVF 登记数据(2001—2017 年)的研究发现,日常临床实践中,作为抑制早发 LH 峰的 GnRH 类似物,GnRH 拮抗剂呈现出取代 GnRH 激动剂的显著趋势(德国 IVF 登记处. DIR Jahrbuch. 2000-2017. http://www.deutsches-ivf-register.de)(图 43-1)。

GnRH 拮抗剂的类型、方案、剂量和用药时间

目前已开发出两种第三代 GnRH 拮抗剂:加尼瑞克

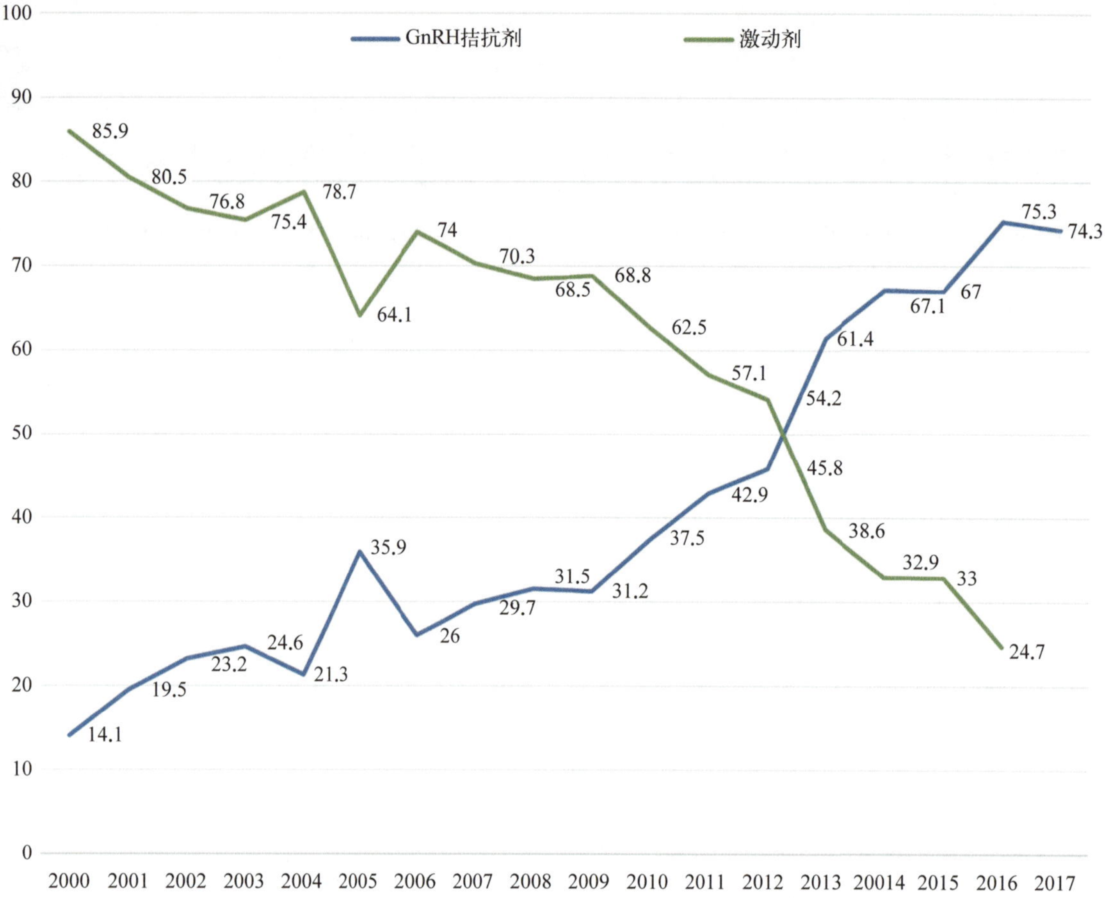

图 43-1 根据德国 IVF 登记处(DIR)发布的数据(2000—2017 年),使用 GnRH 激动剂或拮抗剂周期的占比。GnRH:促性腺激素释放激素

(Organon,荷兰)[20]和西曲瑞克(ASTA-Medica,法兰克福,德国)[21]。

大多数 GnRH 拮抗剂周期目前采用每日给药方案[22],但过去也曾使用过单次给药的拮抗剂方案[23]。

依据使用剂量研究,每日给药的 GnRH 拮抗剂方案,西曲瑞克和加尼瑞克最佳剂量均为 0.25 mg[24,25]。

在Ⅲ期临床试验中,两种拮抗剂类似物在卵巢刺激患者中出现早发 LH 峰的发生率相似,但迄今为止,尚缺乏直接比较加尼瑞克和西曲瑞克用于 IVF 卵巢刺激效果的研究数据[14]。

GnRH 拮抗剂的用药时机包括固定方案和灵活方案。在固定方案中,拮抗剂在特定的刺激日开始使用,这是基于大多数患者在这一天 LH 升高的假设。在早期引入 GnRH 拮抗剂的研究中,认为 LH 上升出现在刺激的第 6 天[26],而最近的研究认为[25],LH 上升出现在刺激的第 5 天[27]。

在灵活 GnRH 拮抗剂方案中,只有在某些内分泌激素指标和/或超声图像提示 LH 有上升风险时,才会使用拮抗剂干预。不同的研究可能会采用不同的标准来指导拮抗剂的使用[28]。文献提示,灵活方案的使用标准差异很大[29](图 43-2)。

显然,与灵活方案相比,固定 GnRH 拮抗剂方案更简单,需要的监测更少。然而,在某些特殊情况下,如刺激第 5 天尚未观察到卵泡发育,意味着 LH 上升的风险较低时,采用灵活的 GnRH 拮抗剂给药方案可以避免不必要的 GnRH 类似物的使用。

目前已发表的四项随机对照研究(randomized controlled trial, RCT)针对固定和灵活 GnRH 拮抗剂方案在 IVF 患者中的应用进行了比较[28,30-32]。对这些 RCT 进行分层分析后,临床妊娠率似乎无显著差异(风险比=0.85,95%CI:0.65~1.11)。

继该荟萃分析之后,又有三项研究分别对正常排卵患者[33]、多囊卵巢综合征患者[34]和预测卵巢高反应的患者[35]进行了固定 GnRH 拮抗剂方案与灵活 GnRH 拮抗剂方案的比较,结果显示二者在妊娠率上无显著差异。

然而,值得注意的是,在关于固定方案和灵活方案的研究中,仅有一部分被随机分配到灵活方案的患者延迟使用 GnRH 拮抗剂,因此,在这些研究中,延迟使用 GnRH 拮抗剂的真正效果并没有得到准确的评估。

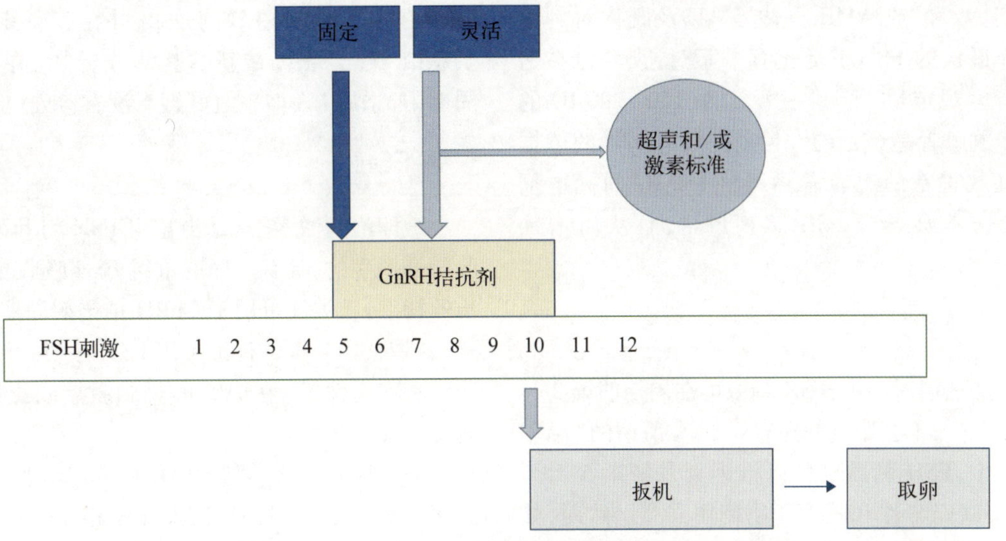

图 43-2 GnRH 拮抗剂方案。固定第 5 天方案：每日 FSH 刺激的第 5 天开始使用 GnRH 拮抗剂，并持续至触发最终卵母细胞成熟日。灵活剂量方案：在满足表明 LH 升高风险的内分泌和/或超声检查标准后开始使用 GnRH 拮抗剂，并持续至触发最终卵母细胞成熟日

启动 GnRH 拮抗剂周期的时机

在 GnRH 拮抗剂周期中，月经来潮后开始启动促性腺激素刺激。相比之下，在黄体期 GnRH 激动剂长方案中，启动卵巢刺激的时机一般在月经的 10~15 天，确认将调节完成后开始。但必要时也可以推迟数天。无论是 GnRH 激动剂周期还是拮抗剂周期，了解患者周期的类型和长度，就可以避免同时启动过多的 IVF 周期，因为这会增加中心的工作量，使其超出可负担的范围。

另一方面，人们一直在努力对 IVF 周期的启动进行规划，以避开周末取卵。这对 GnRH 激动剂和 GnRH 拮抗剂周期来说都是一项具有挑战性的任务，因为刺激的持续时间在个体间甚至个体内部都存在显著差异[26,36,37]。在 GnRH 拮抗剂周期中，性激素预处理被用于这一目的，即在开始刺激前 14~28 天进行口服避孕药（oral contraceptives，OCP）预处理[38]。

然而，这种策略与持续低妊娠率有关。一项系统回顾和荟萃分析汇集了 6 项 RCT（包括 1335 名患者）的结果，研究显示，在开始促性腺激素刺激治疗前接受 OCP 预处理的患者活产率降低（OR：0.74，95% CI：0.58~0.95）[39]。

此外，在 GnRH 拮抗剂周期中进行 OCP 预处理可增加促性腺激素的使用量（WMD：+360 IU，95% CI：+158 IU~+563 IU，$P<0.01$）[39]，而 Gn 使用量较低本来是 GnRH 拮抗剂相对于 GnRH 激动剂的一个优势[14]。

基于这些数据，ESHRE 卵巢刺激指南强烈建议不要联合使用 OCP 预处理（12~28 天）[19]。

但应注意的是，目前尚不清楚不同类型雌激素和孕激素成分的 OCP、用药时间或用药后开始促性腺激素刺激的起始日[40]是否会改变上述建议[19]。

GnRH 拮抗剂周期中为避开周末取卵，有人提出了其他方法，包括将促性腺激素刺激的开始日从周期的第 2 天推迟到第 3 天，和/或将 hCG 给药推迟一天[41]。关于推迟 hCC 给药对妊娠率的影响，已发表的研究结果存在争议，其原因可能是决定扳机的标准、研究人群和分析患者样本量的不同[42-45]。

延迟启动 GnRH 拮抗剂方案

在该方案中，卵巢刺激前要在黄体晚期口服雌二醇 7~10 天，然后使用 GnRH 拮抗剂 7 天。这样，在开始卵巢刺激前抑制内源性 FSH，可使卵泡生长更加同步。迄今为止，该方案已应用于反应不良的患者，并在两篇系统综述和荟萃分析中进行了评估[46,47]。

最新的一项研究发表于 2021 年[47]，该研究汇总了 5 项 RCT（包括 514 名患者）的结果，比较了延迟启动 GnRH 拮抗剂方案与灵活 GnRH 拮抗剂方案。延迟启动 GnRH 拮抗剂方案与临床妊娠率增加有关（RR：2.30，95% CI：1.38~3.82，$P=0.001$）。但是，没有关于持续妊娠或活产率的数据。

GnRH 拮抗剂周期中的促性腺激素刺激

FSH 起始剂量

IVF 通常根据患者的体重指数、年龄、卵巢储备功能

(通过窦卵泡计数和/或 AMH 评估)[48]以及既往对刺激的反应来选择最佳的 FSH 起始剂量。不过,人们也在努力对剂量进行客观定量[49,50]。一般认为,150~200 IU 的起始剂量对多数患者是合适的。目前并没有明确的依据证实反应不良或正常的患者需要调整 150 IU 的标准剂量,增加剂量通常会导致 FSH 总剂量增加,从而增加成本[51]。

促性腺激素刺激的启动

在 GnRH 拮抗剂周期中,FSH 刺激可在周期的第 2 天或第 3 天开始[37,52],不会影响妊娠率[53]。在所谓的"温和刺激方案"[54]中,FSH 刺激也可以推迟到月经第 5 天开始,其目标是提高安全性和减少药物使用[55,56]。然而,如今用 GnRH 激动剂替代 hCG 可避免 OHSS[52],而且温和刺激的妊娠率较低,这些都削弱了人们对这些方案的热衷[36]。

拮抗剂启动时增加 FSH 剂量

迄今为止,已有两项随机对照试验评估了开始使用 GnRH 拮抗剂时增加 FSH 剂量的效果,但并未显示对临床妊娠率有益(临床妊娠的比值比:1.03,95% CI:0.58~1.81)[57,58]。

将 LH 添加到 FSH 中

已有多项随机对照研究评估 GnRH 拮抗剂周期中 FSH 的基础上添加 LH 的效果,并在多项荟萃分析中进行了总结[59-62]。根据最新的荟萃分析[61],在 GnRH 拮抗剂周期中,添加 LH 似乎对妊娠率没有益处(图 43-3)。

长效 FSH

绒卵泡刺激素-α 是由重组 FSH 与 hCG β 亚基 C 端肽融合产生的,具有比标准重组 FSH 吸收更慢、半衰期更长的特点,已被许可用于 GnRH 拮抗剂周期。绒卵泡刺激素-α 取代了 7 天的标准重组 FSH 注射,并达到了类似的功效和安全性[63],在 IVF 卵巢刺激期间提高了患者的舒适度[64]。

关于在 IVF 卵巢刺激中使用绒卵泡刺激素-α 的最新荟萃分析显示,与每日使用 FSH 相比,活产率没有差异(RR:0.92;95%CI:0.80~1.05)。绒卵泡刺激素-α 也已成功用于治疗反应不良的患者[65-67]。

GnRH 拮抗剂周期中的内分泌相关性

启动卵巢刺激时血清孕酮升高(定义为孕酮>1.5 ng/mL),在自然周期黄体萎缩后月经来潮的人群中是非常少见的(约 5%的患者)。在这些患者中,如果推迟一两天开始刺激,大多数情况下(80%)孕酮水平会降至正常。然而,与刺激开始时孕酮水平正常的患者相比,该组的妊娠率显著降低[68,69]。另一方面,与在促性腺激素开始使用之前孕激素水平正常的患者相比,在周期第 2 天孕激素水

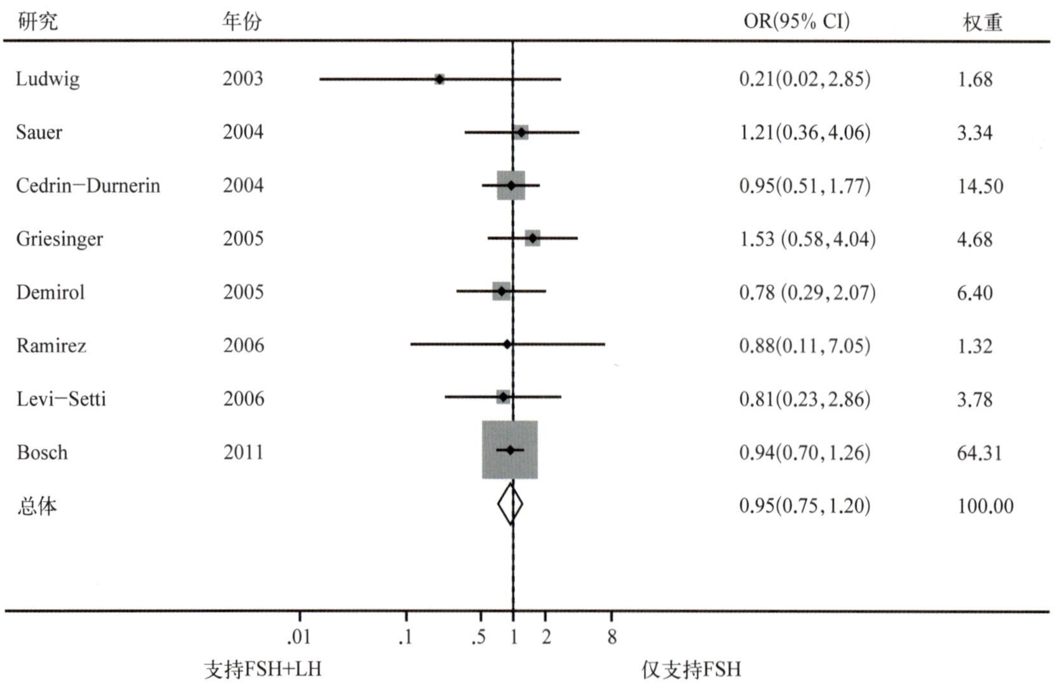

图 43-3 在促性腺激素释放激素拮抗剂周期中将重组 LH 添加到重组 FSH 中。CI:置信区间;FSH:卵泡刺激素;LH:黄体生成素;OR:优势比(基于文献[61])

平升高的患者连续三天给予 GnRH 拮抗剂显示出可接受的妊娠率[70]。

扳机日当天的孕酮水平升高与妊娠率显著降低相关(RR:0.76; 95%CI:0.60~0.97)[25]。如果发生孕酮升高,则需要考虑冷冻全部胚胎并在随后的周期中进行移植[71]。

使用 GnRH 拮抗剂进行卵巢刺激时,内源性 LH 水平较低不需要特别关注,也不能作为额外添加 LH 的理由。Kolibianakis 等人最初在 2006 年证明了这一点[72],随后在大型个体患者数据荟萃分析中得到证实[73]。在刺激第 8 天以及 hCG 给药当天,LH 水平低于 25 个百分位的患者和 LH 水平高于 25 个百分位的患者持续妊娠的比值比(95%CI)分别为 0.96(0.75~1.22)和 0.96(0.76~1.21)。

在 GnRH 拮抗剂周期中触发卵母细胞最终成熟

尽管与 GnRH 激动剂周期相比,GnRH 拮抗剂周期严重 OHSS 的发生率显著降低,但 OHSS 仍然可能发生(RR:0.63,95%CI:0.51~0.79)[18]。对于高反应患者或接受大量促性腺激素治疗的患者尤其如此,并且与使用 hCG 扳机相关[74]。

因此,在 GnRH 拮抗剂周期中,采用 GnRH 激动剂替代 hCG 扳机,是拮抗方案预防 OHSS 的重要安全措施[75]。这是因为 GnRH 激动剂不仅能有效诱导卵母细胞的最终成熟[76],还能完全避免在不进行黄体期支持的情况下,出现严重 OHSS 的风险[77]。正是基于这一优势,现今 GnRH 拮抗剂与 FSH 刺激相结合,并辅以 GnRH 激动剂触发的方法,已成为卵母细胞捐赠和绝大多数冷冻周期中广泛采用的标准刺激模式[78,79]。

然而,在使用自身卵母细胞的患者中,如果使用标准黄体期支持方案进行胚胎移植,GnRH 激动剂扳机与妊娠率显著降低相关[80,81],这是由于影响了黄体期质量所致。为了解决这个问题,人们提出了三种主要方法:刺激黄体[82-84];使用更大剂量的性激素以及全胚冷冻并在随后的周期中进行胚胎移植[85,86]。

考虑到严重 OHSS 的风险,目前 GnRH 激动剂扳机后冷冻全部胚胎的策略似乎是最安全的方法[87],此外,这种方法在随后的冷冻周期中保持了较高的妊娠率[88]。

GnRH 拮抗剂周期中的黄体期支持

GnRH 激动剂和拮抗剂周期中,均可能出现取卵后 LH 水平很低以及子宫内膜异常。这些问题与促性腺激素刺激后产生的超生理血清性激素水平密切相关,因此黄体期支持成了确保成功妊娠不可或缺的重要环节[89]。

黄体期支持主要通过在 GnRH 激动剂和拮抗剂周期中使用孕酮来实现,孕酮可以选择微粉化阴道用药[90]、肌内注射[91]或皮下注射[92]。为了确保黄体期支持的效果,应在取卵当天晚上至取卵后第 3 天之间的关键窗口期内开始使用孕酮[19]。同时,用于黄体期支持的孕酮应至少持续使用至妊娠试验当天,以维持黄体功能的稳定[19]。

值得注意的是,尽管有两项专门针对 GnRH 拮抗剂周期进行的随机对照试验,但研究结果并未表明在微粉化孕酮中添加雌激素能够增加持续妊娠的可能性(RR:0.89,95%CI:0.61~1.30)[93,94]。

使用 GnRH 拮抗剂方案刺激卵巢的新概念

GnRH 拮抗剂的引入不仅推动了医学领域新概念的发展,还催生了诸如改良自然周期[95]、温和 IVF[96] 以及在严重 OHSS 情况下启用拮抗剂[97-99] 等创新方法,从而深化了对卵巢刺激机制的研究,并推动了相关技术的不断进步。

从患者角度来看,GnRH 拮抗剂方案通过消除严重的 OHSS 风险显著提升了治疗的安全性。此外,结合长效 FSH 的使用,简化了治疗流程,并有效缩短了整体治疗时长,进而提升了患者体验和治疗的便捷性。最终,其疗效能达到与 GnRH 激动剂方案相似的活产率水平。因此,综合考量安全性和患者友好度,GnRH 拮抗剂已成为抑制 IVF 卵巢刺激中早发 LH 峰的首选方案。

(何艺磊译,宋雪凌、杨硕校)

参考文献

[1] Steptoe PC, Edwards RG. Birth after the reimplantation of a human embryo. Lancet. 1978; 2(8085):366.

[2] Trounson AO, Leeton JF, Wood C, Webb J, Wood J. Pregnancies in humans by fertilization in vitro and embryo transfer in the controlled ovulatory cycle. Science. 1981; 212(4495):681-2.

[3] Janssens RM, Lambalk CB, Vermeiden JP, Schats R, Bernards JM, Rekers-Mombarg LT, et al. Dose-finding study of triptorelin acetate for prevention of a premature LH surge in IVF: A prospective, randomized, double-blind, placebo-controlled study. Hum Reprod. 2000; 15(11):2333-40.

[4] Loumaye E. The control of endogenous secretion of LH by gonadotrophin-releasing hormone agonists during ovarian hy-

perstimulation for in-vitro fertilization and embryo transfer. Hum Reprod. 1990; 5(4):357-76.

[5] Porter RN, Smith W, Craft IL, Abdulwahid NA, Jacobs HS. Induction of ovulation for in-vitro fertilisation using buserelin and gonadotropins. Lancet. 1984; 2(8414):1284-5.

[6] Schally AV, Arimura A, Baba Y, Nair RM, Matsuo H, Redding TW, et al. Isolation and properties of the FSH and LH-releasing hormone. Biochem Biophys Res Commun. 1971; 43(2):393-9.

[7] Guillemin R, Burgus R. The hormones of the hypothalamus. Sci Am. 1972; 227(5):24-33.

[8] Hahn DW, McGuire JL, Vale WW, Rivier J. Reproductive/endocrine and anaphylactoid properties of an LHRH-antagonist, ORF 18260 [ac-DNAL1(2), 4FDPhe2, D-Trp3, D-Arg6]-GnRH. Life Sci. 1985; 37(6):505-14.

[9] Meldrum DR. Ovulation induction protocols. Arch Pathol Lab Med. 1992; 116(4):406-9.

[10] Hughes EG, Fedorkow DM, Daya S, Sagle MA, Van de Koppel P, Collins JA. The routine use of gonadotropin-releasing hormone agonists prior to in vitro fertilization and gamete intrafallopian transfer: A meta-analysis of randomized controlled trials. Fertil Steril. 1992; 58(5):888-96.

[11] Marcus SF, Ledger WL. Efficacy and safety of long-acting GnRH agonists in in vitro fertilization and embryo transfer. Hum Fertil (Camb). 2001; 4(2):85-93.

[12] Duijkers IJ, Klipping C, Willemsen WN, Krone D, Schneider E, Niebch G, et al. Single and multiple dose pharmacokinetics and pharmacodynamics of the gonadotrophin-releasing hormone antagonist cetrorelix in healthy female volunteers. Hum Reprod. 1998; 13(9):2392-8.

[13] Mannaerts B, Gordon K. Embryo implantation and GnRH antagonists: GnRH antagonists do not activate the GnRH receptor. Hum Reprod. 2000; 15(9):1882-3.

[14] Kolibianakis EM, Collins J, Tarlatzis BC, Devroey P, Diedrich K, Griesinger G. Among patients treated for IVF with gonadotrophins and GnRH analogues, is the probability of live birth dependent on the type of analogue used? A systematic review and meta-analysis. Hum Reprod Update. 2006; 12(6):651-71.

[15] Al-Inany H, Aboulghar M. Gonadotrophin-releasing hormone antagonists for assisted conception. Cochrane Database Syst Rev. 2001(4):CD001750.

[16] Al-Inany HG, Abou-Setta AM, Aboulghar M. Gonadotrophinreleasing hormone antagonists for assisted conception. Cochrane Database Syst Rev. 2006(3):CD001750.

[17] Al-Inany HG, Youssef MA, Ayeleke RO, Brown J, Lam WS, Broekmans FJ. Gonadotrophin-releasing hormone antagonists for assisted reproductive technology. Cochrane Database Syst Rev. 2016; 4:CD001750.

[18] Lambalk CB, Banga FR, Huirne JA, Toftager M, Pinborg A, Homburg R, et al. GnRH antagonist versus long agonist protocols in IVF: A systematic review and meta-analysis accounting for patient type. Hum Reprod Update. 2017; 23(5):560-79.

[19] Bosch E, Broer S, Griesinger G, Grynberg M, Humaidan P, Kolibianakis E, et al. ESHRE guideline: Ovarian stimulation for IVF/ICSI (dagger). Hum Reprod Open. 2020; 2020(2):hoaa009.

[20] Rabinovici J, Rothman P, Monroe SE, Nerenberg C, Jaffe RB. Endocrine effects and pharmacokinetic characteristics of a potent new gonadotropin-releasing hormone antagonist (Ganirelix) with minimal histamine-releasing properties: Studies in postmenopausal women. J Clin Endocrinol Metab. 1992; 75(5):1220-5.

[21] Klingmuller D, Schepke M, Enzweiler C, Bidlingmaier F. Hormonal responses to the new potent GnRH antagonist Cetrorelix. Acta Endocrinol (Copenh). 1993; 128(1):15-8.

[22] Diedrich K, Diedrich C, Santos E, Zoll C, al-Hasani S, Reissmann T, et al. Suppression of the endogenous luteinizing hormone surge by the gonadotrophin-releasing hormone antagonist Cetrorelix during ovarian stimulation. Hum Reprod. 1994; 9(5):788-91.

[23] Olivennes F, Fanchin R, Bouchard P, de Ziegler D, Taieb J, Selva J, et al. The single or dual administration of the gonadotropin-releasing hormone antagonist Cetrorelix in an in vitro fertilization-embryo transfer program. Fertil Steril. 1994; 62(3):468-76.

[24] Albano C, Smitz J, Camus M, Riethmuller-Winzen H, Van Steirteghem A, Devroey P. Comparison of different doses of gonadotropin-releasing hormone antagonist Cetrorelix during controlled ovarian hyperstimulation. Fertil Steril. 1997; 67(5):917-22.

[25] The ganirelix dose-finding study group. A double-blind, randomized, dose-finding study to assess the efficacy of the gonadotrophin-releasing hormone antagonist ganirelix (Org 37462) to prevent premature luteinizing hormone surges in women undergoing ovarian stimulation with recombinant follicle stimulating hormone (Puregon). Hum Reprod. 1998; 13(11):3023-31.

[26] Borm G, Mannaerts B., The European Orgalutran Study Group. Treatment with the gonadotrophin-releasing hormone antagonist ganirelix in women undergoing ovarian stimulation with recombinant follicle stimulating hormone is effective, safe and convenient: Results of a controlled, randomized,

multicentre trial. Hum Reprod. 2000; 15(7):1490-8.

[27] Devroey P, Boostanfar R, Koper NP, Mannaerts BM, Ijzerman-Boon PC, Fauser BC, et al. A double-blind, non-inferiority RCT comparing corifollitropin alfa and recombinant FSH during the first seven days of ovarian stimulation using a GnRH antagonist protocol. Hum Reprod. 2009; 24(12): 3063-72.

[28] Kolibianakis EM, Venetis CA, Kalogeropoulou L, Papanikolaou E, Tarlatzis BC. Fixed versus flexible gonadotropin-releasing hormone antagonist administration in in vitro fertilization: A randomized controlled trial. Fertil Steril. 2011; 95(2):558-62.

[29] Kolibianaki E, Kolibianakis E. The GnRH antagonist protocol. in press. 2021.

[30] Escudero E, Bosch E, Crespo J, Simon C, Remohi J, Pellicer A. Comparison of two different starting multiple dose gonadotropin-releasing hormone antagonist protocols in a selected group of in vitro fertilization-embryo transfer patients. Fertil Steril. 2004; 81(3):562-6.

[31] Ludwig M, Katalinic A, Banz C, Schroder AK, Loning M, Weiss JM, et al. Tailoring the GnRH antagonist cetrorelix acetate to individual patients' needs in ovarian stimulation for IVF: Results of a prospective, randomized study. Hum Reprod. 2002; 17(11):2842-5.

[32] Mochtar MH, Dutch Ganirelix Study G. The effect of an individualized GnRH antagonist protocol on folliculogenesis in IVF/ICSI. Hum Reprod. 2004; 19(8):1713-8.

[33] Depalo R, Trerotoli P, Chincoli A, Vacca MP, Lamanna G, Cicinelli E. Endogenous luteinizing hormone concentration and IVF outcome during ovarian stimulation in fixed versus flexible GnRH antagonist protocols: An RCT. Int J Reprod Biomed. 2018; 16(3):175-82.

[34] Hossein RB, Behrouzi LT, ShahrokhTehrani E, Davari TF. Fixed versus flexible gonadotropin releasing hormone antagonist protocol in controlled ovarian stimulation for invitro fertilization in women with polycystic ovary syndrome. J Family Reprod Health. 2015; 9(3):141-6.

[35] Luo X, Pei L, Li F, Li C, Huang G, Ye H. Fixed versus flexible antagonist protocol in women with predicted high ovarian response except PCOS: A randomized controlled trial. BMC Pregnancy Childbirth. 2021; 21(1):348.

[36] Fauser BC, Alper MM, Ledger W, Schoolcraft WB, Zandvliet A, Mannaerts BM, et al. Pharmacokinetics and follicular dynamics of corifollitropin alfa versus recombinant FSH during ovarian stimulation for IVF. Reprod Biomed Online. 2010; 21(5):593-601.

[37] European Middle East Orgalutran Study G. Comparable clinical outcome using the GnRH antagonist ganirelix or a long protocol of the GnRH agonist triptorelin for the prevention of premature LH surges in women undergoing ovarian stimulation. Hum Reprod. 2001; 16(4):644-51.

[38] Fischl F, Huber JC, Obruca A. Zeitliche Optimierung der kontrollierten Hyperstimulation (KOH) in Kombination mit GnrH-Antagonisten und Ovulationshemmer in einem IVF-Programm. J Fertil Reprod. 2001. 2001; 11:50-1.

[39] Farquhar C, Rombauts L, Kremer JA, Lethaby A, Ayeleke RO. Oral Contraceptive pill, progestogen or oestrogen pre-treatment for ovarian stimulation protocols for women undergoing assisted reproductive techniques. Cochrane Database Syst Rev. 2017; 5:CD006109.

[40] Cedrin-Durnerin I, Bstandig B, Parneix I, Bied-Damon V, Avril C, Decanter C, et al. Effects of oral contraceptive, synthetic progestogen or natural estrogen pre-treatments on the hormonal profile and the antral follicle cohort before GnRH antagonist protocol. Hum Reprod. 2007; 22(1):109-16.

[41] Gordon KLM, Ledger W, Kolibianakis EM, IJzerman-Boon PC. Reducing the incidence of weekend oocyte retrievals in a rFSH/GnRH antagonist protocol by optimizing the start day of rFSH and delaying human chorionic gonadotropin (hCG) by 1 day. Fertil Steril. 2011; 95:(A double-blind):S16-S.

[42] Kolibianakis EM, Albano C, Camus M, Tournaye H, Van Steirteghem AC, Devroey P. Prolongation of the follicular phase in in vitro fertilization results in a lower ongoing pregnancy rate in cycles stimulated with recombinant follicle-stimulating hormone and gonadotropin-releasing hormone antagonists. Fertil Steril. 2004; 82(1):102-7.

[43] Kyrou D, Kolibianakis EM, Fatemi HM, Tarlatzis BC, Tournaye H, Devroey P. Is earlier administration of human chorionic gonadotropin (hCG) associated with the probability of pregnancy in cycles stimulated with recombinant follicle-stimulating hormone and gonadotropin-releasing hormone (GnRH) antagonists? A prospective randomized trial. Fertil Steril. 2011; 96(5):1112-5.

[44] Mochtar MH, Custers IM, Koks CA, Bernardus RE, Verhoeve HR, Mol BW, et al. Timing oocyte collection in GnRH agonists downregulated IVF and ICSI cycles: A randomized clinical trial. Hum Reprod. 2011; 26(5):1091-6.

[45] Morley L, Tang T, Yasmin E, Hamzeh R, Rutherford AJ, Balen AH. Timing of human chorionic gonadotrophin (hCG) hormone administration in IVF protocols using GnRH antagonists: A randomized controlled trial. Hum Fertil (Camb). 2012; 15(3):134-9.

[46] Cozzolino M, Franasiak J, Andrisani A, Ambrosini G, Vita-

gliano A. "Delayed start" gonadotropin-releasing hormone antagonist protocol in Bologna poor-responders: A systematic review and meta-analysis of randomized controlled trials. Eur J Obstet Gynecol Reprod Biol. 2020; 244:154-62.

[47] Yang S, Liu N, Li Y, Zhang L, Yue R. Efficacy of the delayed start antagonist protocol for controlled ovarian stimulation in Bologna poor ovarian responders: A systematic review and meta-analysis. Arch Gynecol Obstet. 2021; 303(2): 347-62.

[48] Broer SL, Dolleman M, Opmeer BC, Fauser BC, Mol BW, Broekmans FJ. AMH and AFC as predictors of excessive response in controlled ovarian hyperstimulation: A meta-analysis. Hum Reprod Update. 2011; 17(1):46-54.

[49] Olivennes F, Howles CM, Borini A, Germond M, Trew G, Wikland M, et al. Individualizing FSH dose for assisted reproduction using a novel algorithm: The CONSORT study. Reprod Biomed Online. 2009; 18(2):195-204.

[50] Popovic-Todorovic B, Loft A, Bredkjaeer HE, Bangsboll S, Nielsen IK, Andersen AN. A prospective randomized clinical trial comparing an individual dose of recombinant FSH based on predictive factors versus a 'standard' dose of 150 IU/day in 'standard' patients undergoing IVF/ICSI treatment. Hum Reprod. 2003; 18(11):2275-82.

[51] Lensen SF, Wilkinson J, Leijdekkers JA, La Marca A, Mol BWJ, Marjoribanks J, et al. Individualised gonadotropin dose selection using markers of ovarian reserve for women undergoing in vitro fertilisation plus intracytoplasmic sperm injection (IVF/ICSI). Cochrane Database Syst Rev. 2018; 2:CD012693.

[52] Albano C, Felberbaum RE, Smitz J, Riethmuller-Winzen H, Engel J, Diedrich K, et al. Ovarian stimulation with HMG: Results of a prospective randomized phase III European study comparing the luteinizing hormone-releasing hormone (LHRH)-antagonist cetrorelix and the LHRH-agonist buserelin. European Cetrorelix Study Group. Hum Reprod. 2000; 15(3):526-31.

[53] Levy MJ, Ledger W, Kolibianakis EM, Ijzerman-Boon PC, Gordon K. Is it possible to reduce the incidence of weekend oocyte retrievals in GnRH antagonist protocols? Reprod Biomed Online. 2013; 26(1):50-8.

[54] Hohmann FP, Macklon NS, Fauser BC. A randomized comparison of two ovarian stimulation protocols with gonadotropin-releasing hormone (GnRH) antagonist cotreatment for in vitro fertilization commencing recombinant follicle-stimulating hormone on cycle day 2 or 5 with the standard long GnRH agonist protocol. J Clin Endocrinol Metab. 2003; 88(1):166-73.

[55] Verberg MF, Eijkemans MJ, Macklon NS, Heijnen EM, Baart EB, Hohmann FP, et al. The clinical significance of the retrieval of a low number of oocytes following mild ovarian stimulation for IVF: A meta-analysis. Hum Reprod Update. 2009; 15(1):5-12.

[56] Verberg MF, Macklon NS, Nargund G, Frydman R, Devroey P, Broekmans FJ, et al. Mild ovarian stimulation for IVF. Hum Reprod Update. 2009; 15(1):13-29.

[57] Aboulghar MA, Mansour RT, Serour GI, Al-Inany HG, Amin YM, Aboulghar MM. Increasing the dose of human menopausal gonadotrophins on day of GnRH antagonist administration: Randomized controlled trial. Reprod Biomed Online. 2004; 8(5):524-7.

[58] Propst AM, Bates GW, Robinson RD, Arthur NJ, Martin JE, Neal GS. A randomized controlled trial of increasing recombinant follicle-stimulating hormone after initiating a gonadotropin-releasing hormone antagonist for in vitro fertilization-embryo transfer. Fertil Steril. 2006; 86(1):58-63.

[59] Baruffi RL, Mauri AL, Petersen CG, Felipe V, Martins AM, Cornicelli J, et al. Recombinant LH supplementation to recombinant FSH during induced ovarian stimulation in the GnRH-antagonist protocol: A meta-analysis. Reprod Biomed Online. 2007; 14(1):14-25.

[60] Kolibianakis EM, Kalogeropoulou L, Griesinger G, Papanikolaou EG, Papadimas J, Bontis J, et al. Among patients treated with FSH and GnRH analogues for in vitro fertilization, is the addition of recombinant LH associated with the probability of live birth? A systematic review and meta-analysis. Hum Reprod Update. 2007; 13(5):445-52.

[61] Lehert P, Kolibianakis EM, Venetis CA, Schertz J, Saunders H, Arriagada P, et al. Recombinant human follicle-stimulating hormone (r-hFSH) plus recombinant luteinizing hormone versus r-hFSH alone for ovarian stimulation during assisted reproductive technology: Systematic review and meta-analysis. Reprod Biol Endocrinol. 2014; 12:17.

[62] Mochtar MH, Van der V, Ziech M, van Wely M. Recombinant luteinizing hormone (rLH) for controlled ovarian hyperstimulation in assisted reproductive cycles. Cochrane Database Syst Rev. 2007;(2):CD005070.

[63] Griesinger G, Boostanfar R, Gordon K, Gates D, McCrary Sisk C, Stegmann BJ. Corifollitropin alfa versus recombinant follicle-stimulating hormone: An individual patient data meta-analysis. Reprod Biomed Online. 2016; 33(1):56-60.

[64] Rombauts L, Talmor A. Corifollitropin alfa for female infertility. Expert Opin Biol Ther. 2012; 12(1):107-12.

[65] Kolibianakis EM, Venetis CA, Bosdou JK, Zepiridis L, Chatzimeletiou K, Makedos A, et al. Corifollitropin alfa

compared with follitropin beta in poor responders undergoing ICSI: A randomized controlled trial. Hum Reprod. 2015; 30(2):432-40.

[66] Rinaldi L, Selman H. Profile of follitropin alpha/lutropin alpha combination for the stimulation of follicular development in women with severe luteinizing hormone and follicle-stimulating hormone deficiency. Int J Womens Health. 2016; 8: 169-79.

[67] Taronger R, Martinez-Cuenca S, Ferreros I, Rubio JM, Fernandez-Colom PJ, Martinez-Triguero ML, et al. Ovarian stimulation with corifollitropin alfa followed by hp-hMG compared to hp-hMG in patients at risk of poor ovarian response undergoing ICSI: A randomized controlled trial. Eur J Obstet Gynecol Reprod Biol. 2018; 231:192-7.

[68] Hamdine O, Macklon NS, Eijkemans MJ, Laven JS, Cohlen BJ, Verhoeff A, et al. Elevated early follicular progesterone levels and in vitro fertilization outcomes: A prospective intervention study and meta-analysis. Fertil Steril. 2014; 102(2):448-54 e1.

[69] Kolibianakis EM, Zikopoulos K, Smitz J, Camus M, Tournaye H, Steirteghem Van AC, et al. Elevated progesterone at initiation of stimulation is associated with a lower ongoing pregnancy rate after IVF using GnRH antagonists. Hum Reprod. 2004; 19(7):1525-9.

[70] Blockeel C, Baumgarten M, De Vos M, Verheyen G, Devroey P. Administration of GnRH antagonists in case of elevated progesterone at initiation of the cycle: A prospective cohort study. Curr Pharm Biotechnol. 2011; 12(3):423-8.

[71] Venetis CA, Kolibianakis EM, Bosdou JK, Tarlatzis BC. Progesterone elevation and probability of pregnancy after IVF: A systematic review and meta-analysis of over 60000 cycles. Hum Reprod Update. 2013; 19(5):433-57.

[72] Kolibianakis EM, Collins J, Tarlatzis B, Papanikolaou E, Devroey P. Are endogenous LH levels during ovarian stimulation for IVF using GnRH analogues associated with the probability of ongoing pregnancy? A systematic review. Hum Reprod Update. 2006; 12(1):3-12.

[73] Griesinger G, Shapiro DB, Kolibianakis EM, Witjes H, Mannaerts BM. No association between endogenous LH and pregnancy in a GnRH antagonist protocol: Part II, recombinant FSH. Reprod Biomed Online. 2011; 23(4):457-65.

[74] Lainas GT, Lainas TG, Sfontouris IA, Chatzimeletiou K, Venetis CA, Bosdou JK, et al. Is oocyte maturation rate associated with triptorelin dose used for triggering final oocyte maturation in patients at high risk for severe ovarian hyperstimulation syndrome? Hum Reprod. 2019; 34(9):1770-7.

[75] Kolibianakis EM, Venetis CA, Bontis J, Tarlatzis BC. Significantly lower pregnancy rates in the presence of progesterone elevation in patients treated with GnRH antagonists and gonadotrophins: A systematic review and meta-analysis. Curr Pharm Biotechnol. 2012; 13(3):464-70.

[76] Griesinger G, Diedrich K, Devroey P, Kolibianakis EM. GnRH agonist for triggering final oocyte maturation in the GnRH antagonist ovarian hyperstimulation protocol: A systematic review and meta-analysis. Hum Reprod Update. 2006; 12(2):159-68.

[77] Tarlatzis B, BJ, Kolibianakis S. Elimination of OHSS by GnRH agonist and freezing embryos. In Rizk B, and Gerris J, (Eds.), Complications and Outcomes of Assisted Reproduction (pp. 141 - 148). Cambridge: Cambridge University Press, 2017. doi: 101017/9781107295391015.

[78] Bodri D, Sunkara SK, Coomarasamy A. Gonadotropin-releasing hormone agonists versus antagonists for controlled ovarian hyperstimulation in oocyte donors: A systematic review and meta-analysis. Fertil Steril. 2011; 95(1):164-9.

[79] Mizrachi Y, Horowitz E, Farhi J, Raziel A, Weissman A. Ovarian stimulation for freeze-all IVF cycles: A systematic review. Hum Reprod Update. 2020; 26(1):118-35.

[80] Humaidan P, Bredkjaer HE, Bungum L, Bungum M, Grondahl ML, Westergaard L, et al. GnRH agonist (buserelin) or hCG for ovulation induction in GnRH antagonist IVF/ICSI cycles: A prospective randomized study. Hum Reprod. 2005; 20(5):1213-20.

[81] Kolibianakis EM, Schultze-Mosgau A, Schroer A, van Steirteghem A, Devroey P, Diedrich K, et al. A lower ongoing pregnancy rate can be expected when GnRH agonist is used for triggering final oocyte maturation instead of HCG in patients undergoing IVF with GnRH antagonists. Hum Reprod. 2005; 20(10):2887-92.

[82] Humaidan P, Polyzos NP, Alsbjerg B, Erb K, Mikkelsen AL, Elbaek HO, et al. GnRHa trigger and individualized luteal phase hCG support according to ovarian response to stimulation: Two prospective randomized controlled multi-centre studies in IVF patients. Hum Reprod. 2013; 28(9):2511-21.

[83] Papanikolaou EG, Verpoest W, Fatemi H, Tarlatzis B, Devroey P, Tournaye H. A novel method of luteal supplementation with recombinant luteinizing hormone when a gonadotropin-releasing hormone agonist is used instead of human chorionic gonadotropin for ovulation triggering: A randomized prospective proof of concept study. Fertil Steril. 2011; 95(3):1174-7.

[84] Pirard C, Donnez J, Loumaye E. GnRH agonist as novel luteal support: Results of a randomized, parallel group, feasi-

bility study using intranasal administration of buserelin. Hum Reprod. 2005; 20(7):1798-804.

[85] Devroey P, Polyzos NP, Blockeel C. An OHSS-Free Clinic by segmentation of IVF treatment. Hum Reprod. 2011; 26(10):2593-7.

[86] Griesinger G, Kolibianakis EM, Papanikolaou EG, Diedrich K, Van Steirteghem A, Devroey P, et al. Triggering of final oocyte maturation with gonadotropin-releasing hormone agonist or human chorionic gonadotropin. Live birth after frozen-thawed embryo replacement cycles. Fertil Steril. 2007; 88(3):616-21.

[87] Ioannidou PG, Bosdou JK, Lainas GT, Lainas TG, Grimbizis GF, Kolibianakis EM. How frequent is severe ovarian hyperstimulation syndrome after GnRH agonist triggering in high-risk women? A systematic review and meta-analysis. Reprod Biomed Online. 2021; 42(3):635-50.

[88] Bosdou JK, Venetis CA, Tarlatzis BC, Grimbizis GF, Kolibianakis EM. Higher probability of live-birth in high, but not normal, responders after first frozen-embryo transfer in A freeze-only cycle strategy compared to fresh-embryo transfer: A meta-analysis. Hum Reprod. 2019; 34(3):491-505.

[89] Beckers NG, Macklon NS, Eijkemans MJ, Ludwig M, Felberbaum RE, Diedrich K, et al. Nonsupplemented luteal phase characteristics after the administration of recombinant human chorionic gonadotropin, recombinant luteinizing hormone, or gonadotropin-releasing hormone (GnRH) agonist to induce final oocyte maturation in in vitro fertilization patients after ovarian stimulation with recombinant follicle-stimulating hormone and GnRH antagonist cotreatment. J Clin Endocrinol Metab. 2003; 88(9):4186-92.

[90] Feinberg EC, Beltsos AN, Nicolaou E, Marut EL, Uhler ML. Endometrin as luteal phase support in assisted reproduction. Fertil Steril. 2013; 99(1):174-8 e1.

[91] Yanushpolsky E, Hurwitz S, Greenberg L, Racowsky C, Hornstein M. Crinone vaginal gel is equally effective and better tolerated than intramuscular progesterone for luteal phase support in in vitro fertilization-embryo transfer cycles: A prospective randomized study. Fertil Steril. 2010; 94(7):2596-9.

[92] Baker VL, Jones CA, Doody K, Foulk R, Yee B, Adamson GD, et al. A randomized, controlled trial comparing the efficacy and safety of aqueous subcutaneous progesterone with vaginal progesterone for luteal phase support of in vitro fertilization. Hum Reprod. 2014; 29(10):2212-20.

[93] Ceyhan ST, Basaran M, Kemal Duru N, Yilmaz A, Goktolga U, Baser I. Use of luteal estrogen supplementation in normal responder patients treated with fixed multidose GnRH antagonist: A prospective randomized controlled study. Fertil Steril. 2008; 89(6):1827-30.

[94] Fatemi HM, Kolibianakis EM, Camus M, Tournaye H, Donoso P, Papanikolaou E, et al. Addition of estradiol to progesterone for luteal supplementation in patients stimulated with GnRH antagonist/rFSH for IVF: A randomized controlled trial. Hum Reprod. 2006; 21(10):2628-32.

[95] Lainas TG, Sfontouris IA, Venetis CA, Lainas GT, Zorzovilis IZ, Tarlatzis BC, et al. Live birth rates after modified natural cycle compared with high-dose FSH stimulation using GnRH antagonists in poor responders. Hum Reprod. 2015; 30(10):2321-30.

[96] Fauser BC, Nargund G, Andersen AN, Norman R, Tarlatzis B, Boivin J, et al. Mild ovarian stimulation for IVF: 10 years later. Hum Reprod. 2010; 25(11):2678-84.

[97] Lainas TG, Sfontouris IA, Zorzovilis IZ, Petsas GK, Lainas GT, Alexopoulou E, et al. Live births after management of severe OHSS by GnRH antagonist administration in the luteal phase. Reprod Biomed Online. 2009; 19(6):789-95.

[98] Lainas TG, Sfontouris IA, Zorzovilis IZ, Petsas GK, Lainas GT, Iliadis GS, et al. Management of severe OHSS using GnRH antagonist and blastocyst cryopreservation in PCOS patients treated with long protocol. Reprod Biomed Online. 2009; 18(1):15-20.

[99] Lainas TG, Sfontouris IA, Zorzovilis IZ, Petsas GK, Lainas GT, Kolibianakis EM. Management of severe early ovarian hyperstimulation syndrome by re-initiation of GnRH antagonist. Reprod Biomed Online. 2007; 15(4):408-12.

44

促性腺激素释放激素激动剂的扳机作用

Katherine Koniares, Leah Kaye, Claudio Benadiva 和 Lawrence Engmann

引　言

在19世纪80年代末至19世纪90年代初，促性腺激素释放激素激动剂（gonadotropin releasing hormone agonist, GnRHa）已经被提倡作为人绒毛膜促性腺激素（human chorionic gonadotropin, hCG）的替代选项，用于体外受精（in vitro fertilization, IVF）周期中诱导卵母细胞成熟并预防卵巢过度刺激综合征（ovarian hyperstimulation syndrome, OHSS）[1-8]。然而，随着GnRHa在控制性卵巢刺激垂体抑制方面的广泛应用，其在触发卵母细胞成熟方面的应用受到了限制。

自20世纪90年代末引入GnRH拮抗剂用于预防控制性卵巢刺激期间的LH峰后，GnRHa可以再次用于诱导卵母细胞成熟[9-11]。GnRH拮抗剂通过竞争性抑制作用阻断垂体上的GnRH受体[12]。随后给予GnRHa将会替代受体上的拮抗剂并激活受体，从而促使垂体前叶中储存的促性腺激素的释放[13]。

首个IVF治疗中在GnRH拮抗剂处理后应用GnRHa扳机的研究发表距今已有二十余年[11]，但在GnRHa扳机诱导卵母细胞成熟的有效性以及理想的黄体期补充方案方面仍然存在很多问题（表44-1）。拮抗剂方案中使用GnRHa扳机在2000年中期的一些早期临床经验已有发表[11]。然而这些研究均报道了较高的早期妊娠丢失率和较低的临床妊娠率[14,15]。为了深入了解低妊娠率的潜在原因并提高GnRHa扳机的临床疗效，更多的研究也陆续发表。目前文献的总结表明，GnRHa的溶黄体功能在预防卵巢过度刺激综合征（OHSS）方面有效，但在使用标准黄体期支持方案时，可能导致妊娠率降低。通过优化GnRHa扳机后新鲜移植周期中的黄体期支持方案，妊娠率可以提升至与hCG扳机相当的水平，同时降低或消除OHSS的风险[16-29]。

表44-1　围绕GnRHa扳机使用的争议

1. GnRHa扳机的理想剂量是多少
2. GnRHa扳机是否能有效促进卵母细胞成熟
3. 扳机后血清LH或P水平可否预测扳机失败
4. GnRHa扳机是否可以消除OHSS的风险
5. GnRHa扳机后应该进行新鲜胚胎移植还是应该冷冻所有卵子/胚胎
6. 理想的黄体期支持方案是什么

适应证

在当前辅助生殖技术（assisted reproduction techniques, ART）的应用背景下，为确保患者的安全性和舒适性，在某些特定临床情况下，应首先考虑使用GnRHa扳机（表44-2）。具体来说，对于那些不计划进行新鲜胚胎移植的患者，如接受生殖保护治疗、进行滋养层细胞活检以行胚胎植入前遗传学检测（pre-implantation genetic testing, PGT）或在注射扳机前孕酮已提前升高的患者，GnRHa扳机是理想的选择[30-32]。准备捐赠卵母细胞的年轻健康女性也是GnRHa扳机的理想人选。此外，任何有发生OHSS风险的女性都是GnRHa扳机的理想人选，可以采用改良后的黄体期支持或随后选择冷冻卵子或胚胎。

表44-2　GnRHa扳机的适应证

卵巢过度刺激（OHSS）高风险患者
卵母细胞捐赠者
卵母细胞或胚胎的选择性冷冻保存
- 因医疗原因进行生育力保护，例如癌症
- 因社会原因进行生育力保护
- PGT胚胎滋养层活检
- 在诱导卵母细胞成熟之前出现血清孕酮升高

部分患者不适合使用GnRHa扳机，该药物的疗效依赖于体内产生内源性促性腺激素的能力。因此，有下丘脑功能障碍的患者不适宜使用GnRHa扳机促进卵母细胞成熟。此外，长期受到下丘脑和垂体抑制的女性在使用GnRHa扳机后可能无法产生理想的黄体生成素峰值，从而导致治疗失败或反应不佳[33]。

生理学

自然周期与GnRHa诱导的月经中期激素峰值比较

单次用药GnRHa与GnRH受体相互作用，将引发垂体前叶促性腺激素的内源性释放，这一过程被称为“点火”，从而导致LH和FSH的峰值出现。这种峰值与月经周期中期排卵前的激素峰值相类似，因此，GnRHa的单次用药具有“触发”排卵的作用[34]。尽管 FSH 峰值在人类中发挥的具体作用尚未完全明确,但动物和体外细胞研究已表明,FSH 在卵母细胞成熟和减数分裂恢复[35,36]、卵丘卵母细胞复合物的功能、促进卵丘卵母细胞复合物与卵泡壁分离[37]以及颗粒细胞上 LH 受体的产生等方面均发挥重要作用[38]。因此,能够同时促进 LH 和 FSH 峰值的排卵扳机可能具有显著优势。

自然排卵的激素峰值经历三个典型阶段:迅速攀升期(14 h)、LH 峰值/平台期(14 h)和逐渐回落期至基线水平(20 h),整个过程的平均时长为 48 h(图 44-1)[39]。相比之下,GnRHa 扳机后的激素峰值分为两个阶段,即快速上升后适度下降,整个过程持续 24 ~ 36 h[3]。Itskovitz 等人的早期研究表明,GnRHa 导致 LH 在 4 h 内上升,FSH 在 12 h 内上升,显著升高状态可持续 24 h,然后 LH 回归至基线水平[3,20]。LH 峰值持续时间相对短暂,虽然能够诱导卵母细胞成熟和排卵,但可能增加黄体形成不足的风险[40]。

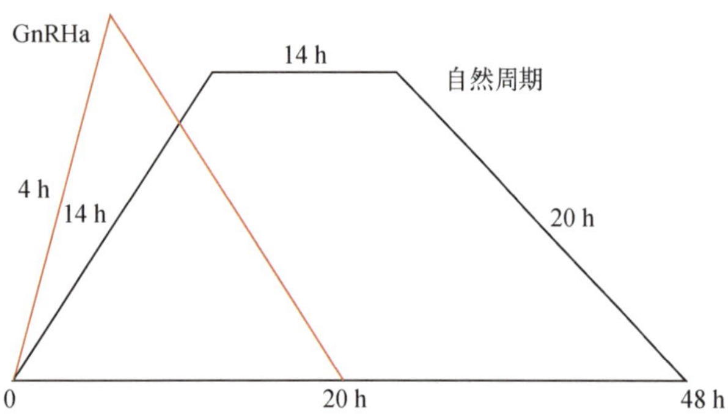

图 44-1 自然周期和 GnRHa 扳机后的黄体生成素峰值

GnRHa 扳机后的卵泡液及颗粒细胞/黄体细胞

GnRHa 和 hCG 扳机后卵泡液的动态特性差异也许可以解释二者在卵母细胞成熟诱导、OHSS 的预防和妊娠率之间的潜在差异。相较于 hCG 扳机,GnRHa 扳机后的卵泡液因 LH 和 FSH 两种促性腺激素联合出峰而具有明显更高水平的 LH 和 FSH[41]。GnRHa 扳机后孕酮水平降低了 25%,归因于 GnRHa 扳机组的黄体细胞缺乏 LH 刺激[41,42]。雌激素、抑制素-A 和抑制素-B 水平在两种扳机后水平相当[42]。这些卵泡液动态特性差异可能代表了卵母细胞成熟所需信号与排卵所需信号之间的较大差异;尽管它们通常是两个紧密相关的事件,但它们可能需要略微不同的信号[42]。卵泡液的研究还揭示了 GnRHa 后激素峰值与自然中周期激素峰值之间的相似性,包括 LH 和 FSH 的内源性峰值以及卵母细胞的成熟,这也反映了黄体期孕酮水平在卵泡液及血循环中降低如何影响妊娠率。

卵泡液中的双调蛋白和其他表皮样生长因子(epidermal growth factor, EGF)家族成员在 LH/hCG 的作用下迅速增加,他们似乎在卵泡内通过介导 LH 的作用,对卵母细胞的成熟发挥作用[43]。相较于 hCG 扳机,GnRHa 扳机后卵泡液中的双调蛋白水平明显更低,接近自然周期水平[44]。与 hCG 扳机相比,GnRHa 扳机后的卵泡液中的血管内皮生长因子(vascular endothelial growth factor, VEGF)在 GnRHa 扳机后的卵泡液中也明显减少,且颗粒细胞中的 VEGF mRNA 表达也有所降低[45]。作为关键的血管活性物质,VEGF 通过调节卵巢细胞内细胞黏附分子内皮钙黏素局部调控内皮细胞的通透性和高通透性[46]。GnRHa 扳机后 VEGF 和血管通透性的显著降低在 OHSS 预防中起到重要作用[45]。与此紧密相关的是血管生成素-2(angiopoietin-2, Ang-2),能导致血管不稳定,并可能与 VEGF 协同作用,在 OHSS 中使体液向第三间隙转移。Cerrillo 等人发现,在使用 GnRHa 扳机时,卵泡液中 Ang-2 的水平下降,但水平无显著性差异[45,47]。还有研究表明,GnRHa 可直接影响颗粒细胞对抗血管生成因子的表达,如色素上皮源性因子(epithelium derived factor, PEDF),从而增加 PEDF 与 VEGF 的比值,形成更加抗血管生成的环境,这可能导致黄体功能受损以及 OHSS 的发生[48]。

尽管 GnRHa 扳机后迅速发生黄体溶解,但在扳机作用后的前两天,颗粒/黄体细胞的功能和存活性与 hCG 扳机相比保持相当[49]。Engmann 等人对取卵时收集的黄体细胞进行分析,观察到凋亡细胞的比例在两组之间没有显著差异[49]。此外作者进一步指出,两种扳机作用后黄体细胞均保持反应性,在体外暴露于 hCG 时能够增加孕酮产生[49]。

给 药

不同的 GnRH 激动剂可供皮下注射使用,包括曲普瑞林、布舍瑞林、亮丙瑞林和那法瑞林。布舍瑞林和那法瑞林可作为鼻腔喷雾剂使用。所有这些药物在 IVF 促排方案中诱导卵母细胞成熟时,需适用于无垂体抑制,或应用 GnRH 拮抗剂,或高孕激状态下促排(progestin-primed ovarian stimulation, PPOS)等抑制 LH 峰的方案。

关于确定有效诱导卵母细胞成熟并预防 OHSS 的最佳扳机剂量,目前研究尚不充分。文献报道使用了不同剂量皮下注射亮丙瑞林,范围从 0.5 mg 到 4 mg[19,20,29,31,50-52]。尽管有研究使用 4 mg 的高剂量[29],亦有研究采取间隔 12 h 的两次剂量方案[53],但单次剂量 1 mg 已被证实能有效诱导卵母细胞最佳成熟[54]。曲普瑞林的剂量在文献报道中多为 0.2 mg[11,15,16,20,55,56]。然而,一项关于卵母细胞捐献者的随机研究显示，不同剂量的曲普瑞林（0.2 mg、0.3 mg、0.4 mg）在成熟卵子和优质胚胎的比率上并未显示出显著差异[57]。最近的一项回顾性队列研究发现，与0.2 mg和0.4 mg的较高剂量相比，应用曲普瑞林0.1 mg后卵母细胞成熟率相似[58]。此外，一项前瞻性队列研究发现，相较于体重指数<25 kg/m^{2}患者，体重指数≥25 kg/m^{2}患者接受曲普瑞林0.2 mg注射后，第二次减数分裂中期卵母细胞（MⅡ）卵子数量较少[59]。鉴于肥胖率不断上升，体重指数与GnRHa剂量之间的关系需要进一步研究。在布舍瑞林的使用上，虽然已有不同剂量的喷鼻剂应用，但Buckett等人指出，50 μg剂量是持续诱导内源性激素峰值的最低有效剂量[60]。在选择用于诱导卵母细胞成熟的GnRHa类型和剂量时，应综合考虑其可用性、成本及黄体期内分泌特征等因素。鉴于扳机剂量的差异可能对黄体功能产生影响，进一步微调扳机剂量可能有助于提升黄体功能和改善整体结局。

关于GnRHa在GnRH拮抗剂方案中给药时机的研究很少。为使GnRHa成功激发LH峰值，其必须从垂体中的受体部位取代GnRH拮抗剂。根据Horowitz等人的一项研究，在最后一次GnRH拮抗剂给药后2.5 h内或大于7 h给予GnRHa扳机，患者的获卵数、MⅡ卵母细胞数和受精率相似[61]。为了进一步提升治疗效果，我们需要进一步研究以确定在最后一次GnRH拮抗剂给药后GnRHa扳机的理想时机。

GnRHa扳机后的获卵

无论是在自卵还是赠卵周期中，GnRHa扳机在卵母细胞产生和成熟方面与hCG扳机同样有效（表44-3）。一些研究表明，GnRHa扳机可产生更多成熟的卵母细胞[14,24,32,62-66]，但其他研究没有得出这样的结论[17,19,27,28,67-70]。Humaidan等人在一项纳入122名患者的随机对照试验中发现，与hCG相比，GnRHa扳机可使MⅡ卵母细胞数量增加16%（$P<0.02$）[14]。该研究团队后续的研究进一步证实，与hCG相比，使用GnRHa扳机后MⅡ卵母细胞数量增加了14%，同时可移植胚胎数量增加11%[44]。时差成像分析表明，来自GnRHa扳机周期的胚胎比来自hCG扳机周期的胚胎其分裂时间更早[71]。这种早期胚胎发育的差异可能与卵母细胞在成熟过程中暴露于不同激素环境有关。与hCG扳机周期相比，GnRHa扳机周期可能更有利于产生高质量的胚胎。

在一项涉及508个仅使用GnRHa扳机周期的研究中，Kummer等研究者发现，尽管没有明确的血清预测因子与卵母细胞生成直接相关，但扳机后的LH和孕酮水平与获得的卵母细胞数量及其成熟度之间存在显著的正相关性[54]。该研究指出，在所有出现空卵泡综合征（empty follicle syndrome，EFS）的病例中，LH水平均低于15 IU/L，且扳机后8~12 h内的孕酮水平不超过3.5 ng/mL。在LH

表44-3 GnRHa对卵母细胞产生及成熟影响的实验研究

研究	卵母细胞数		卵母细胞成熟百分比（%）	
	GnRHa	hCG	GnRHa	hCG
Fauser等人，2002	8.7±4.5	8.3±3.3	87±17	86±17
Humaidan等人，2005	8.4	9.7	84±18	68.0±22.0*
Kolibianakis等人，2005	10.2±7.0	10.6±6.3	73.5±4.5	78.7±3.3
Babayof等人，2006	19.8±2.5	19.5±1.9	89.4	84.1
Acevedo等人，2006	9.1±4.0	10.3±6.3	70	76
Engmann等人，2008	20.2±9.9	18.8±10.4	81.0±16.3	83.8±13.2
Galindo等人，2009	11.4±6.4	12.0±6.3	67.1±20.9	67.2±20.4
Melo等人，2009	17.1±2.7	18.7±3.1	75.4	78.6
Sismanoglu等人，2009	38.2±14.5	36.6±11.1	81.1	79.4
Papanikolaou等人，2011	11.7±1.9	13.8±1.8	67.5	60.1
Sahin等人，2015	12.8±0.6	7.6±0.2*	75.8	88.2*
Christopoulos等人，2016	18	15*	83.3	86.7*
Maslow等人，2020	18.3±12.1	12.5±7.7*	72.6	67.2*
Deepika等人，2021	23.5±7.8	20.8±5.4*	81.3	67.8*
Yilmaz等人，2021	15	14	92	78.6

*结果有显著的统计学差异。

水平低于 15 IU/L 的情况下，EFS 的发生概率高达 18.8%。另一项类似的研究也评估了扳机后的 LH 水平，并发现当 LH 水平低于或等于 15 IU/L 时，卵母细胞的生成数量低于 LH 水平高于 15 IU/L 的周期，但两组间的卵母细胞成熟度并无显著差异[72]。因此，预测在使用 GnRHa 后是否能够成功获取卵母细胞，具有重大的临床意义。这直接关系到是否应进行取卵操作或采取补救性 hCG 注射。Meyer 等人进一步研究了扳机后 LH 水平≤15 IU/L 的风险因素，他们发现反应不佳的患者在周期开始时血清 FSH 和 LH 水平较低（<0.1 mIU/mL），扳机日 LH 水平也较低（<0.5 mIU/mL），且这些患者更可能服用口服避孕药时间更长[33]。Herman 等人进行的系统性回顾研究也支持了这些结果[73]。此外，Popovic-Todorovic 等人的回顾性队列研究进一步证实了促排卵起始前低血清 LH 是不良卵母细胞生成的危险因素，他们发现 LH 水平低于 0.1 IU/L 的患者有高达 45.2% 的不良反应风险[74]。低基础血清 FSH 和 LH 可能在长期口服避孕药或下丘脑-垂体轴某种功能障碍的女性中出现。其他研究也表明，低体重指数和低基础 LH 是对 GnRHa 扳机反应不佳的危险因素[75]。

已有研究表明，采用 GnRHa 扳机后出现卵母细胞的成熟失败，通常在扳机后的第二天检测到血清 LH 水平偏低[76]。根据两项研究数据，使用 GnRHa 扳机后，EFS 的发生率介于 1.4%～3.5%，这与采用 hCG 扳机的 EFS 发生率（0.1%～2%）相比，并无显著差异[54,77-82]。据估计，使用 GnRHa 扳机的患者中反应不良的发生率<2%～2.7%[75,83]，定义为 LH<15 IU/L，这种情况下需要重新使用 hCG 扳机。一项对全球临床从业者的调查报告显示，有 11%使用 GnRHa 扳机的医生遇到过 EFS 病例[84]。在非取消周期或立即重新使用 hCG 扳机的情况下，可以先进行单侧卵泡穿刺，如果没有卵母细胞，需重新使用 hCG 扳机，并在 34 h 后对另一侧卵巢进行取卵操作。

在扳机注射后大约 12 h，通过抽取血清样本检测 LH 和孕酮水平，可以及时发现内源性反应异常，为采取干预措施提供依据。研究结果表明，如果在注射 GnRHa 后未能观察到 LH 峰值或孕酮水平升高，可以考虑使用 hCG 进行重复扳机，并在 35 h 后进行取卵，以确保卵母细胞的成功获取[54]。当 LH 水平上升不足，即低于 15 IU/L 时，应尽快进行 hCG 重复扳机，以确保可按原计划进行取卵，否则可能需要取消周期。

在"双扳机"方案中，GnRHa 扳机联合标准或低剂量的 hCG 能够有效提升成熟卵子的数量和比例[66,85-88]，同时也有助于增加高质量胚胎的数量[87-91]，这一方案已在临床得到广泛应用，其主要目的是降低单独使用 hCG 或 GnRHa 扳机后可能出现的 EFS 风险[33,92]。一项随机对照试验对比了单独应用 hCG 10 000 IU 与 GnRHa 联合 hCG 10 000 IU 的效果，结果表明，在双扳机组中，卵母细胞和成熟卵母细胞的数量，以及临床妊娠率和活产率均显著高于单独使用 hCG 组[93]。一项系统性回顾和随机试验荟萃分析进一步支持了这些发现，该研究调查了标准剂量 hCG 和 GnRHa 双扳机的效果，并发现双扳机组的活产率明显更高[92]。

对于既往卵母细胞成熟率低的患者，为了提升卵母细胞成熟度并降低 EFS 风险，研究人员进行了深入研究[93,94]。Zilberberg 等人采取在取卵前 40 h 给予 GnRHa，并同时在取卵前 34 h 再次给予 hCG 的双重扳机方法。他们发现，与单独应用 hCG 扳机组相比，采用双重扳机的女性，其 MⅡ卵母细胞数量明显更高，MⅡ卵母细胞与获卵数的比例也有所上升，同时产生了更多高质量的胚胎[94]。然而，在有 OHSS 高风险的患者中应用 GnRHa 扳机的基础上辅助添加 hCG 时，应当格外谨慎[52,95]。

自然周期和 GnRHa 扳机后黄体期激素情况

在自然月经周期的黄体期，LH 在排卵后起到促黄体生成作用，支持黄体的生长和功能，并促进甾体激素的合成[96]。黄体期的 LH 增加使胚胎着床的生长因子和细胞因子，如 VEGF 和成纤维细胞生长因子 2（FGF2）增加[97,98]。循环中的 LH 还通过在卵巢外的 LH 受体发挥作用，包括子宫内膜、输卵管、早期胎儿细胞、胎盘等。因此，LH 在妊娠前后有许多调节作用，包括合成前列腺素和输卵管糖蛋白，促进最初输卵管内的胚胎形成，并促进在子宫内的妊娠和维持[99]。

在自然周期中，若未发生妊娠，且无 hCG 维持黄体功能，LH 分泌停止将引发黄体溶解，进而月经来潮。在 IVF 中使用 GnRH 拮抗剂方案，无论通过何种扳机方式促进卵母细胞成熟，如不采用黄体期支持，黄体期会显著缩短[16]。与 hCG 扳机相比，GnRHa 扳机后的黄体期中位数持续时间可能只有 9 天，短于 hCG 扳机的 13 天[16]。LH 的分泌呈脉冲性，尽管在取卵当日与取卵后 48 h 的 LH 脉冲数量相近，但存在幅度减小的趋势。取卵后 48 h 基础 LH 分泌率与使用 GnRHa 取卵当日相比显著降低（0.39±0.036 IU/L/min *vs.* 0.004 2±0.002 7 IU/L/min）[100]。使用 GnRHa 后 LH 分泌的迅速减少解释了与 hCG 扳机相比，GnRHa 扳机后黄体期持续时间较短的原因。GnRHa 扳机后的 LH 峰持续时间较短，扳机后第四天，血清 LH 的中位数低于 2 IU/L,缩短的 LH 峰与整个黄体期孕酮的减少相关[3,16]。与 hCG 扳机相比,GnRHa 扳机后整个黄体期的孕酮和雌激素水平均明显降低[3,14,16,101]。

经过 GnRHa 扳机处理后,LH 峰持续时间的缩短虽然足以触发卵母细胞成熟,但尚不足以诱导和维持与自然周期相似的黄体[40,102,103]。GnRHa 扳机后可能会对垂体产生部分下调作用,进一步抑制内源性 LH 的释放[104]。同时,多数 IVF 方案所采用的卵巢刺激方案产生的超生理水平的孕酮和雌激素也会抑制垂体 LH 的释放[16,105]。这些因素共同作用,导致黄体在早期阶段发生溶解。值得注意的是,即使在 GnRHa 扳机后成功怀孕,黄体溶解的过程依然显著,使得在检测到胚胎释放的内源性 hCG 进入循环时,已无法有效挽救黄体功能[106]。Nevo 等人对黄体功能的标志物抑制素 A 和 pro-αC 进行检测,发现它们在晚期黄体期、妊娠开始及 hCG 增加时并未相应增加[106]。实际上,有关子宫内膜基因表达的研究显示,GnRHa 扳机后基因表达发生了显著变化[107,108]。此外,Kaye 等人的研究表明,肾素原和 17α-羟基孕酮这两种预测黄体功能的物质,在 GnRHa 扳机后分别在五天和两天达到峰值,九天后降至最低点。这一发现表明,尽管给予了 GnRHa,但黄体功能在初始阶段仍然是存续的[101]。

前述内容适用于具有正常性腺功能的女性,但需注意的是,部分患者黄体期可能有所不同,进而对 GnRHa 扳机后的激素环境产生影响。患有多囊卵巢综合征(PCOS)的女性,在卵泡期和黄体期,其血清 LH 水平可能高于性腺功能正常的女性;此外,她们对卵巢甾体激素如孕酮对下丘脑的抑制作用可能表现出较低的敏感性[109]。这些因素可能对 GnRHa 扳机后的反应产生积极影响,并应在探讨不孕和低生育力人群黄体期激素特征时予以充分考虑。

改善黄体功能和妊娠率的方案

经过早期研究观察,发现使用 GnRHa 扳机后出现黄体功能不足的情况,这在一定程度上影响了临床妊娠率和持续妊娠率[110]。针对这一问题,研究者们提出了多种改进黄体期支持的方案,旨在提高新鲜胚胎移植后的妊娠率,同时避免显著增加 OHSS 的风险。这些方案具体包括:增强外源性黄体期激素的支持力度,并紧密监测血清雌激素和孕酮的水平变化[19,56,111,112];在 GnRHa 扳机时或取卵过程中,辅助给予适量的低剂量 hCG[21,22,24,113-116];以及在黄体期提供重组 LH[28]。

标准黄体期支持

前文已提及,超生理水平的甾体激素在卵巢刺激周期中对垂体产生负反馈效应,导致内源性 LH 减少,进而可能诱发早期黄体溶解[105]。因此,在 IVF 周期中,标准的黄体期支持是必要措施。在应用 GnRHa 后,各中心对于黄体期的具体用药方案可能不尽相同,但普遍包括单独使用孕酮或联合应用雌激素补充剂的方案。

20 世纪中期,一项荟萃分析回顾了采用 GnRHa 扳机技术后使用传统黄体期支持的效果。此次研究汇集了三篇相关文献,其中两篇因 hCG 组在临床结果上表现出显著优势而提前终止了试验[14,15,20]。尽管这些研究中的黄体期支持方案有所不同,但主要方案是在移植后开始使用阴道微粒化孕酮,并结合或不结合口服雌激素,直至第一次阳性妊娠试验或妊娠满 7 周时停止使用。荟萃分析结果显示,采用 GnRHa 组的临床妊娠率为 7.9%,相比之下,hCG 组的临床妊娠率达到了 30.14%[110]。同时,GnRHa 组的早期妊娠丢失率也高于 hCG 组[110]。

强化黄体期支持

目前已知在 GnRHa 扳机后,血清雌激素和孕酮水平会显著下降。为了改善黄体期功能障碍,需采用加强的黄体期支持方案。这一方案主要包括同时补充雌激素和孕酮,同时密切监测血清激素水平,以根据具体情况调整药物剂量。Engmann 等人在一项涉及 66 名多囊卵巢综合征或卵巢高反应患者的随机对照研究中,提出了具体的补充方案[19],从取卵后第二天开始,患者需每日肌内注射 50 mg 的孕酮,并隔日使用三片 0.1 mg 的雌二醇皮贴(图 44-2)。在取卵后的第三天、第七天,以及之后的每周,都会评估雌二醇和孕酮的血清水平,在此期间,患者需继续使用肌内注射的孕酮和皮贴补充雌二醇,直至怀孕约 10 周。根据血清水平的变化,肌内注射的孕酮剂量可以增加到每日最多 75 mg。同时,根据需要,还可以增加微粒化阴道孕酮的使用,以维持血清孕酮水平高于 20 ng/mL。此外,雌二醇皮贴的用量也可以增加到隔日四片 0.1 mg,并增加口服微粒化雌二醇(每日 2~8 mg),以维持血清雌二醇水平高于 200 pg/mL[19]。该研究将 GnRHa 扳机后的强化黄体期支持与 hCG 扳机后的标准黄体期支持进行比较,结果显示,继续妊娠率为 53%,与 hCG 组的 48.3%相近。

这些研究成果已经得到了其他研究者的验证[56,95,114]。Imbar 等人[56]提出了一种强化黄体期支持方案,自取卵日开始,患者需每日接受 50 mg 黄体酮注射液肌内注射以及口服 6 mg 雌激素,直至妊娠满 10 周。在他们的 70 名受试者中,临床妊娠率为 37%,活产率为 27.1%,这与采用胚胎冷冻保存和随后冻融胚胎移植的患者群体所取得的效果相当。Iliodromiti 等人[95]在一项回顾性队列研究中发现,GnRHa 组和 hCG 组的活产率均为 29%。此外,Shapiro 等

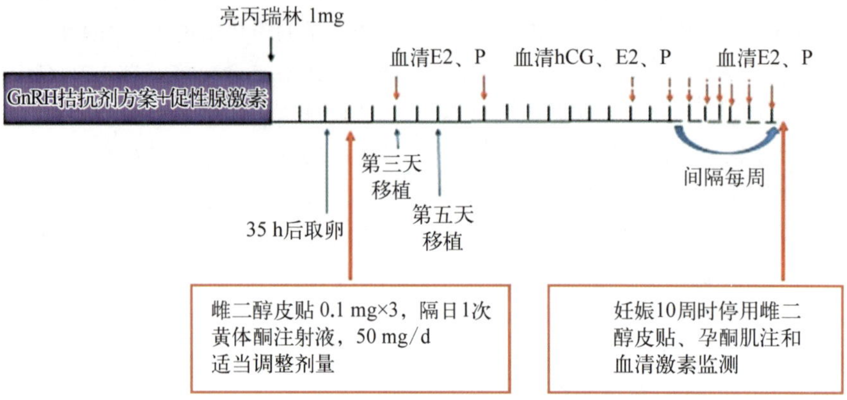

图 44-2　强化黄体期支持方案,E2=雌二醇,P=孕酮

人报道称,在接受强化黄体期支持的 GnRHa 扳机患者中,持续妊娠率达到了 50%,这一比率显著高于仅使用激动剂扳机后应用标准黄体期支持的女性(持续妊娠率为 25.3%),并且与采用双扳机方案的患者的持续妊娠率(57.7%)相近[114]。

在计划黄体期支持的强化措施时,必须注意到肌内注射孕酮的普及程度有限。根据使用 hCG 扳机方案的研究结果,肌内注射孕酮与孕酮阴道用药相比并未展现出明显优势[117,118]。然而,在使用 GnRHa 扳机后,这种注射方式可能是必要的。

辅助低剂量 hCG

黄体期 LH 的活性对于维持黄体甾体激素的产生至关重要。鉴于这一点,我们探讨了多种方案,旨在恢复或替代 GnRHa 扳机后黄体期的 LH 功能,这些方案通常涉及外源性黄体期激素的补充。然而值得注意的是,在使用 GnRHa 扳机的同时,应谨慎使用任何剂量的 hCG,因为这可能增加卵巢过度刺激综合征的风险。

联合 hCG 扳机

双扳机方案是指低剂量 hCG 和 GnRHa 联合使用。此方案旨在通过提供适量的 hCG,为黄体化过程提供必要的额外信号,进而挽救黄体功能。Shapiro 等人描述了一种双扳机方案,其中 hCG 的剂量被限制在每千克体重 33 IU 以下,总体剂量范围为 1 000~2 500 IU。该方案继续妊娠率为 53.3%[113]。随后,同一研究团队又发表了另一项相似的研究,报道了 57.7%的持续妊娠率,但出现了一例临床症状显著的 OHSS 病例[114]。为了简化方案并减少 OHSS 的风险,Grifn 等人推荐在 GnRHa 扳机时给予低剂量(1 000 IU)的 hCG,并加强黄体期激素支持。这种调整后的方案使得活产率达到了 52.9%,这一数据显著高于血清 E2<4 000 pg/mL、仅使用 GnRHa 扳机的患者群体(活产率 30.9%)[21]。作者们注意到在双扳机组中有一例轻微的 OHSS,而在单纯使用 GnRHa 组中没有观察到 OHSS 的发生[21]。双扳机方案的另一优势在于,它可以作为 GnRHa 扳机失败的备选方案。同时,如之前所讨论的,此方案还有可能促进卵子的成熟和胚胎质量的提高[33]。

取卵时添加 hCG 注射

Humaidan 等人在多项研究中详细阐述了在取卵日单次给予 1 500 IU hCG 注射,通常在取卵后的 1 h 内完成,并且应用标准的黄体期支持措施[22-24]。先前的研究已经证实,颗粒细胞/黄体细胞可在取卵日继续生长,并能够对 hCG 产生反应[49]。一项包含 302 个 IVF 周期的随机对照试验表明,在 GnRHa 扳机后单次使用 1 500 IU hCG 与使用 hCG 扳机在分娩率上无显著差异,分别为 24% 和 31%[24]。这些结果得到了 Karacan 等人进行的回顾性队列研究的进一步支持,该研究发现,在接受 GnRHa 扳机和在取卵时给予 1 500 IU hCG 剂量的患者中,鲜胚移植后的活产率与那些接受 GnRHa 扳机并冷冻所有胚胎,随后进行解冻胚胎移植的患者相近(45.9% *vs.* 43.8%)[119]。尽管在取卵时使用 1 500 IU hCG 剂量可能增加 OHSS 的风险,但其仍显示出一定的潜力。

大型回顾性研究报告显示,在保持重度 OHSS 低发病率的同时,临床妊娠率介于 41.8%~52.1%[52,112]。一项前瞻性随机双盲实验,针对在 GnRHa 扳机时与取卵时分别给予 hCG 的情况进行比较,发现两组间的活产率并无显著差异,取卵时给予 hCG 的患者 OHSS 发生率略高(9.7% *vs.* 3.8%),但无显著差异[116]。这一观察结果得到了一项随机对照试验的进一步证实,该试验发现,在接受 GnRHa 扳机并同时注射 1 500 IU hCG 的患者与仅接受 hCG 扳机的患者之间,持续妊娠率相似(49% *vs.* 50%),同时 OHSS 发病率保持较低水平[120]。尽管在多项研究中在取卵时使用 hCG 的 OHSS 发生率较低,但仍有重度 OHSS 病例报道。Radesic 等人报道了 71 名高风险 OHSS 女性中发生一例重度 OHSS,这些患者在阴道取卵后 1 h

内注射了 1 500 IU hCG[52]。Iliodromiti 等人也报道了在使用相同扳机方案的 275 个周期中，出现了两例重度 OHSS[95]。然而，Seyhan 等人评估了 23 名高风险 OHSS 的女性，她们在扳机日的平均 E2 为 4 891 pg/mL，接受 GnRHa 扳机并在取卵后 1 h 内给予 1 500 IU hCG，报道的严重 OHSS 发病率高达 26%（6/23）[121]。

取卵后 2 天辅助 hCG 注射

一项概念验证研究发现，取卵后两天单次给予 1 500 IU hCG，不额外补充孕酮，至取卵后 14 天，其平均孕酮水平与接受 hCG 扳机并给予常规孕酮黄体期支持的对照组无明显差异。在继续妊娠率、流产率和活产率方面，两组数据相近，且均未出现 OHSS 病例[122]。Kol 等人也支持这一发现，其研究表明，取卵后两天给予 1 500 IU hCG 组与 hCG 扳机组在取卵后两周的妊娠率相当，且雌二醇水平更高[123]。这些结果表明，取卵后两天给予 hCG 可能有助于维持黄体功能，使激素水平维持在足够水平以支持早期妊娠。然而，仍需进行更深入的研究以验证这一方案的可行性。

较低剂量 hCG 注射

还有一种日常使用极低剂量 hCG 方式，可以通过有效维护黄体功能来实现满意的临床妊娠率，且无须额外补充孕酮或雌二醇。从促排卵周期的第 2 天或第 6 天起，每日给予患者重组 hCG 125 IU，并在整个黄体期内每日持续使用[124,125]。在一项针对正常反应者的概念验证研究中，该方案显示出与标准黄体期方案相比，孕酮水平得到显著提升，且无须额外补充外源性孕酮。同时，该研究组与使用标准黄体期支持的对照组在妊娠结果上表现出相同的效果[125]。然而，在将此方法纳入常规临床实践之前，仍需进行额外的确认性研究。目前，全球范围内，大多数国家尚未实现极低剂量 hCG 的商业化供应。

重组 LH

在黄体期补充方面，重组 LH 同样具备潜在的应用价值。鉴于其相较于 hCG 更短的半衰期特性，重组 LH 的使用可能有助于进一步降低 OHSS 风险。然而，截至目前，仅有一项研究详细描述了正常反应者使用此方法的剂量和时机。尽管该研究观察到的妊娠率与 hCG 扳机对照组相当，且未出现 OHSS 案例，但这些结果仍需其他研究的进一步证实[28]。

黄体使用 GnRHa

Fusi 等人研究了一种新的黄体期支持方案，该方案从胚胎移植当天开始采用 0.1 mg 的曲普瑞林与黄体酮注射液隔日交替使用。尽管理论上，曲普瑞林的重复给药能够重复刺激 LH 峰以支持黄体功能，但在实际应用曲普瑞林黄体期支持后，并未对血清 LH 水平进行监测。在这项研究中，采用 GnRHa 扳机和黄体期 GnRHa 支持的组与使用 hCG 扳机的组在着床率、临床妊娠率和持续妊娠率方面的表现并无明显差异。值得注意的是，与 hCG 扳机组相比，曲普瑞林扳机组的 OHSS 发生率明显降低[126]。然而，对于黄体期 GnRHa 的应用，仍需进一步的深入研究来全面评估其效果。

减量黄体期支持

类似于在卵巢高反应人群促排临近结束时采用减量方案，Kol 等人通过在扳机后选择减量黄体期支持，成功地实现了新鲜移植后的妊娠[127]。他们针对 21 名高反应患者的病例系列研究中，除非血清孕酮水平出现明显下降，否则不进行黄体期激素补充，而是给予 1 500 IU hCG 的单次注射[127]。这种方法使黄体补充个体化，根据实际需要提供外源性支持，并在 OHSS 高风险时避免过度刺激。Lawrenz 等人在临床系列研究中提到了类似的个体化黄体期支持方案，尽管所有患者在 GnRHa 扳机后均获得了 20 个卵子，但黄体期孕酮水平在个体间存在波动，范围为 14~43.69 ng/mL，这表明 GnRHa 扳机后的黄体溶解在个体间存在差异，并支持黄体期支持个体化[128]。同一研究小组在另一个小型临床系列研究中证明，只要在黄体早期孕酮水平下降至<1 5 ng/mL 时给予 1 500 IU hCG 的单次注射，就可以实现持续妊娠，持续妊娠率为 66.7%（2/3 患者）[129]。然而，在解读单一血清水平时需要谨慎，先前的研究显示，同一研究对象在 90 min 内的内源性孕酮水平可能出现高达八倍的差异[130]。这种根据孕酮水平进行个体化黄体期支持方案的有效性需要额外的研究来确认其有效性。

周期分割：全部卵母细胞或胚胎冷冻保存

为了应对 GnRHa 扳机后黄体功能的不理想情况，将胚胎全部冷冻保存，随后在下一个解冻周期进行移植的方案被提出[131-135]。通过将 IVF 周期进行分割，我们可以有效地降低高反应者发生早发或晚发型 OHSS 的风险，并优化胚胎的着床和妊娠率。根据 Manzanares 等人的报道，对于在前一周期取消移植的 PCOS 患者，采用冷冻保存所有胚胎并在后续周期进行冻融胚胎移植的方法，其妊娠率达到了 33%[135]。然而，该研究缺乏对照组。Garcia-Velasco 的研究显示，OHSS 高危患者中，选择冷冻保存所有卵母细胞并在随后的自然周期进行冻融胚胎移植的方案，其临床妊娠率为 50%，相比之下，选择 Gn 减量并进行新鲜胚胎移植的方案，其妊娠率为 29.5%[132]。全胚冷冻周期后展现出良好的妊娠率进一步证明了分割法是一种可行的选择。此外,Makhijani 等人的一项回顾性队列研究显示,在接受 GnRHa 和 hCG 扳机并在随后的解冻移植周期中移植整倍体胚胎的患者之间,其着床率、临床妊娠率、流产率和活产率并没有显著差异[136]。虽然分割法整体表现出积极的效果,但我们也必须充分考虑冻存胚胎解冻移植周期的成本因素,并明确这种方法可能更适合的特定临床情况[137]。

个体化方案改善受孕率

鉴于研究者们提出了多样化的方法,制订一种个性化的黄体期管理方案,以优化受孕率,同时不增加 OHSS 发生的风险,显得尤为重要(图 44-3)。过去的研究致力于确定影响临床结果的预测因素,从而为患者提供个性化的管理指南。一项研究发现,在实施 GnRHa 扳机及加强黄体期支持后,妊娠成功的关键因素包括 E2 峰值≥4 000 pg/mL 以及扳机日 LH 的升高[138]。这一现象表明,在 LH 水平上升的情况下,部分黄体功能得到恢复,进而提高了受孕率。该研究显示,E2 峰值≥4 000 pg/mL 的女性临床妊娠率显著较高,达到 53.6%,而 E2 峰值<4 000 pg/mL 的女性则为 38.1%。此外,Grifn 等人的研究进一步表明,在 E2 峰值<4 000 pg/mL 的女性中,采用 GnRHa 与 1 000 IU 低剂量 hCG 双扳机的方法,相较于仅使用 GnRHa 扳机,能显著提高活产率[21]。Engmann 等人开展的一项前瞻性随机双盲临床试验亦显示,扳机时注射 GnRHa 和 1 000 IU hCG 的患者,与取卵时接受 1 500 IU hCG 的患者相比,活产率相似[116]。

对于血清 E2 峰值≥4 000 pg/mL 的患者,通过孕酮和雌二醇进行加强黄体期支持可能是优化受孕率所需的全部措施。然而,对于峰值 E2 低于此阈值的女性[21],辅助低剂量 hCG 可能对妊娠率有额外的获益。

在评估是否于取卵日使用 1 500 IU hCG 注射或对全部卵子/胚胎进行冷冻时,应将扳机日卵泡数和/或小至中等大小的卵泡数视为关键指标[139]。Seyhan 等人指出,由于在取卵时使用 1 500 IU hCG 注射后,重度 OHSS 的风险高达 26%,因此,对于那些在 10~14 mm 范围内卵泡数量超过 18 个的女性,应避免采用单次 hCG 注射,并应优先考虑卵母细胞/胚胎的冷冻保存[121]。另外,部分研究还建议,当直径大于 11 mm 的卵泡数量超过 25 个时,应考虑采用全部胚胎冷冻方案,以彻底消除 OHSS 的风险[115,140]。

卵巢过度刺激综合征

LH 峰值持续时间过短会导致 GnRHa 扳机后黄体形成不充分以及早期黄体萎缩,这一生理机制已被证实可有效预防 OHSS。表 44-4[141] 中列举了相关研究文章,这些文章详细探讨了 GnRHa 扳机与 hCG 扳机后 OHSS 的发生率。Youssef 等人近期在 Cochrane 系统综述数据库中发表的文章明确指出[141,142],采用 GnRHa 扳机的方式对于消除 OHSS 具有显著的效果。

尽管采用了 GnRHa 扳机,仍有部分患者出现中度至重度的 OHSS。其中部分情况可能与黄体期低剂量 hCG 补充有关。然而,亦有报道指出,仅使用 GnRHa 也会导致

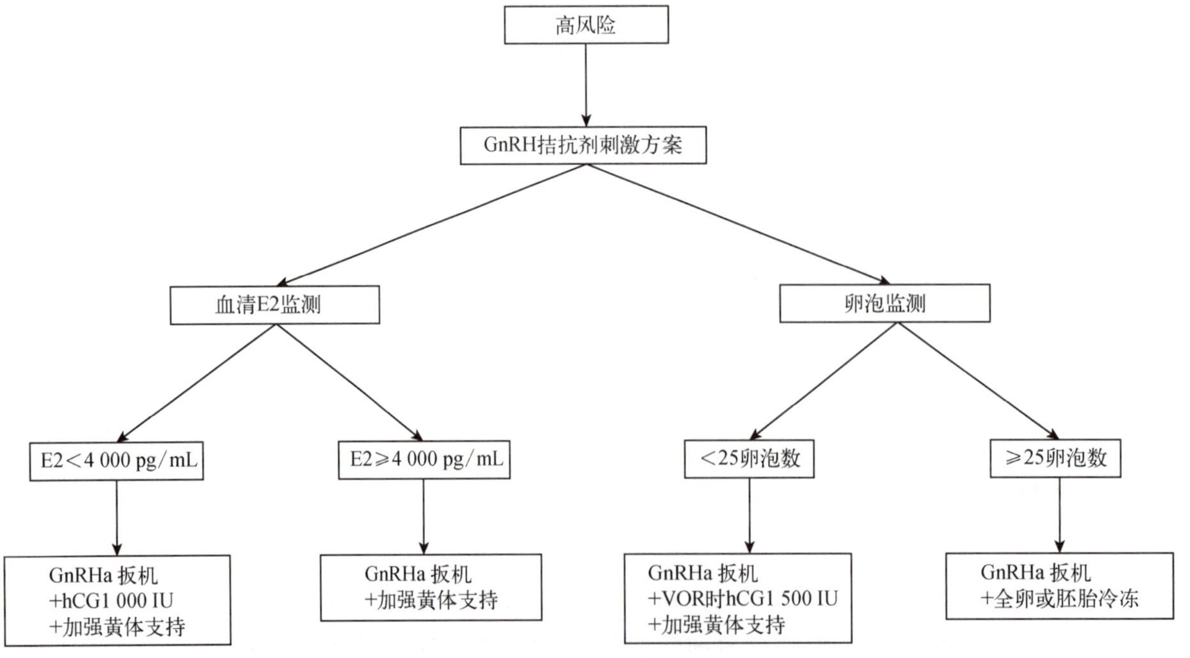

图 44-3 针对卵巢高反应患者特点推荐的黄体期支持方案,VOR:经阴道取卵

OHSS 的发生，这需要我们进一步深入研究其复合病因，包括但不限于 GnRH、FSH 或 LH 受体突变，以及 VEGF、其受体或其他关键血管活性物质基因的变异。Ling 等人报道了一例 AMH 值为 64.5 ng/mL 的女性在接受亮丙瑞林扳机及全胚冷冻方案后出现的早发型重度 OHSS 病例[50]。此外，Fatemi 等人也描述了两例仅使用 GnRHa 扳机后出现重度 OHSS 的病例，这些病例均未使用辅助 hCG，也未进行新鲜胚胎移植[143]。值得注意的是，即使采用 GnRHa 扳机法，FSH 受体或 GnRH 受体的突变激活仍可能增加患者罹患 OHSS 的风险[143]。另外，与仅使用 GnRHa 扳机相比，添加任何剂量的辅助 hCG 都可能增加 OHSS 的风险[121,144]。

在某些特殊临床情况中 GnRHa 扳机的应用

PGT 周期

GnRHa 扳机对于全冷冻周期，特别是计划进行 PGT 并随后进行冻融胚胎移植周期中，可能具有高度适用性。这是因为在此类周期中，黄体溶解不构成明显的问题。Torne 等人所进行的一项回顾性队列研究揭示，在 GnRHa 与 hCG 扳机组之间，无论是每个活检胚胎的整倍性水平还是每个获取卵子的整倍性水平，均呈现出相似性[145]。此外，同一研究团队在后续的研究中发现，当单个整倍体囊胚经过解冻并移植到接受 GnRHa 或 hCG 扳机的患者体内时，继续妊娠率至活产率并无显著差异（64.1% *vs.* 65.3%，$P=0.90$）[136]。这些研究成果表明 GnRHa 扳机并不会对卵母细胞或胚胎的质量产生不利影响，并且与 hCG 扳机的周期相比，能实现相似的活产率。

赠卵周期

供卵者赠卵周期中的几项回顾性队列和前瞻性随机研究显示，与 hCG 扳机相比，使用 GnRHa 扳机的周期在取卵时卵子数量、成熟卵子比例、受精率、着床率、妊娠率和活产率等方面没有显著差异[25,60,63,64,138,142,146]。接受供卵的患者的妊娠率在 38%～55%（与 hCG 扳机后的妊娠率 38%～59%相比较），流产率为 15.4%～22.2%[27,67,147]。

表 44-4 已发表文章有关使用 GnRHa 扳机与使用 hCG 扳机促进最终卵母细胞成熟后 OHSS 的发生率

研究	研究类型	OHSS 风险	激动剂扳机组	hCG 扳机组
新鲜周期胚胎移植				
Fauser 等人，2002[20]	RCT	正常	0 (0/32)	0 (0/15)
Humaidan 等人，2005[14]	RCT	正常	0 (0/55)	0 (0/67)
Kolibianakis 等人，2005[15]	RCT	正常	0 (0/52)	0 (0/54)
Pirard 等人，2006[154]	RCT	正常	0 (0/6)	0 (0/6)
Humaidan 等人，2006[23]	RCT	正常	0 (0/13)	0 (0/15)
Babayof 等人，2006[55]	RCT	高	0 (0/15)	31.0% (4/13)
Engmann 等人，2008[19]	RCT	高	0 (0/33)	31.0% (10/32)
Humaidan 等人，2010[24]	RCT	正常/高	0 (0/152)	2.0% (3/150)
Papanikolaou 等人，2011[28]	RCT	正常	0 (0/17)	0 (0/18)
Christopoulos 等人，2016[70]	回顾性队列研究	高	0.3% (1/382)	13.4% (26/194)
赠卵周期（不移植）				
Acevedo 等人，2006[67]	RCT	正常	0 (0/30)	0 (0/30)
Galindo 等人，2009[11]	RCT	正常	0 (0/106)	8.5% (9/106)
Melo 等人，2009[27]	RCT	极高	0 (0/50)	4.0% (2/50)
Sismanoglu 等人，2009[68]	RCT	极高	0 (0/44)	6.8% (3/44)
全部胚胎冷冻（不移植）				
Griesinger 等(2007)[155]	观察性研究	极高	0 (0/20)	—
Manzanares 等(2010)[135]	观察性研究	极高	0 (0/42)	—

来源：文献[141]，已获许可。

乳腺癌患者

对于雌激素受体呈阳性的乳腺癌患者，可以选择对胚胎或卵母细胞进行冷冻保存，并可能是接受 GnRHa 扳机的理想人选。根据 Oktay 等人所进行的一项研究，当使用促性腺激素和芳香化酶抑制剂方案刺激以尽可能降低全身雌激素暴露程度时，GnRHa 扳机不仅能有效降低 OHSS 的风险，使患者能在刺激后迅速恢复以便继续癌症治疗，而且还能导致黄体期血清雌二醇水平明显下降[31]。

GnRHa 使用的安全性

母婴结局在使用 hCG 扳机和 GnRHa 扳机之间可能没有显著差异。然而，当前研究成果中，尚无大量证据支持这一观点。Budinetz 等人进行的一项回顾性研究结果显示，GnRHa 扳机和 hCG 扳机在胎儿先天畸形率方面并未呈现显著差异，分别为 6.6% 和 9.2%[148]。同样，两组在母体并发症（27.6% *vs.* 20.8%）或新生儿轻微或严重并发症（19.7% *vs.* 20.0%）的发生率上也无明显差异[149]。

其他优势

根据多项研究报道，与 hCG 相比，采用 GnRHa 扳机治疗能够提高患者的舒适度[19,64,150]。GnRHa 扳机通过改善常见的黄体期不适症状，包括卵巢体积减小和盆腔积液减少，有效减轻了患者的腹胀和疼痛感。此外，黄体期不适感的持续时间也有所缩短，月经提前，这在一定程度上提高了患者满意度，特别是对于卵子捐赠者和不打算进行新鲜胚胎移植的女性[19,64,150]。随着卵巢体积的减小，采用 GnRHa 扳机相较于 hCG 扳机的患者卵巢扭转的风险也相应降低[151]。

采用 GnRHa 扳机与标准剂量的 hCG 相结合，展现出了其独特的优势。这种联合治疗方案为那些有不成熟卵子史、空卵泡综合征或 hCG 扳机后受精率低的患者群体提供了新的可能选择。LH 和 FSH 双重峰，与自然周期的生理变化相类似，可能带来潜在的益处。这一发现有望为制订防止反复失败周期的方案提供重要参考[85,152,153]。

总　结

GnRHa 扳机在辅助生殖技术中的应用逐渐显现出其显著成效，技术的实践与目标亦随之发生演变。自 2009 年哥本哈根 GnRH 激动剂扳机研讨会小组会议以来，该小组指出，在合理应用 GnRHa 扳机后，可有效预防 OHSS 的发生，随后，在黄体期支持方面的优化研究亦不断深入[141]。对于辅助生殖技术而言，成功的新定义应是在不引发 OHSS 的前提下实现妊娠，并最终促成健康的单胎足月活产。此外，我们亦建议对成功率报告系统进行修订，将 OHSS 纳入考量，以激励医疗机构采取更多措施防范 OHSS，尤其是针对高反应人群，如多囊卵巢综合征患者、选择进行冷冻保存的女性以及以安全性为首要考量的卵子捐赠者[154,155]。

（王迎曦译，宋雪凌、杨硕校）

参考文献

[1] Emperaire JC. [Therapeutic induction of ovulation: Towards the replacement of hCG with LH]. Contracept Fertil Sex. 1994; 22(7-8):459-67.

[2] Gonen Y, Balakier H, Powell W, et al. Use of gonadotropin-releasing hormone agonist to trigger follicular maturation for in vitro fertilization. J Clinic Endocrinol Metabol. 1990; 71(4):918-22.

[3] Itskovitz J, Boldes R, Levron J, et al. Induction of preovulatory luteinizing hormone surge and prevention of ovarian hyperstimulation syndrome by gonadotropin-releasing hormone agonist. Fertil Steril. 1991; 56(2):213-20.

[4] Itskovitz-Eldor J, Levron J, Kol S. Use of gonadotropin-releasing hormone agonist to cause ovulation and prevent the ovarian hyperstimulation syndrome. Clinic Obstetr Gynecol. 1993; 36(3):701-10.

[5] Lanzone A, Fulghesu AM, Apa R, et al. LH surge induction by GnRH agonist at the time of ovulation. Gynecol Endocrinol. 1989; 3(3):213-20.

[6] Lewit N, Kol S, Manor D, et al. Comparison of gonadotrophin-releasing hormone analogues and human chorionic gonadotrophin for the induction of ovulation and prevention of ovarian hyperstimulation syndrome: A case-control study. Hum Reprod. 1996; 11(7):1399-402.

[7] Segal S, Casper RF. Gonadotropin-releasing hormone agonist versus human chorionic gonadotropin for triggering follicular maturation in in vitro fertilization. Fertil Steril. 1992; 57(6):1254-8.

[8] van der Meer S, Gerris J, Joostens M, et al. Triggering of ovulation using a gonadotrophin-releasing hormone agonist does not prevent ovarian hyperstimulation syndrome. Hum Reprod. 1993; 8(10):1628-31.

[9] Albano C, Smitz J, Camus M, et al. Comparison of different doses of gonadotropin-releasing hormone antagonist cetrorelix during controlled ovarian hyperstimulation. Fertil Steril.

1997; 67(5):917-22.

[10] Mannaerts B, Abyholm T, De Jong D, et al. A double-blind, randomized, dose-finding study to assess the efficacy of the gonadotrophin-releasing hormone antagonist ganirelix (Org 37462) to prevent premature luteinizing hormone surges in women undergoing ovarian stimulation with recombinant follicle stimulating hormone (Puregon). The ganirelix dose-finding study group. Hum Reprod. 1998; 13(11): 3023-31.

[11] Itskovitz-Eldor J, Kol S, Mannaerts B. Use of a single bolus of GnRH agonist triptorelin to trigger ovulation after GnRH antagonist ganirelix treatment in women undergoing ovarian stimulation for assisted reproduction, with special reference to the prevention of ovarian hyperstimulation syndrome: Preliminary report: Short communication. Hum Reprod. 2000; 15(9):1965-8.

[12] Reissmann T, Felberbaum R, Diedrich K, et al. Development and applications of luteinizing hormone-releasing hormone Antagonists in the treatment of infertility: An overview. Hum Rep rod. 1995; 10(8):1974-81.

[13] Porter RN, Smith W, Craft IL, et al. Induction of ovulation for in-vitro fertilisation using buserelin and gonadotropins. Lancet. 1984; 2(8414):1284-5.

[14] Humaidan P, Bredkjaer HE, Bungum L, et al. GnRH agonist (buserelin) or hCG for ovulation induction in GnRH antagonist IVF/ICSI cycles: A prospective randomized study. Hum Reprod. 2005; 20(5):1213-20.

[15] Kolibianakis EM, Schultze-Mosgau A, Schroer A, et al. A lower ongoing pregnancy rate can be expected when GnRH agonist is used for triggering final oocyte maturation instead of hCG in patients undergoing IVF with GnRH antagonists. Hum Reprod. 2005; 20(10):2887-92.

[16] Beckers NG, Macklon NS, Eijkemans MJ, et al. Nonsupplemented luteal phase characteristics after the administration of recombinant human chorionic gonadotropin, recombinant luteinizing hormone, or gonadotropin-releasing hormone (GnRH) agonist to induce final oocyte maturation in in vitro fertilization patients after ovarian stimulation with recombinant follicle-stimulating hormone and GnRH antagonist cotreatment. J Clinic Endocrinol Metabol. 2003; 88(9):4186-92.

[17] Bodri D, Sunkara SK, Coomarasamy A. Gonadotropin-releasing hormone agonists versus antagonists for controlled ovarian hyperstimulation in oocyte donors: A systematic review and meta-analysis. Fertil Steril. 2011; 95(1):164-9.

[18] DiLuigi AJ, Engmann L, Schmidt DW, et al. Gonadotropin-releasing hormone agonist to induce final oocyte maturation prevents the development of ovarian hyperstimulation syndrome in high-risk patients and leads to improved clinical outcomes compared with coasting. Fertil Steril. 2010; 94(3): 1111-4.

[19] Engmann L, DiLuigi A, Schmidt D, et al. The use of gonadotropin-releasing hormone (GnRH) agonist to induce oocyte maturation after cotreatment with GnRH antagonist in high-risk patients undergoing in vitro fertilization prevents the risk of ovarian hyperstimulation syndrome: A prospective randomized controlled study. Fertil Steril. 2008; 89(1): 84-91.

[20] Fauser BC, de Jong D, Olivennes F, et al. Endocrine profiles after triggering of final oocyte maturation with GnRH agonist after cotreatment with the GnRH antagonist ganirelix during ovarian hyperstimulation for in vitro fertilization. J Clinic Endocrinol Metabol. 2002; 87(2):709-15.

[21] Griffin D, Benadiva C, Kummer N, et al. Dual trigger of oocyte maturation with gonadotropin-releasing hormone agonist and low-dose human chorionic gonadotropin to optimize live birth rates in high responders. Fertil Steril. 2012; 97(6): 1316-20.

[22] Humaidan P. Luteal phase rescue in high-risk OHSS patients by GnRHa triggering in combination with low-dose HCG: A pilot study. Reprod Biomed Online. 2009; 18(5):630-4.

[23] Humaidan P, Bungum L, Bungum M, et al. Rescue of corpus luteum function with peri-ovulatory HCG supplementation in IVF/ICSI GnRH antagonist cycles in which ovulation was triggered with A GnRH agonist: A pilot study. Reprod Biomed Online. 2006; 13(2):173-8.

[24] Humaidan P, Bredkjaer E, Westergaard H LG, et al. 1,500 IU human chorionic gonadotropin administered at oocyte retrieval rescues the luteal phase when gonadotropin-releasing hormone agonist is used for ovulation induction: A prospective, randomized, controlled study. Fertil Steril. 2010; 93(3):847-54.

[25] Humaidan P, Polyzos NP, Alsbjerg B, et al. GnRHa trigger and individualized luteal phase hCG support according to ovarian response to stimulation: Two prospective randomized controlled multi-centre studies in IVF patients. Hum Reprod. 2013; 28(9):2511-21.

[26] Kol S, Humaidan P, Itskovitz-Eldor J. GnRH agonist ovulation trigger and hCG-based, progesterone-free luteal support: A proof of concept study. Hum Reprod. 2011; 26(10): 2874-7.

[27] Melo M, Busso CE, Bellver J, et al. GnRH agonist versus recombinant HCG in an oocyte donation programme: A randomized, prospective, controlled, assessor-blind study. Reprod Biomed Online. 2009; 19(4):486-92.

[28] Papanikolaou EG, Verpoest W, Fatemi H, et al. A novel method of luteal supplementation with recombinant luteinizing hormone when A gonadotropin-releasing hormone agonist is used instead of human chorionic gonadotropin for ovulation triggering: A randomized prospective proof of concept study. Fertil Steril. 2011; 95(3):1174-7.

[29] Shapiro BS, Daneshmand ST, Restrepo H, et al. Efficacy of induced luteinizing hormone surge after "trigger" with gonadotropin releasing hormone agonist. Fertil Steril. 2011; 95(2):826-8.

[30] Shapiro BS, Daneshmand ST, Garner FC, et al. Embryo cryopreservation rescues cycles with premature luteinization. Fertil Steril. 2010; 93(2):636-41.

[31] Oktay K, Turkcuoglu I, Rodriguez-Wallberg KA. GnRH agonist trigger for women with breast cancer undergoing fertility preservation by aromatase inhibitor/FSH stimulation. Reprod Biomed Online. 2010; 20(6):783-8.

[32] Reddy J, Turan V, Bedoschi G, et al. Triggering final oocyte maturation with gonadotropin-releasing hormone agonist (GnRHa) versus human chorionic gonadotropin (hCG) in breast cancer patients undergoing fertility preservation: An extended experience. J Assist Reprod Genet. 2014; 31(7):927-32.

[33] Meyer L, Murphy LA, Gumer A, et al. Risk factors for a suboptimal response to gonadotropin-releasing hormone agonist trigger during in vitro fertilization cycles. Fertil Steril. 2015; 104(3):637-42.

[34] Nakano R, Mizuno T, Kotsuji F, et al. "Triggering" of ovulation after infusion of synthetic luteinizing hormone releasing factor (LRF). Acta Obstetricia Et Gynecologica Scandinavica. 1973; 52(3):269-72.

[35] Yding Andersen C. Effect of FSH and its different isoforms on maturation of oocytes from pre-ovulatory follicles. Reprod Biomed Online. 2002; 5(3):232-9.

[36] Zelinski-Wooten MB, Hutchison JS, Hess DL, et al. Follicle stimulating hormone alone supports follicle growth and oocyte development in gonadotrophin-releasing hormone antagonist-treated monkeys. Hum Reprod. 1995; 10(7):1658-66.

[37] Eppig JJ. FSH stimulates hyaluronic acid synthesis by oocyte-cumulus cell complexes from mouse preovulatory follicles. Nature. 1979; 281(5731):483-4.

[38] Richards JS, Jahnsen T, Hedin L, et al. Ovarian follicular development: From physiology to molecular biology. Recent Prog Horm Res. 1987; 43:231-76.

[39] Hoff JD, Quigley ME, Yen SS. Hormonal dynamics at midcycle: A reevaluation. J Clinic Endocrinol Metabol. 1983; 57(4):792-6.

[40] Chandrasekher YA, Brenner RM, Molskness TA, et al. Titrating luteinizing hormone surge requirements for ovulatory changes in primate follicles. II. Progesterone receptor expression in luteinizing granulosa cells. J Clinic Endocrinol Metabol. 1991; 73(3):584-9.

[41] Yding Andersen C, Westergaard LG, Figenschau Y, et al. Endocrine composition of follicular fluid comparing human chorionic gonadotrophin to a gonadotrophin-releasing hormone agonist for ovulation induction. Hum Reprod. 1993; 8(6):840-3.

[42] Andersen CY, Humaidan P, Ejdrup HB, et al. Hormonal characteristics of follicular fluid from women receiving either GnRH agonist or hCG for ovulation induction. Hum Reprod. 2006; 21(8):2126-30.

[43] Park JY, Su YQ, Ariga M, et al. EGF-like growth factors as mediators of LH action in the ovulatory follicle. Science. 2004; 303(5658):682-4.

[44] Humaidan P, Westergaard LG, Mikkelsen AL, Fukuda M, Yding AC. Levels of the EGF-like peptide amphiregulin are significantly reduced in follicular fluid after GnRHa triggering of final oocyte maturation. Hum Reprod. 2009; 24:O-284.

[45] Cerrillo M, Rodriguez S, Mayoral M, et al. Differential regulation of VEGF after final oocyte maturation with GnRH agonist versus hCG: A rationale for OHSS reduction. Fertil Steril. 2009; 91 (4 Suppl):1526-8.

[46] Villasante A, Pacheco A, Ruiz A, et al. Vascular endothelial cadherin regulates vascular permeability: Implications for ovarian hyperstimulation syndrome. J Clinic Endocrinol Metabol. 2007; 92(1):314-21.

[47] Cerrillo M, Pacheco A, Rodriguez S, et al. Effect of GnRH agonist and hCG treatment on VEGF, angiopoietin-2, and VE-cadherin: Trying to explain the link to ovarian hyperstimulation syndrome. Fertil Steril. 2011; 95(8):2517-9.

[48] Miller I, Chuderland D, Ron-El R, et al. GnRH agonist triggering modulates PEDF to VEGF ratio inversely to hCG in granulosa cells. J Clinic Endocrinol Metabol 2015; 100(11):E1428-36.

[49] Engmann L, Romak J, Nulsen J, et al. In vitro viability and secretory capacity of human luteinized granulosa cells after gonadotropin-releasing hormone agonist trigger of oocyte maturation. Fertil Steril. 2011; 96(1):198-202.

[50] Ling LP, Phoon JW, Lau MS, et al. GnRH agonist trigger and ovarian hyperstimulation syndrome: Relook at 'freeze-all strategy'. Reprod Biomed Online. 2014; 29(3):392-4.

[51] Castillo JC, Dolz M, Bienvenido E, et al. Cycles triggered with GnRH agonist: Exploring low-dose HCG for luteal sup-

port. Reprod Biomed Online. 2010; 20(2):175-81.

[52] Radesic B, Tremellen K. Oocyte maturation employing a GnRH agonist in combination with low-dose hCG luteal rescue minimizes the severity of ovarian hyperstimulation syndrome while maintaining excellent pregnancy rates. Hum Reprod. 2011; 26(12):3437-42.

[53] Parneix I, Emperaire JC, Ruffie A, et al. [Comparison of different protocols of ovulation induction, by GnRH agonists and chorionic gonadotropin]. Gynecol Obstetr Fertil. 2001; 29(2):100-5.

[54] Kummer NE, Feinn RS, Griffin DW, et al. Predicting successful induction of oocyte maturation after gonadotropin-releasing hormone agonist (GnRHa) trigger. Hum Reprod. 2013; 28(1):152-9.

[55] Babayof R, Margalioth EJ, Huleihel M, et al. Serum inhibin a, VEGF and TNFalpha levels after triggering oocyte maturation with GnRH agonist compared with HCG in women with polycystic ovaries undergoing IVF treatment: a prospective randomized trial. Hum Reprod. 2006; 21(5):1260-5.

[56] Imbar T, Kol S, Lossos F, et al. Reproductive outcome of fresh or frozen-thawed embryo transfer is similar in high-risk patients for ovarian hyperstimulation syndrome using GnRH agonist for final oocyte maturation and intensive luteal support. Hum Reprod. 2012; 27(3):753-9.

[57] Ngoc Lan Vuong T, Tuong Ho M, Duc Ha T, et al. Gonadotropin-releasing hormone agonist trigger in oocyte donors co-treated with A gonadotropin-releasing hormone antagonist: A dose-finding study. Fertil Steril. 2016 Feb; 105(2): 356-63.

[58] Lainas GT, Lainas TG, Sfontouris, et al. Is oocyte maturation rate associated with triptorelin dose used for triggering final oocyte maturation in patients at high risk for severe ovarian hyperstimulation syndrome? Hum Reprod. 2019; 34(9): 1770-7.

[59] Lainas GT, Lainas TG, Sfontouris IA, et al. Association between body mass index and oocyte maturation in patients triggered with GnRH agonist who are at high risk for severe ovarian hyperstimulation syndrome: An observational cohort study. Reprod Biomed Online. 2020; 40(1):168-75.

[60] Buckett WM, Bentick B, Shaw RW. Induction of the endogenous gonadotrophin surge for oocyte maturation with intranasal gonadotrophin-releasing hormone analogue (buserelin): Effective minimal dose. Hum Reprod. 1998; 13(4): 811-4.

[61] Horowitz E, Mizrachi Y, Farhi J, et al. Does the interval between the last GnRH antagonist dose and the GnRH agonist trigger affect oocyte recovery and maturation rates? Reprod Biomed Online. 2020; 41(5):917-24.

[62] Oktay K, Buyuk E, Rodriguez-Wallberg KA, et al. In vitro maturation improves oocyte or embryo cryopreservation outcome in breast cancer patients undergoing ovarian stimulation for fertility preservation. Reprod Biomed Online. 2010; 20(5):634-8.

[63] Hernandez ER, Gomez-Palomares JL, Ricciarelli E. No room for cancellation, coasting, or ovarian hyperstimulation syndrome in oocyte donation cycles. Fertil Steril. 2009; 91(4 Suppl):1358-61.

[64] Bodri D, Guillen JJ, Galindo A, et al. Triggering with human chorionic gonadotropin or a gonadotropin-releasing hormone agonist in gonadotropin-releasing hormone antagonist-treated oocyte donor cycles: Findings of a large retrospective cohort study. Fertil Steril. 2009; 91(2):365-71.

[65] Yılmaz N, Ceran MU, Ugurlu EN, et al. GnRH agonist versus HCG triggering in different IVF/ICSI cycles of same patients: A retrospective study. J Obstetr Gynaecol. 2020; 40(6):837-42.

[66] Maslow BSL, Guarnaccia M, Stefanacci C, et al. The use of GnRH-agonist trigger for the final maturation of oocytes in normal and low responders undergoing planned oocyte cryopreservation. Hum Reprod. 2020; 35(5):1054-60.

[67] Acevedo B, Gomez-Palomares JL, Ricciarelli E, et al. Triggering ovulation with gonadotropin-releasing hormone agonists does not compromise embryo implantation rates. Fertil Steril. 2006; 86(6):1682-7.

[68] Sismanoglu A, Tekin HI, Erden HF, et al. Ovulation triggering with GnRH agonist vs. hCG in the same egg donor population undergoing donor oocyte cycles with GnRH antagonist: A prospective randomized cross-over trial. J Assist Reprod Genet. 2009; 26(5):251-6.

[69] Sahin S, Ozay A, Ergin E, et al. The risk of ectopic pregnancy following GnRH agonist triggering compared with hCG triggering in GnRH antagonist IVF cycles. Arch Gynecol Obstetr. 2015; 291(1):185-91.

[70] Christopoulos G, Vlismas A, Carby A, et al. GnRH agonist trigger with intensive luteal phase support vs. human chorionic gonadotropin trigger in high responders: An observational study reporting pregnancy outcomes And incidence of ovarian hyperstimulation syndrome. Hum Fertil. 2016; 19(3):199-206.

[71] Gurbuz AS, Gode F, Uzman MS, et al. GnRH agonist triggering affects the kinetics of embryo development: A comparative study. J Ovarian Res. 2016; 9(1):1-6.

[72] Chen SL, Ye DS, Chen X, et al. Circulating luteinizing hormone level after triggering oocyte maturation with GnRH ag-

onist may predict oocyte yield in flexible GnRH antagonist protocol. Hum Reprod. 2012; 27(5):1351-6.

[73] Herman HG, Horowitz E, Mizrachi Y, Farhi J, Raziel A, Weissman A. Prediction, assessment, and management of suboptimal GnRH agonist trigger: A systematic review. J Assist Reprod Genet. 2022; 39(2):291-303.

[74] Popovic-Todorovic B, Santos-Ribeiro S, Drakopoulos P, et al. Predicting suboptimal oocyte yield following GnRH agonist trigger by measuring serum LH at the start of ovarian stimulation. Hum Reprod. 2019; 34(10):2027-35.

[75] Chang FE, Beall SA, Cox JM, et al. Assessing the adequacy of gonadotropin-releasing hormone agonist leuprolide to trigger oocyte maturation and management of inadequate response. Fertil Steril. 2016; 106(5):1093-1100.

[76] Asada Y, Itoi F, Honnma H, et al. Failure of GnRH agonist-triggered oocyte maturation: Its cause and management. J Assist Reprod Genet. 2013; 30(4):581-5.

[77] Castillo JC, Garcia-Velasco J, Humaidan P. Empty follicle syndrome after GnRHa triggering versus hCG triggering in COS. J Assist Reprod Genet. 2012; 29(3):249-53.

[78] Baum M, Machtinger R, Yerushalmi GM, et al. Recurrence of empty follicle syndrome with stimulated IVF cycles. Gynecol Endocrinol. 2012; 28(4):293-5.

[79] Ben-Shlomo I, Schiff E, Levran D, et al. Failure of oocyte retrieval during in vitro fertilization: A sporadic event rather than A syndrome. Fertil Steril. 1991; 55(2):324-7.

[80] Mesen TB, Yu B, Richter KS, et al. The prevalence of genuine empty follicle syndrome. Fertil Steril. 2011; 96(6): 1375-7.

[81] Quintans CJ, Donaldson MJ, Blanco LA, et al. Empty follicle syndrome due to human errors: Its occurrence in an in-vitro fertilization programme. Hum Reprod. 1998; 13(10): 2703-5.

[82] Zegers-Hochschild F, Fernandez E, Mackenna A, et al. The empty follicle syndrome: A pharmaceutical industry syndrome. Hum Rep rod. 1995; 10(9):2262-5.

[83] Lu X, Hong Q, Sun LH, et al. Dual trigger for final oocyte maturation improves the oocyte retrieval rate of suboptimal responders to gonadotropin-releasing hormone agonist. Fertil Steril. 2016; 106(6):1356-62.

[84] Worldwide I. Survey on vitrification, GnRH trigger and differed embryo transfer. 2013. http://www.ivf-worldwide.com/survey/vitrification,-gnrh-trigger-and-differed-et/results-vitrification,-gnrh-trigger-and-differed-et.html.

[85] Griffin D, Feinn R, Engmann L, et al. Dual trigger with gonadotropin-releasing hormone agonist and standard dose human chorionic gonadotropin to improve oocyte maturity rates. Fertil Steril. 2014; 102(2):405-9.

[86] Fabris AM, Cruz M, Legidos V, et al. Dual triggering with gonadotropin-releasing hormone agonist and standard dose human chorionic gonadotropin in patients with a high immature oocyte rate. Reprod Sci. 2017; 24(8):1221-25.

[87] Ali SS, Elsenosy E, Sayed GH, et al. Dual trigger using recombinant HCG and gonadotropin-releasing hormone agonist improve oocyte maturity and embryo grading for normal responders in GnRH-antagonist cycles: Randomized controlled trial. J Gynecol Obstetr Hum Reprod. 2020; 49(5): 101728.

[88] Maged AM, Ragab MA, Shohayeb A, et al. Comparative study between single versus dual trigger for poor responders in GnRH-antagonist ICSI cycles: A randomized controlled study. Int J Gynecol Obstetr. 2021; 152(3):395-400.

[89] Zhou X, Guo P, Chen X, et al. Comparison of dual trigger with combination GnRH agonist and hCG versus hCG alone trigger of oocyte maturation for normal ovarian responders. Int J Gynecol Obstetr. 2018; 141(3):327-31.

[90] Haas J, Zilberberg E, Nahum R, et al. Does double trigger (GnRH-agonist+hCG) improve outcome in poor responders undergoing IVF-ET cycle? A pilot study. Gynecol Endocrinol. 2019; 35(7):628-30.

[91] Chern CU, Li JY, Tsui KH, et al. Dual-trigger improves the outcomes of in vitro fertilization cycles in older patients with diminished ovarian reserve: A retrospective cohort study. PLoS One. 2020; 15(7):e0235707.

[92] Hu KL, Wang S, Ye X, et al. GnRH agonist and hCG (dual trigger) versus hCG trigger for follicular maturation: A systematic review and meta-analysis of randomized trials. Reprod Biol Endocrinol. 2021; 19(78):1-10.

[93] Haas J, Bassil R, Samara, et al. GnRH agonist and hCG (dual trigger) versus hCG trigger for final follicular maturation: A doubleblinded, randomized controlled study. Hum Reprod. 2020; 35(7):1648-54.

[94] Zilberberg E, Haas J, Dar S, et al. Co-administration of GnRH-agonist and hCG, for final oocyte maturation (double trigger), in patients with low proportion of mature oocytes. Gynecol Endocrinol. 2015; 31(2):145-7.

[95] Iliodromiti S, Lan VT, Tuong HM, et al. Impact of GnRH agonist triggering and intensive luteal steroid support on live-birth rates and ovarian hyperstimulation syndrome: A retrospective cohort study. J Ovarian Res. 2013; 6(1):93.

[96] McCracken JA, Custer EE, Lamsa JC. Luteolysis: A neuroendocrine-mediated event. Physiol Rev. 1999; 79(2):263-323.

[97] Wang TH, Horng SG, Chang CL, et al. Human chorionic

gonadotropin-induced ovarian hyperstimulation syndrome is associated with up-regulation of vascular endothelial growth factor. J Clinic Endocrinol Metabol. 2002; 87(7):3300-8.

[98] Sugino N, Kashida S, Takiguchi S, et al. Expression of vascular endothelial growth factor and its receptors in the human corpus luteum during the menstrual cycle and in early pregnancy. J Clinic Endocrinol Metabol. 2000; 85(10): 3919-24.

[99] Rao CV. Multiple novel roles of luteinizing hormone. Fertil Steril. 2001; 76(6):1097-100.

[100] Tannus S, Burke Y, McCartney CR, et al. GnRH-agonist triggering for final oocyte maturation in GnRH-antagonist IVF cycles induces decreased LH pulse rate and amplitude in early luteal phase: A possible luteolysis mechanism. Gynecol Endocrinol. 2017; 33(9):741-5.

[101] Kaye L, Griffin D, Thorne J, et al. Independent serum markers of corpora lutea function after gonadotropin-releasing hormone agonist trigger and adjuvant low dose human chorionic gonadotropin in in vitro fertilization. Fertil Steril. 2019; 112(3):534-44.

[102] Zelinski-Wooten MB, Lanzendorf SE, Wolf DP, et al. Titrating luteinizing hormone surge requirements for ovulatory changes in primate follicles. I. Oocyte maturation and corpus luteum function. J Clinic Endocrinol Metabol. 1991; 73(3):577-83.

[103] Zelinski-Wooten MB, Hutchison JS, Chandrasekher YA, et al. Administration of human luteinizing hormone (hLH) to macaques after follicular development: Further titration of LH surge requirements for ovulatory changes in primate follicles. J Clinic Endocrinol Metabol. 1992; 75(2):502-7.

[104] Kol S. Luteolysis induced by a gonadotropin-releasing hormone agonist is the key to prevention of ovarian hyperstimulation syndrome. Fertil Steril. 2004; 81(1):1-5.

[105] Fauser BC, Devroey P. Reproductive biology and IVF: Ovarian stimulation and luteal phase consequences. Trends Endocrinol Metab. 2003; 14(5):236-42.

[106] Nevo O, Eldar-Geva T, Kol S, et al. Lower levels of inhibin a and pro-alphaC during the luteal phase after triggering oocyte maturation with a gonadotropin-releasing hormone agonist versus human chorionic gonadotropin. Fertil Steril. 2003; 79(5):1123-8.

[107] Bermejo A, Cerrillo M, Ruiz-Alonso M, et al. Impact of final oocyte maturation using gonadotropin-releasing hormone agonist triggering and different luteal support protocols on endometrial gene expression. Fertil Steril. 2014; 101(1):138-46 e3.

[108] Humaidan P, Van Vaerenbergh I, Bourgain C, et al. Endometrial gene expression in the early luteal phase is impacted by mode of triggering final oocyte maturation in recFSH stimulated and GnRH antagonist co-treated IVF cycles. Hum Reprod. 2012; 27(11):3259-72.

[109] McCartney CR, Eagleson CA, Marshall JC. Regulation of gonadotropin secretion: Implications for polycystic ovary syndrome. Semin Reprod Med. 2002; 20(4):317-26.

[110] Griesinger G, Diedrich K, Devroey P, et al. GnRH agonist for triggering final oocyte maturation in the GnRH antagonist ovarian hyperstimulation protocol: A systematic review and meta-analysis. Hum Reprod Update. 2006; 12(2): 159-68.

[111] Engmann L, Siano L, Schmidt D, et al. GnRH agonist to induce oocyte maturation during IVF in patients at high risk of OHSS. Reprod Biomed Online. 2006; 13(5):639-44.

[112] Iliodromiti S, Blockeel C, Tremellen KP, et al. Consistent high clinical pregnancy rates and low ovarian hyperstimulation syndrome rates in high-risk patients after GnRH agonist triggering and modified luteal support: A retrospective multicentre study. Hum Reprod. 2013; 28(9):2529-36.

[113] Shapiro BS, Daneshmand ST, Garner FC, et al. Gonadotropin-releasing hormone agonist combined with a reduced dose of human chorionic gonadotropin for final oocyte maturation in fresh autologous cycles of in vitro fertilization. Fertil Steril. 2008; 90(1):231-3.

[114] Shapiro BS, Daneshmand ST, Garner FC, et al. Comparison of "triggers" using leuprolide acetate alone or in combination with low-dose human chorionic gonadotropin. Fertil Steril. 2011; 95(8):2715-7.

[115] Humaidan P, Thomsen LH, Alsbjerg B. GnRHa trigger and modified luteal support with one bolus of hCG should be used with caution in extreme responder patients. Hum Reprod. 2013; 28(9):2593-4.

[116] Engmann LL, Maslow BS, Kaye LA, et al. Low dose human chorionic gonadotropin administration at the time of gonadotropin releasing-hormone agonist trigger versus 35 h later in women at high risk of developing ovarian hyperstimulation syndrome—a prospective randomized double-blind clinical trial. J Ovarian Res. 2019; 12(1):1-9.

[117] Fatemi HM. The luteal phase after 3 decades of IVF: What do we know? Reprod Biomed Online. 2009; 19(Suppl 4): 4331.

[118] Mitwally MF, Diamond MP, Abuzeid M. Vaginal micronized progesterone versus intramuscular progesterone for luteal support in women undergoing in vitro fertilization-embryo transfer. Fertil Steril. 2010; 93(2):554-69.

[119] Karacan M, Erdem E, Usta A, et al. Gonadotropin-relea-

sing hormone agonist triggering with concomitant administration of low doses of human chorionic gonadotropin or a freeze-all strategy in high responders. Saudi Med J. 2017; 38(6):586-91.

[120] Elgindy EA, Sibai H, Mostafa MI, et al. Towards an optimal luteal support modality in agonist triggered cycles: A randomized clinical trial. Hum Reprod. 2018; 33(6): 1079-86.

[121] Seyhan A, Ata B, Polat M, et al. Severe early ovarian hyperstimulation syndrome following GnRH agonist trigger with the addition of 1500 IU hCG. Hum Reprod. 2013; 28(9):2522-8.

[122] Vanetik S, Segal L, Breizman T, et al. Day two post retrieval 1500 IUI hCG bolus, progesterone-free luteal support post GnRH agonist trigger-a proof of concept study. Gynecol Endocrinol. 2018; 34(2):132-5.

[123] Kol S, Segal L. GnRH agonist triggering followed by 1500 IU of HCG 48 h after oocyte retrieval for luteal phase support. Reprod Biomed Online. 2020; 41(5):854-8.

[124] Elbaek HO, AB, Laursen R, Povlsen BB, Mikkelsen AT, Andersen CY, Humaidan P. The exogenous progesterone free luteal phase in IVF—exploring a new concept. Hum Reprod. 2014; 29(i326):502.

[125] Andersen CY, Elbaek HO, Alsbjerg B, et al. Daily low-dose hCG stimulation during the luteal phase combined with GnRHa triggered IVF cycles without exogenous progesterone: A proof of concept trial. Hum Reprod. 2015; 30(10): 2387-95.

[126] Fusi FM, Arnoldi M, Bosisio C, et al. Ovulation induction and luteal support with GnRH agonist in patients at high risk for hyperstimulation syndrome. Gynecol Endocrinol. 2015; 31(9):693-7.

[127] Kol S, Breyzman T, Segal L, et al. 'Luteal coasting' after GnRH agonist trigger-individualized, HCG-based, progesterone-free luteal support in 'high responders': A case series. Reprod Biomed Online. 2015; 31(6):747-751.

[128] Lawrenz B, Ruiz F, Engelmann N, et al. Individual luteolysis post GnRH-agonist-trigger in GnRH-antagonist protocols. Gynecol Endocrinol. 2017; 33(4):261-4.

[129] Lawrenz B, Samir S, Melado L, et al. Luteal phase serum progesterone levels after GnRH-agonist trigger—how low is still high enough for an ongoing pregnancy? Gynecol Endocrinol. 2018; 34(3):195-8.

[130] Filicori M, Butler JP, Crowley WF. Neuroendocrine regulation of the corpus luteum in the human. Evidence for pulsatile progesterone secretion. Obstetrical and Gynecological Survey. 1985; 40(4):240-2.

[131] Devroey P, Polyzos NP, Blockeel C. An OHSS-free clinic by segmentation of IVF treatment. Hum Reprod. 2011; 26(10):2593-7.

[132] Garcia-Velasco JA. Agonist trigger: What is the Best approach? Agonist trigger with vitrification of oocytes or embryos. Fertil Steril. 2012; 97(3):527-8.

[133] Griesinger G, Berndt H, Schultz L, et al. Cumulative live birth rates after GnRH-agonist triggering of final oocyte maturation in patients at risk of OHSS: A prospective, clinical cohort study. Eur J Obstetr Gynecol Reprod Biol. 2010; 149(2):190-4.

[134] Griesinger G, Schultz L, Bauer T, et al. Ovarian hyperstimulation syndrome prevention by gonadotropin-releasing hormone agonist triggering of final oocyte maturation in A gonadotropin-releasing hormone antagonist protocol in combination with A "freeze-all" strategy: A prospective multicentric study. Fertil Steril. 2011; 95(6):2029-33, 33 e1.

[135] Manzanares MA, Gomez-Palomares JL, Ricciarelli E, et al. Triggering ovulation with gonadotropin-releasing hormone agonist in in vitro fertilization patients with polycystic ovaries does not cause ovarian hyperstimulation syndrome despite very high estradiol levels. Fertil Steril. 2010; 93(4):1215-9.

[136] Makhijani R, Thorne J, Bartels C, et al. Pregnancy outcomes after frozen-thawed single euploid blastocyst transfer following IVF cycles using GNRH agonist or HCG trigger for final oocyte maturation. J Assist Reprod Genet. 2020; 37(3):611-7.

[137] Benadiva C, Engmann L. Luteal phase support after gonadotropin-releasing hormone agonist triggering: Does it still matter? Fertil Steril. 2018; 109(5):763-7.

[138] Kummer N, Benadiva C, Feinn R, et al. Factors that predict the probability of a successful clinical outcome after induction of oocyte maturation with a gonadotropin-releasing hormone agonist. Fertil Steril. 2011; 96(1):63-8.

[139] Bodri D. Low-dose hCG supplementation after GnRH agonist triggering: Don't be too quick on the trigger. Hum Reprod. 2013; 28(9):2315-7.

[140] Humaidan P, Engmann L, Benadiva C. Luteal phase supplementation after gonadotropin-releasing hormone agonist trigger in fresh embryo transfer: The American versus European approaches. Fertil Steril. 2015; 103(4):879-85.

[141] Humaidan P, Kol S, Papanikolaou EG, et al. GnRH agonist for triggering of final oocyte maturation: Time for a change of practice? Hum Reprod Update. 2011; 17(4): 510-24.

[142] Youssef MA, Van der Veen F, Al-Inany HG, et al. Gona-

dotropin-releasing hormone agonist versus HCG for oocyte triggering in antagonist-assisted reproductive technology. Cochrane Database Syst Rev. 2014; 10:CD008046.

[143] Fatemi HM, Popovic-Todorovic B, Humaidan P, et al. Severe ovarian hyperstimulation syndrome after gonadotropin-releasing hormone (GnRH) agonist trigger and "freeze-all" approach in GnRH antagonist protocol. Fertil Steril. 2014; 101(4):1008-11.

[144] O'Neill KE, Senapati S, Maina I, et al. GnRH agonist with low-dose hCG (dual trigger) is associated with higher risk of severe ovarian hyperstimulation syndrome compared to GnRH agonist alone. J Assist Reprod Genet. 2016; 33(9): 1175-84.

[145] Thorne J, Loza A, Kaye L, et al. Euploidy rates between cycles triggered with gonadotropin-releasing hormone agonist and human chorionic gonadotropin. Fertil Steril. 2019; 112(2):258-65.

[146] Shapiro BS, Daneshmand ST, Garner FC, et al. Comparison of human chorionic gonadotropin and gonadotropin-releasing hormone agonist for final oocyte maturation in oocyte donor cycles. Fertil Steril. 2007; 88(1):237-9.

[147] Galindo A, Bodri D, Guillen JJ, et al. Triggering with HCG or GnRH agonist in GnRH antagonist treated oocyte donation cycles: A randomised clinical trial. Gynecol Endocrinol. 2009; 25(1):60-6.

[148] Bodri D, Guillen JJ, Trullenque M, et al. Early ovarian hyperstimulation syndrome is completely prevented by gonadotropin releasing-hormone agonist triggering in high-risk oocyte donor cycles: A prospective, luteal-phase follow-up study. Fertil Steril. 2010; 93(7):2418-20.

[149] Budinetz TH, Mann JS, Griffin DW, et al. Maternal and neonatal outcomes after gonadotropin-releasing hormone agonist trigger for final oocyte maturation in patients undergoing in vitro fertilization. Fertil Steril. 2014; 102(3): 753-8.

[150] Garcia-Velasco JA, Motta L, Lopez A, et al. Low-dose human chorionic gonadotropin versus estradiol/progesterone luteal phase support in gonadotropin-releasing hormone agonist-triggered assisted reproductive technique cycles: Understanding a new approach. Fertil Steril. 2010; 94(7): 2820-3.

[151] Berkkanoglu M, Coetzee K, Bulut H, et al. Risk of ovarian torsion is reduced in GnRH agonist triggered freeze-all cycles: A retrospective cohort study. J Obstet Gynaecol. 2019; 39(2):212-7.

[152] Castillo JC, M J, Dolz M, Bonilla-Musoles F. Successful pregnancy following dual triggering concept (rhCG & GnRH agonist) in a patient showing repetitive immature oocytes and empty follicle syndrome: Case report. J Med Cases. 2013; 5: 221-6.

[153] Lok F, Pritchard J, Lashen H. Successful treatment of empty follicle syndrome by triggering endogenous LH surge using GnRH agonist in an antagonist down-regulated IVF cycle. Hum Reprod. 2003; 18(10):2079-81.

[154] Pirard X, Donnez J, Loumaye E. GnRH agonist as luteal phase support in assisted reproduction technique cycles: Results of a pilot study. Hum Reprod. 2006; 21(7):1894-900.

[155] Griesinger G, Kolibianakis EM, Papanikolaou EG, Diedrich K, Van Steirteghem A, Devroey P, Ejdrup Bredkjaer H, Humaidan P. Triggering of final oocyte maturation with gonadotropin-releasing hormone agonist or human chorionic gonadotropin. Live birth after frozen-thawed embryo replacement cycles. Fertil Steril. 2007; 88(3):616-21.

45

IVF 周期分割

Ana Raquel Neves 和 Nikolaos P. Polyzos

引　言

体外受精(in vitro fertilization,IVF)分割的概念,亦被称为"全胚冷冻",指的是在不同周期中分别进行取卵与胚胎移植的方案。最初,此方案旨在降低卵巢过度刺激综合征(ovarian hyperstimulation syndrome, OHSS)的风险[1],然而,随着现代辅助生殖技术(assisted reproduction techniques, ART)的不断发展,其已逐渐成为多种临床适应证下的首选方案(图 45-1)。胚胎植入前遗传学检测(pre-implantation genetic testing,PGT)的普及[2,3],使得推迟到检测结果揭晓,才能接受冷冻胚胎移植(FET)变得尤为常见。此外,赠卵周期的持续增加[4]以及卵子冷冻作为生育力保护手段的广泛应用[5],均促使周期分割方案的使用频率大幅上升。在某些特定临床情境下,如新鲜 IVF 周期可能对生殖结果产生不利影响时(例如晚期卵泡期孕酮水平升高或子宫内膜发育不全),全胚冷冻方案在一些备选的卵巢刺激方案(如"随机启动"或"双重刺激")中成为必要且合理的选择。

本章将深入探讨 IVF 周期分割的治疗方案及其相应的临床指征。

IVF 周期分割:实施方法

全胚冷冻周期的卵巢刺激

最优获卵数

在新鲜 IVF 周期中,为了确保活产率(live birth rate, LBR)的最大化,同时避免过高的 OHSS 风险,通常将获取 15 个卵子作为目标[6,7]。但在分割周期中,重度 OHSS 的风险被显著降低[1],从而允许增加获取卵子的数量。这促使我们在 ART 领域引入了一个新的、更具意义的评估指标——累积活产率(cumulative live birth rate, CLBR),该指标涵盖了新鲜移植和所有后续解冻周期的胚胎移植活产率[8]。实际上,大型队列研究显示,当获取的卵子数量达到 20 个时,CLBR 会有所提升[9,10]。此外,随着新

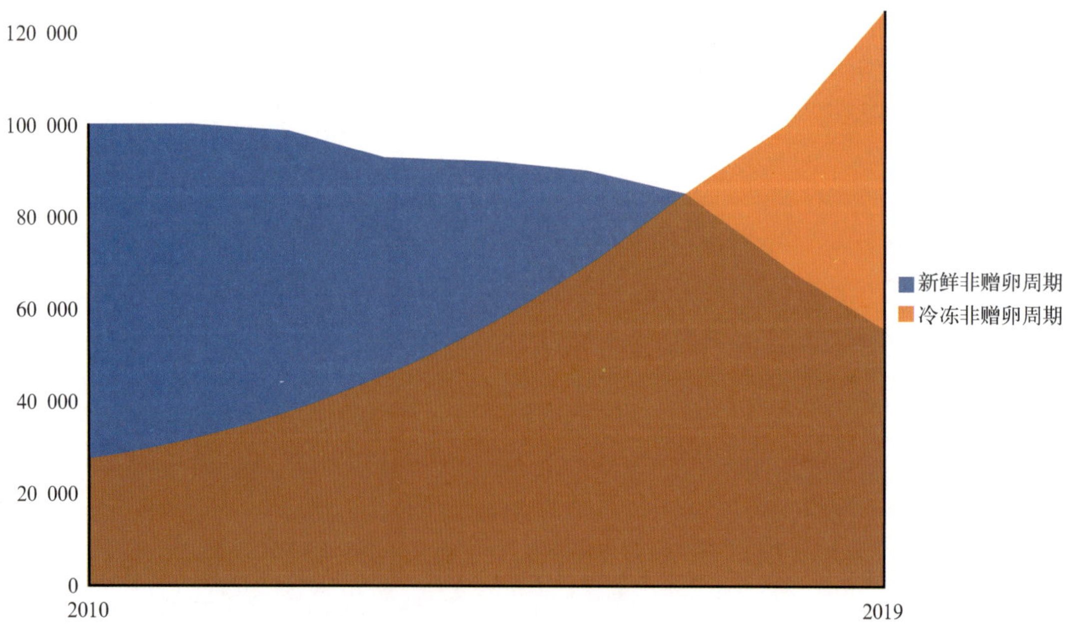

图 45-1　非赠卵周期数量(数据来源于疾病控制和预防中心,2010—2019 年 ART 成功率;可于 https://www.cdc.gov/art/reports/archive.html 获取)

鲜[11-13]或玻璃化冷冻卵子[14]数量的增加，CLBR 也会持续提高。

垂体抑制

自 20 世纪 80 年代以来，促性腺激素释放激素（gonadotropin releasing hormone，GnRH）激动剂在 IVF 过程中已有应用。然而，随着 GnRH 拮抗剂逐渐成为 IVF 中抑制 LH 的主要策略，治疗方案得以进一步优化，以更好地满足患者需求。这一转变在保持相似活产率（LBR）[15-17]和累积活产率（CLBR）[18]的同时，显著降低了 OHSS 风险。尽管如此，考虑到皮下注射的不便、高昂的治疗成本以及 GnRH 类似物可能带来的特定副作用，医学界一直在探索更加便捷且有效的治疗选择。

经过数十年的研究，孕酮抑制促性腺激素分泌的作用已成为公认的事实，这也是激素避孕方法的重要基础。然而，直到近期，孕激素才被应用于预防卵巢刺激期间早发 LH 峰的发生[19]，并已被证明孕激素在 IVF 过程中，能够有效抑制垂体功能，无论是使用醋酸甲羟孕酮[19-23]、地屈孕酮[24]、微粒化黄体酮[25,26]还是去氧孕烯[27,28]，都能提高卵子产量和妊娠成功率。虽然高孕激素状态下促排卵（progestin-primed ovarian stimulation，PPOS）方案与传统的 GnRH 类似物相比，具有高便利性及成本更低，但由于孕酮对子宫内膜分泌性的影响，这些患者需采用全胚冷冻方案[29]。

扳机促进卵母细胞最终成熟

人绒毛膜促性腺激素（human chorionic gonadotropin，hCG）作为数十年来促进最终卵母细胞成熟的标准治疗方法，通过模拟自然周期的 LH 峰发挥作用。然而，鉴于其半衰期较长，注射后效果可持续达六天之久，由此引发的 OHSS 风险不容忽视[1]。因此，作为一种替代方案，GnRH 激动剂（GnRHa）扳机的应用逐渐兴起，几乎完全消除了 OHSS 的潜在风险[1]。事实上，GnRH 拮抗剂方案与 GnRHa 扳机的组合目前已成为全冷冻周期的标准治疗方法[30]。与传统的 hCG 扳机相比，GnRHa 扳机能够产生更短、更符合生理规律的卵泡刺激素（FSH）和黄体生成激素（LH）峰值，通常在注射后 24 h 内结束[31,32]。尽管有报告称这种黄体溶解作用可能会对新鲜移植周期中的妊娠结果产生一定影响[33]，但在解冻移植周期和赠卵周期中，使用 GnRHa 和 hCG 获得的卵子数量及妊娠结果均相当[33,34]。进一步的研究还显示，与 hCG 扳机相比，使用 GnRHa 扳机后卵子和胚胎的质量有所提高[35,36]。此外，在全部冷冻方案中，采用 GnRH 拮抗剂方案与 GnRHa 扳机的患者中出现 OHSS 的情况极为罕见[37,38]，这进一步证明了其在提高患者安全性方面的价值。

最近，一项新的最终卵泡成熟方案被提出，即同时使用 GnRHa 和 hCG 进行双扳机给药。该方案通过将 GnRHa 产生的更趋近生理周期的 LH 和 FSH 峰值与 hCG 提供的更长的黄体期支持、增强的甾体激素反应相结合，希望能够提高卵子和胚胎质量，改善妊娠结局[39]。多项研究已报道，采用此方法在不同不孕症患者亚群中进行新鲜 IVF 周期时，MⅡ卵子数量增加，优质胚胎数量增加，妊娠结果得到改善[40-43]。然而，目前仅有一项回顾性队列研究探讨了双扳机在解冻周期中的影响。该研究分析了 4 438 例全冷冻 IVF/单精子注射（ICSI）周期，并报道了与单独使用 hCG 相比，双扳机能够显著提高 LBR［31.7% *vs.* 26.6%，$P<0.001$；OR：0.783（0.709～0.864）］和 CLBR（50.5% *vs.* 44.3%，$P<0.001$；OR：0.781；95%CI：0.688～10.886）[44]。

总体而言，目前，将 GnRH 拮抗剂方案与 GnRHa 扳机相结合的方法，已成为全胚冷冻方案患者的首选方案[30]。在双扳机方案应用于日常临床实践之前，我们需要更多关于在分割周期中使用双扳机的证据支持。在这一方面，当前正在进行的名为“双扳机的选择性生育力保存”（dual trigger for elective fertility preservation，DUAL－T）的随机对照试验（https://clinicaltrials.gov/ct2/show/NCT04992468）有望为我们提供更为明确的方向。该试验将通过对比双扳机和 GnRHa 扳机在选择性（非医学原因）卵母细胞冻存患者中的效果，来进一步阐明在所有进行 IVF 分割的患者中，双扳机是否应成为首选方法。

卵母细胞或胚胎的冷冻保存

在现代辅助生殖技术领域中，卵母细胞和胚胎的冷冻保存占据至关重要的地位。自低温生物学应用于辅助生殖技术以来，已形成了两种主流方案：首先是慢速冷冻法，其次是较新的玻璃化冷冻方法。慢速冷冻方案通过控制细胞在逐步降低的温度环境下，逐步降至－30 ℃，随后迅速冷却至－150 ℃，最终将其存放于液氮中以实现长期保存[45]。另一方面，玻璃化冷冻法则是通过立即将细胞暴露于液氮环境，导致温度的快速降低，以此避免冰晶形成，并确保细胞的固化[45]。

最近的一项荟萃分析表明，与慢速冷冻相比，卵子玻璃化冷冻在临床妊娠率（CPR）（RR：2.81，95%CI：1.05～7.51；1 项 RCT；$n=78$）和冷冻存活率（RR：1.23；95%CI：1.02～1.49；3 项 RCT；$n=1\ 181$）方面表现出优势[46]。此外，胚胎玻璃化冷冻与慢速冷冻相比，每次移植的 CPR 显著更高（RR：1.51；95%CI：1.03～2.23；3 项 RCT；$n=488$），冷冻存活率也更高（RR：1.59；95%CI：1.30～1.93；7 项 RCT；$n=3\ 615$）[46]。

经过多方验证，玻璃化冷冻技术已被证实具有高度的有效性和安全性，这极大地增强了临床医生对采用"全胚冷冻"方案的信心。实际上，根据目前累积的大量证据，玻璃化冷冻后的卵子和胚胎在复苏后的妊娠率和活产率与新鲜周期相比并无明显差异[47-50]。随着胚胎移植从卵裂期向囊胚期的转变，玻璃化技术的广泛应用也为过去十年 ART 治疗中的累积活产率（CLBR）的提升做出了重要贡献[51]。

IVF 周期分割：适应证

OHSS 风险

OHSS 作为控制性卵巢刺激的一种严重并发症，其根源主要是医源性因素。在降低 OHSS 风险方面，已公认的一种主要策略是采用 GnRH 拮抗剂方案进行卵巢刺激，同时结合 GnRHa 扳机与全部冷冻措施[34,52]。两项 Cochrane 荟萃分析显示，在供卵-受体周期中，相较于 hCG 扳机，使用 GnRHa 扳机能够有效降低 OHSS 的发生率（OR：0.05，95%CI：0.01～0.28；3 项 RCT，共计 374 名妇女，I2 = 0）[33]。此外，与新鲜的 IVF/ICSI 周期相比，采用全胚冷冻方案同样能够显著降低 OHSS 的发生率（OR：0.26，95%CI：0.17～0.39；6 项 RCT，共计 4 478 名妇女；I2 = 0）[53]。因此，对于存在 OHSS 风险的患者，通过 IVF 周期分割，已能将这一潜在的严重并发症转变为一种较为罕见的事件。

规避胚胎-内膜非同步风险

缓慢生长的胚胎

随着胚胎培养基和共培养技术的不断进步，胚胎移植实践已从传统的卵裂期胚胎移植逐渐转向囊胚期胚胎移植，这一转变显著提高了 IVF/ICSI 周期后的活产率[54,55]。尽管大多数体外培养的胚胎在受精后五天就能达到囊胚期，但仍有一部分胚胎发育速度较慢，需要第 6 天甚至更长时间才能成功达到囊胚阶段。最新的大规模回顾性队列研究显示，与正常囊胚相比，在新鲜胚胎移植（ET）周期中，第 5 天或第 6 天发育较慢的囊胚的植入率较低。然而，在进行冷冻胚胎移植（FET）时，并未观察到这种差异[56]。这些结果表明，在选择性冷冻胚胎移植过程中，缓慢生长的胚胎在生殖潜力方面与正常囊胚相当，因为它们能够与子宫内膜实现同步。

传统的胚胎培养过程通常在第 5 天或第 6 天达到囊胚期[57,58]。然而，最新的临床实践已经引入了第 7 天的冷冻保存方法。虽然关于胚胎发育延迟的具体机制尚未完全明确，但研究表明第 7 天的囊胚适合进行活检，并展现出可接受的染色体整倍性[59,60]。同时，在临床结果方面，第 7 天的囊胚也显示出妊娠率和活产率的相关优势[59,61-63]。因此，当第 5 天或第 6 天的胚胎不可用时，第 7 天的囊胚被认为是胚胎移植的优质选择[64]。然而，为了防止胚胎与子宫内膜的发育不同步，建议对第 7 天的胚胎进行冷冻保存，并在后续的周期中采用选择性冷冻胚胎移植（FET）。

胚胎植入前遗传学检测

随着辅助生殖技术的发展，胚胎植入前遗传学检测（PGT）的应用日益广泛。根据美国生殖医学会（ASRM）最新报告指出，在胚胎移植过程中，约有 39% 至 50% 的周期至少移植了一个 PGT 胚胎[65]。PGT 最初应用于第一极体（PB）和卵裂期胚胎[66,67]，这使得在同一周期内完成胚胎移植成为可能。然而，由于 PB 活检存在捕获率低和准确性不足的问题，以及细胞团活检后胚胎植入率下降 40%[68,69]，已经逐渐向囊胚期的滋养层活检转变。最近的一项随机对照试验（RCT）[70]对滋养层活检和第 6 天新鲜胚胎移植的可行性进行了深入研究。尽管如此，研究结果显示，相较于第 6 天新鲜胚胎移植（ET）组，冷冻胚胎移植（FET）组的持续妊娠率和活产率均显著更高。因此，对于带有滋养外胚层活检的 PGT 周期，应被视为周期分割的一个重要适应证。

晚卵泡期孕酮升高

晚卵泡期孕酮升高（PE）与新鲜 IVF/ICSI 周期中不良妊娠结果有关[71-74]。这种超出生理范围的孕酮升高现象，似乎受到多种因素的影响，包括卵泡数量、促性腺激素的剂量及其对颗粒细胞的作用，以及黄体生成素（LH）对卵泡膜细胞的影响[75,76]。这些与 PE 患者促性腺激素剂量较大、雌二醇水平较高，以及获卵数较多的结果相符[71,73,77-79]。

这种不良作用可能源于加速子宫内膜成熟、诱导基因以及植入调节蛋白的异常表达，这些因素共同导致子宫内膜容受性降低[80-83]。值得注意的是，多项研究表明，通过选择冷冻胚胎移植周期或接受供卵的周期，可以有效缓解这种负面效应，这进一步凸显了 PE 对子宫内膜的影响[71,78,84-87]。与这些发现相一致的是最新的两项研究报告显示，在有无 PE 的周期中，胚胎整倍性和囊胚形成率相似[85,88]，同时累积活产率（CLBR）也保持一致[85]。这些结果进一步证实了超生理激素水平主要影响子宫内膜，并与之前对卵子/胚胎层面可能产生影响的报道相悖[89-91]。

尽管关于孕酮水平影响生殖结果的具体阈值仍存在争议，但对这些患者而言，将 IVF 周期进行分割可能是有益的举措。这样做有助于克服不利的子宫内膜效应，并恢复胚胎与子宫内膜之间的同步性。

非常规卵巢刺激方案

卵泡以波浪式进行发育的文献为实施新的卵巢刺激方案提供了证据基础，例如随机启动的卵巢刺激，即在月经周期的任何时间开始刺激，以及双重刺激（Duo-Stim），即在同一周期进行两次刺激[92-94]。在这两种方案中，为了确保胚胎与子宫内膜的同步性，均需进行全胚冷冻。

在紧急生育力保存的背景下，随机启动的卵巢刺激方法被引入并得以实施[94]。然而，在过去的几年中，该方法的应用范围已经超出了这一范畴。与早卵泡期刺激相比，晚卵泡期或黄体期刺激显示出刺激持续时间的延长以及促性腺激素用量增加[95-98]。尽管如此，现有的研究证据表明，这种方法在获取成熟卵子的数量、可用胚胎的数量以及妊娠结局方面并未产生不利影响[96-99]。同时，关于围产期结局，目前尚未发现任何差异，但为了确保这些发现的可靠性，仍需要更大规模样本量和长期的随访研究来进行验证[100,101]。

在同一周期内，针对卵巢低反应（POR）患者，采用卵泡期和黄体期双重刺激的方法，旨在更短时间内获得更多卵子[102]。这种方法已经显示出能够最大限度地提取卵子的数量，从而增加了可用的胚胎数量，潜在地改善了这一不良预后人群的临床妊娠率（CLBR）[102-104]。现有研究指出，卵泡期与黄体期刺激周期在整倍体率、临床妊娠率（LBR）以及产科和围产期结果方面均表现相似[105]。最近，对于“黄体期刺激周期”的定义已经被提出，特指取卵后第 5 天开始的周期[106]。由于 GnRHa 扳机后早期黄体溶解，取卵后第 5 天检测血激素为基础水平，因此使用“同一卵巢周期内的第二次刺激”这一术语更为贴切[107]。在这方面，一项正在进行的随机对照试验（NCT03555942）的结果有望阐明在 POR 患者中进行黄体期促排后进行卵泡期促排周期的临床影响，将双重刺激的优势与同一周期内进行新鲜胚胎移植的可能性结合起来。

卵巢反应类型

针对高反应者，采用全胚冷冻的方案是无可争议的，这是为了规避 OHSS 风险。在这些患者中，周期分割已被多项研究证实为预防潜在致命并发症的最有效方法[1,34]。此外，近期一项荟萃分析报告显示，与新鲜胚胎移植相比，高反应者中采用冷冻胚胎移植方案，活产率显著提升（RR：1.18，95%CI：1.06～1.31；固定效应模型；3 项 RCT；n=3 398；I2=0）。同时 FET 组的流产率相较于新鲜胚胎移植组显著降低（RR：0.69，95%CI：0.55～0.86；固定效应模型；2 项 RCT；n=1 630；I2=0）。这些发现进一步凸显了在高反应者中实施周期分割方案的重要性[108]。

尽管在高反应患者中实施全胚冷冻方案已被证实有益，但其是否应广泛应用于常规 IVF 人群仍存在争议。最新的两项大型荟萃分析指出，在正常反应患者中，冷冻胚胎移植与新鲜胚胎移植周期在包括活产率（LBR）、流产率以及累积活产率（CLBR）等生殖结果上结局相似[108,109]。在这些研究发表后，又有三项针对正常反应患者的随机对照试验公布，其结果表明选择性冷冻胚胎移植与新鲜胚胎移植周期在健康新生儿率（定义为足月体重适中的单胎活产）上无明显差异[110]，活产率和流产率也相似[50,110]。然而，其中一项试验报告了选择性冷冻胚胎移植的较低累积活产率[111]。

尽管质量较低，但当前可获得的研究结果似乎并未证实选择性冷冻胚胎移植在 POR 患者生殖结果方面的优越性[112-115]。因此，除非存在特定的临床因素（例如卵巢过度刺激综合征风险、PGT、卵泡期晚期孕酮水平上升、生育力保护等），否则不建议常规采用全胚冷冻方案。

母婴风险

近期，一项 Cochrane 荟萃分析回顾了冷冻胚胎移植与新鲜胚胎移植的母婴并发症问题[53]。分析显示，两种方法在妊娠糖尿病、早产、小于孕龄儿、先天性畸形和围产儿死亡率方面的发生率相似。然而，随着全胚冷冻方案的实施，高血压疾病的风险有所上升（OR：2.15，95% CI：1.42～3.25；3 项 RCT；n=3 940；I2=29%），同时大于孕龄儿的风险也有所增加（OR：1.96，95%CI：1.51～2.55；3 项 RCT；n=3 940；I2=0）。尽管子痫前期是一种多因素导致的疾病，但最近的一项前瞻性队列研究发现，与至少有一个黄体的女性相比，没有黄体的女性在怀孕后发生子痫前期和重度子痫前期的风险有所上升[116]。此外，该分析还对冷冻胚胎移植周期进行了亚组分析，结果显示，接受人工周期的患者与自然周期相比，子痫前期的风险更高。这些发现得到了最近的大型队列研究的支持，这些研究倾向于采用保持黄体存在的子宫内膜准备方案[117-119]。基于这些观察性试验的结果，有必要进一步的研究，以验证采用促排卵或自然冷冻胚胎移植周期是否能够降低与冷冻胚胎移植相关的妊娠高血压疾病和新生儿出生体重增加的风险。

（王迎曦译，宋雪凌、杨硕校）

参考文献

[1] Devroey P, Polyzos NP, Blockeel C. An OHSS-Free Clinic by segmentation of IVF treatment. Hum Reprod. 2011; 26 (10):2593-7.

[2] Wyns C, Bergh C, Calhaz-Jorge C, De Geyter C, Kupka MS, Motrenko T, et al. ART in Europe, 2016: Results generated from European registries by ESHRE†. Hum Reprod Open. 2020; 2020(3):1-17.

[3] Roche K, Racowsky C, Harper J. Utilization of preimplantation genetic testing in the USA. J Assist Reprod Genet. 2021; 38(5):1045-53.

[4] Martinez F, Racca A, Rodríguez I, Polyzos NP. Ovarian stimulation for oocyte donation: A systematic review and meta-analysis. Hum Reprod Update. 2021; 27(4):673-96.

[5] Anderson RA, Amant F, Braat D, D'Angelo A, Chuva de Sousa Lopes SM, Demeestere I, et al. ESHRE guideline: Female fertility preservation†. Hum Reprod Open. 2020; 2020(4):1-17.

[6] Steward RG, Lan L, Shah AA, Yeh JS, Price TM, Goldfarb JM, et al. Oocyte number as a predictor for ovarian hyperstimulation syndrome and live birth: An analysis of 256,381 in vitro fertilization cycles. Fertil Steril. 2014; 101(4):967-73.

[7] Sunkara SK, Rittenberg V, Raine-Fenning N, Bhattacharya S, Zamora J, Coomarasamy A. Association between the number of eggs and live birth in IVF treatment: An analysis of 400 135 treatment cycles. Hum Reprod. 2011 Jul 1; 26(7): 1768-74. Available from: http://eutils. ncbi. nlm. nih. gov/entrez/eutils/elink. fcgi? dbfro m = pubmed&id = 21558332&retmode=ref&cmd=prlinks.

[8] Maheshwari A, McLernon D, Bhattacharya S. Cumulative live birth rate: Time for a consensus? Hum Reprod. 2015; 30(12):2703-7. Available from: https://academic. oup. com/humrep/article-lookup/doi/10. 1093/humrep/dev263.

[9] Malchau SS, Henningsen AA, Forman J, Loft A, Nyboe Andersen A, Pinborg A. Cumulative live birth rate prognosis based on the number of aspirated oocytes in previous ART cycles. Hum Reprod. 2019; 34(1):171-80.

[10] Magnusson Å, Wennerholm UB, Källén K, Petzold M, Turin-Kjellberg A, Bergh C. The association between the number of oocytes retrieved for IVF, perinatal outcome and obstetric complications. Hum Reprod. 2018; 33(10):1939-47.

[11] Polyzos N, Drakopoulos P, Parra J, Pellicer A, Santos-Ribeiro S, Tournaye H, et al. Cumulative live birth rates according to the number of oocytes retrieved after the first ovarian stimulation for in vitro fertilization/intracytoplasmic sperm injection: A multicenter multinational analysis including ~15,000 women. Fertil Steril. 2018; 110:661-70. e1.

[12] Drakopoulos P, Blockeel C, Stoop D, Camus M, de Vos M, Tournaye H, et al. Conventional ovarian stimulation and single embryo transfer for IVF/ICSI. How many oocytes do we need to maximize cumulative live birth rates after utilization of all fresh and frozen embryos? Hum Reprod. 2016 Jan 2; 31(2):370-6. Available from: https://academic. oup. com/humrep/article-lookup/doi/10. 1093/humrep/dev316.

[13] Vaughan DA, Leung A, Resetkova N, Ruthazer R, Penzias AS, Sakkas D, et al. How many oocytes are optimal to achieve multiple live births with one stimulation cycle? Te one-and-done approach. Fertil Steril. 2017 Feb 1; 107(2): 397-404. e3. Available from: http://linkinghub. elsevier. com/retrieve/pii/S0015028216629606.

[14] Cobo A, Garrido N, Pellicer A, Remohí J. Six years 'experience in ovum donation using vitrified oocytes : Report of cumulative outcomes, impact of storage time, and development of a predictive model for oocyte survival rate. Fertil Steril. 2015; 104(6):1426-34. e1-8.

[15] Al-Inany HG, Youssef MA, Ayeleke RO, Brown J, Lam WS, Broekmans FJ. Gonadotrophin-releasing hormone antagonists for assisted reproductive technology. Cochrane Database Syst Rev. 2016; 4: CD001750. Available from: https://www. ncbi. nlm. nih. gov/pubmed/27126581.

[16] Toftager M, Bogstad J, Bryndorf T, Løssl K, Roskær J, Holland T, et al. Risk of severe ovarian hyperstimulation syndrome in GnRH antagonist versus GnRH agonist protocol: RCT including 1050 first IVF/ICSI cycles. Hum Reprod. 2016; 31(6):1253-64.

[17] Huirne JA, Homburg R, Lambalk CB. Are GnRH antagonists comparable to agonists for use in IVF? Hum Reprod. 2007; 22(11):2805-13.

[18] Toftager M, Bogstad J, Løssl K, Prætorius L, Zedeler A, Bryndorf T, et al. Cumulative live birth rates after one ART cycle including all subsequent frozen-thaw cycles in 1050 women: Secondary outcome of an RCT comparing GnRH-antagonist and GnRH-agonist protocols. Hum Reprod. 2017; 32(3): 556-67. Available from: https://academic. oup. com/humrep/article-lookup/doi/10. 1093/humrep/dew358.

[19] Kuang Y, Chen Q, Fu Y, Wang Y, Hong Q, Lyu Q, et al. Medroxyprogesterone acetate is an effective oral alternative for preventing premature luteinizing hormone surges in women undergoing controlled ovarian hyperstimulation for in vitro fertilization. Fertil Steril. 2015; 104(1):62-70. e3. Available from: http://linkinghub. elsevier. com/retrieve/pii/S0015028215002277.

[20] Hamdi K, Farzadi L, Ghasemzadeh A, Navali N, Atashkhoei S, Pia H, et al. Comparison of medroxyprogesterone acetate with cetrotide for prevention of premature luteinizing hormone surges in women undergoing in vitro fertilization. Int J Women's Heal Reprod Sci. 2018; 6(2): 187-91. DOI: 10. 15296/ijwhr. 2018. 31.

[21] Beguería R, García D, Vassena R, Rodríguez A. Medroxyprogesterone acetate versus ganirelix in oocyte dona-

tion: A randomized controlled trial. Hum Reprod. 2019; 34(5):872-80.

[22] Yildiz S, Turkgeldi E, Angun B, Eraslan A, Urman B, Ata B. Comparison of a novel flexible progestin primed ovarian stimulation protocol and the flexible gonadotropin-releasing hormone antagonist protocol for assisted reproductive technology. Fertil Steril. 2019; 112(4):677-83. DOI: 10.1016/j.fertnstert.2019.06.009.

[23] Giles J, Alama P, Gamiz P, Vidal C, Badia P, Pellicer A, et al. Medroxyprogesterone acetate is A useful alternative to A gonadotropin-releasing hormone antagonist in oocyte donation: A randomized, controlled trial. Fertil Steril. 2021; 116(2):404-12. DOI: 10.1016/j.fertnstert.2021.02.036.

[24] Yu S, Long H, Ning Chang Y-, Liu H, Gao Y, Zhu H J, et al. New application of dydrogesterone as a part of a progestin-primed ovarian stimulation protocol for IVF: A randomized controlled trial including 516 first IVF/ICSI cycles. Hum Reprod. 2018; 33(2):229-37.

[25] Zhu X, Zhang X, Fu Y. Utrogestan as an effective Oral alternative for preventing premature luteinizing hormone surges in women undergoing controlled ovarian hyperstimulation for in vitro fertilization. Medicine (Baltimore). 2015; 94(21):1-8.

[26] Zhu X, Ye H, Fu Y. The utrogestan and hMG protocol in patients with polycystic ovarian syndrome undergoing controlled ovarian hyperstimulation during IVF/ICSI treatments. Medicine (Baltimore). 2016; 95-28.

[27] Martínez F, Rodriguez-Purata J, Beatriz Rodríguez D, Clua E, Rodriguez I, Coroleu B. Desogestrel versus antagonist injections for LH suppression in oocyte donation cycles: A crossover study. Gynecol Endocrinol. 2019; 35(10):878-3. DOI: 10.1080/09513590.2019.1604661.

[28] Martínez F, Rodriguez-Purata J, Clua E, Garcia S, Coroleu B, Polyzos N. Ovarian response in oocyte donation cycles under LH suppression with GnRH antagonist or desogestrel progestin: Retrospective and comparative study. Gynecol Endocrinol. 2019; 35(10):884-9. DOI: 10.1080/09513590.2019.1604662.

[29] Massin N. New stimulation regimens: Endogenous and exogenous progesterone use to block the LH surge during ovarian stimulation for IVF. Hum Reprod Update. 2017; 23(2):211-20. Available from: http://eutils.ncbi.nlm.nih.gov/entrez/eutils/elink.fcgi? dbfrom=pubmed&id=28062551&retmode=ref&cmd=prlinks.

[30] Mizrachi Y, Horowitz E, Farhi J, Raziel A, Weissman A. Ovarian stimulation for freeze-all IVF cycles: A systematic review. Hum Reprod Update. 2020; 26(1):119-36.

[31] Fauser BC, de Jong D, Olivennes F, Wramsby H, Tay C, Itskovitz-Eldor J, et al. Endocrine profiles after triggering of final oocyte maturation with GnRH agonist after cotreatment with the GnRH antagonist ganirelix during ovarian hyperstimulation for in vitro fertilization. J Clin Endocrinol Metab. 2002; 87(2):709-15. Available from: https://academic.oup.com/jcem/article-lookup/doi/10.1210/jcem.87.2.8197.

[32] Bosch E, Broer S, Griesinger G, Grynberg M, Humaidan P, Kolibianakis E, et al. ESHRE guideline: Ovarian stimulation for IVF/ICSI†. Hum Reprod Open. 2020; 2020(2):1-13.

[33] Youssef M, Van der Veen F, Al-Inany H, Mochtar M, Griesinger G, Mohesen N, et al. Gonadotropin-releasing hormone agonist versus HCG for oocyte triggering in antagonist-assisted reproductive technology (review). Cochrane Database Syst Rev. 2014; 10:CD008046.

[34] Griesinger G, Schultz L, Bauer T, Broessner A, Frambach T, Kissler S. Ovarian hyperstimulation syndrome prevention by gonadotropin-releasing hormone agonist triggering of final oocyte maturation in a gonadotropin-releasing hormone antagonist protocol in combination with a "freeze-all" strategy: A prospective multicentric. Fertil Steril. 2011; 95(6):2029-2033.e1. DOI: 10.1016/j. fertnstert.2011.01.163.

[35] Humaidan P, Bredkjær HE, Bungum L, Bungum M, Grøndahl ML, Westergaard L, et al. GnRH agonist (buserelin) or hCG for ovulation induction in GnRH antagonist IVF/ICSI cycles: A prospective randomized study. Hum Reprod. 2005; 20(5):1213-20.

[36] Lan KC, Chen YC, Lin YC, Tsai YR. Gonadotrophin-releasing hormone agonist triggering may improve central oocyte granularity and embryo quality. Zygote. 2020; 28(4):337-43.

[37] Fatemi HM, Popovic-Todorovic B, Humaidan P, Kol S, Banker M, Devroey P, et al. Severe ovarian hyperstimulation syndrome after gonadotropin-releasing hormone (GnRH) agonist trigger and "freeze-all" approach in GnRH antagonist protocol. Fertil Steril. 2014; 101(4):1008-11. DOI: 10.1016/j.fertnstert.2014.01.019.

[38] Santos-Ribeiro S, Polyzos N, Stouffs K, De Vos M, Seneca S, Tournaye H, et al. Ovarian hyperstimulation syndrome after gonadotropin-releasing hormone agonist triggering and "freeze-all": In-depth analysis of genetic predisposition. J Assist Reprod Genet. 2015; 32(7):1063-8.

[39] Orvieto R. Triggering final follicular maturation-hCG, GnRH-agonist or both, when and to whom? J Ovarian Res. 2015; 8(1):4-9. DOI: 10.1186/s13048-015-0187-6.

[40] Griffin D, Feinn R, Engmann L, Nulsen J, Budinetz T, Benadiva C. Dual trigger with gonadotropin-releasing hormone agonist and standard dose human chorionic gonadotropin to improve oocyte maturity rates. Fertil Steril. 2014; 102(2):405-9. Available from: https://linkinghub.elsevier.

com/retrieve/pii/S0015028214003884.

[41] Lin MH, Shao-Ying Wu F, Kuo-Kuang Lee R, Li SH, Lin SY, Hwu YM. Dual trigger with combination of gonadotropin-releasing hormone agonist and human chorionic gonadotropin significantly improves the live-birth rate for normal responders in GnRH-antagonist cycles. Fertil Steril. 2013; 100(5):1296-302. DOI: 10.1016/j.fertnstert.2013.07.1976.

[42] Ding N, Liu X, Jian Q, Liang Z, Wang F. Dual trigger of final oocyte maturation with a combination of GnRH agonist and hCG versus a hCG alone trigger in GnRH antagonist cycle for in vitro fertilization: A systematic review and meta-analysis. Eur J Obstet Gynecol Reprod Biol. 2017; 218:92-8. DOI: 10.1016/j.ejogrb.2017. 09.004.

[43] Haas J, Bassil R, Samara N, Zilberberg E, Mehta C, Orvieto R, et al. GnRH agonist and hCG (dual trigger) versus hCG trigger for final follicular maturation: A double-blinded, randomized controlled study. Hum Reprod. 2020; 35(7): 1648-54.

[44] Zhu H, Zhao C, Pan Y, Zhou H, Xu JX W, et al. Dual trigger for final follicular maturation improves cumulative live-birth rate in ovarian stimulation for freeze-all in vitro Fertilization/Intracytoplasmic sperm injection cycles. Front Endocrinol (Lausanne). 2021; 12(July):1-8.

[45] Edgar DH, Gook DA. A critical appraisal of cryopreservation (slow cooling versus vitrification) of human oocytes and embryos. Hum Reprod Update. 2012; 18(5):536-54.

[46] Rienzi L, Gracia C, Maggiulli R, LaBarbera AR, Kaser DJ, Ubaldi FM, et al. Oocyte, embryo and blastocyst cryopreservation in ART: Systematic review and meta-analysis comparing slow-freezing versus vitrification to produce evidence for the development of global guidance. Hum Reprod Update. 2017; 23(2):139-55.

[47] Cobo A, Diaz C. Clinical application of oocyte vitrification: A systematic review and meta-analysis of randomized controlled trials. Fertil Steril. 2011; 96(2):277-85.

[48] Wei D, Liu JY, Sun Y, Shi Y, Zhang B, Liu JQ, et al. Frozen versus fresh single blastocyst transfer in ovulatory women: A multicentre, randomised controlled trial. Lancet. 2019; 393(10178):1310-8. DOI: 10.1016/S0140-6736(18)32843-5.

[49] Shi Y, Sun Y, Hao C, Zhang H, Wei D, Zhang Y, et al. Transfer of fresh versus frozen embryos in ovulatory women. N Engl J Med. 2018 Jan 11; 378(2):126-36. Available from: http://www.nejm.org/doi/10.1056/NEJMoa1705334.

[50] Stormlund S, Sopa N, Zedeler A, Bogstad J, Prætorius L, Nielsen HS, et al. Freeze-all versus fresh blastocyst transfer strategy during in vitro fertilisation in women with regular menstrual cycles: Multicentre randomised controlled trial. BMJ. 2020; 370:m2519.

[51] Saket Z, Källén K, Lundin K, Magnusson Å, Bergh C. Cumulative live birth rate after IVF: Trend over time and the impact of blastocyst culture and vitrification. Hum Reprod Open. 2021; 2021(3):1-9.

[52] Mourad S, Brown J, Farquhar C. Interventions for the prevention of OHSS in ART cycles: An overview of Cochrane reviews. Cochrane Database Syst Rev. 2017; 1(1): CD012103.

[53] Zaat T, Zagers M, Mol F, Goddijn M, van Wely M, Mastenbroek S. Fresh versus frozen embryo transfers in assisted reproduction. Cochrane Database Syst Rev. 2021; 2(2): CD011184.

[54] Glujovsky D, Farquhar C, Retamar Q, Sedo A, Blake CR D. Cleavage stage versus blastocyst stage embryo transfer in assisted reproductive technology. Cochrane Database Syst Rev. 2016; 5(5):CD002118.

[55] Holden EC, Kashani BN, Morelli SS, Alderson D, Jindal SK, Ohman-Strickland PA, et al. Improved outcomes after blastocyst-stage frozen-thawed embryo transfers compared with cleavage stage: A society for assisted reproductive technologies clinical outcomes reporting system study. Fertil Steril. 2018; 110(1):89-94.e2. DOI: 10.1016/j.fertnstert.2018.03.033.

[56] Franasiak JM, Forman EJ, Patounakis G, Hong KH, Werner MD, Upham KM, et al. Investigating the impact of the timing of blastulation on implantation: Management of embryo-endometrial synchrony improves outcomes. Hum Reprod Open. 2018; 2018(4):1-6.

[57] ESHRE Special Interest Group of Embryology; Alpha Scientists in Reproductive Medicine. The Istanbul consensus workshop on embryo assessment: Proceedings of an expert meeting. Hum Reprod. 2011; 26(6):1270-83.

[58] Committee P, Society A, Committee P, Reproductive A. Blastocyst culture and transfer in clinically assisted reproduction: A committee opinion. Fertil Steril. 2018; 110(7): 1246-52. DOI: 10.1016/j.fertnstert.2018.09.011.

[59] Hernandez-Nieto C, Lee JA, Slifkin R, Sandler B, Copperman AB, Flisser E. What is the reproductive potential of day 7 euploid embryos. Hum Reprod. 2019; 34(9):1697-706.

[60] Tiegs AW, Sun L, Patounakis G, Scott RT. Worth the wait day 7 blastocysts have lower euploidy rates but similar sustained implantation rates as day 5 and day 6 blastocysts. Hum Reprod. 2019; 34(9):1632-9.

[61] Du T, Wang Y, Fan Y, Zhang S, Yan Z, Yu W, et al. Fertility and neonatal outcomes of embryos achieving blastulation on day 7: Are they of clinical value? Hum Reprod.

2018; 33(6):1038-51.

[62] Huang J, Yang X, Wu J, Kuang Y, Wang Y. Impact of day 7 blastocyst transfer on obstetric and perinatal outcome of singletons born after vitrified-warmed embryo transfer. Front Physiol. 2020; 11(February):1-10.

[63] Kovalevsky G, Carney SM, Morrison LS, Boylan CF, Neithardt AB, Feinberg RF. Should embryos developing to blastocysts on day 7 be cryopreserved and transferred: An analysis of pregnancy and implantation rates. Fertil Steril. 2013; 100(4):1008-12. DOI: 10. 1016/j. fertnstert. 2013. 06. 021.

[64] Hammond ER, Cree LM, Morbeck DE. Should extended blastocyst culture include day 7? Hum Reprod. 2018; 33(6): 991-7.

[65] Centers for Disease Control and Prevention. 2019 Assisted Reproductive Technology Fertility Clinic and National Summary Report. US Dept Heal Hum Serv. 2021.

[66] Munne S, Dailey T, Sultan K, Grifo J, Cohen J. Diagnosing and preventing inherited disease: The use of first polar bodies for preimplantation diagnosis of aneuploidy. Hum Reprod. 1995; 10(4):1014-20.

[67] Gianaroli L, Magli MC, Ferraretti AP, Munné S. Preimplantation diagnosis for aneuploidies in patients undergoing in vitro fertilization with a poor prognosis: Identification of the categories for which it should be proposed. Fertil Steril. 1999; 72(5):837-44.

[68] Scott KL, Hong KH, Scott RT. Selecting the optimal time to perform biopsy for preimplantation genetic testing. Fertil Steril. 2013; 100(3):608-14. DOI: 10. 1016/j. fertnstert. 2013. 07. 004.

[69] Scott RT, Upham KM, Forman EJ, Zhao T, Treff NR. Cleavage-stage biopsy significantly impairs human embryonic implantation potential while blastocyst biopsy does not: A randomized and paired clinical trial. Fertil Steril. 2013; 100(3):624-30. DOI: 10. 1016/j. fertnstert. 2013. 04. 039.

[70] Coates A, Kung A, Mounts E, Hesla J, Bankowski B, Barbieri E, et al. Optimal euploid embryo transfer strategy, fresh versus frozen, after preimplantation genetic screening with next generation sequencing: A randomized controlled trial. Fertil Steril. 2017; 107(3):723-730. e3.

[71] Venetis CA, Kolibianakis EM, Bosdou JK, Tarlatzis BC. Progesterone elevation and probability of pregnancy after IVF: A systematic review and meta-analysis of over 60 000 cycles. Hum Reprod Update. 2013; 19(5):433-57. Available from: https://academic. oup. com/humupd/article-lookup/doi/10. 1093/humupd/dmt014.

[72] Venetis CA, Kolibianakis EM, Bosdou JK, Lainas GT, Sfontouris IA, Tarlatzis BC, et al. Estimating the net effect of progesterone elevation on the day of hCG on live birth rates after IVF: A cohort analysis of 3296 IVF cycles. Hum Reprod. 2015 Feb 12; 30(3):684-91. Available from: https://academic. oup. com/humrep/article-lookup/doi/10. 1093/humrep/deu362.

[73] Bosch E, Labarta E, Crespo J, Simón C, Remohí J, Jenkins J, et al. Circulating progesterone levels and ongoing pregnancy rates in controlled ovarian stimulation cycles for in vitro fertilization: Analysis of over 4000 cycles. Hum Reprod. 2010; 25(8):2092-100.

[74] Santos-Ribeiro S, Polyzos NP, Haentjens P, Smitz J, Camus M, Tournaye H, et al. Live birth rates after IVF are reduced by both low and high progesterone levels on the day of human chorionic gonadotrophin administration. Hum Reprod. 2014 Aug 1; 29(8):1698-705. Available from: http://eutils. ncbi. nlm. nih. gov/entrez/eutils/elink. fcgi? dbfrom = pubmed&id=24939956&retmode=ref&cmd=prlinks.

[75] Fleming R, Jenkins J. The source and implications of progesterone rise during the follicular phase of assisted reproduction cycles. Reprod Biomed Online. 2010; 21:446-9.

[76] Oktem O, Akin N, Bildik G, Yakin K, Alper E, Balaban B, et al. FSH stimulation promotes progesterone synthesis and output from human granulosa cells without luteinization. Hum Reprod. 2017; 32:643-52.

[77] Healy MW, Yamasaki M, Patounakis G, Richter KS, Devine K, DeCherney AH, et al. The slow growing embryo and premature progesterone elevation: Compounding factors for embryo-endometrial asynchrony. Hum Reprod. 2016; 32:362-7.

[78] Martinez F, Rodriguez I, Devesa M, Buxaderas R, Gómez MJ, Coroleu B. Should progesterone on the human chorionic gonadotropin day still be measured? Fertil Steril. 2015; 105: 86-92.

[79] Xu B, Li Z, Zhang H, Jin L, Li Y, Ai J, et al. Serum progesterone level effects on the outcome of in vitro fertilization in patients with different ovarian response: An analysis of more than 10,000 cycles. Fertil Steril. 2012; 97:1321-7. e4.

[80] Horcajadas J, Riesewijk A, Polman J, Van Os R, Pellicer A, Mosselman S, et al. Effect of controlled ovarian hyperstimulation in IVF on endometrial gene expression profiles. Mol Hum Reprod. 2005; 11:195-205.

[81] Labarta E, MartÍnez-Conejero JA, Alamá P, Horcajadas JA, Pellicer A, Simón C, et al. Endometrial receptivity is affected in women with high circulating progesterone levels at the end of the follicular phase: A functional genomics analysis. Hum Reprod. 2011; 26:1813-25.

[82] Xiong Y, Wang J, Liu L, Chen X, Xu H, Li TC, et al. Effects of high progesterone level on the day of human chori-

onic gonadotrophin administration in in vitro fertilization cycles on epigenetic modification of endometrium in the peri-implantation period. Fertil Steril. 2017; 108:269-276. e1.

[83] Van Vaerenbergh I, Fatemi HM, In't Veld P, Blockeel C, Van Lommel L, In't Veld P, et al. Progesterone rise on HCG day in GnRH antagonist/rFSH stimulated cycles affects endometrial gene expression. Reprod Biomed Online. 2011; 22:263-71.

[84] Baldini D, Savoia M, Sciancalepore A, Malvasi A, Vizziello D, Beck R, et al. High progesterone levels on the day of HCG administration do not affect the embryo quality and the reproductive outcomes of frozen embryo transfers. Clin Ter. 2018; 169:e91-5.

[85] Neves AR, Santos-Ribeiro S, García-Martínez S, Devesa M, Soares SR, García-Velasco JA, et al. The effect of late-follicular phase progesterone elevation on embryo ploidy and cumulative live birth rates. Reprod Biomed Online. 2021; 43(6):1063-9. DOI: 10.1016/j. rbmo. 2021. 07. 019.

[86] Healy MW, Patounakis G, Connell MT, Devine K, DeCherney AH, Levy MJ, et al. Does a frozen embryo transfer ameliorate the effect of elevated progesterone seen in fresh transfer cycles? Fertil Steril. 2016 Jan 1; 105(1):93-99. e1. Available from: http://linkinghub. elsevier. com/retrieve/pii/S0015028215019329.

[87] Racca A, Vanni V, Somigliana E, Reschini M, Viganò P, Santos-Ribeiro S, et al. Is a freeze-all policy the optimal solution to circumvent the effect of late follicular elevated progesterone? A multicentric matched-control retrospective study analysing cumulative live birth rate in 942 non-elective freeze-all cycles. Hum Reprod. 2021; 36(9):2463-72.

[88] Hernandez-Nieto C, Lee JA, Alkon-Meadows T, Luna-Rojas M, Mukherjee T, Copperman AB, et al. Late follicular phase progesterone elevation during ovarian stimulation is not associated with decreased implantation of chromosomally screened embryos in thaw cycles. Hum Reprod. 2020; 35(8):1889-99.

[89] Huang B, Ren X, Wu L, Zhu L, Xu B, Li Y, et al. Elevated progesterone levels on the day of oocyte maturation May affect top quality embryo IVF cycles. Sun q-y, editor. PLoS One. 2016; 11(1):e0145895. http://dx. plos. org/10. 1371/journal. pone. 0145895.

[90] Racca A, Santos-Ribeiro S, De Munck N, Mackens S, Drakopoulos P, Camus M, et al. Impact of late-follicular phase elevated serum progesterone on cumulative live birth rates: Is there a deleterious effect on embryo quality? Hum Reprod. 2018 May 1; 33(5):860-8. Available from: http://eutils. ncbi. nlm. nih. gov/entrez/eutils/elink. fcgi? dbfrom = pubmed&id=29481670&retmode=ref&cmd=prlinks.

[91] Vanni VS, Somigliana E, Reschini M, Pagliardini L, Marotta E, Faulisi S, et al. Top quality blastocyst formation rates in relation to progesterone levels on the day of oocyte maturation in GnRH antagonist IVF/ICSI cycles. Kim s, editor. PLoS One. 2017 May 17; 12(5): e0176482. http://dx. plos. org/10. 1371/journal. pone. 0176482.

[92] Maman E, Meirow D, Brengauz M, Raanani H, Dor J, Hourvitz A. Luteal phase oocyte retrieval and in vitro maturation is an optional procedure for urgent fertility preservation. Fertil Steril. 2011; 95(1):64-7. DOI: 10. 1016/j. fertnstert. 2010. 06. 064.

[93] Baerwald AR, Adams GP, Pierson RA. A new model for ovarian follicular development during the human menstrual cycle. Fertil Steril. 2003; 80(1):116-22.

[94] Nayak SR, Wakim AN. Random-start gonadotropin-releasing hormone (GnRH) antagonist-treated cycles with GnRH agonist trigger for fertility preservation. Fertil Steril. 2011; 96(1):e51-4. DOI: 10. 1016/j. fertnstert. 2011. 04. 079.

[95] Buendgen N, Schultze-Mosgau A, Cordes T, Diedrich K, Griesinger G. Initiation of ovarian stimulation independent of the menstrual cycle: A case-control study. Arch Gynecol Obs. 2013; 288(4):901-4.

[96] Qin N, Chen Q, Hong Q, Cai R, Gao H, Wang Y, et al. Flexibility in starting ovarian stimulation at different phases of the menstrual cycle for treatment of infertile women with the use of in vitro fertilization or intracytoplasmic sperm injection. Fertil Steril. 2016; 106(2):334-341. e1.

[97] Zhu X, Fu Y. Evaluation of ovarian stimulation initiated from the late follicular phase using human menopausal gonadotropin alone in normal-ovulatory women for treatment of infertility: A retrospective cohort study. Front Endocrinol (Lausanne). 2019; 10(JULY):1-9.

[98] Boots CE, Meister M, Cooper AR, Hardi A, Jungheim ES. Ovarian stimulation in the luteal phase: Systematic review and meta-analysis. J Assist Reprod Genet. 2016; 33(8): 971-80. DOI: 10. 1007/s10815-016-0721-5.

[99] Martínez F, Clua E, Devesa M, Rodríguez I, Arroyo G, González C, et al. Comparison of starting ovarian stimulation on day 2 versus day 15 of the menstrual cycle in the same oocyte donor and pregnancy rates among the corresponding recipients of vitrified oocytes. Fertil Steril. 2014; 102(5): 1307-11.

[100] Chen H, Wang Y, Lyu Q, Ai A, Fu Y, Tian H, et al. Comparison of live-birth defects after luteal-phase ovarian stimulation vs. conventional ovarian stimulation for in vitro fertilization and vitrified embryo transfer cycles. Fertil Steril. 2015; 103(5):1194-1201. e2.

[101] Wang N, Wang Y, Chen Q, Dong J, Tian H, Fu Y, et al.

Luteal-phase ovarian stimulation vs conventional ovarian stimulation in patients with normal ovarian reserve treated for IVF: A large retrospective cohort study. Clin Endocrinol (Oxf). 2016; 84(5):720-8.

[102] Kuang Y, Chen Q, Hong Q, Lyu Q, Ai A, Fu Y, et al. Double stimulations during the follicular and luteal phases of poor responders in IVF/ICSI programmes (Shanghai protocol). Reprod Biomed Online. 2014; 29(6):684-91.

[103] Ubaldi FM, Capalbo A, Vaiarelli A, Cimadomo D, Colamaria S, Alviggi C, et al. Follicular versus luteal phase ovarian stimulation during the same menstrual cycle (DuoStim) in a reduced ovarian reserve population results in a similar euploid blastocyst formation rate: New insight in ovarian reserve exploitation. Fertil Steril. 2016; 105(6):1488-95. e1. https://linkinghub. elsevier. com/retrieve/pii/S0015028216300024.

[104] Vaiarelli A, Cimadomo D, Conforti A, Schimberni M, Giuliani M, D'Alessandro P, et al. Luteal phase after conventional stimulation in the same ovarian cycle might improve the management of poor responder patients fulfilling the Bologna criteria: A case series. Fertil Steril. 2020; 113(1):121-30. DOI: 10. 1016/j. fertnstert. 2019. 09. 012.

[105] Vaiarelli A, Cimadomo D, Alviggi E, Sansone A, Trabucco E, Dusi L, et al. The euploid blastocysts obtained after luteal phase stimulation show the same clinical, obstetric and perinatal outcomes as follicular phase stimulation-derived ones: A multicenter study. Hum Reprod. 2020; 35(11):2598-608.

[106] Racca A, Polyzos NP. DuoStim: Are we really comparing follicular phase with luteal phase stimulations? Hum Reprod. 2021; 36(6):1722-3.

[107] Vaiarelli A, Cimadomo D, Rienzi L, Ubaldi F. Reply: 'Second stimulation in the same ovarian cycle', probably a terminology more appropriate than 'luteal phase stimulation' in the DuoStim protocol. Hum Reprod. 2021; 36(6):1723-24.

[108] Bosdou JK, Venetis CA, Tarlatzis BC, Grimbizis GF, Kolibianakis EM. Higher probability of live-birth in high, but not normal, responders after first frozen-embryo transfer in a freeze-only cycle strategy compared to fresh-embryo transfer: A meta-analysis. Hum Reprod. 2019; 34(3): 491-505.

[109] Roque M, Haahr T, Geber S, Esteves SC, Humaidan P. Fresh versus elective frozen embryo transfer in IVF/ICSI cycles: A systematic review and meta-analysis of reproductive outcomes. Hum Reprod Update. 2019; 25(1):2-14.

[110] Maheshwari A, Bell JL, Bhide P, Brison D, Child T, Chong HY, et al. Elective freezing of embryos versus fresh embryo transfer in IVF: A multicenter randomized controlled trial in the UK (E-freeze). Hum Reprod. 2022; 37(3):476-87.

[111] Wong KM, Van Wely M, Verhoeve HR, Kaaijk EM, Mol F, Van Der Veen F, et al. Transfer of fresh or frozen embryos: A randomised controlled trial. Hum Reprod. 2021; 36(4):998-1006.

[112] Roque M, Valle M, Sampaio M, Geber S. Does freeze-all policy affect IVF outcome in poor ovarian responders? Ultrasound Obstet Gynecol. 2018; 52:530-4.

[113] Liu C, Li Y, Jiang H, Liu Y, Song X. The clinical outcomes of fresh versus frozen embryos transfer in women ≥ 40 years with poor ovarian response. Obstet Gynecol Sci. 2021; 64(3):284-92.

[114] Çelik S, Turgut NE, Yağmur E, Boynukalın K, Çelik DC, Fındıklı N, et al. Bologna kriterlerine uyan zayıf cevaplı kadınlarda taze ve elektif dondurulmuş/çözülmüş embriyo transferlerinin gebelik sonuçlarına etkisi. Turk Jinekoloji ve Obstet Dern Derg. 2015; 12(3):132-8.

[115] Berkkanoglu M, Coetzee K, Bulut H, Ozgur K. Optimal embryo transfer strategy in poor response may include freeze-all. J Assist Reprod Genet. 2017; 34(1):79-87. DOI: 10. 1007/s10815-016-0825-y

[116] Von Versen-Hoÿnck F, Schaub AM, Chi YY, Chiu KH, Liu J, Lingis M, et al. Increased preeclampsia risk and reduced aortic compliance with in vitro fertilization cycles in the absence of a corpus luteum. Hypertension. 2019; 73(3): 640-9.

[117] Zhang J, Wei M, Bian X, Wu L, Zhang S, Mao X, et al. Letrozoleinduced frozen embryo transfer cycles are associated with a lower risk of hypertensive disorders of pregnancy among women with polycystic ovary syndrome. Am J Obstet Gynecol. 2021; 225(1):59. e1-e9. DOI: 10. 1016/j. ajog. 2021. 01. 024.

[118] Ginström Ernstad E, Wennerholm UB, Khatibi A, Petzold M, Bergh C. Neonatal and maternal outcome after frozen embryo transfer: Increased risks in programmed cycles. Am J Obstet Gynecol. 2019; 221(2):126. e1-e18. DOI: 10. 1016/j. ajog. 2019. 03. 010.

[119] Asserhøj LL, Spangmose AL, Aaris Henningsen AK, Clausen TD, Ziebe S, Jensen RB, et al. Adverse obstetric and perinatal outcomes in 1,136 singleton pregnancies conceived after programmed frozen embryo transfer (FET) compared with natural cycle FET. Fertil Steril. 2021; 115(4):947-56. DOI: 10. 1016/j. fertnstert. 2020. 10. 039.

46

全胚冷冻周期的控制性超促排卵

Yossi Mizrachi 和 Ariel Weissman

引　言

冷冻技术的进步使全胚冷冻周期日益增多,这些周期行卵子或胚胎的冷冻,不进行鲜胚移植。例如,在美国,2019年37%的控制性卵巢刺激(COS)周期为生育力保存周期,冷冻卵子或胚胎以备将来使用[1],也称作"选择性冷冻胚胎移植"或"周期分割"。

有些临床情况需要全胚冷冻。有证据显示行选择性胚胎冷冻,然后行冻融胚胎复苏移植(FET),对促性腺激素高反应的人群(高反应患者)有益,这些患者有更高的活产率(LBR)[2,3]。相反,如常规做选择性全胚冷冻策略,则没有增加正常反应[4,5]或者低反应患者[6]的活产率。

胚胎移植前非整倍体遗传学检测(PGT-A)得到越来越多地使用,同胚胎移植前单基因病遗传学检测(PGT-M)一样,都需要做全胚冷冻,直到获得遗传学检测结果。医源性或者社会性指征的生育力保存,是另一种常见的需要周期分割的情况;其他情况包括卵母细胞捐赠周期或胚胎库,以及用于代孕的控制性卵巢刺激。

全胚冷冻方案被认为可以改善反复种植失败(RIF)的妊娠结局[7]。在非常规卵巢刺激方案,比如"随时启动"和"双重刺激",必须行全胚冷冻。某些特殊的临床情况,新鲜移植(IVF)周期也可能转换为分割周期,比如晚卵泡期孕酮升高,卵巢过度刺激(OHSS)高风险,子宫内膜发育不足,以及其他医疗及辅助医疗方面的考虑。表46-1总结了周期分割的常用指征。

在本章节我们旨在对全胚冷冻周期控制性卵巢刺激过程中的最佳证据进行综述;如合适的卵泡大小,垂体抑制方法,促性腺激素的种类和剂量,监测注意事项,排卵扳机的标准,扳机类型,这些与新鲜移植周期相比可能有所不同,我们会侧重于选择关注全胚冷冻周期结局的研究。另外,供卵周期(OD)也认为是很好的研究模型,控制性卵巢刺激(COS)和胚胎移植阶段是完全分开的。这一章是基于我们在2020年[8]之前发表的系统综述以及最近出版的文章。

全胚冷冻周期的最优获卵数

一些研究中分析了在体外受精周期中我们应该获取多少卵母细胞的问题。但是多数研究只分析了新鲜移植周期的结局。在新鲜移植周期,获卵数一旦超过15~20枚,活产率就会达到平台期[9],甚至下降[10]。如果计划新鲜周期移植,需要在有效性和安全性之间取得平衡。获卵数越多,活产率越高,同时卵巢过度刺激综合征(OHSS)发生风险也越高[9,11]。目前普遍认为新鲜移植周期的目标获卵数是10~15枚。

全胚冷冻周期的优势之一是几乎消除了严重卵巢过度刺激综合征(OHSS)发生风险。在这种情况下,就有可能要增加获卵的目标数量。全胚冷冻周期需要改变周期结局的评估方式[12,13]。与每个启动周期的活产率相比,累积活产率(CLBR)是更合适的评估指标[14]。

三项回顾性队列研究报道了全胚冷冻周期或卵母细胞捐赠(OD)周期后累积活产率。Zhu 等人[15]报道20 687名妇女首次IVF周期行全胚冷冻策略的累积活产率。累积活产率和获卵数呈正相关。随着获卵数的增加累积活产率随之增加,峰值为获卵数达25枚。相反,Ozgur 等人[16]研究一般不孕症人群采卵后18个月内的累积活产率,报道了1 582名患者一个全胚冷冻周期的累积活产率,虽然累积活产率达55.0%,但是获卵数并不能独立预测累积活产率。Cobo 等人[17]报道他们对于供卵使用玻璃化冷冻的经验,累积活产率随着获卵数的增加而提高,获卵43枚时可达97.3%。

几项大型回顾性队列研究报道了鲜胚移植和复苏移植的累积活产率。Magnusson 等人[11]报道了基于39 387名妇女的大型瑞典国家队列研究,在GnRH激动剂[18]和拮抗剂[19,20]周期中累积活产率随着获卵数的增加而提高,获卵20枚时可达45.8%。另一个大型回顾性队列研究显示,累积活产率随着获卵数的增加而提高,获卵≥25枚时可达70%[20]。有趣的是,没有观察到累积活产率的平台期,但是超过27个卵母细胞时,平均缓慢增加5.1%。Vaughan 等人[21]评估一个刺激周期应该获取多少卵子可以获得一个以上的活产。研究发现,随着卵母细胞数量的增加,至少两个活产的概率增加,OR 值 1.08(每增加卵母细胞活产率增加 8%)。

表 46-1 周期分割(全胚冷冻)的常用指征

- 高反应应患者常规选择周期分割
- 胚胎移植前非整倍体遗传学检测(PGT-A)或胚胎移植前单基因病遗传学检测(PGT-M)
- 医源性或者社会性指征的生育力保存
- 供卵和代孕
- 反复种植失败(RIF)
- “随时启动”和“双重刺激”周期
- 晚卵泡期孕酮升高
- 卵巢过度刺激综合征(OHSS)高风险
- 子宫内膜发育不足

据我们所知,目前还没有 RCT 来研究目标获卵数的问题。关于卵母细胞数量和活产可能性的大型回顾性研究是有偏倚的,因为卵巢高反应的女性自身就可能有更好的预后。因此,这些证据应该被仔细核查。

大量卵泡发育的不良后果

大量卵泡发育可能带来风险。首先患者在采卵后会出现疼痛和其他不适。超高的雌激素水平会增加血栓发生的风险[11]。另外,穿刺超过 30 个卵泡,出血的风险增加[22],卵巢体积增大易发生附件扭转。最后,如果患者错误地接受了 hCG 而不是 GnRH 激动剂来触发排卵,就可能发生严重后果。

总结

卵母细胞的目标数量应根据患者的年龄、卵巢储备和临床情况进行个体化处理。虽然有强有力的证据表明累积活产率 CLBR 随着获卵数的增加而增加,但对于卵巢过度刺激后患者的安全性和恢复仍存在担忧。因此,对于大多数患者来说,在全胚冷冻周期中估计最佳目标是获取 15~20 个卵母细胞,这能达到安全性和存活率之间的良好平衡。

治疗前的干预措施:实际的和医疗方面的考虑

目前有多种激素预处理方案,以提高卵泡的均一性,防止早期出现大滤泡或黄体生成素激增,减少囊肿形成的发生率,并安排治疗周期。其中包括使用口服避孕药(OCPs)和黄体期给药 E2、孕激素或 GnRH 拮抗剂。据我们所知,目前还没有针对全胚冷冻周期的预治疗方案的随机对照试验。

虽然口服避孕药已被广泛用于供体和受体月经周期的同步化,但是口服避孕药对供体促排卵结局的影响少有报道。供卵者,使用长效 GnRH 激动剂方案更促排卵,使用避孕环预处理导致卵巢抑制程度较高,血清雌激素峰值水平明显较低,卵母细胞数量减少,但是严重卵巢过度刺激综合征的风险降低[23]。通过对接受控制性超促排卵的供卵者使用或不使用 OCP 预处理的回顾性分析,证实口服避孕药的类固醇成分也很重要[24]。使用较高雄激素 OCPs 的供体的卵母细胞产量低于不使用 OCPs 或使用抗雄激素 OCPs 的供体。因此,选择 OCP 进行周期预处理需要慎重考虑。

最新的荟萃分析评估 OCPs 预处理对 GnRH 拮抗剂促排卵方案结局的影响,发现活产率和继续妊娠率都低于没有预处理的患者(6 项 RCT, OR:0.74, 95%CI:0.58~0.95, 1 335 名女性)。各组间的 OHSS 率和卵母细胞数量均无差异。两组 OHSS 发生率和获卵数无差异[25]。目前,还没有明确的解释 OCP 预处理在新鲜周期中较低的活产率或持续妊娠率的原因,尚不清楚 OCP 是否对子宫内膜容受性或对卵母细胞质量有不良影响。由于 OCP 预处理在自体和供体赠卵周期中很常见,OCP 预处理对全胚冷冻周期 COS 的影响需要进一步研究。

口服孕激素,如炔诺酮,去氢孕酮(DYG),醋酸甲羟孕酮片(MPA),是最常使用的预处理方式,包括计划安排促排卵时间,避免周末或者节假日取卵[26]。虽然目前还没有关于全胚冷冻周期黄体酮预处理的研究,最近的荟萃分析[25],在 GnRH 拮抗剂方案中,没有足够的证据可以确定活产率或持续妊娠率的任何差异(1 项 RCT, OR:0.67, 95%CI:0.18~2.54, 47 名妇女),在 GnRH 激动剂方案中,两组之间在活产/持续妊娠率方面没有差异(2 项 RCT,OR:1.35,95%CI:0.69~2.65,222 名妇女)。这是确定黄体酮预处理是否导致组间平均数量差异的可靠证据。

在前一个周期的黄体期进行雌激素预处理,通常用于改善 GnRH 拮抗剂周期中卵泡队列的同步化。虽然没有全胚冷冻周期雌激素预处理数据报道,但是在最近的关于新鲜自体周期荟萃分析[25]显示,与没有雌激素预处理相比,雌激素预处理后可以获得更多的卵母细胞(2 个 RCT 研究,MD 2.23,95%CI:0.71~3.75,139 名女性),两组间持续妊娠率和活产率没有差异。

总结

在控制性超促排卵周期前常规使用口服避孕药预处理的潜在负面影响需要进一步评估,仔细平衡实际和医疗治疗安排之间的利益(控制 IVF 中心工作量,避免周末采卵和胚胎活检,以及捐赠卵子周期同步化)。

控制性超促排卵的启动时机选择

新的证据表明,COS 可以在整个月经周期中的任何时候开始,不一定是在卵泡早期阶段。结果表明,在同一月经周期内有两到三波的窦卵泡以一种循环的方式发育[27,28]。刺激来自不同波的窦卵泡生长的可能性,使得辅助生殖技术(ART)的新概念得以出现:"随机启动",COS 可以在整个月经周期中的任何时候开始。还有"双重刺激"(DuoStim),在同一月经周期采卵后再次促排卵。这两种治疗方案都是需要全胚冷冻。

黄体期和"随机启动"刺激

8 项回顾性和前瞻性队列研究($n=338$)的荟萃分析[29],比较了黄体期和卵泡期刺激后的治疗结果。在黄体期启动的周期稍长,需要增加促性腺激素的数量。总获卵数没有差异。在黄体期刺激后,成熟的卵母细胞略多,而受精率也显著较高。复苏胚胎移植后的妊娠率没有差异。这些研究没有报道活产率。

一项大型回顾性队列研究($n=1\,302$)评估了随机启动卵巢刺激方案在需要选择性卵母细胞低温保存的妇女中的效用[30]。比较常规早卵泡期(对照组)、晚卵泡期和黄体期卵巢刺激启动。虽然对照组和随机开始组的卵母细胞总数和 MⅡ 卵母细胞数量相似,随机开始组的卵巢刺激时间和促性腺激素的总剂量较高。另一项回顾性队列研究[31]比较了三组患者的结果,包括 708 例患者接受黄体期刺激方案,745 例患者接受微刺激方案,1 287 例患者接受短效 GnRH 激动剂方案。黄体期刺激组获得的成熟卵母细胞和高质量胚胎的数量显著增加。在黄体期刺激组和微刺激治疗组中,每个复苏移植周期的植入率、活产率和持续妊娠率没有明显的差异。然而,与短效 GnRH 激动剂方案相比,黄体期刺激方案获得了更高的植入率、妊娠率、持续妊娠率和活产率。

"双重刺激"(DuoStim)

一项前瞻性研究包括 43 例低预后患者接受"双重刺激"和 PGT-A 治疗,结果显示,从卵泡期和黄体期刺激的每个刺激周期,获得的卵母细胞数量、MⅡ 卵母细胞数量或活检囊胚数没有差异[32]。整倍体囊胚率无差异。重要的是,黄体期刺激显著增加了可移植的囊胚产量,从而增加了每个月经周期接受移植的患者数量。另一项病例对照研究报道了 188 例接受"双重刺激"和 PGT-A 治疗的低预后患者的结果[33]。与黄体期刺激相比,卵泡期刺激获得的卵母细胞数和囊胚明显减少。在卵泡期和黄体期刺激下,每次采卵周期的平均整倍体率相似。因此,平均而言,卵泡期刺激组的整倍体囊胚较少。卵泡期和黄体期来源的单个整倍体囊胚移植有类似的持续妊娠和分娩率。

总结

中等质量的证据表明,黄体期刺激或"随机启动"刺激的结果与传统的早卵泡期刺激相似,将是全胚冷冻周期的有效选择。在肿瘤患者生育力保存中明确建议"随机启动"刺激,时间是一个重要的考虑因素。在推荐"随机启动"刺激之前,显然需要针对有效性、药物经济性和远期儿童健康结局的随机对照试验。目前,还是推荐早卵泡期启动的方法。

全胚冷冻周期促性腺激素的组合使用

自从使用单纯 FSH 制剂以来,人们一直在争论是否应该在 COS 方案中添加 LH 活性,包括重组 LH(rLH)、人绝经期促性腺激素(hMG)的形式,或在正常促性腺激素患者中添加低剂量的 hCG。

缺乏关于在全胚冷冻周期中促性腺激素组合使用的数据。仅有少量($n=3$)随机对照试验评估 OD 周期中增加 LH 活性。一项研究[34]随机分配了 42 名年轻的供卵女性,在 GnRH 拮抗剂周期中使用 rFSH 或 rFSH+rLH。结果发现,在使用 rFSH+rLH 的供卵女性中,MⅡ 卵母细胞率(80% *vs.* 71%)、受精率(83% *vs.* 71%)、高质量胚胎(17% *vs.* 3%)和植入率(35% *vs.* 15%)显著增加。妊娠率没有明显的差异。另一项研究[35]供卵女性,在长效 GnRH 激动剂促排卵中随机分配接受单独 rFSH 或 rFSH+LH(以 hMG 的形式)。观察到,在 COS 开始前只有当垂体 LH(<1 IU/L)有深度抑制时,加入外源性 LH 会比单独使用 FSH 刺激结局好,成熟卵母细胞数和高质量受精卵和胚胎的数量增加,以及植入率提高。一项 RCT 研究[36] 1 028 名供卵者使用长效 GnRH 激动剂方案,分为三组:组 1,仅用 rFSH;组 2,仅用高纯度 hMG (hMG-HP);组 3,用 rFSH+hMG-HP。各组间获得的卵母细胞数量和胚胎发育参数均无差异。此外,三种方案的着床率、妊娠率和流产率都相似。遗憾的是,这三项研究都没有报道活产率。

一项多中心随机试验[37]对 749 名预后良好的女性比较了 hMG-HP 和 rFSH COS 的疗效。分析单一刺激周期新鲜和复苏冷冻胚胎的移植结局,接受 hMG-HP 和 rFSH 治疗的妇女,累积活产率分别为 40% 和 38%(差异不显著)。

总结

关于促性腺激素配方的类型和来源的可靠数据应该包括全胚冷冻周期。由于接受COS全胚冷冻的人群是高度异质性的(表46-1),因此个性化治疗似乎势在必行。但是目前,个性化的促排卵方案既没有循证依据,也没有给出确切的建议。在获得更多的数据之前,促性腺激素制剂的临床选择应取决于可用性、便利性和成本。

全胚冷冻周期COS期间促性腺激素的剂量

动物研究表明卵巢刺激对卵母细胞和胚胎质量的不利影响呈剂量依赖性[38,39]。对人类的研究是有争议的,而且不那么有说服力。两项随机对照试验报告[40,41],微刺激方案和常规刺激方案相比,好形态质量胚胎的比例更高,在胚胎[41]或颗粒细胞[42]中,促性腺激素的剂量与非整倍体率呈正相关。最近引入了"卵巢敏感性指数"[43]的概念,即COS期间卵母细胞产量与FSH总剂量的比值,这个指数越高,妊娠率就越高。功能良好的卵巢对低剂量的促性腺激素反应良好,也能提供最好的卵母细胞和优质胚胎。与这一概念一致的是,最近对658 519个新鲜自体IVF周期的综述发现,促性腺激素剂量作为一个独立因素,与活产[44]的概率呈负相关。

最近使用现代PGT-A技术的研究表明,COS并不增加胚胎非整倍体率[45-47]。Barash等人[47]回顾性分析了4 064个活检囊胚,结果显示,无论使用的促性腺激素的总剂量或获卵数如何,同一年龄组内的整倍体率没有统计学上的差异。一项回顾性队列研究[45]表明,对于卵巢正常反应的患者,外源性促性腺激素的暴露程度并没有显著改变其发生非整倍体的可能性。需要延长COS的患者随着累积促性腺激素剂量的增加,非整倍体的概率升高,这可能会使低反应患者的卵母细胞数增加,但是胚胎非整倍体也倾向增加。已经证明[46],可用于移植的整倍体胚胎的数量随着获得的卵母细胞的数量而增加。最近,一项回顾性研究表明,高FSH剂量与新鲜周期中(而不是随后的FET周期)LBR的降低有关。这表明,在体外受精新鲜胚胎移植周期中使用高剂量促性腺激素可能间接对子宫内膜产生不利影响[48]。

总结

尽管高剂量促性腺激素对卵母细胞和胚胎质量的确切直接影响尚不清楚,但是只要有整倍体囊胚在随后的FET周期中就有获得妊娠的可能性[49],就可以在必要时支持给予高剂量的促性腺激素,以实现获得足够的卵母细胞。

全胚冷冻周期中垂体抑制的方案选择

自20世纪80年代中期以来,包括GnRH激动剂在内的治疗方案由于取消率较低,已被广泛用于IVF,获卵数越多妊娠率越高[50]。后来引入的GnRH拮抗剂,可立即深度抑制垂体,允许不那么激进和适用更多患者的方案。最初比较GnRH激动剂和拮抗剂周期的研究显示,当使用拮抗剂时,妊娠率轻度持续降低[51]。然而,后来的研究表明,与长效GnRH激动剂方案[52]相比,使用GnRH拮抗剂可产生类似的活产率,同时显著降低了严重OHSS的风险[51-53]。此外,在OHSS高危患者中使用GnRH激动剂来扳机触发排卵,几乎消除了在高危患者中发生严重OHSS的风险[53]。在过去的十年中,GnRH拮抗剂成为ART中抑制垂体的主要方法。

比较GnRH激动剂和拮抗剂

据我们所知,目前还没有随机对照试验报告关于全胚冷冻周期垂体抑制方案的CLBR或LBR。一些随机对照试验报告了妊娠率或胚胎质量。一项大型荟萃分析[54]包括8项随机对照试验,共有1 024名卵母细胞捐赠者,比较了垂体抑制方案(GnRH激动剂和GnRH拮抗剂)。hCG用于卵母细胞的成熟扳机。GnRH激动剂和GnRH拮抗剂之间的持续妊娠率没有差异(RR:1.15,95%CI:0.97~1.36)。GnRH拮抗剂方案显著降低了刺激的持续时间。在卵母细胞数量、促性腺激素用量或OHSS发生率方面没有观察到明显的差异。

一项回顾性研究中[55],175个全胚冷冻周期,比较了GnRH激动剂和GnRH拮抗剂COS周期获得的囊胚移植的结果。在GnRH激动剂组中,在解冻过程中存活的囊胚比例明显高于GnRH拮抗剂组(86.1% *vs.* 78.5%;$P<0.01$),但CLBR在两组之间没有显著差异。一项对自体体外受精周期的回顾性研究[56]发现,与GnRH激动剂周期的新鲜胚胎移植相比,GnRH拮抗剂的临床妊娠率(CPR)和植入率(IR)显著降低,但在FET周期中相似。

Toftager等人的一项随机对照试验选取1 050名妇女分配到GnRH拮抗剂或长期GnRH激动剂方案,CLBR作为次要评估结果。在最初的研究[57]中,在首次新鲜胚胎移植周期后,GnRH拮抗剂和GnRH激动剂方案的活产率分别为22.8%和23.8%($P=0.70$),但GnRH拮抗剂组中度和重度OHSS的发生率明显降低。从第一个体外受精周期开始的两年的最短随访时间，GnRH 拮抗剂和 GnRH 激动剂方案的 CLBR 相似，分别为 34.1% 和 31.2%[58]。最近的一项回顾性研究发现，GnRH 激动剂和 hCG 扳机的胚胎整倍体率相当[59]。

黄体期卵巢刺激（PPOS）

在过去的激素避孕发展中，孕激素因其强抗促性腺激素从而抑制排卵的作用已被广泛应用[60-62]。最近，口服孕激素也被认为是预防 COS 期间过早 LH 出峰的有效方法[63]。显然，孕激素干扰子宫内膜容受性意味着一种全胚冷冻的策略。口服孕激素最初是作为一种成本较低、对患者更友好的预防过早黄体化方法引入中国的[64]。在最近的一项研究中，评估了孕激素在 ART 周期中与 GnRH 类似物相比的成本效益，发现孕激素在选择性全胚冷冻周期中具有成本效益[65]。

MPA 和 DYG 均具有中、强的黄体酮作用，不干扰内源性孕酮产生的检测[62,66]，这是监测 ART 周期的实际优势。有一些研究 PPOS 在 COS 期间的使用。在一项前瞻性队列研究中，Kuang 等人[64]从月经周期第 3 天开始同时给予促性腺激素和 MPA 10 mg。用 GnRH 激动剂诱导排卵，或由 GnRH 激动剂和低剂量 hCG 共同扳机。对照组采用短效的 GnRH 激动剂方案。在两种方案中，可利用的胚胎冷冻保存以备以后的移植。MPA 组中获取的卵母细胞数量与对照组相当（9.9±6.7 *vs.* 9.0±6.0），但明显需要更长的 Gn 刺激时间和更高剂量的促性腺激素。PPOS 组中只有 1 例患者出现 LH 过早出峰（0.7%），两组研究中没有一例患者出现中度或重度 OHSS。在研究组和对照组中，随后的 CPR（47.8% *vs.* 43.3%）、IR（31.9% *vs.* 27.7%）和 LBR（42.6% *vs.* 35.5%）中没有发现有统计学意义的差异。Hamdi 等人[67]在 99 名接受 IVF 的妇女中比较了 MPA（每日 10 mg）与传统的 GnRH 拮抗剂方案，并报告了两组中卵泡数、大卵泡数、卵母细胞数和胚胎数量都相似。两组研究中的患者都没有出现 LH 过早出峰，随后的临床妊娠率在两组中也相似。在后续的随机对照试验[68]中，PPOS 方案每日使用 4 mg 或 10 mg MPA，获得的卵母细胞数量和 FET 后的妊娠结局相似。每日给予 4 mg MPA 有助于防止 IVF/ICSI 治疗过程中 LH 过早升高。最近的两项研究比较了 MPA 和 GnRH 拮抗剂在 OD 周期[69,70]中垂体抑制。在这两项研究中，都没有出现 LH 过早上升的病例。一项随机对照试验在两组研究中显示了类似的 COS 结果参数，但在同一研究随后的非随机部分中，卵母细胞受者的生殖结局显示 PPOS[69]组的持续妊娠率较低。相比之下，一项回顾性研究发现，来自 PPOS 组[70]的受者具有更好的 COS 结果和类似的 LBR。

最近进行了一项随机对照试验，包括 516 例患者，比较了从月经周期第 3 天 Gn 启动开始使用 DYG（20 mg/d）和 MPA（10 mg/d）。研究发现两种制剂[71]的结果相当。正常排卵女性 IVF COS 期间，口服微粒化黄体酮胶囊（安琪坦）也是一种有效的预防 COS 期间 LH 过早上升的替代方法，在冷冻胚胎移植[72-74]中具有良好的生殖结局。最后，一项对 22 项研究进行的荟萃分析[75]发现，使用孕激素和 GnRH 类似物的每个移植周期的 LBR 和持续妊娠率相似。黄体期启动周期和常规刺激周期胚胎的整倍体率相似。

总之，PPOS 已被证明是一种有效和可行的策略，可以抑制接受 COS 治疗的所有冷冻体外受精患者的 LH 过早激增。值得注意的是，最近的一些回顾性研究表明，孕酮升高可能会损害卵母细胞和胚胎质量[76-79]。目前，尽管 PPOS 方案有吸引力和有前景，但由于现有的证据有限，其在全胚冷冻周期中的确切作用和生殖结局应在未来的研究中进一步评估。

总结

虽然没有随机对照试验报告使用不同的垂体抑制方案在全胚冷冻周期中的 CLBR，但之前的数据表明，在全胚冷冻周期中 GnRH 拮抗剂方案与 GnRH 激动剂的结果相当。由于 GnRH 拮抗剂方案的医学和实际优势，包括降低 OHSS 的风险和改善患者的便利性，以及使用 GnRH 激动剂进行排卵扳机的可能性，因此推荐全胚冷冻周期中垂体抑制的选择 GnRH 拮抗剂方案。PPOS 是一种很有前途的方案，具有与其他方案明显相似的生殖结局。然而，需要进一步的研究来证实高浓度孕酮对卵母细胞和胚胎质量没有损害。

全胚冷冻周期中扳机的方案选择

GnRH 拮抗剂方案联合 GnRH 激动剂扳机诱导最后卵泡成熟似乎非常适合于全胚冷冻周期。在这种情况下使用的 GnRH 激动剂不仅诱导卵泡成熟，而且作为黄体溶解剂，阻止黄体中血管活性物质的分泌，主要是血管内皮生长因子（VEGF），因此几乎完全消除了 OHSS[80]的风险。

GnRH 激动剂与 hCG 扳机相比

有研究包括一项关于新鲜自体移植周期的荟萃分析报道，与 hCG 扳机[81-83]相比，GnRH 激动剂扳机会显著降低妊娠和活产率。后来发现，这是由黄体严重不足引起的，而不是由卵母细胞或胚胎质量[84]的降低引起的。

Griesinger 等人[85]证明,GnRH 激动剂扳机后,在 FET 周期中活产率不受影响。

Cochrane 合作公司发表了一项荟萃分析,比较了 GnRH 拮抗剂方案中 GnRH 激动剂和 hCG 扳机触发排卵[86]。荟萃分析包括 17 项随机对照试验,其中 13 项研究评估了新鲜周期,4 项研究评估了接受赠卵周期。在新鲜的自体周期中,GnRH 激动剂扳机与显著降低的 LBR 相关,而在接受赠卵周期中,GnRH 激动剂扳机和 hCG 扳机之间的活产率(1 RCT,$n=212$)或持续妊娠率(3 RCT,$n=372$)没有差异。与预期的一样,在接受 GnRH 激动剂扳机的女性中,OHSS 的发生率很小。

我们系统搜索获得了 4 项随机对照试验,比较了 GnRH 激动剂或 hCG 扳机的 OD 周期($n=461$)的结果。这四项研究报告了获卵率、植入率、妊娠率[87-90]以及 LBRs[88]相似。其他回顾性研究报道的 OD 周期结果类似[91,92]。

尽管有报道称全胚冷冻周期中使用 GnRH 激动剂扳机后出现严重的 OHSS[93-96],这是一起罕见的事件,当 GnRH 激动剂扳机时,添加小剂量 hCG 支持黄体会出现严重的 OHSS[97-99]。除了显著降低 OHSS 风险,也有数据表明 GnRH 激动剂扳机可以改善卵母细胞和胚胎质量[90,100,101]。要么是由于 GnRH 激动剂在最后卵母细胞成熟阶段,与 hCG 具有不同的 LH 活性,或者是诱导 FSH 激增,因为在体外已证明 FSH 具有独立的生物学作用[102-104]。由于 GnRH 激动剂扳机后卵巢增大的程度和持续时间都降低了,卵巢扭转率也被报道降低了,进一步提高了治疗的安全性[105]。

很少有研究来确定最佳的 GnRH 激动剂扳机剂量既能有效地诱发卵母细胞成熟同时防止 OHSS[106-109]。亮丙瑞林常用的剂量从 1 mg 到 4 mg 不等,曲普瑞林的剂量从 0.1 mg 到 0.4 mg 不等,没有支持特定剂量的可靠数据。

GnRH 激动剂扳机适应证的评估

一些临床医生可能会犹豫是否使用 GnRH 激动剂来触发最后的卵泡成熟,因为顾虑有扳机不足的风险。有不同的指标显示 GnRH 激动剂扳机不足,包括低获卵率(卵母细胞的数量除以大卵泡的数量),低卵母细胞成熟率(成熟卵母细胞的数量除以卵母细胞的总数),未能获卵("空卵泡综合征"),扳机后第一天低血清 LH 和孕酮水平。据报道,GnRH 激动剂扳机不足的发生率为 0.6%~5.5%[110-117]。

发现一些指标与 GnRH 激动剂扳机不足相关。其中包括长期使用口服避孕药[110,116],基础 FSH 和 LH 水平低[110,116,117],刺激所需的促性腺激素总剂量高[110,116,117],和低 BMI[117]。我们建议,为了评估 GnRH 激动剂扳机的可行性,临床医生可以在扳机后第 1 天测量 LH 水平。LH 水平高于 12~15 IU/L 表明扳机有效[112,118]。如果扳机不足,采卵日一侧卵巢未获卵[117,119],建议可以在扳机[112,117]后的第 1 天,甚至在 OPU 当天加用 hCG,在 hCG 给药 36 h 后可以成功提取卵母细胞[120]。

双扳机

近来,有研究表明,在触发排卵阶段联合使用 hCG 和 GnRH 激动剂(双扳机)可能改善治疗结果。理论上,GnRH 激动剂给药模拟了生理 FSH 激增,它促进了卵母细胞从卵泡壁的分离和卵母细胞的获取,促进了黄体化颗粒细胞中 LH 受体的形成,保持卵母细胞和卵丘细胞之间的缝隙连接开放,促进核成熟和卵丘扩张[102-104]。

我们的文献检索获得了 8 项试验($n=1\ 778$),患者被随机分配到接受双扳机治疗或单独接受 hCG 治疗。遗憾的是,他们都没有研究全胚冷冻周期。4 项试验使用了 0.2 mg 曲普瑞林双触发[121-124],两项试验使用亮丙瑞林 0.5 mg 和 1 mg[125,126],一项试验使用了布塞瑞林 0.5 mg[127],其中一个试验使用了 FSH 共同触发[128]。三项试验[123,126,127]报告显示,双扳机组的妊娠率更高,而另五项试验则报道了类似的妊娠率。两项试验[123,127]报道了在双扳机组中活产率更高。大多数试验报道了两组研究中获取卵母细胞的平均数量和成熟卵母细胞的比例相似。三项试验[122,126,127]报道了双扳机组中优胚率更高。这些研究只涉及新鲜胚胎移植周期。因此,当报告较高的妊娠率或活产率时,部分原因可能是由于子宫内膜容受性的改善,而这与全胚冷冻周期无关。

由于双扳机的潜在优势,在全胚冷冻周期中排卵阶段使用双扳机会有吸引力。然而,在扳机方案中加入 hCG 可能会使许多患者面临发生严重 OHSS 的风险,从而失去 GnRH 激动剂扳机的独特安全优势[80]。引入双扳机并试图同时降低 OHSS 风险的一种方法是,在使用激动剂扳机的同时,给予低剂量的 hCG[129,130]。由标准剂量 GnRH 激动剂和低剂量 hCG 组成的双扳机的安全性和有效性需要进一步评估。小剂量 hCG 制剂的缺乏,以及全剂量 hCG 的意外使用可能导致的潜在灾难,都可能限制了使用低剂量 hCG 的可能性。

总结

基于本章前面提出的证据,使用 GnRH 激动剂扳机的 GnRH 拮抗剂方案是目前全胚冷冻周期的首选方案。它的好处是几乎消除了 OHSS 的风险,而不影响治疗结果。也有反对关于双扳机优势的研究。然而,缺乏对全胚冷冻周期后累积活产率的研究。还应该注意的是,在 GnRH 激动剂中添加 hCG 会增加 OHSS 的风险。

全胚冷冻周期扳机的标准

在 GnRH 拮抗剂刺激周期中最后卵泡成熟扳机的标准从未明确建立。起初,这些标准来源于 GnRH 激动剂周期中的实践。Tan 等人证明,在使用 GnRH 激动剂抑制垂体后,hCG 给药的精确时间没有显著的意义,并为更灵活的计划取卵时间提供了依据[131]。其他研究则对 GnRH 拮抗剂周期的这一做法提出了质疑,并证明了早期和严格的 hCG 给药时间可能会增加妊娠的可能性[132,133]。

一项随机对照试验,在 GnRH 拮抗剂周期中,当超声上出现 3 个及以上≥17 mm 的卵泡时注射 hCG 扳机或延迟二天后扳机,卵泡期延长与继续妊娠率的降低相关[132]。同一组研究表明,使用供卵模型,在 GnRH 拮抗剂周期中,通过延迟 hCG 扳机延长卵泡期导致采卵当天子宫内膜提前转化的发生率更高[134]。同一组研究在随后的随机对照试验中,患者随机分配,只要出现 3 个及以上≥16 mm 的卵泡注射 hCG 扳机或延迟 1 天后扳机[135]。与延迟 hCG 扳机组相比,早扳机以致 hCG 给药当天孕酮水平显著降低,但也明显减少了成熟卵母细胞数,但是妊娠率无差异。通过一项大型 RCT 的回顾性分析[136],在 GnRH 拮抗剂方案中可以灵活安排减少周末采卵。在另一项 RCT[137]中,患者有 3 个及以上直径≥17 mm 的卵泡即扳机(A 组)、延迟 1 天后(B 组)hCG 扳机,延迟 2 天后(C 组)hCG 扳机。B 组和 C 组女性的成熟卵泡明显多于 A 组女性,尽管获卵数没有差异。各组间的受精率和胚胎质量相似。B 组和 C 组每周期的妊娠数和活产数无显著升高。

普遍认为,较大的卵泡含有更好的卵母细胞,卵泡大小与细胞质成熟水平呈正相关[138]。

总结

总结前面的研究[132、134-137]和 7 项 RCT 研究的荟萃分析结果(n=1 295)[139]表明,GnRH 拮抗剂周期中适度延迟(一到两天)排卵扳机可能获得更多的成熟卵母细胞,对植入率和继续妊娠率没有不良影响。

进一步延迟两天以上导致新鲜周期的持续妊娠率降低,主要是子宫内膜提前转化。如果卵泡期的延长主要干扰子宫内膜的容受性,而对卵母细胞和胚胎质量没有不良影响,则应在全胚冷冻周期中允许延迟扳机。据我们所知,这还没有在全胚冷冻周期中得到直接评估,值得进一步探索。

在全胚冷冻周期中持续的超生理水平雌二醇的后果

据推测,IVF 治疗中超生理的 E2 水平可能会损害子宫内膜容受性[140,141]。此外,较高的 E2 水平会损害滋养细胞的侵袭,导致不良的产科结局,如子痫前期和小于胎龄儿[142,143]。这些数据来源于新鲜的自体胚胎移植周期,认为这些对植入和胎盘的负面影响可以通过随后的冷冻胚胎移植来消除,因此适合全胚冷冻。此外,关于超生理的 E2 水平对卵母细胞、胚胎质量和受精率的影响证据不一[144-146]。

我们的文献检索仅获得了五项相关的回顾性研究,其中两项分析了自体 FET 周期的结果,还有三项分析了 OD 周期。一项对 1 122 名妇女的回顾性研究[147],比较了 hCG 给药当天 E2 水平的治疗结果。当仅分析 FET 周期时,所有 E2 水平组的着床率和妊娠率相似。最近一项对自体体外受精周期的回顾性分析表明,在 hCG 扳机前 E2 水平较高的患者,成熟卵母细胞数,两个原核受精卵数,卵裂阶段的胚胎数、囊胚和玻璃化冷冻胚胎数量明显更高。FET 后,高 E2 患者 LBR 明显高于正常 E2 组[148]。一项对 330 个连续的新鲜 OD 周期[149]的回顾性分析发现,持续的超生理 E2 水平并不会对发育中的卵母细胞和胚胎的质量产生不利影响。相反,升高的 E2 水平与大量的卵母细胞和胚胎以及用于移植或低温保存的高级别胚胎相关。另一项对赠卵的回顾性队列研究发现[150],较高的 E2 水平与获卵数和可供移植的胚胎的数量较高相关。在高 E2 水平和低 E2 水平的周期中,妊娠率相似。最后,一项回顾性队列研究包括 366 名 E2 反应正常和 E2 反应低的赠卵者,发现获卵数、受精率、囊胚率、PGT-A 的正常胚胎率、妊娠结局和卵泡液类固醇激素没有差异[151]。

雌激素检测

在新鲜的自体 IVF 周期中,Cochrane 综述发现没有随机对照试验的证据表明,在考虑临床妊娠率和预测 OHSS 发生方面,超声和血清 E2 联合监测比单独超声监测更有效[152]。在一项前瞻性观察性研究[153]显示,供卵者使用 GnRH 拮抗剂方案并由 GnRH 激动剂扳机,超声监测足以保障观察 COS 过程。在随后的 FET 周期中,高 E2 水平似乎没有不良影响,因此是否应该在全胚冷冻周期的 COS 中监测 E2 水平还有待观察。

总结

低质量的证据表明,COS 期间的高血清 E2 水平不会影响卵母细胞和胚胎质量，或随后的 FET 结果。在有更多的数据之前，目前最佳意见是持续的超生理 E2 水平对卵母细胞的能力没有损害。

全胚冷冻周期中晚卵泡期孕酮升高的后果

在新鲜的 IVF 周期中，hCG 日的孕酮(P)升高与活产率的降低相关[154-157]。这被认为是由于子宫内膜容受性受损，因此全胚冷冻周期应该不受影响。关于这个主题的一项大型荟萃分析已经发表[157]，包括 63 项 55 199 个新鲜 IVF 周期的研究，9 项 7 229 个 FET 周期的研究，以及 8 项 1 330 个供体/受体周期的研究。在新鲜体外受精周期中，P 升高(定义为 hCG 给药当天≥0.8 ng/mL)的妇女妊娠率降低。然而，在 FET 周期和供体/受体周期中没有观察到 P 升高对实现妊娠的不良影响。

一项对 1 034 个全胚冷冻周期的大型回顾性研究显示，扳机当天的 P 水平并没有影响随后的 FET 周期的活产率[158]。另一项对 238 名接受全胚冷冻周期的患者进行的回顾性研究[159]，扳机当天的 P 水平并没有影响获卵数量和整倍体胚胎的数量。P 值升高(≥1.5 ng/mL)并不影响随后的 FET 周期中的活产率。最近的一项前瞻性研究将 hCG 日 P 升高的患者随机分配到新鲜移植或复苏移植组[160]。复苏移植组的临床妊娠率较高。因此，在晚卵泡期 P 值升高的情况下，全胚冷冻和冷冻胚胎移植似乎是一个很好的方法。

最近，一些回顾性研究显示，在不同卵巢反应性的患者中，晚卵泡期 P 值升高可能损害卵母细胞和胚胎质量[76-79,161]，以及累积活产率[161]。

总结

晚卵泡期 P 值的升高似乎损害了子宫内膜的容受性，但对随后的冷冻胚胎移植的结果没有不利的影响。因此，在 COS 期间血清 P 的升高不应导致周期取消，最好是选择胚胎冷冻后期复苏和移植。由于证据质量较低，需要对 P 水平升高对卵母细胞和胚胎质量的可能影响进行更多的研究。

讨 论

在本章中，我们的目的是提供关于全胚冷冻周期中 COS 的每个方面的最佳可用证据。然而，对于大多数问题，还没有针对全胚冷冻周期的研究。因此，我们依赖于对 OD 周期或连续的新鲜和冷冻复苏移植周期的研究。表 46-2 总结了各种建议。每个建议的证据水平都是根据牛津循证医学中心的指南(表 46-3)提供的。

近年来，我们看到各种适应证下“全胚冷冻”策略的使用呈指数级增长。一旦认识到卵巢刺激和胚胎移植阶段可以分离，就会有操纵卵巢功能的新选择出现，只要卵巢刺激和胚胎移植在一个周期内进行，这是不可能的。我们认为，为最大限度地改善生殖结局，同时确保患者的安全，分隔周期是值得采用的一种独特的方法。

表 46-2 控制卵巢刺激全胚冷冻周期：建议总结

研究问题	建议	证据等级[a]
最佳获卵数	获得的卵母细胞数越多 CLBR 越高	2b
OCP 预处理	激素预处理可用于改善卵泡同步化和时间计划安排	2b
卵巢刺激的启动时间	黄体期和“随机启动”刺激的结果与传统的早卵泡期刺激结果相似	2b
促性腺激素类型	目前还没有任何高质量的研究来评估全胚冷冻周期应该使用何种促性腺激素制剂类型的问题	1b
促性腺激素剂量	促性腺激素的剂量应个体化，并可能在必要时增加以达到一个大的目标卵泡数，没有证据表明高剂量促性腺激素对卵母细胞、胚胎质量和倍性状态有不良影响	2b
垂体抑制方案		
GnRH 激动剂 *vs.* GnRH 拮抗剂	GnRH 拮抗剂方案很好地兼顾了安全性、有效性和方便性，因此应被推荐为全胚冷冻周期的首选治疗方法	1a
PPOS	PPOS 的作用有待进一步评估	1b
排卵扳机		
GnRH 激动剂 *vs.* hCG	GnRH 激动剂扳机很好地兼顾了安全性和有效性，因此推荐用于全胚冷冻周期	1b
双扳机	目前还没有高质量的研究评估全胚冷冻周期中双扳机问题	1b
排卵扳机标准	目前还没有高质量的研究评估全胚冷冻周期排卵扳机的标准，最好的估计是，适度延迟 2~3 天排卵扳机可能导致成熟卵母细胞数量的增加，因此可以推荐	1a
超生理水平 E2 的影响	目前还没有任何高质量的研究来评估持续的超生理 E2 水平对全胚冷冻周期的安全性和有效性的影响。到目前为止，还没有明显的副作用被描述过	2b
孕酮升高的影响	高质量的研究表明，孕酮升高并不会损害 FET 周期的结局。最近的低质量数据显示，对卵母细胞和胚胎质量的不良影响有待进一步研究	2a

缩写：CLBR，累积活产率；OCP，口服避孕药；LPS，黄体期刺激；PPOS，孕酮主导的卵巢刺激；GnRH，促性腺激素释放激素；FET，冷冻胚胎移植。

[a] 根据牛津循证医学中心的指南。

表 46-3　根据牛津循证医学中心提供的证据水平

等级	证据类型
1a	RCT 的系统综述
1b	单独 RCT
2a	队列研究的系统综述
2b	单独的队列研究或低质量 RCT

来源:改编自 https://www. cebm. ox. ac. uk/resources/levels-of-evidence/oxford-centre-for-evidence-based-medicine-levels-of-evidencemarch-2009.

缩写:RCT,随机临床试验。

(殷莉译,徐蓓、靳镭校)

参考文献

[1] CDC. 2019 Assisted Reproductive Technology Fertility Clinic and National Summary Report. 2021; Available from: https://www. cdc. gov/art/reports/archive. html.

[2] Chen ZJ, et al. Fresh versus frozen embryos for infertility in the polycystic ovary syndrome. N Engl J Med. 2016; 375(6):523-33.

[3] Roque M, et al. Fresh versus elective frozen embryo transfer in IVF/ICSI cycles: A systematic review and meta-analysis of reproductive outcomes. Hum Reprod Update. 2019; 25(1):2-14.

[4] Zaat T, et al. Fresh versus frozen embryo transfers in assisted reproduction. Cochrane Database Syst Rev. 2021; 2(2): Cd011184.

[5] Maheshwari A, et al. Elective freezing of embryos versus fresh embryo transfer in IVF: A multicentre randomized controlled trial in the UK (E-freeze). Hum Reprod. 2022; 37(3):476-87.

[6] Roque M, et al. Does freeze-all policy affect IVF outcome in poor ovarian responders? Ultrasound Obstet Gynecol. 2018; 52(4):530-34.

[7] Magdi Y, et al. Revisiting the management of recurrent implantation failure through freeze-all policy. Fertil Steril. 2017; 108(1):72-7.

[8] Mizrachi Y, et al. Ovarian stimulation for freeze-all IVF cycles: A systematic review. Hum Reprod Update. 2020; 26(1):118-35.

[9] Steward RG, et al. Oocyte number as a predictor for ovarian hyperstimulation syndrome and live birth: An analysis of 256,381 in vitro fertilization cycles. Fertil Steril. 2014; 101(4):967-73.

[10] Sunkara SK, et al. Association between the number of eggs And live birth in IVF treatment: An analysis of 400 135 treatment cycles. Hum Reprod. 2011; 26(7):1768-74.

[11] Magnusson A, et al. The number of oocytes retrieved during IVF: A balance between efficacy and safety. Hum Reprod. 2018; 33(1):58-64.

[12] Chatziparasidou A, et al. Accumulation of oocytes and/or embryos by vitrification: A new strategy for managing poor responder patients undergoing pre implantation diagnosis. F1000Res. 2013; 2:240.

[13] Cobo A, et al. Accumulation of oocytes: A new strategy for managing low-responder patients. Reprod Biomed Online. 2012; 24(4):424-32.

[14] Maheshwari A, McLernon D, Bhattacharya S. Cumulative live birth rate: Time for a consensus? Hum Reprod. 2015; 30(12):2703-7.

[15] Zhu Q, Chen Q, Wang L, Lu X, Lyu Q, Wang Y, Kuang Y. Live birth rates in the first complete IVF cycle among 20 687 women using a freeze-all strategy. Hum Reprod. 2018; 33(5):924-929.

[16] Ozgur K, et al. Prediction of live birth and cumulative live birth rates in freeze-all-IVF treatment of a general population. J Assist Reprod Genet. 2019; 36(4):685-96.

[17] Cobo A, et al. Six years' experience in ovum donation using vitrified oocytes: Report of cumulative outcomes, impact of storage time, and development of a predictive model for oocyte survival rate. Fertil Steril. 2015; 104(6):1426-34. e1-8.

[18] Ji J, et al. Te optimum number of oocytes in IVF treatment: An Analysis of 2455 cycles in China. Hum Reprod. 2013; 28(10):2728-34.

[19] Drakopoulos P, et al. Conventional ovarian stimulation and single embryo transfer for IVF/ICSI. How many oocytes do we need to maximize cumulative live birth rates after utilization of all fresh and frozen embryos? Hum Reprod. 2016; 31(2):370-6.

[20] Polyzos NP, et al. Cumulative live birth rates according to the number of oocytes retrieved after the first ovarian stimulation for in vitro fertilization/intracytoplasmic sperm injection: A multicenter multinational analysis including approximately 15,000 women. Fertil Steril. 2018; 110(4):661-70. e1.

[21] Vaughan DA, et al. How many oocytes are optimal to achieve multiple live births with one stimulation cycle? The one-and-done approach. Fertil Steril. 2017; 107(2):397-404. e3.

[22] Bodri D, et al. Complications related to ovarian stimulation and oocyte retrieval in 4052 oocyte donor cycles. Reprod Biomed Online. 2008; 17(2):237-43.

[23] Martinez F, et al. A prospective trial comparing oocyte donor ovarian response and recipient pregnancy rates between

suppression with gonadotrophin-releasing hormone agonist (GnRHa) alone and dual suppression with a contraceptive vaginal ring and GnRH. Hum Reprod. 2006; 21(8):2121-5.

[24] Barad DH, et al. Does hormonal contraception prior to in vitro fertilization (IVF) negatively affect oocyte yields? A pilot study. Reprod Biol Endocrinol. 2013; 11:28.

[25] Farquhar C, et al. Oral Contraceptive pill, progestogen or oestrogen pretreatment for ovarian stimulation protocols for women undergoing assisted reproductive techniques. Cochrane Database Syst Rev. 2017; 5:CD006109.

[26] Fischer R, et al. A quality management approach to controlled ovarian stimulation in assisted reproductive technology: The "Fischer protocol". Panminerva Med. 2019; 61(1):11-23.

[27] Baerwald AR, Adams GP, Pierson RA. A new model for ovarian follicular development during the human menstrual cycle. Fertil Steril. 2003; 80(1):116-22.

[28] Baerwald AR, Adams GP, Pierson RA. Characterization of ovarian follicular wave dynamics in women. Biol Reprod. 2003; 69(3):1023-31.

[29] Boots CE, et al. Ovarian stimulation in the luteal phase: Systematic review and meta-analysis. J Assist Reprod Genet. 2016; 33(8):971-80.

[30] Pereira N, et al. Random-start ovarian stimulation in women desiring elective cryopreservation of oocytes. Reprod Biomed Online. 2017; 35(4):400-6.

[31] Wang N, Wang Y, Chen Q, Dong J, Tian H, Fu Y, Ai A, Lyu Q, Kuang Y. Luteal-phase ovarian stimulation vs conventional ovarian stimulation in patients with normal ovarian reserve treated for IVF: A large retrospective cohort study. Clin Endocrinol. 2016; 84(5):720-28.

[32] Ubaldi FM, Capalbo A, Vaiarelli A, Cimadomo D, Colamaria S, Alviggi C, Trabucco E, Venturella R, Vajta G, Rienzi L. Follicular versus luteal phase ovarian stimulation during the same menstrual cycle (DuoStim) in a reduced ovarian reserve population results in a similar euploid blastocyst formation rate: New insight in ovarian reserve exploitation. Fertil Steril. 2016; 105(6):1488-95. e1.

[33] Cimadomo D, et al. Luteal phase anovulatory follicles result in the production of competent oocytes: Intra-patient paired case-control study comparing follicular versus luteal phase stimulations in the same ovarian cycle. Hum Reprod. 2018; 33(8):1442-48.

[34] Acevedo B, et al. Luteinizing hormone supplementation increases pregnancy rates in gonadotropin-releasing hormone antagonist donor cycles. Fertil Steril. 2004; 82(2):343-7.

[35] Tesarik J, Mendoza C. Effects of exogenous LH administration during ovarian stimulation of pituitary down-regulated young oocyte donors on oocyte yield and developmental competence. Hum Reprod. 2002; 17(12):3129-37.

[36] Melo M, et al. A prospective, randomized, controlled trial comparing three different gonadotropin regimens in oocyte donors: Ovarian response, in vitro fertilization outcome, and analysis of cost minimization. Fertil Steril. 2010; 94(3): 958-64.

[37] Devroey P, Pellicer A, Nyboe Andersen A, Arce JC. A randomized assessor-blind trial comparing highly purified hMG and recombinant FSH in a GnRH antagonist cycle with compulsory single-blastocyst transfer. Fertil Steril. 2012; 97(3):561-71.

[38] Edwards LJ, et al. Effects of recombinant human follicle-stimulating hormone on embryo development in mice. Am J Physiol Endocrinol Metab. 2005; 288(5):E845-51.

[39] Lee ST, et al. Development of a hamster superovulation program and adverse effects of gonadotropins on microfilament formation during oocyte development. Fertil Steril. 2005; 83(Suppl 1):1264-74.

[40] Hohmann FP, Macklon NS, Fauser BC. A randomized comparison of two ovarian stimulation protocols with gonadotropin-releasing hormone (GnRH) antagonist cotreatment for in vitro fertilization commencing recombinant follicle-stimulating hormone on cycle day 2 or 5 with the standard long GnRH agonist protocol. J Clin Endocrinol Metab. 2003; 88(1):166-73.

[41] Baart EB, et al. Milder ovarian stimulation for in-vitro fertilization reduces aneuploidy in the human preimplantation embryo: A randomized controlled trial. Hum Reprod. 2007; 22(4):980-8.

[42] Kaleli S, et al. High rate of aneuploidy in luteinized granulosa cells obtained from follicular fluid in women who underwent controlled ovarian hyperstimulation. Fertil Steril. 2005; 84(3):802-4.

[43] Huber M, et al. Using the ovarian sensitivity index to define poor, normal, and high response after controlled ovarian hyperstimulation in the long gonadotropin-releasing hormone-agonist protocol: Suggestions for a new principle to solve an old problem. Fertil Steril. 2013; 100(5):1270-6.

[44] Baker VL, et al. Gonadotropin dose is negatively correlated with live birth rate: Analysis of more than 650,000 assisted reproductive technology cycles. Fertil Steril. 2015; 104(5): 1145-52 e1-5.

[45] Sekhon L, et al. The cumulative dose of gonadotropins used for controlled ovarian stimulation does not influence the odds of embryonic aneuploidy in patients with normal ovarian re-

sponse. J Assist Reprod Genet. 2017; 34(6):749-58.

[46] Ata B, et al. Array CGH analysis shows that aneuploidy is not related to the number of embryos generated. Reprod Biomed Online. 2012; 24(6):614-20.

[47] Barash OO, et al. High gonadotropin dosage does not affect euploidy and pregnancy rates in IVF PGS cycles with single embryo transfer. Hum Reprod. 2017; 32(11):2209-17.

[48] Munch EM, et al. High FSH dosing is associated with reduced live birth rate in fresh but not subsequent frozen embryo transfers. Hum Reprod. 2017; 32(7):1402-9.

[49] Irani M, et al. Does maternal age at retrieval influence the implantation potential of euploid blastocysts? Am J Obstet Gynecol. 2019; 220(4):379 e1-e7.

[50] Hughes EG, et al. The routine use of gonadotropin-releasing hormone agonists prior to in vitro fertilization and gamete intrafallopian transfer: A meta-analysis of randomized controlled trials. Fertil Steril. 1992; 58(5):888-96.

[51] Al-Inany HG, Abou-Setta AM, Aboulghar M. Gonadotrophin-releasing hormone antagonists for assisted conception. Cochrane Database Syst Rev. 2006;(3):CD001750.

[52] Al-Inany HG, et al. Gonadotrophin-releasing hormone antagonists for assisted reproductive technology. Cochrane Database Syst Rev. 2011;(5):CD001750.

[53] Al-Inany HG, et al. GnRH Antagonists are safer than agonists: An update of a cochrane review. Hum Reprod Update. 2011; 17(4):435.

[54] Bodri D, Sunkara SK, Coomarasamy A. Gonadotropin-releasing hormone agonists versus antagonists for controlled ovarian hyperstimulation in oocyte donors: A systematic review and meta-analysis. Fertil Steril. 2011; 95(1):164-9.

[55] Medved R, Virant-Klun I, Meden-Vrtovec H, Tomazevic T. Outcome of frozen-thawed blastocysts derived from gonadotropin releasing hormone agonist or antagonist cycles. J Assist Reprod Genet. 2006; 23(6):275-9.

[56] Bahceci M, et al. Frozen-thawed cleavage-stage embryo transfer cycles after previous GnRH agonist or antagonist stimulation. Reprod Biomed Online. 2009; 18(1):67-72.

[57] Toftager M, et al. Risk of severe ovarian hyperstimulation syndrome in GnRH antagonist versus GnRH agonist protocol: RCT including 1050 first IVF/ICSI cycles. Hum Reprod. 2016; 31(6):1253-64.

[58] Toftager M, et al. Cumulative live birth rates after one ART cycle including all subsequent frozen-thaw cycles in 1050 women: Secondary outcome of an RCT comparing GnRH-antagonist and GnRH-agonist protocols. Hum Reprod. 2017; 32(3):556-67.

[59] Torne J, et al. Euploidy rates between cycles triggered with gonadotropin-releasing hormone agonist and human chorionic gonadotropin. Fertil Steril. 2019; 112(2):258-65.

[60] Fotherby K. Potency and pharmacokinetics of gestagens. Contraception. 1990; 41(5):533-50.

[61] Phillips A, et al. A comparison of the potencies and activities of progestogens used in contraceptives. Contraception. 1987; 36(2):181-92.

[62] Regidor PA. The clinical relevance of progestogens in hormonal contraception: Present status and future developments. Oncotarget. 2018; 9(77):34628-38.

[63] Massin N. New stimulation regimens: Endogenous and exogenous progesterone use to block the LH surge during ovarian stimulation for IVF. Hum Reprod Update. 2017; 23(2): 211-20.

[64] Kuang Y, et al. Medroxyprogesterone acetate is an effective oral alternative for preventing premature luteinizing hormone surges in women undergoing controlled ovarian hyperstimulation for in vitro fertilization. Fertil Steril. 2015; 104(1):62-70 e3.

[65] Evans MB, et al. Evaluation of the cost-effectiveness of ovulation suppression with progestins compared with GnRH analogs in assisted reproduction cycles. Reprod Biomed Online. 2019; 38(5):691-8.

[66] Sirois J, Fortune JE. Ovarian follicular dynamics during the estrous cycle in heifers monitored by real-time ultrasonography. Biol Reprod. 1988; 39(2):308-17.

[67] Hamdi K, et al. Comparison of medroxyprogesterone acetate with cetrotide for prevention of premature luteinizing hormone surges in women undergoing in vitro fertilization. Int J Women's Health Reprod Sci. 2018; 6(2):187-91.

[68] Dong J, Wang Y, Chai WR, Hong QQ, Wang NL, Sun LH, Long H, Wang L, Tian H, Lyu QF, et al. The pregnancy outcome of progestin-primed ovarian stimulation using 4 versus 10 mg of medroxyprogesterone acetate per day in infertile women undergoing in vitro fertilisation: A randomised controlled trial. BJOG. 2017; 124(7):1048-55.

[69] Begueria R, et al. Medroxyprogesterone acetate versus ganirelix in oocyte donation: A randomized controlled trial. Hum Reprod. 2019; 34(5):872-80.

[70] Yildiz S, et al. Comparison of a novel flexible progestin primed ovarian stimulation protocol and the flexible gonadotropin-releasing hormone antagonist protocol for assisted reproductive technology. Fertil Steril. 2019; 112(4):677-83.

[71] Yu S, et al. New application of dydrogesterone as a part of a progestin-primed ovarian stimulation protocol for IVF: A randomized controlled trial including 516 first IVF/ICSI cycles. Hum Reprod. 2018; 33(2):229-37.

[72] Zhu X, Zhang X, Fu Y. Utrogestan as an effective oral alternative for preventing premature luteinizing hormone surges in women undergoing controlled ovarian hyperstimulation for in vitro fertilization. Medicine (Baltimore). 2015; 94(21): e909.

[73] Zhu X, Ye H, Fu Y. The utrogestan and hMG protocol in patients with polycystic ovarian syndrome undergoing controlled ovarian hyperstimulation during IVF/ICSI treatments. Medicine (Baltimore). 2016; 95(28):e4193.

[74] Zhu X, Ye H, Fu Y. Use of utrogestan during controlled ovarian hyperstimulation in normally ovulating women undergoing in vitro fertilization or intracytoplasmic sperm injection treatments in combination with A freeze all strategy: A randomized controlled dose-finding study of 100 mg versus 200 mg. Fertil Steril. 2017; 107(2):379-86.

[75] Ata B, et al. Progestins for pituitary suppression during ovarian stimulation for ART: A comprehensive and systematic review including meta-analyses. Hum Reprod Update. 2020; 27(1):48-66.

[76] Huang B, Li Z, Zhu L, Hu D, Liu Q, Zhu G, Zhang H. Progesterone elevation on the day of HCG administration may affect rescue ICSI. Reprod Biomed Online. 2014; 29(1): 88-93.

[77] Huang B, Ren X, Wu L, Zhu L, Xu B, Li Y, Ai J, Jin L. Elevated progesterone levels on the day of oocyte maturation may affect top quality embryo IVF cycles. PLoS ONE. 2016: 11(1):e0145895.

[78] Vanni VS, Somigliana E, Reschini M, Pagliardini L, Marotta E, Faulisi S, Paffoni A, Vigano P, Vegetti W, Candiani M, Papaleo E. Top quality blastocyst formation rates in relation to progesterone levels on the day of oocyte maturation in GnRH antagonist IVF/ICSI cycles. PLoS ONE. 2017; 12(5):e0176482.

[79] Racca A, Santos-Ribeiro S, De Munck N, Mackens S, Drakopoulos P, Camus M, Verheyen G, Tournaye H, Blockeel C. Impact of late-follicular phase elevated serum progesterone on cumulative live birth rates: Is there a deleterious effect on embryo quality? Hum Reprod. 2018; 33(5):860-68.

[80] Devroey P, Polyzos NP, Blockeel C. An OHSS-free clinic by segmentation of IVF treatment. Hum Reprod. 2011; 26(10):2593-7.

[81] Humaidan P, et al. GnRHa trigger and individualized luteal phase hCG support according to ovarian response to stimulation: Two prospective randomized controlled multi-centre studies in IVF patients. Hum Reprod. 2013; 28(9):2511-21.

[82] Youssef MA, et al. Gonadotropin-releasing hormone agonist versus HCG for oocyte triggering in antagonist assisted reproductive technology cycles. Cochrane Database Syst Rev. 2011(1):CD008046.

[83] Griesinger G, et al. GnRH agonist for triggering final oocyte maturation in the GnRH antagonist ovarian hyperstimulation protocol: A systematic review and meta-analysis. Hum Reprod Update. 2006; 12(2):159-68.

[84] Eldar-Geva T, et al. Similar outcome for cryopreserved embryo transfer following GnRH-antagonist/GnRH-agonist, GnRH-antagonist/HCG or long protocol ovarian stimulation. Reprod Biomed Online. 2007; 14(2):48-54.

[85] Griesinger G, et al. Triggering of final oocyte maturation with gonadotropin-releasing hormone agonist or human chorionic gonadotropin. Live birth after frozen-thawed embryo replacement cycles. Fertil Steril. 2007; 88(3):616-21.

[86] Youssef MA, et al. Gonadotropin-releasing hormone agonist versus HCG for oocyte triggering in antagonist-assisted reproductive technology. Cochrane Database Syst Rev. 2014; (10):CD008046.

[87] Melo M, Busso CE, Bellver J, Alama P, Garrido N, Meseguer M, Pellicer A, Remohí J. GnRH agonist versus recombinant HCG in an oocyte donation programme: A randomized, prospective, controlled, assessor-blind study. Reprod Biomed Online. 2009; 19(4):486-92.

[88] Galindo A, et al. Triggering with HCG or GnRH agonist in GnRH antagonist treated oocyte donation cycles: A randomised clinical trial. Gynecol Endocrinol. 2009; 25(1):60-6.

[89] Sismanoglu A, Tekin HI, Erden HF, Ciray NH, Ulug U, Bahceci M. Ovulation triggering with GnRH agonist vs. hCG in the same egg donor population undergoing donor oocyte cycles with GnRH antagonist: A prospective randomized cross-over trial. J Assist Reprod Genet. 2009; 26(5):251-6.

[90] Acevedo B, et al. Triggering ovulation with gonadotropin-releasing hormone agonists does not compromise embryo implantation rates. Fertil Steril. 2006; 86(6):1682-7.

[91] Bodri D, et al. Triggering with human chorionic gonadotropin or a gonadotropin-releasing hormone agonist in gonadotropin-releasing hormone antagonist-treated oocyte donor cycles: Findings of a large retrospective cohort study. Fertil Steril. 2009; 91(2):365-71.

[92] Shapiro BS, et al. Comparison of human chorionic gonadotropin and gonadotropin-releasing hormone agonist for final oocyte maturation in oocyte donor cycles. Fertil Steril. 2007; 88(1):237-9.

[93] Gurbuz AS, et al. Gonadotrophin-releasing hormone agonist trigger and freeze-all strategy does not prevent severe ovarian hyperstimulation syndrome: A report of three cases. Reprod

Biomed Online. 2014; 29(5):541-4.

[94] Fatemi HM, et al. Severe ovarian hyperstimulation syndrome after gonadotropin-releasing hormone (GnRH) agonist trigger and "freeze-all" approach in GnRH antagonist protocol. Fertil Steril. 2014; 101(4):1008-11.

[95] Ling LP, et al. GnRH agonist trigger and ovarian hyperstimulation syndrome: Relook at 'freeze-all strategy'. Reprod Biomed Online. 2014; 29(3):392-4.

[96] Santos-Ribeiro S, et al. Ovarian hyperstimulation syndrome after gonadotropin-releasing hormone agonist triggering and "freeze-all": In-depth analysis of genetic predisposition. J Assist Reprod Genet. 2015; 32(7):1063-8.

[97] Connell MT, et al. Larger oocyte cohorts maximize fresh IVF cycle birth rates and availability of surplus high-quality blastocysts for cryopreservation. Reprod Biomed Online. 2019; 38(5):711-23.

[98] Seyhan A, et al. Severe early ovarian hyperstimulation syndrome following GnRH agonist trigger with the addition of 1500 IU hCG. Hum Reprod. 2013; 28(9):2522-8.

[99] Iliodromiti S, et al. Consistent high clinical pregnancy rates and low ovarian hyperstimulation syndrome rates in high-risk patients after GnRH agonist triggering and modified luteal support: A retrospective multicentre study. Hum Reprod. 2013; 28(9):2529-36.

[100] Oktay K, Turkcuoglu I, Rodriguez-Wallberg KA. GnRH agonist trigger for women with breast cancer undergoing fertility preservation by aromatase inhibitor/FSH stimulation. Reprod Biomed Online. 2010; 20(6):783-8.

[101] Humaidan P, et al. GnRH agonist (buserelin) or hCG for ovulation induction in GnRH antagonist IVF/ICSI cycles: A prospective randomized study. Hum Reprod. 2005; 20(5):1213-20.

[102] Atef A, et al. The potential role of gap junction communication between cumulus cells and bovine oocytes during in vitro maturation. Mol Reprod Dev. 2005; 71(3):358-67.

[103] Zelinski-Wooten MB, et al. A bolus of recombinant human follicle stimulating hormone at midcycle induces periovulatory events following multiple follicular development in macaques. Hum Reprod. 1998; 13(3):554-60.

[104] Yding Andersen C, et al. FSH-induced resumption of meiosis in mouse oocytes: Effect of different isoforms. Mol Hum Reprod. 1999; 5(8):726-31.

[105] Berkkanoglu M, et al. Risk of ovarian torsion is reduced in GnRH agonist triggered freeze-all cycles: A retrospective cohort study. J Obstet Gynaecol. 2019; 39(2):212-17.

[106] Pabuccu EG, et al. Different gonadotropin releasing hormone agonist doses for the final oocyte maturation in high-responder patients undergoing in vitro fertilization/intra-cytoplasmic sperm injection. J Hum Reprod Sci. 2015; 8(1):25-9.

[107] Vuong TN, et al. Gonadotropin-releasing hormone agonist trigger in oocyte donors co-treated with a gonadotropin-releasing hormone antagonist: A dose-finding study. Fertil Steril. 2016; 105(2):356-63.

[108] Pozzobon C, Lara E, Zito G, Lucco F, Garrigos V, Ballesteros A. Triggering with different doses of gonadotropin releasing hormone (GnRH) agonist in oocyte donor-cycles: A randomized clinical trial (RCT). Fertil Steril. 2013; 100(Suppl 3):S60.

[109] Zarcos SM, et al. Comparison of two different dosage of GnRH agonist as ovulation trigger in oocyte donors: A randomized controlled trial. JBRA Assist Reprod. 2017; 21(3):183-7.

[110] Popovic-Todorovic B, et al. Predicting suboptimal oocyte yield following GnRH agonist trigger by measuring serum LH at the start of ovarian stimulation. Hum Reprod. 2019; 34(10):2027-35.

[111] Lu X, et al. Dual trigger for final oocyte maturation improves the oocyte retrieval rate of suboptimal responders to gonadotropin-releasing hormone agonist. Fertil Steril. 2016; 106(6):1356-62.

[112] Kummer NE, et al. Predicting successful induction of oocyte maturation after gonadotropin-releasing hormone agonist (GnRHa) trigger. Hum Reprod. 2013; 28(1):152-9.

[113] O'Neill KE, Senapati S, Dokras A. Use of gonadotropin-releasing hormone agonist trigger during in vitro fertilization is associated with similar endocrine profiles and oocyte measures in women with and without polycystic ovary syndrome. Fertil Steril. 2015; 103(1):264-9.

[114] Castillo JC, Garcia-Velasco J, Humaidan P. Empty follicle syndrome after GnRHa triggering versus hCG triggering in COS. J Assist Reprod Genet. 2012; 29(3):249-53.

[115] Chen SL, et al. Circulating luteinizing hormone level after triggering oocyte maturation with GnRH agonist may predict oocyte yield in flexible GnRH antagonist protocol. Hum Reprod. 2012; 27(5):1351-6.

[116] Meyer L, et al. Risk factors for a suboptimal response to gonadotropin-releasing hormone agonist trigger during in vitro fertilization cycles. Fertil Steril. 2015; 104(3):637-42.

[117] Chang FE, et al. Assessing the adequacy of gonadotropin-releasing hormone agonist leuprolide to trigger oocyte maturation and management of inadequate response. Fertil Steril. 2016; 106(5):1093-1100. e3.

[118] Shapiro BS, et al. Efficacy of induced luteinizing hormone surge after "trigger" with gonadotropin-releasing hormone agonist. Fertil Steril. 2011; 95(2):826-28.

[119] Blazquez A, et al. Empty follicle syndrome prevalence and management in oocyte donors. Hum Reprod. 2014; 29(10):2221-7.

[120] Ganer Herman H, et al. Prediction, assessment, and management of suboptimal GnRH agonist trigger: A systematic review. J Assist Reprod Genet. 2022; 39(2):291-303.

[121] Schachter M, et al. Can pregnancy rate be improved in gonadotropin-releasing hormone (GnRH) antagonist cycles by administering GnRH agonist before oocyte retrieval? A prospective, randomized study. Fertil Steril. 2008; 90(4):1087-93.

[122] Decleer W, Osmanagaoglu K, Seynhave B, Kolibianakis S, Tarlatzis B, Devroey P. Comparison of hCG triggering versus hCG in combination with A GnRH agonist: A prospective randomized controlled trial. Facts Views Vis Obgyn. 2014; 6(4):203-9.

[123] Kim CH, Ahn JW, You RM, Kim SH, Chae HD, Kang BM. Combined administration of gonadotropin-releasing hormone agonist with human chorionic gonadotropin for final oocyte maturation in GnRH antagonist cycles for in vitro fertilization. J Reprod Med. 2014; 59(1-2):63-68.

[124] Eftekhar M, Mojtahedi MF, Miraj S, Omid M. Final follicular maturation by administration of GnRH agonist plus HCG versus HCG in normal responders in ART cycles: An RCT. Int J Reprod Biomed. 2017; 15(7):429-34.

[125] Mahajan N, Sharma S, Arora P, Gupta S, Rani K, Naidu P. Evaluation of dual trigger with gonadotropin-releasing hormone agonist and human chorionic gonadotropin in improving oocyte maturity rates: A prospective randomized study. J Hum Reprod Sci. 2016; 9(2):101-6.

[126] Seval MM, Ozmen B, Atabekoglu C, Sukur YE, Simsir C, Kan O, Sonmezer M. Dual trigger with gonadotropin-releasing hormone agonist and recombinant human chorionic gonadotropin improves in vitro fertilization outcome in gonadotropin-releasing hormone antagonist cycles. J Obstetr Gynaecol Res. 2016; 42(9):1146-51.

[127] Haas J, et al. GnRH agonist and hCG (dual trigger) versus hCG trigger for final follicular maturation: A double-blinded, randomized controlled study. Hum Reprod. 2020; 35(7):1648-54.

[128] Qiu Q, Chen YD, Huang J, Li Y, Chen XL, Yang DZ, Zhang QX. Does FSH surge at the time of HCG trigger improves IVF/ICSI outcomes-a randomized, double-blind, placebo-controlled study. Hum Reprod. 2014; 29:i345.

[129] Shapiro BS, et al. Comparison of "triggers" using leuprolide acetate alone or in combination with low-dose human chorionic gonadotropin. Fertil Steril. 2011; 95(8):2715-7.

[130] Gunnala V, et al. Sliding scale HCG trigger yields equivalent pregnancy outcomes and reduces ovarian hyperstimulation syndrome: Analysis of 10,427 IVF-ICSI cycles. PLoS One. 2017; 12(4):e0176019.

[131] Tan SL, et al. A prospective randomized study of the optimum timing of human chorionic gonadotropin administration after pituitary desensitization in in vitro fertilization. Fertil Steril. 1992; 57(6):1259-64.

[132] Kolibianakis EM, et al. Prolongation of the follicular phase in in vitro fertilization results in a lower ongoing pregnancy rate in cycles stimulated with recombinant follicle-stimulating hormone and gonadotropin-releasing hormone antagonists. Fertil Steril. 2004; 82(1):102-7.

[133] Feichtinger M, et al. Weekend-free scheduled IVF/ICSI procedures and single embryo transfer do not reduce live-birth rates in a general infertile population. Acta Obstetricia Et Gynecologica Scandinavica. 2017; 96(12):1423-29.

[134] Kolibianakis EM, et al. Prolongation of follicular phase by delaying hCG administration results in a higher incidence of endometrial advancement on the day of oocyte retrieval in GnRH antagonist cycles. Hum Reprod. 2005; 20(9):2453-6.

[135] Kyrou D, et al. Is earlier administration of human chorionic gonadotropin (hCG) associated with the probability of pregnancy in cycles stimulated with recombinant follicle-stimulating hormone and gonadotropin-releasing hormone (GnRH) antagonists? A prospective randomized trial. Fertil Steril. 2011; 96(5):1112-5.

[136] Levy MJ, et al. Is it possible to reduce the incidence of weekend oocyte retrievals in GnRH antagonist protocols? Reprod Biomed Online. 2013; 26(1):50-8.

[137] Morley L, Tang T, Yasmin E, Hamzeh R, Rutherford AJ, Balen AH. Timing of human chorionic gonadotrophin (hCG) hormone administration in IVF protocols using GnRH antagonists: A randomized controlled trial. Hum Fertil (Camb). 2012; 15(3):134-9.

[138] Ectors FJ, et al. Relationship of human follicular diameter with oocyte fertilization and development after in-vitro fertilization or intracytoplasmic sperm injection. Hum Reprod. 1997; 12(9):2002-5.

[139] Chen Y, Zhang Y, Hu M, Liu X, Qi H. Timing of human chorionic gonadotropin (hCG) hormone administration in IVF/ICSI protocols using GnRH agonist or antagonists: A systematic review and meta-analysis. Gynecol Endocrinol.

2014; 30(6):431-7.

[140] Ullah K, et al. Serum estradiol levels in controlled ovarian stimulation directly affect the endometrium. J Mol Endocrinol. 2017; 59(2):105-19.

[141] Arslan M, et al. Cumulative exposure to high estradiol levels during the follicular phase of IVF cycles negatively affects implantation. J Assist Reprod Genet. 2007; 24(4): 111-7.

[142] Farhi J, et al. High serum oestradiol concentrations in IVF cycles increase the risk of pregnancy complications related to abnormal placentation. Reprod Biomed Online. 2010; 21(3):331-7.

[143] Imudia AN, et al. Peak serum estradiol level during controlled ovarian hyperstimulation is associated with increased risk of small for gestational age and preeclampsia in singleton pregnancies after in vitro fertilization. Fertil Steril. 2012; 97(6):1374-9.

[144] Valbuena D, et al. Increasing levels of estradiol are deleterious to embryonic implantation because they directly affect the embryo. Fertil Steril. 2001; 76(5):962-8.

[145] Kosmas IP, Kolibianakis EM, Devroey P. Association of estradiol levels on the day of hCG administration and pregnancy achievement in IVF: A systematic review. Hum Reprod. 2004; 19(11):2446-53.

[146] Ng EH, et al. Oocyte and embryo quality in patients with excessive ovarian response during in vitro fertilization treatment. J Assist Reprod Genet. 2003; 20(5):186-91.

[147] Yu Ng EH, et al. High serum oestradiol concentrations in fresh IVF cycles do not impair implantation and pregnancy rates in subsequent frozen-thawed embryo transfer cycles. Hum Reprod. 2000; 15(2):250-5.

[148] Sarkar P, et al. Does supraphysiologic estradiol level during IVF have any effect on oocyte/embryo quality? A sibling embryo cohort analysis of fresh and subsequent frozen embryo transfer. Minerva Ginecol. 2018; 70(6):716-23.

[149] Pena JE, et al. Supraphysiological estradiol levels do not affect oocyte and embryo quality in oocyte donation cycles. Hum Reprod. 2002; 17(1):83-7.

[150] Bianco K, et al. Effect of estradiol on oocyte development. Int J Gynaecol Obstet. 2009; 104(3):230-2.

[151] Palmerola KL, Rudick BJ, Lobo RA. Low estradiol responses in oocyte donors undergoing gonadotropin stimulation do not influence clinical outcomes. J Assist Reprod Genet. 2018; 35(9):1675-82.

[152] Kwan I, et al. Monitoring of stimulated cycles in assisted reproduction (IVF and ICSI). Cochrane Database Syst Rev. 2014; 2014(8):CD005289.

[153] Castillo JC, et al. Triggering with GnRH agonist in oocyte-donation cycles: Oestradiol monitoring is not necessary during ovarian stimulation. Reprod Biomed Online. 2012; 24(2):247-50.

[154] Venetis CA, et al. Estimating the net effect of progesterone elevation on the day of hCG on live birth rates after IVF: A cohort analysis of 3296 IVF cycles. Hum Reprod. 2015; 30(3):684-91.

[155] Lawrenz B, Labarta E, Fatemi H, Bosch E. Premature progesterone elevation: Targets and rescue strategies. Fertil Steril. 2018; 109(4):577-82.

[156] Fanchin R. Introduction: Continuing story of premature progesterone elevation. Fertil Steril. 2018; 109(4):561-2.

[157] Venetis CA, et al. Progesterone elevation and probability of pregnancy after IVF: A systematic review and meta-analysis of over 60 000 cycles. Hum Reprod Update. 2013; 19(5): 433-57.

[158] Boynukalin FK, et al. Elevation of progesterone on the trigger day exerts no carryover effect on live birth in freeze-all cycles. Gynecol Endocrinol. 2021; 37(4):367-71.

[159] Kofinas JD, et al. Is it the egg or the endometrium? Elevated progesterone on day of trigger is not associated with embryo ploidy nor decreased success rates in subsequent embryo transfer cycles. J Assist Reprod Genet. 2016; 33(9):1169-74.

[160] Yang S, Pang T, Li R, Yang R, Zhen X, Chen X, Wang H, Ma C, Liu P, Qiao J. The individualized choice of embryo transfer timing for patients with elevated serum progesterone level on the HCG day in IVF/ICSI cycles: A prospective randomized clinical study. Gynecol Endocrinol. 2015; 31(5):355-8.

[161] Bu Z, et al. Serum progesterone elevation adversely affects cumulative live birth rate in different ovarian responders during in vitro fertilization and embryo transfer: A large retrospective study. PLoS One. 2014; 9(6):e100011.

47

辅助生殖技术中的免疫学

Isabel Cuadrado-Torroglosa, Diana Alecsandru 和 Juan A. Garcia-Velasco

引　言

辅助生殖技术(ART)在过去几十年里经历了全面发展。事实上,从2000年至今,美国的体外受精(IVF)周期数成倍增加。自1978年第一例IVF周期以来,全球已有500多万婴儿因此技术出生[1]。因此,近年来辅助生殖领域相关研究急剧增加,并取得了诸多进展,进一步改善了临床结局。

目前已开展的大多数研究都侧重于避免IVF周期中的妊娠丢失或着床失败。由于如胚胎植入前遗传学检测(PGT)以筛选整倍体胚胎等技术的应用,此类不良妊娠结局已大大减少。大量研究证明染色体筛查可显著提高着床率和分娩率,减少流产次数,以更多地实现临床妊娠[2]。

然而,仍约有30%病例即使移植了正常染色体胚胎但仍无法成功活产。因此PGT并不能确保所有病例都能成功着床并最终分娩。此外,即使对子宫内膜容受性、卵巢刺激方案或体外胚胎培养等方面做出改进,也无法解决胚胎丢失这一情况[3,4]。

这促使妇科医生和生物学家从免疫学中寻找答案。免疫学是一个在临床实践中经常被遗忘的学科,但与生殖密切相关。早在1953年就有学者研究免疫系统在妊娠中的作用。当时,在第二次世界大战期间从事皮肤移植的医生Peter Medawar证实,在他的一些患者中观察到的移植排斥反应是由免疫学原因引起[5]。

Medawar的研究使人们对两个基因不同的个体在怀孕期间共存而不会发生移植中常见的同种免疫排斥反应的机制产生了怀疑[6]。多年来,免疫系统参与妊娠一直是专家们广泛争论和有争议的话题。一方面是由于有大量的细胞和分子相互作用来协调免疫反应;另一方面是这些研究局限于外周血而没有直接在子宫微环境中;最后是由于对免疫学在生殖中的作用的误解,这种误解助长了母体免疫抑制剂通过防止胎儿排斥反应而有利于妊娠的观点。

然而,我们现在知道,免疫系统的功能远远超出了这种简单的胎儿排斥假说。研究表明免疫系统的适当协调对于健康的妊娠状态是必需的,包括保护胎儿免受可能的病原体感染,以及建立母胎耐受状态[3,4]。

因此,在治疗患者时抑制免疫功能以避免所谓的排斥反应是错误的,这种行为会使得原本能介导耐受以及支撑胚胎着床和后续发育的复杂免疫调节过程失调[7]。

在本章节中,将介绍与生殖关系最密切的免疫系统细胞成分,包括T细胞、巨噬细胞和自然杀伤细胞(NK)。本章还将讨论它们在孕期的功能及其对ART的影响。此外,还将系统回顾有关妊娠期自身免疫和感染管理的现有知识,以及迄今为止在试管婴儿周期中使用的免疫调节治疗方法。

妊娠期的T细胞、巨噬细胞和炎症状态

众所周知,T细胞是淋巴细胞的一种,是负责识别和攻击外来物质的血细胞。具体来说,T细胞与其他淋巴细胞的不同之处在于其表面的克隆分布受体(TCR)。这种受体是在个体胎儿发育期间通过体细胞基因重排形成的,以建立中枢性免疫耐受,因此,T细胞也成为同种异体反应性的主要生物要素。

T淋巴细胞在异体识别现象和随后的器官或组织排斥中起着至关重要的作用,就像在移植中可能发生的那样[8]。首先,受体的免疫细胞会提呈和识别供体的人类白细胞抗原(HLA)。HLA分子是位于大多数细胞表面的糖蛋白,由于其多态性因此因人而异。

在免疫应答过程中,外来细胞表面的HLA抗原可以直接被识别,也可以由受体的抗原提呈细胞(APC)提呈。通过这种或其他方式,HLA Ⅰ类分子与受体的能够攻击外来移植物的CD8+T细胞结合,而HLA Ⅱ类分子则被受体的CD4+T细胞识别。CD4+T细胞不会直接破坏移植物,但会通过激活巨噬细胞促进炎症过程,同时诱导B细胞合成抗体。巨噬细胞的活化会使巨噬细胞吞噬机体内异物,并促进炎症状态[9]。

这就是机体对感染性和非感染性病原体的生理反应方式而诱导的炎症过程。健康妊娠的建立有赖于母体免疫功能的严格调节,以确保母体的免疫耐受以及促炎和抗炎状态之间的平衡,这对自然妊娠和ART后的妊娠都至

关重要。

母体免疫系统失调对胚胎植入和胎盘形成有负面影响。这种功能失调可能源于导致母胎耐受性激活缺乏,胚胎植入和胎盘形成受损的负向信号;也可能源于导致子宫环境炎症加重,滋养层细胞受损的过度激活;还可能源于这些生物进程的组合。

那么,在免疫系统协调的一系列识别过程中,妊娠过程中的T细胞与非自身的HLA分子是如何在子宫环境中共存,却不出现异常炎症反应的呢?该领域的科学家们一直在不懈努力,试图解释这一矛盾的现象[8]。

母胎界面的免疫抑制

对这种未知的情况,可以从母胎界面上真实的细胞和分子排列找到一些答案。通常情况下,拥有避免免疫识别功能的胎盘滋养层屏障能将胎儿体细胞和母体免疫系统完全隔离。绒毛合体滋养层缺乏能通过T细胞激活母体免疫系统的HLA Ⅰ类和Ⅱ类分子受体。同样,能形成胎盘最外层的绒毛外滋养层(EVT)只表达HLA Ⅰ类分子,从而避免了CD4+T细胞的识别。

此外,在EVT中表达的HLA Ⅰ类分子与机体其他部位的有所不同[10]。EVT中的HLA Ⅰ类分子亚型包括HLA-C、HLA-E和HLA-G,后两种亚型是单形的,即在不同个体之间是稳定的,这使得它们不会被母体免疫系统识别为异物。另外,HLA-G配体与蜕膜中的APC和巨噬细胞表达的白细胞免疫球蛋白样受体B(LILRB)有很高的结合亲和力,与抑制免疫反应有关[11]。

同时,滋养层细胞中含有具有类似免疫抑制功能的分子,如Fas配体和吲哚胺2,3-二氧化酶(IDO)。这些分子与T细胞的相互作用,促进了T细胞的凋亡,从而减少了子宫中有潜在细胞毒性细胞的数量。因此,人们认为滋养细胞和蜕膜水平的免疫抑制和T细胞活化缺失可能有助于避免免疫性炎症反应,从而维持孕期的免疫耐受微环境[7,9]。

由此可见,许多机制可以防止在蜕膜水平识别和产生异体反应性淋巴细胞。此外,在小鼠模型中也观察到了多种妊娠期免疫系统自动调节模式,包括向淋巴结迁移的APCs数目减少;蜕膜环境中细胞因子的沉默效应导致的效应T细胞数量减少;以及高孕酮对整个免疫系统,尤其对T淋巴细胞的全面影响[12]。虽然上述机制不能直接套用于人类,但此研究凸显了免疫学在妊娠中的作用,以及在这种母体-胚胎基因双重状态下调控中的作用。

炎症和免疫平衡

蜕膜水平存在一种特殊类型的淋巴细胞——T辅助细胞(Th1、Th2和Th17),它们对孕期的免疫调节至关重要。这些Th细胞表面表达CD4受体,能产生不同的细胞因子以影响细胞免疫[3]。

一方面,Th1淋巴细胞能分泌促炎细胞因子,激活吞噬作用并增加细胞毒性,如肿瘤坏死因子a(TNF-α)、干扰素-γ和白细胞介素(ILs)IL-1、IL-2、IL-12、IL-15和IL-18。另一方面,Th2淋巴细胞产生IL-4、IL-5、IL-10和IL-13以及粒细胞-巨噬细胞集落刺激因子(GM-CSF)。这些细胞因子能促进体液免疫反应,抵消Th1的作用,具有抗炎效果。

机体会根据面临的免疫刺激调整Th1/Th2平衡以促进或抑制炎症反应。具体而言,在妊娠状态会偏向于Th2主导的免疫应答,减少Th1的细胞毒性和炎症活性。在这种情形下,研究普遍认为是孕酮水平升高促进了抗炎细胞因子(IL-4、IL-10)的合成,同时减少了与Th1反应有关的细胞因子(IL-2、IL-12、干扰素-γ)的体内循环。此外,有研究表明,子宫微环境中的胚胎也会通过促进IL-10和转化生长因子-ß(TGF-ß)的分泌导致免疫平衡的改变,从而偏向于Th2淋巴细胞介导的免疫反应[3,13]。

因此,妊娠是在抗炎免疫状态下进行的,并且胚胎和新生儿中也是抗炎免疫模式。因此在出生时,个体呈现出Th2主导的免疫系统,但随着最初的微生物定植,这种免疫系统也会发生改变,从而也能产生Th1介导的反应。

结合上述内容,这种免疫平衡的失衡是否会导致自然妊娠和ART后妊娠的结局变差呢?实际上,有研究发现,在无胚胎妊娠和复发性流产(RPL)的病例中Th2主导的免疫应答消失,抗炎所必需的IL-10、IL-4等白介素分泌减少,甚至会失衡为Th1主导的免疫应答[14,15]。

然而,这些失衡单独并不是造成不良妊娠结局的原因[3];它们可能只反映了由其他未知因素引起的妊娠丢失,或者是疾病多方面的一部分,如果这些因素综合起来,就可能会产生这些负面的生殖后果。

此外,最近的免疫学研究不再过分重视Th1/Th2模式,而是更加强调Th17细胞的作用及其与调节性T细胞(Tregs)的关系。

Th17是一种辅助性T细胞,通过细胞因子IL-17发挥明显的促炎作用。另一方面,Tregs是一种淋巴细胞,能够消除同种异体的CD4+和CD8+T细胞。在人类和小鼠体内均存在Tregs细胞,妊娠状态下,它们在环境中某些趋化因子如TGF-β的作用下,在血液中频率增加且在蜕膜中增殖[12,16]。

实际上,在有子宫腺肌病和子宫内膜异位症的女性患者中可观察到Th17/Treg失衡(Th17增加,Treg减少)。这种失衡在此类患者,尤其是子宫腺肌病患者中与子宫水平的促炎状态和免疫亢进的形成相关,最终导致了患者的生殖功能紊乱[17]。基于此证据,一些学者认为这种失衡与早期反复流产(RM)有关[18,19]。

慢性子宫内膜炎[20]、肥胖症[21]和多囊卵巢综合征(PCOS)[22]等几种严重影响生育能力的疾病也出现了类似的促炎症状态。在这些疾病中,CD68+和CD163+M2、巨噬细胞的比例较高,这也是此类免疫损伤的表现。

上述所有内容均支持了Tregs是实现健康妊娠所必需的,同时也强调了维持适度的巨噬细胞和促炎T细胞水平的重要性。同样,这些失衡也并不是导致这些患者不良生育结局的唯一原因。这一点,再加上没有能够预测女性在未来怀孕时是否会出现这些免疫失衡的筛查方式,大大阻碍了上述研究结果的临床实用性[3]。

免疫调节疗法:纠正失衡

尽管存在争议,研究人员还是尝试了多种方法调节孕妇的免疫应答来纠正所产生的免疫失衡,避免可能出现的炎症和高反应状态,从而改善妊娠结局。本章稍后将着重讨论使用TNF-α阻滞剂、脂肪乳剂和静脉注射免疫球蛋白等以恢复Th2免疫状态的治疗方法。

首先,阿达木单抗(抗TNF-α)是一种成熟的生物制药产品,能特异性识别并中和促炎细胞因子TNF-α。如前所述,TNF-α是Th1淋巴细胞介导的细胞毒性反应的特征之一。由于具有抗炎作用,这种TNF-α阻断剂已在常规临床实践中用于治疗炎症性肠病、银屑病和类风湿关节炎等[23]。然而,研究尚未充分调查这种药物在接受IVF或卵胞质内单精子注射(ICSI)治疗的女性患者中的作用,也不知道这类药物能否纠正患者体内Th1/Th2的失衡。目前尚未发现任何随机对照试验支持这种治疗方法,已进展的研究均为观察性研究。

部分研究表明,与对照组相比,在有Th1/Th2失衡的ART患者中使用阿达木单抗和其他疗法可能会改善治疗组的临床结局(着床率、临床妊娠率和活产率)[24,25]。但是在解释这些结果的时候必须非常谨慎,因为这些研究的实验设计不完善,无法将结论直接用于临床。鉴于目前还没有足够的、经过充分设计的研究证据来支持这类药物的有效性,因此在将这种药物引入IVF/ICSI患者的常规治疗方案之前,有必要继续进行相关的研究[23]。

值得注意的是,除了缺乏该类药物在ART中有效性的证据外,一些研究还对其在妊娠期间的安全性提出了强烈质疑。一项系统性综述发现,TNF-α受体阻滞剂有可能会对孕妇造成特定的药物伤害,增加其胎儿患先天性畸形和早产的风险[26]。

许多研究的结论都与这一关联相矛盾,因此关于这一问题也存在诸多争议[27]。再加上此类药物有相对较长的半衰期,可通过胎盘运输,且可能引起新生儿免疫抑制作用(可能会引起感染),导致许多医生建议在妊娠期或至少在妊娠前三个月内避免使用这类药物[27,28]。因此,在没有病变的情况下,孕妇不应考虑使用TNF-α受体阻滞剂,而对于使用TNF-α受体阻滞剂治疗银屑病等炎症性疾病的孕妇,则必须根据具体情况具体讨论。这些疾病也会影响妊娠,因此必须对停止治疗的利弊进行评估[27]。

为避免Th1主要的免疫应答而提出的另一种潜在的治疗方法是使用脂肪乳剂,目前用于肠外营养,可通过抑制促炎细胞因子的活性发挥作用。

目前只有一项随机安慰剂对照双盲实验进行了相关研究。研究人员发现两组间的生化妊娠率没有差异,但脂肪乳剂组的持续妊娠率和活产率更高[29]。然而,由于所开展研究的效能有限,无法确认这种差异是由偶然因素还是治疗所致的。

此外,另一项检测此种疗法有效性的前瞻性队列研究发现对照组的活产率接近30%,而脂肪乳剂处理组无一例活产,导致研究不得不提前终止[30]。

因此,和阿达木单抗一样,目前没有研究能表明脂肪乳剂处理的安全性和有效性,因此这种治疗方案也不能用于临床。

最后一种免疫调节疗法是静脉注射免疫球蛋白G(IVIG)。这种疗法能维持合适的Th1/Th2淋巴细胞比例,在治疗某些特定的炎症和自身免疫性疾病时,包括吉兰-巴雷综合征、复发性炎症性多发性神经病和川崎病等,具有较好的治疗效果。

IVIG之所以有用,是因为它能够减少细胞毒性NK细胞和B淋巴细胞的数量,并增加Tregs的数量。根据现有文献,在ART中使用此类药物可以调节免疫系统,将可能出现的Th1细胞毒性免疫应答转向更理想的Th2免疫应答[23]。

然而,不是所有人体试验都认为此类药物对接受IVF/ICSI周期的患者有效。但是值得注意的是,一些研究人员认为,在ART中使用IVIG可能对有Th1/Th2比率升高或CD56+CD3-细胞数量异常高的特定患者群体有益[24,31]。

不过,一些得出此类结论的研究统计效能较低,且大多数研究并未发现使用IVIG能带来更好的疗效。因此,实际上这种疗法在ART中可能并无用处[7]。

一项研究表明,在既往有流产或着床失败的患者中,经IVIG治疗后有更高的着床率,但两组间的妊娠率并无差异[32]。同样,另一项为了确认IVIG在IVF周期和供卵周期有效性的研究表明,IVIG不能改善生育结局,这表明其他因素例如胚胎质量等,可能比母体的免疫状态更为重要[33]。随后的一项荟萃分析也得出了类似的结论[34],表明目前缺乏高质量的证据来支持在 ART 中使用 IVIG。

由此可见,此方面的研究并未发现使用这种免疫调节疗法有任何益处,也未能改善周期的临床结局。此外,该疗法成本高昂,且存在过敏性休克等副作用,因此不宜使用[35]。

事实上,某些监管机构,如人类受精与胚胎学管理局(HFEA),并不推荐在 ART 周期中使用本节讨论的 IVIG 和其他免疫调节剂(TNF-α 阻滞剂和脂肪乳剂)等。也就是说,在辅助生殖周期中添加这些疗法并不能有效提高大多数不育患者的生育概率[36]。

不过,尽管现有证据表明这些免疫调节疗法并不能给一般患者带来益处,但相关研究和许多患者表现出的免疫失衡状态使得临床医生更多地去关注免疫学,并将其视作妊娠的核心环节。因为某些疗法只能改善特定人群的 ART 结局,因此必须牢记个性化医疗的重要性,需要事先对每对夫妇进行研究,以确定采用本章所提及的免疫调节疗法是否有益处。

总之,根据前文所述,母胎耐受性的建立是多种机制共同介导的,能确保不同基因来源的两个个体间的共存。同样,为了早期胎盘的形成和健康的妊娠,需要严格控制此过程中的炎症反应。

强调 Treg 细胞的作用和维持适当的免疫平衡对于避免妊娠并发症和紊乱是非常重要的。此外,本章节还强调了继续研究作用于巨噬细胞和 T 淋巴细胞介导的免疫应答的潜在疗法的必要性。鉴于巨噬细胞和 T 淋巴细胞是整个免疫机制的重要组成部分,能帮助母体系统适应妊娠状态,本章还将讨论免疫系统的其他细胞成分。

自然杀伤细胞:在胎盘形成和免疫相容性中的作用

自然杀伤细胞(NK)是另一种和 T 细胞一样在妊娠和 ART 中广受关注的淋巴细胞。NK 细胞发现于 20 世纪 70 年代,但其演化起源早于 T 细胞[37]。这两类细胞在功能和表型上极其相似,主要区别在于 NK 细胞缺乏 TCR。因此,NK 细胞表面缺少从体细胞基因重组获得的可以靶向识别外来物质的受体。

NK 细胞主要通过 HLA 配体发挥免疫功能。NK 细胞能识别和攻击缺乏 HLA I 类分子的细胞,当 NK 细胞与其他表达机体 HLA I 类分子的细胞结合时,这种细胞毒性会被抑制。这种现象被称为自我应答缺失,是机体应对病毒感染和癌症所必需的[8]。

子宫自然杀伤细胞和外周血自然杀伤细胞

NK 细胞是子宫中比例最高的淋巴细胞(70%~90% 的淋巴细胞),但在外周血中含量极少(5%~10% 的淋巴细胞),这表明 NK 细胞可能与生育功能相关[3]。除了定位不同,研究人员还发现了其他证据支持子宫自然杀伤细胞(uNK)和外周血自然杀伤细胞(pbNK)是不同种类的。通过免疫组化可以发现这些 NK 细胞表面的受体有所区别。

uNK 细胞表面高表达 CD56 但不表达 CD16($CD56^{bright}CD16^{-}$),然而 90% 的 pbNK 细胞表面 CD56 表达偏低但表达 CD16($CD56^{dim}CD16^{+}$)[38]。pbNK 细胞介导的细胞毒性反应是机体对抗肿瘤和感染所必需的,但在 uNK 细胞中这种反应极少见,更多的是与细胞因子生成相关[7,39]。

由于定位和表面受体等方面的差异,测定的 pbNK 细胞数量与子宫微环境中的 NK 细胞数量没有必然联系,因此在 ART 过程中不应当采用基于外周血测定的治疗。实际上,根据外周血的 NK 细胞定量 uNK 细胞也是不可能的,这些细胞在机体中的含量也会随机体状态而变化[3,40]。

实际上,NK 细胞的总数量会随着患者的机体免疫状态,例如感染、应激、锻炼等因素而处于波动状态,但特别值得注意的是,uNK 细胞的数量与月经周期密切相关,而 pbNK 细胞的数量与月经周期并无关系[4,41]。

在增殖期,uNK 细胞水平较低,排卵后数量增加,在分泌晚期达到高峰(图 47-1a)。若成功受精,uNK 细胞数目会持续升高至妊娠前几周,直到妊娠 20 周左右滋养层细胞完成侵袭过程才下降。此外,青春期前和绝经后女性的 uNK 细胞含量较低,因此研究人员认为 uNK 细胞数目的波动可能与激素水平相关[7,42]。

鉴于孕酮在月经周期中的变化与 uNK 细胞的变化一致,孕酮被认为是调控 uNK 细胞变化的激素。但是这种调控是间接的,因为 uNK 细胞缺乏孕酮受体(PR)[43]。其潜在机制可能是有 PR 的基质细胞对升高的孕酮产生应答,释放 IL-15(图 47-1b),这种细胞因子有利于 uNK 细胞的增殖活性,因此被认为是导致 uNK 细胞数目波动的直接原因[8,44]。

另一个证据是,研究发现若未成功受精,黄体退化会导致孕酮降低,从而引起 IL-15 和 uNK 细胞数目降低。因此,IL-15 是 uNK 细胞增殖和分化的核心细胞因子,能使其在月经周期和妊娠前三个月发挥生物功能,此部分将在后续详细介绍[45]。

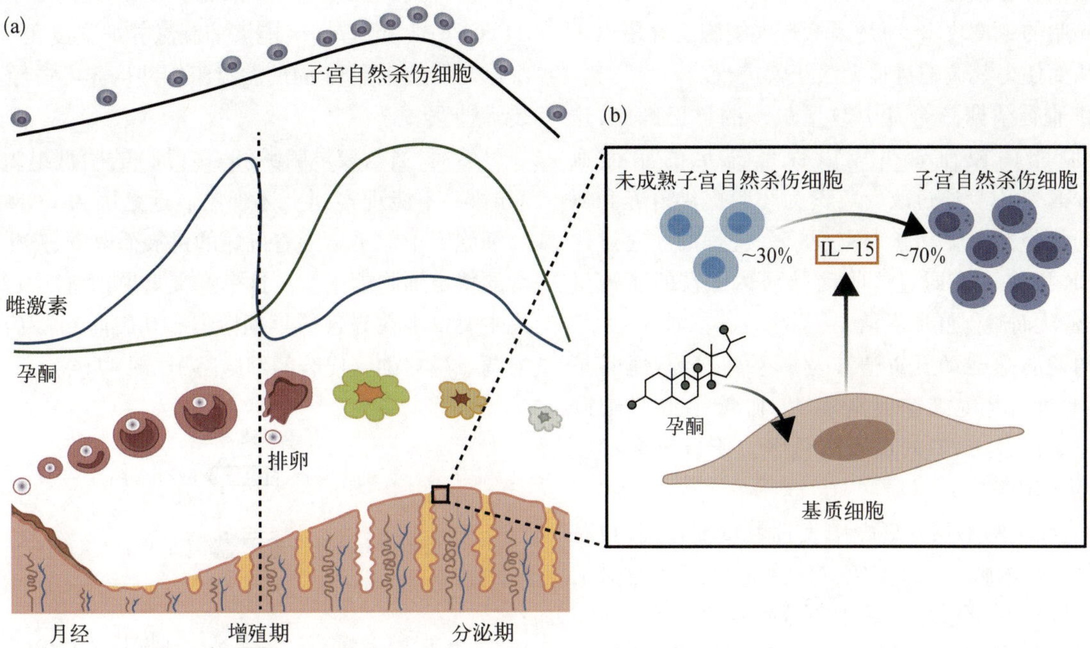

图 47-1 (a)月经周期中的 uNK 细胞变化情况。uNK 细胞数目在增殖期上升,若未受精则随后降低。(b)孕酮依赖的 uNK 细胞成熟和增殖机制假设图

uNK 细胞的起源

关于 uNK 细胞还有很多疑问是不明确的。首先需要关注的是这种特定的淋巴细胞类型是如何起源的。uNK 细胞是从哪里来的?它们是一直存在于子宫中,还是在激素调控下从机体其他部位迁移而来的?

关于此问题目前有多种假说。部分学者认为 uNK 细胞是一个局部反应,是子宫的一种细胞分化类型,部分细胞或前体会转化为 uNK 细胞。当 pbNK 细胞定植在内膜后会在 TGF-β 的作用下转化为 uNK 细胞。基质细胞分泌的 TGF-β 能促进 $CD16^+$ 的 pbNK 细胞变为 $CD16^-$ 的 uNK 细胞。同样,除 pbNK 细胞外,定位于蜕膜组织的表达 CD34 的未分化前体细胞也可能转化为 uNK 细胞[38,46]。

其他理论则支持了 pbNK 细胞或造血干细胞从血液中迁移至子宫这一假说。子宫微环境中的细胞因子会募集上述细胞,随后这些前体细胞也受到细胞因子调控并分化为 uNK 细胞。宫腔内的 IL-15 和其他白介素能为 uNK 细胞的转化和后续的增殖提供有利的环境[7,46,47]。

如上所述,部分假说尝试解释了 uNK 细胞的起源以及为什么主要存在于子宫内,且其数量随月经周期和妊娠而变化。然而,此过程是否完全是局部反应仍不明确,也无法确认分化前的细胞是从血液中募集的,还是子宫内先前存在的细胞类型,抑或来源于两种现象的结合[7]。

考虑到 uNK 细胞在子宫微环境中的大量存在,以及越来越多人认识到免疫学在成功妊娠中的重要作用,有关 uNK 细胞各方面知识的缺乏令人担忧。

uNK 细胞在妊娠中的作用:从排斥理论到血管生成和 EVT 侵袭中的重要作用

如前所述,uNK 细胞几乎不存在细胞毒性,尤其是与 pbNK 细胞相比。尽管如此,在很长一段时间里,考虑二者的特征和功能,这两种细胞群都统称为 NK 细胞。因此,受"自然杀伤"这一名称所隐含的细胞毒性的影响,部分研究人员和临床医生认为它们是母体攻击和排斥胚胎的一种潜在机制[4,7]。

一些研究人员在进行 ART 助孕的患者中测量了 uNK 和 pbNK 细胞数目,与其他患者相比,RM 和生殖系统疾病患者中观察到了更多的 uNK 细胞数目[48,49]。因此,有人推测这些女性的免疫系统过度激活,有潜在危险的 NK 细胞数目增多,可能是导致妊娠丢失的原因。

尽管后续的系统性综述发现,这些细胞的数量与生殖结果之间并没有明确的相关性[50,51],但在对 uNK 细胞的进一步研究中表明,uNK 细胞在妊娠发育过程中的实际作用与"排斥理论"截然不同,这也是免疫学参与生殖过程中最具争议的问题之一。

事实上,并没有证据表明 NK 细胞群会导致胚胎免疫排斥现象。与 T 细胞类似,这些细胞成分可能是建立母体-胎儿耐受性的基础之一,也是能滋养胚胎直至分娩的胎盘形成的基础之一[7,52]。因此,部分 RM 患者中出现的 NK

细胞数量增加可能会影响正常的妊娠发育,这并不是因为所谓的对胚胎的免疫攻击,而是因为这些细胞组分超出了正常范围从而使得其调控进程无法正常进行。

uNK细胞是孕期三个月中数量最多的淋巴细胞,这是因为它们能调控血管生成以保证充足的胎盘血供[53,54]。uNK细胞是通过改变负责为胚胎提供营养和氧气的子宫动脉分支螺旋动脉来实现这一进程的。通过这种方式,uNK细胞可使通过这些动脉到达子宫的血流量增加100倍,从而确保胚胎存活[45,53]。

妊娠初期的螺旋动脉重塑涉及一系列过程:血管扩张、通透性增加、内皮细胞逐渐丧失、血管平滑肌细胞(VSMC)分离以及EVT的血管内侵袭。所有改变都受uNK细胞的控制[55]。

然而,这些细胞不仅在妊娠中发挥着重要作用,也是保证适当的子宫内膜稳态所必需的。因此,从这个意义上来说,大量月经出血的女性内膜血管成熟度的改变可能与uNK细胞的失调有关。如前所述,内膜周期需要uNK细胞的波动性改变,uNK细胞数目在窗口期达到峰值。内膜周期中的任一失调都会导致稳态失衡和月经不规律,例如前文提到的大量月经出血[56]。

因此可以确定,无论是在妊娠过程中还是在内膜稳态过程中,uNK细胞在女性生育过程中都扮演着重要角色,并可以通过旁分泌信号发挥作用。事实上,在非妊娠期的子宫内膜,尤其是在妊娠的前几周,这些细胞会表达某些特定的血管生成因子(VEGF-C、Ang1、Ang2等)。通过这些因子,血管生成过程加快,螺旋动脉发生重塑,从而保证了母体向胚胎提供充足的血流。这些都是妊娠的关键步骤,尤其是在妊娠的早期阶段[7,55]。编码其中一些血管生成因子的基因中的某些多态性与特发性RM有关,这表明了这一血管重塑过程的重要性,并且所有相关分子和细胞都需要适当发挥作用才能保证健康妊娠所需的血供[57]。

同样,uNK细胞也能控制滋养细胞侵袭。最初研究者认为这些细胞是通过直接的细胞毒性来促进EVT侵袭的。然而,现在已经知道,虽然uNK细胞叫作"自然杀伤",但几乎没有任何细胞毒性,因此直接作用是有误的[55]。

相反,uNK的功能是通过分泌一系列细胞因子来调节这一进程的,以防止滋养细胞侵袭不良或过度。这就解释了为什么会出现宫外孕,以及为什么胚胎会黏附在过度生长且侵袭不受控制的前次剖宫产的瘢痕组织上。在上述情况中,蜕膜的缺失会引起蜕膜中细胞(如uNK细胞)的缺失,导致侵袭过程失控,胎盘也无法正常形成[7]。

目前已经广泛研究了uNK细胞的细胞因子分泌模式。体外实验证明,uNK细胞分泌的细胞因子,如TNF-α、TGF-β1和IFN-γ,能够抑制滋养细胞侵袭[58,59]。uNK细胞与胎龄12~14周的胎盘组织共培养可诱导EVT的侵袭活性[60]。

然而,当与较早胎龄(8~10周)的胎盘组织进行共培养时,并不能观察到上述现象。这是因为uNK细胞分泌的细胞因子似乎会随着妊娠的进展而改变,产生适合各孕龄的特定细胞因子。从这个意义上说,血管生成因子的合成主要发生在妊娠的早期阶段(10周前),随后则转向分泌调节滋养细胞侵袭的细胞因子(图47-2)。

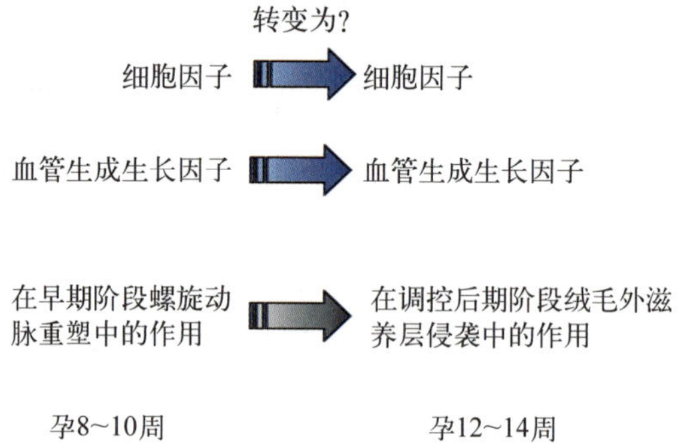

图47-2 uNK细胞功能和分泌物随胎龄变化的差异示意图。自孕12周起,uNK细胞开始分泌更多与EVT侵袭调控有关的细胞因子,并减少血管生成因子的分泌[55]

这两种功能不同的血管生成因子和细胞因子谱的转化机制尚不明确。然而,这些研究结果表明,在胎盘形成过程中需要精细地控制,因为妊娠结局与胎盘功能密切相关。血管生成和EVT的侵袭过程必须严格控制且应在适当的时间进行,前者发生在孕龄8~10周,后者则在孕龄12周以后。在其他时间段出现上述任何一种现象,或者血管生成和侵袭过度或不足,都可能影响妊娠的进展,并可能导致不良妊娠结局,如子痫前期、RM或RIF[7,52,55]。母胎界面上发生的复杂的细胞和分子相互作用确保了这些早期妊娠过程的正常发展。有大量的因素参与其中,不同层面(分子、细胞、组织等)的相互作用以及遗传组合的多样性使得该领域的研究极为困难,这也让人了解到免疫系统的复杂性及其每个组成部分在正常妊娠过程中发挥的重要作用。

尽管涉及的生物学方面千差万别,但如前所述,uNK细胞与滋养细胞之间的相互作用是血管生成和胎盘组织侵袭正常进行的最重要因素之一。此过程也是生殖免疫学的重要研究领域之一。

母胎作用:KIR/HLA-C结合物及生育结局

uNK细胞与EVT之间主要是通过HLA分子相互作

用(图 47-3)。滋养层细胞表达的 HLA-G 能与 LILR 家族成员和杀伤细胞免疫球蛋白样受体(KIR)结合。部分临床指标,如胎盘和胎儿体重,以及先兆子痫的发生,都与这类 HLA 分子及其在蜕膜中的相互作用有关。同样,它们也与母胎耐受性的建立有关[61,62]。

此外,uNK 细胞表面的 CD94/NKG2 异二聚体上有 HLA-E 受体(图 47-3)。这些配体的功能可能与 uNK 细胞释放细胞因子有关,能确保胎儿生长所需的充足营养供应。同样,HLA-F 与 NK 受体 ILT2 和 ILT4 结合,但其功能尚不明确[7,63,64]。

最后,EVT 表达的最后一种 HLA-C 分子,通过 KIR 受体与 uNK 细胞相互作用[61]。这一连接广受关注,不仅是因为它们所表现的高度遗传多态性,也是因为不同的遗传组合可能会影响生育结局。KIRs 是由位于人类染色体 19q13.4 上的一组高度多态性基因编码的。根据免疫球蛋白样的胞外结构域的数量,可分为 KIR2D 和 KIR3D 两类,分别编码两个和三个结构域。同样,根据每个基因编码的胞内尾的长度,也可分为长尾(KIR2DL 和 KIR3DL)或短尾(KIR2DS 和 KIR3DS)两类(图 47-3)[65,66]。

不过,在科学界更常用的分类是基于受体的功能。根据受体调控 uNK 细胞行为和功能的能力,共有超过 1110 个 KIR 等位基因并被分为两类:KIR A(抑制型)和 KIR B(激活型)[67]。此外,激活型 KIR 受体的胞内尾较短,而抑制型 KIR 受体的胞内尾较长[68]。

根据上述分类,可按照这些基因的类型和数量为这些受体设定单倍型。因此,单倍型 A 表达七个 KIR3DL3-2DL3-2DL3-2DL1-2DL4-3DL1-2DS4-3DL2 基因。

其中只有 2DS4 是激活因子,会因突变而功能缺失。其他 KIR 类型均为单倍型 B。根据遗传的单倍型,每个个体的 KIR 基因型可能是 AA(无激活型 KIR)、AB 或 BB(不同的激活型 KIR)[7,69]。另一种分类方法也用于临床实践,它只根据活化 KIR 的缺失或存在来区分为 KIR AA 和 KIR Bx。这些 KIR 受体的配体,即 EVT 细胞表达的 HLA-C 分子,同样根据 α1 结构域第 80 位是否存在二态性分为两类:若该位点是天冬酰胺,则为 HLA-C1;若为赖氨酸,则为 HLA-C2[70]。根据类型不同,这些异型对 KIR 受体的亲和力也有所不同。因此,HLA-C1 是抑制型受体 KIR2DL2(单倍型 B)和 KIR2DL3(单倍型 A)的配体,而 HLA-C2 是激活型受体 KIR2DS1(单倍型 B)和抑制型受体 KIR2DL1(单倍型 A)的配体。HLA-C2 与抑制型 KIR 的结合强度远大于 HLA-C1,因此对 uNK 细胞有更强的抑制作用[71]。

鉴于部分 HLA/KIR 的结合与妊娠疾病高风险相关,在妊娠期间母体的 KIR 与胎儿的部分 HLA-C 等位基因的结合可能会影响生育结局。多项研究证实,KIR AA 基因型(无激活型 KIR)的女性最有可能罹患子痫前期和 RM。此外,若母体的纯合 KIR AA 基因型与胎儿的 HLA-C2 基因的结合比母体多,则子痫前期、RM 和胎儿生长受限(FGR)的风险会进一步增加[69,72,73]。

上述现象的根本原因可能是 HLA-C2 分子对 uNK 细胞的过度抑制。由于与 HLA 配体的高亲和力,KIR2DL1 受体可能与这些不良事件最为相关。相反,单倍型 B 的 KIR2DS1 受体通过与 HLA-C2 结合,能促进 uNK 细胞激活,从而弥补 KIR2DL1 产生的抑制作用,产生保护作用。

对 uNK 细胞的抑制作用越强,产生的细胞因子和血管生成因子越少,进而会阻碍正常妊娠所需胎盘的形成过程。此状态下滋养细胞的侵袭能力更差(图 47-4),并与 RM,子痫前期和 FGR 的发生有关[7,73,74]。

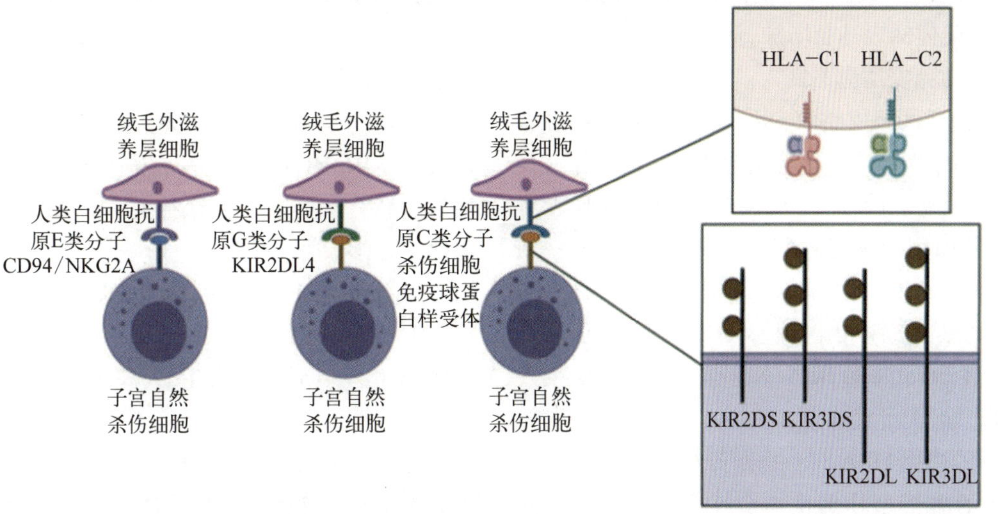

图 47-3　uNK 细胞与 EVT 细胞的 HLA 配体之间的相互作用。此外还展示了 HLA-C 的异构体以及 KIR 的分类(取决于胞外结构域的数量和胞内尾的长度)[7]

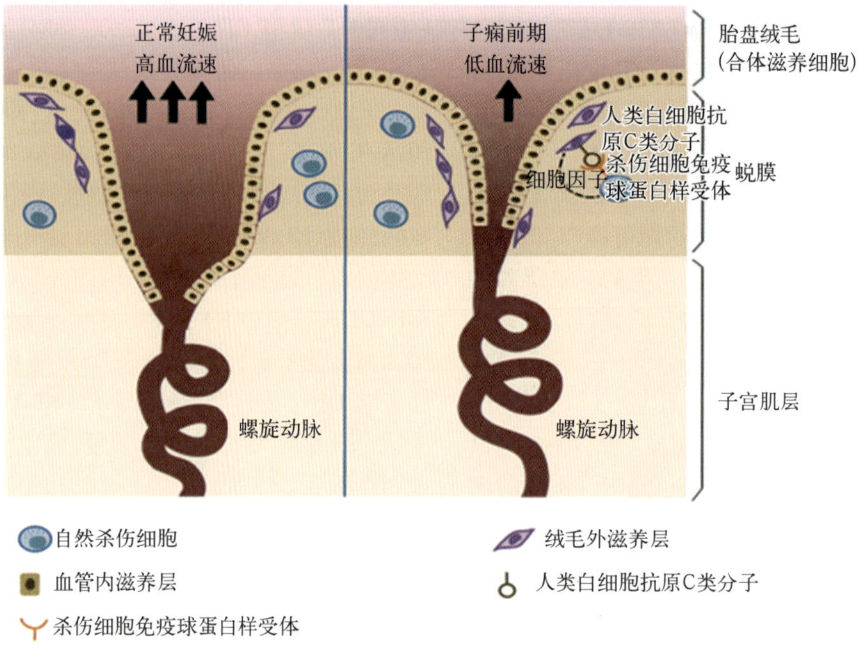

图47-4　妊娠早期正常胎盘形成(左图)和不良胎盘形成(右图)的示意图[53]

在辅助生殖治疗周期中,这些情况可能会更加突出,尤其是在双胚胎移植(DET)和供卵方案等方面。虽然DET比例逐渐减少,但仍然存在。在这些情况下,母体uNK细胞KIR受体上结合的非自身抗原(HLA-C)数量越多,出现某些HLA/KIR不良反应的可能性就越大。

相比于自卵周期,供卵周期有更高的母体发病率(先兆子痫、FGR等)和早产率[75,76]。虽然这些可能与母亲年龄偏高相关,因为高龄是供卵的主要适应证,但在年轻的受捐者身上也会出现上述问题。因此研究者尝试寻找年龄以外的原因来解释这种情况,而免疫学方面的因素可能就是这一未知问题的答案。由于捐献者HLAs的父源性作用,外来HLA配体的表达会增加,从而更容易出现对其中任何一种配体的免疫适应不良[4]。

有研究表明,在供卵周期中DET后,与KIR BB患者相比,KIR AA基因型的受卵患者的早期流产率更高,其次是KIR AB基因型。同样,与KIR AB和KIR BB患者相比,KIR AA基因型受卵患者的LBR更低[72]。另一项研究也发现了类似结果,且在KIR AA患者中,移植C2C2整倍体胚胎的妊娠流产率相比移植C1C1或C1C2胚胎更高[77]。基于上述结果,母胎HLA/KIR组合可能会对生育结局产生显著影响,因此建议对KIR AA患者的赠卵供体进行免疫学选择,选择HLA-C1的卵母细胞或精子或表达抑制性KIR的单倍型作为供体[4]。这种干预措施成本低、风险小,但仍需进一步证实生殖疾病与特定KIR/HLA组合的关系。在常规辅助生殖方案中实施这种方案之前,需要进行有足够样本量的随机对照试验[69]。

一项在日本人群中进行的研究发现,子痫前期的发病率与HLA/KIR基因型之间没有关系[78]。然而,由于此研究样本量较小,缺乏足够的统计效能来支持相关结论。尽管该研究在统计学上存在缺陷,但它强调了在研究HLA/KIR组合时应考虑种族的差异性。由于KIR和HLA演化迅速,在具有大量HLA/KIR组合的人群中,KIR A单倍型和携带C2表位的HLA-C等位基因的频率各不相同[69]。

比如,与欧洲人等其他人群相比,日本人的KIR A单倍型频率较高,但HLA-C2等位基因频率较低[54]。根据研究人群不同,生殖行为可能对KIR和HLA-C多样性产生了选择性结果。编码这些基因的区域很可能已经快速进化以防止出现有风险妊娠的KIR/HLA组合,进一步证实了KIR/HLA基因型与生育结局之间的关系[7,69]。最后,值得注意的是,尽管有关KIR AA基因型负面影响的研究最多,但与不良生殖影响相关的不仅仅是抑制型KIR。携带KIR BB基因型的患者(尤其是存在KIR2DS1时)可能会出现uNK细胞的过度活化,进而可能影响生育结局。事实上,KIR2DS1的频率越高,出生体重越大[74]。

有研究提出,uNK细胞的过度活化可能会导致血管生成因子和细胞因子的生成增加。这反过来又会导致血管生成和血供增加。进入母胎界面的氧气增加可能会影响胎盘的发育,因为缺氧条件有利于滋养细胞的侵袭[7]。

在妊娠的前三个月，由于抗氧化酶较少，胎盘组织对氧气浓度相当敏感[79]。因此，氧分压升高以及可能氧化应激增高，可能会影响滋养细胞的侵袭进程，从而对妊娠产生负面影响。

RM 女性体内血管生成因子的产生增加支持了这一理论[80]。同样，在这些患者的子宫内膜中微血管数量增加，这表明血管生成增加[81]。

这也解释了部分 RM 患者体内升高的 uNK 细胞数量。uNK 细胞数量增加会产生与过度激活相同的效果。同样，血管生成增加也与患者体内孕酮水平升高有关。这种激素失衡会影响杀伤细胞凝集素样受体家族（KLRs）某些参与血管生成因子合成的基因的表达[82]。

综上所述，对 uNK 细胞的数量、功能及其 KIR 受体和 HLA 配体对妊娠产生的影响的相关研究，在将来可能会为预测和预防妊娠疾病的新方法打开一扇大门。

免疫调节疗法：对抗敌人

从目前的情况来看，受调控的滋养细胞侵袭对母体和胚胎的健康是必需的。虽然是侵袭过程，但并未观察到 uNK 细胞介导的免疫排斥现象。此外，已经证实 uNK 细胞对 EVT 细胞侵袭母体组织和胎盘的正常形成有积极作用[52]。

然而，由于潜在的细胞毒性，uNK 细胞可能会攻击滋养细胞，导致许多医生会通过血检测量 uNK 细胞数目，甚至对患者进行免疫调节治疗，并将 uNK 细胞数量的增加与 IVF 的不良结局联系起来[7]。这些免疫调节疗法包括 IVIG、脂肪乳剂、抗 TNF-α、父源性淋巴细胞免疫疗法、类固醇、黄体酮和 G-CSF。

在有关 T 细胞的章节中已讨论过 IVIG、脂肪乳剂、抗 TNF-α，它们能调控 Th1/Th2 平衡，减少可能与 NK 细胞水平升高相关的细胞毒性和炎症。然而目前的研究中，生育结局的改变并不足以支持常规使用这些疗法[23]。

另一种免疫调节疗法是淋巴细胞免疫疗法（LIT），该疗法始于 20 世纪 80 年代，其原理是向女性注射来自其男性伴侣的纯化淋巴细胞[83]。这种疗法的科学依据是事先暴露于父系抗原，以避免不必要的免疫反应从而损害妊娠。

这种疗法一直用于血检后 NK 细胞水平升高的患者，因为 NK 细胞可能会攻击胎儿，直至 2002 年 FDA 禁止此种疗法。所有关于淋巴细胞注射的研究都认为这种疗法无法改善生育结果，因此临床上不应考虑使用这种疗法[7,84]。

有研究报道，使用皮质类固醇治疗对复发性流产患者有积极作用。这些药物具有抗炎和免疫抑制功能。因此，这些药物有望改变免疫环境，降低细胞毒性和免疫亢性，而这些都是导致 RM 的原因。例如，服用泼尼松龙对 RM 的患者有利，但并不能改善其他 ICSI 的患者的妊娠率[85]。

上述结果和其他研究的结果并不一致。其他研究表明生育失败的患者在使用泼尼松龙治疗后妊娠结局并无变化，但实验组的 uNK 细胞数量减少了[86]。这是因为这类药物能通过减少总 uNK 细胞数目而发挥作用，但这种效果并不能影响后续的生育结局。

值得一提的是，另一项研究在未经选择的患者中使用了阿司匹林、多西环素和泼尼松龙的联合治疗[87]。结果表明在新鲜胚胎移植中，治疗组和对照组的生育结果没有任何差异。但在冷冻胚胎移植中，治疗组的活产率有所下降。

然而，在未经选择的患者或没有充分研究足以支持使用这种疗法的情况下，不加选择地使用皮质类固醇甚至会对患者的生育结局产生负面影响。因此，在对患者进行此类药物治疗时，应该考虑这些结果。不仅是皮质类固醇，ART 中其他的免疫调控疗法的有效性研究都引起了许多批评。由于研究设计的异质性，研究人群、注射方式、使用时间、使用剂量等都没有统一标准，因此无法对不同研究进行比较[7,84]。

由于目前还未确定 pbNK 和 uNK 细胞数目的正常阈值，不同研究根据自己的数据百分比进行划分，使得这些研究疗法的可变性和可重复性增高了。此外，通常只考虑异常升高的值，对那些低于正常范围的数值却缺少足够的关注。因此，此类疗法可能会进一步减少患者体内的 NK 细胞数量，从而可能造成有害影响[7]。

因此，在将此方法作为可能的诊断方式前，需要制订统一的 NK 细胞的临界水平和测量方法。同样，如前所述也必须区分 uNK 细胞群和 pbNK 细胞群，因为二者有不同的功能、表型和定位，并且两种细胞群的数目没有关联[40,84]。因此，对于生殖领域的研究，只在外周血中而不是直接在子宫内膜中寻找标记物并不合适[4]。虽然某些疗法对特定患者的治疗效果较好，但有综述报道，并没有足够的证据表明在 ART 中最常用的免疫调节疗法（IVIG、LIT、G-CSF 等）能预防 RM 或改善患者的生育结局，即使是在 NK 细胞数量和活性较高的特定群体中也是如此[88,89]。由于目前相关实验的异质性，且缺乏高质量证据，这些疗法仍处于研究阶段。若要将其用于临床，还需要进行大量研究。

因此，不鼓励将这些疗法用于 ART 患者的常规治疗。基于免疫制剂的经验疗法也并非无害：妊娠期间使用 IVIG 可能会引起包括头痛、皮疹、血栓形成和过敏性休克在内的副作用；在妊娠早期使用皮质类固醇可能会增加口面部腭裂风险;使用 LIT 治疗会导致严重的妊娠并发症,如肝炎、巨细胞病毒、流感样症状、输血反应及自身免疫问题[35,84]。

对此类疗法的应用应当慎之又慎,需根据每位患者的免疫情况进行个性化治疗。设计良好的大样本研究有助于明确和治疗能从此类疗法中获益的患者人群。迄今为止,研究者一直不加区分地对患者进行治疗,由于部分研究认为 RM 和其他不良妊娠结局与 NK 细胞水平升高相关联,有时甚至将 RM 作为唯一的纳入标准[48,49]。

然而其他研究并未发现上述相关性。一些荟萃分析和系统综述表明,在将 NK 细胞评估作为诊断工具之前,还需要进一步的研究和更统一的标准[50,51]。因此,不能根据简单分析的结果,例如 NK 细胞检测,来降低母体免疫系统;也不能在常规临床实践中将这些分析作为免疫因素的诊断标准;更不用说基于这些分析的免疫疗法了(表 47-1)。

表 47-1 ART 领域中免疫调控疗法研究的总结

免疫疗法	研究类型	研究描述	结局	参考文献	ART 中的应用
TNF-α 阻滞剂	回顾性观察研究	76 名接受新鲜 IVF/ICSI 周期治疗且 TNF-a/IL-10 细胞因子升高的患者同时接受了阿达木单抗和 IVIG 治疗。将生育结局与 IVF 基线特征和病史进行比较	将细胞因子条件最差的患者与细胞因子条件最好的患者进行比较,只有着床率有统计学差异	[24]	虽然部分研究支持这一疗法,但尚未证实其在临床中的有效性。需要关注妊娠期间使用此类药物的安全性
	前瞻性队列研究	75 名 Th1/Th2 细胞因子升高的生育力欠佳的患者被分为四组:同时使用 IVIG 和阿达木单抗、只使用 IVIG、只使用阿达木单抗以及不使用 IVIG 和阿达木单抗	第一组与第四组相比,以及第二组与第四组相比,着床率、临床妊娠率和活产率均有显著提高	[25]	
脂肪乳剂	随机安慰剂控制的双盲实验	纳入的 296 名患者被随机分为两组,在取卵日当天进行脂肪乳剂或生理盐水注射	脂肪乳剂的补充不会提高生化妊娠率	[29]	此疗法不能改善任何患者的临床结局。额外补充脂肪乳剂既没有必要也不推荐
	前瞻性队列研究	年龄在 40~42 岁、曾有过流产史或移植后未孕患者,在接受 IVF 治疗后静脉注射脂肪乳剂	脂肪乳剂组无临床妊娠,而未接受治疗的对照组的临床妊娠率为 40%,活产率为 30%	[30]	
IVIG	回顾性观察研究	76 名接受新鲜 IVF/ICSI 周期治疗且 TNF-a/IL-10 细胞因子升高的患者同时接受了阿达木单抗和 IVIG 治疗。将生育结局与 IVF 基线特征和病史进行比较	将细胞因子条件最差的患者与细胞因子条件最好的患者进行比较,只有着床率有统计学差异	[24]	尚未证明其临床实用性。其使用与副作用有关
	系统回顾和荟萃分析	研究了 IVIG 对着床率、临床妊娠率、活产率、流产率和每移植周期活产率的影响。截至 2013 年 6 月,在 PubMed、EMBASE 和 CNKI 数据库中进行检索,共纳入了 10 项研究	IVIG 组的着床率、妊娠率更高,流产率更低,但并不能改善活产率	[31]	
	与安慰剂的随机比较研究	纳入了 39 名曾有过流产或着床失败史的患者。18 名患者被随机分配到 IVIG 组(A 组),21 名患者被分配到安慰剂组(B 组)	IVIG 组的着床率更高,但并不能改善妊娠率	[32]	
	病例对照研究	纳入 330 名患者,进行 IVIG 治疗。入选标准为年龄在 18~49 岁,IVF/赠卵周期失败次数≥2,每周期至少移植 2 个优质胚胎。每个病例选择 2 个对照组	两组间的妊娠结局没有差异,但 IVIG 组患者的流产率更高	[33]	
	系统回顾	检索了 1946 年至今的 Embase、LILACS、MEDLINE、PsycINFO、CENTRAL 和 CINAHL 数据库,纳入了 3 项在 NK 细胞数量和活性升高的 ART 患者中使用辅助疗法效果的研究	辅助疗法(主要是 IVIG)在这一特定人群中似乎对 ART 的结果有一定的益处,但证据很少,质量也不高	[34]	

续表

免疫疗法	研究类型	研究描述	结局	参考文献	ART 中的应用
LIT	双盲实验	22 名患者注射了丈夫的淋巴细胞，27 名患者注射了自己的淋巴细胞	免疫细胞接种组的妊娠结局明显优于对照组	[83]	未证明其在临床中的有效性，而且对大多数患者而言存在安全隐患
	系统回顾	对在 Cochrane 妊娠与分娩小组注册的临床试验（截至 2014 年 2 月 11 日）进行了检索，共纳入了 20 项有关免疫疗法治疗既往流产 3 次或以上的患者的随机试验	治疗组和对照组的活产率无明显差异	[84]	
皮质类固醇	荟萃分析	在数据库中进行检索，纳入研究泼尼松龙对不明原因 RM 患者或 ART 治疗的患者影响的随机对照试验（RCT）	泼尼松龙疗法能改善特发性 RM 患者的妊娠结局，包括活产率、成功妊娠率和流产率	[85]	此疗法可能并不会改善一般人群的生育结局，但也可能有部分负面影响
	回顾性队列研究	纳入了 136 名 RM 或 RIF 的患者，其中 uNK 数量较多的妇女（$n=45$）接受了为期一个月的泼尼松龙治疗。对妊娠结果和并发症进行了比较	治疗组和未治疗组在妊娠结局或并发症方面没有任何差异	[86]	
	匹配的病例对照研究	485 名患者（病例组）接受了阿司匹林、多西环素和泼尼松龙的联合治疗。与 485 名未经治疗的患者进行对比，比较了两组患者的生育结局	新鲜周期中两组的生育结局没有明显差异。对于复苏周期，治疗组的 LBR 较低	[87]	

关于免疫系统在生殖过程中的作用还有待阐明，因此在常规使用之前，必须确定这些免疫调节剂如何影响 uNK 细胞的活性及其相互作用，并且这一点非常重要。uNK 细胞的作用、血管生成和 EVT 侵袭是生殖的核心过程，任何可能会改变这些进程的方面都需要深入研究。母胎界面的免疫系统非常复杂。在可能存在免疫因素的患者中，必须考虑所有细胞的相互作用，而不仅仅是单一的细胞亚群（NK 细胞），以便能提出个性化的治疗方法。

自身免疫：生育结局

抗磷脂综合征

抗磷脂综合征（APS）是一种全身性自身免疫性疾病，以动脉、静脉或小血管血栓形成、血小板减少和妊娠并发症（流产、死胎和严重子痫前期）为特征。其病因与抗磷脂抗体（APAs）的存在有关，其中最常见的是抗心磷脂抗体（aCL）、抗 β2 糖蛋白 -I（aβ2GPI）和狼疮抗凝物（LAC）[90,91]。

目前 APS 的推荐诊断标准是 2006 年制订的 Sapporo 标准[92]，至少存在一种临床表现（血栓形成或与妊娠相关的疾病）以及三种 APA 中至少有一种是阳性，且两次测量间隔 12 周（图 47-5）。

尽管这项在十几年前制订的诊断标准认为至少需要有三次原因不明的连续流产，但目前推荐的标准认为只要有两次流产即可，且无须连续流产。

女性生殖系统疾病与 APS 之间存在关系，是因为 APA 能与滋养细胞结合，导致异常的滋养细胞在血管内侵袭。同样，APS 中常见的 VEGF 水平改变也会导致妊娠所需血管形成出现问题[3]。母体流向胎盘的血流量明显减少，造成缺血性损伤、胎儿缺乏营养以及氧化应激增加，进而损害胎盘，最终导致宫内生长受限、子痫前期和胎儿夭折等不良后果。

此外，这些抗体还会影响子宫内膜蜕膜化，从而影响着床；同时它们会促进子宫内膜的促炎症状态，影响成功妊娠[93]。

然而，关于 APAs 是否与某些疾病，例如反复种植失败（RIF）之间存在关系还存在争议[3]。这方面的研究大多是病例对照研究或小规模队列研究，缺乏足够的数据来证明这些抗体对 RIF 的影响。

通常在 ART 中使用阿司匹林和肝素治疗 APS。阿司匹林能通过其抗血栓作用防止血小板聚集，可能消除 APA 介导的蜕膜间隙高凝状态。肝素除已知的抗凝作用外，还能阻碍 APA 与滋养细胞结合[3]。

研究表明，在 IVF/ICSI 患者中使用这些疗法并不能改善患者的生育结局，在常规临床诊疗中使用药物的证据也不足。但是如果患者患有抗磷脂综合征，情况就有所不同。对于反复流产（两次或两次以上）或出现子痫前期、死胎、FGR 和早产等产科并发症的 APA 患者，建议预防性使用肝素和小剂量阿司匹林[91]。然而，其他研究表明，在不孕症的初步评估中不建议检测这些自身免疫性抗体，只有在当患者出现反复妊娠丢失时才考虑检测上述指标，此时使用这些药物也无可非议了[94]，但对 ART 患者来说可能为时已晚。

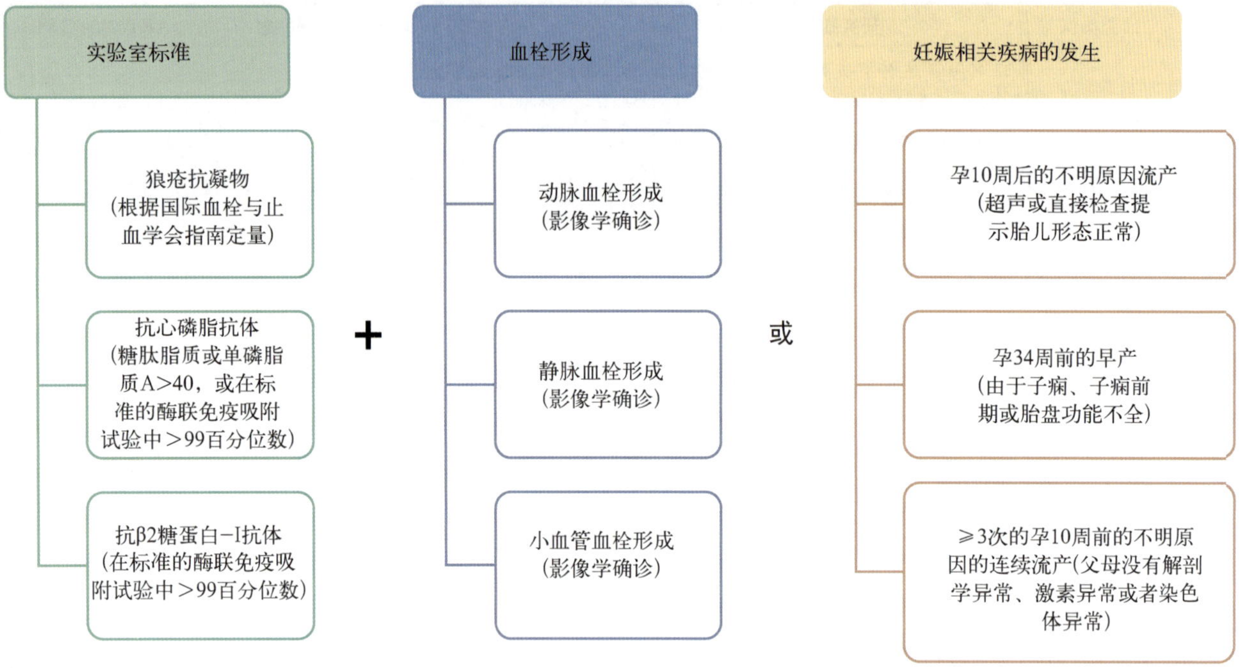

图 47-5 根据 Sapporo 标准诊断抗磷脂综合征(APS)的要点总结[90]

总之,APAs 与不良生育结局的关系以及针对 APA 的治疗能为患者带来益处是值得肯定的。

其他自身免疫性疾病及其对生殖的影响

虽然 APAs 是最常见的与妊娠障碍有关的自身免疫性抗体,但还有一些自身免疫性抗体也可能会影响妊娠。例如抗核抗体(ANAs),它是一种针对细胞核成分的非特异性抗体[95]。

部分研究证明了 ANAs 与生殖问题的关系,其中一项研究发现不孕女性中 ANAs 的出现频率高于生育能力正常的女性[96]。其他研究者也发现这些 ANA 与较低的妊娠率和植入率之间存在关联[94]。

这些自身免疫性抗体影响生殖的机制尚不清楚,一些学者认为其可能会对卵母细胞和胚胎产生有害影响[94]。在 ART 中曾考虑过针对这些患者采用糖皮质激素和小剂量阿司匹林。然而,这些只是处于研究阶段,尚未应用于临床。

随着研究的深入,血液中 ANAs 的存在可能与某些特定疾病如 RM 之间存在关联,但要最终证实这种联系仍需进一步的研究。继续进行这方面的研究,很可能会发现 ANAs 在确定符合各种免疫疗法条件的妇女群体中可能发挥的作用[95]。与 ANA 相似,针对卵巢不同部位的自身免疫性抗体(抗卵巢抗体,AOAs)在生殖自身免疫领域也被研究了很多年。AOAs 可能的抗原靶点包括卵泡刺激素(FSH)β 亚基、黄体、透明带和颗粒细胞。有研究表明,AOAs 的存在与某些疾病有关,如早发性卵巢功能不全(POI)等。但它们在这些疾病发展过程中的作用尚不清楚。此外,现有的检测这些自身免疫性抗体的方法特异性低,会导致假阳性率高,且缺少对检测结果的验证。这些都极大地限制了它们作为潜在生物标记物的作用,因此无法作为研究患者自身免疫性的常规分析方法[97]。

另一种与生殖功能有关的自身免疫性抗体是抗甲状腺抗体。有大量证据表明,甲状腺过氧化物酶(TPO)抗体是这类自身免疫性疾病中最常见的抗体,它的存在与流产、早产和妊娠期甲状腺疾病的发生密切相关。同样,有证据表明,它还可能与胎盘早剥、胎膜早破和孕产妇贫血的高风险有关[98]。

然而,若只纳入 ART 患者,这些结果值得商榷。有研究的结果与之前一致,抗甲状腺抗体的存在与受精率、着床率和妊娠率降低有关[99],但另一项荟萃分析则有不同结论[100]。此分析探究了抗甲状腺抗体对甲状腺功能正常[三碘甲状腺原氨酸(T3)和甲状腺素(T4)水平正常且无甲状腺疾病史者]的 ART 患者的影响,结果发现有抗甲状腺抗体患者在 ART 周期中的生育结果更差;但情况并非总是如此。通过测量促甲状腺激素(TSH)水平,可分出一组无亚临床甲状腺功能减退症的女性患者。有趣的是,在这组人群中,有无抗甲状腺抗体并不会对生育结局造成差异。

近期一篇荟萃分析试图解释成功生育与抗甲状腺抗体之间的关系[101]。该研究在亚临床甲状腺功能减退症的女性患者中探究了服用左甲状腺素的效果及其与妊娠结局的关系,并探究了甲状腺自身免疫疾病与复发性妊娠丢失的关系。

研究结果表明,服用左甲状腺素并不能使甲状腺功能正常的妇女受益,而且甲状腺自身免疫(TAI)与复发性妊娠丢失之间存在关联。虽然众所周知,甲状腺激素对卵母细胞成熟和月经周期至关重要,但抗甲状腺抗体影响妊娠发育的确切机制尚未完全阐明,即使在甲状腺功能正常的患者中,也能观察到上述现象[94]。

有研究探究了抗心磷脂综合征[102]和甲状腺自身免疫性疾病的关系,发现这二者有共同的病理生理过程和遗传背景。在患有 TAI 的女性中,抗心磷脂抗体或狼疮抗凝物的阳性率明显高于未患 TAI 的女性。针对 APA 导致的免疫功能紊乱的治疗方法不包括左甲状腺素和静脉注射免疫球蛋白 G(IVIG)。这就是为什么在患有 RPL 和甲状腺自身免疫性疾病的甲状腺功能正常的患者中,使用左甲状腺素治疗并不能改善妊娠结局。

对 RPL 的女性患者进行评估时,应根据现行的复发性流产指南进行 APAs 筛查,并特别关注有甲状腺自身免疫性疾病和整倍体胚胎丢失的患者。需要进行更多的研究,包括对患者进行仔细筛选、整倍体胚胎移植、自身免疫性疾病、胎盘形成相关分子的分子和转录组分析,以确定甲状腺自身免疫性疾病是否能作为免疫失衡的标志,而这种免疫失衡可能会影响母胎耐受性并增加 RPL 的风险。

目前并不提倡常规筛查抗甲状腺抗体,但应考虑对“高危”人群进行筛查,例如有反复流产或早产史的女性[98]。因此有必要探索这些抗体与不良妊娠结局之间的因果关系,以制订新的治疗策略,来提高妊娠成功率。对于有明显或亚临床甲状腺功能减退的患者,推荐补充甲状腺素。

上述所有自身免疫性抗体(APAs、ANAs、TPO 等)均是自身免疫功能亢进的信号,而自身免疫功能亢进本身就会导致生育结局变差。此外,不仅是自身免疫性抗体,一般的自身免疫性疾病(类风湿关节炎、系统性红斑狼疮、抗磷脂抗体综合征、系统性硬化症)也与妊娠障碍有关,这些疾病主要影响育龄期妇女,是引起自身免疫功能亢进和促炎状态的最主要原因[103]。

其他的不孕症中需要重点强调的自身免疫性疾病还有糖尿病和乳糜泻(CD)。糖尿病是一种复杂的疾病,可分为 1 型和 2 型,但分型并不包括所有与胰岛素分泌或作用受损有关的代谢紊乱。1 型糖尿病是一种自身免疫性疾病,其特征是自体活性 T 细胞和自身免疫性抗体对胰腺的免疫攻击,导致胰岛素分泌严重丧失。5%~14%的 2 型糖尿病患者有糖尿病相关的自身免疫性抗体。

成人隐匿性自身免疫性糖尿病(LADA)是一种自身免疫性糖尿病,其特点是成年后发病,存在与糖尿病相关的自身免疫性抗体,比典型的 2 型糖尿病患者更需要胰岛素治疗。LADA 不仅是成年发病的自身免疫性糖尿病中最常见的一种,也可能是一般自身免疫性糖尿病中最常见的一种。

在生殖领域,大多数功能性葡萄糖受损的检测试验都是在妊娠期进行的,而对其在孕前的用处知之甚少,在 ART 中更是如此。最近的一项研究发现[104],与胰腺自身免疫失控的患者相比,经精确诊断且代谢状态正常的患者的每周期活产率(LBR)显著增加。

糖尿病相关自身抗体(DAA)甚至在 LADA 诊断出现的数年前就已存在了。目前的孕前检查中并不包括对胰腺自身免疫性的检测,因此出现 RIF 或 RM 的受影响妇女常常被误诊。不推荐对所有的不孕症夫妇常规进行免疫或代谢筛查,但对于某些有“隐性”免疫或代谢紊乱的亚群患者而言,个性化筛查是十分有用的。

对于糖代谢紊乱,在 ART 之前只检测空腹血糖的检测方法在某些患者群体中并不适用。有研究曾报道,被诊断为甲状腺自身免疫性疾病、有糖尿病家族史、口服葡萄糖耐量试验(OGTT)后胰岛素反应受损的原因不明的 RM 或 RIF 患者可被视为一类特殊亚群,需要对这一部分患者进行特异性自身免疫检查以排除 DAA[104]。

总之,根据临床和代谢特征,能够很容易地识别有胰腺自身免疫性疾病和 LADA 的患者,并推荐这些患者进行正确治疗,这对于患者的孕前管理以及 ET 后的妊娠结局都有积极影响。

乳糜泻(CD)如今被认为是一种免疫介导的全身性疾病,与遗传易感儿童和成人从饮食中摄入麸质有关。未确诊的 CD 可能与反复自然流产、胎儿宫内生长受限、低出生体重、初潮延迟和更年期提前相关。

将不孕症纳入 CD 相关症状存在较大争议,由于文献结果相互矛盾,至今尚未对此达成共识。尽管 CD 与不良妊娠结局相关性的论文越来越多,但是否将有生殖问题的女性视为 CD 的高危人群仍无统一定论。有研究称,与正常饮食相比,采用无麸质饮食(GFD)的乳糜泻患者有更好的生育结局[105]。

根据现有知识,还无法对反复妊娠失败的女性的 CD 筛查提出具体建议,仍需进一步研究,且最好采用前瞻性研究,并谨慎处理 GFD 对生殖结果的有益影响这一结论。

自身免疫性疾病与不良妊娠结局之间的关系已被证实,因此有必要对这些患者提供个性化的 ART 治疗。孕前咨询、严格的疾病控制以及根据自身免疫性疾病的状态来制订胚胎移植计划是自身免疫性疾病管理中必须遵循的基本步骤,这能够最大限度地扩大生殖选择,并避免新生儿出现自身免疫功能紊乱[106]。

因此,如果存在自身免疫性抗体(如抗磷脂综合征),应对表现出免疫过度活跃的患者进行血检以明确其自身免疫性疾病的病因,并尽量将其与容易治疗的自身免疫疾病联系起来。这些自身免疫性疾病与生殖系统疾病之间的关联再次证明了免疫学在生殖领域的重要性,在对患者进行ART时必须考虑到这一点,尤其是不明原因不孕且未经免疫学检测的患者。

局部感染和妊娠

除了建立胎儿耐受性和参与早期胎盘形成进程外,子宫内膜的免疫机制还参与了对病原体的防御过程。巨噬细胞和树突状细胞是此过程主要的免疫成分,在有局部感染时,它们的数量和活性会增加[107]。

巨噬细胞和树突状细胞具有很强的吞噬能力,可以清除受感染的、凋亡的细胞和细胞碎片。巨噬细胞表面的Toll样受体4(TLR4)能识别革兰氏阴性细菌表面脂多糖(LPS)以触发这一过程[108]。巨噬细胞的活化能募集Treg并发挥免疫调节作用,从而重建子宫内膜组织稳态。

然而,在持续炎症情况下,也就是慢性子宫内膜炎(CE)中,这种稳态会消失。CE是由某些微生物反复感染引起的,包括大肠杆菌、链球菌、葡萄球菌、衣原体、支原体、解脲支原体、酵母菌和某些病毒。盆腔疼痛、功能失调性子宫出血、性生活障碍和白带增多都是CE的症状[20]。

CE被认为与较差的生殖结局有关,并且在RM和RIF病例中经常出现这种情况。对抗病原体的抗生素治疗可能会提高CE患者的生育成功率,使其达到无CE女性的水平。有学者认为,这种生育障碍的根本原因可能是局部免疫失衡,导致子宫内膜容受性等方面的改变。相比健康人群,CE患者体内有更多的CD68+巨噬细胞,这也支持了上述观点[20]。

然而,CE患者中也观察到了类似的Treg细胞增加,这是面对促炎环境的保护性免疫反应。但由于目前证据不足,还无法确定是子宫内膜水平的免疫失调导致的这些生育结局[108]。

尽管如此,CE的诊断和后续的治疗对于ART患者仍至关重要,有助于患者成功妊娠。此外,医护人员不应仅在生殖治疗期间对感染状态进行监测,更应在整个妊娠期和随后的分娩过程中对其持续关注。

研究人员普遍认为孕妇更易受到病毒感染,其重症和死亡的风险也更高。此外,感染不仅会影响产妇健康,还可能通过妊娠或分娩期间的病毒传播而波及胎儿。

巨细胞病毒(CMV)感染是最值得关注也是最容易导致宫内感染的病毒,它在育龄期女性的血清阳性反应率高达86%。巨细胞病毒是一种有包膜的双链DNA疱疹病毒,与同科的其他病毒类似,它在原发感染后会潜伏起来,随着病毒的再次传播或新毒株的出现,又会重新激活[109]。

已经有研究证实,在妊娠前几周感染巨细胞病毒可能会通过影响母胎免疫交流从而导致流产。EVT细胞中存在的CMV可能会调节uNK细胞的活性,增强其细胞毒性。这会导致子宫微环境中的细胞凋亡,同时影响母胎耐受性[110]。除去影响妊娠持续性外,妊娠前三个月的原发性CMV感染会造成30%的病例出现胎儿感染,且随孕周的增加,这一比例也会增加[111]。

然而,大多数先天性CMV感染在出生时是无症状的(75%~90%),在妊娠期感染得越晚,对胎儿可能造成的后果越小。

但需要注意的是,在这些无症状的新生儿中,约有四分之一会在出生后的前两年出现症状。与CMV相关的主要后遗症是感音神经性听力损失(SNHL)、神经系统缺陷和脑瘫。目前,应对CMV感染的方法是在妊娠期间进行预防、在被感染女性中使用CMV超免疫球蛋白以避免在高危妊娠中出现有症状的先天性感染,以及密切随访[109]。

最近出现的另一种病毒COVID-19也备受关注。但COVID-19感染对生育和妊娠的影响,以及是否存在垂直传播,还有待进一步研究。

近期的一项荟萃分析表明,COVID-19阳性母亲的所生子女大多是通过产后传播感染这一病毒的。但也有一些宫内胎儿母婴传播的病例报道[112]。

虽然许多病例为无症状感染,但慢性组织细胞间质炎的发生在COVID-19阳性的妊娠中需要重点关注。这种炎症包括炎症性单核细胞在胎盘绒毛间隙的聚集,与不良产科结局包括流产、死胎、宫内生长受限和早产密切相关[113]。

后续需要更大样本量的研究来揭示COVID-19感染对母婴的影响。考虑到很多抗COVID-19治疗的研究并未纳入孕妇,因此预防感染可能是目前避免上述情况的最佳手段[114]。

此外,关于孕妇可能更容易感染COVID-19的争议也增加了人们的疑虑和担忧,但随着对COVID-19的研究越来越多,这些疑虑和担忧应该可以得到解决。

局部免疫失衡对生殖和代谢紊乱的影响

在介绍了与生育相关的主要免疫成分(T 细胞、NK 细胞、自身免疫抗体等)之后,我们认为有必要对各种情况下的局部免疫失衡进行简要分析,在这些情况下,局部免疫失衡会影响妊娠的启动和继续。前文介绍了促炎和抗炎状态的失衡,接下来我们将按疾病类型对免疫失衡进行回顾,并介绍其所造成的生殖系统的改变。

首先将重点讨论子宫腺肌病和子宫内膜异位症这两种最常见的与局部免疫改变相关的疾病。在子宫腺肌病中出现的局部促炎状态(细胞因子如 TNF-α 升高、Th17 淋巴细胞升高、Treg 细胞减少)以及 uNK 细胞功能障碍,都与患者的着床率降低有关[17,115]。有研究表明,雌二醇水平的局部升高和孕酮水平的降低,以及免疫系统的调控作用,可能是子宫腺肌病患者生育结局较差的原因。

同样,子宫内膜异位症患者的子宫免疫系统也发生了一系列的促炎变化。巨噬细胞、未成熟树突状细胞和 Treg 细胞的表现各不相同。子宫内膜异位症患者的子宫内膜中 NK 细胞活性异常,且 Th17/Treg 细胞失衡。这种促炎状态是着床失败相关的致病机制[116]。

此外,在子宫内膜异位症患者中还发现了类固醇激素引起的全基因组异常特征,而抑制型 KIR 的高表达与这种情况有关[117,118]。

除了上述生殖系统疾病外,在 PCOS、胰岛素抵抗综合征、肥胖症等代谢性疾病中也发现了免疫失衡的促炎状态。在这些疾病中,子宫内膜成纤维细胞分化为蜕膜分泌细胞的蜕膜化过程通常会发生改变。

这可能是因为高胰岛素血症和胰岛素抵抗损害了与孕酮相关的必要信号通路,从而影响了子宫内膜容受性[118]。在肥胖症和多囊卵巢综合征这两种常见的会导致不孕的代谢性疾病中,均存在上述两种表现。

此外,POCS 患者的子宫内膜免疫细胞也发生了改变[22],表现为促进的慢性轻度炎症状态,虽与肥胖无关,但与妊娠失败有关[119]。与 PCOS 相关的临床特征会导致内膜的性激素受体和辅助受体表达失调,增强子宫内膜胰岛素抵抗,因此导致慢性轻度炎症、免疫功能障碍、子宫内膜基因表达异常和内膜细胞异常,而上述异常状态通常与反复妊娠失败相关。

总　结

本章讨论了参与生殖过程并在 ART 进程中发挥作用的多种免疫系统组分,同时阐明了包括巨噬细胞、T 细胞和 NK 细胞等免疫细胞的重要性。然而,能影响生育结局的因素(细胞、自身免疫抗体、受体等)数量众多,这也表现出了免疫的复杂性。同时,由于每个组分间都会产生特定的相互作用,因此不能孤立地考虑每种成分,这也阻碍了该领域的研究对于有明确免疫病因的患者,应考虑进行免疫调节治疗,以纠正淋巴细胞失衡,避免炎症状态,并进行个体化治疗(对 APS 患者使用 AAS 和肝素,对乳糜泻患者使用无麸质饮食,对 LADA 患者控制其代谢水平等)。此外,HLA/KIR 的组合对生育结局的影响可能会为免疫供体的选择提供创新性的方法。

此外,对有子宫内膜感染或自身免疫性疾病的患者进行管理和治疗,对于患者的妊娠成功至关重要。充分控制上述疾病的发展对此类患者非常有效。

与免疫相关的生殖系统疾病有很多,虽然妊娠和活产受到很多因素影响,但免疫学是其中不可低估的重要因素之一。

(汪萌译,朱丽霞、靳镭校)

参考文献

[1] Luke B. Pregnancy and birth outcomes in couples with infer-til-ity with and without assisted reproductive technology: With an emphasis on US population-based studies. Am J Obstet Gynecol. 2017; 217(3):270-81.

[2] Yang Z, Liu J, Collins GS, et al. Selection of single blastocysts for fresh transfer via standard morphology assessment alone and with array CGH for good prognosis IVF patients: Results from a randomized pilot study. Mol Cytogenet. 2012; 5(1):24.

[3] Franasiak JM, Scott RT. Contribution of immunology to implantation failure of euploid embryos. Fertil Steril. 2017; 107(6):1279-83.

[4] Alecsandru D, Garcia-Velasco JA. Why natural killer cells are not enough: A further understanding of killer immunoglobulin-like receptor and human leukocyte antigen. Fertil Steril. 2017; 107(6):1273-8.

[5] Medawar P. Some immunological and endocrinological problems raised by the evolution of viviparity in vertebrates. Symp Soc Exp Biol. 1953; 7:320-38.

[6] Colucci F, Moffett A, Trowsdale J. Medawar and the immunological paradox of pregnancy: 60 years on. Eur J Immunol. 2014; 44(7):1883-5.

[7] Diaz-Hernandez I, Alecsandru D, Garcia-Velasco JA, et al. Uterine natural killer cells: From foe to friend in reproduc-

tion. Hum Reprod Update. 2021; 27(4):720-46.

[8] Moffett A, Chazara O, Colucci F. Maternal allo-recognition of the fetus. Fertil Steril. 2017; 107(6):1269-72.

[9] Parham P. Antigen recognition by T lymphocytes. In: The Immune System, 4th ed. Garlans Sciences, eds. New York: Taylor & Francis Group, LLC, pp. 113-148, 2015.

[10] Makrigiannakis A, Karamouti M, Drakakis P, et al. Fetomaternal immunotolerance. Am J Reprod Immunol. 2008; 60(6):482-96.

[11] Apps R, Gardner L, Moffett A. A critical look at HLA-g. Trends Immunol. 2008; 29(7):313-21.

[12] Nancy P, Erlebacher A. T cell behavior at the maternal-fetal interface. Int J Dev Biol. 2014; 58(2-4):189-98.

[13] Wegmann TG, Lin H, Guilbert L, et al. Bidirectional cytokine interactions in the maternal-fetal relationship: Is successful pregnancy a TH2 phenomenon? Immunol Today. 1993; 14(7):353-6.

[14] Del Prete G, Maggi E, Romagnani S. Human Th1 and Th2 cells: Functional properties, mechanisms of regulation, and role in disease. Lab Invest. 1994; 70(3):299-306.

[15] Raghupathy R. Th1-type immunity is incompatible with successful pregnancy. Immunol Today. 1997; 18(10):478-82.

[16] Tilburgs T, Roelen DL, van der Mast BJ, et al. Evidence for a selective migration of fetus-specific CD4+CD25bright regulatory t cells from the peripheral blood to the decidua in human pregnancy. J Immunol. 2008; 180(8):5737-45.

[17] Bourdon M, Santulli P, Jeljeli M, et al. Immunological changes associated with adenomyosis: A systematic review. Hum Reprod Update. 2021; 27(1):108-29.

[18] Galgani M, Insabato L, Cali G, et al. Regulatory t cells, inflammation, and endoplasmic reticulum stress in women with defective endometrial receptivity. Fertil Steril. 2015; 103(6):1579-86. e1.

[19] Wang WJ, Hao CF, Qu QL, et al. The deregulation of regulatory T cells on interleukin-17-producing T helper cells in patients with unexplained early recurrent miscarriage. Hum Reprod. 2010; 25(10):2591-6.

[20] Li Y, Yu S, Huang C, et al. Evaluation of peripheral and uterine immune status of chronic endometritis in patients with recurrent reproductive failure. Fertil Steril. 2020; 113(1):187-96. e1.

[21] Catalano PM, Shankar K. Obesity and pregnancy: Mechanisms of short term and long term adverse consequences for mother and child. BMJ. 2017; 356:j1.

[22] Liu S, Hong L, Mo M, et al. Evaluation of endometrial immune status of polycystic ovary syndrome. J Reprod Immunol. 2021; 144: 103282.

[23] Hviid MM, Macklon N. Immune modulation treatments-where is the evidence? Fertil Steril. 2017; 107(6):1284-93.

[24] Winger EE, Reed JL, Ashoush S, et al. Degree of TNF-alpha/IL-10 cytokine elevation correlates with IVF success rates in women undergoing treatment with adalimumab (Humira) and IVIG. Am J Reprod Immunol. 2011; 65(6):610-8.

[25] Winger EE, Reed JL, Ashoush S, et al. Treatment with adalimumab (Humira) and intravenous immunoglobulin improves pregnancy rates in women undergoing IVF. Am J Reprod Immunol. 2009; 61(2):113-20.

[26] Pottinger E, Woolf RT, Exton LS, et al. Exposure to biological therapies during conception and pregnancy: A systematic review. Br J Dermatol. 2017; 178(1):95-102.

[27] Johansen CB, Jimenez-Solem E, Haerskjold A, et al. The use and safety of TNF inhibitors during pregnancy in women with psoriasis: A review. Int J Mol Sci. 2018; 19(5):1349.

[28] Chambers CD, Johnson DL. Emerging data on the use of anti-tumor necrosis factor-alpha medications in pregnancy. Birth Defects Res A Clin Mol Teratol. 2012; 94(8):607-11.

[29] Dakhly DM, Bayoumi YA, Sharkawy M, et al. Intralipid supplementation in women with recurrent spontaneous abortion and elevated levels of natural killer cells. Int J Gynaecol Obstet. 2016; 135(3):324-7.

[30] Check JH, Check DL. Intravenous intralipid therapy is not ben-eficial in having a live delivery in women aged 40-42 years with a previous history of miscarriage or failure to conceive despite embryo transfer undergoing in vitro fertilization-embryo transfer. Clin Exp Obstet Gynecol. 2016; 43(1):14-5.

[31] Li J, Chen Y, Liu C, et al. Intravenous immunoglobulin treat-ment for repeated IVF/ICSI failure and unexplained infertility: A systematic review and a meta-analysis. Am J Reprod Immunol. 2013; 70(6):434-47.

[32] De Placido G, Zullo F, Mollo A, et al. Intravenous immunoglobulin (IVIG) in the prevention of implantation failures. Ann N Y Acad Sci. 1994; 734:232-4.

[33] Zapata A, Pacheco A, Alecsandru D, et al. Does IVIG improve cycle outcome in women undergoing IVF/oocyte donation after failed cycles? Fertil Steril. 2013; 100(3):S376.

[34] Polanski LT, Barbosa MAP, Martins WP, et al. Interventions to improve reproductive outcomes in women with elevated natural killer cells undergoing assisted reproduction

techniques：A systematic review of literature. Hum Reprod. 2013；29(1)：65–75.

[35] Duhem C, Dicato MA, Ries F. Side-Effects of intravenous immune globulins. Clin Exp Immunol. 1994；97(Suppl 1)：79–83.

[36] Human Fertilization and Embryology Association. Immunological tests and treatments for fertility. Human Fertilization and Embryology Authority, 2021. Accessed January 21, 2022. Available from：https://www.hfea.gov.uk/treatments/treatment-add-ons/immunological-tests-and-treatments-for-fertility/.

[37] Versteeg R. NK cells and T cells：Mirror images? Immunol Today. 1992；13(7)：244–7.

[38] Trundley A, Moffett A. Human uterine leukocytes and pregnancy. Tissue Antigens. 2004；63(1)：1–12.

[39] Cooper MA, Fehniger TA, Caligiuri MA. The biology of human natural killer-cell subsets. Trends Immunol. 2001；22(11)：633–40.

[40] Moffett A, Shreeve N. First do no harm：Uterine natural killer (NK) cells in assisted reproduction. Hum Reprod. 2015；30(7)：1519–25.

[41] Pantazi A, Tzonis P, Perros G, et al. Comparative analysis of peripheral natural killer cells in the two phases of the ovarian cycle. Am J Reprod Immunol. 2010；63(1)：46–53.

[42] Kammerer U, Rieger L, Kapp M, et al. Immunocompetent cells in the endometrium of fetuses and children. Hum Reprod. 2003；18(5)：969–75.

[43] Arruvito L, Giulianelli S, Flores AC, et al. NK cells expressing a progesterone receptor are susceptible to progesterone-induced apoptosis. J Immunol. 2008；180(8)：5746–53.

[44] Okada H, Nakajima T, Sanezumi M, et al. Progesterone enhances interleukin–15 production in human endometrial stromal cells in vitro. J Clin Endocrinol Metab. 2000；85(12)：4765–70.

[45] Wilkens J, Male V, Ghazal P, et al. Uterine NK cells regulate endometrial bleeding in women and are suppressed by the progesterone receptor modulator asoprisnil. J Immunol. 2013；191(5)：2226–35.

[46] Keskin DB, Allan DS, Rybalov B, et al. TGFbeta promotes conversion of CD16 + peripheral blood NK cells into CD16–NK cells with similarities to decidual NK cells. Proc Natl Acad Sci U S A. 2007；104(9)：3378–83.

[47] Hanna J, Wald O, Goldman-Wohl D, et al. CXCL12 expression by invasive trophoblasts induces the specific migration of CD16–human natural killer cells. Blood. 2003；102(5)：1569–77.

[48] Quenby S, Bates M, Doig T, et al. Pre-implantation endometrial leukocytes in women with recurrent miscarriage. Hum Reprod. 1999；14(9)：2386–91.

[49] Sacks G, Yang Y, Gowen E, et al. Detailed analysis of peripheral blood natural killer cells in women with repeated IVF failure. Am J Reprod Immunol. 2012；67(5)：434–42.

[50] Seshadri S, Sunkara SK. Natural killer cells in female infertility and recurrent miscarriage：A systematic review and meta-analysis. Hum Reprod Update. 2014；20(3)：429–38.

[51] Tang AW, Alfirevic Z, Quenby S. Natural killer cells and pregnancy outcomes in women with recurrent miscarriage and infertility：A systematic review. Hum Reprod. 2011；26(8)：1971–80.

[52] Colucci F. The role of KIR and HLA interactions in pregnancy complications. Immunogenetics. 2017；69(8–9)：557–65.

[53] Yang X, Yang Y, Yuan Y, et al. The roles of uterine natural killer (NK) cells and KIR/HLA–c combination in the development of preeclampsia：A systematic review. Biomed Res Int. 2020；2020：4808072.

[54] Hiby SE, Walker JJ, O'Shaughnessy KM, et al. Combinations of maternal KIR and fetal HLA–Cgenes influence the risk of preeclampsia and reproductive success. J Exp Med. 2004；200(8)：957–65.

[55] Lash GE, Robson SC, Bulmer JN. Review：Functional role of uterine natural killer (uNK) cells in human early pregnancy decidua. Placenta. 2010；31 Suppl：S87–92.

[56] Biswas Shivhare S, Bulmer JN, Innes BA, et al. Menstrual cycle distribution of uterine natural killer cells is altered in heavy menstrual bleeding. J Reprod Immunol. 2015；112：88–94.

[57] Su MT, Lin SH, Chen YC, et al. Genetic association studies of ACE and PAI–1 genes in women with recurrent pregnancy loss：A systematic review and meta-analysis. Thromb Haemost. 2013；109(1)：8–15.

[58] Otun HA, Lash GE, Innes BA, et al. Effect of tumour necrosis factor-alpha in combination with interferon-gamma on first trimester extravillous trophoblast invasion. J Reprod Immunol. 2011；88(1)：1–11.

[59] Lash GE, Otun HA, Innes BA, et al. Inhibition of trophoblast cell invasion by TGFB1, 2, and 3 is associated with a decrease in active proteases. Biol Reprod. 2005；73(2)：374–81.

[60] Lash GE, Otun HA, Innes BA, et al. Regulation of extravillous trophoblast invasion by uterine natural killer cells is dependent on gestational age. Hum Reprod. 2010；25(5)：1137–45.

[61] Parham P. NK cells and trophoblasts: Partners in pregnancy. J Exp Med. 2004; 200(8):951-5.

[62] Hviid TV. HLA-g genotype is associated with fetoplacental growth. Hum Immunol. 2004; 65(6):586-93.

[63] Shobu T, Sageshima N, Tokui H, et al. The surface expression of HLA-f on decidual trophoblasts increases from mid to term gestation. J Reprod Immunol. 2006; 72(1-2):18-32.

[64] Lepin EJ, Bastin JM, Allan DS, et al. Functional characterization of HLA-f and binding of HLA-f tetramers to ILT2 and ILT4 receptors. Eur J Immunol. 2000; 30(12):3552-61.

[65] Colonna M, Samaridis J. Cloning of immunoglobulin-superfamily members associated with HLA-c and HLA-b recognition by human natural killer cells. Science. 1995; 268(5209):405-8.

[66] Biassoni R, Cantoni C, Falco M, et al. The human leukocyte antigen (HLA)-c-specific "activatory" or "inhibitory" natural killer cell receptors display highly homologous extracellular domains but differ in their transmembrane and intracytoplasmic portions. J Exp Med. 1996; 183(2):645-50.

[67] Vilches C, Parham P. KIR: Diverse, rapidly evolving receptors of innate and adaptive immunity. Annu Rev Immunol. 2002; 20: 217-51.

[68] Hong Y, Wang X, Lu P, et al. Killer immunoglobulin-like receptor repertoire on uterine natural killer cell subsets in women with recurrent spontaneous abortions. Eur J Obstet Gynecol Reprod Biol. 2008; 140(2):218-23.

[69] Moffett A, Chazara O, Colucci F, et al. Variation of maternal KIR and fetal HLA-c genes in reproductive failure: Too early for clinical intervention. Reprod Biomed Online. 2016; 33(6):763-9.

[70] Mandelboim O, Reyburn HT, Vales-Gomez M, et al. Protection from lysis by natural killer cells of group 1 and 2 specificity is mediated by residue 80 in human histocompatibility leuko-cyte antigen c alleles and also occurs with empty major his-tocompatibility complex molecules. J Exp Med. 1996; 184(3):913-22.

[71] Winter CC, Gumperz JE, Parham P, et al. Direct binding and functional transfer of NK cell inhibitory receptors reveal novel patterns of HLA-c allotype recognition. J Immunol. 1998; 161(2):571-7.

[72] Alecsandru D, Garrido N, Vicario JL, et al. Maternal KIR haplotype influences live birth rate after double embryo transfer in IVF cycles in patients with recurrent miscarriages and implantation failure. Hum Reprod. 2014; 29(12):2637-43.

[73] Hiby SE, Apps R, Sharkey AM, et al. Maternal activating KIRs protect against human reproductive failure mediated by fetal HLA-C2. J Clin Investig. 2010; 120(11):4102-10.

[74] Hiby SE, Apps R, Chazara O, et al. Maternal KIR in combination with paternal HLA-C2 regulate human birth weight. J Immunol. 2014; 192(11):5069-73.

[75] Pecks U, Maass N, Neulen J Oocyte donation. Dtsch Ärztebl Int. 2011; 108(3):23-31.

[76] Masoudian P, Nasr A, de Nanassy J, et al. Oocyte donation pregnancies and the risk of preeclampsia or gestational hypertension: A systematic review and metaanalysis. Am J Obstet Gynecol. 2016; 214(3):328-39.

[77] Morin SJ, Treff NR, Tao X, et al. Combination of uterine natural killer cell immunoglobulin receptor haplotype and trophoblastic HLA-c ligand influences the risk of pregnancy loss: A retrospective cohort analysis of direct embryo genotyping data from euploid transfers. Fertil Steril. 2017; 107(3):677-83. e2.

[78] Saito S, Takeda Y, Sakai M, et al. The incidence of pre-eclampsia among couples consisting of Japanese women and Caucasian men. J Reprod Immunol. 2006; 70(1-2):93-8.

[79] Quenby S, Nik H, Innes B, et al. Uterine natural killer cells and angiogenesis in recurrent reproductive failure. Hum Reprod. 2008; 24(1):45-54.

[80] Chen X, Liu Y, Cheung WC, et al. Increased expression of angiogenic cytokines in CD56+uterine natural killer cells from women with recurrent miscarriage. Cytokine. 2018; 110:272-6.

[81] Chen X, Man GCW, Liu Y, et al. Physiological and pathological angiogenesis in endometrium at the time of embryo implantation. Am J Reprod Immunol. 2017; 78(2).

[82] Liu L, Huang J, Li TC, et al. The effect of elevated progesterone levels before oocyte retrieval in women undergoing ovarian stimulation for IVF treatment on the genomic profile of peri-implantation endometrium. J Reprod Immunol. 2017; 121:17-25.

[83] Mowbray JF, Liddell H, Underwood J, et al. Controlled trial of treatment of recurrent spontaneous abortion by immunization with paternal cells. Lancet. 1985; 325(8435):941-3.

[84] Wong LF, Porter TF, Scott JR. Immunotherapy for recurrent miscarriage. Cochrane Database Syst Rev. 2014; 2014(10):CD000112.

[85] Dan S, Wei W, Yichao S, et al. Effect of prednisolone administration on patients with unexplained recurrent miscarriage and in routine intracytoplasmic sperm injection: A meta-analysis. Am J Reprod Immunol. 2015; 74(1):89-97.

[86] Cooper S, Laird SM, Mariee N, et al. The effect of prednisolone on endometrial uterine NK cell concentrations and pregnancy outcome in women with reproductive failure. A retrospective cohort study. J Reprod Immunol. 2019; 131:1-6.

[87] Motteram C, Vollenhoven B, Hope N, et al. Live birth rates after combined adjuvant therapy in IVF-ICSI cycles: A matched casecontrol study. Reprod Biomed Online. 2015; 30(4):340-8.

[88] Woon EV, Day A, Bracewell-Milnes T, et al. Immunotherapy to improve pregnancy outcome in women with abnormal natural killer cell levels/activity and recurrent miscarriage or implantation failure: A systematic review and meta-analysis. J Reprod Immunol. 2020; 142:103189.

[89] Achilli C, Duran-Retamal M, Saab W, et al. The role of immunotherapy in in vitro fertilization and recurrent pregnancy loss: A systematic review and meta-analysis. Fertil Steril. 2018; 110(6):1089-100.

[90] Pignatelli P, Ettorre E, Menichelli D, et al. Seronegative antiphospholipid syndrome: Refining the value of "non-criteria" antibodies for diagnosis and clinical management. Haematologica. 2020; 105(3):562-72.

[91] Petri M. Antiphospholipid syndrome. Transl Res. 2020; 225:70-81.

[92] Miyakis S, Lockshin MD, Atsumi T, et al. International con-sensus statement on an update of the classification criteria for definite antiphospholipid syndrome (APS). J Thromb Haemost. 2006; 4(2):295-306.

[93] Rodrigues VO, Soligo A, Pannain GD. Antiphospholipid anti-body syndrome and infertility. Rev Bras Ginecol Obstet. 2019; 41(10):621-7.

[94] Deroux A, Dumestre-Perard C, Dunand-Faure C, et al. Female infertility and serum auto-antibodies: A systematic review. Clin Rev Allergy Immunol. 2016; 53(1):78-86.

[95] D'Ippolito S, Ticconi C, Tersigni C, et al. The pathogenic role of autoantibodies in recurrent pregnancy loss. Am J Reprod Immunol. 2020; 83(1):e13200.

[96] Reimand K, Talja I, Metsküla K, et al. Autoantibody studies of female patients with reproductive failure. J Reprod Immunol. 2001; 51(2):167-76.

[97] Szeliga A, Calik-Ksepka A, Maciejewska-Jeske M, et al. Autoimmune diseases in patients with premature ovarian insuffi-ciency-our current state of knowledge. Int J Mol Sci. 2021; 22(5).

[98] Dhillon-Smith RK, Coomarasamy A. TPO antibody positivity and adverse pregnancy outcomes. Best Pract Res Clin Endocrinol Metab. 2020; 34(4):101433.

[99] Zhong Y-p, Ying Y, Wu H-t, et al. Relationship between antithyroid antibody and pregnancy outcome following in vitro fertilization and embryo transfer. Int J Med Sci. 2012; 9(2):121-5.

[100] He H, Jing S, Gong F, et al. Effect of thyroid autoimmunity per se on assisted reproduction treatment outcomes: A meta-analysis. Taiwan J Obstet Gynecol. 2016; 55(2): 159-65.

[101] Dong AC, Morgan J, Kane M, et al. Subclinical hypothyroidism and thyroid autoimmunity in recurrent pregnancy loss: A systematic review and meta-analysis. Fertil Steril. 2020; 113(3):587-600. e1.

[102] Kim NY, Cho HJ, Kim HY, et al. Thyroid autoimmunity and its association with cellular and humoral immunity in women with reproductive failures. Am J Reprod Immunol. 2011; 65(1):78-87.

[103] Marder W, Littlejohn EA, Somers EC. Pregnancy and autoimmune connective tissue diseases. Best Pract Res Clin Rheumatol. 2016; 30(1):63-80.

[104] Alecsandru D, Barrio A, Andia V, et al. Pancreatic autoimmunity: An unknown etiology on patients with assisted reproductive techniques (ART)-recurrent reproductive failure. PLoS One. 2018; 13(10):e0203446.

[105] Alecsandru D, Lopez-Palacios N, Castano M, et al. Exploring undiagnosed celiac disease in women with recurrent reproductive failure: The gluten-free diet could improve reproductive outcomes. Am J Reprod Immunol. 2020; 83(2): e13209.

[106] Andreoli L, Fredi M, Nalli C, et al. Pregnancy implications for systemic lupus erythematosus and the antiphospholipid syndrome. J Autoimmun. 2012; 38(2-3): J197-J208.

[107] Erlebacher A. Immunology of the maternal-fetal interface. Annu Rev Immunol. 2013; 31(1):387-411.

[108] Alecsandru D, Garcia Velasco JA. The excessive presence (percentage or number) of endometrial immune cells in patients with chronic endometritis cannot be associated with reduced endometrial receptivity or recurrent pregnancy failure. Fertil Steril. 2020; 113(1):85-6.

[109] Navti OB, Al-Belushi M, Konje JC. Cytomegalovirus infection in pregnancy-An update. Eur J Obstet Gynecol. 2021; 258: 216-22.

[110] Lin X, Chen Y, Fang Z, et al. Effects of cytomegalovirus infection on extravillous trophoblast cells invasion and immune function of NK cells at the maternal-fetal interface. J Cell Mol Med. 2020; 24(19):11170-6.

[111] Stagno S, Pass RF, Cloud G, et al. Primary cytomegalovirus infection in pregnancy. Incidence, transmission to fetus,

and clinical outcome. JAMA. 1986; 256(14):1904-8.

[112] Raschetti R, Vivanti AJ, Vauloup-Fellous C, et al. Synthesis and systematic review of reported neonatal SARS-CoV-2 infections. Nat Commun. 2020; 11(1):5164.

[113] Schwartz DA, Baldewijns M, Benachi A, et al. Chronic histiocytic intervillositis with trophoblast necrosis is a risk factor associated with placental infection from coronavirus disease 2019 (COVID-19) and intrauterine maternal-fetal severe acute respiratory syndrome coronavirus 2 (SARS-CoV-2) transmission in live-born and stillborn infants. Arch Pathol Lab Med. 2021; 145(5):517-28.

[114] Wastnedge EAN, Reynolds RM, van Boeckel SR, et al. Pregnancy and COVID-19. Physiol Rev. 2021; 101(1):303-18.

[115] Horton J, Sterrenburg M, Lane S, et al. Reproductive, obstetric, and perinatal outcomes of women with adenomyosis and endometriosis: A systematic review and meta-analysis. Hum Reprod Update. 2019; 25(5):593-633.

[116] Vallvé-Juanico J, Houshdaran S, Giudice LC. The endometrial immune environment of women with endometriosis. Hum Reprod Update. 2019; 25(5):565-92.

[117] Kitawaki J, Xu B, Ishihara H, et al. Association of killer cell immunoglobulin-like receptor genotypes with susceptibility to endometriosis. Am J Reprod Immunol. 2007; 58(6):481-6.

[118] Franasiak JM, Alecsandru D, Forman EJ, et al. A review of the pathophysiology of recurrent implantation failure. Fertil Steril. 2021; 116(6):1436-48.

[119] Palomba S, Piltonen TT, Giudice LC. Endometrial function in women with polycystic ovary syndrome: A comprehensive review. Hum Reprod Update. 2021; 27(3):584-618.

辅助生殖技术中刺激周期的监测

Martina Capuzzo 和 Antonio La Marca

引　言

卵巢刺激是辅助生殖技术(ART)的里程碑之一。它被视为一种旨在诱导多个卵泡发育的药物治疗方法。它通常用于两个目的:

1. 对于定时性交或人工授精(IUI),诱导一个或两个卵泡的生长。

2. 在体外受精周期(IVF)中,获得多个卵母细胞[1]。自1978年试管婴儿诞生以来,ART不断发展,自然周期的使用很快被卵巢刺激方案所取代,以优化ART技术的结局。控制卵巢刺激(COS)的主要目标是获得大量成熟的卵母细胞,受精后形成一组胚胎。这种策略使每个周期获得更多的卵母细胞,更多的胚胎可供移植,因此显著增加了患者的妊娠率[2]。因此,卵巢刺激旨在解决两个问题:一个是消除完全没有卵母细胞获取的风险。另一种是通过获得一些胚胎,移植最佳质量的胚胎来提高妊娠概率。

根据最新的NICE关于生育问题评估和治疗的指南,每一个接受促性腺激素或枸橼酸氯米芬卵巢刺激的妇女都应该接受超声监测[3]。卵巢刺激周期监测的目的如下:

1. 在定时性交或宫内授精中,要监测卵巢刺激周期,以适当评估手术的时机,并尽量减少多胎妊娠的风险。同时如出现多个卵泡发育时应告知患者,并与夫妇仔细讨论多胎妊娠的影响。如出现三个或更多的优势卵泡,则不鼓励性交或人工授精[4]。

2. 在体外受精周期中,监测卵巢刺激周期,以评估卵巢过度刺激综合征(OHSS)的风险,同时达到辅助生殖治疗所需的最佳卵巢反应。对于临床医生来说,监测卵巢刺激的目的为观察哪些患者反应不充分,哪些患者有发生周期取消的风险[5]。

刺激前评估

ART治疗的患者是异质性的,因此,进行良好的治疗前评估是很重要的。

超声

在卵巢刺激开始前,应进行"基础"超声检查。它的目的是在治疗开始前评估子宫、卵巢和其他盆腔器官。基础评估使医生将整个刺激过程中进行的超声检查与初始的超声检查比较。

基础超声检查的主要评估包括:

- 子宫位置的方向。
- 子宫内膜的厚度。
- 任何卵泡测量。
- 是否存在子宫肌瘤、息肉或卵巢囊肿。

虽然每个患者进行基础超声检查的确切日期可能略有不同,但通常安排在患者预期月经期的附近,或月经周期的第一天或两天左右。如果超声检查正常,即可开始进行COS。相反,如果存在卵巢囊肿,治疗通常会推迟至囊肿消失。

在基础超声中可以进行的另一个重要评估是窦卵泡计数(AFC)。AFC是体外受精周期中卵泡对促性腺激素刺激反应的最佳治疗前预测因子。根据卵巢对刺激的预期反应,可以提前预计治疗的目标,为患者提供更可靠的预后信息,并促进对治疗过程的咨询。另一方面,临床医生可以针对每个患者采用特定的治疗策略,选择个性化的方案。它的测量可以帮助选择在IVF治疗期间促性腺激素最合适的起始剂量[6]。大量的研究已经探讨了AFC预测卵巢刺激反应的作用。AFC在预测不良反应和高反应方面都具有较高的预测能力;此外,已经证明,相对于女性年龄,AFC对于卵巢反应性的预测具有附加价值[5]。

激素评估

雌激素

在IVF/ICSI中经常在刺激开始时评估雌二醇,水平升高通常意味着存在单纯性滤泡囊肿,通过超声检查可以证实。血清雌二醇水平低于50 pg/mL意味着无卵巢囊肿。基础雌二醇也被研究是否作为卵巢刺激反应的预测因子。一项对3 911例患者的系统回顾显示,基础雌二醇在预测不良反应方面的准确性较低[7]。针对同一问题的进一步研究[8-12]证实了基础雌二醇在预测卵巢反应方面准确性欠佳[5]。鉴于缺乏有关基础雌二醇在接受 IVF/ICSI 卵巢刺激的妇女中的预后作用的证据,尚不能提出任何建议。

孕酮

在一部分患者中,孕酮在月经期时仍然升高。在卵巢刺激启动时孕酮水平升高可能与妊娠率降低有关。月经期血清孕酮升高患者的比例根据检测的阈值而不同。在 2004 年发表的一项队列研究中[13],孕酮阈值为 1.6 ng/mL,血清孕酮升高比例为 5%,在最近的一项研究[14]孕酮阈值为 1.5 ng/mL,血清孕酮升高比例为 13.3%。一项荟萃分析结合了三项针对 1 000 多名妇女的前瞻性队列研究,在接受促性腺激素和 GnRH 拮抗剂治疗的 IVF 中,月经周期的第 2 天卵巢刺激启动时孕酮水平升高与持续妊娠率降低相关[14]。因此,在接受 GnRH 拮抗剂和促性腺激素的卵巢刺激的妇女中,在月经周期的第 2 天卵巢刺激启动前的孕酮的评估有助于识别低于正常妊娠概率的病例。然而,目前可用的证据并不可靠,该研究的临床价值也没有得到评估。

卵巢刺激期间的评估

传统的对体外受精期间卵巢刺激的监测包括经阴道超声检查(TVUS)和血清雌二醇水平。然而,联合应用的有效性和必要性是有争议的。有人认为,联合监测对女性来说是耗时、昂贵、不方便的,仅推荐使用 TVUS 以简化 IVF 和 ICSI 治疗过程[5]。

超声

每一位接受促性腺激素或枸橼酸氯米芬的卵巢刺激的妇女都应接受超声监测[3]。通过一系列超声检查监测卵泡生长,称为“卵泡追踪”。每个生长中的卵泡的数量、体积和大小应作为卵巢刺激治疗的一个组成部分进行测量,从而根据所获得的数据来调节药物剂量。当显示一个或多个直径大于 17~18 mm 的卵泡时,开始诱导卵母细胞的最后成熟(采卵前 35~36 h)。

超声技术分为二维或三维技术,这两种技术都可以测量卵泡直径和体积。二维或三维技术有各自的优缺点。二维(2D)超声(US)是大多数中心最常用的技术之一。然而,利用二维超声成像的卵泡评估在不同患者之间存在许多挑战、不一致和不规则性。事实上,在 COS 期间诱导多重卵泡生长会导致不良的副作用。特别是当存在多个卵泡时,卵泡几乎不会呈球形,这可能导致高估平均卵泡直径。事实上,由 2D US 估计的平均直径只有在卵泡呈圆形或多边形时才反映卵泡体积。相反,对于椭圆形卵泡的体积无法预测,通常被高估或低估。

三维超声比二维超声立体测量卵泡体积更有优势,三维超声对采卵前的卵母细胞检测可能有 1 mL 真正体积的差异,而后者测量真实体积可能被高估 3.5 mL 或低估 2.5 mL。此外,在使用二维超声评估卵泡时,观察者间和观察者内显著的异质性会引起潜在的测量误差,这可能导致人绒毛膜促性腺激素(hCG)或 GnRH 激动剂的扳机时间不正确,从而导致妊娠率下降[15]。此外,卵泡总数也不能由经典的二维超声仪来确定。在卵巢过度刺激综合征的病例中,确保每个卵泡都测量了,但卵泡大小和定量往往不可靠。尽管 3D 超声系统在 20 世纪 80 年代末已经被开发并获得了专利,但它们并不像 2D 系统那样普遍,而且关于 3D 超声在 COS 期间在卵泡监测中的益处仍存在广泛的争论。一种名为 SonoAVC 的软件已被用于从存储的 3D 数据集中自动测量卵泡大小[16]。SonoAVC 有助于识别和测量三维体积内的卵泡。它标准化了卵泡评估的过程,减少了观察者间和观察者内的变异性,同时通过消除测量每个卵泡的需要,增加了超声卵泡监测的有效性。尽管这项技术看起来很有前途,并可能影响对 IVF 中心的工作流程,但基于这些自动测量确定卵泡成熟和采卵时间似乎并不能改善 ART 治疗的临床结果。

子宫内膜厚度

人类子宫内膜在着床过程中起着关键作用,因为足够的子宫内膜发育是妊娠必需的。卵巢刺激时超声显示的子宫内膜薄,即使之前没有子宫内手术或感染,也认为与试管授精后的低成功率有关。然而,子宫内膜较薄(子宫内膜厚度 ≤7 mm)的发生率仍然很低,文献报道从 2.4%[17]到 11%[18]不等。没有研究比较监测与未监测子宫内膜厚度(EMT)的结果。然而,一项大型回顾性队列研究(3 319 名女性)报道,与非妊娠组相比,临床妊娠组在 hCG 日的子宫内膜明显更厚[19]。相比之下,一项针对 435 名妇女的大型前瞻性研究报告称,妊娠和非妊娠患者之间的 EMT 没有差异[20]。因此,不建议在卵巢刺激期间常规监测 EMT。在扳机或取卵当天超声测量子宫内膜,可能有助于评估患者潜在下降的妊娠概率。

激素评估

与促性腺激素不同,类固醇激素通常在 COS 期间进行评估,因为它们直接反映卵巢中卵泡生长的动态。血清雌二醇水平可用于在触发排卵前评估卵泡成熟度。在触发前测量孕酮水平有助于检测出孕酮水平的早期升高,这可能对子宫内膜容受性产生不利影响。类固醇也参与了植入过程,这是决定 ART 治疗结果的关键。

雌激素

血清雌二醇(E2)水平与卵泡发育阶段相关,它是由生长中的卵泡达到直径 11 mm 的界值时产生的。优势卵泡产生的雌激素量随着其生长而增加,卵泡直径与 E2 水平呈线性相关[21]。在周期中特定时刻的血清总雌二醇反映了当时所有卵泡的成熟状态。因此,在卵巢刺激期间监测 E2 有助于预测对 COS 反应。因为刺激方案不同,无法定义最佳雌二醇水平。

- 当使用长效 GnRH 激动剂长方案时,降调标准是血清 E2 水平低于 50 pg/mL。因为血清雌二醇预期每日增加 50%,在促性腺激素治疗 6 天后 E2 水平的增加可以认为是正常反应。相反,最初连续刺激几天后的低血清 E2 值与不良预后和较高的取消率相关。当血清 E2 在周期早期开始并以中等的速率生长时,可以预期获得更好的体外受精结果[22]。血浆 E2 的平台期超过三天表明卵巢反应较差。

- 当使用 GnRH 拮抗剂方案时,添加 GnRH 拮抗剂来抑制 LH 激增可导致血清 E2 水平出现平台期或下降。这些变化并不会影响到周期的结果。注射拮抗剂后对 E2 值的监测并不利于调整促性腺激素的剂量。在良好的结局周期中,E2 水平持续升高,直到给予 hCG。相反,在未妊娠的周期中,E2 水平在 hCG 给药前一天出现平台期,这表明较多晚期卵泡开始自发的黄体化或闭锁。每个优势卵泡的 E2 水平 100~200 pg/mL 值表明卵巢有足够的反应[23]。hCG 触发当天血清 E2 浓度高被认为是 OHSS 的预测因子。

文献中对于有较大 OHSS 风险的血清 E2 预测值波动范围较大。大多数研究选择了 3 000 pg/mL 的 E2 作为阈值;然而,应用这个 E2 阈值仅能预测总 OHSS 病例的三分之一[24,25]。hCG 给药当天的卵泡数被认为比 E2 水平更能预测 OHSS 严重程度。在识别 OHSS 风险患者时,≥13 个直径≥11 mm 的卵泡阈值在统计学上明显优于 E2 浓度 2 560 ng/L 阈值[25]。最近发现 hCG 当天如有 19 个卵泡≥11 mm,以识别中度和重度 OHSS 风险患者,比 E2 具有更好的预测价值[26]。由于 OHSS 的发病机制更多地基于血管内皮生长因子(VEGF)而不是 E2 水平,卵泡数量可能比 E2 水平更能预测 OHSS 水平,因为 OHSS 的发展是由于卵泡产生 VEGF 而不是 E2[25]。

就有效性和安全性方面而言,是否有必要在超声监测的同时增加激素评估,存在广泛的争论。一项 Cochrane 系统分析包括 6 个 RCT 研究 781 名妇女,关于 IVF/ICSI 卵巢刺激过程中单独 B 超监测与 B 超监测联合激素检测比较,结果显示与单独 B 超监测相比,B 超监测联合激素检测并不能降低 OHSS 发生率,也没有增加临床妊娠率,和获卵数[27]。

血清雌二醇和子宫内膜容受性

众所周知,胚胎着床的成功依赖于高质量的胚胎和接受性子宫内膜之间的完美对话。在 COS 期间,由生长中的卵泡产生的超生理水平的类固醇激素,引起子宫内膜容受性的相关变化。这种变化是有害的,因为与激素替代疗法和自然周期相比,COS 期间子宫容受性降低[28]。E2 浓度超过 3 000 pg/mL 对植入有不良影响,不仅对于高反应患者,对正常反应患者也是如此[29]。有人提出,高 E2 水平损害子宫内膜容受性,而不是卵母细胞质量,因为高反应患者的受精率和胚胎分裂(直到第 2 天)是正常的。事实上,来自高反应者卵母细胞的胚胎质量和植入率与正常反应者相似[30]。

孕酮

尽管 GnRH 类似物能有效抑制内源性促性腺激素,但据报道,5%~30% 的 COS 周期,在 hCG 给药前血清孕酮(P)水平略有升高[31-34]。这种血清 P 过早升高的来源不能用颗粒细胞的黄素化解释,因为内源性 LH 水平被 GnRH 类似物抑制较低。一些研究表明,P 水平与 COS 中的一些变量呈正相关。与给药剂量[35]和较长的刺激期[31]呈正相关。此外,P 的增加与高卵巢反应相关,因为最近有研究表明,hCG 日高 E2 浓度和卵泡数多的患者,P 浓度明显较高[36,37]。已广泛证明,排卵扳机日血清 P 升高对胚胎着床有负面影响,从而影响周期结果[34,36,38]。然而,血清 P 值可影响妊娠植入的阈值仍存在争议。有报道在 COS 的最后一天,血清 P 水平≥1.5 ng/mL 会导致持续妊娠率的显著降低,而这与用于垂体抑制的 GnRH 类似物无关[39]。然而,似乎在高反应患者中,有害的阈值可能更高[37,40,41],在这些患者中,P 过早升高的负面影响对妊娠率的影响小于其他患者。在高反应者中,P 升高的负面效应可能被其他因素的正面效应所抵消。她们可能有更好发育更快的胚胎,这可以与由于过早的 P 升高引起的提前进展的子宫内膜相匹配[42]。

血清孕酮和子宫内膜容受性

孕酮在黄体期发挥着重要的作用,特别是在植入和妊娠过程所需的蜕膜化转变方面。P 水平升高的不良影响机制似乎与子宫内膜容受性有关,而对卵母细胞质量无影响[43]。有人提出,由于在 IVF 周期 COS 卵泡晚期暴露于超生理浓度的 P,子宫内膜成熟异常加速[44]。子宫内膜的推进预示着床窗口的开放,其中子宫内膜上皮获得了支持囊胚黏附的功能能力[45,46]。卵泡晚期 P 水平≥1.5 ng/mL 的女性与正常 P 水平的女性表现出明显不同的基因表达谱。因此,建议监测 P 水平,特别是在 COS 周期的卵泡后期。当 P 升高时,最好将所有胚胎进行玻璃化冷冻以进行延迟移植,因为 P 升高似乎不影响在新鲜周期中获得胚胎的冻融移植结局[40,47]。

总 结

通过超声对 COS 进行全程监测至关重要。类固醇激素的检测有助于对卵巢刺激周期的控制。正如我们在本章中所描述的,E2 过高和早期 P 增加会对周期结果产生影响。一方面,可以通过超声观察到生长中的卵泡,但颗粒细胞产生的 E2 也促进了卵母细胞的成熟。目前已普遍采用 B 超和激素联合监测。一些研究提出 E2 监测不是必要的,因为监测成熟卵母细胞产量并没有比单独监测卵泡大小更重要[48]。然而,Orvieto[23]表明,每个卵母细胞的血清 E2 水平可以预测每个周期的妊娠率。此外,虽然联合监测 E2 水平并不能改善周期结果,但是激素检测可避免 OHSS,它仍然是有价值的[27]。关于血清 P 水平的测量有助于我们在扳机前检测到提前升高,这对子宫内膜容受性有负面影响。如果发生这种情况,建议将所有胚胎玻璃化冷冻,并将移植推迟到随后的复苏周期,此时确保子宫内膜容受性不会像新鲜周期中受到 P 升高的损害。

(殷莉译,徐蓓、靳镭校)

参考文献

[1] Zegers-Hochschild F, Adamson GD, Dyer S, Racowsky C, de Mouzon J, Sokol R, Rienzi L, Sunde A, Schmidt L, Cooke ID, Simpson JL, van der Poel S. The international glossary on infertility and fertility care, 2017. Fertil Steril. 2017; 108(3):393-406. doi: 10. 1016/j. fertnstert. 2017. 06. 005.

[2] Templeton A, Morris JK. Reducing the risk of multiple births by transfer of two embryos after in vitro fertilization. N Engl J Med. 1998 Aug 27; 339(9):573-7.

[3] National Collaborating Centre for Women's and Children's Health (UK). Fertility: Assessment and Treatment for People with Fertility Problems. London (UK): RCOG Press, 2004 Feb.

[4] van Rumste MM, Custers IM, van der Veen F, van Wely M, Evers JL, Mol BW. The influence of the number of follicles on pregnancy rates in intrauterine insemination with ovarian stimulation: A meta-analysis. Hum Reprod Update. 2008; 14(6):563-70. doi: 10. 1093/humupd/dmn034.

[5] Bosch E, Broer S, Griesinger G, Grynberg M, Humaidan P, Kolibianakis E, Kunicki M, Marca L, Lainas A, Clef L, Massin N, Mastenbroek N, Polyzos S, Sunkara N, Timeva SK, Töyli T, Urbancsek M, Vermeulen J, Broekmans N. ESHRE guideline: Ovarian stimulation for IVF/ICSI†. Hum Reprod Open. 2020; 2020(2):hoaa009. doi: 10. 1093/hropen/hoaa009. Erratum in: Hum Reprod Open. 2020 Dec 29; 2020(4):hoaa067.

[6] Sylvestre CV, Child T, Pirwany I, Tan SL. Baseline ultrasound and serum hormonal prediction of follicular response to gonadotropin stimulation during IVF. Fertil Steril. 2002 Sep 01; 78:S6-S7.

[7] Broekmans FJ, Kwee J, Hendriks DJ, Mol BW, Lambalk CB. A systematic review of tests predicting ovarian reserve and IVF outcome. Hum Reprod Update. 2006; 12(6):685-718. doi: 10. 1093/8. humupd/dml034.

[8] Hendriks DJ, Broekmans FJ, Bancsi LF, de Jong FH, Looman CW, Te Velde ER. Repeated clomiphene citrate challenge testing in the prediction of outcome in IVF: A comparison with basal markers for ovarian reserve. Hum Reprod (Oxford, England). 2005; 20: 163-9.

[9] Khairy M, Clough A, El-Toukhy T, Coomarasamy A, Khalaf Y. Antral follicle count at down-regulation and prediction of poor ovarian response. Reprod Biomed Online. 2008; 17:508-14.

[10] Kwee J, Elting ME, Schats R, McDonnell J, Lambalk CB. Ovarian volume and antral follicle count for the prediction of low and hyper responders with in vitro fertilization. Reprod Biol Endocrinol. 2007; 5:9.

[11] Penarrubia J, Peralta S, Fabregues F, Carmona F, Casamitjana R, Balasch J. Day-5 inhibin B serum concentrations and antral follicle count as predictors of ovarian response and live birth in assisted reproduction cycles stimulated with gonadotropin after pituitary suppression. Fertil Steril. 2010; 94: 2590-95.

[12] van Rooij IA, Broekmans FJ, te Velde ER, Fauser BC, Bancsi LF, de Jong FH, Themmen AP. Serum anti mullerian hormone levels: A novel measure of ovarian reserve. Hum Reprod (Oxford, England). 2002; 17:3065-71.

[13] Kolibianakis EM, Zikopoulos K, Smitz J, Camus M, Tournaye H, Van Steirteghem AC, Devroey P. Elevated progesterone at initiation of stimulation is associated with a lower ongoing pregnancy rate after IVF using GnRH antagonists. Hum Reprod (Oxford, England). 2004; 19:1525-9.

[14] Hamdine O, Macklon NS, Eijkemans MJ, Laven JS, Cohlen BJ, Verhoeff A, van Dop PA, Bernardus RE, Lambalk CB, Oosterhuis GJ, et al. Elevated early follicular progesterone levels and in vitro fertilization outcomes: A prospective intervention study and meta-analysis. Fertil Steril. 2014; 102:

448-54. e441.

[15] Forman RG, Robinson J, Yudkin P, Egan D, Reynolds K, Barlow DH. What is the true follicular diameter: An assessment of the reproducibility of transvaginal ultrasound monitoring in stimulated cycles. Fertil Steril. 1991; 56: 989-92.

[16] Raine-Fenning N, Jayaprakasan K, Clewes J, Joergner I, Bonaki SD, Chamberlain S, Devlin L, Priddle H, Johnson I. SonoAVC: A novel method of automatic volume calculation. Ultrasound Obstet Gynecol. 2008; 31(6):691-6. doi: 10. 1002/uog. 5359.

[17] Kasius A, Smit JG, Torrance HL, Eijkemans MJ, Mol BW, Opmeer BC, Broekmans FJ. Endometrial thickness and pregnancy rates after IVF: A systematic review and meta-analysis. Hum Reprod Update. 2014; 20:530-41.

[18] Coelho Neto MA, Martins WP, Lima ML, Barbosa MA, Nastri CO, Ferriani RA, Navarro PA. Ovarian response is a better predictor of clinical pregnancy rate following embryo transfer than is thin endometrium or presence of an endometrioma. Ultrasound Obstet Gynecol. 2015; 46:501-5.

[19] Zhao J, Zhang Q, Wang Y, Li Y. Endometrial pattern, thickness and growth in predicting pregnancy outcome following 3319 IVF cycle. Reprod Biomed Online. 2014; 29: 291-8.

[20] Zhang T, He Y, Wang Y, Zhu Q, Yang J, Zhao X, Sun Y. The role of three-dimensional power Doppler ultrasound parameters measured on hCG day in the prediction of pregnancy during in vitro fertilization treatment. Eur J Obstetr Gynecol Reprod Biol. 2016; 203:66-71.

[21] Loumaye E, Engrand P, Howles CM, O'Dea L. Assessment of the role of serum luteinizing hormone and estradiol response to follicle-stimulating hormone on in vitro fertilization treatment outcome. Fertil Steril. 1997; 67(5):889-99.

[22] Dirnfeld M, Lejeune B, Camus M, Vekemans M, Leroy F. Growth rate of follicular estrogen secretion in relation to the outcome of in vitro fertilization and embryo replacement. Fertil Steril. 1985; 43(3):379-84.

[23] Orvieto R, Zohav E, Scharf S, Rabinson J, Meltcer S, Anteby EY, et al. The influence of estradiol/follicle and estradiol/oocyte ratios on the outcome of controlled ovarian stimulation for in vitro fertilization. Gynecol Endocrinol. 2007 Feb; 23(2):72-5.

[24] Aboulghar M. Prediction of ovarian hyperstimulation syndrome (OHSS). Estradiol level has an important role in the prediction of OHSS. Hum Reprod. 2003; 18(6):1140-1.

[25] Papanikolaou EG, Pozzobon C, Kolibianakis EM, Camus M, Tournaye H, Fatemi HM, et al. Incidence and prediction of ovarian hyperstimulation syndrome in women undergoing gonadotropin releasing hormone antagonist in vitro fertilization cycles. Fertil Steril. 2006; 85:112-20.

[26] Griesinger G, Verweij PJ, Gates D, Devroey P, Gordon K, Stegmann BJ, et al. Prediction of ovarian hyperstimulation syndrome in patients treated with corifollitropinalfa or rFSH in a GnRH antagonist protocol. PLoS One. 2016 Mar 7; 11(3):e0149615.

[27] Kwan I, Bhattacharya S, Kang A, Woolner A. Monitoring of stimulated cycles in assisted reproduction (IVF and ICSI). Cochrane Data Syst Rev. 2014; 2014(8):Cd005289.

[28] Paulson RJ, Sauer MV, Lobo RA. Embryo implantation after human in vitro fertilization: Importance of endometrial receptivity. Fertil Steril. 1990; 53(5):870-4.

[29] Simón C, Cano F, Valbuena D, Remohí J, Pellicer A. Clinical evidence for a detrimental effect on uterine receptivity of high serum oestradiol concentrations in high and normal responder patients. Hum Reprod. 1995; 10(9):2432-7.

[30] Braga DPAF, Setti AS, Iaconelli A Jr, Borges E Jr. Predictive factors for successful pregnancy in an egg-sharing donation program. JBRA Assist Reprod. 2020; 24(2):163-9. doi:10. 5935/1518-0557. 20190087.

[31] Bosch E, Valencia I, Escudero E, Crespo J, Simón C, Remohí J, et al. Premature luteinization during gonadotropin-releasing hormone antagonist cycles and its relationship with in vitro fertilization outcome. Fertil Steril. 2003 Dec; 80(6):1444-9.

[32] Silverberg KM, Burns WN, Olive DL, Riehl RM, Schenken RS. Serum progesterone levels predict success of in vitro fertilization/embryo transfer in patients stimulated with leuprolide acetate and human menopausal gonadotropins. J Clin Endocrinol Metab. 1991; 73:797-803.

[33] Edelstein MC, Seltman HJ, Cox BJ, Robinson SM, Shaw RA, Muasher SJ. Progesterone levels on the day of human chorionic gonadotropin administration in cycles with gonadotropin-releasing hormone agonist suppression are not predictive of pregnancy outcome. Fertil Steril. 1990; 54:853-7.

[34] Ubaldi F, Albano C, Peukert M, Riethmuller-Winzen H, Camus M, Smitz J, et al. Subtle progesterone rise after the administration of the gonadotrophin-releasing hormone antagonist cetrorelix in intracytoplasmic sperm injection cycles. Hum Reprod. 1996; 11:1405-7.

[35] Filicori M, Cognigni GE, Pocognoli P, Tabarelli C, Spettoli D, Taraborrelli S, et al. Modulation of folliculogenesis and steroidogenesis in women by graded menotrophin administration. Hum Reprod. 2002; 17:2009-15.

[36] Kyrou D, Al-Azemi M, Papanikolaou EG, Donoso P, Tziomalos K, Devroey P, et al. The relationship of premature

progesterone rise with serum estradiol levels and number of follicles in GnRH antagonist/recombinant FSH - stimulated cycles. Eur J Obstet Gynecol Reprod Biol. 2012; 162: 165-8.

[37] Griesinger G, Mannaerts B, Andersen CY, Witjes H, Kolibianakis EM, Gordon K. Progesterone elevation does not compromise pregnancy rates in high responders: A pooled analysis of in vitro fertilization patients treated with recombinant follicle-stimulating hormone/gonadotropin-releasing hormone antagonist in six trials. Fertil Steril. 2013; 100:1622.

[38] Kosmas IP, Kolibianakis EM, Devroey P. Association of estradiol levels on the day of hCG administration and pregnancy achievement in IVF: A systematic review. Hum Reprod. 2004; 19:2446-53.

[39] Bosch E, Labarta E, Crespo J, Simón C, Remohí J, Jenkins J, et al. Circulating progesterone levels and ongoing pregnancy rates in controlled ovarian stimulation cycles for in vitro fertilization analysis of over 4000 cycles. Hum Reprod. 2010; 25:2092-100.

[40] Xu B, Li Z, Zhang H, Jin L, Li Y, Ai J, et al. Serum progesterone level effects on the outcome of in vitro fertilization in patients with different ovarian response: An Analysis of more than 10,000 cycles. Fertil Steril. 2012; 97:1321.

[41] Requena A, Cruz M, Bosch E, Meseguer M, García-Velasco JA. High progesterone levels in women with high ovarian response do not affect clinical outcomes: A retrospective cohort study. Reprod Biol Endocrinol. 2014; 12:69.

[42] Fatemi HM, Doody K, Griesinger G, Witjes H, Mannaerts B. High ovarian response does not jeopardize ongoing pregnancy rates and increases cumulative pregnancy rates in a GnRH-antagonist protocol. Hum Reprod. 2013; 28 (2): 442-52.

[43] Melo M, Meseguer M, Garrido N, Bosch E, Pellicer A, Remohí J. The significance of premature luteinization in an oocyte-donation programme. Hum Reprod. 2006; 21 (6): 1503-7.

[44] Papanikolaou EG, Bourgain C, Kolibianakis E, Tournaye H, Devroey P. Steroid receptor expression in late follicular phase endometrium in GnRH antagonist IVF cycles is already altered, indicating initiation of early luteal phase transformation in the absence of secretory changes. Hum Reprod. 2005; 20:1541-7.

[45] Horcajadas JA, Sharkey AM, Catalano RD, Sherwin JRA, Domínguez F, Burgos LA, et al. Effect of an intrauterine device on the gene expression profile of the endometrium. J Clin Endocrinol Metab. 2006; 91:3199-207.

[46] Bourgain C, Devroey P. The endometrium in stimulated cycles for IVF. Hum Reprod Update. 2003; 9:515-22.

[47] Venetis CA, Kolibianakis EM, Bosdou JK, Tarlatzis BC. Progesterone elevation and probability of pregnancy after IVF: A systematic review and meta-analysis of over 60 000 cycles. Hum Reprod Update. 2013; 19(5):433-57.

[48] Vandekerckhove F, Gerris J, Vansteelandt S, De Sutter P. Adding serum estradiol measurements to ultrasound monitoring does not change the yield of mature oocytes in IVF/ICSI. Gynecol Endocrinol. 2014; 30(9):649-52.

49

ART 周期的居家监测

Wenjing Zheng, Jan Gerris, Eline Dancet 和 Thomas D'Hooghe

引　言

近 60 年来，卵巢周期监测一直是辅助生殖技术（ART）中卵巢刺激的主要手段，能提供有关卵巢反应、个体化治疗方案（如刺激方案的选择和剂量的调整需求）以及最佳扳机时间的重要信息，以确保获得数量合适的卵母细胞，同时降低卵巢过度刺激综合征（OHSS）的风险[1,2]。

可通过经阴道超声监测和血清激素检测来监测卵巢周期。医生能通过超声监测发育卵泡的大小和数量，血清激素检测则可提供在卵巢刺激不同阶段的激素变化情况。

在 ART 周期中需要频繁监测卵巢周期，对患者和医务工作者来说都是挑战[3-5]。反复就诊不仅耗费时间，也会干扰患者的日常生活。一项横跨四个欧洲国家的调查显示，21%～36%的患者表示难以适应不孕症的治疗，需要反复预约和请假是阻碍患者进行治疗的主要原因[6]。频繁的监测也会耗费实验室和临床人员大量的资源和时间[7]。此外，在 COVID-19 大流行期间，为了降低人传人的风险，生殖诊所开始尽可能减少患者就诊[8]。

生殖诊所尝试采用远程居家监测和远程问诊相结合的方法，包括自助式超声监测[9-11]和唾液激素检测[5]，以减少频繁监测带来的困难，并改善患者的就医体验。尽管远程居家监测具有应用前景，但仍需在临床实践中加以验证。

在本章中将思考在 ART 中传统的门诊控制性卵巢刺激（COS）监测，以及将远程自助式超声监测和远程尿液激素检测与远程问诊相结合的数字健康策略的价值。

传统的门诊卵巢周期监测

对 ART 治疗中个体化 COS 不仅是降低高反应人群发生 OHSS 风险的关键[12]，也是避免低反应人群因卵巢反应不足而导致周期中断的关键[1,13-19]。主要根据以下方面进行个性化治疗决策：①促排卵方案[如促性腺激素释放激素（GnRH）激动剂方案或拮抗剂方案]；②促性腺激素（类型、起始剂量和卵巢刺激期间的剂量调整）；③卵母细胞成熟的扳机（类型和时机）；④黄体期支持（类型和持续时间）[1,16-18]。

专业指南推荐在 ART 中开始 COS 时，应考虑患者的个体特征及其激素水平，但具体建议有所不同。欧洲人类生殖与胚胎学会（ESHRE）的指南建议将年龄、窦卵泡计数（AFC）等患者特征以及抗米勒管激素（AMH）和卵泡刺激素（FSH）等血清标志物作为卵巢反应的预测指标，以指导 ART 中的 COS[20]。美国生殖医学会（ASRM）也建议结合基础血清 FSH 和雌二醇（E2）水平来预测卵巢储备功能[15,19]。当基础血清 E2 水平 > 60～80 pg/mL 时会抑制 FSH。

关于 ART 中 COS 过程的监测，专业指南的建议不尽相同，且与全球范围内普遍采取的超声与血清激素检测相结合的策略并不完全一致[5,21-24]。这种策略也在最近开展的（2021 年 9 月至 10 月）一项全球 IVF 开放式横断面调查中得到了证实[25]。该调查问卷包含 25 道选择题，来自 8 个国家的超过 528 名生殖专家填写了此问卷。大多数受访者（87.9%）是在生殖医学领域拥有 15 年以上经验的临床医生，其中近一半（46.2%）每年启动 500 个以上的 ART 周期。尽管绝大多数受访者（79.5%）都接受并采用激素检测，但 98.9%受访者都表示，在 ART 周期中他们主要依靠超声来监测卵巢刺激情况。尤其是很大一部分受访者会使用超声监测和生殖激素检测来决定是否进行全胚冷冻决策以预防 OHSS 发生（分别为 89.2% 和 69.6%）、调整促性腺激素剂量（分别为 81.2%和 61.7%）以及确定排卵扳机时机（分别为 97.5%和 45%）[25]。总体而言，该研究数据证实，超声监测辅以生殖激素检测是目前 ART 中 COS 期间的常见策略（图 49-1）。这种策略总体上也符合 ESHRE、ASRM 和世界卫生组织（WHO）现有的国际专业指南[20,26,27]。ESHRE 2020 指南指出，在 ART 的 COS 期间，“可能不建议”在常规超声评估的基础上监测基础血清 E2、孕酮（P4）和黄体生成素（LH）[20]。上述建议是基于 2014 年一项纳入了 6 项随机对照研究的 Cochrane 荟萃分析。该研究表明，在超声监测的基础上额外检测血清 E2 并不能提高妊娠率，获卵数以及 OHSS 的检出率[7]。但需要注意，该研究中大多数患者（>70%）采用

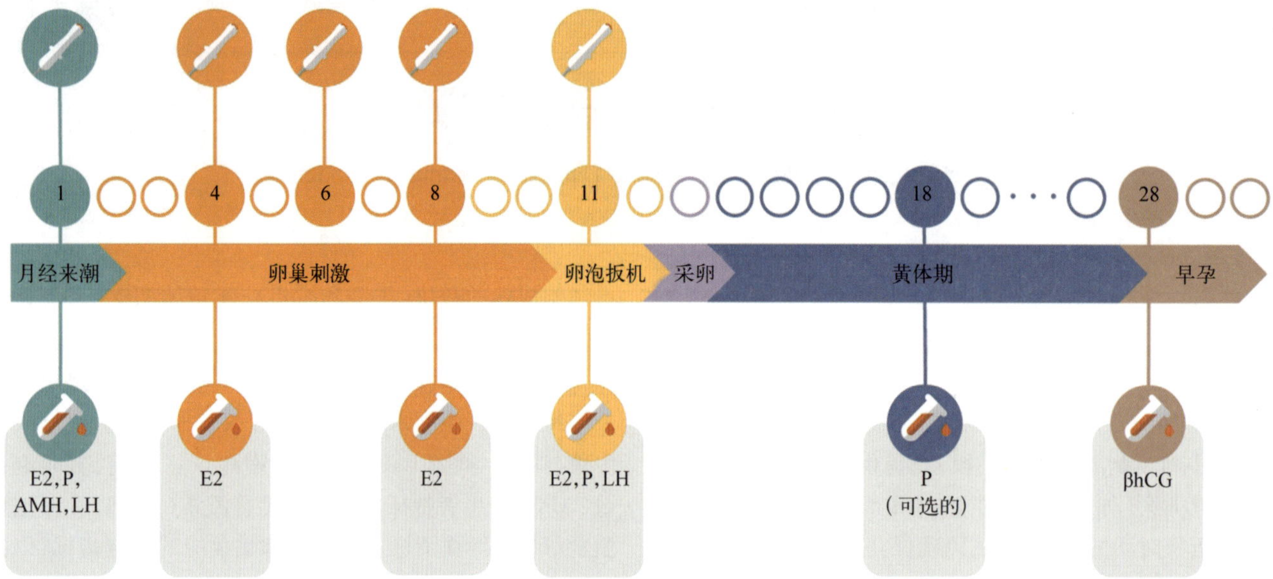

图 49-1 ART 的 COS 周期中经阴道超声监测(上列)和血清激素检测(下列)频率的经典时间表。圆圈中的数字代表经典刺激周期中与相应阶段相对应的天数(仅标注了通常需要进行监测的天数)。AMH:抗米勒管激素;βhCG:β 人绒毛膜促性腺激素;E2:雌二醇;LH:黄体生成素;P:孕酮

GnRH 激动剂方案,因此该指南可能主要适用于 GnRH 激动剂周期[7];但考虑到在体外受精(IVF)/卵胞质内单精子注射(ICSI)治疗中有类似的疗效和更好的安全性,GnRH 拮抗剂方案比 GnRH 激动剂方案更受推崇[20]。更重要的是,ESHRE 指南指出该证据为"低"质量证据,意味着推荐进行共同决策以针对不同患者做出合适的治疗选择[28]。与此相反,ASRM 2016 关于中度和重度 OHSS 预防和治疗的指南认为,采取血清 E2 水平检测的证据质量尚可[27]。这是因为当 COS 期间扳机日前后的 E2 水平大于 3 500 pg/mL 时,血清 E2 水平的升高会增加 OHSS 风险。此外,WHO 的 COS 全球管理指南制订小组开展的一项循证审查指出,在有 OHSS 高风险患者的 COS 期间,推荐联合监测超声和血清 E2 水平。最后,ESHRE 指南认为将激素检测与超声监测相结合以明确 COS 的排卵扳机时机是一个"好方法":"根据卵泡大小来决定扳机时机受多因素影响,要考虑到卵泡群的大小、扳机日当天的激素水平、促排持续时间、患者负担、经济成本、前一周期的经历以及生殖中心的机构因素"[20]。

在 ART 的 COS 期间,监测 P4 水平以明确"提前黄体化"是一个更具争议性的话题[29]。Kaponi 推荐使用"卵泡期孕酮升高"(FPPR)这一术语,因为 LH 并不总是此现象的非独立因素,也可能发生在 hCG 日之前[29,30]。2019 年的一项研究发现,生殖专家采用复苏胚胎移植周期,以避免孕酮升高造成的潜在有害影响[31]。孕酮升高可能会影响卵母细胞和内膜的质量[29,32]。据我们所知,目前还没有国家或国际指南推荐在 COS 期间基于血清 P4 水平来决定是否使用复苏胚胎移植。

患者对传统的门诊卵巢周期监测的看法

很少有研究关注患者对传统的门诊超声或血清激素测定来监测卵巢周期的看法。一项横跨四个欧洲国家的研究显示,21%~36%的患者表示在生活中难以适应需要反复就诊的不孕症治疗[6]。另一项研究显示,在治疗过程中所需就诊次数较少的患者表示治疗对其日常生活的干扰较小[33]。卵巢周期监测所需的反复就诊一般在上班时间进行,且每次就诊患者都会在候诊室度过不愉快的时间,这些都不利于卵巢周期监测[34,35]。然而每次就诊都是医务人员给予患者之间支持性互动的机会[34,35]。有研究报道,生育力保存的患者在进行卵巢周期监测时会对经阴道超声感到不适,因为此过程需要向医务人员暴露身体的隐私部位[36]。也有患者认为血检是不孕症治疗中的一项令人沮丧的义务[37],这与患者对 COS 所需的皮下注射感到焦虑和疼痛是一致的[36,38]。有研究认为,静脉穿刺的频率甚至会影响患者对不孕症药物的选择[39]。

远程卵巢周期监测和远程问诊相结合的潜在数字健康途径

将远程自助超声、远程激素检测和远程问诊相结合起来的数字健康途径能有可能减轻上述的负担和焦虑。这种方法可以避免频繁就诊和在上班时间候诊带来的不便，避免在检查时不得不向医务人员暴露身体隐私带来的焦虑，并避免静脉穿刺带来的焦虑和疼痛。此外，自我监测可使患者在生育治疗过程中感受到是自己在控制这个过程，而不是被控制[37,40]。与远程监测相关的远程问诊应旨在为患者提供急需的与医务人员的支持性互动[34,35,37,41,42]。有研究报道，不孕症患者认为视频问诊的就诊体验感受是第二好的[43]。还需要进一步的研究来深入了解远程周期监测与远程问诊相结合的途径的有效性和患者体验感。

远程自助超声：SOET 系统

自助阴道内远程监测（SOET）是一种可重复使用的便携式超声设备，与获 FDA 批准、CE 认证的阴道内探头相连接（图 49-2）[10]。该设备于 2009 年首次推出，目的是减少 ART 患者的门诊监测次数[44,45]。首次使用前，患者将接受助产士、执业护士或经验丰富的超声技师的指导，以确保能够自如地进行超声监测。接着患者可在家里或其他任何可以上网的地方进行超声监测[45]。使用 SOET 进行居家监测具有多种优势，患者及其伴侣可更灵活地制订就诊计划，减少因上班时间就诊而造成的收入损失，并减少因就诊对环境的影响[4]。SOET 还能让患者伴侣在治疗过程中发挥更积极的作用，从而减轻患者在治疗过程中的压力[3,45]。此外，由于 SOET 不需要患者本人前往医院就诊，对于距离较远而无法就诊的患者而言，治疗的机会增加了[45]。重要的是，SOET 的目标并不是取代所有的门诊超声检查。对于卵泡生长异常的复杂 COS 周期、卵巢囊肿或焦虑的患者，仍可进行门诊超声检查；如有需要，可在门诊进行备用超声检查[45]。一项小规模前瞻性研究发现，采用 SOET 监测的 ART 患者的临床效果与传统门诊监测相似，90%的患者有可能不需要去门诊进行超声检查[10,11]。一项随机对照研究提示，SOET 监测治疗周期的妊娠率和持续妊娠率与传统方法监测周期相似，但付款人、患者和雇主的总体花费却有所降低[9]。与传统监测方法相比，使用 SOET 还对患者自我感受（如掌控感、自主权、伴侣参与感和压力减少）产生了积极影响。然而，患者自我感受并不是在研究期间直接从患者那里收集的，而大多来自研究人员设计的问卷，并在研究后的采访中完成，因此存在偏倚风险[9]。

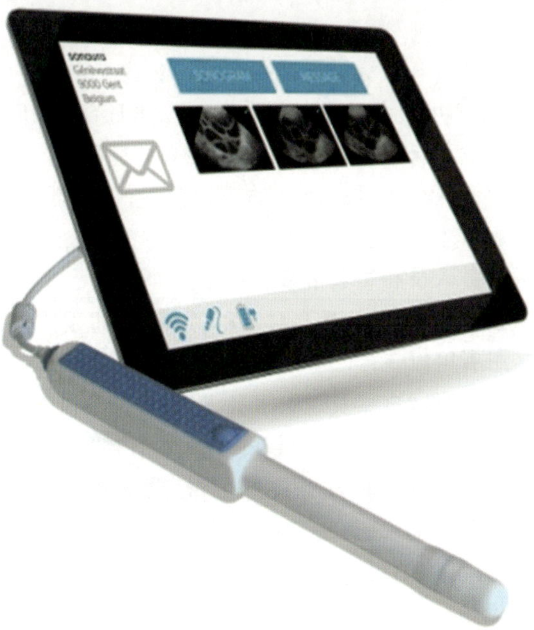

图 49-2　自助阴道内远程监测（SOET）系统。SOET 由一台便携式平板电脑和一个与之相连接的阴道内探头组成（由 Jan Gerris 提供）

远程尿液激素检测

一直以来都是通过尿液激素检测来测量激素水平的，Har 最近发表的一篇文章总结了尿液激素检测的优缺点[31]。可通过尿液激素检测评估 E2 和 P4 及其代谢物雌酮-3-葡糖苷酸（E1-3G）和孕二醇-3-葡糖苷酸（PdG）的水平，以提供有关卵巢和排卵功能[46,47]、卵泡生长（证明促排周期成功的主要参数）和排卵时机的信息。尽管 Rapi 等人的研究表明，E1-3G 与卵泡大小之间的相关性有较大的个体差异，但对于确定 ART 治疗中 COS 期间的 hCG 扳机时机，尿液激素检测是一种可靠的方法[48]。

在门诊进行的尿液激素检测需要复杂的样本处理技术[31]，现在已被血清激素检测所取代，因为血清激素检测有明确的参考范围，更适于自动化操作。不过，鉴于尿液激素检测技术在进步，对专业人员而言，远程尿液激素检测与超声监测相结合的方法是有价值的，因为这种方法减少了对受过培训的采样员的需求和相关费用。

近年来的研究进展使得患者能通过即时护理设备（POC）在家检测尿液中的 E1-3G 和 LH 水平[31,49]。最近一项研究对 232 名患者进行了评估[50]，患者被随机分配到居家尿液 LH 检测组或门诊检测组，以预测自然周期和促性腺激素刺激周期的排卵情况，为复苏胚胎移植做准备。结果表明，患者居家检测 LH 的体验明显更好，但遗憾的是，研究没有对患者自诉的体验感指标的可靠性进行评估[50]。此外，一项纳入了 53 名患者的前瞻性研究对 ClearPlan® 生育检测系统进行了评估，该系统可同时检测晨尿中的 LH 和 E1-3G 水平，据此划分出三个生育水平

（低、高和峰值，后者由 LH 峰引起），以预测自然周期中的排卵情况，并与传统的经阴道超声和血清激素检测的卵巢周期监测结果进行了对比[51]。结果显示，在 91% 的周期中，远程尿液检测能准确预测为期两天的排卵窗口期[51]。因此，ClearPlan®生育监测系统可对存储数月的数据进行回顾性分析，有可能用作诊断工具并用作不孕症治疗期间的监测手段[51]。最后，一项试验性研究评估了居家多级妊娠试验的使用效果，该试验可检测 ART 后 hCG 的变化情况，且与实验室测定的结果有很好的相关性[52]。此外，该研究中患者填写了一份未进行可靠性评估的调查问卷，结果显示 73% 的患者对远程检测表示“满意”或“非常满意”，97% 的患者认为远程检测“容易”或“非常容易”使用[52]。

远程唾液激素检测

唾液检测是另一种非侵入性远程激素检测方法。现有研究表明，唾液 E2 与血清 E2 有较好的相关性，但唾液 P4 与血清 P4 的相关性较差[5]。此方法的另一个缺点是需要将唾液样本送往实验室进行酶联免疫吸附测定，增加了获取结果的时间[5,53]。

数字健康系统和远程咨询

远程监测设备不需要患者本人前往门诊就诊，因此有可能增加患者获得服务的机会[54,55]。远程监控设备通常与基于电话、电脑和移动应用程序等设备的远程咨询结合使用（图 49-3）。互联网已成为患者获取生育治疗相关信息（和错误信息）的固定来源[56]，并可通过移动应用程序等方式为患者提供个性化信息，以提高患者的理解能力、改善患者与医务人员的关系、并提高患者对医疗建议的依从性。目前，许多临床专科都采用了远程监测和远程咨询相结合的数字健康系统。

数字健康系统似乎对慢性病患者特别有益。研究表明，电话评估对于多发性硬化患者的服药依从性监测很有用，可穿戴的传感器能改善治疗时机[57,58]。此外，连续血糖监测可影响糖尿病患者的治疗决策，且远程监测能够可靠地测量 Duchenne 型肌营养不良症患者的肺功能[59-61]。

与尿液激素检测相连接的数字健康系统在计划生育领域有巨大的应用前景。在孕早期也常通过激素检测评估胎儿的发育情况，以预防流产[2,7,20,62,63]。黄体功能不全可能是导致流产的原因之一，但目前可用来识别黄体功能不全的诊断工具不精确也不可靠；可能与血清孕酮水平的快速波动相关[64]。有研究表明，习惯性流产的患者的黄体期 E1-3G/PdG 比值更高，表明尿液中的激素测量可能不易波动，因此比血清测量更可靠[65]。与该研究结果类似，其他研究者也认为，LH、PdG 和 E1-3G 等尿液激素评估可帮助诊断黄体功能不足，以确保在出现异常时能够及时治疗[66,67]。

最近才有研究在 ART 领域中使用数字健康系统[68]。一项研究表明，电子患者门户网站能减少 ART 患者的总体等待时间，增加接受治疗的患者人数，并且对治疗效果没有负面影响[69]。另一项研究表明，不孕症患者认为视频问诊的就诊体验感受是第二好的[43]。

在 COVID-19 大流行期间，根据 ESHRE 和 ASRM 的推荐[70]，除紧急病例外，应暂停其他病例的生育治疗，因此数字健康系统对 ART 尤为重要。据估计，美国 IVF 暂停一个月会导致活产的孕妇人数减少 369 人，主要原因是在停工期间患者年龄会增加，导致部分患者不符合治疗条件[71,72]。其他研究表明，大流行本身会对不孕症患者造成严重心理影响，是压力和焦虑的主要来源[73,74]。这使得 WHO 和主要的生殖医学协会强调在大流行期间持续提供生殖保健的重要性，并将不孕症定义为疾病和残疾[70,75,76]。在 COVID-19 大流行期间，远程咨询的快速实施使人们能够继续获得医疗服务，同时通过减少面对面的门诊来降低接触风险[77]。此外，由于 COVID-19 大流行，患者对远程咨询的态度也发生了变化，患者更倾向于选择视频咨询而非面对面咨询[77]。

总　结

门诊超声和血清激素检测在临床实践中广泛使用，能监测卵巢周期，优化治疗效果，并减少 ART 治疗期间的并发症。将远程自助超声、远程激素检测和远程咨询结合起来的数字健康系统具有巨大的应用前景，能降低费用，减少影响患者生活的就诊次数，以改善医疗服务的可及性，从而为医务人员和患者带来更多价值。

从技术角度看，SOET 对 ART 期间的远程监测至关重要。患者可以在自己方便的时候实时拍摄 SOET 图像，然后通过互联网直接发送给医务人员，医务人员可以立即或稍后分析这些图像。分析完成后，如有需要，医务人员将向患者发送有关促性腺激素剂量、后续超声检查以及 hCG 注射时机的说明[3]。远程尿液检测更适合至少接受过一个 ART 周期且对此技术不排斥的患者[3]。远程尿液检测也是一项有前景的方法，患者可在方便的时候进行测定，并将结果发送给医务人员、储存和解读，以便及时临床决策，比如实时调整用药剂量和排卵扳机时机（图 49-3）。

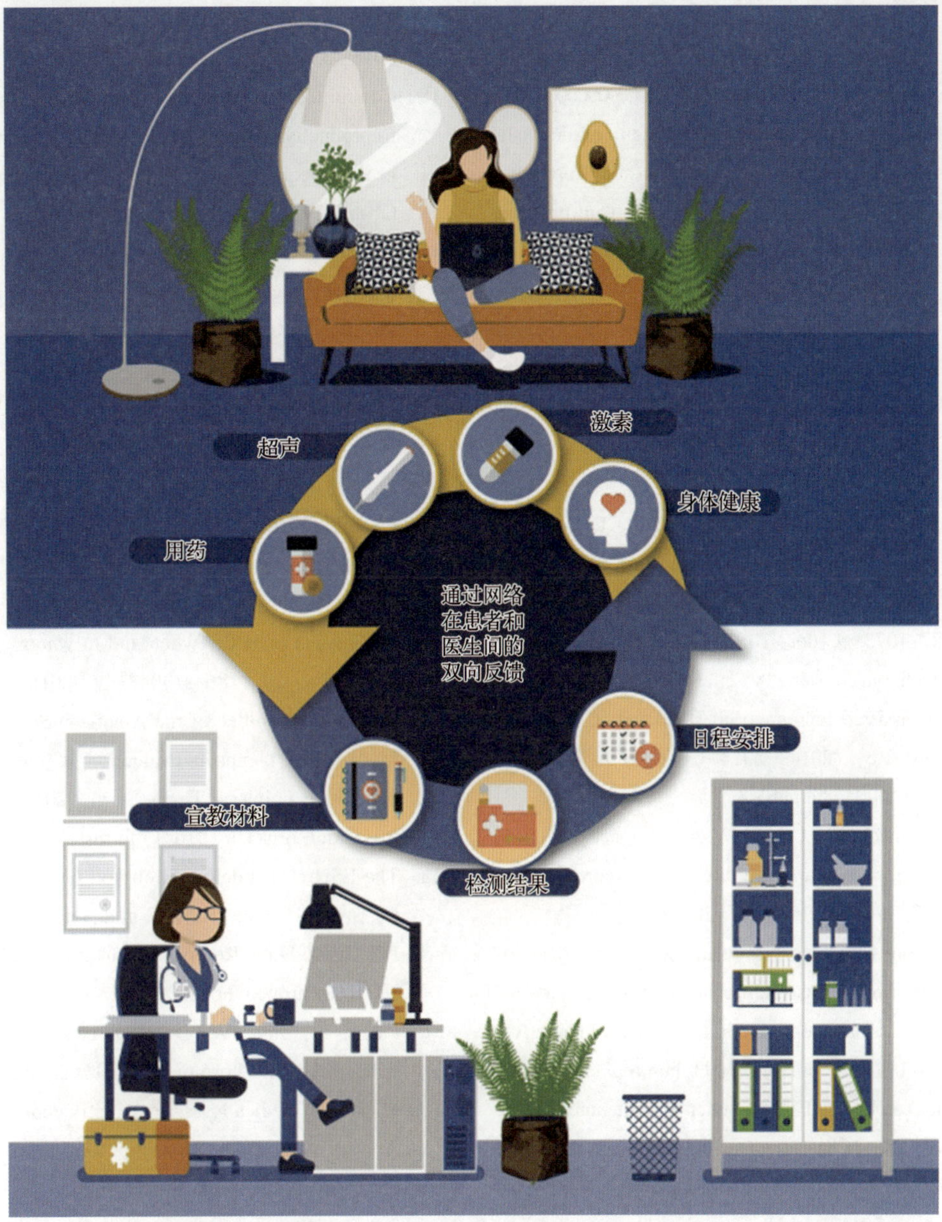

图 49-3 假想的居家监测装置，展示了患者和医生通过专用设备和安全的 IT 设备以实现信息的双向流动和监测。通过自助超声和尿液激素检测进行远程居家监测，从而部分取代门诊监测，能减轻患者和诊所医务人员因反复就诊而面临的后勤负担，并减轻患者的不适感和诊疗过程对患者生活的干扰

目前，还需要更多证据来评估这种远程自助超声波操作、远程激素检测和远程咨询相结合的新型数字医疗方法的潜在价值，对患者和医护人员体验感受的影响，对 ART 治疗中 COS 期间治疗决策的质量的影响，以及对每启动的 ART 周期的累计妊娠率的影响。尽管很容易推测这种远程监测/数字方法会减轻患者负担，以防止 ART 治疗中断，但仍需要进行高质量的研究，使用有效可靠的方法来评估患者的感受和经历相关的指标（如生活质量和总体幸福感）。此外，还需要在特定患者群体中进行设计良好的前瞻性研究，以支持与传统方法相比，远程监测方法具有相同的医疗价值和可靠性这一假设。后续需要设计良好的真实世界研究来证实上述证据。

（汪萌译，黄博、靳镭校）

参考文献

[1] Lunenfeld B. Gonadotropin stimulation: Past, present and future. Reprod Med Biol. 2012; 11:11-25. doi: 10.1007/s12522-011-0097-2.

[2] Lunenfeld B, Donini P. Le traitement de l’anovulation par les hormones gonadotropes humaines. Annales d’ Endocrinolo-

gie. 1964;156.

[3] Gerris J. Telemonitoring in IVF/ICSI. Curr Opin Obstet Gynecol. 2017; 29:160-67. doi: 10.1097/GCO.0000000000000363.

[4] Gerris J. ART monitoring: An end to frequent clinic visits and needle sticks? In: Patient-Centered Assisted Reproduction: How to Integrate Exceptional Care with Cutting-Edge Technology, Domar AD, Sakkas D and Toth TL (eds.). Cambridge: Cambridge University Press, pp. 39-53, 2020.

[5] Sakkas D, Howles CM, Atkinson L, et al. A multi-centre international study of salivary hormone oestradiol and progester-one measurements in ART monitoring. Reprod Biomed Online. 2021; 42:421-8. doi: 10.1016/j.rbmo.2020.10.012.

[6] Domar A, Gordon K, Garcia-Velasco J, et al. Understanding the perceptions of and emotional barriers to infertility treatment: A survey in four European countries. Hum Reprod. 2012; 27:1073-9. doi: 10.1093/humrep/des016.

[7] Kwan I, Bhattacharya S, Kang A, et al. Monitoring of stimulated cycles in assisted reproduction (IVF and ICSI). Cochrane Data Syst Rev. 2014; 2014:CD005289. doi: 10.1002/14651858.CD005289.pub3.

[8] Robertson I, Kermack AJ, Cheong Y. The impact of covid-19 on infertility services and future directions. Reprod Fertil. 2020; 1:C3-C7. doi: 10.1530/raf-20-0017.

[9] Gerris J, Delvigne A, Dhont N, et al. Self-operated endovaginal telemonitoring versus traditional monitoring of ovarian stimulation in assisted reproduction: An RCT. Hum Reprod. 2014; 29:1941-8. doi: 10.1093/humrep/deu168.

[10] Gerris J, Vandekerckhove F, De Sutter P. Outcome of one hundred consecutive ICSI attempts using patient operated home sonography for monitoring follicular growth. Fact Views Vis Obgyn. 2016; 8:141-6.

[11] Pereira I, von Horn K, Depenbusch M, et al. Self-operated endovaginal telemonitoring: A prospective, clinical validation study. Fertil Steril. 2016; 106:306-10.e301. doi: 10.1016/j.fertnstert.2016.03.043.

[12] Alviggi C, Humaidan P, Ezcurra D. Hormonal, functional and genetic biomarkers in controlled ovarian stimulation: Tools for matching patients and protocols. Reprod Biol Endocrinol. 2012; 10:9. doi: 10.1186/1477-7827-10-9.

[13] van Tilborg TC, Torrance HL, Oudshoorn SC, et al. Individualized versus standard FSH dosing in women starting IVF/ICSI: An RCT. Part 1: The predicted poor responder. Hum Reprod. 2017; 32:2496-505. doi: 10.1093/humrep/dex318.

[14] La Marca A, Blockeel C, Bosch E, et al. Individualized FSH dosing improves safety and reduces iatrogenic poor response while maintaining live-birth rates. Hum Reprod. 2018; 33:982-3. doi: 10.1093/humrep/dey061.

[15] Committee on Gynecologic Practice—American Society for Reproductive Medicine. Infertility workup for the Women's health specialist: ACOG committee opinion, number 781. Obstet Gynecol. 2019; 133:e377-84.

[16] Lunenfeld B, Bilger W, Longobardi S, et al. The development of gonadotropins for clinical use in the treatment of infertility. Front Endocrinol. 2019; 10:429. doi: 10.3389/fendo.2019.00429.

[17] Mol BW, Bossuyt PM, Sunkara SK, et al. Personalized ovarian stimulation for assisted reproductive technology: Study design considerations to move from hype to added value for patients. Fertil Steril. 2018; 109:968-79. doi: 10.1016/j.fertnstert.2018.04.037.

[18] Orvieto R. Triggering final follicular maturation-hCG, GnRH-agonist or both, when and to whom? J Ovar Res. 2015; 8:60. doi: 10.1186/s13048-015-0187-6.

[19] Practice Committee of the American Society for Reproductive Medicine. Diagnostic evaluation of the infertile female: A committee opinion. Fertil Steril. 2015; 103:e44-50. https://doi.org/10.1016/j.fertnstert.2015.03.019.

[20] The ESHRE Guideline Group on Ovarian Stimulation, Bosch E, Broer S, et al. ESHRE guideline: Ovarian stimulation for IVF/ICSI. Hum Reprod Open. 2020; 2020:hoaa009. doi: 10.1093/hropen/hoaa009.

[21] Fatemi H, Bilger W, Denis D, et al. Dose adjustment of follicle-stimulating hormone (FSH) during ovarian stimulation as part of medically-assisted reproduction in clinical studies: A systematic review covering 10 years (2007-2017). Reprod Biol Endocrinol. 2021; 19:68. doi: 10.1186/s12958-021-00744-x.

[22] Mahony MC, Hayward B, Mottla GL, et al. Recombinant human follicle-stimulating hormone alfa dose adjustment in US clinical practice: An observational, retrospective analysis of a real-world electronic medical records database. Front Endocrinol. 2021; 12:742089. doi: 10.3389/fendo.2021.742089.

[23] Patrizio P, Vaiarelli A, Levi Setti PE, et al. How to define, diagnose and treat poor responders? Responses from a worldwide survey of IVF clinics. Reprod Biomed Online. 2015; 30:581-92. doi: 10.1016/j.rbmo.2015.03.002.

[24] Yovich J. Monitoring the Stimulated IVF Cycle. pp. 94-120, 2019. https://www.cambridge.org/core/books/abs/how-to-prepare-the-egg-and-embryo-to-maximize-ivf-success/monitoring-the-stimulated-ivf-cycle/3128E415EB0AB82EEDF98DEF155BB124.

[25] Sachs Guedj N, Hart R, Requena A, et al. P - 641 Physicians' practices towards hormone monitoring during ovarian stimulation in context of treatment with assisted reproductive technology (ART). A global survey conducted through IVFworldwide. com. Hum Reprod. 2022; 37: deac107. 590.

[26] Farquhar C, Marjoribanks J, Brown J, et al. Management of ovarian stimulation for IVF: Narrative review of evidence provided for world health organization guidance. Reprod Biomed Online. 2017; 35:3-16. doi: 10. 1016/j. rbmo. 2017. 03. 024.

[27] Practice Committee of the American Society for Reproductive Medicine. Prevention and treatment of moderate and severe ovarian hyperstimulation syndrome: A guideline. Fertil Steril. 2016; 106:1634-47. doi: 10. 1016/j. fertnstert. 2016. 08. 048.

[28] Vermeulen N, Le Clef N, D'Angelo A, et al. Manual for development of good practice recommendations. 2019. https://www. eshre. eu/Guidelines-and-Legal/Guidelines/Guideline-development-process (accessed September 2020).

[29] Kaponis A, Chronopoulou E, Decavalas G. The curious case of premature luteinization. J Assist Reprod Genet. 2018; 35: 1723-40. doi: 10. 1007/s10815-018-1264-8.

[30] Wang M, Xi Q, Yang Q, et al. The relationship between a novel evaluation parameter of premature luteinization and IVF outcomes. Reprod Biomed Online. 2021; 42:323-31. doi: 10. 1016/j. rbmo. 2020. 10. 009.

[31] Hart R, D'Hooghe T, Dancet E, et al. Self-monitoring of urinary hormones in combination with telemedicine—a timely review and opinion piece in medically assisted reproduction. Reprod Sci. 2021:1-14. doi: 10. 1007/s43032-021-00754-5.

[32] International Federation of Fertility Societies. Standard 19: Clomiphene and its use in ovulation induction—Guidance for practitioners. 2017. https://www. iffsreproduction. org/our-journal/practice-standards/(accessed September 2020).

[33] Brod M, Fennema H. Validation of the controlled ovarian stimulation impact measure (COSI): Assessing the patient perspective. Health Qual Life Outcomes. 2013; 11: 130. doi: 10. 1186/1477-7525-11-130.

[34] Dancet EA, Nelen WL, Sermeus W, et al. The patients' perspective on fertility care: A systematic review. Hum Reprod Update. 2010; 16:467-87. doi: 10. 1093/humupd/dmq004.

[35] Dancet EA, Van Empel IW, Rober P, et al. Patient-centred infertility care: A qualitative study to listen to the patient's voice. Hum Reprod. 2011; 26:827-33. doi: 10. 1093/humrep/der022.

[36] Dahhan T, van der Veen F, Bos AME, et al. The experiences of women with breast cancer who undergo fertility preservation. Hum Reprod Open. 2021; 2021: hoab018. doi: 10. 1093/hropen/hoab018.

[37] Redshaw M, Hockley C, Davidson LL. A qualitative study of the experience of treatment for infertility among women who successfully became pregnant. Hum Reprod. 2007; 22:295-304. doi: 10. 1093/humrep/del344.

[38] Lankreijer K, D'Hooghe T, Sermeus W, et al. Development and validation of the FertiMed questionnaire assessing patients' experiences with hormonal fertility medication. Hum Reprod. 2016; 31: 1799 - 808. doi: 10. 1093/humrep/dew111.

[39] van den Wijngaard L, Rodijk IC, van der Veen F, et al. Patient preference for a long-acting recombinant FSH product in ovarian hyperstimulation in IVF: A discrete choice experiment. Hum Reprod. 2015; 30:331-7. doi: 10. 1093/humrep/deu307.

[40] Boedt T, Matthys C, Lie Fong S, et al. Systematic development of a mobile preconception lifestyle programme for couples undergoing IVF: The PreLiFe-programme. Hum Reprod. 2021; 36:2493-505. doi: 10. 1093/humrep/deab166.

[41] Duthie EA, Cooper A, Davis JB, et al. A conceptual framework for patient-centered fertility treatment. Reprod Health. 2017; 14:114. doi: 10. 1186/s12978-017-0375-5.

[42] Shandley LM, Hipp HS, Anderson-Bialis J, et al. Patient-centered care: Factors associated with reporting a positive experience at United States fertility clinics. Fertil Steril. 2020; 113:797-810. doi: 10. 1016/j. fertnstert. 2019. 12. 040.

[43] Huppelschoten AG, de Bruin JP, Kremer JA. Independent and web-based advice for infertile patients using fertility consult: Pilot study. JMIR Formative Research. 2019; 3: e13916. doi: 10. 2196/13916.

[44] Gerris J, Geril A, De Sutter P. Patient acceptance of self-operated endovaginal telemonitoring (SOET): Proof of concept. Fact View Vis Obgyn. 2009; 1:161-70.

[45] Gerris J, De Sutter P. Self-operated endovaginal telemonitoring (SOET): A step towards more patient-centred ART? Hum Reprod. 2010; 25:562-8. doi: 10. 1093/humrep/dep440.

[46] World Health Organization. Task force on methods for the determination of the fertile period, special programme of research, development and research training in human reproduction. Temporal relationships between indices of the fertile period. Fertil Steril. 1983; 39:647-55. doi: 10. 1016/s0015-0282(16) 47060-3.

[47] Blackwell LF, Cooke DG, Brown S The use of estrone-3-

glucuronide and pregnanediol-3-glucuronide excretion rates to navigate the continuum of ovarian activity. Front Pub Health. 2018; 6:153. doi: 10.3389/fpubh.2018.00153.

[48] Rapi S, Fuzzi B, Mannelli M, et al. Estrone 3-glucuronide chemiluminescence immunoassay (LIA) and 17beta estradiol radioimmunoassay (RIA) in the monitoring of superovulation for in vitro fertilization (IVF): Correlation with follicular parameters and oocyte maturity. Acta Europaea Fertilitatis. 1992; 23: 63-8.

[49] Severy LJ, Robinson J, Findley-Klein C, et al. Acceptability of a home monitor used to aid in conception: Psychosocial factors and couple dynamics. Contraception. 2006; 73:65-71. doi: 10.1016/j.contraception.2005.07.008.

[50] Zaat TR, de Bruin JP, Goddijn M, et al. Home- or hospital-based monitoring to time frozen embryo transfer in the natural cycle? Patient-reported outcomes and experiences from the Antarctica-2 randomised controlled trial. Hum Reprod. 2020; 35:866-75. doi: 10.1093/humrep/deaa040.

[51] Behre HM, Kuhlage J, Gassner C, et al. Prediction of ovulation by urinary hormone measurements with the home use ClearPlan fertility monitor: Comparison with transvaginal ultrasound scans and serum hormone measurements. Hum Reprod. 2000; 15:2478-82. doi: 10.1093/humrep/15.12.2478.

[52] Shochet T, Comstock IA, Ngoc NTN, et al. Results of a pilot study in the U.S. and Vietnam to assess the utility And acceptability of a multi-level pregnancy test (MLPT) for home monitoring of hCG trends after assisted reproduction. BMC Women's Health. 2017; 17:67. doi: 10.1186/s12905-017-0422-y.

[53] Fiers T, Dielen C, Somers S, et al. Salivary estradiol as a surrogate marker for serum estradiol in assisted reproduction treatment. Clin Biochem. 2017; 50: 145-9. https://doi.org/10.1016/j.clinbiochem.2016.09.016.

[54] Ekeland AG, Bowes A, Flottorp S. Effectiveness of telemedicine: A systematic review of reviews. Int J Med Inform. 2010; 79:736-71. doi: 10.1016/j.ijmedinf.2010.08.006.

[55] Diaz VA, Player MS. Direct-to-patient telehealth: Opportunities and challenges. Rhode Island Med J. 2020; 103:35-7.

[56] Yokomizo R, Nakamura A, Sato M, et al. Smartphone application improves fertility treatment-related literacy in a large-scale virtual randomized controlled trial in Japan. NPJ Digit Med. 2021; 4:163. doi: 10.1038/s41746-021-00530-4.

[57] Turner AP, Roubinov DS, Atkins DC, et al. Predicting medication adherence in multiple sclerosis using telephone-based home monitoring. Disabil Health J. 2016; 9: 83-9. doi: 10.1016/j.dhjo.2015.08.008.

[58] Brichetto G, Pedulla L, Podda J, et al. Beyond center-based testing: Understanding and improving functioning with wearable technology in MS. Mult Scler. 2019; 25: 1402-11. 2019/09/11. doi: 10.1177/1352458519857075.

[59] Buyse GM, Rummey C, Meier T, et al. Home-based monitoring of pulmonary function in patients with duchenne muscular dystrophy. Journal Neuromuscul Dis. 2018; 5:419-30. doi: 10.3233/jnd-180338.

[60] Carlson AL, Mullen DM, Bergenstal RM. Clinical use of con-tinuous glucose monitoring in adults with type 2 diabetes. Diabetes Technol Ther. 2017; 19:S4-S11. doi: 10.1089/dia.2017.0024.

[61] Liyanage-Don N, Fung D, Phillips E, et al. Implementing home blood pressure monitoring into clinical practice. Curr Hypertens Rep. 2019; 21:14. doi: 10.1007/s11906-019-0916-0.

[62] Nastri CO, Ferriani RA, Rocha IA, et al. Ovarian hyperstimulation syndrome: Pathophysiology and prevention. J Assist Reprod Genet. 2010; 27:121-8. doi: 10.1007/s10815-010-9387-6.

[63] Meyer L, Murphy LA, Gumer A, et al. Risk factors for a suboptimal response to gonadotropin-releasing hormone agonist trigger during in vitro fertilization cycles. Fertil Steril. 2015; 104:637-42. doi: 10.1016/j.fertnstert.2015.06.011.

[64] Mesen TB, Young SL. Progesterone and the luteal phase: A requisite to reproduction. Obstet Gynecol Clin North Am. 2015; 42:135-51. doi: 10.1016/j.ogc.2014.10.003.

[65] Magini A, Pinzani P, Bolelli GF, et al. Measurement of estrone-3-glucuronide and pregnanediol-3 alpha-glucuronide in early morning urine samples to monitor ovarian function. J Biolumin Chemilumin. 1989; 4: 567-74. doi: 10.1002/bio.1170040174.

[66] Pazzagli M, Magini A, Forti G, et al. Measurement of glucurono-metabolites of 17 beta-estradiol and progesterone in diluted overnight urine. An approach to the study of luteal insufficiency. J Steroid Biochem. 1987; 27:399-404. doi: 10.1016/0022-4731(87)90333-5.

[67] Alliende ME, Arraztoa JA, Guajardo U, et al. Towards the clinical evaluation of the luteal phase in fertile women: A preliminary study of normative urinary hormone profiles. Front Public Health. 2018; 6: 147. doi: 10.3389/fpubh.2018.00147.

[68] Valdera Simbrón CJ, Hernández Rodríguez C. Telemedicine in assisted reproduction. Reprod Biomed Online. 2021; 42: 269-72. doi: 10.1016/j.rbmo.2020.11.016.

[69] Hernández C, Valdera CJ, Cordero J, et al. Impact of tele-

medicine on assisted reproduction treatment in the public health system. J Healthcare Qual Res. 2020; 35:27-34. doi: 10.1016/j. jhqr. 2019. 08. 004.

[70] Veiga A, Gianaroli L, Ory S, et al. Assisted reproduction and COVID-19: A joint statement of ASRM, ESHRE and IFFS. Hum Reprod Open. 2020; 3:hoaa033.

[71] German IVF Register D. I. R. D. I. R special evaluation: Effects of the COVID-19 situation on reproductive medicine in Germany, 2020 as a whole. 2021. Available from https://www. deutsches-ivf-register. de/aktuelle-nachrichten-des-dir. php (Accessed March 2021).

[72] Smith ADAC, Gromski PS, Rashid KA, et al. Population implications of cessation of IVF during the COVID-19 pandemic. Reprod Biomed Online. 2020; 41:428-30. doi: 10. 1016/j. rbmo. 2020. 07. 002.

[73] Esposito V, Rania E, Lico D, et al. Influence of COVID-19 pandemic on the psychological status of infertile couples. Eur J Obstet Gynecol Reprod Biol. 2020; 253:148-53. doi: 10. 1016/j. ejogrb. 2020. 08. 025.

[74] Vaughan DA, Shah JS, Penzias AS, et al. Infertility remains a top stressor despite the COVID-19 pandemic. Reprod Biomed Online. 2020; 41:425-7. doi: 10. 1016/j. rbmo. 2020. 05. 015.

[75] World Health Organization. Maintaining essential health services: operational guidance for the COVID-19 context. Interim guidance 1 June 2020. 2020. https://www. who. int/teams/sexual-and-reproductive-health-and-research/key-areas-of-work/sexual-reproductive-health-and-rights-in-health-emergencies/covid-19 (accessed 26 November 2020).

[76] World Health Organization. Infertility definitions and terminology. 2021. https://www. who. int/teams/sexual-and-reproductive-health-and-research/key-areas-of-work/fertility-care/infertility-definitions-and-terminology (accessed February 2021).

[77] Vaughan DA, Yin SH, Shah JS, et al. Telemedicine for reproductive medicine: Pandemic and beyond. J Assist Reprod Genet. 2022; 39:327-9. doi: 10.1007/s10815-021-02383-y.

50

取 卵

Andrew Murray 和 Gab Kovacs

引 言

第一位通过体外受精(IVF)获得妊娠的患者是剖腹手术获得卵母细胞的[1]。同时,Morgenstern 和 Soupart[2]在 1972 年描述了一种经腹部和阴道途径取卵的操作程序:使用特殊的卵母细胞回收装置并结合妇科手术。由于剖腹手术的侵入性很强,到 20 世纪 70 年代末,腹腔镜取卵取而代之成了常规方法[3,4]。Patrick Steptoe 在腹腔镜方面的专业知识使他与 Robert Edwards 成功合作,于 1978 年诞生 Louise Brown。正是在控制性超促排卵周期中使用改良取卵针[5]的腹腔镜取卵方法,使得 Monash 团队紧接着获得了九例分娩,该团队将试管婴儿从一种研究工具转变为临床治疗。Jones 的团队在美国使用人绝经期促性腺激素(hMG)获得首次妊娠时,也使用了腹腔镜[6]。

在 20 世纪 80 年代初,腹腔镜取卵进行试管婴儿已经开始在世界范围内使用了。然而,有了 Susan Lenz 在哥本哈根[7]和 Wilfred Feichtinger[8]在维也纳的开创性工作,便将取卵从腹腔镜技术转变为微创的经阴道超声引导技术。Kovacs 及其同事[9]的一项比较研究证明,其疗效可与腹腔镜手术媲美,随之世界上大多数试管婴儿机构放弃了腹腔镜手术,转而采用经阴道取卵。

麻醉/镇痛

向超声引导下取卵的转变,使诊所能够提供更简单的门诊麻醉和镇痛服务。虽然许多诊所仍然在全身麻醉下进行取卵,但世界各地的大多数诊所现在都使用静脉镇静。监护麻醉相对容易提供,药物耐受性良好,最适合日间环境。在美国,95%的项目将清醒镇静作为监护麻醉的一部分[10]。在英国,84%的中心现在使用镇静药物[11]。

Vlahos 及其同事在 2009 年[12]进行了一项调查,发现清醒镇静是最常用的方法。它发生不良事件的风险相对较低,对卵母细胞和胚胎质量或妊娠率没有影响。2013 年,Kwan 及其同事[13]进行了一项 Cochrane 分析,以评估不同清醒镇静和镇痛方法对经阴道取卵妇女疼痛缓解和妊娠结局的有效性和安全性。他们进行了随机对照试验,比较了在取卵恢复过程中使用各种辅助药物(如颈旁阻滞、针灸和各种镇痛剂)进行清醒镇静和镇痛以缓解疼痛的不同方法。他们分析了总共 21 项试验,包括 2 974 名接受取卵的女性。遗憾的是,试验和报告的少量病例之间存在不一致性,因此发现了相互矛盾的结果。他们的发现并不支持一种特定方法或技术优于另一种方法或技术。所调研的方法似乎都是可以接受的,并且与妇女的高度满意度有关。由于女性的疼痛体验和应对策略各不相同,最佳方法可能会根据女性和临床医生的偏好以及资源的可用性而个性化。

2019 年,Guasch 及其同事[14]对经阴道取卵的麻醉和镇痛进行了综述。他们得出了与 Cochrane 团队类似的结论,即没有任何技术是更好的,而且当时可用的证据也不足以令人信服,无法推荐或避免任何麻醉技术。

与全身麻醉相比,使用局部麻醉的清醒镇静成本更低,并且可能不需要麻醉师在场。此外,对于门诊手术,患者最好使用清醒镇静,因为与全身麻醉相比,患者的恢复时间更短[15]。

清洁/阴道消毒

当 20 世纪 80 年代中期引入经阴道取卵技术时,人们担心通过潜在的感染区(阴道)进入腹膜腔可能会导致盆腔感染。因此,有人尝试用防腐溶液进行常规术前消毒。这导致人们担心防腐剂可能对采集的卵母细胞有毒。Van Os 及其同事[16]进行了一项前瞻性随机研究,该研究表明,使用 1% 聚维酮碘和生理盐水冲洗会导致较低的妊娠率(30.3% *vs.* 17.2%),因此是不可取的。结果同时表明,盐水组没有显著的感染风险,因为它的感染发生率并不高于碘组。Hannoun 及其同事[17]还研究了碘制剂后用盐水冲洗阴道是否会影响结果。他们发现不冲洗与生化妊娠率的增加有关,并建议在卵母细胞抽吸前用碘清洗。支持性证据来自日本大阪最近的一项研究[18]。这些作者比较了 956 名单独使用盐水冲洗阴道的不孕患者与 1 216 名联合使用聚维酮碘消毒随后的盐水冲洗的不孕患者。

他们在单独盐水冲洗组中记录了 4 例感染，在联合盐水冲洗组中没有感染的记录，这在统计学上具有显著差异（$P=0.016$）。两组在受精率、优胚率以及临床和持续妊娠率方面没有显著差异。他们提倡使用阴道聚维酮碘消毒和随后的盐水冲洗来预防感染，并得出结论，该方案没有损害卵母细胞的质量。

今天，对于什么样的阴道制剂是最佳的，仍然没有达成共识。许多外科医生不进行阴道准备，只是简单地将针头插入阴道。其他人用生理盐水冲洗，而一些人则使用甜菜碱，然后用生理盐水灌洗。莫纳什试管婴儿中心的经验是，在没有阴道准备的情况下，超过十万个经阴道取卵周期，术后感染是罕见的，除非穿过子宫内膜异位囊肿。Younis 及其同事[19]早在 1997 年就报道称，严重的子宫内膜异位症伴卵巢子宫内膜异位似乎是经阴道取卵进行 IVF 胚胎移植后发生盆腔脓肿的一个重要风险因素。他们提出，子宫内膜样肿瘤中存在的陈旧性积血提供了一种培养基，经阴道接种后细菌可以在其中生长。如果在取卵过程中遇到子宫内膜样肿瘤，建议预防性使用抗生素。对于有盆腔炎（PID）、盆腔粘连、畸胎瘤或既往盆腔手术史的患者来说，这也是一种很好的做法，因为这些患者可能被认为有更高的盆腔感染风险。没有证据表明在低风险患者中需要使用抗生素来预防。

设 备

吸引器

早期，使用针头、塑料管和注射器进行手动抽吸[2]。Berger 和同事们设计了一种特殊的抽吸装置，用一根 20 号、10 英寸的针头通过聚乙烯管连接到一个 10 mm 的负压采血管上，然后将其连接到带有可调节压力表的负压瓶上。抽吸由拇指阀打开或关闭。然后，通过使用脚踏操作的抽吸泵对该技术进行了修改[5]。如今，具有可调节抽吸压力的复杂抽吸泵在商业上广泛应用。

吸力

令人惊讶的是，对取卵的物理方面的研究很少。莫纳什大学团队的一项研究发表了澳大利亚布里斯班库克医疗技术公司实验室对牛卵进行的实验结果[20]。下文将概述这些研究的一些观察结果。在本研究中，测量了卵母细胞通过采集系统的速度和流速，并观察了非层流对卵母细胞的破坏作用。

负压在卵泡中的应用

针头进入卵泡后的负压应用

在施加负压后，系统内的压力平衡，导致稳定的流速，直到液体体积减小，卵泡塌陷，使得卵泡壁堵塞针的管腔。系统平衡的时间取决于负压压力、针头的直径和卵泡的体积。当压力处于稳定状态时，可实现最大流量。如果空气通过针头刺穿卵泡壁的周围而被吸入系统，就会产生非层流泡沫，即所谓的卡布奇诺效应。这会对卵母细胞产生有害影响，因为它会被遗落在采集系统中。

在将针头从卵泡拔出之前停用负压

如果当针头仍在卵泡中时，压力被解除（并且没有泄漏），针头和收集管内的压力会下降，并且经常会向卵泡回流。这可能导致卵母细胞被吸回，导致丢失。回流量取决于进入系统的空气量以及收集管在患者骨盆上方的高度。

抽吸系统内的负压分布

据估算，当在 150 kPa 下使用该系统时，该系统需要 5 s 才能稳定下来。穿透前卵泡内的压力因卵泡的大小（成熟度）、形状和位置而异。内部压力随着尺寸的增加而增加。然而，由于穿刺时针头使卵泡表面变形所引起的压力，卵泡内的压力可能高得多（高达 60 mmHg）。针头越钝，产生的压力就越高。这可能导致卵泡液在这个过程中喷出而流失。如果已经施加了压力，当液体沿着卵泡外壁逸出时，会吸入部分或大部分液体。

收集系统下方有一个压力梯度，因此针头尖端的压力仅为泵处压力的 5%。因此，当卵母细胞沿着针头、采集管和采集试管行进时，卵母细胞暴露在不断增加的压力下。压力过大会导致卵子膨胀和透明带破裂。

卵泡和针头体积

表 50-1 列出了直径在 6~20 mm 的卵泡的相应体积。一个 6 mm 的卵泡只含有 0.1 mL，因此在标准针头和采集管中 1.0~1.2 mL 的“死区”被填满并使液体到达采集试管之前，需要吸空 10~12 个卵泡。

表 50-1　典型卵泡直径与体积比例

卵泡直径（mm）	卵泡体积（mL）
6	0.1
7	0.2
8	0.3
9	0.4
10	0.5
11	0.7

续表

卵泡直径(mm)	卵泡体积(mL)
12	0.9
13	1.1
14	1.4
15	1.8
16	2.1
17	2.6
18	3.0
19	3.6
20	4.2

注:针头和集合管的典型死区为 1.0~1.2 mL。

负压的应用

在针头穿透卵泡并施加吸力后,卵泡、针头和收集管内的压力达到平衡。如果针头周围有一个紧密的密封(即针头很锋利,正好穿过卵泡壁,手保持静止,不会撕裂),当吸入压力降低时,液体会回流到卵泡中。这可能导致卵母细胞丢失。另一方面,如果仍在进行抽吸的同时拔出针头,则针尖处的压力会突然从卵泡的高负压变为大气压,流体会迅速涌入收集管。如果卵母细胞被包含在液体的末端部分,它会受到流动速度增加和湍流的影响,导致卵丘质量受损,甚至透明带破裂。

卵泡内的损伤

在抽吸过程中,卵母细胞必须从静止状态加速到针内液体的速度。如果速度过快,卵丘可能会被剥离。抽吸压力越高,风险就越大,而卵泡越小,所需的压力就越高。这种相关性在收集用于 IVM 的未成熟卵母细胞时特别显著。

卵母细胞损伤

有人注意到,高流速可能会使卵丘从卵母细胞上脱落。即使有层流,与周围相比,针头中心内卵泡液的速度也存在显著差异。这可能会对卵冠丘的外层造成"阻力",从而造成潜在的破坏。针头越长,其内径就越小,保持相同速度所需的压力就越大。研究发现,当使用 17 号采卵针时,当抽吸压力达到 20 kPa(150 mmHg)时,所有卵母细胞都失去了卵丘。因此,建议将压力保持在 120 mmHg 以下。

除了流体速度之外,湍流的非层流也会损害卵母细胞,要么剥离其卵冠丘,要么使透明带破裂。人们认为,完整的卵冠丘可能对防止卵母细胞受损很重要。

针

最初的抽吸系统由一根单腔针头组成。如果需要卵泡冲洗,则必须将其与抽吸管断开。这里也会有 1.0~1.2 mL 的死区,卵母细胞通常会在采集系统中上下冲洗。只有当取出针头并用液体冲洗(即"针头冲洗")时,它才能最终恢复。为了更简单地冲洗卵泡,引入了双腔针头的概念。这需要一个用于卵母细胞抽吸的通道,以及一个可以将液体注入卵泡的侧通道。它还允许同时冲洗和抽吸。Scott 及其同事[21]比较了单腔和双腔针头的期望值,尽管每组只有 22 名患者。尽管两种针在 IVF 中的卵母细胞数量上没有差异,但存在技术差异。双腔针更灵活,并且如超声所观察到的那样经常偏离投影路径。单腔针也可能是优选的,因为它在技术上更易于使用。Haydaddeoglu 及其同事[22]比较了单腔技术(仅抽吸)和双腔方法(也使用冲洗)的回收效率。他们发现,在卵母细胞数量、临床妊娠率或活产率方面,结果没有差异。

Steiner[23]设计了一种独特的准双腔针头。针头由三部分组成:一根 7 cm 长、21 号针头,穿透阴道和卵巢;相邻的刚性 17 号管,其将抽吸物和冲洗介质输送回收集管;以及围绕该管的用于携带冲洗介质的塑料护套,该塑料护套一端连接到冲洗注射器,另一端向下延伸到 21 号针头的顶部。在 21 号针头上钻了一些孔,这样冲洗介质就可以通过它进入卵巢。较长的 17 号管上的抽吸将抽吸物和冲洗介质从患者身上抽离,并进入介质收集管。这种针与标准的 19 号单腔针之间的主要区别在于死区的量。19 号针头中的死区可容纳四个以上 6 mm 卵泡中的液体,而 Steiner 针头中的死区仅容纳一个卵泡中的流体。这使得既能够使用单腔针头进行冲洗,而且增加的时间最短。

尺寸重要吗

1980 年莫纳什试管婴儿医院设计的最初的聚四氟乙烯内衬针头[5]是一根 19 号针头。已经尝试比较不同的针头直径。Kushnir 及其同事[24]在 2013 年进行的一项前瞻性比较研究中,他们对一个卵巢使用了 17 号针头,对另一个卵巢则使用了 20 号针头,得出的结论是针头直径不会影响卵母细胞回收率,但较小直径的针头延长了手术时间。目前,澳大利亚最常用的针头是长度为 300 mm 的 16 号针头。

在一项针对 47 名女性的研究中,Buisman 及其同事[25]得出结论,在卵母细胞采集期间和之后,更精细(20/17 规格)的抽吸针可以减少疼痛。

Atzmon 等人[26]比较了用于取卵(OPU)的两种不同针头,以评估针头上的不同应力是否会影响卵母细胞退化、卵母细胞质量和胚胎形态动力学。这些研究人员在胚胎学家的盲法下进行了一项前瞻性随机研究,比较了 17 号和 20/17 号针头。他们研究了 43 名女性,从她们身上采集了 580 个卵母细胞,293 个用 17 号抽吸针,287 个用

20/17 号抽吸针头。

如果以下任何参数异常，则称卵母细胞异常：极体形态、透明带、细胞质、卵周间隙或空泡。

卵母细胞评分：仅分析成熟的减数分裂中期Ⅱ（MⅡ）卵母细胞。根据 Rienzi 等人和 Balaban 等人[11]描述的卵母细胞质量的五个标准参数，根据卵周间隙结构的大小和对称性、细胞质的颜色和完整性、透明带的完整性、极体形态和空泡的存在来评估每个卵母细胞。如果正常，每个参数的值为 0，如果存在异常，则为-1。将所有负参数相加。分数可能在 0～0.5。总分为 0 被认为是卵母细胞质量最好的。他们发现，在卵母细胞评分、胚胎质量和妊娠率方面，使用的两种针头的结果相似。

技巧

冲洗或快速采集卵母细胞

当腹腔镜采集技术转变成经阴道方法取卵时，卵泡最初被吸出，然后反复冲洗，试图回收尽可能多的卵母细胞。然而，这是耗时的，并且还需要大量的培养基。人们很快认识到，大多数卵母细胞只需抽吸即可回收，下一个卵泡的卵泡液通常会将卵母细胞冲入采集管。这被称为快速卵母细胞回收技术。Hill 和 Levens[27]在 2010 年回顾了卵巢卵泡冲洗在提高卵母细胞产量方面的有效性证据。他们得出的结论是，卵泡冲洗对正常和反应不良患者的卵母细胞数量、受精率和妊娠结局没有实质性益处。当进行自然周期或微刺激时，卵泡冲洗可能会产生更成熟的胚胎。

泰国的 Wongtra Ngan 及其同事[28]对将冲洗与简单抽吸进行比较的研究进行了 Cochrane 综述。他们发现卵母细胞数量或其他临床结果没有差异，但确实发现冲洗显著增加了手术时间（3～15 min）。相比之下，法国[29]在接受微刺激的女性中进行的一项小型试验发现，这一组的冲洗可以改善胚胎形态和植入率，但不会增加临床妊娠率。

多年来，在新西兰最大的试管婴儿提供商 Fertility Associates，双腔针头和冲洗已经被放弃，即使是那些有三个或更少卵泡的女性。没有获得卵母细胞的手术比例没有增加。

Cochrane 综述[30]研究了经阴道超声引导的卵母细胞采集中单独抽吸与冲洗的问题。在纳入分析的随机对照试验（RCT）中，报道了 10 项包含 928 名女性的研究。任何参数都没有差异，特别是仅抽吸的活产率（LBR）仅为 41%，如果使用额外的冲洗，活产率为 29%～52%。临床妊娠率、收集的卵母细胞数量以及可用于移植或冷冻的胚胎数量没有差异。

其中一组患者是单卵泡发育的患者，许多临床医生仍对其进行冲洗。Schwartz 及其同事[31]报道了一项前瞻性随机试验，将抽吸和冲洗与仅抽吸进行比较。他们采集了 164 个单卵泡卵母细胞进行研究，其中 83 个进行了抽吸。与单独抽吸（59.3%）相比，冲洗（77.1%）后获得的卵母细胞明显更多（$P=0.02$）。他们报道说，大多数冲洗的卵母细胞是在前三次冲洗中获得的。

冲洗组的受精率更高，达到了 63.9%，而仅抽吸组为 46.9%，这一点非常显著（$P=0.45$）。然而，最终结果，无论是临床妊娠率还是活产率，两组之间都没有显著差异。然而，作者得出的结论是，在单卵泡 IVF 周期中冲洗可以提高卵母细胞的回收率。

与此形成对比的是 Calabre 及其同事[32]的一项研究，他们报道了另一项随机对照试验，即仅在具有四个卵泡的“卵巢低反应患者”中进行冲洗性抽吸。“无冲洗”组的总平均卵母细胞回收数（3.42）显著高于“冲洗”组（2.41）（$P=0.001$）。然而，一旦只考虑 MⅡ 卵母细胞，则没有显著差异（1.69 *vs.* 2.07；$P=0.148$）。关于二级评估标准，在可移植胚胎数量（两组中位胚胎）、受精率（68.8% *vs.* 75%）或活产（15 *vs.* 13）方面没有差异。此外，增加抽吸所需的时间从“不冲洗”组的平均 7 min 增加到“冲洗”组中的 10 min。他们得出的结论是，卵巢低反应患者卵泡冲洗是没有益处的。

刮除卵泡

在使用腹腔镜进行 IVF 的早期，每次采集卵母细胞持续 1 h。卵泡被直接可视化、抽吸、冲洗，如果仍然没有收集到卵母细胞，则用针“刮除”[5]。随着超声引导下卵母细胞采集的改变，这种做法已经被放弃。然而，Dahl 及其同事[33]回顾性分析了 2003 年至 2005 年未经选择的 275 例卵母细胞采集病例，得出的结论是，接受卵泡刮除的患者卵母细胞产量增加了 22%，但活产率没有增加。这不是今天广泛使用的做法。

避免湍流

在抽吸卵泡时，重要的是要认识到，为了填充针尖和抽吸管之间的“死区”，需要 1～2 mL 的卵泡液。

如前所述，在抽吸过程中应避免卵冠丘复合物受损。其目的是避免采集管内的非层流，这可能会损坏卵母细胞。应注意在抽吸前向管道中注入液体，轻轻改变抽吸压力，限制抽吸压力，并在拔针时停止抽吸，以避免吸入空气造成湍流（“卡布奇诺效应”）。

温度控制

另一个重要点是在最佳条件下将卵母细胞输送到实验室，包括最大限度地减少冷却的影响。来自新西兰的同事[34]研究了 IVF 抽吸对牛卵泡液温度、pH 值和溶解氧的影响。他们发现，抽吸后卵泡液的温度下降了 7.7±1.3 ℃。溶解氧水平上升了 5±2 vol.%。pH 值增加了

0.04±0.01,作者得出结论,这些变化可能对卵母细胞健康有害,应努力将这些变化降至最低。因此,收集管在等待连接到收集系统时被保持在试管加温器中。现在的标准做法是用预热介质"灌注"吸管,这可以最大限度地减少这些温度和 pH 值的变化,并消除"死区"。

方法

有一个系统的方法来进行卵母细胞回收是很重要的。表 50-2 列出了推荐的步骤。进行身份确认、检查先前存在的医疗问题以及给予镇静和镇痛之后,手术就可以开始了。在开始之前,用温热的培养基给吸管充注以检查抽吸压力是否正确和吸引器是否工作。阴道超声探头有无菌盖覆盖,并连接无菌导针器。超声波导管是为每种品牌的超声波探头定制的,并将经过校准以准确放置针头。对双侧卵巢进行成像以判断其位置、易接近性和计算卵泡数量是一种很好的方法。一般来说,从最容易进入的卵巢开始。如果要使用局部麻醉,可以小心地将单腔 20G 针体、17G 尖端 300 mm 长的穿刺针穿过阴道,然后在穿刺盆腔腹膜之前停止。应注意避开明显的阴道壁血管。抽吸未见血液也可以确保针尖不在血管中。然后可以滴入局部麻醉剂(如 0.25%的马卡因,每侧 10 mL),目的是"包裹"卵巢下方的腹膜。通过稳固的纵向压力,既能固定卵巢,又能最大限度地减少阴道出血,对卵巢进行穿刺、抽吸,并吸净每个卵泡。当抽吸每个卵泡时,针微微运动使针尖在卵泡塌陷时保持在其中心。当卵泡在针尖周围塌陷时,拇指和食指之间旋转穿刺针以"刮除"卵泡壁。在移动到下一个卵泡之前,请确保该卵泡已完全吸空。注意不要把髂动脉或髂静脉误认为卵泡——"小心搏动的卵泡"。理想情况下,当卵泡与阴道穿刺针接触时,沿着纵轴从卵巢的近端到远端依次抽吸卵泡。始终保持负压抽吸,但不要在负压抽吸的情况下将针头撤回阴道,因为这会将细菌吸入系统。在抽吸第一排卵泡后,小心地将针尖向后移,但不要移到阴道中,调整位置,然后继续下一组。在大多数情况下,应该可以分别从两侧的单次穿刺中抽吸每个卵巢的所有卵泡。

当从一个卵巢换到另一个卵巢时,用培养液冲洗针头以清除针内凝块。

在手术结束时,可以将海绵支架上的拭子压迫阴道穹隆穿刺部位。检查阴道是否有过多出血,如果无出血,则结束手术。

表 50-2　取卵检查表

- 检查操作列表的正确顺序
- 进入手术室前核对患者信息
  - 检查姓名、出生日期和身份证号码
  - 检查是否有过敏反应(如乳胶)

续表

  - 检查最近的超声检查单
  - 检查最近的激素水平(如果进行)
  - 检查签署的同意书
  - 检查受精卵子的数量是否有任何限制
  - 检查是标准的 IVF 还是 ICSI
  - 检查移植卵裂阶段胚胎还是囊胚,或"全部冷冻"
- 检查设备
  - 确保超声波机器工作,并检查图像的定位
  - 检查连接到针头和抽吸泵的管道(在泵出现故障的情况下,配备备用机器也是一种良好的做法)
  - 测试吸力是否正常,并调整压力
  - 用收集管装温热介质
- 程序
  - 仔细检查采集管上的患者 ID 和姓名是否匹配
  - 继续收集
  - 完整的笔记
  - 告知患者收集的卵子数量

并发症

在过去的四十年里,经阴道取卵已成为人们的首选方法。然而,尽管并发症很罕见,但经阴道取卵的几种可能的并发症已被报道。

最常见的手术并发症有:

- 出血。
- 骨盆结构损伤。
- 盆腔感染,输卵管、卵巢或盆腔脓肿。

罕见的并发症包括:

- 卵巢扭转。
- 子宫内膜异位症卵巢破裂。
- 阑尾炎。
- 输尿管梗阻[35]。
- 脊椎骨髓炎[36]。
- 麻醉并发症。

ESHRE IVF 监测(EIM)关于 OPU 并发症的数据共有 776 556 个周期,1 328 个周期(0.17%)报告了并发症。其中包括 919 例出血(0.11%)、108 例感染(0.013%)和 301 例(0.038%)与取卵相关的其他并发症[37]。

出血可能是卵母细胞采集时和采集后的阴道出血(明显出血)或腹腔内出血(隐蔽出血)。Bennet 及其同事[38]报道了在伦敦国王学院进行的一项为期四年的前瞻性研究,该研究对 2 670 例连续手术进行了研究,报道称 229 例(8.6%)病例发生阴道出血,22 例(0.8%)病例出现明显出血(分类为超过 100 mL)。两次出现卵巢出血伴腹腔积血,其中一次需要紧急剖腹手术。还记录了一例髂血管穿刺形成盆腔血肿的病例;这个案例在没有干预的情况下自行缓解了。

Nouri 及其同事[39]回顾了已发表的一系列需要手术

干预的术后出血病例,并指出三分之一的病例在 1 h 内出现严重出血的证据。

早在 20 世纪 90 年代,人们就认识到,预先存在的子宫内膜异位囊肿是取卵后盆腔感染的风险因素。Younis 及其来自以色列的同事于 1997 年[19]报道了三名患有卵巢子宫内膜异位症的不孕妇女,她们分别在采集卵母细胞后 40 天、24 天和 22 天出现严重盆腔脓肿的表现。严重的子宫内膜异位症合并卵巢子宫内膜异位囊肿似乎是盆腔脓肿发展的重要危险因素。严重的盆腔脓肿的表现支持这样一种观点,即子宫内膜异位囊肿中存在的陈旧血为经阴道穿刺后的细菌生长提供了培养基。伊朗德黑兰 Moini 及其同事[40]报道称,在六年的时间里,5 958 例经阴道超声引导的取卵中,观察到 10 例急性盆腔炎(0.12%)。10 名患者中有 8 人的诊断是子宫内膜异位症导致不孕。他们得出的结论是,这支持了先前的报道,即子宫内膜异位症会增加取卵后盆腔感染的风险。当子宫内膜异位症患者进行卵母细胞采集时,建议进行更有力的抗生素预防和更充分的阴道准备。

总体而言,严重盆腔感染的风险在 1∶200 到 1∶500。因此,除非进入子宫内膜异位囊肿或既往有盆腔感染史,否则不需要预防性抗生素,然后我们的政策是单剂量静脉注射抗生素(如头孢呋辛)。

罕见的并发症

输尿管梗阻

南卡罗来纳州格林维尔市有一例病例报告[35],在看似简单的取卵后出现急性输尿管梗阻。及时诊断和输尿管支架置入术使患者迅速康复,无长期尿路后遗症。Jayakrishnan 及其同事[41]报道了一例假性动脉瘤,导致取卵后出现大量血尿和血流动力学不稳定。患者需要输血、膀胱镜检查、假性动脉瘤切除和烧灼。他们得出的结论是,在取卵过程中应始终牢记可能对周围结构的损伤。

脊椎骨髓炎

Almog 及其同事在以色列特拉维夫报道了取卵后最奇怪的并发症[36]。他们报道了一例脊椎骨髓炎,这是一名 41 岁经阴道取卵的女性,她接受了 IVF-ET 治疗。她因严重的腰痛返院后,诊断出脊椎骨髓炎,并用抗生素进行了治疗。

库伦征(脐周血肿)

Bentov 及其同事[42]描述了两例超声引导下经阴道取卵后的脐周血肿(库伦征)。症状在两周内自行缓解。他们得出的结论是,超声引导下经阴道取卵后出现脐周血肿(库伦征)可能是一个良性病程的腹膜后血肿。

排除故障

在开始采集卵母细胞之前,很重要的是通过抽吸一些培养液来测试系统。这也提供了一个介质柱,用于收集卵泡液,消除死区,从而促进层流。

如果抽吸随后减少或停止,应采取以下步骤:

- 确保抽吸泵已打开,并且抽吸踏板正在工作(许多抽吸泵都会亮起灯,有些抽吸泵在启动时会发出声音信号)。
- 检查吸入管和泵之间的所有管道连接是否紧密连接。
- 排除抽吸试管中的任何裂缝。
- 确保收集管没有扭结或损坏。
- 在卵泡内旋转针头,确保其不被卵泡壁组织堵塞。
- 如果仍然没有抽吸,取下针头并进行"逆行冲洗"以清除任何堵塞物。
- 在重新插入针头之前,通过抽吸一些培养基进行重新检查。

未能获得卵母细胞:检查是否已给予适当的扳机

有时一些卵泡被吸出,没有卵母细胞被回收。如果收集的液体非常清澈且没有细胞(卵丘颗粒),则可能会怀疑患者没有使用扳机激素。如果使用人绒毛膜促性腺激素(hCG)扳机,建议在抽吸第二个卵巢的卵泡之前,用尿妊娠试纸条检测一些卵泡液。当 hCG 浓度超过 25 mIU/mL 时,这些细胞会变蓝(反应阳性),如果已经给药,卵泡中应该有足够的 hCG 来产生阳性结果。如果检测结果为阴性,则停止采集,给予 hCG,推迟到大约 36 h 后采集另一个卵巢的卵泡。尽管采集的卵母细胞数量将限于一个卵巢,但仍有可能挽救这个周期。

病理情况的预处理

长期以来,人们一直认为输卵管疾病,尤其是输卵管积水,会对体外受精的结果产生不利影响。为了确定手术切除输卵管积水是否能改善疗效,Johnson 及其同事[43]对所有病例进行了 Cochrane 分析,将输卵管疾病的手术治疗与随机对照组进行了比较。研究结果包括活产(和持续妊娠)、妊娠、异位妊娠、流产、多胎妊娠和并发症。本综述包括三项随机对照试验,涉及 295 对夫妇。在试管婴儿之前,腹腔镜输卵管切除术治疗输卵管积水增加了持续妊娠率,妊娠率和活产率,但异位妊娠的发生率没有显著差异。他们建议,在试管婴儿治疗之前,所有患有输卵管积水的女性都应考虑行腹腔镜输卵管切除术。他们还得出结论,在没有输卵管积水的情况下,手术治疗输卵管疾病的作用尚不清楚,值得进一步评估。

临床能力评估

建议临床医生在获得取卵资格之前,应进行结构化的培训。有一种方法是带教医生取了一边的卵子后,受训者在监督下做另一边。在允许受训者自己进行取卵之前,监督收集的数量可能在 20~40 变化。应定期对临床能力进行持续评估。我们的临床指标是卵母细胞采集率:取到的卵母细胞数量(>13 mm)/扳机前 B 超扫描的数量。然后比较该单位工作的临床医生之间的采集率。可以记录的其他指标是卵母细胞采集所需的时间和并发症发生率,出血和感染的发生率非常低,除非能够研究大量病例,否则可能没有意义。

附加指南

ESHRE 超声工作组[44]提出了经阴道取卵的一般建议,以及不同阶段的具体建议,包括手术前、手术中和手术后。此外,还提供了有关设备和材料、可能的风险和复杂情况、审计和培训的信息。然而,很少有建议是以证据为基础的,大多由工作组成员的专家意见组成。它确实提供了一些检查表,这将有助于新中心的启动运行,或作为质量保证的结构。

他们还设计了一个在采集卵母细胞之前的检查表,就像飞行员使用的检查表一样。鼓励临床医生勾选每一步,以确保遵循常规程序。该检查表的副本如表 50-2 所示。

(黄博译,殷莉、靳镭校)

参考文献

[1] De Kretzer D, Dennis P, Hudson B, Leeton J, Lopata A, Outch K, Talbot J, Wood C. Transfer of a human zygote. Lancet. 1973; 2:728-9.

[2] Morgenstern LL, Soupart P. Oocyte recovery from the human ovary. Fertil Steril. 1972; 23:751-8.

[3] Berger MJ, Smith DM, Taymor ML, Thompson RS. Laparoscopic recovery of mature human oocytes. Fertil Steril. 1975; 26:513-22.

[4] Steptoe PC, Edwards RG. Laparoscopic recovery of preovulatory human oocytes after priming of ovaries with gonadotrophins. Lancet. 1970; 1:683-6.

[5] Renou P, Trounson AO, Wood C, Leeton JF. The collection of human oocytes for in vitro fertilization. I. An instrument for maximizing oocyte recovery. Fertil Steril. 1981; 35: 409-12.

[6] Jones HW, Acosta AA, Garcia J. A technique for the aspiration of oocytes from human ovarian follicles. Fertil Steril. 1982; 37:26-9.

[7] Lenz S. Ultrasonic-guided follicle puncture under local anesthesia. J In Vitro Fert Embryo Transf. 1984; 1:239-43.

[8] Feichtinger W, Kemeter P. Laparoscopic or ultrasonically guided follicle aspiration for *in vitro* fertilization? J In Vitro Fert Embryo Transf. 1984; 1244-9.

[9] Kovacs GT, King C, Cameron I, Cushnahan L, Wood EC, Leeton JF, Renou P, Shekleton P, Levy S, Baker G. A comparison of vaginal ultrasonic-guided and laparoscopic retrieval of oocytes for *in vitro* fertilization. Asia-Oceanic J Obstet Gynaecol. 1990; 16:39-43.

[10] Ditkoff E, Plumb J, Selick A, Saucer M. Anesthesia practice in the United States common to in vitro fertilization centers. J Assisted Report Genet. 1997; 14:145-7.

[11] Elkington N, Kehoe J, Acharya U. Recommendations for good practice for sedation in assisted conception. Hum Fertil. 2003; 6: 77-80.

[12] Vlahos NF, Giannakikou I, Vlachos A, Vitoratos N. Analgesia and anesthesia for assisted reproductive technologies. Int J Gynaecol Obstet. 2009; 105:201-5.

[13] Kwan I, Bhattacharya S, Knox F, McNeil A. Pain relief for women undergoing oocyte retrieval for assisted reproduction. Cochrane Database Syst Rev. 2013; 1:CD004829.

[14] Guasch E, Gómez R, Brogly N, Gilsanz F. Anesthesia and analgesia for transvaginal oocyte retrieval. Should we recommend or avoid any anesthetic drug or technique? Curr Opin Anaesthesiol. 2019; 32(3):285-90.

[15] Piroli A, Marci R, Marinangeli F, Paladini A, Di Emidio G, Giovanni Artini P, Caserta D, Tatone C. Comparison of different anaesthetic methodologies for sedation during in vitro fertilization procedures: Effects on patient physiology and oocyte competence. Gynecol Endocrinol. 2012; 28: 796-9.

[16] van Os HC, Roozenburg BJ, Janssen-Caspers HA, Leerentveld RA, Scholtes MC, Zeilmaker GH. Alberda ATVaginal disinfection with povidon iodine and the outcome of *in-vitro* fertilization. Hum Reprod. 1992; 7:349-50.

[17] Hannoun A, Awwad J, Zreik T, Ghaziri G, Abu-Musa A. Effect of betadine vaginal preparation during oocyte aspiration in *in vitro* fertilization cycles on pregnancy outcome. Gynecol Obstet Invest. 2008; 66:274-8.

[18] Funabiki M, Taguchi S, Hayashi T, Tada Y, Kitaya K, Iwaki Y, Karita M, Nakamura Y. Vaginal preparation with povidone iodine disinfection and saline douching as a safe and effective method in prevention of oocyte pickup-associated pelvic inflammation without spoiling the reproductive outcome: Evidence from a large cohort study. Clin Exp Obstet

Gynecol. 2014; 41:689-90.

[19] Younis JS, Ezra Y, Laufer N, Ohel G. Late manifestation of pelvic abscess following oocyte retrieval, for *in vitro* fertilization, in patients with severe endometriosis and ovarian endometriomata. J Assist Reprod Genet. 1997; 14:343-6.

[20] Horne R, Bishop CJ, Reeves G, Wood C, Kovacs GT. Aspiration of oocytes for *in-vitro* fertilization. Hum Reprod Update. 1996; 2:77-85.

[21] Scott RT, Hofmann GE, Muasher SJ, Acosta AA, Kreiner DK, Rosenwaks ZA. Prospective randomized comparison of singleand double-lumen needles for transvaginal follicular aspiration. J In Vitro Fert Embryo Transf. 1989; 6:98-100.

[22] Haydardedeoglu B, Cok T, Kilicdag EB, Parlakgumus AH, Simsek E, Bagis T. *In vitro* fertilization - intracytoplasmic sperm injection outcomes in single-versus double-lumen oocyte retrieval needles in normally responding patients: A randomized trial. Fertil Steril. 2011; 95:812-4.

[23] Steiner HP. Optimising techniques in follicular aspiration and flushing. In: Technique of Minimal Stimulation in IVF—Milder, Mildest or Back to Nature. Chivas-badiola A, Allahbadia GN (eds.). New Delhi, India: Jaypee Brothers Medical Publishers, pp. 98-102, 2011.

[24] Kushnir VA, Kim A, Gleicher N, Barad DH. A pilot trial of large versus small diameter needles for oocyte retrieval. Reprod Biol Endocrinol. 2013; 11:22-6.

[25] Iduna Antigoni Buisman ET, de Bruin JP, Maria Braat DD, van der Steeg JW. Effect of needle diameter on pain during oocyte retrievala randomized controlled trial. Fertil Steril. 2021; 115(3): 683-91. https://doi. org/10. 1016/j. fertnstert. 2020. 06. 040.

[26] Atzmon Y, Michaeli M, Aslih N, Ruzov O, Rotfarb N, Shoshan-Karchovsky E, Shalom-Paz E. Degenerative oocytes in the aspirated cohort are not due to the aspirating needle: A prospective randomized pilot study with sibling oocytes. Reprod Sci. 2021; 28(7):1882-9. doi: 10. 1007/s43032-020-00384-3.

[27] Hill MJ, Levens ED. Is there a benefit in follicular flushing in assisted reproductive technology? Curr Opin Obstet Gynecol. 2010; 22:208-12.

[28] Wongtra-Ngan S, Vutyavanich T, Brown J. Follicular flushing during oocyte retrieval in assisted reproductive techniques. Cochrane Database Syst Rev. 2010; 8:CD004634.

[29] Mendez Lozano DH, Brum Scheffer J, Frydman N, Fay S, Fanchin R, Frydman R. Optimal reproductive competence of oocytes retrieved through follicular flushing in minimal stimulation IVF. Reprod Biomed Online. 2008; 16:119-23.

[30] Georgiou EX, Melo P, Brown J, Granne IE. Follicular flushing during oocyte retrieval in assisted reproductive techniques. Cochrane Database Syst Rev. 2022 Nov 21; 11(11): CD004634. doi: 10. 1002/14651858. CD004634. pub4.

[31] Kohl Schwartz AS, Calzaferri I, Roumet M, Limacher A, Fink A, Wueest A, Weidlinger S, Mitter VR, Leeners B, Von Wolff M. Follicular flushing leads to higher oocyte yield in monofollicular IVF: A randomized controlled trial. Hum Reprod. 2020; 35(10): 2253-61. https://doi. org/10. 1093/humrep/deaa165

[32] Calabre C, Schuller E, Goltzene MA, Rongières C, Celebi C, Meyer N, Teletin M, Pirrello O. Follicular flushing versus direct aspiration in poor responder IVF patients: A randomized prospective study. Eur J Obstet Gynecol Reprod Biol. 2020 May; 248:118-122. doi: 10. 1016/j. ejogrb. 2020. 03. 003.

[33] Dahl SK, Cannon S, Aubuchon M, Williams DB, Robins JC, Thomas MA. Follicle curetting at the time of oocyte retrieval increases the oocyte yield. J Assist Reprod Genet. 2009; 26:335-9.

[34] Redding GP, Bronlund JE, Hart AL. The effects of IVF aspiration on the temperature, dissolved oxygen levels, and pH of follicular fluid. J Assist Reprod Genet. 2006; 23:37-40.

[35] Miller PB, Price T, Nichols JE Jr., Hill L. Acute ureteral obstruction following transvaginal oocyte retrieval for IVF. Hum Reprod. 2002; 17:137-8.

[36] Almog B, Rimon E, Yovel I, Bar-Am A, Amit A, Azem F. Vertebral osteomyelitis: A rare complication of transvaginal ultrasound-guided oocyte retrieval. Fertil Steril. 2000; 73:1250-2.

[37] De Geyter C, Calhaz-Jorge C, Kupka MS, Wyns C, Mocanu E, Motrenko T, Scaravelli G, Smeenk J, Vidakovic S, Goossens V. European IVF-monitoring consortium (EIM) for the European society of human reproduction and embryology (ESHRE). ART in Europe, 2014: Results generated from European registries by ESHRE: The European IVF-monitoring consortium (EIM) for the European society of human reproduction and embryology (ESHRE). Hum Reprod. 2018; 33(9):1586-1601.

[38] Bennett SJ, Waterstone JJ, Cheng WC, Parsons J. Complications of transvaginal ultrasound-directed follicle aspiration: A review of 2670 consecutive procedures. J Assist Reprod Genet. 1993; 10:72-7.

[39] Nouri K, Walch K, Promberger R, Kurz C, Tempfer CB, Ott J. Severe haematoperitoneum caused by ovarian bleeding after transvaginal oocyte retrieval: A retrospective analysis and systematic literature review. Reprod Biomed Online.

2014; 29:699-707.

[40] Moini A, Malekzadeh F, Amirchaghmaghi E, Kashfi F, Akhoond MR, Saei M, Mirbolok MH. Risk factors associated with endometriosis among infertile Iranian women. Arch Med Sci. 2013; 9:506-14.

[41] Jayakrishnan K, Raman VK, Vijayalakshmi VK, Baheti S, Nambiar D. Massive hematuria with hemodynamic instability—Complication of oocyte retrieval. Fertil Steril. 2011; 96:22-4.

[42] Bentov Y, Levitas E, Silberstein T, Potashnik G. Cullen's sign following ultrasound-guided transvaginal oocyte retrieval. Fertil Steril. 2006; 85:227.

[43] Johnson NP, Mak W, Sowter MC. Surgical treatment for tubal disease in women due to undergo *in vitro* fertilisation. Cochrane Database Syst Rev. 2004; 1:CD002125.

[44] D'Angelo A, Panayotidis C, Amso N, Marci R, Matorras R, Onofriescu M, Turp AB, Vandekerckhove F, Veleva Z, Vermeulen N, Vlaisavljevic V, ESHRE Working Group on Ultrasound in ART. Recommendations for good practice in ultrasound: Oocyte pick up†. Hum Reprod Open. 2019Dec 10; 2019(4):hoz025. doi: 10.1093/hropen/hoz025.

51

辅助生殖技术中的黄体期支持

Cristina Rodríguez-Varela 和 Elena Labarta

引　言

黄体期支持(luteal phase support, LPS)是辅助生殖技术中相对比较固定的方案。一般来说,无论周期类型如何,外源性孕酮通常在胚胎移植后用于LPS[1],以进行适当的子宫内膜准备(改良的自然周期、刺激周期或人工周期)。

然而,LPS的这种标准化临床实践没有考虑内源性孕酮水平,这对于每种类型的周期都是不同的,也没有考虑患者对外源性孕酮的吸收,这也取决于处方孕酮的剂量和给药途径[2,3]。

一方面,每种类型周期的激素水平不同,可能会也可能不会导致黄体期缺乏[2]。黄体期缺乏是指达到的孕酮水平不足以进行适当的胚胎植入和维持妊娠[4]。在这种情况下,LPS始终是强制性的,以确保足够的孕酮水平。另一方面,外源性孕酮给药的不同途径和剂量将导致不同的血清孕酮水平[3]。

此外,每个患者的外源性孕酮吸收能力可能不同,这导致了这种激素血清谱的不可预测性。

目前,大多数诊所的常规临床实践是在每个ET中遵循相同的LPS方案,或者每种类型的子宫内膜制备周期最多有一个LPS方案。然而,这种做法留下了患者自身的特征,以及在每个特定病例中引发的未知黄体期缺乏。因此,在过去的几年里,人们对个体化LPS(iLPS)[5]越来越感兴趣,因为每个患者可能需要特定的途径和剂量的外源性孕酮,这取决于他们的特征和所遵循的周期类型。

在新鲜IVF周期中,即刺激周期,几个卵泡排卵后留下的黄体产生孕酮。尽管如此,可能无法达到最低孕酮水平,导致黄体期缺乏和对LPS的需求[6]。目前,由于缺乏关于扳机的孕酮激素谱的信息,对于LPS在这种类型的周期中的最佳方案还没有达成共识。内源性孕酮的产生可能因黄体数量和患者而异,导致血清孕酮动态变化的范围非常广。然而,最近的一项荟萃分析证明,无论LPS的给药途径如何,补充孕酮都会提高试管婴儿新周期的成功率[7]。

在过去的几年里,文献中对人工周期黄体期的血清孕酮监测进行了深入研究。在这种类型的周期中,血清孕酮的单一测定与妊娠结局明显相关,描述了为了增加成功概率必须达到的最低阈值水平[8,9]。此外,还证明,在那些没有达到最低孕酮阈值的患者中,iLPS能够提高他们的成功率[10-12]。

在新鲜IVF周期黄体期的血清孕酮监测方面还需要更多的研究。与人工周期相反,必须考虑内源性孕酮来源,以及卵巢对刺激的反应和每个患者的特征。

还有一些问题需要回答:

- LPS在新鲜IVF周期中是必要的吗?
- 新鲜IVF周期中的最佳的外源性孕酮剂量是多少?
- 在新鲜IVF周期的黄体中期测量血清孕酮水平值得吗?
- 新鲜IVF周期中的LPS是否可以个体化?

在接下来的章节中,我们将尝试回答这些问题,回顾现有文献,并概述LPS在新鲜IVF周期中的现状。

新鲜周期的黄体期缺陷

卵巢刺激方案诱导的多卵泡发育导致几乎每个IVF周期的黄体期缺乏。卵泡期给予的促性腺激素刺激大量产生雌激素卵泡的生长和发育,从而形成排卵后留下大量产生孕酮的黄体。因此,这两种类固醇的超生理水平可能通过下丘脑-垂体-性腺轴的负反馈机制抑制LH分泌[13,14]。

除了激素调节受损外,刺激方案还可能影响卵巢内黄体的正常功能。黄体具有雌二醇和促性腺激素释放激素受体,因此与这些结构结合的雌二醇和GnRH类似物有利于黄体分解,损害孕酮的产生。此外,在卵母细胞采集过程中,颗粒细胞的破坏和抽吸可能会进一步损害黄体功能[15]。

因此,在新鲜IVF周期的黄体期,黄体孕酮的产生可能会减少,导致黄体期缺乏。此外,根据扳机的类型,这种缺陷会有不同程度表现。与hCG(人绒毛膜促性腺激素)

相比,促性腺激素释放激素激动剂的半衰期更短,可以降低卵巢过度刺激综合征(OHSS)的风险,但由于激素轴抑制,黄体功能受损,随后出现早期黄体溶解[16]。

新鲜 IVF 周期中的 LPS 可以使用多种分子和不同的组合进行。外源性孕酮、hCG、GnRH 激动剂和雌二醇都是可用的选择。然而,孕酮是 LPS 最优选的外源激素[1]。

新鲜周期中的孕酮来源

LPS 已在人工子宫内膜制备周期中进行了广泛研究,其中独特的孕酮来源是外源性的[17]。相反,新鲜 IVF 周期涉及排卵后留下的大量产生孕酮的黄体。卵巢中存在的黄体数量将与排卵卵泡的数量相对应,因此每个黄体化卵泡将向循环中添加孕酮。事实上,Arce 等人发现,在没有 LPS 的刺激周期中,单卵泡/多卵泡反应以及中等和大卵泡的数量与 hCG 触发后 6~9 天测量的血清孕酮水平之间存在相关性[18]。

除了这种内源性孕酮的产生,并且由于已证实的黄体期缺乏,LPS 在这种类型的周期中被强烈推荐。因此,患者的血清孕酮水平既有内源性的,也有外源性的[2],因此难以在新鲜 IVF 周期的整个黄体期监测这种激素水平。

新鲜 IVF 周期中的 LPS 尚未标准化,世界各地都使用涉及不同途径和剂量的外源性孕酮的不同方案。在我们的案例中,我们的常规临床实践是从取卵后第二天起给予微粉化阴道孕酮(MVP)(200 mg/12 h),在 ET 当天记录的平均孕酮水平为 93 ng/mL(未发表的数据)。然而,许多其他方案涉及孕酮的其他途径(口服、肌内注射、皮下注射等)和剂量,因此无法推广。

本章将深入评论大多数涉及卵巢刺激方案和 hCG 扳机方案的研究。然而,几位作者提出了 GnRH 激动剂扳机后 IVF 周期中的创新 LPS 方案。

例如,Kol 和 Segal 在 2020 年提出了一种不含孕激素的 LPS 方案,在该方案中,在卵母细胞采集后 48 h,给予 hCG 足以支持 GnRH 激动剂扳机后的黄体期缺陷。这得到了一个事实的支持,即这正是孕酮水平开始下降的时刻,从而挽救了黄体孕酮的产生[19]。

Humaidan 等人在 2010 年和 2013 年也遵循了类似的协议。这些不是不含孕酮的 LPS 方案,因为它们还添加了阴道孕酮凝胶[20,21]。在任何情况下,所有这些 LPS 方案的共同目的是避免早期黄体过度刺激,在需要时有利于孕酮峰值,这是在植入窗口期间,而不是更早,因为它可能与 hCG 扳机一起发生。

事实上,在新鲜的 IVF 周期中正确定义 LPS 的持续时间是非常重要的,以便优化孕酮峰值的确切时刻并保持它直到孕酮产生的黄体-胎盘转移。关于 LPS 的开始,Connell 等人提出了取卵当天和三天后开始 LPS 的最佳窗口期[22],而 Mohammed 等人声称,开始补充孕酮的最佳时间是取卵后的第二天[7]。关于 LPS 的终止,一些临床医生认为它可以在妊娠试验当天停止使用[23],而 Petersen 等人证明,延长 LPS 可能可以防止孕酮产生后期黄体-胎盘转移的患者流产[24]。事实上,大多数临床医生将其维持到第八周之后[25]。在我们的案例中,我们在新鲜 IVF 周期中的常规临床实践是从取卵后第二天到第八周给予 LPS MVP。

新鲜周期中孕酮的动态变化

在自然月经周期中,排卵时的内源性 LH 峰值诱导卵泡黄体化和由此产生的黄体开始分泌孕酮。因此,血清孕酮水平在接下来的几天内继续升高,并在排卵后第 7 天左右达到峰值,这与植入的最佳窗口期相吻合[26]。

在刺激周期中,诱导卵泡黄体化的外源性 hCG 峰值比自然周期的内源性 LH 下降得更快,这可能是由于前面提到的多卵泡负反馈[22](图 51-1)。此外,在 GnRH 激动剂触发周期中,这种下降甚至更为明显[16]。因此,刺激周期中的 LPS 对于在植入窗口期间维持高孕酮水平至关重要。

无论周期类型如何,如果胚胎植入并怀孕,植入胚胎产生的 hCG 会拯救黄体,使孕酮水平保持在较高水平,直到孕酮产生的黄体-胎盘转移[27]。

但是,在植入窗口期获得成功所需的高孕酮水平是多少?在 IVF 周期中,黄体中期的最低血清孕酮阈值为 25.16~31.45 ng/mL,因为子宫内膜维持早期植入的能力降低,其值低于这一点[28]。然而,这与最近证明的使用 MVP 时人工周期 ET 日的最低血清孕酮水平形成了对比[9];在新鲜 IVF 周期中寻找这种预后阈值的文献更具争议性。

这些研究涉及 LPS 的不同方案和为激素测定而建立的黄体期的不同点,将在下一节中进行深入回顾。最后,从 ET 日起,血清孕酮水平在新鲜 IVF 周期和人工周期中表现不同。在后者中,Labarta 等人最近显示了在使用 MVP 治疗 LPS 的人工周期中,血清孕酮水平在整个黄体期(在 ET 日、ET+4 天、ET+7 天和 ET+11 天测量)的演变。他们描述了关于最终妊娠结果的不同行为,随着时间的推移,持续妊娠的血清孕酮水平呈显著上升趋势[29]。相反,Sonntag 等人在使用阴道孕酮进行 LPS 的新鲜 IVF 周期中进行的分析描述了 ET 日后几天的初始血清孕酮峰值,随后下降并最终逐渐增加,直到 ET+14 天[30]。因

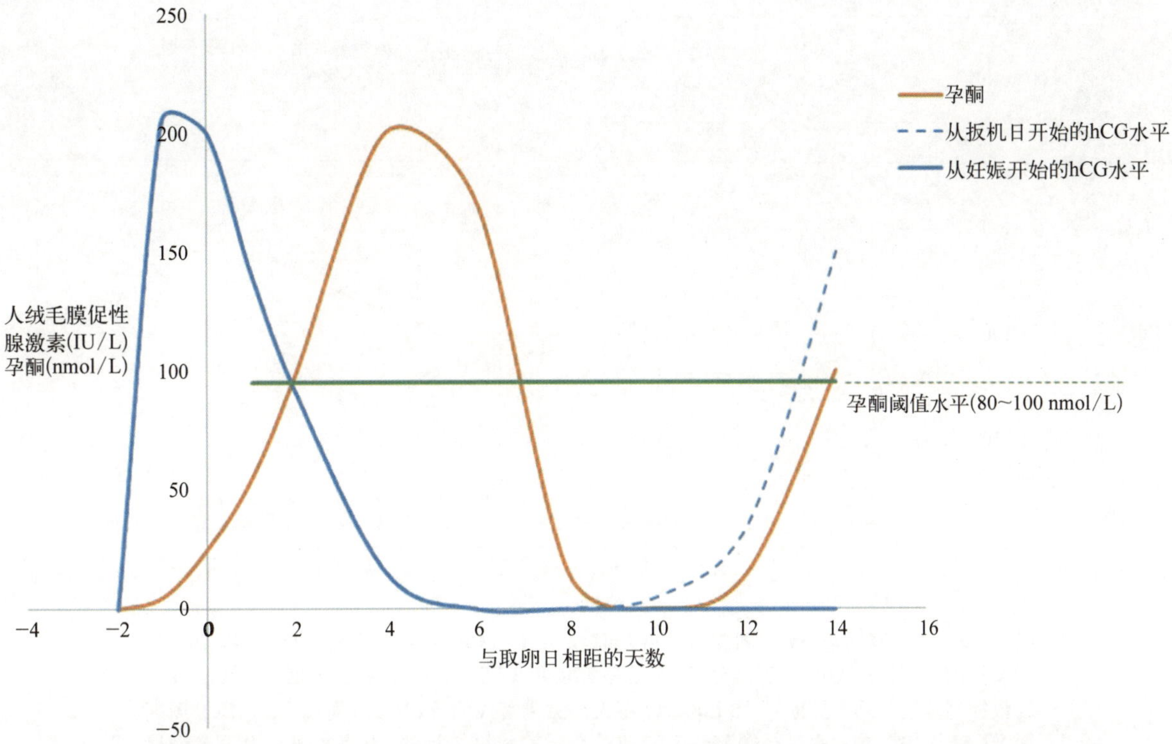

图 51-1　在体外受精刺激周期中，从 hCG 触发到妊娠早期的 hCG 和孕酮水平的表现。血清孕酮水平以 nmol/L 表示(改编自文献[22])

此，尽管人工周期中的血清孕酮水平保持相当恒定或略有变化[29]，但新鲜 IVF 周期中的这些激素水平在 ET 后第 4 天左右明显下降，随着黄体期的进展逐渐增加[30](图 51-2)。这些结果与 Blakemore 等人的研究结果部分一致。2017 年，他们已经证明，在使用肌内孕酮治疗 LPS 的 IVF 周期中，ET 日和 ET+9 天之间的血清孕酮水平存在明显差异[31]。

血清孕酮动态变化的这些差异可能是由于新鲜 IVF 周期中存在的内源性孕酮来源，而人工周期中不存在这种来源。ET 日前后的初始孕酮峰值可能与 hCG(图 51-1)诱导的内源性孕酮峰值与 LPS 外源在时间上的一致性有关。之后，内源性孕酮分泌逐渐减少，而外源性贡献继续，直到植入胚胎产生的 hCG 拯救黄体，孕酮水平开始再次增加。

值得注意的是，血清孕酮水平的升高超过 ET+7 天，这一事实支持了这种激素不仅与胚胎植入有关，而且与妊娠维持有关的说法。

新鲜周期的黄体期监测

人工周期黄体中期的血清孕酮水平监测使我们能够检测到那些“治疗不足”的患者，并因此采取行动，增加他们在完全相同的周期中成功的机会[10]。

考虑到这一点，将新鲜 IVF 周期中的黄体期监测标准化，以检测一个最低阈值来区分更高概率的不成功妊娠，这将是特别有意义的。通过这种方式，我们能够将这些发现转化为这种周期的 iLPS。关于 IVF 周期黄体期成功率的拟议血清孕酮阈值水平，将在以下段落中进一步讨论(图 51-3)。

新鲜 IVF 周期黄体期监测的困难在于患者中产生孕酮的黄体数量可变且高度异质。事实上，在一组 WHO Ⅱ型女性中，已发现刺激结束时的卵泡计数与黄体中期黄体酮浓度之间存在显著相关性，这些女性在 IUI 前接受了卵巢刺激和 hCG 促排卵，但没有接受 LPS。此外，黄体中期的血清孕酮水平(在 hCG 后 6~9 天测量)与活产率(LBR)有关，随着孕酮分层组(五组激素水平从低到高)的进展，活产率不断增加[18]。然而，尽管有这种已证实的相关性，但他们没有发现大中型卵泡的数量与 LBR[18]之间有任何显著相关性，这表明黄体的数量不是决定性的参数[28]。因此，这些发现表明，黄体中期孕酮水平越高，成功率就越高。然而，可能会考虑孕酮水平的患者间和日间变化。已经证明，在 OPU+7 天，孕酮水平的日间变化在孕酮水平高(>18.9 ng/mL)的女性中表现出更高的变异性，而在孕酮水平低于该阈值的女性中保持相当稳定[32]。因此，低于该阈值的孕酮测定可能更可靠，从而更容易检测出预后较低的女性组。然而，18.9 ng/mL 的阈值太低，无

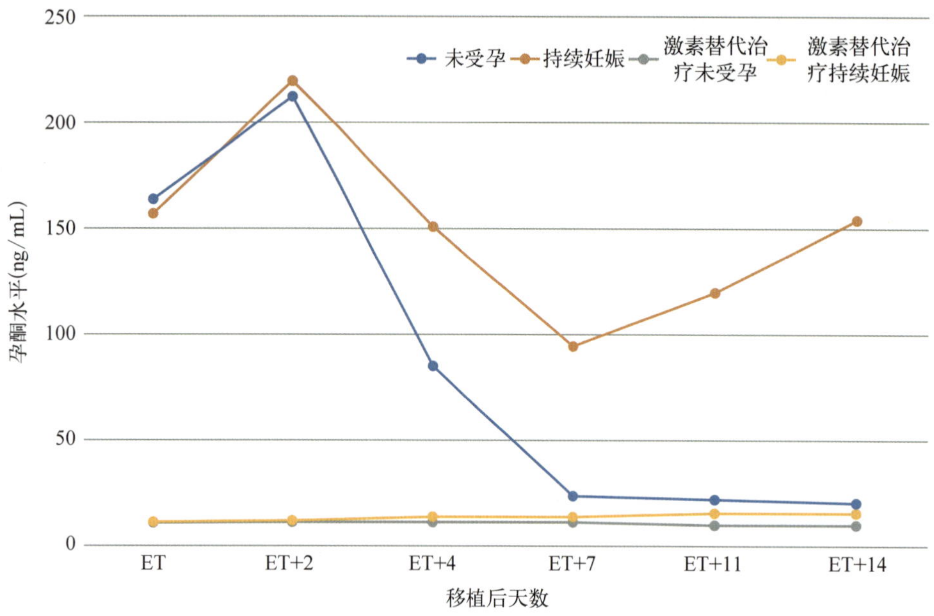

图 51-2 IVF 周期与 HRT 周期中从胚胎移植(ET)日起的孕酮动态变化,根据未受孕(NC)和持续妊娠(OP)进行区分,所有这些都使用 LPS。这一数字是根据 Sonntag 等人的数据创建的。IVF 周期[30]和 Labarta 等人的激素替代治疗(HRT)周期[29]。HRT 周期第 ET+2 天的孕酮水平是根据前一天和随后几天的水平估计的,因为本研究中没有测量这些水平

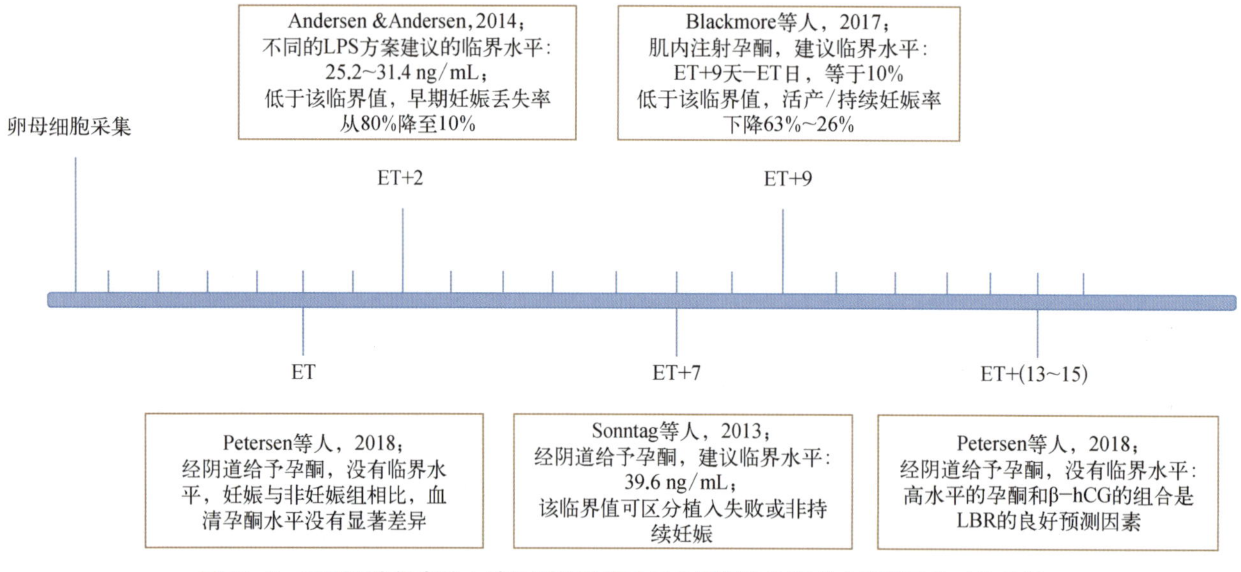

图 51-3 不同研究提出的血清孕酮临界值对工作周期黄体期成功率影响的对比分析

法在新鲜 IVF 周期中提供可靠的分界点。在没有 LPS[18]或使用不同的 LPS 方案[20,21,33]的情况下,多个黄体的形成和使用大剂量 hCG 进行最终卵泡成熟通常会在黄体中期提高这些激素水平。这一事实导致了黄体中期 25.2~31.4 ng/mL 的拟议阈值,低于该阈值,早期妊娠损失率从约 80%降至 10%[28]。

此外,与 Thomsen 等人[32]的研究不同,大多数在刺激周期中接受 ET 的女性需要接受额外的外源性孕酮 LPS,以防止已经证明的黄体期缺乏。在外源性激素给药的不同方案的背景下,研究了用 LPS 监测新鲜 IVF 周期中孕酮水平的情况,这给建立黄体中期阈值点增加了额外的困难。

例如,一项使用肌内外源性孕酮治疗 LPS 的新鲜试管婴儿周期的回顾性研究发现,持续妊娠率(OPR)和 LBR 与 ET 日和 ET+9 天的孕酮水平呈正相关。ET 日和 ET+9 天的平均孕酮水平分别为 46.9 ng/mL 和 34.2 ng/mL。

因此,当我们进入黄体晚期时,我们看到血清孕酮水平呈降低的趋势。然而,如果这种下降明显,可能会损害妊娠结果,而在黄体晚期维持相对较高的血清孕酮水平的能力是良好预后的标志。事实上,发现与 OPR 和 LBR 最显著的相关性是 ET+9 天和 ET 日之间血清孕酮水平的差异。当这一差异大于 10%时,每次妊娠的活产率从 63%下降到 26%(P<0.001)[31]。

与这些结果一致,在 92.3%的病例中,在 ET+7 天的阴道孕酮刺激周期中,血清孕酮水平低于 39.6 ng/mL 能够检测到植入失败或未怀孕。相反,超过该阈值的水平预测有 66.7%的病例会持续妊娠,这表明可能会计算出更高的临界水平[30]。

与这些结果相反,Petersen 等人发现,当使用阴道孕酮时,ET 日的血清孕酮和雌二醇水平与 IVF 周期的最终周期结果之间没有相关性。这些水平仅与卵巢反应相关。尽管如此,在 ET+(13~15)天,高水平的孕酮和 β-hCG 的组合是 LBR 的良好预测因素[24]。

增加我们对刺激周期中整个黄体期血清孕酮动态变化的了解将有助于我们监测它们,并为每个患者设计 iLPS。

在不放弃 LPS 的情况下研究内源性孕酮动态变化的一个有趣的选择是给予孕激素,如用于 LPS 的孕甾酮。当在血清中测量时,这种合成的孕酮不会与内源性孕酮发生交叉反应,从而可以独家分析黄体来源的孕酮[34]。在任何情况下,与总孕酮水平的监测相比,当使用阴道孕酮进行 LPS 时,在刺激周期的 OPU+7 天上单独监测 17-OH 孕酮水平(一种仅由黄体产生的类固醇)似乎不能更好地了解黄体功能[35]。

讨　论

在前面的章节中,我们已经深入描述了孕酮的来源、血清孕酮的动态变化以及在新鲜 IVF 周期中监测血清孕酮的困难。因此,我们现在离试图回答之前提出的所有问题又近了一步:

- LPS 在新鲜 IVF 周期中是必要的吗?

是的,几乎每一个新鲜 IVF 周期都有黄体期缺陷。

- 新鲜 IVF 周期中的最佳外源性孕酮剂量是多少?

目前还没有达成共识,这取决于外源性孕酮给药的途径。

- 在新鲜 IVF 周期的黄体中期测量血清孕酮水平值得吗?

还需要更多的研究,但这些激素水平似乎在某种程度上与妊娠结局有关。

- 新鲜 IVF 周期中的 LPS 是否可以个体化?

需要更深入地了解这些类型周期中的血清孕酮动态变化,以及每个患者的特征如何影响这些激素水平,以便能够设计 iLPS。

总之,在新鲜 IVF 周期后的 ET 后,LPS 构成了一个强制性方案。与 ART 中使用的许多其他方案一样,LPS 应该进行深入研究,以便能够根据每个患者的需求进行个性化研究。为此,应从更广泛的角度评估黄体期血清孕酮水平,考虑可能影响这种激素谱行为的所有变量。对这种行为的理解将有助于我们为这种周期中的每个患者寻找最佳的 LPS 方案。

(黄博译,董熙远、靳镭校)

参考文献

[1] van der Linden M, Buckingham K, Farquhar C, Kremer JAM, Metwally M. Luteal phase support for assisted reproduction cycles. Cochrane Database Syst Rev. 2015; 2015(7):10-3.

[2] Labarta E, Rodríguez C. Progesterone use in assisted reproductive technology. Best Pract Res Clin Obstet Gynaecol. 2020; 69:74-84.

[3] Dashti S, Eftekhar M. Luteal-phase support in assisted reproductive technology: An ongoing challenge. Int J Reprod Biomed. 2021; 19(9):761.

[4] Practice Committee of the American Society for Reproductive Medicine. Current clinical irrelevance of luteal phase deficiency: A committee opinion. Fertil Steril. 2015; 103(4): e27-32.

[5] Labarta E. Relationship between serum progesterone (P) levels and pregnancy outcome: Lessons from artificial cycles when using vaginal natural micronized progesterone. J Assist Reprod Genet. 2020; 37(8):2047-8.

[6] Macklon NS, Fauser BC. Impact of ovarian hyperstimulation on the luteal phase. J Reprod Fertil Suppl. 2000; 55:101-8.

[7] Mohammed A, Woad KJ, Mann GE, Craigon J, Raine-Fenning N, Robinson RS. Evaluation of progestogen supplementation for luteal phase support in fresh in vitro fertilization cycles. Fertil Steril. 2019; 112(3):491-502. e3.

[8] Labarta E, Mariani G, Holtmann N, Celada P, Remohí J, Bosch E. Low serum progesterone on the day of embryo transfer is associated with a diminished ongoing pregnancy rate in oocyte donation cycles after artificial endometrial preparation: A prospective study. Hum Reprod. 2017; 32(12):2437-42.

[9] Labarta E, Mariani G, Paolelli S, Rodriguez-Varela C, Vidal C, Giles J, et al. Impact of low serum progesterone

levels on the day of embryo transfer on pregnancy outcome: A prospective cohort study in artificial cycles with vaginal progesterone. Hum Reprod. 2021; 36(3):683-92.

[10] Labarta E, Mariani G, Rodríguez-Varela C, Bosch E. Individualized luteal phase support normalizes live birth rate in women with low progesterone levels on the day of embryo transfer in artificial endometrial preparation cycles. Fertil Steril. 2021; 117(1):96-103.

[11] Álvarez M, Gaggiotti-Marre S, Martínez F, Coll L, García S, González-Foruria I, et al. Individualised luteal phase support in artificially prepared frozen embryo transfer cycles based on serum progesterone levels: A prospective cohort study. Hum Reprod. 2021; 36(6):1552-60.

[12] Yarali H, Polat M, Mumusoglu S, Ozbek IY, Erden M, Bozdag G, et al. Subcutaneous luteal phase progesterone rescue rectifies ongoing pregnancy rates in hormone replacement therapy vitrified-warmed blastocyst transfer cycles. Reprod Biomed Online. 2021; 43(1):45-51.

[13] Smitz J, Devroey P, Van Steirteghem AC. Endocrinology in luteal phase and implantation. Br Med Bull. 1990; 46(3): 709-19.

[14] Fauser BCJM, Devroey P. Reproductive biology and IVF: Ovarian stimulation and luteal phase consequences. Trends Endocrinol Metab. 2003; 14(5):236-42.

[15] Tavaniotou A, Smitz J, Bourgain C, Devroey P. Ovulation induction disrupts luteal phase function. Ann N Y Acad Sci. 2001; 943: 55-63.

[16] Humaidan P, Engmann L, Benadiva C. Luteal phase supplementation after gonadotropin-releasing hormone agonist trigger in fresh embryo transfer: The American versus European approaches. Fertil Steril. 2015; 103(4):879-85.

[17] Groenewoud ER, Cohlen BJ, Macklon NS. Programming the endometrium for deferred transfer of cryopreserved embryos: Hormone replacement versus modified natural cycles. Fertil Steril. 2018; 109(5):768-74.

[18] Arce JC, Balen A, Platteau P, Pettersson G, Andersen AN. Midluteal progesterone concentrations are associated with live birth rates during ovulation induction. Reprod Biomed Online. 2011; 22(5):449-56.

[19] Kol S, Segal L. GnRH agonist triggering followed by 1500 IU of HCG 48 h after oocyte retrieval for luteal phase support. Reprod Biomed Online. 2020; 41(5):854-8.

[20] Humaidan P, Ejdrup Bredkjær H, Westergaard LG, Yding Andersen C. 1,500 IU human chorionic gonadotropin administered at oocyte retrieval rescues the luteal phase when gonadotropinreleasing hormone agonist is used for ovulation induction: A prospective, randomized, controlled study. Fertil Steril. 2010; 93(3):847-54.

[21] Humaidan P, Polyzos NP, Alsbjerg B, Erb K, Mikkelsen AL, Elbaek HO, et al. GnRHa trigger and individualized luteal phase hCG support according to ovarian response to stimulation: Two prospective randomized controlled multi-centre studies in IVF patients. Hum Reprod. 2013; 28(9):2511-21.

[22] Connell MT, Szatkowski JM, Terry N, DeCherney AH, Propst AM, Hill MJ. Timing luteal support in assisted reproductive technology: A systematic review. Fertil Steril. 2015; 103(4):939-946. e3.

[23] Pan SP, Chao KH, Huang CC, Wu MY, Chen MJ, Chang CH, et al. Early stop of progesterone supplementation after confirmation of pregnancy in IVF/ICSI fresh embryo transfer cycles of poor responders does not affect pregnancy outcome. PLoS One. 2018; 13(8):1-11.

[24] Petersen J, Andersen A, Klein B, Helmgaard L, Arce J. Luteal phase progesterone and oestradiol after ovarian stimulation: Relation to response and prediction of pregnancy. Reprod Biomed Online. 2018; 36:427-34.

[25] Vaisbuch E, de Ziegler D, Leong M, Weissman A, Shoham Z. Luteal-phase support in assisted reproduction treatment: Real-life practices reported worldwide by an updated website-based survey. Reprod Biomed Online. 2014 Mar 1; 28(3): 330-5.

[26] Devoto L, Fuentes A, Kohen P, Céspedes P, Palomino A, Pommer R, et al. The human corpus luteum: Life cycle and function in natural cycles. Fertil Steril. 2009; 92(3): 1067-79.

[27] Lawrenz B, Coughlan C, Fatemi HM. Individualized luteal phase support. Curr Opin Obstet Gynecol. 2019; 31(3): 177-82.

[28] Yding Andersen C, Vilbour Andersen K. Improving the luteal phase after ovarian stimulation: Reviewing new options. Reprod Biomed Online. 2014; 28(5):552-9.

[29] Labarta E, Rodríguez-Varela C, Mariani G, Bosch E. Serum progesterone profile across the mid and late luteal phase in artificial cycles is associated with pregnancy outcome. Front Endocrinol (Lausanne). 2021; 12.

[30] Sonntag B, Loebbecke KC, Nofer JR, Kiesel L, Greb RR. Serum estradiol and progesterone in the mid-luteal phase predict clinical pregnancy outcome in IVF/ICSI cycles. Gynecol Endocrinol. 2013; 29(7):700-3.

[31] Blakemore JK, Kofinas JD, McCulloh DH, Grifo J. Serum progesterone trend after day of transfer predicts live birth in fresh IVF cycles. J Assist Reprod Genet. 2017; 34(3): 339-43.

[32] Thomsen LH, Kesmodel US, Andersen CY, Humaidan P. Daytime variation in serum progesterone during the mid-luteal phase in women undergoing in vitro fertilization treatment. Front Endocrinol (Lausanne). 2018; 9.

[33] Humaidan P, Bredkjær HE, Bungum L, Bungum M, Grøndahl ML, Westergaard L, et al. GnRH agonist (buserelin) or hCG for ovulation induction in GnRH antagonist IVF/ICSI cycles: A prospective randomized study. Hum Reprod. 2005; 20(5):1213-20.

[34] Neumann K, Depenbusch M, Schultze-Mosgau A, Griesinger G. Characterization of early pregnancy placental progesterone production by use of dydrogesterone in programmed frozen-thawed embryo transfer cycles. Reprod Biomed Online. 2020 May 1; 40(5):743-51.

[35] Thomsen LH, Humaidan P, Erb K, Overgaard M, Andersen CY, Kesmodel US. Mid-luteal 17-OH progesterone levels in 614 women undergoing IVF-treatment and fresh embryo transfer—Daytime variation and impact on live birth rates. Front Endocrinol (Lausanne). 2018; 9:690.

52

卵巢低反应患者的辅助生殖治疗策略

Ariel Weissman 和 Colin M. Howles

引 言

在自然月经周期中，每次 10～20 个基础卵泡中通常只有 1 个是成熟的并进行排卵，释放出成熟的卵母细胞。在辅助生殖技术（ART）方案中，控制性卵巢刺激（COS）的目的是克服选择优势卵泡的问题，使卵泡群得以生长。这种策略可增加卵母细胞的数量，从而增加可供移植和冷冻保存的胚胎数量，进而增加移植胚胎的机会。然而，35 岁以后妊娠和活产的概率开始急剧下降，因此，对这些患者的有效治疗仍然是 ART 的主要挑战。

自本书上一版出版以来，随着接受 ART 女性的平均年龄的不断增加，有关高龄患者的研究、试验和数据都在逐步增多。鉴于此，我们在本版本中单独分配了新的章节，以详细介绍波塞冬（POSEIDON）分类，微刺激、双重刺激、低反应的佐剂（睾酮，DHEA，生长激素，辅酶 Q10）以及体外激活（IVA）和干细胞创新疗法等方案。

在本章中，我们将回顾和更新增加卵泡募集、卵母细胞产量的策略，旨在帮助体外受精（IVF）治疗后确定为低反应的女性最终获得期望的临床结局。

简 介

人类在出生前卵巢的非生长卵泡（NGFs）数量是有限的，这些卵泡随着年龄的增长而减少，在 50～51 岁时耗竭进入绝经期。对于 95%的女性而言，在 30 岁时只有 12%的出生前 NGF 存在，而到 40 岁时存量下降到 3%[1]。这就是女性生育能力随年龄增长而下降的原因。这种生育能力的下降可能与多种年龄相关的疾病有关，包括子宫内膜异位症、肌瘤、下丘脑-垂体-卵巢轴的缺陷导致排卵障碍的增加，或可能阻碍着床的子宫血管供应受损等妇科疾病[2]。年龄超过 45 岁的妇女很少自然受孕：在禁止使用避孕药具的正统犹太教派中进行的一项研究表明，45 岁以后自然怀孕和分娩的比例仅占总分娩量的 0.2%，其中 80%以上是多产妇[3]。在 Bedouin 妇女中也有类似的发现[4]。在不育夫妇中，对于年龄＞40 岁的高龄产妇（AMA），IVF 可能是一个合理的选择，但在年龄≥45 岁时，分娩更为罕见[5]。

人类卵巢中卵母细胞数量的高峰出现在妊娠胎儿期，此后卵泡通过细胞凋亡机制不断丢失，这一过程被称为闭锁[6]。每个月募集一批正在生长的卵泡，这组卵泡在月经周期的前半段进入卵泡成熟的最后阶段。这个成熟阶段依赖于促性腺激素。Gougeon 进行了艰苦的组织学和体外研究，结果表明卵泡从窦前期（0.15 mm）到达到 2 mm 的大小需要大约 70 天的时间[7]。这些 2 mm 卵泡类固醇生成活性很低，并且在颗粒细胞（GC）增殖方面，它们不受周期性卵泡刺激素（FSH）和黄体生成素（LH）变化的影响。在黄体晚期的 4～5 天内，直径为 2～5 mm 的卵泡进入募集期，FSH 的周期性变化驱动卵泡的发育和 GCs 的增殖；GC 芳香化酶活性在此阶段不受影响。因此，随着卵泡的发育，它对促性腺激素的反应越来越强烈。

从治疗的角度来看，这意味着为了影响可募集卵泡池的大小，有必要“促进”卵泡在较长时间（≥70 天）内持续健康发育。然而，促性腺激素仅在募集和最终卵泡成熟阶段发挥作用，这两个阶段发生在 70 天周期的最后 20 天左右。因此，从基础生理学的知识推断，要成功克服与年龄相关的卵泡数量下降，需要在不同时期使用不同的药物。

因此，将生育推迟到 30 多岁或 40 多岁的女性经常会痛苦地意识到，她们成功怀孕的机会大大减少，她们可能需要 ART 的帮助。并且，他们需要面临更复杂的困难，这些困难可能会影响她们能否成功受孕。在欧洲，2015 年接受体外受精（IVF）或卵胞质内单精子注射（ICSI）手术的妇女中，年龄大于 39 岁的分别占 18.4%和 20.3%[8]。许多不同的因素可以影响 ART 的成功率，而年龄增长带来的负面影响是一个公认的特征。他们不仅对刺激的反应不断下降、需要更大量的促性腺激素，而且取消率也会更高，流产率也会显著增加。

来自美国疾病控制中心（CDC）2019 年 ART 成功率报告的数据[9]清楚地表明，在＞35 岁的女性中，通过自体卵母细胞进行胚胎移植的分娩率急剧下降；而在供体周期中，无论受体年龄如何，每次胚胎移植的活产率保持在 40%以上（图 52-1）。此前，美国疾病控制中心 2013 年的

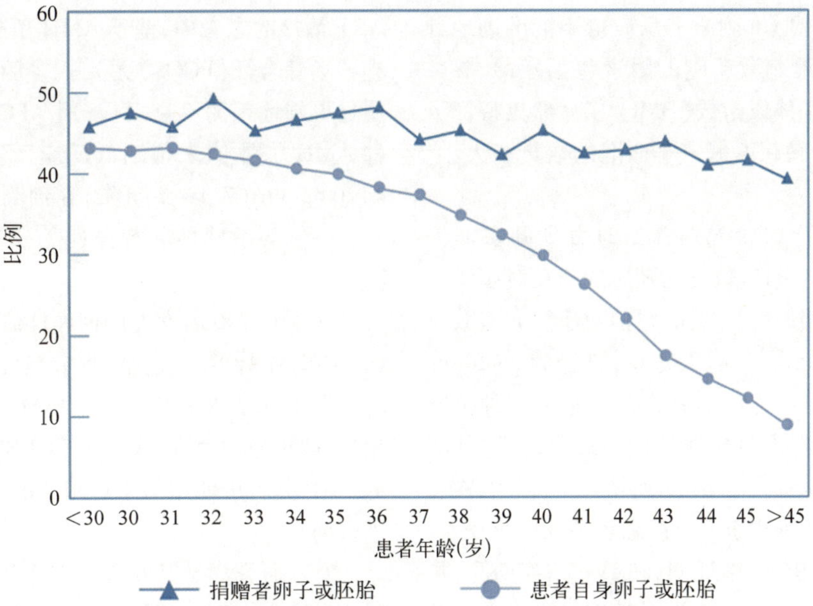

图 52-1 按患者年龄和不同卵子或胚胎来源的胚胎移植获得活产的百分比(美国疾病控制中心数据,2019 年[9])

报告也指出,随着孕产妇年龄增加,流产发生率增加,≤36 岁的妇女的流产率不到 15%,40 岁的妇女迅速增加至 29%,而≥44 岁的女性的流产率超过 50%。这些数据表明,定义 AMA 女性的年龄下限应考虑为≥35 岁[10]。

虽然生理年龄是预测卵巢对促性腺激素反应的最重要指标,但不同个体的生殖衰老速度和卵巢对促性腺激素的敏感性差异很大[11]。生物年龄和生理年龄并不总是等同的,生物年龄在预测 ART 治疗结果方面更为重要[11]。生物衰老通常会使卵巢对促性腺激素的刺激越来越不敏感,从而导致获得的卵母细胞数量可能非常少。

任何可能提高这类女性治疗效果的策略都将大有裨益。最近,已经对不同的研究领域进行探索,例如使用药物基因组学来评估对促性腺激素刺激的反应,调节治疗周期的内分泌,以及筛选非整倍体胚胎。

定义和术语

多年来,已经发表了大量关于卵巢低反应(POR)的发病机制和处理方法的论文。这些研究的主要问题之一是缺乏对低反应的统一定义。POR 的定义(纳入标准、结果测量等)存在相当大的异质性,因此几乎不可能制订或评估任何改善结果的方案[12,13]。为此,欧洲人类生殖与胚胎学会(ESHRE)工作组试图以一种简单和可重复的方式将 POR 的定义标准化(Bologna 共识)[14]。卵巢刺激的 POR 通常表现为卵泡对 Gn 反应降低,导致获得的卵母细胞数量减少。共识对于 POR 定义建议,诊断 POR 应具备以下三个特征中的两个:①AMA(≥40 岁)或其他 POR 的危险因素;②既往 POR(常规刺激方案获卵≤3 个卵母细胞);③卵巢储备试验(ORT)异常[即窦卵泡计数(AFC)<5~7 个卵泡或抗米勒管激素(AMH)<0.5~1.1 ng/mL(3.57~7.85 pmol/L)]。在没有 AMA 或 ORT 异常的情况下,最大刺激后出现两次 POR 足以定义患者为低反应。ORT 异常的 AMA 患者被定义为“预期低反应患者”可能更为恰当。尽管最初对其定义的有效性提出了质疑[15],但随后的研究已经确定了其有效性,即 Bologna 共识标准低反应者的各个亚组都具有不良预后[16,17]。最近,有人提出一种新的分类系统(POSEIDON 分类[18,19];https://www.groupposeidon.com),用于对外源性促性腺激素已证实或预期卵巢反应低下的不孕症患者进行分类。具体而言,根据定量和定性参数创建了四个亚组类别,即:患者的年龄和预期的非整倍体率;卵巢生物标志物(即 AFC 和 AMH),以及患者在前一个刺激周期内的卵巢反应。在后者中,“次优反应”被定义为尽管刺激前卵巢参数正常,但仍只获得 4~9 个卵母细胞。与正常反应者(即取到 10~15 个卵母细胞)相比,次优反应与任何特定年龄的活产率显著降低有关。而“低反应”的定义是,尽管刺激前卵巢参数足够,但获得的卵母细胞少于 4 个。更多细节见第 53 章。

卵巢对刺激反应的评估和预测

如果能够准确评估和预测卵巢反应,将减轻其对刺激反应不足而导致的失败所带来的损失。然而,一些没有内分泌紊乱的年轻患者,对Gn刺激的反应也不能准确地预测。已确定的影响卵巢刺激反应的因素包括年龄[20,21]、不孕原因[11]、体重[21]和体质指数(BMI)[21]。卵巢特征可通过超声评估,如多普勒超声测定窦卵泡的数量和大小、卵巢体积、卵巢血管阻力。

在自然周期(NC)中,卵泡期开始时看到的窦卵泡(定义为≥2 mm至≤10 mm)数量与随后的卵巢对刺激的反应之间存在明显的相关性。然而,目前对于窦卵泡数量界值尚未达成统一意见[22-28];有人建议,直径为2~5 mm的卵泡至少少于5个可作为预测参数[27]。造成这种情况的主要原因之一是缺乏对AFC评估的标准化定义,其测量精度高度依赖于操作者[26]。Klinkert等人[27]认为,AFC中直径为2~5 mm的卵泡少于5个的患者预期反应较差。在一项随机对照试验(RCT)中证明,在IVF治疗期间,将促性腺激素的起始剂量增加一倍并不能改善这些患者的反应[28]。在这项52例患者的研究中,一半以上的患者年龄>40岁,13例患者的基础FSH水平>15 IU/L。

卵泡期开始时的基础激素水平评估可被用于预测卵巢反应,包括FSH[29-35]、雌二醇(E2)[34,35]和抑制素-B[35-40]。AMH是卵巢储备和卵母细胞数量的准确标记物[41-45]。血清AMH的水平随着卵巢生物年龄的增加而下降,但在每个月经周期中保持相对稳定[45,46],因此在月经周期的任何时间都可以准确测量。有研究将AMH和FSH作为获得卵母细胞数量的预测指标,结果显示,AMH在预测卵巢反应方面明显优于FSH[47]。此外,一项比较AMH和AFC的荟萃分析显示,AMH在预测IVF低反应和高反应方面与AFC具有相同的准确性和临床价值[48,49]。一项前瞻性队列研究纳入538例首次进行不同COS策略的ART患者,结果表明,AMH与卵母细胞数量相关,低AMH(1~<5 pmol/L)与临床妊娠率降低相关[50]。同样,另外一项研究在165例首次接受COS周期ART治疗的患者中,基于AMH预测卵巢反应与年龄和多囊卵巢综合征(PCOS)无关[51]。因此,与FSH相比,AMH明显更好地预测不良反应,但AFC则不然。通过探索各种AMH临界值来预测低反应,结果发现,AMH临界值<1.0 ng/mL(7.14 pmol/L)在预测COS低反应方面可能具有一定的敏感性和特异性[51]。有关详细信息,请参见图52-2。

一项对796名女性的回顾性研究显示,与常规治疗相比,AMH指导的个性化治疗方案可显著改善IVF结果,同时降低不良结果和成本[52]。AMH指导治疗与常规治疗相比,卵巢过度刺激综合征(OHSS)的发生率也明显降低。治疗前,可使用与年龄相关的AMH诺模图为患者提供咨询[45]。

有些研究尝试开发基于多个因素组成的算法用于预测卵巢反应模型。例如,Popovic-Todorovic等人开发了一种基于四个预测因素计算FSH起始剂量的评分系统:窦卵泡计数、总多普勒评分、血清睾酮(T)水平和吸烟习惯[24]。该模型在一项双中心临床研究中进行了前瞻性测试,其中使用该算法分配起始FSH剂量在100~250 IU的持续妊娠率为36.6%,而使用150 IU FSH标准方案的持续妊娠率为24.4%[53]。另一种预测重组人FSH的算法(r-FSH;卵泡刺激素-α)的起始剂量仅适用于年轻(<35岁)、性腺功能正常的女性[54]。因此,这四个因素被确定为预测卵巢反应的显著指标:基线血清FSH水平、BMI、年龄和AFC。卵巢储备功能的预测性检测在第38章中有更详细的介绍。

鉴于AFC和AMH在其他卵巢储备标志物中具有最佳的预测准确性,目前的治疗策略是利用这两种检测来选择理想的方案。这种量身定制的治疗方案可最大限度地提高IVF的疗效,同时降低可避免的风险,如周期取消和

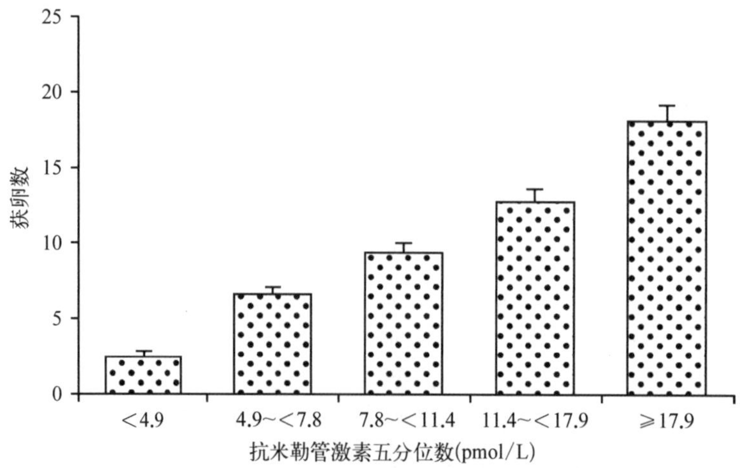

图52-2 每AMH五分位数平均卵母细胞产量。数值为平均值±标准误(SEM)[41]

OHSS[55]。

本章将重点回顾为低反应患者设计的经典和特殊的方案,以及有望改善卵巢反应的激素和药物干预。目前,已经开发了多种改善卵巢储备功能减退患者预后的策略。对于低反应患者,目前尚无公认的干预或治疗方案[56,57]。事实上,目前所有可用的COS方案,无论是否经过改良都已用于治疗低反应患者。然而,这些方法获得的成功率都是有限的[56-61]。

大剂量促性腺激素

通常,可通过加大促性腺激素的剂量以克服高龄导致的FSH刺激反应下降。对常规剂量(150~225 IU FSH)反应不良的患者,每日给予300~450 IU甚至600 IU时,可能会产生更多的卵泡。我们期望,增强对FSH的反应,使患者获得的卵母细胞数量增加,可用胚胎数量增加,并最终提高妊娠率和活产率[62,63]。然而,这些并不能总如人所愿,这种策略的效果往往是有限的。

虽然通过增加促性腺激素的剂量可以达到更高的激素水平,但到一定程度就会达到饱和[62,64],卵巢反应更多地取决于可获得的卵泡数量,而不是促性腺激素血清水平。这点是特别重要的,因为对于低反应患者,像她们反映出来的低AFC一样,她们获得的卵泡数目明显减少。

关于增加促性腺激素剂量对低反应者的影响的研究很少。目前有两项已发表的RCT试验评估了对预测为反应不良患者使用高起始剂量促性腺激素的疗效[65,66]。第一项RCT试验采用微刺激方案,将AFC<12接受IVF的妇女随机分为每日固定剂量300 IU、375 IU和450 IU重组FSH[65]。三组之间的成熟卵母细胞数量、周期取消、胚胎移植数量和临床妊娠率均无显著差异。在最近的一项RCT试验中,356名女性被认为有POR风险,纳入标准为年龄<41岁,基础FSH>10 IU/L, AMH<1 ng/mL, AFC≤8,或之前的IVF周期使用≥300 IU/d促性腺激素导致周期取消,少于8个卵泡或少于5个卵母细胞,这些女性在微刺激方案中随机分配到每日450 IU或600 IU促性腺激素[66]。研究结果显示,两组在成熟卵母细胞数、受精率、着床率、临床妊娠率等方面均无显著差异。这两项研究都是在ESHRE的共识之前开始的,因此POR并未根据Bologna标准/POSEIDON分类来定义的。然而,这些研究的证据表明,每日超过300 IU的高剂量促性腺激素可能是无效的。

一个有趣的问题是,是否有可能在刺激开始后通过增加促性腺激素剂量来挽救最初反应不佳的周期。一项RCT试验[67]评估了将人绝经期促性腺激素(hMG)剂量加倍的效果。在该周期中,225 IU/d的卵巢刺激,5天后卵巢反应被认为是"低"的。随后,将hMG剂量加倍,结果显示卵巢刺激时间、E2峰值、人绒毛膜促性腺激素(hCG)给药当日>11 mm和>14 mm的卵泡数、取消周期数、取卵细胞数和获卵少于3个的患者数量,这些指标没有差异。因此得出结论,在IVF周期中加倍hMG剂量不能有效提高卵巢反应。这与目前对卵泡生长动力学的理解是一致的,即卵泡募集只发生在前一个月经周期的黄体晚期和当前月经周期的卵泡早期。

总之,对低反应患者增加促性腺激素的起始剂量是一种合理的方法,已被广泛采用。常用的起始剂量至少为300 IU/d。然而,进一步增加剂量的效果有限,剂量>300 IU/d很少获得有临床意义的改善。ESHRE卵巢刺激指南小组最近也发布了类似的建议[68]。

促性腺激素释放激素激动剂在低反应患者中的应用

GnRHa长方案

随着促性腺激素释放激素激动剂(GnRHa)的广泛使用,大多数ART中经常使用这种方法用于COS。一项对RCT试验和准RCT试验的荟萃分析显示,与不使用Gn-RH类似物的常规刺激方案相比,使用GnRHa可降低取消率,增加获得卵母细胞的数量,提高每个周期和每次胚胎移植(ET)的临床妊娠率[69]。长方案的目的是在外源性促性腺激素刺激前,通过抑制内源性促性腺激素分泌实现垂体下调。一旦达到垂体下调和卵巢抑制作用,就开始用外源性促性腺激素刺激卵巢,同时继续给GnRHa至注射hCG日。在普通IVF人群中,我们认为长方案的效果优于短方案[70]。因此,在GnRH拮抗剂被引入临床实践前,多年来一直使用长方案。然而,在低反应患者中,哪种GnRHa方案更可取仍然存在争议。

在促性腺激素治疗前,下丘脑-垂体-卵巢轴的降调常常与卵泡期延长和卵泡发育所需的促性腺激素剂量的显著增加相关。降调会产生均匀且同步的卵泡。此外,在一些卵巢储备正常的相对年轻的患者中,即使使用非常大剂量的外源性促性腺激素,在垂体下调的情况下也很难诱导卵巢产生任何反应[71-75]。这些患者在停用GnRHa后卵巢功能恢复正常,随后对hMG的反应也恢复正常[73,74]。这些早期观察结果表明,GnRHa可能会诱发卵巢低反应状态,并使人们对长方案用于低反应患者的效果产生怀疑。

目前,提出了几种理论,试图解释在垂体降调期间外源性促性腺激素需求的急剧(通常是两倍)增加的原因:

1. 循环内源性促性腺激素水平降低[71,72]。

2. 内源性促性腺激素生物活性的改变[76-78]。

3. 干扰卵泡募集[79]。

4. GnRHa 对卵巢的直接抑制作用[80,81]。

据报道,单次注射 GnRHa 后,卵巢抑制的持续时间有剂量依赖性,并且在抑制的垂体中,维持抑制所需的剂量随着治疗时间的延长而逐渐降低[82]。这支持 GnRHa 递减方案的概念,一旦达到卵巢抑制标准,激动剂的剂量就要减少。此外,在将 GnRHa 正式引入临床实践之前,尚未对其充分抑制垂体的最小有效剂量进行深入研究。以曲普瑞林为例,Janssens 等人[83]在一项前瞻性、安慰剂对照、双盲研究中证实,每日使用 15 μg 的曲普瑞林足以防止过早的黄体生成素峰。对于 IVF 结果来说,50 μg 与 100 μg 的效果相当。

为了在利用 GnRHa 降调的优势的情况下使卵巢反应最大化,Feldberg 等人[84]在低反应人群中使用小剂量 GnRHa 方案。他们发现,基础 FSH 水平升高的患者,从黄体中期到月经期,每日皮下注射(SC)100 μg 的曲普瑞林,此后每日注射 50 μg,其 E2 峰值水平更高,获得的卵母细胞更多,可移植胚胎更多。并且,妊娠率和着床率提高,自然流产率降低。

Olivennes 等人[85]研究了 98 例基础 FSH 较高的 IVF 患者,这些患者曾接受了 GnRHa 长方案治疗。同样的患者从月经周期的第 21 天开始每日皮下注射 0.1 mg/d 的醋酸亮丙瑞林(LA),降调后降至 0.05 mg/d。与上次 IVF 周期比较,使用低剂量激动剂方案可显著降低促性腺激素需求,缩短刺激持续时间,刺激第 8 天 E2 浓度较高,成熟卵母细胞数量较多,优质胚胎数量较多,取消率较低(11% 和 24%)。Kowalik 等人[80]的研究表明,降低 LA 剂量可使 E2 上升更快,E2 平均峰值水平更高。总促性腺激素剂量越低,E2 水平越高,而卵母细胞数量不受影响。由此可见,降低 LA 剂量可提高 E2 反应,提示 LA 在体内对卵巢类固醇生成有抑制作用。Davis 和 Rosenwaks[75]使用低剂量 LA 方案报道了类似的结果。

Weissman 等人[86]通过前瞻性实验,比较了为低反应患者设计的两种刺激方案。研究基于上一周期卵巢反应的程度,纳入 60 名低反应患者,他们一部分接受了一种改良的激发方案,即在前四天给予高剂量的曲普瑞林(500 μg),然后再给予标准剂量(100 μg);另一种是小剂量长方案,使用 100 μg 的曲普瑞林直到垂体降调,之后在刺激期间将曲普瑞林的剂量减半。29 个周期采用了改良的刺激方案,31 个周期采用小剂量长方案。与改良的刺激方案相比,长方案获得了更多的卵母细胞,两组可移植胚胎的数量和质量相似。改良的刺激方案获得 1 例临床妊娠(3.4%),小剂量长方案获得 7 例妊娠(22.5%)。

卵巢囊肿是 GnRHa 长方案的常见并发症,它是低反应患者的典型症状,也可作为该周期低反应和低妊娠率的可靠预测指标[87,88]。虽然 GnRHa 给药后卵巢囊肿形成的病理生理机制尚未完全阐明,但开始给药时血清孕酮水平越高,囊肿形成的发生率越低[89]。孕酮预处理可直接抑制内源性促性腺激素的分泌,影响促性腺激素和下丘脑 GnRH 分泌模式。三个 RCT 研究表明,在 IVF 周期中垂体抑制期间,使用孕酮可成功预防卵巢囊肿形成[90-92]。我们还成功地将孕酮预处理纳入了小剂量长方案中[86]。

我们必须意识到,上述研究对 POR 的定义各不相同,而且由于这些研究是在 ESHRE 共识定义之前进行的,因此没有一项研究符合 POR 的 Bologna 标准。一项随机对照试验比较先前有 POR 的妇女使用 GnRHa 长方案、GnRHa 短方案和 GnRH 拮抗剂(GnRH-ant)方案的疗效,结果表明,GnRHa 长方案和 GnRH-ant 方案在回收的卵母细胞数量方面优于 GnRHa 短方案。GnRHa 短方案的获卵数量(2.71±1.60)明显低于长方案(4.42±3.06)[93]。该研究采用了严格的纳入标准,POR 被定义为之前的 IVF 周期被取消或促性腺激素≥300 IU/d 刺激后获得的卵母细胞数量少于 3 个。综上所述,对于低反应患者,GnRHa 长方案似乎是一个合适的选择(图 52-3)。

GnRHa“停止”方案

根据激动剂的剂量和给药途径,GnRHa 治疗后垂体恢复和促性腺激素分泌可能需要长达数周的时间。例如,使用鼻用醋酸布舍瑞林(BA),内源性促性腺激素分泌的抑制似乎在激动剂停用后至少持续 12 天[94],注射 BA 也有报道[95]。有趣的是,使用“超短方案”,与持续给药相比,在给药 5 天后停止给药对内源性 LH 分泌的抑制更好,并且没有记录到过早的 LH 峰值[96]。这为各种间断或“停止”GnRHa 方案提供了基础。

前期有些研究,在长方案中给予 GnRHa,但在促性腺激素刺激后,停止使用激动剂[97-101]。大多数研究在临床结果和成本效益方面都显示出良好的结果,但也有些研究结果不尽如人意[101]。Corson 等人[97]前瞻性地评估了在开始卵巢刺激时停止 GnRHa (SC LA)治疗与同时使用 GnRHa 和促性腺激素治疗的效果。结果发现,两组在刺激持续时间和所需外源性促性腺激素的量以及任何其他刺激或研究的结果参数方面效果相当。在卵巢刺激开始时停止 LA 并没有降低其抑制 LH 分泌的功效,在两组中都没有检测到过早的 LH 峰。

一项前瞻性研究比较了 IVF/配子输卵管内移植方案中 BA 给药时间不同的两种方案,也得到了类似的结

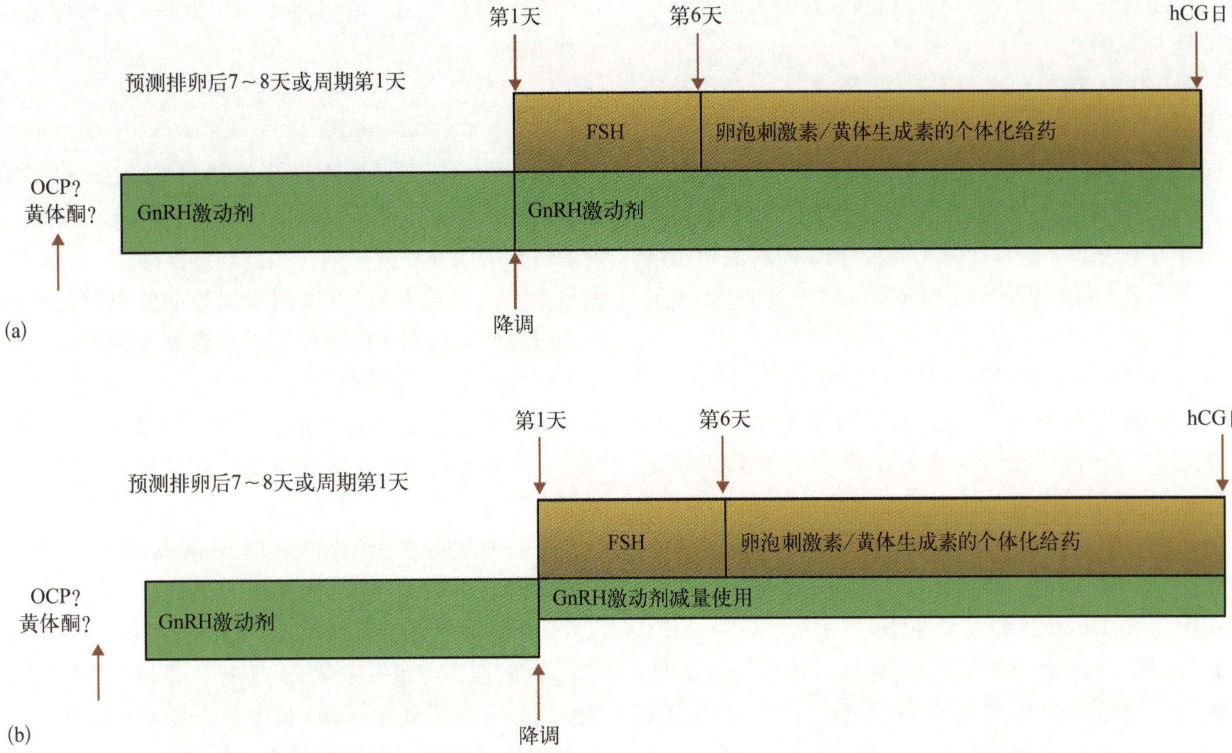

图 52-3 (a) GnRH 激动剂长方案。(b)"小剂量"激动剂长方案。FSH：卵泡刺激素；GnRH：促性腺激素释放激素；hCG：人绒毛膜促性腺激素；OCP：口服避孕药

果[98]。两组中均未记录到自发的过早 LH 峰，并且发现两组卵巢对刺激反应的所有参数都是相似的。在间断给予 BA 组中，每移植周期的妊娠率较高。Simons 等人[99]比较了 IVF 中两种早期停用曲普瑞林治疗方案与常规长方案的疗效。在一项多中心 RCT 试验中，178 名妇女在刺激开始时被随机分为三个治疗组。从上一个周期的黄体中期开始，持续到促性腺激素治疗的第一天（第一组），或直到并包括促性腺激素治疗的第四天（第二组），或直到注射 hCG 日（第三组）。在第二组中观察到一次过早的 LH 峰。在卵母细胞数量、胚胎数量和持续妊娠率方面，两种早期停药方案与标准长方案一样有效。结论是，在促性腺激素治疗的第 1 天早期停用曲普瑞林与传统的长方案一样有效，都能有效防止 LH 过早激增，并能获得相似的妊娠结局。

相反，Fujii 等人[101]报道了一项 RCT 研究，从上一周期的黄体中期至周期第 7 天，给予 900 μg/d 的鼻内 BA，然后将正常反应的患者随机分为单独促性腺激素刺激组或 BA 和促性腺激素联合治疗组。与传统的长方案相比，早期 GnRHa 停止组给予促性腺激素的持续时间和总剂量显著增加。在间断的长方案中，移植的受精卵和胚胎数量显著减少，周期取消率和获卵失败率显著升高。虽然两组患者均未出现过早的 LH 峰，但在 hCG 给药当天，间断的长方案组的血清孕酮和 LH 浓度显著升高。两种方案的临床妊娠率相似。得出的结论是，早期停用 GnRHa 对卵泡发育有不利影响和外源性促性腺激素需求增加，因此没有益处，也不具有成本效益。其中一个原因可能是，停止每日给药激动剂并同时进行卵巢刺激会导致 LH 浓度进一步降低[102]，这支持了每日给药激动剂后仍有少量 LH 释放的观点。

间断方案被认为对接受 IVF-ET 治疗的低反应患者有潜在的益处[103]。一些报道的结果存在争议。Faber 等人[104]进行了一项单组无对照研究，对低反应患者从前一月经周期的黄体中期开始给予 0.5 mg/d 的 LA 治疗。月经开始后停用 LA，并开始大剂量促性腺激素治疗。结果显示，取消率为 12.5%（28/224 周期），仅有 1 例 LH 峰提前出现。尽管这项研究是非控制性的，但每移植周期的临床妊娠率为 32%，持续妊娠率为 23%，这似乎对低反应患者的特定亚组患者非常有利。

随后，Wang 等人[105]进行了一项前瞻性非随机研究，比较"停止"治疗方案与标准长方案对低反应患者的效果。50 名患者计划接受 52 个周期的改良"停止"激动剂方案。所有患者从前一个周期的黄体中期到月经开始接受 GnRHa 治疗，随后进行大剂量促性腺激素刺激。52 个周期中有 6 个（11.8%）因 POR 而取消。其中一次发现了提前排卵,在其他 45 个周期中,平均获得 6.3 个成熟卵母细胞。并且,胚胎着床率(11.5%)和临床妊娠率(20.5%)是比较令人满意的。

一项历史对照的前瞻性研究,对 36 名反应不良者使用那法瑞林(600 μg/d)进行了评估,该药物在黄体中期开始使用,在卵巢刺激的第 5 天停止使用[106]。周期取消率为 8.3%,E2 峰值水平升高,获卵数量增加。每移植周期的持续妊娠率为 15%。观察发现,卵裂胚胎的数量和质量均有显著改善,因此提示停用 GnRHa 可改善卵母细胞质量。

在另一项具有历史对照的前瞻性研究中[107],将 30 名既往低反应患者的 39 个"停止"那法瑞林周期与他们的 60 个既往周期进行比较。结果显示,获得的卵母细胞数量显著增加,可移植的胚胎数量也显著增加。未发现 LH 峰过早出现的情况。每个移植周期和每个采卵周期的妊娠率分别为 10.4%和 7.7%。

相比之下,Dirnfeld 等人[108]报道了一项涉及 78 个周期的 RCT,将"停止激动剂"方案与标准黄体期长方案进行了比较。在前一个周期的第 21 天开始使用鼻内 BA(1 mg/d)或注射曲普瑞林(100 μg/d),在确认垂体抑制后停止使用。从确定达到降调当天开始,使用 225~375 IU/d 的 hMG 或纯化的 FSH 诱导卵巢刺激。与对照组相比,停药方案的取消率明显更高(分别为 22.5% 和 5.0%)。停药方案和长方案的刺激特征和临床妊娠率相似(分别为 11%和 10.3%)。只有在基础 FSH 水平不持续升高的患者中,与标准长方案相比,停药方案获得的卵母细胞数量显著增加(分别为 7.6 和 4.0)。结论是,对于大多数低反应患者,停药方案没有比标准长方案具有更大的优势。

Garcia-Velasco 等人[109]设计了一项 RCT,以评估在低反应患者中,早期停止 GnRHa(LA)是否比仅仅增加促性腺激素剂量更有益。70 例基础 FSH 水平正常且曾取消过 IVF 周期的不良反应患者被随机分配到标准长方案或停止方案两组。停止方案获得的成熟卵母细胞数量明显高于标准长方案(8.7 *vs.* 6.2)。停止治疗方案显著降低了对促性腺激素的需求。两种方案的取消率(2.7% *vs.* 5.8%)、妊娠率(14.3% *vs.* 18.7%)和着床率(12.1% *vs.* 8.8%)相似。结论是,停止方案与高剂量促性腺激素联合使用,可增加获得卵母细胞的数量,但不影响生殖结果。

最近,Orvieto 等人建议将 GnRH 停止方案与灵活使用 GnRH 拮抗剂相结合[110,111]。一项回顾性"概念验证"研究纳入 30 名根据 Bologna 标准定义的低反应患者。停止 GnRHa 与多剂量 GnRH 拮抗剂治疗后结果显示,在 hCG 给药当天,>13 mm 的卵泡数量显著增加,获得的卵母细胞数量增加,具有可观的临床妊娠率(16.6%)的高质量胚胎(TQE)增加。但仍需要进一步的研究来评估这种干预措施。

GnRHa 短方案

短方案包括在早卵泡期开始使用 GnRHa,在开始促性腺激素卵巢刺激前尽量减少延迟。它利用了 GnRHa 对内源性 FSH 和 LH 分泌的初始激动刺激效应(也称为"点火效应")。理论上,它可以消除因长期使用激动剂而导致的过度卵巢抑制。内源性促性腺激素暴发的持续时间尚未完全确定,但垂体脱敏一般可在开始治疗的五天内实现[112],因此患者在卵巢刺激结束时可避免过早出现 LH 峰。许多学者提出短方案是针对反应不佳者的更好刺激方案[113-115]。

在一项早期的前瞻性研究中,Howles 等人[115]使用超短方案治疗了 7 名患者,这些患者之前对枸橼酸氯米芬(CC)和 hMG 的刺激反应不佳,仅在周期的前三天使用了 0.5 mg/d 的 BA(超短方案)。所有 7 名患者都获得了卵母细胞并进行了胚胎移植,其中三人受孕(42.9%)。同样,Katayama 等人[116]报道了 7 例既往低反应患者采用短方案后的周期结果得到改善。Garcia 等人[114]进行了一项非随机前瞻性试验,在 189 个周期内比较了激动剂黄体长方案和短"点火效应"方案启动的结果。他们注意到,接受短方案的患者对外源性促性腺激素的需求明显减少,妊娠率提高,流产率降低。在一项回顾性比较研究中,Toth 等人[117]也有报道称,与激动剂黄体期长方案相比,基础血清 FSH 水平≥15 mIU/mL 的患者接受短方案的妊娠率和着床率明显更高,取消率更低。在一项前瞻性非对照研究中,Padilla 等人[113]对 53 名在"LA 筛查试验"后被认为有不良反应风险的患者实施了使用大剂量促性腺激素的短方案。与 LA 反应良好者(1.1%)和黄体期长方案周期(1.8%)相比,LA 反应差者(11.3%)的取消率更高。尽管获得的卵母细胞数量较少,但每次取卵的持续妊娠率为 29%,这对这组潜在低反应的患者来说是有利的。

尽管有这些令人鼓舞的发现,但其他研究未能证实使用经典短方案有任何实质性益处。在一项有历史对照的前瞻性研究中[118],80 名低反应患者接受了经典的短方案治疗,从月经周期第 2 天开始使用 LA 0.5 mg/d,从周期第 3 天开始使用大剂量 hMG。虽然获卵数量增加了(10±6.6),但取消率很高(23.4%),每次取卵的持续妊娠率为 6.5%,每次移植的持续妊娠率为 7.6%,结果是令人失望的。Brzyski 等人[119]报道,在启动 GnRHa 的同时使用纯化尿源性 FSH 不仅会导致周期结果较差,而且获得的闭锁卵母细胞数量也会增加。在卵泡期,LH 和孕酮水平明显升高。其他使用这种方法的研究小组也报告称,在大致相似的患者群体中,卵巢反应或周期结果均未得到改善[120-122]。

尽管有使用激动剂短方案的理由,但比较激动剂长方案、激动剂短方案与拮抗剂方案的RCT显示,对于低反应患者,激动剂短方案不如激动剂长方案有效[93]。San Roman等人[123]的一项RCT研究表明,与黄体中期GnRHa给药相比,卵泡期早期给药LA和hMG,从卵泡期第一次给药开始,血清LH水平显著升高,卵泡期血清孕酮和T水平也显著升高。长方案每个取卵周期的活产率为25%,而短方案组为3.8%。这可能是由于GnRHa对LH分泌的初始激活效应导致LH水平升高的结果。有证据表明,卵泡期内源性LH水平过高会产生不利影响,因此提出天花板理论[124]。根据这一理论,超过一定的上限水平,LH会抑制GC的增殖,并导致成熟度较低的卵泡闭锁[124]。

Gelety等人[125]的一项研究进一步支持了这一观点。他们对5名月经周期规律的女性进行了一项前瞻性随机交叉研究,以确定在没有促性腺激素刺激的情况下,在月经周期的不同阶段给予GnRHa对垂体和卵巢的短期影响。每位患者都分别经历三个周期(随机分配顺序):从周期第3天、LH激增后8天和LH激增后13天开始,连续5天皮下注射1l mg/d LA,每个周期中间休息一个月。与黄体中期组相比,卵泡期早期组的血清LH、E2、雌酮、雄激素和孕酮水平显著增加。卵泡早期开始使用激动剂会导致更明显的FSH抑制。有研究表明,FSH的相对抑制和LH的显著升高可能会对发育中的卵母细胞产生潜在的不利影响,而这种影响通常发生在短方案中。

能否在保留短方案潜在益处的情况下,预防促性腺激素爆发的不利影响?有两种可能的解决方案:第一种是使用口服避孕药(OCP)或黄体酮进行预处理。Cédrin-Durnerin等人[126]指出,在短方案开始前使用炔诺酮进行为期12~20天的预处理,可有效降低促性腺激素刺激早期的LH和孕酮水平。因此,许多临床医生将OCP或黄体酮的预处理视为短方案中不可或缺的一部分,但这一问题也引起了争议[127]。第二种解决方案是减少GnRHa的剂量,这也是"微剂量点火效应"方案的基础(图52-4)。

微剂量GnRHa短方案

理论上,如前所述,微剂量短方案会减弱标准短方案中的LH和孕酮分泌的增加。Bstandig等人[128]研究了在短方案中使用25 μg和100 μg曲普瑞林的情况。两组的FSH和E2分泌无明显差异,但注射25 μg曲普瑞林后,血浆LH峰值明显降低。这表明,在短方案中,较低剂量的GnRHa能诱导激素激增,更有利于最佳的卵泡募集。Deaton等人[129]证实,极低剂量的LA(25 μg或50 μg)可引起垂体促性腺激素激增。在周期第2天给予25 μg LA

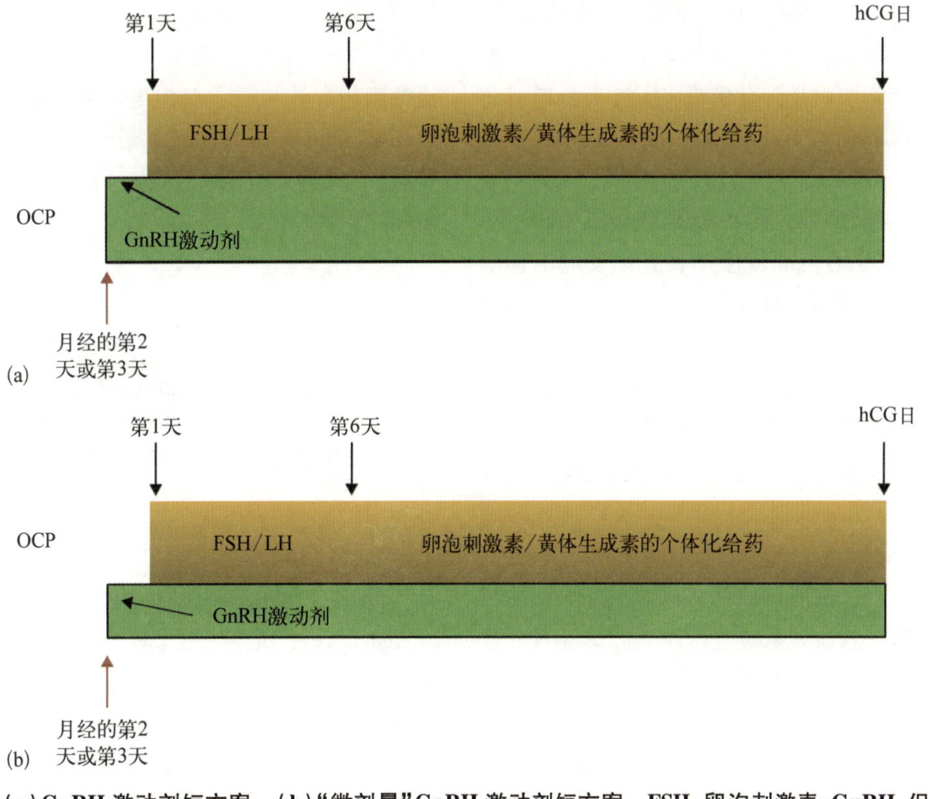

图52-4 (a)GnRH激动剂短方案。(b)"微剂量"GnRH激动剂短方案。FSH:卵泡刺激素;GnRH:促性腺激素释放激素;hCG:人绒毛膜促性腺激素;LH:黄体生成素;OCP:口服避孕药

后,垂体能够恢复,并在周期第 5 天再次激增。这些观察结果支持了微剂量短方案的基本原理。

Navot 等人[130]研究了极低剂量 GnRHa 对猴和人类的影响,并确定 10 mg 组氨瑞林分四次服用(微剂量)可诱导人类卵巢过度刺激。Scott 等人[131]报道说,LA 剂量低至 0.017 mg/kg 就能诱导狒狒体内促性腺激素水平升高。尽管尚未对可成功用于诱导人类促性腺激素激增的 GnRHa 的最小和最佳有效剂量进行全面评估,但一些研究者报道称,对低反应患者使用低至 20~40 μg 的 LA 剂量,每日两次,即可改善疗效。

Scott 和 Navot[132]在一项前瞻性研究中,对 34 名低反应患者进行了治疗,使用 OCP 后,从周期第 3 天开始每日两次使用 20 μg LA,并从周期第 5 天开始补充外源性促性腺激素。与之前的刺激周期相比,微量 GnRHa 刺激周期提高了卵巢的反应性。具体来说,患者的 E2 水平上升更快,E2 峰值更高,卵泡成熟度更高,成熟卵母细胞数量更多。没有一个患者出现过早的 LH 激增。

Schoolcraft 等人[133]在一项有历史对照的前瞻性研究中也报道了使用微剂量短方案所取得的显著的结果。32 名患者既往使用激动剂黄体期长方案,周期因反应不佳而被取消。现在他们先接受 OCP 治疗,然后从周期第 3 天卵泡期开始,每日两次给予 40 μg LA,并从周期第 5 天开始用大剂量 FSH,同时补充人类生长激素(hGH)。与既往的 GnRHa 黄体期长方案周期相比,本周期患者的 E2 水平更高,获得的卵母细胞数更多(每位患者 10.9 个),取消周期率更少(12.5%),而且没有出现 LH 过早激增或黄体化现象。对于未取消周期的患者,持续妊娠率达到了 50%。

在一项有历史对照的前瞻性非随机试验中,Surrey 等人[134]治疗了 34 例既往对标准黄体期长方案反应不佳的患者,使用 OCP,然后使用每日两次的 40 μg LA 和大剂量促性腺激素。周期取消率大幅降低,平均血清 E2 峰值显著提高。年龄≤39 岁的患者每次 ET 的持续妊娠率为 33%,年龄>39 岁的患者为 18.2%。促性腺激素刺激五天后,血 FSH 水平明显升高。在卵泡期,LH、孕酮或 T 均未出现异常升高。这可能是低剂量 GnRHa、OCP 预处理或二者共同作用的结果。

Detti 等人报道了一项回顾性队列研究,该研究评估了三种不同的 GnRHa 刺激方案对改善卵巢低反应者的疗效[103]。选取卵巢低反应的妇女在 IVF 周期中接受了三种不同的刺激方案:

停止方案: 从黄体中期至月经开始给予 500 μg/d LA,然后从周期的第 2 天开始给予促性腺激素。

微剂量短方案: 从周期第 2 天至 hCG 日,20 μg LA 与促性腺激素一起每日给药 2 次。

常规短方案: 从周期第 2 天开始促性腺激素 1 mg/d,连续 3 天,随后 LA 250 μg/d,直到 hCG 日。

由于只有 61 个周期被纳入分析,因此所有比较均未达到统计学意义;不过,微剂量短方案组有分娩率更高的趋势。

值得注意的是,在一般 IVF 人群中(不包括低反应者),回顾性分析没有发现微剂量短方案优于激动剂黄体期长方案[135]。微剂量短方案取消率(22.5% *vs.* 8.2%)显著升高,临床妊娠率(47.3% *vs.* 60%,无统计学意义)降低,每个周期获卵数减少(13.3 *vs.* 16.5,无统计学意义)。

总体而言,所有评估微剂量短方案的研究基本都是回顾性的。显然需要大规模的前瞻性 RCT 研究来验证微剂量短 GnRHa 方案对低反应患者的真正疗效。

低反应患者的促性腺激素释放激素拮抗剂应用

GnRH-ant 可竞争性阻断垂体中的 GnRH 受体,立即产生与剂量相关的促性腺激素释放抑制作用。在给予 GnRH-ant 6 h 内,LH 水平就会显著降低。根据最大限度地利用潜在的内源性垂体刺激的原则,可以在卵泡期后期使用 GnRH-ant 来抑制 LH 激增[136,137],从而避免在卵泡早期募集阶段使用(图 52-5)。在普通 IVF 人群中,GnRH 拮抗剂的疗效与激动剂相当。在卵巢刺激方案中,与激动剂相比,GnRH-ant 有许多潜在优势,如避免 LH 最初的"爆发"、缩短整个治疗周期、降低 OHSS 风险、减少绝经期副作用[136-138]。

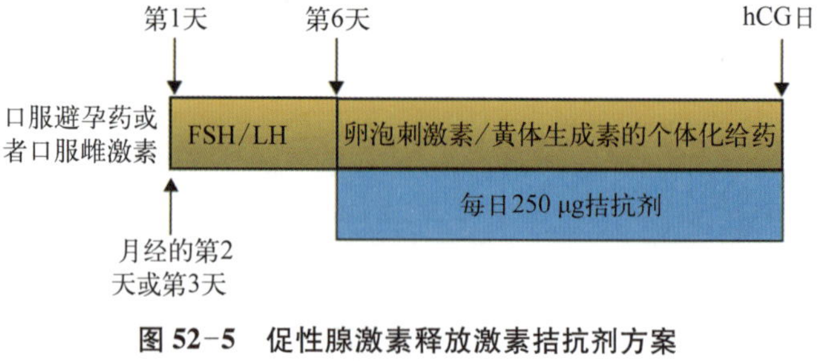

图 52-5 促性腺激素释放激素拮抗剂方案

在 COS 开始时,垂体完全受到 GnRH 脉冲的影响。根据固定或灵活的方案(见第 43 章),在卵泡后期给予 GnRH-ant,这可以获得更自然的卵泡募集,而没有 GnRHa 诱导的抑制作用。因此,有人建议将其作为一种适用于低反应患者的方案。GnRH 拮抗剂还可以恢复之前激动剂时代的刺激方案,例如使用 CC[139]。在卵泡早期联合使用 CC 治疗和随后的促性腺激素重叠刺激一直是过去的标准疗法[139,140]。由于这些药物的协同作用,所需的促性腺激素量更少,成本也更低[141,142]。此外,促性腺激素还能抵消CC对子宫内膜的不利影响[141]。由于LH早发率高,因此取消率也很高,在IVF中引入GnRHa后,这种刺激方案就被放弃了。

Craft等人[143]率先建议将GnRH-ant用于低反应患者的COS。在一项小型回顾性系列研究中,18名既往低反应的患者接受了促性腺激素和CC的联合刺激,并根据灵活的方案开始使用GnRH-ant。与他们既往GnRHa周期中的低反应相比,GnRH-ant在周期取消率(29% *vs.* 57%)、卵母细胞数量(6.4 *vs.* 4.7)和促性腺激素用量(4 506 IU *vs.* 5 468 IU)方面均有小幅改善。该研究有两例获得了活产(11.8%)。随后又进行了几项研究,以考察GnRH-ant在为低反应患者设计的COS方案中的疗效。这些研究大多规模较小,而且是回顾性的。我们将首先介绍回顾性研究,然后介绍最近报告的RCT。

回顾性研究

Nikoletto等人[144]比较了21例接受IVF-ICSI GnRH-ant方案治疗的低反应患者和21例接受GnRHa长方案治疗的低反应患者。GnRH-ant组15例患者采用CC联合促性腺激素治疗,6例患者只使用促性腺激素治疗。与使用GnRHa长方案相比,使用GnRH-ant方案可显著缩短治疗持续时间和降低促性腺激素用量。使用拮抗剂方案获得3例妊娠(14.3%),使用激动剂长方案获得2例妊娠(9.5%)(无统计学意义)。

有几项回顾性研究将GnRH-ant方案与GnRHa短方案和微剂量短方案进行了比较。Posada等人[145]进行了一项回顾性队列研究,比较了使用GnRH-ant方案(133个周期)与四天超短GnRHa方案(236个周期)进行IVF的非选择性患者的COS临床结果。结果表明,GnRH-ant方案缩短了治疗时间,减少了促性腺激素的用量。在年轻女性中,拮抗剂方案明显提高了妊娠率和着床率,但在年龄>38岁的患者中,妊娠率没有差异。

Mohamed等人[146]回顾性比较了对标准长方案反应不佳患者使用激动剂短方案和拮抗剂方案的治疗效果。共134例患者在第一个IVF-ICSI治疗周期对标准长方案反应不佳。在第二个周期中,77名患者接受GnRHa短方案,57名患者接受拮抗剂方案,分配完全基于医生的偏好。在短方案中没有周期取消的情况,在拮抗剂方案中由于反应欠佳而有7%的周期取消率。在短方案中,ET患者人数明显较多。拮抗剂方案组和短方案组的卵母细胞数量相似(5.4 *vs.* 5.2),每个移植周期的着床率和妊娠率相似(12.8% *vs.* 17.5%,12.8% *vs.* 24.7%)。结论是,短方案和拮抗剂方案都显著改善了既往反应不良的临床结局。然而,与短方案相比,拮抗剂组周期取消率明显更高和ET患者数更少,表明短方案的疗效更高。

Fasouliotis等人[147]也对低反应患者采用短方案和拮抗剂方案进行了回顾性分析,结果却相反。虽然两种方案的卵巢反应并无差异,但GnRH-ant组的胚胎移植数量明显更高(分别为2.5±1.6和2.0±1.4)。GnRH-ant组每次移植的临床妊娠率和植入率都高于短方案组,但没有达到显著水平(分别为26.1%和10.7%,而短方案组分别为12.2%和5.9%)。GnRH-ant组每次移植的持续妊娠率明显高于GnRHa短方案组(分别为23.9%和7.3%)。

Copperman[148]进行了一项有历史对照的回顾性分析,比较了采用包括拮抗剂方案和微剂量短方案的低反应患者的周期结果。患者在LA降调周期失败后被分到拮抗剂或微剂量短方案组,根据医生的偏好分组。这项回顾性分析的结果表明,对于低反应患者,与采用微剂量短方案治疗的患者相比,拮抗剂方案可显著提高临床妊娠率,并明显降低流产率。

对于低反应患者,在拮抗剂周期中使用OCP预处理也具有临床意义,因为她们的卵巢储备可能对内源性促性腺激素的抑制特别敏感。Copperman[148]报道了一项对1 343例患者的回顾性研究,低反应患者给予起始剂量450 IU的促性腺激素。在OCP预处理组,患者从周期第3天开始给予OCP 18~24天。在周期第3天联合给予r-FSH和hMG,当其优势卵泡达到14 mm时给予GnRH-ant。在拮抗剂治疗的第一天开始额外给予75 IU的hMG。拮抗剂刺激周期包含OCP预处理的患者妊娠率显著增高,取消率显著降低。此外,OCP预处理后获得8个以上卵母细胞的患者比例更高。与此相反,Shapiro等人[149]报道,与未接受OCP预处理的患者(9%)相比,接受OCP预处理的低反应患者的取消率(23%)显著增加。不过,这两项研究的纳入标准和刺激方案中LH的使用均有所不同。

前瞻性研究

Akman等人[150]比较了GnRH-ant方案和单纯使用促性腺激素方案对低反应患者的治疗效果。两组各随机分配了20名妇女。最初都接受了600 IU尿源性促性腺激素的刺激,被分配到拮抗剂组的患者按照灵活方案接受了0.25 mg西曲瑞克。两组在取消率、促性腺激素需求量、获得的成熟卵母细胞数、hCG日的E2浓度、受精率和移植胚胎数等方面均无统计学差异。拮抗剂组的临床妊娠率和植入率似乎更高,但由于涉及的人数较少,差异并不显著(分别为20.00%和13.33%,6.25%和3.44%)。

有几项研究对激动剂短方案和拮抗剂方案进行了比较。Akman 等人[151]比较了 48 例低反应患者的临床疗效,这些患者分别接受了微剂量(每日皮下注射 LA 40 μg)短方案或拮抗剂(每日西曲瑞克 0.25 mg)方案治疗。所有患者均接受了为期四天的 300 IU 高纯度 FSH 和 300 IU hMG 治疗,随后对高纯度 FSH 的剂量进行了个别调整。微剂量短方案组患者也接受了 OCP 预处理。两组促性腺激素治疗总剂量的中位数没有差异。拮抗剂组在 hCG 日的血清 E2 水平和取卵数显著降低。两组在受精率、胚胎移植数量以及最重要的植入率和每次移植的持续妊娠率方面均无差异。结论是,这些刺激方案对低反应患者的疗效相当,但需要进行更大规模的研究。

De Placido 等人[152]随机选取了 133 名具有"卵巢反应不佳风险"的妇女,行 COS 治疗,改良的 GnRH-ant 方案或短方案。拮抗剂治疗组患者采用灵活方案,从周期第 2 天开始给予 300 IU 的 r-FSH。当优势卵泡直径达到 14 mm 时,每日给予西曲瑞克 0.125 mg,持续两天,然后每日给予西曲瑞克 0.25 mg,直到 hCG 日。从注射 GnRH-ant 的同一天开始,每日还注射 150 IU 的 r-LH(乐芮),直到注射 hCG 日。短方案组患者从首次注射 r-FSH 的同一天开始,每日给予一次曲普瑞林(0.1 mg,皮下注射),当至少一个卵泡长到 14 mm 时,每日加用 150 IU 的 r-LH。拮抗剂组的 MⅡ卵母细胞平均数量(主要终点)显著提高(分别为 5.73±3.57 和 4.64±2.23; $P<0.05$)。两组的取消率、促性腺激素需求量、植入率、临床妊娠率和持续妊娠率均相当。

Demirol 和 Gurgan[153]进行了一项随机对照试验对 90 例低反应的患者比较微短方案和灵活 GnRH-ant 方案的结局。在微短方案中,45 名患者接受 OCP 治疗,并在月经第 3 天皮下注射 40 μg LA,每日两次,随后给予 450 IU/d 的 hMG。在拮抗剂组中,45 名患者从第 3 天开始接受 450 IU/d 的 hMG 治疗,当两个及两个以上卵泡直径达到 13~14 mm 时,每日给予 0.25 mg 的西曲瑞克。拮抗剂组使用的促性腺激素总剂量显著高于微短方案组,而微短方案组获得的卵母细胞数量显著升高(4.3±2.13 *vs.* 3.1±1.09;$P=0.001$)。微短方案组植入率明显高于拮抗剂组(22% *vs.* 11%;$P=0.017$)。结论是,微短方案似乎对低反应患者有更好的结果,成熟卵母细胞的平均回收数量和着床率明显更高。

Kahraman 等人[154]进行了另一项 RCT 研究,既往对 GnRHa 长方案反应较低的患者进行了微短方案和拮抗剂方案的比较。21 名患者给予 OCP 处理,月经开始的第 2 天开始接受 LA(50 μg,每日两次)治疗。另外 21 名患者在优势卵泡直径达到 14 mm 时,每日给予 0.2 mg 西曲瑞克。两组患者均接受每日 300~450 IU 的 r-FSH 刺激。hCG 日,微短方案组的平均血清 E2 值明显高于拮抗剂组(1 904 pg/mL *vs.* 1 362 pg/mL;$P=0.042$),但两组的所有其他结果均相当。结论是,在改善低反应患者的治疗效果方面,微短方案和多剂量 GnRH-ant 方案具有相似的疗效。Devesa 等人[155]也报道了非常相似的研究结果,他们根据既往周期或临床标准,对 221 例预后不良患者的微短激动剂方案和多剂量拮抗剂方案进行了比较。结果发现,除了微短方案组在 hCG 日的血清 E2 水平显著升高外,两组患者的其他所有结果变量均相似。

Schmidt 等人[156]将 48 名既往低反应的患者随机分配到 GnRH-ant 方案(每日加尼瑞克 0.25 mg,灵活方案)或微剂量短方案(40 μg LA,每日两次,OCP 预处理后)。卵巢刺激包括每日早上 300 IU 的 r-FSH 和每日晚上 150 IU 的 hMG。由于反应欠佳导致的取消率在两组中都接近 50%。拮抗剂组有 13 名妇女和微剂量短方案的 11 名妇女完成了周期,但在卵母细胞产量(8.9 *vs.* 9)、受精率(69.1% *vs.* 63.5%)或临床妊娠率(38.5% *vs.* 36.4%)方面没有发现显著差异。结论是,对于低反应患者进行 COS,拮抗剂方案似乎与微剂量短方案一样有效,但就成本和便捷性而言,拮抗剂方案可能是更好的选择。

Malmusi 等人[157]比较了 GnRHa 短方案和灵活 GnRH-ant 方案在低反应患者中的疗效。55 名接受 IVF-ICSI 治疗的低反应患者被随机分为两组,一组从月经第一天开始用曲普瑞林(100 μg/d),同时开始用外源性促性腺激素(30 个周期);另一组从月经第一天开始用外源性促性腺激素,然后在优势卵泡直径达到 14 mm 后给予加尼瑞林(0.25 mg/d)(25 个周期)。促性腺激素的用量在短方案中显著降低。与 GnRH-ant 组相比,在短方案中获得的成熟卵母细胞数量、受精率和移植的高质量胚胎显著增加。两组的着床率和妊娠率相似。

目前已发表的比较 GnRHa 长方案和 GnRH-ant 方案治疗低反应患者 COS 的 RCT 很少(表 52-1)[158-161]。研究中的几乎所有因素和结果各不相同,如纳入标准、激动剂和拮抗剂给药方案以及所报告的结果变量等方面,存在相当大的异质性。例如,在两项研究中[158,160],使用了 GnRHa 长方案,并不是针对低反应者的推荐给药途径。相反,在 Tazegul 等人的研究[159]中,使用的是小剂量激动剂方案,这无疑是更适合低反应者的给药途径。由于这些研究不具有可比性,因此只能得出一般性结论。对于低反应者,GnRH-ant 方案似乎与激动剂长方案同样有效。拮抗剂方案可能减少促性腺激素的消耗量和刺激时间,这对患者来说是一个相当大的实际优势。临床妊娠率和活产率似乎相似。

表 52-1 在 IVF 低反应患者中，比较促性腺激素释放激素激动剂长方案和促性腺激素释放激素拮抗剂方案的随机对照试验的周期特征

研究	纳入标准	使用激动剂的患者人数	使用拮抗剂的患者人数	长方案	拮抗剂方案	促性腺激素的类型和剂量	取消率（%）	刺激持续时间（天）	促性腺激素消耗瓶数或促性腺激素单位	获卵数	着床率（%）	启动周期的临床妊娠率（%）	持续妊娠/活产率（%）
D' Amato 等人[158]	在两个以上激动剂长方案周期获卵数<3 或取消周期	60	85	长效亮丙瑞林，未记录剂量	西曲瑞克，多剂量，灵活给药	激动剂：r-FSH，个体化剂量 拮抗剂：氯米芬 100 mg/d 2～6 天加 r-FSH 300 IU	34（激动剂） 4.8（拮抗剂）	—	50.05±5.11（激动剂） 83.48±7.05（拮抗剂）	3.36±1.3（激动剂） 5.56±1.13（拮抗剂）	7.6（激动剂） 13.5（拮抗剂）	15.3（激动剂） 22.2（拮抗剂）	NA
Cheung 等人[161]	既往长方案中<3 个成熟卵泡或基础 FSH>10 IU/L	31	32	黄体期，OCP 后鼻用布舍瑞林每日 60 μg	西曲瑞克，多剂量，固定给药（S6）	r-FSH 300 IU	33.4（激动剂） 38.7（拮抗剂）	11.5±2.4（激动剂） 10.5±2.7（拮抗剂）	3455±730（激动剂） 3150±813（拮抗剂）	5.62±4.17（激动剂） 5.89±3.02（拮抗剂）	13.3（激动剂） 13.6（拮抗剂）	9.4（激动剂） 16.1（拮抗剂）	NA
Marci 等人[160]	既往标准长方案中获卵数<3 且 E2 最大值<600 pg/mL	30	30	黄体期，长效亮丙瑞林 3.75 mg	西曲瑞克，多剂量，灵活给药	r-FSH 375 IU	13.3（激动剂） 3.3（拮抗剂）	14.6±1.2（激动剂） 9.8±0.8（拮抗剂）	72.6±6.8（激动剂） 49.3±4.3（拮抗剂）	4.3±2.2（激动剂） 5.6±1.6（拮抗剂）	NA	6.6（激动剂） 16.6（拮抗剂）	0（激动剂） 13.3（拮抗剂）
Tazagul 等人[159]	hCG 日的 FSH<13 mIU/mL，E2 最大值<500 pg/mL，成熟卵泡<3，获卵数<4	45	44	黄体期，亮丙瑞林 1 mg，降调后减至 0.5 mg	西曲瑞克/加尼瑞克，多剂量，灵活给药	r-FSH 300 IU 和 hMG 300 IU	6.8（激动剂） 9.0（拮抗剂）	12.03±2.86（激动剂） 10.6±1.63（拮抗剂）	3 872.7±1 257.1（激动剂） 2 467.7±342.4（拮抗剂）	5.47±2.45（激动剂） 5.44±1.29（拮抗剂）	NA	24.4（激动剂） 22.7（拮抗剂）	22.2（激动剂） 18.1（拮抗剂）

FSH：卵泡刺激素；r-FSH：重组卵泡刺激素；E2：雌二醇；OCP：口服避孕药；S6：刺激第 6 天；hCG：人绒毛膜促性腺激素；hMG：人绝经期促性腺激素。

使用 GnRH-ant 的替代方法和治疗方案

在反应不良的患者中经常遇到的一个问题是卵泡期缩短,这限制了招募大量卵泡的可能性。Frankfurter 等人[162]描述了在卵巢刺激前使用 GnRH-ant 试图延长卵泡期的新方法,旨在延长周期的募集期,以便在启动促性腺激素刺激后挽救更多的卵泡。研究纳入了 12 例既往对标准(长、短或拮抗剂)方案反应不良的患者。根据该方案,患者接受两剂 3 mg 的西曲瑞克(已不再市售),第一次在周期第 5~8 天,第二次在 4 天后。给予西曲瑞克开始后,添加醋酸甲羟孕酮(MPA;每日给予 10 mg),并持续到确认卵巢抑制为止。然后,开始联合使用 r-FSH(225 IU,皮下注射,每日 2 次)和 r-hCG(2. 5 mg,皮下注射,每日 4 次),停用 MPA 撤退性阴道出血。当观察到优势卵泡大小为 13 mm 时,开始每日使用西曲瑞克(0. 25 mg,皮下注射)并持续使用至 hCG 日。通过在卵巢刺激前的卵泡期使用 GnRH-ant,可以显著提高卵母细胞、受精卵和胚胎的数量。在卵泡期 GnRH-ant 周期中,着床率(21%)、临床妊娠率(41. 7%)和持续妊娠率(25%)也有提高的趋势。需要进行更多的前瞻性研究,以检验这种新型治疗方法的疗效。

Orvieto 等人[110]描述了在低反应患者中联合使用微短 GnRHa 方案和 GnRH-ant 方案。该方案结合了微短方案对内源性 FSH 释放的刺激作用和 GnRH-ant 诱导的 LH 即时抑制的优势,因此被认为是治疗低反应患者的有价值的新方法[11,163]。将 21 例患者的 21 个连续超短 GnRHa/GnRH-ant 周期的特征进行了比较[110]。在月经第一天开始使用曲普瑞林(100 μg,皮下注射),并连续使用三天,两天后开始使用大剂量促性腺激素。一旦优势卵泡的大小达到 14 mm 和/或 E2 水平超过 400 pg/mL,就开始使用西曲瑞克(0. 25 mg/d),并持续使用到 hCG 日。与历史对照周期相比,该研究方案中 hCG 日>14 mm 的卵泡数,获卵数和移植的胚胎数均显著增加,临床妊娠率达到了理想水平(14. 3%)。

Fisch 等人[164]报道了另一种使用促性腺激素释放激素激动剂/拮抗剂转换协同雌激素启动方案(AACEP)治疗低反应患者的创新方案,这部分将在本章后面进行描述(见"黄体期干预"的章节)。

自然周期和改良自然周期

为增加卵母细胞数量而对低反应患者采用的长时间、大剂量、高成本刺激方案,其结果往往令人失望。因此,有人建议在这种情况下进行自然周期-体外受精(NC-IVF),这种方法对患者来说创伤小、费用低。

术语

国际温和刺激方案辅助生殖技术协会(ISMAAR)建议对 NC-IVF 的定义和术语以及 IVF 卵巢刺激的不同方案进行修订[165]。这是由于在 IVF 周期中用于卵巢刺激的定义和方案的术语存在广泛的不一致,这一点将在本文后面阐述。"NC-IVF"指不应用任何外源性药物,完全依靠女性自身生理周期产生的成熟卵母细胞的一项技术。这个周期的目的是以尽可能低的成本收集自然选择的单个卵母细胞。为了减少周期取消,在 NC-IVF 周期中使用外源性激素或其他药物以收集自然选择的单个卵母细胞,这种情况被称为"改良的自然周期"(MNC)。MNC 可能包括以下情况:①使用 hCG 诱导最终卵母细胞成熟(黄体期支持给予/不给予);②给药 GnRH-ant 阻断自发性 LH 激增,给/不给 FSH 或 hMG 作为补充治疗(hCG 注射和黄体期支持)。

上述术语尚未很好地纳入临床实践。在以下所有关于 NC-IVF 的研究中,用 hCG 扳机,当促性腺激素释放激素拮抗剂和促性腺激素联合使用时,使用 MNC 一词。在一项具有历史对照的前瞻性研究中,Bassil 等人[166]分析了 11 例来自 16 个 NC 周期(给予 hCG)的患者。将这些结果与同一患者既往 25 个低反应治疗失败周期进行比较。自然周期的取消率为 18. 8%,而刺激周期的取消率为 48%。在自然周期中有 3 例持续妊娠(每个启动周期 18. 8%),而在刺激周期中未见妊娠。在另一项自身历史对照的前瞻性研究中,Feldman 等人[167]比较了 22 名低反应患者的 44 个自然周期与研究前 12 个月同一患者的 55 个刺激周期。18 名(82%)患者至少获得一个卵母细胞,9 名(41%)患者至少有一个移植周期。2 名(9%)患者各产下了一个健康的足月婴儿。这些结果与刺激周期的结果相当。在一项小型回顾性研究[168]中,30 名既往因 POR 而被取消的患者接受了 35 次自然周期,平均每取卵周期的持续妊娠率为 16. 6%,着床率为 33%。然而,所有患者年龄均小于 40 岁,第 3 天基础 FSH 值平均为 11. 1 IU/L。

在一项无对照的观察性研究中也发现了类似的结果,该研究纳入了 44~47 岁的患者[169]。这些患者的纳入仅基于年龄,没有事先证明低反应。在 20 名妇女进行的 48 个治疗周期中,22 个(46%)周期成功获得卵母细胞,受精率为 48%,卵裂率为 100%,有 1 例生化妊娠和 1 例持续妊娠。因此,每位患者的持续妊娠率为 5%,每个周期的持续妊娠率为 2. 08%。

Check 等人[170]报道了 259 个取卵周期和 72 次移植的情况,他们对低反应患者尽量少用或不使用促性腺激素刺激且不使用 GnRHa 或 GnRH-ant。这些患者被分为 4 个年龄组(<35 岁、36~39 岁、40~42 岁和>43 岁),他们的第 3 天血清 FSH 平均水平分别为 19.7 mIU/mL、20.6 mIU/mL、18.8 mIU/mL 和 21.9 mIU/mL。在 259 个 IVF 周期中,12 名(4.6%)患者成功分娩。排除最大年龄组,在≤42 岁妇女中,47 个移植周期的分娩率为 25.5%。大约 50%的取卵周期可获得一枚胚胎(约一半是新鲜周期移植,一半是冻融周期移植的),移植胚胎数的中位数是 1 个。三组的着床率为 21.6%,年龄<35 岁者为 33.3%,36~39 岁女性为 28.6%。由此得出结论,在高基础 FSH 水平的低预后/低反应患者中可以实现妊娠和活产,但年龄是最不利的不孕因素。

关于该主题的唯一一项 RCT[171] 比较了 NC-IVF 与微剂量 GnRHa 短方案在低反应患者中的疗效。研究共纳入 129 例既往 IVF 周期低反应的患者:59 名妇女接受了 114 次 NC-IVF 尝试,70 名妇女接受了 101 次微剂量 GnRHa 短方案的 COS-IVF 尝试。在自然周期患者中,有 114 个周期进行了取卵手术,其中 88 个周期(77.2%)获得卵母细胞。接受 NC-IVF 治疗和微剂量 GnRHa 短方案的低反应患者每个采卵周期和每次移植的妊娠率相似(分别为 6.1%和 14.9%;6.9%和 10.1%)。NC-IVF 治疗组的着床率(14.9%)高于对照组(5.5%),具有统计学意义。按年龄细分为≤35 岁、36~39 岁、>40 岁三组,年轻组妊娠率高于其他两组。结论是,在低反应患者中,NC-IVF 与 COS 一样有效,特别是在年轻患者中,其着床率更高。

Papaleo 等人[172] 报道了一系列预后不良的高龄、血清 FSH 升高、AFC 降低的患者行 NC-IVF 的情况。对 18 例患者的 26 例自然周期进行分析。3 例患者成功妊娠,其中 2 例患者持续妊娠(每个周期 11.5%,每次移植 20.0%)。由于在低反应患者中,NC-IVF 的总体妊娠率与传统 IVF-ET 的妊娠率相当,考虑到这种方案低成本、低风险且对患者友好,因此 NC-IVF 可以为持续低反应患者提供可接受的替代选择。

最近有研究探讨了 NC-IVF 在 Bologna 共识低反应患者中的疗效。Polyzos 等人[173] 的回顾性队列研究纳入了 164 例连续 469 个 NC-IVF 周期的患者,其中 136 例患者(390 个周期)符合 Bologna 标准定义的 POR,28 例患者(79 个周期)被认为是正常反应。在 Bologna 标准的低反应患者和正常反应患者中,每个周期的活产率分别为 2.6%和 8.9%,每位患者的活产率分别为 7.8%和 25%。这项研究的结论是,Bologna 标准中的低反应患者在 NC-IVF 中没有获得实质性的益处。

改良自然周期

由于 LH 过早激增和过早排卵,导致取消率升高,从而阻碍了 NC-IVF 的疗效[174]。Paulson 等人早在 1994 年就提出了在卵泡晚期同时添加 GnRH-ant 和外源性促性腺激素来提高无刺激 IVF 周期疗效[175]。这种后来被称为 MNC 的方案有望降低过早排卵的概率,并改善控制促性腺激素刺激发育中的卵泡。

在对 33 例年轻、反应正常的患者进行的 44 个周期的初步报告中[176],周期取消率为 9%,25%在取卵过程中未获得卵母细胞。50%的启动周期中进行了胚胎移植,每次移植的临床妊娠率为 32.0%,每个取卵周期的临床妊娠率为 17.5%,其中 5 例(每次移植 22.7%)持续妊娠。有人建议,MNC 可作为 IVF 治疗的首选方法,它没有目前 COS 方案的并发症和风险,成本低得多,成功率也可以接受。

荷兰格罗宁根研究小组已经在普通 IVF 人群中积累了大量 MNC 方案的经验[177-179]。在一份初步报告中,使用该方案三个周期后的累积持续妊娠率为 34%,每名患者的活产率为 32%[179]。总结更多经验后,该小组[178] 随后报告了总共 336 名患者的 844 个周期(每位患者 2.5 个周期)中,每个启动周期的总体持续妊娠率为 8.3%,三个周期后的累积持续妊娠率为 20.8%。在最近的一份长达 9 个周期的随访报告中[172,177],共有 256 名患者完成了 1 048 个周期(每名患者 4.1 个周期)。每个启动周期的移植率为 36.5%。每个启动周期的持续妊娠率为 7.9%,每次移植的持续妊娠率为 20.7%。包括不依赖治疗的妊娠,每个患者在长达 9 个周期后观察到的临床妊娠率为 44.4%(95%CI:38.3%~50.5%)。每个启动周期的妊娠率并没有随着周期数的增加而下降(总体为 9.9%),但脱落率很高(总体为 47.8%)。

一些研究报道了在低反应患者中使用 MNC 方案的结果。Kolibianakis 等人[180] 评估了预后极差的低反应患者将 MNC 作为接受捐赠卵母细胞前的最后手段用于 IVF 结局。32 例月经周期规律、基础卵泡刺激素水平>12 IU/L、一次或多次 IVF 失败且获卵少于 5 个的患者纳入研究。当发现平均直径为 14 mm 的卵泡时,同时开始给予 100 IU 的重组 hFSH 和 0.25 mg/d 的加尼瑞克。当平均卵泡直径≥16 mm 时立即给予 hCG。78 个周期中有 25 个(32.1%)没有进行取卵。在 53 个周期中有 9 个(16.9%)进行了取卵,但没有获得卵母细胞。44 个周期中有 19 个(43.2%)进行了体外受精,但 78 个 MNC 周期中没有获得持续妊娠。结论是,在接受捐赠卵母细胞之前,作为最后的手段,MNC 不能为预后差/低反应的患者提供活产的机会。

也有研究报道了一些令人鼓舞的结果。Elizur 等人[181] 回顾性评估了 433 例低反应患者的 540 个周期,这些患者按治疗方案分为 MNC、拮抗剂方案和激动剂长方案:MNC 组 52 个周期,拮抗剂方案组 200 个周期,激动剂组 288 个周期。在 MNC 方案中,当优势卵泡直径达到 13 mm 时,每日注射 0.25 mg GnRH-ant 和 2~3 瓶 hMG。MNC 组平均取卵数明显低于拮抗剂组和激动剂组(分别为 1.4±0.5,2.3±1.1 和 2.5±1.1;$P<0.05$)。三组的着床率和妊娠率分别为 10%和 14.3%、6.75%和 10.2%、7.4%和 10.6%。在 MNC 组中,取消的周期数量明显更多。由于 LH 过早升高或对刺激反应失败而取消周期在>40 岁的患者中更为常见。由于所有组的妊娠率相当,因此得出结论,对于低反应患者,MNC 是 COS 的合理替代方案。

关于这一问题的唯一一项随机对照试验是在低反应患者中,与传统拮抗剂方案的周期相比,研究 MNC-IVF 的价值[182]。研究对象包括 90 名在既往周期中反应较低的患者,他们接受了 90 个 IVF 周期治疗。45 名患者被随机分配到 MNC-IVF 方案,45 名患者被分配到拮抗剂方案组。在 MNC 组中,当优势卵泡直径达到 13~14 mm 时,同时每日持续皮下注射 0.25 mg 西曲瑞克和 150 IU 基因重组卵泡刺激素(r-FSH),直到 hCG 日。在拮抗剂方案组,患者接受常规的、多剂量的、灵活的拮抗剂方案,从周期第 3 天起每日给予 225 IU 的 r-FSH。在 MNC 组中,45 个周期中有 8 个周期(17.8%)因没有卵母细胞而取消,有 4 个周期(8.9%)由于没有卵泡发育或过早排卵而没有进行取卵,取卵的 41 个周期中有 4 个(9.8%)没有获得卵母细胞。在拮抗剂组中,45 个周期中有 3 个(6.7%)在 ET 前被取消。尽管两组之间的取消率存在差异,但无统计学意义。MNC 组的卵母细胞数量、成熟卵母细胞数量、受精卵母细胞数量、1 级或 2 级胚胎数量、移植胚胎数量均显著降低。与拮抗剂方案组相比,MNC 组的促性腺激素用量和 COS 所需的 r-FSH 天数显著减少。最后,MNC 组每个周期和每次移植的临床妊娠率与拮抗剂组相似(分别为 13.3%和 17.8%;16.2%和 19%)。每次移植的活产率和植入率在两组之间也相当(分别为 13.5%和 16.7%;12.5%和 9.8%)。结论是,MNC 方案与拮抗剂方案具有类似的妊娠率,且剂量更低,FSH 给药时间更短,因此可能是更适合于低反应患者且具有成本效益的替代方案。

总之,NC-或 MNC-IVF 是一种安全、对患者友好的治疗方法,药物成本低,特别是对于那些难治性 COS 和拒绝卵母细胞捐赠的患者。尽管该方法具有诸多优点,但其低效率限制了其广泛应用。应充分告知患者 NC-或 MNC-IVF 方案的优缺点。从之前的研究中可以明显看出,获得卵母细胞的可能性为 45%~80%,达到移植的可能性在 50%左右,妊娠和活产的可能性为 0~20%(一般在 5%左右),这主要取决于患者年龄和卵巢储备。卵巢储备功能减退(DOR)的年轻患者用这个方案预后要好得多[178,183]。有人建议在卵泡后期使用吲哚美辛,以降低自然排卵率,从而在 MNC-IVF 中提供更高的获卵率[183,184]。

NC 和 MNC 方案在 DOR 患者中的确切作用尚未确定,还有几个关键问题尚未进行验证,例如:

1. MNC 方案是否优于简单 NC 方案?到目前为止,还没有研究对这两种方案进行评估。

2. 给予 hCG 的最佳时机是什么?给予 hCG 和取卵之间的理想时间间隔是多久?不同的作者使用的扳机标准不同。虽然许多作者将卵泡大小≥16 mm 作为阈值[171,180,185,186],但也有人倾向于在 17~18 mm[182],甚至≥18 mm[168,181]时使用 hCG。Segawa 等人[187]更倾向于使用 GnRHa 而不是 hCG 来触发排卵。虽然没有共识,但最佳估计是,早期触发排卵(即≥16 mm)是有益的[188]。

3. NC 是否改善了卵母细胞和胚胎质量?虽然人们普遍认为"天然的"更好,但这种假设从未被直接验证过。

4. 应该尝试多少次?Schimberni 等人已经报道了 5 个 NC 周期中相当稳定的着床率和妊娠率[185]。Castelo Branco 等人[186]报道了三个 MNC 周期的累计妊娠率为 35.2%。因此,最佳估计是进行 3~5 个周期。

5. 卵泡冲洗的作用是什么?虽然在一般 IVF 人群中已放弃使用卵泡冲洗,但有研究表明,冲洗可提高低反应患者的卵母细胞产量[189-191]。然而,其他研究[192]未能显示出任何有益的效果。

6. 应该进行卵裂期还是囊胚期移植?

7. 在 MNC 方案中应使用多大剂量的促性腺激素?不同的作者使用 r-FSH 的剂量从 100 IU[180]或 150 IU[186]到 225 IU[181]不等。单个卵泡所需 GnRH-ant 的最佳剂量尚未确定。

8. 促性腺激素方案中应该添加 LH 吗?对于 POR 患者,在刺激方案中加入 LH 可能是有益的[193],这将在下文中讨论。

在有效回答这些问题之前,还需要进行更多的研究。

内分泌学的调节

FSH 的作用

固有的生物机制,如卵泡对 FSH 的敏感性、药物代谢的药效学或受体相互作用[194],可能会影响个体卵巢对刺激的反应。最近遗传和药物基因组研究揭示了一些其他因素可能有助于改善周期管理。

垂体分泌的 FSH 是一种异二聚体糖蛋白激素,具有两个共价连接的亚基 α 和 β。该分子通过翻译后修饰实现糖基化,碳水化合物糖基的存在和组成决定了其体内生物活性(图 52-6)[195,196]。在体内,原生 FSH 由多达 20 种不同的同族激素组成,它们的糖基化模式各不相同。对于卵泡刺激素-α,等电聚焦法在 pI 值 4.2~5.05 发现了七条主要的 FSH 异构体条带,在 pI 值 5.25~6.30 发现了五条次要条带,在 pI 值 4.20 发现了一条次要条带。经证实,这些条带在不同生产批次之间是一致的[197]。卵巢对 FSH 刺激的反应依赖于激素与颗粒细胞上的膜受体(FSHR)的相互作用,而正常的反应依赖于激素、受体和与它们相互作用的相关因子的正确分子结构。编码 FSH 或其受体的基因的任何缺陷都可能导致卵巢抵抗,因此基因型可能在决定 FSH 刺激的生理反应中起着根本作用。

FSHR 是与腺苷环化酶信号相关的 G 蛋白受体家族的成员,具有广泛的细胞外配体结合结构域。编码 FSHR 的基因位于 2 号染色体的短臂上,由 2085 个核苷酸组成,这些核苷酸可翻译成含有 695 个氨基酸的多肽。该分子在 191、199、293 和 286 氨基酸上有 4 个潜在的 N 链糖基化位点。受体基因突变可导致影响功能的氨基酸变化,突变可导致 FSH 完全耐药[198]以及 FSHR 功能的部分丧失[199]。筛选不同种群的 FSHR 基因突变表明,可以鉴定出单核苷酸多态性,并研究了两个离散多态性:①胞外结构域 307 位(Ala 或 Thr);②胞内结构域的 680 位(Asn 或 Ser)。这两个多态位点产生了 FSHR 的两个离散等位基因变体(即 Thre307/Asn680 和 Ala307/Ser680)。在接受 ART 治疗的患者中,这些多态性与卵巢反应之间存在关联[200,201],其频率可能在不同的种族群体中有所不同。与 Asn/Asn 对照组相比,Ser/Ser 多态性位点为 680 的女性月经周期总长度和从黄体溶解到排卵的时间增加[202]。这种 Ser/Ser 基因型在亚洲女性中的发生率低于白种人(表 52-2)。

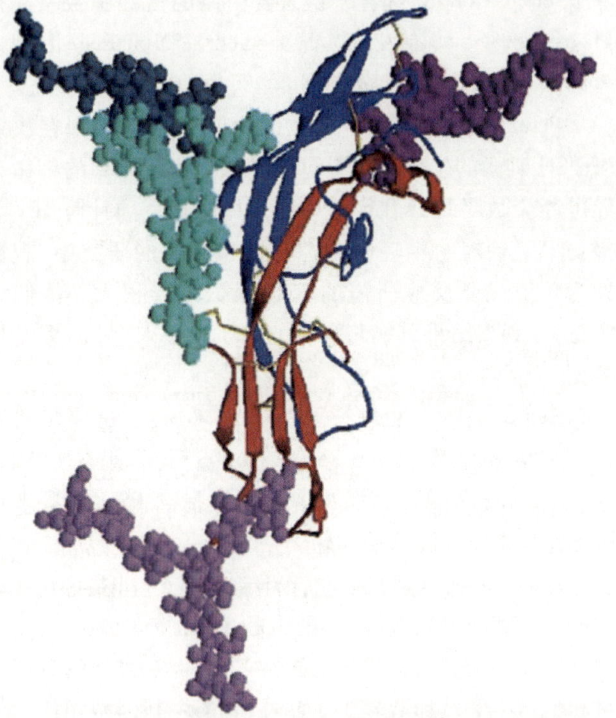

图 52-6 卵泡刺激素是一种复杂的糖蛋白,具有两个非共价连接的 α- 和 β- 蛋白亚基。每个蛋白亚基上都连接有两个寡糖(分子模型由美国默克雪兰诺公司生殖生物学部门创建;经授权转载)

Jun 等人[201]在韩国 IVF 人群中,根据 FSHR 基因型对 263 名年轻患者进行分组,发现各组间基础 FSH 水平存在差异。与其他两组(Asn/Asn 和 Asn/Ser 位点 680)相比,

表 52-2 已发表报告中 p. N680S 卵泡刺激素受体多态性的频率

研究	种族	患者数量(诊断)	SNP680		
			Asn/Asn (%)	Asn/Ser (%)	Ser/Ser (%)
Perez Mayorga 等人[200]	白种人	161(男性因素/输卵管因素)	29	45	26
Sudo 等人[205]	日本人	522(混合因素)	41	46.9	12.1
Laven 等人[206]	白种人	148(排卵障碍)	16	44	40
Laven 等人[206]	白种人	30(正常排卵)	23	61	16
De Castro 等人[207]	白种人	102(男性因素/输卵管因素/二者共同)	31.4	50	18.6
Daelemans 等人[208]	白种人	99(非 IVF 控制)	38	45	17
Daelemans 等人[208]	白种人	130(混合因素?)	24	51	25
Daelemans 等人[208]	白种人	37(混合因素,OHSS)	16	54	32
Choi 等人[209]	韩国人	172(混合因素,PCOS)	41.9	47.7	10.5
Schweickhardt 2004—未发表论文	未提及(美国)	663(混合因素)	30.6	48.7	20.7

注:Ser/Ser(p. N680S)纯合子群在亚洲人群中普遍低于白种人。

缩写:IVF,体外受精;OHSS,卵巢过度刺激综合征;PCOS,多囊卵巢综合征。

Ser/Ser(p. N680S)纯合子组需要更高的促性腺激素总剂量才能实现多卵泡发育。此外,Ser/Ser FSHR 基因型患者的卵母细胞恢复明显较少。

Perez Mayorga 等人[200]也认为,FSHR 基因型在决定对 FSH 刺激的生理反应中起着重要作用,FSHR 的细微差异可能会微调 FSH 在卵巢中的作用。在一项针对 161 名接受 IVF 治疗的年轻(<40 岁)排卵妇女的研究中,观察到为获得充分反应所需的 FSH 瓶数差异很大。他们证实,这一观察结果可能与患者的 FSHR 基因型(即多态性类型)有关。

Behre 等人[203]也进行了一项 RCT 研究,进一步研究这一观察结果,发现 Ser/Ser(p. N680S)纯合组在 FSH 刺激后 E2 水平较低。试验患者可通过提高 FSH 剂量来克服 FSHR 敏感性降低的问题。

Achrekar 等人研究表明,FSHR 基因 5′-非翻译区 -29 位的 AA 基因型可能与 COS 中的 POR 有关[204]。AA 基因型的女性需要大剂量的外源性 FSH,但在排卵前只有少量卵泡产生和获卵数较少。此外,与 GA 基因型相比,AA 基因型的女性在 hCG 日的 E2 水平明显较低。

综上所述,这些研究表明 FSHr 基因型确实可以调节卵巢对 FSH 的反应,并可能导致 COS 后的反应降低。在既往 POR 患者中,在刺激开始前了解 FSHr 多态性可能有助于前瞻性地给予更高的 FSH 起始剂量,从而减少医源性低反应的机会。然而,最近的一项研究清楚地表明,没有证据表明 FSHr 和 LHr 多态性会影响卵母细胞质量和妊娠结局[210]。与怀孕和活产始终相关的变量是妇女的年龄和获得的卵母细胞数量。

近年来,促性腺激素的使用模式发生了转变。过时的“一刀切”生育治疗方法已被个体化 COS 所取代[55,211,212]。个体化 COS 的目的是最大限度地提高每位患者的疗效和安全性,这在第 38 章中有更详细的讨论。

因此,我们进行了一项分析,以评估特定因素是否能最佳预测 ART 治疗中对刺激的反应,然后制订相应的治疗算法,用于计算特定患者的 r-FSH(卵泡刺激素 α)最佳起始剂量[54]。向后逐步回归模型显示,在接受 r-FSH 单药治疗的年龄<35 岁的 ART 患者(n=1 378)中,卵巢反应的预测因素包括基线筛查时基础 FSH、BMI、年龄和<11 mm 的卵泡数。该模型的一致性指数为 59.5%。利用这四个预测因素,开发了卵泡刺激素-α 起始剂量计算器,可用于选择最佳反应所需的 FSH 起始剂量。使用 r-FSH 起始剂量计算器完成了一项针对年轻正常反应患者的前瞻性队列研究,结果表明,在使用的不同剂量下,卵母细胞数量和妊娠率相似[213]。必须强调的是,这项研究是在年轻、正常的患者中进行的。目前尚无针对 POR 患者的研究。

LH 的作用

在促性腺激素低下的妇女中使用 r-FSH 诱导排卵的研究表明,FSH 可以诱导卵泡生长到排卵前阶段,但 E2 和雄烯二酮浓度仍然极低[214,215]。这表明最终卵泡成熟取决于 LH,LH 可刺激作为芳香化酶活性底物的雄烯二酮的生物合成。当 LH 水平低于最低水平时,卵泡发育可能会停滞不前或导致卵泡刺激延长——这在长效 GnRHa 垂体深度下调的患者中已经观察到[216]。在性腺功能减退的女性中,E2 浓度可能不足以促进卵泡的细胞质成熟、子宫内膜增殖和黄体功能[214,215]。

因此,成功受精和着床所需的卵泡发生和类固醇生成取决于一定的 LH 阈值水平。虽然卵泡和卵母细胞正常发育所需的 LH 量尚不清楚,但很可能非常低,因为当卵泡 LH 受体占比<1%时,可引起最大的类固醇性反应[217]。在此基础上,基础 LH 水平(1~10 IU/L)足以对卵泡膜细胞提供最大的刺激[218]。也有证据表明,过高的 LH 水平会对卵泡发育产生不利影响[219],通过所谓的“天花板”效应,影响受精率和妊娠率,并导致流产率升高(图 52-7)。为了使依赖于 LH 的发育阶段正常进行,LH 水平必须低于这个上限。这似乎存在一个临床治疗窗口期[220,221]:“低剂量”LH 治疗通常会增强类固醇生成,但“高剂量”治疗可以促进孕酮的合成,抑制芳香酶活性,抑制细胞生长。

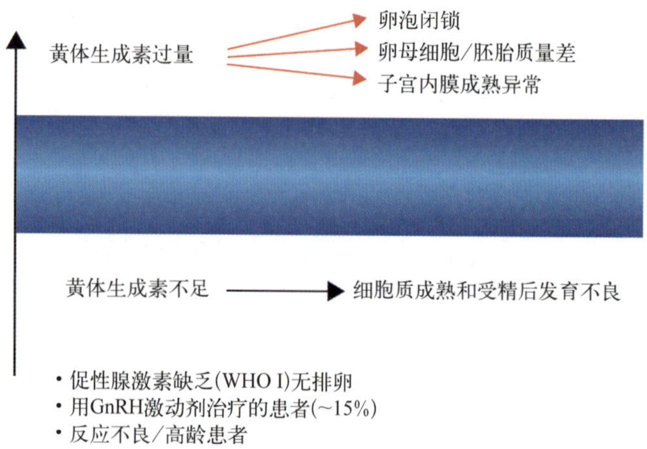

图 52-7　LH 治疗窗概念

Huirne 等人[222]对五组患者给予不同剂量的 GnRH-ant,并测量各组之间 LH 水平的变化。该研究的目的是通过诱导不同的 LH 水平,评估 LH 范围对 IVF 结果的影响,以得出 LH 的最佳水平。结果发现妊娠与极高或极低的 LH 无关,这表明有一个最佳窗口期。然而,他们的数据得出结论,更重要的参数不是特定的水平,而是 LH 的变化幅度——无论是增加还是减少。他们认为卵母细胞成熟阶段的正确顺序,以及细胞核和细胞质成熟的同步性,取决于适当的内分泌环境。LH 水平的过度波动可能会破坏这种平衡,并影响子宫内膜的成熟(即在 IVF 周期中需要稳定和适当的 LH 水平)。一些特殊的患者群体,如 PCOS 或 DOR 患者,LH 水平可能有较大的变化,并且对大幅度波动敏感。此外,通过免疫分析法测定的血清 LH 水平不一定反映循环 LH 生物活性,特别是在这些特定的患者群体中。

研究发现 LH 基因变异体(β-亚基的 $Trp^{8}Arg$ 和 $Ile^{15}Thr$)编码的蛋白质在体外和体内活性发生改变[223]。有研究表明,这种变异可能在支持 FSH 刺激的多卵泡生长方面效果较差,导致卵巢对标准 COS 方案的反应不理想,并且药物消耗更高[224]。据报道,在日本不孕症患者[225]和卵巢功能早衰患者[226]中的该基因变异的发生率有所增加,因此有人推测,在 COS 期间补充外源性 LH 可使具有该基因变异的妇女受益。然而,目前还没有临床数据来验证这一假设。

纯 r-LH (Luveris®,Merck Darmstadt,德国)制剂的首次上市提供了一种新的工具,可以更准确地检查卵巢刺激的内分泌情况。对于严重促性腺激素缺乏的患者,可将乐芮与 FSH 联合使用。其适应证是基于欧洲重组人 LH 研究组的剂量测定研究[227]。该研究表明,在卵泡期增加 LH 暴露会减少生长卵泡的数量("天花板效应")[219]。其他研究进一步支持 75 IU r-LH/d 联合 rFSH 足以促进大多数 HH 患者的最佳卵泡发育[228]。最终,针对这一适应证,2007 年在欧盟推出了卵泡刺激素 α/促黄体素 α(150 IU FSH:75 IU LH, Pergoveris, Merck Darmstadt,德国)的使用方法。

一系列的研究进一步探讨了 LH 天花板效应的临床应用。随后的一项初步研究结果表明,在卵泡晚期,高剂量的 r-LH 抑制了 HH 和 WHO Ⅱ型无排卵女性的卵泡发育[229]。

Hugues 等人[230]研究了 r-LH 能否在体内实现单排卵受孕。在这项巧妙的安慰剂对照双盲研究中,在卵泡晚期每日给予四种剂量的 r-LH(150 IU、300 IU、660 IU、1 325 IU)(与固定剂量的 37.5 IU FSH 联合使用),以找到既能维持优势卵泡生长,又能导致次要卵泡闭锁的最佳剂量。该研究是在 WHO Ⅱ型无排卵女性中进行的,她们的卵巢对 FSH 治疗反应过度。结果表明,与安慰剂相比,660 IU r-LH/d 的剂量增加了出现单个优势卵泡的患者比例。

在 ART 治疗的 COS 方案中使用 r-LH 已被广泛研究[231],迄今为止,从随机临床试验中仍然没有明确的证据表明补充 LH 有利于提高持续妊娠率。最近,有一篇关于卵巢刺激方案的全面系统综述和网络分析[231]。在 ART 中补充 LH,获得的卵母细胞数量减少,这与早期对促性腺激素低下和 PCO 妇女的研究明显一致。在促性腺激素低下患者中,r-LH 剂量与血清 E2 之间存在明确的关系[227]。在 IVF 中提供最佳结果所需的最佳 LH 水平仍然是一个有争议的问题,许多研究试图评估在 GnRHa 和 GnRH-ant 周期中补充 LH 的作用。考虑到 GnRHa 方案的广泛使用(可能会发生严重的促性腺激素缺乏)到更短的 GnRH-ant 方案(仅刺激 4~6 天)的转变,黄体生成素补充的作用和价值亟待解决。

补充 LH 可能通过卵巢内机制影响类固醇生物合成,从而影响卵母细胞成熟。Foong 等人[232]进行了一项研究,纳入了仅对 rFSH 反应不足的患者,并报道尽管 E2 峰值水平与正常反应者相似,但卵泡内 E2 水平明显较低,孕酮水平明显较高。E2 在体外人卵母细胞细胞质成熟过程中发挥重要作用[233],表现为提高受精率和卵裂率。hGH 也被证明可以刺激卵泡中产生 E2[234,235]。排卵前卵泡内 E2 浓度高预示妊娠机会增加[236]。另一方面,雄烯二酮可以不可逆地阻断 E2 的作用[237],很明显,在卵泡内保持适当的类固醇平衡是非常重要的。在绵羊中,E2 与卵母细胞 DNA 修复酶的上调有关[238]。在恒河猴中,在卵泡发育后期到排卵前,添加芳香酶抑制剂,会导致卵母细胞成熟能力降低,体外受精率降低[239]。总的来说,LH 可能通过 E2 或其他卵巢内因子,通过改善卵母细胞细胞质成熟(增加线粒体功能和/或上调 DNA 修复酶)的机制发挥有益作用。然而,不能排除对子宫内膜本身的额外影响。

许多研究已经对低反应患者[240]或对 FSH 刺激反应不足的患者[216,241,242],补充 LH 的作用进行评估。在对数据进行分层后,确定了年龄≥35 岁的患者亚群,他们似乎可以从补充 LH 中受益,因为他们获得的成熟卵母细胞数量增加,着床率和妊娠率提高。即使从刺激的第 6 天或第 8 天开始补充 LH,这种益处也是存在的。从生理学的角度来看,这似乎是合乎逻辑的,因为只有在卵泡直径达到至少 11 mm 时,GCs 才会通过 FSH 刺激获得 LH 受体[243]。然而,在 ESPART 试验[244]中(这是根据 Bologna 标准对 POR 患者进行的最大规模的 RCT 研究),当 LH 补充剂(使用 FSH ∶ LH 2 ∶ 1 比例)与单独使用 FSH 相比时,在获卵数量或持续临床妊娠率方面均未发现益处。虽然现在很清楚 Bologna 标准涵盖了不同的患者群体,而且应用 POSEIDON 标准可能会更好地界定哪些患者将从补充 LH 中获益,但最近发表的一项针对 9 000 多名根据 POSEIDON 标准分类的低预后患者的真实世界证据研究[245]并未证明补充 LH 对预后有益。逻辑回归分析显示,POSEIDON 分类、获得的胚胎数、每位患者移植周期数、获卵数、女性年龄、不孕持续时间和 BMI 是累积分娩率 CDR 的相关预测因素($P<0.001$)。促性腺激素类型、

促性腺激素总剂量、GnRH 类似物类型、触发排卵与 CDR 无显著相关性。

在低反应的女性中,需要更高的 FSH 剂量以增加卵母细胞潜能,可能是 LH 缺乏的个体生物学指标,但这一假设需要临床试验验证。

AMA 患者需要补充 LH 以获得良好的卵巢反应和卵泡成熟,这可能基于许多理论解释。随着年龄的增长和绝经期的开始,内源性 LH 和 FSH 水平升高,T 水平降低[246,247]。功能性 LH 受体的数量也随着年龄的增长而减少[248]。Kim 等人[249]发现,正常月经周期女性卵巢储备(生育年龄)的最佳预测指标是月经周期第 1 天 FSH 和 LH 水平的综合评估。也有证据表明,内源性 LH 的生物活性或效力可能低于应有的水平,或者免疫性 LH 可能无法与具有生物活性的 LH 相比[250,251]。总的来说,这可能导致卵巢对 LH 介导的抗性增加。

有研究表明,在>38 岁的女性中,通过含 LH 的制剂来补充 r-FSH 刺激可以改善卵泡募集[252,253]。由于 hMG 除 FSH 和 LH 外还含有 hCG 和一些未知蛋白,Gomez-Palomares 等人[254]进行了一项前瞻性随机队列研究,比较了 38~40 岁女性中补充 hMG 与 r-LH 的效果,以确定 LH 是否是 hMG 中促进早期卵泡募集的成分。患者被随机分配到两组中的一组:58 例患者接受 r-FSH 225 IU+hMG(1 瓶)治疗,36 例患者接受 r-FSH 225 IU+r-LH 75 IU 治疗,进行 6 天。在第 6 天评估卵泡募集情况,并继续单独使用 r-FSH 刺激,不再使用 hMG 或 r-LH。两组在刺激 5 天后获得的卵泡数量相似,但 r-LH 组获得的 MⅡ期卵母细胞数量显著增加,临床妊娠率更高(47% *vs.* 26%;无显著差异)。另一项荟萃分析[255]报道,尽管在年龄≥35 岁的女性中,与 r-FSH 单一治疗相比,r-FSH/r-LH 联合治疗获得的卵母细胞较少,但补充 r-LH 组的临床妊娠率更高。一项随机对照试验,FSH 起始剂量不同、但 FSH+LH 总量相似,结果显示,36~39 岁和<36 岁女性的持续临床妊娠率没有差异[256]。其他研究没有发现补充 LH 有任何不同[257,258]。

在一组患者中年轻女性占 10%~15%,尽管存在正常的循环 FSH 和/或 LH 水平,但在 GnRHa 方案中用 r-FSH COS,卵巢反应是次优的(而不是差的)[259]。这类患者在周期第 5~7 天卵泡发育正常,但在第 8~10 天反应趋于平稳。如前所述,卵巢对 FSH 的次优反应可能是由于 LH-β 多态性变异[260],或 FSH 受体的多态性变异[194,261]导致的。早期证据表明,补充黄体生成素可能改善对 FSH 刺激反应欠佳的患者的预后[216,240,242]。Lisi 等人的研究表明,在既往周期中需要高剂量 r-FSH 的女性中,将 r-LH 联合 r-FSH 可显著改善受精率和临床妊娠率[240]。Ferraretti 等人证明,在刺激中后期补充 r-LH 而不是 hMG,可以显著提高单纯 FSH 刺激反应不足的患者的着床率和临床妊娠率[262]。这是 ART 治疗患者中一个有趣的现象,似乎这种反应在长效长 GnRHa 方案中更常见[216,241]。De Placido 及其同事还描述了在 FSH 刺激第 7 天左右出现 E2 分泌达到高峰和卵泡缺乏持续生长后补充 r-LH 的有益应用[216,241]。

一些研究也支持在使用 GnRHa 短方案和长方案时,对低反应患者需要额外补充 LH[263-265]。这些研究中认为卵巢储备减少的患者的卵巢刺激可能通过 LH 诱导的 E2 前体(如雄烯二酮)的产生而增强。

由于使用 GnRH-ant 会导致 LH 分泌突然而急剧地受到抑制,因此,人们对补充外源性 LH 的潜在需求产生了兴趣。最近一项荟萃分析,来自 6 项 RCT 的 1 764 名女性(18~39 岁)数据显示,GnRH-ant 方案期间的内源性 LH 量足以支持 IVF 或 ICSI 前 COS 的 r-FSH[266]。在促性腺激素正常的女性中,内源性 LH 水平与妊娠率没有关联[266]。

然而,对于使用 GnRH-ant 方案进行 COS 的低反应患者或 AMA 患者补充 LH 的潜在用途数据却很少。在一项回顾性队列研究[267]中,对低反应患者的 240 个 GnRH-ant 方案周期进行了评估。在 153 例达到取卵阶段的患者中,75 例患者接受 r-FSH 卵巢刺激,66 例患者接受 hMG 联合 r-FSH。在年龄<40 岁的患者中,治疗组之间在治疗的数量、持续时间、获得的卵母细胞数量、胚胎数量等方面无显著差异。在年龄≥40 岁的患者中,接受外源性 LH 刺激的患者获得的卵母细胞明显减少,导致受精卵明显减少。不同治疗组的着床率和临床妊娠率无差异。结论是,无论是否补充 LH,使用 GnRH-ant 方案进行 IVF 的低反应患者的结果是相似的。Berker 等人[268]对 558 名妇女(主要包括 POSEIDON 3 组和 4 组)进行了回顾性评估,评估了在 r-FSH 刺激的同时补充 LH 活性的临床效用。在他们的研究中,与单独使用重组 FSH 或从卵泡中期开始添加 hMG 相比,从卵泡早期开始在 r-FSH 同时添加 hMG,每个启动周期的活产率更高(21.9% *vs.* 11.6%, $P=0.03$)。

Barrenetxea 等人[269]也报道了一项采用 GnRHa 短方案的 RCT 研究的类似结果。将基础 FSH 水平大于 10 mIU/mL、年龄大于 40 岁、首次接受 IVF 周期的患者($n=84$)随机分配到两个研究组:A 组,卵巢刺激包括 GnRHa 短方案、r-FSH 和 r-LH;B 组,不接受 LH 治疗。总体妊娠率为 22.6%。A 组和 B 组的流产率分别为 30.0% 和 22.2%。每次取卵持续妊娠率和每次 ET 着床率无差异。两组的刺激持续时间、hCG 日的 E2 水平、卵泡数、获得的卵母细胞数、正常受精数、累积胚胎评分和移植胚胎数均相当。结论是，在卵泡发育的特定时期添加 r-LH，对采用短方案刺激的低反应患者不会产生进一步的益处，而且卵巢反应的降低不能通过改变 COS 方案来克服。

一项 Cochrane 系统评价报告称，单独接受 r-FSH 或 r-FSH 加 r-LH 治疗的 ART 患者的临床妊娠率或持续妊娠率没有统计学差异[193]。然而，使用 GnRHa 方案的试验中低反应患者数据的亚分析显示，联合使用 r-LH 可显著提高持续妊娠率（OR：1.85，95%CI：1.10~3.11）。作者建议进一步研究 r-LH 对低反应患者的潜在有益影响。最近对上述荟萃分析进行了更新，得出结论认为，由于对 POR 妇女和高龄妇女进行亚组分析的样本量较小，因此证据不足[270]。

总结多年来的所有不同研究发现，截至 2023 年，仍不清楚哪些患者可能从 LH 补充中受益。如前所述，黄体生成素补充的价值亟待更多的研究来证明。

OCP 预处理

有研究表明，在既往周期使用 OCP 可提高 IVF 的妊娠率[271]。由于 OCP 除了抑制垂体外，还因其雌激素含量而被认为具有增强雌激素受体敏感性的作用，因此将 OCP 与 GnRHa 联合使用。Biljan 等人[272]报道，就实现垂体抑制所需的时间以及妊娠率和着床率而言，使用 OCP 和 GnRHa 抑制垂体优于单独使用 GnRHa。

由于 OCPs 具有良好的疗效，因此也被用于低反应患者。然而，只有极少数回顾性研究对 OCPs 在这类患者中的实际作用进行了评估。Lindheim 等人[273]发现，与 GnRHa 治疗周期（长方案和短方案）相比，单用 OCP 的妊娠率更高。他们的结论是，与 OCP 预处理相关的良好结果可能反映了局部卵巢生长因子的产生或改变子宫内膜水平的变化。与前述观察结果不同，Kovacs 等人[274]回顾性比较了在低反应的 IVF 患者中使用 OCPs 和 GnRHa 进行下丘脑-垂体抑制的情况。使用 OCP 或 GnRHa 对下丘脑-垂体进行抑制，然后使用促性腺激素进行刺激，周期结果（包括取消率、促性腺激素用量、获得的卵母细胞数量、移植的胚胎数量和胚胎质量）相似。达到取卵阶段，OCP 组患者需要的刺激天数更少。两组的妊娠率相似。总体而言，对于接受 OCP 而不是 GnRHa 来实现垂体抑制的低反应患者，IVF 周期的结果没有改善。

总之，尽管人们普遍认为 OCP 预处理可能有助于改善低反应患者的卵巢反应，特别是在短方案中。但只有极少量已发表的数据支持这种方法。

黄体期干预

在月经周期的早卵泡期，窦卵泡大小往往存在明显的差异。这些卵泡大小差异，可能是由于 FSH 敏感的卵泡在黄体前期早期暴露于梯度的 FSH 浓度。这种现象经常发生在卵巢储备差的女性，特别是那些周期短的女性，可能会影响卵巢刺激的结果。事先存在的卵泡大小差异可能妨碍卵巢刺激期间卵泡的协调生长，从而减少一次达到成熟卵泡的数量。Fanchin 等人[275]的创新性研究成果在很大程度上借鉴了在既往周期的黄体中期进行干预以协调卵泡生长。

为了研究这个问题，我们进行了三项临床研究，以验证黄体期 FSH 抑制可协调后续卵泡生长的假设。首先，通过给予生理剂量的 E2 人工降低黄体期 FSH 浓度，并在随后的月经第 3 天测量健康志愿者的卵泡特征[276]。该研究发现，黄体期 E2 给药可在随后的月经第 3 天减小早期窦卵泡的大小并改善其均匀性。

随后有研究证实黄体期给予 E2 是否能促进卵巢刺激过程中卵泡生长的一致并改善其效果[277]。90 名 IVF 患者从月经周期第 20 天到下一周期第 2 天随机接受 17β-雌二醇（4 mg/d）预处理（$n=47$）或对照组（$n=43$）。在月经周期第 3 天，所有女性都开始接受 r-FSH 治疗，然后按照灵活的方案使用 GnRH-ant。作者重点研究了卵泡的发育动态，包括 r-FSH 治疗第 8 天时生长卵泡的大小差异幅度，以及在 hCG 日直径大于 16 mm 的卵泡数量。与对照组相比，治疗组的卵泡在第 8 天明显变小（9.9±2.5 mm *vs.* 10.9±3.4 mm），其大小差异也有所减小。E2 处理组有更多>16 mm 的卵泡和更多成熟的卵母细胞和胚胎。结论是黄体期给予 E2 降低了卵泡生长速度，改善了 r-FSH 治疗第 8 天前窦卵泡的大小均一性，并增加了一次达到成熟的卵泡数量。最近发表的一项关于黄体期给予 E2 对低反应患者作用的荟萃分析发现，黄体期给予 E2 妇女的周期取消率明显降低。这项荟萃分析汇总了八项研究的结果，其中只有一项研究是 RCT[278]。

在卵泡早期评估经前给药 GnRH-ant 对卵泡特征的影响[279]。25 名妇女在周期第 2 天（对照组/第 2 天）通过超声和血清 FSH 及卵巢激素评估早期窦卵泡。第 25 天，他们接受了单剂量 3 mg 醋酸西曲瑞克。在随后的第 2 天（经前期 GnRH-ant/第 2 天），参与者接受与对照组/第 2 天相同的重新评估。主要结果指标是卵泡大小差异的程度。与对照组/第 2 天相比，经前 GnRH-ant/第 2 天的卵泡直径（4.1±0.9 mm *vs.* 5.5±1.0 mm）和卵泡间的大小差异均有所下降。与对照组/第 2 天相比，经前 GnRH-ant/第 2 天的 FSH（4.5±1.9 mIU/mL *vs.* 6.7±2.4 mIU/mL）、E2（23±13 pg/mL *vs.* 46±26 pg/mL）和抑制素-B（52±30 pg/mL *vs.* 76±33 pg/mL）均有所下降。研究得出结论，经前给予 GnRH-ant 可能通过抑制黄体期 FSH 的升高和早期卵泡发育,降低了早期窦卵泡的直径和大小差异。

综上所述,上述研究结果表明,通过 E2 或 GnRH-ant 给药抑制黄体期 FSH 可改善早期卵泡期窦卵泡的大小均一性,这种效应在卵巢刺激过程中会持续存在。协调卵泡发育有可能优化卵巢对 COS 方案的反应,是改善 COS 效果的一种新颖的方法,需要在设计良好的 RCT 中进行评估。

与此相反,在黄体晚期而非卵泡早期开始 FSH 治疗,以增强卵泡募集,这种方法也曾在既往低反应患者中尝试过,但没有成功。Rombauts 等人[280]在一项临床试验中未能证明这种疗法有任何益处,只是在月经开始后卵泡成熟的时间更早。

有几项研究评估了在前一个周期的黄体期使用 E2 和/或 GnRH-ant 进行预处理对低反应患者的 COS 结果的影响。Dragisic 等人[281]报道,在前一个月经周期的黄体中期开始联合使用雌激素补充疗法和 GnRH-ant 可降低取消率并改善 IVF 结果。Frattarelli 等人[282]报道了一项回顾性配对队列分析,他们比较了标准方案和黄体期 E2 方案的胚胎和卵母细胞数据。他们将 60 名接受黄体期口服 E2 治疗的低反应患者与未接受 E2 治疗的相同患者的 60 个周期进行比较。与标准方案相比,黄体期 E2 方案在 7 细胞的胚胎数量、获卵数、成熟卵母细胞数量和胚胎数量方面均有显著增加。两种方案在基础 AFC、刺激天数、hCG 日>14 mm 的卵泡数或子宫内膜厚度方面没有差异。黄体期给予 E2 方案有改善妊娠结果的趋势。

有几项研究将黄体期 E2 方案与随后进行的 GnRH-ant 方案和微量短效激动剂方案进行了比较。DiLuigi 等人[283]进行了一项 RCT 研究,比较了 54 名低反应患者在前一个月经周期接受微剂量 LA 方案或结合黄体期补充 E2 和 GnRH-ant 方案。微量 LA 方案和黄体期 E2/GnRH-ant 方案的取消率(32.1% *vs.* 23.1%)、获卵数(5.4±4.7 *vs.* 5.2±4)、临床妊娠率(28.6% *vs.* 34.6%)和持续妊娠率(25% *vs.* 23.1%)相似。同样,Weitzman 等人[284]回顾性比较了黄体期补充 E2 加 GnRH-ant 方案($n=45$)与微剂量 GnRHa 短方案($n=76$)后低反应患者的 IVF 结果。两组的取消率(28.9% *vs.* 30.3%)、平均获卵数(9.1±4.1 *vs.* 8.9±4.3)、受精率(70.0%±24.2% *vs.* 69.9%±21.5%)、移植胚胎数(2.5±1.1 *vs.* 2.7±1.3)、着床率(15.0% *vs.* 12.5%)、临床妊娠率(43.3% *vs.* 45.1%)和每次移植持续妊娠率(33.3% *vs.* 26.0%)均相当。Shastri 等人[285]针对年轻的不良反应者(年龄<35 岁),回顾性比较了黄体 E2 加拮抗剂方案与 OCP 加微剂量 LA 短方案两种 COS 方案。黄体 E2/GnRH-ant 组患者促性腺激素需求量增加(71.9±22.2 瓶 *vs.* 57.6±25.7 瓶),E2 水平较低(1 178.6±668 pg/mL *vs.* 1 627±889 pg/mL),胚胎移植数量较多(2.3±0.9 *vs.* 2.0±1.1),平均分级更高(2.14±0.06 *vs.* 2.70±1.80),但卵母细胞数量和受精卵数量相似。黄体期 E2/GnRH-ant 组可提高着床率(30.5% *vs.* 21.1%)和每个启动周期持续妊娠率(37% *vs.* 25%)。从上述研究[283-285]中可以得出结论,这两种方案对于接受 IVF 的低反应患者来说仍然是可行的选择,而且有合理的随机临床实验提供充分证据支持。

在低反应患者中,将黄体期 E2/GnRH-ant ($n=256$) 与仅黄体期 E2 ($n=57$) 进行 GnRH-ant 方案比较[286],发现在黄体期 E2 的基础上添加 GnRH-ant 进行黄体抑制并不能改善 IVF 的结果。

Elassar 等人[287]比较了低反应患者使用来曲唑/拮抗剂(LA)与黄体期 E2/GnRH-ant 进行 COS 后 IVF 的结果。在一项回顾性研究中,共纳入了 99 名曾有两个或两个以上周期失败且反应不佳的妇女。在黄体期干预组(52 人)中,经皮 E2 和 GnRH-ant 均在前黄体期使用,促性腺激素在月经第 2 天开始使用。在 LA 组($n=47$)中,来曲唑 5 mg/d,在自然月经的第 2 天开始使用,持续 5 天,然后在第 5 天加入促性腺激素;两组均采用灵活的拮抗剂方案。LA 方案 hCG 日的促性腺激素总剂量和 E2 水平显著降低。LA 组和黄体干预组的取消率(55.3% *vs.* 36.5%)、取卵细胞数(6.1±3.0 *vs.* 7.9±4.8)、移植胚胎数(2.2±1.0 *vs.* 2.4±1.4)、每次移植持续妊娠率(40% *vs.* 21.2%)和每个启动周期持续妊娠率(19.1% *vs.* 13.5%)均相似。结论是,芳香化酶抑制剂方案和黄体干预方案都是治疗反复 POR 的可行替代方案。

Fisch 等人[164]采用略微不同的方法,描述了他们在既往 IVF 失败的低反应患者中使用 AACEP 方案的经验。AACEP 方案的重点是促进刺激卵巢的雌激素分泌,对抗 LH 激增和雄激素过度分泌的潜在不良影响,而这些不良影响在 GnRHa 激增和拮抗剂方案中很常见。患者给予 OCP 和 GnRHa 的时间在给药的最后 5~7 天重叠,直到月经开始。从周期第 2 天开始,每 3 天肌内注射一次低剂量 GnRH-ant(0.125 mg/d)和戊酸雌二醇(2 mg),共 2 次,然后用雌激素栓剂,直到检测到优势卵泡。卵巢刺激包括大剂量 FSH/hMG。年龄小于 38 岁且每日用 600 IU 的女性比年龄在 38~42 岁女性产生更多的成熟卵子和受精胚胎,但在血清 E2 峰值、子宫内膜厚度或胚胎移植方面没有差异。无论年龄或 FSH 剂量如何,所有患者的结果都相似。所有患者的持续妊娠率为 27%左右,年龄小于 38 岁的患者为 25%,38~42 岁的患者为 28%。结论是,AACEP 方案可改善既往 IVF 失败的低反应患者的预后和结果。

总之,在 IVF 治疗周期前的黄体期进行干预,可改善卵泡发育的一致性,提高低反应患者的胚胎数量和质量。最终,这可能会改善这些患者的周期和妊娠结果。这种方法是否优于 OCP 预处理还有待观察,OCP 通常用于为低反应患者设计的各种方案。我们需要设计适当的 RCT 来检验这种创新的治疗方法。

最新策略

卵母细胞积累和胚胎冷冻

低温保存和玻璃化技术的改进使越来越多的人开始选择卵母细胞和胚胎冷冻,并推迟 ET,这样做的好处是避免了 OHSS 的风险,同时又不影响妊娠结局[286,287]。在一项前瞻性研究中,Cobo 等人[288]证明,卵母细胞积累策略可以增加低反应患者的受精卵数量,从而产生与正常反应者相似的情况。该研究包括 242 名低反应(LR)患者(594 个周期),他们积累的成熟卵母细胞通过玻璃化并同时进行体外授精(LR-Accu-Vit);以及 482 名患者(588 个周期),他们在每个刺激周期中使用新鲜卵母细胞进行 IVF-ET(LR-fresh)。LR-fresh 组脱落率>75%。LR-AccuVit 组每位患者的 ET 取消率(9.1%)明显低于 LR-fresh 组(34.0%)。LR-Accu-Vit 组的活产率(30.2%)高于 LR-fresh 组(22.4%)。据统计,LR-Accu-Vit 组的累积活产率/患者(36.4%)高于 LR-fresh 组(23.7%),在年龄≥40 岁的患者中也观察到了类似的结果(LR-Accu-Vit 15.8% *vs.* LR-fresh 7.1%)。LR-Accu-Vit 组的胚胎冷冻周期更多(LR-Accu-Vit 28.9% *vs.* LR-fresh 8.7%)。作者的结论是,积累卵母细胞玻璃化和同步授精是 LR 患者的一种成功替代方法,其成功率与正常反应者相当,并可避免低反应的不良影响。最近又有更多支持卵母细胞和胚胎积累的研究发表[289,290]。

总结:实际考虑因素

有几个关键问题使得对低反应患者的制订治疗策略变得困难和不尽如人意:

1. 在 ESHRE 定义[12]和现在的 POSEIDON 分类之前,POR 一直没有公认的定义。虽然文中引用的许多论文使用了多种纳入标准,因此不具有可比性,希望未来使用标准化定义的研究能提供更可靠的证据。

2. 目前仍需要进行大规模的 RCT 研究(最好是双盲实验),以检验补充 LH、T 和 hGH 等干预措施的效果。

以下实际考虑因素综合了前面介绍的证据和长期临床经验。

大剂量促性腺激素

卵巢储备功能减退(通过治疗前的检查)或既往周期出现 POR 的患者可能会受益于大剂量促性腺激素治疗(每日 300 FSH),以最大限度地提高卵母细胞产量。

GnRHa 长方案

GnRHa 长方案是可以提供给低反应患者的方案之一。但是,必须仔细权衡治疗负担的增加和促性腺激素的需求(是否补充 LH)。如果采用长方案,孕激素预处理可降低囊肿形成的发生率。一旦实现垂体下调,减少 GnRHa 的剂量(小剂量激动剂)是 GnRHa 长方案的一个建议策略。

GnRH-ant 方案

拮抗剂方案如今被认为是低反应患者的首选方案。与 GnRHa 长方案相比,低反应患者方案促性腺激素的用量更少,刺激时间更短。

微剂量 GnRHa 短方案

GnRHa 短方案也可作为治疗低反应患者的 COS 方案。口服避孕药预处理是使用短效 GnRHa 方案的一个重要考虑因素,因为它可以防止内源性促性腺激素爆发引起的 LH 和雄激素分泌升高的不良影响。将 GnRHa 的剂量减少到微剂量(如微短方案)是刺激低反应患者的一种有效且流行的方法。

总　结

进入生育力衰退期后需要辅助生殖的妇女一直是 ART 的一大挑战。高龄妇女通常卵巢反应较差,这与卵巢储备功能下降有直接关系。非整倍体胚胎的增加表明卵母细胞质量下降,这很可能是由于细胞质成熟度欠佳(包括卵母细胞线粒体产生受精和细胞分裂所需的足够能量的能力下降)。除了卵巢储备功能减退、对卵巢刺激的反应降低、潜在妇科疾病发生率增高等问题外,这些妇女产生非整倍体卵母细胞和胚胎的风险也较高。子宫因素以及非整倍体胚胎的可能性导致流产率增加。她们知道"生物钟"正在滴答作响,时间对她们不利,这种心理压力使她们的处境更加复杂。

尽管事实证明使用捐赠者的卵母细胞是一种非常成功的替代治疗方法,但在世界许多地方这并不是一种选择,因此必须努力最大限度地挖掘每位患者使用自身卵母细胞的潜力。如果能够获得足够数量的卵母细胞和胚胎,可以考虑通过植入前遗传学检测进行非整倍体筛查。然而，随着更新、更可靠的遗传学检测技术的引入，植入前非整倍体遗传学检测(PGT-A)在低反应患者中的作用还需要进一步评估。未来，还可能出现评估卵母细胞和胚胎质量的非侵入性的准确方法，如卵母细胞周围颗粒细胞的基因表达谱分析以及代谢组学和蛋白质组学。这些利用药物基因组学和内分泌学的策略可能会提供一种增强卵泡募集和细胞质完整性的方法，从而改善这些妇女的预后。

(马冰馨译，殷莉、靳镭校)

参考文献

[1] Wallace WH, Kelsey TW. Ovarian reserve and reproductive age may be determined from measurement of ovarian volume by transvaginal sonography. Hum Reprod. 2004; 19(7): 1612-7.

[2] Borini A, Bafaro G, Violini F, et al. Pregnancies in postmenopausal women over 50 years old in an oocyte donation program. Fertil Steril. 1995; 63(2):258-61.

[3] Laufer N, Simon A, Samueloff A, Yaffe H, Milwidsky A, Gielchinsky Y. Successful spontaneous pregnancies in women older than 45 years. Fertil Steril. 2004; 81(5):1328-32.

[4] Gielchinsky Y, Mazor M, Simon A, et al. Natural conception after age 45 in bedouin women, a uniquely fertile population. J Assist Reprod Genet. 2006; 23(7-8):305-9.

[5] Spandorfer SD, Bendikson K, Dragisic K, et al. Outcome of in vitro fertilization in women 45 years and older who use autologous oocytes. Fertil Steril. 2007; 87(1):74-6.

[6] Baker TG. Radiosensitivity of mammalian oocytes with particular reference to the human female. Am J Obstetr Gynecol. 1971; 110(5):746-61.

[7] Gougeon A. Dynamics of follicular growth in the human: A model from preliminary results. Hum Reprod. 1986; 1(2): 81-7.

[8] De Geyter C, Calhaz-Jorge C, Kupka MS, et al. ART in europe, 2015: Results generated from European registries by ESHRE. Hum Reprod Open. 2020; 2020(1):hoz038.

[9] CDC. 2019 National ART Summary. 2019. Available from: https://www.cdc.gov/art/reports/archive.html.

[10] CDC. 2013 National Summary Report. 2013. Available from: https://www.cdc.gov/art/reports/archive.html.

[11] Alviggi C, Humaidan P, Howles CM, et al. Biological versus chronological ovarian age: Implications for assisted reproductive technology. Reprod Biol Endocrinol. 2009; 7:101.

[12] Surrey ES, Schoolcraft WB. Evaluating strategies for improving ovarian response of the poor responder undergoing assisted reproductive techniques. Fertil Steril. 2000; 73(4): 667-76.

[13] Polyzos NP, Devroey P. A systematic review of randomized trials for the treatment of poor ovarian responders: Is there any light at the end of the tunnel? Fertil Steril. 2011; 96(5):1058-61. e7.

[14] Ferraretti AP, La Marca A, Fauser BC, Tarlatzis B, Nargund G, Gianaroli L. ESHRE consensus on The definition of 'poor response' to ovarian stimulation for in vitro fertilization: The Bologna criteria. Hum Reprod. 2011; 26(7): 1616-24.

[15] Papathanasiou A. Implementing the ESHRE 'poor responder' criteria in research studies: Methodological implications. Hum Reprod. 2014; 29(9):1835-8.

[16] La Marca A, Grisendi V, Giulini S, et al. Live birth rates in the different combinations of the Bologna criteria poor ovarian responders: A validation study. J Assist Reprod Genet. 2015; 32(6):931-7.

[17] Busnelli A, Papaleo E, Del Prato D, et al. A retrospective evaluation of prognosis and cost-effectiveness of IVF in poor responders according to the Bologna criteria. Hum Reprod. 2015; 30(2):315-22.

[18] Poseidon G, Alviggi C, Andersen CY, et al. A new more detailed stratification of low responders to ovarian stimulation: From a poor ovarian response to a low prognosis concept. Fertil Steril. 2016; 105(6):1452-3.

[19] Humaidan P, Alviggi C, Fischer R, Esteves SC. The novel POSEIDON stratification of 'Low prognosis patients in Assisted Reproductive Technology' and its proposed marker of successful outcome. F1000Res. 2016; 5:2911.

[20] Chuang CC, Chen CD, Chao KH, et al. Age is a better predictor of pregnancy potential than basal follicle-stimulating hormone levels in women undergoing in vitro fertilization. Fertil Steril. 2003; 79(1):63-8.

[21] McClure N, McQuinn B, McDonald J, et al. Body weight, body mass index, and age: Predictors of menotropin dose and cycle outcome in polycystic ovarian syndrome? Fertil Steril. 1992; 58(3):622-4.

[22] Nahum R, Shifren JL, Chang Y, et al. Antral follicle assessment as a tool for predicting outcome in IVF-is it a better predictor than age and FSH? J Assist Reprod Genet. 2001; 18(3):151-5.

[23] Pohl M, Hohlagschwandtner M, Obruca A, et al. Number and size of antral follicles as predictive factors in vitro fertilization and embryo transfer. J Assist Reprod Genet. 2000; 17(6):315-8.

[24] Popovic-Todorovic B, Loft A, Lindhard A, et al. A pro-

spective study of predictive factors of ovarian response in 'standard' IVF/ICSI patients treated with recombinant FSH. A suggestion for a recombinant FSH dosage normogram. Hum Reprod. 2003; 18(4):781-7.

[25] Scheffer GJ, Broekmans FJ, Looman CW, et al. The number of antral follicles in normal women with proven fertility is the best reflection of reproductive age. Hum Reprod. 2003; 18(4):700-6.

[26] Broekmans FJ, de Ziegler D, Howles CM, et al. The antral follicle count: Practical recommendations for better standardization. Fertil Steril. 2010; 94(3):1044-51.

[27] Klinkert ER, Broekmans FJ, Looman CW, et al. The antral follicle count is a better marker than basal follicle-stimulating hormone for the selection of older patients with acceptable pregnancy prospects after in vitro fertilization. Fertil Steril. 2005; 83(3):811-4.

[28] Klinkert ER, Broekmans FJ, Looman CW, et al. Expected poor responders on the basis of an antral follicle count do not benefit from a higher starting dose of gonadotrophins in IVF treatment: A randomized controlled trial. Hum Reprod. 2005; 20(3):611-5.

[29] Toner JP, Philput CB, Jones GS, Muasher SJ. Basal follicle-stimulating hormone level is a better predictor of in vitro fertilization performance than age. Fertil Steril. 1991; 55(4): 784-91.

[30] Abdalla H, Thum MY. An elevated basal FSH reflects a quantitative rather than qualitative decline of the ovarian reserve. Hum Reprod. 2004; 19(4):893-8.

[31] Bancsi LF, Broekmans FJ, Mol BW, et al. Performance of basal follicle-stimulating hormone in the prediction of poor ovarian response and failure to become pregnant after in vitro fertilization: A meta-analysis. Fertil Steril. 2003; 79(5): 1091-100.

[32] Fenichel P, Grimaldi M, Olivero JF, et al. Predictive value of hormonal profiles before stimulation for in vitro fertilization. Fertil Steril. 1989; 51(5):845-9.

[33] Gurgan T, Urman B, Yarali H, Duran HE. Follicle-stimulating hormone levels on cycle day 3 to predict ovarian response in women undergoing controlled ovarian hyperstimulation for in vitro fertilization using a flare-up protocol. Fertil Steril. 1997; 68(3):483-7.

[34] Scott RT, Toner JP, Muasher SJ, et al. Follicle-stimulating hormone levels on cycle day 3 are predictive of in vitro fertilization outcome. Fertil Steril. 1989; 51(4):651-4.

[35] Tinkanen H, Blauer M, Laippala P, et al. Prognostic factors in controlled ovarian hyperstimulation. Fertil Steril. 1999; 72(5):932-6.

[36] Fawzy M, Lambert A, Harrison RF, et al. Day 5 inhibin B levels in a treatment cycle are predictive of IVF outcome. Hum Reprod. 2002; 17(6):1535-43.

[37] Bancsi LF, Broekmans FJ, Eijkemans MJ, et al. Predictors of poor ovarian response in in vitro fertilization: A prospective study comparing basal markers of ovarian reserve. Fertil Steril. 2002; 77(2):328-36.

[38] Eldar-Geva T, Margalioth EJ, Ben-Chetrit A, et al. Serum inhibin B levels measured early during FSH administration for IVF May be of value in predicting the number of oocytes to be retrieved in normal and low responders. Hum Reprod. 2002; 17(9):2331-7.

[39] Ficicioglu C, Kutlu T, Demirbasoglu S, Mulayim B. The role of inhibin B as a basal determinant of ovarian reserve. Gynecol Endocrinol. 2003; 17(4):287-93.

[40] Seifer DB, Lambert-Messerlian G, Hogan JW, et al. Day 3 serum inhibin-B is predictive of assisted reproductive technologies outcome. Fertil Steril. 1997; 67(1):110-4.

[41] Nelson SM, Yates RW, Fleming R. Serum anti-mullerian hormone and FSH: Prediction of live birth and extremes of response in stimulated cycles-implications for individualization of therapy. Hum Reprod. 2007; 22(9):2414-21.

[42] Lekamge DN, Barry M, Kolo M, et al. Anti-mullerian hormone as a predictor of IVF outcome. Reprod Biomed Online. 2007; 14(5):602-10.

[43] Kwee J, Schats R, McDonnell J, et al. Evaluation of anti-mullerian hormone as a test for the prediction of ovarian reserve. Fertil Steril. 2007; 90(3):737-43.

[44] Feyereisen E, Mendez Lozano DH, et al. Anti-mullerian hormone: Clinical insights into a promising biomarker of ovarian follicular status. Reprod Biomed Online. 2006; 12(6):695-703.

[45] Nelson SM, Messow MC, Wallace AM, et al. Nomogram for the decline in serum antimullerian hormone: A population study of 9,601 infertility patients. Fertil Steril. 2011; 95(2):736-41. e1-3.

[46] van Disseldorp J, Lambalk CB, Kwee J, et al. Comparison of interand intra-cycle variability of anti-mullerian hormone and antral follicle counts. Hum Reprod. 2010; 25(1): 221-7.

[47] Barad DH, Weghofer A, Gleicher N. Comparing anti-mullerian hormone (AMH) and follicle-stimulating hormone (FSH) as predictors of ovarian function. Fertil Steril. 2009; 91(4 Suppl):1553-5.

[48] Broer SL, Dolleman M, van Disseldorp J, et al. Prediction of An excessive response in in vitro fertilization from patient characteristics And ovarian reserve tests And comparison in

subgroups: An individual patient data meta-Analysis. Fertil Steril. 2013; 100(2):420-9. e7.

[49] Broer SL, van Disseldorp J, Broeze KA, et al. Added value of ovarian reserve testing on patient characteristics in the prediction of ovarian response and ongoing pregnancy: An individual patient data approach. Hum Reprod Update. 2013; 19 (1):26-36.

[50] Nelson SM, Yates RW, Lyall H, et al. Anti-mullerian hormone-based approach to controlled ovarian stimulation for assisted conception. Hum Reprod. 2009; 24(4):867-75.

[51] Nardo LG, Gelbaya TA, Wilkinson H, et al. Circulating basal anti-mullerian hormone levels as predictor of ovarian response in women undergoing ovarian stimulation for in vitro fertilization. Fertil Steril. 2009; 92(5):1586-93.

[52] Yates AP, Rustamov O, Roberts SA, et al. Anti-mullerian hormone-tailored stimulation protocols improve outcomes whilst reducing adverse effects and costs of IVF. Hum Reprod. 2011; 26(9):2353-62.

[53] Popovic-Todorovic B, Loft A, Bredkjaeer HE, et al. A prospective randomized clinical trial comparing an individual dose of recombinant FSH based on predictive factors versus a 'standard' dose of 150 IU/day in 'standard' patients undergoing IVF/ICSI treatment. Hum Reprod. 2003; 18(11): 2275-82.

[54] Howles CM, Saunders H, Alam V, Engrand P. Predictive factors and a corresponding treatment algorithm for controlled ovarian stimulation in patients treated with recombinant human follicle stimulating hormone (follitropin alfa) during assisted reproduction technology (ART) procedures. An analysis of 1378 patients. Curr Med Res Opin. 2006; 22(5): 907-18.

[55] La Marca A, Sunkara SK. Individualization of controlled ovarian stimulation in IVF using ovarian reserve markers: From theory to practice. Hum Reprod Update. 2014; 20 (1):124-40.

[56] Ubaldi FM, Rienzi L, Ferrero S, et al. Management of poor responders in IVF. Reprod Biomed Online. 2005; 10(2): 235-46.

[57] Pandian Z, McTavish AR, Aucott L, et al. Interventions for 'poor responders' to controlled ovarian hyper stimulation (COH) in in-vitro fertilisation (IVF). Cochrane Data Syst Rev. 2010(1):CD004379.

[58] Keay SD, Liversedge NH, Mathur RS, Jenkins JM. Assisted conception following poor ovarian response to gonadotrophin stimulation. Br J Obstet Gynaecol. 1997; 104(5):521-7.

[59] Karande V, Gleicher N. A rational approach to the management of low responders in in-vitro fertilization. Hum Reprod. 1999; 14(7):1744-8.

[60] Fasouliotis SJ, Simon A, Laufer N. Evaluation and treatment of low responders in assisted reproductive technology: A challenge to meet. J Assist Reprod Genet. 2000; 17(7): 357-73.

[61] Tarlatzis BC, Zepiridis L, Grimbizis G, Bontis J. Clinical management of low ovarian response to stimulation for IVF: A systematic review. Hum Reprod Update. 2003; 9(1): 61-76.

[62] Ben-Rafael Z, Strauss JF, Mastroianni L Jr., Flickinger GL. Differences in ovarian stimulation in human menopausal gonadotropin treated woman may be related to follicle-stimulating hormone accumulation. Fertil Steril. 1986; 46(4):586-92.

[63] Ben-Rafael Z, Benadiva CA, Ausmanas M, et al. Dose of human menopausal gonadotropin influences the outcome of an in vitro fertilization program. Fertil Steril. 1987; 48(6): 964-8.

[64] Hofmann GE, Toner JP, Muasher SJ, Jones GS. High-dose follicle-stimulating hormone (FSH) ovarian stimulation in low-responder patients for in vitro fertilization. J In Vitro Fert Embryo Transf. 1989; 6(5):285-9.

[65] Berkkanoglu M, Ozgur K. What is the optimum maximal gonadotropin dosage used in microdose flare-up cycles in poor responders? Fertil Steril. 2010; 94(2):662-5.

[66] Lefebvre J, Antaki R, Kadoch IJ, et al. 450 IU versus 600 IU gonadotropin for controlled ovarian stimulation in poor responders: A randomized controlled trial. Fertil Steril. 2015; 104(6):1419-25.

[67] van Hooff MH, Alberda AT, Huisman GJ, et al. Doubling the human menopausal gonadotrophin dose in the course of an invitro fertilization treatment cycle in low responders: A randomized study. Hum Reprod. 1993; 8(3):369-73.

[68] Ovarian Stimulation T, Bosch E, Broer S, Griesinger G, et al. ESHRE guideline: Ovarian stimulation for IVF/ICSI (dagger). Hum Reprod Open. 2020; 2020(2):hoaa009.

[69] Hughes EG, Fedorkow DM, Daya S, et al. The routine use of gonadotropin-releasing hormone agonists prior to in vitro fertilization and gamete intrafallopian transfer: A meta-analysis of randomized controlled trials. Fertil Steril. 1992; 58 (5):888-96.

[70] Daya S. Optimal protocol for gonadotropin-releasing hormone agonist use in ovarian stimulation. In: In Vitro Fertilization and Assisted Reproduction. Gomel V, Cheung PCK (eds.). Bologna, Italy: Monduzzi Editore, pp. 405-15, 1997.

[71] Ben-Rafael Z, Bider D, Dan U, et al. Combined gonadotropin releasing hormone agonist/human menopausal gonadotropin therapy (GnRH-a/hMG) in normal, high, and poor re-

sponders to hMG. J In Vitro Fert Embryo Transf. 1991; 8 (1):33-6.

[72] Chetkowski RJ, Rode RA, Burruel V, Nass TE. The effect of pituitary suppression and the women's age on embryo viability and uterine receptivity. Fertil Steril. 1991; 56(6): 1095-103.

[73] Lessing JB, Cohen JR, Yovel I, et al. Atypical response to luteinizing hormone-releasing hormone (LH-RH) agonist (suprefact nasal) in induction of ovulation in in vitro fertilization (IVF). J In Vitro Fert Embryo Transf. 1991; 8(6): 314-6.

[74] Ben-Nun I, Jaffe R, Goldberger S, et al. Complete ovarian unresponsiveness to hMG stimulation after prolonged GnRH analogue administration. Gynecol Endocrinol. 1990; 4(3): 151-5.

[75] Davis OK, Rosenwaks Z. The ovarian factor in assisted reproductive technology. In: The Ovary. Adashi E, Leung P (eds.). New York: Raven Press, pp. 545-60, 1993.

[76] Meldrum DR, Tsao Z, Monroe SE, et al. Stimulation of LH fragments with reduced bioactivity following GnRH agonist administration in women. J Clin Endocrinol Metab. 1984; 58 (4):755-7.

[77] Cedars MI, Surey E, Hamilton F, et al. Leuprolide acetate lowers circulating bioactive luteinizing hormone and testosterone concentrations during ovarian stimulation for oocyte retrieval. Fertil Steril. 1990; 53(4):627-31.

[78] Dahl KD, Pavlou SN, Kovacs WJ, Hsueh AJ. The changing ratio of serum bioactive to immunoreactive follicle-stimulating hormone in normal men following treatment with a potent gonadotropin releasing hormone antagonist. J Clin Endocrinol Metab. 1986; 63(3):792-4.

[79] Scott RT, Neal GS, Illions EH, et al. The duration of leuprolide acetate administration prior to ovulation induction does not impact ovarian responsiveness to exogenous gonadotropins. Fertil Steril. 1993; 60(2):247-53.

[80] Kowalik A, Barmat L, Damario M, et al. Ovarian estradiol production in vivo. Inhibitory effect of leuprolide acetate. J Reprod Med. 1998; 43(5):413-7.

[81] Latouche J, Crumeyrolle-Arias M, Jordan D, et al. GnRH receptors in human granulosa cells: Anatomical localization and characterization by autoradiographic study. Endocrinology. 1989; 125(3):1739-41.

[82] Sandow J, Stoeckemann K, Jerabek-Sandow G. Pharmacokinetics and endocrine effects of slow release formulations of LHRH analogues. J Steroid Biochem Mol Biol. 1990; 37 (6):925-31.

[83] Janssens RM, Lambalk CB, Vermeiden JP, et al. Dose-finding study of triptorelin acetate for prevention of a premature LH surge in IVF: A prospective, randomized, double-blind, placebo-controlled study. Hum Reprod. 2000; 15(11): 2333-40.

[84] Feldberg D, Farhi J, Ashkenazi J, et al. Minidose gonadotropin-releasing hormone agonist is the treatment of choice in poor responders with high follicle-stimulating hormone levels. Fertil Steril. 1994; 62(2):343-6.

[85] Olivennes F, Righini C, Fanchin R, et al. A protocol using a low dose of gonadotrophin-releasing hormone agonist might be the best protocol for patients with high follicle-stimulating hormone concentrations on day 3. Hum Reprod. 1996; 11 (6):1169-72.

[86] Weissman A, Farhi J, Royburt M, et al. Prospective evaluation of two stimulation protocols for low responders who were undergoing in vitro fertilization-embryo transfer. Fertil Steril. 2003; 79(4):886-92.

[87] Keltz MD, Jones EE, Duleba AJ, et al. Baseline cyst formation after luteal phase gonadotropin-releasing hormone agonist administration is linked to poor in vitro fertilization outcome. Fertil Steril. 1995; 64(3):568-72.

[88] Session DR, Saad AH, Salmansohn DD, Kelly AC. Ovarian activity during follicular-phase down regulation in in vitro fertilization is associated with advanced maternal age and a high recurrence rate in subsequent cycles. J Assist Reprod Genet. 1995; 12(5):301-4.

[89] Margalioth EJ, Kafka I, Friedler S, et al. eds. The incidence of ovarian cysts formation following GnRH analog treatment in IVF cycles is related to serum progesterone on the day of analog treatment initiation. 7th Anuual Meeting ESHRE, Paris, France; 1991 June 28-30, 1991.

[90] Aston K, Arthur I, Masson GM, Jenkins JM. Progestogen therapy and prevention of functional ovarian cysts during pituitary desensitisation with GnRH agonists. Br J Obstet Gynaecol. 1995; 102(10):835-7.

[91] Ditkoff EC, Sauer MV. A combination of norethindrone acetate and leuprolide acetate blocks the gonadotrophin-releasing hormone agonistic response and minimizes cyst formation during ovarian stimulation. Hum Reprod. 1996; 11(5): 1035-7.

[92] Engmann L, Maconochie N, Bekir J, Tan SL. Progestogen therapy during pituitary desensitization with gonadotropin-releasing hormone agonist prevents functional ovarian cyst formation: A prospective, randomized study. AJOG. 1999; 181 (3):576-82.

[93] Sunkara SK, Coomarasamy A, Faris R, et al. Long gonadotropin-releasing hormone agonist versus short agonist versus

antagonist regimens in poor responders undergoing in vitro fertilization: A randomized controlled trial. Fertil Steril. 2014; 101(1):147-53.

[94] Smitz J, Devroey P, Camus M, et al. Inhibition of gonadotropic and ovarian function by intranasal administration of D-Ser (TBU)6-EA10-LHRH in normo-ovulatory women and patients with polycystic ovary disease. J Endocrinol Invest. 1988; 11(9):647-52.

[95] Calogero AE, Macchi M, Montanini V, et al. Dynamics of plasma gonadotropin and sex steroid release in polycystic ovarian disease after pituitary-ovarian inhibition with an analog of gonadotropin-releasing hormone. J Clin Endocrinol Metab. 1987; 64(5):980-5.

[96] Sungurtekin U, Jansen RP. Profound luteinizing hormone suppression after stopping the gonadotropin-releasing hormone-agonist leuprolide acetate. Fertil Steril. 1995; 63(3): 663-5.

[97] Corson SL, Batzer FR, Gocial B, Eet al. Leuprolide acetate-prepared in vitro fertilization-gamete intrafallopian transfer cycles: Efficacy versus controls and cost analysis. Fertil Steril. 1992; 57(3):601-5.

[98] Pantos K, Meimeth-Damianaki T, Vaxevanoglou T, Kapetanakis E. Prospective study of a modified gonadotropin-releasing hormone agonist long protocol in an in vitro fertilization program. Fertil Steril. 1994; 61(4):709-13.

[99] Simons AH, Roelofs HJ, Schmoutziguer AP, et al. Early cessation of triptorelin in in vitro fertilization: A double-blind, randomized study. Fertil Steril. 2005; 83 (4): 889-96.

[100] Beckers NG, Laven JS, Eijkemans MJ, Fauser BC. Follicular and luteal phase characteristics following early cessation of gonadotrophin-releasing hormone agonist during ovarian stimulation for in-vitro fertilization. Hum Reprod. 2000; 15 (1):43-9.

[101] Fujii S, Sagara M, Kudo H, et al. A prospective randomized comparison between long and discontinuous-long protocols of gonadotropin-releasing hormone agonist for in vitro fertilization. Fertil Steril. 1997; 67(6):1166-8.

[102] Cedrin-Durnerin I, Bidart JM, Robert P, et al. Consequences on gonadotrophin secretion of an early discontinuation of gonadotrophin-releasing hormone agonist administration in shortterm protocol for in-vitro fertilization. Hum Reprod. 2000; 15(5):1009-14.

[103] Detti L, Williams DB, Robins JC, et al. A comparison of three downregulation approaches for poor responders undergoing in vitro fertilization. Fertil Steril. 2005; 84 (5): 1401-5.

[104] Faber BM, Mayer J, Cox B, et al. Cessation of gonadotropin-releasing hormone agonist therapy combined with high-dose gonadotropin stimulation yields favorable pregnancy results in low responders. Fertil Steril. 1998; 69 (5): 826-30.

[105] Wang PT, Lee RK, Su JT, et al. Cessation of low-dose gonadotropin releasing hormone agonist therapy followed by high-dose gonadotropin stimulation yields a favorable ovarian response in poor responders. J Assist Reprod Genet. 2002; 19(1):1-6.

[106] Schachter M, Friedler S, Raziel A, et al. Improvement of IVF outcome in poor responders by discontinuation of GnRH analogue during the gonadotropin stimulation phase-a function of improved embryo quality. J Assist Reprod Genet. 2001; 18(4):197-204.

[107] Pinkas H, Orvieto R, Avrech OM, et al. Gonadotropin stimulation following GnRH-a priming for poor responders in in vitro fertilization-embryo transfer programs. Gynecol Endocrinol. 2000; 14(1):11-4.

[108] Dirnfeld M, Fruchter O, Yshai D, et al. Cessation of gonadotropin-releasing hormone analogue (GnRH-a) upon down-regulation versus conventional long GnRH-a protocol in poor responders undergoing in vitro fertilization. Fertil Steril. 1999; 72(3):406-11.

[109] Garcia-Velasco JA, Isaza V, Requena A, et al. High doses of gonadotrophins combined with stop versus non-stop protocol of GnRH analogue administration in low responder IVF patients: A prospective, randomized, controlled trial. Hum Reprod. 2000; 15(11):2292-6.

[110] Orvieto R, Kruchkovich J, Rabinson J, et al. Ultrashort gonadotropin-releasing hormone agonist combined with flexible multidose gonadotropin-releasing hormone antagonist for poor responders in in vitro fertilization/embryo transfer programs. Fertil Steril. 2008; 90(1):228-30.

[111] Orvieto R, Kirshenbaum M, Galiano V, et al. Stop GnRH-agonist combined with multiple-dose GnRH-antagonist protocol for patients with "Genuine" poor response undergoing controlled ovarian hyperstimulation for IVF. Front Endocrinol. 2020; 11:182.

[112] Bider D, Ben-Rafael Z, Shalev J, et al. Pituitary and ovarian suppression rate after high dosage of gonadotropin-releasing hormone agonist. Fertil Steril. 1989; 51(4):578-81.

[113] Padilla SL, Dugan K, Maruschak V, et al. Use of the flare-up protocol with high dose human follicle stimulating hormone and human menopausal gonadotropins for in vitro fertilization in poor responders. Fertil Steril. 1996; 65(4): 796-9.

[114] Garcia JE, Padilla SL, Bayati J, Baramki TA. Follicular phase gonadotropin-releasing hormone agonist and human gonadotropins: A better alternative for ovulation induction in in vitro fertilization. Fertil Steril. 1990; 53(2):302-5.

[115] Howles CM, Macnamee MC, Edwards RG. Short term use of an LHRH agonist to treat poor responders entering an in-vitro fertilization programme. Hum Reprod. 1987; 2(8): 655-6.

[116] Katayama KP, Roesler M, Gunnarson C, et al. Short-term use of gonadotropin-releasing hormone agonist (leuprolide) for in vitro fertilization. J In Vitro Fert Embryo Transf. 1988; 5(6):332-4.

[117] Toth TL, Awwad JT, Veeck LL, et al. Suppression and flare regimens of gonadotropin-releasing hormone agonist. Use in women with different basal gonadotropin values in an in vitro fertilization program. J Reprod Med. 1996; 41(5): 321-6.

[118] Karande V, Morris R, Rinehart J, et al. Limited success using the "flare" protocol in poor responders in cycles with low basal follicle-stimulating hormone levels during in vitro fertilization. Fertil Steril. 1997; 67(5):900-3.

[119] Brzyski RG, Muasher SJ, Droesch K, et al. Follicular atresia associated with concurrent initiation of gonadotropin-releasing hormone agonist and follicle-stimulating hormone for oocyte recruitment. Fertil Steril. 1988; 50(6):917-21.

[120] Gindoff PR, Hall JL, Stillman RJ. Ovarian suppression with leuprolide acetate: Comparison of luteal, follicular, and flare-up administration in controlled ovarian hyperstimulation for oocyte retrieval. J In Vitro Fert Embryo Transf. 1990; 7(2):94-7.

[121] Anserini P, Magnasco A, Remorgida V, et al. Comparison of a blocking vs. a flare-up protocol in poor responders with a normal and abnormal clomiphene citrate challenge test. Gynecol Endocrinol. 1997; 11(5):321-6.

[122] Karacan M, Erkan H, Karabulut O, et al. Clinical pregnancy rates in an IVF program. Use of the flare-up protocol after failure with long regimens of GnRH-a. J Reprod Med. 2001; 46(5):485-9.

[123] San Roman GA, Surrey ES, Judd HL, Kerin JF. A prospective randomized comparison of luteal phase versus concurrent follicular phase initiation of gonadotropin-releasing hormone agonist for in vitro fertilization. Fertil Steril. 1992; 58(4):744-9.

[124] Hillier SG. Roles of follicle stimulating hormone and luteinizing hormone in controlled ovarian hyperstimulation. Hum Reprod. 1996; 11(Suppl 3):113-21.

[125] Gelety TJ, Pearlstone AC, Surrey ES. Short-term endocrine response to gonadotropin-releasing hormone agonist initiated in the early follicular, midluteal, or late luteal phase in normally cycling women. Fertil Steril. 1995; 64(6): 1074-80.

[126] Cedrin-Durnerin I, Bulwa S, Herve F, et al. The hormonal flare-up following gonadotrophin-releasing hormone agonist administration is influenced by a progestogen pretreatment. Hum Reprod. 1996; 11(9):1859-63.

[127] al-Mizyen E, Sabatini L, Lower AM, et al. Does pretreatment with progestogen or oral contraceptive pills in low responders followed by the GnRHa flare protocol improve the outcome of IVF-ET? J Assist Reprod Genet. 2000; 17(3): 140-6.

[128] Bstandig B, Cedrin-Durnerin I, Hugues JN. Effectiveness of low dose of gonadotropin releasing hormone agonist on hormonal flare-up. J Assist Reprod Genet. 2000; 17(2): 113-7.

[129] Deaton JL, Bauguess P, Huffman CS, Miller KA. Pituitary response to early follicular-phase minidose gonadotropin releasing hormone agonist (GnRHa) therapy: Evidence for a second flare. J Assist Reprod Genet. 1996; 13(5):390-4.

[130] Navot D, Rosenwaks Z, Anderson F, Hodgen GD. Gonadotropin-releasing hormone agonist-induced ovarian hyperstimulation: Low-dose Side effects in women and monkeys. Fertil Steril. 1991; 55(6):1069-75.

[131] Scott RT, Carey KD, Leland M, Navot D. Gonadotropin responsiveness to ultralow-dose leuprolide acetate administration in baboons. Fertil Steril. 1993; 59(5):1124-8.

[132] Scott RT, Navot D. Enhancement of ovarian responsiveness with microdoses of gonadotropin-releasing hormone agonist during ovulation induction for in vitro fertilization. Fertil Steril. 1994; 61(5):880-5.

[133] Schoolcraft W, Schlenker T, Gee M, et al. Improved controlled ovarian hyperstimulation in poor responder in vitro fertilization patients with a microdose follicle-stimulating hormone flare, growth hormone protocol. Fert Steril. 1997; 67(1):93-7.

[134] Surrey ES, Bower J, Hill DM, et al. Clinical and endocrine effects of a microdose GnRH agonist flare regimen administered to poor responders who are undergoing in vitro fertilization. Fertil Steril. 1998; 69(3):419-24.

[135] Leondires MP, Escalpes M, Segars JH, et al. Microdose follicular phase gonadotropin-releasing hormone agonist (GnRH-a) compared with luteal phase GnRH-a for ovarian stimulation at in vitro fertilization. Fertil Steril. 1999; 72(6):1018-23.

[136] Albano C, Felberbaum RE, Smitz J, et al. Ovarian stimu-

lation with HMG: Results of a prospective randomized phase III European study comparing the luteinizing hormone-releasing hormone (LHRH)-antagonist cetrorelix and the LHRH - agonist buserelin. European Cetrorelix Study Group. Hum Reprod. 2000; 15(3):526-31.

[137] Howles CM. The place of gonadotrophin-releasing hormone antagonists in reproductive medicine. Reprod Biomed Online. 2002; 4(Suppl 3):64-71.

[138] Al-Inany HG, Youssef MA, Aboulghar M, et al. Gonadotrophin-releasing hormone antagonists for assisted reproductive technology. Cochrane Data Syst Rev. 2011 (5): CD001750.

[139] Quigley MM. The use of ovulation-inducing agents in in-vitro fertilization. Clin Obstet Gynecol. 1984; 27(4):983-92.

[140] Lehmann F, Baban N, Webber B. Ovarian stimulation for in-vitro fertilization: Clomiphene and HMG. Hum Reprod. 1988; 3(Suppl 2):11-21.

[141] Ronen J, Bosschieter J, Wiswedel K, et al. Ovulation induction for in vitro fertilisation using clomiphene citrate and lowdose human menopausal gonadotrophin. Int J Fertil. 1988; 33(2):120-2.

[142] Tummon IS, Daniel SA, Kaplan BR, et al. Randomized, prospective comparison of luteal leuprolide acetate and gonadotropins versus clomiphene citrate and gonadotropins in 408 first cycles of in vitro fertilization. Fertil Steril. 1992; 58(3):563-8.

[143] Craft I, Gorgy A, Hill J, Menon D, Podsiadly B. Will GnRH antagonists provide new hope for patients considered 'difficult responders' to GnRH agonist protocols? Hum Reprod. 1999; 14(12):2959-62.

[144] Nikolettos N, Al-Hasani S, Felberbaum R, et al. Gonadotropin-releasing hormone antagonist protocol: A novel method of ovarian stimulation in poor responders. Eur J Obstet Gynecol Reprod Biol. 2001; 97(2):202-7.

[145] Posada MN, Vlahos NP, Jurema MW, et al. Clinical outcome of using ganirelix acetate versus a 4 - day follicular phase leuprolide acetate protocol in unselected women undergoing in vitro fertilization. Fertil Steril. 2003; 80(1): 103-10.

[146] Mohamed KA, Davies WA, Allsopp J, Lashen H. Agonist "flare-up" versus antagonist in the management of poor responders undergoing in vitro fertilization treatment. Fertil Steril. 2005; 83(2):331-5.

[147] Fasouliotis SJ, Laufer N, Sabbagh-Ehrlich S, et al. Gonadotropin-releasing hormone (GnRH)-antagonist versus GnRH-agonist in ovarian stimulation of poor responders undergoing IVF. J Assist Reprod Genet. 2003; 20(11):455-60.

[148] Copperman AB. Antagonists in poor-responder patients. Fertil Steril. 2003; 80 (Suppl 1): S16 - 24; discussion S32-4.

[149] Shapiro D, Carter M, Mitchell-Leef D, Wininger D. Plateau or drop in estradiol (E2) on the day after initiation of the GnRH antagonist antagon™ in in-vitro fertilization (IVF) treatment cycles does not affect pregnancy outcome. Fertil Steril. 2002; 78(S1):S22-S3.

[150] Akman MA, Erden HF, Tosun SB, et al. Addition of GnRH antagonist in cycles of poor responders undergoing IVF. Hum Reprod. 2000; 15(10):2145-7.

[151] Akman MA, Erden HF, Tosun SB, et al. Comparison of agonistic flare-up-protocol and antagonistic multiple dose protocol in ovarian stimulation of poor responders: Results of a prospective randomized trial. Hum Reprod. 2001; 16 (5):868-70.

[152] De Placido G, Mollo A, Clarizia R, et al. Gonadotropin-releasing hormone (GnRH) antagonist plus recombinant luteinizing hormone vs. a standard GnRH agonist short protocol in patients at risk for poor ovarian response. Fertil Steril. 2006; 85(1):247-50.

[153] Demirol A, Gurgan T. Comparison of microdose flare-up and antagonist multiple-dose protocols for poor-responder patients: A randomized study. Fertil Steril. 2009; 92(2): 481-5.

[154] Kahraman K, Berker B, Atabekoglu CS, et al. Microdose gonadotropin-releasing hormone agonist flare-up protocol versus multiple dose gonadotropin-releasing hormone antagonist protocol in poor responders undergoing intracytoplasmic sperm injectionembryo transfer cycle. Fertil Steril. 2009; 91(6):2437-44.

[155] Devesa M, Martinez F, Coroleu B, Tur R, et al. Poor prognosis for ovarian response to stimulation: Results of a randomised trial comparing the flare-up GnRH agonist protocol vs. the antagonist protocol. Gynecol Endocrinol. 2010; 26(7):509-15.

[156] Schmidt DW, Bremner T, Orris JJ, et al. A randomized prospective study of microdose leuprolide versus ganirelix in in vitro fertilization cycles for poor responders. Fertil Steril. 2005; 83(5):1568-71.

[157] Malmusi S, La Marca A, Giulini S, et al. Comparison of a gonadotropin-releasing hormone (GnRH) antagonist and GnRH agonist flare-up regimen in poor responders undergoing ovarian stimulation. Fertil Steril. 2005; 84 (2): 402-6.

[158] D'Amato G, Caroppo E, Pasquadibisceglie A, et al. A no-

vel protocol of ovulation induction with delayed gonadotropin-releasing hormone antagonist administration combined with high-dose recombinant follicle-stimulating hormone and clomiphene citrate for poor responders and women over 35 years. Fertil Steril. 2004; 81(6):1572-7.

[159] Tazegul A, Gorkemli H, Ozdemir S, Aktan TM. Comparison of multiple dose GnRH antagonist and minidose long agonist protocols in poor responders undergoing in vitro fertilization: A randomized controlled trial. Arch Gynecol Obstet. 2008; 278(5):467-72.

[160] Marci R, Caserta D, Dolo V, et al. GnRH antagonist in IVF poor-responder patients: Results of a randomized trial. Reprod Biomed Online. 2005; 11(2):189-93.

[161] Cheung LP, Lam PM, Lok IH, et al. GnRH antagonist versus long GnRH agonist protocol in poor responders undergoing IVF: A randomized controlled trial. Hum Reprod. 2005; 20(3):616-21.

[162] Frankfurter D, Dayal M, Dubey A, et al. Novel follicular-phase gonadotropin-releasing hormone antagonist stimulation protocol for in vitro fertilization in the poor responder. Fertil Steril. 2007; 88(5):1442-5.

[163] Berger BM, Ezcurra D, Alper MM. The agonist-antagonist protocol: A novel protocol for treating the poor responder [abstract]. Fertil Steril. 2004; 82(Suppl 2):S126.

[164] Fisch JD, Keskintepe L, Sher G. Gonadotropin-releasing hormone agonist/antagonist conversion with estrogen priming in low responders with prior in vitro fertilization failure. Fertil Steril. 2008; 89(2):342-7.

[165] Nargund G, Fauser BC, Macklon NS, et al. The ISMAAR proposal on terminology for ovarian stimulation for IVF. Hum Reprod. 2007; 22(11):2801-4.

[166] Bassil S, Godin PA, Donnez J. Outcome of in-vitro fertilization through natural cycles in poor responders. Hum Reprod. 1999; 14(5):1262-5.

[167] Feldman B, Seidman DS, Levron J, et al. In vitro fertilization following natural cycles in poor responders. Gynecol Endocrinol. 2001; 15(5):328-34.

[168] Lindheim SR, Vidali A, Ditkoff E, et al. Poor responders to ovarian hyperstimulation may benefit from an attempt at natural-cycle oocyte retrieval. J Assist Reprod Genetics. 1997; 14(3):174-6.

[169] Bar-Hava I, Ferber A, Ashkenazi J, et al. Natural-cycle in vitro fertilization in women aged over 44 years. Gynecol Endocrinol. 2000; 14(4):248-52.

[170] Check ML, Check JH, Wilson C, et al. Outcome of in vitro fertilization-embryo transfer according to age in poor responders with elevated baseline serum follicle stimulation hormone using minimal or no gonadotropin stimulation. Clin Exp Obstet Gynecol. 2004; 31(3):183-4.

[171] Morgia F, Sbracia M, Schimberni M, et al. A controlled trial of natural cycle versus microdose gonadotropin-releasing hormone analog flare cycles in poor responders undergoing in vitro fertilization. Fertil Steril. 2004; 81(6):1542-7.

[172] Papaleo E, De Santis L, Fusi F, et al. Natural cycle as first approach in aged patients with elevated follicle-stimulating hormone undergoing intracytoplasmic sperm injection: A pilot study. Gynecol Endocrinol. 2006; 22(7):351-4.

[173] Polyzos NP, Blockeel C, Verpoest W, et al. Live birth rates following natural cycle IVF in women with poor ovarian response according to the Bologna criteria. Hum Reprod. 2012; 27(12):3481-6.

[174] Pelinck MJ, Hoek A, Simons AH, Heineman MJ. Efficacy of natural cycle IVF: A review of the literature. Hum Reprod Update. 2002; 8(2):129-39.

[175] Paulson RJ, Sauer MV, Lobo RA. Addition of a gonadotropin releasing hormone (GnRH) antagonist and exogenous gonadotropins to unstimulated in vitro fertilization (IVF) cycles: Physiologic observations and preliminary experience. J Assist Reprod Genet. 1994; 11(1):28-32.

[176] Rongieres-Bertrand C, Olivennes F, Righini C, et al. Revival of the natural cycles in in-vitro fertilization with the use of A new gonadotrophin-releasing hormone antagonist (cetrorelix): A pilot study with minimal stimulation. Hum Reprod. 1999; 14(3):683-8.

[177] Pelinck MJ, Vogel NE, Arts EG, et al. Cumulative pregnancy rates after A maximum of nine cycles of modified natural cycle IVF and analysis of patient drop-out: A cohort study. Hum Reprod. 2007; 22(9):2463-70.

[178] Pelinck MJ, Vogel NE, Hoek A, et al. Cumulative pregnancy rates after three cycles of minimal stimulation IVF and results according to subfertility diagnosis: A multicentre cohort study. Hum Reprod. 2006; 21(9):2375-83.

[179] Pelinck MJ, Vogel NE, Hoek A, et al. Minimal stimulation IVF with late follicular phase administration of the GnRH antagonist cetrorelix and concomitant substitution with recombinant FSH: A pilot study. Hum Reprod. 2005; 20(3):642-8.

[180] Kolibianakis E, Zikopoulos K, Camus M, et al. Modified natural cycle for IVF does not offer a realistic chance of parenthood in poor responders with high day 3 FSH levels, as a last resort prior to oocyte donation. Hum Reprod. 2004; 19(11):2545-9.

[181] Elizur SE, Aslan D, Shulman A, et al. Modified natural

cycle using GnRH antagonist can be an optional treatment in poor responders undergoing IVF. J Assist Reprod Genet. 2005; 22(2):75-9.

[182] Kim CH, Kim SR, Cheon YP, et al. Minimal stimulation using gonadotropin-releasing hormone (GnRH) antagonist and recombinant human follicle-stimulating hormone versus GnRH antagonist multiple-dose protocol in low responders undergoing in vitro fertilization/intracytoplasmic sperm injection. Fertil Steril. 2009; 92(6):2082-4.

[183] Kadoch IJ, Phillips SJ, Bissonnette F. Modified natural-cycle in vitro fertilization should be considered as the first approach in young poor responders. Fertil Steril. 2009; 96(5):1066-8.

[184] Kadoch IJ, Al-Khaduri M, Phillips SJ, et al. Spontaneous ovulation rate before oocyte retrieval in modified natural cycle IVF with and without indomethacin. Reprod Biomed Online. 2008; 16(2):245-9.

[185] Schimberni M, Morgia F, Colabianchi J, et al. Natural-cycle in vitro fertilization in poor responder patients: A survey of 500 consecutive cycles. Fertil Steril. 2009; 92(4):1297-301.

[186] Castelo Branco A, Achour-Frydman N, Kadoch J, et al. In vitro fertilization and embryo transfer in seminatural cycles for patients with ovarian aging. Fertil Steril. 2005; 84(4): 875-80.

[187] Segawa T, Yelian Y, Kato K, et al. Natural cycle IVF is an excellent treatment option for women with advanced age. Fertil Steril. 2009; 92(3 Suppl):S54.

[188] Ellenbogen A, Gidoni Y, Atamna R, et al. Last chance before egg donation: Modified natural cycle in vitro fertilization in poor responder patients; The role of follicle diameter on The day of hCG administration in order to improve results. Fertil Steril. 2009; 92 (3 Suppl):S162.

[189] Ellenbogen A, Michaeli M, Ballas S. Egg collection with a double lumen needle in poor responder patients undergoing in vitro fertilization treatment. Fertil Steril. 2003; 80(Suppl 3):127.

[190] Méndez Lozano DH, Brum Scheffer J, et al. Optimal reproductive competence of oocytes retrieved through follicular flushing in minimal stimulation IVF. Reprod Biomed Online. 2008; 16(1):119-23.

[191] Mendez Lozano DH, Fanchin R, Chevalier N, et al. [The follicular flushing duplicate the pregnancy rate on semi natural cycle IVF]. J Gynecol Obstet Biol Reprod (Paris). 2007; 36(1):36-41.

[192] Levens ED, Whitcomb BW, Payson MD, Larsen FW. Ovarian follicular flushing among low-responding patients undergoing assisted reproductive technology. Fertil Steril. 2009; 91(4 Suppl):1381-4.

[193] Mochtar MH, Van der V, Ziech M, van Wely M. Recombinant luteinizing hormone (rLH) for controlled ovarian hyperstimulation in assisted reproductive cycles. Cochrane Data Syst Rev. 2007(2):CD005070.

[194] Simoni M, Nieschlag E, Gromoll J. Isoforms and single nucleotide polymorphisms of the FSH receptor gene: Implications for human reproduction. Hum Reprod Update. 2002; 8(5):413-21.

[195] Flack MR, Froehlich J, Bennet AP, et al. Site-directed mutagenesis defines the individual roles of the glycosylation sites on follicle-stimulating hormone. J Biol Chem. 1994; 269(19):14015-20.

[196] Howles CM. Genetic engineering of human FSH (Gonal-F). Hum Reprod Update. 1996; 2(2):172-91.

[197] Bassett RM, Driebergen R. Continued improvements in the quality and consistency of follitropin alfa, recombinant human FSH. Reprod Biomed Online. 2005; 10(2):169-77.

[198] Aittomaki K, Herva R, Stenman UH, et al. Clinical features of primary ovarian failure caused by a point mutation in the follicle-stimulating hormone receptor gene. J Clin Endocrinol Metab. 1996; 81(10):3722-6.

[199] Touraine P, Beau I, Gougeon A, et al. New natural inactivating mutations of the follicle-stimulating hormone receptor: Correlations between receptor function and phenotype. Mol Endocrinol. 1999; 13(11):1844-54.

[200] Perez Mayorga M, Gromoll J, Behre HM, et al. Ovarian response to follicle-stimulating hormone (FSH) stimulation depends on the FSH receptor genotype. J Clin Endocrinol Metab. 2000; 85(9):3365-9.

[201] Jun JK, Yoon JS, Ku SY, et al. Follicle-stimulating hormone receptor gene polymorphism and ovarian responses to controlled ovarian hyperstimulation for IVF-ET. J Hum Genet. 2006; 51(8):665-70.

[202] Greb RR, Grieshaber K, Gromoll J, et al. A common single nucleotide polymorphism in exon 10 of the human follicle stimulating hormone receptor is a major determinant of length and hormonal dynamics of the menstrual cycle. J Clin Endocrinol Metab. 2005; 90(8):4866-72.

[203] Behre HM, Greb RR, Mempel A, et al. Significance of A common single nucleotide polymorphism in exon 10 of the follicle-stimulating hormone (FSH) receptor gene for the ovarian response to FSH: A pharmacogenetic approach to controlled ovarian hyperstimulation. Pharmacogenet Genomics. 2005; 15(7):451-6.

[204] Achrekar SK, Modi DN, Desai SK, et al. Poor ovarian re-

sponse to gonadotrophin stimulation is associated with FSH receptor polymorphism. Reprod Biomed Online. 2009; 18(4):509-15.

[205] Sudo S, Kudo M, Wada S, et al. Genetic and functional analyses of polymorphisms in the human FSH receptor gene. Mol Hum Reprod. 2002; 8(10):893-9.

[206] Laven JS, Mulders AG, Suryandari DA, et al. Follicle-stimulating hormone receptor polymorphisms in women with normogonadotropic anovulatory infertility. Fertil Steril. 2003; 80(4):986-92.

[207] de Castro F, Moron FJ, Montoro L, et al. Pharmacogenetics of controlled ovarian hyperstimulation. Pharmacogenomics. 2005; 6(6):629-37.

[208] Daelemans C, Smits G, de Maertelaer V, et al. Prediction of severity of symptoms in iatrogenic ovarian hyperstimulation syndrome by follicle-stimulating hormone receptor Ser680Asn polymorphism. J Clin Endocrinol Metab. 2004; 89(12):6310-5.

[209] Choi D, Lee EY, Yoon S, et al. Clinical correlation of cyclin D2 mRNA expression in human luteinized granulosa cells. J Assist Reprod Genet. 2000; 17(10):574-9.

[210] Pirtea P, de Ziegler D, Marin D, et al. Gonadotropin receptor polymorphisms (FSHR N680S and LHCGR N312S) are not predictive of clinical outcome and live birth in assisted reproductive technology. Fertil Sterili. 2022; 118(3): 494-503.

[211] Bosch E, Ezcurra D. Individualised controlled ovarian stimulation (iCOS):Maximising success rates for assisted reproductive technology patients. Reprod Biol Endocrinol. 2011; 9:82.

[212] Nardo LG, Fleming R, Howles CM, et al. Conventional ovarian stimulation no longer exists: Welcome to the age of individualized ovarian stimulation. Reprod Biomed Online. 2011; 23(2):141-8.

[213] Olivennes F, Borini A, Germond M, et al., edis. Optimising ovarian stimulation in ART using a novel FSH dose algorithm and follitropin alfa filled by mass: results of the CONSORT multinational study. 23rd Annual Meeting of the ESHRE, Lyon, France, 1-4 July 2007.

[214] Balasch J, Miro F, Burzaco I, et al. The role of luteinizing hormone in human follicle development and oocyte fertility: Evidence from in-vitro fertilization in a woman with long-standing hypogonadotrophic hypogonadism and using recombinant human follicle stimulating hormone. Hum Reprod. 1995; 10(7):1678-83.

[215] Hull M, Corrigan E, Piazzi A, Loumaye E. Recombinant human luteinising hormone: An effective new gonadotropin preparation. Lancet. 1994; 344(8918):334-5.

[216] De Placido G, Alviggi C, Mollo A, et al. Effects of recombinant LH (rLH) supplementation during controlled ovarian hyperstimulation (COH) in normogonadotrophic women with an initial inadequate response to recombinant FSH (rFSH) after pituitary downregulation. Clin Endocrinol. 2004; 60(5):637-43.

[217] Howles CM. Role of LH and FSH in ovarian function. Mol Cell Endocrinol. 2000; 161(1-2):25-30.

[218] Chappel SC, Howles C. Reevaluation of the roles of luteinizing hormone and follicle-stimulating hormone in the ovulatory process. Hum Reprod. 1991; 6(9):1206-12.

[219] Hillier SG. Current concepts of the roles of follicle stimulating hormone and luteinizing hormone in folliculogenesis. Hum Reprod. 1994; 9(2):188-91.

[220] Balasch J, Fabregues F. Is luteinizing hormone needed for optimal ovulation induction? Curr Opin Obstet Gynecol. 2002; 14(3):265-74.

[221] Shoham Z. Treatment of female infertility with recombinant human luteinising hormone: Is there a benefit over other available drugs? Expert Opin Pharmacother. 2003; 4(11): 1985-94.

[222] Huirne JA, van Loenen AC, Schats R, et al. Dose-finding study of daily GnRH antagonist for the prevention of premature LH surges in IVF/ICSI patients: Optimal changes in LH and progesterone for clinical pregnancy. Hum Reprod. 2005; 20(2):359-67.

[223] Haavisto AM, Pettersson K, Bergendahl M, et al. Occurrence and biological properties of a common genetic variant of luteinizing hormone. J Clin Endocrinol Metab. 1995; 80(4):1257-63.

[224] Alviggi C, Clarizia R, Pettersson K, et al. Suboptimal response to GnRHa long protocol is associated with a common LH polymorphism. Reprod Biomed Online. 2009; 18(1): 9-14.

[225] Takahashi K, Kurioka H, Ozaki T, et al. Increased prevalence of luteinizing hormone beta-subunit variant in Japanese infertility patients. Hum Reprod. 1998; 13(12):3338-44.

[226] Takahashi K, Ozaki T, Okada M, et al. Increased prevalence of luteinizing hormone beta-subunit variant in patients with premature ovarian failure. Fertil Steril. 1999; 71(1): 96-101.

[227] The European Recombinant Human LH Study Group. Recombinant human luteinizing hormone (LH) to support recombinant human follicle-stimulating hormone (FSH)-induced follicular development in LH - and FSH - deficient anovulatory women: A dose-finding study. J Clin Endocri-

nol Metab. 1998; 83(5):1507-14.

[228] Burgues S, Spanish Collaborative Group on Female Hypogonadotrophic Hypogonadism. The effectiveness and safety of recombinant human LH to support follicular development induced by recombinant human FSH in WHO group I anovulation: Evidence from a multicentre study in Spain. Hum Reprod. 2001; 16(12):2525-32.

[229] Loumaye E, Engrand P, Shoham Z, et al. Clinical evidence for an LH 'ceiling' effect induced by administration of recombinant human LH during the late follicular phase of stimulated cycles in world health organization type I and type II anovulation. Hum Reprod. 2003; 18(2):314-22.

[230] Hugues JN, Soussis J, Calderon I, et al. Does the addition of recombinant LH in WHO group II anovulatory women over-responding to FSH treatment reduce the number of developing follicles? A dose-finding study. Hum Reprod. 2005; 20(3):629-35.

[231] Melo P, Eapen A, Chung Y, et al. O-009° controlled ovarian stimulation (COS) protocols for assisted reproduction: A Cochrane systematic review and network meta-analysis. Hum Reprod. 2022; 37(Supplement_1): deac104.009.

[232] Foong SC, Abbott DH, Lesnick TG, et al. Diminished intrafollicular estradiol levels in in vitro fertilization cycles from women with reduced ovarian response to recombinant human follicle-stimulating hormone. Fertil Steril. 2005; 83(5):1377-83.

[233] Tesarik J, Mendoza C. Nongenomic effects of 17 beta-estradiol on maturing human oocytes: Relationship to oocyte developmental potential. J Clin Endocrinol Metab. 1995; 80(4):1438-43.

[234] Mason HD, Martikainen H, Beard RW, et al. Direct gonadotrophic effect of growth hormone on oestradiol production by human granulosa cells in vitro. J Endocrinol. 1990; 126(3):R1-4.

[235] Lanzone A, Fortini A, Fulghesu AM, et al. Growth hormone enhances estradiol production follicle-stimulating hormoneinduced in the early stage of the follicular maturation. Fertil Steril. 1996; 66(6):948-53.

[236] Mendoza C, Ruiz-Requena E, Ortega E, et al. Follicular fluid markers of oocyte developmental potential. Hum Reprod. 2002; 17(4):1017-22.

[237] Tesarik J, Mendoza C. Direct non-genomic effects of follicular steroids on maturing human oocytes: Oestrogen versus androgen antagonism. Hum Reprod Update. 1997; 3(2):95-100.

[238] Murdoch WJ, Van Kirk EA. Estrogenic upregulation of DNA polymerase beta in oocytes of preovulatory ovine follicles. Mol Reprod Dev. 2001; 58(4):417-23.

[239] Zelinski-Wooten MB, Hess DL, Baughman WL, et al. Administration of an aromatase inhibitor during the late follicular phase of gonadotropin-treated cycles in rhesus monkeys: Effects on follicle development, oocyte maturation, and subsequent luteal function. J Clin Endocrinol Metab. 1993; 76(4):988-95.

[240] Lisi F, Rinaldi L, Fishel S, Lisi R, et al. Use of recombinant FSH and recombinant LH in multiple follicular stimulation for IVF: A preliminary study. Reprod Biomed Online. 2001; 3(3):190-4.

[241] De Placido G, Alviggi C, Perino A, et al. Recombinant human LH supplementation versus recombinant human FSH (rFSH) step-up protocol during controlled ovarian stimulation in normogonadotrophic women with initial inadequate ovarian response to rFSH. A multicentre, prospective, randomized controlled trial. Hum Reprod. 2005; 20(2):390-6.

[242] Ferraretti AP, Gianaroli L, Magli MC, et al. Exogenous luteinizing hormone in controlled ovarian hyperstimulation for assisted reproduction techniques. Fertil Steril. 2004; 82(6):1521-6.

[243] Richards JS, Jahnsen T, Hedin L, et al. Ovarian follicular development: From physiology to molecular biology. Recent Prog Horm Res. 1987; 43:231-76.

[244] Humaidan P, Chin W, Rogoff D, et al. Efficacy and safety of follitropin alfa/lutropin alfa in ART: A randomized controlled trial in poor ovarian responders. Hum Reprod. 2017; 32(3):544-55.

[245] Esteves SC, Yarali H, Vuong LN, et al. Cumulative delivery rate per aspiration IVF/ICSI cycle in POSEIDON patients: A real-world evidence study of 9073 patients. Hum Reprod. 2021; 36(8):2157-69.

[246] Robertson DM, Burger HG. Reproductive hormones: Ageing and the perimenopause. Acta Obstet Gynecol Scand. 2002; 81(7):612-6.

[247] Piltonen T, Koivunen R, Ruokonen A, Tapanainen JS. Ovarian agerelated responsiveness to human chorionic gonadotropin. J Clin Endocrinol Metab. 2003; 88(7):3327-32.

[248] Vihko KK, Kujansuu E, Morsky P, Huhtaniemi I, Punnonen R. Gonadotropins and gonadotropin receptors during the perimenopause. Eur J Endocrinol. 1996; 134(3):357-61.

[249] Kim YK, Wasser SK, Fujimoto VY, et al. Utility of follicle stimulating hormone (FSH), luteinizing hormone (LH), oestradiol and FSH:LH ratio in predicting reproduc-

tive age in normal women. Hum Reprod. 1997; 12(6): 1152-5.

[250] Mitchell R, Hollis S, Rothwell C, Robertson WR. Age related changes in the pituitary-testicular axis in normal men; Lower serum testosterone results from decreased bioactive LH drive. Clin Endocrinol. 1995; 42(5):501-7.

[251] Huhtaniemi IT, Pettersson KS. Alterations in gonadal steroidogenesis in individuals expressing a common genetic variant of luteinizing hormone. J Steroid Biochem Mol Biol. 1999; 69(1-6):281-5.

[252] De Placido G, Mollo A, Alviggi C, et al. Rescue of IVF cycles by HMG in pituitary down-regulated normogonadotrophic young women characterized by a poor initial response to recombinant FSH. Hum Reprod. 2001; 16(9): 1875-9.

[253] Loutradis D, Drakakis P, Milingos S, et al. Alternative approaches in the management of poor response in controlled ovarian hyperstimulation (COH). Ann N Y Acad Sci. 2003; 997:112-9.

[254] Gomez-Palomares JL, Acevedo-Martin B, Andres L, et al. LH improves early follicular recruitment in women over 38 years old. Reprod Biomed Online. 2005; 11(4):409-14.

[255] Conforti A, Esteves SC, Humaidan P, et al. Recombinant human luteinizing hormone co-treatment in ovarian stimulation for assisted reproductive technology in women of advanced reproductive age: A systematic review and meta-analysis of randomized controlled trials. Reprod Biol Endocrinol. 2021; 19(1):91.

[256] Bosch E, Labarta E, Crespo J, et al. Impact of luteinizing hormone administration on gonadotropin-releasing hormone Antagonist cycles: An age-adjusted Analysis. Fertil Steril. 2011; 95(3):1031-6.

[257] Younis JS, Izhaki I, Ben-Ami M. The effect of LH supplementation to the GnRH antagonist protocol in advanced reproductive ageing women: A prospective randomized controlled study. Clin Endocrinol. 2016; 84(1):99-106.

[258] Vuong TN, Phung HT, Ho MT. Recombinant follicle-stimulating hormone and recombinant luteinizing hormone versus recombinant follicle-stimulating hormone alone during GnRH antagonist ovarian stimulation in patients aged >/=35 years: A randomized controlled trial. Hum Reprod. 2015; 30(5):1188-95.

[259] Alviggi C, Mollo A, Clarizia R, De Placido G. Exploiting LH in ovarian stimulation. Reprod Biomed Online. 2006; 12(2):221-33.

[260] Nilsson C, Pettersson K, Millar RP, et al. Worldwide frequency of a common genetic variant of luteinizing hormone: An International Collaborative Research Group. Fertil Steril. 1997; 67(6):998-1004.

[261] de Castro F, Moron FJ, Montoro L, et al. Human controlled ovarian hyperstimulation outcome is a polygenic trait. Pharmacogenetics. 2004; 14(5):285-93.

[262] Andersen AN, Goossens V, Ferraretti AP, et al. Assisted reproductive technology in europe, 2004: Results generated from European registers by ESHRE. Hum Reprod. 2008; 23(4):756-71.

[263] Loutradis D, Elsheikh A, Kallianidis K, et al. Results of controlled ovarian stimulation for ART in poor responders according to the short protocol using different gonadotrophins combinations. Arch Hgynecol Obstet. 2004; 270(4):223-6.

[264] Laml T, Obruca A, Fischl F, Huber JC. Recombinant luteinizing hormone in ovarian hyperstimulation after stimulation failure in normogonadotropic women. Gynecol Endocrinol. 1999; 13(2):98-103.

[265] Ferrari B, Barusi L, Coppola F. Clinical and endocrine effects of ovulation induction with FSH and hCG supplementation in low responders in the midfollicular phase. A pilot study. J Reprod Med. 2002; 47(2):137-43.

[266] Griesinger G, Shapiro DB, Kolibianakis EM, et al. No association between endogenous LH and pregnancy in a GnRH antagonist protocol: Part II, recombinant FSH. Reprod Biomed Online. 2011; 23(4):457-65.

[267] Chung K, Krey L, Katz J, Noyes N. Evaluating the role of exogenous luteinizing hormone in poor responders undergoing in vitro fertilization with gonadotropin-releasing hormone antagonists. Fertil Steril. 2005; 84(2):313-8.

[268] Berker B, Sukur YE, Ozdemir EU, et al. Human menopausal gonadotropin commenced on early follicular period increases live birth rates in POSEIDON group 3 and 4 poor responders. Reprod Sci. 2021; 28(2):488-94.

[269] Barrenetxea G, Agirregoikoa JA, Jimenez MR. Ovarian response and pregnancy outcome in poor-responder women: A randomized controlled trial on the effect of luteinizing hormone supplementation on in vitro fertilization cycles. Fertil Steril. 2007; 89(3):546-53.

[270] Mochtar MH, Danhof NA, Ayeleke RO, et al. Recombinant luteinizing hormone (rLH) and recombinant follicle stimulating hormone (rFSH) for ovarian stimulation in IVF/ICSI cycles. Cochrane Data Syst Rev. 2017; 5: CD005070.

[271] Gonen Y, Jacobson W, Casper RF. Gonadotropin suppression with oral contraceptives before in vitro fertilization. Fertil Steril. 1990; 53(2):282-7.

[272] Biljan MM, Mahutte NG, Dean N, et al. Effects of pre-treatment with an oral contraceptive on the time required to achieve pituitary suppression with gonadotropin-releasing hormone analogues and on subsequent implantation and pregnancy rates. Fertil Steril. 1998; 70(6):1063-9.

[273] Lindheim SR, Barad DH, Witt B, et al. Short-term gonadotropin suppression with oral contraceptives benefits poor responders prior to controlled ovarian hyperstimulation. J Assist Reprod Genet. 1996; 13(9):745-7.

[274] Kovacs P, Barg PE, Witt BR. Hypothalamic-pituitary suppression with oral contraceptive pills does not improve outcome in poor responder patients undergoing in vitro fertilization-embryo transfer cycles. J Assist Reprod Genet. 2001; 18(7):391-4.

[275] Fanchin R, Mendez Lozano DH, et al. Hormonal manipulations in the luteal phase to coordinate subsequent antral follicle growth during ovarian stimulation. Reprod Biomed Online. 2005; 10(6):721-8.

[276] Fanchin R, Salomon L, Castelo-Branco A, et al. Luteal estradiol pre-treatment coordinates follicular growth during controlled ovarian hyperstimulation with GnRH antagonists. Hum Reprod. 2003; 18(12):2698-703.

[277] Fanchin R, Cunha-Filho JS, Schonauer LM, et al. Coordination of early antral follicles by luteal estradiol administration provides a basis for alternative controlled ovarian hyperstimulation regimens. Fertil Steril. 2003; 79(2):316-21.

[278] Reynolds KA, Omurtag KR, Jimenez PT, et al. Cycle cancellation and pregnancy after luteal estradiol priming in women defined as poor responders: A systematic review and meta-analysis. Hum Reprod. 2013; 28(11):2981-9.

[279] Fanchin R, Castelo Branco A, et al. Premenstrual administration of gonadotropin-releasing hormone antagonist coordinates early antral follicle sizes and sets up the basis for an innovative concept of controlled ovarian hyperstimulation. Fertil Steril. 2004; 81(6):1554-9.

[280] Rombauts L, Suikkari AM, MacLachlan V, et al. Recruitment of follicles by recombinant human follicle-stimulating hormone commencing in the luteal phase of the ovarian cycle. Fertil Steril. 1998; 69(4):665-9.

[281] Dragisic KG, Davis OK, Fasouliotis SJ, Rosenwaks Z. Use of a luteal estradiol patch and a gonadotropin-releasing hormone antagonist suppression protocol before gonadotropin stimulation for in vitro fertilization in poor responders. Fertil Steril. 2005; 84(4):1023-6.

[282] Frattarelli JL, Hill MJ, McWilliams GD, et al. A luteal estradiol protocol for expected poor-responders improves embryo number and quality. Fertil Steril. 2008; 89(5): 1118-22.

[283] DiLuigi AJ, Engmann L, Schmidt DW, et al. A randomized trial of microdose leuprolide acetate protocol versus luteal phase ganirelix protocol in predicted poor responders. Fertil Steril. 2011; 95(8):2531-3.

[284] Weitzman VN, Engmann L, DiLuigi A, et al. Comparison of luteal estradiol patch and gonadotropin-releasing hormone antagonist suppression protocol before gonadotropin stimulation versus microdose gonadotropin-releasing hormone agonist protocol for patients with a history of poor in vitro fertilization outcomes. Fertil Steril. 2009; 92(1):226-30.

[285] Shastri SM, Barbieri E, Kligman I, et al. Stimulation of the young poor responder: Comparison of the luteal estradiol/gonadotropin-releasing hormone antagonist priming protocol versus Oral contraceptive microdose leuprolide. Fertil Steril. 2011; 95(2):592-5.

[286] Luteal phase estradiol versus luteal phase estradiol and antagonist protocol for controlled ovarian stimulation before in vitro fertilization in poor responders. Elassar A, Mann JS, Engmann L, Nulsen J, Benadiva C. Fertil Steril. 2011 Jan; 95(1):324-6.

[287] Letrozole and gonadotropins versus luteal estradiol and gonadotropin-releasing hormone antagonist protocol in women with a prior low response to ovarian stimulation. Elassar A, Engmann L, Nulsen J, Benadiva C. Fertil Steril. 2011 Jun; 95(7):2330-4.

[288] Cobo A, Garrido N, Crespo J, et al. Accumulation of oocytes: A new strategy for managing low-responder patients. Reprod Biomed Online. 2012; 24(4):424-32.

[289] Chatziparasidou A, Nijs M, Moisidou M, et al. Accumulation of oocytes and/or embryos by vitrification: A new strategy for managing poor responder patients undergoing pre implantation diagnosis. F1000Research. 2013; 2:240.

[290] Datta AK, Campbell S, Felix N, Nargund G. Accumulation of embryos over 3 natural modified IVF (ICSI) cycles followed by transfer to improve the outcome of poor responders. Facts Views Vis Obgyn. 2019; 11(1):77-84.

53

ART 中“低预后”患者的波塞冬分类管理策略和结局

Sandro C. Esteves, Hakan Yarali, Peter Humaidan 和 Carlo Alviggi

引　言

对卵巢刺激低反应或次优反应的不孕症患者的管理一直存在未被满足的临床需求。除了对卵巢低反应或次优反应的潜在病理生理学的理解有限之外，当这些患者接受辅助生殖技术（ART）时，对低反应的定义也存在很大差异，总体结果令人失望。

为了进一步阐述这些方面，一群专家，主要是生殖医学领域的临床医生，于 2015 年创建了波塞冬分类。波塞冬（POSEIDON）是“包含个体获卵数的以患者为导向的策略（patient-oriented strategies encompassing individualized oocyte number）”的缩写。自成立以来，该小组已经开展了许多项目，并不断发展壮大，迄今为止已有来自全球不同国家的 100 多名成员。波塞冬小组对所有对此领域感兴趣的人开放。有关波塞冬小组的信息以及如何加入可以从波塞冬网站上找到。

提出新的标准来识别和分类 ART 治疗中低预后患者是 POSEIDON 分类迄今为止最显著的成就。该标准于 2016 年推出，主要目标在于强调与卵子数量和质量相关的不良或次优不孕症治疗结果之间的差异，并可能为临床管理和研究创造更同质化的群体[1,2]。新的分类系统是及时且与临床相关的，因为对促性腺激素刺激的反应和辅助生殖技术（ART）结果具有高度可变性，这取决于患者个体因素。特别是，波塞冬标准考虑了多种影响体外受精/卵胞质内单精子注射（IVF/ICSI）患者治疗结果的特征，包括卵巢刺激后获得的卵子数量、与年龄相关的胚胎/囊胚非整倍体率以及卵巢对外源性促性腺激素的“敏感性”[3,4]。虽然后者会影响获得的卵子数量，并可能与特定遗传谱有关，但女性年龄在调节相同产量卵子方面对患者预后起到重要作用。

波塞冬的标准和原理

根据女性年龄和卵巢储备标志物［窦卵泡计数（AFC）和/或抗米勒管激素（AMH）］，同时考虑进行标准卵巢刺激后所获得的卵子数量（如果患者之前有过卵巢刺激周期，使用 150 IU 或更高剂量的促性腺激素），波塞冬标准将接受辅助生殖技术（ART）治疗的不孕症患者分为四组“低预后”[1,2]。

如图 53-1 所示，组 1 和组 2 包括卵巢储备指标良好的患者，然而令人意外的是，在使用促性腺激素进行标准卵巢刺激后，最终获得的卵母细胞数量较少（少于 4 个）或不理想（4~9 个）。相比之下，组 3 和组 4 则包括卵巢储备较低的患者，因此对促性腺激素刺激反应较差。根据 35 岁作为年龄阈值，将患者进一步分为年轻波塞冬患者（组 1 和组 3）和高龄波塞冬患者（组 2 和组 4）。与此相反，具有良好卵巢储备指标且对卵巢刺激反应正常（即获得 9 个以上卵母细胞）的患者可被归类为“正常”预后，并称之为“非波塞冬”患者。

女性年龄是 POSEIDON 分类中至关重要的因素，直接影响卵母细胞质量和胚胎倍性。在 2019 年的一项研究中，通过下一代测序分析了 436 对接受 IVF/ICSI 治疗的不孕夫妇共 1 296 个滋养外胚层活检样本，发现随着年龄增长，拥有遗传学正常胚胎的概率呈非线性下降[5]（图 53-2a）。虽然总体上每年下降的几何平均值为 13.6%，但囊胚整倍体率遵循与年龄相关的二项分布，在 29 岁时为 1.2%，而在 30 岁、32 岁、35 岁、37 岁、39 岁和 41 岁时分别为 2.0%、3.5%、6.7%、9.8%、13.6%、17.9% 和 24.5%（$P<0.0001$）（图 53-2b）。如图 53-2a 所示，在 34 岁以上患者中，囊胚整倍体概率急剧下降。需要注意的是，在 35 岁及以上患者中，拥有整倍体囊胚的概率低于 50%。因此，这些患者可能需要更多卵母细胞和胚胎来克服年龄对卵母细胞和胚胎质量产生不利影响[5]。基于此，波塞冬标准将 35 岁作为区分年轻和高龄低预后患者的年龄界限。

AFC 和血清 AMH 水平也被纳入波塞冬分类系统，因为它们被认为是最佳预测卵巢反应的指标，并广泛应用于日常临床实践[6]。这些标志物能够准确可靠地预测低反应以及在标准卵巢刺激后取卵少于 4 个或 5 个的情况[7]。波塞冬分类提出的 AFC 和 AMH 阈值基于已发表的文献，

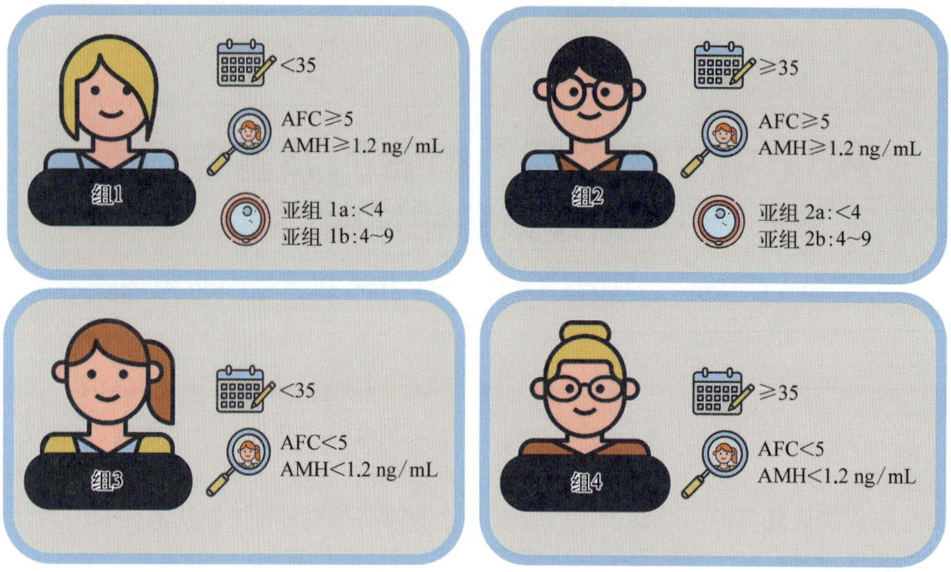

图 53-1　根据定量和定性参数,可以将低预后患者分为 4 个不同的组:①患者的年龄及其相关的胚胎非整倍体率;②卵巢生物标志物[窦卵泡计数(AFC)和/或抗米勒管激素(AMH)];③获卵数量体现的卵巢反应(如果之前进行了常规卵巢刺激周期)。组 1:年龄小于 35 岁且刺激前具备良好的卵巢储备参数(AFC≥5,AMH≥1.2 ng/mL),但出现非预期低反应(少于 4 个卵子)或次优(4~9 个卵子)反应。该组进一步细分为亚组 1a,由少于 4 个卵子的患者组成;亚组 1b,由在标准卵巢刺激后获得 4~9 个卵子的患者组成,在任何年龄下其活产率均低于与之匹配的正常反应者。组 2:年龄大于等于 35 岁且刺激前具备良好的卵巢储备参数(AFC≥5,AMH≥1.2 ng/mL),但出现非预期的低反应或次优反应。该组进一步细分为亚组 2a,由少于 4 个卵子的患者组成;亚组 2b,由在标准卵巢刺激后获得 4~9 个卵子的患者组成,在任何年龄下其活产率均低于与之匹配的正常反应者。组 3 指年龄不超过 35 岁且卵巢储备参数较低(AFC<5,AMH<1.2 ng/mL)的患者;组 4 指年龄超过 35 岁且卵巢储备参数较低(AFC<5,AMH<1.2 ng/mL)的患者[艺术绘画由意大利罗马的 Chloe Xilinas, Med. E. A. 提供。转载自文献[47]。版权© 2021. 本文遵循知识共享署名许可协议(CC BY)发布]

其中包括使用二维经阴道超声研究对 AFC 进行量化得到的阈值为 5,用于区分卵巢储备充足与不足的患者[7]。类似地,在手动酶联免疫吸附测定(ELISA)研究中,根据截断值 1.2 ng/mL 来确定 AMH 适用于同样目的[7-10]。在此基础上,使用波塞冬标准建立的 AFC 和/或 AMH 阈值进行患者分类具有方法特异性。然而,尽管 AMH 仍未达到国际标准化,不同检测方法所得到的 AMH 值可能存在显著差异,因此需要对检测结果进行特异性解释。由于自动化检测所得数值较手动检测偏低,在使用前者进行患者分类时可能会出现差异。因此,如果应用 AMH Elecsys 检测,则需要调整截断值 1.2~0.96 ng/mL[11]。

波塞冬标准还考虑了卵巢刺激过程中获卵数,因为这是预测活产的独立因素。在考虑到冻融周期的情况下,这种关联更加显著。在 2016 年的一项队列研究中,包括 1 099 名 18~40 岁接受第一个 IVF 周期并计划在新鲜周期进行单胚胎移植(SET)的女性,卵巢反应分类是累积活产率(LBR)的独立预测因素($P<0.001$)[12]。根据使用促性腺激素的标准卵巢刺激方案后所得到的卵子数量将患者分为四组:1~3 个(低反应),4~9 个(次优),10~15 个(正常)或>15 个(高反应)。经过调整女性年龄后,结果显示尽管次优反应者比低反应者结局更好($P=0.002$),但两组每次取卵周期 CLBR 均明显低于正常组($P=0.02$)和高反应组($P<0.001$)。这项研究和其他研究证实了较低的卵母细胞产量与较低的分娩率相关的观点,特别是每次启动或取卵 IVF/ICSI 周期的累积分娩率。因此,考虑到使用 AFC 和/或 AMH 评估卵巢储备并不能完全解释个体对卵巢刺激的反应,特别是在卵巢储备参数较好的女性中[13],在使用促性腺激素进行标准卵巢刺激后获得的卵母细胞阈值[定义为低反应(1~4)或次优反应(4~9)]也包括在 POSEIDON 分类中。在任何年龄段,这些卵巢反应类别都与明显低于正常反应者的累积分娩率相关[12]。

总的来说,POSEIDON 患者可以总结为如图 53-3 所示。在组 1 和组 3 中,患者年龄较小,因此胚胎非整倍体的风险相对较低。相比之下,在组 2 和组 4 中,患者年龄较大,从而增加了胚胎非整倍体的风险。底线是所有类别的生成胚胎数量可能较少,并且这可能会影响每个启动或

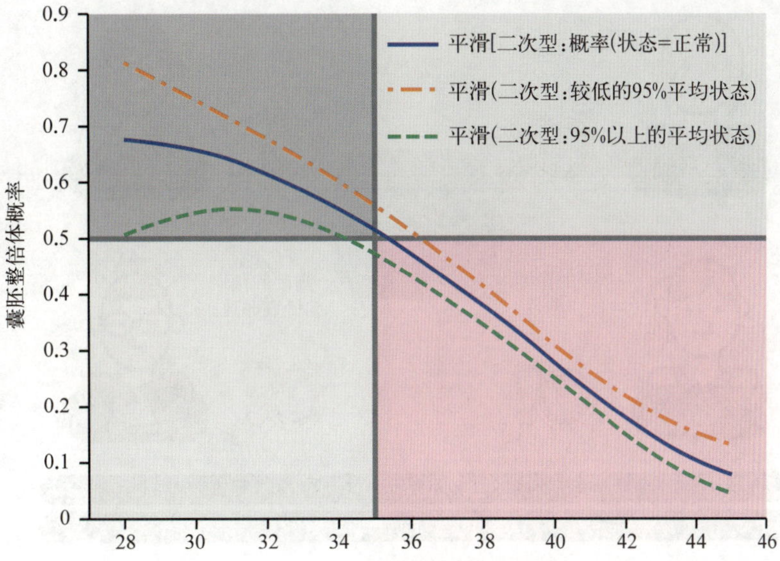

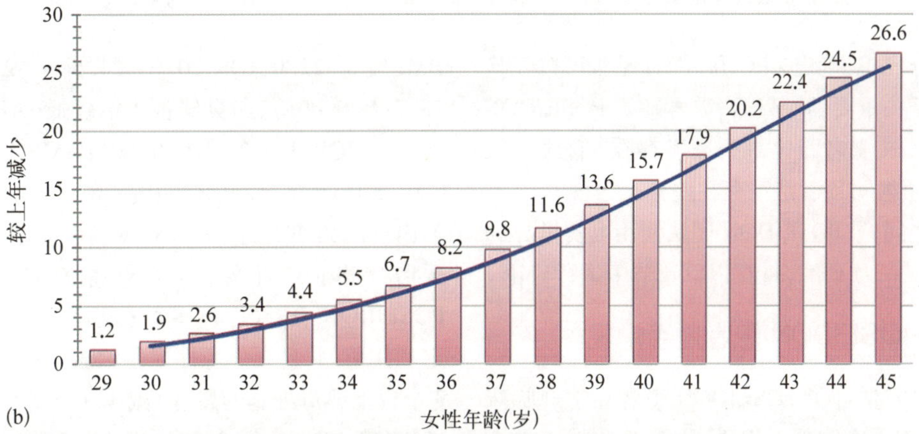

图 53-2　女性年龄对囊胚整倍体的影响。对 436 对接受 ICSI 和胚胎植入前非整倍体遗传学检测(PGT-A)的不育夫妇的 1220 份滋养外胚层活检组织进行下一代测序的 Logistic 回归分析。因变量和自变量分别为胚胎遗传状态(整倍体/非整倍体)和女性年龄。(a)该图描述了拟合概率(95%CI;虚线)囊胚整倍性随女性年龄的变化。(b)该图显示囊胚整倍体率逐年下降的百分比,随着女性年龄的增长胚胎非整倍体率逐年增加。囊胚整倍体概率从第(t)年到第(t+1)年的下降百分率定义为 p(t+1)/p(t)×100(经 Edizioni Minerva Medica[5] 许可转载)

采卵 IVF/ICSI 周期的累积分娩率。在 ART 中,波塞冬患者被认为具有“低预后”,因为与卵巢储备充足、正常反应者相比,在 IVF/ICSI 治疗后未能实现活产的风险更高。然而,有研究表明,他们的预后因组而异(即 1~4 组,基于年龄、卵巢储备和取出的卵母细胞数量)[3]。

根据 POSEIDON 标准,每个启动/取卵 IVF/ICSI 周期的累积分娩率被认为是区分患者预后的关键终点。国际辅助生殖技术监测委员会(ICMART)将该指标定义为“在 100 个周期(启动或取卵)中至少有一次活产”,其中包括所有移植新鲜和/或冷冻胚胎周期,并持续追踪直至首次活产或全部胚胎使用完毕(以先达成条件者计算)[14]。累积分娩率被认为是报告 ART 成功的最合适的指标[15,16],并被纳入 ESHRE 2019 IVF/ICSI 卵巢刺激指南[17]作为关键疗效评估参数。此外,从患者角度而言,该参数亦可视作最具意义的结果,因为它充分反映了一个启动/取卵 ART 周期后实现活产的预后[18]。

临床验证

虽然从理论角度来看,POSEIDON 分类是有意义的,但仍需要验证其临床应用。首先,必须确定波塞冬患者在生育诊所就诊的频率。其次,验证 POSEIDON 小组提出

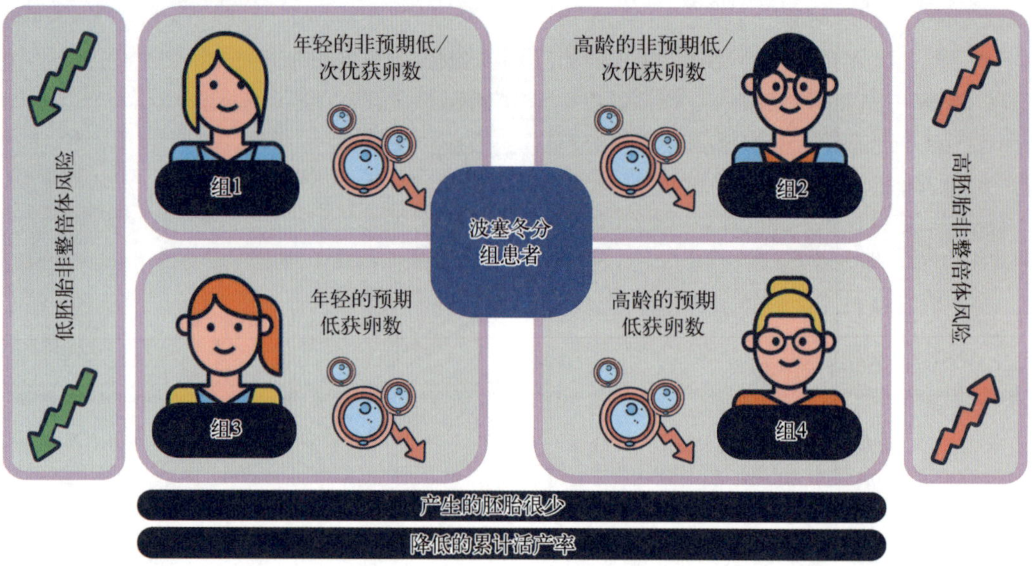

图 53-3 POSEIDON 诊断标准的临床意义快照。组 1 和组 3 患者年轻,因此,他们的胚胎非整倍体的风险相对较低。组 2 和组 4 患者的年龄较大,因此,其胚胎非整倍体的风险增加。底线是,在所有类别中产生的胚胎数量可能都很少,从而影响每个启动或取卵 IVF/ICSI 周期的累计分娩率

的 AFC 和 AMH 分界点,确定 AFC 和 AMH 是否可以互换用于患者分类是至关重要的。最后,需要确认 POSEIDON 患者与非 POSEIDON 患者相比是否确实存在"低预后",并确定 POSEIDON 组间预后是否存在差异。

为了回答这些问题,POSEIDON 团队使用真实世界的证据(RWE)进行了三项研究,将在以下章节中进行讨论。

在日常实践中,POSEIDON 患者是否常见

一项多中心研究估计了 POSEIDON 患者在常规临床实践中的患病率,该研究包括在巴西、土耳其和越南的三家生育诊所接受治疗的 13 146 名年龄在 22~46 岁的不育女性[19]。符合条件的患者是在每个中心进行第一次 IVF/ICSI 周期,并使用外源性促性腺激素(即≥150 IU 每日剂量的外源性促性腺激素)进行标准卵巢刺激的患者。AFC 是用于患者分类的生物标志物。

在本报告中,POSEIDON 患者占总研究人群的 43%(95%CI:42.0%~43.7%),但不同研究中心的患病率不同(范围:38.6%~55.7%)。波塞冬组患病率为 44.2%(组 1; 95% CI:42.6%~45.9%),36.1%(组 2; 95% CI:34.6%~37.7%),5.2%(组 3; 95%CI:4.5%~6.0%)和 14.4%(组 4; 95%CI:13.3%~15.6%),这表明尽管有良好的刺激前卵巢生物标志物,但大多数患者对卵巢刺激出现非预期的低/次优反应(图 53-4)。

女性年龄、体质指数(BMI)、AFC 和是否存在女性不孕因素是波塞冬情况的重要预测因素。总体而言,POSEIDON 患者以年龄较大[34.0 岁,四分位数间距(IQR)31.0~38.0 岁 *vs.* 31.0 岁,IQR 28.0~35.0;*P*<0.001],BMI 较高(22.0,IQR 20.0~24.5 *vs.* 21.3,IQR 19.8~23.7;*P*<0.001),卵巢储备指标较低(AFC:8,IQR 5~12 *vs.* 17,IQR 13~23,*P*<0.001;AMH:1.5 ng/mL,IQR 0.9~3.0 *vs.* 4.9,IQR 3.0~7.8,*P*<0.001),女性不孕因素出现的频率更高(69.3% *vs.* 63.2%;*P*<0.001)作为主要治疗指征。此外,尽管获得的卵母细胞数量比非 POSEIDON 患者(即卵巢标志物高于 POSEIDON 标准设定的阈值,并且在外源性促性腺激素标准卵巢刺激后获得 9 个以上卵母细胞的患者)减少了 2.5 倍(6,IQR 4~8 *vs.* 15,IQR 12~19;*P*<0.001)[19],POSEIDON 患者需要更大剂量的促性腺激素来刺激卵巢(2 700 IU,IQR:1 100~5 100 IU *vs.* 2 300 IU,IQR 1 050~4 464;*P*<0.001)。

总体而言,这项 RWE 研究是首次报告全球"波塞冬"患者患病率估计值的研究。结果表明,波塞冬患者在临床实践中较为常见。这些患者的主要特征(与正常反应者相比)包括女性高龄,卵巢储备减少,BMI 增加,以及女性不孕因素的存在。这些发现可能有助于决策者和从业者实施措施,以减轻低预后的风险和优化生育计划。例如,提高对 POSEIDON 患者的认知可以强调女性年龄和卵巢储备对生殖成功的重要性,改变生活方式、早期诊断以及个性化治疗策略在提高治疗成功率方面具有潜在作用。

使用哪种生物标志物进行患者分类:AFC、AMH、还是二者都用

在 POSEIDON 系统下,卵巢生物标志物,特别是 AFC 和 AMH,必须用于患者分类[1,2]。然而,该标准并没有明

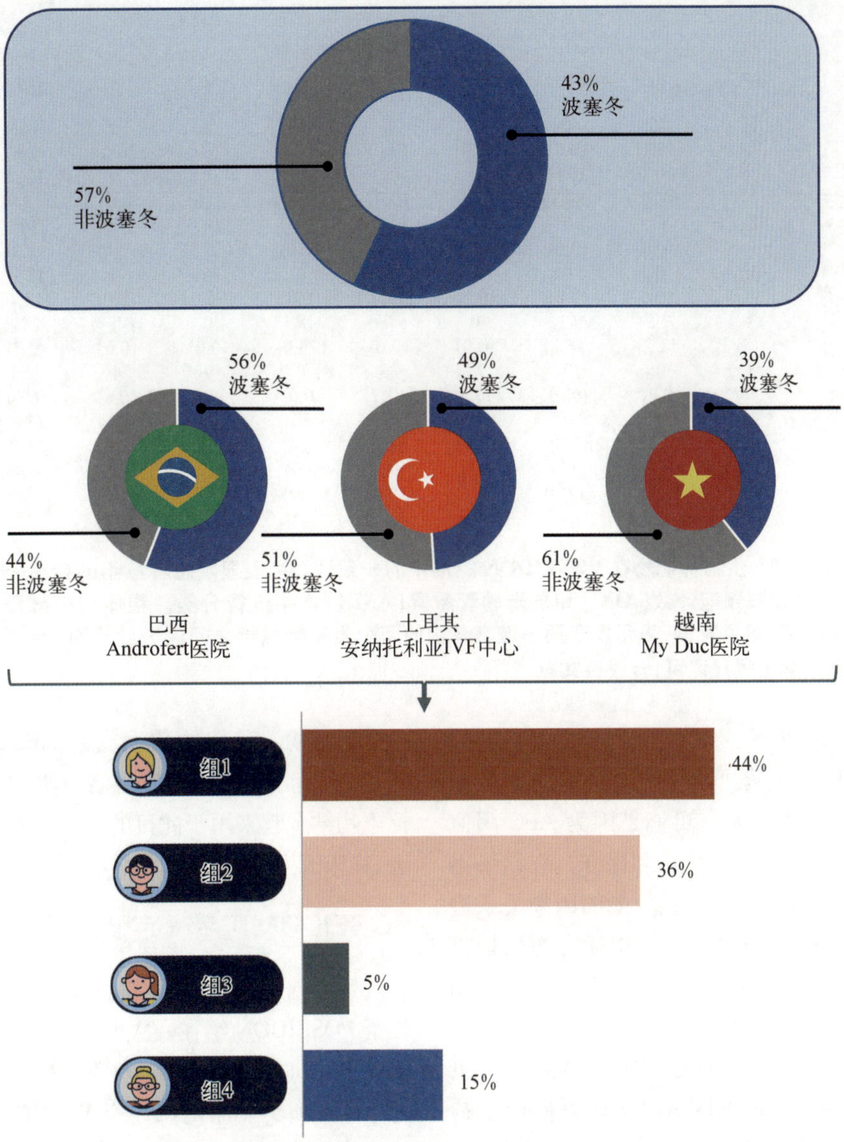

图 53-4　符合 POSEIDON 标准的低预后患者患病率。一项基于多中心人群的研究数据显示,13 146 例患者中,POSEIDON 患者占研究人群的 42.9%(95%CI:42.0~43.7),各研究中心的患病率各不相同(巴西 Androfert:55.7%,95%CI:52.7~58.6;土耳其安纳托利亚 IVF:49.1%,95%CI:47.4~50.7;越南 My Duc 医院:38.6%,95%CI:36.7~39.7)。POSEIDON 组总患病率为 44.2%(组 1;95%CI:42.6~45.9),36.1%(组 2;95%CI:34.6~37.7),5.2%(组 3;95%CI:4.5~6.0),14.4%(组 4;95%CI:13.3~15.6)[改编自文献[19],版权© 2021。本文遵循知识共享署名许可协议(CC BY)发布]

确建议使用哪一种标记物,也没有明确建议是否应将两种标记物的结果结合起来进行判断。考虑到这一点,我们试图在此背景下确定 AFC 和 AMH 之间的一致性。其次,我们评估了 POSEIDON 组提出的 AFC 和 AMH 阈值是否足够准确,以预测对标准卵巢刺激的不良反应。

为此,我们进行了一项 RWE 多中心协议研究,包括 9 484 名 22~46 岁患者在使用外源性促性腺激素进行标准卵巢刺激的第一个 IVF/ICSI 周期中,其基线卵巢储备已通过 AFC 和 AMH 评估[20]。AFC 在卵泡早期采用 2D 经阴道超声监测,AMH 采用改良的 Beckman Coulter Ⅱ代 ELISA 法测定。我们的结果显示根据 POSEIDON 标准对患者进行分类时,AFC 和 AMH 水平之间具有很强的一致性(Kappa = 0.802; 95%CI:0.792~0.811)。实际上,每四名患者中就有三名在使用两种生物标志物时被归为同一组。

当使用 AFC 或 AMH 作为主要生物标志物标准时,不一致率(即由于生物标志物结果不一致而将患者分类到不同组)相似(约 26%)(图 53-5)。然而,在不一致的患

AFC的波塞冬系列 N(%)	AMH的波塞冬系列 1a	1b	2a	2b	3	4	5	总和
1a	86 (55.1)	0 (0.0)	0 (0.0)	0 (0.0)	70 (44.9)	0 (0.0)	0 (0.0)	156 (1.6)
1b	0 (0.0)	1093 (83.1)	0 (0.0)	0 (0.0)	223 (16.9)	0 (0.0)	0 0.0)	1316 (13.9)
2a	0 (0.0)	0 (0.0)	118 (44.5)	0 (0.0)	0 (0.0)	147 (55.5)	0 (0.0)	265 (2.8)
2b	0 (0.0)	0 (0.0)	0 (0.0)	906 (71.5)	0 (0.0)	361 (28.5)	0 (0.0)	1267 (13.4)
3	29 (11.2)	41 (15.8)	0 (0.0)	0 (0.0)	189 (73.0)	0 (0.0)	0 (0.0)	259 (2.7)
4	0 (0.0)	0 (0.0)	72 (11.0)	83 (12.7)	0 (0.0)	496 (75.7)	4 (0.6)	655 (6.9)
5	0 (0.0)	0 (0.0)	0 (0.0)	0 (0.0)	76 (1.4)	66 (1.2)	5424 (97.4)	5566 (58.7)
总和	115 (1.2)	1134 (11.9)	190 (2.1)	989 (10.4)	558 (5.9)	1070 (11.3)	5428 (57.2)	9484

图 53-5 生物标志物在 POSEIDON 标准中的一致性。列表显示患者按组的频率分布,使用窦卵泡计数(AFC)和抗米勒管激素(AMH)水平进行分类。粗体和突出显示的值(黄色背景)表示属于同一波塞冬组的两个生物标志物之间的一致频率(经牛津大学出版社许可,转载自文献[20])

者中,当 AFC 作为 POSEIDON 分类的主要生物标志物时,更频繁地观察到"真正的"卵巢低反应(即获取的卵母细胞少于 4 个)(44.9% *vs.* 27.1%),可能是因为 AFC 阈值为 5 比相应的 AMH 1.2 ng/mL 更严格和保守。在结果不一致的患者组中,对患者和治疗协变量可能的因果关系进行 Logistic 回归分析表明,差异主要与生物标志物测量方法的技术限制有关,特别是 AMH。然而,几乎所有具有相互矛盾的生物标志物结果的患者仍然属于"低预后"的大类;这意味着最初被归类为属于 POSEIDON 组之一的患者越过界线并被视为非 POSEIDON 患者(如果使用了替代生物标志物)的风险可以忽略不计[20]。

本研究的另一个发现是,预测取卵少于 4 个的最佳 AFC 和 AMH 阈值分别为 5 和 1.27 ng/mL,灵敏度分别为 0.61 和 0.66,特异性分别为 0.81 和 0.72,受者工作特征曲线下面积(AUC)分别为 0.791 和 0.751,与 POSEIDON 标准建立的值相似[20]。此外,AFC 和 AMH 阈值首次用于识别次优反应者,即在标准卵巢刺激后最终获卵数量在 4~9 的患者。AFC 为 12,AMH 值为 2.95 ng/mL 是标准卵巢刺激后"次优"获卵数的最佳阈值,定义为获卵数在 4 至 9 个,敏感性为 0.74 和 0.69,特异性为 0.76 和 0.66,AUC 分别为 0.81 和 0.80(图 53-6)。

总的来说,研究表明在对 POSEIDON 患者进行分类时,AFC 和 AMH 水平之间存在很强的一致性。虽然当使用两种生物标志物时,四分之一的女性会有不一致的情况,但患者分类不一致率似乎并不受 AFC 或 AMH 作为生物标志物主要标准的重大影响。此外,在等效 ROC 曲线显示的预测获卵数方面,没有发现一个标记物明显优于另一个标记物。我们的数据支持 AFC 和 AMH 可以在 POSEIDON 标准下互换用于患者分类的观点。将这两种生物标志物结合起来用于此目的几乎没有实际价值。在此基础上,临床医生应采用最能反映其临床情况的生物标志物。

POSEIDON 患者一定低预后吗

为了回答这个问题,我们以正常反应人群为对照组,比较了 POSEIDON 组在一次取卵周期后的累积分娩率。这项 RWE 多中心研究包括 9 073 名 22~42 岁的不孕妇女,她们处于标准卵巢刺激的第一个 IVF/ICSI 周期,其中新鲜和/或冷冻胚胎被移植,直到活产或直到所有胚胎被使用[21]。

生存图显示,POSEIDON 患者的累计分娩率明显低于非 POSEIDON 患者(33.7% *vs.* 50.6%,$P<0.001$)(图 53-7)。在 POSEIDON 组中,较年轻人群的累积分娩率(亚组 1a:27.8%;亚组 1b:47.8%;组 3:29.4%)高于高龄人群(亚组 2a:14.0%;亚组 2b:30.5%;组 4:12.5%)。在非 POSEIDON 组中,高龄(≥35 岁)患者的累积分娩率低于年轻(<35 岁)患者(56.4% *vs.* 34.8%,$P=0.004$)。然而,高龄(≥35 岁)的非 POSEIDON 患者的累积分娩率高于相同年龄层的 POSEIDON 次优反应者(2b 组:30.5%;$P=0.03$),这表明获卵数影响了累计分娩率[21]。

在此基础上,Logistic 回归分析显示,POSEIDON 分类、获得的胚胎数量、每位患者的胚胎移植数量、获得的卵母细胞数量、女性年龄、不孕持续时间和 BMI 是累积分娩率的相关预测因素($P<0.001$)。有趣的是,在非预期次优(获卵 4~9 个)和低(获卵少于 4 个)反应组(POSEIDON 组 1 和组 2)中,次优反应者的累积分娩率是低反应者的

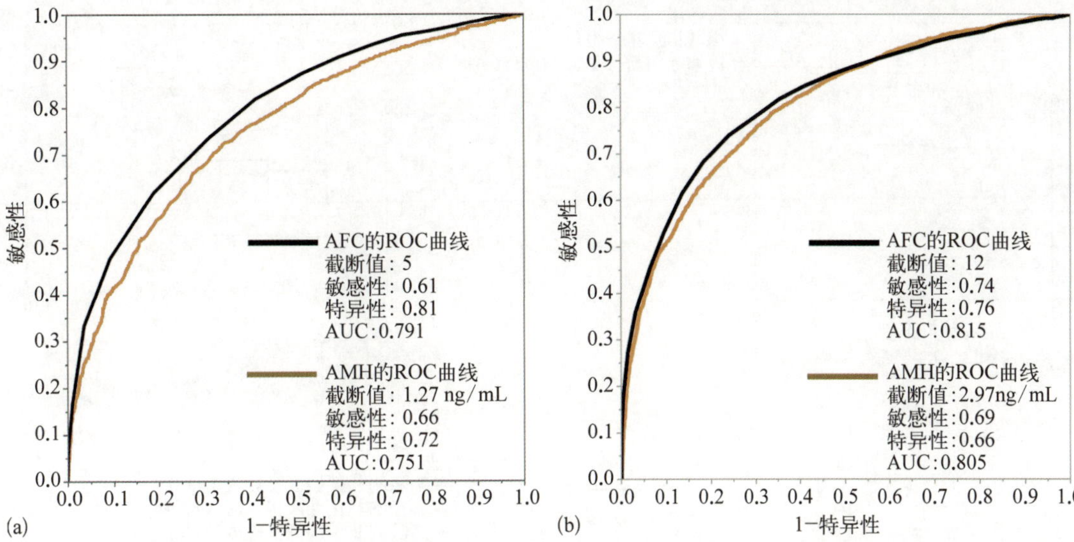

图 53-6 波塞冬标准生物标志物阈值的验证。该图显示了 AFC 和 AMH 的年龄调整 ROC 曲线，用于预测低（少于 4 个）和次优（4~9 个）获卵数。（a）对于低获卵数，最佳 AFC 临界值为 5，敏感性为 0.61，特异性为 0.81，阳性预测值和阴性预测值分别为 64.1%和 79.4%，AUC 为 0.791。最佳 AMH 临界值为 1.27 ng/mL，敏感性为 0.66，特异性为 0.72，阳性预测值和阴性预测值分别为 56.7%和 79.4%，AUC 为 0.751。对于次优获卵数，最佳 AFC 临界值为 12，敏感性为 0.74，特异性为 0.76，AUC 为 0.81。因此，最佳 AMH 临界值为 2.97 ng/mL，敏感性为 0.69，特异性为 0.66，AUC 为 0.80（经牛津大学出版社许可转载[20]）

两倍（亚组 1b 和 1a：47.8% *vs.* 27.8%，$P=0.0004$；亚组 2b 和 2a：30.5% *vs.* 14.0%，$P=0.004$）（图 53-8），从而证实了获卵数对累计分娩率的作用[21]。

事实上，我们的研究结果证实了更多的获卵数可转化为更多可用于移植的胚胎。次优反应者（获卵 4~9 个；亚组 1b 和 2b）获得多余玻璃化冷冻胚胎的概率比预期低反应组（组 3 *vs.* 组 4）高 4 倍（14% *vs.* 3.4%），比非预期低反应组（获卵数少于 4 个；亚组 1a 和 2a）高 17 倍（14% *vs.* 0.8%）。相比之下，37%的非 POSEIDON 患者有多余的玻璃化冷冻胚胎。因此，在第一个失败的周期后，更多的次优反应者和非 POSEIDON 患者（与低反应者相比）接受了后续的胚胎移植，从而增加了这些患者的累积分娩率[21]。当然，多余胚胎对累积分娩率的积极影响取决于有效的胚胎玻璃化冷冻方案[22]。

总的来说，这项研究表明，POSEIDON 患者的累积分娩率平均比正常反应者低 50%，并且在 POSEIDON 组之间存在差异。与非 POSEIDON 患者相比，POSEIDON 患者的累计分娩率较低并不令人惊讶，因为在一个刺激周期后，这些患者获得的卵母细胞较少，获得的胚胎较少，限制了可用于移植的胚胎数量。然而，对于获卵数增加的患者，即次优反应者（相对于低反应者），POSEIDON 分类对累积分娩率的影响减弱，这主要是由于在第一次移植失败的情况下，可获得多余的玻璃化冷冻胚胎用于后续移植。此外，在年轻患者中，由于众所周知的年龄对卵母细胞/胚胎质量的保护作用，POSEIDON 分类对累积分娩率的影响降低了。上述研究结果证实了 POSEIDON 标准在识别 IVF/ICSI 治疗中低预后患者相关亚群方面的有效性。

波塞冬的成功标准和 ART 计算器

鉴于卵母细胞数量和女性年龄对累计分娩率的重要性，POSEIDON 小组提出了一个新的客观指标来衡量 ART 的成功，即“在每个患者中获得至少一个整倍体囊胚用于移植所需的卵母细胞数量的能力”[1,2]。选择胚胎整倍体作为度量终点是因为它主要由女性年龄决定，整倍体胚胎移植后所有年龄组的着床率和活产率相对恒定（50%~60%）[23]。这意味着整倍体胚胎的可用性有助于抵消女性年龄对 ART 临床结局的不利影响，并为这对夫妇提供了实现活产的良好可能性。

我们之前提到的 2019 年滋养外胚层活检研究的数据显示，在年轻患者组中，至少有一个整倍体囊胚的患者频率更高，这并不奇怪[5]。然而该研究还表明，无论女性年龄段，获得的胚胎数量越多，至少有一个整倍体囊胚的频率越高（图 53-9）。因此，提高辅助生殖成功率的一个合理的解决方案，特别是对于高龄患者，将是增加 MⅡ 卵母细胞的数量，以获得更多的胚胎，这将增加至少获得一个整倍体胚胎的机会。这里有一个重要的问题：一个特定的患者需要多少卵母细胞？

为了回答这个问题，POSEIDON 小组利用其成员之一的临床数据库开发了一个预测模型，称为“ART 计算

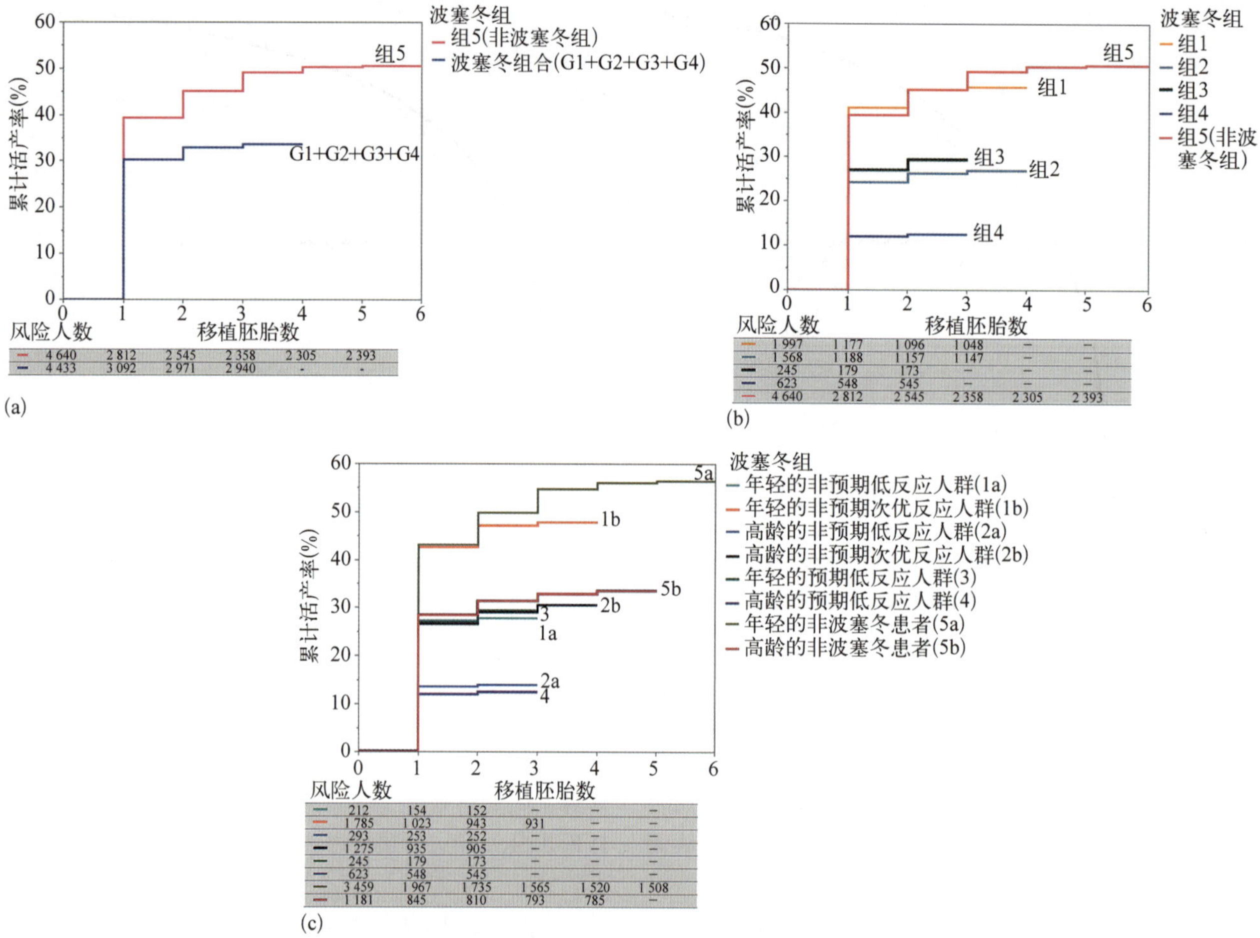

图 53-7 POSEIDON 患者累积分娩的生存图。根据 POSEIDON 标准对患者进行分层。(a)所有 POSEIDON 患者合并为一个单独的组,对照组为非 POSEIDON 患者,(b)四个 POSEIDON 组和非 POSEIDON 患者的对照,以及(c)四个 POSEIDON 组,其中第 1 组和第 2 组进一步分层为"a"和"b"亚组,非 POSEIDON 患者进一步按年龄分层,使用 35 岁为阈值。使用非参数 Kaplan-Meier 方法和非截尾值计算累积分娩率存活函数。"时间"反应为胚胎移植(ETs)的顺序;患者是观察单位,活产分娩是事件。生存表详细列出了未能实现活产的患者人数(处于危险中的人数)。表格按一个取卵 IVF/ICSI 周期的每个 ET 进行分段(列)(见相应生存图 x 轴上的 ET 顺序,1,2,3……)。每一组在表中占据自己的一行。表格的开头(左列)表示开始治疗并获得卵母细胞的患者数量。每个图中的线表示从治疗开始到"时间"反应期间实现活产的患者的累积比例[转载自文献[21]。本文遵循知识共享署名许可协议(CC BY)发布]

器"[24]。采用广义 Logistic 回归分析选择影响胚胎整倍性概率的变量。在 26 个变量中,包括夫妇年龄、卵巢生物标志物、不孕症病因及不孕年限、男性因素(如病因、精液参数)、治疗变量(如刺激方案、促性腺激素类型及剂量)、实验室变量[如卵母细胞数量、MⅡ卵母细胞数量、IVF/ICSI 精子来源、受精卵母细胞(2PN)、囊胚数量、整倍体囊胚数量、囊胚整倍体率]。该模型选择了三个相关变量,即女性年龄、用于 ICSI 的精子类型和 MⅡ卵母细胞。拟合的模型提供了一个方程来估计每个 MⅡ卵母细胞的囊胚整倍体的个体化概率作为女性年龄和用于 ICSI 的精子类型的函数。如图 53-10 所示,随着女性年龄的增长,MⅡ卵母细胞转变为整倍体囊胚的可能性逐渐降低。通过使用非梗阻性无精子症(NOA)男性的睾丸精子,这种效果是负调节的。

根据模型方程和其他数学函数,开发了一种算法来估计获得至少一个整倍体囊胚所需的最小 MⅡ卵母细胞数量,并具有相应的 95%CI。该算法包含一个函数,允许用户设置估计成功的概率,例如,如果达到计算的卵母细胞数量,则至少获得一个整倍体胚胎的概率为 70%、80%或 90%[24]。

本质上,ART 计算器做出了两种类型的预测。治疗前,它估计在接受 ART 治疗的不孕症夫妇中,为获得至少一个整倍体囊胚移植所需的最小 MⅡ卵母细胞数量。为了获得预测值,所有临床医生必须做的就是输入患者的年龄,用于 IVF/ICSI 的精子类型,并设置估算成功的概率。成功的概率用 π 表示,其补集 1-π 表示风险,即尽管达到了估计的最小 MⅡ卵母细胞数量,但没有获得整倍体囊胚的概率[24]。随后,只需点击一下,计算器就可以估算出

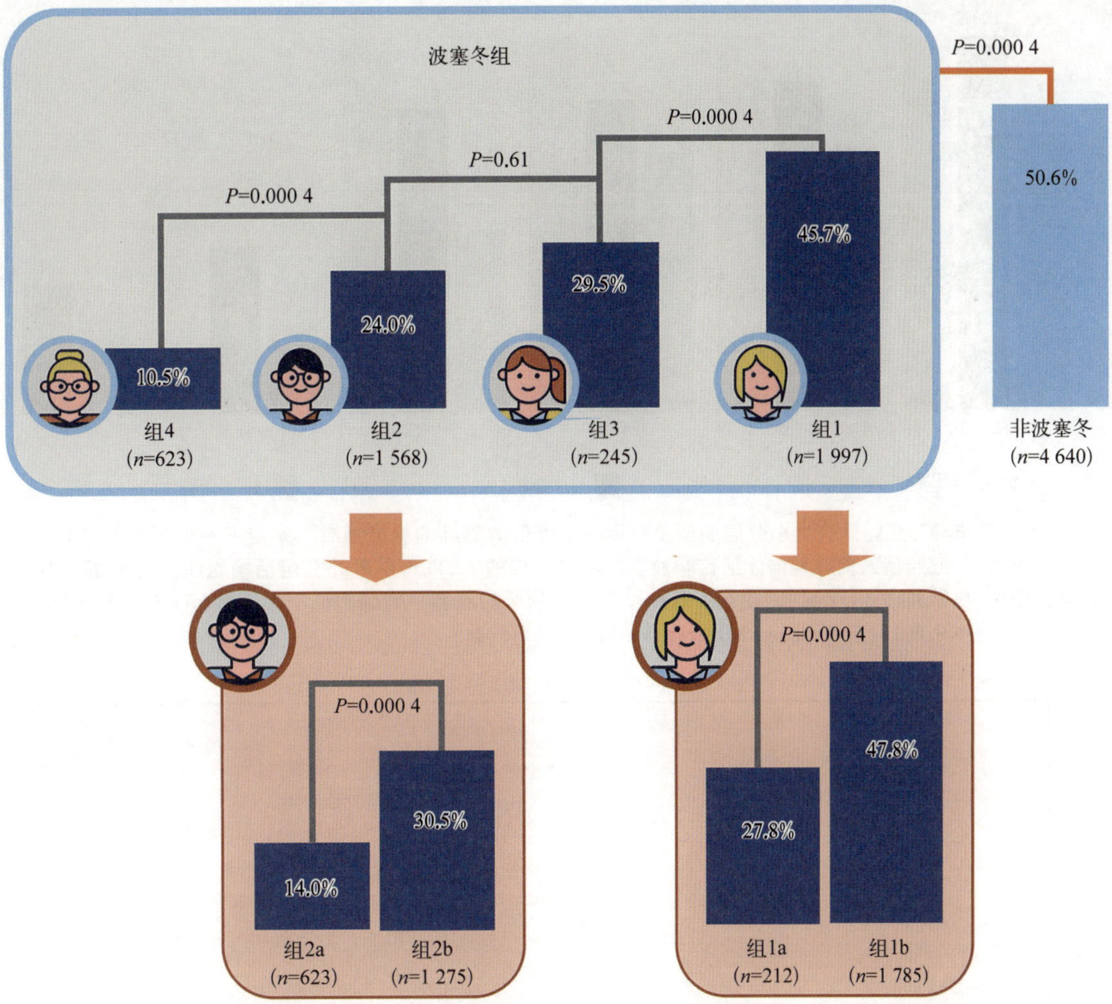

图 53-8 POSEIDON 患者的累积分娩率。接受辅助生殖技术的 POSEIDON 患者的预后(通过一次 IVF/ICSI 周期获得的一个或多个胚胎移植后实现分娩的概率)比非 POSEIDON 患者低 50%(卵巢储备生物标志物良好,获卵数超过 9 个),并且在不同的 POSEIDON 组中存在差异,主要是由于年龄和获卵数。较年轻的 POSEIDON 患者(组 1 和组 3)的累积分娩率高于高龄患者(组 2 和组 4),次优反应者(获卵数 4~9 个:亚组 1b 和 2b)的累积分娩率是低反应者(获卵数少于 4 个:亚组 1a 和 2a)的两倍。累计分娩率定义为一次取卵 IVF/ICSI 周期导致一个或多个活产分娩,包括所有移植新鲜和/或冷冻胚胎的周期,直到一个活产分娩发生或直到所有胚胎被使用,以先发生者为准[改编自文献[21]。本文遵循知识共享署名许可协议(CC BY)发布]

获得至少一个整倍体囊胚所需的最小 MⅡ 卵母细胞数量,并给出相应的范围。

治疗后,如果没有达到 ART 计算器估计的卵母细胞数量,该应用程序提供了对最终获得的 MⅡ 卵母细胞数量达到获得至少一个整倍体胚胎的概率的修正估计(图 53-11)。ART 计算器可以在 http://www.members.groupposeidon.com/Calculator/网站上找到。

2020 年的一项研究报告了 ART 计算器的验证结果,使用了来自意大利、土耳其和巴西三家生殖中心的 1464 名 IVF/ICSI 患者的数据[25]。验证研究表明,原始计算器与从验证数据集获得的结论之间存在很强的相关性。对于每个 MⅡ 卵母细胞形成整倍体囊胚的估计概率($r=0.91$)和获得至少一个整倍体囊胚所需的 MⅡ 卵母细胞的最小数量($r=0.88$),二者的拟合都足够接近[25]。这些发现表明,从原始 ART 计算器和验证数据集获得的算法是相似的,并且在估计获得至少一个整倍体胚胎所需的卵母细胞数量方面提供了几乎相同的结果。在验证研究中,ART 计算器的阳性预测值(即在达到 MⅡ 卵母细胞估计最小数量的患者中至少有一个整倍体囊胚的患者频率)是最优的(70%、80% 和 90% 预测成功率分别为 84.8%、87.5% 和 90.0%)[25]。因此,在现实生活中,大多数达到 ART 计算器预测的 MⅡ 卵母细胞数量的患者在其胚胎队列中至少有一个整倍体囊胚。ART 计算器的科学验证表明,该应用程序可用于临床实践中的咨询和制订治疗计划[3]。

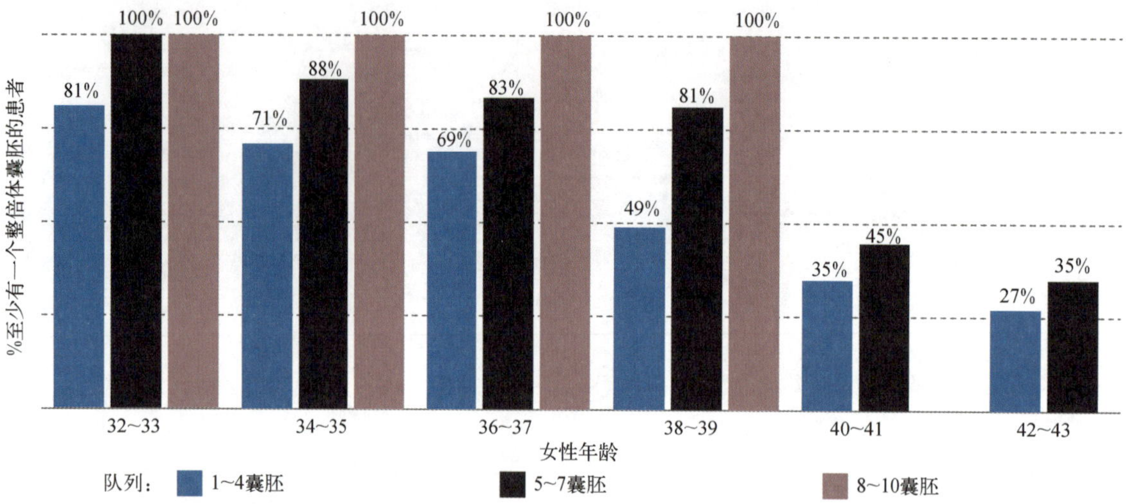

图 53-9　按年龄和胚胎队列大小分层的至少获得一个整倍体囊胚的患者频率。采用下一代测序技术对 436 对接受 ICSI 和胚胎植入前非整倍体遗传学检测的不育夫妇的 1 220 份滋养外胚层活检组织进行分析。在所有年龄组中,小队列(1~4 个囊胚)中至少有一个整倍体囊胚的患者平均频率低于大队列(5~7 个囊胚和 8~10 个囊胚)(*P*<0.001)(经 Edizioni Minerva Medica[5] 许可转载)

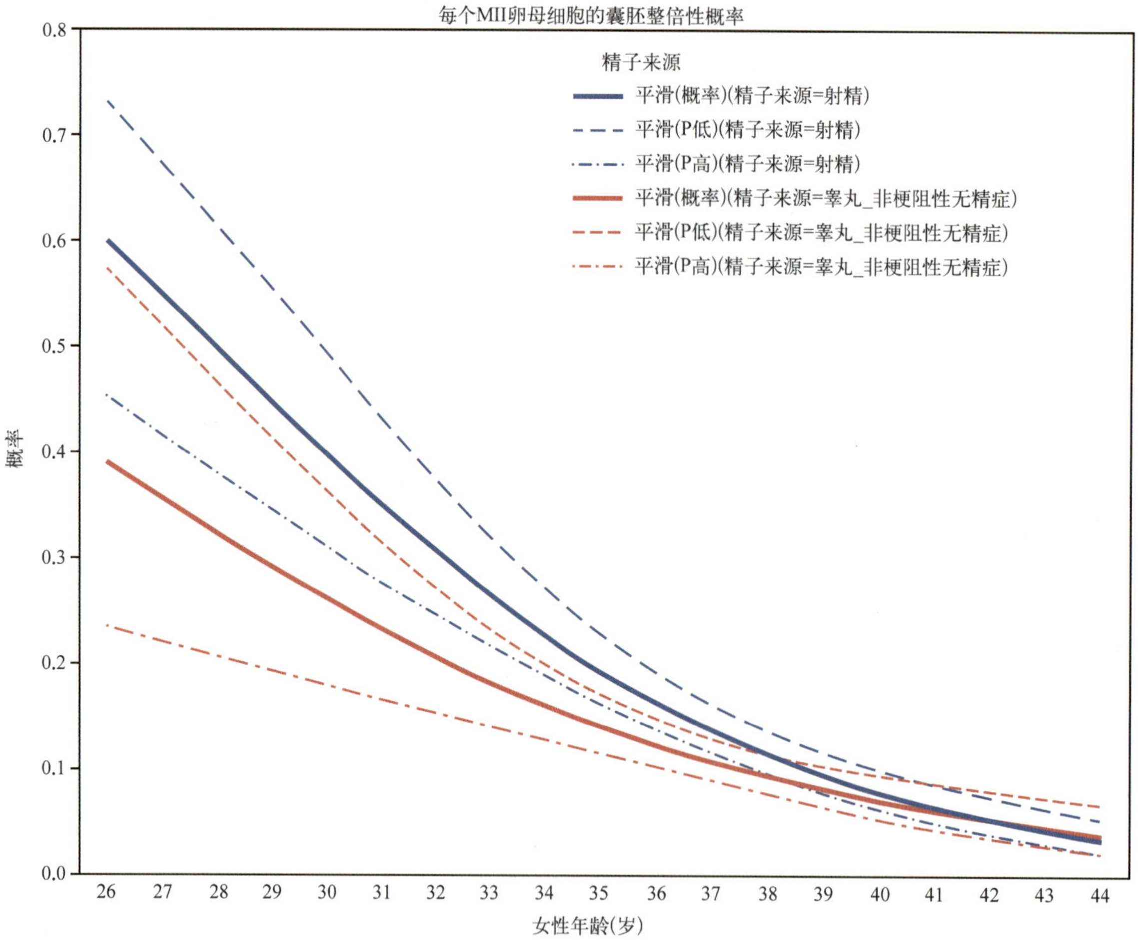

图 53-10　每个 MⅡ卵母细胞的囊胚整倍性概率。该图显示了中期Ⅱ(MⅡ)卵母细胞转变为整倍体囊胚的概率与女性年龄的关系。根据拟用于 IVF/ICSI 的精子来源,即射精精子(蓝色)和非梗阻性无精子症(NOA)患者的睾丸精子(红色),给出了估计概率(实线)及其 95%CI(点线)。这种关系是非线性的,并以不同年龄精子来源的不同调节作用为特征。女性年龄对第(t)年至第(t+1)年每 MⅡ卵母细胞囊胚整倍性概率的影响大小定义为 p(t+1)/p(t)×100 的比值。随着年龄的增长,MⅡ卵母细胞变成整倍体囊胚的概率显著降低(*P*<0.001)[转载自文献[24],版权© 2021。本文遵循知识共享署名许可协议(CC BY)发布]

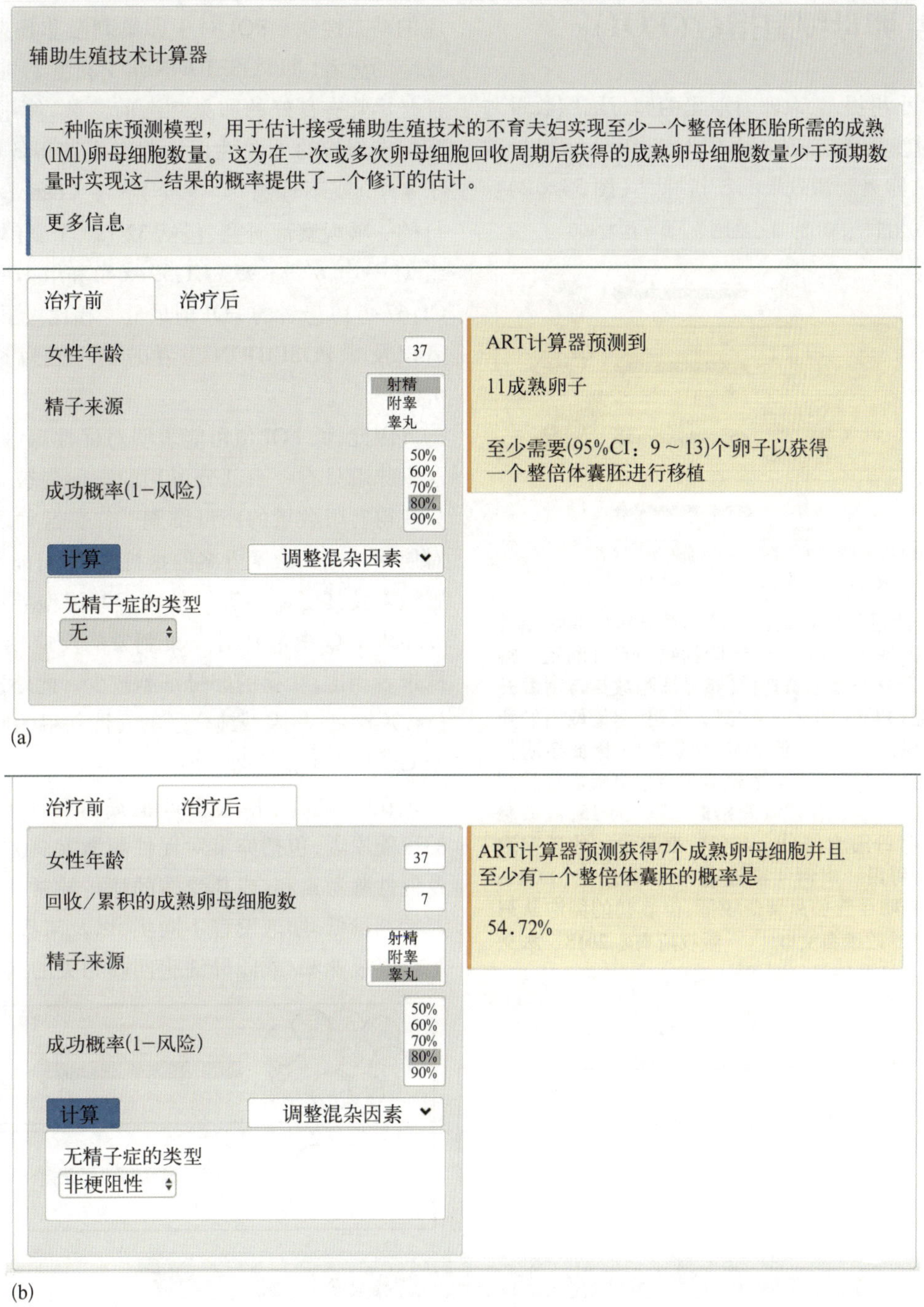

图 53-11　ART 计算器。在线计算器用于估计接受 IVF/ICSI 周期的不孕症患者获得至少一个整倍体囊胚用于移植所需的成熟卵母细胞的最小数量。该图显示了如何设置参数使用计算器。(a)治疗前，临床医生应输入患者的年龄和进行 IVF/ICSI 的精子来源。如果标记了“睾丸”选项，则还应定义无精子症的类型。用户设置估计成功的概率，这表明当达到预测的成熟卵母细胞数量时，拥有一个或多个整倍体囊胚的机会。成功概率的补集是风险，即当达到预测的卵母细胞数量时，没有(零)整倍体囊胚的概率。按下“计算”按钮后，屏幕右侧会弹出一个文本框，显示预测获得至少一个整倍体囊胚所需的最小成熟卵母细胞数量，并给出 95%置信区间。(b)治疗后，假设在一个或多个取卵周期后获得的成熟卵母细胞少于预期数量。临床医生应输入治疗前信息和实际收集或积累的成熟卵母细胞数量。用户设置成功概率：它反映了根据获得的卵母细胞的确切数量进行正确估计的机会。一旦按下“计算”按钮，屏幕右侧将弹出一个文本框，显示在可用成熟卵母细胞数量下获得一个或多个整倍体囊胚的预测概率。ART 计算器可在 http://www.members.groupposeidon.com/Calculator/在线找到[转载自文献[24]，版权© 2021。本文遵循知识共享署名许可协议(CC BY)发布]

卵泡-卵母细胞指数(FOI)

POSEIDON 小组提出,取卵时取出的卵母细胞数量与卵巢刺激开始时窦卵泡总数之比(卵泡-卵母细胞指数[FOI])作为评估卵巢刺激效果的新指标[13](图 53-12)。

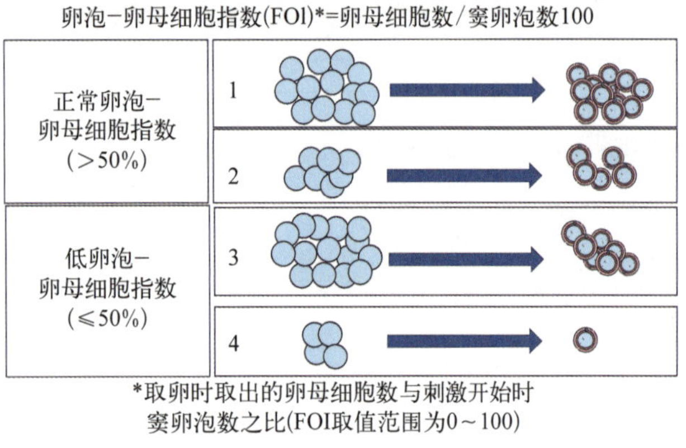

图 53-12 卵泡-卵母细胞指数(FOI)。卵巢对外源性促性腺激素刺激的敏感性用卵泡-卵母细胞指数(FOI)测定。病例 1 描述了一个 FOI 正常的患者,其卵母细胞数量与刺激开始时的 AFC 一致(FOI~90%)。病例 2 表明,尽管取出的卵母细胞数量不理想(4~9 个),但 FOI 约为 70%,因此表明初始的窦卵泡队列已被充分利用。病例 3 显示患者反应低且卵母细胞数量不理想。尽管在刺激开始时 AFC 为 15,但该患者仅获得了 7 个卵母细胞(FOI~45%),表明最初的窦卵泡队列未得到充分利用。病例 4 描述了一个低反应(FOI~25%)的患者,这表明尽管卵巢储备较低,但最初的卵泡队列没有得到充分利用[改编自文献[13]。版权所有© 2018。本文遵循知识共享署名许可协议(CC BY)发布]

FOI 被认为反映了卵泡生长对外源性促性腺激素反应的动态性质。FOI 对于卵巢刺激非预期次优反应或低反应的患者(即 POSEIDON 组 1 和组 2)非常有价值,其特征是尽管有良好的卵巢刺激前参数,使用年龄和 BMI 匹配标准剂量的外源性促性腺激素获得的卵母细胞少(少于 4 个)或不理想(4~9 个)[13]。Chen 等人在 2020 年进行的一项观察性研究,包括 32 128 个新鲜 IVF 周期,发现组 2(平均:62%;95%CI:59~64)和组 1(平均:69%;95%CI:67~71)患者的 FOI 值最低。相比之下,组 3 和组 4 患者以及非 POSEIDON 患者的 FOI 值为 80%或更高($P<0.001$)[27]。

因此,低 FOI 值可能表明对促性腺激素刺激反应低,这意味着只有一小部分可用的窦卵泡被充分募集。导致只获得有限数量的卵母细胞[13,27]。这种现象可能与卵巢对使用促性腺激素方案的抵抗有关,可能是由于涉及促性腺激素及其受体多态性的特定基因型导致。例如,FSHR c.2039A>G 携带者对卵巢刺激的反应较差,与天冬酰胺携带者相比,获得的卵母细胞较少。此外,FSHR-29 G>A(rs1394205)基因型纯合子的女性获得的卵母细胞数量低于 GG 基因型的女性[28]。

在临床实践中,低 FOI 值提示应该评估低/次优反应的可能原因,包括卵巢对促性腺激素刺激的抵抗,这与涉及促性腺激素和/或其受体的遗传异常有关,促性腺激素起始剂量低,卵泡发育不同步,以及与扳机相关的卵母细胞最终成熟和/或卵母细胞回收相关的问题(图 53-13)。

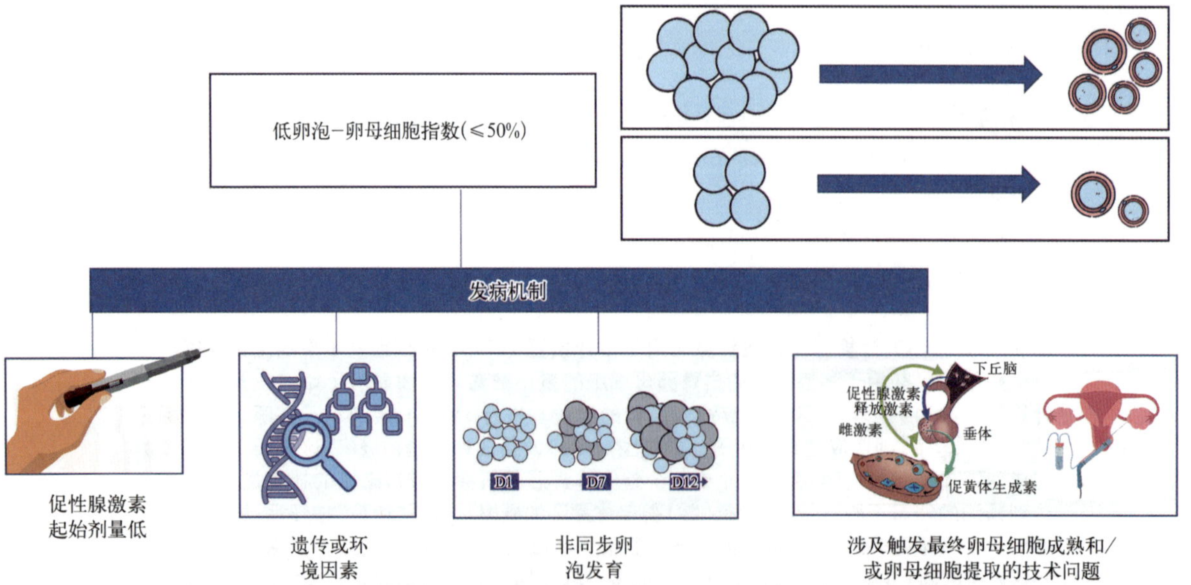

图 53-13 低卵泡-卵母细胞指数的可能原因。该图描绘了可能与低 FOI 指数有关的主要因素。这些因素并不相互排斥,包括:①促性腺激素起始剂量低;②由于涉及促性腺激素和/或其受体的遗传变异(如多态性)导致卵巢对促性腺激素刺激反应低下;③卵泡发育不同步;④与最终卵母细胞成熟扳机相关的因素(如用药错误,低剂量或不适当的方案)和/或卵母细胞采集(例如与泵真空压力或针系统相关的技术问题,穿刺卵泡的技术困难,培训/专业知识)[改编自文献[13]。版权所有© 2018。本文依据知识共享署名许可协议(CC BY)发布]

虽然 FOI 值<50%可能表明可用的窦卵泡未被充分募集，但基于百分位数/四分位数的 FOI 正常定义尚未明确。

虽然我们还需要更多关于接受卵巢刺激患者的 FOI 的数据，但据推测，提高 FOI 和可能克服对卵巢刺激的次优反应的策略，如增加 FSH 起始剂量，使用 LH 补充剂和双扳机，可以在常规实践中使用。

管理策略和成果

低预后患者的医疗管理仍然极具挑战性。然而，开发和验证一个标准化的分类系统，如 POSEIDON 标准，强调在卵母细胞质量和数量方面与低或次优治疗结果相关的根本差异，是为临床管理和研究创造更多同质患者群体的巨大进步。到目前为止，关于 POSEIDON 治疗策略的证据有限，但显然，这些患者可以得到更有效的治疗，如下文所述。

非预期低和次优反应者（组 1 和组 2）：治疗原理、策略和结果

尽管有良好的刺激前卵巢储备标记物，但 POSEIDON 组 1 和组 2 患者对标准的促性腺激素卵巢刺激反应低（获卵数少于 4 个）或次优（获卵数 4~9 个）[19,21]。这一现象的原因尚不完全清楚。尽管如此，有研究表明，涉及促性腺激素和/或其受体或使用次优卵巢刺激方案的基因多态性参与其中[13,27]。

已经提出了药物干预措施，以改善归类为 POSEIDON 组 1 和组 2 的患者的 FOI 和最终的获卵数[27]。图 53-14 提供了 POSEIDON 组 1 和组 2 患者可用治疗方案的快照。

虽然图 53-14 所示的建议疗法仍需要验证，但最近出现了针对组 1 和组 2 患者的药物干预试验。接下来简要讨论现有研究的特点和结果。

Drakopoulos 等人在 2018 年进行的一项病例对照研究中，在 160 名年龄<40 岁、卵巢储备指标良好的女性中，在用标准剂量 FSH 卵巢刺激后反应不佳（取出 4~9 个卵母细胞），在随后的卵巢刺激中，通过增加每日 FSH 剂量，取出了更多的卵母细胞，并获得了胚胎。第 1 周期与第 2 周期的获卵数平均差值为 3.2 个（$P<0.05$）[28]。logistic 回归分析显示，FSH 剂量增加是随后 IVF 周期中获卵数的唯一相关预测因子。然而，研究患者的 FOI 和基因分型谱都无法用于分析。

在另一项病例对照研究中，10 名年龄<35 岁、AMH 值>1.2 ng/mL 的女性在每日 150 IU 剂量的重组 FSH 卵巢刺激后获卵数少于 4 个，Eftekhar 等人报道了在同一周期的黄体期进行卵巢刺激获得了更多的卵母细胞（9.2±

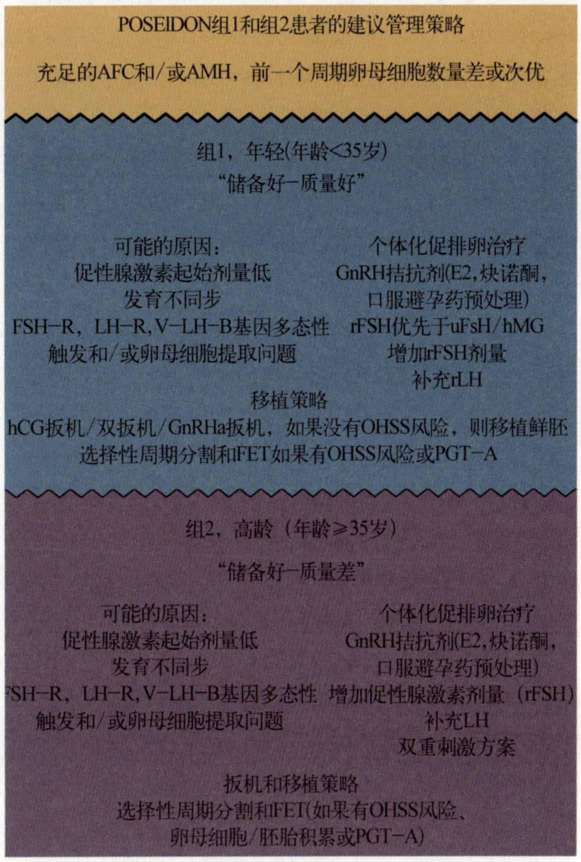

图 53-14 POSEIDON 组 1 和组 2 患者的建议管理策略。属于 POSEIDON 组 1 和组 2 的患者具有相同的特征，即尽管存在良好的卵巢储备参数，但在使用外源性促性腺激素进行标准卵巢刺激后获得的卵母细胞数量少（少于 4 个）或次优（4 至 9 个），这与年龄无关，使他们具有较差 ART 结局的高风险。这些患者需要特别注意，特别是关于最佳的药物干预，以提高卵泡-卵母细胞指数和最大限度地增加获卵数。（a）治疗前：评估前一个治疗周期的 FOI 值，使用 ART 计算器计算获得至少一个整倍体囊胚所需的最小卵母细胞数量，以及基因分型可能有助于指导治疗策略。FOI 值良好的亚组 1a 和 1b 患者可考虑用雄激素进行预处理。对于有低卵泡-卵母细胞指数病史的患者，可以考虑进行预处理，包括短期雌激素治疗或口服避孕药，以便在刺激前使卵泡同步。（b）卵巢刺激策略：在既往刺激后有低卵泡-卵母细胞指数病史的情况下，应考虑增加促性腺激素起始剂量、刺激期间补充 LH，并将扳机策略改为双扳机或加倍扳机剂量。一般来说，刺激应该开始使用 GnRH 拮抗剂联合治疗，并铭记转换为双重刺激方案的可能性，以达到个体化的目标获卵数（根据 ART 计算器）。否则，应该考虑使用较长的 GnRHa 方案。（c）扳机策略：在长效 GnRHa 降调节方案中，hCG 是触发排卵的必要因素，而 GnRHa 在双重刺激方案的卵泡期刺激中是必要的。所有扳机制剂均可用于黄体期刺激。在非双重刺激的拮抗剂周期中，选择 GnRHa 和/或 hCG 扳机应取决于胚胎移植策略（新鲜或冷冻）、患者特征和临床经验。无论选择何种策略，重要的是要记住，实现至少一个整倍体囊胚移植所需的卵母细胞数量在年轻女性和高龄女性之间是不同的［改编自文献[27]，版权所有© 2019。本文依据知识共享署名许可协议（CC BY）发布］

6.8 *vs.* 1.9±1.1；$P=0.004$）和胚胎（4.8±2.8 *vs.* 1.3±0.5；$P=0.013$）[29]。在他们的研究中，黄体期刺激调整为将促性腺激素剂量增加到 300 IU/d 并使用 hCG 扳机（或卵泡期刺激为 GnRHa 扳机）[30]。

来自中国的两项观察性研究根据 POSEIDON 分类对患者进行分层，评估了高孕激素卵巢刺激（与经典的 GnRH 拮抗剂灵活方案相比）的有效性。在组 1 和组 2 患者中，每个取卵周期的获卵数和累积活产率没有显著差异[31,32]。作者推测，高孕激素卵巢刺激对患者更友好，因为它不需要注射 GnRH 拮抗剂。

在 Li 等人开展的一项观察性研究中，在根据 POSEIDON 标准进行分组的 3342 个中国女性 IVF/ICSI 周期中，组 1（$n=1\ 326$ 个周期）和组 2（$n=767$ 个周期）患者使用超长 GnRH 激动剂方案的获卵数明显多于经典 GnRH 激动剂或 GnRH 拮抗剂方案[33]。在这项研究中，在组 1 患者中，超长 GnRH 激动剂方案中每移植周期的活产率更高，尽管在组 2 中没有发现显著差异。

在 Cozzolino 等人的另一项观察研究中，包括 1 519 名 POSEIDON 组 2 欧洲妇女，作者比较了最小和常规卵巢刺激，并报道了每个周期的累积活产。然而，在他们的研究中，常规刺激的获卵数、MⅡ卵母细胞和胚胎数量明显更多[34]。最后，在 Farimani 等人的病例对照研究中，包括 96 名按照 POSEIDON 标准分层并按照上海方案进行卵巢刺激的女性，组 1 和组 2 患者在第一次取卵时进行卵巢内富血小板血浆注射后，在第二次刺激周期中的获卵数明显更多（$P<0.05$）[35]。

虽然以上均为初步证据，但似乎可以推测卵巢刺激方案的调整可能对 POSEIDON 标准下非预期的低/次优反应者具有临床效用。

预期低反应（组 3 和组 4）：治疗原理、策略和结果

POSEIDON 组 3 和组 4 患者的特点是卵巢储备功能差[1,2]。图 53-15 描述了针对这些患者提出的治疗策略[36]。

与组 1 和组 2 类似，目前提出的组 3 和组 4 治疗策略也需要进一步验证，但最近的试验已经探索了干预措施对这些患者的作用。本节简要讨论了现有研究的特点和结果。

在 2018 年的一项随机对照试验中，Xu 等人探索了 186 名 POSEIDON 组 3 患者在卵巢刺激前 60 天使用辅酶 Q10 的作用[37]。在他们的研究中，与未接受治疗的妇女相比，在 IVF 启动前 60 天每日三次使用 200 mg 辅酶 Q10，获卵数增加，受精率增加，胚胎质量提高。在 2019 年的一项包括 POSEIDON 组 3 和组 4 患者的观察性试验中，Cai 及其合作者发现，在组 4 患者中，从上一个月经周期的卵泡早期到本周期采卵期间使用生长激素与每移植周期的流产率降低和活产率增加相关[38]。

在 2020 年包括 POSEIDON 组 4 患者在内的一项观察性队列研究中，Chen 等人发现，与未接受治疗的个体相比，接受 12 周脱氢表雄酮（DHEA）预处理的个体获得了更高的获卵数和胚胎数量，这些改善与更高的妊娠率相关[39]。

三项观察性研究比较了 GnRH 拮抗剂方案和 GnRH 激动剂方案在 POSEIDON 组 3 和组 4 患者中的应用，结果相互矛盾。在 2018 年的一项研究中，Huang 及其同事发现，在 POSEIDON 组 3 患者中，GnRH 激动剂方案与 GnRH 拮抗剂方案相比，胚胎移植取消率较低（10.2% *vs.* 22.2%，$P=0.018$），着床率较高（25.3% *vs.* 10.7%，$P=0.027$），每次移植活产率较高（27.6% *vs.* 13.0%，$P=0.024$）[40]。在他们的研究中，上述参数在 POSEIDON 组 4 患者中未见显著差异。同样，Li 等人在上一节已经提到的一项研究中表明，超长激动剂方案和经典激动剂方案（与 GnRH 拮抗剂方案相比）与 POSEIDON 组 3 和组 4 患者的获卵数增加有关。此外，作者还报道了在 POSEIDON 组 3 患者中，使用 GnRH 激动剂方案（与 GnRH 拮抗剂方案相比）的每移植周期活产率更高，尽管在组 4 患者中没有观察到差异[33]。相反，Liu 等人在 2021 年的一项研究中发现，GnRH 激动剂方案与 POSEIDON 组 4 患者较高的累积分娩率相关，特别是那些 AMH 值≥0.785 ng/dL 的患者[41]，而在组 3 患者中没有发现差异。之前报道的结果的差异可能与 Huang 等人和 Li 等人的研究中每个新鲜胚胎移植的活产率是主要终点有关。相反，Liu 等人的研究终点是累计活产。此外，这些研究使用了不同的促性腺激素产品和剂量，并允许在治疗过程中调整剂量，这突出了该领域进一步研究的必要性。在上一节中提到的 Du 等人和 Zhang 等人的研究评估了高孕激素卵巢刺激方案（与经典的 GnRH 拮抗剂灵活方案相比）在所有 POSEIDON 组中的有效性，并在组 3 和组 4 患者的亚群中比较了上述方案[31,32]。与组 1 和组 2 相似，在每个取卵周期的获卵数和累积活产率方面，不同治疗方案之间没有显著差异。在此基础上，Farimani 等人的研究，也在前一节中提到，报道了组 3 和组 4 患者在第一次取卵期时进行卵巢内富血小板血浆注射后，在黄体期刺激（与同一周期的卵泡期刺激相比）中取出的卵母细胞和 MⅡ卵母细胞数量增加[35]。

Chern 等人报道，双扳机（或 hCG 扳机）与获得更多卵母细胞和胚胎相关，最终导致 POSEIDON 组 4 患者活产率增加[42]。最近，在 2021 年，Berker 等人回顾性评估了 558 名女性（主要由 POSEIDON 组 3 和组 4 患者组成）在

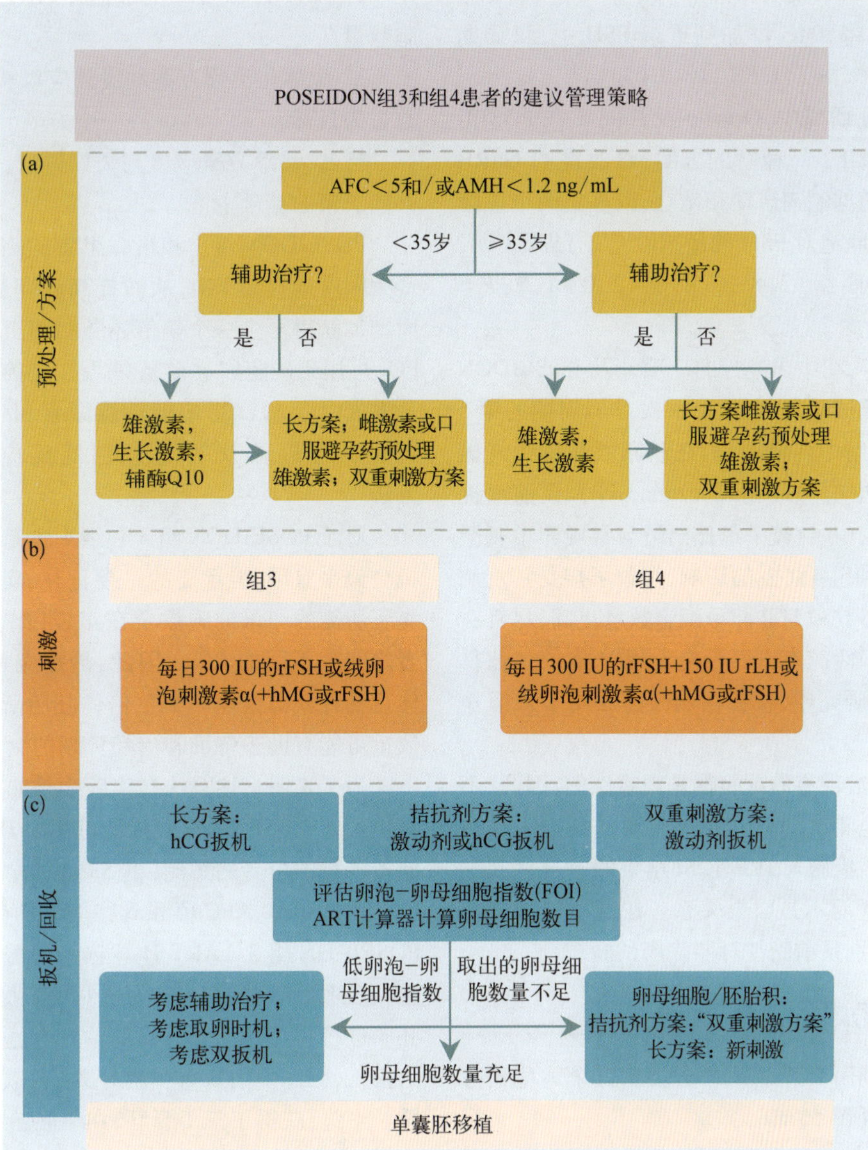

图 53-15 POSEIDON 组 3 和组 4 患者的建议管理策略。属于 POSEIDON 组 3 和组 4 的患者具有卵巢储备不足的共同特征，这与年龄无关，使他们面临 ART 结果不佳的高风险。这些患者需要特别注意治疗前策略、卵巢刺激方案、辅助治疗和排卵触发，以提高获得至少一个整倍体囊胚移植的可能性。(a)在选定的病例中，可以根据证据、可获得性、临床经验和患者偏好来考虑预处理。(b)卵巢刺激策略：刺激应开始使用 GnRH 拮抗剂联合治疗，同时考虑到转化为双重刺激方案的可能性，以达到个体化目标获卵数(根据 ART 计算器)。否则，应该考虑使用 GnRHa 长方案。POSEIDON 组 3 的首选是 GnRH 拮抗剂周期，每日单独使用 300 IU 的 rFSH 或 Corifollitropin α，然后使用 rFSH 或 hMG。在 POSEIDON 组 4 患者中，rLH(75～150 IU/d)可以从刺激的第一天开始添加，除非选择 Corifollitoppin α 和 hMG 联合使用。不同于长效激动剂 GnRH 类似物，GnRH 拮抗剂周期允许使用双重刺激方案。(c)排卵触发策略：在长效 GnRHa 降调节方案中，hCG 作为排卵触发是必要的，而 GnRHa 在双重刺激方案的卵泡期是必要的。所有触发剂均可用于黄体期刺激。在非双重刺激的拮抗剂周期中，选择 GnRHa 和/或 hCG 扳机应取决于胚胎移植策略(新鲜或冷冻)、患者特征和临床经验。在有低卵泡-卵母细胞指数病史的病例中，临床医生应该考虑在未来的治疗周期中进行预处理，包括短期雌激素治疗或口服避孕药(OCP)，以在刺激前同步卵泡，刺激期间辅助 LH 活性，或改变触发策略为双重或双倍剂量扳机。如果通过 ART 计算器确定卵子数量不足，则应与患者讨论移植整倍体胚胎的可能性，以咨询是否应建议立即移植或开始新的刺激周期。在所有情况下，重要的是要记住，实现获得至少一个整倍体囊胚移植所需的卵母细胞数量在年轻女性和高龄女性之间是不同的[改编自文献[36]，版权所有© 2019。本文依据知识共享署名许可协议(CC BY)发布]

重组 FSH 刺激中补充 LH 的临床效用[43]。在他们的研究中,与单独使用重组 FSH 或从卵泡中期开始添加 hMG 相比,从卵泡早期开始将 hMG 添加到重组 FSH 中,每周期的活产率更高(21.9% *vs.* 11.6%,$P=0.03$)。

在一项概念验证研究中,Orvieto 及其同事在 POSEIDON 组 4 患者中使用了一种新的方案,将改良的 GnRH 激动剂方案与芳香酶抑制剂启动相结合,以募集两个连续的卵泡波,同时提高卵泡对 FSH 的敏感性[44]。结果表明,获卵数明显高于对照组(3.8 ± 2.4 *vs.* 2.0 ± 1.2;$P=0.04$)。

最近,在 2021 年,在中国进行的一项涉及 POSEIDON 组 4 患者的随机对照试验显示,从上一次月经周期的第 5 天开始,每日两次服用中药定坤丹,在获卵数和持续妊娠率方面没有任何益处[45]。最后,Cozzolino 等人在前面提到的一项观察性研究中,比较了最低剂量与常规卵巢刺激对 POSEIDON 组 2 和组 4 患者的影响,报告了接受常规刺激的组 4 患者的获卵数和 MⅡ 卵母细胞数量更高,尽管在每个启动周期的累积活产率方面没有发现差异[34]。值得注意的是,在他们的研究中,患者在刺激前服用了口服避孕药。

总的来说,大多数现有的试验都是观察性的,因此,不是设计用于前瞻性地测试 POSEIDON 患者的特定干预措施。前面讨论的干预措施与 IVF/ICSI 结果的改善之间的关系应该被视为关联而不是因果关系。在这一领域当然需要更多的研究,特别是前瞻性对照临床试验。

案例研究和实际考虑

临床医生可以利用 POSEIDON 分类制订个体化治疗计划,采用三步算法(图 53-16):

采用POSEIDON标准进行患者分层	估计至少有一个整倍体囊胚用于移植的MⅡ卵母细胞的最小数量(通过ART计算器)	以患者为导向的治疗策略,旨在实现个体化卵母细胞数量
步骤1	步骤2	步骤3

图 53-16 在常规临床实践中管理 POSEIDON 患者的建议路线图。第一步是确定患者是否符合四组 POSEIDON 或第五组正常反应者(即非 POSEIDON 组)中的任何一组。随后,使用 ART 计算器来估计 ART 成功所需的卵母细胞数量。最后,设计一个个性化的治疗方案,以达到获取尽可能多的卵母细胞

1. 应确定患者是否符合四个 POSEIDON 组或正常反应组(即非 POSEIDON 组)中的任何一种。

2. ART 计算器可用于估计 ART 成功所需的卵母细胞数量。

3. 个体化治疗方案的设计应以获取估计的卵母细胞数量为目标。

当然,治疗方案应该与夫妇讨论。所有方面都建立在共同决策的基础上。

POSEIDON 组 1 和组 2 患者的临床管理主要侧重于最大限度地提高 FOI,从而提高获卵数和胚胎的产量,从而增加获得至少一个整倍体胚胎用于移植的可能性[3,27]。FOI 可用于确定卵巢储备是否在之前的卵巢刺激中被充分发掘[13]。检测影响促性腺激素和/或其受体的常见多态性也可以被认为是识别低反应风险患者的一种方法[28]。

对于 POSEIDON 组 3 和组 4 患者,尽管提高获卵数的机会似乎有限,但重要的是要记住,实现至少一个整倍体囊胚所需的卵母细胞数量在年轻(组 3)和高龄(组 4)患者之间是不同的[3,36]。因此,治疗应相应地量身定制,个体化估计获得至少一个整倍体胚胎所需的最小卵母细胞数量可能有助于咨询和治疗计划的制订[24]。

为了说明上述算法在实践中是如何工作的,考虑一个在作者之一(SE)的诊所接受过两次 IVF 周期失败和卵巢储备不良的患者的案例(框 53-1)。

根据年龄、AFC 值和既往周期的获卵数,该患者符合 POSEIDON 组 3。ART 计算器估计需要 5 个 MⅡ 卵母细胞(范围为 4~6 个)才能为这对夫妇提供至少一个整倍体胚胎进行移植[3]。所建议的治疗考虑到她的卵巢储备能力很低,因此采用双重刺激方案[46],获得 6 个 MⅡ 卵母细胞。最终,获得了三个囊胚,在单胚胎移植后足月分娩,患者仍有两个玻璃化冷冻胚胎。

POSORT 指南

已发表的关于波塞冬标准的文献稳步增加。然而,对现有证据的批判性分析表明,相关介入临床试验中基本结果的报告不一致和/或不完整。因此,我们制订了一个基于最佳证据和专家判断的指南,以提高使用 POSEIDON 标准的研究质量[47]。

POSORT(波塞冬报告试验声明)指南包括两个主要部分。在第一部分中,提供了使用 POSEIDON 标准报告试验时需要包括的关键信息(表 53-1)。第二部分提供了与 POSEIDON 试验相关的终点列表及其定义(表 53-2)。

框 53-1 案例研究

临床特征	• 33 岁女性，伴侣 35 岁 • 不孕症持续时间 3 年；原发性不孕 • BMI：26.1 kg/m^2（女性）；27.5 kg/m^2（男性） • 感染后输卵管梗阻；中度特发性少、弱、畸形精子症 • 窦卵泡计数 = 4 • 无其他相关病史
既往卵巢刺激史和 IVF/ICSI 结果	• 温和刺激 GnRH 拮抗剂方案，rec-FSH 150 IU/d，hCG 扳机；2 个 MⅡ卵母细胞；获得 1 个胚胎，第 3 天进行卵裂期胚胎移植；没有怀孕。 • 超短方案（hMG 225 IU/d）：未获卵。
波塞冬分组	• 组 3
通过 ART 计算器估计的最小 MⅡ卵母细胞数	• 5（95%范围：4～6）
治疗和结局	• 双重刺激方案（卵泡期刺激：刺激第 1 天的 rec-FSH+rec-LH 比例为 2∶1；GnRH 拮抗剂灵活方案；激动剂（曲普瑞林）扳机；黄体期刺激：刺激第 1 天的 reFSH+rec-LH 比例为 2∶1；GnRH 拮抗剂灵活方案；双扳机（rec-hCG+曲普瑞林） • 共取出卵母细胞 8 个（6 个 MⅡ） • 三个囊胚发育并玻璃化冷冻 • 在没有 GnRHa 降调节的激素替代周期中冷冻（单）胚胎移植 • 足月单胎活产 • 剩下 2 个玻璃化冷冻囊胚

缩写：MⅡ，中期Ⅱ；rec-FSH，重组促卵泡生成激素；rec-LH，重组促黄体生成素；rec-hCG，重组人绒毛膜促性腺激素；hMG，人绝经期促性腺激素；GnRHa，促性腺激素释放激素激动剂；IU，国际单位；BMI，体质指数。

表 53-1　使用 POSEIDON 标准报告研究时应包括的信息*

标题和摘要	使用 POSEIDON 标准确认为观察性研究或随机试验
简介	解释基本原理、具体目标或假设，以及该研究如何有助于推进有关波塞冬概念的知识
方法	
参与者	• 纳入和排除标准必须明确定义 • 描述如何评估参与者的不孕因素，描述使用的定义和收集数据的设置 • 定义根据 POSEIDON 标准使用哪一种卵巢标志物（AFC 或 AMH）对患者进行分类，并描述 AFC/AMH 的测量方法 • 在 POSEIDON 组 1 和组 2 的研究中，既往卵巢刺激应被描述 • 首选的分析单位是“患者”而不是“周期”
干预	• 描述干预的特征（如果适用），并说明干预的持续时间，注意治疗的开始和结束时间。说明干预与妊娠的时间关系
结局	• 明确定义主要结果。当涉及一个以上的胚胎移植周期时，首选的结果是每个启动周期或取卵周期累积活产 • 男性和女性的结果，除了累积活产之外，都可能是主要结果，应该是合理的。然而，当累积活产不是主要终点并且胚胎移植时，应报告生殖结果（如活产率、持续妊娠率、流产率、活产时间） • 应努力纳入活产数据，包括胎龄、出生体重和婴儿性别 • 明确定义预测因素、潜在混杂因素和效果修饰因素。描述如何调整混杂因素
数据收集和分析	• 在观察性研究中，特别是使用真实世界数据的研究中，解释所使用的电子病历的特征，包括如何验证数据质量（例如，数据完整性、暴露数据的可用性、结果和协变量） • 描述统计方法，包括用于控制混杂因素、敏感性分析和如何确定样本量的方法
结果	• 说明不孕的持续时间（包括原发性或继发性），相关的不孕治疗史，以及男女不孕的原因 • 报告筛选和符合条件的夫妇/患者的数量，并描述（在观察性研究中）适合每个 POSEIDON 组和归类为非 POSEIDON 组的患者比例 • 报告完成跟踪和分析的个人数量，并考虑使用流程图 • 提供精确的未经调整和混杂因素调整的估计（例如 95%CI），以及进行的其他分析（例如亚组和敏感性分析） • 报告在治疗期间（包括男性和女性伴侣）、怀孕期间、分娩前后以及出生后婴儿中每一组（男性、女性、婴儿）的危害** 或意外影响
讨论	• 讨论研究结果的普遍性，以及如何将结果与使用 POSEIDON 概念的其他研究进行比较 • 讨论试验的局限性，包括但不限于潜在的偏倚和不精确（在观察性研究中，影响终点的因素和干预措施应作为“关联”而不是“因果关系”来讨论）

*我们建议酌情将这些指南与 CONSORT、IMPRINT、STROBE 和 GRADE 指南结合使用（参见 http://www.consortstatement.org/；https://strobe-statement.org/；https://www.graceprinciples.org/）

** 可报告的危害包括 OHSS、感染、出血、多胎妊娠和孕产妇妊娠并发症，以及对胎儿/新生儿的危害或意外影响，包括先天性异常、主要新生儿并发症以及婴儿发育迟缓或医疗问题。缩写：AFC，窦泡计数；AMH，抗米勒管激素。

来源：转载自版权© 2021[47]。本文在知识共享署名许可（CC BY）下发布。

表 53-2 使用 POSEIDON 标准的临床试验终点

终点	定义	优先级
累积活产率(CDR)[a]	从一个启动、取卵或胚胎移植 ART 周期中至少有一个活产的分娩次数,包括所有移植新鲜和/或冷冻胚胎的周期,直到发生一次活产分娩或直到使用所有胚胎,以先发生者为准,以每 100 个周期表示(必须指定分母,即启动或取卵周期)	强烈推荐
达妊娠时间/达活产时间(TTP/TTLB)	确定临床妊娠或活产所花费的时间,以天或治疗周期数为单位(例如,从取卵开始时间点和分娩当天结束时间点)	可选择
卵泡-卵母细胞指数(FOI)	取卵时获得的卵母细胞数与刺激开始时窦卵泡(AFC)数之比	推荐
获卵数	取卵后取出的卵母细胞总数	强烈推荐
MⅡ期卵母细胞数目	取卵后取出 MⅡ卵母细胞总数	强烈推荐
产生的胚胎数	IVF 或 ICSI 周期后产生的可存活胚胎[b] 总数	强烈推荐
达到 ART 计算器估计的最小 MⅡ期卵母细胞数量的患者百分比	ART 计算器是一种临床预测模型,用于估计治疗前获得至少一个整倍体囊胚所需的 MⅡ期卵母细胞(MⅡ min)的最小数量(以及该数字的 95%CI:)[c]	可选择
低预后(POSEIDON)和非低预后(非-POSEIDON)患病率	队列中波塞冬患者(按亚组)和非波塞冬患者的发生率(%)[d]	强烈推荐
活产率[a]	至少 1 例活产的分娩次数,以每 100 个周期(启动周期、取卵周期、转移周期)表示	推荐
持续妊娠率(OPR)	每 100 例临床妊娠中经超声扫描确认的持续时间至少为 12 周的可存活的宫内妊娠数	可选择
多胎出生率	每 100 次分娩中,胎龄≥22 周后完全排出或取出≥1 个胎儿(如双胎分娩=2 胎)的多胎分娩数	可选择
流产率	每 100 例临床妊娠中未完成 22 周胎龄的临床妊娠自然流产数	推荐

来源:改编自版权© 2021[47]。本文在知识共享署名许可(CC BY)下发布。

注:[a] 活产:妊娠≥22 周的任何活产婴儿(胎儿有生命体征:运动、呼吸、心跳)。[b] 胚胎阶段必须明确(卵裂、囊胚)。[c] 应指定用于估计的成功概率(例如 70%、80%和 90%)。[d] 观察性研究,包括真实世界数据分析。

缩写:AFC,窦泡计数;ART,辅助生殖技术;IVF,体外受精;ICSI,胞质内单精子注射。

已发表的指南,如 CONSORT(综合试验报告标准)、IMPRINT(改进不孕症治疗临床试验报告)、STROBE(加强流行病学观察性研究报告)和 GRACE(良好的比较有效性研究)声明,作为详细阐述表 53-2 所示项目清单的指南。

POSORT 指南的目标是帮助研究人员提高研究报告的质量,应用 POSEIDON 标准,并向患者、临床医生和不孕症组织推广有关新型分类系统的临床实用性的知识。目前,POSORT 指南正处于传播阶段。所有可能感兴趣的人都可以轻松免费地在线访问(https://www.frontiersin.org/articles/10.3389/fendo.2021.587051/full)。

总 结

POSEIDON 标准强调了基于卵母细胞数量和质量的患者预后差异,为临床管理和研究创造了更多同质组。使用真实世界数据的临床验证表明:①POSEIDON 患者通常出现在生殖中心;②根据 POSEIDON 标准,AFC 和 AMH 在预测获卵数方面都提供了可接受且相当的准确性,进一步支持了它们在日常临床实践中用于患者分类的使用和建议阈值;③接受 ART 治疗的 POSEIDON 患者的预后(通过一次取卵 IVF/ICSI 周期获得的一个或多个胚胎移植后获得活产的概率来定义)比正常反应者低 50%,并且在 POSEIDON 组中存在差异,主要是由于年龄和获卵数。

此外,已经引入了新的指标来评估 ART 的成功(即获得至少一个整倍体胚胎用于移植所需的卵母细胞数量)和外源性促性腺激素刺激卵巢的动态性质(FOI)。这些因素可与 POSEIDON 分类一起用于临床实践,以设定患者期望并帮助指导治疗选择,强调年龄、非整倍体率和获卵数是 ART 成功的重要因素。

在治疗方面,可以为每个 POSEIDON 组提出个性化的治疗计划。在组 1 和组 2 患者中,尽管有良好的卵巢标志物,但卵巢反应较差或次优,建议治疗策略主要集中在药物干预上,以优化卵巢反应和 FOI,从而增加获卵数。而对于卵巢储备能力较差的组 3 和组 4 患者,应计划探索通过积累策略增加卵母细胞数量和胚胎数量的可能性,并尽可能提高卵母细胞/胚胎质量。在所有情况下,重要的是要记住,实现获得至少一个整倍体囊胚移植所需的卵母细胞数量在年轻女性和高龄女性之间是不同的。需要进一步的随机、实用的临床试验和大型真实世界数据观察研究来探索各种干预措施的临床效用,以改善 POSEIDON 患者的生殖结局。在这方面,POSORT 指南可以帮助研究人员提高报告的质量。

POSEIDON 小组的最终目标是提高对接受 ART 治疗

的不孕症患者的管理知识，为患者、临床医生和整个不孕症人群带来切实的好处。

致 谢

感谢来自 Med. E. A 的 Chloé Xilinas 和 Roberto Cavalieri。感谢他们帮助制作这些图表。此外，还要感谢所有 POSEIDON 小组成员分享他们对低预后患者研究的热情和贡献他们的知识和想法。

（杨殊琳译，董熙远、靳镭校）

参考文献

[1] Alviggi C, Andersen CY, Buehler K, Conforti A, De Placido G, Esteves SC, Fischer R, Galliano D, Polyzos NP, Sunkara SK, Ubaldi FM, Humaidan P, POSEIDON Group (Patient-Oriented Strategies Encompassing IndividualizeD Oocyte Number). A new more detailed stratification of low responders to ovarian stimulation: From a poor ovarian response to a low prognosis concept. Fertil Steril. 2016; 105(6):1452-3. doi: 10.1016/j.fertnstert.2016.02.005.

[2] Humaidan P, Alviggi C, Fischer R, Esteves SC. The novel POSEIDON stratification of 'Low prognosis patients in assisted reproductive Technology' and its proposed marker of successful outcome. F1000Res. 2016; 5:2911. doi: 10.12688/f1000research.10382.1.

[3] Esteves SC, Alviggi C, Humaidan P, Fischer R, Andersen CY, Conforti A, Bühler K, Sunkara SK, Polyzos NP, Galliano D, Grynberg M, Yarali H, Özbek IY, Roque M, Vuong LN, Banker M, Rienzi L, Vaiarelli A, Cimadomo D, Ubaldi FM. The POSEIDON criteria and its measure of success through the eyes of clinicians and embryologists. Front Endocrinol (Lausanne). 2019 Nov 20; 10:814. doi: 10.3389/fendo.2019.00814.

[4] Drakopoulos P, Bardhi E, Boudry L, Vaiarelli A, Makrigiannakis A, Esteves SC, Tournaye H, Blockeel C. Update on The management of poor ovarian response in IVF: The shift from Bologna criteria to The POSEIDON concept. Ther Adv Reprod Health. 2020; 14:2633494120941480. doi: 10.1177/2633494120941480.

[5] Esteves SC, Carvalho JF, Martinhago CD, Melo AA, Bento FC, Humaidan P, Alviggi C; POSEIDON (Patient-Oriented Strategies Encompassing IndividualizeD Oocyte Number) Group. Estimation of age-dependent decrease in blastocyst euploidy by next-generation sequencing: Development of a novel prediction model. Panminerva Med. 2019; 61(1):3-10. doi: 10.23736/S0031-0808.18.03507-3.

[6] Tal R, Seifer DB. Ovarian reserve testing: A user's guide. Am J Obstet Gynecol. 2017; 217(2):129-40. doi: 10.1016/j.ajog.2017.02.027.

[7] Broekmans FJ, Kwee J, Hendriks DJ, Mol BW, Lambalk CB. A systematic review of tests predicting ovarian reserve and IVF outcome. Hum Reprod Update. 2006; 12(6):685-718. doi: 10.1093/humupd/dml034.

[8] Broer SL, Mol BW, Hendriks D, Broekmans FJ. The role of antimullerian hormone in prediction of outcome after IVF: Comparison with the antral follicle count. Fertil Steril. 2009; 91(3):705-14. doi: 10.1016/j.fertnstert.2007.12.013.

[9] Grisendi V, Mastellari E, La Marca A. Ovarian reserve markers to identify poor responders in the context of POSEIDON classification. Front Endocrinol (Lausanne). 2019; 10:281.

[10] La Marca A, Sunkara SK. Individualization of controlled ovarian stimulation in IVF using ovarian reserve markers: From theory to practice. Hum Reprod Update. 2014; 20:124-40.

[11] Nelson SM. Biomarkers of ovarian response: Current and future applications. Fertil Steril. 2013; 99:963-9.

[12] Drakopoulos P, Blockeel C, Stoop D, Camus M, de Vos M, Tournaye H, Polyzos NP. Conventional ovarian stimulation and single embryo transfer for IVF/ICSI. How many oocytes do we need to maximize cumulative live birth rates after utilization of all fresh and frozen embryos? Hum Reprod. 2016; 31(2):370-6. doi: 10.1093/humrep/dev316.

[13] Alviggi C, Conforti A, Esteves SC, Vallone R, Venturella R, Staiano S, Castaldo E, Andersen CY, De Placido G. Understanding ovarian hypo-response to exogenous gonadotropin in ovarian stimulation and its new proposed marker-the follicle-to-oocyte (FOI) index. Front Endocrinol. 2018; 9:589. doi:10.3389/fendo.2018.00589.

[14] Zegers-Hochschild F, Adamson GD, Dyer S, Racowsky C, de Mouzon J, Sokol R, et al. The international glossary on infertility and fertility care, 2017. Fertil Steril 2017; 108(3):393-406. doi: 10.1016/j.fertnstert.2017.06.005.

[15] Moragianni VA, Penzias AS. Cumulative live-birth rates after assisted reproductive technology. Curr Opin Obstet Gynecol. 2010; 22(3):189-92. doi: 10.1097/GCO.0b013e328338493f.

[16] Maheshwari A, McLernon D, Bhattacharya S. Cumulative live birth rate: Time for a consensus? Hum Reprod. 2015; 30(12):2703-7. doi: 10.1093/humrep/dev263.

[17] Bosch E, Broer S, Griesinger G, Grynberg M, Humaidan P, Kolibianakis E, Kunicki M, La MA, Lainas G, et al. ESHRE guideline: Ovarian stimulation for IVF/ICSI†. Hum

Reprod Open. 2020; 2020:hoaa009. Erratum in: Hum Reprod Open 2020; 2020:hoaa067.

[18] Malizia BA, Hacker MR, Penzias AS. Cumulative live-birth rates after in vitro fertilization. N Engl J Med. 2009; 360(3):236-43. doi: 10.1056/NEJMoa0803072.

[19] Esteves SC, Yarali H, Vuong LN, Carvalho JF, Özbek İY, Polat M, Le HL, Pham TD, Ho TM. Low prognosis by the POSEIDON criteria in women undergoing assisted reproductive technology: A multicenter and multinational prevalence study of over 13,000 patients. Front Endocrinol (Lausanne). 2021; 12:630550. doi: 10.3389/fendo.2021.630550.

[20] Esteves SC, Yarali H, Vuong LN, Carvalho JF, Özbek İY, Polat M, Le HL, Pham TD, Ho TM. Antral follicle count and anti-Müllerian hormone to classify low-prognosis women under the POSEIDON criteria: A classification agreement study of over 9000 patients. Hum Reprod. 2021; 36(6):1530-41. doi: 10.1093/humrep/deab056.

[21] Esteves SC, Yarali H, Vuong LN, Carvalho JF, Özbek İY, Polat M, Le HL, Pham TD, Ho TM, Humaidan P, Alviggi C. Cumulative delivery rate per aspiration IVF/ICSI cycle in POSEIDON patients: A real-world evidence study of 9073 patients. Hum Reprod. 2021; 36(8):2157-69. doi: 10.1093/humrep/deab152.

[22] Sciorio R, Esteves SC. Clinical utility of freeze-all approach in ART treatment: A mini-review. Cryobiology 2020; 92:9-14. https://doi.org/10.1016/j.cryobiol.2019.11.041.

[23] Forman EJ, Hong KH, Ferry KM, Tao X, Taylor D, Levy B, Treff NR, Scott RT Jr. In vitro fertilization with single euploid blastocyst transfer: A randomized controlled trial. Fertil Steril. 2013; 100(1):100-7.e1. doi: 10.1016/j.fertnstert.2013.02.056.

[24] Esteves SC, Carvalho JC, Bento FC, Santos J. A novel predictive model to estimate the number of mature oocytes required for obtaining at least one euploid blastocyst for transfer in couples undergoing in vitro fertilization/intracytoplasmic sperm injection: The ART calculator. Front Endocrinol 2019; 10:99. doi: 10.3389/fendo.2019.00099.

[25] Esteves SC, Yarali H, Ubaldi FM, Carvalho JF, Bento FC, Vaiarelli A, Cimadomo D, Özbek İY, Polat M, Bozdag G, Rienzi L, Alviggi C. Validation of ART calculator for predicting the number of metaphase II oocytes required for obtaining at least one euploid blastocyst for transfer in couples undergoing in vitro fertilization/intracytoplasmic sperm injection. Front Endocrinol (Lausanne) 2020; 10:917. doi: 10.3389/fendo.2019.00917.

[26] Chen L, Wang H, Zhou H, Bai H, Wang T, Shi W, Shi J. Follicular output rate and follicle-to-oocyte index of low prognosis patients according to POSEIDON criteria: A aetrospective cohort study of 32,128 treatment cycles. Front Endocrinol (Lausanne). 2020; 11:181. doi: 10.3389/fendo.2020.00181.

[27] Conforti A, Esteves SC, Cimadomo D, Vaiarelli A, Rella D, Ubaldi F, Zullo FM, Placido D, Alviggi G C. Management of women with an unexpected low ovarian response to gonadotropin. Front Endocrinol (Lausanne) 2019; 10:387. doi: 10.3389/fendo.2019.00387.

[28] Alviggi C, Conforti A, Santi D, Esteves SC, Andersen CY, Humaidan P, Chiodini P, De Placido G, Simoni M. Clinical relevance of genetic variants of gonadotrophins and their receptors in controlled ovarian stimulation: A systematic review and meta-analysis. Hum Reprod. 2018; 24(5):599-614. doi: https://doi.org/10.1093/humupd/dmy019.

[29] Drakopoulos P, Santos-Ribeiro S, Bosch E, Garcia-Velasco J, Blockeel C, Romito A, Tournaye H, Polyzos NP. The effect of dose adjustments in a subsequent cycle of women with suboptimal response following conventional ovarian stimulation. Front Endocrinol (Lausanne). 2018; 9:361. doi: 10.3389/fendo.2018.00361.

[30] Eftekhar M, Mohammadi B, Khani P, Lahijani MM. Dual stimulation in unexpected poor responder POSEIDON classification group 1, sub-group 2a: A cross-sectional study. Int J Reprod Biomed. 2020; 18(6):465-70. doi: 10.18502/ijrm.v13i6.7287.

[31] Du M, Zhang J, Li Z, Liu X, Li J, Liu W, Guan Y. Comparison of the cumulative live birth rates of progestin-primed ovarian stimulation and flexible GnRH antagonist protocols in patients with low prognosis. Front Endocrinol (Lausanne). 2021; 12:705264. doi: 10.3389/fendo.2021.705264.

[32] Zhang S, Yin Y, Li Q, Zhang C. Comparison of cumulative live birth rates between GnRH-a and PPOS in low-prognosis patients according to POSEIDON criteria: a cohort study. Front Endocrinol (Lausanne). 2021; 12:644456. doi: 10.3389/fendo.2021.644456.

[33] Li F, Ye T, Kong H, Li J, Hu L, Jin H, Su Y, Li G. Efficacies of different ovarian hyperstimulation protocols in poor ovarian responders classified by the POSEIDON criteria. Aging. 2020; 12(10):9354-64. doi: https://doi.org/10.18632/aging.103210.

[34] Cozzolino M, Cecchino GN, Bosch E, Garcia-Velasco JA, Garrido N. Minimal ovarian stimulation is an alternative to conventional protocols for older women according to POSEIDON's stratification: A retrospective multicenter cohort study. J Assist Reprod Genet. 2021; 38(7):1799-807.

doi：10.1007/s10815-021-02185-2.

[35] Farimani M, Nazari A, Mohammadi S, Anvari Aliabad R. Evaluation of intra-ovarian platelet-rich plasma administration on oocytes-dependent variables in patients with poor ovarian response：A retrospective study according to the POSEIDON criteria. Reprod Biol Endocrinol. 2021；19(1)：137. doi：10.1186/s12958-021-00826-w.

[36] Haahr T, Dosouto C, Alviggi C, Esteves SC, Humaidan P Management strategies for POSEIDON groups 3 and 4. Front Endocrinol 2019；10：614. doi：10.3389/fendo.2019.00614.

[37] Xu Y, Nisenblat V, Lu C, Li R, Qiao J, Zhen X, Wang S. Pretreatment with coenzyme Q10 improves ovarian response and embryo quality in low-prognosis young women with decreased ovarian reserve：A randomized controlled trial. Reprod Biol Endocrinol. 2018；16(1)：29. doi：10.1186/s12958-018-0343-0.

[38] Cai MH, Gao LZ, Liang XY, Fang C, Wu YQ, Yang X. The effect of growth hormone on the clinical outcomes of poor ovarian reserve patients undergoing in vitro fertilization/intracytoplasmic sperm injection treatment：A retrospective study based on POSEIDON criteria. Front Endocrinol (Lausanne). 2019；10：775. doi：10.3389/fendo.2019.00775.

[39] Chen SN, Tsui KH, Wang PH, Chern CU, Wen ZH, Lin LT. Dehydroepiandrosterone supplementation improves the outcomes of in vitro fertilization cycles in older patients with diminished ovarian reserve. Front Endocrinol (Lausanne) 2019；10：800. doi：10.3389/fendo.2019.00800.

[40] Huang MC, Tzeng SL, Lee CI, Chen HH, Huang CC, Lee TH, Lee MS. GnRH agonist long protocol versus GnRH antagonist protocol for various aged patients with diminished ovarian reserve：A retrospective study. PloS One. 2018；13(11)：e0207081. doi：https://doi.org/10.1371/journal.pone.0207081.

[41] Liu L, Xu Y, Huang J, Zhou C. Patients with higher anti-Müllerian hormone levels from POSEIDON group 4 benefit from GnRH-agonist long protocol：A retrospective study. Eur J Obstet Gynecol Reprod Biol. 2021；257：88-94. doi：10.1016/j.ejogrb.2020.12.024.

[42] Chern CU, Li JY, Tsui KH, Wang PH, Wen ZH, Lin LT. Dual-trigger improves the outcomes of in vitro fertilization cycles in older patients with diminished ovarian reserve：A retrospective cohort study. PloS One. 2020；15(7)：e0235707. doi：https://doi.org/10.1371/journal.pone.0235707.

[43] Berker B, Şükür YE, Özdemir E, Özmen B, Sönmezer M, Atabekoğlu CS, Aytaç R. Human menopausal gonadotropin commenced on early follicular period increases live birth rates in POSEIDON group 3 and 4 poor responders. Reprod Sci. 2021；28(2)：488-94. doi：10.1007/s43032-020-00300-9.

[44] Orvieto R, Nahum R, Aizer A, Haas J, Kirshenbaum M. A novel stimulation protocol for poor-responder patients：Combining the stop GnRH-ag protocol with letrozole priming and multiple-dose GnRH-ant：A proof of concept. Gynecol Obstet Invest. 2021；86(1-2)：149-54. doi：10.1159/000513669.

[45] Song JY, Gao DD, Cao XL, Xiang S, Chen YH, Teng YL, Li XF, Liu HP, Wang FX, Zhang B, Xu LH, Zhou L, Huang XH, Sun ZG. The role of traditional Chinese formula ding-kun pill (DKP) in expected poor ovarian response women (POSEIDON group 4) undergoing in vitro fertilization-embryo transfer：A multicenter, randomized, double-blind, placebo-controlled trial. Front Endocrinol (Lausanne). 2021；12：675997. doi：10.3389/fendo.2021.675997.

[46] Vaiarelli A, Cimadomo D, Trabucco E, Vallefuoco R, Buffo L, Dusi L, Fiorini F, Barnocchi N, Bulletti FM, Rienzi L, Ubaldi FM. Double stimulation in the same ovarian cycle (DuoStim) to maximize the number of oocytes retrieved from poor prognosis patients：A multicenter experience and SWOT analysis. Front Endocrinol (Lausanne). 2018；9：317. doi：10.3389/fendo.2018.00317.

[47] Esteves SC, Conforti A, Sunkara SK, Carbone L, Picarelli S, Vaiarelli A, Cimadomo D, Rienzi L, Ubaldi FM, Zullo F, Andersen CY, Orvieto R, Humaidan P, Alviggi C. Improving reporting of clinical studies using the POSEIDON criteria：POSORT guidelines. Front Endocrinol (Lausanne). 2021；12：587051. doi：10.3389/fendo.2021.587051.

54

卵巢低反应患者的控制性超促排卵

Alberto Vaiarelli, Danilo Cimadomo, Cecilia Rucci, Pasquale Petrone, Carlotta Scarafia, Laura Rienzi 和 Filippo Maria Ubaldi

引　言

辅助生殖技术(ART)的主要目标是至少生育一个健康的婴儿。然而,从临床角度来看,每治疗周期的累积活产率(每次 ITT 的 CLBR)为成功的主要衡量标准;此外,不育夫妇也需考量时间、成本和精力问题,以完成生育计划(可能还需要一个以上的孩子)[1,2]。由此,实现有效性和安全性是现代 ART 的目标。

针对安全性问题,以下几点至关重要:

- 个性化起始剂量的选择、促性腺激素类型和控制性卵巢刺激(COS)方案。
- 在 COS 中,采用 GnRH 拮抗剂方案来降低卵巢过度刺激综合征(OHSS)的风险,GnRH 拮抗剂可作为触发排卵和周期分割(即复苏周期移植)。
- 移植单个胚胎(优先移植高着床潜能囊胚)来降低多胎妊娠的风险。

针对有效性问题,我们应该考虑以下几点:

- 最大化增加卵巢对 COS 的反应。
- 关注 CLBR。
- 采用经过验证的实验室技术和临床策略进行玻璃化冷冻、囊胚培养和胚胎选择。对于高龄产妇(AMA),进行胚胎着床前遗传学检测(PGT-A)以提高 IVF 成功率是非常重要的。

接下来,我们将围绕以下几点进行重点阐述[3]。

卵巢储备

基于生化指标(FSH 和 AMH)和形态学参数(AFC)的卵巢储备功能评估是预测 COS 反应的关键。FSH 在过去被广泛使用,但并未显示与 AFC 有明显关联,AFC 是指在卵泡早期通过经阴道超声检查测量并计数卵巢中窦卵泡(平均直径<10 mm)的数量[4]。2019 年 ESHRE 指南提出,AFC 和 AMH 为个性化 COS 过程中反映卵巢储备最敏感的指标。然而,这两个参数均存在局限性:AFC 容易受到不同操作者主观因素的影响,而 AMH 水平受不同试剂盒和实验室的影响变化很大[5]。

卵母细胞数量和年龄的重要性

Sunkara 分析了 400 135 个试管婴儿周期,报道 COS 后理想的获卵数是 15 个,若超过这个数字,怀孕的概率就会减少,这可能是由于高水平的雌激素及其对子宫内膜容受性的影响[6]。最近,Polyzos 等人也报道了类似的结果,但限定于新鲜周期移植,而不包含冷冻复苏结局。从后者来看,获取的卵母细胞数量越多,CLBR 越高,如卵母细胞超过 15 个,结论也是如此[7,8]。

虽然获取的卵母细胞数量值得关注,但其质量才是健康活产的最重要影响因素。然而,随着女性年龄的增长,卵母细胞质量下降,主要与卵子发育最后阶段减数分裂错误分离相关[9-12],导致 40 岁以后的囊胚形成率低,35 岁以后的非整倍体率增高。目前,改善的唯一策略是通过个性化 COS 增加获卵数[1,10]。

从卵巢生理学到多卵泡生长

在自然周期黄体晚期,由于黄体的退化,雌激素、抑制素 A 和孕酮水平骤然下降,导致脉冲性 GnRH 分泌频率增加,从而导致黄体末期血清 FSH 浓度升高。当 FSH 浓度达到临界阈值时,直径在 2~4 mm 的窦卵泡被募集,进入生长轨迹[13]。募集卵泡的数量取决于每个女性的卵泡储备。在卵泡初期,雌激素的增加是导致血清 FSH 水平下降到阈值以下的原因,从而减少了 FSH 对生长卵泡池的刺激时间,导致单个优势卵泡的生长和其他卵泡的闭锁。优势卵泡的生长除了对 FSH 的敏感性增加外,也可能是由于 LH 在卵泡选择和优势生长中发挥重要作用。事实上,在雌激素和 FSH 浓度升高后,较大卵泡的颗粒细胞开始表达 LH 受体从而对 LH 敏感,由此减少了对 FSH 的依赖而更多地依赖于 LH[15]。基于此我们得出结论,外源性给予促性腺激素可以阻止卵泡选择和优势化,从而实现所有募集的卵泡的同步发育和成熟,否则卵泡会发生生理性闭锁。

卵泡发生的新理论

卵巢是一个极具活力的器官。人类卵泡发生的传统理论已经有超过50年的历史,目前正面对挑战。在牛和其他大型哺乳动物中,30多年前就证实了在同一个月经周期内存在多个卵泡波。这一现象在女性组织学检查、超声检查和内分泌检查上也得到了充分证实[16]。目前卵泡发生的理论有三种[17]:

- 经典理论:在前一个周期的黄体期发生单个卵泡群的募集。
- 连续募集:在一个月经周期内不断发生卵泡发育波的出现和消退。
- 多个卵泡波:在一次排卵和另一次排卵之间出现两到三个卵泡波,如果不排卵则称为"小波",如果排卵则称为"大波"。

遗憾的是,"卵泡波"的调节机制尚不清楚。从临床角度来看,对于低反应、高龄产妇和肿瘤妇女患者,可应用这些动力学特点采用以下三种非常规COS方案:

- 随机启动:COS在月经周期的任意阶段进行启动。该方案用于生育能力保存的患者,以减少COS时间。
- 黄体期刺激:月经周期的第17天至第21天开始使用促性腺激素,这一方案推荐用于卵巢储备功能降低的患者。
- 单卵巢周期内的双重刺激(DuoStim):在同一卵巢周期内连续进行两次刺激。这一方案推荐用于预后不良的患者,以短时间内提升患者的活产机会,同时最大限度地降低治疗中断的可能。

控制性卵巢刺激

在过去的30年里,已经提出了几种COS方案,以最大限度地提高预后不良患者的卵巢反应。一个成功的COS方案其理想特征为低取消率、低成本、低风险和副作用以及有限的内分泌和超声监测。COS方案的选择主要依据患者年龄、卵巢储备指标、既往COS后的反应和体重指数(BMI)。目前两种主要的治疗方案为GnRH激动剂或者GnRH拮抗剂方案,通过阻断垂体促性腺激素的释放,减低过早LH峰的风险和过早黄素化[18,19]。两种方案都显著地改善了临床结局,并有利于管理月经周期。

GnRH拮抗剂通过剂量依赖性竞争性结合方式,不诱导激活来阻断LH峰。与GnRH激动剂不同的是,在达到垂体脱敏之前,它不会引起内源性促性腺激素的释放,而是导致促性腺激素分泌的快速可逆性抑制。鉴于其作用机制,GnRH拮抗剂只用于卵泡中期到晚期(易发生早发LH峰的时期),促性腺激素在卵泡早期(月经周期的第二或第三天)开始给药,从而诱导生理性卵泡募集。这种方法可利用内源性FSH的作用而不是被抑制,因此缩短治疗时间、减少促性腺激素的使用剂量。虽然随机研究并没有观察到与激动剂方案相比,拮抗剂具有明显更好的临床结果[20],但其非劣效性和更简单的特征使其成为不良反应患者COS的有效治疗方案。

它的优点:

- 与激动剂相比,COS的持续时间缩短,更符合生理过程,更好的患者依从性和更低的治疗中断率。
- 由于较低的雌激素水平和推迟胚胎移植(ET)的可能性,卵巢过度刺激综合征(OHSS)的患病率显著降低。

它的缺点[5]:

- 拮抗剂比激动剂更明显地抑制内源性促性腺激素的分泌。虽然卵泡生长似乎不受拮抗剂的影响,但一些作者认为可考虑增加FSH剂量和/或使用含有重组LH或LH活性的促性腺激素制剂,然而文献中的数据是矛盾的。
- 尽管拮抗剂方案可通过口服避孕药或孕激素预处理,但工作安排的灵活性上略逊于GnRHa长方案。

个体化卵巢刺激

根据对常规COS的预测反应,IVF患者可分为四类:

1. 预期高反应的患者(获卵数>15个)。
2. 预期正常反应的患者(获卵数10~15个)。
3. 预期次优反应的患者(获卵数4~9个)。
4. 预期低反应的患者(获卵数<4个)。

基于此分类:

- 当对于预期卵巢过度反应人群,我们的目标是通过GnRH拮抗剂方案、最小剂量的促性腺激素、用GnRH类似物诱导卵母细胞成熟、取消鲜胚移植以尽量减少OHSS的发生。
- 对于预期卵巢正常反应人群,我们的目标是通过使用GnRH激动剂或拮抗剂、选择正确剂量的促性腺激素促排,从而最大限度地提高成功率。
- 对于预期卵巢低反应或次优反应人群,我们的目标是在拮抗剂方案中使用最大的促性腺激素剂量(不超过300 IU/d)和/或在短时间内尽可能获得更多的卵子。

在最后一种分类中,"单一卵巢周期的双重刺激"(DuoStim)是一种很有前景的方案。自然周期和卵子捐赠是卵巢储备极为低下患者的一种选择。

一般情况下,根据患者的年龄、卵巢储备和既往卵巢刺激的结果,外源性促性腺激素的起始剂量应在每日 100 IU 至 300~375 IU,在最初的 4~5 天内采用重组或尿促卵泡刺激素或纯化的尿促性素,随后可根据卵巢反应做适时调整。然而,卵巢刺激的基本特征是:COS 过程中使用的外源性促性腺激素只能促进卵巢选择的那些卵泡成熟,而不能重新产生卵泡。从这个角度而言,在卵巢低反应者人群中,增加每日的促性腺激素剂量并无价值[21]。

低预后患者的管理

卵巢低反应人群的管理是非常有争议的。卵巢反应不足可能导致卵母细胞产生障碍和成熟不良,从而导致高周期取消率和低妊娠率。多卵泡生长是至关重要的,对于这类患者而言,其管理是一个充满挑战和令人沮丧的问题。

早在 30 多年前就提出了卵巢低反应(POR)的概念,但直到 2011 年仍未达成共识。2011 年,Polyzos 和 Devroey 指出了 POR 的定义存在较大的不同:在 47 项随机研究中,有 41 种不同的定义[22]。这些数据反映评估卵巢低反应患病率的难度(9%~24%,但最近可能略有增加),而且强调了结果之间无法比较的原因,并造成预防和管理策略的多变性。同年,ESHRE 关于 POR 的工作组在博洛尼亚建立了标准,将 POR 定义为至少满足以下两个特征:

- 既往采用标准药物剂量的 COS 中发生过卵巢低反应(获卵数<3 个)。
- 卵巢储备异常,AFC<5~7 个或 AMH<0.5~1.1 ng/mL。
- 高龄孕产妇(>40 岁)。
- 既往卵巢手术、遗传缺陷、化疗、放疗、自身免疫性疾病。

博洛尼亚标准的主要目的是确定一类同质人群,然而也受到一些质疑,还需要更精确的风险因素,尤其对于年轻女性[23]。

几年前,另一份共识文件发布:即 POSEIDON(以患者为导向的策略,包括个体化的卵母细胞数目)分类[24](图 54-1)。旨在对 COS 后的低反应患者进行分类如下:

- 第 1 组:年龄<35 岁,卵巢储备正常(AFC≥5,AMH≥1.2 ng/mL),但低反应(获卵数<4 个)或反应不佳(获卵数 4~9 个)。
- 第 2 组:年龄≥35 岁,卵巢储备正常(AFC≥5,AMH≥1.2 ng/mL),但低反应(获卵数<4 个)或反应不佳(获卵数 4~9 个)。
- 第 3 组:年龄<35 岁,卵巢储备功能下降(AFC<5,AMH<1.2 ng/mL)
- 第 4 组:年龄≥35 岁,卵巢储备功能下降(AFC<5,AMH<1.2 ng/mL)。

POSEIDON 标准做了两个主要类别的分类,即"预期"(第 3 组和第 4 组)和"非预期"不良反应(第 1 组和第 2 组)。POSEIDON 标准可以帮助临床医生探索以患者为导向的策略,以帮助预后不良的 IVF 患者获取至少一个整倍体胚胎(图 54-1)[25]。尽管在过去的 20 年里,许多方

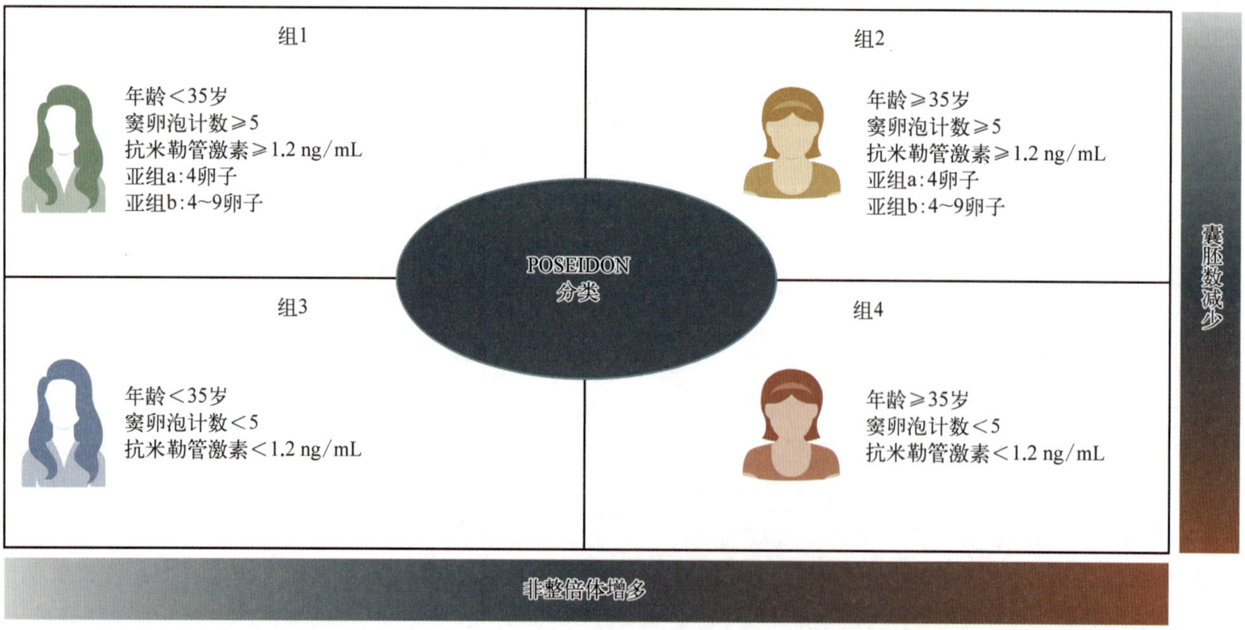

图 54-1 卵巢预后不良患者的 POSEIDON 分类。根据女性年龄、卵巢储备、既往对控制性卵巢刺激(COS)的反应、预期囊胚非整倍体率,将预后不良患者分为四组

案如使用不同的促性腺激素剂量和不同的药物用于卵巢低反应患者的管理，到目前为止，尚缺乏真正有效的治疗方法[5]。

一些作者建议把 GnRH 拮抗剂作为低反应人群的合适方案。在 COS 期间的卵泡中后期使用 GnRH 拮抗剂，可以防止早发 LH 峰，实现卵泡募集，避免 GnRH 类似物可能引起的抑制作用。

在最近的一项包含 14 项随机对照试验的荟萃分析中，GnRH 拮抗剂方案的刺激时间比 GnRH 激动剂方案更短，但临床结果没有显著差异。由于没有理想的刺激方案可以显著改善低反应患者的临床结局，因此，GnRH 拮抗剂被认为是 COS 的一线治疗方法[26]。该方法的缺点之一是它依赖于 AFC。鉴于不同月经周期之间可能存在募集差异，可基于 AFC 决定本周期开始启动 COS 还是等待下一个周期[27]，我们可以希望有更高的 AFC 再启动 COS。

DuoStim：一种低反应患者的处理新策略

由于冷冻保存方案的改进以及对卵泡募集动态知识的认识，一种新的 COS 策略应运而生，该方案在单个卵巢周期中进行两次卵巢刺激（DuoStim）[3,28]，包括第一次 COS 和第一次取卵，在经历 5 天暂停后，进行第二次 COS 和第二次取卵。在这两种情况下，排卵都均由 GnRH 激动剂触发（单次皮下注射剂量为 0.5 mL 的布舍瑞林或 0.3 mL 的曲普瑞林）（图 54-2）。目标是减少取卵后黄体的半衰期，并促进第二次卵泡波的卵泡招募。在两次 COS 过程中，均在触发排卵后 35 h 取卵。这种方法的基本原理是从单个卵巢周期中增加获卵数。在对赠卵患者进行的一项比较研究中，Martinez 等人发现卵巢卵泡期和黄体期刺激之间受精率、着床率和妊娠率没有明显差异[29]。Ubaldi 等人研究发现，对 51 例高龄孕产妇和卵巢储备减少（前一个周期获卵数≤5 个；AMH≤1.5 ng/mL，AFC≤6 个卵泡）的患者采用该方案，在不到一个月的 PGT-A 周期内，使得获得至少一个整倍体胚胎的机会从 42%增加到 65%[30]。2018 年，Cimadomo 等人进行了一项病例对照研究，从同一卵巢周期的第一个和第二个 COS 中获得的卵母细胞进行配对队列比较，证实了两次 COS 中卵母细胞发育潜能如成熟、受精、囊胚和整倍体率方面无明显差异，但第二次 COS 似乎更优[31]。Vaiarelli 等人证实了 DuoStim 策略在 4 个 IVF 中心 310 例预后不良患者中的可重复性[32]。

第二次 COS 后收集的卵母细胞数量较多可能归因于第一次 COS 后的高水平雌二醇和黄体酮：①更好地同步无排卵波的窦卵泡队列；②刺激其颗粒细胞中 FSH 受体的增加，从而导致对 COS 有更好的整体反应；③改变卵巢微环境；④增加血管生成因子；⑤增强颗粒细胞对 FSH 的敏感性；⑥通过 GnRH 激动剂触发引发点火效应，从而诱导无排卵波的卵泡中 AMH 的表达下调，然而这些假设需要进一步的研究来证实[31,33]。

2018 年的一项关于 DuoStim 的 SWOT 分析[32]（一种评估项目优势、劣势、机会和问题的方法）强调，目前缺乏随机研究来对比在两个连续卵巢周期中进行的两次传统 COS 和 DuoStim 的（成本）效益。然而，它作为一种在有限时间内减少停药和增加成功机会的策略，其优势在目前已发表的众多研究中得到证实[34]。此外，符合博洛尼亚标准的患者也受益于该方案，与标准方法相比，每个 ITT 的 CLBR 翻了一番（8%～15%）[35]。最近发表的病例系列研究表明，DuoStim 甚至可以基于第一个 COS 的胚胎学结果来进行，并且在每个 ITT 的 CLBR 上，DuoStim 比传统方案（1 年内至少支付 23 100 欧元[36]）更具有成本效益。建议对这类患者和新生儿进行严格的随访，但迄今为

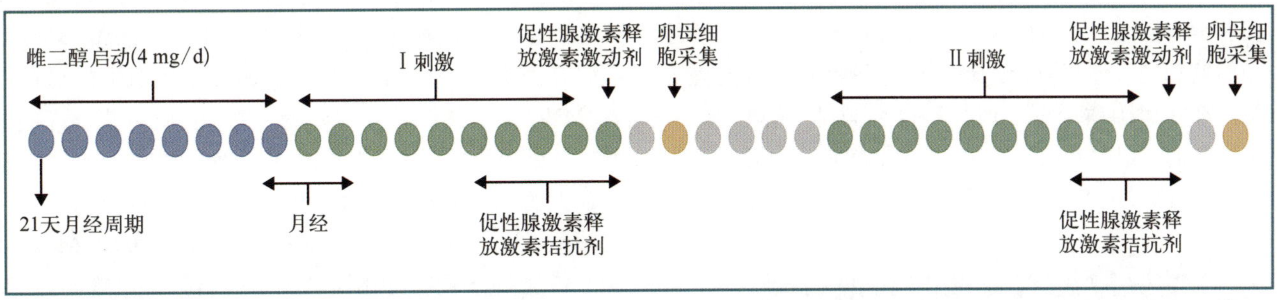

图 54-2 DuoStim 方案。在上一次月经周期的第 21 天给予雌二醇（4 mg/d 的戊酸雌二醇），以同步卵泡生长。在月经周期的第 2 天或第 3 天，经阴道超声和基础卵巢评估后，停止雌二醇，于月经周期的第 2 天开始启动卵巢刺激，给予重组 FSH 固定剂量 300 IU 和重组 LH 150 IU，持续 4 天。第 5 天超声扫描监测卵泡生长情况，之后每 2～3 天监测一次。当先导卵泡直径 13～14 mm，给予 GnRH 拮抗剂（GnRH-ant）每日一次，并持续到触发排卵的那一天。当至少两个卵泡直径达到 17～18 mm 时，使用激动剂（GnRHa）触发排卵，35 h 后进行取卵（OPU）。在第一次取卵 5 天后，在同一个卵巢周期中使用与第一次促排相同的 GnRH-ant 方案开始第二次刺激

止报告的数据证明了该方案在胚胎学、临床和围产期结局的安全性[37]。

DuoStim 框架结构

在上一次月经周期的第 21 天即黄体期给予雌二醇口服(戊酸雌二醇 4 mg/d),以促进卵泡的同步生长。经阴道超声和基础卵巢评估后,在月经周期的第 2 天或第 3 天,雌二醇停止使用,开始 FPS 治疗,给予固定剂量的 rec-FSH 300 IU/d 加 rec-LH 75~150 IU/d 启动,连续 4 天,在第 5 天监测卵泡生长情况,之后每隔 2~3 天监测一次。在 FPS 和第二次刺激期间,当先导卵泡直径≥13~14 mm 后每日给予 GnRH 拮抗剂,直到扳机日。采用 GnRH 激动剂触发卵母细胞成熟,以减少黄体退化的时间。在扳机触发 35 h 后取卵。在第一次取卵后 5 天,即黄体退化后,无论超声监测到多少个窦卵泡,都以相同的方案和相同的每日剂量开始第二次刺激(图 54-2)。需全胚冷冻,采用改良自然周期或人工周期[32]进行冷冻复苏。

开放性问题:同一卵巢周期的第二次刺激是真正的黄体期刺激吗

最近一些作者提出,在 DuoStim 情况下,用"黄体期刺激"来定义常规 FPS 后的第二次 COS 是不准确的[38],有必要开展相关研究。确切地说,虽然采用 GnRH 激动剂扳机减少了黄体期的持续时间,但这期间的激素水平与传统 COS 期间的激素水平不同。此外,卵巢周期与子宫内膜周期并不同步,而黄体退化具有患者特异性,高度依赖于激素水平、获卵数和黄体数量,因此月经来潮日期难以预测。其次,在没有进行第二次 COS 的情况下,卵泡在卵巢周期的这个阶段并未达到完全成熟。换句话说,第二次刺激有可能收集那些本来会在黄体期生长和退化的卵母细胞。因此,从 Kuan 的出版物开始,"黄体期刺激"这一术语已被常规采用[39]。第三,迄今为止,纯黄体期刺激的数据非常有限[40]。对同一患者在连续卵巢周期中进行的纯卵泡期和纯黄体期刺激进行比较的研究才有可能揭晓答案。在获得确凿证据之前,"黄体期刺激"术语被认为是不恰当的,我们应该定义为"同一卵巢周期的第二次刺激"[41]。亟待 DuoStim 方案的国际共识产生。

低反应患者处理的其他方法

卵巢微刺激

卵巢微刺激被定义为用促性腺激素和/或其他药物来使得有限数量卵泡发育的卵巢刺激方案。具体的定义有一定程度的差异。常规每日 FSH 剂量为 150~225 IU,而微刺激可通过使用较低剂量的 FSH 或延迟启动来实现。参考"FSH 窗口"的概念,低剂量促性腺激素的使用可以延迟到卵泡中期至后期,以支持更多的生理卵泡得到募集和选择。微刺激方案的理念是使得有发育潜能的卵母细胞更有可能包含在自然选择的卵泡中[42]。然而,这种理论上的优势会导致相对收集到的卵母细胞数量较少,从而减少获得的胚胎数量,因此,可利于胚胎数量减少,CLBR 也会随之降低[43]。事实上,这一方案受到了很多文献质疑,文献提出,从新鲜周期移植和累积角度来看,成功率的增加与新鲜周期移植和累积获得更多的卵母细胞相关[6,7,44]。

两项荟萃分析比较了微刺激和常规 COS,并报道了二者之间没有妊娠结局的差异[45,46],这表明两种方法对不良反应者同样有效,但前者费用更便宜。然而,这两项荟萃分析都没有报道每 ITT 周期的 CLBR 或患者取消率。

在个性化医疗时代,不良反应者不能被视为单一类别的患者,因此并没有"一刀切"的方法[47,48]。

改良的自然周期

改良的自然周期(MNC)被定义为在自然月经周期中从卵巢中收集一个或多个卵母细胞的过程。给药的唯一目的是阻断自发的 LH 峰和/或诱导最终的卵母细胞成熟。2009 年,Schimberni 等人对不良反应者的 500 个自然周期进行相关研究,结果发现,每 ET 周期的妊娠率令人鼓舞:35 岁及以下患者为 29.2%,36~39 岁女性为 20.6%,40 岁及以上女性为 10.5%[49]。对低反应人群采用 MNC 与标准 COS 进行比较时,孕产妇的不同年龄治疗组间每启动周期和每移植周期的妊娠率无显著差异[50,51]。假设 MNC 与标准 COS 一样有效,其优势是不需要添加促性腺激素。当然,与传统 COS 相比,低反应人群采用微刺激或自然周期的优势是单卵泡发育,并且它的成本效益比高。Drakopoulos 等人[52]在博洛尼亚高龄孕产妇中进行的一项回顾性研究表明,对于获取两个以上卵母细胞概率较低的患者,MNC 是一种对患者友好的方法,也是一种合理的选择。此外,MNC 可考虑应用于具有确切的卵巢老化内分泌证据的 IVF 患者,以及之前有 1~2 次 COS 促排周期取消的患者[53]。事实上,对于预期低反应的患者,MNC 相比于传统 COS 而言并不推荐为一线治疗[5]。然而,MNC 成本较低,患者不适较少,对于标准 COS 方案无反应的低反应患者,将其作为二线治疗是合理的[54]。

拮抗剂方案中卵巢刺激前黄体期的雌二醇预处理

不同的治疗前策略被提出作为 COS 反应不良患者的

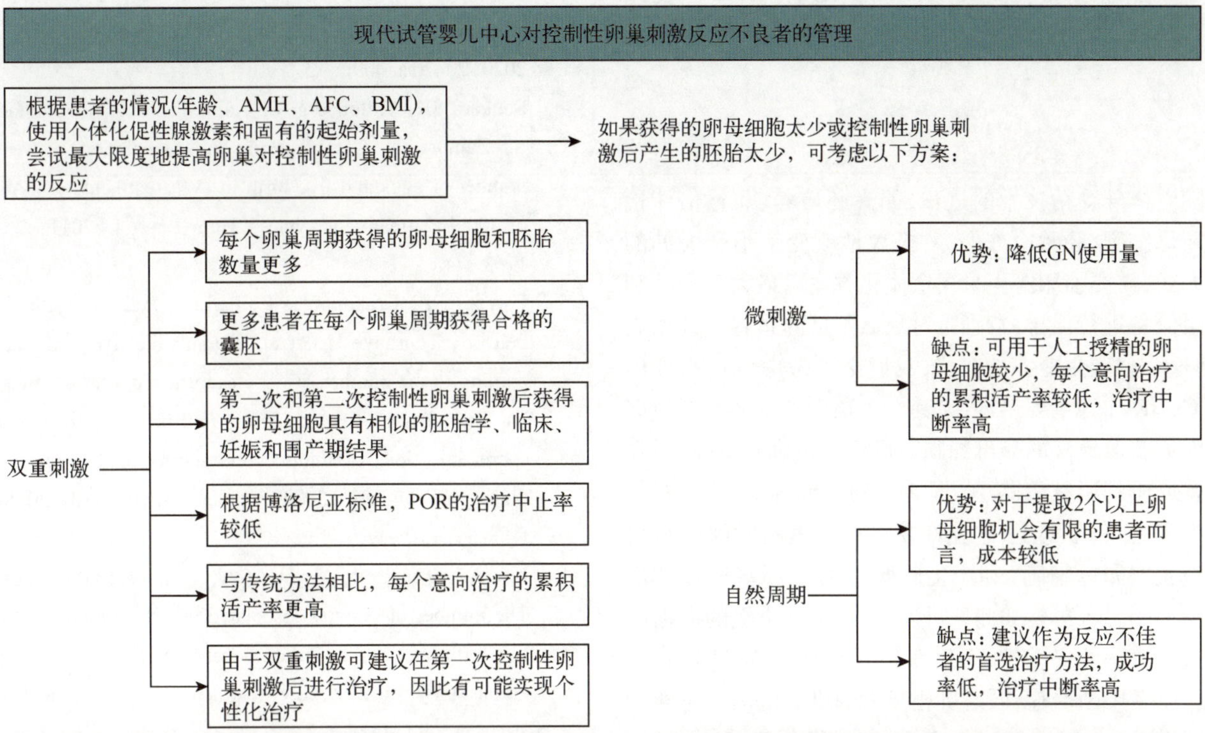

图 54-3 现代 IVF 中心治疗预后不良患者的主要方法总结。一线方法是采用量身定制的控制性卵巢刺激(COS)策略,根据女性年龄、AMH、窦卵泡计数(AFC)和体重指数(BMI),最大限度地提高卵巢反应。如果获得的卵母细胞太少或产生的囊胚太少,采用 DuoStim、微刺激或自然周期(在获得两个以上卵母细胞的机会有限的患者中)

辅助治疗。其中,在刺激前一个周期内的黄体期使用雌二醇类药物(E2)可改善卵巢反应,从而降低不良反应患者周期取消的风险。此外,有研究表明,口服、阴道或经皮给药 E2 可以帮助在拮抗剂方案中募集的窦卵泡获得同步生长。这一过程被认为是生殖轴负反馈机制的一部分,E2 的应用可抑制 GnRH 分泌,以及对促性腺激素的反应[55-57]。尽管如此,最近的一项荟萃分析显示,从每位患者的临床妊娠率来看,在刺激方案中经任何途径给予 E2 都不会提高 COS 的疗效[58-60]。

在卵巢刺激过程中添加 LH 活性药物

关于在促性腺激素刺激不良反应期间添加 LH 活性药物,这一做法能否带来收益仍然存在争议。有研究表明,它可能改善 COS 的反应和 IVF 的结局[61]。特别是在低反应者中,一些研究小组采用了具有 LH 活性的激素,如重组 LH (rec-LH),重组人绒毛膜促性腺激素(rec-hCG),尿 hCG (u-hCG),以及含有的 u-hCG 的人绒毛膜绝经期促性腺激素(HMG)[62-65]。然而,目前尚不清楚任何一种用药比其他用药的结果是否会更好[66]。最近的一篇综述批判性地总结了两种商业化 LH 制剂对 COS 和 IVF 结果的影响(即 HMG 和 rec-FSH+rec-LH),这两种制剂有着不同来源的 LH 生物活性,结果并没有观察到统计学意义上的显著差异[67]。

一篇 Cochrane 综述提到,补充 LH 不增加持续妊娠率[68],即使在高龄孕产妇中,调整后的 OR 为 0.99 (95% CI:0.76~1.29)[69]。相反,最近一项针对 40 项随机对照试验的荟萃分析表明,同时使用 rec-FSH 和 rec-LH 时,获取的卵母细胞明显增多,而不良反应者的临床妊娠率最高可提高 30%[70]。另一项荟萃分析支持添加 LH 在高龄低反应者(COS 后少于 9 个卵泡)中可改善卵巢反应[65]。然而,尽管存在一些潜在益处的证据,但目前证据尚不足以支持 LH 活性药物对不良反应人群有益[71]。

添加雄激素

一些证据表明,雄激素可能是早期卵泡发育的关键激素[72],其通过作用于颗粒细胞的增殖来增加窦前卵泡数和窦卵泡数,颗粒细胞作为芳香活性的底物将雄激素转化为雌激素。此外,一些作者表明雄激素可能增加颗粒细胞中 FSH 受体的表达。然而,雄激素的确切机制仍在研究中。经皮睾酮给药是最常见的给药途径,一些作者认为这是一种有前途的给药策略,符合生物学原理。然而,目前尚无一致的证据表明,COS 前辅助给予睾酮预处理可以改善接受体外受精的不良反应人群卵母细胞数量和/或临床结果。此外,由于剂量、给药时间和安全性方面的数据不足,在进行大规模随机对照试验之前,不推荐使用睾酮[5]。

总 结

随着体外受精技术的进步,如囊胚培养、非整倍体检测和卵母细胞/胚胎冷冻保存,极大地改变了不孕夫妇的治疗方式,需要临床医生采用个体化方案以最大限度地利用卵巢储备进行促排,特别是对预后不良的患者。证据表明,在这个玻璃化冷冻的时代,我们必须考虑以每治疗周期的 CLBR 作为主要结局,尤其对于预后不良的患者应以尽可能地获取更多的卵母细胞为目标。在这种情况下,在对不良反应的所有策略中(图 54-3),DuoStim 是最有希望的方案之一;事实上,它允许在尽可能短的时间内最大限度地获取卵母细胞(和产生胚胎),对于那些符合博洛尼亚标准的患者也是如此。目前,来自独立小组的数据阐述了这种方法的安全性、一致性和可重复性,特别是它可以防止患者中断治疗,同时有相当大的机会使用自身卵子获得妊娠。DuoStim 可以在常规 COS 后使用,使其成为一种有价值的策略来实现以患者为中心的个性化 IVF 治疗。显然,有必要对 DuoStim 的利弊进行广泛咨询,同时对患者和新生儿进行严格的随访、对该方案进行全球标准化的应用、并开展前瞻性的随机研究和成本效益分析是非常重要的。

(陈胤伟译,徐蓓、靳镭校)

参考文献

[1] Ubaldi FM, Cimadomo D, Vaiarelli A, Fabozzi G, Venturella R, Maggiulli R, et al. Advanced maternal age in IVF: Still a challenge? The present and the future of its treatment. Front Endocrinol (Lausanne). 2019; 10:94.

[2] Rienzi L, Cimadomo D, Vaiarelli A, Gennarelli G, Holte J, Livi C, et al. Measuring success in IVF is a complex multidisciplinary task: Time for a consensus? Reprod Biomed Online. 2021; 43(5):775-8.

[3] Venturella R, Vaiarelli A, Cimadomo D, Pedri S, Lico D, Mazzilli R, et al. State of the art and emerging drug therapies for female infertility. Gynecol Endocrinol. 2019; 35(10):835-41.

[4] Himabindu Y, Sriharibabu M, Gopinathan K, Satish U, Louis TF, Gopinath P. Anti-mullerian hormone and antral follicle count as predictors of ovarian response in assisted reproduction. J Hum Reprod Sci. 2013; 6(1):27-31.

[5] Bosch E, Broer S, Griesinger G, Grynberg M, Humaidan P, Kolibianakis E, et al. ESHRE guideline: Ovarian stimulation for IVF/ICSI (dagger). Hum Reprod Open. 2020; 2020(2):hoaa009.

[6] Sunkara SK, Rittenberg V, Raine-Fenning N, Bhattacharya S, Zamora J, Coomarasamy A. Association between the number of eggs and live birth in IVF treatment: An Analysis of 400 135 treatment cycles. Hum Reprod. 2011; 26(7):1768-74.

[7] Polyzos NP, Drakopoulos P, Parra J, Pellicer A, Santos-Ribeiro S, Tournaye H, et al. Cumulative live birth rates according to the number of oocytes retrieved after the first ovarian stimulation for in vitro fertilization/intracytoplasmic sperm injection: A multicenter multinational analysis including approximately 15,000 women. Fertil Steril. 2018; 110(4):661-70 e1.

[8] Law YJ, Zhang N, Venetis CA, Chambers GM, Harris K. The number of oocytes associated with maximum cumulative live birth rates per aspiration depends on female age: A population study of 221 221 treatment cycles. Hum Reprod. 2019; 34(9):1778-87.

[9] Maggiulli R, Cimadomo D, Fabozzi G, Papini L, Dovere L, Ubaldi FM, et al. The effect of ICSI-related procedural timings and operators on the outcome. Hum Reprod. 2020; 35(1):32-43.

[10] Cimadomo D, Fabozzi G, Vaiarelli A, Ubaldi N, Ubaldi FM, Rienzi L. Impact of maternal age on oocyte and embryo competence. Front Endocrinol (Lausanne). 2018; 9:327.

[11] Capalbo A, Hoffmann ER, Cimadomo D, Ubaldi FM, Rienzi L. Human female meiosis revised: New insights into the mechanisms of chromosome segregation and aneuploidies from advanced genomics and time-lapse imaging. Hum Reprod Update. 2017; 23(6):706-22.

[12] Franasiak JM, Forman EJ, Hong KH, Werner MD, Upham KM, Treff NR, et al. The nature of aneuploidy with increasing age of the female partner: A review of 15,169 consecutive trophectoderm biopsies evaluated with comprehensive chromosomal screening. Fertil Steril. 2014; 101(3):656-63. e1.

[13] Brown JB. Pituitary control of ovarian function-concepts derived from gonadotrophin therapy. Aust N Z J Obstet Gynaecol. 1978; 18(1):46-54.

[14] Findlay JK, Drummond AE, Dyson ML, Baillie AJ, Robertson DM, Ethier JF. Recruitment and development of The follicle; The roles of The transforming growth factor-beta superfamily. Mol Cell Endocrinol. 2002; 191(1):35-43.

[15] Filicori M, Cognigni GE, Samara A, Melappioni S, Perri T, Cantelli B, et al. The use of LH activity to drive folliculo-

genesis: Exploring uncharted territories in ovulation induction. Hum Reprod Update. 2002; 8(6):543-57.

[16] Vaiarelli A, Venturella R, Vizziello D, Bulletti F, Ubaldi FM. Dual ovarian stimulation and random start in assisted reproductive technologies: From ovarian biology to clinical application. Curr Opin Obstet Gynecol. 2017; 29(3):153-9.

[17] Baerwald AR, Adams GP, Pierson RA. Ovarian antral folliculogenesis during the human menstrual cycle: A review. Hum Reprod Update. 2012; 18(1):73-91.

[18] Hughes EG, Fedorkow DM, Daya S, Sagle MA, Van de Koppel P, Collins JA. The routine use of gonadotropin-releasing hormone agonists prior to in vitro fertilization and gamete intrafallopian transfer: A meta-analysis of randomized controlled trials. Fertil Steril. 1992; 58(5):888-96.

[19] Daya S. Gonadotropin releasing hormone agonist protocols for pituitary desensitization in in vitro fertilization and gamete intrafallopian transfer cycles. Cochrane Database Syst Rev. 2000(2):CD001299.

[20] Olivennes F, Cunha-Filho JS, Fanchin R, Bouchard P, Frydman R. The use of GnRH antagonists in ovarian stimulation. Hum Reprod Update. 2002; 8(3):279-90.

[21] Vaiarelli A, Cimadomo D, Ubaldi N, Rienzi L, Ubaldi FM. What is new in the management of poor ovarian response in IVF? Curr Opin Obstet Gynecol. 2018; 30(3):155-62.

[22] Polyzos NP, Devroey P. A systematic review of randomized trials for the treatment of poor ovarian responders: Is there any light at the end of the tunnel? Fertil Steril. 2011; 96(5):1058-61. e7.

[23] Drakopoulos P, Bardhi E, Boudry L, Vaiarelli A, Makrigiannakis A, Esteves SC, et al. Update on The management of poor ovarian response in IVF: The shift from Bologna criteria to The poseidon concept. Ther Adv Reprod Health. 2020; 14:2633494120941480.

[24] Alviggi C, Andersen CY, Buehler K, Conforti A, De Placido G, Esteves SC, et al. Poseidon Group. A new more detailed stratification of low responders to ovarian stimulation: From a poor ovarian response to a low prognosis concept. Fertil Steril. 2016; 105(6):1452-3.

[25] Conforti A, Esteves SC, Cimadomo D, Vaiarelli A, Rella D, Ubaldi F, et al. Management of women with an unexpected low ovarian response to gonadotropin. Front Endocrinol (Lausanne). 2019; 10:387.

[26] Patrizio P, Vaiarelli A, Levi Setti PE, Tobler KJ, Shoham G, Leong M, et al. How to define, diagnose and treat poor responders? Responses from a worldwide survey of IVF clinics. Reprod Biomed Online. 2015; 30(6):581-92.

[27] Ubaldi F, Vaiarelli A, D'Anna R, Rienzi L. Management of poor responders in IVF: Is there anything new? Biomed Res Int. 2014; 2014:352098.

[28] Pailis M, Sapir O, Lande Y, Ben-Haroush A, Altman E, Wertheimer A, et al. Consecutive ovarian stimulation is beneficial in patients with a poor response to high-dose follicle-stimulating hormone. Gynecol Endocrinol. 2021; 37(11): 995-9.

[29] Martinez F, Clua E, Devesa M, Rodriguez I, Arroyo G, Gonzalez C, et al. Comparison of starting ovarian stimulation on day 2 versus day 15 of the menstrual cycle in the same oocyte donor and pregnancy rates among the corresponding recipients of vitrified oocytes. Fertil Steril. 2014; 102(5):1307-11.

[30] Ubaldi FM, Capalbo A, Vaiarelli A, Cimadomo D, Colamaria S, Alviggi C, et al. Follicular versus luteal phase ovarian stimulation during the same menstrual cycle (DuoStim) in a reduced ovarian reserve population results in a similar euploid blastocyst formation rate: New insight in ovarian reserve exploitation. Fertil Steril. 2016; 105(6):1488-95. e1.

[31] Cimadomo D, Vaiarelli A, Colamaria S, Trabucco E, Alviggi C, Venturella R, et al. Luteal phase anovulatory follicles result in the production of competent oocytes: Intra-patient paired case-control study comparing follicular versus luteal phase stimulations in the same ovarian cycle. Hum Reprod. 2018; 33(8):1442-8.

[32] Vaiarelli A, Cimadomo D, Trabucco E, Vallefuoco R, Buffo L, Dusi L, et al. Double stimulation in the Same ovarian cycle (DuoStim) to maximize the number of oocytes retrieved from poor prognosis patients: A multicenter experience and SWOT analysis. Front Endocrinol (Lausanne). 2018; 9:317.

[33] Vaiarelli A, Cimadomo D, Argento C, Ubaldi N, Trabucco E, Drakopoulos P, et al. Double stimulation in the same ovarian cycle (DuoStim) is an intriguing strategy to improve oocyte yield and the number of competent embryos in a short timeframe. Minerva Ginecol. 2019; 71(5):372-6.

[34] Vaiarelli A, Cimadomo D, Petriglia C, Conforti A, Alviggi C, Ubaldi N, et al. DuoStim—a reproducible strategy to obtain more oocytes and competent embryos in a short timeframe aimed at fertility preservation and IVF purposes. A systematic review. Ups J Med Sci. 2020; 125:1-10.

[35] Vaiarelli A, Cimadomo D, Conforti A, Schimberni M, Giuliani M, D'Alessandro P, et al. Luteal phase after conventional stimulation in the same ovarian cycle might improve the management of poor responder patients fulfilling the Bologna criteria: A case series. Fertil Steril. 2020; 113(1): 121-30.

[36] Vaiarelli A, Cimadomo D, Gennarelli G, Guido M, Alviggi C, Conforti A, et al. Second stimulation in the same ovarian cycle: An option to fully-personalize the treatment in poor prognosis patients undergoing PGT-A. J Assist Reprod Genet. 2022; 39(3):663-73.

[37] Vaiarelli A, Cimadomo D, Alviggi E, Sansone A, Trabucco E, Dusi L, et al. The euploid blastocysts obtained after luteal phase stimulation show the same clinical, obstetric and perinatal outcomes as follicular phase stimulation-derived ones: A multicenter study. Hum Reprod. 2020; 35(11):2598-608.

[38] Racca A, Polyzos NP. DuoStim: Are we really comparing follicular phase with luteal phase stimulations? Hum Reprod. 2021; 36(6):1722-3.

[39] Kuang Y, Chen Q, Hong Q, Lyu Q, Ai A, Fu Y, et al. Double stimulations during the follicular and luteal phases of poor responders in IVF/ICSI programmes (Shanghai protocol). Reprod Biomed Online. 2014; 29(6):684-91.

[40] Rienzi L, Gracia C, Maggiulli R, LaBarbera AR, Kaser DJ, Ubaldi FM, et al. Oocyte, embryo and blastocyst cryopreservation in ART: Systematic review and meta-analysis comparing slow-freezing versus vitrification to produce evidence for the development of global guidance. Hum Reprod Update. 2017; 23(2):139-55.

[41] Vaiarelli A, Cimadomo D, Rienzi L, Ubaldi FM. Reply: 'Second stimulation in the same ovarian cycle', probably a terminology more appropriate than 'luteal phase stimulation' in the DuoStim protocol. Hum Reprod. 2021; 36(6):1723-4.

[42] Baart EB, Martini E, Eijkemans MJ, Van Opstal D, Beckers NG, Verhoeff A, et al. Milder ovarian stimulation for in-vitro fertilization reduces aneuploidy in the human preimplantation embryo: A randomized controlled trial. Hum Reprod. 2007; 22(4):980-8.

[43] Siristatidis C, Salamalekis G, Dafopoulos K, Basios G, Vogiatzi P, Papantoniou N. Mild versus conventional ovarian stimulation for poor responders undergoing IVF/ICSI. In Vivo. 2017; 31(2):231-7.

[44] Drakopoulos P, Blockeel C, Stoop D, Camus M, de Vos M, Tournaye H, et al. Conventional ovarian stimulation and single embryo transfer for IVF/ICSI. How many oocytes do we need to maximize cumulative live birth rates after utilization of all fresh and frozen embryos? Hum Reprod. 2016; 31(2):370-6.

[45] Datta AK, Maheshwari A, Felix N, Campbell S, Nargund G. Mild versus conventional ovarian stimulation for IVF in poor, normal and hyper-responders: A systematic review and meta-analysis. Hum Reprod Update. 2021; 27(2):229-53.

[46] Datta AK, Maheshwari A, Felix N, Campbell S, Nargund G. Mild versus conventional ovarian stimulation for IVF in poor responders: A systematic review and meta-analysis. Reprod Biomed Online. 2020; 41(2):225-38.

[47] Polyzos NP, Popovic-Todorovic B. SAY NO to mild ovarian stimulation for all poor responders: It is time to realize that not all poor responders are the same. Hum Reprod. 2020; 35(9):1964-71.

[48] Romito A, Bardhi E, Errazuriz J, Blockeel C, Santos-Ribeiro S, Vos M, et al. Heterogeneity among poor ovarian responders according to Bologna criteria results in diverging cumulative live birth rates. Front Endocrinol (Lausanne). 2020; 11:208.

[49] Schimberni M, Morgia F, Colabianchi J, Giallonardo A, Piscitelli C, Giannini P, et al. Natural-cycle in vitro fertilization in poor responder patients: A survey of 500 consecutive cycles. Fertil Steril. 2009; 92(4):1297-301.

[50] Morgia F, Sbracia M, Schimberni M, Giallonardo A, Piscitelli C, Giannini P, et al. A controlled trial of natural cycle versus microdose gonadotropin-releasing hormone analog flare cycles in poor responders undergoing in vitro fertilization. Fertil Steril. 2004; 81(6):1542-7.

[51] Kim CH, Kim SR, Cheon YP, Kim SH, Chae HD, Kang BM. Minimal stimulation using gonadotropin-releasing hormone (GnRH) antagonist and recombinant human follicle-stimulating hormone versus GnRH antagonist multiple-dose protocol in low responders undergoing in vitro fertilization/intracytoplasmic sperm injection. Fertil Steril. 2009; 92(6):2082-4.

[52] Drakopoulos P, Romito A, Errazuriz J, Santos-Ribeiro S, Popovic-Todorovic B, Racca A, et al. Modified natural cycle IVF versus conventional stimulation in advanced-age Bologna poor responders. Reprod Biomed Online. 2019; 39(4):698-703.

[53] Kadoch IJ, Phillips SJ, Bissonnette F. Modified natural-cycle in vitro fertilization should be considered as the first approach in young poor responders. Fertil Steril. 2011; 96(5):1066-8.

[54] Ho JR, Paulson RJ. Modified natural cycle in in vitro fertilization. Fertil Steril. 2017; 108(4):572-6.

[55] Reynolds KA, Omurtag KR, Jimenez PT, Rhee JS, Tuuli MG, Jungheim ES. Cycle cancellation and pregnancy after luteal estradiol priming in women defined as poor responders: A systematic review and meta-analysis. Hum Reprod. 2013; 28(11):2981-9.

[56] Fanchin R, Salomon L, Castelo-Branco A, Olivennes F,

Frydman N, Frydman R. Luteal estradiol pre-treatment coordinates follicular growth during controlled ovarian hyperstimulation with GnRH antagonists. Hum Reprod. 2003; 18(12):2698-703.

[57] Chang EM, Han JE, Won HJ, Kim YS, Yoon TK, Lee WS. Effect of estrogen priming through luteal phase and stimulation phase in poor responders in in-vitro fertilization. J Assist Reprod Genet. 2012; 29(3):225-30.

[58] Wu H, Zhang S, Lin X, Wang S, Zhou P. Luteal phase support for in vitro fertilization/intracytoplasmic sperm injection fresh cycles: A systematic review and network meta-analysis. Reprod Biol Endocrinol. 2021; 19(1):103.

[59] Farquhar C, Rombauts L, Kremer JA, Lethaby A, Ayeleke RO. Oral Contraceptive pill, progestogen or oestrogen pretreatment for ovarian stimulation protocols for women undergoing assisted reproductive techniques. Cochrane Database Syst Rev. 2017; 5:CD006109.

[60] Gelbaya TA, Kyrgiou M, Tsoumpou I, Nardo LG. The use of estradiol for luteal phase support in in vitro fertilization/intracytoplasmic sperm injection cycles: A systematic review and meta-analysis. Fertil Steril. 2008; 90(6):2116-25.

[61] van Wely M, Westergaard LG, Bossuyt PM, van der Veen F. Effectiveness of human menopausal gonadotropin versus recombinant follicle-stimulating hormone for controlled ovarian hyperstimulation in assisted reproductive cycles: A meta-analysis. Fertil Steril. 2003; 80(5):1086-93.

[62] Ferraretti AP, Gianaroli L, Magli MC, D'Angelo A, Farfalli V, Montanaro N. Exogenous luteinizing hormone in controlled ovarian hyperstimulation for assisted reproduction techniques. Fertil Steril. 2004; 82(6):1521-6.

[63] De Placido G, Alviggi C, Perino A, Strina I, Lisi F, Fasolino A, et al. Recombinant human LH supplementation versus recombinant human FSH (rFSH) step-up protocol during controlled ovarian stimulation in normogonadotrophic women with initial inadequate ovarian response to rFSH. A multicentre, prospective, randomized controlled trial. Hum Reprod. 2005; 20(2):390-6.

[64] Alviggi C, Pettersson K, Longobardi S, Andersen CY, Conforti A, De Rosa P, et al. A common polymorphic allele of the LH beta-subunit gene is associated with higher exogenous FSH consumption during controlled ovarian stimulation for assisted reproductive technology. Reprod Biol Endocrinol. 2013; 11:51.

[65] Lehert P, Kolibianakis EM, Venetis CA, Schertz J, Saunders H, Arriagada P, et al. Recombinant human follicle-stimulating hormone (r-hFSH) plus recombinant luteinizing hormone versus r-hFSH alone for ovarian stimulation during assisted reproductive technology: Systematic review and meta-analysis. Reprod Biol Endocrinol. 2014; 12:17.

[66] Mak SM, Wong WY, Chung HS, Chung PW, Kong GW, Li TC, et al. Effect of mid-follicular phase recombinant LH versus urinary HCG supplementation in poor ovarian responders undergoing IVF—a prospective double-blinded randomized study. Reprod Biomed Online. 2017; 34(3):258-66.

[67] Orvieto R. HMG versus recombinant FSH plus recombinant LH in ovarian stimulation for IVF: Does the source of LH preparation matter? Reprod Biomed Online. 2019; 39(6):1001-6.

[68] Mochtar MH, Van der V, Ziech M, van Wely M. Recombinant luteinizing hormone (rLH) for controlled ovarian hyperstimulation in assisted reproductive cycles. Cochrane Database Syst Rev. 2007(2):CD005070.

[69] Konig TE, van der Houwen LE, Overbeek A, Hendriks ML, Beutler-Beemsterboer SN, Kuchenbecker WK, et al. Recombinant LH supplementation to A standard GnRH antagonist protocol in women of 35 years or older undergoing IVF/ICSI: A randomized controlled multicentre study. Hum Reprod. 2013; 28(10):2804-12.

[70] Conforti A, Esteves SC, Humaidan P, Longobardi S, D'Hooghe T, Orvieto R, et al. Recombinant human luteinizing hormone cotreatment in ovarian stimulation for assisted reproductive technology in women of advanced reproductive age: A systematic review and meta-analysis of randomized controlled trials. Reprod Biol Endocrinol. 2021; 19(1):91.

[71] Mochtar MH, Danhof NA, Ayeleke RO, Van der Veen F, van Wely M. Recombinant luteinizing hormone (rLH) and recombinant follicle stimulating hormone (rFSH) for ovarian stimulation in IVF/ICSI cycles. Cochrane Database Syst Rev. 2017; 5:CD005070.

[72] Noventa M, Vitagliano A, Andrisani A, Blaganje M, Vigano P, Papaelo E, et al. Testosterone therapy for women with poor ovarian response undergoing IVF: A meta-analysis of randomized controlled trials. J Assist Reprod Genet. 2019; 36(4):673-83.

55

卵巢低反应患者的辅助治疗

Christos A. Venetis

引　言

卵巢刺激是决定辅助生殖技术(ART)能否成功的关键因素之一,其目的是刺激多个卵泡同时发育,从而获得多个卵母细胞。与自然/非刺激周期相比,卵巢刺激周期妊娠率更高[1]。几项观察性研究表明,ART 后妊娠率或活产率随获卵数增加而增加[2]。由此产生了最佳获卵数这一临床概念,以期在达到最高妊娠率的同时,减少卵巢过度刺激综合征(OHSS)的风险[2,3]。对近期文献的系统回顾表明,最佳获卵数取决于所采用的结局指标(鲜胚移植周期妊娠率或累积妊娠率),以及女性年龄。据此将患者及其对卵巢刺激的反应分为三大类:①低反应人群,其获卵数较少,妊娠率较低;②正常反应人群,其最佳获卵数可获得较高的妊娠率且降低 OHSS 风险;③高反应人群,其获卵数过多且 OHSS 风险较高。

卵巢低反应人群的治疗挑战

卵巢低反应在卵巢刺激时代开始以来备受关注[4],即使在现代辅助生殖技术中仍是最重要的治疗挑战之一[5]。卵巢低反应人群取消取卵或获卵数少的风险增加,增加受精失败的可能性,且增加由于无可利用胚胎而导致胚胎移植取消的可能性。卵巢低反应的发生率在 9%~24%[6],其可能的病因包括高龄[7]、卵巢手术史[8]、盆腔粘连[9]、性腺毒性治疗(化疗或放疗)史[10]和高体重指数[11];也可能无明确病因,多与已知或未知的遗传因素所致的早发卵巢功能不全相关[12,13]。

卵巢低反应的定义和文献解读

过去四十年里,大量研究集中在改善卵巢低反应者的治疗上,提出了多种干预措施并通过随机或非随机临床试验检验其疗效[14,15]。然而,目前面临的最大挑战是不同文献中对卵巢低反应的定义缺乏统一性。在一篇包括 47 项随机对照试验(RCT)的系统回顾中,发现这些文献共采用了 41 种不同的卵巢低反应定义[16]。由于尚无公认的卵巢低反应定义,已发表的相关研究之间存在相当大的临床异质性问题,导致现有证据整合困难。为解决这一问题,欧洲人类生殖与胚胎学会(ESHRE)于 2011 年发布共识,推出卵巢低反应的"博洛尼亚标准"[17]。将卵巢低反应定义如下:

至少满足以下 3 条中的 2 条即可诊断卵巢低反应:

1. 高龄(≥40 岁)或存在卵巢低反应的其他危险因素。

2. 前次 IVF 周期卵巢低反应(常规方案获卵数≤3 个)。

3. 卵巢储备下降(AFC<5~7 个或 AMH<0.5~1.1 ng/mL)。

在非高龄且卵巢储备功能检测正常的情况下,患者连续两个周期应用大剂量促排仍出现卵巢低反应也可诊断。

这一标准的引入使得后续研究得以在相对同质的人群中进行。然而,有人提出这些标准过于宽泛,可能包括预后完全不同的人群[18]。尽管如此,采用博洛尼亚标准的潜在收益远远超过潜在风险[19,20]。

最近诞生的 POSEIDON 分类法进一步定义了卵巢低反应和低预后人群[21],更具临床意义,该分类法根据患者的卵巢储备功能检测和年龄将患者分为 4 组。第 1 组包括年龄<35 岁、卵巢储备功能正常(AFC≥5;AMH≥1.2 ng/mL),既往采用标准促排方案发生低反应(差:获卵数<4 个,或次优:获卵数 4~9 个)的患者。第 2 组包括年龄≥35 岁的患者,其他特征与第 1 组相似。第 3 组包括年龄<35 岁且卵巢储备功能减退(AFC<5;AMH<1.2 ng/mL)的患者,第 4 组包括年龄≥35 岁且卵巢储备功能减退(AFC<5;AMH<1.2 ng/mL)的患者。很明显,第 1 组和第 2 组包括采用标准方案促排发生"非预期"卵巢低反应的患者,而第 3 组和第 4 组则包括"预期"的卵巢低反应的患者。

ART 卵巢刺激后卵巢低反应的治疗策略

理论上,卵巢低反应的治疗策略可分为三大类:①在卵巢刺激开始前增加可募集卵泡的数量;②确保在卵巢刺激期间募集所有可用卵泡;③提高卵母细胞的质量(图 55-1)。前两种策略似乎更侧重于解决卵巢低储备

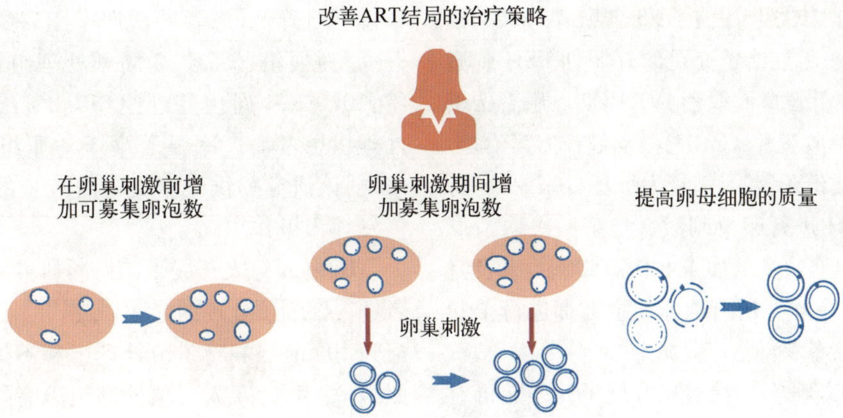

图 55-1 ART 卵巢低反应的治疗策略

和低反应的问题，而第三种策略旨在通过提高获卵质量，从而提升其可移植胚胎潜能，进而提高这些患者的妊娠率。

基于这些理论，针对卵巢低反应已提出了不同的治疗干预措施。许多这些干预措施被归类为“辅助治疗”或“附加治疗”，但一直存在争议。英国人类受精与胚胎管理局将辅助治疗项目定义为可选的、额外的治疗措施（通常涉及额外费用），这些治疗措施常被提出可有效提高活产率，但对于大多数不孕患者来说缺乏证据或证据等级较低[22]。尽管缺乏确凿证据支持，澳大利亚和新西兰近期一项包括 1 590 名女性的调查显示，每 10 人中就有 8 人在治疗过程中使用过一种或多种此类“辅助治疗”[23]。最近，在 ESHRE 组织的专家和患者代表讨论会上达成共识：辅助生殖技术中的实验性治疗应为精心设计的临床研究，应充分告知患者治疗成本和实验性质，更重要的是，需告知患者治疗有效性和安全性的现有证据[24]。

接下来将介绍卵巢低反应人群最常见辅助治疗其治疗价值的相关证据。

雄激素

雄激素在卵子发生中的作用

人类卵泡发育涉及不同类型细胞之间的一系列复杂相互作用，这些细胞承担不同的角色，并协同作用促使原始卵泡发育成熟为排卵前卵泡。在灵长类动物卵巢微环境中雄激素的积累对于早期卵泡发育和颗粒细胞增殖发挥重要作用[25]。雄激素过量会导致胰岛素样生长因子 I（IGF-I）表达增加，促进卵泡早期发育[25-27]，并增加窦前卵泡和窦卵泡的数量[25,28,29]。卵巢内雄激素水平增加会增加颗粒细胞中卵泡刺激素（FSH）受体的表达[25,28,30]，从而增强卵巢对 FSH 的反应性[31,32]。此外，来自多囊卵巢综合征患者或经睾酮治疗的女性男性化者的临床证据表明，外源性雄激素的暴露可能增加发育卵泡数量[33-35]。此外，内源性雄激素不足与卵巢对 FSH 的敏感性降低以及 ART 后妊娠率降低相关[36]。结合这些实验和临床数据得出了如下假说：增加卵巢低反应人群卵巢微环境中雄激素水平可能增加卵巢刺激后卵母细胞数量和成熟卵母细胞数。因此，针对卵巢低反应人群提出了不同的雄激素预处理方案并开展了临床试验验证其疗效[37,38]，其中研究最多的是经皮给药睾酮[39]和脱氢表雄酮（DHEA）[40]预处理。

睾酮

作用机制

睾酮（T）及其代谢物 5α-雄烯二酮（DHT）是人体产生的两种最强效的雄激素，在女性主要由肾上腺（25%）、卵巢（25%）和其他组织（如脂肪组织和皮肤，50%）产生。大部分睾酮（约 66%）与性激素结合球蛋白（SHBG）结合，约 30%与白蛋白结合，剩下约 2%的睾酮是游离态。重要的是，一系列实验证据表明 DHT 可促进窦前卵泡生长、增加 FSH 受体 mRNA 和蛋白表达、减少卵泡凋亡、增加颗粒细胞增殖以及表达类固醇合成酶[41]。这表明睾酮（DHT 的主要前体）有望用于卵巢低反应患者的治疗。

睾酮治疗的主要制剂是经皮涂敷睾酮凝胶，研究发现其可最大化提升血清睾酮浓度，9%～14%的睾酮可经皮吸收。在绝经女性中进行的药代动力学研究表明，由于避免了肝脏的首过代谢效应，血清睾酮浓度在经皮给药后几小时内增加，随后达到相对稳定的水平[42,43]。

临床证据

Balasch 等人[39]最早对经皮睾酮预处理应用于既往

促排卵周期卵巢低反应患者的潜在价值进行探索,这是一项前瞻性研究,采用自身对照,评估了 25 名患者的睾酮预处理使用情况。这些患者在给予充足的外源性 FSH 刺激情况下,曾两次因卵巢低反应而取消 IVF 周期。患者给予黄体中期促性腺激素释放激素(GnRH)激动剂长方案治疗,在确认垂体降调后经皮给予睾酮,剂量为每日 20 μg/kg,持续 5 天,随后使用 FSH 进行卵巢刺激。与第一次取消周期相比,患者募集的卵泡数量增加了 5 倍。80%的患者完成了取卵,平均获卵 5.8 个。所有取卵的患者都进行了胚胎移植,其中 30%的患者获得临床妊娠。

初步试验的结果鼓舞人心,接着又开展了几项随机对照试验。Massin 等人[44]在一项双盲随机对照试验中纳入了 53 名女性(<42 岁),均为既往 IVF 促排过程中发生卵巢低反应患者(定义为 hCG 扳机日血清 E2<1 200 pg/mL,且获卵数<5 个),且有证据支持卵巢储备功能减退[定义为月经周期第 3 天血清激素水平(FSH、E2 或抑制素 B)超过或低于正常范围,即 FSH>12 IU/L、E2<70 pg/mL、抑制素 B<45 pg/mL]。26 名女性被随机分配到使用安慰剂组,27 名女性被分配到治疗组,治疗组在开始卵巢刺激之前的 21 天接受 10 mg/d 的经皮睾酮给药治疗(1%睾酮凝胶)。采用 GnRH 激动剂长方案的女性在降调过程中进行睾酮预处理,GnRH 拮抗剂方案的女性在 OCP 预处理周期中进行睾酮预处理。尽管安慰剂组和治疗组的获卵数都较之前周期有所增加(可能归因于“均值回归现象”),但安慰剂组(平均获卵数 5.00 个)和经皮睾酮组(平均获卵数 5.31 个)之间获卵数无显著差异,两组间的可用胚胎数和临床妊娠率也无显著差异[44]。

随后 Kim 等人开展了一项随机对照试验[45],他们纳入了 110 名卵巢低反应者,定义为在之前的 IVF/ICSI 周期中,尽管使用了高剂量促性腺激素(>2 500 IU)促排,仍低于 3 个或以上直径≥16 mm 的卵泡,导致获卵数≤3 个。所有患者在卵巢刺激前进行 21 天雌激素/孕激素预处理。这些患者被随机分配到经皮睾酮凝胶预处理组($n=55$)或对照组($n=55$)。预处理组患者接受了 12.5 mg 经皮睾酮给药(1%睾酮凝胶)。与对照组相比,睾酮预处理组其获卵数显著增加(获卵数 5.4 个 *vs.* 3.8 个;$P<0.001$),临床妊娠率显著升高(30.9% *vs.* 14.5%;$P=0.041$)。睾酮预处理组患者的活产率高于对照组,但无显著差异(27.3% *vs.* 12.7%;$P=0.057$)。

此后,Kim 的研究小组对相同人群进行了另一项随机对照试验以探索睾酮预处理时长对 IVF 结局的影响[46],将 120 名患者随机分配到 2 周、3 周、4 周睾酮预处理组(1%睾酮凝胶,12.5 mg/d)和无预处理的对照组,每组 30 人。结果表明,与对照组相比,预处理 3 周或 4 周的女性窦卵泡计数和卵巢血流量增加,促排过程中促性腺激素总剂量降低,患者的活产率随睾酮预处理时长增加而升高(对照组:6.7%,2 周预处理组:13.4%,3 周预处理组:20.0%,4 周预处理组:30.0%),但只有睾酮 4 周预处理组患者活产率显著高于对照组($P=0.042$)。总的来说,该研究提供证据支持需较长的睾酮预处理时间才能发挥积极作用。

Bosdou 等人开展了第一项研究观察博洛尼亚低反应者经皮睾酮预处理的疗效研究[47]。该研究将患者随机分配到 10 mg 睾酮凝胶预处理组和不进行任何预处理的对照组,每组各 25 人。预处理组患者行 10 mg/d 的经皮睾酮给药(2%睾酮凝胶)共 21 天。所有患者均接受 GnRH 激动剂卵泡期长方案,获卵数为主要结局指标。研究结果表明预处理组和对照组每患者获卵数和活产率无显著差异。

另一项探讨博洛尼亚标准低反应者经皮睾酮预处理价值的研究将患者随机分配到睾酮预处理组和安慰剂组,每组各 25 人,患者从月经周期第 2 天开始使用睾酮凝胶或安慰剂凝胶预处理,采用 GnRH 拮抗剂方案行卵巢刺激[48]。与安慰剂组相比,睾酮预处理组获卵数显著增加(2.48 个 *vs.* 1.17 个;$P=0.004$)。睾酮预处理组临床妊娠率显著高于安慰剂组(比值比 OR:1.20,95%CI:1.01~1.43)。

2021 年,Hoang 等人[49]对 159 名博洛尼亚标准低反应人群开展随机对照试验,探索延长睾酮预处理时间的疗效。在该研究中,53 名患者在卵巢刺激开始前 4 周使用 1%经皮睾酮凝胶 12.5 mg/d,53 名患者在卵巢刺激开始前 6 周使用 1%经皮睾酮凝胶 12.5 mg/d,53 名患者不进行任何预处理。所有患者均采用 GnRH 拮抗剂方案,使用重组卵泡刺激素(rFSH)进行卵巢刺激。与未行预处理的对照组相比,4 周或 6 周睾酮预处理的患者卵巢刺激时间更短,rFSH 总剂量更低,各组获卵数无显著差异(对照组、4 周组、6 周组分别为 5.5 个、5.4 个、5.6 个)。持续妊娠率在 4 周组(30%)或 6 周组(21.6%)较对照组(7.5%)增加,但仅 4 周预处理组与对照组相比有统计学差异。

最近的一项随机对照试验[50]($n=63$)评估了博洛尼亚标准低反应人群应用不同时长的睾酮预处理对 IVF 结局的影响。患者被随机分配至经皮睾酮凝胶(12.5 mg/d)预处理 8 周组、10 天组,或不给予预处理的对照组。各组获卵数和成熟卵母细胞数无显著差异。

证据整合与评价

目前已有多篇关于睾酮预处理的系统回顾及荟萃分析发表[37,38,51]。最近发表的系统回顾及荟萃分析纳入 8

项随机对照试验，共 653 例患者[52]，结果表明，睾酮预处理与获卵数增加相关（平均差 MD：+0.94，95%CI：0.46～1.42）。与对照组相比，低反应者经睾酮预处理后显著升高临床妊娠率（相对风险 RR：2.07，95%CI：1.33～3.20）和活产率（RR：2.09，95%CI：1.11～3.95）（图 55-2）。

目前关于睾酮预处理的文献总体上支持其应用具有一定的益处，但研究样本量较小，存在一定的局限性。卵巢低反应者的定义在不同研究存在差异，尽管最近的 4 项随机对照试验均采用了博洛尼亚标准，但这些研究在统计和临床实践上仍存在较大异质性，主要表现为睾酮每日剂量和预处理时长的差异，其中关于睾酮预处理时长仍存争议。在获得足够的证据明确最佳睾酮预处理时长之前，应谨慎推荐低反应人群采用睾酮预处理。2020 年 ESHRE 关于 IVF/ICSI 卵巢刺激的指南也指出“对于低反应者，不推荐在卵巢刺激之前采用睾酮预处理”[53]。

脱氢表雄酮（DHEA）

生理基础

DHEA 是一种 Δ5 类固醇激素，主要来源于肾上腺皮质的网状带、性腺和大脑。它是一种弱雄激素（对雄激素受体的亲和力较弱），被认为是更强效的雄激素——睾酮和 DHT 的前体[54]（图 55-3）。DHEA 及其硫酸盐代谢物 DHEA-S（为 DHEA 的主要存在形式）在人一生中大量分泌，在 20～30 岁达到峰值，之后稳步下降[55]。与 DHEA 相比，DHEA-S 更容易与白蛋白结合，这对它们的清除率有影响——DHEA 的半衰期为 1～3 h，而 DHEA-S 为 10～20 h[56]。一小部分 DHEA（5%～10%）与性激素结合球蛋白（SHBG）结合，其余的 3%～5% 为游离 DHEA。给予绝经后女性外源性 DHEA 50 mg/d 可以增加血清中 DHEA 和 DHEA-S 的浓度，但也会显著增加血清中睾酮（从 0.72 nmol/L 增加到 1.46 nmol/L）和 DHT（从 0.32 nmol/L 增加到 0.9 nmol/L）水平[57]，通常在给药后

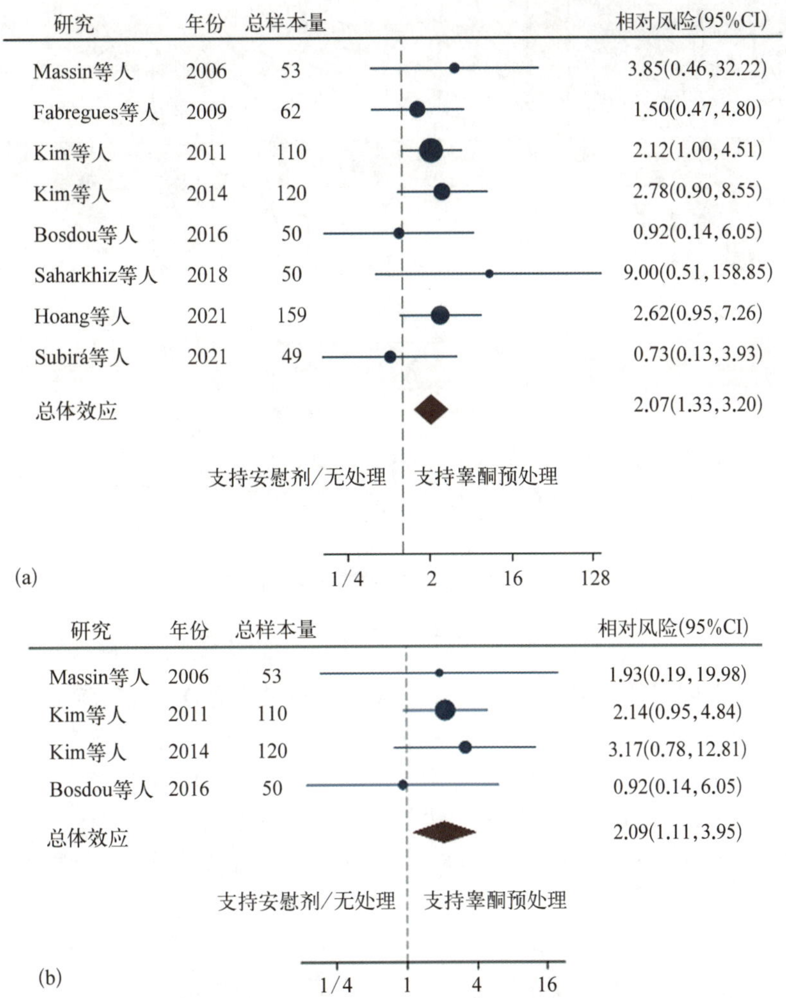

图 55-2 卵巢低反应人群睾酮预处理研究的荟萃分析（Bosdou 等人，2022[52]）。(a) 临床妊娠。(b) 活产

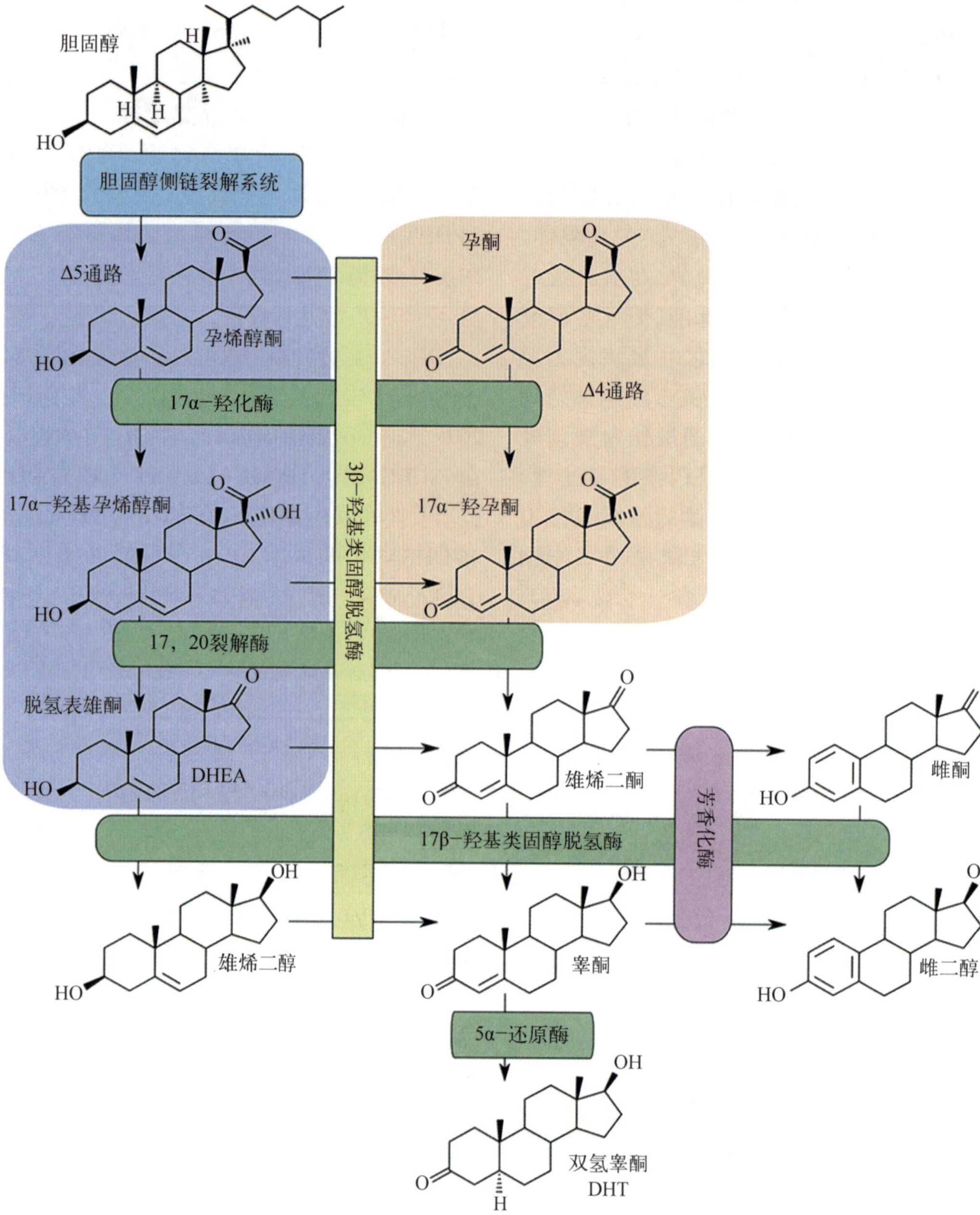

图 55−3 雄激素和雌激素的类固醇合成

2~4 h 内达到峰值[58]。

有实验证据表明 DHEA 在卵巢的卵泡膜细胞产生，是转化为更强效的雄激素的重要前体激素，最终转化为雌激素。有证据表明来自循环的 DHEA−S 也可以作为卵泡中产生雄激素的底物[59]。此外，口服 DHEA 已被证明可显著增加血清 IGF−I 浓度[57,60]，从而增强颗粒细胞对 FSH 的反应性[61]。

临床证据

第一项证明 DHEA 对卵巢低反应者具有潜在益处的临床证据是 Casson 等人[40]发表的一篇包括 5 名女性的病例系列。这些女性年龄<41 岁，不明原因不孕，既往 IVF 促排卵周期发生卵巢低反应(获卵数<3 个，E2 峰值<500 pg/mL)，口服 80 mg/d 微粉化 DHEA 持续 2 个月。在随后的卵巢刺激周期中，5 名患者对促性腺激素刺激的反应均有所改善，与之前的卵巢刺激周期相比，E2 峰值浓度增加了 3 倍。该报告引发了研究界的关注，在这之后陆续发表相关研究，但大多是回顾性的，采用自身前后对照的研究设计，方法学上具有一定的局限性。

Wiser 等人[62]开展了第一项验证 DHEA 在卵巢低反应者应用价值的随机对照试验，该研究纳入 42 岁以下的女性，这些患者在既往 IVF 促排卵周期中表现为卵巢低反应(促性腺激素起始剂量≥300 IU/d 时，获卵数<5 个，胚

胎质量差，或由于卵巢低反应而取消周期）。这是一项小样本随机对照试验（$n=33$），将患者随机分为两组，一组为DHEA治疗组（$n=17$），于开始卵巢刺激前服用75 mg/d的DHEA至少6周；另一组为对照组（$n=16$），两组均进行1~2个卵巢刺激周期。DHEA组患者如在第1个周期未获得临床妊娠，则在下一个卵巢刺激周期前给予16~18周DHEA预处理。研究结果表明DHEA组患者活产率显著高于对照组（23.1% *vs.* 4.0%；$P=0.05$）。然而由于缺乏功效分析，该研究设计受到了质疑，相关数据也不足以支持作者的结论[63]。

Artini等人[64]开展的随机对照试验中纳入24名博洛尼亚标准卵巢低反应者。DHEA组的患者（$n=12$）在卵巢刺激前3个月服用DHEA 25 mg，每日3次。DHEA组与对照组间获卵数、优质胚胎数和临床妊娠率无显著差异。

Moawad等人[65]开展的一项随机对照试验选取了133名患者，这些患者血清AMH<1.7 μg/L，且在上一个IVF促排卵周期使用了≥300 IU/d FSH，获卵数<5个或由于卵巢低反应而取消周期。患者被随机分配到DHEA预处理组（一次25 mg，每日3次，至少12周）（$n=67$）或不给予预处理的对照组（$n=66$）。结果显示与对照组相比，DHEA预处理组获卵数显著增加，周期取消率显著降低，可移植胚胎数显著升高，两组间持续妊娠率无显著差异。

2014年Kara等人开展了评估DHEA预处理对卵巢低反应者疗效的最大样本量随机对照试验（$n=208$）[66]，研究人群是在月经周期第2天血清AMH<1 ng/mL或血清FSH>15 IU/L且AFC<4的女性。治疗组患者服用75 mg/d DHEA治疗12周（$n=104$），对照组患者未接受任何预处理（$n=104$）。两组获卵数、受精率和临床妊娠率无显著差异。因此，这项随机对照试验结果提示DHEA预处理对于接受IVF治疗的卵巢低反应人群无明显价值。

证据整合与评价

随后陆续有多篇随机对照试验发表，有些结果提示DHEA预处理对卵巢低反应者有积极作用[67]，有些则不然[68,69]。目前有多篇荟萃分析发表，结果也存在争议[51,70-73]。最新的一篇荟萃分析包括了8项随机对照试验（共727名患者），其结果表明接受DHEA预处理的卵巢低反应者与未接受DHEA预处理者相比获卵数无显著差异（平均差：0.76个卵母细胞，95%CI：-0.35~+1.88）[52]。两组间临床妊娠率（RR：1.17，95%CI：0.87~1.57）和活产率（RR：0.97，95%CI：0.47~2.01）也无显著差异[52]（图55-4）。

总的来说，关于DHEA预处理在卵巢低反应者中应用的研究具有一定的局限性：多项研究为回顾性研究，易受各种偏倚的影响，并且其自身前后对照的研究设计也减少了研究结果的说服力，因为“均值回归”效应会导致疗效被夸大。此外，多项随机对照研究样本量小，方法学质

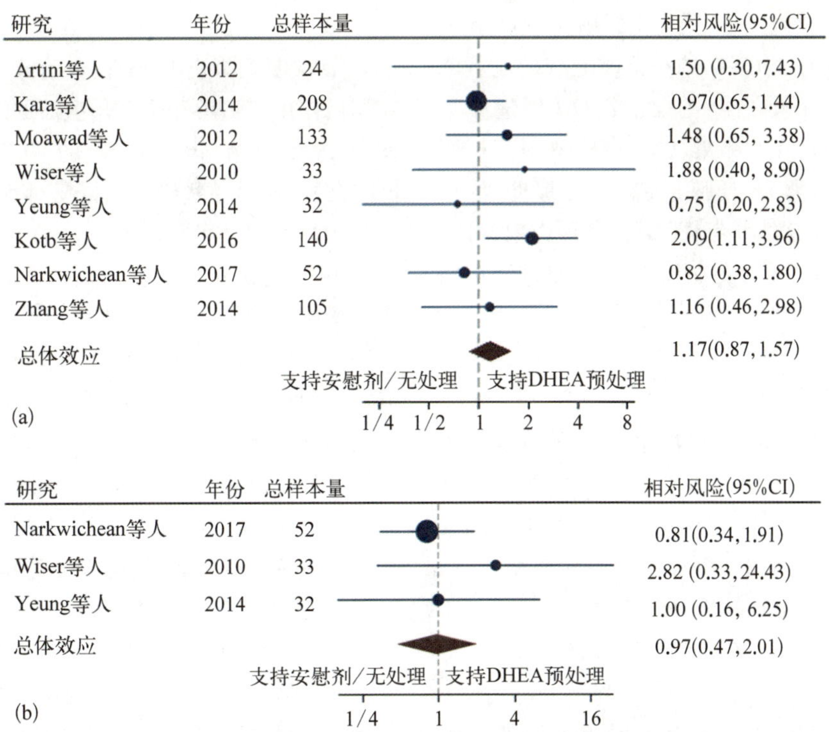

图55-4 关于低反应者脱氢表雄酮（DHEA）预处理研究的荟萃分析（Neves等人，2022[52]）。（a）临床妊娠。（b）活产

量低,不同研究中卵巢低反应的定义不一,在 DHEA 预处理的剂量和持续时间上存在差异。目前尚无足够的高质量证据支持在卵巢低反应者中应用 DHEA。未来亟待进一步证据的积累。此外,DHEA 预处理的最佳剂量和持续时间也待阐明。2020 年 ESHRE 关于 IVF/ICSI 卵巢刺激的指南也指出“不建议低反应者在卵巢刺激前和/或期间使用 DHEA”[53]。

总结

20 多年来,卵巢低反应人群的雄激素预处理一直是临床医生关注的话题,预处理药物多为经皮睾酮凝胶和口服 DHEA。然而,现有证据不足以支持或否定这两种治疗方法的积极作用。未来还需针对定义明确的卵巢低反应人群开展高质量的随机对照试验,进一步评估这些干预措施的有效性和安全性。经皮睾酮凝胶在未来研究中更具吸引力,因为它对卵巢的作用更为直接,更可能产生临床效益。

生长激素

生理基础

生长激素(GH)是一种垂体前叶激素,由 191 个氨基酸组成,在人的生长发育中起着关键作用,同时也在卵巢类固醇激素合成和卵泡发育中发挥重要作用[74]。实验表明,缺乏 GH 受体及 GH 结合蛋白的小鼠卵泡数量显著减少,GH 为正常卵泡发育所必需[75]。此外,GH 促进卵巢内 IGF-I 合成[76,77],IGF-I 在卵巢功能、卵泡募集和抗凋亡、雌激素合成以及卵母细胞成熟中发挥重要作用[74,78-80]。因此,GH 可能对卵泡发育发挥积极作用,可能通过促进 IGF-I 的合成提高卵母细胞的质量,增加卵母细胞数量[74]。

临床证据

Homburg 等人[81]于 1988 年首次报道了在卵巢刺激过程中使用 GH 的情况。4 名患者在使用人尿促性腺激素(hMG)行卵巢刺激的同时,隔日给予 20 IU 人生长激素(hGH),持续 2 周。与患者前几个卵巢刺激周期相比,添加 GH 的周期其 hMG 用量显著减少。

受到这些初步临床研究数据的启发,研究者尝试将 hGH 应用于卵巢低反应者[82]。一项研究纳入 10 例既往促排卵发生卵巢低反应患者,在给予 hMG 卵巢刺激的同一天开始隔日给予 24 IU($n=5$)或 12 IU($n=5$)hGH,并与既往卵巢刺激周期结果进行比较。结果表明,hGH 给药可缩短卵巢刺激时长、降低 hMG 总剂量,提高获卵数。

同年,Owen 等人发表了第一篇关于 hGH 应用于卵巢低反应者的随机对照试验[83]。将 25 名年龄<38 岁的患者随机分为 hGH 治疗组和安慰剂组。这些患者既往促排卵周期表现为卵巢低反应(获卵数<6 个,发育胚胎数<4 个)。hGH 组患者($n=13$)在 hMG 卵巢刺激期间隔日应用 24 IU hGH,不超过 2 周。与安慰剂组患者($n=12$)相比,hGH 组降低 hMG 促排剂量,显著增加 IVF 后 2PN 数。与安慰剂组相比,hGH 组获卵数增加(中位数:11 *vs.* 5.0),但未达到统计学差异。

然而,Bergh 等人[84]开展的随机对照试验未能发现 GH 对于卵巢反应性的积极作用。这是一项双盲、安慰剂对照的随机对照试验,包括 40 名卵巢低反应者(前 2 个 IVF 周期中经足量卵巢刺激后获卵数<5 个)。该研究检验 hGH 与 hMG 联合治疗,以及 hMG 卵巢刺激前的 7 天行 hGH 预处理是否能改善卵巢反应性。患者被随机分配至安慰剂预处理后 hGH/hMG 联合治疗组($n=10$)、安慰剂预处理后安慰剂/hMG 联合治疗组($n=10$)和 hGH 预处理后 hGH/hMG 联合治疗组($n=10$)。hGH 联合治疗每日剂量为 0.1 IU/kg,与 hMG 卵巢刺激同时给药,直至 hCG 扳机日;对照组接受安慰剂治疗,结果表明各组 hMG 总剂量、卵巢刺激时长和获卵数均无显著差异。

证据整合与评价

2009 年发表的一篇包含 6 项随机对照试验的荟萃分析[85]首次明确指出 hGH 联合治疗对低反应人群具有潜在积极作用。随后开展了几项新的随机对照试验,其中一些研究支持在低反应者的卵巢刺激中联合使用 hGH[86-88],而另一些研究则持反对意见[89]。

2021 年发表的一项 Cochrane 系统回顾及荟萃分析纳入了 14 项随机对照试验,包含 1282 例卵巢低反应者,分析卵巢刺激中添加 hGH 的价值[90]。这些随机对照试验中卵巢低反应定义标准不同,分为基于年龄或卵巢储备功能检测的预期卵巢低反应、基于既往 IVF 促排卵过程中发生的卵巢低反应以及满足博洛尼亚标准卵巢低反应(包括预期的和已证实的低反应)。hGH 的剂量在不同研究间差异很大,从 4 IU/d[91]到隔日 24 IU 不等[83]。

荟萃分析结果表明,与未接受 hGH 的患者相比,接受 hGH 治疗组活产率显著增加(OR:1.77,95%CI:1.17~2.70;$n=8$ 项随机对照试验,837 例患者)(图 55-5)。已发生卵巢低反应和预期低反应的人群研究效应值无显著差异。与对照组相比,应用 hGH 组其促性腺激素平均总剂量显著降低(MD:-1088 IU,95%CI:-1 203~-973),获卵数显著增加(平均差:+1.40 个卵母细胞,95%CI:1.16~

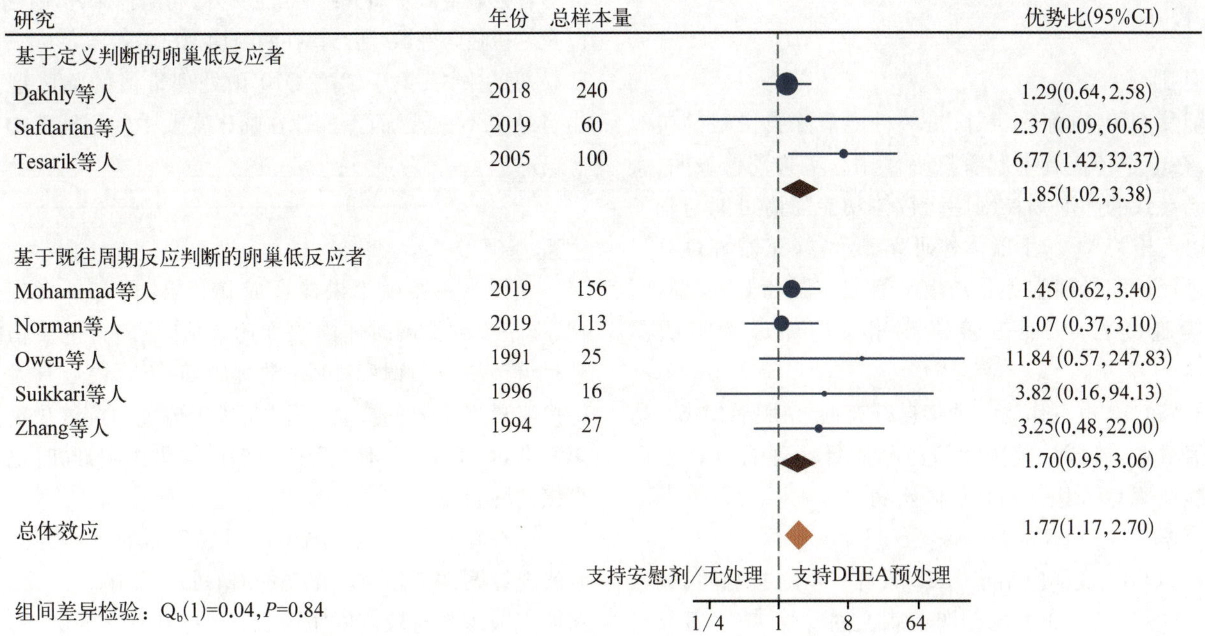

图 55-5　低反应者人生长激素(hGH)预处理研究的荟萃分析(Sood 等人,2021[90])

1.64)。尽管荟萃分析的结果看起来令人鼓舞,但作者指出该分析纳入的研究规模较小、不同研究纳入的人群存在异质性、研究中应用的临床方案也具有异质性。这些局限性降低了这一荟萃分析结果的可靠性,因此应谨慎释义[90]。

总结

自卵巢刺激过程中联合应用生长激素这一理念的提出已有 30 余年的历史,且认为是一种可能有效的辅助治疗方式。然而,相关的随机对照试验较少且存在方法学上的局限性,目前尚无公认最佳的 hGH 给药方案,使得对现有研究证据的解读更加困难。尽管这些证据令人鼓舞,可作为进一步研究的基础,但仍不足以证明应在卵巢低反应人群中使用 hGH。考虑到 hGH 给药的副作用及其高昂的成本,除有设计良好的临床试验,并不推荐使用 hGH 治疗卵巢低反应的患者。2020 年 ESHRE 关于 IVF/ICSI 卵巢刺激的指南指出“不建议卵巢低反应患者在卵巢刺激前和/或期间使用生长激素”[53]。

抗氧化剂

生理基础

正如引言部分提到的,改善卵巢低反应者 IVF 卵巢刺激治疗结局的策略之一是提高卵母细胞的质量,从而增加优质胚胎的数量,提高患者的妊娠率。尽管卵巢储备功能减退不一定意味着卵母细胞质量低下,但存在相关影响因素如高龄[92]、既往性腺毒性治疗[93]或子宫内膜异位症[94]时,卵巢功能减退往往伴随着卵母细胞质量降低,并且卵母细胞的数量减少进一步增强了卵母细胞质量对生殖预后的影响。

氧化应激是由活性氧(ROS)浓度增加引起的,活性氧是有氧细胞代谢的副产物[95],可引起 DNA 损伤、脂质过氧化和蛋白质损伤。活性氧也在卵巢中产生,可能在卵泡闭锁和排卵中发挥作用[96]。研究表明,氧化应激可抑制卵母细胞发育[97],导致卵母细胞减数分裂停滞[98],并诱导卵母细胞凋亡[97]。因此,氧化应激被认为是影响卵母细胞质量的重要因素,尤其在 IVF 卵巢刺激的情况下。研究表明,卵巢刺激可能对卵泡的抗氧化能力造成影响,使卵母细胞更容易受到氧化损伤[99,100]。

抗氧化剂是抑制氧化的生物或化学物质,且为活性氧清除剂,分为维生素、矿物质和多不饱和脂肪酸等不同类型。抗氧化剂可以在体内合成,也可以从体外补充。因此,在卵巢刺激中添加或联合使用抗氧化剂可能是提高普通人群或预后不良(包括卵巢低反应)患者卵母细胞质量、改善 IVF 结局的潜在策略[101]。这些抗氧化剂包括 L-精氨酸、维生素 E、肌醇、D-手性肌醇、肉碱、硒、维生素 B 复合物、维生素 C、维生素 D 和钙、辅酶 Q10、褪黑素、叶酸和 ω-3 多不饱和脂肪酸[101]。

基于最近的 Cochrane 系统回顾及荟萃分析,已纳入关于辅酶 Q10、褪黑素和 L-精氨酸应用于卵巢低反应者的随机对照试验[101]。下一节将介绍这些抗氧化剂在卵巢低反应者中使用的相关临床证据。

辅酶 Q10

生理基础

辅酶 Q10,也称泛醌醇,是一种能清除自由基的抗氧化剂,在电子传递链中起着核心作用。实验证据表明,女性衰老导致的卵泡颗粒细胞线粒体功能障碍可能与辅酶 Q10 缺乏相关[102]。小鼠体外研究显示,补充辅酶 Q10 可以通过保护卵母细胞免受高水平氧化应激和 DNA 损伤,避免细胞凋亡,从而改善年龄相关的卵母细胞质量下降[103]。

辅酶 Q10 也可作为一种膳食补充剂,口服后 2~6 h 达到峰值浓度。目前,美国食品药品监督管理局(FDA)尚未批准辅酶 Q10 用于治疗任何疾病。

临床证据

辅酶 Q10 最早应用于 ART 源自一项随机对照试验,该试验包括 35~43 岁接受卵巢刺激的女性[104]。研究对象随机分为两组:一组接受 600 mg/d 辅酶 Q10,给予连续 2 个月的辅酶 Q10 预处理组($n=22$),另一组接受安慰剂治疗($n=19$)。该研究旨在评估卵母细胞减数分裂后的非整倍体率,但由于极体活检的安全性问题,研究提前终止,只有 27 名患者完成了研究。结果表明,接受辅酶 Q10 和接受安慰剂的患者相比,卵母细胞减数分裂后非整倍体率无显著差异。

第一项评估辅酶 Q10 给药对卵巢低反应人群促排影响的随机对照试验以摘要形式公布于 2016 年美国生殖医学会年会[105]。该随机对照试验包括 78 名年龄在 36~40 岁的博洛尼亚标准卵巢低反应者。患者被随机分为两组,一组应用 600 mg 辅酶 Q10,每日 2 次(1 200 mg/d),持续 12 周($n=39$);另一组不给予预处理($n=39$)。结果显示辅酶 Q10 预处理组与对照组相比,MⅡ卵数(1.82 *vs.* 1.87;$P=0.77$)、胚胎着床率和临床妊娠率(定义为移植后 7 周监测到胎心)(15.4% *vs.* 12.8%;$P=0.64$)无显著差异。

Xu 等人于 2018 年发表了一项随机对照试验[104],该研究包括年龄<35 岁,AMH<1.2 ng/mL,且窦卵泡计数(AFC)<5 的年轻低反应者($n=186$),该研究纳入 POSEIDON 分类法第 3 组人群。研究组在卵巢刺激开始前应用 200 mg 的辅酶 Q10,每日 3 次(600 mg/d),持续 60 天。对照组未接受安慰剂。该研究的主要结局指标是 D3 优胚(受精卵分裂第 3 天的卵裂期胚胎)数。与对照组相比,接受辅酶 Q10 预处理的研究组促性腺激素总剂量显著降低,获卵数显著增加(中位数:4 *vs.* 2;$P=0.002$),D3 优胚数显著增加(中位数:1 *vs.* 0;$P=0.03$)。对照组由于未获卵或胚胎而取消移植的患者数显著高于研究组,有冷冻保存胚胎的患者数显著低于研究组。鲜胚移植周期临床妊娠/活产率以及累积临床妊娠/活产率在两组均无显著差异[106]。

总的来说,关于辅酶 Q10 预处理价值的临床证据较少且结果不一,因而不推荐在临床实践中使用辅酶 Q10。

褪黑素

生理基础

褪黑素主要由松果体合成和分泌,具有昼夜节律变化,在午夜到清晨时体内浓度达峰值[107]。其主要功能之一是调节昼夜节律和睡眠-觉醒周期[108]。最近有人提出褪黑素具有重要的抗氧化作用,优于传统的抗氧化剂。褪黑素通过 MT1 和 MT2 受体发挥抗氧化作用,同时也可以直接清除自由基[109]。

已在颗粒细胞中检测出褪黑素受体的表达[110,111],并有研究证明褪黑素对卵巢功能有直接的影响[111]。褪黑素在卵泡液中具有较高的浓度,在大卵泡中浓度更高,有研究发现褪黑素可通过其抗氧化功能使发育中的卵泡免于闭锁[112]。

一系列动物研究证明了褪黑素在生殖功能中的作用,发现其可能对卵母细胞成熟和胚胎质量产生正面影响[109]。基于这些证据,研究人员设想褪黑素的添加可能对人类生殖及 ART 治疗结局产生积极作用。

临床证据——一般 ART 人群

2008 年,Tamura 等人[113]的研究表明,从上一个月经周期第 5 天始至取卵日每日应用 3 mg 褪黑素可显著增加接受 ART 治疗的女性卵泡内褪黑素浓度,降低卵泡内氧化应激标志物的表达,提高受精率。

Eryilmaz 等人[114]参考 Tamura 等人[113]研究中提及的治疗方案,对有睡眠问题的 ART 患者进行了褪黑素给药的随机对照试验。尽管并没有发现患者睡眠质量得到改善,但观察到使用褪黑素的患者其获卵数、MⅡ卵数、优质胚胎率显著增加。Batioglu 等人[115]开展的一项基于一般 ART 人群的随机对照试验将 85 名女性随机分为应用 3 mg/d 褪黑素组($n=40$)和不使用褪黑素的对照组($n=45$)。尽管褪黑素组的 MⅡ卵率(81.9% *vs.* 75.8%;$P=0.034$)和优质胚胎数(中位数:3.2 *vs.* 2.5;$P=0.035$)显著高于对照组,但两组获卵数、受精率和临床妊娠率无显著差异。

最后,Fernando 等人[116]进行了一项四臂随机对照试验,研究对象为首次行 ART 周期的女性,这些女性从卵巢刺激第 2 天起至取卵日接受不同剂量的褪黑素治疗:2 mg/d($n=41$)、4 mg/d($n=39$)、8 mg/d($n=40$),并设置安慰剂对照组($n=40$)。结果并未发现各组卵母细胞总数、MⅡ卵数、受精卵数、胚胎数量或质量的显著差异,各组临床妊娠率及活产率也无显著差异。

临床证据——低反应人群

目前仅有一项随机对照试验评估了褪黑素对于卵巢低反应人群的应用价值[117]。该研究纳入了 80 名卵巢储备功能减退患者,至少满足以下 3 条中的 2 条:①AMH≤1 pmol/L;②FSH≥10 IU/L;③双侧窦卵泡计数≤6。患者自上一个月经周期第 5 天始至取卵日接受褪黑素 3 mg/d ($n=40$)或安慰剂($n=40$)。所有患者均采用黄体期 GnRH 激动剂长方案,使用重组促性腺激素促排。褪黑素组与安慰剂组的卵巢刺激时长和促性腺激素总剂量无显著差异。褪黑素组 hCG 扳机日的血清 E2 水平显著高于安慰剂组。褪黑素组 MⅡ卵数高于安慰剂组(平均值:5.4 个卵母细胞 *vs.* 3.7 个卵母细胞;$P=0.054$),但未达到统计学显著性。两组临床妊娠率无显著差异。

因此,尽管早期研究发现褪黑素可能通过增加 MⅡ卵数改善卵巢储备功能减退患者的 IVF 治疗结局,但目前唯一的 RCT 研究并未发现褪黑素的明显益处。还需进一步的临床证据才能得出有效结论,在获得确凿证据之前,尚不确定褪黑素能否改善卵巢反应性。

L-精氨酸

生理基础

L-精氨酸是一种 α-氨基酸,参与人体的多种代谢过程。L-精氨酸是重要的信号分子一氧化氮(NO)合成唯一的底物。研究表明,NO 在人类卵巢的多种代谢过程中发挥作用,包括卵泡发育和卵母细胞的减数分裂成熟[118]。此外,有证据表明,NO 在大鼠围排卵期卵巢血管舒张调节过程中发挥重要作用[119]。

临床证据

基于 NO 的这些作用,L-精氨酸被提出可能为治疗卵巢低反应的潜在辅助治疗手段。唯一一项发表于 1999 年的随机对照试验评估了 L-精氨酸在卵巢低反应人群中的作用[120],这些患者曾因卵巢刺激第 8 天血清 E2<1 100 pmol/L 和/或卵泡数量低于 3 个而取消周期。这项研究将 34 名低反应者随机分为两组,研究组($n=17$)在卵巢刺激期间,除注射促性腺激素外,每日口服 16 gr L-精氨酸,而对照组($n=17$)患者仅注射促性腺激素。研究组和对照组的促性腺激素总剂量和卵巢刺激时长无显著差异。研究组获卵数显著高于对照组(4.1 *vs.* 1.6;$P=0.049$)。研究组的移植胚胎数高于对照组,但未达到统计学显著性。

目前尚缺乏进一步的随机对照研究探索 L-精氨酸在卵巢低反应人群的潜在价值,因此没有足够的证据支持其在临床实践中的应用。

总结

基于抗氧化在卵泡发育和卵母细胞成熟过程中的重要性及动物研究的初步验证,在卵巢低反应或卵巢储备减退女性中使用抗氧化剂有望改善 ART 治疗结局。然而,目前尚缺乏高质量的临床研究证据,因此除有设计良好的临床试验,不建议抗氧化剂在临床的应用。

总　结

卵巢低反应是 ART 治疗面临的难题,几十年来一直困扰着临床医生和研究人员。一些干预措施称为"辅助治疗"或"附加项目"被提出以期改善这些卵巢低反应者的 ART 治疗结局,包括雄激素(如睾酮和 DHEA),生长激素,以及各种抗氧化剂。只有通过随机对照研究验证才能明确这些干预措施是否对这一类人群有效。从现有证据来看,尚无足够的证据支持在临床实践中采用这些干预措施。

未来的研究应侧重于在同质的卵巢低反应人群中验证这些符合生理特性的辅助治疗的应用价值,同时找到最合适的剂量和治疗时长。研究的主要结局指标应设定为 ART 活产率,同时也应优先评估这些干预措施的安全性。

(徐蓓译,殷莉、靳镭校)

参考文献

[1] Sunkara SK, LaMarca A, Polyzos NP, Seed PT, Khalaf Y. Live birth and perinatal outcomes following stimulated and unstimulated IVF: Analysis of over two decades of a nationwide data. Hum Reprod. 2016; 31(10):2261-7.

[2] Law YJ, Zhang N, Kolibianakis EM, Costello MF, Keller E, Chambers GM, et al. Is there an optimal number of oocytes retrieved at which live birth rates or cumulative live birth rates per aspiration are maximized after ART? A systematic review. Reprod Biomed Online. 2021; 42(1):83-104.

[3] Tarlatzi TB, Venetis CA, Devreker F, Englert Y, Delbaere A. What is the best predictor of severe ovarian hyperstimulation syndrome in IVF? A cohort study. J Assist Reprod Genet. 2017; 34(10):1341-51.

[4] Garcia JE, Jones GS, Acosta AA, Wright G Jr. Human menopausal gonadotropin/human chorionic gonadotropin follicular maturation for oocyte aspiration: Phase II, 1981. Fertil Steril. 1983; 39(2):174-9.

[5] Tarlatzis BC, Zepiridis L, Grimbizis G, Bontis J. Clinical

management of low ovarian response to stimulation for IVF: A systematic review. Hum Reprod Update. 2003; 9(1): 61-76.

[6] Keay SD, Liversedge NH, Mathur RS, Jenkins JM. Assisted conception following poor ovarian response to gonadotrophin stimulation. Br J Obstet Gynaecol. 1997; 104(5):521-7.

[7] Akande VA, Fleming CF, Hunt LP, Keay SD, Jenkins JM. Biological versus chronological ageing of oocytes, distinguishable by raised FSH levels in relation to the success of IVF treatment. Hum Reprod. 2002; 17(8):2003-8.

[8] Nargund G, Bromhan D. Comparison of endocrinological and clinical profiles and outcome of IVF cycles in patients with one ovary and two ovaries. J Assist Reprod Genet. 1995; 12(7):458-60.

[9] Keay SD, Liversedge NH, Jenkins JM. Could ovarian infection impair ovarian response to gonadotrophin stimulation? Br J Obstet Gynaecol. 1998; 105(3):252-3.

[10] Das M, Shehata F, Son WY, Tulandi T, Holzer H. Ovarian reserve and response to IVF and in vitro maturation treatment following chemotherapy. Hum Reprod. 2012; 27(8): 2509-14.

[11] Loh S, Wang JX, Matthews CD. The influence of body mass index, basal FSH and age on the response to gonadotrophin stimulation in non-polycystic ovarian syndrome patients. Hum Reprod. 2002; 17(5):1207-11.

[12] Bibi G, Malcov M, Yuval Y, Reches A, Ben-Yosef D, Almog B, et al. The effect of CGG repeat number on ovarian response among fragile x premutation carriers undergoing preimplantation genetic diagnosis. Fertil Steril. 2010; 94(3): 869-74.

[13] Ruth KS, Day FR, Hussain J, Martinez-Marchal A, Aiken CE, Azad A, et al. Genetic insights into biological mechanisms governing human ovarian ageing. Nature. 2021; 596(7872):393-7.

[14] Venetis CA, Kolibianakis EM, Tarlatzi TB, Tarlatzis BC. Evidencebased management of poor ovarian response. Ann N Y Acad Sci. 2010; 1205:199-206.

[15] Kyrou D, Kolibianakis EM, Venetis CA, Papanikolaou EG, Bontis J, Tarlatzis BC. How to improve the probability of pregnancy in poor responders undergoing in vitro fertilization: A systematic review and meta-analysis. Fertil Steril. 2009; 91(3):749-66.

[16] Polyzos NP, Devroey P. A systematic review of randomized trials for the treatment of poor ovarian responders: Is there any light at the end of the tunnel? Fertil Steril. 2011; 96(5):1058-61 e7.

[17] Ferraretti AP, La Marca A, Fauser BC, Tarlatzis B, Nargund G, Gianaroli L, et al. ESHRE consensus on The definition of 'poor response' to ovarian stimulation for in vitro fertilization: The Bologna criteria. Hum Reprod. 2011; 26(7):1616-24.

[18] Papathanasiou A. Implementing the ESHRE 'poor responder' criteria in research studies: Methodological implications. Hum Reprod. 2014; 29(9):1835-8.

[19] Venetis CA. The Bologna criteria for poor ovarian response: The good, The bad and The way forward. Hum Reprod. 2014; 29(9):1839-41.

[20] Ferraretti AP, Gianaroli L. The Bologna criteria for the definition of poor ovarian responders: Is there a need for revision? Hum Reprod. 2014; 29(9):1842-5.

[21] Humaidan P, Alviggi C, Fischer R, Esteves SC. The novel POSEIDON stratification of 'Low prognosis patients in assisted reproductive Technology' and its proposed marker of successful outcome. F1000Res. 2016; 5:2911.

[22] Human Fertilisation & Embryology Authority. Treatment addons with limited evidence 2022. Available from: https://www.hfea.gov.uk/treatments/treatment-add-ons/.

[23] Lensen S, Hammarberg K, Polyakov A, Wilkinson J, Whyte S, Peate M, et al. How common is add-on use and how do patients decide whether to use them? A national survey of IVF patients. Hum Reprod. 2021; 36(7):1854-61.

[24] Liperis G, Fraire-Zamora JJ, Makieva S, Massarotti C, Ali ZE, Kohlhepp F, et al. #ESHREjc report: Trick or treatment-evidence based use of add-ons in ART and patient perspectives. Hum Reprod. 2022; 37(2):386-8.

[25] Weil SJ, Vendola K, Zhou J, Adesanya OO, Wang J, Okafor J, et al. Androgen receptor gene expression in the primate ovary: Cellular localization, regulation, and functional correlations. J Clin Endocrinol Metab. 1998; 83(7):2479-85.

[26] Vendola K, Zhou J, Wang J, Famuyiwa OA, Bievre M, Bondy CA. Androgens promote oocyte insulin-like growth factor I expression and initiation of follicle development in the primate ovary. Biol Reprod. 1999; 61(2):353-7.

[27] Vendola KA, Zhou J, Adesanya OO, Weil SJ, Bondy CA. Androgens stimulate early stages of follicular growth in the primate ovary. J Clin Invest. 1998; 101(12):2622-9.

[28] Weil S, Vendola K, Zhou J, Bondy CA. Androgen and follicle-stimulating hormone interactions in primate ovarian follicle development. J Clin Endocrinol Metab. 1999; 84(8): 2951-6.

[29] Hillier SG, Tetsuka M, Fraser HM. Location and developmental regulation of androgen receptor in primate ovary. Hum Reprod. 1997; 12(1):107-11.

[30] Nielsen ME, Rasmussen IA, Kristensen SG, Christensen

ST, Mollgard K, Wreford Andersen E, et al. In human granulosa cells from small antral follicles, androgen receptor mRNA and androgen levels in follicular fluid correlate with FSH receptor mRNA. Mol Hum Reprod. 2011; 17 (1): 63-70.

[31] Hillier SG, De Zwart FA. Evidence that granulosa cell aromatase induction/activation by follicle-stimulating hormone is an androgen receptor-regulated process in-vitro. Endocrinology. 1981; 109(4):1303-5.

[32] Harlow CR, Hillier SG, Hodges JK. Androgen modulation of follicle-stimulating hormone-induced granulosa cell steroidogenesis in the primate ovary. Endocrinology. 1986; 119 (3):1403-5.

[33] Futterweit W, Deligdisch L. Histopathological effects of exogenously administered testosterone in 19 female to male transsexuals. J Clin Endocrinol Metab. 1986; 62 (1): 16-21.

[34] Spinder T, Spijkstra JJ, van den Tweel JG, Burger CW, van Kessel H, Hompes PG, et al. The effects of long term testosterone administration on pulsatile luteinizing hormone secretion and on ovarian histology in eugonadal female to male transsexual subjects. J Clin Endocrinol Metab. 1989; 69 (1):151-7.

[35] Hugues JN, Durnerin IC. Impact of androgens on fertility-physiological, clinical and therapeutic aspects. Reprod Biomed Online. 2005; 11(5):570-80.

[36] Frattarelli JL, Peterson EH. Effect of androgen levels on in vitro fertilization cycles. Fertil Steril. 2004; 81(6):1713-4.

[37] Bosdou JK, Venetis CA, Kolibianakis EM, Toulis KA, Goulis DG, Zepiridis L, et al. The use of androgens or androgen-modulating agents in poor responders undergoing in vitro fertilization: A systematic review and meta-analysis. Hum Reprod Update. 2012; 18(2):127-45.

[38] Sunkara SK, Pundir J, Khalaf Y. Effect of androgen supplementation or modulation on ovarian stimulation outcome in poor responders: A meta-analysis. Reprod Biomed Online. 2011; 22(6):545-55.

[39] Balasch J, Fábregues F, Peñarrubia J, Carmona F, Casamitjana R, Creus M, et al. Pretreatment with transdermal testosterone may improve ovarian response to gonadotrophins in poor-responder IVF patients with normal basal concentrations of FSH. Hum Reprod. 2006; 21(7):1884-93.

[40] Casson PR, Lindsay MS, Pisarska MD, Carson SA, Buster JE. Dehydroepiandrosterone supplementation augments ovarian stimulation in poor responders: A case series. Hum Reprod. 2000; 15(10):2129-32.

[41] Astapova O, Minor BMN, Hammes SR. Physiological and pathological androgen actions in the ovary. Endocrinology. 2019; 160(5):1166-74.

[42] Singh AB, Lee ML, Sinha-Hikim I, Kushnir M, Meikle W, Rockwood A, et al. Pharmacokinetics of a testosterone gel in healthy postmenopausal women. J Clin Endocrinol Metab. 2006; 91(1):136-44.

[43] Slater CC, Souter I, Zhang C, Guan C, Stanczyk FZ, Mishell DR. Pharmacokinetics of testosterone after percutaneous gel or buccal administration. Fertil Steril. 2001; 76 (1): 32-7.

[44] Massin N, Cedrin-Durnerin I, Coussieu C, Galey-Fontaine J, Wolf JP, Hugues JN. Effects of transdermal testosterone application on the ovarian response to FSH in poor responders undergoing assisted reproduction technique - a prospective, randomized, double-blind study. Hum Reprod. 2006; 21 (5):1204-11.

[45] Kim CH, Howles CM, Lee HA. The effect of transdermal testosterone gel pretreatment on controlled ovarian stimulation and IVF outcome in low responders. Fertil Steril. 2011; 95 (2):679-83.

[46] Kim CH, Ahn JW, Moon JW, Kim SH, Chae HD, Kang BM. Ovarian features after 2 weeks, 3 weeks and 4 weeks transdermal testosterone gel treatment and their associated effect on IVF outcomes in poor responders. Dev Reprod. 2014; 18(3):145-52.

[47] Bosdou JK, Venetis CA, Dafopoulos K, Zepiridis L, Chatzimeletiou K, Anifandis G, et al. Transdermal testosterone pretreatment in poor responders undergoing ICSI: A randomized clinical trial. Hum Reprod. 2016; 31(5):977-85.

[48] Saharkhiz N, Zademodares S, Salehpour S, Hosseini S, Nazari L, Tehrani HG. The effect of testosterone gel on fertility outcomes in women with a poor response in in vitro fertilization cycles: A pilot randomized clinical trial. J Res Med Sci. 2018; 23:3.

[49] Hoang QH, Ho HS, Do HT, Nguyen TV, Nguyen HP, Le MT. Therapeutic effect of prolonged testosterone pretreatment in women with poor ovarian response: A randomized control trial. Reprod Med Biol. 2021 Mar 27; 20(3):305-12.

[50] Subirá J, Algaba A, Vázquez S, Taroncher Dasí R, Mollá Robles G, Monzó Fabuel S, Baydal V, Ruiz Herreros A, García Camuñas N, Rubio Rubio JM. Testosterone does not improve ovarian response in Bologna poor responders: A randomized controlled trial (TESTOPRIM). Reprod Biomed Online. 2021 Sep; 43(3):466-74.

[51] Nagels HE, Rishworth JR, Siristatidis CS, Kroon B. Androgens (dehydroepiandrosterone or testosterone) for women undergoing assisted reproduction. Cochrane Database Syst

Rev. 2015(11):CD009749.

[52] Neves AR, Montoya-Botero P, Polyzos NP. Androgens and diminished ovarian reserve: The long road from basic science to clinical implementation. A comprehensive and systematic review with meta-analysis. Am J Obstet Gynecol. 2022; 227(3):401-13. e18.

[53] Ovarian Stimulation T, Bosch E, Broer S, Griesinger G, Grynberg M, Humaidan P, et al. ESHRE guideline: Ovarian stimulation for IVF/ICSI (†). Hum Reprod Open. 2020; 2020(2):hoaa009.

[54] Kroboth PD, Salek FS, Pittenger AL, Fabian TJ, Frye RF. DHEA and DHEA-s: A review. J Clin Pharmacol. 1999; 39(4):327-48.

[55] Labrie F, Belanger A, Cusan L, Gomez JL, Candas B. Marked decline in serum concentrations of adrenal C19 sex steroid precursors and conjugated androgen metabolites during aging. J Clin Endocrinol Metab. 1997; 82(8):2396-402.

[56] Rosenfeld RS, Rosenberg BJ, Fukushima DK, Hellman L. 24-hour secretory pattern of dehydroisoandrosterone and dehydroisoandrosterone sulfate. J Clin Endocrinol Metab. 1975; 40(5):850-5.

[57] Morales AJ, Nolan JJ, Nelson JC, Yen SS. Effects of replacement dose of dehydroepiandrosterone in men and women of advancing age. J Clin Endocrinol Metab. 1994; 78(6):1360-7.

[58] Arlt W, Justl HG, Callies F, Reincke M, Hubler D, Oettel M, et al. Oral Dehydroepiandrosterone for adrenal androgen replacement: Pharmacokinetics and peripheral conversion to androgens and estrogens in young healthy females after dexamethasone suppression. J Clin Endocrinol Metab. 1998; 83(6):1928-34.

[59] Haning RV Jr., Flood CA, Hackett RJ, Loughlin JS, McClure N, Longcope C. Metabolic clearance rate of dehydroepiandrosterone sulfate, its metabolism to testosterone, and its intrafollicular metabolism to dehydroepiandrosterone, androstenedione, testosterone, and dihydrotestosterone in vivo. J Clin Endocrinol Metab. 1991; 72(5):1088-95.

[60] Diamond P, Cusan L, Gomez JL, Belanger A, Labrie F. Metabolic effects of 12-month percutaneous dehydroepiandrosterone replacement therapy in postmenopausal women. J Endocrinol. 1996; 150(Suppl):S43-50.

[61] Monget P, Bondy C. Importance of the IGF system in early folliculogenesis. Mol Cell Endocrinol. 2000; 163(1-2):89-93.

[62] Wiser A, Gonen O, Ghetler Y, Shavit T, Berkovitz A, Shulman A. Addition of dehydroepiandrosterone (DHEA) for poor-responder patients before and during IVF treatment improves the pregnancy rate: A randomized prospective study. Hum Reprod. 2010; 25(10):2496-500.

[63] Kolibianakis EM, Venetis CA, Tarlatzis BC. DHEA administration in poor responders. Hum Reprod. 2011; 26(3):730-1.

[64] Artini PG, Simi G, Ruggiero M, Pinelli S, Di Berardino OM, Papini F, et al. DHEA supplementation improves follicular microenviroment in poor responder patients. Gynecol Endocrinol. 2012; 28(9):669-73.

[65] Moawad A, Shaeer M. Long-term androgen priming by use of dehydroepiandrosterone (DHEA) improves IVF outcome in poor-responder patients. A randomized controlled study. Mid East Fertil Soc J. 2012; 17(4):268-74.

[66] Kara M, Aydin T, Aran T, Turktekin N, Ozdemir B. Does dehydroepiandrosterone supplementation really affect IVF-ICSI outcome in women with poor ovarian reserve? Eur J Obstet Gynecol Reprod Biol. 2014; 173:63-5.

[67] Kotb MM, Hassan AM, AwadAllah AM. Does dehydroepiandrosterone improve pregnancy rate in women undergoing IVF/ICSI with expected poor ovarian response according to the Bologna criteria? A randomized controlled trial. Eur J Obstet Gynecol Reprod Biol. 2016; 200:11-5.

[68] Narkwichean A, Maalouf W, Baumgarten M, Polanski L, Raine-Fenning N, Campbell B, et al. Efficacy of dehydroepiandrosterone (DHEA) to overcome the effect of ovarian ageing (DITTO): A proof of principle double blinded randomized placebo controlled trial. Eur J Obstet Gynecol Reprod Biol. 2017; 218:39-48.

[69] Yeung TW, Chai J, Li RH, Lee VC, Ho PC, Ng EH. A randomized, controlled, pilot trial on the effect of dehydroepiandrosterone on ovarian response markers, ovarian response, and in vitro fertilization outcomes in poor responders. Fertil Steril. 2014; 102(1):108-15. e1.

[70] Li J, Yuan H, Chen Y, Wu H, Wu H, Li L. A meta-analysis of dehydroepiandrosterone supplementation among women with diminished ovarian reserve undergoing in vitro fertilization or intracytoplasmic sperm injection. Int J Gynaecol Obstet. 2015; 131(3):240-5.

[71] Narkwichean A, Maalouf W, Campbell BK, Jayaprakasan K. Efficacy of dehydroepiandrosterone to improve ovarian response in women with diminished ovarian reserve: A meta-analysis. Reprod Biol Endocrinol. 2013; 11:44.

[72] Schwarze JE, Canales J, Crosby J, Ortega-Hrepich C, Villa S, Pommer R. DHEA use to improve likelihood of IVF/ICSI success in patients with diminished ovarian reserve: A systematic review and meta-analysis. JBRA Assist Reprod. 2018; 22(4):369-74.

[73] Xu L, Hu C, Liu Q, Li Y. The effect of dehydroepiandrosterone (DHEA) supplementation on IVF or ICSI: A meta-analysis of randomized controlled trials. Geburtshilfe Frauenheilkd. 2019; 79(7):705-12.

[74] Hull KL, Harvey S. Growth hormone: Roles in female reproduction. J Endocrinol. 2001; 168(1):1-23.

[75] Bachelot A, Monget P, Imbert-Bollore P, Coshigano K, Kopchick JJ, Kelly PA, et al. Growth hormone is required for ovarian follicular growth. Endocrinology. 2002; 143(10): 4104-12.

[76] Hsu CJ, Hammond JM. Concomitant effects of growth hormone on secretion of insulin-like growth factor I and progesterone by cultured porcine granulosa cells. Endocrinology. 1987; 121(4):1343-8.

[77] Yoshimura Y, Ando M, Nagamatsu S, Iwashita M, Adachi T, Sueoka K, et al. Effects of insulin-like growth factor-I on follicle growth, oocyte maturation, and ovarian steroidogenesis and plasminogen activator activity in the rabbit. Biol Reprod. 1996; 55(1):152-60.

[78] Adashi EY, Resnick CE, D'Ercole AJ, Svoboda ME, Van Wyk JJ. Insulin-like growth factors as intraovarian regulators of granulosa cell growth and function. Endocr Rev. 1985; 6(3):400-20.

[79] Erickson GF, Garzo VG, Magoffin DA. Insulin-like growth factori regulates aromatase activity in human granulosa and granulosa luteal cells. J Clin Endocrinol Metab. 1989; 69(4):716-24.

[80] Hull KL, Harvey S. Growth hormone and reproduction: A review of endocrine and autocrine/paracrine interactions. Int J Endocrinol. 2014; 2014:234014.

[81] Homburg R, Eshel A, Abdalla HI, Jacobs HS. Growth hormone facilitates ovulation induction by gonadotrophins. Clin Endocrinol (Oxf). 1988; 29(1):113-7.

[82] Ibrahim ZH, Matson PL, Buck P, Lieberman BA. The use of biosynthetic human growth hormone to augment ovulation induction with buserelin acetate/human menopausal gonadotropin in women with a poor ovarian response. Fertil Steril. 1991; 55(1):202-4.

[83] Owen EJ, Shoham Z, Mason BA, Ostergaard H, Jacobs HS. Cotreatment with growth hormone, after pituitary suppression, for ovarian stimulation in in vitro fertilization: A randomized, double-blind, placebo-control trial. Fertil Steril. 1991; 56(6):1104-10.

[84] Bergh C, Hillensjö T, Wikland M, Nilsson L, Borg G, Hamberger L. Adjuvant growth hormone treatment during in vitro fertilization: A randomized, placebo-controlled study. Fertil Steril. 1994; 62(1):113-20.

[85] Kolibianakis EM, Venetis CA, Diedrich K, Tarlatzis BC, Griesinger G. Addition of growth hormone to gonadotrophins in ovarian stimulation of poor responders treated by in-vitro fertilization: A systematic review and meta-analysis. Hum Reprod Update. 2009; 15(6):613-22.

[86] Choe SA, Kim MJ, Lee HJ, Kim J, Chang EM, Kim JW, et al. Increased proportion of mature oocytes with sustained-release growth hormone treatment in poor responders: A prospective randomized controlled study. Arch Gynecol Obstet. 2018; 297(3):791-6.

[87] Safdarian L, Aghahosseini M, Alyasin A, Samaei Nouroozi A, Rashidi S, Shabani Nashtaei M, et al. Growth hormone (GH) improvement of ovarian responses and pregnancy outcome in poor ovarian responders: A randomized study. Asian Pac J Cancer Prev. 2019; 20(7):2033-7.

[88] Li J, Chen Q, Wang J, Huang G, Ye H. Does growth hormone supplementation improve oocyte competence and IVF outcomes in patients with poor embryonic development? A randomized controlled trial. BMC Pregnancy Childbirth. 2020; 20(1):310.

[89] Norman RJ, Alvino H, Hull LM, Mol BW, Hart RJ, Kelly TL, et al. Human growth hormone for poor responders: A randomized placebo-controlled trial provides no evidence for improved live birth rate. Reprod Biomed Online. 2019; 38(6):908-15.

[90] Sood A, Mohiyiddeen G, Ahmad G, Fitzgerald C, Watson A, Mohiyiddeen L. Growth hormone for in vitro fertilisation (IVF). Cochrane Database Syst Rev. 2021; 11:CD000099.

[91] Suikkari A, MacLachlan V, Koistinen R, Seppälä M, Healy D. Double-blind placebo controlled study: Human biosynthetic growth hormone for assisted reproductive technology. Fertil Steril. 1996; 65(4):800-5.

[92] te Velde ER, Scheffer GJ, Dorland M, Broekmans FJ, Fauser BC. Developmental and endocrine aspects of normal ovarian aging. Mol Cell Endocrinol. 1998; 145(1-2):67-73.

[93] Dolmans MM, Demylle D, Martinez-Madrid B, Donnez J. Efficacy of in vitro fertilization after chemotherapy. Fertil Steril. 2005; 83(4):897-901.

[94] Goud PT, Goud AP, Joshi N, Puscheck E, Diamond MP, Abu-Soud HM. Dynamics of nitric oxide, altered follicular microenvironment, and oocyte quality in women with endometriosis. Fertil Steril. 2014; 102(1):151-9 e5.

[95] Del Maestro RF. An approach to free radicals in medicine and biology. Acta Physiol Scand Suppl. 1980; 492:153-68.

[96] Sugino N. Reactive oxygen species in ovarian physiology. Reprod Med Biol. 2005; 4(1):31-44.

[97] Liu L, Trimarchi JR, Keefe DL. Involvement of mitochon-

dria in oxidative stress-induced cell death in mouse zygotes. Biol Reprod. 2000; 62(6):1745-53.

[98] Tatemoto H, Sakurai N, Muto N. Protection of porcine oocytes against apoptotic cell death caused by oxidative stress during in vitro maturation: Role of cumulus cells. Biol Reprod. 2000; 63(3):805-10.

[99] Huang B, Li Z, Ai J, Zhu L, Li Y, Jin L, et al. Antioxidant capacity of follicular fluid from patients undergoing in vitro fertilization. Int J Clin Exp Pathol. 2014; 7(5): 2273-82.

[100] Palini S, Benedetti S, Tagliamonte MC, De Stefani S, Primiterra M, Polli V, et al. Influence of ovarian stimulation for IVF/ICSI on the antioxidant defence system and relationship to outcome. Reprod Biomed Online. 2014; 29 (1):65-71.

[101] Showell MG, Mackenzie-Proctor R, Jordan V, Hart RJ. Antioxidants for female subfertility. Cochrane Database Syst Rev. 2020; 8(8):Cd007807.

[102] Ben-Meir A, Yahalomi S, Moshe B, Shufaro Y, Reubinoff B, Saada A. Coenzyme q-dependent mitochondrial respiratory chain activity in granulosa cells is reduced with aging. Fertil Steril. 2015; 104(3):724-7.

[103] Zhang M, ShiYang X, Zhang Y, Miao Y, Chen Y, Cui Z, et al. Coenzyme Q10 ameliorates the quality of postovulatory aged oocytes by suppressing DNA damage and apoptosis. Free Radic Biol Med. 2019; 143:84-94.

[104] Bentov Y, Hannam T, Jurisicova A, Esfandiari N, Casper RF. Coenzyme Q10 supplementation and oocyte aneuploidy in women undergoing IVF-ICSI treatment. Clin Med Insights Reprod Health. 2014; 8:31-6.

[105] Caballero T, Fiameni F, Valcarcel A, Buzzi J. Dietary supplementation with coenzyme Q10 in poor responder patients undergoing IVF-ICSI treatment. Fertil Steril. 2016; 106 (3):e58.

[106] Xu Y, Nisenblat V, Lu C, Li R, Qiao J, Zhen X, et al. Pretreatment with coenzyme Q10 improves ovarian response and embryo quality in low-prognosis young women with decreased ovarian reserve: A randomized controlled trial. Reprod Biol Endocrinol. 2018; 16(1):29.

[107] Hsing AW, Meyer TE, Niwa S, Quraishi SM, Chu LW. Measuring serum melatonin in epidemiologic studies. Cancer Epidemiol Biomarkers Prev. 2010; 19(4):932-7.

[108] Fernando S, Rombauts L. Melatonin: Shedding light on infertility? -A review of the recent literature. J Ovarian Res. 2014; 7:98.

[109] Tamura H, Jozaki M, Tanabe M, Shirafuta Y, Mihara Y, Shinagawa M, et al. Importance of melatonin in assisted reproductive technology and ovarian aging. Int J Mol Sci. 2020; 21(3):1135.

[110] Yie SM, Niles LP, Younglai EV. Melatonin receptors on human granulosa cell membranes. J Clin Endocrinol Metab. 1995; 80(5):1747-9.

[111] Woo MM, Tai CJ, Kang SK, Nathwani PS, Pang SF, Leung PC. Direct action of melatonin in human granulosa-luteal cells. J Clin Endocrinol Metab. 2001; 86 (10): 4789-97.

[112] Tamura H, Nakamura Y, Korkmaz A, Manchester LC, Tan DX, Sugino N, et al. Melatonin and the ovary: Physiological and pathophysiological implications. Fertil Steril. 2009; 92(1):328-43.

[113] Tamura H, Takasaki A, Miwa I, Taniguchi K, Maekawa R, Asada H, et al. Oxidative stress impairs oocyte quality and melatonin protects oocytes from free radical damage and improves fertilization rate. J Pineal Res. 2008; 44(3): 280-7.

[114] Eryilmaz OG, Devran A, Sarikaya E, Aksakal FN, Mollamahmutoğlu L, Cicek N. Melatonin improves the oocyte and the embryo in IVF patients with sleep disturbances, but does not improve the sleeping problems. J Assist Reprod Genet. 2011; 28(9):815-20.

[115] Batıoğlu AS, Sahin U, Gürlek B, Oztürk N, Unsal E. The efficacy of melatonin administration on oocyte quality. Gynecol Endocrinol. 2012; 28(2):91-3.

[116] Fernando S, Wallace EM, Vollenhoven B, Lolatgis N, Hope N, Wong M, et al. Melatonin in assisted reproductive technology: A pilot double-blind randomized placebo-controlled clinical trial. Front Endocrinol (Lausanne). 2018; 9:545.

[117] Jahromi BN, Sadeghi S, Alipour S, Parsanezhad ME, Alamdarloo SM. Effect of melatonin on the outcome of assisted reproductive technique cycles in women with diminished ovarian reserve: A double-blinded randomized clinical trial. Iran J Med Sci. 2017; 42(1):73-8.

[118] Budani MC, Tiboni GM. Novel insights on the role of nitric oxide in the ovary: A review of the literature. Int J Environ Res Public Health. 2021; 18(3):980.

[119] Abdulrahim B, Scotland G, Bhattacharya S, Maheshwari A. Assessing couples' preferences for fresh or frozen embryo transfer: A discrete choice experiment. Hum Reprod. 2021; 36(11):2891-903.

[120] Battaglia C, Salvatori M, Maxia N, Petraglia F, Facchinetti F, Volpe A. Adjuvant l-arginine treatment for in-vitro fertilization in poor responder patients. Hum Reprod. 1999; 14 (7):1690-7.

卵巢储备功能减退和早发性卵巢功能不全患者的新疗法

Francesc Fabregues, Janisse Ferreri 和 Marta Mendez

引　言

不同于人体其他器官的功能可以保持在一定水平直至生命结束,卵巢的功能是有限的,它不仅会影响女性的组织和器官,也会影响生殖功能[1]。

卵巢衰老是原始卵泡逐渐减少导致的。这一过程始于母体子宫内,胚胎发育20~22周时,原始卵泡数量达到最高峰,约有700万~800万个,出生时仅剩约100万个。随后,原始卵泡进一步减少,到女性初潮时,约剩下40万个卵泡,而在35岁后,原始卵泡减少速度明显加快,进而影响女性的生育能力[2,3]。

女性卵巢储备是指在特定时间内卵巢内可用卵子总数。目前,我们利用超声和激素水平来定量地定义这一概念。女性卵巢储备受以下两种不同因素的影响:一是女性在母体宫腔内时已存在初始小卵泡,二是出生后卵泡减少加速。为澄清文献中一些混淆的方面,有必要讨论卵巢储备这一非常重要的概念[4,5]。

卵巢储备功能减退(DOR)是指原始卵泡数量减少,并且这种减少与女性的年龄不符,可通过阴道超声检查卵巢内窦卵泡数量减少和/或血浆抗米勒管激素(AMH)水平降低进行诊断[6]。这个问题对应于文献中经常引用的另一个概念,即卵巢低储备或卵巢低反应(POR),它指的是在体外受精(IVF)周期中对激素刺激反应不佳。

多年来,卵巢功能早衰(POF)一词被用来描述卵巢功能在40岁之前就过早停止的情况。然而,近年来,这一概念已被摒弃,取而代之的是早发性卵巢功能不全(POI),因为大多数学者认为POI这一术语能更准确地描述卵巢功能的状况,我们将在本章中详细讨论。POI被定义为40岁以下的女性,在两次间隔4周的血FSH水平升高(>25 IU/L)并且有超过4个月的月经稀发/闭经期。这一定义涵盖了非常具体的临床和生化特征,并反映了卵巢过早“衰老”的结局[7]。

目前,对于患有DOR和POI的患者,解决生育问题最有效的方案是接受卵子捐赠。然而,近年来已经开始尝试一些旨在唤醒这些患者卵巢中仍存在的卵泡的创新疗法[8]。

一些外科手术方法致力于激活卵巢AKT信号通路并干扰Hippo信号通路(常规体外激活),或仅干扰Hippo信号通路(非药物性体外激活);其他方法则旨在利用血液中含有生长因子(富含血小板的血浆)或使用干细胞(基于干细胞的疗法),或尝试线粒体富集以改善卵母细胞质量(线粒体疗法)。

本章将探讨这些技术的生理基础、初步研究结果,以及在应用过程中所面临的局限性和挑战。

体外激活(IVA)

技术背景和生理基础

尽管卵泡激活的具体机制尚未完全阐明,但有关基因敲除小鼠的研究表明,卵母细胞特异性敲除PTEN和Foxo3基因促进了所有原始卵泡的激活和生长[9,10]。PTEN基因编码一种磷酸酶,它负责负调节PI3K-AKT-Foxo3信号通路。在小鼠和人类卵巢中,使用PTEN抑制剂和/或AKT激活剂也能促进休眠原始卵泡的激活[11-15]。

在哺乳动物中,细胞增殖和细胞死亡的协调由Salvador-Warts-Hippo(SWH)通路调节,这种协调对于出生后维持器官大小和组织稳态至关重要。该信号通路由不同的负调节因子组成,通过激酶级联反应拮抗转录共激活因子Yes相关蛋白(YAP)及其PDZ结合基序(TAZ),从而抑制细胞生长[16-18]。

YAP受到Hippo通路介导的磷酸化而失活,导致其被排出细胞核,而Hippo信号的缺失则促使YAP在细胞核内积累并增加其活性。一旦进入细胞核,YAP蛋白与TAZ转录激活因子协同作用,诱导生长因子表达,从而导致细胞增殖[19-22]。

与大多数由细胞外配体激活的信号通路不同,Hippo通路受到与细胞黏附、形状和极性相关的组分网络的调控。这些细胞特征是通过由组织碎片诱导的从球状肌动蛋白(G-form)到丝状肌动蛋白(F-form)的快速聚合变化介导的,并且是抑制Hippo通路的触发因素[23,24](图56-1)。

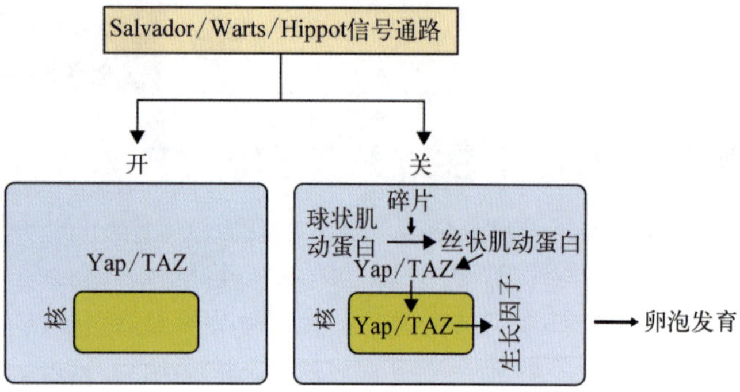

图 56-1　Hippo 信号通路

最新研究表明,激活 AKT 通路主要激活原始卵泡,而抑制 Hippo 通路则主要激活次级卵泡[14,25](图 56-2)。

2013 年,Kawamura 等人[14]根据动物实验数据,就卵泡发生早期阶段的激活和抑制途径相关因素发表一项名为体外激活(IVA)的技术研究成果。通过腹腔镜手术取出 POI 患者的一个卵巢,将卵巢皮质切割成 1 mm×1 mm 碎片。这些碎片在含有 AKT(磷脂酰肌醇 3-激酶)刺激物,例如 740YP,以及 PTEN(第 10 号染色体上缺失的磷酸酶和张力蛋白同源基因)抑制剂,例如 bpV(HOpic)的培养基中孵育 48 h。卵巢组织碎片化与 Hippo 通路失活相关,该机制已在本章开头进行讨论。在第二次腹腔镜手术中,将卵巢碎片植入对侧输卵管壁。利用这种技术已成功实现卵巢卵泡的激活、获得卵母细胞和新生儿[14,25-27]。

最近,一种名为无药物体外激活的技术被报道,该技术简化了传统的 IVA 方法,避免了化学激活卵巢组织,专注于将组织碎片重新植入对侧卵巢和/或相邻腹膜[28-34]。这种技术通过单次腹腔镜手术来实现,据报道在 50% 的 POI 患者中已实现卵泡激活,获得成熟卵母细胞、胚胎和活产儿[29](图 56-3)。

如前所述,激活 AKT 通路可激活原始卵泡,而抑制 Hippo 通路主要影响次级卵泡,即卵泡发育至更成熟阶段的卵泡。在这种情况下,有人提出传统 IVA 可以用于病程较长的 POI 患者,而无药物 IVA 可能对近期诊断为 POI 甚至 DOR 的患者更有效[35,36]。尽管结果令人鼓舞,但需要注意的是,IVA 和无药物 IVA 技术仍被视为实验性研究,尚未成为 POI 患者常规治疗策略。

结果

表 56-1 总结了在本出版物发布之前使用 IVA 和无药物 IVA 技术的研究成果。传统的 IVA 仅在 POI 患者中使用,而无药物 IVA 已在 POI 和 POR 患者中使用。以活产为考核指标,结果是令人鼓舞的。然而,在 POR 患者中,因难以分析该技术对恢复卵巢功能的直接影响,使得研究结果显得更加复杂。Lunding 等人[33]进行了一项前瞻性队列研究,以 20 名符合博洛尼亚标准诊断为 POR 的女性为研究对象,平均年龄为 37.4 岁。这些患者接受单侧卵巢活检、组织碎片化处理后并在右卵巢腹膜下进行自体移植。以患者未进行活检的另一侧卵巢作为对照组。手术后,对患者进行为期 10 周的监测,指标主要包括窦卵泡计数(AFC)、卵巢体积以及 AMH、FSH、黄体生成素(LH)、雌激素、孕酮和其他标志物。在第 10 周,所有患者

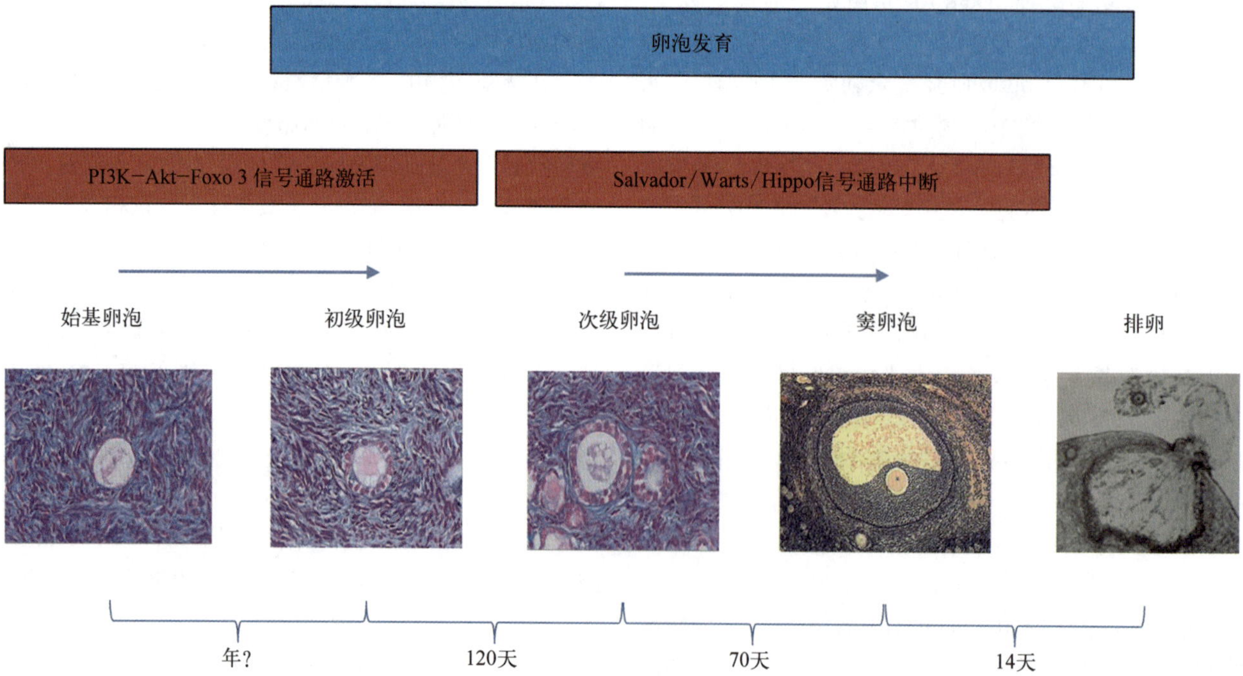

图 56-2　卵泡发育

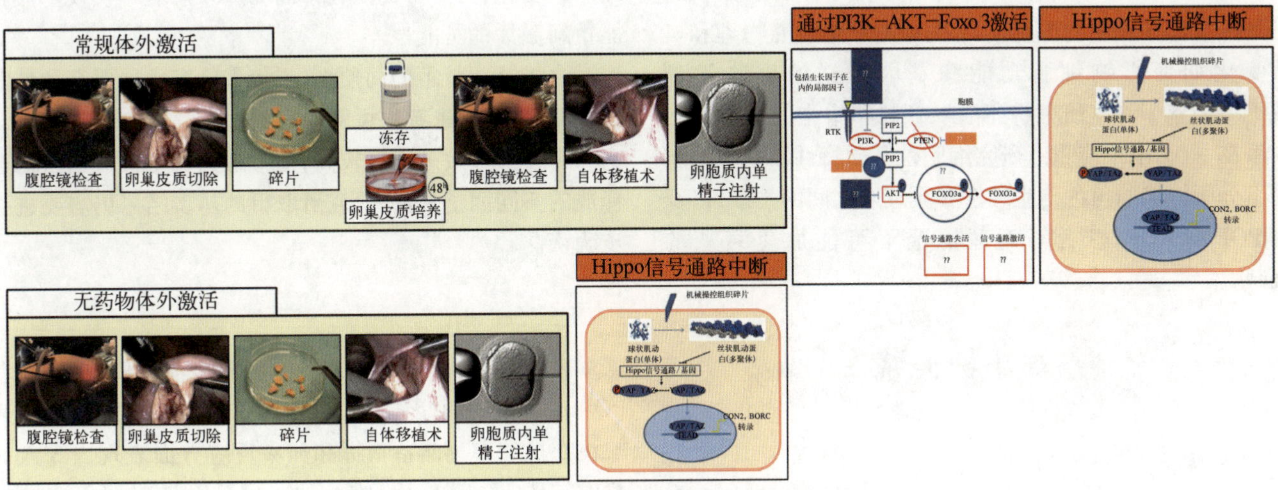

图 56-3 常规和无药物体外激活[29]

表 56-1 POI 和 POR 患者 IVA 和非药物 IVA 研究

研究	干预措施	例数	纳入标准	卵巢功能恢复（n;%）	临床妊娠率（n;%）	活产率（n;%）
Kawamura 等人, 2013[14], Suzuki 等人, 2015[26]	IVA	37	POI	9 (24.39)	3 (8.1)	2 (5.4)
Zhai 等人, 2016[27]	IVA	14	POI	6 (42.8)	1 (7.1)	1 (7.1)
Pellicer 等人, 2017[a]	OFFA（无药物 IVA）	14	POI	—	3 (21.4)	3 (21.4)
Zhang 等人, 2019[32]	活检/搔刮术	80	POI	11 (13.7)	1 (1.2)	1 (1.2)
Lunding 等人, 2019[33]	无药物 IVA	20	POR	—	12 (60)	10 (50)
Fabregues 等人, 2018[28], Ferreri 等人, 2020[29]	无药物 IVA	14	POI	7 (50)	4 (28.5)	4 (28.5)
Manhajan 等人, 2019[31]	无药物 IVA	1	POI	1 (100)	—	—
Kawamura 等人, 2020[30]	无药物 IVA	11	POR	9 (81.8)[b]	5 (45.4)	3 (27.2)
Patel 等人, 2021[34]	无药物 IVA	1	POR	1	1 (33.3)[c]	—

注：a 来自著名科学家的会议报告非官方数据。
b 患者窦卵泡计数增加。
c 妊娠 9 周流产，3 个月后自然妊娠，文章发表时妊娠 24 周。
OFFA：卵巢碎片化以激活卵泡。

均接受 COS 并进行 IVF/ICSI，受精后第 2 天进行新鲜胚胎移植。如果患者未怀孕，则继续每月进行监测持续一年，并根据情况选择合适的 ART。研究发现，第 10 周时，活检组和对照组卵巢的卵泡发育没有差异。虽然治疗后 AFC 有所增加，但有趣的是，活检组卵巢的 AFC 明显低于对照组。20 名患者中有 12 名（60%）成功妊娠，其中 3 名在进行 COS 之前自然妊娠。研究者指出，他们的研究显示通过对卵巢皮质组织进行活检、碎片化和自体移植，并未在 10 周后增加 IVF/ICSI 的募集卵泡数量。然而，研究者认为，以妊娠作为考核指标可以作为该技术的长期疗效指标之一。最近，Kawamura 等人分析证实无药物 IVA 对 POR 患者疗效的有效性[30]。最近的一项纳入八项研究的荟萃分析指出，与药物激活相比，无药物激活卵巢组织似乎更有效[37]。

局限性和挑战

尽管手术在卵巢激活方面取得了比较满意的结局，但仍有一些争议性问题需要解决。

首先，在已发表的研究中，没有设立对照组与接受治疗的患者进行比较。其次，治疗反应的预测标准尚未建立。尽管有人认为无药物 IVA 可能在近期发现的 POI 患者中更有用，但并没有确凿的证据。第三，需要制订更完善的患者随访临床标准。随访的时长，以及是选择自然受孕还是始终采用 IVF 的问题，需要加以考虑。

IVA 和无药物 IVA 共同作用于 Hippo 信号通路,该通路是机械传导机制的关键[22]。生物力学是研究物理和机械变化如何影响细胞功能和基因表达的生物学领域[38,39]。鉴于许多研究将卵泡发育与卵巢中的卵泡分布联系在一起,未来应重点研究细胞外基质特性和基质的不同组分所扮演的角色与生理性卵巢衰老之间的关系,以及在 POI 和 POR 患者等病理情况下可能加速衰老的机制[24,39,40]。

富血小板血浆

技术背景和生理基础

富血小板血浆(PRP)是通过不同的方法离心外周血获得,其中含有 80%~90% 血小板,白细胞和红细胞含量较低。

许多研究已经证实其在不同组织中的促进再生的疗效,已被用于肌肉骨骼、颌面和牙科病理学[8,41]。PRP 目前逐渐成为生殖医学中备受关注的领域,特别是在不孕症方面。研究的领域主要包括 POR、更年期、POI 和薄型子宫内膜[42]。有学者认为,PRP 的再生特性主要是其含有较高浓度的生长因子,主要包括转化生长因子-β(TGF-β)、胰岛素样生长因子 1 和 2(IGF-1 和 IGF-2)、血管内皮生长因子(VEGF)、表皮生长因子(EGF)以及其他与卵泡发育相关的物质[43,44]。

已有几项实验研究将血小板释放的因子与卵巢功能联系起来。其中部分因子参与卵泡激活,例如骨形态发生蛋白(BMP)和 TGF-β1[45];有的因子与调节卵巢血管生成有关,例如 VEGF[46];也有因子与卵泡成熟和颗粒细胞增殖有关,例如成纤维细胞生长因子(FGF)[47]。这项技术的完成需要在经阴道超声和镇静下,使用 16~18G 针头向卵巢皮质浅表和皮质下区域注射 2~4 mL 的 PRP(图 56-4)。

根据研究报告,其疗效已在两个方面得到证实:一方面是观察到卵巢储备标志物和先前 POR 患者的 IVF 周期结果的变化;另一方面是在诊断为 POI 患者中实现卵巢功能重新激活的可能性。

由于这项技术的简便性,近年来已有大量研究评估其在 POI 和 POR 患者中可能的疗效。

尽管其疗效可能性较高,但考虑到血小板适当激活会释放的不同因子,这些研究所取得的初步结果仍需要进一步确认。

结果

表 56-2 总结了在本出版物发布之前,PRP 在 POI 和 POR 患者中的治疗结局。总体而言,在 POR 患者中,PRP 输注在提高卵巢储备指标和卵巢反应方面表现出令人鼓舞的结果[47-52]。然而,唯一的一项前瞻性对照研究结果提示 PRP 输注并未明显改善活产率[52]。

针对 POI 患者的治疗结果,尚缺乏充分的经验。然而,截至本书出版时已报告的活产例数达到了 22 例[48,53-56]。

所有已发表的研究均未报告任何并发症,这表明这种治疗似乎是安全的。然而,未来的随机对照研究应提供更多确切的信息。

局限性和挑战

PRP 是描述血液经过处理后的成分的术语。血小板“激活”方法对 PRP 发挥其再生潜力至关重要。当我们分析发表的不同研究在阐述 PRP 在不孕患者中的效应时,我们观察到一些研究使用钙[48,49,52]或凝血酶[57]进行激活,而其他研究则注射静止的血小板或并未说明其激活状态[50,55]。这一点很重要,由于白细胞和红细胞的存在,采用不同的激活方法,可能导致出现与所期望效果相反的物质。

有意思的是,当血小板被激活时会释放大量 IL-15[58]。在 IVF 患者的卵泡液中,IL-15 浓度增加与妊娠结局呈负相关,表明这种细胞因子可能对卵泡成熟有害[59]。

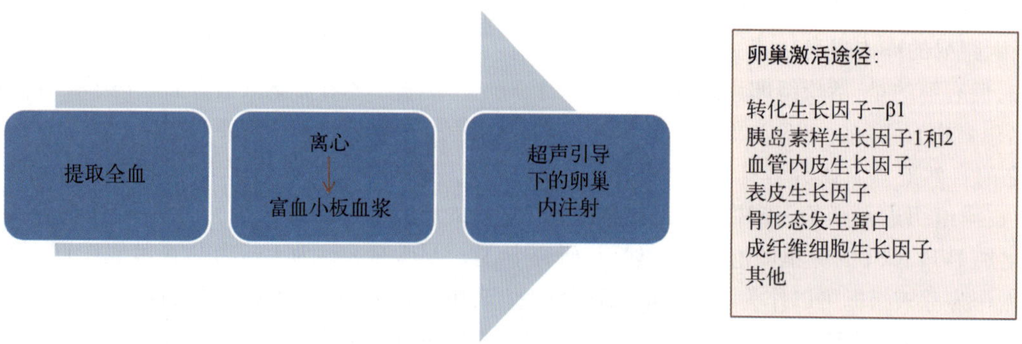

图 56-4 富血小板血浆技术激活卵巢

表 56-2 POI 和 POR 患者 PRP 研究

研究	研究类型	纳入标准	例数	结果	活产率(n; %)
Sfakianoudis 等人,2018[53]	个案报道	POI	1	1 个自然 IVF 周期获卵 1 枚,移植 1 枚胚胎	
Sfakianoudis 等人,2018[53]	病例报道	POI 和 POR	30 POI	卵泡恢复:18/30	3 (10)
			30 POR	提高 IVF 结局:21 移植	12 (40)
Sills 等人,2018[49]	病例报道	POR	4	—	1 (25)
Pantos 等人,2019[54]	病例报道	POI	3	所有患者月经恢复	1 (33.3)
Farimani 等人,2019[50]	病例报道	POR	12	PRP 处理后,卵母细胞数、平均获卵数和胚胎数都较高	3 (25)
Cakiroglu 等人,2020[55]	病例报道	POI	311	23 例自然妊娠,16 例出生;57 例鲜胚移植 9 例出生;25 例冷冻胚胎移植	25 (8.03)
Hsu 等人,2020[56]	个案报道	POI	1	PRP 和 FSH/LH 卵巢内注射。IVF-ET 和双胞胎	2 (100)
Melo 等人,2020[52]	前瞻性对照研究	POR	PRP 组:46 对照组:37	PRP 组的生化和临床妊娠率较高。在活产率没有差异	5 (11.1)
Pacu 等人,2021[51]	病例报道	POR	20	取消率降低,收集卵母细胞、M Ⅱ 增加	3 (15)

PRP 成分在不同情境下的相互作用和对立效应,突显有必要对 PRP 可能在卵巢上发挥作用的机制进行详细研究。在这一方面,还需要进行大量额外研究,才能安全地得出结论。

使用 PRP 的另一个重要方面是临床应用方式的不一致性。在注射量、部位以及对患者的随访方面存在差异,限制了该方法的应用。

尽管在大多数研究中,注入卵巢的血浆体积为 2~4 mL,但为获得最佳效果所需的剂量尚未明确。此外,在某些情况下,注射是单侧的,在其他情况下是双侧的。关于注射的确切部位也存在一些争议。一些作者指出应注射在卵巢皮质中,而大多数研究则没有提到。另一方面,PRP 注射后应对患者进行的确切随访周期也不清楚。在这方面,值得注意的是,最近的研究表明,可能的有益效果是在 PRP 治疗的最初几个月内,因为其效果将在治疗六个月后停止[50]。

干细胞治疗

技术背景和生理基础

在人类生殖领域最具争议的问题之一是成年卵巢中是否存在卵原干细胞(OSCs)。有些学者声称已经鉴定出[60,61],而另一些学者则未能证实,并且最近有研究表明可能排除了这种可能性[62,63]。

然而,在卵巢中存在干细胞(SC)微环境这一点,科学家们是达成共识的,这种微环境在造血系统、胃肠道和神经系统中也已得到证实[64,65]。SC 微环境是指包围干细胞的微环境。最近的研究表明,卵巢衰老与 SC 微环境的衰老有关[66]。因此,利用干细胞再生卵巢微环境是促进卵巢内剩余卵泡发育的最有前景的策略之一[44,67]。

近年来,在 POI 动物模型中的几项实验研究表明,基于 SC 的治疗对于恢复卵巢功能具有益处。这些研究大多在化疗诱导的 POI 小鼠中进行,结果表明,与对照组相比,卵巢功能改善、妊娠率和活产率更高[68-70]。对不同来源的 SCs 进行研究发现,最有前景的干细胞种类为间充质干细胞(MSCs),这些 SCs 可以在羊水、月经血、脐带[71,72]、骨髓[72,73-76]和脂肪组织[77]中显著存在。

已有开创性的研究在 POI 患者中以骨髓源性干细胞(BMDSCs)为基础进行了临床试验。基于技术成熟度,从自体来源获得大量骨髓源性干细胞的可能性使它们成为有价值的选择方案。

MSCs 的作用机制非常复杂,仍需要不断探究。然而,它们可能通过三种潜在方式对卵巢产生作用[43,66]。首先,MSCs 可能通过潜在的分化作用,即它们有能力转化为不同类型的细胞,从而替换组织中受损或缺失的细胞。其次,可能是通过目前所谓的“归巢”现象,即它们有能力在缺陷的组织或器官中定居。最后,可能是通过分泌物质,包括释放细胞因子和生长因子,这些因子在促进血管生成、抑制细胞凋亡和纤维化,以及调节免疫应答方面发挥着至关重要的作用(图 56-5)。

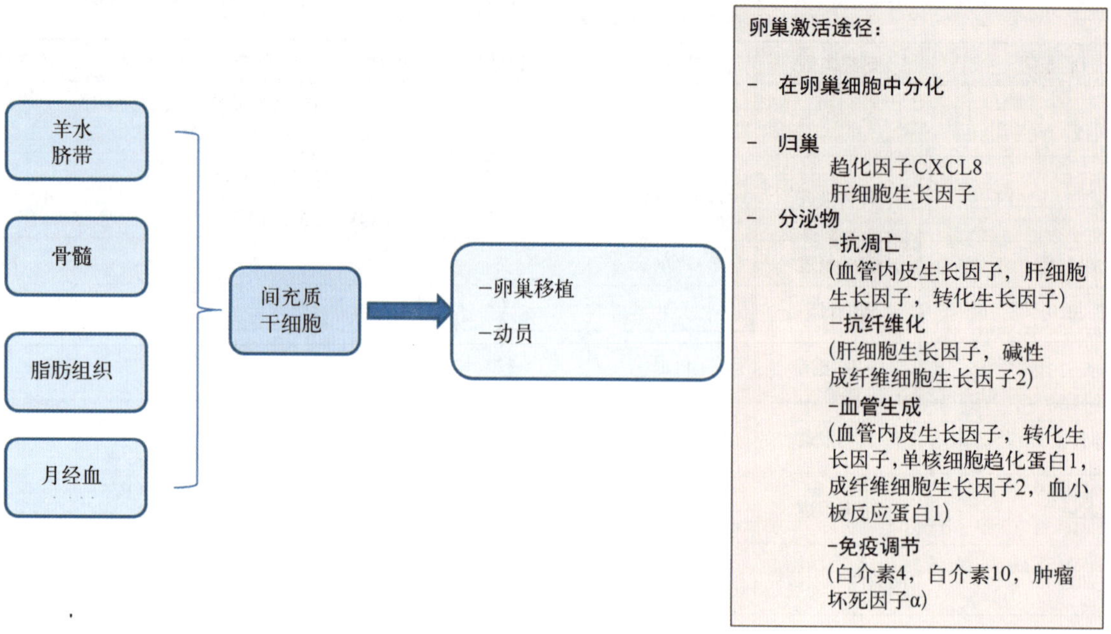

图 56-5 分泌因子激活卵巢

表 56-3 POI 和 POR 患者 SCs 研究

研究	例数	纳入标准	SC 来源及注射方法	结果	活产率(*n*; %)
Edessy 等人,2016[73]	10	POI	BMMSCs 腹腔镜注射	2 例恢复卵巢功能	1 (10)
Gabr 等人,2016[74]	30	POI	BMMSCs 腹腔镜单侧卵巢和单侧卵巢动脉注射	18/30 (60% 排卵)	1 (3.3)
Gupta 等人,2018[75]	1	POR	BMMSCs 腹腔镜注射	8 周后 AFC 和 AMH 增加	1 (100)
Herraiz 等人,2018[70]	17	POR	BMMSCs 卵巢动脉插管	81.3% 患者 AFC 和 AMH 增加	3 (17.6)
Ding 等人,2018[71]	14	POI	UCMSCs 经阴道超声单侧卵巢注射	6 名 UCMSCs 患者和 8 名 UCMSCs+胶原组患者各有 1 例妊娠—1 例 21-三体,1 例持续妊娠>20 周	—
Yan 等人,2020[72]	61	POI	UCMSCs 经阴道超声双侧卵巢注射	IVF 妊娠 3 例,自然妊娠 1 例	4 (6.7)
Pellicer 等人,2020[a] [76]	10	POI	BMMDSCs 卵巢动脉插管和 SC 随机化	G-CSF 组 50%患者 AFC 增加,ASCOT 组 66%患者 AFC 增加 ASCOT 组 1 例妊娠中	—
Mashayekhi 等人,2021[77]	9	POI	ADSCs 经阴道超声单侧卵巢注射	不同剂量 SC 非随机对照研究	—

注:BMMSCs,骨髓间充质干细胞;UCMCs,脐带间充质干细胞;ADSC,脂肪来源基质细胞;G-CSF,粒细胞集落刺激因子。
a 中期分析的初步数据报告。

结果

表 56-3 所示 POR 和 POI 患者中使用 SC 治疗的初步结果。

尽管 SCs 的来源和处理方法有所不同,但迄今为止,大部分经验集中在使用骨髓来源的细胞,主要通过腹腔镜[73-75]、超声引导下的卵巢穿刺[71,72,77]或经动脉导管内注射进行局部给药[70,76]。

这项技术主要应用于 POI 患者,其卵巢功能恢复率在 50%~80%,包括排卵周期的恢复和卵巢储备标志物的改善。

与前面讨论过的其他创新疗法不同,这种技术的活产数量较少,可能是因为对该技术的现有了解也较少。

值得关注的是,Pellicer 等人[76]的研究首次分析了 G-CSF 给药后 SC 动员的效果,以这种非侵入性方法,最终在 50%的 POI 患者中观察到 AFC 增加。这些结果基于同一团队的前期研究,该团队提出 GSC 动员释放的 FGF-2 和 THSP-1 等因子可能能够激活卵巢微环境,从而唤醒 POI 患者卵巢中仍存在的休眠卵泡。这一策略似乎是未来的一个方向,尽管最终结果尚待观察[67,70]。

局限性和挑战

尽管已在动物研究中广泛探讨了 MSCs 的应用，但仍需考虑一些因素。大多数动物实验通过使用细胞毒性药物诱导 POI 模型，这不一定能准确模拟人类 POI 的情况。另一方面，免疫系统的差异可能影响移植细胞的免疫原性，可能会引发动物体内未显现的自身免疫反应。在这方面，这一领域的大部分工作在很大程度上仍处于初步阶段，且为观察性研究并缺少对照。因此，由于可能出现意想不到的排卵和怀孕，许多这类研究在解释上需要极度谨慎。

尽管存在以上问题，目前的结果表明 MSCs 的有效性是有可能的。毫无疑问的是，注册在 clinicaltrial. gov 数据库中的大量有关该主题的研究将为该项议题提供丰富的信息[44,67]。

线粒体治疗

技术背景和生理基础

卵巢衰老不仅影响卵母细胞的数量，还影响其质量。胚胎非整倍体与老化卵母细胞在纺锤体组装期间微管组织能力下降密切相关，这是减数分裂恢复过程中最消耗能量的步骤之一[78]。第二次减数分裂中错误概率较高与线粒体功能障碍密切相关。事实上，老化卵母细胞的线粒体数量减少，导致受精率降低和胚胎发育较差[79,80]。

最近，为了恢复不利生殖环境中的卵母细胞质量[81,82]，不同的技术旨在利用不同的自体和异体来源的线粒体治疗已经在尝试中(图 56-6)。

在讨论通过线粒体置换实现卵母细胞更新的不同技术之前，我们必须指出，这些方法将在第一次减数分裂发生后发挥作用，因此无法修复发生在此之前产生的非整倍体[83]。

在异体方法中，线粒体来自外部，即供体卵母细胞。在这种情况下，可以将健康的细胞质移入患者的卵母细胞(部分细胞质移植)[84-87]或者通过核移植技术用有潜力的细胞质替换受损的细胞质(完全细胞质移植)来进行线粒体富集[88-89]。

部分细胞质移植涉及从供体卵母细胞中抽取细胞质，并将其注入患者的卵母细胞，提供年轻卵母细胞的成分，有助于改善其存活能力。随后，经过年轻化处理的卵母细胞通过 ICSI 进行受精。在 1997 年 Cohen 等人[84]报道的第一例妊娠以及一些初步研究中取得的令人鼓舞的结果之后，这项技术引起了巨大争议。由于向患者卵母细胞引入外源细胞质导致线粒体异质性，美国食品药品监督管理局(FDA)出于伦理和技术方面的担忧在 2001 年暂停了该

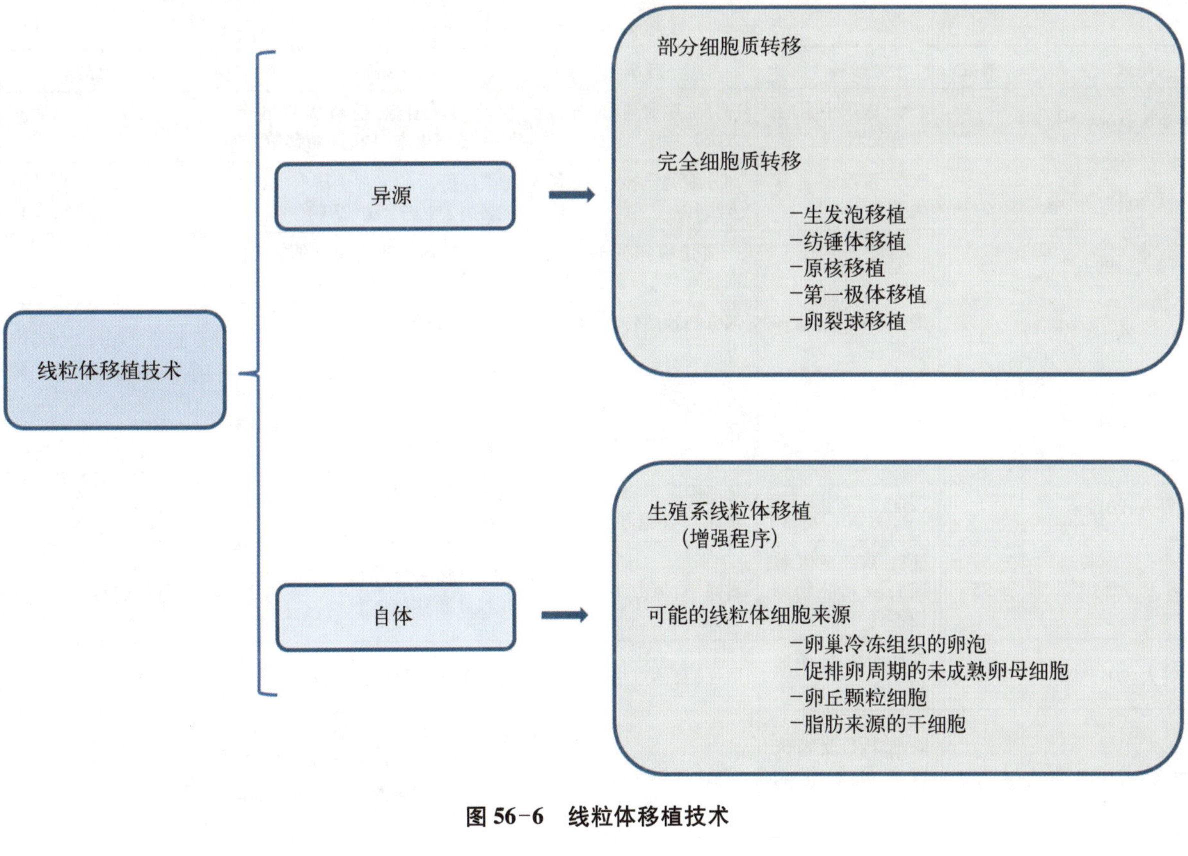

图 56-6　线粒体移植技术

技术的使用[90]。有人提出,供体线粒体 DNA(mtDNA)的存在可能会干扰受体核 DNA 和线粒体 DNA 之间的密切交流,并可能导致发育中胚胎以及后代的长期健康出现不可预测的后果[91-92]。

为了降低异质性的风险,提出了其他技术,其中减少了转移至宿主卵母细胞中的物质量。

生发泡(GV)、纺锤体、原核、极体和囊胚细胞移植是将患者受损卵母细胞或受精卵的遗传物质重新定位到健康细胞质中的不同方式[81,82]。

尽管所有这些技术在动物实验中已经进行研究,但它们在日常临床实践中的应用尚知甚少。为了克服母源性线粒体病的传播,已提出了不同类型的全细胞质转移技术,即将母体纺锤体转移到健康的受体供体细胞质中,这被称为"三亲婴儿"技术。

然而,这项技术在伦理和技术层面都引发了争议。尽管如此,由于异质性问题仍然存在,因此其临床应用仍应持怀疑态度。

为了解决异源供体线粒体使用所引发的担忧,一种自体方法已经被报道。据报道,小鼠和人类成年哺乳动物卵巢中存在生殖干细胞。尽管它们对于出生后卵母细胞的潜在贡献仍存在疑问,但当这些卵巢生殖干细胞被分离出来时,它们构成了来自相同细胞系的高质量生殖细胞线粒体的自体来源[93]。

基于上述事实,科学家提出了增强技术[94]。简而言之,就是通过腹腔镜获取卵巢皮质,并利用特定抗体从皮质中获得卵巢干细胞的线粒体。使用 ICSI 将线粒体悬浮液与精子一同注入。

尽管一些初步的研究报道预后不佳的患者经过 IVF 治疗后妊娠率有所提高[95,96],但在一项三盲、随机、单中心、对照性实验研究中,并未能证实该技术的益处。并且在实验中期分析中,由于考虑到该技术的侵入性和成本,停止了患者的招募[97]。

结果

表 56-4 总结了不同线粒体置换技术的经验,最相关的发现以及初步结果。

尽管最初考虑使用供体卵母细胞质的异体方法,但早期提到的异质性风险以及科学界的犹豫使得这一主题被搁置,直到可以考虑采用自体方法。

增强技术被提出作为改善人类胚胎质量的新工具,一些研究评估了其有效性。Fakih 等人[95]在一项前瞻性队列和描述性分析中报道了来自两家诊所(阿拉伯联合酋长国和加拿大)的 59 例患者的结果。研究报告显示,与先前的 IVF 周期相比,增强技术明显提高了妊娠率,并且增强后胚胎分裂方面有所改善,有 8 例患者处于妊娠中。同样,Oktay 等人[96]报道了完成增强技术的 10 例患者有 4

表 56-4　线粒体置换技术的人体研究

研究	例数	诊断	方法	结果	结局
Cohen 等人,1997[84]	1	4 个 IVF 中胚胎发育受阻	部分细胞质转移(异源方法)	14 个卵母细胞,受精 9 个,6 个胚胎形态正常,4 个胚胎移植	1 例活产
Cohen 等人,1998[85]	7	POR 和反复着床失败	部分细胞质转移(异源方法)	卵浆注射后的正常受精率(62%)显著高于电融合法(23%)	注射后妊娠 3 例,活产 1 例,流产 1 例,继续妊娠 1 例
Huang 等人,1999[86]	9	反复着床失败	三核受精卵的部分细胞质转移(异源方法)	注射 62 个 MⅡ期卵母细胞-正常胚胎卵裂 39 个(62%)	5 例活产
Dale 等人,2001[87]	1	既往 IVF 胚胎卵裂不良	部分细胞质转移(异源方法)	卵浆注射后 6 个卵母细胞胚胎卵裂良好-4 个胚胎移植	双胞胎妊娠—2 例活产
Tanaka 等人,2009[88]	—	—	全细胞质转移(纺锤体转移)(异源方法)	25 个重构卵母细胞 7 枚囊胚(28%),对照组 98 个卵母细胞 3 枚囊胚(3.1%)	—
Zhang 等人,2017[89]	1	Leigh 综合征	全细胞质转移(纺锤体转移)(异源方法)	5 个重构卵母细胞- ICSI 后 4 个受精	1 例活产
Fakih 等人,2015[95]	25	既往 IVF 反复着床失败和胚胎卵裂不良	增强(自体方法)	增强组胚胎移植 14 个;单纯 ICSI 组胚胎移植 2 个	8 例继续妊娠
Oktay 等人,2015[96]	10	既往 IVF 胚胎卵裂不良	增强(自体方法)	提高受精率和胚胎卵裂	4 例活产
Labarta 等人,2019[96]	57	既往 IVF 受精失败和胚胎卵裂不良	增强(自体方法)	随机对照研究:对照组:250 个 MⅡ期卵母细胞;增强组:253 个 MⅡ期卵母细胞。增强组囊胚形成率较差	增强组 3 活产

例活产。

与先前的研究相反，Labarta 等人[97]在一项前瞻性随机研究中未能证实先前的结果。56 例行卵母细胞采集的患者中，增强组卵母细胞受精 253 个，对照组受精 250 个。受精率相似，但囊胚形成率在对照组更高（41.1% *vs.* 23.3%；$P=0.0001$）。对囊胚和 MⅡ 卵母细胞进行取样进行非整倍体检测发现，整倍体率也相似，同时累积活产率也相似。

根据这些研究结果，作者得出结论认为增强技术似乎无法改善预后，也不能改善胚胎质量。

局限性和挑战

与本章讨论的旨在激活 POI 和 POR 临床患者卵巢中休眠卵泡的创新技术不同，线粒体替代技术的主要目标是改善卵母细胞质量，从而提高胚胎质量。

然而，对异源和自源方法的报道结果并未实现最初的期望。就安全性而言，尤其是研究方案中方法学缺陷，并未使其在临床实践中得以广泛应用。

尽管如此，目前正在研究获取线粒体的新途径，例如来自促排卵周期的未成熟卵母细胞、冷冻卵巢组织的卵母细胞以及脂肪组织的干细胞，这些途径可能在未来为该主题提供更多信息。

（朱丽霞译，黄博、靳镭校）

参考文献

[1] Faddy MJ, Gosden RG, Gougeon A, et al. Accelerated disappearance of ovarian follicles in mid-life: Implications for forecasting menopause. Hum Reprod. 1992; 7:1342-6.

[2] Wallace WH, Kelsey TW. Human ovarian reserve from conception to the menopause. PloS One. 2010; 5:e8772.

[3] Broekmans FJ, Soules MR, Fauser BC. Ovarian aging: Mechanisms and clinical consequences. Endocr Rev. 2009; 30:465-93.

[4] Velde T, Pearson ER. The variability of female reproductive ageing. Hum Reprod Update. 2002; 8:141-54.

[5] Richardson MC, Guo M, Fauser BC, et al. Environmental and developmental origins of ovarian reserve. Hum Reprod Update. 2014; 20:353-69.

[6] Pastore L, Christianson M, Stelling J, et al. Reproductive ovarian testing and alphabet soup of diagnosis: DOR, POI, POR, and FOR. J Assist Reprod Genet. 2018; 35:17-23.

[7] Webber L, Davies M, Anderson L, et al. ESHRE guideline: Management of women with premature ovarian insufficiency. Hum Reprod. 2016; 31:926-37.

[8] Reig A, Herraiz S, Pellicer A, Seli E. Emerging follicular acti-vation strategies to treat women with poor ovarian response and primary ovarian insufficiency. Curr Opin Obstet Gynecol. 2021; 33(3):241-8.

[9] Liu K, Rajareddy S, Liu L, et al. Control of mammalian oocyte growth and early follicular development by the oocyte PI3 kinase pathway: New roles for an old timer. Dev Biol. 2006; 299:1-11.

[10] Adhikari D, Liu K. Molecular mechanisms underlying the activation of mammalian primordial follicles. Endocr Rev. 2009; 30:438-64.

[11] Kawamura K, Kawamura N, Hsueh AJ. Activation of dormant follicles: A new treatment for premature ovarian failure? Curr Opin Obstet Gynecol. 2016; 28:217-22.

[12] Reddy P, Zheng W, Liu K. Mechanisms maintaining the dormancy and survival of mammalian primordial follicles. Trends Endocrinol Metab. 2010; 21:96-103.

[13] Hsueh AJ, Kawamura K, Cheng Y, Fauser BC. Intraovarian control of early folliculogenesis. Endocr Rev. 2015; 36:1-24.

[14] Kawamura K, Cheng Y, Suzuki N, Takae S, et al. Hippo signaling disruption and AKT stimulation of ovarian follicles for infertility treatment. Proc Natl Acad Sci USA. 2013; 110:17474-9.

[15] Cat Tuyen Vo K, Kawamura K. In vitro activation early follicles: From the basics sciences to the clinical perspectives. Int J Mol Sci. 2021; 22(3785):1-18.

[16] Pan D. Hippo signaling in organ size control. Genes Dev. 2007; 21:886-97.

[17] Zhao B, Tumaneng K, Guan KL. The Hippo pathway in organ size control, tissue regeneration and stem cell self-renewal. Nat Cell Biol. 2011; 13:877-83.

[18] Meng Z, Moroishi T, Guan KL. Mechanisms of Hippo pathway regulation. Genes Dev. 2016; 30:1-17.

[19] Grosbois J, Demeestere I. Dynamics of PI3K and Hippo signaling pathways during in vitro human follicle activation. Hum Reprod. 2018; 33:1705-14.

[20] Wada K, Itoga K, Okano T, et al. Hippo pathway regulation by cell morphology and stress fibers. Development. 2011; 138:3907-3914.

[21] Sansores-Garcia L, Bossuyt W, Wada K. Modulating f-actin organization induces organ growth by affecting the Hippo pathway. EMBO J. 2011; 30:2325-35.

[22] Kawashima I, Kawamura K. Regulation of follicle growth through hormonal factors and mechanical cues mediated by hippo signaling pathway. Syst Biol Reprod Med. 2017:1-9.

[23] Cheng Y, Feng Y, Jansson L, et al. Actin polymerization-

enhancing drugs promote ovarian follicle growth mediated by the hippo signaling effector YAP. FASEB J. 2015; 29: 2423–30.

[24] Shah JS, Sabouni R, Cayton Vaught KC, et al. Biomechanics and mechanical signaling in the ovary: A systematic review. J Assist Reprod Genet. 2018; 35:1135–48.

[25] Grosbois J, Devos M, Demesteere I. Implications of nonphysiological ovarian primordial follicle activation for fertility preservation. Endocrine Rev. 2020; 41(6):1–26.

[26] Suzuki N, Yoshioka N, Takae S et al. Successful fertility preservation following ovarian tissue vitrification in patients with primary ovarian insufficiency. Hum Reprod. 2015; 30(3):608–15.

[27] Zhai J, Yao G, Dong F, et al. In vitro activation of follicles and fresh tissue auto-transplantation in primary ovarian insufficiency patients. J Clin Endocrinol Metab. 2016; 101(11): 4405–12.

[28] Fabregues F, Ferreri J, Calafell JM, et al. Pregnancy after drug-free in vitro activation of follicles and fresh tissue autotransplantation in primary ovarian insufficiency patient: A case report and literature review. J Ovarian Res. 2018: 11(1):76.

[29] Ferreri J, Fàbregues F, Calafell JM, Solernou R, Borras A, Saco A, et al. Drugfree in-vitro activation of follicles and fresh tissue auto-transplantation as a therapeutic option in patients with primary ovarian insufficiency. Reprod Biomed Online. 2020; 40:254–60.

[30] Kawamura K, Ishizuka B, Hsueh AJW. Drug-free in-vitro activation of follicles for infertility treatment in poor ovarian response patients with decreased ovarian reserve. Reprod BioMed Online. 2020; 40:245–53.

[31] Mahajan N, Kaur J, Bhattacharya B, et al. In vitro activation of ovary. Onco Fertil J. 2019; 2:35.

[32] Zhang X, Han T, Yan L et al. Resumption of ovarian function after ovarian Biopsy/Scratch in patients with premature ovarian insufficiency. Reprod Sci. 2019; 26(2):207–13.

[33] Lunding SA, Pors SE, Kristensen SG, et al. Biopsying, fragmentation and autotransplantation of fresh ovarian cortical tissue in infertile women with diminished ovarian reserve. Hum Reprod. 2019; 34(10):1924–36.

[34] Patel NH, Bhadarka HK, Patel NH, et al. Drug-free in vitro activation for primary ovarian insufficiency. J Hum Reprod Sci 2021; 14(4):443–5.

[35] Hsueh AJW, Kawamura K. Hippo signaling disruption and ovarian follicle activation in infertile patients. Fertil Steril. 2020; 114(3):458–64.

[36] Fàbregues F, Ferreri J, Méndez M, et al. In vitro follicular activation and stem cell therapy as a novel treatment strategies in diminished ovarian reserve and primary ovarian insufficiency. Front Endocrinol (Lausanne). 2021; 24(11):617704.

[37] Wang W, Todorov P, Isachenko E, Rahimi G, Mallmann P, Wang M, Isachenko V. In vitro activation of cryopreserved ovarian tissue: A single-arm meta-analysis and systematic review. Eur J Obstet Gynecol Reprod Biol. 2021; 258:258–64.

[38] Ingber DE. Tensegrity: The architectural basis of cellular mechanotransduction. Annu Rev Physiol. 1997; 59: 575–99.

[39] Matsuzaki S. Mechanobiology of the female reproductive system. Reprod Med Biol. 2021; 20:371–401.

[40] Thorne JT, Segal TR, Chang S, et al. Dynamic reciprocity between cells and their microenvironment in reproduction. Biol Reprod. 2015; 92:25.

[41] Atkinson LL, Martin F, Sturmey RG. Intraovarian injection of platelet-rich plasma in assisted reproduction: Too much Too soon? Hum Reprod. 2021; 36(7):1737–50.

[42] Sharara FI, Lelea LL, Rahman S, et al. A narrative review pf platelet-rich plasma (PRP) in reproductive medicine. J Assist Reprod Genet. 2021; 38:1003–12.

[43] Rosario R, Anderson RA. Novel approaches to fertility restora-tion in women with premature ovarian insufficiency. Climateric. 2021; 24(5):491–7.

[44] Mawet M, Perrier S, Henry L, et al. Restoration of fertility in patients with spontaneous premature ovarian insufficiency: New techniques under the microscope. J Clin Med 2021; 10(5647):1–9.

[45] Demiray S, Yilmaz O, Goker ET, et al. Expression of the bone morphogenetic protein–2 (BMP2) in the human cumulus cells as a biomarker of oocytes and embryo quality. J Hum Reprod Sci. 2017; 10:194.

[46] Duncan WC, Van Den D S, Fraser HM. Inhibition of vascular endothelial growth factor in the primate ovary up-regulates hypoxia-inducible factor-1a in the follicle and corpus luteum. Endocrinology. 2008; 149:3313–20.

[47] Ben-Haroush A, Abir R, Ao A, et al. Expression of basic fibroblast growth factor and its receptors in human ovarian follicles from adults and fetuses. Fertil Steril. 2005; 84: 1257–68.

[48] Sfakianoudis K, Simopoulou M, Grigoriadis S, et al. Reactivating ovarian function through autologous platelet-rich plasma intraovarian infusion: Pilot data on premature ovarian insufficiency, perimenopausal, menopausal, and poor responder women. JCM. 2020b; 9:1809.

[49] Sills ES, Rickers NS, Li X, Palermo GD. First data on in

vitro fertilization and blastocyst formation after intraovarian injection of calcium gluconate-activated autologous platelet rich plasma. Gynecol Endocrinol. 2018; 34:756-60.

[50] Farimani M, Heshmati S, Poorolajal J, et al. A report on three live births in women with poor ovarian response following intraovarian injection of platelet-rich plasma (PRP). Mol Biol Rep. 2019; 46:1611-16.

[51] Pacu I, Zygouropulos N, Dimitriu M, et al. Use platelet-rich plasma in the treatment of infertility in poor responders in assisted reproduction procedures. Exp Ther Med. 2021; 22: 1412-17.

[52] Melo P, Navarro C, Jones C, et al. The use of autologous platelet-rich plasma (PRP) versus no intervention in women with low ovarian reserve undergoing fertility treatment: A non-randomized interventional study. J Assist Reprod Genet. 2020; 37: 855-63.

[53] Sfakianoudis K, Simopoulou M, Nitsos N, et al. Autologous platelet-rich plasma treatment enables pregnancy for a woman in premature menopause. JCM. 2018; 8:1.

[54] Pantos K, Simopoulou M, Pantou AS, et al. Case series on natural conceptions resulting in ongoing pregnancies in menopausal and prematurely menopausal women following platelet-rich plasma treatment. Cell Transplant. 2019; 28:1333-40.

[55] Cakiroglu Y, Saltik A, Yuceturk A, et al. Effects of intraovarian injection of autologous platelet rich plasma on ovarian reserve and IVF outcome parameters in women with primary ovarian insufficiency. Aging (Albany NY). 2020; 12: 10211-22.

[56] Hsu CC, Hsu L, Hsu I, et al. Live birth in woman with premature ovarian insufficiency receiving ovarian administration of platelet-rich plasma (PRP) in combination with gonadotropin: A case report. Front Endocrinol (Lausanne). 2020; 11:1-5.

[57] Hosseini L, Shirazi A, Naderi MM, et al. Platelet-rich plasma promotes the development of isolated human primordial and primary follicles to the preantral stage. Reprod Biomed Online. 2017; 35:343-50.

[58] de Miguel-Gomez L, Lopez-Martınez S, Campo H, et al. Comparison of different sources of platelet-rich plasma as treat-ment option for infertility-causing endometrial pathologies. Fertil Steril. 2020; 115:490-500.

[59] Spanou S, Kalogiannis D, Zapanti E, et al. Interleukin 15 concentrations in follicular fluid and their effect on oocyte maturation in subfertile women undergoing intracytoplasmic sperm injection. J Assist Reprod Genet. 2018; 35:1019-25.

[60] Johnson J, Canning J, Kaneko T, Pru JK, Tilly JL. Germline stem cells and follicular renewal in the postnatal mammalian ovary. Nature. 2004; 428:145-50.

[61] Zou K, Yuan Z, Yang Z, et al. Production of offspring from a germline stem cell line derived from neonatal ovaries. Nat Cell Biol. 2009; 11:631-6.

[62] Yuan JH, Zhang DD, Wang L, et al. No evidence for neooogenesis May link to ovarian senescence in adult monkey. Stem Cells. 2013; 31:2538-50.

[63] Wagner M, Yoshihara M, Douagi L, et al. Single-cell analysis of human ovarian cortex indentifies distinct cell populations but no oogonial cells. Nat Com. 2020; 11:1147-67.

[64] Mendelson A, Frenette PS. Hematopoietic stem cell niche maintenance during homeostasis and regeneration. Nat Med. 2014; 20(8):833-46.

[65] Jung Y, Brack AS. Cellular mechanisms of somatic stem cell aging. Curr Top Dev Biol. 2014; 107:405-38.

[66] Ye H, Zheng T, Li W, Li X, Fu X, Huang Y, et al. Ovarian stem cell nest in reproduction and ovarian aging. Cell Physiol Biochem. 2017; 43:1917-25.

[67] Polonio A, Garcia-Velasco JA, Herraiz S. Stem cell paracrine signaling for treatment pf premature ovarian insufficiency. Front Endocrinol. 2021; 11:626322.

[68] Lee HJ, Selesniemi K, Niikura Y, et al. Bone marrow transplantation generates immature oocytes and rescues longterm fertility in a preclinical mouse model of chemotherapy-induced premature ovarian failure. J Clin Oncol. 2007; 25(22): 3198-204.

[69] Liu J, Zhang H, Zhang Y, et al. Homing and restorative effects of bone marrow-derived mesenchymal stem cells on cisplatin injured ovaries in rats. Mol Cells. 2014; 37(12): 865-72.

[70] Herraiz S, Buigues A, Diaz-Garcia C, et al. Fertility rescue and ovarian follicle growth promotion by bone marrow stem cell infusion. Fertil Steril. 2018; 109(5):908-18.

[71] Ding L, Yan G, Wang B, et al. Transplantation of UC-MSCs on collagen scaffold activates in dormant ovaries of POF patients with long history of infertility. Sci China Life Sci. 2018; 61:1554-65.

[72] Yan L, Wu Y, Li L, et al. Clinical analysis of human umbilical cordmesenchymal stem cell allotransplantation in patients with premature ovarian insufficiency. Cell Prolif. 2020; 53:e12938.

[73] Edessy M, Hosni H, Shady Y. Autologous stem cells Therapy: The first baby of idiopathic premature ovarian failure. Acta Med Int. 2016; 3:19-23.

[74] Gabr H, Elkheir WA, El-Gazaar A. Autologous stem cell transplantation in patients with idiopathic premature ovarian failure. J Tissue Sci Eng. 2016; 7(Suppl):3.

[75] Gupta S, Lodha P, Karthick MS, Tandulwadkar SR. Role of autologous bone marrow-derived stem cell therapy for follicular recruitment in premature ovarian insufficiency: Review of literature and a case report of world's first baby with ovarian autologous stem cell therapy in a perimenopausal woman of age 45 year. J Hum Reprod Sci. 2018; 11:125-30.

[76] Pellicer N, Herraiz S, Romeu M, et al. Bone marrow derived stem cells restore ovarian function and fertility in premature ovarian insufficiency women. Interim report of a randomized trial: Mobilization versus ovarian injection. Hum Reprod. 2020; 35:38-9.

[77] Mashayekhy M, Mirzadeh E, Chekini Z, et al. Evaluation of safety, feasibility and efficacy of intraovarian transplantation of autologous adipose derived mesenchymal stromal cells in idiopathic premature ovarian failure patients: Non-randomized clinical trial, phase I, first in human. J Ovarian Res. 2021; 14:5.

[78] Chiang JL, Shukla P, Pagidas K, et al. Mitochondria in ovarian aging and reproductive longevity. Ageing Res Rev. 2020; 63:101168.

[79] Wang L-Y, Wang DH, Zou XY, et al. Mitochondrial functions on oocytes and preimplantation embryos. J Zhejiang Univ Sci B. 2009; 10:483-92.

[80] Lin DP-C, Huang C-C, Wu H-M, et al. Comparison of mitochondrial DNA contents in human embryos with good or poor morphology at the 8-cell stage. Fertil Steril. 2004; 81:73-9.

[81] Labarta E, de los Santos MJ, Escriba MJ, et al. Mitochondrial as a tool for oocyte rejuvenation. Fertil Steril. 2019; 111:219-26.

[82] Rodriguez Varela C, Herraiz S, Labarta E. Mitochondrial enrichment in infertile patients: A review of different mitochondrial replacement therapies. Ther Adv Reprod Health. 2021; 15:1-16.

[83] Seli E. Mitochondrial DNA as a biomarker for in-vitro fertilization outcome. Curr Opin Obstet Gynecol. 2016; 28:158-63.

[84] Cohen J, Scott R, Schimmel T, et al. Birth of infant after transfer of anucleate donor oocyte cytoplasm into recipient eggs. Lancet. 1997; 350(9072):186-7.

[85] Cohen J, Scott R, Alikani M, et al. Ooplasmic transfer in mature human oocytes. Mol Hum Reprod. 1998; 4:269-80.

[86] Huang C-C, Cheng T-C, Chang H-H, et al. Birth after the injection of sperm and the cytoplasm of tripronucleate zygotes into metaphase II oocytes in patients with repeated implantation failure after assisted fertilization procedures. Fertil Steril. 1999; 72:702-6.

[87] Dale B, Wilding M, Botta G, et al. Pregnancy after cytoplasmic transfer in a couple suffering from idiopathic infertility. Hum Reprod. 2001; 16:1469-72.

[88] Tanaka A, Nagayoshi M, Awata S, et al. Metaphase II karyoplast transfer from human in-vitro matured oocytes to enucleated mature oocytes. Reprod Biomed Online. 2009; 19:514-20.

[89] Zhang J, Liu H, Luo S, et al. Live birth derived from oocyte spindle transfer to prevent mitochondrial disease. Reprod Biomed Online. 2017; 34:361-8.

[90] Zoon K. Letter to sponsors/researchers-Human Cells Used in Therapy Involving the Transfer of Genetic Material by Means Other than the Union of Gamete Nuclei. Rockville, MD: Food and Drug Administration, 2001.

[91] Brenner CA, Barritt JA, Willadsen S, et al. Mitochondrial DNA heteroplasmy after human ooplasmic transplantation. Fertil Steril. 2000; 74:573-8.

[92] Cree L, Loi P. Mitochondrial replacement: From basic research to assisted reproductive technology portfolio tool-technicalities and possible risks. Mol Hum Reprod. 2015; 21:3-10.

[93] White YAR, Woods DC, Takai Y, et al. Oocyte formation by mitotically active germ cells purified from ovaries of reproductive-age women. Nat Med. 2012; 18:413-21.

[94] Woods DC, Tilly JL. Autologous germline mitochondrial energy transfer (AUGMENT) in human assisted reproduction. Semin Reprod Med. 2015; 33:410-21.

[95] Fakih MH. The AUGMENT treatment: Physician reported out-comes of the initial global patient experience. J Fertil Vitr. 2015; 3:3.

[96] Oktay K, Baltaci V, Sonmezer M, et al. Oogonial precursor cellderived autologous mitochondria injection to improve outcomes in women with multiple IVF failures due to low oocyte quality: A clinical translation. Reprod Sci. 2015; 22:1612-7.

[97] Labarta E, de Los Santos MJ, Herraiz S, et al. Autologous mitochondrial transfer as A complementary technique to intracytoplasmic sperm injection to improve embryo quality in patients undergoing in vitro fertilization: A randomized pilot study. Fertil Steril. 2019; 111:86-96.

57

反复着床失败

David Reichman, Hey-Joo Kang 和 Zev Rosenwaks

引　言

人类生育能力本质上是低效的，2019 年美国体外受精-胚胎移植(IVF-ET)的平均分娩率为 45.4%便证明了这一点[1]。尽管在过去的四十余年中辅助生殖技术(ART)取得了进步，但仍有患者历经多次 IVF-ET 后仍无法成功获得活产。尽管分娩率持续提高，然而在大多数着床失败周期里并未发现可识别的病因。因此，明确反复着床失败(RIF)的具体缘由极具挑战性。患者年龄、胚胎的整倍体性、胚胎培养条件以及子宫内膜容受性都可能与 RIF 相关。

当下，母体年龄依旧是预测胚胎着床是否成功的最为重要的因素。人类女性在妊娠 20 周时母体子宫内有 600 万~700 万个卵母细胞；此后众多卵母细胞闭锁，在出生时减少至 100 万~200 万个；在月经初潮时减少到 40 万个。随着女性年龄的增长，染色体减数分裂发生错误的概率增大，进而增加了胚胎的非整倍体率。女性高龄不仅与胚胎非整倍体率的增加和卵巢储备功能下降有关，还可能导致对促性腺激素的反应减弱。卵巢储备功能检测能够助力预测对促性腺激素刺激的反应，并与妊娠成功率相关；然而，其并不足以精准预测 IVF 周期结局。这在生育力正常和不孕的夫妇以及使用供精的单身女性中均有体现[2]。年龄相近的女性，具有正常或降低的卵巢储备的广泛群体，在治疗后的三个月内能够达到相近的妊娠率。

胚胎在体外培养和着床后呈现出极高的损耗率，这主要源于遗传学异常。在体外，这种比率或许因培养条件、操作处理和暴露环境的干扰而增大。采用处于稳定培养条件的封闭式培养箱系统能够对胚胎进行连续延时监测(time-lapse)，从而减轻了人为干扰对胚胎的影响。尽管实验室条件有了这些进展，但仍可以设想胚胎的丢失在一定程度上可能与人为环境有关。依据发育能力选择的胚胎，在移植后胚胎丢失仍有可能发生。即便对于高龄女性的整倍体胚胎，由于胚胎质量和存活力较低，其临床妊娠率和活产率也显著下降[3]。

RIF 的定义当下尚无统一标准，随着 ART 新方法的出现，RIF 的定义也在不断演进[4]。RIF 曾被定义为通过在三次以上高质量胚胎移植后仍未着床，或在多个周期中累计移植>10 个高质量胚胎后仍未着床。当聚焦于 PGT-A 周期时，反复着床失败可被定义为移植≥3 个高质量的整倍体囊胚后仍未着床者[5,6]。尽管这些定义均具主观性，但它们能够作为划分 RIF 这类极具挑战性患者的指南。本章总结了 RIF 的具体原因以及旨在提高胚胎着床率的治疗策略。

亲代的遗传学

易位代表了非同源染色体之间的各种重排。它们可以是相互的，即两个非同源染色体交换片段，或者是罗伯逊易位，当两个近端着丝粒染色体在着丝粒处断裂融合为一个单一的大染色体，并失去两个短臂。亲代的易位通常会影响减数分裂期间的分离模式，导致各种非整倍体，这取决于涉及的染色体以及重排的大小。

虽然只有一小部分 RIF 夫妇会有异常核型，但据报道父母染色体异常的发生率为 2.5%[7]。相比之下，在有反复妊娠丢失的夫妇中，易位携带者的发生率为 4.7%。在一项研究极端 RIF 病例(六次或更多次失败的体外受精-胚胎移植尝试或 15 个或更多胚胎移植)的研究中，65 对夫妇中有 10 对(15.4%)被发现有染色体易位、嵌合体、倒位或缺失[8]。另一项对 317 对夫妇的研究证实了 2.1%的核型异常发生率，与之前的发现一致[9]。

鉴于这些观察结果，RIF 夫妇应考虑检查亲代的染色体核型。已知有易位的夫妇应进行遗传咨询，目的是提供有关 PGT-A 的建议。

囊胚培养

识别具有更高着床潜力的胚胎是提高 IVF 成功率的关键。目前普遍认为，直到 4~8 细胞阶段，卵裂期胚胎的发育主要由母体 RNA 转录本控制[10]。胚胎基因组的激活从发育的第 3 天开始，并持续到囊胚阶段，囊胚比卵裂期胚胎具有更高的着床潜力。早期尝试将胚胎培养到囊胚阶段使用的是单相培养,囊胚形成率不理想。随着对体内生理条件理解的增加,序贯培养系统自 20 世纪 90 年代开始发展。第一阶段(原核阶段到融合)包括非必需氨基酸、EDTA 和丙酮酸以及低葡萄糖浓度。第二阶段(融合到囊胚)添加必需氨基酸,去除 EDTA,降低丙酮酸浓度,并增加葡萄糖浓度以满足胚胎在细胞快速分裂期间增加的能量需求。序贯培养基可以辅助选择最适合移植的胚胎。通用型培养基也已被开发出来,它们也适合有效的囊胚培养。

尽管大多数胚胎由于基因的非整倍体而无法形成囊胚,但仍有一部分胚胎由于培养条件欠佳而在分裂期发育停滞。早期研究表明,囊胚移植的着床率较高,但这可能是因为使用了具有较好着床预后的特定患者群体。囊胚移植的理想适应群体是对促性腺激素敏感的卵巢高反应者,他们得到了较多的胚胎,从而可以选择最佳的可用囊胚来提高着床率。相反,临界或明确的卵巢低反应患者的胚胎数量有限,她们不是延长胚胎培养时长的良好适应者,因为她们的胚胎可能在移植前的卵裂期停滞。许多 RIF 患者属于后一类,在这种情况下,对少量胚胎的延长培养似乎没有明显的优势。对于卵巢高反应者,延长培养可能提高着床率和临床妊娠率,并可在必要时进行胚胎植入前遗传学筛查。

胚胎遗传学

女性年龄与卵母细胞非整倍体性密切相关,非整倍体率陡然上升的时期发生在 30~40 岁的后期和 40~50 岁的早期至中期。得出这种相关性依据的是妊娠早期流产物的细胞遗传学分析,以及活检胚胎的非整倍体性评估[11]。在使用荧光原位杂交(FISH)诊断 X、Y、13 号、18 号和 21 号染色体数量异常的研究中,Munne 等人指出,这五条染色体的非整倍体率在 40~47 岁女性中为 37%。随着对 24 条染色体进行比较基因组测序(CGH)技术的出现,发现非整倍体性的发生率更高,40 岁时为 58%,47 岁时近 100%[12]。目前的检测方法已经发展到二代测序(NGS),这是 PGT-A 的金标准。根据二代测序的结果,35~37 岁女性的非整倍体率高达 49.7%,38~40 岁女性的非整倍体率为 61.7%,43 岁以上女性的非整倍体率>75%[13]。由于许多接近 45 岁的女性没有足够数量的囊胚被用于检测和统计,以上结果也许并不能真实反映高龄女性的卵母细胞/胚胎非整倍体率。上述检测显示了女性年龄对预测胚胎着床潜力方面的重要性。

随着胚胎培养技术和体外囊胚形成率的提高,通过滋养层细胞活检进行的植入前遗传学检测无论好坏,已成为许多患者治疗的主要方法。PGT-A 本身即一种反映 RIF 真实发生率的有效技术,而 RIF 的真实发生率可能比预想的要低。在一项对 4 429 名整倍体单胚胎复苏移植的患者(平均年龄 35.4 岁)的研究中,连续三次移植后的累积着床率为 95.2%,这表明对于 PGT-A 的适应人群而言,真正的 RIF 是相对罕见的[5]。目前尚不清楚 RIF 患者胚胎的非整倍体率是否更高。或者 RIF 患者是否真的从 PGT-A 中获益。早期使用 FISH 技术研究 PGT-A 在 RIF 患者中作用;然而,由于无法识别所有染色体,FISH 提供的信息有限[14,15]。近期使用 aCGH 或 NGS 进行滋养细胞分析研究 PGT-A 在 RIF 患者中的作用。Greco 等人的研究使用 aCGH 进行的 PGT-A 发现,43 例 RIF 与 45 例预后良好的不孕症患者的非整倍体率无显著差异(非整倍体率分别为 53.8% 和 48.2%)[16]。虽然非整倍体率没有显著差异,但经过 PGT-A 的 RIF 患者的临床妊娠率提高到 68.3%,而未进行 PGT-A 的 RIF 患者为 21.2%。在 2018 年的一项纳入了 92 名 RIF 患者的多中心前瞻性初步研究中,使用 PGT-A 的每启动周期活产率没有显著改变,尽管使用了 PGT-A 的每移植胚胎的活产率较不使用 PGT-A 更高(分别为 62.5% 和 31.7%)[17]。相反,一些研究显示 PGT-A 对 RIF 患者有负面影响,因为与对照组相比,胚胎活检后的活产率降低,可能是由于活检引起的胚胎损伤[18]。

因此,PGT-A 在 RIF 患者中的确切作用仍有待确定。由于 FISH 技术的潜在局限性以及对第 3 天胚胎活检引起的损伤影响胚胎发育,可能是早期研究未能发现 PGT-A 对 IVF 结局有益的原因。滋养层细胞活检相对于卵裂球活检有几个优点,包括胚胎恢复力更好、嵌合体更少、能够分析多个细胞。此外,对 24 条染色体分析的准确性更高,已得到了充分地验证[19]。目前认为,基于囊胚的 PGT-A 可以提高高龄女性(>40 岁)的 IVF 成功率[20]。另一项回顾性研究显示,当 PGS 用于年龄在 40~43 岁且有多次 IVF 失败史的女性时,在着床和活产方面有优势,PGS-FET 的活产率(45.5%)明显高于非 PGS 的新鲜移植(15.8%)或非 PGS 的复苏移植(19.0%)[21]。然而,最近的研究结果再次对预后良好的患者普遍使用 PGT-A 的有效性提出了质疑:STAR 研究组的前瞻性 RCT 显示,对于<40 岁的女性,PGT-A 并不提高每启动周期的持续妊娠率[22]。随后,对 20~37 岁有三个以上优质囊胚的低生育力女性进行了一项多中心随机临床试验发现,使用 PGT-A 并未提高累积活产率[23]。在这项研究中,流产率在各组间也相近:PGT-A 组为 8.7%,非 PGT-A 组为 12.6%。对于年轻患者,特别是 RIF 的年轻患者,PGT-A 的收益尚不确定,需要进一步的研究。

对囊胚进行活检，并进行24条染色体的PGT-A可能有助于降低可存活型-三体和自然流产的发生率，这二者都对高龄患者(>38岁)产生了不同程度的影响。对于RIF患者，应考虑PGT-A，因为它可能为这些高风险患者的非整倍体率提供重要信息。活检和分析本身并不会内在地提高整倍体胚胎的着床潜力，且增加了成本、有创性和丢弃正常胚胎的风险；因此，PGT-A不应被作为RIF患者的常规治疗，而经过仔细甄别的适应证患者可能从PGT-A这种能够鉴别着床失败的胚胎和子宫因素的方法中受益。

精子遗传学

精子浓度、活力和形态评估是辅助生殖技术后能否受孕的相对较弱的预测指标。最近，精子DNA完整性检测已越来越多地与精液常规分析联合评估精子。一些研究提供的证据显示，精子DNA损伤与妊娠结局相关，包括流产和染色体非整倍性增加[24]。精子DNA损伤也与胚胎发育差相关，动物和人类研究都提示，不孕可能与明显升高的精子DNA碎片化相关[25-29]。虽然碎片化与自然妊娠中流产风险的增加相关，但其在RIF患者中的作用尚不明确[30,31]。

碎片化是指DNA链的断裂，可能与肥胖、吸烟、泌尿生殖道感染、高龄、精索静脉曲张以及许多环境和医学因素有关。有若干方法可以检测精子DNA和染色质损伤。最常见的方法是：精子染色质结构分析(SCSA)、精子单细胞凝胶电泳(COMET)、原位末端转移酶标记技术(TUNEL)和精子染色质扩散实验(SCD)。尽管其中的一些方法比其他方法经历了更严格的检验，但没有任何一种方法能够区分临床上重要和不重要的DNA损伤。

与附睾或射出的精子相比，在生精小管中的精子DNA损伤较低[32-34]。有研究建议有明确的高DNA碎片化的RIF夫妇使用睾丸活检获得的精子[32,35]。Greco等人研究了18对至少两次IVF/ICSI失败，男性通过TUNEL检测射出的精子有>15%DNA损伤的夫妇。他们的睾丸精子的DNA碎片化发生率(4.8%)明显低于射精精子(23.6%)，当使用睾丸精子进行ICSI时，有8例后续获得了临床妊娠(临床妊娠率为44.4%)。然而，最近的更多研究未发现升高的DFI与RIF的相关性[36]。目前最大的研究检测了1 216个周期，并显示DNA碎片化与RIF的发生率之间无明显相关性[37]。目前已有许多技术尝试从射精的精子中选择DNA损伤水平较低的精子，包括annexin-V柱、精子透明质酸结合、共聚焦光吸收散射光谱和高倍放大ICSI(IMSI)[38-41]。IMSI已被提议作为RIF患者的有效干预措施[41-44]。在高倍放大下有大空泡的精子存在更多的DNA缺陷[45-48]。使用IMSI选择无空泡的精子被认为可以提高早期分裂期的胚胎质量，并可能提高着床和妊娠率[41,43]。然而，后续的研究未能证实与传统ICSI相比，使用IMSI的持续妊娠率、流产率或活产率有何不同[49]。一项在RIF患者中使用IMSI(8 400×放大倍数选择形态正常的精子)的研究也未能证实使用IMSI与传统ICSI相比在受精、着床或妊娠率方面有任何显著的好处[44]。鉴于现有数据结果的不一致性，尚需进一步的研究来评估RIF患者中是否有必要进行精子DNA碎片化检测。一种称为ZyMot的精子选择方法使用微孔膜来选择具有微小DNA碎片化的精子以用于ICSI。一些诊所已在所有ICSI病例中采用此方法，以最大程度地减少对精子DNA完整性检测的整体需求。尚需要研究进一步评估最佳的检测方法，以及睾丸活检取精、IMSI、ZyMot或类似技术是否比使用射精精子的ICSI具有优势。目前，尚缺乏足够的数据支持常规使用这类干预措施。

除了精子DNA碎片化，精子非整倍性也可能在RIF中发挥作用。已发现精液参数异常的男性随机采集的精液样本非整倍体率增加。Burrello对48名男性患者进行采样，以评估上游法准备的用于ICSI的精子的非整倍体率。使用5-探针FISH对精子进行评估，并分为两组：精子非整倍体率在正常范围内组与精子非整倍体率高于正常上限组(根据世卫组织标准确定)。精子非整倍性较低的男性的着床率(34% *vs.* 13%)、妊娠率(75% *vs.* 34%)较高，流产率(11% *vs.* 38%)较低[50]。回顾性研究表明，精子非整倍体率较高的夫妇可能也存在较高的胚胎非整倍性率，并可能受益于使用PGT-A[51]。此类数据尚未得到前瞻性研究的证实。鉴于目前单个检测的精子无法用于受精，精子非整倍体检测的常规临床应用仍有待建立。

子宫病变

对于移植高质量胚胎后仍未获得妊娠的患者，有必要对子宫腔进行评估。子宫肌瘤、内膜息肉、宫腔粘连、慢性子宫内膜炎或子宫发育异常都与RIF有关。在RIF患者中，之前未发现的宫腔内病变的发生率可能更高；事实上，在一些研究中高达25%~50%[52]。

关于子宫肌瘤对胚胎着床产生不利影响的机制有许多理论：输卵管开口的机械阻塞、慢性宫腔内炎症和子宫收缩增加是最常见的[53-55]。通常认为，浆膜下肌瘤不会对妊娠或活产率产生不利影响，因此不需要切除以提高生育力。目前一致认为黏膜下肌瘤会降低妊娠率并增加流产的发生率。对于大多数黏膜下肌瘤患者，手术切除可使妊娠率恢复到与无肌瘤的不孕症女性相当的水平。虽然黏膜下肌瘤切除的收益是明确的,但对于位于子宫内膜腔外、大于 2 cm 但未引起宫腔变形的肌壁间肌瘤,进行肌瘤切除术的收益尚存在争议[56,57]。已发表的最大规模的荟萃分析显示,与无肌瘤的女性相比,患有非宫腔变形的肌壁间肌瘤的女性活产率相对降低 21%,但没有明确的证据表明切除这些肌瘤可以提高的妊娠率[58]。近期也有新的证据显示,覆盖肌壁间肌瘤的子宫内膜容受性发生改变,TGF-β3 和 HOXA-10 的表达异常。越大的肌瘤越会产生更多数量的 TGF-β3,使覆盖的子宫内膜细胞释放更多的 TGF-β3。这反过来又可以改变 BMP-2 和 HOXA-10 的表达,并降低整倍体胚胎的着床率[59]。

子宫内膜息肉可能是降低着床率的另一个因素[60]。多项回顾性研究的结果显示,切除子宫内膜息肉可改善自然受孕率[61-63]。对 215 名有内膜息肉的不孕症妇女进行的一项随机对照试验,息肉切除术后受孕的概率是只做诊断性宫腔镜而不做干预的是 2.1 倍(95%CI:1.5~2.9)[64]。既往的宫腔内操作,尤其是那些引起盆腔感染的操作,均应警惕是否存在宫腔粘连。在一项对 RIF 患者的宫腔镜检查研究中,宫腔粘连的发生率为 8.5%。现有的临床证据显示,手术治疗宫腔粘连可改善生育结局[65-69]。

在不明原因的 RIF 患者中,应排除慢性子宫内膜炎。这种子宫内膜的炎症状况通过淋巴细胞活性失调,细胞因子和其他调节分子的表达异常,引起子宫内膜容受性下降[70,71]。遗憾的是,对于慢性子宫内膜炎的正式定义仍没有共识,也没有明确的 CD138+浆细胞的组织学检测阈值的诊断标准。然而,一些研究认为子宫内膜炎症是 RIF 的一个潜在病因[72-74]。基于浆细胞的组织学证据估计,在 RIF 患者中慢性子宫内膜炎的发生率高达 30.3%。

事实上,已发现子宫内膜炎患者的着床率较低[75]。一项设计严谨的研究比较了成功治愈了子宫内膜炎的 RIF 患者和经过三轮抗生素治疗但仍有子宫内膜炎的 RIF 患者的 IVF 结局[75]。在卵泡期使用连接有 20 mL 注射器的 3 mm 刮匙进行内膜活检,将样本平均分成两份分别进行培养和组织学检测。革兰氏阴性细菌培养阳性的患者用环丙沙星治疗 10 天,而革兰氏阳性菌的患者则用阿莫西林和克拉维酸疗程治疗 8 天。在有子宫内膜炎但没有阳性培养的患者中,单次肌内注射头孢曲松,然后口服多西环素和甲硝唑 14 天。子宫内膜炎治愈的患者(基于培养和组织学复查阴性)的活产率为 60.8%,治疗后子宫内膜炎仍然存在的患者为 13.3%。一项荟萃分析显示,对 RIF 的患者进行慢性子宫内膜炎的治疗可能会改善结果,但该分析受限于大多数研究为观察性的性质和研究数量较少[76]。在最近的一项研究中,640 名接受 IVF 治疗的患者进行了子宫内膜活检的 CD138 分析:>5 个 CD138+细胞与着床率(32.3% *vs.* 51.6%)和活产率(30.7% *vs.* 52.1%)降低相关,患者接受抗生素治疗的治愈率为 89%[77]。根据现有的数据,已有足够的证据支持进行子宫内膜活检以排除慢性子宫内膜炎,或在没有子宫内膜活检结果的情况下对子宫内膜炎进行经验性治疗(这种方法尚存有争议)。

另一个可能导致 RIF 的原因是子宫腺肌病,其定义为子宫内膜腺体浸润子宫肌层[78,79]。虽然超声结果可以提示子宫腺肌病,但最明确的诊断方式是使用增强 MRI。已证实,着床率、临床妊娠和活产率在患有局部或弥漫型子宫腺肌病的患者中降低[80,81]。尽管子宫腺肌病被认为对女性生育力和产科结局有显著的负面影响,但它是所有子宫疾病中最难治疗的一种[82-84]。子宫腺肌病相关的 RIF 女性在 IVF 前使用 GnRHa 超长降调方案可以帮助部分患者获得妊娠。尽管如此,目前的数据很有限,尚需进一步验证[78,84]。

鉴于子宫疾病可能在不同程度上与 RIF 相关,所有 RIF 患者都有必要对子宫肌层和宫腔进行诊断性检查。子宫输卵管造影(HSG)、生理盐水灌注超声造影(SHG)、3D 超声、MRI、宫腔镜都是评估子宫结构和宫腔的合适方法。RIF 患者宫腔镜检查有异常的检出率在 14%~51%[85-90]。有学者认为,SHG 具有与宫腔镜相似的诊断率,且侵入性更小,成本更低;在一项研究中,SHG 检测只错过了一个小的子宫内膜息肉,除此之外的所有子宫异常均可检出[91]。同样,HSG 可提供有关宫腔以及输卵管情况(如输卵管积水)的信息;然而,这些方法也可能错过小的宫腔内病灶[92]。一项比较经阴道超声、SHG 和诊断性宫腔镜的前瞻性研究得出结论,宫腔镜对发现宫腔内病变提供的信息比 SHG 或经阴道超声更全面[93]。然而,随后的一项前瞻性多中心随机对照研究将 350 名接受宫腔镜检查的 RIF 患者与 352 名未接受宫腔镜检查的 RIF 患者进行了比较;仅发现 4%的可手术矫正的病变,在手术矫正后两组之间的活产率无显著差异[94]。对子宫内膜的分子或转录组学检测是新兴的 RIF 诊断策略。研究表明,RIF 患者的分泌中期子宫内膜活检中 Resistin、Leptin 和 IL-22 等促炎标志物增加,以及 T 淋巴细胞改变[95]。子宫内膜前列腺素合成在 RIF 患者中也存在异常[96]。整个月经周期的子宫内膜转录组学检测可以识别容受性子宫内膜,并可以对 RIF 患者基因异常表达进行分析[97-103]。

转录组学研究显示,与生育力正常的对照组相比,RIF 患者的子宫内膜表达谱发生改变[104]。Diaz-Gimeno 等人(IVI 组)开发了一种检测 238 个子宫内膜基因的子宫内膜容受性芯片检测(ERA),据报道该检测能够在自然周期和促排卵周期中识别容受性子宫内膜[105]。ERA需要拟定胚胎移植的时机进行子宫内膜活检，既可在自然周期也可在雌激素-孕激素的人工周期。样本若显示容受期，表明在后续的周期中在与活检相同的时间进行移植；样本若显示非容受期，即容受前或容受后状态。非容受期的病例，会推荐调整孕酮的使用时间，以适应患者个体化的着床窗。据报道ERA比传统的组织学检测更准确，并且在同一患者中首次检测的结果可保持在40个月内有效[106]。基于这些分析的结果，着床窗口是可变的，并且对于个体是独特的；结论是对胚胎移植的时间，采取"一刀切"的方法对内膜转录组特征发生改变的患者可能不利[107]。

小规模的回顾性研究显示，整倍体胚胎复苏移植失败的患者着床窗偏移的发生率较高（22.5%），当进行"个体化"胚胎移植时，着床率和持续妊娠率提高[108]。在一项初步研究中，85名RIF患者和25名对照组患者接受了子宫内膜活检，并根据ERA的结果进行移植。RIF组中74.1%的患者首次ERA结果为"容受期"，而对照组为88%。在22名ERA结果为"非容受期"的RIF患者中，第二次ERA确诊了着床窗口偏移；这15名患者中的8名随后根据第二次ERA确定的着床窗时间进行胚胎移植后成功受孕[109]。

根据ERA结果进行个体化胚胎移植的临床应用存在很大争议。一项日本的对50名进行ERA的RIF患者的回顾性研究显示，对于首次ERA结果为非容受期的12名患者，个体化胚胎移植有益[110]。IVI组在一项为期五年的RCT中分析了ERA指导的个体化胚胎移植的数据，其结论为接受个体化移植的患者的临床结局有改善[111]。然而，在进行意向性治疗分析时，各组间妊娠结局没有差异；因此，该研究的方法学受到质疑[112]。与之相一致的是，一项纳入253名RIF患者的回顾性研究也未能证明ERA可以改善妊娠结果[113]。在一项包括228个单整倍体复苏胚胎移植的前瞻性研究中，在首次ERA检测为非容期的87名患者中使用ERA进行"个体化"移植，其活产率并不高于使用常规复苏周期移植的患者（56.5% *vs.* 56.5%）[114]。

一些生殖医生已经开始在患者进行第一次胚胎移植前即使用ERA检测，尽管这样的做法尚缺乏令人信服的数据佐证[115]。在ERA常规应用于治疗之前，尚需进一步的大规模研究来证实其有效性。在此之前，ERA不应该作为从未进行过移植的患者的常规使用的一线诊断检测。对于既有不孕症又有RIF的患者，初始研究的后续研究未能验证ERA可以改善着床[113,114]；然而，对于两次整倍体胚胎移植失败的患者，向患者建议ERA的可行性是合理的。

输卵管病变

对于RIF的患者，必须排除输卵管病变。输卵管积水对生殖力产生不利影响的机制可能是多方面的：囤积的输卵管积液可能产生对胚胎的直接毒性作用，可能起机械性作用而将胚胎从子宫中冲刷出来，或损伤子宫内膜的容受性[116]。有证据显示，输卵管积水患者的IVF-ET后活产率降低[117-119]。Seli等人的研究显示，输卵管积水对子宫内膜有直接影响，子宫内膜表达的细胞因子LIF的表达异常，而输卵管切除术后其表达情况可恢复正常[120]。整合素Avβ3的表达在输卵管切除术后也可同样得到恢复[121]。一项多中心前瞻性随机试验显示，在未对输卵管积水进行治疗的IVF-ET患者中，妊娠率为23.9%，活产率为16.3%，而在IVF-ET前进行输卵管切除术的患者中，妊娠率和活产率分别为36.6%和28.6%[118]。在经阴道超声可见输卵管积水或在X线透视检查下可见输卵管直径大于3 cm的女性中，效果最为明显。在因子宫内膜异位症或既往盆腔炎导致的解剖结构异常的女性中，输卵管近端钳夹并造口术后的IVF-ET结果与输卵管切除术后的结果相近[122]。鉴于输卵管病变的负面影响，建议在RIF女性中无论最初的不孕症诊断如何，均应排除输卵管积水。

血栓形成倾向

尽管一些临床医生会在RIF患者中进行血栓形成倾向的检测，但凝血异常与RIF之间的关系远未确立。该类检测在很大程度上受到了反复性流产（RSA）的有限的数据的影响，而非RIF。虽然有几项研究已分析了遗传性或获得性血栓形成倾向在RIF患者中的潜在作用，但它们的临床相关性和准确性尚存在质疑[123-125]。迄今为止最大规模的研究对594名进行血栓形成倾向检测的RIF女性与637名生育力正常的女性进行了比较，结果显示常见的血栓形成倾向指标（抗活化蛋白C、因子V Leidon、凝血酶原突变、APL抗体）与RIF之间无相关性[126]。即使在RIF患者中存在抗磷脂或抗核抗体阳性，抗凝剂的有效性尚不清楚。前瞻性数据之间不一致，一项使用低分子肝素（LMWH）和阿司匹林的研究显示没有收益，而另一项使用LMWH的研究显示着床率和活产率提高[127,128]。LMWH也在血清血栓形成倾向指标阴性的RIF患者中进行了评估，一项小样本的RCT显示，预防性抗凝治疗呈获益的趋势[129]。目前，尚缺乏足够的数据支持常规使用阿司匹林或LMWH治疗RIF；然而，需要进行大规模的RCT，以在适当的研究设置和条件下进一步评估可能的益处。

技 术

辅助孵化

经历体外培养的胚胎,其透明带可能发生理化性质的变化,包括透明带硬化,这可能阻碍透明带孵化、囊胚扩张和着床[130,131]。透明带较薄的卵裂期胚胎比透明带厚的胚胎的着床率高。因此,有学者建议人工切开或薄化透明带可以促进孵化过程[132-134]。至今已经开发了多种技术来辅助孵化,包括机械性部分透明带切除、使用酸性 Tyrode 溶液的化学钻孔、酶促薄化、激光辅助孵化和电压微操作[135-140]。有人提出,这些技术不仅有助于机械性孵化,还可以通过促进培养基中营养物质的直接转运来促进代谢物的双向交换[141]。

一项早期的前瞻性随机对照研究显示,辅助孵化对 38 岁以上的女性,尤其是透明带增厚的患者最有益[135]。后续的辅助孵化的常规或针对性地用于 IVF 周期的研究结果很不一致。虽然结果并未显示普遍使用辅助孵化有益,但 RIF 的患者可能会从该项技术中获益[138,142,143]。Stein 等人的报道称,透明带部分切除可显著提高 38 岁以上 RIF 女性的着床率和妊娠率[144]。Petersen 等人报道了类似的结果,激光-辅助透明带薄化可提高着床率,但仅限于有至少两次着床失败史的女性[145]。Magli 等人进行了一项随机对照试验,包括年龄大于 38 岁(45 个周期)、有至少 3 次 IVF 失败史的患者(70 个周期)和同时符合这两个标准的患者(20 个周期)。当年龄(31% *vs.* 10%)或 RIF(36% *vs.* 17%)是辅助孵化的指征时,接受辅助孵化的患者的每周期临床妊娠率显著提高[146]。与上述结果一致,对五项随机对照试验(561 名患者)数据的荟萃分析显示,当辅助孵化用于 RIF 的女性时,临床妊娠概率提高了 73%(RR:1.73; 95%CI:1.37~2.17)[147]。然而,辅助孵化对未经选择的患者无明显的益处[148]。

有关辅助孵化的最佳技术尚存在争议。Hsieh 等人的报道称,二极管激光孵化在高龄患者的作用优于化学辅助孵化[149]。Primi 等人的研究结果类似,对于 RIF 的患者,使用二极管激光时效果更好[150]。相反,Balaban 等人的研究发现部分透明带切除、酸性 Tyrodes、二极管激光或 pronase 薄化之间无任何显著差异[151]。另有研究认为,辅助孵化的最佳方法是激光辅助透明带薄化,但不完全破坏,仅限于胚胎周围的四分之一[152]。鉴于技术的异质性和已发表证据的范围十分广泛,对于 RIF 的患者,尚无法确定具体的辅助孵化技术作为金标准。

子宫内膜搔刮

关于“子宫内膜搔刮”作为促进着床的方法的有效性存在重大争议,自 2019 年的一项随机对照研究未能证实该技术的收益后[153],该技术已经不受青睐。该方法可能诱导内膜的“愈合过程”,从而促进细胞因子和其他生长因子的释放,从而有利于着床。在控制性超促排卵前的机械性子宫内膜损伤,可能诱导蜕膜化并促进子宫内膜中的细胞因子、生长因子、LIF 和其他免疫调节因子的合成[154,155]。Barash 等人在 2003 年首次在一项对 134 名卵巢正常反应患者的研究中发现子宫内膜活检与着床之间的相关性,这些患者至少一次 IVF-ET 周期未能受孕,且至少移植了三个胚胎[156]。这 134 名患者中的 54 名在 IVF-ET 前一个周期的第 8 天、第 12 天、第 21 天和第 26 天接受了反复的子宫内膜活检,结果显示,反复活检后着床率显著提高(27.7% *vs.* 14.3%)。此后的随机对照研究采用了不同的纳入标准和活检频率和时间,总体上显示,内膜搔刮对胚胎着床有益[157-159]。

虽然初期的研究结果似乎很有希望,但随后的数据却很不一致,一些研究显示,在 IVF-ET 前进行活检的女性的妊娠率有所下降[157,158,160-162]。在一项对 RIF 女性的小样本随机对照研究中,对照组采用假宫颈活检,实验组的临床妊娠率和活产率均较低[162]。另外两项研究显示,在未经选择的 IVF 人群中,子宫内膜搔刮并无收益[160,163]。在 Cornell 大学的一项自体子宫内膜共培养研究的亚组分析中,IVF 前一个周期的黄体期进行共培养活检的患者,着床率并未得到改善[164]。类似地,在另一项研究中,39 名整倍体胚胎移植失败的患者进行内膜搔刮,与未进行子宫内膜活检的 251 名对照组患者相比,着床率并未提高[165]。

2019 年,新西兰一项设计严谨的多中心临床试验将 1 364 名患者随机分为在周期开始前通过软管进行内膜活检的搔刮组和不进行干预的对照组。在这项研究中,搔刮组和对照组的活产率无显著差异,两组的活产率相当(26.1%)[153]。此后,荷兰的一项随机对照研究将 933 名有一次 IVF 失败经历的患者随机分组,仍未能发现子宫内膜搔刮的收益,尽管搔刮组的活产率略高(23.7% *vs.* 19.1%)[166]。鉴于这些最新的随机对照研究结果,内膜搔刮的有效性、适宜的活检频率、合适的取样时间以及潜在的风险,仍然是亟待解决的问题[167]。在 RCT 数据显示无明显收益后,如果尚未详细告知患者最近的研究结果及对子宫内膜搔刮的质疑的情况下,不建议将内膜搔刮作为 RIF 患者的一线治疗。

共培养

哺乳动物IVF中的体外培养条件试图模拟体内条件，但在体外发育过程中，生长、生化合成活性和生殖能力可能存在差异和不足。体外培养的胚胎与输卵管上皮、子宫内膜上皮、颗粒细胞或卵丘细胞共培养可能是更为有利的培养条件[168-172]。不同研究报道的成功率差异很大，这至少可部分归因于细胞系、细胞培养和培养室环境因素的差异。

使用Vero细胞（猴肾上皮细胞）和牛输卵管上皮细胞可改善预后不良患者的胚胎质量和妊娠率[173,174]。人胚胎与水牛肝细胞的共培养也显示，在既往着床失败的患者中，妊娠率有上升趋势（34% *vs.* 28%）[175]。然而，异种培养存在理论和实际操作上感染的风险，使得各种动物细胞用于人类胚胎的培养并不太理想。

由于这些潜在的风险，研究人员已经专注于在共培养系统中使用同源或自体的人类细胞。在子宫切除术或输卵管结扎术中，从输卵管壶腹部收集输卵管细胞，并传代多次，可供多个患者使用[168,176]。当采用输卵管上皮共培养时，胚胎活力、形态学外观和卵裂球数量都得到了改善，另有一项研究显示，妊娠率、着床率和胚胎冷冻保存率提高[168,176]。然而，传染性病原体的传播风险以及克雅氏病的风险限制了同源技术的实践性。

在Weill Cornell医学院生殖医学中心，已开发并成功应用了一种独特的共培养系统，该系统使用患者自己的子宫内膜细胞来促进胚胎发育[177,178]。患者在IVF周期前的一个周期的黄体中期进行子宫内膜活检，通过差速沉降分离子宫内膜腺上皮和基质细胞，并铺板直至形成单层细胞。然后将细胞冷冻并在患者的治疗周期中解冻。将等量的腺上皮细胞和基质细胞接种到含有Ham's F-10培养基和15%患者血清的四孔板中。受精后，将胚胎引入共培养系统，并与自体子宫内膜细胞一起培养直到移植日。

据报道，人类子宫内膜共培养有利于囊胚发育，这可能是由于胚胎和子宫内膜之间的化学相互作用和旁分泌信号传递[179-181]。1995年，Jayot等人首次报道了在RIF患者中使用自体子宫内膜细胞进行共培养，妊娠率为21%，而患者之前的妊娠率仅为8%[182]。Nieto主要使用子宫内膜上皮细胞，并报道第3天胚胎的碎片率降低[169]。Simon等人在168个周期中使用自体子宫内膜共培养系统，在三次及以上着床失败的患者中囊胚形成率为39.2%，着床率为11.8%，妊娠率为20.2%[183]。Eyheremendy等人同样证实了在RIF患者中使用自体子宫内膜细胞共培养进行第3天移植的益处[184]。

根据经验，与传统的胚胎培养相比，RIF患者进行子宫内膜共培养的卵母细胞，在后续移植时的碎片率更低，卵裂球数量更多[177]。后续发表研究显示，在IVF失败且胚胎质量差的患者中，着床率和临床妊娠率分别为15%和29%[178]。据观察，在月经周期的黄体中晚期进行活检结果最好，而非黄体早期进行活检[185]。对17项研究的荟萃分析显示，共培养可改善卵裂球数量、着床率和妊娠率[186]。虽然既往数据已显示自体子宫内膜共培养对RIF患者有明显的益处，但由于所需的人力和时间资源，坚持这项治疗的难度较大。此外，随着低氧浓度下实时显微镜（Time-lapse）等潜在更好的胚胎培养技术的出现，子宫内膜共培养对这些RIF患者的额外益处仍有待进一步明确。

总　结

尽管治疗RIF患者可能令人沮丧，但优化这些患者IVF成功率的技术和方法仍在不断发展，有必要继续研究和阐明可能阻止RIF患者实现活产的因素。对于这一部分具有挑战性的患者，通常会有这样的新想法、研究和验证的过程，以评估哪些方法对RIF患者有益。目前的实验包括宫腔内输注外周血单核细胞、富集血小板血浆和皮下注射粒细胞集落刺激因子。这些都基于淋巴细胞、生长因子和T细胞向子宫内膜募集。与过去未经证实的治疗经验一样，在努力提高活产率的过程中，应该谨慎行事，以最大限度地降低患者过度医疗的风险。进一步评估胚胎-子宫内膜互作用，胚胎移植入容受性子宫内膜的最佳时机，可能会给RIF患者带来新的治疗方法。同样，改进的胚胎培养和胚胎分析技术可能会提供更精细的胚胎识别，而这些胚胎具有最大的着床潜力。负责治疗RIF患者或夫妇的医生必须仔细审查之前的诊断检查，使用适当的分析技术完成检验，并在提供成功概率的准确咨询的同时，给予同情和鼓励。

（董熙远译，杨殊琳、靳镭校）

参考文献

[1] https://archive.cdc.gov/#/details? url = https://www.cdc.gov/art/reports/2019/pdf/2019 - Report-ART-Fertility-Clinic- National-Summary-h.pdf.

[2] Steiner AZ, et al. Association between biomarkers of ovarian reserve and infertility among older women of reproductive age. JAMA. 2017; 318: 1367 - 76. doi: 10.1001/jama.2017.14588.

[3] Reig A, Franasiak J, Scott RT Jr., Seli E. The impact of age beyond ploidy: Outcome data from 8175 euploid single em-

bryo transfers. J Assist Reprod Genet. 2020; 37:595-602. doi: 10.1007/s10815-020-01739-0.

[4] Shaulov T, Sierra S, Sylvestre C. Recurrent implantation failure in IVF: A Canadian fertility and andrology society clinical practice guideline. Reprod Biomed Online. 2020; 41:819-33. doi: 10.1016/j.rbmo.2020.08.007.

[5] Pirtea P, et al. Rate of true recurrent implantation failure is low: Results of three successive frozen euploid single embryo transfers. Fertil Steril. 2021; 115:45-53. doi: 10.1016/j.fertnstert.2020.07.002.

[6] Cimadomo D, Craciunas L, Vermeulen N, Vomstein K, Toth B. Definition, diagnostic and therapeutic options in recurrent implantation failure: An international survey of clinicians and embryologists. Hum Reprod. 2021; 36:305-17. doi: 10.1093/humrep/deaa317.

[7] Stern C, Pertile M, Norris H, Hale L, Baker HW. Chromosome translocations in couples with in-vitro fertilization implantation failure. Hum Reprod. 1999; 14:2097-101.

[8] Raziel A, et al. Increased frequency of female partner chromosomal abnormalities in patients with high-order implantation failure after in vitro fertilization. Fertil Steril. 2002; 78: 515-9.

[9] De Sutter P, Stadhouders R, Dutre M, Gerris J, Dhont M. Prevalence of chromosomal abnormalities and timing of karyotype analysis in patients with recurrent implantation failure (RIF) following assisted reproduction. Facts Views Vis Obgyn. 2012; 4:59-65.

[10] Telford NA, Watson AJ, Schultz GA. Transition from maternal to embryonic control in early mammalian development: A comparison of several species. Mol Reprod Dev. 1990; 26: 90-100. doi:10.1002/mrd.1080260113.

[11] Demko ZP, Simon AL, McCoy RC, Petrov DA, Rabinowitz M. Effects of maternal age on euploidy rates in a large cohort of embryos analyzed with 24-chromosome single-nucleotide polymorphism-based preimplantation genetic screening. Fertil Steril. 2016; 105: 1307-13. doi: 10.1016/j.fertnstert.2016.01.025.

[12] Franasiak JM, et al. The nature of aneuploidy with increasing age of the female partner: A review of 15,169 consecutive trophectoderm biopsies evaluated with comprehensive chromosomal screening. Fertil Steril. 2014; 101:656-63.e651. doi: 10.1016/j.fertnstert.2013.11.004.

[13] Rubio C, et al. Clinical application of embryo aneuploidy testing by next-generation sequencing. Biol Reprod. 2019; 101:1083-1090. doi: 10.1093/biolre/ioz019.

[14] Pehlivan T, et al. Impact of preimplantation genetic diagnosis on IVF outcome in implantation failure patients. Reprod Biomed Online. 2003; 6:232-7.

[15] Gianaroli L, et al. Will preimplantation genetic diagnosis assist patients with a poor prognosis to achieve pregnancy? Hum Reprod. 1997; 12:1762-7.

[16] Greco E, et al. Comparative genomic hybridization selection of blastocysts for repeated implantation failure treatment: A pilot study. Biomed Res Int. 2014; 2014:457913. doi: 10.1155/2014/457913.

[17] Sato T, et al. Preimplantation genetic testing for aneuploidy: A comparison of live birth rates in patients with recurrent pregnancy loss due to embryonic aneuploidy or recurrent implantation failure. Hum Reprod. 2019; 34: 2340-8. doi: 10.1093/humrep/dez229.

[18] Blockeel C, et al. Prospectively randomized controlled trial of PGS in IVF/ICSI patients with poor implantation. Reprod Biomed Online. 2008; 17:848-54.

[19] Treff NR, et al. Development and validation of an accurate quantitative real-time polymerase chain reaction-based assay for human blastocyst comprehensive chromosomal aneuploidy screening. Fertil Steril. 2012; 97:819-24. doi: 10.1016/j.fertnstert.2012.01.115.

[20] Fragouli E, et al. Comprehensive chromosome screening of polar bodies and blastocysts from couples experiencing repeated implantation failure. Fertil Steril. 2010; 94:875-87. doi: 10.1016/j.fertnstert.2009.04.053.

[21] Lee HL, et al. In vitro fertilization with preimplantation genetic screening improves implantation and live birth in women age 40 through 43. J Assist Reprod Genet. 2015; 32:435-44. doi: 10.1007/s10815-014-0417-7.

[22] Munne S, et al. Preimplantation genetic testing for aneuploidy versus morphology as selection criteria for single frozen-thawed embryo transfer in good-prognosis patients: A multicenter randomized clinical trial. Fertil Steril. 2019; 112:1071-79.e1077. doi: 10.1016/j.fertnstert.2019.07.1346.

[23] Yan J, et al. Live birth with or without preimplantation genetic testing for aneuploidy. N Engl J Med. 2021; 385: 2047-58. doi: 10.1056/NEJMoa2103613.

[24] Robinson L, et al. The effect of sperm DNA fragmentation on miscarriage rates: A systematic review and meta-analysis. Hum Reprod. 2012; 27:2908-17. doi: 10.1093/humrep/des261.

[25] Evenson DP, Larson KL, Jost LK. Sperm chromatin structure assay: Its clinical use for detecting sperm DNA fragmentation in male infertility and comparisons with other techniques. J Androl. 2002; 23:25-43.

[26] Bungum M, et al. The predictive value of sperm chromatin

structure assay (SCSA) parameters for the outcome of intrauterine insemination, IVF and ICSI. Hum Reprod. 2004; 19: 1401-8. doi: 10.1093/humrep/deh280.

[27] Bungum M, et al. Sperm DNA integrity assessment in prediction of assisted reproduction technology outcome. Hum Reprod. 2007; 22:174-9. doi: 10.1093/humrep/del326.

[28] Duran EH, Morshedi M, Taylor S, Oehninger S. Sperm DNA quality predicts intrauterine insemination outcome: A prospective cohort study. Hum Reprod. 2002; 17:3122-8.

[29] Muriel L, et al. Value of the sperm chromatin dispersion test in predicting pregnancy outcome in intrauterine insemination: A blind prospective study. Hum Reprod. 2006; 21:738-44. doi: 10.1093/humrep/dei403.

[30] Absalan F, et al. Value of sperm chromatin dispersion test in couples with unexplained recurrent abortion. J Assist Reprod Genet. 2012; 29:11-14. doi: 10.1007/s10815-011-9647-0.

[31] Brahem S, et al. Semen parameters and sperm DNA fragmentation as causes of recurrent pregnancy loss. Urology. 2011; 78:792-6. doi:10.1016/j.urology.2011.05.049.

[32] Greco E, et al. Efficient treatment of infertility due to sperm DNA damage by ICSI with testicular spermatozoa. Hum Reprod. 2005; 20:226-30. doi: 10.1093/humrep/deh590.

[33] Steele EK, McClure N, Maxwell RJ, Lewis SE. A comparison of DNA damage in testicular and proximal epididymal spermatozoa in obstructive azoospermia. Mol Hum Reprod. 1999; 5: 831-5.

[34] Suganuma R, Yanagimachi R, Meistrich ML. Decline in fertility of mouse sperm with abnormal chromatin during epididymal passage as revealed by ICSI. Hum Reprod. 2005; 20: 3101-8. doi: 10.1093/humrep/dei169.

[35] Weissman A, et al. Pregnancies and live births following ICSI with testicular spermatozoa after repeated implantation failure using ejaculated spermatozoa. Reprod Biomed Online. 2008; 17:605-9.

[36] Coughlan C, et al. Sperm DNA fragmentation, recurrent implantation failure and recurrent miscarriage. Asian J Androl. 2015; 17:681-5. doi: 10.4103/1008-682X.144946.

[37] Best JC, et al. Elevated sperm DNA fragmentation does not predict recurrent implantation failure. Andrologia. 2021; 53: e14094. doi:10.1111/and.14094.

[38] Jakab A, et al. Intracytoplasmic sperm injection: A novel selection method for sperm with normal frequency of chromosomal aneuploidies. Fertil Steril. 2005; 84:1665-73. doi: 10.1016/j.fertnstert.2005.05.068.

[39] Said TM, et al. Advantage of combining magnetic cell separation with sperm preparation techniques. Reprod Biomed Online. 2005; 10:740-6.

[40] Sakkas D, Alvarez JG. Sperm DNA fragmentation: Mechanisms of origin, impact on reproductive outcome, and analysis. Fertil Steril. 2010; 93:1027-36. doi: 10.1016/j.fertnstert.2009.10.046.

[41] Bartoov B, et al. Pregnancy rates are higher with intracytoplasmic morphologically selected sperm injection than with conventional intracytoplasmic injection. Fertil Steril. 2003; 80: 1413-9.

[42] Berkovitz A, et al. How to improve IVF-ICSI outcome by sperm selection. Reprod Biomed Online. 2006; 12:634-8.

[43] Nadalini M, Tarozzi N, Distratis V, Scaravelli G, Borini A. Impact of intracytoplasmic morphologically selected sperm injection on assisted reproduction outcome: A review. Reprod Biomed Online. 2009; 19(Suppl 3):45-55.

[44] Oliveira JB, et al. Pregnancy outcomes in women with repeated implantation failures after intracytoplasmic morphologically selected sperm injection (IMSI). Reprod Biol Endocrinol. 2011; 9:99. doi: 10.1186/1477-7827-9-99.

[45] Franco JG Jr., et al. Significance of large nuclear vacuoles in human spermatozoa: Implications for ICSI. Reprod Biomed Online. 2008; 17:42-5.

[46] Oliveira JB, et al. Correlation between semen analysis by motile sperm organelle morphology examination and sperm DNA damage. Fertil Steril. 2010; 94:1937-40. doi: 10.1016/j.fertnstert.2010.01.042.

[47] Perdrix A, et al. Assessment of acrosome and nuclear abnormalities in human spermatozoa with large vacuoles. Hum Reprod. 2011; 26:47-58. doi: 10.1093/humrep/deq297.

[48] Boitrelle F, et al. Large human sperm vacuoles observed in motile spermatozoa under high magnification: Nuclear thumbprints linked to failure of chromatin condensation. Hum Reprod. 2011; 26:1650-58. doi: 10.1093/humrep/der129.

[49] El Khattabi L, et al. Is intracytoplasmic morphologically selected sperm injection effective in patients with infertility related to teratozoospermia or repeated implantation failure? Fertil Steril. 2013; 100:62-8. doi: 10.1016/j.fertnstert.2013.02.048.

[50] Burrello N, et al. Lower sperm aneuploidy frequency is associated with high pregnancy rates in ICSI programmes. Hum Reprod. 2003; 18:1371-6.

[51] Rodrigo L, et al. Sperm chromosomal abnormalities and their contribution to human embryo aneuploidy. Biol Reprod. 2019; 101:1091-101. doi: 10.1093/biolre/ioz125.

[52] Makrakis E, Pantos K. The outcomes of hysteroscopy in women with implantation failures after in-vitro fertilization: Findings and effect on subsequent pregnancy rates. Curr Opin Obstet Gynecol. 2010; 22:339-43. doi: 10.1097/GCO.

0b013e32833beaa3.

[53] Buttram VC Jr., Reiter R. Uterine leiomyomata: Etiology, symptomatology, and management. Fertil Steril. 1981; 36: 433-45.

[54] Donnez J, Jadoul P. What are the implications of myomas on fertility? A need for a debate? Hum Reprod. 2002; 17:1424-1430.

[55] Taylor E, Gomel V. The uterus and fertility. Fertil Steril. 2008; 89; 1-16. doi: 10.1016/j.fertnstert.2007.09.069.

[56] Metwally M, Farquhar CM, Li TC. Is another meta-analysis on the effects of intramural fibroids on reproductive outcomes needed? Reprod Biomed Online. 2011; 23:2-14. doi: 10.1016/j. rbmo.2010.08.006.

[57] Pritts EA, Parker WH, Olive DL. Fibroids and infertility: An updated systematic review of the evidence. Fertil Steril. 2009; 91:1215-23. doi: 10.1016/j. fertnstert. 2008. 01. 051.

[58] Sunkara SK, Khairy M, El-Toukhy T, Khalaf Y, Coomarasamy A. The effect of intramural fibroids without uterine cavity involvement on the outcome of IVF treatment: A systematic review and meta-analysis. Hum Reprod. 2010; 25: 418-29. doi: 10.1093/humrep/dep396.

[59] Taylor HS. Fibroids: When should they be removed to improve in vitro fertilization success? Fertil Steril. 2018; 109: 784-5. doi:10.1016/j. fertnstert. 2018.03.003.

[60] Richlin SS, Ramachandran S, Shanti A, Murphy AA, Parthasarathy S. Glycodelin levels in uterine flushings and in plasma of patients with leiomyomas and polyps: Implications for implantation. Hum Reprod. 2002; 17:2742-7.

[61] Shokeir TA, Shalan HM, El-Shafei MM. Significance of endometrial polyps detected hysteroscopically in eumenorrheic infertile women. J Obstet Gynaecol Res. 2004; 30:84-9.

[62] Spiewankiewicz B, et al. The effectiveness of hysteroscopic polypectomy in cases of female infertility. Clin Exp Obstet Gynecol. 2003; 30:23-5.

[63] Varasteh NN, Neuwirth RS, Levin B, Keltz MD. Pregnancy rates after hysteroscopic polypectomy and myomectomy in infertile women. Obstet Gynecol. 1999; 94:168-71.

[64] Perez-Medina T, et al. Endometrial polyps and their implication in the pregnancy rates of patients undergoing intrauterine insemination: A prospective, randomized study. Hum Reprod. 2005; 20:1632-35. doi: 10.1093/humrep/deh822.

[65] Dawood A, Al-Talib A, Tulandi T. Predisposing factors and treatment outcome of different stages of intrauterine adhesions. J Obstet Gynaecol Can. 2010; 32:767-770.

[66] Katz Z, Ben-Arie A, Lurie S, Manor M, Insler V. Reproductive outcome following hysteroscopic adhesiolysis in Asherman's syndrome. Int J Fertil Menopausal Stud. 1996; 41:462-5.

[67] Pace S, Stentella P, Catania R, Palazzetti PL, Frega A. Endoscopic treatment of intrauterine adhesions. Clin Exp Obstet Gynecol. 2003; 30:26-8.

[68] Yasmin H, Nasir A, Noorani KJ. Hystroscopic management of Ashermans syndrome. J Pak Med Assoc. 2007; 57: 553-5.

[69] Zikopoulos KA, et al. Live delivery rates in subfertile women with Asherman's syndrome after hysteroscopic adhesiolysis using the resectoscope or the Versapoint system. Reprod Biomed Online. 2004; 8:720-5.

[70] Wang WJ, et al. Endometrial TGF-beta, IL-10, IL-17 and autophagy are dysregulated in women with recurrent implantation failure with chronic endometritis. Reprod Biol Endocrinol. 2019; 17:2. doi:10.1186/s12958-018-0444-9.

[71] Li Y, et al. Evaluation of peripheral and uterine immune status of chronic endometritis in patients with recurrent reproductive failure. Fertil Steril. 2020; 113:187-96.e181. doi: 10.1016/j. fertnstert. 2019.09.001.

[72] Strandell A, Waldenstrom U, Nilsson L, Hamberger L. Hydrosalpinx reduces in-vitro fertilization/embryo transfer pregnancy rates. Hum Reprod. 1994; 9:861-3.

[73] Feghali J, et al. Systematic hysteroscopy prior to in vitro fertilization. Gynecol Obstet Fertil. 2003; 31:127-31.

[74] Johnston-MacAnanny EB, et al. Chronic endometritis is a frequent finding in women with recurrent implantation failure after in vitro fertilization. Fertil Steril. 2010; 93:437-41. doi: 10.1016/j. fertnstert. 2008.12.131.

[75] Cicinelli E, et al. Prevalence of chronic endometritis in repeated unexplained implantation failure and the IVF success rate after antibiotic therapy. Hum Reprod. 2015; 30:323-30. doi: 10.1093/humrep/deu292.

[76] Vitagliano A, et al. Effects of chronic endometritis therapy on in vitro fertilization outcome in women with repeated implantation failure: A systematic review and meta-analysis. Fertil Steril. 2018; 110:103-12.e101. doi: 10.1016/j. fertnstert. 2018.03.017.

[77] Xiong Y, et al. Impact of oral antibiotic treatment for chronic endometritis on pregnancy outcomes in the following frozenthawed embryo transfer cycles of infertile women: A cohort study of 640 embryo transfer cycles. Fertil Steril. 2021; 116:413-21. doi:10.1016/j. fertnstert. 2021.03.036.

[78] Tremellen K, Russell P. Adenomyosis is a potential cause of recurrent implantation failure during IVF treatment. Aus N Z J Obstet Gynaecol. 2011; 51:280-3. doi: 10.1111/j.1479-828X.2010.01276.x.

[79] Puente JM, et al. Adenomyosis in infertile women: Prevalence and the role of 3D ultrasound as a marker of severity of the disease. Reprod Biol Endocrinol. 2016; 14:60. doi: 10.1186/s12958-016-0185-6.

[80] Younes G, Tulandi T. Effects of adenomyosis on in vitro fertilization treatment outcomes: A meta-analysis. Fertil Steril. 2017; 108, 483-490. e483. doi: 10.1016/j.fertnstert.2017.06.025.

[81] Horton J, et al. Reproductive, obstetric, and perinatal outcomes of women with adenomyosis and endometriosis: A systematic review and meta-analysis. Hum Reprod Update. 2019; 25:592-632. doi:10.1093/humupd/dmz012.

[82] Maheshwari A, Gurunath S, Fatima F, Bhattacharya S. Adenomyosis and subfertility: A systematic review of prevalence, diagnosis, treatment and fertility outcomes. Hum Reprod Update. 2012; 18:374-92. doi: 10.1093/humupd/dms006.

[83] Sunkara SK, Khan KS. Adenomyosis and female fertility: A critical review of the evidence. J Obstet Gynaecol. 2012; 32:113-6. doi:10.3109/01443615.2011.624208.

[84] Nirgianakis K, et al. Fertility, pregnancy and neonatal outcomes of patients with adenomyosis: A systematic review and meta-analysis. Reprod Biomed Online. 2021; 42:185-206. doi: 10.1016/j.rbmo.2020.09.023.

[85] Demirol A, Gurgan T. Effect of treatment of intrauterine pathologies with office hysteroscopy in patients with recurrent IVF failure. Reprod Biomed Online. 2004; 8:590-4.

[86] Rama Raju GA, Shashi Kumari G, Krishna KM, Prakash GJ, Madan K. Assessment of uterine cavity by hysteroscopy in assisted reproduction programme and its influence on pregnancy outcome. Archives of Gynecology and Obstetrics. 2006; 274:160-4, doi:10.1007/s00404-006-0174-7.

[87] Gao M, Sun Y, Xie H, Fang S, Zhao X. Hysteroscopy prior to repeat embryo transfer may improve pregnancy outcomes for asymptomatic women with repeated implantation failure. J Obstet Gynaecol Res. 2015; 41:1569-76. doi: 10.1111/jog.12773.

[88] Hosseini MA, et al. Hysteroscopy in patients with repeated implantation failure improves the outcome of assisted reproductive technology in fresh and frozen cycles. J Obstet Gynaecol Res. 2014; 40:1324-30. doi: 10.1111/jog.12315.

[89] Lambert M, et al. [Repeated in vitro fertilization failure: Abnormalities identified in the diagnostic assessment]. Gynecol Obstet Fertil. 2016; 44:565-71. doi: 10.1016/j.gyobfe.2016.08.006.

[90] Pabuccu EG, Yalcin I, Bodur T, Caglar GS, Pabuccu R. Impact of office hysteroscopy in repeated implantation failure: Experience of a single center. J Turk Ger Gynecol Assoc. 2016; 17:197-200. doi:10.5152/jtgga.2016.16166.

[91] Shokeir T, Abdelshaheed M. Sonohysterography as a first-line evaluation for uterine abnormalities in women with recurrent failed in vitro fertilization-embryo transfer. Fertil Steril. 2009; 91:1321-22. doi: 10.1016/j.fertnstert.2008.02.135.

[92] Soares SR, Barbosa dos Reis MM, Camargos AF. Diagnostic accuracy of sonohysterography, transvaginal sonography, and hysterosalpingography in patients with uterine cavity diseases. Fertil Steril. 2000; 73:406-11.

[93] Grimbizis GF, et al. A prospective comparison of transvaginal ultrasound, saline infusion sonohysterography, and diagnostic hysteroscopy in the evaluation of endometrial pathology. Fertil Steril. 2010; 94:2720-25. doi: 10.1016/j.fertnstert.2010.03.047.

[94] El-Toukhy T, et al. Hysteroscopy in recurrent in-vitro fertilisation failure (TROPHY): A multicentre, randomised controlled trial. Lancet. 2016; 387:2614-21. doi: 10.1016/S0140-6736(16)00258-0.

[95] Galgani M, et al. Regulatory t cells, inflammation, and endoplasmic reticulum stress in women with defective endometrial receptivity. Fertil Steril. 2015; 103:1579-86. e1571. doi: 10.1016/j.fertnstert.2015.03.014.

[96] Achache H, Tsafrir A, Prus D, Reich R, Revel A. Defective endometrial prostaglandin synthesis identified in patients with repeated implantation failure undergoing in vitro fertilization. Fertil Steril. 2010; 94:1271-8. doi: 10.1016/j.fertnstert.2009.07.1668.

[97] Riesewijk A, et al. Gene Expression profiling of human endometrial receptivity on days LH+2 versus LH+7 by microarray technology. Mol Hum Reprod. 2003; 9:253-64.

[98] Ponnampalam AP, Weston GC, Trajstman AC, Susil B, Rogers PA. Molecular classification of human endometrial cycle stages by transcriptional profiling. Mol Hum Reprod. 2004; 10:879-93. doi:10.1093/molehr/gah121.

[99] Talbi S, et al. Molecular phenotyping of human endometrium distinguishes menstrual cycle phases and underlying biological processes in normo-ovulatory women. Endocrinology. 2006; 147:1097-121. doi: 10.1210/en.2005-1076.

[100] Horcajadas JA, Pellicer A, Simon C. Wide genomic analysis of human endometrial receptivity: New times, new opportunities. Hum Reprod Update. 2007; 13:77-86. doi: 10.1093/humupd/dml046.

[101] Ruiz-Alonso M, Blesa D, Simon C. The genomics of the human endometrium. Biochim Biophys Acta. 2012; 1822:

1931−42. doi: 10. 1016/j. bbadis. 2012. 05. 004.

[102] Koler M, et al. Disrupted gene pattern in patients with repeated in vitro fertilization (IVF) failure. Hum Reprod. 2009; 24:2541−8. doi: 10. 1093/humrep/dep193.

[103] Bersinger NA, Wunder DM, Birkhauser MH, Mueller MD. Gene Expression in cultured endometrium from women with different outcomes following IVF. Mol Hum Reprod. 2008; 14:475−84. doi:10. 1093/molehr/gan036.

[104] Tapia A, et al. Differences in the endometrial transcript profile during the receptive period between women who were refractory to implantation and those who achieved pregnancy. Hum Reprod. 2008; 23: 340 − 51. doi: 10. 1093/humrep/dem319.

[105] Diaz-Gimeno P, et al. A genomic diagnostic tool for human endometrial receptivity based on the transcriptomic signature. Fertil Steril. 2011; 95:50−60. 60 e51−15. doi: 10. 1016/j. fertnstert. 2010. 04. 063.

[106] Diaz-Gimeno P, et al. The accuracy and reproducibility of the endometrial receptivity array is superior to histology as a diagnostic method for endometrial receptivity. Fertil Steril. 2013; 99: 508 − 17. doi: 10. 1016/j. fertnstert. 2012. 09. 046.

[107] Rosenwaks Z. Donor eggs: Their application in modern reproductive technologies. Fertil Steril. 1987; 47:895−909. doi: 10. 1016/s0015−0282(16)59220−6.

[108] Tan J, et al. The role of the endometrial receptivity array (ERA) in patients who have failed euploid embryo transfers. J Assist Reprod Genet. 2018; 35:683−92. doi: 10. 1007/s10815−017−1112−2.

[109] Ruiz-Alonso M, et al. The endometrial receptivity array for diagnosis and personalized embryo transfer as a treatment for patients with repeated implantation failure. Fertil Steril. 2013; 100: 818 − 24. doi: 10. 1016/j. fertnstert. 2013. 05. 004.

[110] Hashimoto T, et al. Efficacy of the endometrial receptivity array for repeated implantation failure in Japan: A retrospective, two-centers study. Reprod Med Biol. 2017; 16:290−6. doi: 10. 1002/rmb2. 12041.

[111] Simon C, et al. A 5 − year multicentre randomized controlled trial comparing personalized, frozen and fresh blastocyst transfer in IVF. Reprod Biomed Online. 2020; 41:402−15. doi: 10. 1016/j. rbmo. 2020. 06. 002.

[112] Lensen S, Wilkinson J, van Wely M, Farquhar C. Comments on the methodology of an endometrial receptivity array trial. Reprod Biomed Online. 2021; 42:283. doi: 10. 1016/j. rbmo. 2020. 09. 027.

[113] Cozzolino M, Diaz-Gimeno P, Pellicer A, Garrido N. Evaluation of the endometrial receptivity assay and the preimplantation genetic test for aneuploidy in overcoming recurrent implantation failure. J Assist Reprod Genet. 2020; 37: 2989−97. doi: 10. 1007/s10815−020−01948−7.

[114] Riestenberg C, Kroener L, Quinn M, Ching K, Ambartsumyan G. Routine endometrial receptivity array in first embryo transfer cycles does not improve live birth rate. Fertil Steril. 2021; 115: 1001 − 6. doi: 10. 1016/j. fertnstert. 2020. 09. 140.

[115] Ben Rafael Z. Endometrial receptivity analysis (ERA) test: An unproven technology. Hum Reprod Open. 2021; 2021: hoab010. doi:10. 1093/hropen/hoab010.

[116] Coughlan C, et al. Recurrent implantation failure: Definition and management. Reprod Biomed Online. 2014; 28: 14−38. doi:10. 1016/j. rbmo. 2013. 08. 011.

[117] Camus E, et al. Pregnancy rates after in-vitro fertilization in cases of tubal infertility with and without hydrosalpinx: A meta-analysis of published comparative studies. Hum Reprod. 1999; 14:1243−9.

[118] Strandell A, et al. Hydrosalpinx and IVF outcome: A prospective, randomized multicentre trial in scandinavia on salpingectomy prior to IVF. Hum Reprod. 1999; 14:2762−9.

[119] Zeyneloglu HB, Arici A, Olive DL. Adverse effects of hydrosalpinx on pregnancy rates after in vitro fertilization-embryo transfer. Fertil Steril. 1998; 70:492−9.

[120] Seli E, et al. Removal of hydrosalpinges increases endometrial leukaemia inhibitory factor (LIF) expression at the time of the implantation window. Hum Reprod. 2005; 20: 3012−17. doi:10. 1093/humrep/dei188.

[121] Bildirici I, Bukulmez O, Ensari A, Yarali H, Gurgan T. A prospective evaluation of the effect of salpingectomy on endometrial receptivity in cases of women with communicating hydrosalpinges. Hum Reprod. 2001; 16:2422−6.

[122] Melo P, et al. Surgical treatment for tubal disease in women due to undergo in vitro fertilisation. Cochrane Database Syst Rev. 2020; 10: Cd002125. doi: 10. 1002/14651858. CD002125. pub4.

[123] Bellver J, et al. The role of thrombophilia and thyroid autoimmunity in unexplained infertility, implantation failure and recurrent spontaneous abortion. Hum Reprod. 2008; 23: 278−84. doi: 10. 1093/humrep/dem383.

[124] Qublan HS, et al. Acquired and inherited thrombophilia: Implication in recurrent IVF and embryo transfer failure. Hum Reprod. 2006; 21:2694−8. doi: 10. 1093/humrep/del203.

[125] Safdarian L, et al. Recurrent IVF failure and hereditary thrombophilia. Iran J Reprod Med. 2014; 12:467−70.

[126] Steinvil A, et al. Association of common thrombophilias and antiphospholipid antibodies with success rate of in vitro fertilisation. Thromb Haemost. 2012; 108:1192-7. doi: 10.1160/TH12-06-0381.

[127] Stern C, Chamley L, Norris H, Hale L, Baker HW. A randomized, double-blind, placebo-controlled trial of heparin and aspirin for women with in vitro fertilization implantation failure and antiphospholipid or antinuclear antibodies. Fertil Steril. 2003; 80:376-83. doi: 10.1016/s0015-0282(03)00610-1.

[128] Qublan H, et al. Low-molecular-weight heparin in the treatment of recurrent IVF-ET failure and thrombophilia: A prospective randomized placebo-controlled trial. Hum Fertil (Camb). 2008; 11:246-53. doi: 10.1080/14647270801995431.

[129] Urman B, et al. Luteal phase empirical low molecular weight heparin administration in patients with failed ICSI embryo transfer cycles: A randomized open-labeled pilot trial. Hum Reprod. 2009; 24:1640-7. doi: 10.1093/humrep/dep086.

[130] De Vos A, Van Steirteghem A. Zona hardening, zona drilling and assisted hatching: New achievements in assisted reproduction. Cells Tissues Organs. 2000; 166:220-7.

[131] Fehilly CB, Cohen J, Simons RF, Fishel SB, Edwards RG. Cryopreservation of cleaving embryos and expanded blastocysts in the human: A comparative study. Fertil Steril. 1985; 44:638-44.

[132] Cohen J, Inge KL, Suzman M, Wiker SR, Wright G. Video cinematography of fresh and cryopreserved embryos: A retrospective analysis of embryonic morphology and implantation. Fertil Steril. 1989; 51:820-7.

[133] Malter HE, Cohen J. Blastocyst formation and hatching in vitro following zona drilling of mouse and human embryos. Gamete Res. 1989; 24: 67 - 80. doi: 10. 1002/mrd.1120240110.

[134] Cohen J. Assisted hatching of human embryos. J In Vitro Fert Embryo Transfer. 1991; 8:179-90.

[135] Cohen J, Alikani M, Trowbridge J, Rosenwaks Z. Implantation enhancement by selective assisted hatching using zona drilling of human embryos with poor prognosis. Hum Reprod. 1992; 7:685-91.

[136] Khalifa EA, Tucker MJ, Hunt P. Cruciate thinning of the zona pellucida for more successful enhancement of blastocyst hatching in the mouse. Hum Reprod. 1992; 7:532-6.

[137] Fong CY, et al. Blastocyst transfer after enzymatic treatment of the zona pellucida: Improving in-vitro fertilization and understanding implantation. Hum Reprod. 1998; 13: 2926-32.

[138] Valojerdi MR, Eftekhari-Yazdi P, Karimian L, Ashtiani SK. Effect of laser zona pellucida opening on clinical outcome of assisted reproduction technology in patients with advanced female age, recurrent implantation failure, or frozen-thawed embryos. Fertil Steril. 2008; 90:84-91. doi: 10.1016/j.fertnstert.2007.06.005.

[139] Laufer N, et al. The efficacy and safety of zona pellucida drilling by a 193-nm excimer laser. Fertil Steril. 1993; 59: 889-95.

[140] Nakayama T, et al. Clinical application of a new assisted hatching method using a piezo-micromanipulator for morphologically lowquality embryos in poor-prognosis infertile patients. Fertil Steril. 1999; 71:1014-8.

[141] Hershlag A, Feng HL. Effect of prefreeze assisted hatching on post-thaw survival of mouse embryos. Fertil Steril. 2005; 84: 1752 - 4. doi: 10. 1016/j. fertnstert. 2005. 05. 065.

[142] Antinori S, et al. Zona opening of human embryos using a noncontact UV laser for assisted hatching in patients with poor prognosis of pregnancy. Hum Reprod. 1996; 11:2488-92.

[143] Chao KH, et al. Assisted hatching increases the implantation and pregnancy rate of in vitro fertilization (IVF)-embryo transfer (ET), but not that of IVF-tubal ET in patients with repeated IVF failures. Fertil Steril. 1997; 67: 904-8.

[144] Stein A, et al. Assisted hatching by partial zona dissection of human pre-embryos in patients with recurrent implantation failure after in vitro fertilization. Fertil Steril. 1995; 63:838-41.

[145] Petersen CG, et al. Implantation failures: Success of assisted hatching with quarter-laser zona thinning. Reprod Biomed Online. 2005; 10:224-9.

[146] Magli MC, et al. Rescue of implantation potential in embryos with poor prognosis by assisted zona hatching. Hum Reprod. 1998; 13:1331-5.

[147] Martins WP, Rocha IA, Ferriani RA, Nastri CO Assisted hatching of human embryos: A systematic review and meta-analysis of randomized controlled trials. Hum Reprod Update. 2011; 17:438-53. doi: 10.1093/humupd/dmr012.

[148] Das S, Blake D, Farquhar C, Seif MM. Assisted hatching on assisted conception (IVF and ICSI). Cochrane Data Syst Rev. 2009: CD001894. doi: 10. 1002/14651858. CD001894. pub4.

[149] Hsieh YY, et al. Laser-assisted hatching of embryos is better than the chemical method for enhancing the pregnancy

rate in women with advanced age. Fertil Steril. 2002; 78: 179-82.

[150] Primi MP, et al. A European multicentre prospective randomized study to assess the use of assisted hatching with a diode laser and the benefit of an immunosuppressive/antibiotic treatment in different patient populations. Hum Reprod. 2004; 19:2325-33. doi:10.1093/humrep/deh430.

[151] Balaban B, et al. A comparison of four different techniques of assisted hatching. Hum Reprod. 2002; 17:1239-43.

[152] Blake DA, Forsberg AS, Johansson BR, Wikland M. Laser zona pellucida thinning-an alternative approach to assisted hatching. Hum Reprod. 2001; 16:1959-64.

[153] Lensen S, et al. A randomized trial of endometrial scratching before in vitro fertilization. N Engl J Med. 2019; 380: 325-34. doi:10.1056/NEJMoa1808737.

[154] Finn CA, Pope M. Vascular and cellular changes in the decidualized endometrium of the ovariectomized mouse following cessation of hormone treatment: A possible model for menstruation. J Endocrinol. 1984; 100:295-300.

[155] Gnainsky Y, et al. Local injury of the endometrium induces an inflammatory response that promotes successful implantation. Fertil Steril. 2010; 94:2030-6. doi: 10.1016/j.fertnstert.2010. 02.022.

[156] Barash A, et al. Local injury to the endometrium doubles the incidence of successful pregnancies in patients undergoing in vitro fertilization. Fertil Steril. 2003; 79:1317-22.

[157] Karimzadeh MA, Ayazi Rozbahani M, Tabibnejad N. Endometrial local injury improves the pregnancy rate among recurrent implantation failure patients undergoing in vitro fertilisation/intra cytoplasmic sperm injection: A randomised clinical trial. Aus N Z J Obstet Gynaecol. 2009; 49, 677-680. doi: 10.1111/j.1479-828X.2009.01076.x.

[158] Narvekar SA, et al. Does local endometrial injury in the nontransfer cycle improve the IVF-ET outcome in the subsequent cycle in patients with previous unsuccessful IVF? A randomized controlled pilot study. J Hum Reprod Sci. 2010; 3:15-19. doi:10.4103/0974-1208.63116.

[159] Nastri CO, Ferriani RA, Raine-Fenning N, Martins WP Endometrial scratching performed in the non-transfer cycle and outcome of assisted reproduction: A randomized controlled trial. Ultrasound Obstet Gynecol. 2013; 42:375-82. doi: 10.1002/uog.12539.

[160] Yeung TW, et al. The effect of endometrial injury on ongoing pregnancy rate in unselected subfertile women undergoing in vitro fertilization: A randomized controlled trial. Hum Reprod. 2014; 29:2474-81. doi: 10.1093/humrep/deu213.

[161] Gibreel A, Badawy A, El-Refai W, El-Adawi N. Endometrial scratching to improve pregnancy rate in couples with unexplained subfertility: A randomized controlled trial. J Obstet Gynaecol Res. 2013; 39:680-4. doi: 10.1111/j.1447-0756.2012.02016.x.

[162] Baum M, et al. Does local injury to the endometrium before IVF cycle really affect treatment outcome? Results of a randomized placebo controlled trial. Gynecol Endocrinol. 2012; 28:933-6. doi:10.3109/09513590.2011.650750.

[163] Dain L, et al. Effect of local endometrial injury on pregnancy outcomes in ovum donation cycles. Fertil Steril. 2014; 102:1048-54. doi: 10.1016/j.fertnstert.2014.06.044.

[164] Melnick AP, et al. Autologous endometrial coculture biopsy: Is timing everything? Fertil Steril. 2015; 104:104-9. e101. doi:10.1016/j.fertnstert.2015.04.026.

[165] Werner MD, et al. Endometrial disruption does not improve implantation in patients who have failed the transfer of euploid blastocysts. J Assist Reprod Genet. 2015; 32:557-62. doi: 10.1007/s10815-015-0435-0.

[166] van Hoogenhuijze NE, et al. Endometrial scratching in women with one failed IVF/ICSI cycle-outcomes of a randomised controlled trial (SCRaTCH). Hum Reprod. 2021; 36; 87-98. doi: 10.1093/humrep/deaa268.

[167] Simon C, Bellver J. Scratching beneath 'the scratching case': Systematic reviews and meta-analyses, the back door for evidencebased medicine. Hum Reprod. 2014; 29:1618-21. doi: 10.1093/humrep/deu126.

[168] Yeung WS, Lau EY, Chan ST, Ho PC. Coculture with homologous oviductal cells improved the implantation of human embryos-a prospective randomized control trial. J Assist Reprod Genet. 1996; 13:762-7.

[169] Nieto FS, Watkins WB, Lopata A, Baker HW, Edgar DH. The effects of coculture with autologous cryopreserved endometrial cells on human in vitro fertilization and early embryo morphology: A randomized study. J Assist Reprod Genet. 1996; 13:386-9.

[170] Plachot M, et al. Granulosa cells improve human embryo development in vitro. Hum Reprod. 1993; 8:2133-40.

[171] Quinn P, Margalit R. Beneficial effects of coculture with cumulus cells on blastocyst formation in a prospective trial with supernumerary human embryos. J Assist Reprod Genet. 1996; 13:9-14.

[172] Sakkas D, Jaquenoud N, Leppens G, Campana A. Comparison of results after in vitro fertilized human embryos are cultured in routine medium and in coculture on vero cells: A randomized study. Fertil Steril. 1994; 61:521-5.

[173] Wiemer KE, et al. Beneficial aspects of co-culture with as-

sisted hatching when applied to multiple-failure in-vitro fertilization patients. Hum Reprod. 1996; 11:2429-33.

[174] Wiemer KE, et al. Embryonic morphology and rate of implantation of human embryos following co-culture on bovine oviductal epithelial cells. Hum Reprod. 1993; 8:97-101.

[175] Hu Y, Maxson WS, Hoffman DI, Eager S, Dupre J. Coculture of human embryos with buffalo rat liver cells for women with decreased prognosis in in vitro fertilization. Am J Obstet Gynecol. 1997; 177: 358-362; discussion 362-3.

[176] Bongso A, et al. Improved quality of human embryos when cocultured with human ampullary cells. Hum Reprod. 1989; 4:706-13.

[177] Barmat LI, et al. Human preembryo development on autologous endometrial coculture versus conventional medium. Fertil Steril. 1998; 70:1109-13.

[178] Barmat LI, et al. Autologous endometrial co-culture in patients with repeated failures of implantation after in vitro fertilization-embryo transfer. J Assist Reprod Genet. 1999; 16:121-7.

[179] Cross JC, Werb Z, Fisher SJ. Implantation and the placenta: Key pieces of the development puzzle. Science. 1994; 266:1508-18.

[180] Liu HC, et al. Human endometrial stromal cells improve embryo quality by enhancing the expression of insulin-like growth factors and their receptors in cocultured human preimplantation embryos. Fertil Steril. 1999; 71:361-7.

[181] Tazuke SI, Giudice LC. Growth factors and cytokines in endometrium, Embryonic development, and maternal: Embryonic interactions. Semin Reprod Endocrinol. 1996; 14: 231-45. doi:10.1055/s-2007-1016333.

[182] Jayot S, et al. Coculture of embryos on homologous endometrial cells in patients with repeated failures of implantation. Fertil Steril. 1995; 63:109-14.

[183] Simon C, et al. Coculture of human embryos with autologous human endometrial epithelial cells in patients with implantation failure. J Clin Endocrinol Metabol. 1999; 84: 2638-46. doi: 10.1210/jcem.84.8.5873.

[184] Eyheremendy V, et al. Beneficial effect of autologous endometrial cell coculture in patients with repeated implantation failure. Fertil Steril. 2010; 93: 769-73. doi: 10.1016/j.fertnstert.2008.10.060.

[185] Spandorfer SD, et al. Importance of the biopsy date in autologous endometrial cocultures for patients with multiple implantation failures. Fertil Steril. 2002; 77:1209-13.

[186] Kattal N, Cohen J, Barmat LI. Role of coculture in human in vitro fertilization: A meta-analysis. Fertil Steril. 2008; 90:1069-76. doi:10.1016/j.fertnstert.2007.07.1349.

58

辅助生殖技术的超声影像

Laurel Stadtmauer, Jayapriya Jayakumaran, David Cohen 和 Ilan Tur-Kaspa

引　言

如今,我们能够想象没有影像学的 ART 吗? 超声已然成为不孕不育诊断和治疗中应用最为广泛、最为重要的工具。当患者出现不孕状况时,超声评估是检查卵巢、子宫和输卵管的关键步骤。生理盐水超声造影常被用于 ART 前对宫腔下输卵管情况的评估,能够识别先天性和获得性子宫异常、输卵管通畅性以及输卵管积水等信息。对于卵巢的初步超声检查涵盖窦卵泡计数(AFC)以评估卵巢储备、卵巢多囊性改变的诊断、子宫内膜异位症以及其他附件病变。当开始 ART 治疗时,超声被用于监测卵泡发育和子宫内膜生长,这对于治疗是否成功极为关键。超声引导下的卵母细胞采集和胚胎移植(ET)属于常规操作,超声引导在 Asherman 综合征和先天性子宫异常(例如子宫纵隔)的治疗中同样起到辅助作用。当然,ART 的目标在于单胎活胎妊娠,早孕超声监测能够评估妊娠的位置和活力,以及是否存在多胎或者双胎。

新型超声机和三维(3D)超声的运用能够实现更优的成像效果,以及更精准的疾病诊断和术前准备。3D 超声已成为子宫异常诊断的金标准,并且可能有益于更精确的卵泡监测。超声的多普勒模式能够检测血流的方向和大小,并计算流速以区分病理和生理状态。

本章旨在综述如何运用 2D 和 3D 超声来最大化优化 ART 结果,更侧重于 3D 超声的使用。当看得更为清晰时,便能更好地开展 ART。

超声与卵巢

卵巢由生殖细胞、基质细胞和上皮组成。卵巢内可见不同时期的生长卵泡。在青春期,随着卵泡的生长,卵巢增大。卵泡的生长受到 FSH 和 LH 的影响。卵巢包含几种卵泡类型:原始卵泡、初级卵泡、次级卵泡、窦前卵泡和窦卵泡(直径>2 mm)。窦卵泡表现为小的囊泡,是超声下可见的最小卵泡。卵泡的生长分为两个阶段,促性腺激素非依赖性和促性腺激素依赖性阶段,而募集的过程可达三个月以上。窦卵泡是促性腺激素依赖性的,月经周期第 2 或第 3 天是最佳评估时间。在早卵泡期,2~10 mm 的窦卵泡(AFs)可代表被募集的卵泡池,后续可能成为排卵卵泡。在自然周期中,优势卵泡在排卵前的直径达到 17~24 mm。在有排卵的周期中,卵巢血流在排卵前较为恒定。卵巢血流速度在排卵时迅速增加[1,2]。排卵后,在月经周期的分泌期经常可以观察到黄体。它血管丰富,在能量多普勒下可见其血管分布,呈现出"火环"样外观[3]。

正常的黄体有不同的超声表现。最常见的黄体表现为圆形、囊性无回声,囊壁是均匀、较厚的稍强回声。黄体的血管丰富,血流阻力低,动脉波阻力低。黄体内的出血可使其内部呈现超声回声(图 58-1)。黄体囊肿和出血性囊肿呈现多层波纹样回声,囊肿破裂可能导致卵巢周围或腹腔内血肿或血块。

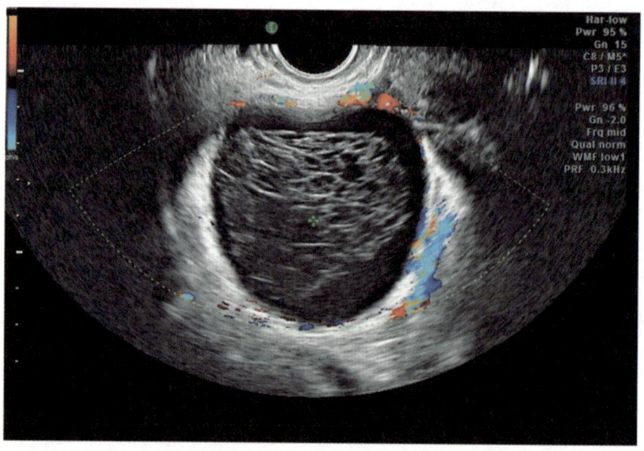

图 58-1　无血流进入囊腔的出血性囊肿

卵巢储备

可以通过计算每个卵巢中窦卵泡(2~10 mm)的数量来间接评估卵巢储备。年龄、既往手术史、化疗和遗传情况都可能影响卵巢储备,因为女性天生就有固定数量的卵母细胞,而既往的诸多因素可能加速卵母细胞的损失。出生前大约 20 周胎龄时原始卵泡数量达峰值,约 500 万个,此后卵母细胞闭锁,数量减少,并与卵母细胞质量的下降相关[4]。出生时大约有 100 万~200 万个卵母细胞,在青春期大约有25万个卵母细胞。卵泡数量呈指数性下降，在37~38岁时加速(仅约2.5万个)，在平均约51岁时卵母细胞完全耗尽，导致绝经[5]。在月经初潮和绝经之间，大约有400个卵泡可达到成熟并排卵。多次体外受精获取10~100个卵母细胞，不会显著影响这种与年龄相关的卵泡减少。

用于评估卵巢储备的血液检测包括第3天的促卵泡生成素(FSH)和雌二醇(E2)水平，以及抗米勒管激素(AMH)和抑制素B水平[6-8]。三维超声用于检测窦卵泡计数(AFC)和卵巢体积比二维更具可重复性和准确性[9]。然而，这种方法并没有被普遍使用，因为并非所有生殖内分泌医生都能自如使用三维技术，而且会增加成本。图58-2显示了三维AFC和卵巢体积。AFC和AMH都是预测卵巢储备和预测卵巢反应的优质方法[10]。这两种方法在预测IVF促排卵周期中获卵数方面是相当的[11]。与生化指标不同，超声是迄今为止唯一一种可以对每个卵巢进行单独的直接评估的方法。此外，第2天的窦卵泡大小很重要，因为较大的卵泡(>6 mm)更有可能快速生长并形成闭锁的或质量差的卵母细胞。确定促排卵前的AFC和促排方案的目标卵泡数量有助于医生确定在IVF治疗期间可能反应不佳的患者。可以告知这些夫妇周期取消率较高和成功率较低。另一方面，确定那些卵巢过度刺激高风险的患者可以调整剂量和方案来降低相应的风险并避免周期取消。有几项荟萃分析显示，AFC与获卵数、低反应和高反应的相关性高于其他参数(如FSH或年龄)[12,13]。AFC与AMH水平的直接比较显示，它们对卵巢反应的预测能力相当。然而，AFC和AMH与妊娠结果的相关性较差，而对于患者来说，妊娠结局是比获卵数更重要的结果。AFC与组织切片上观察到的非生长卵泡数量直接相关性的研究，验证了AFC对卵巢储备预测价值[14]。

其他超声参数，如卵巢体积、血流和灌注，在预测卵巢低反应方面没有显著的价值，故逊色于AFC[15]。在低AFC的女性中，尤其是在年轻者，卵母细胞的数量减少，但质量并未降低。因此，AFC对卵巢储备具有很强的预测性，并与血清AMH水平密切相关[16]。通过超声对卵巢反应的预测简单可靠。

与2D AFC相比，3D AFC可能更好地预测卵巢低反应、卵巢过度刺激综合征(OHSS)和获卵数。对卵泡进行的3D自动识别以及事后图像分析可能改进AFC的标准化[17]。尽管研究有限，但自动成像可以减少观察者内、观察者间的误差，并且可以进行后续复核。Scheffer等人将已证实有生育能力的健康志愿者与不孕症患者进行了比较[18]。对于每位患者，进行2D或3D经阴道B超检测AFC(2~10 mm)并计算观察者间的可靠性。当只有少量卵泡存在时，这两种技术是等效的；然而，当窦卵泡多时，

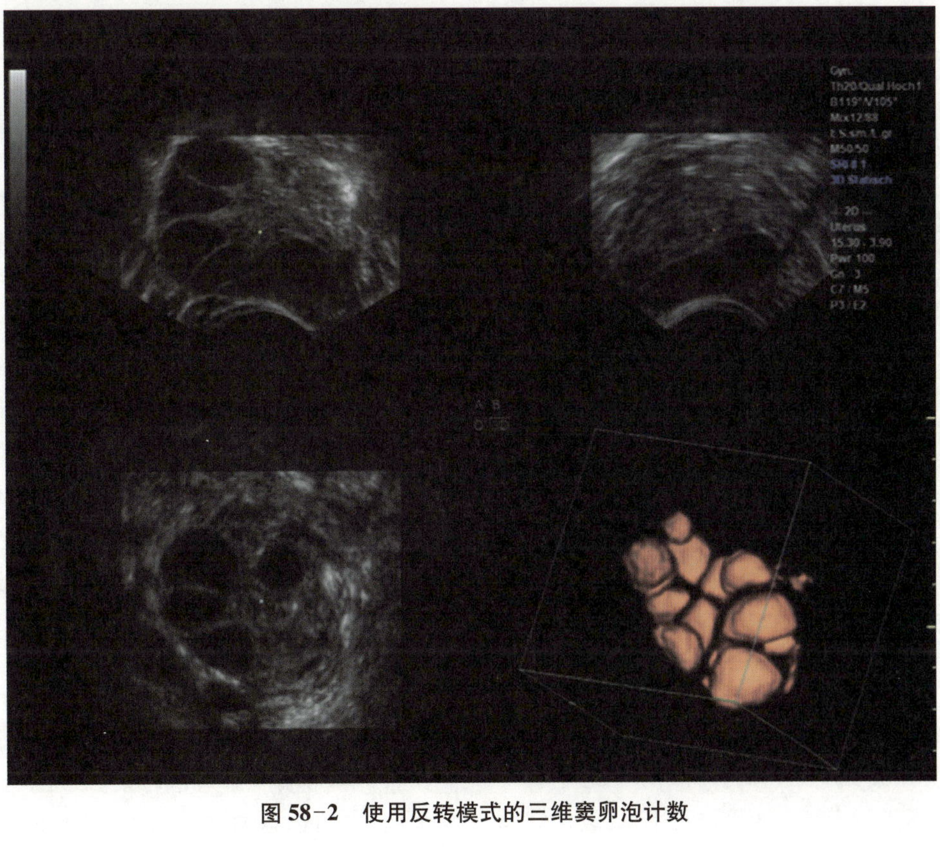

图58-2 使用反转模式的三维窦卵泡计数

2D 技术的可重复性降低。除了这项研究,还有一些研究证实,通过使用 3D 超声(特别是诸如 SONOAVC 的自动系统)可提高观察者间、观察者内的可靠性[19]。此外,他们测量了检查时间,包括超声扫描后的处理时间,仍然发现 3D 超声耗时更少。

卵巢囊肿—正常和病理

超声是评估卵巢囊肿的最佳方法,也是对不孕女性进行初步评估的必不可少的步骤。在不孕中最常见的卵巢囊肿是单纯性功能性囊肿、血肿、子宫内膜异位囊肿和畸胎瘤[20]。功能性滤泡囊肿或黄体囊肿是育龄期最常见的囊性结构,它们往往在数月内自行消退。如果它们较小(<3 mm)且无激素活性,则在 ART 前无须治疗。然而,卵巢储备差且卵巢囊肿较大的患者可能对刺激的反应较低。在超声引导下,在促排卵前进行局部或静脉麻醉下的卵巢囊肿穿刺抽吸已被证实是有益的[21]。

卵巢子宫内膜异位囊肿(巧囊)也常见于不孕症,是其他部位存在子宫内膜异位症的标志[22]。典型的巧囊是单房囊肿,囊液呈均匀的低回声(磨砂玻璃回声)(图 58-3)。超声诊断可以避免对无症状患者进行手术,并有助于早期决定进行 IVF。在 IVF 促排期间,应避免穿刺抽吸巧囊,因为与单纯性囊肿相比,穿刺后感染的风险增加。研究表明,巧囊的存在与卵巢刺激反应降低相关;然而,在促排卵前切除巧囊也会影响卵巢反应,并可能显著降低卵巢储备[23-25]。最近发表的一项 CDC 数据中 112 475 个 IVF 周期的研究显示,与男性因素患者相比,巧囊患者周期的获卵数降低,取消率升高,但妊娠率或活产率无显著差异[25]。

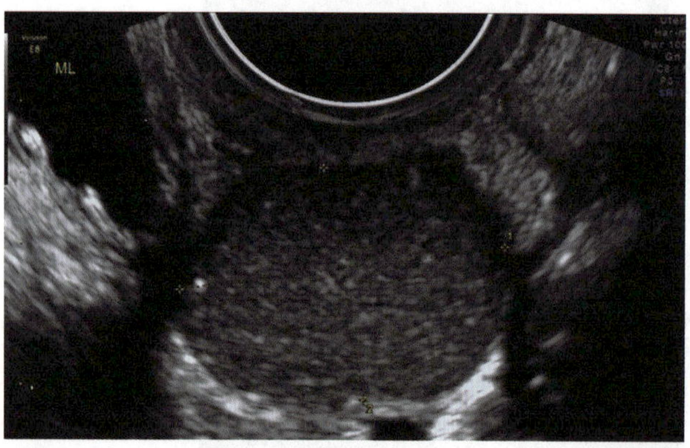

图 58-3 呈典型的磨玻璃样表现的卵巢子宫内膜异位囊肿

子宫内膜异位症的卵巢手术并不能改善 ART 结局,相反,可能会损伤卵巢储备[22-26]。因此,对于无症状女性,建议在 IVF 前不进行干预。如果进行手术,较保守的治疗方法,如部分切除和基底烧伤,可能优于腹腔镜下完全巧囊切除[26]。这一建议与我们的结果一致[27]。

皮样囊肿或卵巢畸胎瘤是育龄期的年轻女性常见的卵巢肿瘤,表现为不均匀高回声实性包块,实性和囊性部分构成混合回声(图 58-4)。畸胎瘤可能包含不同的成分,可能含有钙化、脂肪和毛发,表现各不相同,但通常呈“冰山一角”征。如果畸胎瘤引起疼痛或疑似有恶性性质,则应在 IVF 前将其切除。在取卵期间应避免穿刺,因为引起腹膜炎的风险较高。>4 mm 的畸胎瘤应予以切除,因为它们在怀孕期间可能破裂或扭转,导致疼痛加剧[28]。

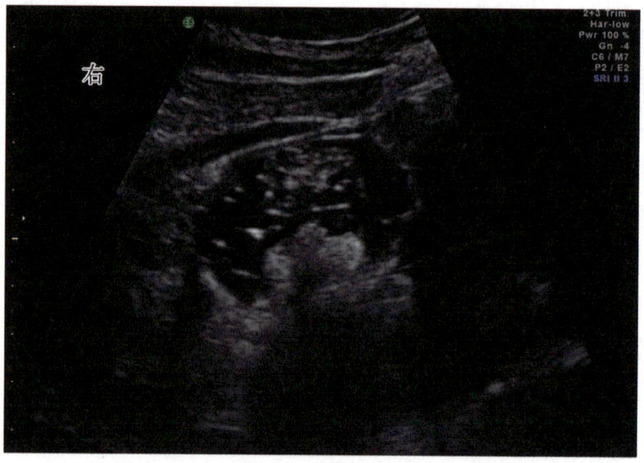

图 58-4 含有头发和脂肪的畸胎瘤囊性包块

超声和多囊样卵巢(PCO)

经阴道超声可在约 75% 临床诊断为多囊卵巢综合征(PCOS)的女性中检测到多囊样卵巢[29-31]。根据鹿特丹共识,超声是 PCOS 的诊断标准之一[32-34]。此外,多囊样卵巢,无须诊断明确的 PCOS,是 OHSS 风险的独立因素,所选择的促排卵方案应降低 OHSS 风险。国际 PCOS 的评估和治疗指南以及相关转化项目旨在为临床医生提供高质量、可靠的国际循证建议,以指导一致的临床实践,并为女性提供循证的信息。他们推荐成人使用鹿特丹 PCOS 诊断标准。对于青少年 PCOS 的诊断,既需要稀发排卵又需要高雄激素血症,因为在青少年期卵巢内卵泡多的发生率高,不建议超声用于 PCOS 的诊断。随着技术的进步,超声诊断标准也随之改进。使用频率带宽涵盖 8 MHz 的经阴道超声探头,一侧卵巢上多囊卵巢改变(PCOM)的阈值是单侧卵巢的卵泡数≥20 个和/或单侧卵巢体积≥10 mL,需排除黄体、囊肿或优势卵泡[35](图 58-5)。

3D 超声和使用增强显示卵巢血流的彩色脉冲多普勒超声是进一步识别 PCO 的技术,但对于 PCO 的诊断不是必需的[36]。PCOS 患者首选的刺激方案是拮抗剂方案,使

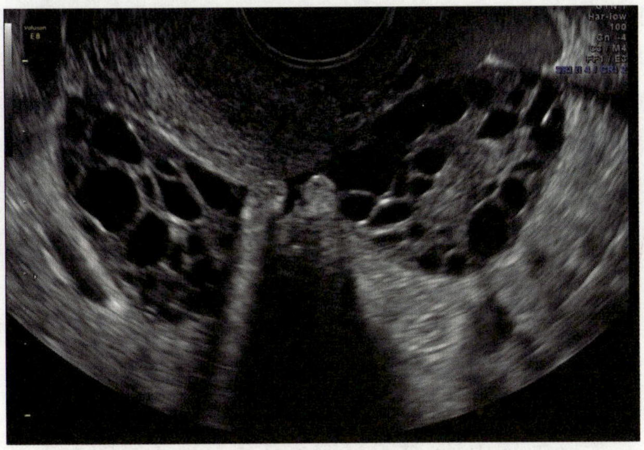

图 58-5 多囊样改变的卵巢

用 GnRH 激动剂扳机，可显著降低 OHSS 的风险[37]。

IVF 的促排卵—2D 和 3D 超声 AVC

大约三分之二的女性在整个排卵周期会产生两个卵泡波，其余的女性则产生三个卵泡波。大卵泡波是能够产生优势卵泡的波，优势卵泡或退化或排卵。在小卵泡波中，优势卵泡的生理选择不明显。对窦卵泡发育的卵泡波的理解，促使了对新的促排卵策略的广泛接受，即促排卵可以在整个周期的不同时间开始[38]。经阴道超声在监测促排卵的卵泡生长速度方面起主要作用。在促性腺激素刺激期间对卵泡生长进行超声监测始于 1978 年[39]。促性腺激素可使处于不同阶段的卵泡队列一起生长，通过连续超声和血清雌二醇进行监测是常规操作，目的是降低 OHSS 和多胎妊娠的风险。然而，Cochrane 协作机构的数据显示，没有随机对照试验的证据支持使用超声联合血清雌二醇进行周期监测；在评估活产和妊娠率的结果时，超声联合血清雌二醇并不比仅用超声进行周期监测更有效[40]。2D 超声中的卵泡大小最好通过计算三个平面中最大卵泡直径的平均值来估算，但更常见的是取两个平面中的平均值。一旦优势卵超过 12 mm，预计每日可生长 1~3 mm。在 IVF 周期中使用促性腺激素进行控制性超促排卵的目的是获得最大数量的成熟和优质卵母细胞，因为成功率与获卵数相关。卵母细胞核和细胞质的成熟度都至关重要，促排卵时间也是一个重要的考量因素。常见的体外受精方案包括 GnRH 激动剂或拮抗剂，在这两种方案中，当三个优势卵泡的直径达到 17 mm 或更大时，可给予 hCG 扳机。过度或不足的卵巢刺激都会影响卵母细胞的质量。目前有研究正在探索 3D 超声测量卵泡体积以取代卵泡直径，以确定是否存在理想的卵泡体积来确定扳机时间，以及更精确的卵泡测量能够改善结局[41]。

基于超声的自动体积计算（SonoAVC，GE Medical Systems，Zipf，奥地利）是为在控制性超促排卵过程中监测卵泡而开发的 3D 测量方法之一，可能会提高结果的可重复性[42]。首先，使用多平面视图确保卵巢位于中心位置，然后选择渲染模式以生成感兴趣的 3D 体积框。实施 SonoAVC 后，自动显示已识别的单个卵泡，并用特定颜色显示，并同时显示它们的空间位置和相对大小。还需要在处理后手动识别在初始自动分析中遗漏的窦卵泡，然后将它们添加到其中（图 58-6）。这项技术已经有所改进，因此可以将假阳性和假阴性降至最低。可记录卵泡的总数

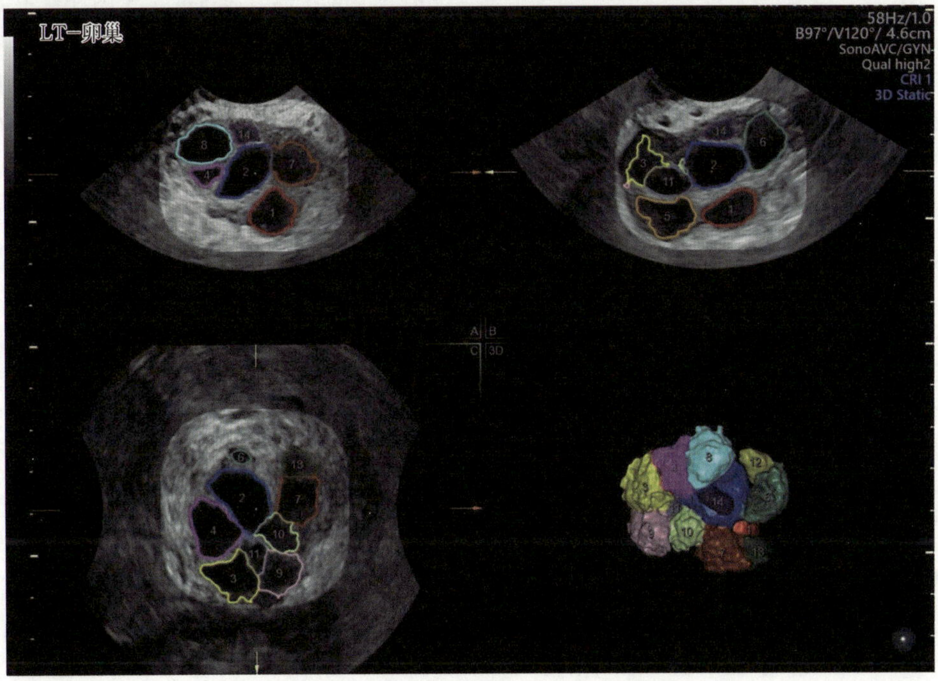

图 58-6 带有渲染视图的自动卵泡监测

和使用松弛球面技术计算的平均卵泡直径、体积和每个卵泡的直径[19,43]。体积计算基于由卵泡的 x 轴、y 轴和 z 轴定义的体积像素计数[44]。SonoAVC 在 IVF 中的应用最早由 Raine-Fenning 等在 2007 年报道[43]。Deutch 等人[45]使用超声虚拟影像验证了 SonoAVC 技术,结果显示已知体积的球体与高回声团块之间比较的误差小于 0.02 mL。SonoAVC 测量促排卵过程中卵泡的数量和大小与真正的卵泡体积的相关性,显示了该系统对促排卵的准确性。卵泡体积计算与最终卵母细胞成熟度和获取到成熟卵子的可能性之间也存在相关性[46]。然而,尽管 SonoAVC 有助于卵泡测量的标准化,但没有研究显示使用该技术在 IVF 结果上存在差异[47]。Rodriguez-Fuentes 等人的研究发现卵泡体积(由 SonoAVC 确定)、hCG 扳机日和获得成熟卵母细胞数之间的相关性,并且卵泡体积而非卵泡直径与卵母细胞的成熟度相关性最好[48]。他们推测,当卵泡体积≥0.6 mL 时,获得成熟卵母细胞的可能性更高。然而,Raine-Fenning 等人在一项随机对照研究中未发现结果的差异[46]。在这项研究中,他们使用直径而不是基于体积的标准来确定 hCG 扳机的时间。即使结果相似,SonoAVC 的优点可能是超声检查时间减少,因为节省了测量卵巢体积的时间,从而减少了患者的不适。Rodriguez-Fuentes 发现包括检查后处理时间在内,每个病例节省了 4 min 的时间。他们的研究表明,当卵泡较大时,SonoAVC 提供的结果比 2D 超声成像更准确[48]。Vandekerckhove 等人对 SonoAVC 进行了全面的评估,他们回顾了多项研究并证实了 SonoAVC 节省时间的特点[49]。

子宫内膜厚度的超声和 ART 监测

无论是自然妊娠还是在 IVF 中,对子宫内膜和子宫肌层的超声评估对于最大程度地提高着床率非常重要。子宫内膜的厚度和形态在整个月经周期中都有所不同,是大多数研究中关注的参数[50]。月经后子宫内膜迅速变薄(2~5 mm),在增生期变厚,在排卵前呈三线征,在分泌期变厚呈均质回声。3D 超声通过计算机辅助软件 VOCAL(虚拟器官计算机辅助分析)可对子宫内膜体积进行估算。VOCAL 允许操作者将子宫沿固定的轴旋转 180°,在子宫的任何平面(矢状面、横断面或冠状面)上重复勾勒出子宫内膜。在 Raine-Fenning 等人的一项研究中,子宫内膜体积与 2D 超声下子宫内膜厚度呈显著的相关性($R2=0.767$; $P<0.001$)[51]。

一些研究探索建立妊娠所需的子宫内膜体积的阈值,类似于获得妊娠所需的子宫内膜厚度的阈值。其中一些研究报道,子宫内膜体积小于 2 mL 时妊娠率显著降低[52,53],而另有研究报道,子宫内膜体积小于 1 mL[50],或大于 8 mL[53]的女性未能获得妊娠。由于相关研究的结果相互不一致,数据异质性强,目前的结果不支持子宫内膜体积在预测 ART 结果方面优于子宫内膜厚度。经阴道超声的子宫内膜参数一直被作为是 IVF 着床的标志物,而子宫的异常可以解释许多导致反复着床失败的原因[54-56]。在促排卵末期,少量的子宫内膜积液可能见于子宫腔中。这可能是宫腔内的黏液,经常可自行消失。然而,在 ET 时出现的大量宫腔内积液,通常伴有输卵管积水,则预后较差,应考虑全胚冷冻。

除子宫内膜外,对子宫的评估还包括子宫的大小、位置,是否存在子宫肌瘤或子宫腺肌病。在 ART 之前,检查子宫腔内是否有肌瘤、息肉、粘连和子宫畸形是必要的。因此,子宫成像在不孕症的诊断中是必不可少的。这些技术包括传统的子宫输卵管造影(HSG)、2D 超声、3D 超声和子宫超声造影(SHG)。磁共振成像(MRI)仅在特殊病例时考虑使用。这将在本章的后面详细讨论。在自然或雌孕激素替代的人工周期中子宫内膜超声检查为 ET 治疗前评估子宫内膜发育和容受性提供了一种非侵入性的方法。子宫内膜和胚胎发育之间的同步对于成功着床至关重要。

子宫超声造影(SHG)和子宫

子宫超声造影(SHG)、子宫超声造影图(HSN)或生理盐水灌注超声(SIS)是用于评估宫内异常的门诊微创技术的不同名称。通过向子宫内注入生理盐水,液体对比增强了扩张子宫腔的可视化,且填充异常,如息肉、黏膜下肌瘤、粘连和子宫畸形,更易于可视化(图 58-7)。Randolph 等人是最早用生理盐水灌注并进行经腹超声扫描的[57]。SHG 主要用于异常子宫出血、ART 前的子宫筛查和习惯性流产[58-60]。对比介质也可用于灌注,例如与空气混合的生理盐水或 Echovist®(德国 Schering 公司)。美国妇产科学院(ACOG)与美国医学超声机构(AIUM)、生殖内分泌和不孕症学会、美国影像学学会联合发布了描述 SHG 的公报[61]。

最初,经阴道 B 型超声扫描被用于评估子宫、卵巢和陶氏腔。经患者同意后,取膀胱截石位,将窥阴器植入阴道,并用无菌溶液清洁宫颈。用球囊或软管插入宫颈。导管就位后,取出窥器(将其打开取出更容易),并插入经阴道超声(TVUS)探头以确认导管的位置。对比剂或生理盐水应缓慢注入以减少气泡,并进行实时超声成像。Spieldoch 等人在一项随机对照试验(RCT)中发现,宫颈放置导管的疼痛程度低于宫腔内放置导管[62]。宫颈内导

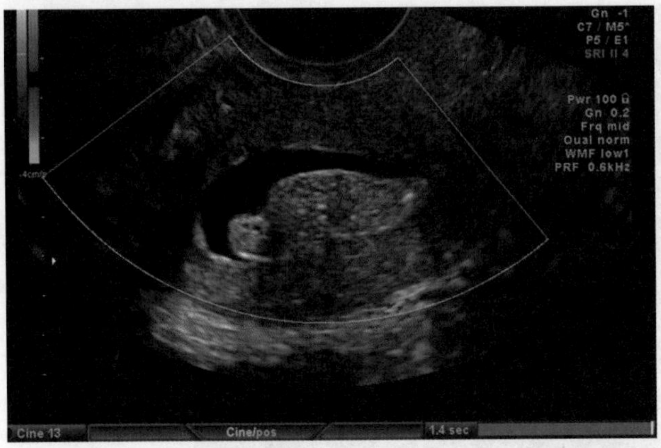

图 58-7 生理盐水超声下的有血供的子宫内膜息肉

管放置在 SHG 期间引起的疼痛明显减轻，并且仅需要一半的生理盐水量即可进行检查。因此，SHG 应首选宫颈内球囊放置[63]。使用对比剂或混合对比剂的生理盐水来观察其在整个输卵管内的流动和卵巢周围的弥散，则可以评估输卵管的通畅性。在大多数情况下，使用对比剂时，可以看到液体从子宫角向远端移动，并溢出到陶氏腔中。通过从宫颈到宫底的缓慢、系统扫描可详细检查子宫。目前也有使用凝胶注入宫腔进行 SHG[64,65]。

3D 图像经处理可以很好地帮助检查各种影响宫腔的病变，如肌瘤或息肉。比较 SHG 与 2D 超声、3D 超声、HSG 和宫腔镜的研究显示，SHG 具有很好的预测价值，对 3D 超声的诊断有益[66-71]。生理盐水灌注超声（SIS）是一种诊断子宫异常的高度敏感性和特异性的方法，可作为 IVF 前生育能力低下患者的筛查工具[72]。最近一项 Cochrane 的荟萃分析显示，2D SIS 和 3D SIS 没有显著差异。3D SIS 的灵敏性和特异性更高，但是改进的余地有限，因为 2D SIS 已经非常准确[73]。因此，当怀疑生育能力低下女性和异常子宫出血患者有宫腔内病变时，2D SIS 和 3D SIS 均可作为诊断性宫腔镜的替代筛查方法[67]。

获得性子宫异常

子宫异常在不孕和异常出血的患者中都很常见。Tur-Kaspa 等人对 600 名不孕症患者进行的一项前瞻性研究中发现，20% 的患者有宫腔内异常，包括弓状子宫（15%）、息肉（13%）、黏膜下肌瘤（3%）和粘连（1%）[68]。这项前瞻性研究比较了不孕和异常出血患者的宫腔内异常的发生率。异常出血组的患者存在更多的宫腔内异常，如息肉、肌瘤和粘连，以及肌壁间异常，而不孕组的患者存在更多的先天性子宫畸形。

另一项 Alborzi 等人的研究中，SHG（与 HSG 相比）对子宫和输卵管异常检测的特异性和阴性预测值（NPV）更高[69]。他们报道的灵敏度、特异性、阳性预测值（PPV）和 NPV 分别为 78.2%、93.1%、82.7% 和 91%，而 HSG 分别为 76.3%、81.8%、90.9% 和 59.2%。SHG 对病变的诊断非常准确，疼痛更小，并且没有辐射暴露，而 3D 超声可以通过使用切面滚动来评估整个宫腔。SHG 与 HSG 相比还有其他优势；SHG 可以同时观察卵巢和其他非宫腔内病变。

多项研究支持这样的假设，即肌壁间肌瘤对妊娠和 IVF 的着床率有害，尤其是当肌瘤较大时[74]。这些负面影响包括剖宫产、早产、胎膜早破和出血。患有大于 5 cm 肌瘤的女性的平均分娩孕周为 36 周，显著早于较小肌瘤或无肌瘤的女性[75]。对子宫肌瘤的评估最常使用超声来检查。较大的子宫可能也需要腹部超声，但总体上经阴道超声是足够的。对于肌壁间肌瘤和黏膜下肌瘤，3D 超声，尤其是冠状面视角，是检查肌瘤的位置和与子宫内膜腔之间的距离的有效方法。添加生理盐水灌注有助于选择用于剔除黏膜下肌瘤的手术方式和对肌瘤进行亚型分类。SHG 在显示宫腔内受累情况以及肌瘤在宫腔内和子宫肌层中的百分比方面更好[76]。3D 多平面显示在某些情况下有助于鉴别靠近子宫的附件病变与子宫内或起源于子宫的病变。在一些特定的病例中，如果肌瘤较大突出盆腔，TVUS 可能出现尾影，MRI 则更具优势[77,78]。该作者的另一项关于子宫肌瘤成像的未发表的研究显示，与手术和 MRI 发现的肌瘤数量相比，即使使用 3D 成像，超声仍可能低估肌瘤的数量[79]。使用 3D 超声和 3D SHG 确定肌瘤位置如图 58-8 中所示。

另一种可能有助于识别肌瘤的方法是使用彩色多普勒。由于肌瘤被丰富的血管包围，肌瘤通常会呈现“火环”征。做出肌瘤的诊断并确定哪些女性将从肌瘤剔除术中获益是很重要的。一项系统评价显示，患有黏膜下肌瘤的女性的 ART 成功率降低，宫腔镜切除可显著改善结局[80]。后续更新的荟萃分析显示，即使是未导致宫腔变形的肌壁间肌瘤也与不良妊娠结果相关[81]。一项对四项 RCT 进行评估的 Cochrane 的荟萃分析得出结论，肌瘤剔除术在有肌壁间/黏膜下肌瘤的女性不孕症中的作用的证据有限，因为只有一项研究比较了肌瘤剔除术和不进行肌瘤剔除术[82]。

肌瘤对生育力的影响仍然存在争议。后续更新的荟萃分析证实，即使是未导致宫腔变形的肌壁间肌瘤也与不良妊娠结果相关[83]。已有研究报道了肌瘤大小的阈值，从>2.95 cm 到>5 cm 的范围内，肌壁间肌瘤逐渐开始产生对生殖结局的损害[84,85]。最近关于 2D SIS 的一项荟萃分析报道，诊断黏膜下肌瘤的灵敏度和特异性分别为 82%（95%CI：69%～92%）和 100%[72]。一项设计严谨的前瞻性研究比较了 2D US、2D SIS、3D US 和 3D SIS，发现 3D

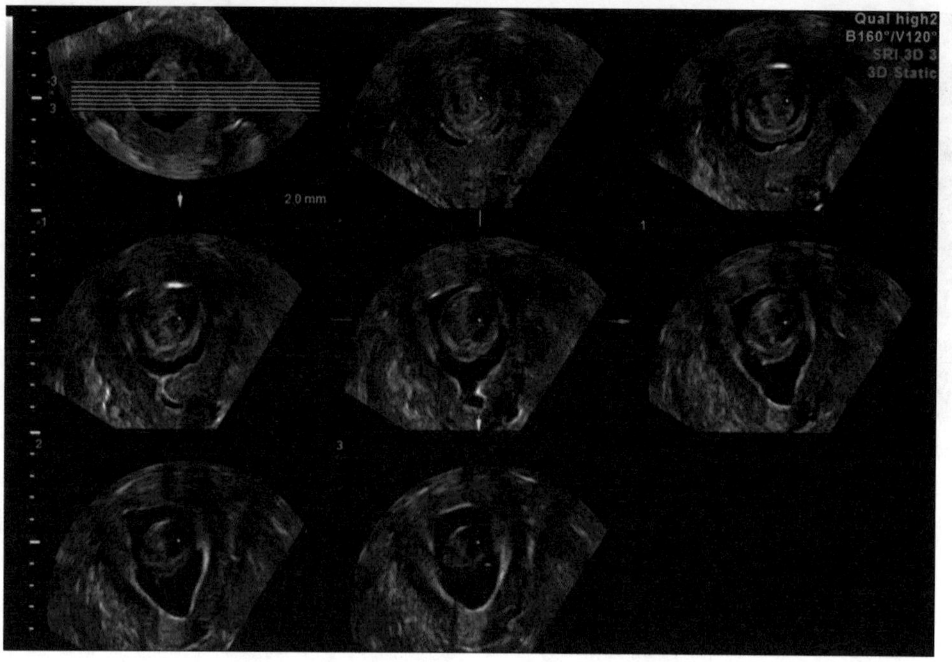

图 58-8　生理盐水超声下的多切面黏膜下肌瘤

US 优于 2D US[73]。

其他肌瘤的非手术治疗,如子宫动脉栓塞术和磁共振引导的聚焦超声(FUS)手术可供选择,并且已有妊娠的报道[86],尽管它们都可能导致妊娠并发症风险升高。对于子宫动脉栓塞,在栓塞手术之前建议进行 MRI 以获得最佳结果。ExAblate MRgFUS 治疗使用“超声化”处理,其中 FUS 将高能光束集中在特定点上,升高局部温度并通过凝固性坏死破坏肌瘤组织。对 MRgFUS 后的妊娠结局的文献综述显示有 88 例妊娠病例。治疗后平均受孕时间为 8 个月。在这 88 例妊娠中,共有 45 例(51%)分娩,其中 67%为 SVD(自然阴道分娩),33%为 C/S(剖宫产)。然而,在这 88 例中,有 19 例(22%)女性发生自然流产。Rabinovici 等人指出与子宫动脉栓塞术不同,所有病例均未发生子宫破裂、早产、胎盘早剥和导致胎儿生长受限的异常胎盘[87]。

子宫腺肌病在超声检查中可能有多种表现,导致在某些情况下不易确诊。子宫腺肌病的常规的影像学表现,如在排除肌瘤的情况下子宫增大呈“球形”,前壁或后壁子宫肌层不对称增厚,子宫肌层内有边界不清的不均质区域,子宫肌层内有大小不等的血液填充的无回声龛影或囊腔,子宫内膜回声增加,子宫内膜下有线性条纹[88]。在超声检查中,它表现为子宫壁不对称增厚,子宫内膜-肌层边界消失,肌层内有低回声结节。然而,子宫腺肌病也可能表现为高回声、低回声或混合回声。子宫腺肌病在整个月经周期中可能会扩大或缩小,这取决于激素变化。在某些情况下,子宫腺肌病形成结节状子宫肌层肿块,通过超声很容易识别,称为腺肌瘤。子宫腺肌病也可能呈弥漫性,累及大部分子宫肌层,唯一的超声表现是轻微的子宫增大。有时,子宫腺肌病和子宫肌瘤在超声检查中有非常相似的表现,有些女性同时患有这两种疾病。彩色多普勒检查有助于区分子宫肌瘤和子宫腺肌病,因为血流在肌瘤周围,而腺肌病的血流则更均匀。必须区分肌瘤和腺肌病,尤其是在考虑手术时,因为完整剔除腺肌病和修复缺损可能很困难[89,90]。

在评估二维超声对已确诊的子宫腺肌病的组织学诊断的准确性时,一项系统评价和荟萃分析显示,二维超声的灵敏度为 72%(95% CI:65%~79%),特异性为 81%(95%CI:77%~85%)。MRI 的准确性优于二维超声,其灵敏度为 77%(95%CI:67%~85%),特异性为 89%(95% CI:84%~92%)[91]。Sharma 等人的研究显示,二维超声标记的中央型血管分布是诊断子宫腺肌病的最佳预测因子(灵敏度为 93%),三维超声标记的“边界不清的连接带”是第二预测因子(灵敏度为 86%),二维和三维超声联合标记可能为诊断子宫腺肌病并对该疾病进行客观测量提供最高的诊断准确性[92](图 58-9)。子宫腺肌病是否是导致不孕的原因仍存在争议。然而,根据已发表文献的荟萃分析,患有子宫腺肌病女性的 IVF/ICSI 临床妊娠率降低 28%[93]。

子宫内膜息肉是最常见的子宫内膜异常,在不孕症女性中约占 15%[68]。经阴道超声是首选的影像学检查,而生理盐水超声造影,尤其结合三维超声,可能有助于确定息肉的确切位置[94-96]。子宫内膜息肉表现为椭圆形的回

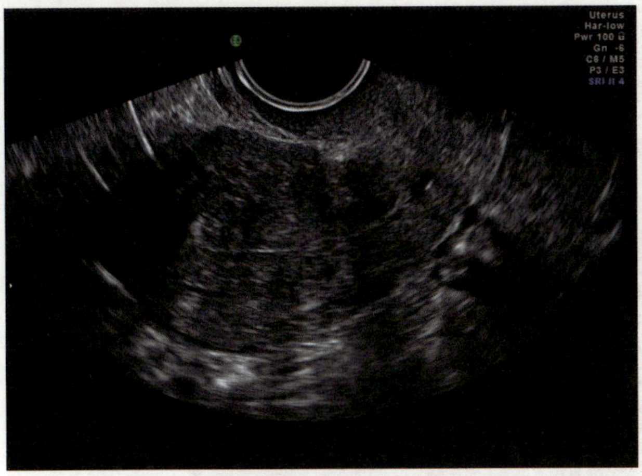

图 58-9 呈百叶窗表现的子宫腺肌病

声团块，伸入子宫内膜腔，不累及子宫肌层，在卵泡期内膜最薄且回声较低时显影最清楚。多普勒超声下常显示有血供（图 58-7）；然而，息肉也可能表现为子宫内膜的弥漫性增厚，给识别息肉带来困难[76]。Salim 等人报道，与宫腔镜引导下活检相比，经阴道超声的灵敏度在 19%~96%，特异性为 53%~100%，阳性预测值为 75%~100%，阴性预测值为 87%~97%。最近的一项关于 2D SIS 的系统评价和荟萃分析发现，诊断息肉的总灵敏度和特异性分别为 0.82（95%CI：0.76~0.86）和 0.96（0.95~0.98），阳性和阴性似然比分别为 34.66（95%CI：8.12~147.92）和 0.22（95%CI：0.13~0.39）[72]。三维可能进一步改善诊断结果，Kupesic 等人报道称，与宫腔镜引导下的活检相比，三维超声在诊断子宫内膜息肉时的灵敏度为 100%，特异性为 99%，阳性预测值为 99%，阴性预测值为 100%[97]。

Tiras 等人研究了子宫内膜息肉对 8 359 例 ICSI 患者妊娠率的影响[98]。该研究包括 2005—2009 年间在安纳托利亚 IVF 中心进行的所有新鲜 ICSI 周期。所有在 ICSI 周期前用经阴道超声诊断出子宫内膜息肉的患者都接受了宫腔镜下息肉切除术。息肉的定位（子宫腔的上、中或下三分之一）和息肉大小（4~14 mm）不影响妊娠率。他们的结论是，在促排卵期间发现小于 1.4 cm 的子宫内膜息肉并不影响 ICSI 周期的妊娠率、流产率和活产率，并且在 ICSI 治疗前宫腔镜下发现并切除子宫内膜息肉的患者与没有子宫内膜息肉的患者具有相似的妊娠率。

子宫内膜息肉是否导致不孕或流产尚存在争议。一些研究表明这取决于息肉的位置和大小[98,99]。一项 Cochrane 的荟萃分析表明，在女性进行 IUI 之前，对超声疑似的子宫内膜息肉进行宫腔镜下切除，相比于单纯的诊断性宫腔镜，可能会提高临床妊娠率[100]。尚需要更多的研究来评估对于不明原因的低生育力人群或在 IUI、IVF 或 ICSI 前，对疑似的子宫腔主要异常的宫腔镜治疗的有效性[101]。迄今为止，尚缺乏足够的数据支持在低生育力女性中息肉切除术作为常规治疗的合理性。此外，进行宫腔镜下息肉切除术并不影响后续 IVF 的妊娠结果[101]。然而，对于反复着床失败或反复流产的患者，应进行黏膜下肌瘤和子宫内膜息肉的手术。手术后，不需要等待，因为宫腔镜后的周期与等待一个月后的周期相比，IVF 成功率没有差异[98]。

宫腔粘连（IUA）也是一种获得性子宫异常，在大多数情况下，是妊娠后残留的妊娠组织和不完全流产反复刮宫的结果。宫腔内的子宫肌瘤剔除术和子宫动脉栓塞术也可能导致 IUA。如前所述，基本的超声检查不能很好地检查到宫腔粘连。目前已有 4 例 Asherman 综合征的 MRI 报道，这些病例均通过宫腔镜得到了确诊。然而，Asherman 综合征的完整 MRI 表现尚未确定，目前仅有一例病案报道[102]。图 58-10 显示了 SHG 后的多平面视图的 IUA。Knopman 的研究显示，在一组 54 例内膜薄的不孕患者中，3D 超声成像对于 Asherman 综合征非常准确[103]。所有病例的宫腔粘连均通过 3D 超声和 HSG 诊断，并由宫腔镜确诊。他们报道称，3D 超声对宫腔粘连程度的分级的灵敏度为 100%，与之相比 HSG 仅为 66.7%。HSG 靠节段性流出梗阻评估 Asherman 综合征，可能高估其严重程度。对于 Asherman 综合征的手术治疗，超声引导可能有助于宫腔镜下分解致密的瘢痕组织和难以进入的宫颈。重要的是，消失的宫腔可能需要多次宫腔镜治疗[104,105]。在迄今为止最大的研究，纳入 75 例患者的 6 680 次宫腔镜检查和宫腔镜下粘连分解术，94.6%可达到功能性恢复，93.3%可达到解剖学恢复，妊娠率为 28.7%~53.6%[106]。在两个月的随访中，70 例子宫腔完全恢复，而 4 例需要进行第二次手术治疗。

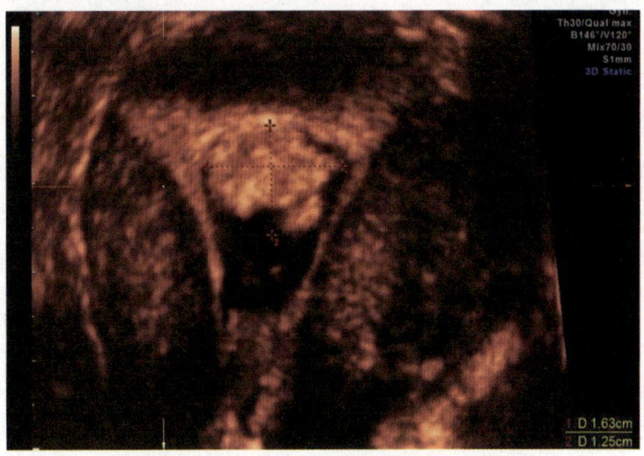

图 58-10 生理盐水超声下的宫腔粘连

先天性子宫畸形

米勒管畸形是子宫和阴道上段发育过程中的先天性

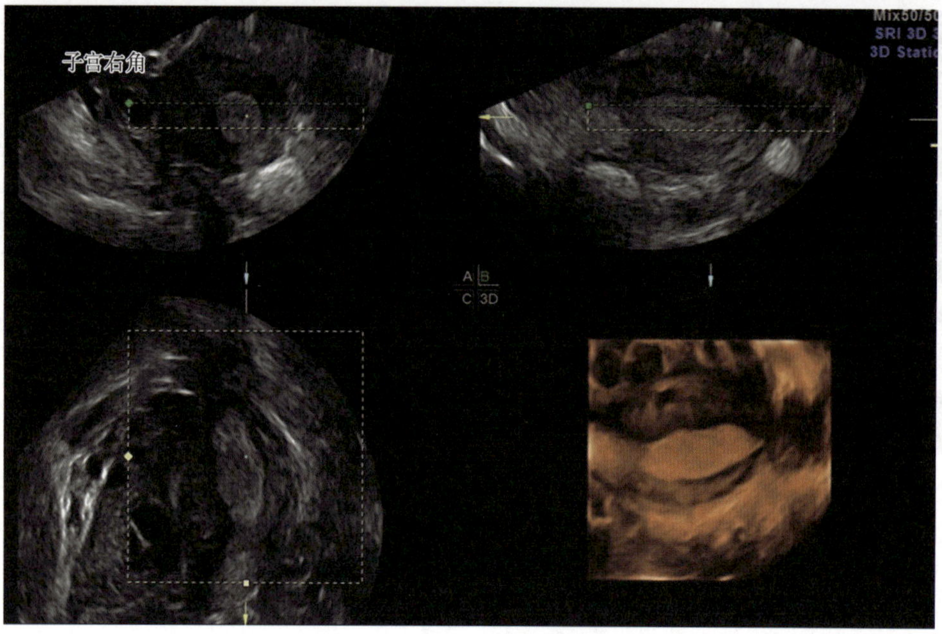

图 58-11 三维 B 超下的单角子宫

缺陷。已经证实,常规二维超声成像是一种很好的筛查先天性子宫畸形的工具,对于某些畸形具有较高的敏感性[97]。然而,三维超声,尤其是冠状面成像,优于二维超声,已成为一线检查方法,在检查先天性子宫畸形方面已被证明与磁共振成像同样准确,尤其是阴道难以成像的病例[107]。目前已发布了基于三维超声的新分级系统。子宫畸形的精确分类具有重要的临床意义,因为手术和干预的类型均基于此。

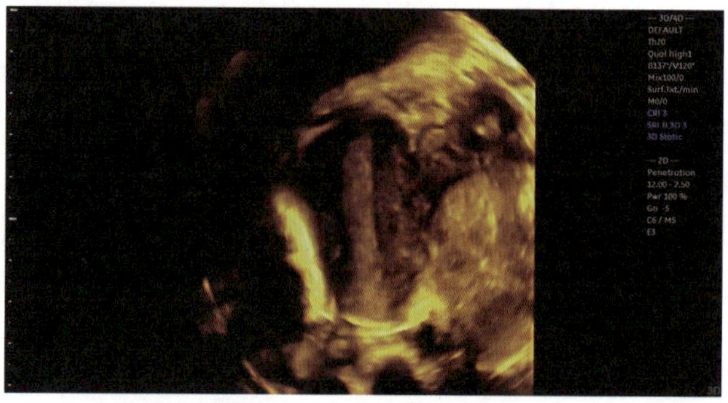

图 58-12 单角子宫及其残角

需再次强调,中央-冠状面是先天性子宫畸形最重要的视图切面。通过三维超声,可以获取和存储大量的超声数据。存储的数据可以多种方式进行重新格式化和分析;将保存的数据进行重建导航可以显示任意的切面。检查患者是否存在子宫异常的最佳时间是黄体期,此时子宫内膜增厚且回声增强,宫腔可与周围子宫肌层清晰区分。三维超声相对于 HSG 的最重要优势是能够同时显示子宫腔和子宫肌层。三维超声可以提供关于子宫肿块和先天性子宫畸形的性质和范围的完整信息。大量研究显示,三维超声对先天性子宫畸形的成像和准确性,与 HSG 或以宫腔镜和腹腔镜作为诊断的金标准之间完全一致[108,109]。对于子宫底内膜凹陷<1 cm 的弓状子宫或>1. 5 cm 的纵隔子宫是否具有临床意义尚存在争议[110]。图 58-11~图 58-13 显示了单角子宫、单角子宫和残角子宫以及完全纵隔子宫的三维影像。

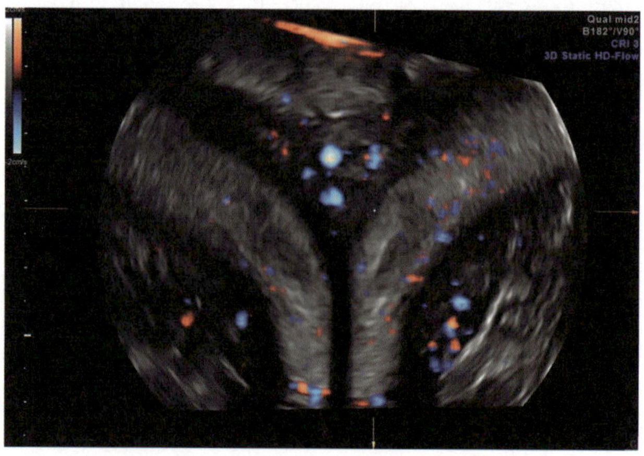

图 58-13 三维 B 超下的完全性纵隔子宫

剖宫产瘢痕憩室

剖宫产瘢痕(CS)缺损或憩室主要靠超声诊断,呈子宫肌层下段内的低回声区域,反映了既往剖宫产切口处子宫肌层的中断。CS 缺损可能无症状,表现为异常子宫出血、慢性盆腔痛、继发性不孕,其中持续的积血可能导致慢性炎症,改变宫颈黏液,影响精子运输并干扰胚胎着床,且可能导致产科并发症,包括胎盘疾病、瘢痕破裂和子宫破裂[111]。一项荟萃分析显示,有剖宫产史的患者后续的妊娠率显著降低9%,活产率显著降低11%[112]。

最近一项研究比较了2D超声和2D SIS在评估CS缺损附近子宫肌层厚度和CS缺损处残留子宫肌层厚度时,报道了很好的观察者内和观察者间可靠性(组内相关系数≥0.97),并得出结论,二维SIS是一种可靠、可重复的方法,可用于临床评估非妊娠妇女的CS缺损[113]。一项研究评估了三维超声在评估CS缺损中的可重复性。该研究发现,各种龛影的参数,包括深度、最大宽度和龛影底部宽度,均可以采用一致的标准测量,特别是在纵切面进行测量[114]。相比之下,Glavind等人在随后进行的一项类似的研究报道,即使使用三维重建,超声测量仍然是主观的,其一致性的界限相当宽泛[115]。事实上,二维/三维联合SIS可能是可以提供丰富信息的检查,因为它不仅可以清楚地描绘出缺损的深度,还可以描绘缺损的宽度。处理CS缺损主要有三种手术方式:宫腔镜手术(当残留子宫肌层≥3 mm时)、腹腔镜手术和经阴道手术。最近的一项比较宫腔镜下电切术与单纯观察的随机研究显示,宫腔镜手术6个月后的月经后点滴出血的天数中位数从8天减少到4天[116]。同一团队还进行了一项腹腔镜下CS缺损切除的前瞻性研究,其中点滴出血的无数中位数从9天减少到2天,缺损深度从9.9 mm减少到4.2 mm[117]。然而,由于该研究中没有对照组,因此无法真正比较腹腔镜和宫腔镜。

子宫内膜的多普勒血流和IVF中的内膜容受性

关于子宫内膜厚度(EMT)预测IVF妊娠的价值存在争议。EMT是在前位-后位从内膜的外沿最宽处测量。促排卵后薄型子宫内膜的患者妊娠率明显较低,但假阳性结果的比例很高[118]。低剂量阿司匹林、阴道西地那非(伟哥)和己酮可可碱已被用于治疗薄型子宫内膜的患者[119,120]。其设想的原理是,薄型子宫内膜的患者子宫内膜血流差,且可能有瘢痕组织,阿司匹林或伟哥可以增加子宫内膜血流,促进子宫内膜生长。然而,既往研究在此举是否有改善效果并不一致。EMT与活产率的关系在新鲜和复苏周期胚胎移植中均进行了研究。其结果相互矛盾,因为一些研究认为,EMT具有重要意义[121,122],而另一些研究则显示EMT对活产率影响很小或无影响[123,124]。

Weissman等人报道,当EMT>14 mm后,随着EMT的增加,流产率较高[125]。过厚的子宫内膜可能自上一个周期就开始形成,因此如果月经后EMT大于6 mm,不应进行促排卵。当EMT为6~8 mm相比于9 mm或更厚时,会出现更多的临床前或生化流产[126]。这些发现与最近的一项研究结果一致,该报道称,在取卵后14~18天首次妊娠试验当天,子宫内膜体积小与流产增加相关[127]。目前报道的成功建立妊娠的最薄内膜厚度为4 mm,因此内膜厚度和妊娠的关系仍然存在争议[128]。

三维超声和能量多普勒血管造影,借助VOCAL©(虚拟器官计算机辅助分析),可快速测量子宫内膜参数,如子宫内膜体积和血管造影血流,以预测子宫内膜容受性[129,130]。三维子宫动脉阻力的变化可能反映子宫内膜容受性[131,132]。尽管在平均子宫动脉阻力指数较高的患者中,妊娠结局往往较差,但在评估子宫内膜容受性时使用特定的RI和PI的预测价值似乎有限[133]。

Slow*flow*HD是一种新技术,可用于测量为子宫内膜供血的小动脉中的低-流速血管的血流,并可以比较子宫内膜和子宫内膜下的彩色血流信号强度(图58-14)。该研究发现,使用Slow*flow*HD时,雌孕激素替代周期中的妊娠和活产与从孕激素转化日到移植日的血流下降百分比较低相关[134]。hCG扳机时的孕激素水平一直受到很多关注。一些研究显示,孕激素提前升高会导致子宫内膜提前进入分泌状态,这种提前的转换对妊娠不利。一些女性在排卵前子宫内膜无三线征无法用孕酮水平高解释,其原因尚不清楚。在Ng等人的研究中,三名患者在hCG扳机当日存在内膜钙化灶,两名患者宫腔内有积液,她们均未受孕[135]。其他预后不良的因素包括宫腔积液或内膜钙化。在这些情况下,建议全胚冷冻,直至对子宫腔进行再次评估。

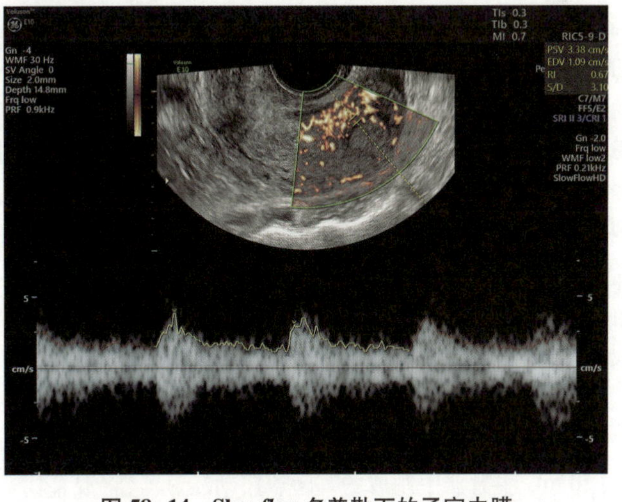

图58-14　Slow*flow*多普勒下的子宫内膜

总之,尽管可以通过超声方便、无创地监测子宫内膜的各项参数,包括厚度(体积)、形态、子宫内膜血流和血管形成,但内膜参数与成功着床之间尚缺乏明确、一致的相关性。然而,三维超声较二维超声的相关性更好。

输卵管的超声检查

输卵管通畅性

超声一般不能观测到正常的输卵管。评估输卵管通畅性是不孕症检查的关键步骤,在进行IVF前,诊断输卵管积水很重要。子宫输卵管造影一直是评估输卵管的常规方法,但假阳性率较高。与腹腔镜下美兰通液术相比,子宫输卵管造影的假阳性率为20%,并且存在辐射暴露和疼痛的缺点[136]。单侧或双侧的输卵管阻塞,在不孕症女性中约占20%[137]。

Richman等人在1984年首次报道了使用经腹超声联合生理盐水造影诊断输卵管通畅性的方法[138]。在经宫颈灌注生理盐水后,评估直肠子宫陷窝中是否有游离液体。首先用超声检查直肠子宫陷窝和盆腔是否有游离液体。如果在灌注液体之前没有游离液体,而在灌注液体之后有游离液体,则至少有一条输卵管是通畅的,但不清楚是哪条输卵管。自从这项技术被开发以来,超声技术取得了重大进展,包括经阴道超声,三维超声重建和其他造影剂的出现[139]。

对于不孕症患者,使用超声的优势在于能够观测到附件结构、子宫内膜息肉、肌瘤或先天性畸形,以及是否存在输卵管积水。在灌注液体的同时,注入少量额外的造影剂或空气,并在附件和直肠子宫陷窝的冠状面进行实时超声成像,以评估输卵管的通畅性。最近的研究显示,超声造影与HSG之间有很好的相关性。输卵管通畅性的超声评估被称为子宫输卵管造影超声检查(HyCoSy)。HyCoSy可以使用阴性造影剂(如生理盐水)或阳性造影剂(如Echovist 200)[140,141]。在美国,通常将少量生理盐水通过带有球囊的导管注入子宫来进行HyCoSy,因为造影剂尚未获得FDA的批准。在检查过程中,使用经阴道超声评估造影剂在输卵管中的流动情况和/或造影剂在陶氏腔中的聚积情况。目前已有三维评估的研究发表,最近的一项系统评价比较了三维和二维超声并显示三维超声更优。

在美国,目前振荡生理盐水被用来替代商业化的造影剂。振荡生理盐水是通过将19 cc生理盐水和1 cc空气放入20 mL注射器中制成的。剧烈摇动注射器,将混合物通过球囊导管注入子宫[142]。输卵管通畅的超声标准是气泡进入输卵管而不产生输卵管积水,或者气泡进入腹腔。结果显示有89%的输卵管的通畅性被确认。

HyCoSy的缺点包括有些情况下难以跟踪造影剂通过整条输卵管的过程,以及难以在单个平面对输卵管进行可视化。因此,二维HyCoSy需要超声医生具备较高的技术[143]。如果使用阳性造影剂,有时很难区分造影剂的回声与周围肠道的回声。因此,从输卵管伞端真正溢出的可视化和伞端的可视化仍然困难。输卵管病理学改变如黏膜皱褶或输卵管峡部结节性炎无法用HyCoSy进行评估。尽管如此,从荟萃分析来看,三维HyCoSy已被证明是诊断不孕女性输卵管阻塞的准确方法。

在全球范围内,诊断学正向门诊诊断方法转变;其中一种技术是子宫输卵管泡沫超声检查(HyFoSy)。这是一种替代传统成像技术的方法,不涉及放射线和碘造影剂暴露。该技术使用更稳定的回声介质ExEm-foam,已于2019年获得FDA的批准。最近的一项多中心随机对照试验比较了HyCoSy和HSG。在HyFoSy检查中,经宫颈置入一个小的无球囊的GIS导管(IQ Medical Ventures BV,鹿特丹,荷兰),向子宫腔内注入5~10 cc回声泡沫。泡沫是通过将5 cc ExEm-gel(IQ Medical Ventures BV,鹿特丹,荷兰)与5 cc无菌纯净水混合而成的。在二维经阴道超声检查时,将制备的泡沫缓慢注入子宫腔,然后进入输卵管以评估通畅性(图58-15)。这项研究显示,在不孕女性中,HyFoSy或HSG检查的输卵管通畅性结果相似,并获得相近的妊娠结局,而HyFoSy可减少疼痛。该研究的作者称,使用三维或多普勒成像可能会提高HyFoSy的准确性,使HyFoSy对操作者的依赖性更小,并且可能缩短检查的时间[144]。该技术可以联合宫腔生理盐水超声造影,而进入输卵管和腹腔的造影剂更容易可视化。

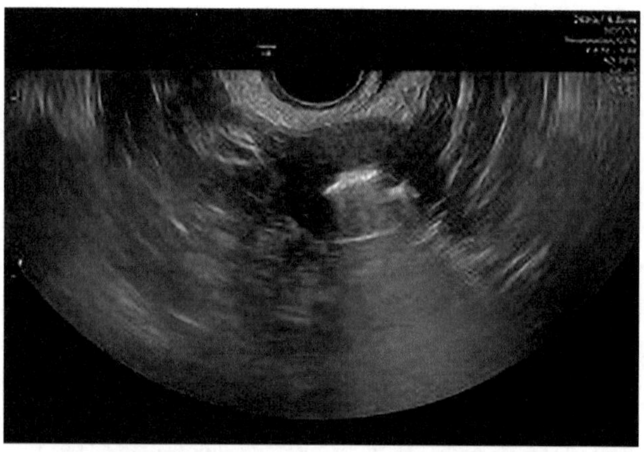

图58-15 HyFoSy显示双侧输卵管的通畅性

多普勒和三维超声

三维HyCoSy结合彩色能量多普勒已被证明可以提高检查输卵管伞端造影剂溢出的能力。此外,它能更好地区分游离造影剂和肠道的回声。一项研究显示,使用三维HyCoSy时,91%的概率可以看到造影剂的自由溢出,而使用二维 HyCoSy 时，只有 46%的概率可以看到造影剂的自由溢出[145]。此外，三维 HyCoSy 联合彩色能量多普勒是准确的，因为它与腹腔镜联合美兰通液术的一致性为 99%。血流和多普勒是可以与 HyCoSy 联合使用的方法[146]。使用彩色多普勒的二维 HyCoSy 可以提高诊断输卵管真性梗阻的能力，并有助于区分从输卵管中溢出的造影剂和周围的肠道。

对于三维超声，应沿着整个输卵管全长扫描感兴趣的区域。因此，三维 HyCoSy 可以可视化输卵管的体积，对操作者的依赖性更小，更容易操作。三维彩色能量多普勒也可用于描绘造影剂通过整个输卵管的流动，因此它比单独使用 HyCoSy 具有明显的优势。有研究已经表明，使用三维彩色能量多普勒时，远端输卵管溢出的可视化发生的频率是使用 HyCoSy 时的两倍[147]。由于该方法依赖于执行操作的临床医生的技术，因此目前尚未常规进行。

输卵管积水与 ART 结果

输卵管积水是导致不孕的常见原因，可使 IVF 妊娠率降低 50%[148]。有研究显示，输卵管管腔内的液体有胚胎毒性，预防性输卵管切除术或输卵管结扎可以提高妊娠率。还有研究显示，输卵管积水可能影响子宫内膜的发育和收缩[149]。如果在促排卵过程中出现输卵管积水，可以在取卵时进行超声引导下的输卵管穿刺抽吸积液。一项随机、盲化研究显示，抽吸组中有 30%在抽吸后 14 天内再次出现输卵管积液[150]。该研究结果提示，穿刺抽吸的最佳时机可能是取卵时，在此之前无明显必要穿刺抽吸，而且，即使进行了穿刺抽吸，到移植时也可能再次出现积水。Aboulghar 等人报道称，在取卵前一个月进行穿刺抽吸并不提高妊娠率[151]。如果在促排卵过程中出现输卵管积水，另一种选择是全胚冷冻，随后进行输卵管切除术（图 58-16）。

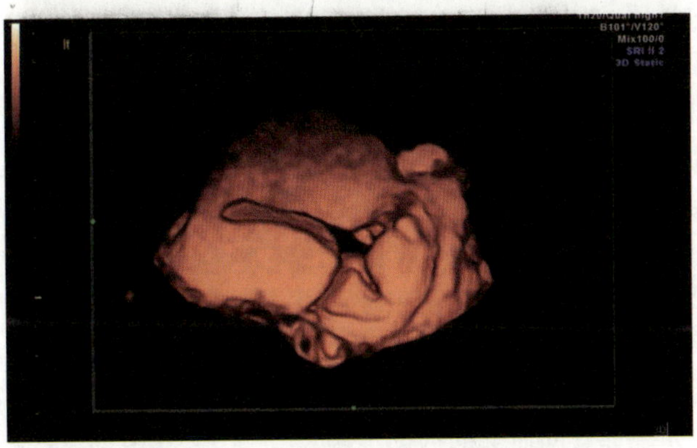

图 58-16 三维渲染下的输卵管积液

超声引导下的 IVF：取卵和胚胎移植（ET）

腹腔镜是最早用于取卵的技术。超声引导下的卵泡穿刺抽吸术最早由丹麦的 Lenz 和 Lauritsen 团队在 20 世纪 80 年代初使用腹部超声进行[152]。自 20 世纪 80 年代后期以来，经阴道超声引导下的取卵已成为当前的标准处理，膀胱、肠道或血管出血导致的损伤等并发症风险较低。通常在麻醉下使用 17 号针头进行穿刺。对于未成熟卵的体外成熟技术和更小的卵泡的抽吸，应使用更细的针头和更低的压力。采卵针与超声束平行，针头尖端呈高回声，可以随时看到。目前取卵的标准处理是在超声引导下经阴道穿刺抽吸，但目前没有比较经腹与经阴道取卵的随机对照试验。冲洗卵泡并未显示对获卵有影响，但需要耗费更多的时间，不应常规进行。

胚胎移植是辅助生殖技术中的关键一步，有或无超声引导下均可进行。然而，Cochrane 系统评价显示，“超声引导”和“临床触诊”方法之间存在显著差异，因此在胚胎移植过程中使用超声已成为标准处理[152-154]。超声引导下的胚胎移植显著提高了临床妊娠率（OR：1.49；CI 1.29~1.72；$P<0.00001$）[155-157]。对于异位妊娠、流产或多胎妊娠率等其他妊娠指标，没有统计学差异。在相关的所有研究中，除了一项研究外，均显示超声引导下的移植可提高妊娠率；在 8 项研究中的 5 项显示这一差异具有显著性，并且显示软的移植管更优。而未发现显著差异的那项研究中只有一位非常有经验的操作者。Cochrane 系统评价还比较了超声与临床触探下的胚胎滞留发生率（3.2%~10%）[157]。一项研究发现在 35%的移植中，移植管触及宫腔底部，而在进行超声引导下的宫腔中段移植可以减少胚胎滞留的发生。胚胎滞留可能增加移植管沾染血液的风险，而移植管上的血液可使妊娠率降低 3.2%~10%。大多数生殖中心目前都使用超声引导下的移植，我们的经验也支持超声引导对于移植的改善作用。在实施真正移植前采用超声引导模拟也是理想的培训手段。

超声引导的优势在于医生可以避免触及子宫底部，这已被证明是有害的，并且可以将导管沿着宫颈、子宫腔的轮廓方向移动以减少困难移植的发生率，并确保放置胚胎的位置正确[158]。目前已经生产了几种有回声尖端的移植管，可使放置胚胎更容易可视化，但没有显示出妊娠率的显著增加。一些比较二维与三维超声引导的研究显示，三维在监测导管放置方面可能具有优势，但并未常规使用[159]。Gergely 等人[160]首次报道了 1 222 例三维超声引导下胚胎移植，其妊娠率令人振奋。在随后的几年里，该团队继续更新了研究队列($n=5\ 073$),他们得出结论,自从引入该技术以来,他们中心的妊娠率提高了10.0%,异位妊娠率降低了1.3%[161]。

尽管这些观察性研究发现了初步的结果,但一项比较三维与二维超声引导下胚胎移植的474名女性的前瞻性随机对照试验显示,两组之间的持续妊娠率无显著差异(35.4% *vs.* 37.1%,P:0.70;OR:0.96,95%CI:0.75~1.21)[162]。

然而,这些阴性结果不应削弱三维超声引导下胚胎移植可能在子宫解剖结构异常(如双角子宫)的病例中潜在有效的事实,并且当非复杂移植导致异位妊娠时也可提供更多的信息。此外,尽管三维超声仅提供静态图像,但技术的进一步发展可能使三维超声能够进行实时监测(即四维超声),具有与二维超声实时监测相同的效果,可能更具价值。

超声用于ART并发症和结局的诊断和治疗

超声用于卵巢过度刺激综合征的诊断和治疗

卵巢过度刺激综合征(OHSS)是一种严重的医源性疾病,发生在促排卵并进行人绒毛膜促性腺激素(hCG)扳机的女性中,通常发生在黄体期,在hCG扳机后3~7天达到高峰,或持续至早孕期间。重度OHSS的发生率为0.5%~5%[163],PCOS、瘦小、年轻、长效GnRHa方案和高E2水平是OHSS的高危因素[163]。预防OHSS在ART治疗中至关重要,将风险降至最低的策略包括使用GnRH拮抗剂方案和使用GnRHa扳机。OHSS的特点是VEGF过度表达、卵巢增大和盆腔不适。严重的病例还可能出现腹胀、恶心、呕吐和腹水[164]。在严重的情况下,液体向腹膜和胸腔等第三腔隙渗漏,导致呼吸功能受损、低血压、腹腔内压力增加以及与循环灌注减少相关的肾功能损伤。卵巢可能会增大到直径超过5~10 cm,容易发生扭转。OHSS患者的超声表现包括明显增大的多囊性卵巢。在有症状的患者中应始终进行多普勒超声检查,以帮助评估是否扭转,尽管有血流并不能排除扭转的诊断。在超声引导下通过经腹或经阴道穿刺引流腹水以改善症状,如果没有电解质或肝肾功能异常,可以在腹腔内留置引流管并在家中引流,以避免住院[165]。

早孕超声和位置不明的妊娠

超声对于临床妊娠的诊断、妊娠位置以及孕囊和胎儿的数量非常重要。近期的临床关注重点是减少移植胚胎的数量,以降低多胎妊娠的风险。在正常的妊娠中,囊胚在周期的第23天植入。TVUS首先能够识别的结构是孕囊(GS),表现为一个被高回声包绕的圆形、充满液体的囊腔。双蜕膜囊征是宫内妊娠的可靠表现。孕囊大小与hCG水平和孕周之间存在相关性,虽存在一定变异性,但连续B超监测有助于检查胎儿发育的生长节点。随着胎儿发育,孕囊内出现的第一个结构是卵黄囊,然后是胎体。卵黄囊是一个呈圆形、高回声的环形结构,中心为透声区,其存在可确认宫内妊娠(IUP),阳性预测值为100%。周期的37~40天或孕6周时应可见卵黄囊。孕6^{+2}周开始可以看到胎心搏动。它表现为卵黄囊旁边的线性高回声。胎体或胎儿的测量需沿其长轴,称为“顶臀长”(CRL)。绒毛膜下血肿是绒毛膜和蜕膜之间的积血,在ART妊娠中非常常见,与胎盘异常和流产风险增加相关。应谨慎使用相关的hCG临界值,因为它们是一个范围而不是具体的阈值。一项最近的研究中,99%能观测到相应结构的HcG临界值分别为孕囊3 510 mIU/mL、卵黄囊17 716 mIU/mL和胎体47 685 mIU/mL[166]。然而,孕囊、卵黄囊和胎体的阈值分别低至390 mIU/mL、1 094 mIU/mL和1 394 mIU/mL。当超声显示宫内妊娠,但既没有胎体也没有胎心时,该妊娠被归类为活力不明的宫内妊娠。根据新的标准,平均孕囊直径(MSD)≥16~17 mm且孕囊为空时高度提示妊娠失败,而MSD>25 mm的空孕囊则可明确为妊娠失败。CRL≥5~6 mm且无胎心高度提示妊娠失败,CRL>7 mm且无胎心则可明确为妊娠失败[167]。就时间而言,如果在看到孕囊后两周以上未见卵黄囊,以及在看到孕囊和卵黄囊后10天以上未见胎体,则可确认妊娠失败。此外,大约90%的不完全流产和50%的稽留流产可在初次超声检查后两周内自然流产[168]。

与自然妊娠相比,ART增加了多胎妊娠的概率。双胎妊娠应分为单卵双胎(一个卵子分裂成两个胚胎)或双卵双胎(两个独立的卵子),以及双绒毛膜/双羊膜囊、单绒毛膜/双羊膜囊或单绒毛膜/单羊膜囊。双胎妊娠的类型会影响孕产妇和胎儿的发病率和死亡率。位置不明的妊娠可能需要进行连续的超声检查。超声是异位妊娠的主要诊断方法。在子宫腔外看到充满液体的孕囊,其中包含胎体或卵黄囊,可明确诊断为异位妊娠。附件区“管样环”的肿块也具有很高的预测性。子宫腔外的异位妊娠在冠状面(图58-17)中最好观察。许多病案报道强调了3D US在诊断子宫间质部妊娠中的价值,因为重建的子宫冠状面可以在一个平面上清晰地显示整个子宫腔,并明确显示输卵管间质部的内部结构[169,170]。在宫颈/剖宫产瘢痕部位异位妊娠的评估中,三维超声可以显示子宫腔并将其与宫颈管区分开来,故可能具有重要价值[171]。

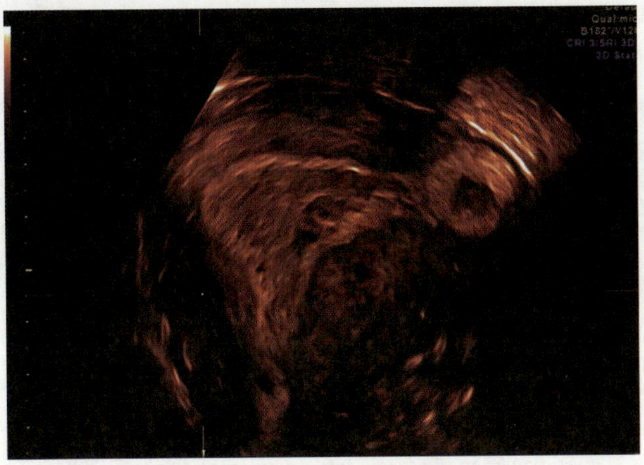

图 58-17 宫外孕的冠状面

通过 IVF 受孕的无症状患者出现宫内妊娠时，不应排除同时存在异位妊娠的可能性，即宫内外联合妊娠，因此在任何情况下都应仔细检查附件。在异位妊娠的情况下，不应使用甲氨蝶呤注射，可以进行腹腔镜手术或经阴道超声引导下对孕囊进行抽吸并注入氯化钾。

总 结

现代 ART 和不孕症治疗离不开超声成像，这两个领域同步取得了进展。生殖医学临床处理的各个方面均涵盖超声检查。盆腔结构的 3D 可视化是超声在 ART 应用中最显著的进步。随着成本的降低，普及性将会提高。未来更小、更便携的超声设备，以增加在服务不足社区的普及性，提高标准化和自动化，从而节省时间并可能改善结果。目前已尝试通过人工智能辅助超声评估女性生育功能，以监测卵泡、评估子宫内膜容受性并预测 IVF 的妊娠结局[172]。借助现代超声，我们能够看得更清楚，提供更好的 ART 服务。

（董熙远译，杨殊琳、靳镭校）

参考文献

[1] Matijevic R, Grgic O. Predictive values of ultrasound monitoring of the menstrual cycle. Curr Opin Obstet Gynecol. 2005; 17: 405-10.

[2] Jokubkiene L, Sladkevicius P, Rovas L, Valentin L. Assessment of changes in volume and vascularity of the ovaries during the normal menstrual cycle using three-dimensional power Doppler ultrasound. Hum Reprod. 2006; 21:2661-8.

[3] Durfee SM, Frates MC. Sonographic spectrum of the corpus luteum in early pregnancy: Gray-scale, color, and pulsed Doppler appearance. J Clin Ultrasound. 1999; 27:55-9.

[4] Nelson SM. Biomarkers of ovarian response: Current and future applications. Fertil Steril. 2013; 99:963-9.

[5] Faddy MJ, Gosden RG, Gougeon A, Richardson SJ, Nelson JF. Accelerated disappearance of ovarian follicles in mid-life: Implications for forecasting menopause. Hum Reprod. 1992; 7:1342-6.

[6] Muasher SJ, Oehninger S, Simonetti S, Matta J, Ellis LM, Liu HC, et al. The value of basal and/or stimulated serum gonadotropin levels in prediction of stimulation response and in vitro fertilization outcome. Fertil Steril. 1988; 50:298-307.

[7] Broekmans FJ, Kwee J, Hendriks DJ, Mol BW, Lambalk CB. A systematic review of tests predicting ovarian reserve and IVF outcome. Hum Reprod Update. 2006; 12:685-718.

[8] Broekmans FJ, Knauff EA, te Velde ER, Macklon NS, Fauser BC. Female reproductive ageing: Current knowledge and future trends. Trends Endocrinol Metab. 2007; 18: 58-65.

[9] Broekmans FJ, de Ziegler D, Howles CM, Gougeon A, Trew G, Olivennes F. The antral follicle count: Practical recommendations for better standardization. Fertil Steril. 2010; 94:1044-51.

[10] Riggs RM, Duran EH, Baker MW, Kimble TD, Hobeika E, Yin L, *et al*. Assessment of ovarian reserve with anti-mullerian hormone: A comparison of the predictive value of anti-mullerian hormone, follicle-stimulating hormone, inhibin B, and age. American Journal of Obstetrics and Gynecology. 2008; 199:202 e1-8.

[11] Hendriks DJ, Mol BW, Bancsi LF, Te Velde ER, Broekmans FJ. Antral follicle count in the prediction of poor ovarian response and pregnancy after in vitro fertilization: A meta-analysis and comparison with basal follicle-stimulating hormone level. Fertil Steril. 2005; 83:291-301.

[12] Marca L, Sighinolfi A, Radi G, Argento D, Baraldi C, Artenisio E AC, et al. Anti-Mullerian hormone (AMH) as a predictive marker in assisted reproductive technology (ART). Hum Reprod Update 2010; 16.

[13] Lukaszuk K, Kunicki M, Liss J, Lukaszuk M, Jakiel G. Use of ovarian reserve parameters for predicting live births in women undergoing in vitro fertilization. Eur J Obstet Gynecol Reprod Biol. 2013; 168:173-7.

[14] Hansen KR, Hodnett GM, Knowlton N, Craig LB. Correlation of ovarian reserve tests with histologically determined primordial follicle number. Fertil Steril. 2011; 95:170-5.

[15] Jayaprakasan K, Al-Hasie H, Jayaprakasan R, Campbell B, Hopkisson J, Johnson I, et al. The three-dimensional ultra-

sonographic ovarian vascularity of women developing poor ovarian response during assisted reproduction treatment and its predictive value. Fertil Steril. 2009; 92:1862-9.

[16] Almog B, Shehata F, Shalom-Paz E, Tan SL, Tulandi T. Age-related normogram for antral follicle count: McGill reference guide. Fertil Steril. 2011; 95:663-6.

[17] Iliodromiti S, Anderson RA, Nelson SM. Technical and performance characteristics of anti-mullerian hormone and antral follicle count as biomarkers of ovarian response. Hum Reprod Update. 2015; 21:698-710.

[18] Scheffer GJ, Broekmans FJ, Looman CW, Blankenstein M, Fauser BC, teJong FH, et al. The number of antral follicles in normal women with proven fertility is the best reflection of reproductive age. Hum Reprod. 2003; 18:700-6.

[19] Raine-Fenning N, Jayaprakasan K, Chamberlain S, Devlin L, Priddle H, Johnson I. Automated measurements of follicle diameter: A chance to standardize? Fertil Steril. 2009; 91: 1469-72.

[20] Stadtmauer LA, Tur-Kaspa I. Ovarian reserve and ovarian cysts. In: Stadtmauer LA, Tur-Kaspa I, eds. Ultrasound Imaging in Reproductive Medicine: Advances in Infertility Work-up, Treatment, and ART. New York: Springer, 2014: xvii, 360 pages.

[21] Firouzabadi RD, Sekhavat L, Javedani M. The effect of ovarian cyst aspiration on IVF treatment with GnRH. Arch Gynecol Obstet. 2010; 281:545-9.

[22] Raine-Fenning N, Jayaprakasan K, Deb S. Three-dimensional ultrasonographic characteristics of endometriomata. Ultrasound Obstet Gynecol. 2008; 31:718.

[23] González-Foruria I, Soldevila PB, Rodríguez I, Rodríguez-Purata J, Pardos C, García S, Pascual M, Barri PN, Polyzos NP. Do ovarian endometriomas affect ovarian response to ovarian stimulation for IVF/ICSI? Reprod Biomed Online. 2020; 41(1):37-43.

[24] Ferrero S, Scala C, Tafi E, Racca A, Venturini PL, Leone Roberti Maggiore U. Impact of large ovarian endometriomas on the response to superovulation for in vitro fertilization: A retrospective study. Eur J Obstet Gynecol Reprod Biol. 2017; 213:17-21.

[25] Senapati S, Sammel MD, Morse C, Barnhart KT. Impact of endometriosis on in vitro fertilization outcomes: An evaluation of the society for assisted reproductive technologies database. Fertil Steril. 2016; 106(1):164-171. e1. doi: 10. 1016/j. fertnstert. 2016. 03. 037.

[26] Tao X, Chen L, Ge S, Cai L. Weigh the pros and cons to ovarian reserve before stripping ovarian endometriomas prior to IVF/ICSI: A meta-analysis. PLoS One. 2017; 12(6): e0177426. doi: 10. 1371/journal. pone. 0177426.

[27] Wong BC, Gillman NC, Oehninger S, Gibbons WE, Stadtmauer LA. Results of in vitro fertilization in patients with endometriomas: Is surgical removal beneficial? Am J Obstet Gynecol. 2004; 191:597-606; discussion-7.

[28] Caspi B, Weissman A, Zalel Y, Barash A, Tulandi T, Shoham Z. Ovarian stimulation and in vitro fertilization in women with mature cystic teratomas. Obstet Gynecol. 1998; 92: 979-81.

[29] Alborzi S, Khodaee R, Parsanejad ME. Ovarian size and response to laparoscopic ovarian electro-cauterization in polycystic ovarian disease. Int J Gynaecol Obstet. 2001; 74: 269-74.

[30] Amer SA, Li TC, Bygrave C, Sprigg A, Saravelos H, Cooke ID. An evaluation of the inter-observer and intra-observer variability of the ultrasound diagnosis of polycystic ovaries. Hum Reprod. 2002; 17:1616-22.

[31] Ardaens Y, Robert Y, Lemaitre L, Fossati P, Dewailly D. Polycystic ovarian disease: Contribution of vaginal endosonography and reassessment of ultrasonic diagnosis. Fertil Steril. 1991; 55:1062-8.

[32] Jonard S, Robert Y, Cortet-Rudelli C, Pigny P, Decanter C, Dewailly D. Ultrasound examination of polycystic ovaries: Is it worth counting the follicles? Hum Reprod. 2003; 18:598-603.

[33] Rotterdam EA-SPCWG. Revised 2003 consensus on diagnostic criteria and long-term health risks related to polycystic ovary syndrome. Fertil Steril. 2004; 81:19-25.

[34] Rotterdam EA-SPcwg. Revised 2003 consensus on diagnostic criteria and long-term health risks related to polycystic ovary syndrome (PCOS). Hum Reprod. 2004; 19:41-7.

[35] Teede H, Misso M, Costello M, et al. ASRM recommendations from the international evidence-based guideline for the assessment and management of polycystic ovary syndrome on behalf of the International PCOS Network. Fertil Steril. 2018; 110:364-79.

[36] Kyei-Mensah A, Maconochie N, Zaidi J, Pittrof R, Campbell S, Tan SL. Transvaginal three-dimensional ultrasound: Reproducibility of ovarian and endometrial volume measurements. Fertil Steril. 1996; 66:718-22.

[37] Onofriescu A, Bors A, Luca A, Holicov M, Onofriescu M, Vulpoi C. GnRH antagonist IVF protocol in PCOS. Curr Health Sci J. 2013; 39(1):20-5.

[38] Baerwald A, Pierson R. Ovarian follicular waves during the menstrual cycle: Physiologic insights into novel approaches for ovarian stimulation. Fertil Steril. 2020; 114(3): 443-57.

[39] Hackeloer BJ, Robinson HP. Ultrasound examination of the growing ovarian follicle and of the corpus luteum during the normal physiologie menstrual cycle (author's transl). Geburtshilfe Frauenheilkd. 1978; 38:163-8.

[40] Kwan I, Bhattacharya S, McNeil A, van Rumste MM. Monitoring of stimulated cycles in assisted reproduction (IVF and ICSI). The Cochrane Database of Systematic Reviews 2008:CD005289.

[41] Revelli A, Martiny G, Delle Piane L, Benedetto C, Rinaudo P, Tur-Kaspa I. A critical review of bi-dimensional and three-dimensional ultrasound techniques to monitor follicle growth: Do they help improving IVF outcome? Reprod Biol Endocrinol. 2014; 12:107.

[42] Deb S, Jayaprakasan K, Campbell BK, Clewes JS, Johnson IR, Raine-Fenning NJ. Intraobserver and interobserver reliability of automated antral follicle counts made using three-dimensional ultrasound and SonoAVC. Ultrasound Obstet Gynecol. 2009; 33:477-83.

[43] Raine-Fenning N, Jayaprakasan K, Clewes J, Joergner I, Bonaki SD, Chamberlain S, et al. SonoAVC: A novel method of automatic volume calculation. Ultrasound Obstet Gynecol. 2008; 31:691-6.

[44] Ata B, Tulandi T. Ultrasound automated volume calculation in reproduction and in pregnancy. Fertil Steril. 2011; 95: 2163-70.

[45] Deutch TD, Joergner I, Matson DO, Oehninger S, Bocca S, Hoenigmann D, et al. Automated assessment of ovarian follicles using a novel three-dimensional ultrasound software. Fertil Steril. 2009; 92:1562-8.

[46] Raine-Fenning N, Deb S, Jayaprakasan K, Clewes J, Hopkisson J, Campbell B. Timing of oocyte maturation and egg collection during controlled ovarian stimulation: A randomized controlled trial evaluating manual and automated measurements of follicle diameter. Fertil Steril. 2010; 94:184-8.

[47] Noor N, Vignarajan P, Malhotra N, Vanamail P. Three-dimentional automated volume calculation (Sonography-based automated volume count) verses two-dimensional manual ultrasonography for folluclar tracking and oocyte retireval in women undergoing in vitro fertilization-embryo transfer: A randomized controlled trial. J Hum Reprod Sci. 2020; 13 (4):296-302.

[48] Hernández J, Rodríguez-Fuentes A, Puopolo M, Palumbo A. Follicular volume predicts 315 oocyte maturity: A prospective cohort study using three-dimensional ultrasound and 316 SonoAVC. Reprod Sci. 2016; 23(12):1639-43. 48.

[49] Vandekerckhove F, Bracke V, De Sutter P. The value of automated follicle volume measurements in IVF/ICSI. Front Surg. 2014; 1:18.

[50] Casper RF. It's time to pay attention to the endometrium. Fertil Steril. 2011; 96:519-21.

[51] Raine-Fenning NJ, Campbell BK, Clewes JS, Kendall NR, Johnson IR. Defining endometrial growth during the menstrual cycle with three-dimensional ultrasound. BJOG. 2004a; 111:944-9.

[52] Raga F, Bonilla-Musoles F, Casan EM, Klein O, Bonilla F. Assessment of endometrial volume by three-dimensional ultrasound prior to embryo transfer: Clues to endometrial receptivity. Hum Reprod. 1999; 14:2851-4.

[53] Kovachev E, Ganchev Z, Cherneva S, Zokhav E, Shperberg A. Measurement of endometrial volume and endometrial thickness for assessment of endometrial receptivity in assisted reproductive techniques. Akush Ginekol (Mosk). 2005; 44: 27-33.

[54] Kupesic S, Bekavac I, Bjelos D, Kurjak A. Assessment of endometrial receptivity by transvaginal color Doppler and three-dimensional power Doppler ultrasonography in patients undergoing in vitro fertilization procedures. J Ultrasound Med. 2001; 20:125-34.

[55] Friedler S, Schenker JG, Herman A, Lewin A. The role of ultrasonography in the evaluation of endometrial receptivity following assisted reproductive treatments: A critical review. Hum Reprod Update. 1996; 2:323-35.

[56] Merce LT, Barco MJ, Bau S, Troyano J. Are endometrial parameters by three-dimensional ultrasound and power Doppler angiography related to in vitro fertilization/embryo transfer outcome? Fertil Steril. 2008; 89:111-7.

[57] Killick SR. Ultrasound and the receptivity of the endometrium. Reprod Biomed Online. 2007; 15:63-7.

[58] Randolph JF Jr., Ying YK, Maier DB, Schmidt CL, Riddick DH. Comparison of real-time ultrasonography, hysterosalpingography, and laparoscopy/hysteroscopy in the evaluation of uterine abnormalities and tubal patency. Fertil Steril. 1986; 46:828-32.

[59] de Kroon CD, de Bock GH, Dieben SW, Jansen FW. Saline contrast hysterosonography in abnormal uterine bleeding: A systematic review and meta-analysis. BJOG. 2003; 110: 938-47.

[60] Brown SE, Coddington CC, Schnorr J, Toner JP, Gibbons W, Oehninger S. Evaluation of outpatient hysteroscopy, saline infusion hysterosonography, and hysterosalpingography in infertile women: A prospective, randomized study. Fertil Steril. 2000; 74:1029-34.

[61] American College of O, Gynecologists. ACOG technology assessment in obstetrics and gynecology no. 5: Sonohyster-

ography. Obstet Gynecol. 2008; 112 (6):1467-9.

[62] Spieldoch RL, Winter TC, Schouweiler C, Ansay S, Evans MD, Lindheim SR. Optimal catheter placement during sonohysterography: A randomized controlled trial comparing cervical to uterine placement. Obstet Gynecol. 2008; 111: 15-21.

[63] Tur-Kaspa I, SL. Sonohysterography (SHG) in reproductive medicine. In: Stadtmauer LA, Tur-Kaspa I, eds. Ultrasound Imaging in Reproductive Medicine: Advances in Infertility Work-up, Treatment, and ART. New York: Springer, 2014: xvii, 360 pages.

[64] Werbrouck E, Veldman J, Luts J, Van Huffel S, Van Schoubroeck D, Timmerman D, et al. Detection of endometrial pathology using saline infusion sonography versus gel instillation sonography: A prospective cohort study. Fertil Steril. 2011; 95:285-8.

[65] de Ziegler D. Contrast ultrasound: A simple-to-use phase-shifting medium offers saline infusion sonography-like images. Fertil Steril. 2009; 92:369-73.

[66] Soares SR, Barbosa dos Reis MM, Camargos AF. Diagnostic accuracy of sonohysterography, transvaginal sonography, and hysterosalpingography in patients with uterine cavity diseases. Fertil Steril. 2000; 73:406-11.

[67] Makris N, Skartados N, Kalmantis K, Mantzaris G, Papadimitriou A, Antsaklis A. Evaluation of abnormal uterine bleeding by transvaginal 3-d hysterosonography and diagnostic hysteroscopy. Eur J Gynaecol Oncol. 2007; 28:39-42.

[68] Tur-Kaspa I, Gal M, Hartman M, Hartman J, Hartman A. A prospective evaluation of uterine abnormalities by saline infusion sonohysterography in 1,009 women with infertility or abnormal uterine bleeding. Fertil Steril. 2006; 86:1731-5.

[69] Alborzi S, Parsanezhad ME, Mahmoodian N, Alborzi S, Alborzi M. Sonohysterography versus transvaginal sonography for screening of patients with abnormal uterine bleeding. Int J Gynaecol Obstet. 2007; 96:20-3.

[70] Sylvestre C, Child TJ, Tulandi T, Tan SL. A prospective study to evaluate the efficacy of two- and three-dimensional sonohysterography in women with intrauterine lesions. Fertil Steril. 2003; 79:1222-5.

[71] Acholonu UC, Silberzweig J, Stein DE, Keltz M. Hysterosalpingography versus sono- hysterography for intrauterine abnormalities. JSLS. 2011; 15:471-4.

[72] Seshadri S, El-Toukhy T, Douiri A, Jayaprakasan K, Khalaf Y. Diagnostic accuracy of saline infusion sonography in the evaluation of uterine cavity abnormalities prior to assisted reproductive techniques: A systematic review and meta-analyses. Hum Reprod Update 2015; 21: 262-274. doi: 10. 1093/humupd/dmu057.

[73] Nieuwenhuis LL, Hermans FJ, Bij de Vaate AJM, Leeflang MM, Brölmann HA, Hehenkamp WJ, Mol BWJ, Clark TJ, Huirne JA. Three-dimensional saline infusion sonography compared to two-dimensional saline infusion sonography for the diagnosis of focal intracavitary lesions. Cochrane Database Syst Rev. 2017; 5(5): CD011126. doi: 10. 1002/14651858. CD011126. pub2.

[74] Shavell VI, Thakur M, Sawant A, Kruger ML, Jones TB, Singh M, et al. Adverse obstetric outcomes associated with sonographically identified large uterine fibroids. Fertil Steril. 2012; 97: 107-10.

[75] Klatsky PC, Tran ND, Caughey AB, Fujimoto VY. Fibroids and reproductive outcomes: A systematic literature review from conception to delivery. American Journal of Obstetrics and Gynecology. 2008; 198:357-66.

[76] Salim R, Lee C, Davies A, Jolaoso B, Ofuasia E, Jurkovic D. A comparative study of three-dimensional saline infusion sonohysterography and diagnostic hysteroscopy for the classification of submucous fibroids. Hum Reprod. 2005; 20: 253-7.

[77] Mayer DP, Shipilov V. Ultrasonography and magnetic resonance imaging of uterine fibroids. Obstet Gynecol Clin North Am. 1995; 22:667-725.

[78] Sheth S, Macura K. Sonography of the uterine myometrium: Myomas and beyond. Ultrasound Clinics. 2007; 2:267-95.

[79] Stadtmauer L, AM, Oehninger S. Efficacy of 40 cases of robotassisted laparoscopic myomectomy in women with symptomatic fibroids and infertility. J Min Invasive Surg. 2010.

[80] Pritts EA, Parker WH, Olive DL. Fibroids And infertility: An updated systematic review of the evidence. Fertil Steril. 2009; 91:1215-23.

[81] Pritts EA. Fibroids and infertility: A systematic review of the evidence. Obstet Gynecol Surv. 2001; 56:483-91.

[82] Metwally M, Raybould G, Cheong YC, Horne AW. Surgical treatment of fibroids for subfertility. Cochrane Database Syst Rev. 2020 Jan 29; 1(1): CD003857. doi: 10. 1002/14651858. CD003857. pub4.

[83] Sunkara SK, Khairy M, El-Toukhy T, Khalaf Y, Coomarasamy A. The effect of intramural fibroids without uterine cavity involvement on the outcome of IVF treatment: A systematic review and meta-analysis. Hum Reprod. 2010; 25: 418-29.

[84] Yan L, Ding L, Li C, Wang Y, Tang R, Chen ZJ. Effect of fibroids not distorting the endometrial cavity on the outcome of in vitro fertilization treatment: A retrospective cohort study. Fertil Steril. 2014; 101:716-21.

[85] Somigliana E, De Benedictis S, Vercellini P, Nicolosi AE, Benaglia L, Scarduelli C, Ragni G, Fedele L. Fibroids not encroaching the endometrial cavity and IVF success rate: A prospective study. Hum Reprod. 2011; 26:834-9.

[86] Rajan DK, Margau R, Kroll RR, Simons ME, Tan KT, Jaskolka JD, et al. Clinical utility of ultrasound versus magnetic resonance imaging for deciding to proceed with uterine artery embolization for presumed symptomatic fibroids. Clin Radiol. 2011; 66:57-62.

[87] Rabinovici J, David M, Fukunishi H, Morita Y, Gostout BS, Stewart EA, et al. Pregnancy outcome after magnetic resonance-guided focused ultrasound surgery (MRgFUS) for conservative treatment of uterine fibroids. Fertil Steril. 2010; 93:199-209.

[88] Meredith SM, Sanchez-Ramos L, Kaunitz AM. Diagnostic accuracy of transvaginal sonography for the diagnosis of adenomyosis: Systematic review and metaanalysis. Am J Obstet Gynecol. 2009; 201:107. e1-6.

[89] Marshburn PB, Hurst BS. Disorders of Menstruation. Chichester, West Sussex; Hoboken, NJ: Wiley-Blackwell, 2011.

[90] Dueholm M. Transvaginal ultrasound for diagnosis of adenomyosis: A review. Best Pract Res Clin Obstet Gynaecol. 2006; 20:569-82.

[91] Champaneria R, Abedin P, Daniels J, Balogun M, Khan KS. Ultrasound scan and magnetic resonance imaging for the diagnosis of adenomyosis: Systematic review comparing test accuracy. Acta Obstet Gynecol Scand. 2010; 89:1374-84.

[92] Sharma K, Bora MK, Venkatesh BP, Barman P, Roy SK, Jayagurunathan U, Sellamuthu E, Moidu F. Role of 3D ultrasound and Doppler in differentiating clinically suspected cases of leiomyoma and adenomyosis of uterus. J Clin Diagn Res. 2015; 9: QC08-12.

[93] Maheshwari A, Gurunath S, Fatima F, Bhattacharya S. Adenomyosis and subfertility: A systematic review of prevalence, diagnosis, treatment and fertility outcomes. Hum Reprod Update. 2012; 18:374-92.

[94] Galliano D, Bellver J, Diaz-Garcia C, Simon C, Pellicer A. ART and uterine pathology: How relevant is the maternal Side for implantation? Hum Reprod Update. 2015; 21: 13-38.

[95] American Association of Gynecologic Laparoscopists. AAGL practice report: practice guidelines for the diagnosis and management of endometrial polyps. J Min Invasive Gynecol. 2012; 19:3-10.

[96] Inoue T, Kitajima M, Taniguchi K, Masuzaki H. Three-dimensional saline-infusion sonohysterography is useful for the identification of endometrial polyp. J Obstet Gynaecol Res. 2016; 42(7):855-9. doi: 10. 1111/jog. 12994.

[97] Kupesic S, Kurjak A, Skenderovic S, Bjelos D. Screening for uterine abnormalities by three-dimensional ultrasound improves perinatal outcome. J Perinat Med. 2002; 30:9-17.

[98] Tiras B, Korucuoglu U, Polat M, Zeyneloglu HB, Saltik A, Yarali H. Management of endometrial polyps diagnosed before or during ICSI cycles. Reprod Biomed Online. 2012; 24: 123-8.

[99] Lass A, Williams G, Abusheikha N, Brinsden P. The effect of endometrial polyps on outcomes of in vitro fertilization (IVF) cycles. J Assist Reprod Genet. 1999; 16:410-5.

[100] Bosteels J, van Wessel S, Weyers S, Broekmans FJ, D'Hooghe TM, Bongers MY, Mol BWJ. Hysteroscopy for treating subfertility associated with suspected major uterine cavity abnormalities. Cochrane Database Syst Rev. 2018; 12(12): CD009461. doi: 10. 1002/14651858. CD009461. pub4.

[101] Vitale SG, Haimovich S, Laganà AS, Alonso L, Di Spiezio Sardo A, Carugno J; From the Global Community of Hysteroscopy Guidelines Committee. Endometrial polyps. An evidence-based diagnosis and management guide. Eur J Obstet Gynecol Reprod Biol. 2021 May; 260:70-77. doi: 10. 1016/j. ejogrb. 2021. 03. 017.

[102] Bacelar AC, Wilcock D, Powell M, Worthington BS. The value of MRI in the assessment of traumatic intra-uterine adhesions (Asherman's syndrome). Clin Radiol. 1995; 50: 80-3.

[103] Knopman J, Copperman AB. Value of 3D ultrasound in the management of suspected Asherman's syndrome. J Reprod Med. 2007; 52:1016-22.

[104] Kodaman PH, Arici A. Intra-uterine adhesions and fertility outcome: How to optimize success? Curr Opin Obstet Gynecol. 2007; 19:207-14.

[105] Diamond MP, Freeman ML. Clinical implications of postsurgical adhesions. Hum Reprod Update. 2001; 7:567-76.

[106] Pace S, Stentella P, Catania R, Palazzetti PL, Frega A. Endoscopic treatment of intrauterine adhesions. Clin Exp Obstet Gynecol. 2003; 30:26-8.

[107] Sakhel K, Benson CB, Platt LD, Goldstein SR, Benacerraf BR. Begin with the basics: Role of 3-dimensional sonography as a first-line imaging technique in the cost-effective evaluation of gynecologic pelvic disease. J Ultrasound Med. 2013; 32:381-8.

[108] Balen FG, Allen CM, Gardener JE, Siddle NC, Lees WR. 3-dimensional reconstruction of ultrasound images of the uterine cavity. Br J Radiol. 1993; 66:588-91.

[109] Jurkovic D, Gruboeck K, Tailor A, Nicolaides KH. Ultra-

sound screening for congenital uterine anomalies. Br J Obstet Gynaecol. 1997; 104:1320-1.

[110] Trolice M. The septate uterus and metroplasty-another dogma under siege. Fertil Steril. 2021; 116:693-4.

[111] Bhagavath B, Lindheim SR. Optimal management of symptomatic cesarean scar defects. Fertil Steril. 2018; 110(3): 417-8. doi: 10.1016/j. fertnstert. 2018. 06. 035.

[112] Gurol-Urganci I, Bou-Antoun S, Lim CP, Cromwell DA, Mahmood TA, Templeton A, van der Meulen JH. Impact of caesarean section on subsequent fertility: A systematic review and meta-analysis. Hum Reprod. 2013; 28:1943-52.

[113] Baranov A, Gunnarsson G, Salvesen KA, Isberg PE, Vikhareva O. Assessment of cesarean hysterotomy scar in non-pregnant women: Reliability of transvaginal sonography with and without contrast enhancement. Ultrasound Obstet Gynecol. 2016; 47:499-505.

[114] Marjolein Bij de Vaate AJ, Linskens IH, van der Voet LF, Twisk JW, Brolmann HA, Huirne JA. Reproducibility of three-dimensional ultrasound for the measurement of a niche in a caesarean scar and assessment of its shape. Eur J Obstet Gynecol Reprod Biol. 2015; 188:39-44.

[115] Glavind J, Madsen LD, Uldbjerg N, Dueholm M. Cesarean section scar measure-ments in non-pregnant women using three-dimensional ultrasound: A repeatability study. Eur J Obstet Gynecol Reprod Biol. 2016; 201:65-9.

[116] Vervoort A, van der Voet LF, Hehenkamp W, Thurkow AL, van Kesteren P, Quartero H, et al. Hysteroscopic resection of A uterine caesarean scar defect (niche) in women with postmenstrual spotting: A randomised controlled trial. BJOG. 2018; 125:326-34.

[117] Vervoort A, Vissers J, Hehenkamp W, Bro€lmann H, Huirne J. The effect oflaparoscopic resection of large niches in the uterine caesarean scar on symptoms, ultrasound findings and quality of life: A prospective cohort study. BJOG. 2018; 125:317-25.

[118] Smith B, Porter R, Ahuja K, Craft I. Ultrasonic assessment of endometrial changes in stimulated cycles in an in vitro fertilization and embryo transfer program. Journal of in Vitro Fertilization and Embryo Transfer: IVF. 1984; 1: 233-8.

[119] Weckstein LN, Jacobson A, Galen D, Hampton K, Hammel J. Low-dose aspirin for oocyte donation recipients with a thin endometrium: Prospective, randomized study. Fertil Steril. 1997; 68:927-30.

[120] Sher G, Fisch JD. Effect of vaginal sildenafil on the outcome of in vitro fertilization (IVF) after multiple IVF failures attributed to poor endometrial development. Fertil Steril. 2002; 78:1073-6.

[121] Liu KE, Hartman M, Hartman A, Luo ZC, Mahutte N. The impact of a thin endometrial lining on fresh And frozen-thaw IVF outcomes: An Analysis of over 40 000 embryo transfers. Hum Reprod. 2018; 33:1883-8.

[122] Shakerian B, Turkgeldi E, Yildiz S, Keles I, Ata B. Endometrial thickness is not predictive for live birth after embryo transfer, even without a cutoff. Fertil Steril. 2021; 116 (1):130-137. doi: 10.1016/j. fertnstert. 2021. 02. 041.

[123] Groenewoud ER, Cohlen BJ, Al-Oraiby A, Brinkhuis EA, Broekmans FJM, de Bruin JP, et al. Influence of endometrial thickness on pregnancy rates in modified natural cycle frozenthawed embryo transfer. Acta Obstet Gynecol Scand. 2018; 97:808-15.

[124] Al-Ghamdi A, Coskun S, Al-Hassan S, Al-Rejjal R, Awartani K. The correlation between endometrial thickness and outcome of in vitro fertilization and embryo transfer (IVF - ET) outcome. Reprod Biol Endocrinol. 2008; 6:37.

[125] Weissman A, Gotlieb L, Casper RF. The detrimental effect of increased endometrial thickness on implantation and pregnancy rates and outcome in an in vitro fertilization program. Fertil Steril. 1999; 71:147-9.

[126] Dickey RP, Olar TT, Taylor SN, Curole DN, Matulich EM. Relationship of endometrial thickness and pattern to fecundity in ovulation induction cycles: Effect of clomiphene citrate alone and with human menopausal gonadotropin. Fertil Steril. 1993; 59:756-60.

[127] Zohav E, Orvieto R, Anteby EY, Segal O, Meltcer S, Tur-Kaspa I. Low endometrial volume may predict early pregnancy loss in women undergoing in vitro fertilization. J Assist Reprod Genet. 2007; 24:259-61.

[128] Sundstrom P. Establishment of a successful pregnancy following in-vitro fertilization with an endometrial thickness of no more than 4 mm. Hum Reprod. 1998; 13:1550-2.

[129] Silva Martins R, Helio Oliani A, Vaz Oliani D, Martinez de Oliveira J. Subendometrial resistance and pulsatility index assessment of endometrial receptivity in assisted reproductive technology cycles. Reprod Biol Endocrinol. 2019; 17(1):62.

[130] Kupesic S, Bekavac I, Bjelos D, Kurjak A. Assessment of endometrial receptivity by transvaginal color Doppler and three-dimensional power Doppler ultrasonography in patients undergoing in vitro fertilization procedures. J Ultrasound Med. 2001; 20:125-34.

[131] Chien L-W, Au H-K, Chen P-L, Xiao J, Tzeng C-R. Assessment of uterine receptivity by the endometrial-subendometrial blood flow distribution pattern in women undergoing

in vitro fertilizationembryo transfer. Fertil Steril. 2002; 78: 245-51.

[132] Maugey-Laulom B, Commenges-Ducos M, Jullien V, Papaxanthos-Roche A, Scotet V, Commenges D. Endometrial vascularity and ongoing pregnancy after IVF. Eur J Obstet Gynecol Reprod Biol. 2002; 104:137-43.

[133] Ng EHY, Chan CCW, Tang OS, Yeung WSB, Ho PC. The role of endometrial and subendometrial blood flows measured by three-dimensional power Doppler ultrasound in the prediction of pregnancy during IVF treatment. Hum Reprod. England. 2006; 21:164-70.

[134] Sadek S, Matitashvili T, Kovac A, Ramadan H, Stadtmauer L. Assessment of uterine receptivity by endometrial and sub-endometrial blood flow using SlowflowHD in hormone prepared frozen embryo transfer cycles: A pilot study. J Assist Reprod Genet. 2022; 39(5):1069-79. doi: 10.1007/s10815-022-02454-8.

[135] Ng EH, Chan CC, Tang OS, Yeung WS, Ho PC. The role of endometrial and subendometrial vascularity measured by three-dimensional power Doppler ultrasound in the prediction of pregnancy during frozen-thawed embryo transfer cycles. Hum Reprod. 2006; 21:1612-7.

[136] Tur-Kaspa I. Fear no pain: Uterine cavity and tubal patency assessment tests should be pain free. Ultrasound Obstet Gynecol. 2012; 39:247-51.

[137] Radic V, Canic T, Valetic J, Duic Z. Advantages and disadvantages of hysterosonosalpingography in the assessment of the reproductive status of uterine cavity and fallopian tubes. Eur J Radiol. 2005; 53:268-73.

[138] Richman TS, Viscomi GN, deCherney A, Polan ML, Alcebo LO. Fallopian tubal patency assessed by ultrasound following fluid injection. Work in progress. Radiology. 1984; 152:507-10.

[139] Balen FG, Allen CM, Siddle NC, Lees WR. Ultrasound contrast hysterosalpingography - evaluation as an outpatient procedure. Br J Radiol. 1993; 66:592-9.

[140] Dietrich M, Suren A, Hinney B, Osmers R, Kuhn W. Evaluation of tubal patency by hysterocontrast sonography (HyCoSy, echovist) and its correlation with laparoscopic findings. J Clin Ultrasound. 1996; 24:523-7.

[141] Deichert U, Schleif R, van de Sandt M, Juhnke I. Transvaginal hysterosalpingo-contrast-sonography (hy-co-sy) compared with conventional tubal diagnostics. Hum Reprod. 1989; 4:418-24.

[142] Chenia F, Hofmeyr GJ, Moolla S, Oratis P. Sonographic hydrotubation using agitated saline: A new technique for improving fallopian tube visualization. Br J Radiol. 1997; 70:833-6.

[143] Saunders RD, Shwayder JM, Nakajima ST. Current methods of tubal patency assessment. Fertil Steril. 2011; 95: 2171-9.

[144] van Welie N, van Rijswijk J, Dreyer K, van Hooff MHA, Bruin JP, Verhoeve HR, et al. Can hysterosalpingo-foam sonography replace hysterosalpingography as first-choice tubal patency test? A randomized non-inferiority trial. Hum Reprod. 2022 Feb 27:deac034. doi: 10.1093/humrep/deac034.

[145] Sladkevicius P, Ojha K, Campbell S, Nargund G. Three-dimensional power Doppler imaging in the assessment of fallopian tube patency. Ultrasound Obstet Gynecol. 2000; 16: 644-7.

[146] Chan CC, Ng EH, Tang OS, Chan KK, Ho PC. Comparison of three-dimensional hysterosalpingo-contrast-sonography and diagnostic laparoscopy with chromopertubation in the assessment of tubal patency for the investigation of subfertility. Acta Obstet Gynecol Scand. 2005; 84:909-13.

[147] Kupesic S, Plavsic BM. 2D and 3D hysterosalpingo-contrastsonography in the assessment of uterine cavity and tubal patency. Eur J Obstet Gynecol Reprod Biol. 2007; 133: 64-9.

[148] Johnson NP, Mak W, Sowter MC. Surgical treatment for tubal disease in women due to undergo in vitro fertilisation. Cochrane Data Syst Rev. 2004:CD002125.

[149] Sills ES, Walsh DJ, Jones CA, Wood SH. Endometrial fluid associated with Essure implants placed before in vitro fertilization: Considerations for patient counseling and surgical management. Clinical and Experimental Reproductive Medicine. 2015; 42:126-9.

[150] Hammadieh N, Coomarasamy A, Ola B, Papaioannou S, Afnan M, Sharif K. Ultrasound-guided hydrosalpinx aspiration during oocyte collection improves pregnancy outcome in IVF: A randomized controlled trial. Hum Reprod. 2008; 23: 1113-7.

[151] Aboulghar MA, Mansour RT, Serour GI. Spontaneous intrauterine pregnancy following salpingectomy for a unilateral hydrosalpinx. Hum Reprod. 2002; 17:1099-100.

[152] Lenz S, Lauritsen JG. Ultrasonically guided percutaneous aspiration of human follicles under local anesthesia: A new method of collecting oocytes for in vitro fertilization. Fertil Steril. 1982; 38:673-7.

[153] Mirkin S, Jones EL, Mayer JF, Stadtmauer L, Gibbons WE, Oehninger S. Impact of transabdominal ultrasound guidance on performance and outcome of transcervical uterine embryo transfer. J Assist Reprod Genet. 2003; 20:

318-22.

[154] Anderson RE, Nugent NL, Gregg AT, Nunn SL, Behr BR. Transvaginal ultrasound-guided embryo transfer improves outcome in patients with previous failed in vitro fertilization cycles. Fertil Steril. 2002; 77:769-75.

[155] Buckett WM. A meta-analysis of ultrasound-guided versus clinical touch embryo transfer. Fertil Steril. 2003; 80: 1037-41.

[156] Brown JA, Buckingham K, Abou-Setta A, Buckett W. Ultrasound versus 'clinical touch' for catheter guidance during embryo transfer in women. Cochrane Data Syst Rev. 2007:CD006107.

[157] Derks RS, Farquhar C, Mol BW, Buckingham K, Heineman MJ. Techniques for preparation prior to embryo transfer. Cochrane Data Syst Rev. 2009:CD007682. 1

[158] Confino E Jr., Tur-Kaspa I. Ultrasound role in embryo transfers. In: Stadtmauer LA, Tur-Kaspa I, eds. Ultrasound Imaging in Reproductive Medicine: Advances in Infertility Work-up, Treatment, and ART. New York: Springer, 2014:xvii, 360 pages.

[159] Letterie GS. Three-dimensional ultrasound-guided embryo transfer: A preliminary study. Am J Obstet Gynecol. 2005; 192:1983-7; discussion 7-8.

[160] Gergely RZ, DeUgarte CM, Danzer H, Surrey M, Hill D, DeCherney AH. Three dimensional/four dimensional ultrasound-guided embryo transfer using the maximal implantation potential point. Fertil Steril. 2005; 84:500-3.

[161] Gergely RZ. 3D/4D ultrasound-guided embryo transfer targeting maximum implantation potential point increases pregnancy rate, reduces complications. Reprod Biomed Online. 2010; 20:7.

[162] Saravelos SH, Li TC. Ultrasound-guided treatment of intrauterine adhesions in the outpatient setting. Ultrasound Obstet Gynecol. 2017; 50(2):278-280. doi: 10.1002/uog.16218.

[163] Delvigne A, Dubois M, Battheu B, Bassil S, Meuleman C, De Sutter P, et al. The ovarian hyperstimulation syndrome in in-vitro fertilization: A Belgian multicentric study. II. Multiple discriminant analysis for risk prediction. Hum Reprod. 1993; 8:1361-6.

[164] Aboulghar MA, Mansour RT. Ovarian hyperstimulation syndrome: Classifications and critical analysis of preventive measures. Hum Reprod Update. 2003; 9:275-89.

[165] Gebril A, Hamoda H, Mathur R. Outpatient management of severe ovarian hyperstimulation syndrome: A systematic review and A review of existing guidelines. Hum Fertil (Camb). 2018; 21(2):98-105. doi: 10.1080/14647273.2017.1331048.

[166] Connolly A, Ryan DH, Stuebe AM, Wolfe HM. Reevaluation of discriminatory and threshold levels for serum beta-hCG in early pregnancy. Obstet Gynecol. 2013; 121: 65-70.

[167] Doubilet PM, Benson CB, Bourne T, Blaivas M, Society of Radiologists in Ultrasound Multispecialty Panel on Early First Trimester Diagnosis of Miscarriage and Exclusion of a Viable Intrauterine Pregnancy, et al. Diagnostic criteria for nonviable pregnancy early in the first trimester. N Engl J Med. 2013; 369:1443-51.

[168] Whitworth M, Bricker L, Neilson JP, Dowswell T. Ultrasound for fetal assessment in early pregnancy. Cochrane Data Syst Rev. 2010:CD007058.

[169] Tanaka Y, Mimura K, Kanagawa T, Kajimoto E, Takahashi K, Kakigano A, Fujita S, Kinugasa-Taniguchi Y, Endo M, Kimura T. Three-dimensional sonography in the differential diagnosis of interstitial, angular, and intrauterine pregnancies in a septate uterus. J Ultrasound Med. 2014; 33:2031-5.

[170] Jiang LY, Wang PH, Lee HY, Chen CY. Diagnosis of interstitial ectopic pregnancy using a three-dimensional high-definition live rendering image. Taiwan J Obstet Gynecol. 2015; 54:465-6.

[171] Arleo EK, DeFilippis EM. Cornual, interstitial, and angular pregnancies: Clarifying the terms and a review of the literature. Clin Imaging. 2014; 38:763-70.

[172] Chen Z, Wang Z, Du M, Liu Z. Artificial intelligence in the assessment of female reproductive function using ultrasound: A review. J Ultrasound Med. 2021 Sep 15; 41(6): 1343-53. doi: 10.1002/jum.15827.

59

精子复原技术
临床部分和实验室处理

Herman Tournaye, Neelke De Munck, Patricio Donoso Pozo 和 Francisco Osorio Martini

引 言

在过去的三十年里,男科学领域发生了一些变化,经验性治疗逐渐被辅助生殖技术所取代,即宫腔内人工授精、体外受精(IVF)和卵胞质内单精子注射(ICSI)。特别是 1992 年引入的 ICSI[1,2],完全改变了男性不育的临床治疗方法,甚至为无精子症的男性患者提供了一个新的生育机会。单个精子可以注射到卵母细胞中,进而实现正常的受精、胚胎发育和着床。不仅是射精精子,附睾或睾丸里的精子也可以用于 ICSI。对于非梗阻性无精子症(NOA)患者,可以对睾丸里的精子进行提取,因为精子发生的孤立灶持续存在。在患有阻塞性无精子症(OA)和 NOA 的男性中,1993 年和 1995 年首次报道了使用附睾和睾丸里的精子使得女性成功受孕的研究[3-6]。在 ICSI 中手术取精已成为男科学的常规技术。目前,有几种技术可用于提取附睾或睾丸里的精子,以便根据特定的临床环境做出最佳选择。ICSI 也加强了非手术相关技术的作用,以便提取不射精症男性患者的精子。

什么是无精子症

大多数无精子症患者患有原发性睾丸功能衰竭(60%)[7,8]。由于这些患者没有表现出任何梗阻的临床症状,通常他们被称为 NOA 患者。然而,在少数情况下,无任何梗阻的无精子症是低促性腺激素性性腺功能减退的结果(即缺乏足够的激素刺激来支持精子发生),这些患者的精子在发生过程中停滞在早期成熟阶段,而用卵泡刺激素(FSH)和人绒毛膜促性腺激素治疗可帮助恢复精子发生[9]。因此,这些患者不被称为 NOA,并且不需要手术来提取精子。

无论是否伴有局灶性精子发生,原发性睾丸衰竭的无精子症患者要么表现为生殖细胞发育不全(仅 Sertoli 细胞),要么表现为成熟阻滞,要么表现为更严重的生精功能低下,要么表现为睾丸组织病理学上的小管硬化和萎缩。

生殖细胞发育不全可能是医源性的,诸如辐射或化疗,也可能是先天性的,例如克氏综合征或 Y 染色体长臂上缺失等遗传性疾病。然而,在许多情况下,导致生殖细胞发育不全的原因尚不清楚,许多患有原发性睾丸功能障碍的患者现在被认为患有睾丸发育不良综合征,这是一种先天性发育障碍,可导致生精功能障碍、睾丸退化(隐睾症),并最终导致更严重的尿道下裂[10],这些患者也有更高的睾丸癌风险。

患有 NOA 的男性在睾丸组织学上也可能表现为成熟阻滞。成熟阻滞可能由病毒性睾丸炎、辐射和/或化疗、Yq 缺失引起,还有一些其他原因,包括全身性疾病或暴露于促性腺毒素。此外,特发性成熟阻滞也较为常见。除了尚未揭示的遗传原因外,睾丸发育不良综合征可能也是 NOA 的病因。

少部分 NOA 患者在睾丸组织学上表现为管状硬化和萎缩,这可能是睾丸扭转、血管损伤或感染造成的,也是 Klinefelter 综合征患者的常见表现。

生精功能低下在输精管中精子发生的所有阶段都存在,只是每个患者的患病程度不同。因此,生精功能低下也是 NOA 的一种,事实上通过手术很大程度上能成功取精[6]。

许多关于睾丸精子或精子细胞辅助生殖技术(ART)的研究使用的定义并不合适,通常并没有考虑梗阻情况。根据世界卫生组织(WHO)ART 的指南,“NOA”的诊断应根据组织病理学结果,而不是仅根据 FSH 水平或睾丸大小等临床指标[8,11,12]。在睾丸大小正常的无精子症患者中,有三分之一存在睾丸衰竭;另一方面,小睾丸或 FSH 升高并不妨碍正常的精子发生,当睾丸活组织检查显示精子发生正常或轻度生精功能低下时,提示存在排泄管道梗阻。然而,上述患者的一个重要亚组中,不会出现梗阻的临床症状。准确区分这两种类型的无精子症尤为重要,因为几乎所有 OA 和生精功能低下的患者都可以获得精子,但在没有组织病理学进行初步筛选的情况下,只有 40%~50%的未筛选的 NOA 患者可以获得精子[13]。

患者是否需要取精手术

对于OA患者,可以通过手术矫正(即血管附睾吻合术、血管吻合术或经尿道前列腺切除术)来恢复生育能力。当矫正手术失败或不需要手术时[如先天性双侧输精管缺失(CBAVD)的患者],则需要进行取精手术。

大多数取精手术的方法被描述得比较简单。然而,在一些无精子症患者中,这些简单的手术并不适用。当诊断为无精子症时,需要进行适当的临床检查,以确定其病因与最佳的治疗方案。如果无精子症是激素缺乏引起的继发性睾丸功能衰竭,如低促性腺激素性性腺功能减退症,建议必须使用激素替代疗法。

通常无精子症的诊断是在精液未离心的情况下进行的。在1 800×g的转速下,对精液离心至少5 min,可能会在沉淀物中发现精子,而这样的精子可能可以用于ICSI[14]。2007年,Swanton等人进行了一项全国调查,包括英国所有70个IVF单位,结果显示,91%的IVF单位常规进行扩展的精子准备(ESP)。在同一篇文章中,牛津生育中心介绍了87名无精子症男性的病例,其中22%的病例被ESP识别出精子,排除了尝试输精管结扎未成功的患者之后,这一比例上升到30%[15]。对于NOA的患者,在进行手术取精之前,需至少进行一次射精精液离心后分析。只有在离心后的沉淀中没有发现精子,或者只发现不动的、无活力的精子时,才需要手术取精,以避免使用DNA严重损伤的精子进行ICSI。

不射精症不等于无精子症

对于没有顺行或逆行射精的不射精症患者,手术取精已成为辅助生殖获得精子的常用手段。然而,考虑到这些男性辅助射精的效率,只有在阴茎震动刺激(PVS)或电射精(EEJ)失败时才考虑手术取精。

对于PVS或EEJ不适用的不射精症患者,可以对附睾或睾丸进行手术取精[16]。当这些一线取精方法均不适用时,最好将不射精症患者,特别是脊髓损伤(SCI)患者转介到专门的服务机构,在那里可以进行辅助射精和精液冷冻保存。震动或电刺激是一种非侵入性技术,可以在没有任何麻醉的情况下对截瘫男性使用。现在,EEJ是一种适用于脊髓损伤的男性患者取精的成熟技术[17]。由于SCI男性患者手术后阴囊血肿或局部感染可能需要很长时间才能愈合,因此只有在这些非侵入性技术不适用时,才采用手术取精。这种情况下,输精管抽吸术可能更为合适,因为其医源性梗阻的风险较低[18,19]。即使是在少弱畸形精子症的情况下,射精的精液也可以冷冻保存以备后期使用。只有在不能射精的患者出现原发性睾丸功能衰竭或辅助射精技术无法产生可用于ICSI的精子时,才能考虑睾丸手术取精。这类患者最好避免使用附睾精子抽吸技术,因为其医源性附睾梗阻的风险较高。输精管抽吸可作为射精后尿液取精的替代方法[20],用于逆行性未射精的患者[19]。

ARTs治疗期间可能会发生心因性不射精症,对于这些患者,辅助射精结合ART是一种有效的方法,可以获得满意的受精率、妊娠率和活产率[21]。

接受IVF治疗的患者也可能患有勃起功能障碍。如果用枸橼酸西地那非治疗失败,辅助射精可以帮助获取精子[22]。在一些脊髓损伤导致不射精症的患者中,前列腺按摩是一种简单、替代、无创的方法,可获得用于ART的精子[23]。

PVS和EEJ诱导射精

不射精症可能是心因性的,也可能是脊髓损伤或腹膜后淋巴结清扫导致的。这三种病因几乎占病例的95%。糖尿病性神经病变、多发性硬化、帕金森病以及主动脉-髂动脉手术、结肠手术或膀胱颈手术是较不常见的病因。偶尔,不射精症与药物有关:抗抑郁、抗精神病和降压药物可能诱发不射精症。

鉴于不射精症男性诱导射精的治疗效率较低,PVS(图59-1,附录中方案2)和EEJ(图59-2,附录中方案1)可被视为不射精症的一线治疗方法[24]。

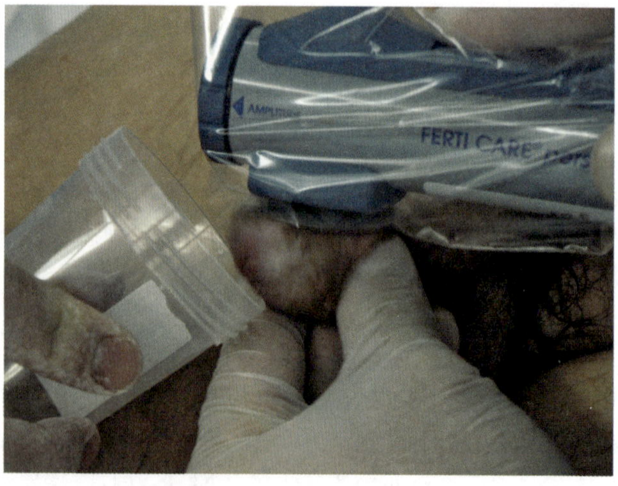

图59-1 阴茎振动刺激。振动器应提供至少2.5 mm的峰对峰的高振幅,频率约为100 Hz。振动部分施于阴茎龟头腹侧和系带

临床工作中,更推荐使用PVS,因为它比EEJ侵入性更小,成本更低。而且据报道,PVS后的精液质量比EEJ

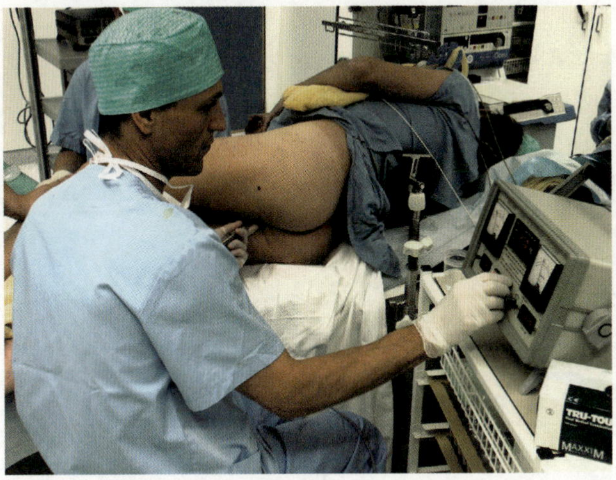

图 59-2 电射精。患者侧卧位,将刺激探头轻轻插入直肠,电极面向前列腺

后的精液质量好,特别是在脊髓损伤的男性中[25]。如果使用得当,PVS 可以使一半的不射精症患者恢复射精[25]。

在 SCI 的情况下,每个计划进行 PVS 的患者都应该进行男科检查和完整的神经学检查。在脊髓损伤的男性中,PVS 的成功依赖于腰骶部以上脊髓的完好功能。当脊髓损伤横断在 T6 或更高时,PVS 手术期间可能出现自主神经反射障碍引起的血压升高,因此,需要密切监测血压,当发生急性高血压时,可舌下含服 10~20 mg 硝苯地平,或者静脉给予 5 mg 乌拉地尔。有自主神经反射障碍病史的脊髓损伤患者,应在 PVS 开始前约 15 min 预防性给予 10 mg 硝苯地平。

SCI 患者在手术当天早晨需要饮用 500 mL 含有 600 mg 碳酸氢钠的水,以碱化尿液。排空膀胱后,用有缓冲作用的精子制备培养基冲洗膀胱,大约 50 mL 的这种培养基留在膀胱中。振动器的振动部分放在阴茎龟头后面和阴茎系带上。然后慢慢变换位置,找到反应性触发点。根据文献报道,射精可以发生在 10 s 到 45 min 内,但通常在尝试 10~15 min 后,PVS 就停止了。尽管与 EEJ 相比,其频率较低,但 PVS 期间也有可能发生逆行射精。SCI 患者出现脸红、鸡皮疙瘩、腹部肌肉和腿部痉挛,均可能表明射精。一般来说,约 55% 的 SCI 男性可射精,对于 T11 以上的脊髓损伤男性中,射精率可达到 88%[16]。

高振幅阴茎振动刺激器目前已经是较为经济的治疗方法。因此,由于不射精症而不孕的夫妇可以在家里使用 PVS 来尝试怀孕,或通过定期射精来提高精液质量[26]。由于自主神经反射障碍的风险,家用款阴茎振动刺激器可能不适用于 T6 以上的脊髓损伤的男性。PVS 也可用于心因性不射精症的男性,他们不需要像 SCI 男性那样有所准备。然而,这种方法在心因性不射精症患者群体中的有效性,文献证据略显不足[27]。

EEJ 是 PVS 失败时的治疗选择。EEJ 是一种最初用于从濒危物种获得精子的技术。在 20 世纪 80 年代末,该技术成功应用于临床工作中[28]。患者应接受与 PVS 相同的检查和相关准备。对于 EEJ,无脊髓损伤或有不完全性脊髓病变的患者需要全身麻醉。麻醉期间不应使用抗交感神经药物。至于 PVS,T6 或以上病变的 SCI 男性必须密切监测自主神经反射障碍,并进行相关预处理(如本章前面所述)。

患者采用侧卧位。由于 EEJ 探头有烧伤直肠的风险,建议使用带有内置温度传感器的设备。

EEJ 探头插入直肠,电极面向前列腺。对于脊髓损伤的男性,通常建议进行初步的直肠指检和肛门镜检查。每次重复刺激施加最大 5 V 的电刺激 2~4 s。无论患者是顺行还是逆行射精,当治疗过程中,不射精症患者没有射精时,电压可以逐渐增加,大部分患者的射精一般发生在电压低于 25 V 的情况下。在刺激过程中,助手收集顺行射精射出的精液。操作结束后,肛门镜复查以确保没有直肠病变发生,患者取截石位,并冲洗膀胱以收集逆行射精射出的精液。这一方法可以在 80%~95% 的患者中成功取精[16,28]。根据获得的标本质量,可以进行宫腔内人工授精或 ICSI 辅助生殖。简而言之,不射精症男性,尤其是 SCI 男性,其精液质量和精子功能都可能因活性氧积累、神经支配丧失、男性附属腺体感染、感染后部分梗阻或感染后原发性睾丸功能衰竭而恶化。因此,ICSI 的引入极大地改变了不射精症患者的观念[16,29]。事实上,通过 ICSI 技术,脊髓损伤的男性即使在精子质量有限的情况下,也可以在基因水平上拥有属于自己的孩子。在一项小型回顾性研究中,对前列腺按摩、EEJ 和睾丸切开取精术(TESE)在 ICSI 受孕方面进行了比较。结果表明,这三种技术有着相似的妊娠率和活产率[23]。随后的一项研究表明,脊髓损伤男性通过 PVS 或 EEJ 获得的精子进行 ICSI,与非脊髓损伤男性的活产率相似[30]。

提取附睾或睾丸精子的方法

如果离心后不能从射出的精液中获得可运动的精子,则必须进行取精手术。目前,有多种方法可从输精管、附睾或睾丸中获得精子[19,31,32]。治疗方法的选择取决于无精子症的类型(非梗阻性或梗阻性)、手术技巧和特定环境下可用的技术。如果精子必须在门诊上取出,则应采用与局部麻醉相兼容的技术。

对于 OA,有几种方法可用。图 59-3 给出了以获得最佳成熟状态的精子为目标的算法。如果梗阻的原因或位置都是未知的,可以对 OA 患者进行阴囊探查。这不仅

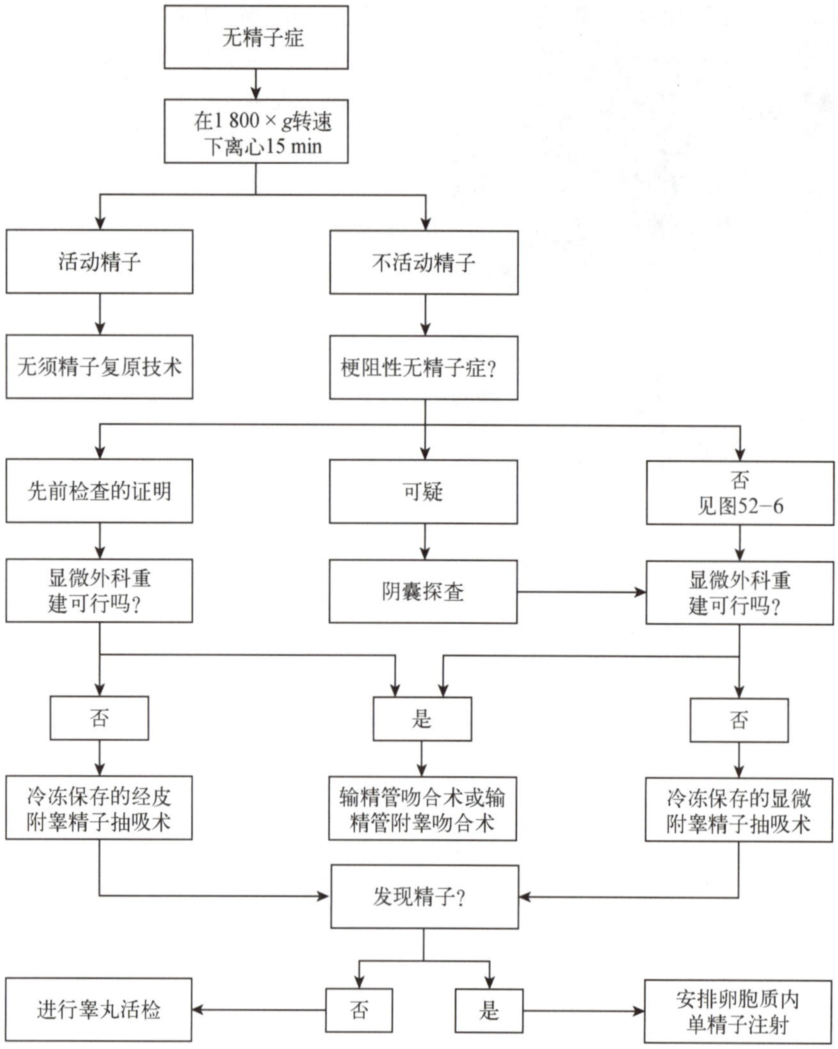

图 59-3　梗阻性无精子症患者的治疗算法

可以揭示梗阻的原因和位置,确认了 OA 的诊断,还有可能进行重建手术。如果没有手术矫正的可能性,或女性生育能力低下,那么可以进行手术取精。在女性生育能力正常的夫妇中,ICSI 结合手术取精技术可产生与显微重建手术相近的累计分娩率[33]。

为了手术取精,可在阴囊探查时进行显微手术附睾精子抽吸术(MESA),使用该技术可获得 90%以上的取精成功率 (图 59-4,附录中方案 7)[34]。通过附睾取精获得的精子可以冷冻保存以备后期使用[35]。一项荟萃分析显示使用新鲜和冻融后的附睾精子,在受精率(RR:1.02; 95% CI:0.96~1.08)或着床率(RR: 1.17; 95% CI:0.86~1.59)上并无差异[36]。尽管使用新鲜附睾精子的临床妊娠率明显较高(RR: 1.20; 95%CI:1.0~1.42),但在持续妊娠率上并无差异(RR: 1.17; 95%CI:0.96~1.43)[36]。

然而,如果术前检查表明显微重建手术疗效不佳,那么可以选择经皮附睾精子抽吸术(PESA)(图 59-5,附录中方案 3),虽然该方法可能会导致附睾损伤和纤维化,但

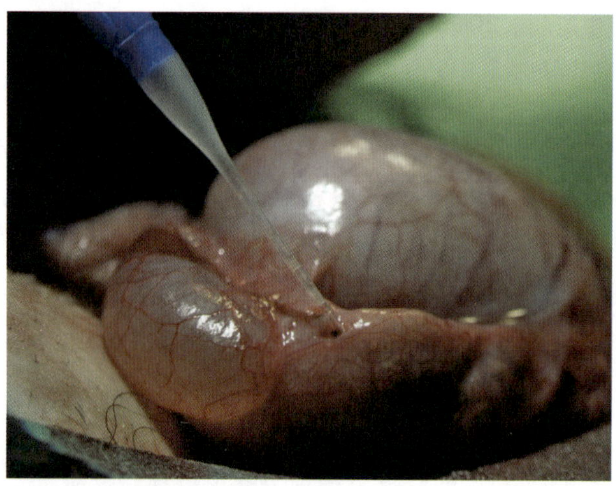

图 59-4　显微附睾精子抽吸术。在扩张的小管中进行微切口后,暴露附睾,收集附睾液

当无法重建时,这个方法为最佳选项。当使用附睾精子进行 ICSI 时,为了不影响同期 ICSI 周期的成功率,必须获得 DNA 损伤水平低的精子(例如活动精子)。随着时间的推

移,附睾精子可能会累积 DNA 损伤。Ramos 等人通过末端脱氧核苷酸转移酶介导的 dUTP 缺口末端标记(TUNEL)试验表明,从附睾获得的精子 DNA 损伤率为 17%。从睾丸获得的精子 DNA 损伤率为 9.3%,从精子捐献者处获得的新鲜精子 DNA 损伤率为 6.2%[37]。然而,在手术取精的活动精子中,最终 DNA 损伤率低于 1%,与供体精子相当[37]。当使用活动精子时,用于 ICSI 的附睾精子和睾丸精子在受精率和活产率方面没有差异[36]。PESA 具有较高的取精成功率,能够为 80%以上的 OA 患者提供活动精子以进行 ICSI[38,39]。在 PESA 失败的情况下,可以进行睾丸取精,尽管使用附睾精子 ICSI 后的活产率高于使用睾丸精子的活产率[40]。

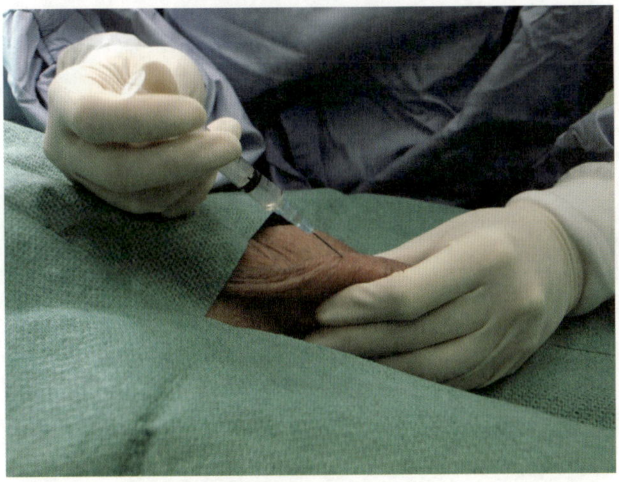

图 59-5　经皮附睾精子抽吸术。用 19 号或 21 号针经皮盲穿后,触诊附睾,收集附睾液

在 OA 男性中,睾丸精子可以通过细针穿刺(FNA)或开放睾丸活检获得(图 59-6,附录中方案 4 和方案 5)。就 OA 的结果而言,这两种方法相似,但开放活检后获得的精子数量更多。因此,当需要冷冻保存时,睾丸活检通常是首选方法[41]。有文献报道睾丸抽吸的替代方法可以产生更多的精子[32,42],在这些抽吸技术中,要么使用直径较大的针来获得圆柱状的组织块,要么在刺穿或切开白膜后用微型镊子拔出生精小管。与 FNA 相比,这些替代方法对患者都不太友好,需要局部区域麻醉,有时甚至需要在阴囊皮肤上用锋利的刀片做一个小切口。它们的主要优点是,由于获得的精子数量较多,冷冻保存简单有效。

对于患有 OA 的男性,如果需要通过手术取精进行 ICSI,患者和外科医生都可以决定采用哪种方法。当需要冷冻保存精子时,PESA 是首选方法,当通过 PESA 获取有活力的附睾精子失败的时候,TESE 是次选。这两种技术方法都可以获得足够多数量的精子用于冷冻保存。

当考虑微创技术(“无瘢痕技术”)时,PESA 再次成为

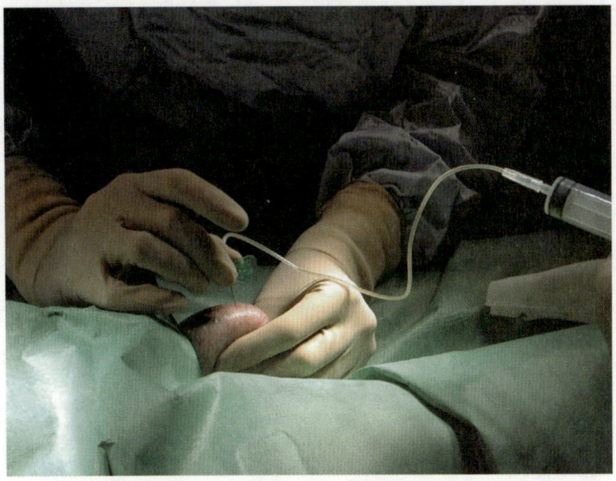

图 59-6　睾丸细针穿刺抽吸术。使用微量的精子准备基质填充 21 号细针,刺穿睾丸肿块并收集抽吸物

首选方法,其次是 FNA。然而,FNA 所能获得的精子数量有限,阻碍了常规冷冻保存。

图 59-7 显示了我们目前对 NOA 患者愿意接受 ICSI 治疗方案的算法图,这一算法结合了精子冷冻保存以及患者友好性的特征。

TESE 是 NOA 中常用的取精技术,平均取精成功率为 40%~50%[43,44]。虽然睾丸组织学仍然是评估取精成功率最佳预测指标[45-47],但在无精子症男性中,睾丸体积和血清 FSH 被作为非侵入性评估参数,然而,它们的预测能力仍然有限,并且受 NOA 患者群体的异质性影响[44,46-49]。目前,有研究驳斥了抑制素 B 在取精评估中的预测作用[50-53]。其他非常规标记物(如瘦素)已被报道可预测 TESE 取精成功率[54],且由于单一参数对 TESE 结果的预测灵敏度较低,因此已有研究结合了多个参数建立相关预测模型[54,55]。然而,目前这种预测模型是否适用于所有无精子症男性仍有待验证[56]。

一些作者设想人工智能可能是解决方案,机器学习方法可以被应用于改进预测模型。Zeadna 等人报道,使用梯度增强树算法在预测 TESE 结果时可以实现高灵敏度(91%)和中等特异度(51%)[57]。在他们的研究中,使用该算法可以避免 119 例患者中的 20 例患者(占 TESE 失败患者的 50%)的手术干预。这项研究有很多局限性。然而,机器学习模型以及未来的深度学习可能会对临床医生和患者的决策做出有价值的贡献。

除了临床参数和激素检验外,睾丸多普勒超声也可以预测取精成功与否,但其敏感性也不超过 50%[58,59]。近年来,磁共振(MRI)作为一种非侵入性成像方法,可以用于预测精子能否成功取出。Ntorkou 等人报道了睾丸体积、表观扩散系数(ADC)以及磁化传递比(MTR)等 MRI 参数有助于预测 mTESE 后获得精子的可能性[60]。

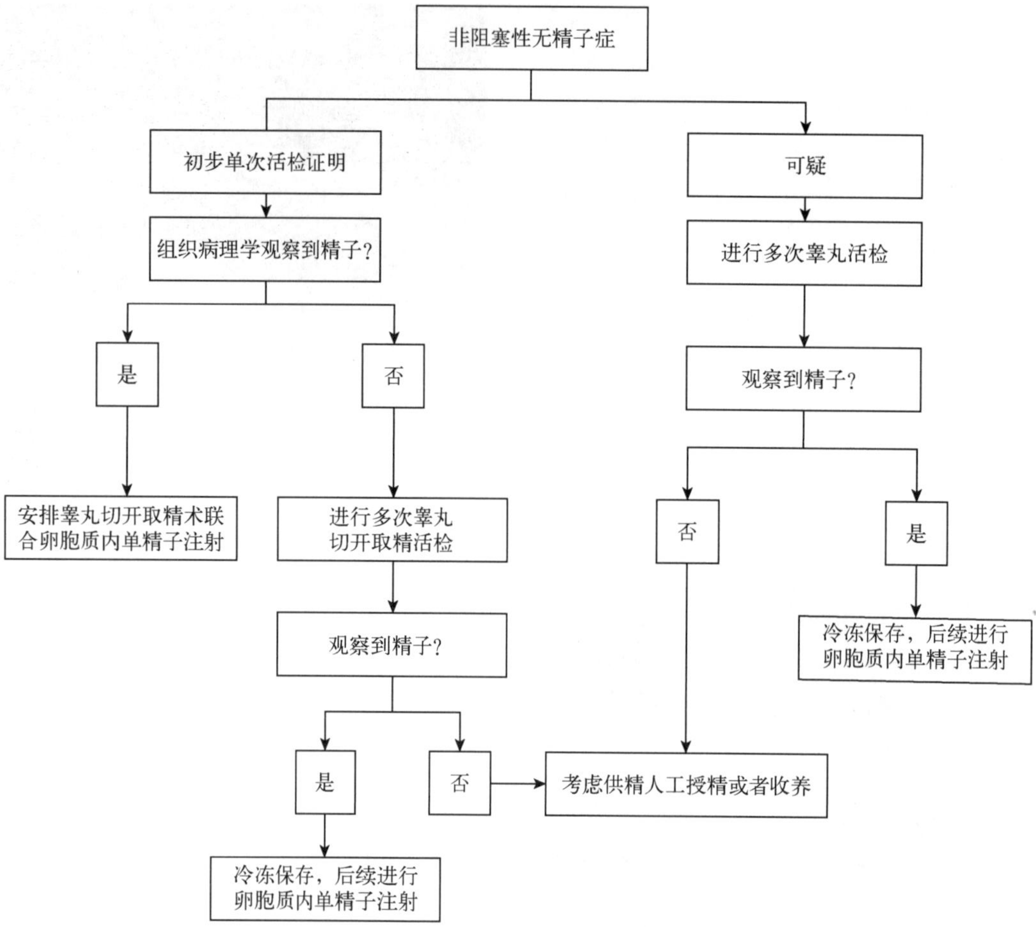

图 59-7　非阻塞性无精子症患者的治疗算法

最具侵入性的 TESE 预测策略是“睾丸绘图”。根据一个组织模型，在不同部位对睾丸进行抽吸，然后对这些抽吸物进行细胞学检查，但这种方法的灵敏度低于 50%。Bettella 等人的一项研究报道，在睾丸组织学上只有 Sertoli 细胞的 70 例患者中，“绘图”里未显示任何精子，然而，在随后的 TESE 手术中，这些患者取精成功率高达 41%[61,62]。

虽然只适用于少数患者，但对于无法获取睾丸精液的 AZFa 和 AZFb 缺失的无精子症男性患者，适宜的检测标记物——Yq 缺失检测能够提供可靠的预测[63,64]。对于患有“de la Chapelle 综合征”或 XX (SRY+)男性综合征的罕见无精子症患者也是如此[65]。

关于合适的活检次数，目前仍然存在争议。虽然最初单个睾丸活检被认为是最好的方法[66]，但目前建议从睾丸的不同部位采集多个样本，因为精子发生在整个睾丸中呈斑片状分布[45,67]。此外，有研究表明，TESE 合并多次活检发现活动精子的机会更高[68]。应注意取小块组织，并尽可能避免切割小动脉，以免造成过多的血行受阻。

关于进行活检的最佳位置，两项小型描述性研究报告了相反的结果。Hauser 等人发现三个睾丸部位的精子取出率没有差异[68]，而 Witt 等人得出结论，睾丸中线位置的精子取出率最高[69]。

如果初步的单次活检显示局灶性精子发生，且存在睾丸精子，则患者及其伴侣可安排在取卵当天进行 ICSI 和 TESE。Vernaeve 等人报道，在 TESE 手术成功的患者中，高达 78%的患者发现了精子[70]。

当初步的单次活组织检查未发现睾丸精子时，必须建议进行多次活组织检查的睾丸精子提取手术(图 59-8，附录中方案 6)[6,71]。理想情况下，只有在第一次活检(在体积最大的睾丸处进行)没有发现精子时，才需要进行多次活检取样。由于多次活检可能导致广泛的纤维化和血行受阻[72,73]，因此可以在放大倍数为×40 和×80 的手术显微镜下进行多次切除活检[74]，这种显微手术方法的目的是尽可能多地对膨胀的生精小管进行取样，以减少睾丸损伤。理论上，Micro-TESE(图 59-9)可能对伴有局灶性精子发生的唯支持细胞综合征非常有用，但在成熟阻滞的情况下则效果欠佳，因为成熟阻滞时是否存在局灶生精，在生精小管的直径上没有显著差异。该技术比传统的 TESE 更耗时，需要手术显微镜或高倍率的手术镜，并且可能受到外科医生病例量的影响[75]。一些学者推荐在 NOA 患者 TESE 阴性时，将 micro-TESE 作为一种拯救技术，其取精成功率可达 46.5%[76]。最近的一项系统综述和荟萃分析比较了传统 TESE 和 micro-TESE（mTESE）的精子复原率(SRR),共纳入 15 项研究的 1 890 名患者,作者得出结论,mTESE 获得精子的可能性是传统 TESE 的 1.5 倍(95%CI:1.4~1.6)[77]。尽管如此,该荟萃分析中纳入的研究并不是随机的,并且在患者群体和样本的实验室处理中都显示出很高的异质性,因此无法得出明确的结论。第二项荟萃分析结果提示,在患有(不完全)唯支持细胞综合征,mTESE 可能比 TESE 更有益处,但值得注意的是,他们的数据集仅涵盖小型伪随机研究[78]。此外,近期一项大型回顾性研究报道的 mTESE 取精成功率与大型回顾性研究报道的常规 TESE 取精成功率相似[79,80]。最终,通过近期的大部分荟萃分析(带有反驳意见),可以得出如下结论:相较于 cTESE,目前的证据不能支持 mTESE 在 NOA 患者中具有优势[81-83]。

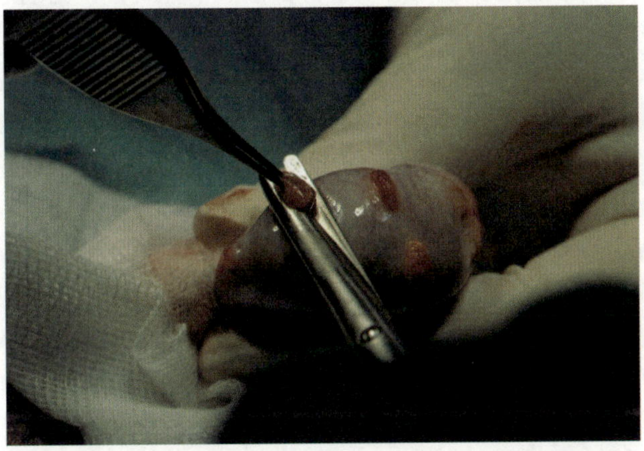

图 59-8　通过开放切除睾丸活检(睾丸精子提取)的多个睾丸取样。在切开白膜时,在避免血管损伤的情况下,从睾丸切取小组织标本

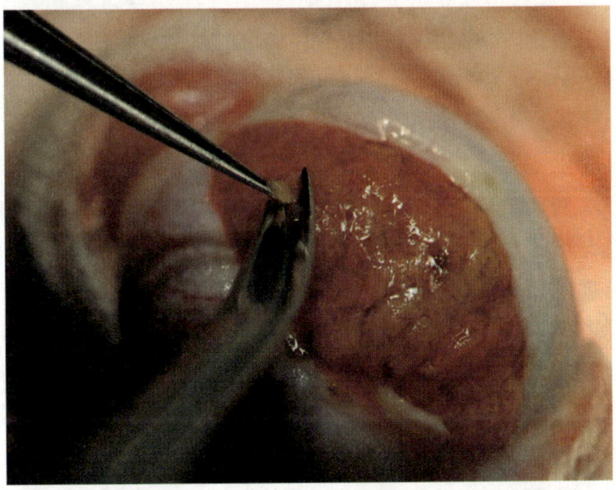

图 59-9　显微镜引导睾丸精子提取(TESE)或显微镜下睾丸切开取精手术。在视野放大后,使用显微剪切除扩张的生精小管

当发现精子时,可冷冻样本以便后期行 ICSI。如果只有少数精子可用或只有少量组织冷冻保存(仅观察到少量精子),我们要求患者在取卵当天做好准备,以防解冻后未发现精子。在文献中,关于使用 NOA 患者冷冻保存精子的数据很少。在 Verheyen 等人的研究中,尽管对活动精子进行了广泛的搜索,但在 97 个周期中,有 20 个(20.6%)无法使用冻融悬浮液,然而,在 14 个周期中成功地使用了备用提取新鲜精子。在治疗前也应考虑供体精液的备用[84]。一项纳入了大量 NOA 男性(574 个 ICSI 周期)的荟萃分析评估了新鲜精子与冷冻保存精子的影响,结果显示受精率和临床妊娠率没有统计学差异[85]。

Klinefelter 综合征是 NOA 的一个特殊亚群,占无精子症男性患者的 11%。同样,在这些患者中,几乎有一半的患者可以获得精子用于 ICSI,并且在 ICSI 后,患有 47,XXY 非嵌合型 Klinefelter 综合征的患者可以实现女方怀孕[86-89]。同样,目前的证据并不表明 mTESE 优于传统的多重 TESE[89]。年龄可能是预测这组患者取精的一个重要参数,如 Okada 等人所示,截断值为 35 岁[90];然而,这一发现并没有被收集的数据所证实[89]。由于这些患者获得的胚胎存在非整倍体的风险,是否应该进行植入前遗传学诊断是另一个重要问题。尽管没有增加 XXY 的特定风险,但 Staessen 及其同事发现 46% 的胚胎染色体异常,性染色体和常染色体异常显著增加[90,91]。这一发现与 Klinefelter 综合征男性相关研究假设一致,其可从 46,XY 睾丸干细胞中获得精子[92,93]。

对 NOA 男性实施 SSR 的最终目标是生育一个基因水平上属于自己的孩子。尽管 NOA 男性(包括 Klinefelter 患者)的取精成功率一般在 40%~50%[81,89],但 NOA 男性患者取精后,SSR 结合 ICSI 的最终分娩率低于预期,即在每次 TESE 手术下成功率为 15%[80,81],Klinefelter 患者也有类似的结果[89,94]。

肿瘤患者是另一个因生殖细胞丢失而有 NOA 风险的亚组。接受化疗的患者必须在开始治疗前储存精液[95,96],然而,在癌症诊断时,由于恶性肿瘤相关因素导致生精抑制,这些患者可能患有无精子症。因此,这些患者可以在开始化疗前,通过睾丸切除术期间的输精管或附睾精子抽吸[97]或 TESE（onco-TESE）技术获取和储存精子[98,99]。一些化疗前没有存储精子的患者出现化疗后无精子症,仍可从 TESE 中获益[100,101]。

为了提高 NOA 患者的取精成功率,可以应用术前药物治疗以试图改善生精功能并最终获得恢复精子[102,103]。雌激素受体调节剂例如枸橼酸氯米芬或他莫昔比,以及芳香酶抑制剂主要侧重于提高睾丸内睾酮水平和 FSH 的产生,但也提高血浆中雌激素和睾酮的水平。

在小型临床试验和病例报告中,用芳香酶抑制剂如睾内酯、阿那曲唑和来曲唑治疗男性不育与 NOA 男性精子产生增加和恢复射精中的精子有关[104-106]。一些作者推测,在睾酮/雌二醇(T/E2)比(<10)较低的患者(如 Klinefelter 综合征患者)中,使用芳香化酶抑制剂可以提高取精成功率[105]。然而,目前尚无芳香化酶抑制剂或枸橼酸氯米芬的大型队列和随机对照试验,因此,对于血清睾酮水平低和 T/E2 比值异常的 NOA 患者,在进行 TESE 之前,应仔细讨论这种药物的使用指征。此外,最近一项更大规模的研究也无法证实上述早期研究和病例报告的结论[107]。

睾丸取精术的主要并发症(特别是在进行多次活检时)包括血肿、感染、纤维化和睾丸萎缩[70,108,109]。

为了获得 NOA 患者的睾丸精子,可以选择侵入性较小的方法,即睾丸抽吸。该技术的主要优点是简单、成本低、微创,与局部麻醉下的 TESE 相比,术后疼痛更少[31]。然而,多项前瞻性研究表明,与切除活检相比,睾丸抽吸术的取精成功率更低[31,110-113]。对于有隐睾病史的患者,从原位癌发展为睾丸癌的风险较高,必须进行切除活检以检查原位癌[114]。

只要缺乏有效的随机试验,关于在 NOA 患者中应首选哪种精子提取技术以保证最佳取精方案的争议将继续存在。虽然许多研究(不幸的是设计不好)关注的是提取精子的手术方面,但只有少数研究涉及在 IVF 实验室中从睾丸样本中提取精子。在许多 IVF 实验室中,精子的提取仅限于显微镜下的观察。然而,通过扩大搜索范围寻找[115]、使用红细胞溶解缓冲液[116,117],以及消化酶[118-120],有助于在实验室中发现精子。一些作者报道,将取精安排在取卵前一天[121],或者使用活力刺激剂,如己酮茶碱,可能有助于从组织中提取活动精子[122-124]。

在实验室中处理睾丸精子

一旦获取的睾丸组织进入实验室,有不同的方法来处理样本以用于 ICSI 或冷冻保存。每种技术都应进行优化,以期提高检测精子的可能性,同时保护精子免受不必要的机械、酶促、氧化和热应激损伤[125]。

睾丸活组织检查的第一步是冲洗(37 ℃),在精子洗涤培养基或 Hepes 缓冲培养基中,冲洗掉组织中的红细胞和成纤维细胞等污染物。然后,通过机械破坏以打开生精小管,并分散存在于小管中的精子。1995 年,Verheyen 和同事[126]比较了不同机械方法来准备睾丸活检组织,发现相较于粗粉碎、涡旋以及电制陶机粉碎,切碎睾丸为最佳方法,其精子活力和正常形态的精子百分比最高。切碎睾丸精通常用无菌剪刀或 18G 针进行,更精细的均质化可以通过反复抽吸,以及通过皮下细针或血管导管针穿刺睾丸组织来实现[127]。与单独切碎相比,机械分散和通过 24 号血管导管针与精子获取率提高 470% 有关[128]。机械处理是一种快速提取精子的技术,但是剪切力引入会带来细胞损伤的风险。在这些切碎步骤之后,使用 400 倍放大镜进行显微镜评估,以识别(可运动的)精子。如果未发现精子,可使用红细胞溶解缓冲液或密度梯度离心纯化睾丸活检样本中的红细胞。丢弃上清后,应将剩余的沉淀物重悬于培养基中并重新检查[129,130]。

除了以机械技术释放精子外,还存在非机械处理技术,如酶消化技术。特别是由于切碎过程并不总是能够将所有精子从生精小管中释放出来,因此切碎技术通常与酶消化技术相结合[130-132]。1997 年,Crabbé 及其同事对酶消化技术进行了优化[133],结果显示Ⅳ型胶原酶似乎是从睾丸组织中分离精子最有效的方法。酶消化的过程是通过将睾丸组织、Ⅳ型胶原酶和 DNase 在 37 ℃下孵育长达 2 h,并定期混合溶液以增加暴露于胶原酶的组织量来完成的。将消化后的组织离心,并用精子培养基或 Hepes 缓冲培养基进行洗涤[134]。Wober 等人[130]最近分享描述了他们的酶消化技术和密度梯度离心技术,以期进一步提高睾丸精子纯度。一项在使用睾丸精子的 839 例 ICSI 周期中比较了机械技术与酶消化技术的回顾性多中心研究显示,使用机械技术后有精子活力的周期率显著提高($P=0.03$)[135]。尽管胶原酶有可能破坏精子细胞膜,但一项关于精子 24 h 活力的研究显示,从接受睾丸切除术(雄激素剥夺治疗的一部分)获取的未处理精子和睾丸组织残留碎片中获得的酶暴露精子,这二者之间没有差异[133]。值得注意的是,如果睾丸活检样本作为诊断性治疗的一部分被取出,不需要进行酶消化,因为冷冻保存过程本身也会“消化”部分组织,使精子在解冻时释放。

睾丸精子的冷冻保存和解冻

对于男性不育症的患者,无论是需要睾丸取精的患者还是严重少精子症患者,睾丸精子的冷冻保存都具有特别重要的意义。尽管解冻后的精子存活率仍在 50% 左右波动[136],但精子冷冻保存可以让夫妇对未来的治疗做出明智的决定(例如,改用供体精子)。此外,精子冷冻保存减少了重复取精的次数,毕竟每次取精过程都可能造成睾丸损伤[125]。为了提高 NOA 患者的成功率,(睾丸)精子的冷冻保存技术在不断改进,比如最近的单精子冷冻保存技术[137]。

慢速冷冻技术对精子的影响最初由 Sawada 等人于

1967年提出[138],后来得到Leibo的[139]证实,其研究证实了细胞外结冰、质膜损伤和细胞死亡。缓慢的解冻速度也会使冰晶最大限度地生长,从而产生额外的破坏力[140]。此外,在冻融循环过程中形成的活性氧会对精子的不同细胞区室和遗传完整性构成威胁。因此,调节冻融循环的冷冻和升温速率,以及使用冷冻保护剂和精液填充剂,是防止相变致死性细胞损伤并最终提高精子冷冻存活率的方法。除了优化渗透压和保持膜完整性外,精液填充剂还为精子代谢提供了替代能源,并减少了精子细胞内磷脂的分解[141]。

1995年Craft和Tsirigotis首次证明了冷冻-解冻周期可成功获得精子[142],随后Romero及其同事[143]成功地用冷冻保存的睾丸精子使卵母细胞受精,尽管没有实现妊娠。此后不久,Oates等人[127]发表了10对NOA男性夫妇的病例报告,结果显示,使用冷冻睾丸精子受精率为48%,妊娠率为11%。一项荟萃分析比较了NOA患者新鲜和冷冻保存的睾丸精子,二者之间的受精率和妊娠率并无显著差异[144]。

目前睾丸精子冷冻保存技术包括慢速冷冻(SF)、快速冷冻(RF)和超快速冷冻(URF)方案。在这三种方案中,将睾丸精子滴入常用的冷冻保护剂中,包括蛋黄和细胞内甘油,蛋黄补充了膜流动性和顶胞苷/原顶胞苷酶系统稳定性所必需的脂质,细胞内甘油能穿透细胞,取代大部分细胞内水分,降低细胞内凝固点[145-147]。将SF和RF方案比较后,发现RF方案在精子解冻后的运动能力和低温存活方面具有优势,但二者在解冻后精子形态和精子DNA完整性方面没有差异[148]。最近对URF和SF的研究表明,两种方案在冷冻保存一个月后,解冻后的精子活力都有统计学意义上的降低;然而,两种方案之间的差异并不显著($P>0.05$)[149]。

已有研究评估了各种储存和解冻温度的影响,以确定最佳冷冻保存温度。将-70 ℃的储存温度与-196 ℃的常规储存温度进行比较,结果表明-196 ℃组在初始冷冻7天和3个月后,解冻的精子在活力方面具有优势[150]。解冻方案需要注意调节解冻温度,以防止细胞体积和细胞损伤的快速、剧烈变化,这些变化与水进入细胞以及甘油交换有关[145]。三种解冻方案包括在室温下解冻15 min,在室温下解冻10 min和37 ℃水浴10 min,或37 ℃水浴解冻10~20 min。与10 min室温解冻和37 ℃水浴相结合的解冻方案对比,37 ℃水浴20 min的解冻方案的精子具有更高的快速线性运动和活力百分率,顶体损伤也较少[151]。

大体积(300~500 μL吸管)冷冻保存睾丸精子的一个主要问题是在解冻后寻找精子。这就迫切需要优化单精子冷冻保存方案。该技术允许在单个设备上冷冻保存单个或几个精子。其重要性在睾丸活检中显而易见,在严重少精子症、死精症患者,甚至生育力保存的患者中也是非常重要。已有大量不同的生物和非生物载体进行了测试,如空透明带或Volvox globator球体、聚化海藻酸胶囊、迷你吸管、5 mm铜环、海藻酸钙珠、透明质酸微胶囊、微滴、cryolock、琼脂糖凝胶微球。Liu和Li最近对这些载体的研究结果进行了综述[136]。2009年的一项初步的系统综述表明,所有载体的取精率为79.5%(95%CI:59%~100%),冷冻存活率为46.5%(95%CI:8%~85%),受精率为42.5%(95%CI:18%~67%)[152]。近期,Huang及其同事在一项系统综述中对13个载体进行了评估[153],结果显示取精率提高至92%(95%CI:87%~96%),生存率[76%(95%CI:69%~83%)]和受精率[63%(95%CI:58%~67%)]也得到了大幅提高,分娩率为40%(95%CI:12%~71%)[154,155]。

尽管单精子冷冻保存近期成果喜人,但对于这一特殊患者群体,仍需要进一步深入的研究来实现最佳冷冻保存。

睾丸取精:下一步是什么

在早期的报道中,使用睾丸精子ICSI后的妊娠率与使用附睾精子ICSI后的妊娠率相当[36,156]。然而,最近发现使用睾丸精子的结局不如使用附睾精子[40]。不幸的是,所有这些报告都是基于回顾性病例报告,因此,缺乏支持在OA男性中使用附睾精子的高质量证据。

与OA患者的精子或非无精子症男性射精精子相比,使用NOA男性患者睾丸精子ICSI后的受精和胚胎发育率更差[157,158]。这一现象的原因尚不清楚,但NOA男性的异倍体发生率较高[159],由于异倍体和嵌合体胚胎发生率较高,植入前遗传学检测(PGT-A)可以作为改善无精子症男性的胚胎选择的一种方法[160,161]。然而,通过全面染色体筛查的PGT-A是否对NOA男性的ICSI有任何益处仍有待证实[162,163]。

在比较NOA男性ICSI的报道时,各种报道之间确实存在显著差异,主要是由于患者选择、研究样本量和NOA定义的差异[80]。通常,NOA患者的ICSI成功率在不同的患者群体都有报道,其最终可获得睾丸精子,但差异较大[158,164]。只有少数研究提供了ICSI后的累计分娩率或妊娠率的数据;然而,这些研究同样只包括取精成功的患者,因此高估了妊娠率和活产率[165-167]。

目前,只有一项回顾性队列研究报告了对未选择的NOA男性患者进行TESE和ICSI的纵向研究,结论是虽然四分之一的夫妇接受ICSI后会实现活产,最终只有七分之一接受 TESE 的男性会生下一个基因水平上属于他们自己的孩子[80]。

研究报道中,关于无精子症患者手术取精行 ICSI 后的妊娠结局和新生儿数据的数据很少。而且此类研究通常不区分来源(附睾 *vs.* 睾丸)或睾丸功能(阻塞性 *vs.* 非阻塞性)[168,169]。

到目前为止,基于现有的少数研究,与使用射出精子 ICSI 后出生的孩子相比,没有迹象表明使用无精子症男性的附睾或睾丸精子与新生儿健康问题、先天性畸形或非整倍体的风险增加有关[168,170]。

基于小样本量的研究数据并未显示使用 NOA 男性睾丸精子与使用 OA 男性睾丸精子后,怀孕之间有任何差异[171,172]。

因此,应告知患者,ICSI 治疗对于由 OA 导致的男性不育症是一种成功的治疗方法,而 ICSI 治疗 NOA 有许多局限性:首先,睾丸精子的获取机会较小;其次,ICSI 本身的结局也有局限性。据报道,手术取出精子的 ICSI 与射精精子的 ICSI 在安全性方面相似;然而,这迫切需要更长的随访时间,并开展充分有力的前瞻性队列研究进行佐证。

附 录

方案 1:EEJ

适应证

PVS 难治性不射精症。

患者准备

对于脊髓损伤的男性,必须对尿液进行初步的微生物检查。无直肠准备(如肛裂)。手术前 12 h 液体摄入量限制在 500 mL。

患者在 EEJ 前必须排空膀胱。对于 T6 及以上病变的脊髓损伤男性,必须监测血压。舌下含服硝苯地平 10~20 mg 以预防自主神经反射异常相关的高血压。乌拉地尔 5 mg 静脉推注是硝苯地平的替代方案。

患者只穿上衣,取截石位。用消毒液(如:HAC,捷利康:医院消毒浓缩液-含氯己定)消毒操作区。

EEJ 步骤

Nelaton 膀胱导管的尖端浸入用于 IVF 的无菌液体矿物油中。将 10 mL 精子制备培养基滴入尿道后,将导管轻轻插入膀胱,排空膀胱后,测量尿液 pH 值。然后用 200 mL 培养基冲洗膀胱。排空后,将 50 mL 培养基留在膀胱中,以收集逆行射精的精子。将患者置于侧卧位。对于脊髓损伤的患者,手术过程中助手应控制腿部痉挛发生。

电刺激的设备是使用内置温度传感器的。在直肠指检和肛门镜检查后,将一个标准探头轻轻插入直肠。小心地将电极定位在正前方。重复进行电刺激,每次刺激持续 2~4 s。基线电压应为 5 V,根据患者的反应,电压可以适当增加或维持。对于 T6 或更高的脊髓病变患者,万一出现急性高血压,手术必须中止,直到血压再次得到控制。

助手将顺行射精部分收集在装有缓冲精子培养基的无菌容器中。在手术过程中,助手会不断按摩下垂尿道和尿道球部。在 1 mL 注射器的帮助下,射精液滴被冲进容器。当没有观察到顺行射精时,下腹部肌肉和腿部的痉挛以及鸡皮疙瘩等间接迹象的出现可能表明(逆行)射精。当射精停止时,取出探头,再次行肛门镜检查是否存在直肠病变。

然后再次将患者取截石位。对膀胱重新置管,并将膀胱内尿液排空到无菌容器中,以收集任何逆行射精部分。用 100 mL 培养基冲洗膀胱,直到培养基变得清澈。

收集的部分体液被运送到男科实验室进行精子鉴定和下一步操作。可能需要对逆行悬浮液进行离心,或在局部麻醉下进行开放活检。

术后穿着

一次性内裤。

术后患者护理

无。

要求

- 一名操作者
- 两名助手
- Seager Model 14 电射精器 (Dalzell 医疗,美国)
- 肛门镜
- 手动压力计
- Nelaton 导管 ch14 (编号 110)
- pH 值指示条 (默克公司,德国)
- 矿物油 (Sigma-Aldrich 公司,德国)
- 清洗液 (3.5% HAC)
- 50 cc 注射器 (BS-50 ES Terumo)
- 1 mL 注射器 (K-ATS-1000)
- 100 mL 改良 Earle's 平衡盐溶液,含 4-(2-羟乙基-1-哌乙烷磺酸(HEPES),0.4 肝素 Novo 和 2.25%人血白蛋白
- 纱布方巾 10×10

方案 2:PVS

适应证

不射精症。

患者准备

同 EEJ。

PVS 步骤

患者在 PVS 前排空膀胱并测量尿液 pH 值。PVS 是使用高振幅设备进行的。

顺行部分体液被收集到一个无菌容器中,容器中装有缓冲的精子培养基。当 5 min 后没有射精时,PVS 停止。

然后,将患者再次置于截石位。当未观察到逆行射精,但有间接迹象(如鸡皮疙瘩和肌肉痉挛)时,插入膀胱导尿管,并将尿液排空到无菌容器中,以收集任何逆行射精部分(见上文)。收集到的标本被运送到男科实验室进行精子鉴定和进一步操作。

当 PVS 不能诱导射精时,需进行 EEJ。

术后患者护理

无。

要求

- Ferticare 个人振动刺激器 (Multicept ApS 公司,丹麦)
- 手动血压计
- pH 值指示条 (默克公司,德国)
- 清洗液 (3.5% HAC)
- 1 mL 注射器 (K-ATS-1000)
- 50 mL 改良 Earle's 平衡盐溶液,含 HEPES,0.4 肝素 Novo 和 2.25%人血白蛋白

方案 3:PESA

适应证

所有正常生精功能的 OA 病例,如先天性输精管缺失和输精管切除术逆转失败的患者(CBAVD 患者:阅读方案 7 中的"注意事项"一节)。

患者准备

手术的前一天晚上和第二天早上,用氯己定肥皂给患者清洗手术区域,并剃掉该区域的毛发。

可予盐酸哌啶 1 mg/kg 肌内注射,咪达唑仑 2.5 mg 肌内注射。

患者在手术前必须排空膀胱。

患者手术部位完全遮盖住,且只穿一件上衣。用灭菌液(如 HAC, 含氯己定的 Zeneca)清洗操作部位。手术洞巾下,用棉签固定阴茎,这是一块中间有一个直径 5 cm 的小洞的手术洞巾。将睾丸轻轻置于手术区域。透过阴囊皮肤,在精索内注射 1~2 mL 2%利多卡因(不含肾上腺素),以进行局部麻醉。

PESA 步骤

使用 19 号或 21 号针头,附上一个 10 mL 注射器。用一只手的两根手指牢牢握住附睾,另一只手垂直于附睾插入针头。将针插入附睾肿块处,然后在轻微的吸力下轻轻抽出。注意不要移动针头,以尽量减少血液污染和防止附睾损伤。胚胎学家/护士带来 1.5 mL 装满培养基的 Eppendorf 微试管。将针头放入微试管中,用培养基冲洗几次。然后将微试管交给胚胎学家进行精子鉴定。可能需要对悬浮液进行离心。如果没有取到足够的精子,可以重复这个操作。然而,如果在两次抽吸后仍未成功,则应在局部麻醉下进行睾丸抽吸或切开活检。

术后穿着

纱布方巾和一次性内裤。

术后患者护理

患者被告知可能会有一些疼痛,可以服用对乙酰氨基酚(扑热息痛)。如果需要更多止痛药,则应该联系诊所。

要求

- 一名操作者
- 带中心孔的无菌洞巾
- 无碘清洗液
- 10 cc 注射器 (BS-10 ES Terumo)
- 1.5 mL 微试管 (Eppendorf 3810) (需先清洗消毒)
- 含改良 Earle 平衡盐溶液,HEPES, 0.4 肝素 Novo 和 2.25%人血白蛋白的培养基
- 纱布方巾 10 ×10 (35813 Hartmann)

方案 4:睾丸 FNA 取精

适应证

所有正常生精功能的 OA 病例,如先天性输精管缺失和输精管切除术逆转失败(CBAVD 患者:阅读方案 7 中的"注意事项"一节)。

患者准备

同 PESA(见方案 3)。

FNA 手术步骤

使用 21 号 3/4 英寸蝴蝶针;20 mL 注射器。少量培养基被吸入蝴蝶管中,大部分培养基被排出,直到蝴蝶管中只剩下 1~2 mm。液体中可能没有空气。蝴蝶针垂直于睾丸插入,离局麻针的插入部位稍远,因为该部位通常有一些出血。一只手牢牢握住睾丸,另一只手插入蝴蝶针。注意不要移动蝴蝶针,以尽量减少血液污染和防止睾丸损伤。只有当针进入睾丸被膜时,患者才会感到疼痛。操作员或助手需要在 20 mL 注射器上"泵"5~10 次,以抽吸精子。重要的是要保持轻微的负压,以确保抽吸的精子不会被推回睾丸。这是通过柱塞不会返回到末端来确认的。然后将蝴蝶针管封堵在针头附近,随后以平稳、尖锐的动作将蝴蝶针取出,以尽量减少组织损伤和血液污染。

堵塞管道可以防止吸入的血液到达皮肤表面。接着,20 mL 注射器(必须让橡胶停止,可能永远不会与培养基接触)被移除,1 mL 注射器与部分撤回的柱塞连接,这一过程中,蝴蝶管仍然闭塞。否则,可以使用 20 mL 注射器。

胚胎学家/护士带来一个培养皿,培养皿上放置 9 滴培养基(一个中心液滴被 8 个液滴包围)。将蝴蝶针放入培养液液滴中,蝴蝶针管释放,从而去除负压。然后将蝴蝶针中的少量抽吸液和培养基依次注射到每个液滴中。通常这种方式会使用 3~5 个液滴。对含有红细胞的抽吸液进行分馏,这将改善随后在显微镜下的观察效果。然后将培养皿交给胚胎学家进行鉴定。如果没有取到足够的精子,可以重复这个过程。然而,如果在三次抽吸后仍未成功,则应在局部麻醉下进行睾丸切开活检。

术后穿着

同 PESA(见方案 3)。

术后患者护理

同 PESA(见方案 3)。

要求

- 操作者
- 带中心孔的无菌洞巾
- 无碘清洗液
- 20 cc 注射器(BS-20ES Terumo)
- Surflo wings 输液器
- CE 0197 21 号 3/4 英寸(SV-21BL Terumo)
- 冲洗液
- 改良 Earle 平衡盐溶液,含 HEPES, 0.4 新肝素和 2.25%人血白蛋白
- 1 cc 注射器 (Air-Tite K-ATS-1000 Cook)
- 纱布方块 10×10 (35813 Hartmann)
- 用于输送精子
- 组织培养皿(3200 Falcon Becton Dickinson)
- 培养基的滴珠(改良 Earle 平衡盐溶液,含 HEPES, 0.4 新肝素和 2.25%人血白蛋白)

方案 5:局部麻醉下切开睾丸活检

适应证

希望冷冻保存睾丸精子且精子发生正常的 OA 患者(CBAVD 患者:阅读方案 7 中的"注意事项"一节)。

患者准备

同 PESA(见方案 3)。

操作步骤

将约 5 mL 利多卡因(2%)注射到皮肤及其下层直至白膜。将睾丸固定在左手,然后在阴囊处做一个 1~2 cm 的切口,向下穿过由利多卡因引起水肿的组织到达白膜。睾丸必须保持固定,以免失去白膜切口与阴囊切口的对齐。借助刀片的尖头,打开白膜,切口略微延伸。用左手轻轻按压,睾丸组织就会从切口中挤出来。通过使用弯曲的 Mayo 剪刀,切除一个小样本并将其放入充满精子准备培养基(例如 Earle's)的培养皿中。由于睾丸内出血可能引起不适和纤维化,因此采用热疗进行选择性止血。

将睾丸组织在培养基中冲洗,然后放入另一个充满培养基的培养皿中。止血后,用 3/0 Vicryl 缝合线缝合白膜。3/0 Vicryl 缝合线间断缝合皮肤。用干净的纱布敷料覆盖缝合部位,并穿上一次性内裤。

术后患者护理

同 PESA(见方案 3)。

应告知患者缝合线可溶解。此外,血肿的风险亦会增加。若患者出现了使用对乙酰氨基酚不能减轻的或疼痛和不应该出现的瘀伤,则应上报。

要求

- 一名助理和一名操作者
- 带针和线的单极笔 (E 2502 Valleylab)
- 试管架 (1x) (708130 Mölnlycke)
- 将线固定在洞巾上 (单极笔上的绳从脚端断开)
- 持针器 Mayo-Hegar (20-642-16 Martin)
- Mayo 直剪 (11-180-15 Martin)
- Adlerkreutz 镊 (12-366-15 Martin)
- Allis 钳 (30-134-15 Martin)
- Kryle 钳 (13-341-14 Martin)
- 微型 Adson 钳 (2×) (12-404-12 Martin)
- 微型 Adson 钳 (2×) (12-406-12 Martin)
- Adson 钳 (31-09770 莱宾格)
- Adson 钳 (31-09772 莱宾格)
- Metzenbaum 剪刀 (11-264-15 Martin)
- Metzenbaum 剪刀 (11-939-14 Martin)
- 带刀片的刀柄 nr 15 (0505 Swann-Morton)
- 棉签 10×10 (35813 Hartmann)
- Vicryl 缝线 3/0 (JV 497 Ethicon Johnson/Johnson)
- 组织培养皿 (2×) (3102 Falcon Becton Dickinson)
- 培养基 (改良 Earle's 平衡盐溶液,含 HEPES, 0.4 肝素 Novo 和 2.25%人血白蛋白)
- 局部麻醉
- 20 cc 注射器 CE 0197 (BS-20ES Terumo)
- 18 号针 (NN 1838 S Terumo)
- 26 号针 (NN 2613 R Terumo)
- 2% 利多卡因 (Astra Pharmaceuticals)

方案6:全麻下睾丸活检

适应证

所有NOA(原发性睾丸衰竭)病例。当对此类患者进行睾丸活检时,应该对男性伴侣进行Y染色体Yq区域缺失的初步筛查,因为在5%~10%的患者会发生不明原因原发性睾丸衰竭。在进行该手术之前,确定最佳的睾丸进行探查是很重要的。这是通过阅读以前的组织学报告,以及感知睾丸的大小和一致性来完成的。如果睾丸高位或缩回,那么获取精子的机会则较小。

患者准备

同PESA(见方案3)。

操作步骤

随机活检

至于局部麻醉(见方案4),主要区别在于做一个更大的阴囊切口,并送出睾丸。

如果在湿润小管中未观察到精子,则可以做多个小切口,并进行相应的活检。切口必须避免动脉血供,也可探查对侧睾丸。

手术显微镜下活检(micro-TESE)

阴囊切开术后,用刀片的尖端纵向切开白膜,并避免影响动脉血供。然后用手术显微镜将含有生精小管的睾丸组织暴露在40~80倍的手术放大镜下。通过不断滴注生理盐水来保持生精小管的湿润,以发现膨胀的生精小管,并用微剪取样,避免影响动脉血供。

微小的样本被放置在一个充满精子准备培养基(如Earle's)的培养皿中。将睾丸样本在培养基中冲洗,然后放入另一个充满培养基的培养皿中。止血后,用7/0 Ethilon缝线连续缝合白膜,3/0 Vicryl缝合线间断缝合皮肤,用干净的纱布敷料覆盖缝合部位,并穿上一次性内裤。

术后患者护理

见方案5。

方案7:MESA

适应证

生精功能正常且希望进行附睾精子冷冻保存的OA患者。MESA的主要缺点是它是一种侵入性和昂贵的手术,并且需要手术医生具备附睾解剖学和显微外科技术的相关基本知识。然而,该手术的主要优点是能同时进行诊断:可以进行完整的阴囊探查,只要有指征,可以同时进行附睾血管吻合术。此外,提取的精子数量很多,利于冷冻保存。

注意事项

当对CBAVD患者进行MESA时,需要对男性CBAVD患者及其伴侣进行囊性纤维化(CF)基因突变的初步筛查,因为在没有先天性肾脏畸形的CBAVD患者中有60%~70%发现突变。如果发现女性伴侣携带CF基因突变,应建议进行遗传学诊断。即使只有男性是CF突变的携带者,这对夫妇也必须被告知生下一个患有CBAVD且生殖器CF表型男孩的风险。

患者准备

同PESA(见方案3)。

MESA手术步骤

MESA可以在任何阴囊探查期间进行,甚至在安排ICSI治疗之前很长时间进行(例如,由不参与辅助生殖的外科医生进行)。

使用手术显微镜,仔细解剖附睾并止血。使用双极凝固,用微型剪刀通过浆膜中的一个小开口纵向切开膨胀的附睾小管。首先打开附睾近端下体或远端头区。附睾液通过一次性针尖从静脉留置针中抽吸,静脉留置针安装在1 mL注射器上,注射器中加入0.1 mL HEPES缓冲Earle's培养基,含0.4%人血白蛋白。然后将抽吸的附睾液转移到Falcon试管中,试管中填充0.9 mL的这种Earle培养基。当获得活动精子时,通过对术中抽吸物进行显微镜检查评估,不需要进一步切开附睾和抽吸附睾。如果通过显微镜检查找到任何活动的精子,则在更近的地方做一个切口,直到找到活动的精子。在某些情况下,需要对附睾抽吸物进行离心(1 800×g,5 min),以便在显微镜下观察精子。在没有获得活动精子的情况下,可以进行睾丸活检以获取精子。进一步制备精子悬浮液并保存在培养箱中,直到胞质内注射或冷冻保存时。

术后患者护理

与全身麻醉下的TESE相同(见方案6)。

要求

- 一名助理和一名操作者
- 针架Mayo-Hegar (20-642-16 Martin)
- 直Mayo剪刀 (11-180-15 Martin)
- 单极针和绳 (E 2502 Valleylab)
- 双极针和绳 (4055 Valleylab)
- 试管支架 (2×) (708130 Mölnlycke)用于将绳索固定在无菌洞巾上(双极绳头端,单极绳脚端)
- 微型剪刀 (OP 5503 V-Mueller)
- 微型针架 (GU 8170 V-Mueller)
- Jewellers镊子 (3×) (E 1947 Storz)
- (72 BD 330 Aesculaep)
- 弯曲钝剪刀(11-939-14 Martin)
- 1 cc注射器(4×) (Air-tite K- ats -1000 Cook),或22 ga medicut (8888 100 107 Argyle)或Cook抽吸CT (K

Sal 400 300 Cook)

- 带齿微型 Adson 钳 (2×)(12-406-12 Martin)
- 刀柄与刀片 15 号(0505 Swann-Morton)
- 刀柄与刀片 11 号(0503 Swann-Morton)
- 500 mL 0.9% NaCl (B1323 Baxter), 2 500 IU 肝素 Novo
- (肝素 Novo Nordisk Pharma)
- 20 cc 注射器 (2×) (SS 20 ES Terumo), 22 ga Medicut 尖端(8888 100107 Argyle)
- 棉签 10 ×10 (35813 Hartmann)
- 喷嘴通针
- (Surgikos 4315 Johnson-Johnson)
- 微型海绵(NDC 8065-1000-02 Alcon)
- 缝合线
- Ethilon 9/0 (W 1769 Ethicon)
- Vicryl 3/0 (JV 497 Ethicon)
- 显微镜
- 外科手术和诊断显微镜 Wild M 691,具有 180°定位配置,可实现医生、助理的光学目镜相对
- (Leica M 691)
- 消色差镜头 f=200 mm (M 382162 Leica)

方案 8:睾丸精子冷冻保存

SF 方案

- -1 ℃/min,直到温度达到 5 ℃。
- -10 ℃/min,直至温度达到-80 ℃。
- 将样品浸入液氮中(-196 ℃)[154]。

传统 SF 方案需要大约 1 h 才能完成,并且可以使用可编程控制速率的冷冻机自动进行更精确的温度调节[148]。虽然这些可编程冷冻机减少了对实验室人员的物理限制,但它们昂贵且耗时。

RF 方案

- 将精子直接装入 0.25 mL 的吸管中,在 4 ℃下孵育 10 min。
- 将吸管置于液氮上方 15~20 cm 处,将吸管暴露在-80 ℃下 15 min,使吸管快速冷冻。
- 吸管浸泡在液氮中(-196 ℃)。

URF 方案

- 将冷冻吸管暴露于液氮表面上方 10 cm 处的液氮蒸汽中 10 min,温度为-10 ℃/min。
- 将吸管浸入液氮中(-196 ℃)[155]。

(陈胤伟译,马冰馨、靳镭校)

参考文献

[1] Palermo G, Joris K, Devroey P, et al. Pregnancies after intracytoplasmic injection of single spermatozoon into an oocyte. Lancet. 1992; 340:17-8.

[2] Van Steirteghem AC, Nagy Z, Joris H, Liu J, Staessen C, Smitz J, Wisanto A, Devroey P. Higher fertilization and implantation rates after intracytoplasmic sperm injection. Hum Reprod. 1993; 8:1061-66.

[3] Craft I, Benett V, Nicholson N. Fertilising ability of testicular spermatozoa (letter). Lancet. 1993; 342:864.

[4] Schoysman R, Vanderzwalmen P, Nijs M, Segal L, Segal-Bertin G, Geerts I, Roosendaal E, Schoysman D. Pregnancy after fertilization with human testicular spermatozoa. *Lancet.* 1993; 342:1237.

[5] Devroey P, Liu J, Nagy Z, Goosens A, Tournaye H, Camus M, Van Steirteghem AC, Silber S. Pregnancies alter testicular sperm extraction and intracytoplasmic sperm injection in non-obstructive azoospermia. Hum Reprod. 1995; 10:1457-60.

[6] Tournaye H, Camus M, Goosens A, Nagy Z, Silber S, Van Steirteghem AC, Devroey P. Recent concepts in the management of infertility because of non-obstructive azoospermia. Hum Reprod. 1995; 10(Suppl 1):115-9.

[7] Jarow JP, Espeland MA, Lipshultz LI. Evaluation of the azoospermic patients. J Urol. 1989; 142:62.

[8] Matsumiya K, Namiki M, Takahara S, et al. Clinical study of azoospermia. Int J Androl. 1994; 17:140-2.

[9] Rastrelli G, Corona G, Mannucci E, Maggi M. Factors affecting spermatogenesis upon gonadotropin-replacement therapy: A meta-analytic study. Andrology. 2014; 2:794-808.

[10] Skakkebæk NE, Lindahl-Jacobsen R, Levine H, Andersson AM, Jørgensen N, Main KM, Lidegaard Ø, Priskorn L, Holmboe SA, Bräuner EV, Almstrup K, Franca LR, Znaor A, Kortenkamp A, Hart RJ, Juul A. Environmental factors in declining human fertility. Nat Rev Endocrinol. 2022; 18(3):139-57.

[11] Tournaye H, Camus M, Vandervorst M, Nagy Z, Joris H, Van Steirteghem A, Devroey P. Surgical sperm retrieval for intracytoplasmic sperm injection. Int J Androl. 1997; 20(Suppl 3):69-73.

[12] Tournaye H. Gamete source and manipulation. *Current Practices and Controversies in Assisted Reproduction—Report of a WHO Meeting*. Vayena E, Rowe P J, Griffin P D (eds.). World Health Organization Geneva. 2002; pp. 83-101.

[13] Van Steirteghem A, Tournaye H, Joris H, *Filicori M,*

Flamigni C, Van Landuyt L, Verheyen G. In Treatment of Infertility: The New Frontiers. Proceedings of the Conference, January 22-24, 1998, Filicori M, Flamigni C (eds.). Communications Media for Education Inc., Boca Raton, Florida.

[14] Ron-El R, Strassburger D, Friedler S, et al. Extended sperm preparation: An alternative to testicular sperm extraction in non-obstructive azoospermia. Hum Reprod. 1997; 12: 1222-6.

[15] Swanton A, Itani A, McVeigh E, Child T. Azoospermia: Is a simple centrifugation indicated? A national survey of practice and the Oxford experience. Fertil Steril. 2007; 88: 374-8.

[16] Kafetsoulis A, Brackett N, Ibrahim E, Attia G, Lynne C. Current trends in the treatment of infertility in men with spinal cord injury. Fertil Steril. 2006; 86:781-9.

[17] O'Kelly F, Manecksha RP, Cullen IM, McDermott TE, Flynn R, Grainger R. Electroejaculatory stimulation and its implications for male infertility in spinal cord injury: A short history through four decades of sperm retrieval (1975 - 2010). J Urology. 2011; 77:1349-52.

[18] Hirsh A, Mills C, Tan SL, et al. Pregnancy using spermatozoa aspirated from the vas deferens in a patient with ejaculatory failure due to spinal injury. Hum Reprod. 1993; 8: 89-90.

[19] Fan LW, Shao IH, Hsieh ML. The simple solution for infertile patients with aspermia in the modern era of assisted reproductive technique. Urol Sci. 2020; 31:277-81.

[20] Mehta A, Sigman M. Management of the dry ejaculate: A systematic review of aspermia and retrograde ejaculation. Fertil Steril. 2015; 104:1074-81.

[21] Soeterik TF, Veenboer PW, Lock TM. Electroejaculation in psychogenic anejaculation. Fertil Steril. 2014; 101:1604-8.

[22] Tur-Kaspa I, Segal S, Moffa F, Massobrio M, Meltzer S. Viagra for temporary erectile dysfunction during treatments with assisted reproductive technologies. Hum Reprod. 1999; 14:1783-4.

[23] Engin-Ustun Y, Korkmaz C, Duru NK, Baser I. Comparison of three sperm retrieval techniques in spinal cord-injured men: Pregnancy outcome. Gynecol Endocrinol. 2006; 22: 252-5.

[24] Kamischke A, Nieschlag E. Update on medical treatment of ejaculatory disorders. Int J Androl. 2002; 25:333-44.

[25] Chéhensse C, Bahrami S, Denys P, Clément P, Bernabé J, Giuliano F. The spinal control of ejaculation revisited: A systematic review and meta-analysis of anejaculation in spinal cord injured patients. Hum Reprod Update. 2013; 19: 507-26.

[26] Sonksen J, Fode M, Lochner-Ernst D, Ohl DA. Vibratory ejaculation in 140 spinal cord injured men and home insemination of their partners. Spinal Cord. 2012; 50:63-6.

[27] Meng X, Fan L, Liu J, Wang T, Yang J, Wang J, Wang S, Ye Z. Fresh semen quality in ejaculates produced by nocturnal emission in men with idiopathic anejacultion. Fertil Steril. 2013; 100: 1248-52.

[28] Halstead LS, Vervoort S, Seager S. Rectal probe electrostimulation in the treatment of anejaculatory spinal cord injured men. Paraplegia. 1987; 25:120-9.

[29] McGuire C, Manecksha RP, Sheils P, McDermott TED, Grainger R, Flynn R. Electroejaculatory stimulation for male infertility secondary to spinal cord injury: The Irish experience in national rehabilitation Hospital. J Urology. 2011; 77 (1):83-7.

[30] Kathiresan AS, Ibrahim E, Aballa TC, Attia GR, Ory SJ, Hoffman DI, Maxson WS, Barrionuevo MJ, Lynne CM, Brackett NL. Comparison of *in vitro* fertilization/intracytoplasmic sperm injection outcomes in male factor infertility patients with and without spinal cord injuries. Fertil Steril. 2011; 96(3):562-6.

[31] Tournaye H. Surgical sperm recovery for intracytoplasmic sperm injection: Which method is to be preferred? Fertil Steril. 2011; 96(3):562-6.

[32] Shah R. Surgical sperm retrieval: Techniques and their indications. Indian J Urol. 2011; 27:102-9.

[33] Uvin V, De Brucker S, De Brucker M, Vloeberghs V, Drakopoulos P, Santos-Ribeiro S, Tournaye HErratum. Pregnancy after vasectomy: Surgical reversal or assisted reproduction? Hum Reprod. 2018; 33:1218-27.

[34] Gangrade B. Cryopreservation of testicular and epididymal sperm: Techniques and clinical outcomes of assisted conception. Clinics. 2013; 68:131-40.

[35] Tournaye H, Merdad T, Silber S. No differences in outcome after intracytoplasmic sperm injection with fresh or with frozen-thawed epididymal sperm. Hum Reprod. 1999; 14: 101-6.

[36] Nicopoullos J, Gilling-Smith C, Almeida P, et al. Use of surgical sperm retrieval in azoospermic men: A meta-analysis. Fertil Steril. 2004; 82:691-701.

[37] Ramos L, Kleingeld P, Meuleman E, van Kooy R, Kremer J, Braat D, Wetzels A. Assessment of DNA fragmentation of spermatozoa that were surgically retrieved from men with obstructive azoospermia. Fertil Steril. 2002; 77:233-7.

[38] Yafi F, Zini A. Percutaneous epididymal sperm aspiration for men with obstructive azoospermia: Predictors of successful

sperm retrieval. *Urology*. 2013; 82:341-4.

[39] Gorgy A, Meniru GI, Bates S, Craft IL. Percutaneous epididymal sperm aspiration and testicular sperm aspiration for intracytoplasmic sperm injection under local anesthesia. Assist Reprod Rev. 1998; 8:79-93.

[40] van Wely M, Barbey N, Meissner A, Repping S, Silber SJ. Live birth rates after MESA or TESE in men with obstructive azoospermia: Is there a difference? Hum Reprod. 2015; 30: 761-6.

[41] Tournaye H, Clasen K, Aytoz A, et al. Fine needle aspiration versus open biopsy for testicular sperm recovery: A controlled study in azoospermic patients with normal spermatogenesis. Hum Reprod. 1998; 13:901-4.

[42] Morey AF, Deshon GE Jr., Rozanski TA, Dresner ML. Technique of biopty gun testis needle biopsy. Urology. 1993; 42:325-6.

[43] Donoso P, Tournaye H, Devroey P. Which is the best sperm retrieval technique for non-obstructive azoospermia? A systematic review. Hum Reprod Update. 2007; 13:539-49.

[44] Corona G, Minhas S, Giwercman A, Bettocchi C, Dinkelman-Smit M, Dohle G, Fusco F, Kadioglou A, Kliesch S, Kopa Z, Krausz C, Pelliccione F, Pizzocaro A, Rassweiler J, Verze P, Vignozzi L, Weidner W, Maggi M, Sofikitis N. Sperm recovery and ICSI outcomes in men with non-obstructive azoospermia: A systematic review and meta-analysis. Hum Reprod Update. 2019; 25:733-57.

[45] Tournaye H, Liu J, Nagy Z, et al. Correlation between testicular histology and outcome after intracytoplasmic sperm injection using testicular sperm. Hum Reprod. 1996; 11: 127-32.

[46] Ezeh UI, Taub NA, Moore HD, Cooke ID. Establishment of predictive variables associated with testicular sperm retrieval in men with nonobstructive azoospermia. Hum Reprod. 1999; 14:1005-12.

[47] Bonarriba CR, Burgués JP, Vidaña V, Ruiz X, Pizá P. Predictive factors of successful sperm retrieval in azoospermia. Actas Urol Esp. 2013; 37:266-72.

[48] Tournaye H, Verheyen G, Nagy P, et al. Are there any predictive factors for successful testicular sperm recovery? Hum Reprod. 1997; 12:80-6.

[49] Mitchell V, Robin G, Boitrelle F, Massart P, Marchetti C, Marcelli F, Rigot JM. Correlation between testicular sperm extraction outcomes and clinical, endocrine and testicular histology parameters in 120 azoospermic men with normal serum FSH levels. Int J Androl. 2011; 34:299-305.

[50] Ballesca JL, Balasch J, Calafell JM, et al. Serum inhibin b determination is predictive of successful testicular sperm extraction in men with non-obstructive azoospermia. Hum Reprod. 2000; 15:1734-8.

[51] Vernaeve V, Tournaye H, Schiettecatte J, et al. Serum inhibin b cannot predict testicular sperm retrieval in patients with nonobstructive azoospermia. Hum Reprod. 2002; 17: 971-6.

[52] Tunc L, Kirac M, Gurocak S, Yucel A, Kupeli B, Alkibay T, Bozkirli I. Can serum inhibin b and FSH levels, testicular histology and volume predict the outcome of testicular sperm extraction in patients with non-obstructive azoospermia? Int Urol Nephrol. 2006; 38:629-35.

[53] Huang X, Bai Q, Yan LY, Zhang QF, Geng L, Qiao J. Combination of serum inhibin b and follicle-stimulating hormone levels cannot improve the diagnostic accuracy on testicular sperm extraction outcomes in Chinese non-obstructive azoospermic men. Chin Med J (Engl). 2012; 125:2885-9.

[54] Ma Y, Chen B, Wang H, Hu K, Huang Y. Prediction of sperm retrieval in men with non-obstructive azoospermia using artificial neural networks: Leptin is a good assistant diagnostic marker. Hum Reprod. 2011; 26:294-8.

[55] Boitrelle F, Robin G, Marcelli F, Albert M, Leroy-Martin B, Dewailly D, Rigot J, Mitchell V. A predictive score for testicular sperm extraction quality and surgical intra-cytoplasmic sperm injection outcome in non-obstructive azoospermia: A retrospective study. Hum Reprod. 2011; 26:3215-21.

[56] Tournaye H. How to predict fatherhood for men with non-obstructive azoospermia opting for TESE - ICSI? Hum Reprod. 2011; 26:3213-4.

[57] Zeadna A, Khateeb N, Rokach L et al. Prediction of sperm extraction in non-obstructive azoospermia patients: A machine learning perspective. Hum Reprod 2020; 35(7): 1505-14.

[58] Har-Toov J, Eytan O, Hauser R, Yavetz H, Elad D, Jaffa AJ. A new power doppler ultrasound guiding technique for improved testicular sperm extraction. Fertil Steril. 2004; 81: 430-4.

[59] Herwig R, Tosun K, Pinggera GM, Soelder E, Moeller KT, Pallwein L, Frauscher E, Bartsch G, Wildt L, Illmensee K. Tissue perfusion essential for spermatogenesis and outcome of testicular sperm extraction (TESE) for assisted reproduction. J Assist Reprod Genet. 2004; 21:175-80.

[60] Ntorkou A, Tsili A, Goussia A et al. Testicular apparent diffusion coefficient and magnetization transfer ratio: Can this MRI be used to predict successful sperm retrieval in non-obstructive azoospermia? AJR Am J Roentgenol 2019; 213(3):610-8.

[61] Bettella A, Ferlin A, Menegazzo M, Ferigo M, Tavolini M,

Bassi PF, Foresta C. Testicular fine needle aspiration as a diagnostic tool in non-obstructive azoospermia. Asian J Androl. 2005; 7:289-94.

[62] Beliveau ME, Turek PJ. The value of testicular 'mapping' in men with non-obstructive azoospermia. Asian J Androl. 2011; 13: 225-30.

[63] Brandell RA, Mielnik A, Liotta D, Ye Z, Veeck LL, Palermo GD, Schlegel PN. AZFb deletions predict the absence of spermatozoa with testicular sperm extraction: Preliminary report of a prognostic genetic test. Hum Reprod. 1998; 13: 2812-5.

[64] Stouffs K, Vloeberghs V, Gheldof A, Tournaye H, Seneca S. Are AZFb deletions always incompatible with sperm production? Andrology. 2017; 5:691-4.

[65] Terribile M, Stizzo M, Manfredi C, Quattrone C, Bottone F, Giordano DR, Bellastella G, Arcaniolo D, De Sio M. 46, XX testicular disorder of sex development (DSD): A case report and systematic review. Medicina (Kaunas). 2019; 55: 371.

[66] Silber S, Nagy Z, Devroey P, Tournaye H, Van Steirteghem AC. Distribution of spermatogenesis in the testicles of azoospermic men: The presence or abscence of spermatids in the testes of men with germinal failure. Hum Reprod. 1997; 12:2422-8.

[67] Gil-Salom M, Minguez Y, Rubio C, de los Santos MJ, Remohi J, Pellicer A. Efficacy of intracytoplasmic sperm injection using testicular spermatozoa. Hum Reprod. 1995; 10: 3166-70.

[68] Hauser R, Botchan A, Amit A, Ben Yosef D, Gamzu R, Paz G, Lessing JB, Yogev L, Yavetz H. Multiple testicular sampling in non-obstructive azoospermia—Is it necessary? Hum Reprod. 1998; 13:3081-5.

[69] Witt MA, Richard JR, Smith SE, Rhee EH, Tucker MJ. The benefit of additional biopsy sites when performing testicular sperm extraction in non-obstructive azoospermia. Fertil Steril. 1997; 67:S79-80.

[70] Vernaeve V, Verheyen G, Goossens A, et al. How successful is repeat testicular sperm extraction in patients with azoospermia? Hum Reprod. 2006; 21:1551-4.

[71] Ezeh UIO, Moore HDM, Cooke ID. Correlation of testicular sperm extraction with morphological, biophysical and endocrine profiles in men with azoospermia due to primary gonadal failure. Hum Reprod. 1998; 13:3066-74.

[72] Schlegel P, Su LM. Physiological consequences of testicular sperm extraction. Hum Reprod. 1997; 12:1688-92.

[73] Ron-El R, Strauss S, Friedler S, Strassburger D, Komarovsky D, Raziel A. Serial sonography and colour flow doppler imaging following testicular and epididymal sperm extraction. Hum Reprod. 1998; 13:3390-3.

[74] Schlegel PN, Li PS. Microdissection TESE: Sperm retrieval in non-obstructive azoospermia. Hum Reprod Update. 1998; 4:439.

[75] Ishikawa T, Nose R, Yamaguchi K, et al. Learning curves of micro-dissection testicular sperm extraction for non-obstructive azoospermia. Fertil Steril. 2010; 94:1008-11.

[76] Kalsi JS, Shah P, Thum Y, Muneer A, Ralph DJ, Minhas S. Salvaje micro-dissection testicular sperm extraction; Outcome in men with non-obstructive azoospermia with previous failed sperm retrievals. BJU Int. 2014; 116:460-5.

[77] Bernie A, Mata D, Ramasamy R, Schlegel P. Comparison of microdissection sperm extraction, conventional testicular sperm extraction, and testicular sperm aspiration for nonobstructive azooaspermia. Fertil Steril. 2015; 104:1099-103.

[78] Deruyver Y, Vanderschueren D, Van der Aa F. Outcome of microdissection TESE compared with conventional TESE in non-obstructive azoospermia: A systematic review. Andrology. 2014; 2:20-4.

[79] Berookhim BM, Palermo GD, Zaninovic N, Rosenwaks Z, Schlegel PN. Microdissection testicular sperm extraction in men with sertoli cell-only testicular histology. Fertil Steril. 2014; 102:1282-6.

[80] Vloeberghs V, Verheyen G, Haentjens P, Goossens A, Polyzos NP, Tournaye H. How successful is TESE-ICSI in couples with non-obstructive azoospermia? Hum Reprod. 2015; 30:1790-6.

[81] Corona G, Minhas S, Giwercman A, Bettocchi C, Dinkelman-Smit M, Dohle G, Fusco F, Kadioglou A, Kliesch S, Kopa Z, et al. Sperm recovery and ICSI outcomes in men with non-obstructive azoospermia: A systematic review and meta-analysis. Hum Reprod Update. 2019; 25:733-757.

[82] Esteves SC, Ramasamy R, Colpi GM, Carvalho JF, Schlegel PN. Sperm retrieval rates by micro-TESE versus conventional TESE in men with non-obstructive azoospermia—the assumption of independence in effect sizes might lead to misleading conclusions. Hum Reprod Update. 2020; 26:603-5.

[83] Corona G, Minhas S, Bettocchi C, Krausz C, Pizzocaro A, Vena W, Maggi M, Sofikitis N. Reply: Sperm retrieval rates by microTESE versus conventional TESE in men with non-obstructive azoospermia-the assumption of independence in effects sizes might lead to misleading conclusions. Hum Reprod Update. 2020; 26(4):606-9.

[84] Verheyen G, Vernaeve V, Van Landuyt L, et al. Should diagnostic testicular sperm retrieval followed by cryopreservation for later ICSI be the procedure of choice for all patients

with non-obstructive azoospermia? Hum Reprod. 2004; 19: 2822-30.

[85] Ohlander S, Hotaling J, Kirshenbaum E, et al. Impact of fresh versus cryopreserved testicular sperm upon intracytoplasmic sperm injection pregnancy outcomes in men with azoospermia due to spermatogenic dysfunction: A meta-analysis. Feril Steril. 2014; 101:344-9.

[86] Tournaye H, Staessen C, Liebaers I, et al. Testicular sperm recovery in 47, XXY klinefelter patients. Hum Reprod. 1996; 11:1644-9.

[87] Dávila Garza SA, Patrizio P. Reproductive outcomes in patients with male infertility because of Klinefelter's syndrome, Kartagener's syndrome, round-head sperm, dysplasia fibrous sheath, and 'stump' tail sperm: An updated literature review. Curr Opin Obstet Gynecol. 2013; 25:229-46.

[88] Tournaye H, Camus M, Vandervorst M et al. Sperm retrieval for ICSI. Int J Androl. 1997; 20(Suppl 3):69-73.

[89] Corona G, Pizzocaro A, Lanfranco F, Garolla A, Pelliccione F, Vignozzi L, Ferlin A, Foresta C, Jannini EA, Maggi M, Lenzi A, Pasquali D, Francavilla S, Klinefelter ItaliaN Group (KING). Sperm recovery and ICSI outcomes in klinefelter syndrome: A systematic review and meta-analysis. Hum Reprod Update. 2017; 23(3):265-275.

[90] Okada H, Goda K, Yamamoto Y, Sofikitis N, Miyagawa I, Mio Y, Koshida M, Horie S. Age as a limiting factor for successful sperm retrieval in patients with nonmosaic Klinefelter's syndrome. Fertil Steril. 2005; 84:1662-4.

[91] Staessen C, Coonen E, Van Assche E, et al. Preimplantation diagnosis for x and y normality in embryos from three klinefelter patients. Hum Reprod. 1996; 11:1650-3.

[92] Staessen C, Tournaye H, Van Assche E, et al. Preimplantation diagnosis in 47, XXY klinefelter patients. Hum Reprod Update. 2003; 9:319-30.

[93] Sciurano RB, Luna Hisano CV, Rahn MI, et al. Focal spermatogenesis originates in euploid germ cells in classical klinefelter patients. Hum Reprod. 2009; 24:2353-60.

[94] Vloeberghs V, Verheyen G, Santos-Ribeiro S, Staessen C, Verpoest W, Gies I, Tournaye H. Is genetic fatherhood within reach for all azoospermic klinefelter men? PLoS One. 2018 Jul 25;13(7):e0200300.

[95] Tournaye H, Dohle GR, Barratt CL. Fertility preservation in men with cancer. Lancet. 2014; 384:1295-301.

[96] Picton HM, Wyns C, Anderson RA, Goossens E, Jahnukainen K, Kliesch S, Mitchell RT, Pennings G, Rives N, Tournaye H, van Pelt AM, Eichenlaub-Ritter U, Schlatt SESHRE Task Force On Fertility Preservation In Severe Diseases. A European perspective on testicular tissue cryopreservation for fertility preservation in prepubertal and adolescent boys. Hum Reprod. 2015; 30:2463-75.

[97] Rosenlund B, Sjoblom P, Tornblom M, et al. *In-vitro* fertilization and intracytoplasmic sperm injection in the treatment of infertility after testicular cancer. Hum Reprod. 1998; 13: 414-8.

[98] Baniel J, Sella A. Sperm extraction at orchiectomy for testis cancer. Fertil Steril. 2001; 75:260-2.

[99] Schrader M, Muller M, Straub B, et al. Testicular sperm extraction in azoospermic patients with gonadal germ cell tumors prior to chemotherapy—A new therapy option. Urology. 2003; 61:421-5.

[100] Damani MN, Masters V, Meng MV, et al. Postchemotherapy ejaculatory azoospermia: Fatherhood with sperm from testis tissue with intracytoplasmic sperm injection. *J Clin Oncol*. 2002; 15:930-6.

[101] Hsiao W, Stahl PJ, Osterberg EC, Nejat E, Palermo GD, Rosenwaks Z, Schlegel PN. Successful treatment of postchemotherapy azoospermia with microsurgical testicular sperm extraction: The Weill Cornell experience. J Clin Oncol. 2011; 29:1607-11.

[102] Hussein A, Ozgok Y, Ross L, Rao P, Niederberger C. Optimization of spermatogenesis-regulating hormones in patients with non-obstructive azoospermia and its impact on sperm retrieval: A multicentre study. BJU Int. 2013; 111: E110-4.

[103] Schlegel P. Aromatase inhibitors for male infertility. Fertil Steril. 2012; 98:1359-62.

[104] Reifsnyder J, Ramasamy R, Husseini J, Schlegel P. Role of optimizing testosterone before microdissection testicular sperm extraction in men with nonobstructive azoospermia. J Urol. 2012; 188:532-7.

[105] Mehta A, Bolyakov A, Roosma J, Schlegel P, Paduch D. Successful testicular sperm retrieval in adolescents with klinefelter syndrome treated with at least 1 year of topical testosterone and aromatase inhibitor. Fertil Steril. 2013; 100:970-4.

[106] Kyrou D, Kosmas I, Popovic-Todorovic B, Donoso P, Devroey P, Fatemi H. Ejaculatory sperm production in non-obstructive azoospermic patients with a history of negative testicular biopsy after the administration of an aromatase inhibitor: Report of two cases. Eur J Obstet Gynecol Reprod Biol. 2014; 173:120-1.

[107] Alrabeeah K, Addar A, Alothman A, Melha SA, Alkhayal A. Effect of hormonal manipulation using clomiphene citrate prior to microdissection testicular sperm retrieval. Urol Ann. 2021; 13:254-7.

[108] Friedler S, Raziel A, Schachter M, Strassburger D, Bern O, Ron-El R. Outcome of first and repeated testicular sperm extraction in patients with non-obstructive azoospermia. Hum Reprod. 2002; 17:2356-61.

[109] Kamal A, Fahmy I, Mansour R, Abou-Setta A, Serour G, Aboulghar M. Outcome of repeated testicular sperm extraction and ICSI in patients with non-obstructive azoospermia. MEFSJ. 2004; 9:42-6.

[110] Hauser R, Yogev L, Paz G, Yavetz H, Azem F, Lessing JB, Botchan A. Comparison of efficacy of two techniques for testicular sperm retrieval in nonobstructive azoospermia: Multifocal testicular sperm extraction versus multifocal testicular sperm aspiration. J Androl. 2006; 27:28-33.

[111] Rosenlund B, Kvist U, Ploen L, Lundh Rozell B, Sjoblom P, Hillensjo T. A comparison between open and percutaneous needle biopsies in men with azoospermia. Hum Reprod. 1998; 13:1266-71.

[112] Friedler S, Raziel A, Strassburger D, et al. Testicular sperm retrieval by percutaneous fine needle sperm aspiration compared with testicular sperm extraction by open biopsy in men with non-obstructive azoospermia. Hum Reprod. 1997; 12:1488-93.

[113] Ezeh UIO, Moore HDM, Cooke ID. A prospective study of multiple needle biopsies versus a single open biopsy for testicular sperm extraction in men with non-obstructive azoospermia. Hum Reprod. 1998; 13:3075-80.

[114] Novero V, Goossens A, Tournaye H, Silber S, Van Steirteghem A, Devroey P. Seminoma discovered in two males undergoing successful testicular sperm extraction for intracytoplasmic sperm injection. Fertil Steril. 1996; 65: 1015-54.

[115] Ramasamy R, Reifsnyder JE, Bryson C, Zaninovic N, Liotta D, Cook CA, Hariprashad J, Weiss D, Neri Q, Palermo GD, et al. Role of tissue digestion and extensive sperm search after microdissection testicular sperm extraction. Fertil Steril. 2011; 96: 299-302.

[116] Nagy P, Verheyen G, Tournaye H, Devroey P, Van Steirteghem A. An improved treatment procedure for testicular biopsy offers more efficient sperm recovery: Case series. Fertil Steril. 1997; 68:376-9.

[117] Popal W, Nagy ZP. Laboratory processing and intracytoplasmic sperm injection using epididymal and testicular spermatozoa: What can be done to improve outcomes? Clinics (Sao Paulo). 2013; 68(Suppl 1):125-30.

[118] Crabbé E, Verheyen G, Tournaye H, Van Steirteghem A. The use of enzymatic procedures to recover testicular sperm. Hum Reprod. 1997; 12:1682-7.

[119] Baukloh V. Retrospective multicentre study on mechanical and enzymatic preparation of fresh and cryopreserved testicular biopsies. Hum Reprod. 2002; 17:1788-1794.

[120] Aydos K, Demirel LC, Baltaci V, Unlü C. Enzymatic digestion plus mechanical searching improves testicular sperm retrieval in non-obstructive azoospermia cases. Eur J Obstet Gynecol Reprod Biol. 2005; 120:80-6.

[121] Angelopoulos T, Adler A, Krey L, Licciardi F, Noyes N, McCullough A. Enhancement or initiation of testicular sperm motility by *in vitro* culture of testicular tissue. Fertil Steril. 1999; 71:240-3.

[122] Tasdemir I, Tasdemir M, Tavukcuoglu S. Effect of pentoxifylline on immotile testicular spermatozoa. J Assisted Reprod Genet. 1998; 15:90-2.

[123] Terriou P, Hans E, Giorgetti C, Spach JL, Salzmann J, Urrutia V, Roulier R. Pentoxifylline initiates motility in spontaneously immotile epididymal and testicular spermatozoa and allows normal fertilization, pregnancy, and birth after intracytoplasmic sperm injection. J Assist Reprod Genet. 2000; 17:194-9.

[124] Griveau JF, Lobel B, Laurent MC, Michardière L, Le Lannou D. Interest of pentoxifylline in ICSI with frozen-thawed testicular spermatozoa from patients with non-obstructive azoospermia. Reprod Biomed Online. 2006; 12(1):14-8.

[125] Schlegel PN, Su LM. Physiological consequences of testicular sperm extraction. Hum Reprod. 1997; 12(8): 1688-92.

[126] Verheyen G, De Croo I, Tournaye H, Pletincx I, Devroey P, van Steirteghem AC. Comparison of four mechanical methods to retrieve spermatozoa from testicular tissue. Hum Reprod. 1995; 10(11):2956-9.

[127] Oates RD, Mulhall J, Burgess C, Cunningham D, Carson R. Fertilization and pregnancy using intentionally cryopreserved testicular tissue as the sperm source for intracytoplasmic sperm injection in 10 men with non-obstructive azoospermia. Hum Reprod. 1997; 12(4):734-9.

[128] Ostad M, Liotta D, Ye Z, Schlegel PN. Testicular sperm extraction for nonobstructive azoospermia: Results of a multibiopsy approach with optimized tissue dispersion. Urology. 1998; 52(4):692-6.

[129] Popal W, Nagy ZP. Laboratory processing and intracytoplasmic sperm injection using epididymal and testicular spermatozoa: What can be done to improve outcomes? Clinics (Sao Paulo). 2013; 68(Suppl 1):125-30.

[130] Wober M, Ebner T, Steiner SL et al. A new method to process testicular sperm: Combining enzymatic digestion, accumulation of spermatozoa, and stimulation of motility.

Arch Gynecol Obstet. 2015; 291(3):689-94.

[131] Ramasamy R, Reifsnyder JE, Bryson C et al. Role of tissue digestion and extensive sperm search after microdissection testicular sperm extraction. Fertil Steril. 2011; 96(2):299-302.

[132] Aydos K, Demirel LC, Baltaci V, Unlu C. Enzymatic digestion plus mechanical searching improves testicular sperm retrieval in non-obstructive azoospermia cases. Eur J Obstet Gynecol Reprod Biol. 2005; 120(1):80-6.

[133] Crabbé E, Verheyen G, Tournaye H, Van Steirteghem A. The use of enzymatic procedures to recover testicular germ cells. Hum Reprod. 1997; 12(8):1682-7.

[134] World Health Organization. *WHO Laboratory Manual for the Examination and Processing of Human Semen*. Geneva, Switzerland: World Health Organisation Press, 2021.

[135] Baukloh V. Retrospective multicentre study on mechanical and enzymatic preparation of fresh and cryopreserved testicular biopsies. Hum Reprod. 2002; 17(7):1788-94.

[136] Pegg DE. The history and principles of cryopreservation. Semin Reprod Med. 2002; 20(1):5-13.

[137] Liu S, Li F. Cryopreservation of single-sperm: Where are we today? Reprod Biol Endocrinol. 2020; 18(1):41.

[138] Sawada Y, Ackerman D, Behrman SJ. Motility and respiration of human spermatozoa after cooling to various low temperatures. Fertil Steril. 1967; 18(6):775-81.

[139] Leibo SP. Fundamental cryobiology of mouse ova and embryos. Ciba Found Symp. 1977; (52):69-96.

[140] Gage AA, Baust JM, Baust JG. Experimental cryosurgery investigations *in vivo*. Cryobiology. 2009; 59(3):229-43.

[141] Anger JT, Gilbert BR, Goldstein M. Cryopreservation of sperm: Indications, methods and results. J Urol. 2003; 170(4 Pt 1):1079-84.

[142] Craft I, Tsirigotis M. Simplified recovery, preparation and cryopreservation of testicular spermatozoa. Hum Reprod. 1995; 10(7):1623-6.

[143] Romero J, Remohi J, Minguez Y, Rubio C, Pellicer A, Gil-Salom M. Fertilization after intracytoplasmic sperm injection with cryopreserved testicular spermatozoa. Fertil Steril. 1996; 65(4):877-9.

[144] Ohlander S, Hotaling J, Kirshenbaum E, Niederberger C, Eisenberg ML. Impact of fresh versus cryopreserved testicular sperm upon intracytoplasmic sperm injection pregnancy outcomes in men with azoospermia due to spermatogenic dysfunction: A meta-analysis. Fertil Steril. 2014; 101(2):344-9.

[145] Rothman S What is sperm banking? When and how is it (or should it be) used in humans? Animals? In: *Handbook of Andrology*, 2nd edition. Robaire B, Chan P (eds). Lawrence, KS: Allen Press, Inc., 2010, pp. 41-4.

[146] Jeyendran RS, Gunawardana VK, Barisic D, Wentz AC. TEST-yolk media and sperm quality. Hum Reprod Update. 1995; 1(1):73-9.

[147] Nallella KP, Sharma RK, Allamaneni SS, Aziz N, Agarwal A. Cryopreservation of human spermatozoa: Comparison of two cryopreservation methods and three cryoprotectants. Fertil Steril. 2004; 82(4):913-8.

[148] Vutyavanich T, Piromlertamorn W, Nunta S. Rapid freezing versus slow programmable freezing of human spermatozoa. Fertil Steril. 2010; 93(6):1921-8.

[149] Tongdee P, Sukprasert M, Satirapod C, Wongkularb A, Choktanasiri W. Comparison of cryopreserved human sperm between ultra rapid freezing and slow programmable freezing: Effect on motility, morphology and DNA integrity. J Med Assoc Thai. 2015; 98(Suppl 4):S33-42.

[150] Trummer H, Tucker K, Young C, Kaula N, Meacham RB. Effect of storage temperature on sperm cryopreservation. Fertil Steril. 1998; 70(6):1162-4.

[151] Martinez-Soto JC, Garcia-Vazquez FA, Gumbao D, Landeras J, Gadea J. Assessment of two thawing processes of cryopreserved human sperm in pellets. Cryobiology. 2011; 63(3):131-6.

[152] AbdelHafez F, Bedaiwy M, El-Nashar SA, Sabanegh E, Desai N. Techniques for cryopreservation of individual or small numbers of human spermatozoa: A systematic review. Hum Reprod Update. 2009; 15(2):153-64.

[153] Huang C, Gan RX, Hu JL, Liu F, Hong Y, Zhu WB, Li Z. Clinical benefit for cryopreservation of single human spermatozoa for ICSI: A systematic review and meta-analysis. Andrology. 2022; 10(1):82-91.

[154] Di Santo M, Tarozzi N, Nadalini M, Borini A. Human sperm cryopreservation: Update on techniques, effect on DNA integrity, and implications for ART. Adv Urol. 2012; 2012:854837.

[155] Stanic P, Tandara M, Sonicki Z, Simunic V, Radakovic B, Suchanek E. Comparison of protective media and freezing techniques for cryopreservation of human semen. Eur J Obstet Gynecol Reprod Biol. 2000; 91(1):65-70.

[156] Nagy Z, Liu J, Janssenwillen C, et al. Comparison of fertilization, embryo development and pregnancy rates after intracytoplasmic sperm injection using ejaculated, fresh and frozen-thawed epididymal and testicular spermatozoa. Fertil Steril. 1995; 63:808-5.

[157] Vernaeve V, Tournaye H, Osmanagaoglu K, et al. Intracytoplasmic sperm injection with testicular spermatozoa is less

successful in men with non-obstructive azoospermia than in men with obstructive azoospermia. Fertil Steril. 2003; 79: 529-33.

[158] Esteves SC, Agarwal A. Reproductive outcomes, including neonatal data, following sperm injection in men with obstructive and nonobstructive azoospermia: Case series and systematic review. Clinics (Sao Paulo). 2013; 68(Suppl 1): 141-50.

[159] Levron J, Aviram-Goldring A, Madgar I, et al. Sperm chromosome abnormalities in men with severe male factor infertility who are undergoing *in-vitro* fertilization with intracytoplasmic sperm injection. Fertil Steril. 2001; 76: 479-84.

[160] Platteau P, Staessen C, Michiels A, et al. Comparison of the aneuploidy frequency in embryos derived from testicular sperm extraction in obstructive and nonobstructive azoospermic men. Hum Reprod. 2004; 19:1570-4.

[161] Donoso P, Platteau P, Papanikolaou EG, et al. Does PGD for aneuploidy screening change the selection of embryos derived from testicular sperm extraction in obstructive and non-obstructive azoospermic men? Hum Reprod. 2006; 21: 2390-5.

[162] Chen M, Wei S, Hu J, Quan S. Can comprehensive chromosome screening technology improve IVF/ICSI outcomes? A meta-analysis. PLoS One. 2015; 10:e0140779.

[163] Mazzilli R, Cimadomo D, Vaiarelli A, Capalbo A, Dovere L, Alviggi E, Dusi L, Foresta C, Lombardo F, Lenzi A, Tournaye H, Alviggi C, Rienzi L, Ubaldi FM. Effect of the male factor on the clinical outcome of intracytoplasmic sperm injection combined with preimplantation aneuploidy testing: Observational longitudinal cohort study of 1,219 consecutive cycles. Fertil Steril. 2017; 108:961-972.

[164] Schlegel PN. Nonobstructive azoospermia: A revolutionary surgical approach and results. Semin Reprod Med. 2009; 27:165-70.

[165] Osmanagaoglu K, Vernaeve V, Kolibianakis E, Tournaye H, Camus M, Van Steirteghem A, Devroey P. Cumulative delivery rates after ICSI treatment cycles with freshly retrieved testicular sperm: A 7-year follow-up study. Hum Reprod. 2003; 18:1836-40.

[166] Giorgetti C, Chinchole JM, Hans E, Charles O, Franquebalme JP, Glowaczower E, Salzmann J, Terriou P, Roulier R. Crude cumulative delivery rate following ICSI using intentionally frozen-thawed testicular spermatozoa in 51 men with non-obstructive azoospermia. Reprod Biomed Online. 2005; 11:319-24.

[167] Dafopoulos K, Griesinger G, Schultze-Mosgau A, Orief Y, Schöpper B, Nikolettos N, Diedrich K, Al-Hasani S. Cumulative pregnancy rate after ICSI with cryopreserved testicular tissue in non-obstructive azoospermia. Reprod Biomed Online. 2005; 10:461-6.

[168] Fedder J, Loft A, Parner ET, Rasmussen S, Pinborg A. Neonatal outcome and congenital malformations in children born after ICSI with testicular or epididymal sperm: A controlled national cohort study. Hum Reprod. 2013; 28(1):230-40.

[169] Woldringh GH, Besselink DE, Tillema AH, Hendriks JC, Kremer JA. Karyotyping, congenital anomalies and follow-up of children after intracytoplasmic sperm injection with non-ejaculated sperm: A systematic review. Hum Reprod Update. 2010; 16:12-9.

[170] Woldringh GH, Horvers M, Janssen AJ, Reuser JJ, de Groot SA, Steiner K, D'Hauwers KW, Wetzels AM, Kremer JA. Follow-up of children born after ICSI with epididymal spermatozoa. Hum Reprod. 2011; 26(7):1759-67.

[171] Vernaeve V, Bonduelle M, Tournaye H, et al. Pregnancy outcome and neonatal data on children born after ICSI with testicular sperm in obstructive and non-obstructive azoospermia. Hum Reprod. 2003; 18:2093-7.

[172] Belva F, De Schrijver F, Tournaye H, et al. Neonatal outcome of 724 children born after ICSI using nonejaculated sperm. Hum Reprod. 2011; 26:1752-8.

60

胚胎移植技术

Leah Roberts 和 Jason Franasiak

引　言

胚胎移植的步骤看似简单——将移植管插入宫腔移入胚胎——然而，操作技术的差异对成功率具有较大影响。胚胎需置于着床可能性最高的位置，且不损伤子宫内膜[1]。研究表明，同一中心的不同操作者其移植成功率差异可达到 37.3%[2]。对胚胎移植技术进行标准化管理可尽可能地消除操作者的差异对成功率的影响[3]。胚胎移植技术是独立于患者内在特征的变量[2]，可通过循证学实践来改进[3,4]。

胚胎移植是一种可培训的技术，从开始学习到进行第 15 次移植时基本能熟练掌握[5]。有证据表明可成功培训实习医生进行胚胎移植的操作，且不会降低患者的成功率[6,7]。

胚胎移植的仿真训练已加入美国生殖医学会的证书课程，旨在让实习医生进行胚胎移植实际操作前尽可能地提高他们的技术水平[8,9]。这为经验不足的实习医生提供了高度真实的模拟情境以培训技能，并从移植指标的实时反馈中学习，且不会对患者造成影响[8]。这项课程已经过多年培训的检验，可成功模拟简单和复杂的胚胎移植[9]。

移植前技术

在胚胎移植操作和移植前可采用多种辅助治疗以提高移植成功率。随机对照试验显示针灸、按摩、医学“小丑”治疗和经皮穴位电刺激（TEAS）等辅助疗法风险小，且有一些积极作用。但这些研究存在局限性，如对照组设置、相关研究整体上胚胎着床率和活产率较低等。

子宫内膜搔刮

子宫内膜搔刮是一种通过有意损伤子宫内膜以改善子宫内膜容受性的技术。一项包括 7 项随机对照试验的荟萃分析（$n=1\ 354$）表明，在首次胚胎移植前行子宫内膜搔刮并不改善胚胎移植结局[10]。同一研究组进行的另一项荟萃分析显示，经历过 1 次失败周期的患者（5 项研究）行子宫内膜搔刮并无益处；经历过 2 次及以上失败周期的患者（5 项研究）行子宫内膜搔刮可显著提高活产率，相对风险（RR）为 1.64（95%CI：1.21～2.21）[11]。然而，这些研究存在较大的异质性，子宫内膜搔刮的次数、时机等有所不同，且研究质量较低[10,11]。一项 Cochrane 研究分析了 38 项临床试验（$n=8\ 915$），结果也不支持常规使用子宫内膜搔刮[12]。

针灸

针灸越来越广泛地用于 IVF 周期治疗的不同时间点。目前已进行多项小样本量研究以评估其疗效，但研究结果不一。一项四臂、大样本量随机对照试验评估了激光针灸、传统针灸、邻近假穴激光针灸和自然对照的疗效。与另外 3 组相比，激光针灸可以显著提高胚胎着床率，但活产率无显著差异[13]。此外，另一项荟萃分析评估了针灸（手动、电刺激和激光）对 IVF 结局的影响。该荟萃分析包含的随机对照试验之间存在显著的异质性，在针灸技术、治疗起始时间、对照组、针灸部位和患者特征等方面存在差异。尽管少数研究进行了邻近假穴针灸对照，但多数研究未设置安慰治疗组。结果显示，针灸后临床妊娠率有所提高（OR：1.22；$P=0.04$），但活产率并无明显变化[14]。然而，这项技术风险小，可以选择性地作为患者的辅助治疗手段。

经皮穴位电刺激（TEAS）

一项前瞻性随机单盲试验（$n=309$）显示，在胚胎移植当天进行一次经皮穴位电刺激治疗的活产率为 37.3%，在胚胎移植前一天和移植当天各进行一次经皮穴位电刺激治疗的活产率为 42.0%，均显著高于模拟治疗组（21.2%；$P=0.011$ *vs.* 0.002）[15]。

按摩

关于按摩对于胚胎移植结局的影响，尚缺乏设计严谨的研究。一项回顾性观察研究显示，使用振动设备进行 30 min 深度放松按摩的患者与未行按摩者相比，可显著提高活产率（32% *vs.* 20%；$P<0.05$）[16]，可能的作用机制包括缓解压力、减少子宫收缩和增强腹部血流。

催产素拮抗剂

已有研究表明，子宫内膜血流量减少和子宫收缩增加与胚胎着床率下降相关[17,18]。由于在胚胎着床前后子宫肌层、内膜和血管中存在催产素受体，理论上使用催产素拮抗剂将有助于减少子宫收缩并增加子宫血流量[18]。目前已开展了相关药物研究，包括静脉注射阿托西班、皮下注射巴鲁西班和口服诺拉西班[19]。一项分析纳入同一研究组开展的3项随机对照试验，共包括1 836名接受冻胚移植（FET）的患者，这些患者在应用催产素拮抗剂诺拉西班后4 h进行胚胎移植。与安慰剂相比，仅应用最高剂量900 mg组活产率有4.4%的改善，但差异未达到统计学差异（$P=0.053$）[18]，但催产素拮抗剂在某些亚组中疗效显著，具有统计学差异，因此需进一步针对人群开展研究，例如子宫收缩频率高的患者，以确定该治疗可使哪些患者获益[17,20]。

抗生素

研究表明，致病菌在宫颈的定植与活产率下降之间存在相关性[21-23]。因此推测可以通过抗生素治疗减少致病菌载量，进而改善胚胎移植结局，然而该设想并未被研究证实。几项回顾性研究结果显示使用多西环素与对照组相比，活产率无显著差异[24]。仅一项随机对照试验评估了在移植前一天和移植当天（$n=350$）预防性使用阿莫西林和克拉维酸的成功率，结果显示临床妊娠率无显著差异（36% *vs.* 35.5%），但未报道活产率[25]。此外，过度使用抗生素有潜在危害，如发生抗生素耐药、药物副作用、以及阴道、宫颈菌群改变[26]。

镇痛和麻醉

使用镇痛剂有多种原因，如焦虑和阴道痉挛。目前尚无关于镇痛剂对胚胎移植结局影响的研究，但有研究表明疼痛会影响临床妊娠率。一项评估胚胎移植过程中疼痛体验的前瞻性观察研究（$n=284$）显示，获临床妊娠的患者其平均疼痛评分（6.4分，满分100分）低于未孕患者（10.3分，满分100分），但在未孕组中也有许多患者（49.7%）无疼痛感[27]。

1988年开展了一项关于全身麻醉对胚胎移植结局影响的研究。结果表明，603例不给予麻醉患者的胚胎移植后临床妊娠率为18%，795例给予全身麻醉（硫喷妥钠和阿芬太尼）患者其临床妊娠率为19%，但自20世纪80年代以来，IVF的实践发生了重大变革[28]。2012年开展了一项关于清醒镇静的回顾性病例对照研究，但缺乏足够的统计效能，该研究结果显示麻醉下胚胎移植活产率为21%，无麻醉胚胎移植活产率为40%，P值为0.09，无统计学差异[29]，应开展前瞻性随机对照试验以阐明全身麻醉对胚胎移植结局的影响。

佩戴手套

人类胚胎的培养和操作需要尽可能地避免胚胎暴露于有毒设备和试剂。在胚胎移植手术中佩戴的手套不会与胚胎直接接触，仅与移植过程中与未进入子宫腔的移植管有部分接触。在移植过程中，手套上的粉末有可能通过空气传播。然而，在一项随机对照试验中，使用有粉手套或无粉手套并不影响临床妊娠率（40.7% *vs.* 39.9%，$n=712$）[30]，但在移植过程中应注意避免手套接触胚胎或移植管末端。

移植技术

已有深入的研究证实，胚胎移植操作技术对移植成功率具有较大影响。为了尽可能提高胚胎移植成功率，应制订胚胎移植技术标准。

装管时间

一项前瞻性观察研究评估了胚胎装管至置入宫腔的间隔时长（$n=450$）。胚胎装管和移植间隔时长与移植成功率相关，当间隔时长超过120 s时，临床妊娠率显著下降[31]。当仅评估非困难移植（无须使用宫颈钳）亚组时，这种差异仍然存在（>120 s时临床妊娠率为19.4%，<120 s时为38.9%~31.6%），难以想象为何一次非困难移植会花费超过120 s，该研究未评估装管时间对活产率的影响。尽管如此，应避免胚胎装管到置入宫腔的间隔时长超过120 s。

超声引导

与无超声引导下胚胎移植相比，经腹超声引导能降低子宫内膜损伤风险并确保胚胎准确置入宫腔内最佳位置。目前已开展多项相关研究，包括一些随机对照试验。一项共纳入21项研究（$n=6\ 218$）的Cochrane荟萃分析显示，与无超声引导下移植相比，超声引导下移植后临床妊娠率显著增加，OR值为1.31（1.17~1.45），其中仅4项试验评估了活产率（$n=3\ 117$），OR值为1.53（1.29~1.80），也支持经腹超声引导进行胚胎移植[32]。

三维超声引导

有研究提出采用三维（3D）超声技术可在冠状面和矢

状面对移植管末端进行引导[33]。一些研究已证明其可行性,但将胚胎置于何处最有利于着床尚不得而知[34,35]。到目前为止,尚不明确二维和三维超声引导下移植结局是否有差异,但有研究证明该技术是非劣效性的[35]。

经阴道超声引导

采用经阴道超声引导的优势在于不要求患者膀胱充盈,从而减轻胚胎移植中的不适感。经阴道超声引导下胚胎移植也适用于腹部成像困难的患者,如子宫后位或腹部脂肪堆积[36]。研究表明,经阴道超声和经腹超声引导技术在移植成功率上无显著差异[36,37]。

移植管类型选择

胚胎移植中使用的移植管有很多种,可分为"软管"和"硬管"两类。多项研究比较了这两类移植管的优劣[38],目前已普遍不再采用硬管移植。一项荟萃分析(n=4 141)显示,软管移植与硬管移植相比,临床妊娠 OR 值为 1.39(1.08~1.79),P 值为 0.01,活产率(n=1 956)OR 值为 1.25(1.02~1.53)[39]。有研究尝试比较不同类型的软管,然而迄今为止,没有研究发现使用不同类型的软管会对活产率造成影响[38]。

移植管置入

将胚胎置入宫腔时,应尽可能减少移植管与子宫壁间不必要的接触,包括避免移植管接触子宫底部。然而,目前尚不明确胚胎置入宫腔时的最佳位置。在已开展的随机对照试验中,多数研究显示将胚胎放置在距离子宫底部至少 1 cm 的位置时临床妊娠率最高[40-42]。在一项随机对照试验中(n=180),胚胎被置于距离宫底 10 mm、15 mm 或 20 mm 处,结果表明,将胚胎置于距离宫底 15 mm 和 20 mm 处时的着床率(31.3% *vs.* 33.3%)显著高于 10 mm 处(20.6%;P<0.05)[40]。

宫颈黏液清除

胚胎移植前若不清除宫颈黏液,可能会导致移植管末端堵塞,影响胚胎进入宫腔的速度,并可能导致胚胎遗落、损伤或放置位置不当[43]。在一项前瞻性随机对照试验中(n=530),胚胎移植前使用无菌棉签清洁宫颈管的干预组活产率为 33.6%,而未清除宫颈黏液的对照组活产率为 17.4%(P<0.001)[44]。然而,一项纳入 8 个随机对照试验的荟萃分析(n=1 715)表明,干预组与对照组其临床妊娠率及活产率均无显著差异。然而,这些研究均为中等/低质量研究,并具有显著的异质性:采用多种干预措施包括抽吸、棉签或宫颈刷清除宫颈黏液[43]。

撤出移植管的时机

没有足够证据表明在胚胎被推出移植管后立即撤管和稍作停顿后撤出之间有任何区别。延迟撤管是为了等待子宫"静息",以减少宫缩和胚胎被排出子宫的风险[45]。一项随机对照试验(n=100)和一项队列研究(n=218)分别进行了 30 s 和 60 s 的移植管延迟撤出研究,结果表明撤出移植管的时机并不影响临床妊娠率[45,46]。

胚胎遗落

胚胎遗落在移植管中是一件少见但令人担忧的临床事件,发生率为 1%~8%[47]。但该问题不能通过随机对照试验进行研究,只能依靠回顾性分析来获取证据。许多研究发现胚胎遗落后立即重新移植并不影响妊娠率[48],然而这些研究没有足够的统计效能以观察到差异。一项大样本量,包括 6 089 个移植周期的研究显示,胚胎遗落率为 1.59%,发生胚胎遗落的移植周期活产率从 37.63%降到 22.68%(P<0.01)。此外,胚胎遗落组的异位妊娠率为 12.5%,而未发生胚胎遗落组为 3.16%(P=0.045)[49]。这表明,除了胚胎遗落之外,还可能存在其他因素干扰移植成功率。

移植后技术

移植后卧床休息

传统观点认为胚胎移植后应卧床休息。然而,和产科和妇科护理一样,已不再赞成普遍采用这一做法。卧床无论时间长短,都没有积极作用,反而有可能产生负面影响。最近一项前瞻性随机对照平行研究(n=240)显示,胚胎移植后卧床休息 10 min 其活产率显著低于下床活动组(41.6% *vs.* 56.7%;P=0.02)[50]。多项回顾性队列研究也有类似发现[51]。此外,一项包括 5 项随机对照试验的荟萃分析(n=1 002)结果显示,在移植后立即下床活动并无负面影响[52]。

性交

性交后引起的子宫收缩理论上可能影响胚胎着床,然而很少有关于胚胎移植后性交影响的研究。一项随机对照试验(n=478)显示,尽管基线妊娠率较低,性交组和禁欲组的临床妊娠率无显著差异(分别为 23.6%和 21.2%)[53]。

总 结

胚胎移植应基于现有证据进行标准化操作，以尽可能地提高活产率。改进移植技术的方法包括在超声引导下进行移植、采用软管移植、将移植管放置在距宫底至少1 cm的位置、缩短从装管到移植完成的时间，并叮嘱患者在移植后下床活动。还需开展更多研究，特别是设计良好的随机对照试验，为胚胎移植技术提供最新的指导。

（徐蓓译，殷莉、靳镭校）

参考文献

[1] Meldrum DR, Chetkowski R, Steingold KA, de Ziegler D, Cedars MI, Hamilton M. Evolution of a highly successful in vitro fertilization-embryo transfer program. Fertil Steril. 1987; 48(1):86-93.

[2] Hearns-Stokes RM, Miller BT, Scott L, Creuss D, Chakraborty PK, Segars JH. Pregnancy rates after embryo transfer depend on the provider at embryo transfer. Fertil Steril. 2000; 74(1):80-6.

[3] van Weering HGI, Schats R, McDonnell J, Hompes PGA. Ongoing pregnancy rates in in vitro fertilization are not dependent on the physician performing the embryo transfer. Fertil Steril. 2005; 83(2):316-20.

[4] Lee MS, Cardozo ER, Karmon AE, Wright DL, Toth TL. Impact of transfer time on pregnancy outcomes in frozen-embryo transfer cycles. Fertil Steril. 2018; 109(3):467-72.

[5] López MJ, García D, Rodríguez A, Colodrón M, Vassena R, Vernaeve V. Individualized embryo transfer training: Timing and performance. Hum Reprod. 2014; 29(7): 1432-7.

[6] McQueen DB, Robins JC, Zhang J, Feinberg EC. Live birth rates after blastocyst transfers performed by fellows. Fertil Steril. 2019; 112(3):e145-6.

[7] McQueen DB, Robins JC, Yeh C, Zhang JX, Feinberg EC. Embryo transfer training in fellowship: National and institutional data. Fertil Steril. 2020; 114(5):1006-13.

[8] Segars J, Thomas MA. Validation of a highly realistic embryo transfer simulator and trainer. Fertil Steril. 2021; 115(4): 879-80.

[9] Ramaiah SD, Ray KA, Reindollar RH. Simulation training for embryo transfer: Findings from the American society for reproductive medicine embryo transfer certificate course. Fertil Steril. 2021; 115(4):852-9.

[10] Vitagliano A, Andrisani A, Alviggi C, Vitale SG, Valenti G, Sapia F, et al. Endometrial scratching for infertile women undergoing a first embryo transfer: A systematic review and meta-analysis of published and unpublished data from randomized controlled trials. Fertil Steril. 2019; 111: 734, 746. e2.

[11] Vitagliano A, Di Spiezio Sardo A, Saccone G, Valenti G, Sapia F, Kamath MS, et al. Endometrial scratch injury for women with one or more previous failed embryo transfers: A systematic review and meta-analysis of randomized controlled trials. Fertil Steril. 2018; 110:687,702. e2.

[12] Lensen SF, Lensen SF, Armstrong S, Gibreel A, Nastri CO, Raine-Fenning N, et al. Endometrial injury in women undergoing in vitro fertilisation (IVF). Cochrane library 2021; 2021:CD009517.

[13] Morin SJ, Frattarelli JL, Franasiak JM, Juneau CR, Scott RT. Laser acupuncture before and after embryo transfer improves in vitro fertilization outcomes: A four-armed randomized controlled trial. Med Acupunct 2017; 29:56-65.

[14] Zheng, Cui Hong, Huang, Guang Ying, Zhang, Ming Min, Wang, Wei. Effects of acupuncture on pregnancy rates in women undergoing in vitro fertilization: A systematic review and meta-analysis. Fertil Steril. 2012; 97(3):599-611.

[15] Zhang R, Feng X, Guan Q, Cui W, Zheng Y, Sun W, et al. Increase of success rate for women undergoing embryo transfer by transcutaneous electrical acupoint stimulation: A prospective randomized placebo-controlled study. Fertil Steril. 2011; 96(4):912-6.

[16] Okhowat J, Murtinger M, Schuff M, Wogatzky J, Spitzer D, Vanderzwalmen P. Massage therapy improves in vitro fertilization outcome in patients undergoing blastocyst transfer in a cryo-cycle. Altern Ther Health Med. 2015; 21(2): 16-22.

[17] Chung CHS, Wong AWY, Chan CPS, Saravelos SH, Kong GWS, Cheung LP, et al. The changing pattern of uterine contractions before and after fresh embryo transfer and its relation to clinical outcome. Reprod Biomed Online. 2016; 34 (3):240-7.

[18] Griesinger G, Blockeel C, Pierzynski P, Tournaye H, Višňová H, Humberstone A, et al. Effect of the oxytocin receptor antagonist nolasiban on pregnancy rates in women undergoing embryo transfer following IVF: Analysis of three randomised clinical trials. Hum Reprod. 2021 Mar 18; 36 (4):1007-20.

[19] Neumann K, Griesinger G. Is the administration of an oxytocin receptor antagonist around the time of embryo transfer associated with in-vitro fertilization treatment success? A systematic review and meta-analysis. Reprod Biomed Online.

2021; 43(6):983-94.

[20] He Y, Wu H, He, Xiaojin, Xing Q, Zhou P, Cao, Yunxia, et al. Administration of atosiban in patients with endometriosis undergoing frozen-thawed embryo transfer: A prospective, randomized study. Fertil Steril. 2016; 106(2): 416-22.

[21] Salim R, Ben-Shlomo I, Colodner R, Keness Y, Shalev E. Bacterial colonization of the uterine cervix and success rate in assisted reproduction: Results of a prospective survey. Hum Reprod. 2002; 17(2):337-40.

[22] Egbase P, Udo E, Al-Sharhan M, Grudzinskas J. Prophylactic antibiotics and endocervical microbial inoculation of the endometrium at embryo transfer. Lancet. 1999; 354(9179): 651-2.

[23] Fanchin R, Harmas A, Benaoudia F, Lundkvist U, Olivennes F, Frydman R. Microbial flora of the cervix assessed at the time of embryo transfer adversely affects in vitro fertilization outcome. Fertil Steril. 1998; 70(5):866-70.

[24] Kaye L, Bartels C, Bartolucci A, Engmann L, Nulsen J, Benadiva C. Old habits die hard: Retrospective analysis of outcomes with use of corticosteroids and antibiotics before embryo transfer. Fertil Steril. 2017; 107(6):1336-40.

[25] Brook N, Khalaf Y, Coomarasamy A, Edgeworth J, Braude P. A randomized controlled trial of prophylactic antibiotics (co-amoxiclav) prior to embryo transfer. Hum Reprod. 2006 Jul 10; 21(11):2911-15.

[26] Bonus ML, Boots C, Bernardi LA. Antibiotics before frozen embryo transfer: Treating the patient or the physician? Fertil Steril. 2021; 115(5):1162-3.

[27] Saravelos SH, Wong AW, Kong GW, Huang J, Klitzman R, Li T. Pain during embryo transfer is independently associated with clinical pregnancy in fresh/frozen assisted reproductive technology cycles. J Obstet Gynaecol Res. 2016; 42(6):684-93.

[28] van der Ven H, Diedrich K, Al-Hasani S, Pless V, Krebs D. The effect of general anaesthesia on the success of embryo transfer following human in-vitro fertilization. Hum Reprod. 1988; 3(suppl-2):81-83.

[29] Meyer L, Lekovic J, Reichman D, Chung P, Rosenwaks Z. The effect of anesthesia during embryo transfer on in vitro fertilization outcome. Fertil Steril. 2013; 100(3):S526-7.

[30] Hannoun A, Zreik T, Ghaziri G, Abu Musa A, Awwad J. Effect of powdered gloves, worn at the time of embryo transfer, on the pregnancy outcome of IVF cycles. J Assist Reprod Genet. 2009; 26(1):25-7.

[31] Matorras R, Mendoza R, Expósito A, Rodriguez-Escudero FJ. Influence of the time interval between embryo catheter loading and discharging on the success of IVF. Hum Reprod 2004; 19: 2027-30.

[32] Brown J, Buckingham K, Buckett W, Abou-Setta AM. Ultrasound versus 'clinical touch' for catheter guidance during embryo transfer in women. Cochrane Database Syst Rev. 2016 Mar 17; 3:CD006107

[33] Baba K, Ishihara O, Hayashi N, Saitoh M, Taya J, Kinoshita K. Three-dimensional ultrasound in embryo transfer. Ultrasound Obstet Gynecol. 2000; 16(4):372-3.

[34] Saravelos SH, Kong GWS, Chung JPW, Mak JSM, Chung CHS, Cheung LP, et al. A prospective randomized controlled trial of 3D versus 2D ultrasound-guided embryo transfer in women undergoing ART treatment. Hum Reprod. 2016 Oct 1; 31(10):2255-60.

[35] Gergely RZ, DeUgarte CM, Danzer H, Surrey M, Hill D, DeCherney AH. Three dimensional/four dimensional ultrasound-guided embryo transfer using the maximal implantation potential point. Fertil Steril. 2005; 84(2):500-3.

[36] Revelli A, Rovei V, Dalmasso P, Gennarelli G, Racca C, Evangelista F, et al. Large randomized trial comparing transabdominal ultrasound-guided embryo transfer with a technique based on uterine length measurement before embryo transfer. Ultrasound Obstet Gynecol. 2016 Sep; 48(3): 289-95.

[37] Karavani G, Ben-Meir A, Shufaro, Y, Hyman JH, Revel A. Transvaginal ultrasound to guide embryo transfer: A randomized controlled trial. Fertil Steril. 2017; 107(5): 1159-65.

[38] Buckett WM. A review and meta-analysis of prospective trials comparing different catheters used for embryo transfer. Fertil Steril. 2006; 85(3):728-34.

[39] Abou-Setta AM, Al-Inany HG, Mansour RT, Serour GI, Aboulghar MA. Soft versus firm embryo transfer catheters for assisted reproduction: A systematic review and meta-analysis. Hum Reprod. 2005; 20(11):3114-21.

[40] Coroleu B, Barri PN, Carreras O, Martínez F, Parriego M, Hereter L, et al. The influence of the depth of embryo replacement into the uterine cavity on implantation rates after IVF: A controlled, ultrasound-guided study. Hum Reprod. 2002 Feb; 17(2):341-6.

[41] Tiras B, Polat M, Korucuoglu U, Zeyneloglu HB, Yarali H. Impact of embryo replacement depth on in vitro fertilization and embryo transfer outcomes. Fertil Steril. 2010; 94(4): 1341-5.

[42] Kwon H, Choi D, Kim E. Absolute position versus relative position in embryo transfer: A randomized controlled trial. Reprod Biol Endocrinol. 2015 Jul 29; 13(1):78.

[43] Craciunas L, Tsampras N, Fitzgerald C. Cervical mucus removal before embryo transfer in women undergoing in vitro fertilization/intracytoplasmic sperm injection: A systematic review and meta-analysis of randomized controlled trials. Fertil Steril. 2014; 101(5):1302-7. e6.

[44] Moini A, Kiani K, Bahmanabadi A, Akhoond M, Akhlaghi A. Improvement in pregnancy rate by removal of cervical discharge prior to embryo transfer in ICSI cycles: A randomised clinical trial. Aust NZJ Obstet Gynaecol. 2011; 51 (4): 315-20.

[45] Martínez F, Coroleu B, Parriego M, Carreras O, Belil I, Parera N, et al. Ultrasound-guided embryo transfer: Immediate withdrawal of the catheter versus a 30 second wait. Hum Reprod 2001 May; 16(5):871-4.

[46] Sroga JM, Montville, Christopher P, Aubuchon M, Williams DB, Thomas MA. Effect of delayed versus immediate embryo transfer catheter removal on pregnancy outcomes during fresh cycles. Fertil Steril. 2010; 93(6):2088-90.

[47] Lee H, Seifer DB, Shelden RM. Impact of retained embryos on the outcome of assisted reproductive technologies. Fertil Steril 2004; 82:334-7.

[48] Oraif, Ayman, Hollet-Caines, Jackie, Feyles, Valter, Rebel, Maggie, Abduljabar H. Do multiple attempts at embryo transfer affect clinical pregnancy rates? J Obstet Gynaecol Canada 2014; 36:406-7.

[49] Xu J, Yin M, Chen Z, Yang L, Ye D, Sun L. Embryo retention significantly decreases clinical pregnancy rate and live birth rate: a matched retrospective cohort study. Fertil Steril 2020; 114: 787-91.

[50] Gaikwad S, Garrido N, Cobo A, Pellicer A, Remohi J. Bed rest after embryo transfer negatively affects in vitro fertilization: A randomized controlled clinical trial. Fertil Steril. 2013; 100(3):729-35. e2.

[51] Sharif K, Afnan M, Lashen H, Elgendy M, Morgan C, Sinclair L. Is bed rest following embryo transfer necessary? Fertil Steril. 1998; 69(3):478-81.

[52] Cozzolino M, Troiano G, Esencan E. Bed rest after an embryo transfer: A systematic review and meta-analysis. Arch Gynecol Obstet. 2019; 300(5):1121-30.

[53] Tremellen KP, Valbuena D, Landeras J, Ballesteros A, Martinez J, Mendoza S, et al. The effect of intercourse on pregnancy rates during assisted human reproduction. Hum Reprod. 2000 Dec; 15(12):2653-8.

61

冷冻胚胎移植的周期管理

Jane Reavey 和 Tim Child

引 言

在过去几十年里，冷冻胚胎移植(FET)周期的数量逐渐增加。在美国，冷冻周期每年都在增加，现在占所有辅助助孕周期的41%以上[1]，并且在全球范围内也有类似的增长[2]。冻胚周期数的增长是胚胎学技术和活产率提高的结果，冻胚移植周期活产率与鲜胚周期相似[3]甚至更高[3,4]。

卵巢刺激周期通常会获得比单次新鲜胚胎移植所需的更多的胚胎。因此，冷冻保存和随后的冻融胚胎移植是辅助生殖技术(ART)不可或缺的一部分技术。鲜胚周期如果通过选择性单胚胎移植(eSET)未孕，则后续进行冷冻胚胎移植，可以降低多胎妊娠率。

冷冻胚胎移植周期的指征也相应扩展。有计划地"全胚冷冻"周期(所有适合移植的胚胎全部冷冻)可以降低卵巢过度刺激综合征(OHSS)的风险，也为进行胚胎植入前遗传学检测预留时间，同样也为促进生育力保存提供便利。

本章将概述冷冻胚胎移植的过程，回顾不同的子宫内膜准备方案和不同黄体期支持方式，以及冷冻胚胎移植周期的妊娠结局。

冻胚移植方案

在子宫内膜容受性的窗口进行胚胎移植是很关键的，有利于同步化胚胎和子宫内膜发育。因此，有许多不同的方案来实现这一目的：①在自然排卵周期中进行移植；②激素(雌激素和孕激素)替代周期(伴或不伴垂体降调节)；③诱导排卵周期。

由于子宫内膜容受性可能受到与卵巢刺激相关的超生理水平激素的影响[5,6]，因此，对所有女性来说，选择性冷冻胚胎移植优于新鲜胚胎移植[7]。然而，一些随机对照研究(RCTs)，包括最近的一项英国多中心研究[3,8,9]均显示选择性全胚冷冻策略的临床妊娠率、活产率或流产率均无差异。研究显示对于卵巢过度刺激综合征(OHSS)高危女性采用选择性全胚冷冻策略确实增加了每次胚胎移植的活产率[10,11]。因此，目前应该采取个性化的方法定义全胚冷冻策略适应证，比如高反应女性。

尽管全球FET周期数在增加，但有排卵的女性的最佳子宫内膜准备方案尚不清楚。来自少量随机对照研究和荟萃分析的数据比较了自然周期与激素替代方案，在妊娠率和活产率上显示差异很小[12-15]。

自然周期冻胚移植

在自然周期冻胚移植中，通常使用超声监测联合尿或血清黄体生成素(LH)峰进行胚胎移植时间的确定。自然周期冷冻胚胎移植的主要优势是不需要药物，降低了成本。然而自然周期冷冻胚胎移植的周期取消率(~9%)比激素替代周期(~2%)更高[15]。但是也有一定比例女性不适合自然周期冷冻胚胎移植，如患有无排卵性多囊卵巢综合征(PCOS)的女性。

一些诊所提倡使用"改良自然周期"，也就是使用人绒毛膜促性腺激素(hCG)用于触发排卵和确定胚胎移植时机。但是能证实这一结论的研究相对有限。三个小样本随机对照研究通过对hCG扳机与超声联合LH监测进行了比较。一项研究因为中期分析提示随机分配到hCG扳机组妊娠率明显降低而终止研究[16]。然而进一步的随机对照试验表明：与超声联合LH监测相比，hCG扳机的使用不影响临床妊娠率(CPR)[17,18]。

四个针对在黄体期使用黄体酮是否有效的随机对照研究获得的结果是不一致的。两个随机对照研究发现当在黄体期给予肌内注射[19]或阴道用黄体酮[20]时，临床妊娠率没有改善。另外2个随机对照研究[21,22]和荟萃分析[23]显示黄体期使用黄体酮阴道给药的女性活产率明显增加。一个比较黄体期阴道使用黄体酮和不使用黄体酮的多中心大型随机对照研究正在进行中(NCT04725864)。因此，到目前为止，对于自然周期冻胚移植黄体期支持尚无定论。未来研究(如后所述)可能侧重于基于胚胎移植时的孕酮水平的更个性化的方法。

激素替代周期

激素替代或程序化周期最初是为卵巢衰竭的供卵周

期的女性开发。然而,现在也是使用最广泛的子宫内膜准备方案[24]。激素替代周期增加了胚胎移植时机的灵活性,减少了周期监测,可能更适合患者和诊所(例如避免周末解冻和移植)。目前有一些不同的激素替代周期方案存在。第一个方案是通过使用促性腺激素释放激素(GnRH)激动剂两到三周进行卵巢降调之后再使用雌激素,然后使用孕酮。另一个通常被采用的更简单的方案是在周期的第 2 天或第 3 天开始雌激素(这可以防止卵泡募集),随后添加孕酮,该方案可以使用也可以不使用 GnRH 拮抗剂。

只有少数随机对照研究对 GnRHa 降调节激素替代周期和仅使用雌孕激素的人工周期进行比较。这些随机对照研究的 Cochrane 荟萃分析提示妊娠率、周期取消率、子宫内膜厚度或流产率均无差异[14]。值得注意的是,唯一一项研究发现降调节组活产率明显增加[25]。在这项没有监测卵巢情况、存有"排卵逃逸"风险的研究中,作者得出的结论是单独由子宫内膜厚度来决定胚胎移植的激素替代周期,应监测或抑制卵巢功能。一项比较有无 GnRH 拮抗剂使用的激素替代冻胚移植周期的随机对照研究正在进行中(clinicaltrials. gov,NCT03763786)。

激素替代周期中的激素准备

雌激素和黄体酮的多种制剂已经在冻胚移植周期使用。通常雌激素以片剂或经皮贴剂的形式给药。一项比较冻胚移植周期中使用雌二醇贴片与口服雌二醇的随机对照试验发现临床妊娠率没有差异[26]。与自然周期卵泡期的长度相对应,一般雌激素补充 14 天左右。然而,雌激素用药时长似乎不会损害子宫内膜容受性,并且最近的随机对照试验显示冻胚移植前补充雌激素 7~14 天后的妊娠结局没有差异[27]。一旦获得足够的子宫内膜厚度,就给予黄体酮以启动子宫内膜的分泌期转变。孕酮(微粒化或合成)可能以片剂、栓剂(直肠或经阴道)、皮下或肌内注射的形式给药。为了避免孕激素肌内注射后潜在的疼痛和脓肿形成等并发症,大多数诊所使用阴道用黄体酮[28],但是仍然缺乏最佳黄体酮使用剂型或剂量的证据。一项随机对照试验比较了非降调节药物周期中使用阴道用微粒化黄体酮和阴道用黄体酮凝胶后发现妊娠率没有差异[29]。与肌内注射黄体酮相比,尽管系统综述发现阴道用药临床妊娠率有改善的趋势,但随机对照试验发现两种给药途径的妊娠率无差异[30]。最近的随机对照试验发现与这些数据结果相矛盾,与单独肌内注射黄体酮或阴道用药联合每 3 天肌内注射黄体酮相比,单独使用阴道用黄体酮降低活产率[31]。然而,该研究的阴道用黄体酮的剂量(每日 400 mg)明显低于欧洲和其他地方常用的剂量(每日 600~800 mg)。

未来的研究不是专注于孕激素固定剂量给药方案,可以考虑更个性化的方案。这是由于越来越多的证据表明血清孕酮浓度阈值可能是在冻胚移植周期中进行胚胎植入所需的。目前,英国大部分地区诊所不测量冻胚移植周期中的血清孕酮水平[24]。然而最近发表的一篇系统综述[32]发现冻胚周期胚胎移植日血清孕酮水平<10 ng/mL 进行胚胎移植导致更高的流产风险、更低的临床妊娠率和活产率。最近的一项回顾性研究[33]发现对血清孕酮水平低的女性额外补充黄体酮后活产率与孕激素水平足够的女性相似。然而,其他研究并不能显示出任何差异[34]。因此,目前尚不清楚在血清孕酮水平低的女性进行额外"补救"孕激素是否可以改善妊娠结局,需要随机对照试验对此进行进一步研究。

囊胚移植通常安排在给予孕激素的第 5 天或第 6 天[35,36]。随机对照试验研究发现更长时间(7 天)的孕激素给药没有表现出任何好处。一项 RCT 对胚胎移植前使用孕激素 5~7 天进行比较后发现活产率或早期流产率均无差异[37]。另一项随机对照试验比较使用孕激素 7 天和 6 天后临床妊娠率无差异[38]。尽管没有关于冻胚移植周期妊娠后孕激素的最佳持续时间的研究,但是大多数诊所建议患者继续接受孕激素治疗持续至孕 8~12 周,主要考虑此时胎盘能产生足够的孕酮。

据推测,hCG 可能刺激产生对植入很重要的细胞因子和蛋白而对分泌型子宫内膜有帮助。然而两个随机对照试验在非降调节、激素诱导的周期中,比较了补充或者不补充 hCG 临床妊娠率无差异[39,40]。两项随机对照试验研究了糖皮质激素是否改善冻胚移植周期胚胎植入率或临床妊娠率,但是都没有显示出益处[41,42]。一项 RCT 研究了枸橼酸西地那非在人工周期中的使用,虽然治疗组的子宫内膜厚度和三线征的出现率明显更高,但这并不意味着更高的植入率或临床妊娠率[43]。

刺激周期冻胚移植

子宫内膜准备的另一种方案是通过使用低剂量的促性腺激素、氯米芬或来曲唑刺激卵巢。由于诱导排卵周期需要加强监测、相对费用昂贵,并且在胚胎移植时间的灵活性上无优势,因此很少有中心使用这种方案。卵巢刺激的最佳方案目前也没有达成共识。

刺激周期主要考虑用于无排卵周期的女性或有规律月经周期但是不想使用自然周期移植的女性。然而,与自然周期相比,在有排卵女性中使用刺激周期似乎没有提供任何优势。一项回顾性研究[44]显示,比较自然周期和氯米芬刺激周期的活产率无差异。有一项 410 名排卵期女性参与的比较自然周期和使用小剂量人绝经期促性腺激素温和卵巢刺激的随机对照试验研究，结果发现两组女性子宫内膜厚度、植入率或活产率均无差异[45]。

然而，最近的一项系统综述显示对于无排卵的多囊卵巢综合征女性使用来曲唑刺激周期优于激素替代周期。来曲唑组获得更高的活产率、更低的流产率和降低的先兆子痫发生率[46]。进一步的荟萃分析支持来曲唑刺激周期降低流产率[47]。

冻胚周期子宫内膜厚度和质量

已有的几项研究不能确定自然周期和药物周期中妊娠周期和未孕周期之间的子宫内膜厚度和形态的差异[48,49]。然而一项对药物（非降调）冻胚移植周期的大型回顾性研究发现，当子宫内膜厚度小于 7 mm 或大于 14 mm 时植入率和妊娠率更低[50]。一项超过 18 000 个冻胚移植周期的回顾性分析显示在子宫内膜厚度 7 mm 以下则每降低 1 mm 临床妊娠率和活产率均降低[51]。然而，一些女性的这种最佳子宫内膜厚度可能无法达到，研究发现在子宫内膜厚度为 4~6 mm 的女性依然可以获得可接受的活产率（15%~21%）。尽管在鲜胚体外受精（IVF）周期中三线征与临床妊娠率升高相关，但是在冻胚移植周期中并未发现这种关联[49,52]。据报道，子宫内膜致密化（囊胚移植时子宫内膜厚度减少）在冻胚移植周期有利于预测妊娠[53,54]，但是其他研究并不支持这一观点[55,56]。目前也有很多的子宫内膜容受性检测通过对潜在胚胎移植时间的内膜样本进行基因表达分析后预测容受期和非容受期，然而还需要更多的证据评估这些测试的准确性及其对妊娠结局的潜在影响[57]。

胚胎冷冻时的发育阶段和质量

胚胎可以在原核期（第 1 天）、卵裂期（第 2~4 天）和囊胚期（第 5~6 天）阶段冷冻保存。然而，多项研究表明胚胎在囊胚期冷冻保存时比早期阶段会获得更高的活产率[58,59]。从慢速化冷冻转变为玻璃化冷冻的胚胎学技术的改善从根本上改变了囊胚冷冻保存的潜力。玻璃化囊胚解冻后的复苏率达到了 80%~100%[60,61]。一项英国生育诊所的调查显示有回应的大多数的诊所现在都赞成在囊胚期冷冻[24]。

囊胚形成率是否影响治疗结果存在争议。一项荟萃分析显示第 5 天囊胚移植较第 6 天囊胚移植显著增加临床妊娠率和活产率。然而，当第 5 天和第 6 天的囊胚具有相同的形态学质量时这种差异不再出现[62]。

透明带打孔

研究认为冷冻保存的过程可能会导致透明带变硬[63]，从而提出辅助孵化通过改善胚胎植入而可能对冻胚移植周期有益。然而，目前没有证据支持这一观点。一项 RCT[64]研究发现辅助孵化与否并不影响临床妊娠率或活产率。

解冻胚胎再次冷冻

有许多研究报道冷冻和解冻超过一次后获得成功的活产[48,65,66]。围产期结果似乎令人放心[67]。尽管由于冷冻保存的潜在压力，不建议常规使用多次冷冻解冻，但是在特定情况下可能有价值。最近的一项回顾性病例对照研究[66]比较了两次冷冻保存胚胎和单次冷冻保存胚胎的移植结局，发现临床妊娠率、活产率和流产率相似。

冻胚周期孕产妇和围产期结局

胚胎冷冻保存的安全性一直受到质疑。冷冻对胚胎基因表达和代谢的影响以及冷冻保护剂的潜在负面影响令人担忧[68]。然而一项基于注册的研究显示鲜胚周期和冻胚周期子代出生三岁时在身体健康方面没有显著差异[69]。两项荟萃分析显示[70,71]与鲜胚移植周期相比，冻胚移植周期实际上发生早产、小于胎龄儿和低出生体重的风险均降低。此外，先天性异常、产前出血、围产期死亡或新生儿住院率在两组没有差异[70-72]。然而，一些队列研究和荟萃分析报道冻胚移植周期大于胎龄儿的风险增加[71,73,74]。这将不仅影响分娩（肩难产风险增加），同样也影响今后的健康和疾病的发生。

另一个令人担忧的问题是冻胚移植周期增加妊娠期高血压疾病（妊娠期高血压、先兆子痫和子痫）的风险。这一点在一项荟萃分析和最近的一项比较鲜胚移植和冻胚移植的随机对照试验中[4,70,71]均得到证实。有趣的是，有新的证据表明这种关联实际上与激素替代冻胚移植有关。最近一项比较接受自然周期冻胚移植与激素替代冻胚移植患者的回顾性队列研究[75]发现发生先兆子痫的风险与激素替代冻胚移植显著相关。在之前的队列研究也证实了激素替代周期较自然周期增加妊娠期高血压疾病风险[76,77]，并提出假设，在激素替代周期中黄体（重要的血管活性物质来源）的缺失可能导致妊娠母体对心血管适应异常[78]。鉴于此，排卵期女性使用激素替代周期一直存在争议[77]。有关子宫内膜准备方案的随机对照研究需要进一步探索。目前正在进行一项RCT[79]比较自然周期和激素替代周期先兆子痫的发生率(NCT04551807)。在那之前，这些咨询和同意冻胚移植的女性，需要考虑这些潜在的风险并考虑选择子宫内膜准备方案是很重要的。

总 结

由于胚胎学技术的改善和出生率的提高，冻胚移植周期数在全球范围内持续增加。迄今为止的证据仅支持对特殊指征进行选择性全胚冷冻。总体而言，没有结论支持最优子宫内膜准备方案。然而，最近尤其在激素替代周期中关于先兆子痫发病率增加的证据，可能会影响方案的选择和改变未来实践。进一步研究黄体期孕酮水平也将有助于阐明额外的黄体酮补充是否可以改善全球数百万接受冻胚移植女性的妊娠结局。

(李元译，龚斐、张婷校)

参考文献

[1] HFEA. *Human Fertilisation and Embryology Authority: Fertility Treatment 2019: Trends and Figures*. London: HFEA, 2021.

[2] Chambers GM, et al. International committee for monitoring assisted reproductive technologies world report: assisted reproductive technology, 2014†. Hum Reprod. 2021; 36(11):2921-34.

[3] Vuong LN, et al. IVF transfer of fresh or frozen embryos in women without polycystic ovaries. N Engl J Med. 2018; 378(2):137-47.

[4] Wei D, et al. Frozen versus fresh single blastocyst transfer in ovulatory women: A multicentre, randomised controlled trial. Lancet. 2019; 393(10178):1310-8.

[5] Haouzi D, et al. Gene Expression profile of human endometrial receptivity: Comparison between natural and stimulated cycles for the same patients. Hum Reprod. 2009; 24(6):1436-45.

[6] Haouzi D, et al. Controlled ovarian hyperstimulation for in vitro fertilization alters endometrial receptivity in humans: Protocol effects. Biol Reprod. 2010; 82(4):679-86.

[7] Roque M, et al. Fresh embryo transfer versus frozen embryo transfer in in vitro fertilization cycles: A systematic review and meta-analysis. Fertil Steril. 2013; 99(1):156-62.

[8] Shi Y, et al. Transfer of fresh versus frozen embryos in ovulatory women. N Engl J Med. 2018; 378(2):126-36.

[9] Maheshwari A, et al. Elective freezing of embryos versus fresh embryo transfer in IVF: A multicentre randomized controlled trial in the UK (E-freeze). Hum Reprod. 2022; 37(3):476-87.

[10] Aflatoonian A, et al. Fresh versus frozen embryo transfer after gonadotropin-releasing hormone agonist trigger in gonadotropin-releasing hormone antagonist cycles among high responder women: A randomized, multi-center study. Int J Reprod Biomed. 2018; 16(1):9-18.

[11] Chen ZJ, et al. Fresh versus frozen embryos for infertility in the polycystic ovary syndrome. N Engl J Med. 2016; 375(6):523-33.

[12] Groenewoud ER, et al. What is the optimal means of preparing the endometrium in frozen-thawed embryo transfer cycles? A systematic review and meta-analysis. Hum Reprod Update. 2013; 19(5):458-70.

[13] Groenewoud ER, et al. A randomized controlled, non-inferiority trial of modified natural versus artificial cycle for cryo-thawed embryo transfer. Hum Reprod. 2016; 31(7):1483-92.

[14] Ghobara T, Gelbaya TA, Ayeleke RO. Cycle regimens for frozenthawed embryo transfer. Cochrane Database Syst Rev. 2017; 7(7):Cd003414.

[15] Mounce G, et al. Randomized, controlled pilot trial of natural versus hormone replacement therapy cycles in frozen embryo replacement in vitro fertilization. Fertil Steril. 2015; 104(4):915-20. e1.

[16] Fatemi HM, et al. Cryopreserved-thawed human embryo transfer: Spontaneous natural cycle is superior to human chorionic gonadotropin-induced natural cycle. Fertil Steril. 2010; 94(6):2054-8.

[17] Weissman A, et al. Spontaneous ovulation versus HCG triggering for timing natural-cycle frozen-thawed embryo transfer: A randomized study. Reprod Biomed Online. 2011; 23(4):484-9.

[18] Mackens S, et al. To trigger or not to trigger ovulation in A natural cycle for frozen embryo transfer: A randomized controlled trial. Hum Reprod. 2020; 35(5):1073-81.

[19] Eftekhar M, Rahsepar M, Rahmani E. Effect of progesterone supplementation on natural frozen-thawed embryo transfer cycles: A randomized controlled trial. Int J Fertil Steril. 2013; 7(1):13-20.

[20] Horowitz E, et al. A randomized controlled trial of vaginal progesterone for luteal phase support in modified natural cycle-frozen embryo transfer. Gynecol Endocrinol. 2021; 37(9):792-7.

[21] Bjuresten K, et al. Luteal phase progesterone increases live birth rate after frozen embryo transfer. Fertil Steril. 2011; 95(2):534-7.

[22] Wånggren K, et al. Progesterone supplementation in natural cycles improves live birth rates after embryo transfer of frozenthawed embryos-a randomized controlled trial. Hum Reprod. 2022; 37(10):2366-74.

[23] Mizrachi Y, et al. Should women receive luteal support following natural cycle frozen embryo transfer? A systematic review and meta-analysis. Hum Reprod Update. 2021; 27(4):643-50.

[24] Noble M, Child T. A UK-wide cross-sectional survey of practice exploring current trends in endometrial preparation for frozen-thawed embryo replacement. Hum Fertil (Camb). 2020; 25(2):283-90.

[25] El-Toukhy T, et al. Pituitary suppression in ultrasound-monitored frozen embryo replacement cycles. A randomised study. Hum Reprod. 2004; 19(4):874-9.

[26] Davar R, et al. A comparison of the effects of transdermal estradiol and estradiol valerate on endometrial receptivity in frozen-thawed embryo transfer cycles: A randomized clinical trial. J Reprod Infertil. 2016; 17(2):97-103.

[27] Jiang WJ, Song JY, Sun ZG. Short (seven days) versus standard (fourteen days) oestrogen administration in a programmed frozen embryo transfer cycle: A retrospective cohort study. J Ovarian Res. 2022; 15(1):36.

[28] Shoham G, Leong M, Weissman A. A 10-year follow-up on the practice of luteal phase support using worldwide web-based surveys. Reprod Biol Endocrinol. 2021; 19(1):15.

[29] Lan VT, et al. Progesterone supplementation during cryopreserved embryo transfer cycles: Efficacy and convenience of two vaginal formulations. Reprod Biomed Online. 2008; 17(3):318-23.

[30] Lightman A, Kol S, Itskovitz-Eldor J. A prospective randomized study comparing intramuscular with intravaginal natural progesterone in programmed thaw cycles. Hum Reprod. 1999; 14(10):2596-9.

[31] Devine K, et al. Intramuscular progesterone optimizes live birth from programmed frozen embryo transfer: A randomized clinical trial. Fertil Steril. 2021; 116(3):633-43.

[32] Melo P, et al. Serum luteal phase progesterone in women undergoing frozen embryo transfer in assisted conception: A systematic review and meta-analysis. Fertil Steril. 2021; 116(6):1534-56.

[33] Labarta E, et al. Individualized luteal phase support normalizes live birth rate in women with low progesterone levels on the day of embryo transfer in artificial endometrial preparation cycles. Fertil Steril. 2022; 117(1):96-103.

[34] Volovsky M, et al. Do serum progesterone levels on day of embryo transfer influence pregnancy outcomes in artificial frozen-thaw cycles? J Assist Reprod Genet. 2020; 37(5):1129-35.

[35] Glujovsky D, et al. Endometrial preparation for women undergoing embryo transfer with frozen embryos or embryos derived from donor oocytes. Cochrane Database Syst Rev. 2010(1):CD006359.

[36] Mackens S, et al. Frozen embryo transfer: A review on the optimal endometrial preparation and timing. Hum Reprod. 2017; 32(11):2234-42.

[37] van de Vijver A, et al. Vitrified-warmed blastocyst transfer on the 5th or 7th day of progesterone supplementation in an artificial cycle: A randomised controlled trial. Gynecol Endocrinol. 2017; 33(10):783-6.

[38] Ding J, Rana N, Dmowski WP. Length of progesterone treatment before transfer and implantation rate of frozen-thawed blastocysts. Fertil Steril. 2007; 88(supplement 1):S330-1.

[39] Ben-Meir A, et al. The benefit of human chorionic gonadotropin supplementation throughout the secretory phase of frozen-thawed embryo transfer cycles. Fertil Steril. 2010; 93(2):351-4.

[40] Shiotani M, et al. Is human chorionic gonadotropin supplementation beneficial for frozen and thawed embryo transfer in estrogen/progesterone replacement cycles? A randomized clinical trial. Reprod Med Biol. 2017; 16(2):166-9.

[41] Bider D, et al. Glucocorticoid administration during transfer of frozen-thawed embryos: A prospective, randomized study. Fertil Steril. 1996; 66(1):154-6.

[42] Moffitt D, et al. Low-dose glucocorticoids after in vitro fertilization and embryo transfer have no significant effect on pregnancy rate. Fertil Steril. 1995; 63(3):571-7.

[43] Firouzabadi R, et al. Effect of sildenafil citrate on endometrial preparation and outcome of frozen-thawed embryo transfer cycles: A randomized clinical trial. Iran J Reprod Med. 2013; 11(2):151-8.

[44] Kyrou D, et al. Transfer of cryopreserved-thawed embryos in hCG induced natural or clomiphene citrate cycles yields similar live birth rates in normo-ovulatory women. J Assist Reprod Genet. 2010; 27(12):683-9.

[45] Peeraer K, et al. Frozen-thawed embryo transfer in A natural or mildly hormonally stimulated cycle in women with regular ovulatory cycles: A RCT. Hum Reprod. 2015; 30(11):2552-62.

[46] Zhang Y, et al. Systematic review update and meta-analysis of randomized and non-randomized controlled trials of ovari-

an stimulation versus artificial cycle for endometrial preparation prior to frozen embryo transfer in women with polycystic ovary syndrome. Reprod Biol Endocrinol. 2022; 20(1):62.

[47] Zeng MF, Zhou X, Duan JL. Stimulated cycle versus artificial cycle for frozen embryo transfer in patients with polycystic ovary syndrome: A meta-analysis. Gynecol Endocrinol. 2021; 37(4):294-9.

[48] Check JH, et al. Pregnancy rates following the exclusive transfer of twice frozen twice thawed embryos using a modiffed slow cool cryopreservation technique. Clin Exp Obstet Gynecol. 2013; 40(1):20-1.

[49] Coulam CB, et al. Ultrasonographic predictors of implantation after assisted reproduction. Fertil Steril. 1994; 62(5): 1004-10.

[50] El-Toukhy T, et al. The relationship between endometrial thickness and outcome of medicated frozen embryo replacement cycles. Fertil Steril. 2008; 89(4):832-9.

[51] Liu KE, et al. The impact of a thin endometrial lining on fresh And frozen-thaw IVF outcomes: An Analysis of over 40 000 embryo transfers. Hum Reprod. 2018; 33 (10): 1883-8.

[52] Ng EH, et al. The role of endometrial and subendometrial vascularity measured by three-dimensional power Doppler ultrasound in the prediction of pregnancy during frozen-thawed embryo transfer cycles. Hum Reprod. 2006; 21 (6): 1612-7.

[53] Haas J, et al. Endometrial compaction (decreased thickness) in response to progesterone results in optimal pregnancy outcome in frozen-thawed embryo transfers. Fertil Steril. 2019; 112(3):503-9. e1.

[54] Zilberberg E, et al. Endometrial compaction before frozen euploid embryo transfer improves ongoing pregnancy rates. Fertil Steril. 2020; 113(5):990-5.

[55] Ye J, et al. Effect of endometrial thickness change in response to progesterone administration on pregnancy outcomes in frozen-thawed embryo transfer: Analysis of 4465 cycles. Front Endocrinol (Lausanne). 2020; 11:546232.

[56] Huang J, et al. Significance of endometrial thickness change after human chorionic gonadotrophin triggering in modified natural cycles for frozen-thawed embryo transfer. Ann Transl Med. 2020; 8(23):1590.

[57] Lensen S, et al. The role of timing in frozen embryo transfer. Fertil Steril. 2022; 118(5):832-8.

[58] Holden EC, et al. Improved outcomes after blastocyst-stage frozen-thawed embryo transfers compared with cleavage stage: A society for assisted reproductive technologies clinical outcomes reporting system study. Fertil Steril. 2018; 110 (1):89-94. e2.

[59] Surrey E, et al. Freeze-all: Enhanced outcomes with cryopreservation at the blastocyst stage versus pronuclear stage using slowfreeze techniques. Reprod Biomed Online. 2010; 21 (3):411-7.

[60] Youssry M, et al. Current aspects of blastocyst cryopreservation. Reprod Biomed Online. 2008; 16(2):311-20.

[61] Kader AA, et al. Factors affecting the outcome of human blastocyst vitrification. Reprod Biol Endocrinol. 2009;7:99.

[62] Sunkara SK, et al. The influence of delayed blastocyst formation on the outcome of frozen-thawed blastocyst transfer: A systematic review and meta-analysis. Hum Reprod. 2010; 25(8):1906-15.

[63] Carroll J, Depypere H, Matthews CD. Freeze-thaw-induced changes of the zona pellucida explains decreased rates of fertilization in frozen-thawed mouse oocytes. J Reprod Fertil. 1990; 90(2):547-53.

[64] Safari S, et al. Cosmetic micromanipulation of vitrified-warmed cleavage stage embryos does not improve ART outcomes: An ultrastructural study of fragments. Reprod Biol. 2017; 17(3):210-17.

[65] Kumasako Y, et al. The efficacy of the transfer of twice frozen-thawed embryos with the vitrification method. Fertil Steril. 2009; 91(2):383-6.

[66] Hallamaa M, et al. Pregnancy potential and perinatal outcomes of embryos cryopreserved twice: A case-control study. Reprod Biomed Online. 2021:43(4):607-13.

[67] Murakami M, et al. Perinatal outcome of twice-frozen-thawed embryo transfers: A clinical follow-up study. Fertil Steril. 2011; 95(8):2648-50.

[68] Winston RM, Hardy K. Are we ignoring potential dangers of in vitro fertilization and related treatments? Nat Cell Biol. 2002; 4 Suppl:s14-8.

[69] Pelkonen S, et al. Physical health of singleton children born after frozen embryo transfer using slow freezing: A 3-year follow-up study. Hum Reprod. 2015; 30(10):2411-8.

[70] Sha T, et al. Pregnancy-related complications and perinatal outcomes resulting from transfer of cryopreserved versus fresh embryos in vitro fertilization: A meta-analysis. Fertil Steril. 2018; 109(2):330-42. e9.

[71] Maheshwari A, et al. Is frozen embryo transfer better for mothers and babies? Can cumulative meta-analysis provide a definitive answer? Hum Reprod Update. 2018; 24 (1): 35-58.

[72] Wennerholm UB, et al. Children born after cryopreservation of embryos or oocytes: A systematic review of outcome data. Hum Reprod. 2009; 24(9):2158-72.

[73] Pinborg A, et al. Large baby syndrome in singletons born after frozen embryo transfer (FET): Is it due to maternal factors or the cryotechnique? Hum Reprod. 2014; 29(3): 618-27.

[74] Maheshwari A, Raja EA, Bhattacharya S. Obstetric And perinatal outcomes after either fresh or thawed frozen embryo transfer: An Analysis of 112,432 singleton pregnancies recorded in the human fertilisation and embryology authority Anonymized dataset. Fertil Steril. 2016; 106(7):1703-8.

[75] Roelens C, et al. Artificially prepared vitrified-warmed embryo transfer cycles are associated with an increased risk of pre-eclampsia. Reprod Biomed Online. 2022; 44(5):915-22.

[76] Saito K, et al. Endometrial preparation methods for frozen-thawed embryo transfer are associated with altered risks of hypertensive disorders of pregnancy, placenta accreta, and gestational diabetes mellitus. Hum Reprod. 2019; 34(8): 1567-75.

[77] von Versen-Höynck F, et al. Increased preeclampsia risk and reduced aortic compliance with in vitro fertilization cycles in the absence of a corpus luteum. Hypertension. 2019; 73(3):640-9.

[78] Conrad KP, Baker VL. Corpus luteal contribution to maternal pregnancy physiology and outcomes in assisted reproductive technologies. Am J Physiol Regul Integr Comp Physiol. 2013; 304(2):R69-72.

[79] Baksh S, et al. Natural vs. programmed cycles for frozen embryo transfer: Study protocol for an investigator-initiated, randomized, controlled, multicenter clinical trial. Trials. 2021; 22(1):660.

62

IVF 麻醉

Alexander Ioscovich，Yair Binyamin 和 Daniel Shatalin

引　言

标准的体外受精(IVF)常规遵循四个阶段:①卵巢刺激和监测;②经阴道超声引导下取卵术(TUGOR);③实验室受精和胚胎培养;④将胚胎移植至子宫[1]。尽管 IVF 过程被认为是外科小手术,但它有可能导致患者的疼痛、恐惧和焦虑[2]。

特别是在 TUGOR 期间,对卵泡进行针吸可能会导致严重的疼痛,也会加重那些由于不孕症治疗导致心理负担重的患者群体的焦虑。在此过程中的疼痛管理和理想的麻醉干预可以解决和减轻这些并发症,尤其是当反复的治疗产生负面经历和结果时[3]。

此外,虽然患者群体大多是年轻和健康的,但患有严重疾病的女性也越来越多——不仅为了治疗不孕症,也可以通过胚胎植入前遗传学诊断(PGD)避免严重的遗传性疾病。因此,为了提供理想的麻醉管理,麻醉医生必须清楚地了解患者的心理和生殖系统以外的状态[4]。

IVF 手术使用了不同的麻醉技术,包括全身麻醉、局部麻醉和替代方案。这些技术需要麻醉医生的积极参与,以确保经阴道取卵术成为一种安全、无痛的手术,从而有利于患者的身心健康。以下各节概述了麻醉医生在 TUGOR 期间承担的责任。

镇　静

镇静是药物引起的意识抑制,可致全身麻醉。美国麻醉医生协会(ASA)定义了三个镇静级别:轻度镇静,也称为抗焦虑或浅麻醉,是一种药物引起的患者可对口头命令做出正常反应的状态。认知功能和身体协调性可能受损,但气道反射、通气和心血管功能则不受影响。中度镇静,也称为清醒镇静,是一种药物诱导的状态,患者对单独的口头命令或是伴随轻微触觉刺激的口头命令可做出有目的的反应。应该注意的是,对疼痛刺激的反射性退缩不被认为是有目的的反应。深度镇静是一种药物引起的患者不易被唤醒的状态,但有目的地对重复刺激或疼痛刺激做出反应[5],它可能伴有临床上明显的通气抑制。为确保镇静的安全实施,镇静深度的增加往往伴随着所需能力水平的升级。不同镇静级别之间的界限并不总是清晰的,意识状态之间常常会发生快速的转变。

镇静的一个主要好处是可以在门诊环境中方便地进行手术,因此它是 TUGOR 期间最常用的镇痛和麻醉方法[6,7]。相比之下,16%的英国诊所在 IVF 手术中使用气管插管全身麻醉,84%使用静脉镇静[8,9]。

多种麻醉方法已被用于取卵术。所用的药物是根据镇静和镇痛的质量及其对辅助生殖结局的潜在有害影响来选择的[10]。根据 2018 年更新的 Cochrane 综述[11],IVF 中使用的各种镇静方法似乎都是可以接受的,并且与女性的高满意度相关。然而,证据不足以证实任何干预措施是否会影响妊娠率。镇静与阿片类镇痛剂相结合,并通过宫颈旁阻滞技术(PCB)或针灸进一步增强,比单独使用一种方法能更好地缓解疼痛。

美国和英国的调查显示,阿片类药物与苯二氮䓬类药物和/或丙泊酚联合镇静是最常用的麻醉组合,使用率分别为 95%和 84%[6,12]。为了防止与丙泊酚相关的局部烧灼感,静脉注射利多卡因 1 mg/kg 进行预处理可能会有所帮助[13]。

镇静期间,麻醉医生应使用标准 ASA 监测标准监控患者的生命体征,包括无创血压、心率、血氧饱和度、心电图、呼气末二氧化碳、呼吸频率和意识水平。

妊娠率

一项研究报告了女性的活产情况[14]。两项研究报告了女性的持续妊娠情况[15,16],另有 13 项研究报告了女性的临床妊娠率[14-26]。不同结局的研究之间很难进行比较:获卵数和成熟卵子数、胚胎质量、受精、卵裂、植入、流产、妊娠和/或分娩率,麻醉剂的血浆浓度和卵泡液浓度的研究,血浆及卵泡液中催乳素、孕激素和皮质醇的水平。

目前的证据不足以最终证明任何干预措施是否会影响妊娠率。

TUGOR 期间的疼痛控制

尽管 TUGOR 期间在卵泡液中发现了许多麻醉中使用的药物，但它们对卵母细胞的不良影响尚未得到证实[27]。抽吸卵子时所经历的疼痛被描述为剧烈的月经痛。这种疼痛是由针插入阴道壁和对卵巢的机械刺激产生[19]的。获卵数量和手术的持续时间可能会影响疼痛强度。与多卵泡抽吸相比，单卵泡抽吸是一种时间更短、疼痛更小的手术。用于取卵术的有利镇痛方案必须起效快、恢复快、易于给药和监测，同时对卵母细胞没有不利影响。

Kwan 等人[11]研究了 24 项涉及 3 160 名女性的随机对照试验，比较包括气管插管全身麻醉在内的五种不同镇静和止痛方法的效果。尽管阿片类药物是最常用的镇痛药物，但仍没有足够的证据支持任何方法在缓解疼痛或妊娠结局方面优于其他方法。可通过添加另一种镇痛方式来增强大多数方法的镇痛效果，例如添加 PCM，即在取卵之前将局部麻醉剂注射到子宫颈中。

在一项随机试验中，Ng 等人[23]发现在取卵时接受宫颈旁阻滞加安慰剂的患者所经历的阴道和腹部疼痛程度比同时接受宫颈旁阻滞复合镇静的患者高出 2.5 倍。

一项随机双盲非劣效性试验中，170 名不孕女性在镇静状态下接受 TUGOR，Lai 等人[28]比较了芬太尼复合咪达唑仑与哌替啶复合地西泮在镇静时缓解疼痛的效果。芬太尼复合咪达唑仑组在取卵术过程中的阴道和腹部疼痛水平显著低于哌替啶复合地西泮组。

Edwards 等人[29]报道了英国 4 342 名患者在取卵术中由非麻醉医生给予丙泊酚（靶控输注）和阿芬太尼单次给药。根据研究设计，安全性是可以接受的，呼吸系统不良事件率为 0.5/1 000。在这项研究中，有 3.5/1 000 的病例需要计划外的直接麻醉医生协助，7.5%的病例需要麻醉医生的建议。

我们可以得出结论，任何单一的镇静方法在疼痛缓解、妊娠率和患者满意度方面均未表现出优越性。未来的研究需要在测量疼痛的方法和评估的时机上保持一致。

镇静的并发症

2018 年的一项 Cochrane 报道称，没有因镇静导致的严重不良反应或取卵取消[11]。气道无法通气的情况罕见[26]。Coskun 等人[18]比较了不同剂量的靶控 MAC（监护麻醉）输注（瑞芬太尼分别为 1.5 ng/mL、2 ng/mL 和 2.5 ng/mL），他们报道称 5 名女性需要托颌法及短暂的辅助面罩通气。另一项研究比较了使用丙泊酚的患者自控 MAC 与使用咪达唑仑的患者自控 MAC，发现咪达唑仑组的一名参与者出现短暂的反应迟钝，丙泊酚组的两名女性出现晕厥[30]。

术后恶心和呕吐是 TUGOR 后的常见问题，与血浆雌二醇的峰值水平及既往术后恶心呕吐史有关[31]。与单纯镇静相比，镇静复合宫颈旁阻滞引起恶心和呕吐的发生率较低[32]。

用于镇静的药物

咪达唑仑（一种苯二氮䓬类药物）因其镇静和抗焦虑作用而成为常用的镇静药物[28]。此外，它还具有抗惊厥和遗忘（产生顺行性遗忘）作用。阿片类药物，特别是芬太尼，与咪达唑仑具有协同作用，可增强镇静作用，导致呼吸抑制甚至呼吸暂停。因此，合用时必须减少两种药物的剂量。在动物或人类研究中，卵泡液中咪达唑仑的最低浓度对受精无不利影响[33-35]。安易醒（氟马西尼）可以逆转与咪达唑仑相关的不良反应（例如嗜睡、精神错乱或呼吸抑制）。

阿片类药物（哌替啶、芬太尼、阿芬太尼和瑞芬太尼）广泛用于全身麻醉和 MAC 的镇痛药物，因为它们具有强效的镇痛作用。大剂量或快速给予阿片类药物可能会导致呼吸抑制、心动过缓和肌肉僵硬。呼吸暂停或胸闷可能需要手动通气或给予纳洛酮或肌松药，然后进行气管插管。阿片类药物的其他副作用包括恶心、呕吐和瘙痒。大多数不良反应可以通过给予纳洛酮来逆转。纳洛酮的作用持续时间相对较短，并且经常出现再次麻醉，即再次出现阿片类药物的副作用。

瑞芬太尼是一种强效、合成、超短效的阿片类药物，起效快、消除时间短[36]。瑞芬太尼可以患者自控镇痛的形式用于缓解疼痛[15]。

丙泊酚是最常用的麻醉诱导剂，具有起效快、消除时间短的特点[29]。丙泊酚用于监护麻醉和全身麻醉。当其单独使用时，与术后恶心和呕吐的减少有关[37]。通过外周静脉给药时，会引起局部灼痛感。在取卵术的监护麻醉中使用丙泊酚需要麻醉医生或熟练气道管理医生[29]。根据药物剂量不同，可能会导致呼吸和心肌抑制。在这种情况下，丙泊酚与芬太尼或阿芬太尼联合使用是有益的[12]。Goutziomitrou 等人[38]比较了使用丙泊酚或硫喷妥钠麻醉取卵，IVF 周期的临床结局。研究表明，与硫喷妥钠相比，取卵术中使用丙泊酚可得到相似的受精率和 IVF 结局。尽管长时间的操作可能会导致大剂量丙泊酚的使用并在卵泡液中积聚[39]，但丙泊酚的麻醉仍具有良好的耐受性。

与传统监测相比，使用熵监测来指导催眠给药可以显著减少术中丙泊酚的用药量，并且其区分全身麻醉中催眠成分和镇痛成分的能力减少了术后镇痛的需要[40]。

在以前，鸡蛋过敏是丙泊酚给药的禁忌证。然而，根据最新的文献，丙泊酚对于大多数没有鸡蛋过敏反应史的鸡蛋过敏患者可能是安全的[41,42]。

氯胺酮很早问世，被用于全身麻醉和监护麻醉中镇静和镇痛。它属于苯环己哌啶家族药物，通过中枢神经系统（CNS）作用引起分离麻醉——一种睁着眼睛并缓慢眼球震颤凝视的僵直状态。因其具有全身麻醉所需的多种有益特性，包括镇痛、意识丧失、顺行性遗忘和保留喉反射，同时没有其他镇静催眠药（如丙泊酚）导致的心脏呼吸系统抑制作用，氯胺酮被认为是一种理想的麻醉剂。然而，因其对5%～30%的患者产生术后精神症状，例如幻觉、多梦以及可能持续数小时的兴奋或恐惧感[17]，导致氯胺酮的普及有所下降。预先使用咪达唑仑可以减少氯胺酮的精神症状，从而使氯胺酮-咪达唑仑成为丙泊酚-咪达唑仑全身麻醉的理想替代方案[17]。

氯胺酮给药可能会增加催乳素和β-内啡肽水平。一项研究指出，与丙泊酚相比，TUGOR 期间使用氯胺酮会影响生育率[43]。长时间的麻醉似乎也会降低着床率和临床妊娠率。

椎管内麻醉

椎管内麻醉是 TUGOR 镇痛的有效方法。它可以通过将局部麻醉剂注射到硬膜外或脊髓来实现。椎管内麻醉的优点是全身局麻药吸收最少，因此卵泡液中的积聚也最少。

两项研究表明，与全身麻醉相比，脊髓麻醉可增加受精成功的机会[44,45]。另一项比较 MAC 和脊髓麻醉的研究发现，脊髓麻醉和 MAC 组之间的妊娠率没有显著差异，然而，脊髓麻醉组的手术时间比 MAC 组短[46]。

Martin 等人[47]证明，与单独使用利多卡因相比，在取卵术脊髓麻醉期间将芬太尼添加到利多卡因中可以改善患者的舒适度。此外，麻醉恢复室（PACU）中，术后镇痛药的需求也减少了。

硬膜外麻醉的副作用包括硬膜穿刺后头痛、尿潴留和意外血管内注射局麻药。高位脊髓阻滞可导致呼吸抑制。注射部位局部感染、凝血障碍、颅内压增高以及患者拒绝是硬膜外麻醉或脊髓麻醉的禁忌证。

全身麻醉

在早期，全身麻醉下的腹腔镜检查是人类 IVF 中取卵的主要方法[48]。全身麻醉适用于配子输卵管内移植（GIFT）和受精卵输卵管内移植（ZIFT）[49]。

理想的全身麻醉方案应减轻疼痛且无不良风险，从而改善患者的积极体验，减轻手术相关的压力[17]。

静脉镇静药如丙泊酚或硫喷妥钠（较少见）被用于全身麻醉的诱导。随后，给予短效或中效肌肉松弛剂，并使用阿片类药物（如芬太尼或阿芬太尼），以优化插管和腹腔镜手术条件。通过氧气和空气与一氧化二氮（N_2O）的混合物或吸入麻醉药，如异氟烷、七氟烷或地氟烷，来维持麻醉。全静脉麻醉（TIVA）技术可以替代挥发性麻醉药的使用。手术完成后，患者通常会给予肌松拮抗药，以避免拔管后出现残余松弛。

全身麻醉除气道创伤、牙齿损伤、通气或插管困难等气道并发症外，还存在嗜睡、术后恶心呕吐、咽喉痛、肌肉痛等副作用和并发症。可能出现其他的严重并发症，如误吸、严重过敏反应和恶性高热。与 IVF 相关的主要问题是全身麻醉期间使用的药物可能会对受精率和卵裂率产生负面影响。

体外研究表明，N_2O 和吸入麻醉药会干扰生殖生理。使用 N_2O 进行镇静或全身麻醉是有争议的。通过抑制甲硫氨酸合成酶，N_2O 可减少胸苷的产生，而胸苷是 DNA 合成所必需的[50]。细胞研究表明，N_2O 会损害有丝分裂纺锤体的功能，并导致妊娠和分娩率降低[51,52]。其他研究比较了 N_2O 全身麻醉与静脉镇静后成熟卵母细胞的受精率和卵裂率。结果表明，长时间的全身麻醉可导致受精率降低[53]。Warren 等人[54]报道称，小鼠植入前胚胎短暂暴露于 N_2O 可能对随后的胚胎分裂有害。然而，Rosen 等人[55]研究了 N_2O 对异氟烷全身麻醉下进行腹腔镜取卵术女性 IVF 成功率的影响，结果未证实存在负面作用。他们得出使用 N_2O 实际上可以通过降低其他潜在毒性物质及麻醉药的浓度来提高 IVF 的成功率。

数据表明，卤化吸入麻醉药也会影响体外胚胎发育。Chetkowski 等人[56]报道异氟烷可显著抑制体外小鼠胚胎发育。Eger 等人[57]报道，七氟烷的降解产物化合物 A 可增加姐妹染色单体交换，并与卵巢细胞遗传毒性效应有关。Pirol 等人[31]报道七氟烷麻醉可降低存活胚胎百分比。

全身麻醉可能会提高催乳素水平和应激激素（例如皮质醇和肾上腺素）的水平，这可能会对胚胎产生不利影响[58,59]。1987 年，Hayes 等人[60]发现长时间暴露于全身麻醉和二氧化碳气腹会对卵母细胞的卵裂率和成熟度产生不利影响。同样，Boyers 等人报道，在全身麻醉（例如异氟烷或安氟烷复合 50% N_2O-氧混合物）和 CO_2 气腹下进行腹腔镜卵母细胞抽吸会对卵母细胞质量产生不利影响[48]。他们建议尽量减少全身麻醉和二氧化碳气腹的暴露时间。

全身麻醉也与 MAC 进行了比较。Wilhelm 等人[61]发现,与使用瑞芬太尼进行 MAC 相比,在全身麻醉(阿芬太尼、丙泊酚、异氟烷与 60% N_2O/氧气组合)下接受 TUGOR 的女性妊娠率较低。

Coetsier 等人已经证明了全身麻醉期间丙泊酚在卵泡液中的累积[62]。作者建议尽可能缩短取卵过程,以限制麻醉药物的暴露。Palot 等人[63]发现,当连续输注 N_2O 和丙泊酚时,取卵后的卵裂率较低。Vincent 等人[64]报道,与腹腔镜原核期移植(PROST)使用异氟烷 $-N_2O$ 麻醉相比,丙泊酚 $-N_2O$ 麻醉临床妊娠率和持续妊娠率较低。

尽管对全身麻醉的使用存在担忧,但 Christiaens 等人[65]的一项研究表明,使用丙泊酚和 50%氧气-空气混合物进行全身麻醉的受精、卵裂和妊娠率与使用局麻药进行 PCB 类似。在 Beilin 等人报道的一项研究中,在 GIFT 手术时采用丙泊酚、N_2O、异氟烷或咪达唑仑进行全身麻醉的诱导和维持,不同药物的使用并未造成妊娠率的差异[49]。一项 Cochrane 综述得出的结论是:没有任何一种缓解疼痛的方法对 IVF 更为有效,妊娠率或患者满意度也没有显著差异[11]。

尽管吸入麻醉药继续被用于生殖手术,但应谨慎,并需要进一步研究来探讨其对 IVF 结局的影响[26]。

宫颈旁和卵巢前阻滞

PCB 和卵巢前局部神经阻滞(POB)技术被用于减轻 IVF 取卵过程中的疼痛,可单独使用或与清醒镇静结合使用[66-68]。PCB 还用于分娩镇痛、清宫术和宫腔镜检查[69,70]。

在 PCB 中,通常将局麻药注射到子宫颈周围阴道黏膜的四个位置。局麻药,通常是利多卡因,在 POB 中被注射到阴道壁和卵巢附近的腹膜表面之间[67]。

Cerne 等人[67]的一项前瞻性对照试验,与 PCB 相比,取卵术中使用 POB 所经历的总体疼痛没有差异。

应用利多卡因 PCB 与镇静剂联合使用,推荐用以减轻手术过程中的疼痛[71]。

利多卡因是 PCB 中最常用的局麻药。50 mg、100 mg、150 mg 和 200 mg 剂量的研究均有报道,关于利多卡因的最优剂量似乎没有达成共识[66,68,71,72]。使用不同剂量利多卡因在取卵术中的疼痛程度没有差异,因此建议使用最低剂量[66]。

与神经阻滞相关的一个可能的风险是局麻药的毒性[72,73]。

Wikland 等人[72]研究了卵泡液中利多卡因的浓度,结果表明 PCB 对受精率、卵裂率或妊娠率无不良影响。Ng 等人[66]证实,即便使用较大剂量的利多卡因(例如 200 mg),IVF 结局也不会受到影响。

随机对照试验比较了 PCB 联合常规镇痛与 PCB 联合电针镇痛的效果。接受 PCB 联合常规镇痛组的术中镇痛评分较低,但临床妊娠率无显著差异[14,16,21]。

替代治疗和非药物疼痛管理

针灸是全世界范围最常用的替代医疗方法之一[10]。针灸在传统中医占有重要地位。它已经流行于西方国家作为慢性疼痛、纤维肌痛、药物成瘾的治疗方式,以及作为生育治疗和怀孕的辅助手段[74,75]。目前尚没有对其作用机制的全面解释。针灸已被证明可以提高具有抗焦虑特性的 β-内啡肽和皮质激素水平[74,76,77]。针灸可以通过内啡肽系统的交感神经抑制和中枢抗交感神经活动来降低子宫动脉阻力,从而增加子宫血流量和子宫肌层活力[78,79]。

针灸在辅助生殖技术中的作用正在研究中。一些系统评价和荟萃分析研究了针灸对接受 IVF 治疗女性的影响,但结果各不相同。Manheimer 等人[80]发表的荟萃分析表明,胚胎移植时进行针灸可提高临床妊娠率。在另外两项荟萃分析中,没有显示针灸对临床妊娠率或活产率存在有益影响。这些荟萃分析的作者指出,由于试验的异质性、使用假针灸(使用非选定穴位)作为对照组或缺乏对照组以及操作的差异,导致结果存在偏倚[81,82]。Matsota 等人[10]于 2015 年发表的荟萃分析中,符合筛选标准的 16 项试验中,8 项研究证实了针灸对 IVF 的有益作用,而 6 项研究未能发现显著差异,2 项研究得出的结论是针灸的使用会降低 IVF 成功率。Xie 等人[83]于 2019 年发表的另一项荟萃分析纳入了 27 项研究,发现针灸对存在既往 IVF 失败史的女性的 IVF 结局有益,针灸治疗的次数会影响结局。

对于渴望非药物治疗的女性来说,针灸可作为一种替代方法[19]。在最近一项针对 848 名接受 IVF 治疗的女性进行的多中心随机临床试验中,Smith 等人[84]得出在卵巢刺激和胚胎移植期间进行针灸与假针灸并没有导致活产率出现统计学上的显著差异。这些发现并不支持使用针灸来提高接受 IVF 治疗的女性的活产率。尚需要更多的研究和更多的受试者来阐明针灸对 IVF 结局的作用。

胚胎植入前遗传学检测的麻醉

近年来,接受 IVF 治疗的女性中有相当一部分是为了进行胚胎植入前遗传学检测(PGT),PGT 过去被称为胚胎植入前遗传学诊断(PGD)。在大多数情况下,接受

PGD 检测的夫妇并不是因为不孕不育,而是有遗传性疾病家族史或自身患有遗传性疾病。因此,进行这一操作的原因是为了防止遗传性疾病传递给后代[85]。

此类患者的麻醉管理可能与常规 IVF 治疗显著不同。马方综合征、亨廷顿病、强直性肌营养不良和囊性纤维化等疾病可能会给麻醉医生带来专业挑战,特别是在具有明显症状的疾病活动状态下[86,87]。大多数常染色体显性遗传疾病会导致疾病的表型表达,并且需要麻醉医生具备相应知识储备和准备。

麻醉医生术前访视可安排将接受 PGT 的患者到麻醉门诊就诊。然而,没有临床表现的患者,如 X 连锁杜氏肌营养不良症患者,也需要麻醉医生进行一些术前准备。麻醉诊室的就诊对于评估患者的功能水平、收集麻醉既往病史和评估气道也非常重要[88]。

患有强直性肌营养不良或亨廷顿病等疾病的患者,在进行 PGT 时可能已经存在肌无力的状态,因此采取全身麻醉或镇静时,可能需要机械通气。这种情况的麻醉替代方案可以是区域麻醉,进展期囊性纤维化患者也应如此[89]。

麻醉医生对这些患者进行术前访视的另一个重要原因是判断是否需要由肺科或心脏专科医生进行会诊,或进行额外检查,如肺功能测试、超声心动图和动态心电图。例如,强直性肌营养不良患者可能会出现房室心律失常、心力衰竭和射血分数降低[90];因此,对于此类患者,将超声心动图、心律失常的稳定状态和最佳一般情况作为术前麻醉管理的一部分是至关重要的。对有症状的患者进行气道评估和潜在困难气道的早期诊断,可能是避免全身麻醉,并推荐局部麻醉的原因。

在接诊疑难患者进行 PGT 治疗的大型医疗中心,建议针对具有特殊诊断的患者制订明确的治疗常规。例如,强直性肌营养不良患者进行麻醉前检查时,应准备好最新的超声心动图和心电图结果,以便麻醉医生能够准确分析患者的病情并制订最安全的麻醉方案[4]。

值得注意的是,有时患有严重基础疾病而无法怀孕或分娩的患者已经开始 PGT 治疗,其目的是进行代孕。这种情况下,在拥有完整的麻醉、ICU 和康复服务的多学科中心进行 IVF 及 PGT 是至关重要的[91]。

总　结

麻醉医生在 IVF 中的作用是为患者提供足够的舒适和缓解疼痛,在取卵过程中为妇科医生提供理想的操作条件。操作过程中采取何种麻醉取决于患者的配合和自身情况。

如果患者感到舒适且合作,清醒镇静是一个不错的选择。然而,在某些情况下,可能需要局部或全身麻醉。目前,没有足够的证据表明任何一种麻醉方式会影响妊娠率。也没有数据支持单一麻醉方式在缓解疼痛和患者满意度方面更可取。

麻醉时间应尽可能短,以尽量减少麻醉后并发症的风险。使用新的和研究较少的药物时应格外小心,因为它们对 IVF 结局的影响尚不完全清楚。合并症或相关疾病以及某些药物治疗可能会影响 IVF 麻醉方式的选择。由于接受 IVF 的患者不断增加,不仅是由于不孕症,还包括 PGT 及患有各种生殖系统以外病变的患者,因此有必要提前计划整个麻醉过程,包括麻醉前访视以及在必要时进行额外的检查和准备。所有上述内容都强调了妇科医生和麻醉医生之间的相互协作配合的重要性。

(陈泰来译,苏殿三、孙赟校)

参考文献

[1] Gindoff PR, Hall JL, Stillman RJ. Utility of in vitro fertilization at diagnostic laparoscopy. Fertil Steril. 1994; 62(2): 237-41. doi: 10.1016/s0015-0282(16)56871-x.

[2] Tang J, Gibson SJ. A psychophysical evaluation of the relationship between trait anxiety, pain perception, and induced state anxiety. J Pain. 2005; 6(9):612-9. doi: 10.1016/j.jpain.2005.03.009.

[3] Vlahos NF, Giannakikou I, Vlachos A, Vitoratos N. Analgesia and anesthesia for assisted reproductive technologies. Int J Gynaecol Obstet. 2009; 105(3):201-5. doi: 10.1016/j.ijgo.2009.01.017.

[4] Ioscovich A, Eldar-Geva T, Weitman M, Altarescu G, Rivilis A, Elstein D. Anesthetic management for oocyte retrieval: An exploratory analysis comparing outcome in in vitro fertilization cycles with and without pre-implantation genetic diagnosis. J Hum Reprod Sci. 2013; 6(4):263-6. doi: 10.4103/0974-1208.126303.

[5] Das S, Ghosh S. Monitored anesthesia care: An overview. J Anaesthesiol Clin Pharmacol. 2015; 31(1):27-9. doi: 10.4103/0970-9185.150525.

[6] Ditkoff EC, Plumb J, Selick A, Sauer MV. Anesthesia practices in the United States common to in vitro fertilization (IVF) centers. J Assist Reprod Genet. 1997; 14(3):145-7. doi: 10.1007/BF02766130.

[7] Trout SW, Vallerand AH, Kemmann E. Conscious sedation for in vitro fertilization. Fertil Steril. 1998; 69(5):799-808. doi: 10.1016/s0015-0282(98)00031-4.

[8] Elkington NM, Kehoe J, Acharya U. Intravenous sedation in

assisted conception units: A UK survey. Hum Fertil (Camb). 2003; 6(2):74-6. doi: 10.1080/1464770312331369083.

[9] Andersen AN, Goossens V, Ferraretti AP, et al. Assisted reproductive technology in Europe, 2004: Results generated from European registers by ESHRE. Hum Reprod. 2008; 23: 756-71.

[10] Matsota P, Kaminioti E, Kostopanagiotou G. Anesthesia related toxic effects on in vitro fertilization outcome: Burden of proof. Biomed Res Int. 2015; 2015:475362. doi: 10.1155/2015/475362.

[11] Kwan I, Wang R, Pearce E, Bhattacharya S. Pain relief for women undergoing oocyte retrieval for assisted reproduction. Cochrane Database Syst Rev. 2018; 5(5):CD004829. doi: 10.1002/14651858. CD004829. pub4.

[12] Elkington NM, Kehoe J, Acharya U, Policy and Practice Committee of the British Fertility Society. Recommendations for good practice for sedation in assisted conception. Hum Fertil (Camb). 2003; 6(2): 77-80. doi: 10.1080/1464770312331369093.

[13] Euasobhon P, Dej-Arkom S, Siriussawakul A, et al. Lidocaine for reducing propofol-induced pain on induction of anaesthesia in adults. Cochrane Database Syst Rev. 2016; 2(2):CD007874. doi: 10.1002/14651858. CD007874. pub2.

[14] Stener-Victorin E, Waldenström U, Nilsson L, Wikland M, Janson PO. A prospective randomized study of electro-acupuncture versus alfentanil as anaesthesia during oocyte aspiration in in-vitro fertilization. Hum Reprod. 1999; 14(10): 2480-4. doi: 10.1093/humrep/14.10.2480.

[15] Lier MC, Douwenga WM, Yilmaz F, et al. Patient-controlled remifentanil analgesia as alternative for pethidine with midazolam during oocyte retrieval in IVF/ICSI procedures: A randomized controlled trial. Pain Pract. 2015; 15(5): 487-95. doi: 10.1111/papr.12189.

[16] Stener-Victorin E, Waldenström U, Wikland M, Nilsson L, Hägglund L, Lundeberg T. Electro-acupuncture as a peroperative analgesic method and its effects on implantation rate and neuropeptide y concentrations in follicular fluid. Hum Reprod. 2003; 18(7): 1454-60. doi: 10.1093/humrep/deg277.

[17] Ben-Shlomo I, Moskovich R, Katz Y, Shalev E. Midazolam/ketamine sedative combination compared with fentanyl/propofol/isoflurane anaesthesia for oocyte retrieval. Hum Reprod. 1999; 14(7):1757-9. doi: 10.1093/humrep/14.7.1757.

[18] Coskun D, Gunaydin B, Tas A, Inan G, Celebi H, Kaya K. A comparison of three different target-controlled remifentanil infusion rates during target-controlled propofol infusion for oocyte retrieval. Clinics (Sao Paulo). 2011; 66(5):811-5. doi: 10.1590/s1807-59322011000500017.

[19] Gejervall AL, Stener-Victorin E, Möller A, Janson PO, Werner C, Bergh C. Electro-acupuncture versus conventional analgesia: A comparison of pain levels during oocyte aspiration and patients' experiences of well-being after surgery. Hum Reprod. 2005; 20(3): 728-35. doi: 10.1093/humrep/deh665.

[20] Guasch E, Ardoy M, Cuadrado C, González Gancedo P, González A, Gilsanz F. Comparación de cuatro técnicas anestésicas para fecundación in vitro [comparison of 4 anesthetic techniques for in vitro fertilization]. Rev Esp Anestesiol Reanim. 2005; 52(1):9-18.

[21] Humaidan P, Stener-Victorin E. Pain relief during oocyte retrieval with a new short duration electro-acupuncture technique—an alternative to conventional analgesic methods. Hum Reprod. 2004; 19(6): 1367-72. doi: 10.1093/humrep/deh229.

[22] Matsota P, Sidiropoulou T, Batistaki C, et al. Analgesia with remifentanil versus anesthesia with propofol-alfentanil for transvaginal oocyte retrieval: A randomized trial on their impact on in vitro fertilization outcome. Middle East J Anaesthesiol. 2012; 21(5):685-92.

[23] Ng EH, Chui DK, Tang OS, Ho PC. Paracervical block with and without conscious sedation: A comparison of the pain levels during egg collection and the postoperative Side effects. Fertil Steril. 2001; 75(4):711-7. doi: 10.1016/s0015-0282(01)01693-4.

[24] Ozturk E, Gunaydin B, Karabacak O, Tuncer B, Erdem M, Erdem A, et al. Remifentanil infusion and paracervical block combination versus remifentanil infusion alone during in vitro fertilisation (IVF). Turkish J Med Sci. 2006; 36:105-11.

[25] Sator-Katzenschlager SM, Wölfler MM, Kozek-Langenecker SA, et al. Auricular electro-acupuncture as an additional perioperative analgesic method during oocyte aspiration in IVF treatment. Hum Reprod. 2006; 21(8):2114-20. doi: 10.1093/humrep/del110.

[26] Thompson N, Murray S, MacLennan F, et al. A randomised controlled trial of intravenous versus inhalational analgesia during outpatient oocyte recovery. Anaesthesia. 2000; 55(8):770-3. doi:10.1046/j.1365-2044.2000.01468.x.

[27] Sharma A, Borle A, Trikha A. Anesthesia for in vitro fertilization. J Obstet Anaesth Crit Care. 2015; 5:62-72.

[28] Lai SF, Lam MT, Li HWR, Ng EHY. A randomized double-blinded non-inferiority trial comparing fentanyl and midazolam with pethidine and diazepam for pain relief during oocyte

retrieval. Reprod Biomed Online. 2020; 40(5):653-60. doi: 10.1016/j.rbmo.2020.01.021.

[29] Edwards JA, Kinsella J, Shaw A, Evans S, Anderson KJ. Sedation for oocyte retrieval using target controlled infusion of propofol and incremental alfentanil delivered by non-anaesthetists. Anaesthesia. 2010; 65(5):453-61. doi: 10.1111/j.1365-2044.2010.06264.x.

[30] Cook LB, Lockwood GG, Moore CM, Whitwam JG. Truepatient-controlled sedation. Anaesthesia. 1993; 48(12): 1039-44. doi: 10.1111/j.1365-2044.1993.tb07521.x.

[31] Piroli A, Marci R, Marinangeli F, et al. Comparison of different anaesthetic methodologies for sedation during in vitro fertilization procedures: Effects on patient physiology and oocyte competence. Gynecol Endocrinol. 2012; 28(10):796-9. doi:10.3109/09513590.2012.664193.

[32] Gunaydin B, Ozulgen IK, Ozturk E, Tekgul ZT, Kaya K. Remifentanil versus remifentanil with paracervical block on plasma remifentanil concentrations and pulmonary function tests for transvaginal ultrasound-guided oocyte retrieval. J Opioid Manag. 2007; 3(5):267-72. doi: 10.5055/jom.2007.0014.

[33] Swanson RJ, Leavitt MG. Fertilization and mouse embryo development in the presence of midazolam. Anesth Analg. 1992; 75(4):549-54. doi: 10.1213/00000539-199210000-00014.

[34] Chopineau J, Bazin JE, Terrisse MP, et al. Assay for midazolam in liquor folliculi during in vitro fertilization under anesthesia. Clin Pharm. 1993; 12(10):770-3.

[35] Jennings JC, Moreland K, Peterson CM. In vitro fertilisation. A review of drug therapy and clinical management. Drugs. 1996; 52(3):313-43. doi: 10.2165/00003495-199652030-00002.

[36] Arndt M, Kreienmeyer J, Vagts DA, Nöldge-Schomburg GF. Remifentanil-Analgezien zur Follikelpunktion für In-Vitro-Fertilisation [Remifentanil analgesia for aspiration of follicles for oocyte retrieval]. Anaesthesiol Reanim. 2004; 29(3):69-73.

[37] Weibel S, Rücker G, Eberhart LH, et al. Drugs for preventing post-operative nausea and vomiting in adults after general anaesthesia: A network meta-analysis. Cochrane Database Syst Rev. 2020 Oct 19; 10(10):CD012859. doi: 10.1002/14651858.CD012859.pub2.

[38] Goutziomitrou E, Venetis CA, Kolibianakis EM, et al. Propofol versus thiopental sodium as anaesthetic agents for oocyte retrieval: A randomized controlled trial. Reprod Biomed Online. 2015; 31(6):752-9. doi: 10.1016/j.rbmo.2015.08.013.

[39] Guasch E, Gómez R, Brogly N, Gilsanz F. Anesthesia and analgesia for transvaginal oocyte retrieval. Should we recommend or avoid any anesthetic drug or technique? Curr Opin Anaesthesiol. 2019; 32(3):285-90. doi: 10.1097/ACO.0000000000000715.

[40] Tewari S, Bhadoria P, Wadhawan S, Prasad S, Kohli A. Entropy vs standard clinical monitoring using total intravenous anesthesia during transvaginal oocyte retrieval in patients for in vitro fertilization. J Clin Anesth. 2016; 34:105-12. doi: 10.1016/j.jclinane.2016.02.029.

[41] Murphy A, Campbell DE, Baines D, Mehr S. Allergic reactions to propofol in egg-allergic children. Anesth Analg. 2011; 113(1): 140-4. doi: 10.1213/ANE.0b013e31821b450f.

[42] Bradley AE, Tober KE, Brown RE. Use of propofol in patients with food allergies. Anaesthesia. 2008; 63(4):439. doi: 10.1111/j.1365-2044.2008.05505.x.

[43] Tola EN. The effect of anesthetic agents for oocyte pick-up on in vitro fertilization outcome: A retrospective study in a tertiary center. Taiwan J Obstet Gynecol. 2019; 58(5):673-9. doi: 10.1016/j.tjog.2019.07.016.

[44] Azmude A, Agha'amou S, Yousefshahi F, et al. Pregnancy outcome using general anesthesia versus spinal anesthesia for in vitro fertilization. Anesth Pain Med. 2013; 3(2):239-42. doi: 10.5812/aapm.11223

[45] Aghaamoo S, Azmoodeh A, Yousefshahi F, et al. Does spinal analgesia have advantage over general anesthesia for achieving success in in-vitro fertilization? Oman Med J. 2014; 29(2):97-101. doi: 10.5001/omj.2014.24.

[46] Heo HJ, Kim YY, Lee JH, Lee HG, Baek SM, Kim KM. Comparison of chemical pregnancy rates according to the anesthetic method during ultrasound-guided transvaginal oocyte retrieval for in vitro fertilization: A retrospective study. Anesth Pain Med (Seoul). 2020; 15(1):49-52. doi: 10.17085/apm.2020.15.1.49.

[47] Martin R, Tsen LC, Tzeng G, Hornstein MD, Datta S. Anesthesia for in vitro fertilization: The addition of fentanyl to 1.5% lidocaine. Anesth Analg. 1999; 88(3):523-6. doi: 10.1097/00000539-199903000-00010.

[48] Boyers SP, Lavy G, Russell JB, DeCherney AH. A paired analysis of in vitro fertilization and cleavage rates of first-versus last-recovered preovulatory human oocytes exposed to varying intervals of 100% CO_2 pneumoperitoneum and general anesthesia. Fertil Steril. 1987; 48(6):969-74. doi: 10.1016/s0015-0282(16)59593-4.

[49] Beilin Y, Bodian CA, Mukherjee T, et al. The use of

propofol, nitrous oxide, or isoflurane does not affect the reproductive success rate following gamete intrafallopian transfer (GIFT): A multicenter pilot trial/survey. Anesthesiology. 1999; 90(1): 36-41. doi: 10.1097/00000542-199901000-00007.

[50] Hansen DK, Billings RE. Effects of nitrous oxide on macromolecular content and DNA synthesis in rat embryos. J Pharmacol Exp Ther. 1986; 238(3):985-9.

[51] Kieler J. The cytotoxic effect of nitrous oxide at different oxygen tensions. Acta Pharmacol Toxicol (Copenh). 1957; 13(3):301-8. doi: 10.1111/j.1600-0773.1957.tb00266.x.

[52] Gonen O, Shulman A, Ghetler Y, et al. The impact of different types of anesthesia on in vitro fertilization-embryo transfer treatment outcome. J Assist Reprod Genet. 1995; 12(10):678-82. doi: 10.1007/BF02212892.

[53] Jensen JT, Boyers SP, Grunfeld LH, et al. Anesthesia exposure may affect fertilization rates in human oocytes collected by ultrasound aspiration. Presented at the Fifth World Congress on In Vitro Fertilization and Embryo Transfer. Norfolk, VA, 1987: 48.

[54] Warren JR, Shaw B, Steinkampf MP. Effects of nitrous oxide on preimplantation mouse embryo cleavage and development. Biol Reprod. 1990; 43(1):158-61. doi: 10.1095/biolreprod43.1.158.

[55] Rosen MA, Roizen MF, Eger EI 2nd, et al. The effect of nitrous oxide on in vitro fertilization success rate. Anesthesiology. 1987; 67(1): 42-4. doi: 10.1097/00000542-198707000-00007.

[56] Chetkowski RJ, Nass TE. Isofluorane inhibits early mouse embryo development in vitro. Fertil Steril. 1988; 49(1): 171-3.

[57] Eger EI 2nd, Laster MJ, Winegar R, Han C, Gong D. Compound A induces sister chromatid exchanges in Chinese hamster ovary cells. Anesthesiology. 1997; 86(4):918-22. doi: 10.1097/00000542-199704000-00022.

[58] Taylor PJ, Trounson A, Besanko M, Burger HG, Stockdale J. Plasma progesterone and prolactin changes in superovulated women before, during, and immediately after laparoscopy for in vitro fertilization and their relation to pregnancy. Fertil Steril. 1986; 45(5):680-6. doi: 10.1016/s0015-0282(16)49341-6.

[59] Lehtinen AM, Laatikainen T, Koskimies AI, Hovorka J. Modifying effects of epidural analgesia or general anesthesia on the stress hormone response to laparoscopy for in vitro fertilization. J In Vitro Fert Embryo Transf. 1987; 4(1):23-29. doi: 10.1007/BF01555431.

[60] Hayes MF, Sacco AG, Savoy-Moore RT, Magyar DM, Endler GC, Moghissi KS. Effect of general anesthesia on fertilization and cleavage of human oocytes in vitro. Fertil Steril. 1987; 48(6):975-81. doi: 10.1016/s0015-0282(16)59594-6.

[61] Wilhelm W, Hammadeh ME, White PF, Georg T, Fleser R, Biedler A. General anesthesia versus monitored anesthesia care with remifentanil for assisted reproductive technologies: Effect on pregnancy rate. J Clin Anesth. 2002; 14(1):1-5. doi: 10.1016/s0952-8180(01)00331-2.

[62] Coetsier T, Dhont M, De Sutter P, Merchiers E, Versichelen L, Rosseel MT. Propofol anaesthesia for ultrasound guided oocyte retrieval: Accumulation of the anaesthetic agent in follicular fluid. Hum Reprod. 1992; 7(10):1422-4. doi: 10.1093/oxfordjournals.humrep.a137586.

[63] Palot M, Harika C, Pigeon F, et al. Propofol in general anesthesia for I. V. F. (by vaginal and transurethral route)—follicular fluid concentration and cleavage rate. Anesthesiology. 1988; 69:573.

[64] Vincent RD Jr, Syrop CH, Van Voorhis BJ, et al. An evaluation of the effect of anesthetic technique on reproductive success after laparoscopic pronuclear stage transfer. Propofol/nitrous oxide versus isoflurane/nitrous oxide. Anesthesiology. 1995; 82(2):352-8. doi: 10.1097/00000542-199502000-00005.

[65] Christiaens F, Janssenswillen C, Van Steirteghem AC, Devroey P, Verborgh C, Camu F. Comparison of assisted reproductive technology performance after oocyte retrieval under general anaesthesia (propofol) versus paracervical local anaesthetic block: A case-controlled study. Hum Reprod. 1998; 13(9):2456-60. doi: 10.1093/humrep/13.9.2456.

[66] Ng EH, Tang OS, Chui DK, Ho PC. Comparison of two different doses of lignocaine used in paracervical block during oocyte collection in an IVF programme. Hum Reprod. 2000; 15(10):2148-51. doi: 10.1093/humrep/15.10.2148.

[67] Cerne A, Bergh C, Borg K, et al. Pre-ovarian block versus paracervical block for oocyte retrieval. Hum Reprod. 2006; 21(11):2916-21. doi: 10.1093/humrep/del271.

[68] Hammarberg K, Enk L, Nilsson L, Wikland M. Oocyte retrieval under the guidance of a vaginal transducer: Evaluation of patient acceptance. Hum Reprod. 1987; 2(6):487-90. doi: 10.1093/oxfordjournals.humrep.a136575.

[69] Wiebe ER. Comparison of the efficacy of different local anesthetics and techniques of local anesthesia in therapeutic abortions. Am J Obstet Gynecol. 1992; 167(1):131-4. doi: 10.1016/s0002-9378(11)91645-7.

[70] Vercellini P, Colombo A, Mauro F, Oldani S, Bramante T, Crosignani PG. Paracervical anesthesia for outpatient hysteroscopy. Fertil Steril. 1994; 62(5):1083-5.

[71] Ng EH, Tang OS, Chui DK, Ho PC. A prospective, randomized, double-blind and placebo-controlled study to assess the efficacy of paracervical block in the pain relief during egg collection in IVF. Hum Reprod. 1999; 14(11):2783-7. doi: 10.1093/humrep/14.11.2783.

[72] Wikland M, Evers H, Jakobsson AH, Sandqvist U, Sjöblom P. The concentration of lidocaine in follicular fluid when used for paracervical block in a human IVF-ET programme. Hum Reprod. 1990; 5(8):920-3. doi: 10.1093/oxfordjournals.humrep.a137220.

[73] Schnell VL, Sacco AG, Savoy-Moore RT, Ataya KM, Moghissi KS. Effects of oocyte exposure to local anesthetics on in vitro fertilization and embryo development in the mouse. Reprod Toxicol. 1992; 6(4):323-7. doi: 10.1016/0890-6238(92)90195-y.

[74] Andersson S, Lundeberg T. Acupuncture-from empiricism to science: Functional background to acupuncture effects in pain and disease. Med Hypotheses. 1995; 45(3):271-81. doi: 10.1016/0306-9877(95)90117-5.

[75] Manheimer E, White A, Berman B, Forys K, Ernst E. Meta-analysis: Acupuncture for low back pain [published correction appears in Ann Intern Med. 2005 Jun 7; 142(11): 950-1]. Ann Intern Med. 2005; 142(8):651-3. doi: 10.7326/0003-4819-142-8-200504190-00014.

[76] Wu MT, Sheen JM, Chuang KH, et al. Neuronal specificity of acupuncture response: A fMRI study with electroacupuncture. Neuroimage. 2002; 16(4):1028-37. doi: 10.1006/nimg.2002.1145.

[77] Han JS. Acupuncture: Neuropeptide release produced by electrical stimulation of different frequencies. Trends Neurosci. 2003; 26(1):17-22. doi: 10.1016/s0166-2236(02)00006-1.

[78] Stener-Victorin E, Waldenström U, Andersson SA, Wikland M. Reduction of blood flow impedance in the uterine arteries of infertile women with electro-acupuncture. Hum Reprod. 1996; 11(6):1314-7. doi: 10.1093/oxfordjournals.humrep.a019378.

[79] Kim J, Shin KH, Na CS. Effect of acupuncture treatment on uterine motility and cyclooxygenase-2 expression in pregnant rats. Gynecol Obstet Invest. 2000; 50(4):225-30. doi: 10.1159/000010321.

[80] Manheimer E, Zhang G, Udoff L, et al. Effects of acupuncture on rates of pregnancy and live birth among women undergoing in vitro fertilisation: Systematic review and meta-analysis. BMJ. 2008; 336(7643):545-9. doi: 10.1136/bmj.39471.430451.BE.

[81] El-Toukhy T, Sunkara SK, Khairy M, Dyer R, Khalaf Y, Coomarasamy A. A systematic review and meta-analysis of acupuncture in in vitro fertilisation. BJOG. 2008; 115(10): 1203-13. doi: 10.1111/j.1471-0528.2008.01838.x.

[82] Cheong Y, Nardo LG, Rutherford T, Ledger W. Acupuncture and herbal medicine in in vitro fertilisation: A review of the evidence for clinical practice. Hum Fertil (Camb). 2010; 13(1):3-12. doi: 10.3109/14647270903438830.

[83] Xie ZY, Peng ZH, Yao B, et al. The effects of acupuncture on pregnancy outcomes of in vitro fertilization: A systematic review and meta-analysis. BMC Complement Altern Med. 2019; 19(1):131. doi: 10.1186/s12906-019-2523-7.

[84] Smith CA, de Lacey S, Chapman M, et al. Effect of acupuncture vs sham acupuncture on live births among women undergo-ing in vitro fertilization: A randomized clinical trial. JAMA. 2018; 319(19):1990-8. doi: 10.1001/jama.2018.5336.

[85] Simpson JL, Kuliev A, Rechitsky S. Overview of preimplantation genetic diagnosis (PGD): Historical perspective and future direction. Methods Mol Biol. 2019; 1885:23-43. doi: 10.1007/978-1-4939-8889-1_2.

[86] Child AH, Aragon-Martin JA, Sage K. Genetic testing in Marfan syndrome. Br J Hosp Med (Lond). 2016; 77(1): 38-41. doi: 10.12968/hmed.2016.77.1.38.

[87] Sciorio R, Aiello R, Irollo AM. Review: Preimplantation genetic diagnosis (PGD) as a reproductive option in patients with neurodegenerative disorders. Reprod Biol. 2021; 21(1):100468. doi: 10.1016/j.repbio.2020.100468.

[88] Shatalin D, Gozal Y, Grisaru-Granovsky S, Ioscovich A. Five years' experience in an anesthesiology antenatal clinic for high-risk patients. J Perinat Med. 2018; 46(3):287-91. doi: 10.1515/jpm-2017-0016.

[89] Fitzgerald M, Donal Ryan D. Cystic fibrosis and anaesthesia. Continuing Education in Anaesthesia Critical Care & Pain. 2011; 11(6):204-9.

[90] McNally EM, Mann DL, Pinto Y, et al. Clinical care recommendations for cardiologists treating adults with myotonic dystrophy. J Am Heart Assoc. 2020; 9(4):e014006. doi: 10.1161/JAHA.119.014006.

[91] Murugappan G, Alvero RJ, Lyell DJ, Khandelwal A, Leonard SA. Development and validation of a risk prediction index for severe maternal morbidity based on preconception comorbidities among infertile patients. Fertil Steril. 2021; 116(5): 1372-80. doi: 10.1016/j.fertnstert.2021.06.024.

63

子宫内膜异位症和辅助生殖技术

Jamie Merkison, Marisa Berger, Christian Huang, Aaron Rosen 和 Alan DeCherney

引 言

子宫内膜异位症作为一种临床疾病,已经被深入研究了上百年。尽管积累了大量信息,但它的病因、临床后果和治疗效果仍存在不确定性。诊断子宫内膜异位症的两种最常见的主诉是盆腔疼痛和不孕症。各种医疗和手术方法用于缓解与子宫内膜异位症相关的症状,这些方法包括药物、手术干预或二者的结合。此外,辅助生殖技术(ART)已成为帮助子宫内膜异位症的不孕夫妇实现成功怀孕的重要工具。近年来,越来越多的研究表明,使用促性腺激素释放激素激动剂(GnRH 激动剂)和腹腔镜引导的激光消融术可以提高子宫内膜异位症患者的活产机会。

子宫内膜异位症与不孕

严重的子宫内膜异位症引起的广泛的解剖学变形和输卵管阻塞会损害生育能力。据报道,在没有任何机械破坏的情况下,轻微或轻度子宫内膜异位症与不孕之间的关系尚不清楚。尽管没有确凿的证据表明轻度至中度子宫内膜异位症确实会导致不孕,但 20 世纪 30 年代的几项研究表明,二者之间至少存在关联[1]。20 世纪 70 年代,三项研究回顾性比较了因不孕或自愿绝育而接受腹腔镜检查的女性子宫内膜异位症的发生率[2-4]。子宫内膜异位症的发生率在不孕妇女中为 21%~48%,而在接受输卵管结扎术的育龄妇女中仅为 1.3%~5%。随后的研究[5,6],包括一项前瞻性调查[7],已经证明在因严重男性因素不孕而接受供精授精的女性中,患有子宫内膜异位症的女性受孕次数明显少于没有患有该疾病的女性。另一项前瞻性双盲研究[8]对患有轻度子宫内膜异位症的女性与没有子宫内膜异位症的女性进行了专门研究,结果显示在没有子宫内膜异位症的女性中,妊娠率有上升的趋势。然而,结果并没有统计学意义。这可能是由于入组患者的数量不足以满足研究的检验效能。

尽管上述研究在方法学上不完美,也远未得出结论,但几乎对生殖过程中的每个领域都进行了深入研究,试图描述子宫内膜异位症与不孕之间的因果关系。然而,不同研究的结果往往相互矛盾,增加了该领域的混乱。一些研究者认为,轻度至中度子宫内膜异位症的女性内分泌异常[9]、无排卵[10]、黄体功能不全[11]、高催乳素血症[12]、卵泡黄素化未破裂综合征[13]和自然流产[14]的发生率较高。然而,设计良好的前瞻性研究发现,这些因素中的大多数要么是正常的,要么在临床上没有意义[15-20]。

子宫内膜异位症的免疫功能障碍已成为最近研究的焦点,因为据推测免疫在疾病的发病机制中起着重要作用。已经发现了几种可能损害生育能力的免疫异常。研究人员报道称,B 细胞活性增加,产生针对子宫内膜抗原的特异性抗体,T 细胞和巨噬细胞功能障碍,以及非特异性多克隆 B 细胞活化,这可能会对植入产生负面影响[15,21]。有证据表明,子宫内膜异位症患者的腹腔液可能会受到炎症介质的影响,这可能会对排出的卵母细胞的受精产生负面影响[22]。最近的证据表明,这些细胞因子和类花生酸可能会影响精子活动力[23]、精子功能[24],甚至精子和卵母细胞之间的相互作用[25]。与其他因素一样,出现了许多相互矛盾的研究结果。此外,目前还不清楚哪个是因,哪个是果,也不清楚每种异常在子宫内膜异位症相关不孕的发病机制中到底起着什么作用。

许多研究人员提出,子宫内膜异位症实际上是由环境和遗传因素相互作用引起的。还有研究人员认为,与子宫内膜异位症相关的某些基因多态性可能导致女性不孕。在对子宫内膜异位症遗传学进展的综述中,Dun 等人[26]回顾了被认为与子宫内膜异位有关的最常见的基因,涉及超过 18 个基因,其中大多数与外源性物质代谢、类固醇作用和受体以及炎症和血管生成因子有关。然而,这些基因多态性与子宫内膜异位症相关不孕之间的直接关联尚未得到证实。最近,研究的重点是微小 RNA 作为一种工具来帮助诊断子宫内膜异位症。该研究利用下一代测序技术鉴定了一组与子宫内膜异位症相关的微小 RNA。该组微小 RNA 能够通过血液样本对子宫内膜异位症进行诊断,其灵敏度与腹腔镜检查相当[27]。另一项研究将腹水中微小 RNA 用作生物标志物,以预测子宫内膜异位症患者的不孕症[28]。

先前使用子宫磁共振成像对子宫内膜异位症患者进行的研究表明，在已确诊的盆腔子宫内膜异位症患者中，子宫腺肌病变的患病率高达 90%。子宫内膜异位症和子宫腺肌病之间的关联也可能导致这些患者的生育能力下降，尤其是那些患有严重子宫内膜异位症的患者[29]。

有人反对子宫内膜异位症与不孕症之间存在因果关系，其中一个论点是，医学或手术治疗未能显著提高这些患者的妊娠率。某些药物的使用，在其他方面成功地缓解了子宫内膜异位症的非生殖症状，但未能证明能改善生育能力[30]。早期研究通过多种技术中的任何一种来研究子宫内膜异位症变的手术消融效果，但未能证明其能够提高生育能力。然而，一项随机研究确实表明，与单独接受诊断性腹腔镜检查的对照组相比，接受子宫内膜异位症灶消融治疗的轻微/轻度子宫内膜异位症妇女的妊娠率有所提高[31]。然而，这项研究因未治疗患者的生育率低于预期且未告知患者其治疗状态以及仅随访 20 周而受到批评。随后，另一项针对实际出生率的随机研究未能证明对实施了病灶消融的患者有生殖益处，但其检验效能低于第一项研究[32]。当将这些结果结合起来时，没有发现显著的统计学异质性，手术后实现妊娠的增加概率仅为 8.6%（95%CI：2.1%～15.0%）[33]。

然而，在过去的二十年里，子宫内膜异位症的手术技术已经多样化并得到了很大的改进。2017 年美国国立卫生研究院 NICE 指南[34]证据表明，与单独的诊断性腹腔镜检查相比，子宫内膜异位症的手术治疗改善了治疗效果（证据级别：弱）。

对于子宫内膜异位囊肿，既往的研究没有发现手术干预的益处。一项对四项研究的 Cochrane 综述得出结论，手术治疗（抽吸或病灶切除术）与期待治疗相比，没有证据表明这两种技术对临床妊娠有益处[35]。另一项荟萃分析也有类似的结果，表明子宫内膜异位囊肿的手术治疗不会改变 IVF/ICSI 治疗的结果[36]。然而，手术技术再次进步，包括子宫内膜异位囊肿切除、剥离、等离子能量消融和 CO_2 汽化。最近一项包括了 2015 年至 2019 年研究的综述指出，接受子宫内膜异位囊肿手术干预的患者的妊娠率从 20% 上升至 60%[37]。在最近一项对 553 名子宫内膜异位囊肿的女性的荟萃分析中，评估了四个治疗组：手术联合 ART、单独手术、抽吸和硬化治疗联合 ART 以及单独 ART。单用 ART 的妊娠率最低（32%，CI：15.0～52.0，P=0.02），而单独手术的妊娠率最高（43.8%，CI：22.5～66.4，P=0.01）[38]。

诱导排卵和授精

控制性卵巢刺激（COS）与宫内授精（IUI）相结合，已被证明是一种成本效益高且适合许多不孕患者的一线治疗方法[39]。然而，并没有数据表明这种方法对子宫内膜异位症患者同样有效。Deaton 等人[40]证明，已经接受手术治疗的患者接受枸橼酸氯米芬和 IUI 治疗，受孕率仍较低，为 9.2%。然而，Fedele 等人[41]报道称，子宫内膜异位症患者接受 COS 和 IUI 治疗受孕率增加，但 6 个月后的妊娠率没有显著差异。此外，COS 和 IUI 的回顾性研究显示子宫内膜异位症、男性因素和不明原因不孕的每周期妊娠率分别为 6.5%、11.8% 和 15.3%[42]。尽管另一项前瞻观察性研究的结果稍乐观些，但同样的，该报告称，子宫内膜异位症和不明原因不孕患者在 COS/IUI 后的妊娠率分别为 16.3% 和 33.6%[43]。在一项荟萃分析中，Hughes[44]报道显示，子宫内膜异位症的患者每个周期的 COS/IUI 受孕率降低了一半。此外，接下来的一项前瞻性随机研究报告称，接受 COS/IUI 和未接受治疗的子宫内膜异位症患者的活产率分别为 11% 和 2%[45]。虽然这表明治疗组的活产优势比（OR）为 5.5，但治疗后活产的实际百分比仍然相对较低。COS/IUI 失败与晚期子宫内膜异位症相关。一项对 92 名患者的回顾性研究发现，超过三分之一的患有Ⅲ或Ⅳ期子宫内膜异位症、子宫腺肌病、盆腔粘连和/或输卵管疾病的患者在经过 4 个使用氯米芬的诱排周期后仍未能怀孕[46]。然而，一项对 259 个 COS/IUI 周期的回顾性对照队列研究发现，手术治疗的轻微至轻度子宫内膜异位症妇女与不明原因不孕妇女的周期妊娠率和累积活产率没有差异，这表明手术治疗后的结果可能会改善[47]。

芳香化酶抑制剂的出现被应用到子宫内膜异位症的治疗中。Wu 等人[48]发现，将患者随机分组至第三代芳香化酶抑制剂与氯米芬治疗组进行比较时，其能够获得一个合适的妊娠率，较厚的子宫内膜，但排卵卵泡较少。然而，Abu Hashim 等人的一项研究显示，随机接受来曲唑（第三代芳香化酶抑制剂）或氯米芬用于控制性卵巢刺激的患者，每个周期的临床妊娠率没有显著差异（来曲唑 15.9%，氯米芬 14.5%）[49]。

还研究了 GnRH 拮抗剂在 COS 的 IUI 周期中的应用情况。一项随机、双盲、安慰剂对照试验显示，接受 GnRH 拮抗剂治疗的妇女与接受安慰剂治疗的妇女相比，患有轻微或轻度子宫内膜异位症的妇女的活产率没有差异[50]。另一项随机对照试验（RCT）显示，接受来曲唑治疗两个月、曲普瑞林治疗两个月的患者与不接受药物治疗的对照组的妊娠率没有显著差异。三组之间的妊娠率没有差异[51]。

子宫内膜异位症与辅助生殖技术

不孕夫妇的治疗策略必须根据具体情况而定。对于只有轻微或轻度子宫内膜异位症的年轻女性,期待治疗可能是最合适的方案。然而,对于接近生育年龄末期的女性来说,怀孕的概率急剧下降。在这些妇女中,以 COS/IUI 或体外受精(IVF)的形式进行干预可能会更快[52]。COS 和 IUI 的成本低、并发症发生率低使其成为一线治疗手段。然而,对于患有严重子宫内膜异位症或输卵管疾病的女性,或者当涉及男性因素或多种病因时,可以更快地采取辅助生殖技术,比如试管婴儿。此外,试管婴儿还可以直接观察受孕过程中的关键事件,如配子质量评估、受精观察和早期胚胎发育评估。因此,越来越多地使用 ART 治疗子宫内膜异位症相关不孕可能有助于回答难以捉摸的相互关联的一些问题。人们认为,在患有子宫内膜异位症的不孕患者中使用体外受精-胚胎移植(ET)可以去除子宫内膜异位症对于生殖过程中的关键步骤如受精和早期胚胎发育的不利影响,因为一些人认为这些步骤在子宫内膜异位症患者的体内环境中是不利的。一项临床和生物学研究综述了从子宫内膜异位症妇女身上获取的卵母细胞质量下降的多种标志物,包括形态改变、细胞质线粒体含量下降、体外成熟失败率较高、成熟卵母细胞减少和受精率下降[53]。然而,他们假设,虽然可用的高质量胚胎会更少,但 IVF-ART 可能能够克服这个问题,并具有类似的妊娠结果。早期的研究与这一理论相矛盾,显示出较低的妊娠率,尤其是对于患有中重度子宫内膜异位症的女性[54,55]。然而,最近的一项研究比较了子宫内膜异位症、男性因素不孕和单基因疾病患者的体外受精妊娠结果。移植前对所有胚胎进行植入前非整倍体检测。子宫内膜异位症具有与男性因素不孕相当的非整倍性,三组患者的临床妊娠率、流产率或活产率没有差异[56]。

AbuHashim 的研究进一步证实了辅助生殖技术得到了很大地提高。2019 年,Se Jeong Kim 等人对接受 IVF 治疗的子宫内膜异位症女性进行了一项回顾性队列研究。旨在研究来曲唑对这些接受卵巢刺激行 IVF 治疗的女性所产生的影响。Kim 使用了两种不同的方案来进行这项研究。第一种方案采用来曲唑和促性腺激素的联合治疗,第二种方案则使用传统的 IVF 联合促性腺激素。结果表明,与接受第二种方案的患者相比,接受第一种方案来曲唑治疗的患者在 IVF 治疗中的雌二醇峰值水平显著降低。接受第一种方案治疗的患者成熟卵母细胞平均百分比低于接受第二种方案治疗的患者。尽管雌激素水平较低,两组之间的卵母细胞和胚胎发育水平上没有显著差异[57]。

当然,GnRH 激动剂的使用和经阴道取卵与 IVF 治疗子宫内膜异位症相关不孕的成功率增加有关。然而,ART 治疗结果与各中心之间存在很大的临床和实验室差异性有关,导致报告的妊娠率范围差异很大。此外,大多数研究都是回顾性和观察性的,因此在得出关于治疗效果的明确结论方面价值有限。Barnhart 等人[58]对评估子宫内膜异位症对 ARTs 结果影响的研究进行了荟萃分析。他们评估了总共 22 篇文章,得出的结论是,总体而言,与输卵管因素不孕的对照组相比,子宫内膜异位症患者的妊娠率较低,受精率和植入率降低,获得的卵母细胞数量减少。另一项研究子宫内膜异位症与 ART 结果之间关系的荟萃分析评估了 36 项研究,结果发现与没有子宫内膜异位症的女性相比,患有该疾病的女性的临床妊娠率较低(OR:0.78,95%CI:0.65~0.94),每个周期获得的卵母细胞平均数较低(平均差异-1.98,95%CI:-2.87~-1.09);然而,他们发现活产率相似(OR:0.94,95%CI:0.84~1.06),因此 IVF/卵胞质内单精子注射(ICSI)的成功率相当[59]。

在一篇关于治疗深度子宫内膜异位症相关不孕症的综述文章中,作者分析了六项研究,这些研究调查了严重子宫内膜异位症患者的 IVF 结局。他们发现,每位患者的妊娠率在 29%~68%,总妊娠率为 51%(95% CI:45%~56%)[60]。

控制性卵巢刺激和取卵

在过去的三十年里,随着辅助生殖实践的不断发展,试管婴儿在治疗子宫内膜异位症方面的疗效也在不断提高。关于子宫内膜异位症对 COS 和取卵的影响,早期使用氯米芬和腹腔镜取卵的研究与 GnRH 激动剂的使用和超声引导的经阴道取卵的同期研究之间存在明显的差异。早期的研究报告称,接受体外受精的子宫内膜异位症患者的获卵数降低。在一项小型研究中,Chillik 等人[61]比较了无子宫内膜异位症、轻度至中度子宫内膜异位症或严重疾病的患者,并报道了这些晚期患者的获卵数降低。Oehninger 等人[62]报道了对Ⅲ期或Ⅳ期子宫内膜异位症患者取卵的类似影响。两项研究都表明,由于腹腔镜取卵时的技术困难,这组患者的获卵数降低。此外,其他研究人员报道子宫内膜异位症患者卵泡数量的减少[63-66]。Dlugi 等人[67]和 Somigliana 等人[68]报道了子宫内膜异位症患者排卵前卵泡数量与输卵管积水患者相比显著减少。此外,另一项综述表明,不考虑囊肿引起的任何牵拉或肿块效应,子宫内膜异位囊肿可能对卵泡发育和卵子质量产生负面影响[69]。最近,一项前瞻性试验比较了单侧子宫内膜异位症患者、单侧子宫内膜异位症手术治疗后患者和输卵管因素不孕患者作为对照组的卵母细胞质量。与对照组相比,子宫内膜异位症组的未成熟卵母细胞[MI 和 GV(生发囊泡)]数增多,有统计学意义。此外,子宫内膜异位症的患者,有四分之一的卵母细胞都有异常的结构变化[70]。

一些利用促性腺激素释放激素激动剂和经阴道取卵

的研究尚未证实子宫内膜异位症对卵母细胞产量有显著影响。Dmowski 等人[71]回顾性分析了 237 个体外受精周期，发现患有或不患有子宫内膜异位症的女性在卵泡发育或获得的卵母细胞数量方面没有差异。在一项病例对照研究中，Bergendal 等人[72]将子宫内膜异位症妇女的 65 个 IVF 周期与输卵管不孕患者的 98 个 IVF 周期进行了比较，发现卵泡发育或取卵没有差异。最近的几项研究进一步得出结论，与病情更严重的患者相比，轻度至中度子宫内膜异位症患者获得的卵母细胞数量没有差异[73-76]。Barnhart 等人证明，与输卵管因素患者相比，子宫内膜异位症患者的获卵数较低（OR：0. 82，95% CI：0. 75～0. 90）[58]。

GnRH 激动剂的使用带来的体外受精结果的提高在很大程度上是无可争议的。Olivennes 等人[76]报道，与仅使用促性腺激素的标准卵巢刺激方案相比，使用 GnRH 激动剂治疗的患者的临床妊娠率显著提高。其他调查也报道了类似的结果[77]。长效 GnRH 激动剂被认为可以抑制子宫内膜异位症的进一步病变，并改善子宫内膜异位患者的 IVF 结果。Dicker 及其同事[78]以及 Rickes 等人[79]报道，与单独使用促性腺激素刺激卵巢相比，GnRH 激动剂治疗 6 个月后的临床妊娠率显著提高。Chedid 等人[80]研究与仅接受促性腺激素治疗的对照组相比，三个月和三周 GnRH 激动剂降调方案的使用获得卵母细胞数量显著增加。虽然妊娠率有所提高，但没有统计学意义。

Nakamura 等人[81]比较了在促排前使用 60 天 GnRH 激动剂抑制和较短的黄体中期降调的方案。他们报道的长期和短期方案的妊娠率分别为 67% 和 27%。Marcus 和 Edwards[82]还报道了接受长期 GnRH 激动剂方案治疗的患者的妊娠率显著提高（表 63-1）[61-64,71-76,83-86]，尽管他们对两组使用了不同的 GnRH 激动剂，并且他们根据患者是否愿意接受较长的治疗方案进行了分组。Surrey 等人[87]在 IVF-ET 之前研究了为期三个月的 GnRH 激动剂治疗方案，发现激动剂治疗与显著更高的持续妊娠率相关。相反，Chedid 等人[80]发现长期和短期 GnRH 激动剂给药之间没有差异。最近，Kaponis 等人进行了一项大型、多中心前瞻性随机对照试验研究了经腹腔镜诊断并消融的轻度子宫内膜异位症（ASRM Ⅰ～Ⅱ）妇女，在 IVF 前三个月接受 GnRH 激动剂治疗与未接受 GnRH 激动剂治疗的进行

表 63-1　患有和不患有子宫内膜异位症的妇女体外受精-胚胎移植结果的比较

研究	分期	周期数	临床妊娠率（%每周期）	研究	分期	周期数	临床妊娠率（%每周期）
Mahadevan[83]	Ⅰ～Ⅳ	14	14	Inoue[74]	Ⅰ	111	40
	输卵管因素	261	10		Ⅱ	78	42
Wardle[84]	Ⅰ～Ⅳ	17	6		Ⅲ	51	47
					Ⅳ	69	42
	输卵管因素	47	11		其他	372	44
Chillik[61]	Ⅰ～Ⅱ	10	60	Olivennes[76]	Ⅰ～Ⅳ	360	29
	Ⅲ～Ⅳ	14	7		输卵管因素	160	36
Matson[63]	Ⅰ	24	13	Geber[73]	Ⅰ～Ⅱ	100	29
	Ⅱ	37	14		Ⅲ～Ⅳ	29	52
	Ⅲ	36	6		输卵管因素	1 139	41
	Ⅳ	57	2	Dmowski[71]	Ⅰ～Ⅱ	89	25
	输卵管因素	40	18		Ⅲ～Ⅳ	30	30
Sharma[85]	Ⅰ～Ⅱ	135	16		其他	118	21
	Ⅲ～Ⅳ	141	8	Arici[86]	Ⅰ～Ⅱ	43	12
	输卵管因素	994	13		Ⅲ～Ⅳ	46	15
Oehninger[62]	Ⅰ～Ⅱ	191	24		输卵管因素	147	24
	Ⅲ～Ⅳ	35	20	Bergendal[72]	Ⅰ～Ⅳ	65	28
Yovich[64]	Ⅰ～Ⅱ	61	13		输卵管因素	98	30
	Ⅲ～Ⅳ	93	3	Pal[75]	Ⅰ～Ⅱ	45	44
	输卵管因素	49	14		Ⅲ～Ⅳ	39	33

比较,结果显示两组之间临床妊娠率没有统计学差异[88]。Surrey 回应说,子宫内膜异位症可能已经通过腹腔镜消融进行了部分治疗,在他之前的研究分析中,他发现 GnRH 激动剂仅在Ⅲ~Ⅳ期疾病患者中提高了妊娠率[89,90]。

我们还汇总了在辅助生殖治疗之前连续使用口服避孕药的使用情况。De Ziegler 等人[91]发现,子宫内膜异位症患者在 IVF-ET 前连续使用 6~8 周的复方口服避孕药与接受 3 个月 GnRH 激动剂治疗的患者的结果相似。最近发表的一项随机对照试验表明,与 21 天的复方口服避孕药叠加使用 5 天 GnRH 的方案相比,使用长时间(3~6 个月)的 GnRH 激动剂方案对妊娠结局没有益处。该研究提前终止,因为许多女性拒绝被随机分配到长期 GnRH 组,但初步数据显示,对照组的临床妊娠率为 25%(5/20),超长组为 20%(4/20)[$P>0.999$;相对风险(RR)1.25,95%CI:0.41~3.88]。由于样本量较小,没有显著的统计学差异。他们还发现,对照组需要更少的刺激天数和更低的促性腺激素使用总量,这表明卵巢反应比长期 GnRH 组更好[92]。

一项非劣效性随机对照试验比较了 IVF-ET 前醋酸甲羟孕酮+hMG(人绝经期促性腺激素);地屈孕酮+hMG;以及黄体酮+hMG。他们的主要结果,获卵数在醋酸甲羟孕酮+hMG 组中显著高于其他两组(9.3±5.7 *vs.* 8.0±4.5 *vs.* 7.8±5.2,$P=0.021$)。值得注意的是,三组患者的临床妊娠率和活产率相似[93]。最近的另一项随机对照试验评估了子宫内膜异位症患者在 IVF-ET 前 12 周使用地诺孕素,结果显示窦卵泡计数、获卵数、受精的卵母细胞数和妊娠率下降[94]。因此,IVF-ET 前使用的孕激素类型应根据现有证据进行明智选择。

最近的研究还分析了 GnRH 拮抗剂方案在子宫内膜异位症患者体外受精中的应用。一项前瞻性随机试验比较了轻度至中度子宫内膜异位症妇女接受 GnRH 激动剂和拮抗剂方案的治疗效果[95]。这项研究显示,接受 GnRH 激动剂和拮抗剂方案治疗的患者的植入率和临床妊娠率相似。然而,接受 GnRH 激动剂治疗的患者可用于冷冻保存的额外胚胎数量显著增加,这使得激动剂方案的累积受孕率更高。

目前,子宫内膜异位症患者对卵巢刺激的反应似乎与其他不孕病因相似。尽管标准的促性腺激素刺激方案效果相当好,但更长时间的 GnRH 激动剂降调或连续口服避孕药可能会增加试管婴儿的成功率,应根据具体情况进行考虑。

受精和早期胚胎发育

目前尚不清楚子宫内膜异位症在多大程度上损害了体外受精卵母细胞的过程,因为现在已有几项研究报告称这些患者的受精率明显受损。一项早期研究发现,子宫内膜异位症、不明原因不孕和输卵管不孕患者的每个卵母细胞的受精率分别为 33%、63%和 68%[84],而另一项研究报告称,存在子宫内膜异位症时,受精明显受损[67]。Bergendal 等人[72]报道,子宫内膜异位症和输卵管因素患者的受精率分别为 60%和 78%($P<0.0001$)。其他研究报告称,与Ⅰ期或Ⅱ期子宫内膜异位症相比,Ⅲ期或Ⅳ期子宫内膜异位症的受精成功率显著降低[75,76]。关于早期胚胎发育,研究人员报告称,与输卵管因素或不明原因不孕相比,子宫内膜异位症患者 48 h 达到四细胞期的胚胎更少[96],72 h 卵裂球数量减少[97],卵裂率更低[98]。此外,Brizek 等人[99]回顾性分析了 235 个胚胎的时差培养记录,发现子宫内膜异位症患者胚胎内异常细胞核和细胞质形态的发生率在统计学上显著增加。

相反,有几项大型研究并未发现子宫内膜异位症对受精率的影响。Dmowski 等人[71]分析了 237 个周期,发现子宫内膜异位症或输卵管因素不孕患者的受精率或早期卵裂率没有差异。另一项病例对照研究也将子宫内膜异位症与输卵管因素进行了比较,没有发现受精率的影响或胚胎质量下降的证据[86]。在比较子宫内膜异位症对受精和胚胎发育的影响时,Inoue 等人[74]发现 309 名Ⅰ~Ⅳ期子宫内膜异位症患者的受精率或移植率没有差异。此外,Bergendal 等人[72]尽管报道了子宫内膜异位症妇女的受精率受影响,但与输卵管不孕相比,卵裂率或胚胎形态学评分没有差异。

目前,子宫内膜异位症对受精和体外胚胎发育是否产生显著影响的问题仍有待解答。Barnhart 等人的研究[58]显示,当将所有子宫内膜异位症患者与输卵管不孕患者进行比较时,受精率总体下降;但当按疾病分期进行分层时,严重子宫内膜异位症患者的受精率实际上是增加的。然而,最近的研究表明,任何受精率的下降对体外受精的最终结果影响甚微或没有影响,因为子宫内膜异位症患者的妊娠率与其他病因相当。Suzuki 等人[100]发现,无论是否存在卵巢子宫内膜异位囊肿,子宫内膜异位症都会影响卵母细胞数量,但不会影响胚胎质量或妊娠结果。

由于卵巢刺激和取卵技术的进步,可供受精的卵母细胞数量大幅增加,这在一定程度上可以弥补受精率轻微下降的影响,从而产生足够的胚胎供植入,因此,受精率下降在临床上的影响并不显著。实际上,ICSI 技术的引入也证实了这一点:正如预期的那样,受精率会增加,但如果没有足够数量的可用胚胎,临床妊娠率可能不会增加。Komsky Elbaz 等人研究结果显示使用同胞卵母细胞时,与 IVF 相比,ICSI 具有更高的受精率和第 2 天胚胎率,但

RCT 结果显示在植入率或临床妊娠率方面没有差异[101]。Shebl 等人将子宫内膜异位症患者与无子宫内膜异位的患者进行 IVF 和 ICSI 相匹配。虽然子宫内膜异位症组的 MⅡ卵（Metaphase Ⅱ卵母细胞）率较低，且 IVF 组受精率也显著降低，但两组之间的临床妊娠率、流产率和活产率相似[102]。

子宫内膜异位症对整倍体囊胚率也没有影响。更具体地说，在 Alberto Vaiarelli 等人进行的一项病例对照研究中，每个受精的 MⅡ卵母细胞的囊胚率没有影响。在这项研究中，手术诊断的子宫内膜异位症患者按照取卵时的母亲年龄、之前失败的 IVF 治疗次数和获得的 MⅡ卵母细胞数量与对照组相匹配。结果显示，匹配对照组的平均整倍体囊胚率相同，玻璃化冷冻复苏的整倍体囊胚移植活产率相似。因此，这项研究的重要性在于，子宫内膜异位症可能不会直接损害卵母细胞的发育和生殖能力。尽管如此，不能忽视对获取 MⅡ卵母细胞的潜在影响[103]。

植入、妊娠和流产

假设有最低数量的优质胚胎可供移植，那么成功的活产取决于良好的植入率和低的自然流产率。然而，由于移植了多个胚胎，虽然植入率较低，但并不一定意味着妊娠率也低。尽管一些当代研究实际上报道了植入率的降低，但大多数研究都未能证明子宫内膜异位症患者的妊娠率也相应降低。一些早期研究表明，植入率下降，随后妊娠率下降[62,63,83]。在一项小型研究中，Chillik 等人[61]报道，与输卵管因素或较轻程度的子宫内膜异位症患者相比，Ⅲ期或Ⅳ期子宫内膜异位患者的植入率和妊娠率明显较低。Matson 和 Yovich[63]的研究也证明，输卵管因素和Ⅰ~Ⅳ期子宫内膜异位症患者的妊娠率分别为 18%、13%、14%、6%和 2%。在一项包含 284 个体外受精周期的病例对照研究中，Arici 等人[86]报道称，子宫内膜异位症患者的植入率明显较低，为 3.9%，而输卵管不孕和不明原因不孕患者分别为 8.1%和 7.2%。他们还表明，子宫内膜异位症患者的妊娠率有降低的趋势，尽管这并没有显著性差异。最近的研究对此进行了分析，并增加了活产率和累积妊娠率。OmLand 等人[55]发现，子宫内膜异位症患者移植两个胚胎后的活产率为 66.0%，而不明原因不孕患者为 78.8%。Kuivasaari 等人[54]发现，与Ⅰ/Ⅱ期子宫内膜异位症妇女和输卵管不孕妇女对照组相比，Ⅲ/Ⅳ期子宫内膜异位症妇女经过 1~4 次 IVF/ICSI 治疗后的累积妊娠率显著降低。然而，Komsky Elbaz[101]和 Shebl 等人[102]最近的研究显示，植入率和临床妊娠率相似。

植入失败可能归因于子宫内膜异位症和子宫腺肌病之间的关系。最近的研究表明，用 GnRH 激动剂[104]长期降调治疗或口服避孕药[91]可能有助于克服子宫腺肌病对子宫内膜的影响。最近的一项系统综述发现，子宫内膜异位症患者在体外受精前 3~6 个月使用 GnRH 激动剂，临床妊娠概率增加了 4 倍（OR：4.28，95%CI：2.00~9.15）[105]；然而，这项分析关于治疗安全性的数据缺失。

阿托西班，作为一种具有竞争力的血管升压素/催产素受体拮抗剂，目前正在评估其在治疗子宫内膜异位症引发的疼痛和不孕方面的应用价值。子宫内膜细胞表达催产素受体（OTRs），当催产素与其结合时，OTRs 能够触发前列腺素（PG）F2a 和 E2 的产生[106]。子宫内膜异位和子宫腺肌病患者子宫内膜细胞的前列腺素水平均升高[107,108]。子宫内膜前列腺素表达的减少可能为植入创造更有利的环境。冷冻胚胎移植前应用阿托西班，每个周期的妊娠率较高（阿托西班组 58.3%，对照组为 38.3%）[109]。

Simon 等人[110]的研究报道了与输卵管不孕患者相比，子宫内膜异位症患者的植入率和妊娠率降低。然而，他们通过分析子宫内膜异位症和非子宫内膜异位症接受赠卵助孕的结果，为数据增加了一个维度。他们发现无论受者是否患有子宫内膜异位症，当接受来自没有子宫内膜异位症的捐赠者的卵母细胞，其植入率和妊娠率相当。然而，接受来自子宫内膜异位症患者的卵母细胞的患者，其植入率显著降低。另一项研究报道了 239 个供卵周期，发现无论疾病分期如何，受者中子宫内膜异位症的存在对植入率或妊娠率没有影响[111]。由此，有人认为，子宫内膜异位症相关的植入失败是由于卵母细胞或早期胚胎的潜力受损，而不是子宫内膜本身受损。

此外，Bishop 等人在 2020 年 9 月进行的一项研究[56]表明，子宫内膜异位症不会影响整倍体囊胚冷冻胚胎移植的活产率。这是一项多中心回顾性队列研究，包括所有接受整倍体冷冻囊胚移植的患者。对 328 名患者 459 个整倍体冷冻胚胎移植周期的分析表明，子宫内膜异位症患者的临床妊娠率、妊娠丢失率或活产率与接受筛查胚胎移植的非不孕患者和患有单纯男性因素不孕的夫妇相比没有差异。那些接受了植入前检测的患者非整倍体率最低，而子宫内膜异位症患者与男性不育患者相比，非整倍体率相似。他们得出的结论是，移植相同质量的冷冻胚胎，子宫内膜异位症患者在妊娠结果方面与男性不育和非不孕患者相似。

一项匹配的病例对照研究，比较了Ⅲ/Ⅳ期子宫内膜异位症患者和无子宫内膜异位症女性的植入率。使用来自相同供体的同胞卵母细胞形成的胚胎进行移植，结果显示在妊娠率、植入率、流产率和活产率方面，Ⅲ/Ⅳ期子宫内膜异位症患者与无子宫内膜异位症女性之间没有统计学显著差异[112]。本研究表明，Ⅲ/Ⅳ期子宫内膜异位症可能不会影响子宫内膜容受性和随后的植入率。

根据几项大型研究的结果,无论是不同分期之间还是与其他不孕病因相比,子宫内膜异位症患者的植入率和妊娠率并未受到明显损害[72-76]。Geber 等人[73]报道了子宫内膜异位症或输卵管不孕患者 140 个周期的妊娠率分别为 40%和 45%。Olivennes 等人观察到子宫内膜异位症和输卵管因素的妊娠率相似,分别为 29%和 36%[76],而另一项研究报告的妊娠率分别为 28%和 30%[72]。Inoue 等人[74]在一项针对 681 名患有和不患有子宫内膜异位症的妇女的研究中发现,两组的试管婴儿受孕率没有差异。尽管子宫内膜异位症严重程度不断增加,有报道显示各个阶段的妊娠率相似[62,71,73,86]。Pal 等人分析了患有Ⅰ/Ⅱ期或Ⅲ/Ⅳ期疾病的子宫内膜异位症患者的 IVF 周期,尽管他们报道Ⅲ期或Ⅳ期子宫内膜异位症患者的受精率较低,但两组的临床妊娠率没有显著差异[75]。Barnhart 等人[58]的荟萃分析发现,与对照组相比,总体子宫内膜异位症患者、Ⅰ/Ⅱ期患者和Ⅲ/Ⅳ期患者成功妊娠的调整 OR 值分别为 0.56、0.79 和 0.46(表 63-2)。

一些研究表明,子宫内膜异位症与体外受精周期中妊娠丢失增加有关。Oehinger 等人[62]注意到,与病情较轻的患者相比,Ⅲ期或Ⅳ期子宫内膜异位症患者试管婴儿后流产率更高。Yanushpolsky 等人[96]报道了在取卵时抽吸到了子宫内膜异位囊肿,除了获得卵母细胞下降和胚胎质量差外,早期妊娠丢失率也显著增加。然而,另一项大型研究将取卵术中子宫内膜异位囊肿穿刺的患者与其他子宫内膜异位症患者进行了比较,发现卵母细胞数量、胚胎质量、妊娠率或流产没有差异[113]。此外,大多数研究都没有报告子宫内膜异位症相关的妊娠丢失显著增加[72,73]。

子宫内膜异位症也可能与妊娠晚期并发症有关,如早产。Stephansson 等人[114]表明,与没有子宫内膜异位症的女性相比,患有子宫内膜异位症的女性早产的风险更高,调整后的 OR 为 1.33。相反,Fernando 等人[115]显示,只有存在子宫内膜异位囊肿时,早产风险才会增加。与没有子宫内膜异位症的妇女相比,患有子宫内膜异位症但没有子宫内膜异位囊肿的妇女早产的风险没有增加。最近的一项荟萃分析得出子宫内膜异位症患者早产的调整 OR 为 1.70,并引用了其他 17 项研究,这些研究报告称子宫内膜异位症患者的早产发生率显著增加[116]。另一项针对 196 722 例妊娠的观察性研究报告称,子宫内膜异位症患者早产的 RR 为 1.16,流产的 RR 为 1.40[117]。

外科手术和辅助生殖技术

如前所述,数据表明手术治疗作为子宫内膜异位症相关不孕症的独立治疗手段是有潜力的。然而,目前尚不清楚子宫内膜异位症手术对 ART 结果的影响,还缺乏前瞻性的随机研究来评估手术对 ART 结果的确切作用。

一项回顾性研究比较了Ⅲ期或Ⅳ期子宫内膜异位症患者 IVF 治疗和再次手术治疗[118]。一项对两项随机试验的 Cochrane 综述比较了腹腔镜手术与其他治疗方式或安慰剂在治疗子宫内膜异位症的有效性,发现使用腹腔镜手术可以将妊娠机会提高 1.6 倍[119]。据报道,两个周期的试管婴儿妊娠率为 70%,而手术后九个月的妊娠率为 24%。没有类似的随机研究评估外科手术对严重子宫内膜异位症的影响。一项非随机研究[33]表明,216 名患有严重子宫内膜异位症的不孕患者在手术后两年的累积妊娠率显著增加。

在另一项研究中,Garcia Velasco 等人报道称,与未接受手术切除的疑似子宫内膜异位囊肿患者相比,接受手术切除子宫内膜异位囊肿的患者在受精率、植入率或妊娠率方面没有差异[120]。另外,对五项研究进行的荟萃分析[121]也得出了类似的结论,即与未接受治疗的患者相比,手术治疗子宫内膜异位囊肿对 IVF 的妊娠率和卵巢对刺激的反应没有显著影响。

在另一项随机研究中,研究人员比较了患有不同程度子宫内膜异位症和不患有子宫内膜异位症的患者接受 ICSI 治疗男性因素不孕的情况,结果显示尽管子宫内膜异

表 63-2 Ⅲ/Ⅳ期的子宫内膜异位症患者和Ⅰ/Ⅱ期疾病的患者二元分析和多元 Logistic 回归分析结果

结果	Ⅲ/Ⅳ期子宫内膜异位症	Ⅰ/Ⅱ期子宫内膜异位症	P 值	原始 OR(95%CI)	调整 OR(95%CI)
妊娠率	13.84	21.12	<0.001	0.60 (0.42~0.87)	0.83 (0.78~0.87)
受精率	78.47	58.38	<0.001	1.11 (1.09~1.13)	无法解释
植入率	10.23	11.31	0.003	0.93 (0.89~0.98)	0.21 (0.15~0.32)
平均卵母细胞数	6.7	8.19	<0.001	0.83 (0.78~0.87)	0.31 (0.24~0.39)
雌激素峰值	1 447.74	5 813.38	<0.001	N/A	N/A

资料来源:Barnhart 等人(2002 年),已获许可[58]。

注:观察总数:699。

根据出版日期和年龄进行了调整。

缩写:CI,置信区间;E2,雌二醇;N/A,不适用;OR,比值比。

位症患者获卵数明显减少，但是受精率、妊娠率和植入率方面没有差异[122]。

然而，Bianchi 等人的研究发现，对于患有深度浸润性子宫内膜异位症的妇女进行广泛的腹腔镜子宫内膜异位症变切除术可以显著改善妊娠结局（OR：2.45）[123]。然而，在对子宫内膜异位症进行 ART 助孕前行手术治疗是否有益，需要更多的完善数据得出确切结论。事实上，一项研究[124]发现在没有输卵管阻塞或严重男性因素不孕的情况下，即使在多次试管婴儿周期失败后，腹腔镜仍可以考虑用于子宫内膜异位的治疗。

未来方向

一些研究人员认为，子宫内膜异位症与卵泡发生障碍和卵母细胞数量下降有关。在改善卵巢刺激方案和提高试管婴儿成功率方面，尽管数据存在相互矛盾的情况，但是引入芳香化酶抑制剂可能是一个重要的进展。GnRH 拮抗剂的进一步研究也可能显示出对子宫内膜异位症患者的益处。此外，有人建议使用供卵来提高子宫内膜异位症患者的疗效。随着促排卵方案的接受度提高，随着卵母细胞冷冻保存变得高效和可行，越来越多的子宫内膜异位症患者在标准试管婴儿治疗失败后，可能会从捐赠卵子中受益。

有一些证据表明子宫内膜异位症与体外受精的卵母细胞受精障碍之间存在关联，但也有反对的证据。体外受精技术的一项优势是能够根据具体情况评估受精过程。对于受精障碍的子宫内膜异位症患者来说，ICSI 是该疾病辅助生殖技术的一个宝贵补充。事实上，在患有男性因素不孕的夫妇中，ICSI 已被证明在实现怀孕方面具有巨大的价值。Minguez 等人[122]分析了 980 个男性因素不孕夫妇的 ICSI 周期，其中 101 个周期合并了子宫内膜异位症。他们发现在存在子宫内膜异位症的情况下，受精率、植入率或妊娠率并没有显著差异。最后，人们对延长体外胚胎培养的时间越来越感兴趣，许多研究人员正在研究囊胚发育和植入的有效性。子宫内膜异位症可能会对植入造成损害可能是一些试管婴儿失败的原因之一。尽管存在相互矛盾的研究报道，但一些报道表明子宫内膜异位症患者的早期胚胎发育受损。对这些患者进行囊胚培养可能有助于筛选出更有发育潜力更健康的胚胎，从而提高植入率。此外，在胚胎操作中采用各种技术，如辅助孵化，也可能对这些患者的植入率产生积极影响。一项随机对照试验显示，激光辅助孵化确实提高了植入率（OR：1.86，CI：1.24~2.80，$P=0.002$），但还需要更多的研究来验证这些结果[125]。

随着非整倍体植入前遗传学检测（PGT-A）作为移植前评估胚胎质量的一种手段越来越受欢迎，我们有理由推测移植那些染色体正常的胚胎将提高子宫内膜异位症患者的体外受精成功率。

子宫内膜异位症的患者在妊娠率上的进一步提高可能归因于二甲双胍的使用。二甲双胍最初是一种广泛用于治疗 2 型糖尿病的胰岛素增敏剂；然而，研究表明，二甲双胍在治疗子宫内膜异位症方面也具有潜力，没有严重的副作用。二甲双胍通过增加超氧化物歧化酶的活性和降低血管内皮生长因子的水平来发挥作用。Stochino-Loi 等人的一项系统综述强调了二甲双胍治疗子宫内膜异位症的成本和效益[126]。根据这篇综述，电灼术或切除术等治疗可能有助于缓解子宫内膜异位症疼痛和阻止子宫内膜异位症变的进展，但这些治疗可能对受孕能力产生不良影响。另一方面，二甲双胍似乎具有治疗潜力，可以作为一种抗炎和抗增殖药物发挥作用。Kimber-Trojnar 等人进行的另一项研究[127]也得出了类似的结论。尽管如此，需要进行更多的研究来进一步了解二甲双胍在子宫内膜异位症治疗中的用途和潜力。

除了传统的诊断方法外，研究人员也在寻找子宫内膜异位症的非侵入性诊断标志物。B 细胞淋巴瘤 6，也称为 BCL6，和 Sirtuin 1 或 SIRT 1，被认为是这些潜在的生物标志物。Sansone 等人[128]进行的一项研究使用酶联免疫测定法（ELISA）测量了 20 名被诊断为子宫内膜异位症的女性（10 名为 Ⅰ/Ⅱ 期和 10 名为 Ⅲ/Ⅳ 期）的 BCL6 和 SIRT1 的水平。尽管结果显示，与对照组和早期子宫内膜异位症相比，晚期子宫内膜异位症患者的 SIRT1 水平较高，但在其他体液中 BCL6 和 SIRT1 之间没有显著差异。BCL6 和 SIRT1 作为诊断子宫内膜异位症的非侵入性标志物具有很大的潜力。然而，还需要进一步的研究来评估这些生物标志物的潜力，并研究它们在诊断后治疗效果评估中的应用，以简化子宫内膜异位症的诊断过程。

最后，随着手术技术的进步，对于子宫内膜异位症相关不孕症的手术管理有了显著改善。并且随着手术的简易性和手术效率不断提高，增加了进行涉及手术干预的随机对照试验的可行性。子宫内膜异位症腹腔镜手术与机器人手术（LAROSE）试验已经证明，机器人手术和腹腔镜手术在手术时间、并发症和术后 6 周和 6 个月的生活质量方面具有相似的结果[129]。目前还没有关于机器人手术对子宫内膜异位症相关生育能力的结果的数据，但机器人手术的显著优势在于其增加的可视性和灵活性，这可能有助于更全面地治疗子宫内膜异位症，并在治疗子宫内膜异位囊肿时减少对卵巢储备的损害。

总　结

在研究子宫内膜异位症治疗相关不孕问题时必须考虑所审查数据的异质性。不同中心的实验室和临床实践差异很大,相应的试管婴儿成功率也不同。目前还没有前瞻性随机研究来回答关于治疗子宫内膜异位症相关不孕的最佳治疗方案。

尽管应该根据特定的情况来调整 ART 的治疗方案,但绝大多数子宫内膜异位症患者接受的治疗方案与输卵管因素或不明原因不孕患者相同。迄今为止,没有令人信服的证据表明对标准的 ART 方案或治疗方法做出大的调整能使子宫内膜异位症患者受益。目前的数据显示,在使用 GnRH 激动剂进行长效降调的效果方面存在着不一致的结果。在回答一项大型的、随机的、前瞻性的研究——关于降调的最佳长度、体外成熟或其他操作技术的使用、自身抗体和免疫抑制的作用以及其他争议的问题之前,子宫内膜异位症患者很可能会继续接受与所有患者相似的治疗方案。

至少,我们可以说,ART 对那些因各种原因都无法怀孕的妇女来说是一个巨大的进步。ART 可能是治疗子宫内膜异位症患者的最佳选择。然而随着二甲双胍、艾拉戈克钠(Elagolix)①、BCL6 和 SIRT1 等新疗法的出现,我们看到了一些有希望的进展。未来的研究应该致力于研究这些新进展,更好地解决子宫内膜异位症引起的生育问题。尽管如此,在进一步研究之前,手术仍然是可靠的诊断来源。如果 ART 确实是治疗子宫内膜异位症最可靠的方法,那么我们应该集中精力致力于改善 ART 技术,以最终提高整倍体率和出生率。对于子宫内膜异位症患者来说,药物治疗和辅助生殖的不断发展可能为他们带来无痛且有生育力的美好未来。

(张顺吉译,龚斐、张婷校)

参考文献

[1] Counseller VS. Endometriosis: A clinical and surgical review. Am J Obstet Gynecol. 1938; 36:877-88.

[2] Hasson HM. Incidence of endometriosis in diagnostic laparoscopy. J Reprod Med. 1976; 16:135-8.

[3] Strathy JH, Molgaard CA, Coulam CB, Melton LJ. Endometriosis and infertility: A laparoscopic study of endometriosis among fertile and infertile women. Fertil Steril. 1982; 38:667-72.

[4] Drake TS, Grunert GM. The unsuspected pelvic factor in the infertility investigation. Fertil Steril. 1980; 34:27-31.

[5] Hammond MG, Jordan S, Sloan CS. Factors affecting pregnancy rates in a donor insemination program using frozen semen. Am J Obstet Gynecol. 1986; 155:480-5.

[6] Yeh J, Seibel MM. Artificial insemination with donor sperm: A review of 108 patients. Obstet Gynecol. 1987; 70:313-6.

[7] Jansen RPS. Minimal endometriosis and reduced fecundibility: Prospective evidence from an artificial insemination by a donor program. Fertil Steril. 1986; 46:141-3.

[8] Matorras R, Corcostegui B, Esteban J, et al. Fertility in women with minimal endometriosis compared with normal women was assessed by means of a donor insemination program in unstimulated cycles. Am J Obstet Gynecol. 2010; 203:345. e1-6.

[9] Bancroft K, Vaughan-Williams CA, Elstein M. Pituitary-ovarian function in women with minimal or mild endometriosis and otherwise unexplained infertility. Clin Endocrinol. 1992; 36:177-81.

[10] Matorras R, Rodriguez F, Perez C, et al. Infertile women with and without endometriosis: A case control study of luteal phase and other infertility conditions. Acta Obstet Gynecol Scand. 1996; 75:826-31.

[11] Pittaway DE, Maxson W, Daniell J, et al. Luteal phase defects in infertility patients with endometriosis. Fertil Steril. 1983; 39:712-3.

[12] Hirschowitz JS, Soler NG, Wortsman J. The galactorrhea-endometriosis syndrome. Lancet. 1978; 1:896-8.

[13] Mio Y, Toda T, Harada T, Terakawa N. Luteinized unruptured follicle in the early stages of endometriosis as a cause of unexplained infertility. Am J Obstet Gynecol. 1992; 167: 271-3.

[14] Wheeler JM, Johnston BM, Malinak LR. The relationship of endometriosis to spontaneous abortion. Fertil Steril. 1983; 39:656-60.

[15] Burns WN, Schenken RS. Pathophysiology of endometriosis-associated infertility. Clin Obstet Gynecol. 1999; 42: 586-610.

[16] Thomas EJ, Lenton EA, Cooke ID. Follicle growth patterns and endocrinological abnormalities in infertile women with minor degrees of endometriosis. Br J Obstet Gynaecol. 1986; 93: 852-8.

[17] Kusuhara K. Luteal function in infertile patients with endome-

① 译者注:艾拉戈克钠(Elagolix)是一种高效的、选择性、口服活性的、短期的非肽类促性腺激素释放激素受体(GnRH 受体)拮抗剂(KD=54 pM)。

triosis. Am J Obstet Gynecol. 1992; 167:274-7.

[18] Matalliotakis I, Panidis D, Vlassis G, et al. PRL, TSH and their response to the TRH test in patients with endometriosis before, during, and after treatment with danazol. Gynecol Obstet Invest. 1996; 42:183-6.

[19] Pittaway DE, Vernon C, Fayez JA. Spontaneous abortions in women with endometriosis. Fertil Steril. 1988; 50:711-5.

[20] Matorras R, Rodriguez F, Gutierrez de Teran G, et al. Endometriosis and spontaneous abortion rate: A cohort study in infertile women. Eur J Obstet Gynecol Reprod Biol. 1998; 77:101-5.

[21] Senturk LM, Arici A. Immunology of endometriosis. J Reprod Immunol. 1999; 43:67-83.

[22] De Ziegler D, Borghese B, Chapron C. Endometriosis and infertility: Patho-physiology and management. Lancet. 2010; 376:730-8.

[23] Yoshida S, Harada T, Iwabe T, et al. A combination of interleukin-6 and its soluble receptor impairs sperm motility: Implications in infertility associated with endometriosis. Hum Reprod. 2004; 19:1821-5.

[24] Carli C, Leclerc P, Metz CN, Akoum A. Direct effect of macrophage migration inhibitory factor on sperm function: Possible involvement in endometriosis-associated infertility. Fertil Steril. 2007; 88(4 Suppl):1240-7.

[25] Iborra A, Palacio JR, Martinez P. Oxidative stress and autoimmune response in the infertile woman. Chem Immunol Allergy. 2005; 88:150-62.

[26] Dun EC, Taylor RN, Wieser F. Advances in the genetics of endometriosis. Genome Med. 2010; 2:75.

[27] Papari E, Noruzinia M, Kashani L, Foster WG. Identification of candidate microRNA markers of endometriosis with the use of next-generation sequencing and quantitative real-time polymerase chain reaction. Fertil Steril. 2020; 113(6): 1232-41.

[28] Marí-Alexandre J, Barceló-Molina M, Belmonte-López E, et al. Micro-RNA profile and proteins in peritoneal fluid from women with endometriosis: Their relationship with sterility. Fertil Steril. 2018 Apr; 109(4):675-84. e2.

[29] Kunz G, Beil D, Huppert P, Noe M, et al. Adenomyosis in endometriosis—Prevalence and impact on fertility. Evidence from magnetic resonance imaging. Hum Reprod. 2005; 20: 2309-16.

[30] Hughes E, Brown J, Collins JJ, et al. Ovulation suppression for endometriosis for women with subfertility. Cochrane Database Syst Rev. 2007; 2007(3): CD000155. DOI: 10. 1002/14651858. CD000155. pub2.

[31] Marcoux S, Maheux R, Berube S. The Canadian Collaborative Group on Endometriosis. Laparoscopic surgery in infertile women with minimal or mild endometriosis. N Engl J Med. 1997; 336:217-22.

[32] Gruppo Italiano per lo Studio dell'Endometriosi. Ablation of lesions or no treatment in minimal-mild endometriosis in infertile women: A randomized trial. Hum Reprod. 1999; 14: 1332-4.

[33] Al-Inany HG, Crosignani PG, Vercellini P. Evidence may change with more trials: Concepts to be kept in mind [letters]. Hum Reprod. 2000; 15:2447-8.

[34] National Guideline Alliance (UK). Endometriosis: Diagnosis and Management. London: National Institute for Health and Care Excellence (NICE); 2017 Sep. (NICE Guideline, No. 73.) 11, Management strategies. Available from: https://www.ncbi.nlm.nih.gov/books/NBK536034/.

[35] Benschop L, Farquhar C, van der Poel N, Heineman MJ. Interventions for women with endometrioma prior to assisted reproductive technology. Cochrane Database Syst Rev. 2010; 11:CD008571.

[36] Hamdan M, Dunselman G, Li TC, Cheong Y. The impact of endometrioma on IVF/ICSI outcomes: A systematic review and meta-analysis. Hum Reprod Update. 2015; 21(6): 809-25.

[37] Pais AS, Flagothier C, Tebache L, et al. Impact of surgical management of endometrioma on AMH levels and pregnancy rates: A review of recent literature. J Clin Med. 2021 Jan 22; 10(3):414.

[38] Alborzi S, Zahiri Sorouri Z, Askari E, et al. The success of various endometrioma treatments in infertility: A systematic review and meta-analysis of prospective studies. Reprod Med Biol. 2019 Jun 19; 18(4):312-22.

[39] Guzick DS, Carson SA, Coutifaris C, et al. Efficacy of superovulation and intrauterine insemination in the treatment of infertility. N Engl J Med. 1999; 340:177-83.

[40] Deaton JL, Gibson M, Blackmer KM, et al. A randomized, controlled trial of clomiphene citrate and intrauterine insemination in couples with unexplained infertility or surgically corrected endometriosis. Fertil Steril. 1990; 54:1083-8.

[41] Fedele L, Parazzini F, Radici E, et al. Buserelin acetate versus expectant management in the treatment of infertility associated with mild endometriosis: A randomized clinical trial. Fertil Steril. 1992; 58:28-31.

[42] Nuojua-Huttunen S, Tomas C, Bloigu R, et al. Intrauterine insemination treatment in subfertility: An analysis of factors affecting outcome. Hum Reprod. 1999; 14:698-703.

[43] Omland A, Tanbo T, Dale PO, Abyholm T. Artificial insem-

ination by husband in unexplained infertility compared with infertility associated with peritoneal endometriosis. Hum Reprod. 1998; 13:2602-5.

[44] Hughes EG. The effectiveness of ovulation induction and intrauterine insemination in the treatment of persistent infertility: A meta-analysis. Hum Reprod. 1997; 12:1865-72.

[45] Tummon IS, Asher LJ, Martin JS, Tulandi T. Randomized controlled trial of superovulation and insemination for infertility associated with minimal or mild endometriosis. Fertil Steril. 1997; 68:8-12.

[46] Capelo F, Kumar A, Steinkampf M, Azziz R. Laparoscopic evaluation following failure to achieve pregnancy after ovulation induction with clomiphene citrate. Fertil Steril. 2003; 80: 1450-3.

[47] Werbrouck E, Spiessens C, Meuleman C, D'Hooghe T. No difference in cycle pregnancy rate and in cumulative live-birth rate between women with surgically treated minimal to mild endometriosis and women with unexplained infertility after controlled ovarian hyperstimulation and intrauterine insemination. Fertil Steril. 2005; 86:566-71.

[48] Wu HH, Wang NM, Cheng ML, Hsieh JN. A randomized comparison of ovulation induction and hormone profile between the aromatase inhibitor anastrozole and clomiphene citrate in women with infertility. Gynecol Endocrinol. 2007; 23: 76-81.

[49] Abu Hashim H, El Rakhawy M, Abd Elaal I. Randomized comparison of superovulation with letrozole vs. clomiphene citrate in an IUI program for women with recently surgically treated minimal to mild endometriosis. Acta Obstet Gynecol Scand. 2012; 91:338-45.

[50] Cantineau AEP, Cohlen BJ, Klip H, et al. The addition of GnRH antagonists in intrauterine insemination cycles with mild ovarian hyperstimulation does not increase live birth rates—A randomized, doubleblinded, placebo-controlled trial. Hum Reprod. 2011; 26:1104-11.

[51] Alborzi S, Hamedi B, Omidvar A, et al. A comparison of the effect of short-term aromatase inhibitor (letrozole) and GnRH agonist (triptorelin) versus case control on pregnancy rate and symptom and sign recurrence after laparoscopic treatment of endometriosis. Arch Gynecol Obstet. 2011 Jul; 284 (1):105-10.

[52] The Practice Committee of the American Society of Reproductive Medicine. Endometriosis and infertility. Fertil Steril. 2006; 86:S156-60.

[53] Sanchez AM, Vanni VS, Bartiromo L, et al. Is the oocyte quality affected by endometriosis? A review of the literature. J Ovarian Res. 2017 Jul 12; 10(1):43.

[54] Kuivasaari P, Hippelainen M, Anttila M, Heinonen S. Effect of endometriosis on IVF/ICSI outcome: Stage III/IV endometriosis worsens cumulative pregnancy and live-born rates. Hum Reprod. 2005; 20:3130-5.

[55] Omland AK, Abyholm T, Fedorcsak P, et al. Pregnancy outcome after IVF and ICSI in unexplained, endometriosis-associated and tubal factor infertility. Hum Reprod. 2005; 20: 722-7.

[56] Bishop LA, Gunn J, Jahandideh S, et al. Endometriosis does not impact live-birth rates in frozen embryo transfers of euploid blastocysts. Fertil Steril. 2021 Feb; 115 (2): 416-22.

[57] Kim SJ, Choo CW, Kim SK, et al. The effects of letrozole on women with endometriosis undergoing ovarian stimulation for in vitro fertilization. Gynecol Endocrinol. 2020 Mar; 36 (3):257-60.

[58] Barnhart K, Dunsmoor-Su R, Coutifaris C. Effect of endometriosis on in vitro fertilization. Fertil Steril. 2002; 77: 1148-55.

[59] Hamdan M, Omar SZ, Dunselman G, Cheong Y. Influence of endometriosis on assisted reproductive technology outcomes: A systematic review and meta-analysis. Obstet Gynecol. 2015; 125:79-88.

[60] Somigliana E, Garcia-Velasco J. Treatment of infertility associated with deep endometriosis: Definition of therapeutic balances. Fertil Steril. 2015; 104:764-70.

[61] Chillik CF, Acosta AA, Garcia JE, et al. The role of in vitro fertilization in infertile patients with endometriosis. Fertil Steril. 1985; 44:56-61.

[62] Oehninger S, Acosta AA, Kreiner D, et al. In vitro fertilization and embryo transfer IVF/ET: An established and successful therapy for endometriosis. J In Vitro Fert Embryo Transf. 1988; 5:249-56.

[63] Matson PL, Yovich JL. The treatment of infertility associated with endometriosis by in vitro fertilization. Fertil Steril. 1986; 46:432-4.

[64] Yovich JL, Matson PL, Richardson PA, Hilliard C. Hormonal profiles and embryo quality in women with severe endometriosis treated by in vitro fertilization and embryo transfer. Fertil Steril. 1988; 50:308-13.

[65] Yovich JL, Matson PL. The influence of infertility etiology on the outcome of IVF-ET and GIFT treatments. Int J Fertil. 1990; 35:26-33.

[66] Chang MY, Chiang CH, Hsieh TT, et al. The influence of endometriosis on the success of gamete intrafallopian transfer GIFT. J Assist Reprod Genet. 1997; 14:76-82.

[67] Dlugi AM, Loy RA, Dieterle S, et al. The effect of endom-

etriomas on in vitro fertilization outcome. J In Vitro Fert Embryo Transf. 1989; 6:338-41.

[68] Somigliana E, Infantino M, Benedetti F, et al. The presence of ovarian endometriomas is associated with a reduced responsiveness to gonadotropins. Fertil Steril. 2006; 86: 192-6.

[69] Sanchez AM, Vigano P, Somigliana E, et al. The distinguishing cellular and molecular features of the endometriotic ovarian cyst: From pathophysiology to the potential endometrioma-mediated damage to the ovary. Hum Reprod Update. 2014; 20:217-30.

[70] Orazov MR, Radzinsky VY, Ivanov II, et al. Oocyte quality in women with infertility associated endometriosis. Gynecol Endocrinol. 2019; 35(supl):24-6.

[71] Dmowski WP, Rana N, Michalowska J, et al. The effect of endometriosis, its stage and activity, and of autoantibodies on in vitro fertilization and embryo transfer success rates. Fertil Steril. 1995; 63:555-62.

[72] Bergendal A, Naffah S, Nagy C, et al. Outcome of IVF in patients with endometriosis in comparison with tubal factor infertility. J Assist Reprod Genet. 1998; 15:530-4.

[73] Geber S, Paraschos T, Atkinson G, et al. Results of IVF in patients with endometriosis: The severity of the disease does not affect outcome, or the incidence of miscarriage. Hum Reprod. 1995; 10:1507-11.

[74] Inoue M, Kobayashi Y, Honda I, et al. The impact of endometriosis on the reproductive outcome of infertile patients. Am J Obstet Gynecol. 1992; 167:278-82.

[75] Pal L, Shifren JL, Isaacson KB, et al. Impact of varying stages of endometriosis on the outcome of in vitro fertilization-embryo transfer. J Assist Reprod Genet. 1998; 15: 27-31.

[76] Olivennes F, Feldberg D, Liu HC, et al. Endometriosis: A stage by stage analysis—The role of in vitro fertilization. Fertil Steril. 1995; 64:392-8.

[77] Oehninger S, Brzyski RG, Muasher SJ, et al. In vitro fertilization and embryo transfer in patients with endometriosis: Impact of a gonadotrophin releasing hormone agonist. Hum Reprod. 1989; 4:541-4.

[78] Dicker D, Goldman JA, Levy T, et al. The impact of long-term gonadotropin releasing hormone analogue treatment on preclinical abortions in patients with severe endometriosis undergoing in vitro fertilization-embryo transfer. Fertil Steril. 1992; 57:597-600.

[79] Rickes D, Nickel I, Kropf S, Kleinstein J. Increased pregnancy rates after ultralong postoperative therapy with gonadotropin-releasing hormone analogs in patients with endometriosis. Fertil Steril. 2002; 78:757-62.

[80] Chedid S, Camus M, Smitz J, et al. Comparison among different ovarian stimulation regimens for assisted procreation procedures in patients with endometriosis. Hum Reprod. 1995; 10:2406-11.

[81] Nakamura K, Oosawa M, Kondou I, et al. Metrodin stimulation after prolonged gonadotropin releasing hormone agonist pretreatment for in vitro fertilization in patients with endometriosis. J Assist Reprod Genet. 1992; 9:113-7.

[82] Marcus SF, Edwards RG. High rates of pregnancy after long-term down-regulation of women with severe endometriosis. Am J Obstet Gynecol. 1994; 171:812-7.

[83] Mahadevan MM, Trounson AO, Leeton JF. The relationship of tubal blockage, infertility of unknown cause, suspected male infertility, and endometriosis to the success of in vitro fertilization and embryo transfer. Fertil Steril. 1983; 40: 755-62.

[84] Wardle PG, Mitchell JD, McLaughlin EA, et al. Endometriosis and ovulatory disorder: Reduced fertilisation in vitro compared with tubal and unexplained infertility. Lancet. 1985; 2:236-9.

[85] Sharma V, Riddle A, Mason BA, et al. An analysis of factors influencing the establishment of a clinical pregnancy in an ultrasound-based ambulatory in vitro fertilization program. Fertil Steril. 1988; 49:468-78.

[86] Arici A, Oral E, Bukulmez O, et al. The effect of endometriosis on implantation: Results from the yale university in vitro fertilization and embryo transfer program. Fertil Steril. 1996; 65:603-7.

[87] Surrey ES, Silverberg KM, Surrey MW, Schoolcraft WB. Effect of prolonged gonadotropin-releasing hormone agonist therapy on the outcome of in vitro fertilization-embryo transfer in patients with endometriosis. Fertil Steril. 2002; 78:699-704.

[88] Kaponis A, Chatzopoulos G, Paschopoulos M, et al. Ultralong administration of gonadotropin-releasing hormone agonists before in vitro fertilization improves fertilization rate but not clinical pregnancy rate in women with mild endometriosis: A prospective, randomized, controlled trial. Fertil Steril. 2020 Apr; 113(4):828-35.

[89] Surrey ES. To suppress or not to suppress? If that is the question, has it been answered? Fertil Steril. 2020; 113(4): 763-4.

[90] Surrey ES. Endometriosis and assisted reproductive technologies: Maximizing outcomes. Semin Reprod Med. 2013; 31(2):154-63.

[91] de Ziegler D, Gayet V, Aubriot PF, et al. Use of oral con-

traceptives in women with endometriosis before assisted reproduction treatment improves outcomes. Fertil Steril. 2010; 94:2796-9.

[92] Tomassetti C, Beukeleirs T, Conforti A, et al. The ultralong study: A randomized controlled trial evaluating long-term GnRH downregulation prior to ART in women with endometriosis. Hum Reprod. 2021 Sep 18; 36(10):2676-86.

[93] Guo H, Li J, Shen X, et al. Efficacy of different progestins in women with advanced endometriosis undergoing controlled ovarian hyperstimulation for in vitro fertilization-a single-center non-inferiority randomized controlled trial. Front Endocrinol (Lausanne). 2020 Mar 20; 11:129.

[94] Tamura H, Yoshida H, Kikuchi H, et al. The clinical outcome of dienogest treatment followed by in vitro fertilization and embryo transfer in infertile women with endometriosis. J Ovarian Res. 2019 Dec 12; 12(1):123.

[95] Recai P, Onalan G, Kaya C. GnRH agonist and antagonist protocols for stage I-II endometriosis and endometrioma in in vitro fertilization/intracytoplasmic sperm injection cycles. Fertil Steril. 2007; 88:832-8.

[96] Yanushpolsky EH, Best CL, Jackson KV, et al. Effects of endometriomas on oocyte quality, embryo quality, and pregnancy rates in in vitro fertilization cycles: A prospective, case-controlled study. J Assist Reprod Genet. 1998; 15: 193-7.

[97] Pellicer A, Oliveira N, Ruiz A, et al. Exploring the mechanisms of endometriosis-related infertility: An analysis of embryo development and implantation in assisted reproduction. Hum Reprod 1995; 10(Suppl 2):91-7.

[98] Tanbo T, Omland A, Dale PO, Abyholm T. Transfer in vitro fertilization/embryo transfer in unexplained infertility and minimal peritoneal endometriosis. Acta Obstet Gynecol Scand. 1995; 74:539-43.

[99] Brizek CL, Schlaff S, Pellegrini VA, et al. Increased incidence of aberrant morphological phenotypes in human embryogenesis—An association with endometriosis. J Assist Reprod Genet. 1995; 12:106-12.

[100] Suzuki T, Izumi SI, Matsubayashi H, et al. Impact of ovarian endometrioma on oocyte and pregnancy out-come in in vitro fertilization. Fertil Steril. 2005; 83:908-13.

[101] Komsky-Elbaz A, Raziel A, Friedler S, et al. Conventional IVF versus ICSI in sibling oocytes from couples with endometriosis and normozoospermic semen. J Assist Reprod Genet. 2013 Feb; 30(2):251-7.

[102] Shebl O, Sifferlinger I, Habelsberger A, et al. Oocyte competence in in vitro fertilization and intracytoplasmic sperm injection patients suffering from endometriosis and its possible association with subsequent treatment outcome: A matched case-control study. Acta Obstet Gynecol Scand. 2017 Jun; 96(6):736-44.

[103] Vaiarelli A, Venturella R, Cimadomo D, et al. Endometriosis shows no impact on the euploid blastocyst rate per cohort of inseminated metaphase-II oocytes: A case-control study. Eur Jobstet Gynecol Reprod Biol. 2021; 256: 205-10.

[104] Niu Z, Chen Q, Sun Y, Feng Y. Long-term pituitary downregulation before frozen embryo transfer could improve pregnancy outcomes in women with adenomyosis. Gynecol Endocrinol. 2013; 29:1026-30.

[105] Sallam HN, Garcia-Velasco JA, Dias S, Arici A. Long-term pituitary down-regulation before in vitro fertilization (IVF) for women with endometriosis. Cochrane Database Syst Rev. 2006; 1:CD004635.

[106] Simsek Y, Celik O, Karaer A, et al. Therapeutic efficiency of atosiban, an oxytocin receptor blocking agent in the treatment of experimental endometriosis. Arch Gynecol Obstet. 2012 Sep; 286(3):777-83.

[107] Gunther R, Walker C Adenomyosis. [Updated 2021 jul 22]. In: StatPearls [Internet]. Treasure Island (FL):StatPearls Publishing; 2021.

[108] Sacco K, Portelli M, Pollacco J et al. The role of prostaglandin E2 in endometriosis. Gynecol Endocrinol. 2012 Feb; 28(2):134-8.

[109] He Y, Wu H, He X, et al. Administration of atosiban in patients with endometriosis undergoing frozen-thawed embryo transfer: A prospective, randomized study. Fertil Steril. 2016 Aug; 106(2):416-22.

[110] Simon C, Gutierrez A, Vidal A, et al. Outcome of patients with endometriosis in assisted reproduction: Results from in vitro fertilization and oocyte donation. Hum Reprod. 1994; 9:725-9.

[111] Sung L, Mukherjee T, Takeshige T, et al. Endometriosis is not detrimental to embryo implantation in oocyte recipients. J Assist Reprod Genet. 1997; 14:152-6.

[112] Díaz I, Navarro J, Blasco L, et al. Impact of stage III-IV endometriosis on recipients of sibling oocytes: Matched case-control study. Fertil Steril. 2000; 74:31-4.

[113] Isaacs JD Jr, Hines RS, Sopelak VM, Cowan BD. Ovarian endometriomas do not adversely affect pregnancy success following treatment with in vitro fertilization. J Assist Reprod Genet. 1997; 14:551-3.

[114] Stephansson O, Kieler H, Granath F, Falconer H. Endometriosis, assisted reproduction technology, and risk of adverse pregnancy outcome. Hum Reprod. 2009; 24:2341-7.

[115] Fernando S, Breheny VS, Jaques AM, et al. Preterm birth, ovarian endometriomata, and assisted reproduction technologies. Fertil Steril. 2009; 91:325-30.

[116] Kobayashi H, Kawahara N, Ogawa K, Yoshimoto C. A relationship between endometriosis and obstetric complications. Reprod Sci. 2020; 27(3):771-8.

[117] Farland LV, Prescott J, Sasamoto N, et al. Endometriosis and risk of adverse pregnancy outcomes. Obstet Gynecol. 2019 Sep; 134(3):527-36.

[118] Pagidas K, Falcone T, Hemmings R, Miron P. Comparison of reoperation for moderate stage III and severe stage IV endometriosisrelated infertility with in vitro fertilization-embryo transfer. Fertil Steril. 1996; 65:791-5.

[119] Jacobson T, Barlow D, Koninckx P, et al. Laparoscopic surgery for subfertility associated with endometriosis. Cochrane Database Syst Rev. 2002; 4:CD001398.

[120] Garcia-Velasco JA, Mahutte NG, Corona J, et al. Removal of endometriomas before in vitro fertilization does not improve fertility outcomes: A matched, case-control study. Fertil Steril. 2004; 81:1194-7.

[121] Tsoumpou I, Kyrgiou M, Gelbaya TA, Nardo LG. The effect of surgical treatment for endometrioma on in vitro fertilization outcomes: A systematic review and meta-analysis. Fertil Steril. 2009; 92:75-87.

[122] Minguez Y, Rubio C, Bernal A, et al. The impact of endometriosis in couples undergoing intracytoplasmic sperm injection because of male infertility. Hum Reprod. 1997; 12: 2282-5.

[123] Bianchi PH, Pereira RM, Zanatta A, et al. Extensive excision of deep infiltrative endometriosis before in vitro fertilization significantly improves pregnancy rates. J Minim Invasive Gynecol. 2009; 16:174-80.

[124] Littman E, Giudice L, Lathi R, et al. Role of laparoscopic treatment of endometriosis in patients with failed in vitro fertilization cycles. Fertil Steril. 2005; 84:1574-8.

[125] Nada AM, El-Noury A, Al-Inany H, et al. Effect of laser-assisted zona thinning, during assisted reproduction, on pregnancy outcome in women with endometriosis: Randomized controlled trial. Arch Gynecol Obstet. 2018 Feb; 297 (2):521-8.

[126] Stochino-Loi E, Major AL, Gillon TER, et al. Metformin, the rise of a new medical therapy for endometriosis? A systematic review of the literature. Front Med (Lausanne). 2021 May 11; 8:581311.

[127] Kimber-Trojnar Ż, Dłuski DF, Wierzchowska-Opoka M, et al. Metformin as a potential treatment option for endometriosis. Cancers (Basel). 2022 Jan 24; 14(3):577.

[128] Sansone AM, Brooke VH, Young RB, et al. "Evaluation of BCL6 and SIRT1 as non-invasive diagnostic markers of endometriosis" Curr Issues Mol Biol. 2021; 43 (3): 1350-60.

[129] Soto E, Luu TH, Liu X, et al. Laparoscopy vs. robotic surgery for endometriosis (LAROSE): A multicenter, randomized, controlled trial. Fertil Steril. 2017 Apr; 107(4): 996-1002.

64

多囊卵巢综合征和辅助生殖技术

Adam H. Balen

引 言

多囊卵巢综合征(PCOS)是一种常见的妇科疾病,影响10%~15%的女性。PCOS的临床表现涵盖一系列具有异质性的症状和体征,有些女性可能症状轻微,而另一些女性则可能出现严重的生殖、内分泌和代谢功能紊乱。PCOS的病理生理学机制涉及多种因素,包括众多的病理生理及遗传起源,导致该综合征具有异质性。PCOS临床表现存在显著的种族差异,同时也受到母体健康、宫内生长条件、生活方式、体重和代谢等多种环境因素的影响。

PCOS的定义一直备受争议。其主要特征包括月经周期紊乱、高雄激素血症和肥胖。PCOS的病理生理学特征存在许多卵巢之外的因素,但都以卵巢功能障碍为核心。术语的选用非常重要,从"多囊卵巢疾病"到更被普遍接受的"多囊卵巢综合征"是一个合适的转变。此外,约30年前首次描述这种疾病的"Stein-Leventhal综合征"一词已经不再使用[1]。

体外受精(IVF)被视为PCOS患者的三线治疗方法。在没有已知的不孕病因(如输卵管因素或精子异常等)的情况下,治疗方法应首先着眼于改善生活方式和有效的促排卵治疗。对于那些接受了不同促排卵方案治疗都无效的患者,进一步采用IVF治疗是合理的,即使这样仍会有发生卵巢过度刺激综合征(OHSS)的风险。在转向IVF之前,我们建议进行至少6个周期的促排卵治疗,并且应确认排卵情况。当然,这将取决于女性的年龄以及其他生育因素。如果一线促排治疗(如来曲唑)未能成功诱发排卵,那么在进行IVF之前应考虑促性腺激素治疗[2]。即使无法诊断PCOS的情况下也可能存在卵巢多囊样表现,这同样是OHSS的重要风险因素,使用促性腺激素进行卵巢刺激需谨慎。

定 义

直到20年前,国际上对于多囊卵巢综合征的定义及如何衡量多囊卵巢都没有达成共识。在2003年于鹿特丹举行的欧洲生殖与胚胎学学会(ESHRE)和美国生殖医学会(ASRM)联合会议上对PCOS进行了实用且全面的定义,即存在以下三个标准中的两个:①稀发排卵或无排卵;②高雄激素血症(临床和/或生化);③卵巢多囊样表现,同时要排除其他病因[3]。虽然,之后也受到其他机构的讨论,但"鹿特丹标准"仍然获得广泛认可,并在世界卫生组织和全球多囊卵巢综合征联盟最新的国际指南中被采纳[3,4]。在2003年,在形态学上评估卵巢多囊样表现也被重新定义为具有12个或更多直径为2~9 mm的卵泡和/或卵巢体积增大(>10 cm^3)[5]。这一定义之后也被进一步修正,包括至少存在20个卵泡[4]。

PCOS的患病率和疾病谱

多囊卵巢(PCO)通常可以通过盆腔超声检查来检测,一般人群中多囊卵巢的发生率估计在20%~33%[6-8]。然而,并非所有多囊卵巢的女性都表现出符合PCOS诊断标准的临床和生化特征,这些特征包括月经周期紊乱(月经稀发和闭经)、雄激素过多/高雄激素血症的表现(多毛、痤疮和脱发),以及生化指标异常,包括血清中黄体生成素(LH)、睾酮(T)、雄烯二酮和抗米勒管激素(AMH)水平升高。肥胖和高胰岛素血症也是相关特征,尽管只有40%~50%的多囊卵巢综合征患者出现超重。多囊卵巢综合征的表现极其多样化,因此上述特征中的一个、全部或任何组合都可能与超声上的多囊卵巢表现相关[9]。

PCOS女性的症状和体征存在显著的异质性,对于个体而言,这些症状和体征可能随着时间而变化。PCOS是无排卵性不孕的最常见原因,在提供有效且安全的促排卵治疗方面存在着重大挑战[2]。虽然矛盾的是,患有PCOS的女性可能需要更长的时间才能怀孕,但她们最终的家庭规模与正常人群相似,她们的月经周期往往在生育期结束时变得更加规律,卵巢生育力也会延长。对于高龄女性,PCOS与代谢问题、糖尿病和心血管疾病存在显著关联,但这并不总是会导致更高的死亡率。PCOS通常具有家族性,各种不同的表现可能有不同的遗传方式。多种相互关联的因素会影响PCOS的表现[10]。体重增加与症状恶化相关，而减重有助于改善内分泌和代谢状况[11]。尽管体重减轻不一定会使症状完全恢复正常，但它确实会改善对治疗的反应，无论是实现生育还是改善 PCOS 的其他方面。

病因学与病理生理学

PCOS 的病因一直难以明确，因为在高雄表现、卵巢功能和胰岛素抵抗等方面，PCOS 存在多达 10 种不同的表型，并存在种族差异[12]。有观点认为，在某些人群中易于增重的遗传倾向可能在历史上的饥荒时期有助于保持生育能力（即"节俭基因型"），因为体重过轻的女性无法获得足够的营养来维持健康的妊娠。所以导致 PCOS 的基因可能在进化上具有一定的优势[13]。

强有力的证据表明，PCOS 在家族中具有遗传倾向，而且男性亲属也可能存在较高的胰岛素抵抗风险。据估计，大约有 50% 的 PCOS 患者的一级亲属（即姐妹、母亲或女儿）也可能患有该综合征。已经有许多人尝试阐明可能涉及的致病基因，最新的全基因组关联研究（GWAS）确定了几个潜在的关键位点（尤其是 THADA、FSHR、INS-VNTR 和 DENND1A），但仍然没有明确的结论[14,15]。有趣的是，相较于母亲患糖尿病，父亲患糖尿病对女儿患 PCOS 的风险影响更大[16]。最近的数据显示，DNA 甲基化和其他表观遗传变化在 PCOS 的发展中发挥了作用[17]，且近期证据表明精子甲基化受到男性肥胖影响[18]，并且可能影响后代基因的甲基化状态[19]，从而提出了父亲影响 PCOS 发展的有趣假设。此外，有研究发现，不明原因的少精子症男性中胰岛素抵抗和脂质代谢异常的发生率较高，提示通过胰岛素样生长因子（IGF-1）影响精子发生与胰岛素抵抗之间存在联系[20]。

尽管 PCOS 的表现特征已经很明确，但卵巢功能障碍的病理生理学起源却多种多样。卵巢功能障碍表现为大量含有未成熟卵子的卵泡（又名"囊肿"），这些卵泡由于黄体生成素和胰岛素的过度分泌，导致雄激素和卵巢抗米勒管激素过度产生，破坏了卵泡的募集，使得卵泡无法协调地生长和排卵[21]。这种情况被认为是患者在胎儿时期在子宫内因母体内分泌环境和胎盘功能相互作用影响了胎儿的下丘脑功能、生殖腺发育和脂肪沉积而导致的。其中一些因素可能通过遗传变异继承，或受到表观遗传因素以及母体和子宫内环境的相互作用的进一步影响。

关于 PCOS 跨代医学的研究文献正在不断增加。在瑞典全国注册的研究中发现，患 PCOS 母亲所生育的女儿患多囊卵巢综合征的风险增加了 5 倍[22]；在智利的一项病例对照研究中，发现了 71% 的 PCOS 患者的女儿也患有该疾病[22]。这些作者利用小鼠模型，通过一系列代际和跨代研究，探索了宫内暴露如何影响 PCOS 表型的发展，旨在分离母体肥胖和产前雄激素暴露的影响[22]。其他用于研究 PCOS 的动物模型包括绵羊[23]和非人灵长类动物[24]，虽然可以在产前给予雄激素以诱导类似于 PCOS 的表现，包括卵巢形态、高雄激素血症、脂肪细胞功能和代谢紊乱，但这些模型只能是对人类观察到的复杂性的近似替代。小鼠模型还表明，产前给予 AMH 可能导致下丘脑中促性腺激素释放激素神经元的过度活化，进而导致高雄激素血症，这表明除了外源性雄激素传递之外，还涉及更多的因素[25]。这一切都为探索母体雄激素和肥胖环境对未来几代影响的潜在机制提供了一个有趣的视角。卵母细胞的生育能力是在卵子发育过程中逐渐获得的，并且取决于个体生命中正确的遗传、表观遗传和代谢编程，以及 RNA、蛋白质和线粒体等重要细胞器的演变与获得。为了对受精做好准备，卵母细胞需要进行减数分裂，将半数染色体组送至胚胎，同时卵母细胞胞质成熟通过保护和重新包装关键的母源 RNA，以便胚胎后续使用。重要的是，母体和父体基因组对胚胎命运的贡献并不均等，因为早期胚胎的细胞质库存完全继承自母体卵母细胞[26,27]。同样，胚胎的受精和发育能力依赖于线粒体驱动的高效代谢，而线粒体也完全来自卵母细胞[28]。破坏卵母细胞生物学的这些关键组成部分将降低生育能力，并显著影响胚胎的存活和着床潜力。这一生物学见解有助于解释孕期暴露于高雄激素和肥胖等宫内环境（例如在 PCOS 发生的期间）如何影响 RNA 结合和基因表达，并在关键时期如何破坏线粒体和代谢机制，从而直接影响卵子质量，并损害未来几代的生育能力和代谢健康[27]。

多囊卵巢综合征的生殖健康

对于 PCOS 患者，除了排卵障碍外的其他因素也可能导致生育能力下降，包括肥胖、代谢、炎症和内分泌异常对卵子质量和胎儿发育的影响。来自 PCOS 的卵母细胞可能表现出发育潜能下降，包括完成减数分裂、受精和发育成正常胚胎的能力降低。高雄激素血症和高胰岛素血症可能促进卵巢中颗粒细胞过早黄素化；此外，生长因子的旁分泌失调可能破坏卵泡内环境，改变颗粒细胞与卵母细胞的相互作用，并损害卵母细胞的细胞质和/或核成熟[29]。然而这一改变也存在异质性，PCOS 患者的卵子质量、受精和着床率也可能是正常的[30]。

PCOS 与代谢紊乱相关，包括卵泡内胰岛素信号传导异常和糖代谢受损[31]。卵泡中的代谢异常可能导致整个卵母细胞发生过程中代谢环境的改变，可能会对卵子发育过程的能量产生影响。这可能导致编码氧化磷酸化基因的表达减少[32]。高雄激素血症也被认为会导致与染色体排列和分离相关的关键基因发生改变[33]。事实上,已经证明,从 PCOS 患者获取的卵子存在代谢差异,这与染色体的预分裂相关,即发生姐妹染色单体的过早分离[34]。在早孕期,胚胎可能在宫内暴露于过多的雄激素,这可能会对后代产生长期影响,尤其是女性后代。胎儿高雄激素血症可能干扰表观遗传编程,特别是那些调节生殖和代谢的基因[35,36]。跨代效应也可能与高胰岛素血症及其对子宫内环境的影响有关。

在一项荟萃分析中,将患有 PCOS 的女性妊娠结局与对照组进行了比较,结果显示,患有 PCOS 的女性发生妊娠期糖尿病(GDM)(OR:2.94; 95%CI:1.70~5.08)、妊娠期高血压(OR:3.67; 95%CI:1.98~6.81)、子痫前期(OR:3.47; 95%CI:1.95~6.17)和早产(OR:1.75; 95%CI:1.16~2.62)的风险显著增加。无论单胎多胎,她们的婴儿进入新生儿重症监护的风险显著增加(OR:2.31; 95%CI:1.25~4.26),围产期死亡率也升高(OR:3.07; 95%CI:1.03~9.21)[37]。此外,GDM 还可能导致巨大儿。肥胖本身与多种不良妊娠结局发生风险升高相关,包括自然流产、子痫前期、妊娠期糖尿病、先天性畸形(例如心脏和脊柱裂)以及巨大儿[38]。

多囊卵巢的内在生物化学特征

高雄激素血症(HA)与高胰岛素血症是 PCOS 的一个基本特征。在 PCOS 中关键激素之间的相互作用加剧了卵泡发育紊乱和卵母细胞的功能减退[39]。高雄激素血症以多种方式影响下丘脑-垂体-卵巢轴。此外,还有其他机制导致促性腺激素释放激素(GnRH)脉冲增加、黄体生成素(LH)过度分泌、颗粒细胞过早黄素化和卵母细胞成熟异常。通过直接和间接机制,高雄激素血症影响了卵母细胞的功能,包括导致卵母细胞过早成熟以及激活卵母细胞中的凋亡信号通路[40]。研究表明,PCOS 患者卵泡中的睾酮水平显著升高,特别是在含有减数分裂不全的卵母细胞的卵泡中,从而导致 PCOS 患者受精率下降[41]。

PCOS 患者抗米勒管激素(AMH)水平升高。高水平的 AMH 通过抑制芳香化酶活性加剧了卵泡对卵泡刺激素(FSH)的抵抗。雄激素未能转化为雌激素导致慢性的高雄激素血症,干扰了在备选卵泡池中周期性募集卵泡的能力[33]。

氧化应激是由于氧化剂和抗氧化剂之间的失衡而引起的,最终导致活性氧(ROS)浓度增加。卵泡液中低水平的 ROS 有助于促进卵母细胞成熟,并利于在排卵时释放优质卵子。升高的活性氧水平会引起 DNA 损伤,并且干扰卵母细胞的功能。高雄激素的卵巢环境促进了氧化应激,干扰了卵母细胞发育所需的氧获取和氧化代谢过程[39]。

体内和体外的数据都证实,PCOS 患者的膜细胞有过多的类固醇激素生成。PCOS 患者在卵泡成熟的所有阶段都存在雌二醇过多的倾向。这种过多类固醇激素生成是由于升高的雄激素作为底物被芳香化酶催化,以及对 FSH 的过度反应导致了卵泡发育和雌二醇分泌旺盛。在卵巢刺激时血清雄激素增加,且在 PCOS 患者中水平更高。升高的雄激素水平会对妊娠结局产生负面影响。子宫内膜容受性标志物包括糖类黏蛋白(一种子宫内膜中的分泌性蛋白)。糖类黏蛋白与 IVF 周期成功妊娠之间存在正相关。研究发现 PCOS 和反复流产女性体内升高的雄激素水平会降低糖类黏蛋白水平[42]。已经证明高雄激素血症会导致染色体排列和分离相关基因表达的改变[43]。此外,PCOS 患者的卵母细胞代谢发生改变,导致姐妹染色单体过早分离。可见宫内过多雄激素的暴露可能会产生深远的影响,包括表观遗传编程,特别是对调节生殖和代谢的基因产生影响[44]。

鉴于 LH 对卵泡膜细胞的刺激作用,LH 过多是 PCOS 卵巢导致高雄激素血症的原因之一,而 LH 分泌过多主要是体重较轻 PCOS 女性的特征。通常,60% 的 LH 水平正常的女性会出现超重,在这部分人群中胰岛素和胰岛素样生长因子 1 则促进了雄激素的过量生成。此外,由于对促性腺激素的正常下调逃逸,PCOS 女性的卵泡膜细胞对促性腺激素的反应过度并产生过量的雄激素,这种失调与过量的胰岛素和胰岛素样生长因子 1 也相关。事实上,胰岛素作为共促性腺激素,还通过抑制性激素结合蛋白来放大睾酮的效应。

抑制素是一种由卵巢产生的 FSH 诱导因子,能够干扰类固醇激素合成的下调。血浆抑制素和雄烯二酮水平相关,而 PCOS 患者的血清抑制素 B 水平升高[45]。这一发现有助于解释 PCOS 排卵障碍女性血清 FSH 浓度相对于 LH 较低的原因。由于抑制素刺激雄激素的产生,而雄激素反过来刺激抑制素的分泌,所以卵巢内可能存在潜在的恶性循环发生的可能性,从而抑制卵泡发育。LH 也在胰岛素的存在下作用于颗粒细胞,从而导致过早黄素化、成熟阻滞和雄激素过量产生[46]。总之,由于卵巢内雄激素合成的失调,PCOS 患者的卵巢对促性腺激素具有高反应性:卵泡膜细胞对 LH 的反应解释了雄激素的过量,颗粒细胞对 FSH 的反应导致了雌激素增加。

多囊卵巢综合征的代谢健康与肥胖

已有大量证据表明,PCOS 患者在妊娠期间代谢并发症的发生率较高;最近的一项大型数据集包括了近 15 000

名 PCOS 女性(PCOS 患者 $n=14\ 882$;“正常”对照组 $n=9\ 081\ 906$)[47]。在基线时,有更多的 PCOS 孕妇合并肥胖(22.3% *vs.* 3.5%,$P<0.001$)、孕前糖尿病(4.1% *vs.* 0.9%,$P<0.001$)、慢性高血压(8.4% *vs.* 1.8%,$P<0.001$),或接受过甲状腺疾病治疗(12.6% *vs.* 2.4%,$P<0.001$)——后者可能是一个意外关联。PCOS 患者更有可能接受过 IVF 治疗(2.4% *vs.* 0.1%,$P<0.001$)和多胎妊娠(5.9% *vs.* 1.5%,$P<0.001$)。在所有妊娠中,PCOS 女性更有可能发生妊娠糖尿病[校正后的比值比(aOR)2.19,95%CI:2.02~2.37]、妊娠期高血压(aOR:1.38,95%CI:1.27~1.50,$P<0.001$)和子痫前期(aOR:1.29,95%CI:1.14~1.45)[47]。这与早期的研究结果一致,该研究还发现了早产的风险增加(OR:1.75; 95%CI:1.16~2.62),入新生儿重症监护的风险增加(OR:2.31; 95% CI:1.25~4.26),以及围产期死亡率升高(OR:3.07; 95% CI:1.03~9.21),并且这些风险的增加与多胎妊娠无关[48]。

在治疗和怀孕前进行生活方式改变和优化健康状况至关重要。最近的一项 Cochrane 综述探讨了 PCOS 女性的生活方式干预,并得出结论,生活方式干预可以改善内分泌状况、生殖结局和体重指数,但尚无研究评估活产或流产率[49]。对于 PCOS 患者来说,无论对于生殖健康还是远期健康,长期的健康优化至关重要。理想的方法应该是长期的和持续的,因为在开始 ART 之前进行的快速“短期”减重计划不太可能显著改善 IVF 的妊娠成功率[50]。

肥胖是影响 PCOS 患者所有结局的主要因素。38%~66%的 PCOS 患者存在超重或肥胖,体重指数(BMI)与表型特征的严重程度相关。无论是在自然周期还是辅助生殖技术周期中,肥胖患者的临床妊娠率都显著降低。这种妊娠率的下降在新鲜胚胎移植周期和冷冻胚胎移植周期中均存在。接受 IVF 的 PCOS 患者,如果 BMI 超过 40 kg/m^2,临床妊娠率显著降低(32% *vs.* 72%,RR:0.44)[51]。治疗周期还因促性腺激素增加、卵母细胞采集困难、获卵数较少以及受精能力受损而进一步复杂化。胚胎质量随着胚胎碎片化程度增加而下降。在全胚冷冻周期中也发现类似的结果,BMI 超过 30 kg/m^2 的患者中,冷冻周期的活产率降低(aRR:0.66; 95%CI:0.48~0.92),流产率增加(aRR:1.68; 95%CI:1.01~3.09)[52]。这意味着肥胖对卵母细胞质量的影响可能比对子宫内膜容受性更大,这二者都被认为是肥胖影响 PCOS 患者生育的关键因素。如果能够减重,那么理论上可以期望妊娠结局得到改善。瑞典的一项针对肥胖不孕妇女的大型研究将 IVF 前 12 周严格控制饮食热量的女性和一段时间内体重稳定、直接接受 IVF 的女性进行了比较[53]。虽然在 IVF 前体重减轻的患者自然受孕概率有所提高,但在对体重减轻 5 个 BMI 点或 BMI 小于 25 的 PCOS 患者的亚组分析中,IVF 后的活产率没有差异。因此,短期减重并不总能纠正超重患者的助孕结局,长期的生活方式改变以改善卵母细胞发育和成熟时的激素紊乱和代谢环境可能更为重要。

对于超重患者来说,仅仅关注受孕并不应该是唯一的重点。母体的健康至关重要,这有助于改善胎儿远期预后并减少妊娠期风险。根据最近一期三年一次的关于孕产妇死亡的报告显示(2015—2017 年),超过 34%的死亡孕产妇肥胖,另外 24%超重[54]。肥胖和 PCOS 都会增加患妊娠糖尿病、子痫前期和早产的风险。手术分娩的需求增加会进一步增加伤口感染和血栓栓塞的风险。为了减少肥胖流行对生育和分娩的螺旋式影响,怀孕前的健康咨询和支持是必不可少的。

PCO 和 PCOS 患者体外受精的超促排卵策略

促性腺激素释放激素拮抗剂与激动剂方案

在考虑多囊卵巢女性接受 IVF 治疗最佳的超促排卵方案时,目标是最大程度地促进卵泡同步生长和卵母细胞成熟。历史上,促性腺激素释放激素(GnRH)激动剂方案似乎对于 PCOS 女性有显著获益[55],尽管随着获卵数增加和妊娠率升高,OHSS 的发生率增加了 6 倍。这在一定程度上是由于促排卵时所需的促性腺激素使用时间更长和总剂量更高所致[56]。这一现象在 PCOS 患者中尤为常见,当垂体抑制的影响被克服时,她们可能对促排卵治疗产生不可预测的反应,而后导致卵泡的发育异常活跃。激动剂可能会干扰卵泡选择过程,阻止小卵泡闭锁,从而使更多的中等大小的卵泡得以发育。此外,降调后,低基础水平的卵泡刺激素可能足以支持多个小卵泡的生长。事实上,OHSS 通常与大量小到中等大小的卵泡(直径<14 mm)相关,而不是与更大、更成熟的卵泡相关。

目前,GnRH 拮抗剂方案已经取代了 GnRH 激动剂方案,二者的活产率相当,但前者 OHSS 发生风险显著降低。最近的 Cochrane 综述发现,拮抗剂方案和长效 GnRH 激动剂方案的活产率没有差异(OR:1.02,95%CI:0.85~1.23; 12 个 RCTs,$n=2\ 303$,$I^2=27\%$;中等质量证据)[57],但显著降低任何分级的 OHSS 发生率(OR:0.61,95%CI:0.51~0.72; 36 个 RCTs,$n=7\ 944$,$I^2=31\%$;中等质量证据),并降低因过度刺激导致的周期取消风险(OR:0.47,95%CI:0.32~0.69; 19 个 RCTs,$n=4\ 256$)。需要认识到,虽然卵巢过度刺激风险降低了,但拮抗剂方案因卵巢反应不良而导致周期取消的风险可能升高(OR:1.32, 95%CI:1.06~1.65; 25 个 RCTs, n=5 230, I^2=68%;中等质量证据)。拮抗剂方案和激动剂方案之间的流产率没有差异(OR:1.03, 95%CI:0.82~1.29; 34 个 RCTs, n=7 082, I^2=0%;中等质量证据)[57]。

预处理方案,如口服避孕药(COCP)等,常联合使用以辅助安排周期,规划临床工作。在 PCOS 高反应的女性中,这可能会产生不利影响,因为一些研究显示,COCP 预处理增加促排卵天数并降低妊娠率。最近关于 COCP 使用的 Cochrane 综述结论认为,目前关于使用或不使用 COCP 对降低 OHSS 的证据不足,但在拮抗剂方案中使用 COCP 时显著降低妊娠率(OR:0.74, 95%CI:0.58~0.95; 6 个 RCTs; 1 335 名妇女; I^2=0;中等质量证据)[58]。

促性腺激素的选择

卵泡刺激素存在多种不同的异构体,取决于分子结构中分支糖基团的数量。在月经周期中,更偏酸性的异构体在早期卵泡周期占主导地位,而在围排卵期转变为弱酸性的形式。这种转换受雌二醇水平的控制。在体内,酸性异构体具有较长的半衰期,具有更受控的类固醇反应和选择性的卵泡生长。较弱酸性的异构体会非特异性的呈指数级上升,理论上可能会加剧随着雌二醇水平迅速上升而出现的 OHSS。尽管人们对促排卵药物之间 FSH 不同异构体比例感兴趣,但在临床实践中,不同制剂之间的临床结果没有显示出差异。在所有接受 IVF 助孕的女性中,重组或尿源性卵泡刺激素的活产率[28 项试验,7 339 对夫妇,比值比(OR)0.97, 95%CI:0.87~1.08]及 OHSS 发生率(32 项试验,7 740 对夫妇,OR:1.18, 95%CI:0.86~1.61)无显著差异[59]。最新的荟萃分析再次证实,对于 PCOS 患者,使用不同类型的促性腺激素临床结局没有差异[60]。这两项荟萃分析的作者都建议,应基于个体的成本和便利性来选择促性腺激素。

多囊卵巢综合征患者体外受精过程中的胰岛素抵抗和二甲双胍

由于 PCOS 患者普遍存在胰岛素抵抗,因此合理的假设是胰岛素增敏剂应该可以改善综合征的许多方面,包括生殖结局。二甲双胍,一种口服的双胍类药物,是研究最广泛的药物。二甲双胍减少肝糖异生,增加外周组织的葡萄糖利用,并可调控卵泡膜细胞和颗粒细胞中介导受体的激酶活性。我们的 Cochrane 综述评估了二甲双胍用于促排卵的效果,结论显示,与安慰剂相比,二甲双胍可能会提高活产率(OR:1.59, 95%CI:1.0~2.51; I^2=0;四项研究,435 名女性;低质量证据);但与氯米芬相比时,证据不足。有趣的是,在亚组分析中,与氯米芬相比,肥胖患者使用二甲双胍的活产率效果更差(OR:0.30, 95%CI:0.17~0.52;两项研究,500 名女性)[61]。许多女性还发现有胃肠道副作用,可能会导致其使用受到限制。

一些研究调查了在接受 IVF 治疗的 PCOS 女性中使用胰岛素增敏剂(主要是二甲双胍)的影响。Cochrane 综述包括了 9 项随机对照试验(RCT),除一项外,所有试验都采用了 GnRH 激动剂方案[62]。二甲双胍的剂量和使用时间并未统一,从每日两次 500 mg 到每日三次 850 mg 不等,在 hCG 扳机前最多使用 16 周。结果显示额外使用二甲双胍并未显著改善活产率(OR:1.39, 95%CI:0.81~2.40, 5 项 RCT, 551 名女性, I^2=52%,低质量证据);但可显著降低 OHSS 发生率(OR:0.29, 95%CI:0.18~0.49, 8 个 RCTs, 798 名女性,中等质量证据)[62]。我们进行了一项大型 RCT,清楚地显示了在 GnRH 激动剂长方案下使用二甲双胍可以降低 OHSS 的发生风险[63]。然而,当使用拮抗剂方案时,我们没有发现任何改善[64],并且使用二甲双胍导致了活产率降低(PLA=51.6%, MET=27.6%, 95%CI:0.05~0.40, P=0.02)。尽管对 PCOS 患者来说,激动剂周期已被拮抗剂周期取代,如果有 PCOS 女性需要使用激动剂周期,应添加二甲双胍作为辅助药物。对于那些采用拮抗剂周期的患者来说,二甲双胍并未带来任何优势,甚至可能对结果产生不利影响。

排卵前扳机

在考虑"排卵前扳机"时,关键问题是所采用的方案。GnRH 拮抗剂方案的重要优势是有机会使用 GnRH 激动剂代替 hCG 扳机促卵母细胞成熟。拮抗剂与 GnRH 受体竞争性结合,使其在给药后几小时内产生作用。然后,激动剂可以将拮抗剂从垂体受体上排挤出去,释放内源性 LH。虽然释放的 LH 会启动卵母细胞核成熟,但与使用 hCG 相比,LH 高峰的持续时间大幅减少[65]。需要足够的 LH 确保最佳的黄体生成。尽管 OHSS 发生风险降低,但过早使用激动剂扳机与较差的妊娠率相关。此外,标准黄体期支持无法克服较为严重的黄体功能不足。黄体功能不全的发病机制是由于低水平的内源性 LH,以及 LH 半衰期较短。因此,黄体退化导致孕酮不足以支持早期妊娠发育[66]。取卵日添加小剂量(1 500 IU)的 hCG 补充和/或雌二醇联合孕酮进行改良的黄体期支持在一定程度上可以弥补这一不足,获得相似的活产率[67]。建议在 GnRH 激动剂扳机后使用小剂量 hCG 来强化黄体期支持,而不增加 OHSS 的发生率[67]。重组 LH 已尝试作为最终卵母细胞成熟的替代方法,但没有显著的获益[68]。当采用激动剂扳机时，我们现在于取卵日添加 1 500 IU 的低剂量 hCG，联合孕酮和 8 mg 雌二醇缓释片的进行黄体期支持。由于 PCOS 患者 HPO 轴的潜在功能障碍，人们对于这些患者使用 GnRH 激动剂扳机的效果存在一定疑虑；令人欣慰的是，有一项研究关注了这个问题，并驳斥了这一观点[69]。

亲吻素（Kisspeptin）以及连接的亲吻素-神经激肽 B-阿片肽（KNDy）神经网络揭示了如何利用对 GnRH 信号的上游调节来改善生殖结局。通过亲吻素受体直接向 GnRH 神经元发送信号，脉冲释放的 GnRH 进入门静脉循环。这反过来刺激垂体促性腺激素的释放，优先分泌 LH，而 FSH 的分泌则较少。通过采用生理学方法，利用下丘脑内源性 GnRH 储备，可以实现降低 OHSS 发生的目标。亲吻素的半衰期仅为 28 min，这与 hCG 甚至 GnRH 激动剂的延长作用形成了鲜明对比。一项旨在确定亲吻素最佳剂量的针对 OHSS 高风险人群队列研究结果显示，使用亲吻素的卵母细胞成熟率高，胚胎种植率高，且没有临床症状显著的 OHSS 病例。研究中观察到的整体妊娠率较高，在给予 9.6 nmol/kg 亲吻素-54 后，活产率（LBR）最高达到 62%。60 名受试者中只有 4 名出现轻度 OHSS。

卵巢过度刺激综合征

卵巢过度刺激综合征（OHSS）是超促排卵最严重的并发症。卵巢刺激会导致受刺激的卵巢释放血管活性介质，从而增加血管通透性。血管内皮生长因子（VEGF）是一种强效的血管生成诱导剂，是卵泡发育和 OHSS 的关键介质。OHSS 的过程最终导致液体从血管间隙转移到第三间隙，导致血容量下降。症状可以迅速从轻度腹胀和恶心进展到少尿、腹水和血液系统紊乱。OHSS 的严重表现包括肝肾功能紊乱、血栓形成、成人呼吸窘迫综合征，甚至死亡。OHSS 的真实发生率仍然未知，但因严重表现而住院的比例较低（0.5%～2%的 IVF 周期）。临床上显著的中重度 OHSS 可影响高达 10%的 IVF 周期，而轻型可能影响三分之一的周期[70]。

PCOS 患者的 OHSS 发生率增加，这是因为原始卵泡池中促性腺激素反应性小窦卵泡的募集增加。这体现在多囊卵巢中许多小卵泡产生的 AMH 水平增加。虽然对促性腺激素刺激的初始反应可能较慢，但一旦达到阈值，就可能导致迅速且大量的卵泡发育。在 PCOS 女性中，VEGF 的表达增加，胰岛素也已被证明可增加 VEGF 的分泌[71]。

卡麦角林是一种多巴胺激动剂，可抑制 VEGF 受体的磷酸化，从而减少其对血管通透性的影响。减少 OHSS 的另一种策略包括在 hCG 扳机或取卵时开始使用卡麦角林，剂量为每日 0.25 mg，连续服用 10 天。对于减少 OHSS 发生，腹腔镜下卵巢电凝术（LOD，或称“打孔”）没有作用，因为 LOD（在正确操作时）会使卵巢对 FSH 敏感。而 LOD 后减少卵巢对卵泡刺激素反应的唯一方法是破坏卵巢，从而破坏有价值的卵母细胞，因此应强烈反对采用这种方法。

对于存在 OHSS 风险的患者，超声仍然是监测 IVF 和预测 OHSS 风险的主要方法[72]。如果有超过 19 个卵泡，我们建议使用 GnRH 激动剂扳机，如果获卵数超过 25 个，或者即使获卵较少但患者出现症状，则建议选择冷冻胚胎以尽量减少 OHSS 的风险。

PCOS 女性卵母细胞的体外成熟

卵母细胞体外成熟（IVM）曾被视为一种有助于消除 PCOS 患者 OHSS 的策略。卵母细胞从未受刺激或轻度刺激的卵泡中收集。然后，在特制培养基中体外培养 24～48 h，通过胞质内单精子注射法与精子受精。尽管早期研究取得了一些令人鼓舞的结果，但并没有高质量的研究证实这种方法比标准的 IVF 治疗更有效[73]。IVM 方案需要特定的临床和实验室专业知识，因此并未广泛推广。虽然一些团队报告了 IVM 的成功案例[74]，但最近一项大型 RCT 未能证明 IVM 和 IVF 在妊娠期和产科并发症、早产、出生体重和新生儿并发症等方面存在任何统计学上的显著差异[75]。在这项研究中，546 名接受 IVF 治疗的 PCOS 患者中，一半被随机分配到 IVM 组，其余接受拮抗剂方案 IVF 治疗，并使用 GnRH 激动剂扳机。分组后 12 个月内的累积持续妊娠率，IVM 组为 44.0%，IVF 组为 62.6%（绝对风险差异-18.7%；95%CI-27.3%，-10.1%）[75]。IVM 组未出现 OHSS，而 IVF 组仅有两例。因此，虽然 IVM 方案可以消除 OHSS，但通过谨慎制订的拮抗剂方案，OHSS 的发生率可以控制在 0.5%以下。

全胚冷冻策略

将所有合适的胚胎进行选择性冷冻，并在随后的冷冻胚胎移植周期中进行胚胎移植，被提倡为消除 OHSS 的另一种方法[76]。一项 Cochrane 综述比较了新鲜移植和“全胚冷冻”方法[68]，结果显示在累积活产率方面没有明显差异（OR：1.09，95%CI：0.91～1.31；四项试验；1 892 名女性；$I^2=0$；中等质量证据）。全胚冷冻组中 OHSS 的发生率较低（但有趣的是并非消除）（OR：0.24，95%CI：0.15～0.38；两项试验；1 633 名女性；$I^2=0$；低质量证据）；也降低了流产的风险（OR：0.67，95%CI：0.52～0.86；四项试验;1 892 名女性;$I^2=0$;低质量证据)[76]。后者可能是由于没有卵巢过度刺激对子宫内膜和胚胎着床的干扰,子宫内膜容受性得到了改善。冷冻周期与妊娠并发症的增加相关(OR:1.44,95%CI:1.08~1.92;两项试验;1 633 名女性;低质量证据),而且不可避免地延长了受孕时间。实际上,全胚冷冻可能会增加巨大儿、胎盘植入异常和子痫前期的发生率[76]。一项专门针对 PCOS 患者的新鲜与选择性全胚冷冻周期的研究证实:与新鲜胚胎移植相比,冷冻胚胎移植周期中子痫前期的发生率显著增加(4.4% *vs.* 1.4%,RR:3.12,95%CI:1.26~7.73)[77]。重要的是,一项大型 RCT 纳入了接受 IVF 的多囊卵巢(PCO)女性,发现全胚冷冻组继发于早产的死产和新生儿死亡发生率明显增加[78]。在这项对 1 508 名妇女进行的研究中,冷冻胚胎移植的活产率高于新鲜胚胎移植(49.3% *vs.* 42.0%),发生率比为 1.17(95% CI:1.05~1.31;$P=0.004$)。接受冷冻胚胎移植的女性流产率较低(22.0% *vs.* 32.7%),发生率比为 0.67(95%CI:0.54~0.83;$P<0.001$),OHSS 的发生率也较低(1.3% *vs.* 7.1%),发生率比为 0.19(95%CI:0.10~0.37;$P<0.001$),但子痫前期的发生率更高(4.4% *vs.* 1.4%);冷冻胚胎移植组有五例新生儿死亡,而新鲜胚胎移植组无新生儿死亡($P=0.06$)[78]。

这些数据促使人们将全胚冷冻策略保留给卵巢高反应的人群使用[79]。在正常排卵人群中,最近的一些大型研究结果各有不同,其中一项研究表明全胚冷冻也可获得更高的活产率[80],而另一项则显示没有差异[81]。在撰写本文时,一项大型英国多中心 RCT(“E-freeze”研究)的结果尚未公布[82]。其初步数据再次表明,高反应的人群可从全胚冷冻中获益。在全面推广全胚冷冻策略之前,需要进一步研究来明确其安全性、生殖结局和成本之间的平衡;尽管如此,大多数人更喜欢将全胚冷冻用于 OHSS 高风险人群[83]。

总　结

总之,对于 PCOS 和没有症状的 PCO 女性,在接受 IVF 治疗时需要格外小心,以最大程度降低 OHSS 的风险并优化治疗结局。对于卵巢高反应人群,在 GnRH 拮抗剂周期中需要使用低剂量的卵巢刺激,并可以选择全胚冷冻策略。孕前健康,特别是对营养和体重的关注,对于确保母亲、妊娠及婴儿的良好结局及未来健康至关重要。

(刘畅译,朱琴玲、路瑶校)

参考文献

[1] Stein IF, Leventhal ML. Amenorrhea associated with bilateral polycystic ovaries. Am J Obstet Gynecol. 1935; 29(2): 181-91. doi: https://doi.org/10.1016/S0002-9378(15)30642-6.

[2] Balen AH, Morley LC, Misso M, Franks S, Legro RS, Wijeyaratne CN, Stener-Victorin E, Fauser BCJM, Norman RJ, Teede H. The management of anovulatory infertility in women with polycystic ovary syndrome: An analysis of the evidence to support the development of global WHO guidance. Hum Reprod Update. 2016; 22(6):687-708. doi: https://doi.org/10.1093/humupd/dmw025.

[3] Fauser B, Tarlatzis B, Chang J, et al. The Rotterdam ESHRE/ASRM-sponsored PCOS consensus workshop group. Revised 2003 consensus on diagnostic criteria and long-term health risks related to polycystic ovary syndrome (PCOS). Hum Reprod. 2004; 19:41-7.

[4] Teede HJ, Misso ML, Costello MF, Dokras A, Laven J, Moran L, Piltonen T, Norman RJ. Recommendations from the international evidence-based guideline for the assessment and management of polycystic ovary syndrome. Hum Reprod. 2018; 33(9):1602-18. doi: https://doi.org/10.1093/humrep/dey256.

[5] Balen AH, Laven JSE, Tan SL, Dewailly D. Ultrasound assessment of the polycystic ovary: International consensus definitions. Hum Reprod Update. 2003; 9:505-14.

[6] Polson DW, Adams J, Wadsworth J, Franks S. Polycystic ovaries—A common finding in normal women. Lancet. 1988; 1:870-2.

[7] Farquhar CM, Birdsall M, Manning P, Mitchell JM, France JT. The prevalence of polycystic ovaries on ultrasound scanning in a population of randomly selected women. Aust N Z J Obstet Gynaecol. 1994; 34:67-72.

[8] Michelmore KF, Balen AH, Dunger DB, Vessey MP. Polycystic ovaries and associated clinical and biochemical features in young women. Clin Endocrinol (Oxf). 1999; 51: 779-86.

[9] Balen AH, Michelmore K. What is polycystic ovary syndrome? Are national views important? Hum Reprod. 2002; 17: 2219-27.

[10] Balen AH. The pathogenesis of polycystic ovary syndrome: The enigma unravels. Lancet. 1999; 354:966-7.

[11] Clarke AM, Ledger W, Galletly C, et al. Weight loss results in significant improvement in pregnancy and ovulation rates in anovulatory obese women. Hum Reprod. 1995; 10: 2705-12.

[12] Wijeyeratne C, Udayangani D, Balen AH. Ethnic specific PCOS. Exp Rev Endocrinol Metabol. 2013; 8:71-9.

[13] Ünlütürk U, Sezgin E, Yildiz BO. Evolutionary determinants

of PCOS: Part 1. Fertility & Sterility. 2016; 106:33-41.

[14] Day F, Karaderi T, Jones MR, et al. Large-scale genome-wide meta-analysis of polycystic ovary syndrome suggests shared genetic architecture for different diagnosis criteria. PLoS Genet. 2018 Dec 19; 14(12): e1007813. doi: 10.1371/journal.pgen.1007813. Erratum in: PLoS Genet. 2019 Dec 5; 15(12):e1008517.

[15] Hiam D, Moreno-Asso A, Teede HJ, Laven JSE, Stepto NK, Moran LJ, Gibson-Helm M. The genetics of polycystic ovary syndrome: An overview of candidate Gene systematic reviews and genomewide association studies. J Clin Med. 2019; 8(10):1606. doi: 10.3390/jcm8101606.

[16] Cheng C, Zhang H, Zhao Y, Li R, Qiao J. Paternal history of diabetes mellitus and hypertension affects the prevalence and phenotype of PCOS. J Assist Reprod Genet. 2015; 32(12):1731-9. doi: https://doi.org/10.1007/s10815-015-0587-y.

[17] Vázquez-Martínez ER, Gómez-Viais YI, García-Gómez E, Reyes-Mayoral C, Reyes-Muñoz E, Camacho-Arroyo I, Cerbón M. DNA methylation in the pathogenesis of polycystic ovary syndrome. Reproduction. 2019; 158(1):R27-R40. doi: https://doi.org/10.1530/REP-18-0449.

[18] Soubry A, Guo L, Huang Z, Hoyo C, Romanus S, Price T, Murphy SK. Obesity-related DNA methylation at imprinted genes in human sperm: Results from the TIEGER study. Clinl Epigenetics. 2016; 8(1):51. doi: https://doi.org/10.1186/s13148-016-0217-2.

[19] Potabattula R, Dittrich M, Schorsch M, Hahn T, Haaf T, El Hajj N. Male obesity effects on sperm and next-generation cord blood DNA methylation. PLoS ONE. 2019; 14(6): e0218615. https://doi.org/10.1371/journal.pone.0218615.

[20] Mansour R, El-Faissal Y, Kamel A, Kamal O, Aboulserour G, Aboulghar M, Fahmy I. Increased insulin resistance in men with unexplained infertility. Reprod Biomed Online. 2017; 35(5):571-5. doi: https://doi.org/10.1016/j.rbmo.2017.08.020.

[21] Dewailly D, Yding Andersen C, Balen AH, Broekmans FJ, Dilaver N, Griesinger G, Fanchin R, Kelsey T, La Marca A, Lambalk C, Mason H, Nelson S, Visser JA, Wallace HB, Anderson R. The physiology and clinical utility of anti-Mullerian hormone in women. Hum Reprod Update. 2014; 20: 370-85.

[22] Risal S, Pei Y, Lu H, et al. Prenatal androgen exposure and transgenerational susceptibility to polycystic ovary syndrome. Nat Med. 2019; 25(12):1894-904.

[23] Padmanabhan V, Veiga-Lopez A. Sheep models of polycystic ovary syndrome phenotype. Mol Cell Endocrinol. 2013; 373(1-2):8-20. doi: 10.1016/j.mce.2012.10.005.

[24] Abbott DH, Nicol LE, Levine JE, Xu N, Goodarzi MO, Dumesic DA. Nonhuman primate models of polycystic ovary syndrome. Mol Cell Endocrinol. 2013; 373(1-2):21-8. doi: 10.1016/j.mce.2013.01.013.

[25] Tata B, Mimouni NEH, Barbotin AL, Malone SA, Loyens A, Pigny P, Dewailly D, Catteau-Jonard S, Sundström-Poromaa I, Piltonen TT, Dal Bello F, Medana C, Prevot V, Clasadonte J, Giacobini P. Elevated prenatal anti-Müllerian hormone reprograms the fetus and induces polycystic ovary syndrome in adulthood. Nat Med. 2018; 24(6):834-6. doi: 10.1038/s41591-018-0035-5.

[26] Conti M, Franciosi F. Acquisition of oocyte competence to develop as an embryo: Integrated nuclear and cytoplasmic events. Hum Reprod Update. 2018; 24(3):245-66. doi: 10.1093/humupd/dmx040.

[27] Picton HM, Balen AH. Prenatal androgen exposure and the polycystic ovary syndrome. Nat Med. 2019; 25:1818-20. https://doi.org/10.1038/s41591-019-0678-x.

[28] Scott R, Zhang M, Seli E. Metabolism of the oocyte and the preimplantation embryo: Implications for assisted reproduction. Curr Opin Obstet Gynecol. 2018; 30(3):163-70. doi: 10.1097/GCO.0000000000000455.

[29] Dumesic DA, Padmanabhan V, Abbott DH. Polycystic ovary syndrome and oocyte developmental competence. Obstet Gynecol Surv. 2008; 63(1):39-48.

[30] Weghofer A, Munne S, Chen S, Barad D, Gleicher N. Lack of association between polycystic ovary syndrome and embryonic aneuploidy. Fertil Steril. 2007; 88(4):900-5.

[31] Rice S, Christoforidis N, Gadd C, et al. Impaired insulin-dependent glucose metabolism in granulosalutein cells from anovulatory women with polycystic ovaries. Hum Reprod 2005; 20(2):373-81.

[32] Skov V, Glintborg D, Knudsen S, et al. Reduced expression of nuclear-encoded genes involved in mitochondrial oxidative metabolism in skeletal muscle of insulin-resistant women with polycystic ovary syndrome. Diabetes 2007; 56(9): 2349-55.

[33] Wood JR, Dumesic DA, Abbott DH, Strauss JF 3rd. Molecular abnormalities in oocytes from women with polycystic ovary syndrome revealed by microarray analysis. J Clin Endocrinol Metab. 2007; 92(2):705-13.

[34] Harris SE, Maruthini D, Tang T, Balen AH, Picton HM. Metabolism and karyotype analysis of oocytes from patients with polycystic ovary syndrome. Hum Reprod. 2010; 25(9): 2305-15.

[35] Hickey TE, Legro RS, Norman RJ. Epigenetic modification of the x chromosome influences susceptibility to polycystic ovary syndrome. J Clin Endocrinol Metab. 2006; 91(7): 2789-91.

[36] Li Z, Huang H. Epigenetic abnormality: A possible mechanism underlying the fetal origin of polycystic ovary syndrome. Med Hypotheses. 2008; 70(3):638-42.

[37] Boomsma CM, Eijkemans MJC, Hughes EG, Visser GHA, Fauser BCJM, Macklon NS. A meta-analysis of pregnancy outcomes in women with polycystic ovary syndrome. Hum Reprod Update. 2006; 12(6):673-83.

[38] Wax JR. Risks and management of obesity in pregnancy: Current controversies. Curr Opin Obstet Gynecol. 2009; 21(2):117-23.

[39] Palomba S, La Sala GB. Oocyte competence in women with PCOS. Trends in Endocrinol Metabol. 2017; 28(3): 186-98.

[40] Qiao J, et al. Extra- and intra-ovarian factors in polycystic ovary syndrome: Impact on oocyte maturation and embryo developmental competence. Hum Reprod Update. 2011; 17: 17-33.

[41] Teissier MP, Chable H, Paulhac S, Aubard Y. Comparison of follicle steroidogenesis from normal and polycystic ovaries in women undergoing IVF: Relationship between steroid concentrations, follicle size, oocyte quality and fecundability. Hum Reprod. 2000; 15(12):2471-7.

[42] Westergaard LG, Yding Andersen C, Erb K, et al. Placental protein 14 concentrations in circulation related to hormonal parameters and reproductive outcome in women undergoing IVF/ICSI. Reprod Biomed Online 2004; 8(1):91-8.

[43] Wood JR, Dumesic DA, Abbott DH, Strauss JF 3rd. Molecular abnormalities in oocytes from women with polycystic ovary syndrome revealed by microarray analysis. J Clin Endocrinol Metab. 2007; 92(2):705-13.

[44] Li Z, Huang H. Epigenetic abnormality: A possible mechanism underlying the fetal origin of polycystic ovary syndrome. Med Hypotheses. 2008; 70(3):38-42.

[45] Anderson R, Groome N, Baird D. Inhibin a and inhibin b in women with polycystic ovarian syndrome during treatment with FSH to induce mono-ovulation. Clin Endocrinol (Oxf). 1998; 48:577-84.

[46] Mason HD, Willis DS, Beard RW, Winston RM, Margara R, Franks S. Estradiol production by granulosa cells of normal and polycystic ovaries (PCO):Relationship to menstrual cycle history and to concentrations of gonadotropins and sex steroids in follicular fluid. J Clin Endocrinol Metab. 1994; 79:1355.

[47] Mills G, Badeghiesh A, Suarthana E, Baghlaf H, Dahan MH. Polycystic ovary syndrome as an independent risk factor for gestational diabetes and hypertensive disorders of pregnancy: A population-based study on 9. 1 million pregnancies. Hum Reprod. 2020; 35(7):1666-74.

[48] Boomsma CM, Eijkemans MJ, Hughes EG, Visser GH, Fauser BC, Macklon NS. A meta-analysis of pregnancy outcomes in women with polycystic ovary syndrome. Hum Reprod Update. 2006; 12(6):673-83. doi: 10. 1093/humupd/dml036.

[49] Lim SS, Hutchison SK, Van Ryswyk E, Norman RJ, Teede HJ, Moran LJ. Lifestyle changes in women with polycystic ovary syndrome. Cochrane Database Syst Rev. 2019; 3: CD007506.

[50] Norman RJ, Mol BWJ. Successful weight loss interventions before in vitro fertilization: Fat chance? Fertil Steril. 2018; 110(4):581-6.

[51] Jungheim ES, Lanzendorf SE, Odem RR, Moley KH, Chang AS, Ratts VS. Morbid obesity is associated with lower clinical pregnancy rates after in vitro fertilization in women with polycystic ovary syndrome. Fertil Steril. 2009; 92(1): 256-61.

[52] Qiu M, Tao Y, Kuang Y, Wang Y. Effect of body mass index on pregnancy outcomes with the freeze-all strategy in women with polycystic ovarian syndrome. Fertil Steril. 2019; 112(6):1172-9.

[53] Einarsson S, Bergh C, Friberg B, Pinborg A, Klajnbard A, Karlström P-O, Kluge L, Larsson I, Loft A, Mikkelsen-Englund A-L, Stenlöf K, Wistrand A, Thurin-Kjellberg A. Weight reduction intervention for obese infertile women prior to IVF: A randomized controlled trial. Hum Reprod. 2017; 32(8):1621-30.

[54] MBRRACE-UK: Saving lives, improving mothers' care. Available from www. npeu. ox. ax. uk/mbrrace-uk/reports

[55] Balen AH, Tan SL, MacDougall J, Jacobs HS. Miscarriage rates following in vitro fertilisation are increased in women with polycystic ovaries and reduced by pituitary desensitisation with buserelin. Hum Reprod. 1993; 8:959-64.

[56] Tarlatzis BC, Koblibianakis EM. GnRH agonists vs antagonists. Best Pract Res Clin Obstet Gynaecol. 2007; 21(1): 57-65.

[57] Al-Inany HG, Youssef MA, Ayeleke R, Brown J, Lam W, Broekmans FJ. Gonadotrophin-releasing hormone antagonists for assisted reproductive technology. Cochrane Database Syst Rev. 2016; 4:CD001750.

[58] Farquhar C, Rombauts L, Kremer JA, Lethaby A, Ayeleke RO. Oral Contraceptive pill, progestogen or oestrogen pre-

treatment for ovarian stimulation protocols for women undergoing assisted reproductive techniques. Cochrane Database Syst Rev. 2017 May 25; 5(5):CD006109. doi: 10.1002/14651858.CD006109.pub3.

[59] van Wely M, Kwan I, Burt AL, Thomas J, Vail A, Van der Veen F, Al-Inany HG. Recombinant versus urinary gonadotrophin for ovarian stimulation in assisted reproductive technology cycles. Cochrane Database Syst Rev. 2011; 2: CD005354.

[60] Weiss NS, Kostova E, Nahuis M, Mol BWJ, van der Veen F, van Wely M. Gonadotrophins for ovulation induction in women with polycystic ovary syndrome. Cochrane Database Syst Rev. 2019; 1(1):CD010290.

[61] Sharpe A, Morley LC, Tang T, Norman RJ, Balen AH. Metformin for ovulation induction (excluding gonadotrophins) in women with polycystic ovary syndrome. Cochrane Database Syst Rev. 2019; 12:CD013505.

[62] Tso LO, Costello MF, Albuquerque LE, Andriolo RB, Macedo CR. Metformin treatment before and during IVF or ICSI in women with polycystic ovary syndrome. Cochrane Database Syst Rev. 2014; 11:CD006105.

[63] Tang T, Glanville J, Orsi N, Barth JH, Balen AH. The use of metformin for women with PCOS undergoing IVF treatment. Hum Reprod. 2006; 21(6):1416-25. doi: 10.1093/humrep/del025.

[64] Jacob SL, et al. A short course of metformin does not reduce OHS in A GnRH antagonist cycle for women with PCOS undergoing IVF: A randomised placebo-controlled trial. Hum Reprod. 2016; 31(12):2756-64.

[65] Humaidan P, et al. The luteal phase after GnRH-agonist triggering of ovulation: Present and future perspectives. Reprod Biomed Online. 2012; 24(2):134-41.

[66] Haahr T, Roque M, Esteves SC, Humaidan P. GnRH agonist trigger and LH activity luteal phase support versus hCG trigger and conventional luteal phase support in fresh embryo transfer IVF/ICSI cycles-a systematic PRISMA review and meta-analysis. Front Endocrinol (Lausanne). 2017; 8:116. doi:10.3389/fendo.2017.00116.

[67] Andersen CY, Elbaek HO, Alsbjerg B, Laursen RJ, Povlsen BB, Thomsen L, et al. Daily low-dose hCG stimulation during the luteal phase combined with GnRHa triggered IVF cycles without exogenous progesterone: A proof of concept trial. Hum Reproduction. 2015; 30(10):2387-95.

[68] Youssef MA, Abou-Setta AM, Lam WS. Recombinant versus urinary human chorionic gonadotrophin for final oocyte maturation triggering in IVF and ICSI cycles. Cochrane Database Syst Rev. 2016; 4(4):CD003719.

[69] Abbara A, Jayasena CN, Christopoulos G, et al. Efficacy of kisspeptin-54 to trigger oocyte maturation in women at high risk of ovarian hyperstimulation syndrome (OHSS) during in vitro fertilization (IVF) therapy. J Clin Endocrinol Metab. 2015; 100(9):3322-31. doi: 10.1210/jc.2015-2332.

[70] Mourad S, Brown J, Farquhar C. Interventions for the prevention of OHSS in ART cycles: An overview of Cochrane reviews. Cochrane Database Syst Rev. 2017; 23(1): CD012103.

[71] Peitsidis P, Agrawal R. Role of vascular endothelial growth factor in women with PCO and PCOS: A systematic review. Reprod Biomed Online. 2010; 20(4):444-52.

[72] Kwan I, Bhattacharya S, Woolner A. Monitoring of stimulated cycles in assisted reproduction (IVF and ICSI). Cochrane Database Syst Rev. 2021 Apr 12; 4(4):CD005289. doi: 10.1002/14651858.CD005289.pub4.

[73] Siristatidis CS, Maheshwari A, Vaidakis D, Bhattacharya S. In vitro maturation in subfertile women with polycystic ovarian syndrome undergoing assisted reproduction. Cochrane Database Syst Rev. 2018;(11):CD006606.

[74] Mostinckx L, Segers I, Belva F, Buyl R, Santos-Ribeiro S, Blockeel C, Smitz J, Anckaert E, Tournaye H, De Vos M. Obstetric and neonatal outcome of ART in patients with polycystic ovary syndrome: IVM of oocytes versus controlled ovarian stimulation. Hum Reprod. 2019; 34(8):1595-607.

[75] Vuong LN, Ho VNA, Ho TM, Dang VQ, Phung TH, Giang NH, Le AH, Pham TD, Wang R, Smitz J, Gilchrist RB, Norman RJ, Mol BW. In-vitro maturation of oocytes versus conventional IVF in women with infertility and A high antral follicle count: A randomized non-inferiority controlled trial. Hum Reprod. 2020; 35(11): 2537-47. doi: 10.1093/humrep/deaa240.

[76] Devroey P, Polyzos NP, Blockeel C. An OHSS-free clinic by segmentation of IVF treatment. Humn Reprod. 2011; 26(10): 2593-7. doi: https://doi.org/10.1093/humrep/der251.

[77] Wong KM, van Wely M, Mol F, Repping S, Mastenbroek S. Fresh versus frozen embryo transfers in assisted reproduction. Cochrane Database Syst Rev. 2017; 3(3):CD011184.

[78] Chen Z-J, Shi Y, Sun Y, Zhang B, Liang X, Cao Y, Yang J, Liu J, Wei D, Weng N, Tian L, Hao C, Yang D, Zhou F, Shi J, Xu Y, Li J, Yan J, Qin Y, Legro RS. Fresh versus frozen embryos for infertility in the polycystic ovary syndrome. N E J Med. 2016; 375(6):523-33. doi: https://doi.org/10.1056/NEJMoa1513873.

[79] Bosdou JK, Venetis CA, Tarlatzis BC, Grimbizis GF, Kolibianakis EM. Higher probability of live-birth in high, but

not normal, responders after first frozen-embryo transfer in A freeze-only cycle strategy compared to fresh-embryo transfer: A meta-analysis. Hum Reprod. 2019; 34(3):491-505. doi: 10.1093/humrep/dey388.

[80] Wei D, Liu JY, Sun Y, Shi Y, Zhang B, Liu JQ, Tan J, Liang X, Cao Y, Wang Z, Qin Y, Zhao H, Zhou Y, Ren H, Hao G, Ling X, Zhao J, Zhang Y, Qi X, Zhang L, Deng X, Chen X, Zhu Y, Wang X, Tian LF, Lv Q, Ma X, Zhang H, Legro RS, Chen ZJ. Frozen versus fresh single blastocyst transfer in ovulatory women: A multicentre, randomised controlled trial. Lancet. 2019 Mar 30; 393(10178): 1310-18. doi: 10.1016/S0140-6736(18)32843-5.

[81] Stormlund S, Sopa N, Zedeler A, Bogstad J, Prætorius L, Nielsen HS, Kitlinski ML, Skouby SO, Mikkelsen AL, Spangmose AL, Jeppesen JV, Khatibi A, la Cour Freiesleben N, Ziebe S, Polyzos NP, Bergh C, Humaidan P, Andersen AN, Løssl K, Pinborg A. Freeze-all versus fresh blastocyst transfer strategy during in vitro fertilisation in women with regular menstrual cycles: Multicentre randomised controlled trial. BMJ. 2020 Aug 5; 370:m2519. doi: 10.1136/bmj.m2519.

[82] Bell JL, Hardy P, Greenland M, Juszczak E, Cole C, Maheshwari A, Bhattacharya S, Linsell L. E-freeze—A randomised controlled trial evaluating the clinical and cost effectiveness of A policy of freezing embryos followed by thawed frozen embryo transfer compared with A policy of fresh embryo transfer, in women undergoing in vitro fertilisation: A statistical analysis plan. Trials. 2020 Jun 30; 21(1):596. doi: 10.1186/s13063-020-04441-9.

[83] O'Neill KE, Senapati S, Dokras A. Use of gonadotropin-releasing hormone agonist trigger during in vitro fertilization is associated with similar endocrine profiles and oocyte measures in women with and without polycystic ovary syndrome. Fertil Steril. 2015; 103(1):264-9.

65

生育力保存策略

Claus Yding Andersen 和 Stine Gry Kristensen

引　言

生育力保存的重点是保存患有恶性肿瘤或遗传疾病的女孩和年轻女性的卵子，因其所患疾病可能导致卵巢内卵子储备完全丢失。未来该领域还会关注希望单纯推迟生育[1]以及患有子宫内膜异位症、卵巢早衰女性的卵子保护。此外，还包括对女性内分泌功能的保护，包括保护卵泡类固醇激素的合成能力以及推迟女性更年期[2]。

对于许多癌症而言，生存率一直稳步提升，目前已达到80%左右。许多女性开始关注癌症治疗后的生活质量，而能否拥有自己的生物学后代则是重中之重。约有2%的育龄期妇女罹患浸润性肿瘤，并且在接受化疗和放疗后面临卵巢功能衰竭的风险[3]。与睾丸不同的是，卵巢只有固定数量的卵母细胞，没有生殖干细胞分布，因此卵母细胞池无法得到补充。直到近年来，冷冻保存的卵母细胞或通过体外受精（IVF）技术获得的胚胎被认为是女性在恢复自导致不孕的癌症治疗后唯一可能的怀孕方式。然而，这些方法无法维持长期的生育能力，包括维持正常的排卵周期，同时也不适用于青春期前的女孩。此外，除其他因素外，IVF至少还需要两周的促排卵治疗时间，这可能与紧急的癌症治疗相冲突。卵巢组织冷冻和移植技术克服了上述缺点，移植冷冻保存的卵巢组织可使因治疗而进入更年期的患者恢复月经周期，使患者具备可能自然受孕的能力[4-5]。卵巢组织冷冻保存可以在一天之内完成，此外，与IVF治疗不同，该方法还适用于青春期前的女孩，或是已经进行过相关化疗治疗的患者[6]。

对于接受过性腺毒性治疗的年轻女性和男性来说，生育力保存目前已成为专业人士以及患者们非常关注的话题[7]，本章将讨论这一领域的不同策略。将特别关注卵巢组织的冷冻保存技术，因为这种保存方法现已被美国生殖医学会（ASRM）认可，将其视为能够为面临性腺毒性治疗的女孩和女性进行长期生育力保存的有效方法[8]，而睾丸组织的冷冻保存虽然仍处于初期阶段，现在也在取得进展。

化疗和放疗对卵巢功能的影响

化疗药物会导致原始卵泡数量减少、卵巢重量减轻、卵巢萎缩加剧。其损害的程度主要取决于所使用的化疗药物种类以及治疗时患者的年龄[9-10]。年轻女性的卵巢比年长女性的卵巢含有更多的卵泡，这使得她们对化疗药物更有抵抗力，可能会因此推迟发生原发性卵巢功能不全（POI）的年龄[11]。

环磷酰胺和丁胺磺胺等烷化剂的性腺毒性远高于其他化疗药物。一项针对年轻癌症患者的研究发现，使用烷化剂导致POI的概率比（OR）为4.0，明显高于使用铂类药物（OR：1.8）、植物生物碱（OR：1.2）或抗代谢药物（OR<1）[12]。烷化剂已被证明会导致癌症患者原始卵泡的大量丧失[9,13]，动物实验表明这种损伤作用是剂量依赖性的[14]。烷化剂类药物环磷酰胺是一种细胞周期非特异性药物，与细胞周期特异性药物相比，它对卵巢的细胞毒性更大，因为它可能同时伤害静止和分裂的细胞。小鼠实验表明，在环磷酰胺处理过后卵泡中生长期（而非静止期）卵泡的颗粒细胞出现大量凋亡[10]。但有趣的是，这项研究也同时观察到小鼠卵巢中原始卵泡数量减少，早期生长卵泡数量增加，这表明环磷酰胺实际激活了小鼠原始卵泡池中静息的原始卵泡的生长，导致卵巢储备丢失[10]。

放疗会干扰正常的细胞增殖周期并造成广泛的细胞损伤。然而，尽管出生后卵母细胞的有丝分裂不活跃，它们仍然很容易受到放疗的损害。青春期前的卵巢由于卵母细胞数量较多，因此比生殖后期的卵巢更不容易受到伤害，但接受腹部放疗后发生POI的风险仍然相当大[15]。据估计，年轻女性和女孩在6周内分次接受20 Gy的辐射暴露导致不孕的可能性为95%[16]。最后，骨髓移植（BMT）前使用的大剂量化疗和放疗会使绝大多数患者失去卵巢功能和生育能力[12]。

生育力保存的适用人群

评估特定患者的POI风险均存在一定困难，对结果的判断取决于多种因素,包括年龄、疾病、疾病分期,并且计划中的化疗方案可能会根据患者治疗后的具体反应而改变[17-18]。为帮助医生完成对患者的评估,可根据爱丁堡标准等作为评估指导[19]。在丹麦生育力保存的计划中,适应证如下:

- 治疗后不孕的风险超过 50%。
- 诊断后五年生存率预估超过 50%。
- 年龄上限在 35 岁左右,具体取决于窦卵泡的相对数目与 AMH 的检测值。

总的来说,选择标准应只作为指导,而不是确切的规则,因为每个女性都应该对其卵巢储备以及自身患 POI 的风险进行独立评估。风险是一个相对的术语,有些人可能会认为 20%的 POI 风险对自己来说很低,因此拒绝手术,而另一些人可能会认为,尽管需要考虑成本和个人付出,但实施生育力保存是值得的。

风险评估

大多数儿童时期的抗肿瘤治疗对近期的卵巢功能没有危害,但可能会导致成年后的卵巢功能及生育能力降低。然而,有些治疗手段和癌症诊断与 POI 的高风险相关,在这种情况下,应与成年女性或是父母陪同下的女孩共同商讨生育力保存的方案[20]。根据计划的治疗方案,表 65-1 展示了不同生育力保存技术的优缺点及其与女孩或年轻女性患者的相关性。计划接受 BMT 和腹腔放射治疗的患者几乎 100% 有发生 POI 的风险。在计划进行大剂量化疗的情况下,应根据计划使用的化疗药物剂量和类型对生育力保存的指征进行单独评估。对于已经接受过相对温和的恶性肿瘤化疗,但后来又复发的患者,在开始新一轮化疗之前(通常包括更激进的性腺毒性治疗方案),可以考虑冷冻保存卵巢组织[20]。关于主要的抗肿瘤治疗方案其相关不孕风险可参考 Lambertini 等人的详细描述[18]。

生育力保存最初仅适用于接受会导致生育功能丧失的癌症化疗患者;但如今,生育力保存的适应证已涵盖因其他系统性疾病(如自身免疫性疾病)而接受性腺毒性化疗的患者、因良性卵巢疾病而接受卵巢手术的部分患者,以及因遗传性疾病(如特纳综合征和半乳糖血症)而导致卵泡过早耗竭的患者。

女性生育力保存的现有选择

当患者面临巨大的 POI 风险时,需要考虑不同的生育力保存方法的优缺点、效率以及治疗本身的实验性质(图 65-1)。

激素抑制

有研究认为,促性腺激素释放激素(GnRH)类似物的联合治疗可保护卵巢免受化疗的有害影响[21-22]。目前,尚无确凿证据表明促性腺激素释放激素类似物的治疗对保护卵巢功能有帮助[23-24]。

成熟卵母细胞或胚胎冷冻

源于在接受 IVF 治疗的夫妇中采用的成熟卵母细胞冷冻及胚胎冷冻的方法,目前已被视作女性生育力保存的标准且有效的方法。目前在不孕人群中,新鲜和冷冻解冻的卵母细胞或胚胎之间的妊娠率几乎相同。据一项回顾性研究表明,在癌症女性患者中上述助孕方案的活产率为 44.4%[25]。

IVF 助孕的主要缺点包括需要时间、金钱花费以及存在发生卵巢过度刺激综合征的风险。此外,患者还应知悉,后续获得 1 个活产婴儿需要冷冻约 20 个卵母细胞,因为即便对全球范围内经验最丰富的团队而言,每个玻璃化冷冻复苏的卵母细胞(卵母细胞捐献)的活产率仅为 5.7%左右[26]。卵巢刺激目前可以在月经周期的任何时

表 65-1 适用于恶性肿瘤女性患者生育力保护措施——利与弊

生育力保存方法	计划治疗方案	年龄	评估模式 后续生育方案	优势	劣势
卵巢固定术	腹腔放疗	青春期前 青春期后 成年女性	自然受孕或 IVF	标准化治疗方案	存在辐射散射影响
卵子冷冻或 胚胎冷冻	骨髓移植术 腹腔放疗 大剂量烷化剂	(青春期后女性?) 成年女性	体外受精或胚胎移植	成熟技术方案	可能延误原发病治疗 需要精子 有限的生育潜力 不适用于青春期前女性
卵巢组织冷冻	骨髓移植术 腹腔放疗 大剂量烷化剂	青春期前 青春期后 成年女性	卵巢组织移植后 自然受孕或 IVF	最大程度避免原发病治疗延迟 储备卵巢功能→多次自然受孕 无年龄下限	需要手术 肿瘤细胞污染风险 组织的冷冻及移植效率未知

引自:表格修改自 Schmidt KT 等人,BJOG 2010; 117:163-174.

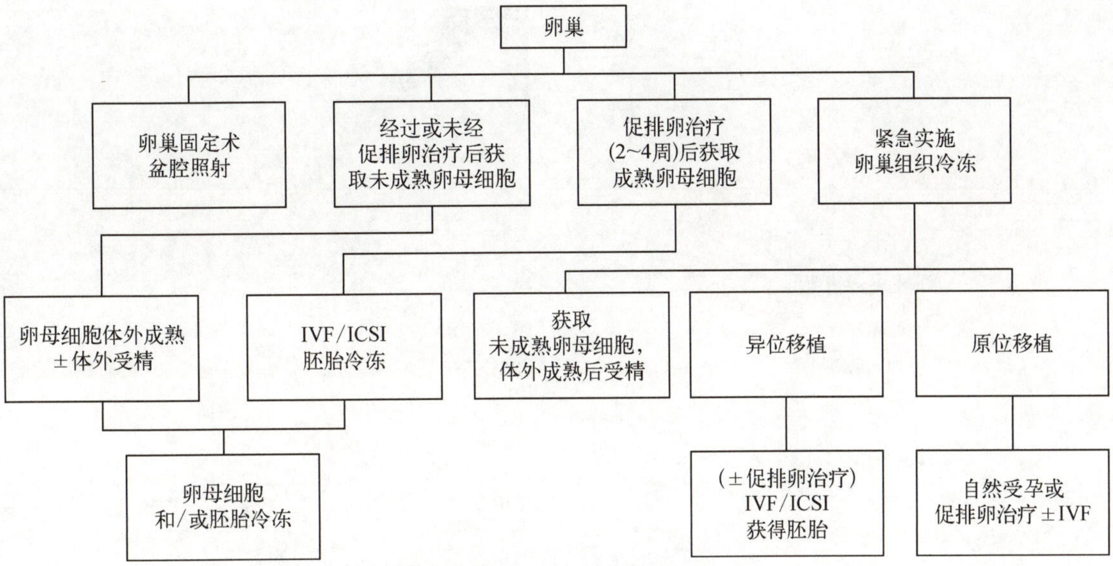

图 65-1 女性生育力保存方法的选择

IVM，in vitro maturation，未成熟卵母细胞体外成熟；IVF，in vitro fertilization，体外受精；ICSI，intracytoplasmic sperm injection，卵胞质内单精子注射

间随机开始，即便如此，IVF 治疗流程仍有可能导致原发疾病治疗计划被迫延迟 2~4 周[27-28]。

卵巢组织冷冻

卵巢组织冷冻保存的可行性是基于与脆弱的、较大的、生长的卵泡相比，小的(静止的)原始卵泡具有较高的耐受冷冻保存的能力。绝大多数原始卵泡位于卵巢皮质最外层的 1 mm 或 2 mm 处，较容易与卵巢组织其他部分分离。冷冻后的卵巢皮质可在液氮中保存数年，为患者预留出康复时间。患者痊愈后，可将部分冷冻保存的卵巢组织重新移植回已进入更年期的患者体内，重新建立周期性的内分泌激素环境，提供自然受孕、妊娠和分娩(也可能是通过体外受精-胚胎移植获得)所需的适当条件[29-31]。

今后，卵巢组织的冷冻保存会与小窦卵泡抽吸相结合，随后进行卵母细胞体外成熟(IVM)，这将会为患者提供额外的受孕机会[26,32]。未成熟卵母细胞可从卵巢组织中的窦卵泡中收集，或在冷冻保存卵巢组织过程中从缓冲液中发现，在体外成熟后再进行冷冻保存[33-34]。最近有报道称，从卵巢组织冷冻过程中收集的体外成熟卵母细胞获得的冷冻保存胚胎相继获得第一例活产[35]及第二例临床妊娠[36]。

卵巢组织冷冻保存的技术方面

丹麦生育力保存计划于 1999 年启动。至今，已有 1 400 多名患者因不同临床指征实施了卵巢组织冷冻保存，目前每年当地居民每百万人会冷冻 16~20 例卵巢组织。自 2003 年以来，已有 107 名女性实施了 139 例卵巢组织自体移植手术，获得了 40 多例临床妊娠，最终有 30 多例健康婴儿出生[37-39]，另有两例合法流产[40]，两例中期妊娠流产。因此，丹麦的卵巢组织冷冻保存方案已被证明是可靠的，已作为丹麦医疗系统中一种成熟的、行之有效的生育力保存方法。

丹麦方案流程

几乎所有丹麦的患者均通过腹腔镜手术切除整个卵巢(图 65-2a)。切除整个卵巢的优点是可以最大限度地降低术后并发症的风险，并可以通过重复移植延长可能的生育窗口的可能性。保留单侧卵巢的女性血清卵泡刺激素(FSH)浓度可能略有升高[41]，但通过自然受孕或 IVF 助孕[42]有机会保持正常的生育能力。不过，关于冷冻保存整个卵巢还是部分卵巢的决定仍存在争议[43]。

卵巢组织被转运至低温无菌操作台上，将卵巢组织放入盛有 20 mL 等渗盐水的 10 cm 培养皿中，用钩状镊子和手术刀人工分离卵巢皮质(图 65-3)。去除所有卵巢髓质并将卵巢皮质修剪至厚度 1~2 mm(图 65-2b)，将其切成 5 mm×5 mm ×1 mm 的小块(图 65-2c)。在修剪过程中，用等渗盐水多次冲洗组织。将组织块转移到一个 50 mL 的离心管中，管中装有 30 mL 冷冻溶液[0.1 mol/L 蔗糖、1.5 mol/L 乙二醇和 10 mg/mL 人血白蛋白(HSA)，磷酸盐缓冲盐水(PBS)]，并在倾斜台上于 1~2 ℃温度下平衡约 25 min。使用无菌镊子将皮质片转移至 1.8 mL 的冻存

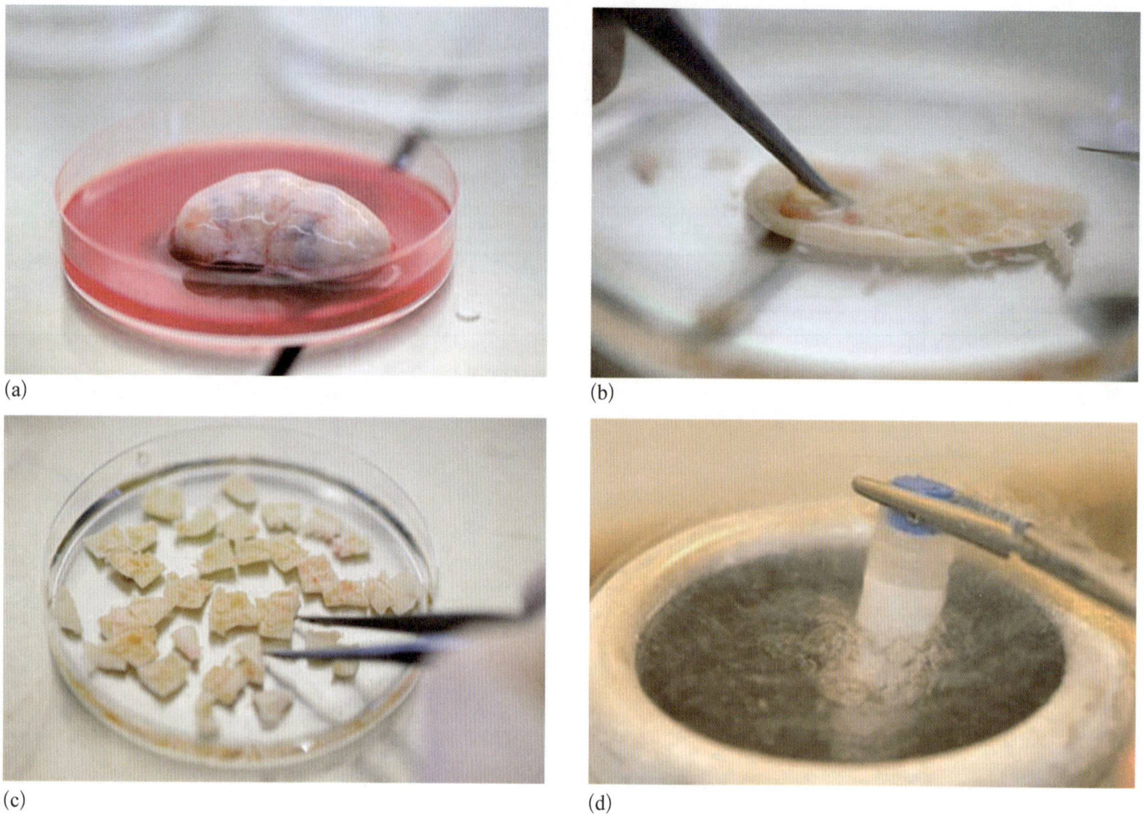

图 65-2 冷冻保存人类卵巢组织以保留生育功能。(a) 通过手术切除一侧卵巢或部分卵巢组织。(b) 去除卵巢髓质,将皮质修剪至 1~2 mm。(c) 将皮质切成 5 mm×5 mm ×1 mm 的小块,将皮质小片在冰上的低温冷冻溶液中平衡 25 min。(d) 将皮质小片转移到单独的冷冻管中,手动放置,在液氮中缓慢进行程序化冷冻

管(Nunc A/S,丹麦)中,每个冻存管含有 1 mL 新鲜冻存缓冲液,并使用编程冷冻机(Planer 360-1.7,Planer 公司,英国)进行冷冻保存(图 65-2d)。冷冻保存程序如下:起始温度 1 ℃,然后-2 ℃/min 至-9 ℃,浸泡 5 min,然后手动操作冻存管诱导冰晶,-0.3 ℃/min 至-40 ℃,-10 ℃/min 至-140 ℃,然后将冻存管直接放入液氮。从卵巢组织进入冷冻缓冲液到启动冷冻程序,整整需要 30 min,且温度需始终保持在 1~2 ℃。冷冻结束后,将冻存管密封在双层塑料皮套中(双层密封)(图 65-4a),并将一半组织分别长期保存在两个独立的氮气罐中(图 65-4b)。在获取卵巢皮质组织时,取一小块皮质进行组织学检查,用于估算卵泡密度。

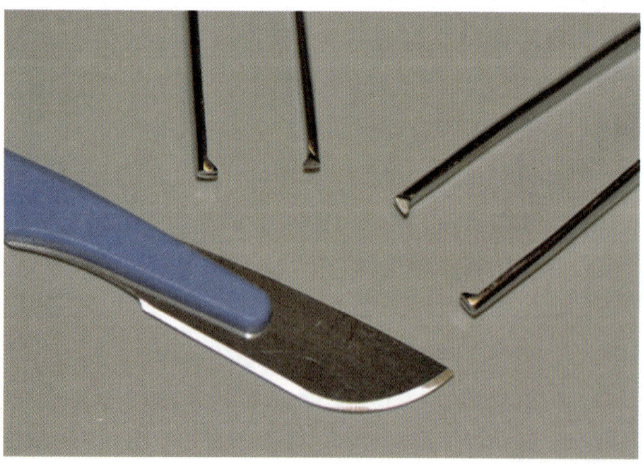

图 65-3 用于准备卵巢皮质的器械。组织镊确保在解剖过程中固定卵巢组织,而具有长切割刃的手术刀可以平滑地修剪皮层

人卵巢组织异种移植的质量控制

为了定性评估组织中卵泡在冷冻复苏后的存活率,我们将 42 名女性冷冻复苏后的卵巢皮质分 49 次移植到切除卵巢的免疫缺陷小鼠皮下[30]。这些女性中,有 36 人在卵巢冷冻保存前被诊断为恶性肿瘤:乳腺癌(9 人)、霍奇金淋巴瘤和非霍奇金淋巴瘤(9 人)、白血病(急性淋巴细胞白血病、慢性髓细胞性白血病和急性髓细胞性白血病:7 人)、肉瘤(5 人)和其他疾病(6 人)。小鼠在四周后被处死(图 65-5a)。组织学评估显示,所有皮质活检组织中均存在健康的原始卵泡,说明卵巢组织中卵泡的活力能够在复苏后得以维持(图 65-5b)。将冷冻复苏的卵巢组织移植到免疫缺陷小鼠体内被认为是评估卵泡存活率的最佳方法。

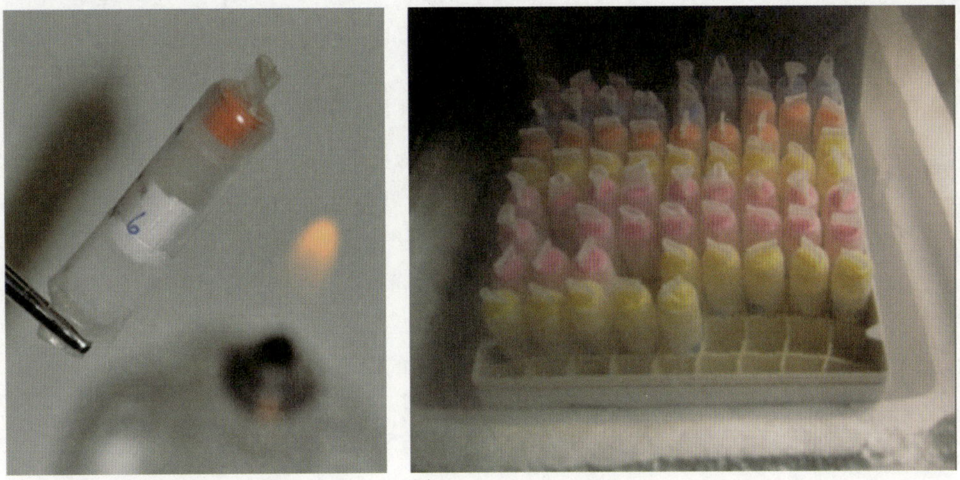

(a) (b)

图 65-4 冷冻管的多层密封和储存。(a)冷冻后，装有卵巢组织的冷冻管在长期储存前用 CryoFlex 进行双重密封。(b) 长期储存前。注意每个患者的不同颜色代码

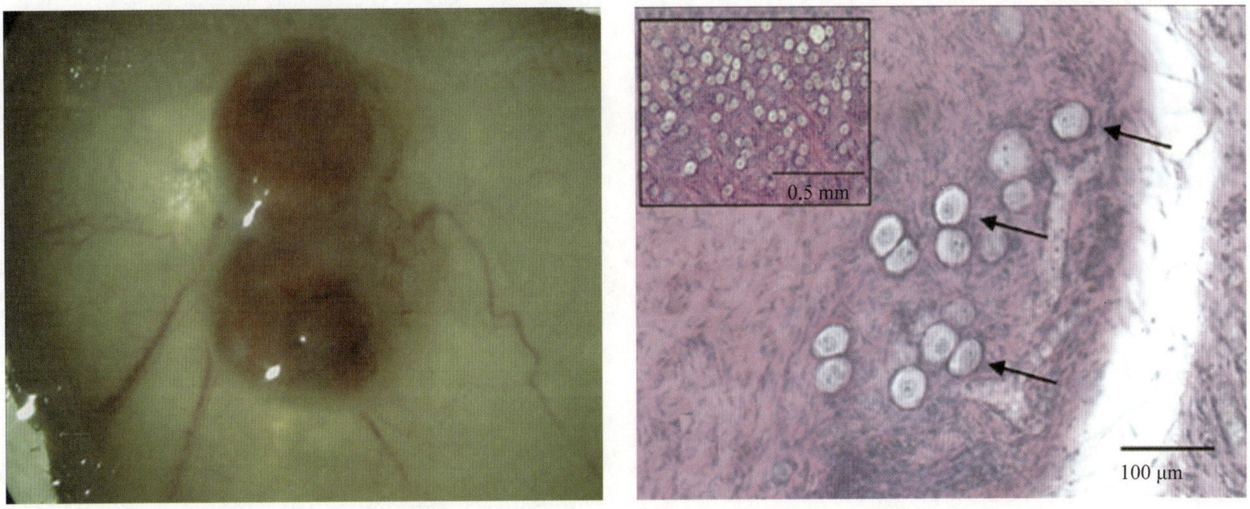

(a) (b)

图 65-5 (a) 将两片冷冻解冻的人类卵巢皮质(5 mm×5 mm)移植到卵巢切除小鼠的皮下。两周后，肉眼可见血管分布。(b) 人类卵巢皮质在冷冻前冰上保存 20 h。解冻后的组织移植到切除卵巢的小鼠皮下四周。组织学显示健康的原始卵泡(箭头)被小血管包围。插页显示的是新鲜样本的组织学(摘自 Rosendahl M 等人, Reprod Biomed Online 2011; 22: 162-171)

慢速冷冻与玻璃化冷冻

卵巢组织冷冻保存目前最广泛使用的方案是慢速冷冻技术[44-46]，到目前为止，由该技术出生的孩子绝大多数都是由慢速冷冻保存的卵巢皮质组织产生的[39,47,48]。目前有两种处在测试阶段的替代冷冻方法。第一种是玻璃化冷冻技术，即在短时间内将组织暴露于高浓度低温保护剂中，然后立即放入液氮中，这与目前广泛使用的卵母细胞和胚胎冷冻保存方法类似。一些研究人员发现，与慢速冷冻技术相比，玻璃化冷冻技术能更好地维持卵巢组织内卵泡和基质结构，并提高卵泡存活率[49-51]。但也有研究人员认为慢速冷冻技术的保存效果更佳[52-53]，因此玻璃化冷冻技术是否能带来显著的临床益处目前尚存争议。第二种方法是全卵巢冷冻，即在体外通过血管蒂导入冷冻保护剂，然后进行冷冻保存[54]，这种方法可避免移植时缺血引起的卵泡丢失，因为卵巢血管吻合可确保快速供血[55]。然而，目前技术水平会导致卵巢血管在冷冻过程中产生一定程度受损，因此这种方法目前还未应用于临床。

冷冻保存前的卵巢组织运输

卵巢组织在冷冻保存前在冰上运输达 5 h 仍不影响组织复苏后的存活[30,56]。这使得没有冷冻保存专业技术的医院可以在当地为癌症女性进行卵巢组织切术,后续将卵巢组织转运至冷冻保存中心即可。这有利于技术的质量控制、设备和人员的管理,以便能够达到相应的临床、法律和科学标准。丹麦在冷冻前运输卵巢组织的经验已经证明了集中冷冻保存的可行性,并且这种模式现已在德国(隔夜运输)和许多其他国家推行[5]。我们已经证明,冰上运输 20 h 后进行卵巢组织冷冻保存,后续将皮质复苏移植给卵巢切除的免疫缺陷小鼠体内 4 周,卵泡的存活率令人满意(图 65-5b)[30],而最近的德国研究结果显示,冷冻前组织的隔夜运输能够实现活产[57]。

冷冻卵巢组织自体移植

尽管全球已经有数千名年轻女性和女孩进行了卵巢组织冷冻保存,但移植结果的积累速度十分缓慢。通常情况下,患者至少需要两年时间治愈后才能接受移植。此外,值得庆幸的是,在冷冻保存了一侧卵巢的女性中,只有一半在治疗结束后立即或很快进入更年期[58]。目前尚无法统计全球再移植手术的数量,但至 2022 年年中,再移植手术的数量为 1 000 例左右。

冷冻保存的卵巢复苏

解冻复苏包括三个步骤,每个步骤持续 10 min(图 65-6)。将装有冷冻组织的小瓶放入 37 ℃水浴中。液体液化后,立即取出卵巢皮质组织,放入第一解冻缓冲液(0. 75 mol/L 乙二醇、0. 25 mol/L 蔗糖和 10 mg/mL HSA 的 PBS)中,然后用无菌镊子将其移至室温倾斜台上的第二缓冲液(0. 25 mol/L 蔗糖和 10 mg/mL HSA 的 PBS)中。在解冻的最后 10 min,将组织转移到装有 10 mg/mL HSA 的 10 mL 塑料管中的 PBS 中(图 65-6 右下),并将其带入手术室,立即进行移植手术。移植手术后到组织血管再生建立之间的时间间隔对卵泡能否存活至关重要。因为在绵羊移植过程中发现实际冷冻保存过程中只有一小部分卵泡丢失,而移植过程中伴有 60%~70%的卵泡丢失[59]。

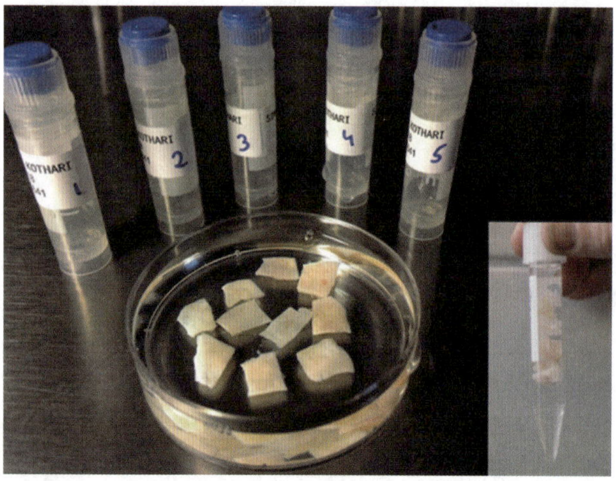

图 65-6 三步解冻程序。随着冷冻保护液浓度的降低,一块块的皮质被转移到解冻液中。右下显示了解冻复苏的最后一步,组织随后被带到手术室进行移植

卵巢组织的原位移植和异位移植

在大多数丹麦患者中,移植手术都是通过腹腔镜/微小腹腔镜联合手术将卵巢组织切片移植回处于绝经状态的卵巢皮质下凹陷处[60]。在全身麻醉的情况下,在下腹部做 50 mm 的手术切口,然后通过腹腔镜将卵巢移至体表。在卵巢皮质上做纵向切口,从而在卵巢两侧皮质下方形成小袋(图 65-7a,b)。解冻复苏的卵巢皮质在袋中相邻排列,皮质一侧向外[60]。通常情况下,根据卵巢的大小,可将 6~10 块皮质放置到剩余的卵巢上。如果皮质移植到原位保留的剩余卵巢的皮质下即原位移植(图 65-7a,b),但在某些情况下,如果剩余卵巢已被切除或卵巢体积明显缩小,则会进行异位移植,即将组织移植到前腹壁的腹膜袋或盆腔侧壁(图 65-7c,d)[61-62]。

卵巢功能的恢复及其成果

卵巢组织移植后的功能一般在移植后 3. 5~6. 5 个月内恢复,这与卵泡从早期发育阶段生长到窦卵泡阶段所需的生长时间一致[30,31,63]。对 12 名丹麦患者首次移植后检测血清 FSH 浓度显示,移植后短时间内 FSH 保持高水平,但一旦卵泡生长到可以分泌雌二醇和抑制素 B 的阶段,FSH 便开始下降至绝经前浓度(图 65-8)。

2013 年,欧洲的 3 个治疗中心(分别位于比利时、丹麦和西班牙)对 60 名女性进行了卵巢组织原位移植后的随访[31],其中 51 例女性完成了 6 个多月的随访。结果表明,93%的女性卵巢功能得到恢复,并且这 51 名患者中有 11 人怀孕,且在随访时已有 6 名患者生下了 12 名健康婴儿,这得益于卵巢组织的原位移植。此外,以往研究表明冷冻保存时患者的年龄是预测怀孕的一个重要因素[64],而事实上大多数成功妊娠的女性年龄都在 30 岁以下。

此外,现已证实在青春期前冷冻的卵巢组织在移植后对内源性促性腺激素刺激的反应与冷冻时从卵巢功能正常的成年女性身上获取的卵巢组织相似[65]。并且在随访的女性中其中一些现已怀孕,分娩了健康婴儿[65]。

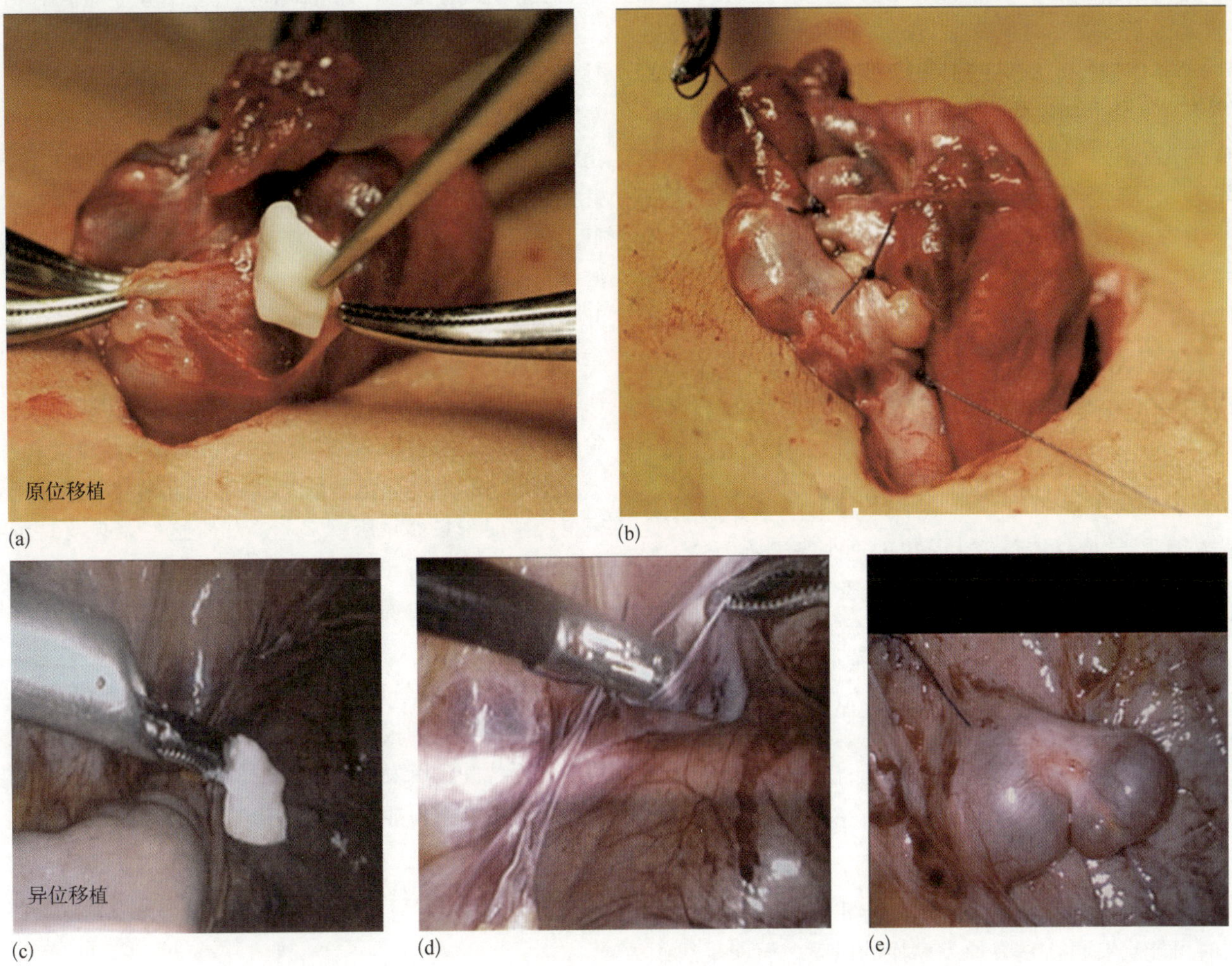

图 65-7 冷冻卵巢组织移植。(a 和 b)原位移植:将解冻的卵巢皮质块移植到原位卵巢的皮质下口袋中。(c 和 d)异位移植:将解冻的卵巢皮质块移植到与盆腔壁相对应的腹膜下口袋中。(e)解冻卵巢组织移植数年后异位移植部位的两个人类窦卵泡

另有两个研究小组通过将冷冻复苏的青春期前卵巢组织移植回两名少女体内,成功诱导了青春期[66-67],这也表明这种方法具有广泛的可行性。

妊娠率及活产率

在世界范围内已经进行了许多冷冻保存卵巢组织的移植手术,迄今为止已有近 200 例活产在同行评审的期刊和会议摘要中被报道[39,68-70]。随着这项技术在全球范围内的推广,目前已获得了美国生殖医学会的认可,并被允许在有资质的专业中心作为常规临床技术应用。在报道的 60 例活产中,每个中心移植例数以及移植前的卵巢组织的活性状态不详,因此估计准确的妊娠率较为困难[68,71]。近期在 2021 年,由五个中心共同参与,对 285 例卵巢组织移植进行了评估[72]。在这个较大的观察样本中,受孕女性的比例为 26%($n=75$)。由于移植例数(分母)是已知的,因此该信息高度相关性且基于证据。两名

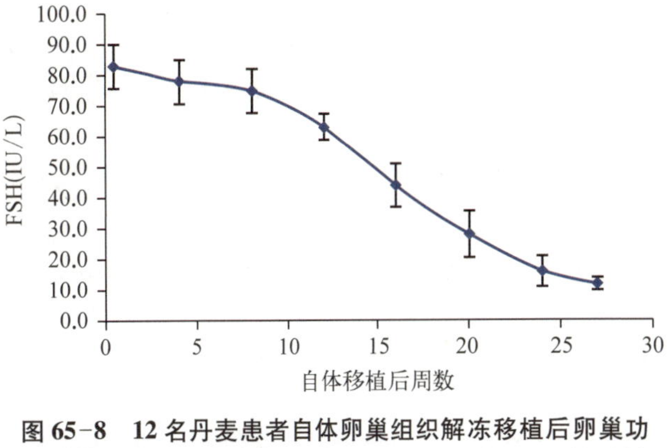

图 65-8 12 名丹麦患者自体卵巢组织解冻移植后卵巢功能恢复的血清卵泡刺激激素水平(IU/L)(平均值:平均值的标准误差)。缩写:FSH, follicle-stimulating hormone,卵泡刺激激素

妇女各生了三个孩子,这证明了该技术的有效性,以及只需一次手术就能多次自然受孕的可能性[31,71]。

Andersen[29]、Dolmans[73]和 Meirow[74]等人的研究结

果表明，与接受卵胞质内单精子注射（ICSI）普通人群相比，卵巢冷冻移植后的患者在 IVF 助孕时，空卵泡率高达 29%～35%，同时，未成熟或退化卵母细胞比例要高得多（37%）[73]。Dolmans 及其合作者最近的研究[72]也认为，卵巢冷冻移植后的患者在 IVF 助孕时应归为困难人群，所有患者都应被视为卵巢反应差的患者。在 Greve 及其合作者的一项研究中，12 名接受了卵巢组织冷冻移植的女性接受了辅助生殖技术助孕，其每个周期的妊娠率为 6.9%，活产率为 3.8%[75]。有人认为，结果不佳反映了卵泡选择减少，而非卵母细胞的老化或损伤。

组织移植后的存活时间

丹麦的研究队列结果表明，移植后的卵巢组织的功能维持在 9 个月到 9 年[38,75,76]。图 65-7e 显示了卵巢组织移植数年后，异位移植部位生长出的两个窦卵泡，显示了移植的卵巢组织存活良好。其他研究表明，在卵泡密度保存良好的情况下，卵巢皮质的平均寿命为 4～5 年[26]。鉴于卵巢组织的寿命较长，而且在许多情况下，女性储存的组织足够进行 2～3 次移植，因此冷冻保存的组织足以恢复内分泌功能，直至自然绝经年龄。

卵巢组织残留病灶评估

在患者接受化疗前切除的卵巢组织，在冷冻复苏进行移植时可能会有再次诱发原发癌症的风险。但卵巢组织冷冻保存通常只提供给长期生存概率较高的患者，这些患者通常病情较轻且局限，肿瘤转移和累及卵巢的风险极低[26,30]。然而，血液系统恶性肿瘤的患者具有特殊性，不能排除卵巢受累的可能性。

一系列可单独或联合使用的检测技术的应用，能够最大限度地降低将卵巢组织移植引起癌症复发的风险[77]：①切除组织的外科医生应观察卵巢周围和卵巢表面可能存在的大体病理情况；②在再次移植前，可选取一块复苏的卵巢组织，对其进行肿瘤特异性标记物的免疫组化检测和组织病理评估；③将卵巢组织皮质移植给免疫缺陷小鼠，并饲养 4～6 个月，以检测原人类癌症是否发展。但即便小鼠没有罹患癌症，仍不能完全排除组织中含有肿瘤细胞，因为有些人类癌症在小鼠体内生长不良。即便采取以上方法，通过评估一块卵巢皮质为无肿瘤携带风险，但仍不可能完全断定来自同一患者的其他卵巢皮质组织中不会藏有恶性肿瘤细胞，从而导致卵巢组织移植后肿瘤疾病复发。

恶性肿瘤细胞污染的风险

关于冷冻保存的卵巢组织移植后的肿瘤细胞污染风险，已经开展了大量研究。2013 年，三个独立团队对相关文献进行了系统回顾。三篇综述均认为，白血病患者通过移植冷冻保存的卵巢组织再引入肿瘤细胞的风险最高[78-80]。此外，一些研究表明，任何一种胃肠道癌症的移植都有中等风险[78,80]。淋巴瘤存活患者的移植数据安全性最高，三项研究均认为霍奇金淋巴瘤的转移风险较低[78-80]。令人欣慰的是，一项文献综述发现，共有 264 例既往诊断为恶性肿瘤的女性接受了卵巢组织移植手术，但并未因卵巢组织原因导致肿瘤复发[69]，这一结果于 2021 年得到证实[72]。

此外，对于白血病患者，丹麦和比利时的两项体内实验研究发现，免疫缺陷小鼠移植人冷冻复苏卵巢组织后，未发展成为白血病。这些研究建议，应在白血病患者病情完全缓解时采集卵巢组织[81,82]。尽管这些结果支持继续为白血病患者进行卵巢组织冷冻保存，但目前还没有成熟的方法来恢复白血病患者的生育能力，但在未来，孤立卵泡移植或 IVM[83,84]成为可能。

最重要的是，目前没有任何移植部位肿瘤复发的报道。但有一个病例报道是关于颗粒细胞肿瘤的复发，但在移植物部位并没有发现肿瘤复发的证据[85]。这表明卵巢疾病相关的移植可能需要更严格的预防措施。

男性生育力保存

生育力低下影响着约 15% 的夫妇，而在这些夫妇中，17% 的夫妇被发现存在严重的男方因素。虽然严重男性不育症的病因在很大程度上仍不清楚，但曾接受性腺毒素治疗和基因组畸变与其密切相关[86]。

化疗和放疗对睾丸功能的影响

研究表明，睾丸在各个时期都极易受到放疗和化疗药物的毒性影响[87]。联合化疗对生精上皮的影响取决于所用的化疗药物的类型和剂量[87-90]。据估计，与不育有关的环磷酰胺阈值剂量在 7.5～9 g/m^2[91-92]，而在青春期后的男性中则为 10 g/m^2[93]。在青春期前睾丸中，生殖干细胞会在辐照后急性耗竭，且耗竭程度与剂量有关[94-95]。超过 6 Gy 的放疗剂量可耗尽精原干细胞（SCC）池，导致永久性不育[96-97]。剩余精原干细胞可恢复精子生成，但这取决于细胞毒性药物和放疗的类型、剂量和分割方式[98]。

男性生育力保存的现有选择

近期，关于男性生育力保存的综述已经出版[99]。冷冻保存精子是成年男性患者生育力保存的常规手段[100]。

使用冷冻保存的精子通过卵胞质内单精子注射(ICSI)的怀孕成功率大大提高[101]。我们鼓励所有睾丸体积超过10~12 mL的青春期男孩在接受癌症治疗前保存精液样本[100-101]。电击射精、阴茎振动刺激、从尿液样本中寻找精子或从活检中提取睾丸精子等方法也可作为无法射精的男孩获取精子的途径[102]。由于青春期前的男孩无法从精子库中获益,而冷冻保存的样本是有限的资源,不可能恢复自然生育能力,因此在癌症治疗前冷冻保存睾丸组织和精原干细胞是保留其生育能力的一种潜在替代策略[103]。这种技术包括从冷冻复苏的睾丸活检组织中酶切分离出精原干细胞,进行体外繁殖,并通过传出导管或睾丸前叶将精原干细胞移植到生精小管中[104-105]。在移植精原干细胞后,精原干细胞会迁移到生精小管的基底膜上,在上皮细胞中定植,并进行自我更新和分化,从而建立永久性的精子发生机制,后续无须进一步的助孕治疗就能自然受孕。

目前已开发出几种使用丙二醇、甘油、乙二醇或二甲亚砜冷冻保存成年睾丸和隐睾睾丸细胞悬浮液和睾丸碎片的方案[94,106-108]。

通过睾丸移植和精原干细胞移植恢复生育能力

来自不同物种(小鼠、仓鼠和猴)的青春期前睾丸组织冷冻存活率令人满意,异种移植后有精子生成,可以从组织中提取精子用于辅助生殖助孕[109]。不过,目前还没有关于男性睾丸自体移植成功的报道。

注射精原干细胞被认为是青春期前癌症患者恢复生育能力的最有前景的方法。在小鼠中,1994年首次成功进行了生精细胞移植,当时将精原细胞显微注射到生精小管中,促使生精细胞发育至完全生精[110]。由于解剖学和一致性的差异以及睾丸体积较大,经睾丸后叶注射精原干细胞已被证明是牛、灵长类动物和人类等物种的较佳治疗部位[111]。在人类生育能力恢复方面,成人和青春期前人类精原干细胞已成功在体外培养,异种移植后不会丧失其干细胞能力或在生精小管定植的能力[112-113]。

近期,在超声引导下,恒河猴精原干细胞被缓慢恒压注射到睾丸隐窝,并在后续恒河猴射精中发现了能通过ICSI使卵母细胞受精的精子[114]。这项在非人灵长类动物中进行的研究对于利用精原干细胞恢复人类生育功能无疑是一个重要里程碑。然而,进一步证明精原造血干细胞的表观遗传和稳定性在经历冷冻保存、培养和移植后不会受到损害仍然非常重要[115]。

总　结

目前,让年轻女性和男性克服性腺毒性治疗可能导致的不孕不育,既有成熟的也有实验性的治疗方法。卵巢组织冷冻保存已成为世界范围内一项成熟的生育力保存技术,迄今已有200多名健康儿童通过这种方法出生。随着女性从疾病中康复,并重新恢复生育能力,移植数量也在不断增加。在一些病例中,移植体的寿命可以长达九年,并维持正常功能,由此可见卵巢组织冷冻技术的优势。对于男性来说,冷冻保存精子是保存生育能力的金标准,年轻男孩和成年男性的睾丸组织冷冻保存效果良好,但仍需要建立移植策略以恢复生育能力。

最重要的是,如果疾病治疗存在性腺损伤和生育能力丧失的风险,在开始治疗之前,血液科和肿瘤科医生应将患者转诊至生殖专科医生,为患者提供适当的生育能力保存策略咨询。

展　望

未来,应优化和研究新的生育力保存策略。对早期阶段卵泡进行IVM,获得可受精的成熟卵母细胞,是避免移植冷冻复苏卵巢组织时传播恶性肿瘤细胞的一种方法。这一技术已在小鼠实验中获得成功[116],而且还从窦前卵泡培养而来的初级卵泡中提取到了减数分裂中期卵母细胞[117]。目前,已经能够将人窦前卵泡在体外培养至早期窦卵泡阶段[84,118]。然而,要成为临床上确切可行的应用技术,仍需进一步研究。另一种方法是将分离出来的人类原始卵泡移植到人工卵巢——一种专门制作的支架——从而为无法进行冷冻卵巢组织移植的患者提供另一种恢复生育能力的方法[119-120]。

(张楚悦译,张婷、孙赟校)

参考文献

[1] Stoop D, Maes E, Polyzos NP, et al. Does oocyte banking for anticipated gamete exhaustion influence future relational and reproductive choices? A follow up of bankers and non-bankers. Hum Reprod. 2015; 30:338-44.

[2] Andersen CY, Kristensen SG. Novel use of the ovarian follicu-lar pool to postpone menopause and delay osteoporosis. Reprod Biomed Online. 2015; 31:128-31.

[3] Jemal A, Siegel R, Ward E, et al. Cancer statistics. CA Cancer J Clin. 2007; 57:43-66.

[4] Meirow D, Hardan I, Dor J, et al. Searching for evidence of disease and malignant cell contamination in ovarian tissue stored from hematologic cancer patients. Hum Reprod. 2008; 23:1007-13.

[5] Von Wolff M, Donnez J, Hovatta O, et al. Cryopreservation

and autotransplantation of human ovarian tissue prior to cytotoxic therapy—A technique in its infancy but already successful in fertility preservation. Eur J Cancer. 2009; 45: 1547-53.

[6] El Issaoui M, Giorgione V, Mamsen LS, Rechnitzer C, Birkebæk N, Clausen N, Kelsey TW, Andersen CY. Effect of first line cancer treatment on the ovarian reserve and follicular density in girls under the age of 18 years. Fertil Steril. 2016; 106:1757-62.

[7] Lamar CA, Decherney AH. Fertility preservation: State of the science and future research directions. Fertil Steril. 2008; 91: 316-19.

[8] Donnez J, Dolmans MM, Diaz C, Pellicer A. Ovarian cortex transplantation: Time to move on from experimental studies to open clinical application. Fertil Steril. 2015; 104: 1097-8.

[9] Meirow D, Biederman H, Anderson RA, et al. Toxicity of chemotherapy and radiation on female reproduction. Clin Obstet Gynecol. 2010; 53:727-39.

[10] Kalich-Philosoph L, Roness H, Carmely A, et al. Cyclophosphamide triggers follicle activation and "burnout"; AS101 prevents follicle loss and preserves fertility. Sci Transl Med. 2013; 5:185ra62.

[11] Nicholson HS, Byrne J. Fertility and pregnancy after treatment for cancer during childhood or adolescence. Cancer. 1993; 71:3392-9.

[12] Meirow D. Reproduction post-chemotherapy in young cancer patients. Mol Cell Endocrinol. 2000; 169:123-31.

[13] Oktem O, Oktay K. Quantitative assessment of the impact of chemotherapy on ovarian follicle reserve and stromal function. Cancer. 2007; 110:2222-9.

[14] Meirow D, Lewis H, Nugent D, et al. Subclinical depletion of primordial follicular reserve in mice treated with cyclophosphamide: Clinical importance and proposed accurate investigative tool. Hum Reprod. 1999; 14:1903-7.

[15] Wallace WHB, Thomson AB, Saran F, Kelsey TW. Predicting age of ovarian failure after radiation to a field that includes the ovaries. Int J Radiat Oncol Biol Phys. 2005; 62: 738-44.

[16] Lushbaugh CC, Casarett GW. The effects of gonadal irradiation in clinical radiation therapy: A review. Cancer. 1976; 37:1111-20.

[17] Donnez J, Dolmans MM. Fertility preservation in women. Nat Rev Endocrinol. 2013; 9:735-49.

[18] Lambertini M, Del Mastro L, Pescio MC, et al. Cancer and fertility preservation: International recommendations from an expert meeting. BMC Med. 2016; 14:1.

[19] Wallace WH, Smith AG, Kelsey TW, et al. Fertility preservation for girls and young women with cancer: Population-based validation of criteria for ovarian tissue cryopreservation. Lancet Oncol. 2014; 15:1129-36.

[20] Schmidt KT, Larsen EC, Andersen CY, Andersen AN. Risk of ovarian failure and fertility preserving methods in girls and adolescents with a malignant disease. BJOG. 2010; 117: 163-74.

[21] Badawy A, Elnashar A, El-Ashry M, Shahat M. Gonadotropin-releasing hormone agonists for prevention of chemotherapy-induced ovarian damage: Prospective randomized study. Fertil Steril. 2009; 91:694-7.

[22] Peeyra Pacheco B, Méndez Ribas JM, Milone G, et al. Use of GnRH analogs for functional protection of the ovary and preservation of fertility during cancer treatment in adolescents: A preliminary report. Gynecol Oncol. 2001; 81: 391-7.

[23] Blumenfeld Z, von Wolff M. GnRH-analogues and oral contraceptives for fertility preservation in women during chemotherapy. Hum Reprod Update. 2008; 14:543-52.

[24] Munhoz RR, Pereira AA, Sasse AD, et al. Gonadotropin releasing hormone agonists for ovarian function preservation in premenopausal women undergoing chemotherapy for early-stage breast cancer: A systematic review and meta-analysis. JAMA Oncol. 2016; 2:65-73.

[25] Dolmans MM, Hollanders de Ouderaen S, Demylle D, et al. Utilization rates and results of long-term embryo cryopreservation before gonadotoxic treatment. J Assist Reprod Genet. 2015; 32:1233-7.

[26] Donnez J, Dolmans MM. Ovarian tissue freezing: Current status. Curr Opin Obstet Gynecol. 2015; 27:222-30.

[27] von Wolff M, Thaler CJ, Frambach T, et al. Ovarian stimulation to cryopreserve fertilized oocytes in cancer patients can be started in the luteal phase. Fertil Steril. 2008; 92: 1360-5.

[28] Cakmak H, Katz A, Cedars MI, et al. Effective method for emergency fertility preservation: Random-start controlled ovarian stimulation. Fertil Steril. 2013; 100:1673-80.

[29] Andersen CY, Rosendahl M, Byskov AG, et al. Two successful pregnancies following autotransplantation of frozen/thawed ovarian tissue. Hum Reprod. 2008; 23:2266-72.

[30] Rosendahl M, Schmidt KT, Ernst E, et al. Cryopreservation of ovarian tissue for a decade in Denmark: A view of the technique. Reprod Biomed Online. 2011; 22:162-71.

[31] Donnez J, Dolmans MM, Pellicer A, et al. Restoration of ovarian activity and pregnancy after transplantation of cryopreserved ovarian tissue: A review of 60 cases of reimplanta-

tion. Fertil Steril. 2013; 99:1503-13.

[32] Wilken-Jensen HN, Kristensen SG, Jeppesen JV, et al. Developmental competence of oocytes isolated from surplus medulla tissue in connection with cryopreservation of ovarian tissue for fertility preservation. Acta Obstet Gynecol Scand. 2014; 93: 32-7.

[33] Yin H, Jiang H, Kristensen SG, et al. Vitrification of *in vitro* matured oocytes collected from surplus ovarian medulla tissue resulting from fertility preservation of ovarian cortex tissue. J Assist Reprod Genet. 2016; 33:741-6.

[34] Fasano G, Moffa F, Dechène J, et al. Vitrification of *in vitro* matured oocytes collected from antral follicles at the time of ovarian tissue cryopreservation. Reprod Biol Endocrinol. 2011; 9:150.

[35] Prasath EB, Chan ML, Wong WH, Lim CJ, Tharmalingam MD, Hendricks M, Loh SF, Chia YN. First pregnancy and live birth resulting from cryopreserved embryos obtained from *in vitro* matured oocytes after oophorectomy in an ovarian cancer patient. Hum Reprod. 2014; 29:276-8.

[36] Segers I, Mateizel I, Van MoerE, et al. *In vitro* maturation (IVM) of oocytes recovered from ovariectomy specimens in the laboratory: A promising "*ex vivo*" method of oocyte cryopreservation resulting in the first report of an ongoing pregnancy in Europe. J Assist Reprod Genet. 2015; 32: 1221-31.

[37] Macklon KT, Jensen AK, Loft A, et al. Treatment history and outcome of 24 deliveries worldwide after autotransplantation of cryopreserved ovarian tissue, including two new Danish deliv-eries years after autotransplantation. J Assist Reprod Genet. 2014; 31:1557-64.

[38] Jensen AK, Kristensen SG, Macklon KT, et al. Outcomes of transplantations of cryopreserved ovarian tissue to 41 women in Denmark. Hum Reprod. 2015; 30:2838-45.

[39] Jensen AK, Macklon KT, Fedder J, Ernst E, Humaidan P, Andersen CY. 86 successful births and 9 ongoing pregnancies worldwide in women transplanted with frozen-thawed ovarian tissue: Focus on birth and perinatal outcome in 40 of these children. J Assist Reprod Genet. 2017; 34:325-6.

[40] Greve T, Ernst E, Markholt S, Schmidt KT, Andersen CY. Legal termination of a pregnancy resulting from transplanted cryopreserved ovarian tissue. Acta Obstet Gynecol Scand. 2010; 89:1589-91.

[41] Cooper GS, Thorp JM Jr. FSH levels in relation to hysterectomy and to unilateral oophorectomy. Obstet Gynecol. 1999; 94:969-72.

[42] Lass A. The fertility potential of women with a single ovary. Hum Reprod Update. 1999; 5:546-50.

[43] Anderson RA, Wallace WH. Fertility preservation in girls and young women. Clin Endocrinol (Oxf). 2011; 75:409-19.

[44] Hovatta O, Silye R, Krausz T, et al. Cryopreservation of human ovarian tissue using dimethylsulphoxide and propanediol-sucrose as cryoprotectants. Hum Reprod. 1996; 11: 1268-72.

[45] Fuller B, Paynter S. Fundamentals of cryobiology in reproductive medicine. Reprod Biomed Online. 2004; 9:680-91.

[46] Donnez J, Dolmans MM, Demylle D, et al. Livebirth after orthotopic transplantation of cryopreserved ovarian tissue. Lancet. 2004; 364:1405-10.

[47] Kawamura K, Cheng Y, Suzuki N, et al. Hippo signaling disruption and akt stimulation of ovarian follicles for infertility treatment. Proc Natl Acad Sci USA. 2013; 110:17474-9.

[48] Suzuki N, Yoshioka N, Takae S, et al. Successful fertility preservation following ovarian tissue vitrification in patients with primary ovarian insufficiency. Hum Reprod. 2015; 30: 608-15.

[49] Keros V, Xella S, Hultenby K, et al. Vitrification versus controlledrate freezing in cryopreservation of human ovarian tissue. Hum Reprod. 2009; 24:1670-83.

[50] Amorim CA, Curaba M, Van Langendonckt A, Dolmans MM, Donnez J. Vitrification as an alternative means of cryopreserving ovarian tissue. Reprod Biomed Online. 2011; 23: 160-86.

[51] Ting AY, Yeoman RR, Lawson MS, Zelinski MB. *In vitro* development of secondary follicles from cryopreserved rhesus macaque ovarian tissue after slow rate freeze or vitrification. Hum Reprod. 2011; 26:2461-72.

[52] Isachenko V, Isachenko E, Weiss JM, Todorov P, Kreienberg R. Cryobanking of human ovarian tissue for anti-cancer treatment: Comparison of vitrification and conventional freezing. Cryo Lett. 2009; 30:449-54.

[53] Oktem O, Alper E, Balaban B, et al. Vitrified human ovaries have fewer primordial follicles and produce less antimüllerian hormone than slow-frozen ovaries. Fertil Steril. 2011; 95:2661-4. e1.

[54] Martinez-Madrid B, Camboni A, Dolmans MM, et al. Apoptosis and ultrastructural assessment after cryopreservation of whole human ovaries with their vascular pedicle. Fertil Steril. 2007; 87:1153-65.

[55] Bromer JG, Patrizio P. Fertility preservation: The rationale for cryopreservation of the whole ovary. Semin Reprod Med. 2009; 27:465-71.

[56] Schmidt KL, Ernst E, Byskov AG, Andersen N, Andersen A. Survival of primordial follicles following prolonged transporta-tion of ovarian tissue prior to cryopreservation. Hum

Reprod. 2003; 18:2654-9.

[57] Dittrich R, Hackl J, Lotz L, et al. Pregnancies and live births after 20 transplantations of cryopreserved ovarian tissue in a single center. Fertil Steril. 2015; 103:462-8.

[58] Rosendahl M, Andersen CY, Ernst E, et al. Ovarian function after removal of an entire ovary for cryopreservation of pieces of cortex prior to gonadotoxic treatment: A follow-up study. Hum Reprod. 2008; 23:2475-83.

[59] Baird DT, Webb R, Campbell BK, Harkness LM, Gosden RG. Long-term ovarian function in sheep after ovariectomy and transplantation of autografts stored at-196c. Endocrinology. 1999; 140:462-71.

[60] Schmidt KT, Rosendahl M, Ernst E, et al. Autotransplantation of cryopreserved ovarian tissue in 12 women with chemotherapy-induced premature ovarian failure: The Danish experience. Fertil Steril. 2011; 95:695-701.

[61] Stern CJ, Gook D, Hale LG, et al. First reported clinical pregnancy following heterotopic grafting of cryopreserved ovarian tissue in a woman after a bilateral oophorectomy. Hum Reprod. 2013; 28:2996-9.

[62] Kristensen SG, Giorgione V, Humaidan P, Alsbjerg B, Bjørn AB, Ernst E, Andersen CY. Fertility preservation and refreezing of transplanted ovarian tissuea potential new way of managing patients with low risk of malignant cell recurrence. Fertil Steril. 2017; 107(5):1206-1213.

[63] Schmidt KL, Andersen CY, Loft A, et al. Follow-up of ovarian function post-chemotherapy following ovarian cryopreservation and transplantation. Hum Reprod. 2005; 20: 3539-46.

[64] Donnez J, Silber S, Andersen CY, et al. Children born after autotransplantation of cryopreserved ovarian tissue. A review of 13 live births. Ann Med. 2011; 43:437-50.

[65] Hornshøj VG, Dueholm M, Mamsen LS, Ernst E, Andersen CY. Hormonal response in patients transplanted with cryopreserved ovarian tissue is independent of whether freezing was performed in childhood or adulthood. J Assist Reprod Genet. 2021; 38:3039-45.

[66] Poirot C, Abirached F, Prades M, et al. Induction of puberty by autograft of cryopreserved ovarian tissue. Lancet. 2012; 379: 588.

[67] Ernst E, Kjærsgaard M, Birkebæk NH, et al. Case report: Stimulation of puberty in a girl with chemoand radiation therapy induced ovarian failure by transplantation of a small part of her frozen/thawed ovarian tissue. Eur J Cancer. 2013; 49: 911-4.

[68] Donnez J, Dolmans MM. Ovarian cortex transplantation: 60 reported live births bring the success and worldwide expansion of the technique towards routine clinical practice. J Assist Reprod Genet. 2015; 32:1167-70.

[69] Gellert SE, Pors SE, Kristensen SG, Bay-Bjørn AM, Ernst E, Yding Andersen C. Transplantation of frozen-thawed ovarian tissue: An update on worldwide activity published in Peer-reviewed papers And on the Danish cohort. J Assist Reprod Genet. 2018; 35:561-70.

[70] Donnez J, Dolmans MM. Fertility preservation in women. N Engl J Med. 2017; 377:1657-1665.

[71] Andersen CY. Success and challenges in fertility preservation after ovarian tissue grafting. Lancet. 2015; 385:1947-8.

[72] Dolmans MM, von Wolff M, Poirot C, Diaz-Garcia C, Cacciottola L, Boissel N, Liebenthron J, Pellicer A, Donnez J, Andersen CY. Transplantation of cryopreserved ovarian tissue in A series of 285 women: A review of five leading European centers. Fertil Steril. 2021; 115:1102-15.

[73] Dolmans MM, Donnez J, Camboni A, et al. IVF outcome in patients with orthotopically transplanted ovarian tissue. Hum Reprod. 2009; 24:2778-87.

[74] Meirow D, Levron J, Eldar-Geva T, et al. Pregnancy after transplantation of cryopreserved ovarian tissue in a patient with ovarian failure after chemotherapy. N EnglJ Med. 2005; 353:318-21.

[75] Greve T, Schmidt KT, Kristensen SG, et al. Evaluation of the ovarian reserve in women transplanted with frozen and thawed ovarian cortical tissue. Fertil Steril. 2012; 97:1394-8. e1.

[76] Andersen CY, Silber SJ, Bergholdt SH, Jorgensen JS, Ernst E. Longterm duration of function of ovarian tissue transplants: Case reports. Reprod Biomed Online. 2012; 25: 128-32.

[77] Rauff S, Giorgione V, Yding Andersen C. Potential malignant cell contamination in transplanted ovarian tissue. Expert Opin Biol Ther. 2016; 16:285-9.

[78] Dolmans MM, Luyckx V, Donnez J, et al. Risk of transferring malignant cells with transplanted frozen-thawed ovarian tissue. Fertil Steril. 2013; 99:1514-22.

[79] Bastings L, Beerendonk CC, Westphal JR, et al. Autotransplantation of cryopreserved ovarian tissue in cancer survivors and the risk of reintroducing malignancy: A systematic review. Hum Reprod Updat. 2013; 19:483-506.

[80] Rosendahl M, Greve T, Andersen CY. The safety of transplanting cryopreserved ovarian tissue in cancer patients: A review of the literature. J Assist Reprod Genet. 2013; 30: 11-24.

[81] Dolmans MM, Marinescu C, Saussoy P, et al. Reimplantation of cryopreserved ovarian tissue from patients with acute

lymphoblastic leukemia is potentially unsafe. Blood. 2010; 116:2908-14.

[82] Greve T, Clasen-Linde E, Andersen MT, et al. Cryopreserved ovarian cortex from patients with leukemia in complete remission contains no apparent viable malignant cells. Blood. 2012; 120:4311-6.

[83] Dolmans MM, Yuan WY, Camboni A, et al. Development of antral follicles after xenografting of isolated small human preantral follicles. Reprod Biomed Online. 2008; 16: 705-11.

[84] Yin H, Kristensen SG, Jiang H, et al. Survival and growth of isolated pre-antral follicles from human ovarian medulla tissue during long-term 3D culture. Hum Reprod. 2016; 31: 1531-9.

[85] Stern CJ, Gook D, Hale LG et al. Delivery of twins following heterotopic grafting of frozen - thawed ovarian tissue. Hum Reprod. 2014; 29(8):1828.

[86] van der Steeg JW, Steures P, Eijkemans MJ, et al. Pregnancy is predictable: A large-scale prospective external validation of the prediction of spontaneous pregnancy in subfertile couples. Hum Reprod. 2007; 22:536-42.

[87] Jahnukainen K, Ehmcke J, Hou M, Schlatt S. Testicular function and fertility preservation in male cancer patients. Best Pract Res Clin Endocrinol Metab. 2011; 252:287-302.

[88] Wallace WH, Anderson RA, Irvine DS. Fertility preservation for young patients with cancer: Who is at risk and what can be offered? Lancet Oncol. 2005; 6:209-18.

[89] Aubier F, Flamant F, Brauner R, et al. Male gonadal function after chemotherapy for solid tumors in childhood. J Clin Oncol. 1989; 7:304-9.

[90] Siimes MA, Rautonen J. Small testicles with impaired produc-tion of sperm in adult male survivors of childhood malignancies. Cancer. 1990; 65:1303-6.

[91] Ridola V, Fawaz O, Aubier F, et al. Testicular function of survivors of childhood cancer: A comparative study between ifosfamide- and cyclophosphamidebased regimens. Eur J Cancer. 2009; 45:814-8.

[92] Meistrich ML, Wilson G, Brown BW, et al. Impact of cyclophosphamide on longterm reduction in sperm count in men treated with combination chemotherapy for ewing and soft tissue sarcomas. Cancer. 1992; 70:2703-12.

[93] Rivkees SA, Crawford JD. The relationship of gonadal activity and chemotherapy-induced gonadal damage. JAMA. 1988; 259:2123-5.

[94] Jahnukainen K, Ehmcke J, Schlatt S. Testicular xenografts: A novel approach to study cytotoxic damage in juvenile primate testis. Cancer Res. 2006; 66:3813-8.

[95] Jahnukainen K, Ehmcke J, Nurmio M, et al. Irradiation causes acute and long-term spermatogonial depletion in cultured and xenotransplanted testicular tissue from juvenile nonhuman primates. Endocrinology. 2007; 148:5541-8.

[96] Rowley MJ, Leach DR, Warner GA, Heller CG. Effect of graded doses of ionizing radiation on the human testis. Radiat Res. 1974; 59:665-78.

[97] Centola GM, Keller JW, Henzler M, Rubin P. Effect of low-dose testicular irradiation on sperm count and fertility in patients with testicular seminoma. J Androl. 1994; 15: 608-13.

[98] van Alphen MMA, van den Kant HJG, de Rooij DG. Repopulation of the seminiferous epithelium of the rhesus monkey after X irradiation. Radiat Res. 1988; 113:487-500.

[99] Jensen CFS, Dong L, Gul M, Fode M, Hildorf S, Thorup J, Hoffmann E, Cortes D, Fedder J, Andersen CY, Sønksen J. Fertility preservation in boys facing gonadotoxic cancer therapy. Nat Rev Urol. 2022; 19:71-83.

[100] Kamischke A, Jurgens H, Hertle L, et al. Cryopreservation of sperm from adolescents and adults with malignancies. J Androl. 2004; 25:586-92.

[101] Baukloh V, German Society for Human Reproductive Biology. Retrospective multicentre study on mechanical and enzymatic preparation of fresh and cryopreserved testicular biopsies. Hum Reprod. 2002; 17:1788-94.

[102] Meseguer M, Garrido N, Remohi J, et al. Testicular sperm extraction (TESE) and ICSI in patients with permanent azoospermia after chemotherapy. Hum Reprod. 2003; 18: 1281-5.

[103] Picton HM, Wyns C, Anderson RA, ESHRE Task Force On Fertility Preservation in Severe Diseases, et al. A European perspective on testicular tissue cryopreservation for fertility preservation in prepubertal and adolescent boys. Hum Reprod. 2015; 30:2463-75.

[104] Brinster RL. Male germline stem cells: From mice to men. Science. 2007; 316:404-5.

[105] Dores C, Alpaugh W, Dobrinski I. From *in vitro* culture to *in vivo* models to study testis development and spermatogenesis. Cell Tissue Res. 2012; 349:691-702.

[106] Brook PF, Radford JA, Shalet SM, et al. Isolation of germ cells from human testicular tissue for low temperature storage and autotransplantation. Fertil Steril. 2001; 75: 269-74.

[107] Keros V, Rosenlund B, Hultenby K, et al. Optimizing cryopreservation of human testicular tissue: Comparison of protocols with glycerol, propanediol and dimethylsulphoxide as cryoprotectants. Hum Reprod. 2005; 20:1676-87.

[108] Kvist K, Thorup J, Byskov AG, et al. Cryopreservation of intact testicular tissue from boys with cryptorchidism. Hum Reprod. 2006; 21:484-91.

[109] Schlatt S, Kim SS, Gosden R. Spermatogenesis and steroidogenesis in mouse, hamster and monkey testicular tissue after cryopreservation and heterotopic grafting to castrated hosts. Reproduction. 2002; 124:339-46.

[110] Brinster RL, Zimmermann JW. Spermatogenesis following male germ-cell transplantation. Proc Natl Acad Sci USA. 1994; 91: 11298-302.

[111] Schlatt S, Rosiepen G, Weinbauer GF, et al. Germ cell transfer into rat, bovine, monkey and human testes. Hum Reprod. 1999; 14:144-50.

[112] Sadri-Ardekani H, Mizrak SC, van Daalen SK, et al. Propagation of human spermatogonial stem cells *in vitro*. JAMA. 2009; 302: 2127-34.

[113] Sadri-Ardekani H, Akhondi MA, van der Veen F, et al. *In vitro* propagation of human prepubertal spermatogonial stem cells. JAMA. 2011; 305:2416-8.

[114] Hermann BP, Sukhwani M, Winkler F, et al. Spermatogonial stem cell transplantation into rhesus testes regenerates spermatogenesis producing functional sperm. Cell Stem Cell. 2012; 11: 715-26.

[115] Struijk RB, Mulder CL, van der Veen F, et al. Restoring fertility in sterile childhood cancer survivors by autotransplanting spermatogonial stem cells: Are we there yet? Biomed Res Int. 2013; 2013: 903142.

[116] Xu M, Kreeger PK, Shea LD, Woodruff TK. Tissue engineered follicles produce live, fertile offspring. Tissue Eng. 2006; 12:2739-46.

[117] Xu J, Lawson MS, Yeoman RR, et al. Secondary follicle growth and oocyte maturation during encapsulated three-dimensional culture in rhesus monkeys: Effects of gonadotrophins, oxygen and fetuin. Hum Reprod. 2011; 26: 1061-72.

[118] Xiao S, Zhang J, Romero MM, Smith KN, Shea LD, Woodruff TK. In vitro follicle growth supports human oocyte meiotic maturation. Sci Rep. 2015 Nov 27; 5:17323.

[119] Luyckx V, Dolmans MM, Vanacker J, et al. A new step toward the artificial ovary: Survival and proliferation of isolated murine follicles after autologous transplantation in a fibrin scaffold. Fertil Steril. 2014; 101:1149-56.

[120] Laronda MM, Rutz AL, Xiao S, Whelan KA, Duncan FE, Roth EW, Woodruff TK, Shah RN. A bioprosthetic ovary created using 3D printed microporous scaffolds restores ovarian function in sterilized mice. Nat Commun. 2017 May 16; 8:15261.

66

子宫移植
从实验室过渡到临床应用

Mats Brännström, Ghada Hussein, Ali Khatib 和 Pernilla Dahm-Kähler

引　言

子宫移植(UTx)在过去几十年中已发展成为不孕症的一种新型治疗方法,用于治疗因缺乏功能性子宫而引起的绝对子宫因素不孕症(AUFI)。经过十多年对啮齿动物、家畜和非人灵长类动物的系统动物研究后[1],首次UTx临床试验于2013年启动[2]。这是一项活体供者(LD)UTx试验,9名参与试验的妇女中有1位于2014年9月成功诞下了世界上第一个UTx婴儿[3]。此后,又有10多项UTx临床试验启动,其中既有LD UTx,也有已故捐赠者(DD)UTx。基于所有已注册的正在进行的试验数据和我们的个人经验,我们将阐述适合UTx的患者群体,并介绍与UTx相关的不同手术方法和辅助生殖技术。

适合子宫移植的患者

AUFI的诊断基于子宫缺如(手术切除/先天性)或子宫缺陷(解剖学/功能性)。在1亿人中,约有20 000名育龄妇女患有AUFI[4]。子宫功能障碍的女性在被归类为AUFI之前,首先应考虑相对子宫性不孕症,因为她们存在自然妊娠或经IVF等医疗干预后妊娠活产的机会。

育龄期子宫切除术是造成解剖性子宫缺失最常见的原因,仅在美国,每年就有约150 000名育龄妇女接受子宫切除术[5]。子宫切除术的恶性肿瘤相关原因之一是宫颈癌,约30%的宫颈癌患者在育龄期被确诊[6]。根据国际指南,对于肿瘤较小的病例,可选择性应用子宫颈切除术进行保留生育能力的手术。子宫移植仅适用于接受根治性子宫切除术的患者,而不适用于同时接受辅助放射治疗的患者。其他子宫恶性肿瘤,如平滑肌肉瘤、子宫内膜间质肉瘤和子宫内膜癌,在育龄期罕见[7],但也偶有发生。考虑到UTx患者需要接受免疫抑制治疗,至少应在确诊恶性肿瘤后五年再考虑UTx,以便将肿瘤复发的风险降至最低。在年轻女性中,医源性AUFI的一个不常见的原因是分娩时的子宫切除术,每10 000例分娩中约有5例[8],其中剖宫产是这种所谓的围产期紧急子宫切除术的一个独立危险因素[9]。巨大或无法手术的子宫平滑肌瘤可能会对生活质量产生显著的负面影响,而子宫切除术是唯一有效的治疗方法。约2.5%的40岁以下女性接受过子宫切除术,主要是由于子宫平滑肌瘤[10]。

先天性子宫阴道缺如综合征(MRKHs)是一种在女性中表现为子宫发育不全的疾病,其核型正常且具有正常的第二性征。大约每4 500名女性中就有1人患有MRKHs综合征[11]。迄今为止,全球接受UTx手术的患者绝大多数都是患有MRKHs的女性。

存在一些子宫因素不孕症,在有子宫的情况下最初可能被诊断为相对子宫因素不孕症,直到完全排除妊娠和活产的可能性。在正常的IVF人群中,子宫肌瘤的患病率约为25%,其中黏膜下肌瘤和较大的肌壁间肌瘤与着床率和妊娠率下降相关[12]。子宫肌瘤切除术是首选手术方法,在许多情况下都很有效。因此,在进行子宫肌瘤切除术后反复妊娠失败的情况下,如果已经尝试了多次IVF,就可以考虑接受子宫切除术和UTx。

宫腔粘连(IUA),又称为阿舍曼(Asherman)综合征,在育龄妇女中的患病率约为1.5%[13]。这种情况通常继发于子宫内膜炎或产后手术刮宫。宫腔镜下切除粘连可以在轻度、中度和重度IUA的情况下,分别恢复约90%、70%和30%患者的生育力[14]。

放射治疗,无论是局部盆腔照射还是全身照射,都会使子宫体积明显变小,通常会引起着床失败或流产率增加以及晚期流产[15]。到孕晚期,往往会出现不良围产期结局[16]。对于大多数接受盆腔放射治疗的女性来说,治疗会对卵巢产生毒性作用,因此可能需要卵母细胞捐赠。

先天性子宫畸形是由于胎儿时期米勒管(副中肾管)的形成、发育或融合障碍所致。在普通人群中,子宫畸形的患病率为5%~7%,其中大多数畸形与不孕症无关,但在反复自然流产的妇女中,部分子宫畸形的发生率约为15%[17]。前文提到的MRKHs是最严重的先天性子宫畸形,仅存在中线始基和侧位子宫组织芽[11]。

最常见的子宫畸形是纵隔子宫,约占所有子宫畸形的

30%[17]。在未经治疗的纵隔子宫患者中,自然流产率约为 75%[18];而经过宫腔镜纵隔切除术后,流产率与具备正常子宫的女性相同。双角子宫是第二常见的部分子宫畸形,约占子宫畸形的 25%[17]。在这些女性中,自然流产率约为 35%,而子宫成形术的效果尚不明确[18]。

单角子宫和双子宫与子宫腔过小有关,分别是米勒管仅单侧发育(单角子宫)或米勒管未融合(双子宫)所致。这二者共约占所有子宫畸形的 20%[17]。它们与流产率增加(30%)和活产率降低(50%)相关,并且目前没有有效的手术方法能改善生育结局[18]。

子宫发育不全和 T 型子宫是两种不常见的子宫畸形,其活产率低于 10%[17,18]。

子宫移植的类型

子宫移植的供体可以是 LD,也可以是 DD,或称为多器官捐赠者。与 LD UTx 相比,DD UTx 的明显优势在于:供体不会面临任何手术风险;由于可以在宫旁近端和远端横断远端输尿管,因此手术更容易进行;可以很好地利用长血管蒂和大直径血管作为末端血管段进行吻合。LD UTx 的优势在于可以获得完整的病史,在多学科准备的情况下提前计划手术,并且可以缩短冷缺血时间。

已故捐赠者子宫切除术通常采用开腹手术进行,而 LD 子宫切除术可通过开腹手术或机器人辅助腹腔镜手术进行。将子宫移植到受者体内可以通过开腹手术或机器人手术完成。下文将对不同的手术方案进行介绍。

已故捐赠者子宫切除术——开放手术技术

在 DD 子宫切除术中,开腹手术,也称为开放手术,是多器官回收的一部分。因此,在获取子宫时必须充分考虑待移植的重要的腹腔和胸腔器官的质量。在采集其他重要器官之前,分离包括髂内血管在内的子宫血管并结扎其分支有很大的好处,以便手术团队能够在适当的时间内取回最佳的子宫移植物。在采集其他器官之前,这种前期的子宫准备工作预计需要 1~2 h,主要步骤如下。

需要注意的是,首先应进行初步的阴道清洗,如果怀疑存在真菌感染,应使用抗真菌阴道栓剂。首选的腹部切口是完整的正中切口,并可增加双侧腹股沟切口,以完全暴露盆腔侧壁。首先识别出髂总动脉,然后向子宫动脉分支的远端进行分离,直至距离子宫动脉与输尿管交叉处约 2 cm 的位置。在此处结扎并切断输尿管,标记子宫动脉的位置。然后,切断双侧圆韧带,在子宫一侧形成一个大的膀胱腹膜瓣。在输尿管膀胱入口附近切断输尿管,找到已闭锁的脐血管,在距离其与子宫动脉分支约 2 cm 处进行结扎并标记。标记缝合线之后将用于牵引,以暴露深部的髂内血管,特别是髂内静脉。从髂内血管和髂外血管的分叉处分离髂内动脉和静脉,结扎并切断所有主要分支。这些动脉分支包括臀动脉、闭孔动脉和直肠下动脉。髂内静脉的分支有很大的个体差异,建议谨慎分离薄壁静脉。之后,解剖向子宫旁组织块进行,子宫动脉和子宫静脉位于其中央。静脉分支之间用夹子分开,并通过缝合线固定,因为传统的结扎线可能会松动,导致分支开口。双侧血管分离完成后,手术重点放在直肠阴道间隙,切断子宫骶韧带,在子宫一侧留出足够的长度以便后续将子宫固定在受者体内。在此之后,暴露髂外动脉以进行下一步的导管插入和子宫冲洗。

随后腹腔和胸腔器官采集小组可以加入,开始采集重要器官并准备冲洗。将动脉导管置于腹股沟韧带上缘的髂外动脉内,同时在主动脉分叉处上方夹闭主动脉,从而完成对子宫的有效冲洗。完成胸腔和腹腔器官采集的同时,持续冲洗和冷却子宫,最后可进行子宫的采集。在距穹窿 2~3 cm 的水平处切断阴道,在髂内血管最佳吻合段处夹闭并将其切断。取出子宫并转移到后面的工作台上。

活体供者子宫切除术——开放手术技术

迄今为止,大多数 LD 子宫切除术均采用经典的脐下正中切口进行开腹手术。进入腹腔后,在侧面位置切断两侧圆韧带。通过单极电凝,分离与子宫移植物相连的大腹膜膀胱瓣。腹膜膀胱瓣是将移植子宫固定在受者体内的重要部分,并且还将覆盖膀胱子宫陷凹,从而最大限度地减少该部位肠疝的风险。

下文介绍盆腔侧壁的单侧分离方法,另一侧同法处理。在腹股沟韧带附近识别闭锁的脐动脉,然后在距子宫动脉分叉处约 2 cm 处结扎并切断。利用该动脉残端的牵引有助于进一步解剖,同时对脐动脉的定位也有利于侧方解剖的安全进行,以避免损伤子宫动脉或静脉。从髂血管分叉水平处开始分离输尿管,并向输尿管隧道远端方向解剖。解剖应非常小心地从头侧向下进行分离,以避免对在大多数情况下位于输尿管下方的子宫深静脉造成任何损伤。特别是一些在输尿管隧道附近和内部的几个小动脉和静脉分支,在切断前应进行电凝或结扎。应使用双极电凝而不是单极电凝,以避免热量传导到输尿管。当输尿管在输尿管隧道内相对游离,且仅由子宫动脉和任何跨过的子宫静脉覆盖,同时不附着于隧道内的宫颈旁组织上时,可以在子宫动脉前朝膀胱方向识别输尿管。通过向输尿管隧道头侧间歇性牵引可以帮助暴露输尿管。从输尿管隧道到进入膀胱的过程中,有多个静脉丛附着于输尿管。需要小心地将这些静脉丛与输尿管分离。值得注意的是,子宫静脉可能呈膝状朝向膀胱,然后向下拱向骨盆侧壁和髂内静脉的入口。

髂内动脉后支分叉处和位于子宫颈处的子宫动脉之间的动脉段保持与移植物相连,作为移植时的动脉引流通道。结扎并切断髂内动脉的几个分支,如髂腰动脉、骶外侧动脉、阴部内动脉、直肠中动脉、阴道动脉和闭孔动脉。脐动脉已经被切断(见上文)。髂内动脉前支作为主要供血干道和子宫动脉的延续部分将分别位于移植物的两侧。需要特别注意的是,应保留髂内动脉的主要后支,即臀动脉,以免影响臀肌的血流。

开放式 LD 子宫切除术中最困难的部分是子宫静脉的解剖和分离,目标是分离一到两条大静脉,两侧各有一段髂内静脉。子宫静脉可能位于输尿管上方或下方,患者中也存在解剖学变异。这个解剖过程涉及主要子宫静脉分支的切断,最好用夹子分开,并用缝合线固定以避免其滑动。对子宫静脉远端部分的深层解剖从骨盆侧壁开始,先识别髂内静脉及其所有分支,然后向子宫方向进行。静脉血管蒂最好在其末端包含一段髂内静脉,以获得具有清晰血管壁的静脉,便于进行血管吻合手术。在某些情况下,如果一侧有两条主要的子宫静脉,并且与输尿管交替通过,那么在取出移植物之前必须切断一条静脉,然后在后面的手术台上进行端对端吻合修复。此外,如有必要,在进入卵巢静脉之前切断子宫卵巢静脉的子宫分支,作为备用的静脉引流。在此过程中,切除输卵管和子宫卵巢韧带。当双侧全骨盆侧壁解剖完成后,手术将转向子宫后方,首先打开直肠阴道间隙。

之后切断子宫骶韧带,去除阴道旁组织以暴露阴道动脉和静脉并进行分离。用剪刀和/或双极电凝在子宫一侧留出约 2 cm 的阴道边缘,以便于受者进行阴道-阴道吻合(见下文)。此时,子宫仅由双侧动脉和静脉血管蒂连接。血管夹按以下顺序放置:首先放置在臀动脉分支远端的髂内动脉上,然后放置在髂内静脉上,最后放置在子宫-卵巢静脉的子宫分支远端。在血管夹的子宫一侧整齐切断血管,以使血管壁最适于吻合缝合。迅速转移子宫至后面的工作台并立即进行冷却和冲洗。大动脉和静脉的断端通过连续缝合闭合,将卵巢固定到盆腔侧壁,位于髂总动脉的侧面。按标准流程结束手术,包括止血、全层缝合、皮下缝合和皮内缝合。

活体供者子宫切除术——机器人手术技术

建议使用具有双控制台的四臂机器人手术系统。两名机器人外科医生和一名腹腔镜外科医生负责进行手术。供者摆放成倾斜的特伦德伦伯卧位(约 28°),并朝向患者臀部启用侧对接(45°),以便非侵入性子宫操纵器的进入,用于在手术不同步骤中改变子宫的位置。0°的机器人光学内窥镜通常可以提供良好的视野,但在骨盆侧壁的狭窄空间中,可以将其更改为 30°角。所使用的器械包括马里兰双极钳、单极弯剪刀、大号持针器、中大号施夹器、抓钳和血管闭合器。

手术首先切断圆韧带和大腹膜膀胱瓣,如 LD 子宫切除术的开放技术所述(见上文)。为了提高机器人手术的效率并节省时间,盆腔侧壁解剖应一次只进行一侧。由于助手的操作舒适性和可及性,通常优先解剖右侧骨盆。首先,在输尿管与髂血管交叉处到距离输尿管隧道约 5 mm 之间切断输尿管。输尿管隧道是指子宫动脉覆盖在与子宫颈相连的输尿管上的解剖区域。然后,从输尿管隧道的头侧开始分离,使输尿管完全游离。手术需要细致而精确的解剖,以便在不损伤周围子宫动脉和子宫静脉的情况下游离输尿管。通过这样的操作,输尿管应从近端向上到距离与子宫动脉交叉点尾侧约 1 cm 的水平位置完全游离。在分离过程中使用双极电凝凝固一些小动脉和静脉。下一个子步骤是分离子宫动脉和髂内动脉前部。分离的髂内动脉分支使用电凝、血管闭合器或缝合线结扎后切断。

然后,进行最复杂且最耗时的步骤,即分离位于隧道出口和膀胱入口之间的输尿管。在这个区域,通常会有静脉分支,可能还包括部分子宫静脉,这些将形成器官的主要流出道。因此,必须保留所有子宫静脉,这些静脉也可能朝膀胱方向弯曲。用 Hemoclips® 固定在输尿管周围的橡胶吊带可以牵引和定位游离输尿管,以便于解剖。必须非常小心,以避免损伤任何子宫静脉或重要分支。下一步主要是分离位于子宫静脉入口区域的髂内静脉。在这个过程中,先使用缝合线或/和血管闭合器以及双极电凝在分支上固定 Hemoclips®,之后断开血管。分支切断前防止渗血的方法取决于静脉的大小,对于较大的分支应使用带有固定缝合线的夹子。这样就完成了盆腔侧壁的单侧解剖,使输尿管完全游离并具有适当的血管蒂,然后在对侧,通常指左侧,重复所有步骤。

完成双侧盆腔侧壁分离后,进行双侧输卵管切除,并切断双侧子宫卵巢静脉的子宫分支。该上静脉段将成为移植物的一部分,并可作为 UTx 的备用静脉引流通道。随后,打开道格拉斯窝的腹膜,将手术重点转向子宫的后方和尾部。在尾部分离直肠与阴道后壁。此时切断子宫骶韧带。这时子宫仅与阴道和六个血管蒂相连。

在手术采集的最后一步中,首先使用双极电凝和剪刀打开阴道,目的是在子宫一侧获得一个 2 cm 的阴道套囊。然后用腹腔镜双排吻合器按照先动脉后静脉的顺序夹住大血管。接着通过腹腔镜孔置入腹腔镜标本袋,并将子宫放入袋内。通过阴道将标本袋取出。从腹部一侧用连续

V-lock 缝合线关闭阴道套囊。检查大血管残端的止血情况。随后取出所有器械和入路装置,并用皮肤缝合线缝合皮肤上的手术切口。

子宫移植——开放手术技术

这种开腹手术采用脐下正中切口。对于患有 MRKHs 的女性或已进行过子宫切除术的女性,或当子宫切除是移植手术的一部分时,子宫移植前的准备手术差异相当大。下面将分别介绍不同的准备方法。

在 MRKHs 患者中,通常在膀胱穹顶的正前方和后方存在一个细长的始基子宫,在骨盆侧壁上也经常可以看到子宫组织芽。卵巢与相连的输卵管通常位于髂外血管外侧的近端。首先,分离髂外血管,游离长度为 5~7 cm。在始基子宫的外侧切开圆韧带,以便定位始基子宫,使其在与髂外血管吻合后不会影响移植物的血管蒂。在盆腔侧壁的准备工作完成后,手术将转向阴道穹隆,其通常被膀胱和中线始基子宫组织覆盖。MRKHs 患者始基子宫的解剖结构和大小存在较大变异。在单侧肾脏的患者中,始基子宫通常位于存在输尿管的一侧,阴道穹隆向该侧倾斜,并且对侧的子宫骶韧带发育不全。在分离阴道穹隆时,我们使用球形阴道探针来显示穹隆以便于手术。探针的压力应朝向脐部,从而就很容易确定中线始基子宫前壁与膀胱之间的边缘,以便将膀胱从阴道穹隆的前壁分离出来。通过单极电凝在穹隆上方切开中线始基子宫,以充分暴露阴道顶部。然后将直肠与阴道后壁分离。穹隆上方的区域,向下分离至筋膜,横向和纵向应分别约为 4 cm 和 5 cm。这将有助于阴道开放后进行阴道-阴道吻合术时能够顺利进入,目的是减少免疫抑制受者盆腔中的细菌污染。使用不可吸收单丝线(1-0 聚丙烯)进行固定缝合,连接到子宫骶韧带、圆韧带和切开的始基子宫中,以提供后续的结构支撑。

对于非 MRKHs 患者作为子宫移植受者,他们可能已经接受过子宫切除术,也可能目前存在子宫功能障碍。通常,这样的子宫将在移植手术的同一过程中被切除。在这类患者中,髂外血管的分离和去除与 MRKHs 患者相似(见上文)。对于完全子宫切除的受者,术后粘连和卵巢位置异常可能会带来一些挑战。阴道穹隆的分离应按照标准流程进行,使其完全由筋膜组织覆盖。在子宫切除的患者中,低位和侧位固定缝合线应穿过阴道顶部侧面的纤维组织,以模拟主韧带。对于子宫次全切除的患者,应在将子宫移植物放入盆腔之前立即切除宫颈残端,因为在切除宫颈过程中会打开阴道。对于子宫完全无功能的女性,作为预备手术的一部分进行子宫全切术。在这种情况下,阴道穹隆将被打开,然后可以暂时关闭。可以使用待切除子宫的部分子宫动脉和子宫深静脉,以便随后与移植物的血管连接。

完成所有准备手术后,将冷却并冲洗后的子宫移植物放置在受者骨盆内的解剖位置。在移植物的髂内段和受者的髂外段之间建立端对端的血管吻合。根据血管大小,用 5-0 至 7-0 的聚丙烯缝合线连续缝合吻合口,先从一侧的静脉开始,再缝合动脉。每次吻合后,可在移植物近端使用夹子检查是否有渗血,必要时进行额外的缝合以止血。完成四到六次吻合后,取下夹子,以便子宫再灌注并控制止血。

接着,用约 5 cm 的矢状切口打开阴道,并向上推入阴道探针。然后使用连续的 2-0 可吸收缝合线在受者的阴道穹隆和移植物的阴道边缘之间进行端对端的阴道吻合术。利用之前在受者体内预先放置的固定缝合线进行相应的固定(见上文)。将移植物的腹膜膀胱瓣缝合在受者膀胱的顶部,作为额外的结构支撑,以避免移植子宫前方和两侧出现肠疝。在确保充分的子宫血液灌注和止血后,采用标准技术闭合中线切口。

子宫移植——机器人手术技术

我们在 2021 年下半年,首次为一名受者实施了完全机器人 UTx 手术。在这项先进的手术中,具有机器人肾移植经验的移植外科医生担任子宫置入术的主刀医生,而妇科医生主要负责手术准备、阴道吻合和子宫固定。关键人员还包括腹腔镜辅助医生和一名外科医生,负责在准备手术、阴道开放和阴道吻合过程中操纵阴道探针。建议使用带有双控制台的四臂机器人系统,并配备两个腹腔镜端口,以便更好地插入缝合线并协助抽吸和钳夹。推荐使用 0°的机器人光学内窥镜,也可切换到 30°,且在手术过程中可以调整摄像头的位置,以获得吻合手术侧的最佳视野。受者应取特伦德伦伯卧位(角度为 20°~25°),机器人手臂靠近患者臀部侧面(45°),以便更好地辅助和操作阴道探针。在这次受者手术中,使用的器械包括马里兰钳、单极弯剪刀、各种用于不同吻合术的持针器和无损伤抓钳。摄像头孔和另一个孔位于脐部水平,另外两个机器人孔分别位于两侧下方的髂窝处。

为了在移植血管上找到四个最佳吻合位置,就必须对子宫进行细致的后台准备,在这一初始阶段,机器人手术要比开放手术更耗时。因此,准备工作可包括在一侧连接两个静脉流出道,以形成远端静脉蒂。受者的准备手术与开放手术相似,但使用的手术器械不同。我们将介绍一位 MRKH 患者的手术经历。机器人对接后,手术首先要分离髂外血管约 10 cm 的距离,这比开放手术的距离稍长。其原因是与开腹手术相比,机器人手术过程中子宫不容易重新定位,因此需要良好的血管暴露。双侧髂外动静脉的解剖和分离主要使用单极弯剪刀和马里兰钳进行。然后用同样的器械剪开中线始基子宫,将其从膀胱穹顶部剥离,暴露阴道穹隆,分开圆韧带,必要时将子宫侧芽重新置于骨盆侧壁上。这些手术步骤与开腹手术(见上文)基本相同,但是使用的器械不同。

为了确保子宫移植物在盆腔内的最佳位置,有两种方法可以将子宫移入受者的腹腔。可以通过腹部小切口或通过阴道进行。我们认为,即使将子宫放入腹腔镜袋中,也不宜使用阴道途径,因为 MRKHs 患者的阴道通常比较狭窄,在将子宫移植物放入腹腔时,很可能会压迫子宫移植物,尤其是脆弱的血管蒂。此外,在后台准备时,四个血管蒂应在移植物上保持最佳位置,而如前所述,通过阴道放入子宫时很难保持这样的位置。我们采用腹部路径,在脐上正中线切开一个 5~6 cm 的切口,将子宫放入骨盆后用 Gelport®覆盖切口。将子宫包在纱布内,用手(小尺寸的手)轻松地将其置于最佳骨盆位置。然后,通过 Gelport®插入一根管道,在子宫表面持续注入预冷的保存液,以减少机器人吻合手术过程中的热缺血损伤。尽管这种机器人吻合手术仅限于四个吻合部位,但比开放吻合手术花费更多的时间,而且与没有这种装置的情况相比,冷却器官可使器官保持更长时间的低温。

血管吻合手术通常从右侧开始,用两根连续缝合线(Goretex,CV6 针)进行端侧静脉吻合,然后用同样的方法进行动脉吻合。使用持针器和钳子操作。缝合线通过腹腔镜孔进入腹腔。将夹子放置在移植物血管的近端,确保血管吻合部位的通畅和无渗漏。然后在对侧重复该过程,当所有吻合部位都完成后,移除所有血管夹,进行子宫灌注。确保止血和子宫灌注后,由妇科医生接手进行阴道手术和进一步固定。通过单极电凝打开阴道,沿着球形阴道探针形成约 5 cm 长的矢状切口。然后通过机器人手术进行阴道吻合,使用连续的 V-lock 2-0 可吸收缝合线,从侧面开始,从内侧缝合阴道后侧,从外侧缝合阴道前侧。通过缝合圆韧带并用移植物的大膀胱腹膜瓣覆盖受者的膀胱来固定子宫。再次确保有足够的器官灌注并止血后,取出所有器械和入路装置。手术入路切口通过皮肤缝合闭合,Gelport®切口通过全层缝合、皮下缝合和皮肤缝合闭合。

子宫移植的结果

已故捐赠者子宫移植的报道

关于 DD UTx 的手术结果共有 11 例病例可供参考(表 66-1),其中第一例发生在 2011 年[19]。这些报道包括在捷克进行的 5 例[20],在美国进行的 4 例[21-23],以及在巴西[24]和土耳其[19]各进行的 1 例 DD UTx 手术。在这 11 例 DD UTx 手术中,我们定义的总体成功率为 64%,即移植后正常血流和规律月经。所有 DDs 和 DD 子宫受者的手术均采用开腹手术。

活体供者子宫移植的报道

关于 LD UTx 的手术结果,总共有 52 例病例可供参考(表 66-1),其中第一例手术发生于 2000 年[25]。这些已发表的研究包括美国一项试验中的 18 例 LD UTx 病例[23],瑞典的 17 例[2,26,27],捷克的 5 例[20],印度[28,29]和德国[30]各有 4 例。沙特阿拉伯[25]、中国[31]、黎巴嫩[32]和西班牙[33]也各有 1 例 LD UTx 病例的报道。

表 66-1 已发表(n=62)子宫移植(UTx)汇总:手术成功率(SS)、活体供者术后主要并发症发生率(DC)和成功移植受者的手术相关术后并发症发生率(RC)的数据

UTx 类型	国家	UTx 年份	n	RC	SS	DC
DD	土耳其	2011	1	0/1	1/1	—
DD	捷克	2016—2018	5	2/3	3/5	—
DD	美国	2016—2017	2	0/1	1/2	—
DD	巴西	2016	1	0/1	1/1	—
DD	美国	2017	2	0/1	1/2	—
LD 开腹手术	美国	2016—2019	13	1/8	8/13	2/13
LD 开腹手术	德国	2016—2019	4	0/4	4/4	0/4
LD 开腹手术	黎巴嫩	2018	1	0/1	1/1	0/1
LD 机器人手术	中国	2015	1	0/1	1/1	0/1
LD 机器人手术	瑞典	2017—2019	8	2/6	6/8	1/8
LD 机器人手术	美国	2019	5	0/5	5/5	2/5
LD 腹腔镜手术	印度	2018—2019	4	0/4	4/4	0/4
总计		2000—2019	62	9/47	47/62	9/51

缩写:LD,活体供者;DD,已故捐赠者。

供者子宫切除术最初仅通过开腹手术进行,但此后这种手术已通过传统腹腔镜和机器人辅助腹腔镜两种方式进行。在所有已报道的病例中,受者的 LD UTx 手术都是通过开腹手术进行的,但在我们最近的 UTx 病例(未发表的观察结果)中则是通过机器人手术进行的。LD UTx 的手术成功率为 78%(表 66-1),微创 LD UTx 的成功率(89%)略高于开腹 LD UTx(73%)。

受者的并发症

关于受者,几乎没有与手术直接相关的并发症报道。然而,由于血流不足导致通过移植切除手术失去移植物的比率相当高(见上文),但随着学习和更严格的纳入标准,今后这一比率可能会降低。受者手术的时间为 4~5 h。据报道,一些病例在移植物阴道边缘与受体阴道穹隆之间的端对端吻合处出现阴道狭窄。瑞典的研究显示,在开腹手术研究中,成功移植的阴道狭窄发生率为 14%[2],在瑞典机器人 UTx 研究中为 33%[26,27]。在捷克的一项 LD-DD 混合 UTx 试验中[20],57%的患者出现了阴道狭窄。很可能还有其他阴道狭窄的病例,但尚未报道。阴道狭窄使用于排斥诊断和胚胎移植(ET)的宫颈活检变得困难。阴道狭窄的矫正方法有电切术、强制扩张和支架,或这些方法的组合。

UTx 后经常出现移植物排斥反应,其中大多数是轻度或中度排斥反应[34],可通过增强免疫抑制来逆转。偶尔有严重排斥反应的报道[22,34]。目前还没有因子宫排斥而导致移植物被切除的案例。

活体供者的并发症

LD 手术复杂且持续时间长,一般手术时间为 8~12 h[2,20,23,26,30]。在瑞典的一项开腹手术研究中[2],一名供者出现了单侧输尿管阴道瘘,四个月后进行了修补。在该试验的 9 例开腹手术 LDs 中,未报道其他严重的术后并发症[20]。在捷克的试验中[20],五例开腹手术 LDs 中有两例出现了严重并发症。一名患者出现膀胱张力减退,通过耻骨上导尿管进行了治疗;另一名患者出现输尿管裂伤,通过输尿管 JJ 支架进行了初步手术修复。在美国的 LD 试验中[23],13 例开腹手术 LDs 中出现了两种主要的术后并发症。一名患者因粪便嵌塞在麻醉状态下接受了治疗,另一名患者则因阴道穹隆脱垂接受了手术。

在机器人 LD 手术中,瑞典机器人试验中的 8 名供者中有 1 人出现了严重的术后并发症,即肾盂肾炎伴肾积水,经抗生素治疗并放置了临时输尿管 JJ 支架[26]。在美国的 LD UTx 试验中,五名手术患者中有两名出现了严重的术后并发症[23]。其中一名女性出现输尿管血栓并伴有继发性肾积水,另一名女性出现双侧输尿管阴道瘘。两位患者都接受了输尿管 JJ 支架治疗[23]。

子宫移植的 IVF 疗效和产科结局

在 UTx 与 IVF 联合治疗的情况下,应评估的结局指标包括每次 ET 的妊娠率和活产率,因为子宫移植仅在子宫切除术前的有限时间内进行,所以还应提供每次尝试 UTx 手术以及每次成功进行 UTx 手术并进行 ET 的累积临床妊娠率和累积活产率。重要的产科终点指标包括妊娠持续时间、出生体重、妊娠并发症的发生率、早产率、新生儿并发症以及先天性畸形的发生情况。

子宫移植前的 IVF 治疗

体外受精(IVF)作为 UTx 患者的常规程序,在所有已发表的 UTx 病例中均在 UTx 之前进行,2000 年的原始病例除外[25]。在该病例中[25],输卵管被包含在移植物中,但后来的病例中则没有包括输卵管。不包括输卵管的原因是为了避免输卵管堵塞或输卵管异位妊娠的风险,而这些风险在 UTx 术后可能会大大增加。

在 UTx 手术前启动 IVF 治疗具有不可忽视的益处。这可以确认受者的生育潜力。它还能最大限度地降低 UTx 手术后取卵过程中的医源性损伤风险,并缩短免疫抑制治疗的暴露时间。对于无子宫因而无月经出血的 AUFI 患者,在 IVF 前应先确认下丘脑-垂体-性腺轴的生理功能。应该对黄体生成素(LH)、卵泡刺激素(FSH)、雌二醇和孕酮进行为期 1~2 个月的评估。在开始促排方案之前,通过检测血清抗米勒管激素(AMH)水平来评估卵巢储备功能是很有价值的,特别是当无法获得卵巢的最佳超声图像时,例如在一些 MRKH 患者中,卵巢可能处于高位和侧位。另外,MRKH 患者是迄今为止 UTx 患者中的绝大多数,研究表明,与 A 型 MRKH 妇女相比,B 型妇女(患有单肾等泌尿道畸形)的 AMH 水平较低,窦卵泡计数较少,并且卵巢对促性腺激素的反应也较弱[35]。

在瑞典进行的首次 UTx 试验[36]使用的卵巢刺激方案是一种根据激素检测结果估计,从黄体中晚期开始降调的长效促性腺激素释放激素(GnRH)激动剂方案。随后每日注射 FSH 和/或人绝经期促性腺激素(hMG),最后注射人绒毛膜促性腺激素(hCG)以触发卵母细胞成熟。在该研究中,4 名妇女进行了经腹取卵,5 名妇女进行了经阴道取卵。8 名妇女需要进行两个 IVF 周期,以积累规定的 10 个高质量胚胎,以便在 IVF 之前冷冻保存①。每个周期积累的胚胎详情以及研究对象的背景数据最近已发表[36]。

在我们的第二项研究,即瑞典机器人 UTx 试验[27]中,我们采用了随机启动刺激方案[37]。通过这种方法,每日同时开始注射 hMG/FSH 与 GnRH 拮抗剂(无论月经周期的哪一天),卵母细胞成熟始终由 GnRH 激动剂触发。在注射 GnRH 激动剂 36 h 后取卵。7 名妇女经阴道取卵,1 名妇女经腹取卵。需要一到两个 IVF 周期才能积累到规定的 8 个高质量囊胚,用于 UTx 前进行冷冻保存[36]。与之前 MRKH 患者的方案相比,随机启动刺激方案有很多优势。刺激可以在月经周期的任意时间开始,几乎没有卵

① 译者注:用于 UTx 之前冷冻保存。

巢过度刺激综合征(OHSS)的风险,并且优化了每个开始的刺激周期中取出和冷冻保存的卵母细胞/胚胎的数量。

在瑞典的两项研究中[27,36],精子的制备和孵育都采用标准的IVF,只有在取卵当天的精子样本的活力、浓度或总计数低于正常范围时才使用ICSI。大多数胚胎在囊胚阶段进行冷冻保存。

子宫移植后的IVF治疗

也有UTx后的经验。因此,一些卵巢储备良好且移植的子宫功能正常的UTx患者,在用完所有剩余胚胎后没有活产或其他特殊原因,需要进行UTx后的IVF治疗,如下所述。

UTx后的IVF可能面临一些特定的挑战,其中之一是手术后卵巢位置和盆腔血管的改变,这可能会给取卵带来问题。因此,与UTx前相比,UTx后进行IVF可能更容易发生腹腔内出血且情况更严重。此外,由于患者处于免疫抑制状态,在取卵时发生盆腔感染的风险更大。与UTx前的IVF相比,UTx后IVF的主要优势是患者有月经,可以在最佳时间启动刺激方案,无论是拮抗剂还是激动剂方案。

有两份关于UTx后IVF刺激和取卵的科学报道。在德国UTx试验中,一例UTx后IVF的原因是UTx前胚胎多次植入失败,导致UTx前冷冻保存的胚胎池耗尽[30]。同一研究中的另一位患者在UTx前冷冻保存了成熟的卵母细胞,但没有冷冻胚胎。通过慢速冷冻保存的卵母细胞在解冻后未能存活。尽管在移植过程中卵巢已被移至髂外血管外侧,但在这两个UTx后阴道取卵病例中均使用了GnRH拮抗剂方案[30]。未见并发症。

在2013年于瑞典进行的原创移植研究中[36],7名移植成功的女性中有3人在UTx后进行了IVF。其中两个案例是因为UTx前胚胎池耗尽,第三个案例则是因为在UTx后的第一年内与男性伴侣分居,因此需要使用供精进行IVF。该病例表明,在UTx之前应将未受精的卵母细胞和胚胎冷冻保存起来,以防受者的婚姻状况因任何原因发生变化,导致胚胎无法继续使用。

子宫移植患者的胚胎移植

在瑞典的开腹UTx研究中[36],UTx后首次ET的时间是在UTx后12个月,以确保稳定的免疫抑制和较低的移植物排斥风险。此后,多个研究小组将间隔时间缩短至UTx术后3~10个月,具体时间取决于每位患者的排斥模式和临床情况。

在UTx的情况下,单胚胎移植(SET)应该是强制性的,因为移植多个胚胎会显著增加双胎或三胎妊娠的风险,同时伴随产科、新生儿和产后并发症的风险。此外,移植子宫的骨盆固定和血管供应可能无法承受多胎妊娠,因为子宫会变得更大。据我们所知,除了两项试验中个别患者在一次移植中接受了两个或三个胚胎外,所有试验都采用了严格的SET策略[20,31]。然而,这些多胚胎ET并未导致多胎妊娠。

在瑞典开腹和机器人UTx手术研究中,绝大多数患者的SET手术都是在自然周期中进行的[37,38]。通过自测尿LH检测LH峰,分别在LH+3天和LH+6天的午后移植第2天胚胎或囊胚。对于一些无法检测到LH信号或月经周期不规律的患者,采用人工周期。

与正常情况相比,UTx后的ET存在一些特殊问题。移植子宫的宫颈长度在移植后往往会逐渐增加,我们曾遇到过UTx几年后宫颈管长达10 cm的情况。这种UTx后宫颈肥大可能是继发于UTx后子宫血流量增加,因为其他血管分支被结扎,所有血液都通过大小适中的髂内动脉前段分流到子宫。此外,移植的子宫通常通过粘连附着在腹壁上,因此可能处于极度前屈的位置。这将使宫腔与宫颈管之间形成锐角,而且如上文所述阴道-阴道吻合处的狭窄可能会出现问题。在进行正式的ET之前,应通过预移植对宫颈长度、阴道狭窄可能造成的影响以及宫颈-子宫角度进行检查,还可以进行经阴道超声检查和/或门诊宫腔镜检查。可能需要使用超长的ET导管,并辅以导丝。显然,ET应在经腹部超声引导下进行,以确保最佳的胚胎位置。

UTx后的生殖结局

目前,关于UTx与IVF联合治疗后的真正的生殖和产科结局,仅有一份完整的报告发表,为一项试验的最终结果[36]。该数据来自瑞典的开腹UTx试验,手术于2013年进行,所有患者均于2020年初接受了子宫切除术[36,39]。9名女性中有7名成功接受了移植手术,并在UTx后12个月开始尝试ET。

在这个研究中,7名妇女中有6名成功分娩,其中3名妇女分别在不同时间生了两个孩子。因此,该组中共有9名婴儿出生[36]。ET总数为46次,每次ET的临床妊娠率为32.6%。在7名接受ET的妇女中,每次ET的活产率为19.6%,而在6名成功分娩的妇女中,每次ET的活产率为30.0%。活产率较低的部分原因是一名患者总共进行了16次ET,但有6次自然流产,遗憾的是没有活产。这6次自然流产分别发生在孕7~8周($n=4$)和孕15周($n=2$)。两次晚期流产的组织病理学检查显示为急性绒毛膜羊膜炎。7名具有存活移植物的妇女的累积活产率为 86%,而 9 名尝试 UTx 手术的妇女的累积活产率为 67%。

来自三项尚未完成的试验进一步提供了有关临床妊娠率和活产率的数据。在捷克的 UTx 试验中[20],成功进行了 7 例移植(3 例 DD 和 4 例 LD),报告了 50 次 ET,每次 ET 的临床妊娠率为 14%。在德国的 LD UTx 试验中[30],两名患者共进行了 7 次 ET,每次 ET 的临床妊娠率为 43%。在美国的大型混合 LD-DD UTx 试验中,迄今为止的临床妊娠率为 63%[40]。

UTx 后的产科和新生儿结局

31 例 UTx 后活产的妊娠和新生儿结局数据已公布(表 66-2)。这 31 名活产婴儿分别来自瑞典[36,38]、美

表 66-2 子宫移植后报告的怀孕和活产($n=31$)情况

试验	活产周数	妊娠并发症	分娩指征	阿普加评分(1/5 min)	新生儿并发症
LD 开腹手术(瑞典)	31+6	PE	PE	9/10	RDS
	34+4	ICP	ICP	9/10	RDS
	35+0	—	按方案	8/8	RDS
	37+0	—	按方案	9/10	—
	34+4	PE、ICP、PPROM	PE	3/7	RDS
	35+3	PE	PE	9/10	—
	35+6	—	按方案	9/9	—
	37+1	—	按方案	9/10	—
	38+0	—	按方案	9/10	—
LD 开腹手术(美国)	33+1	SCH	肾功能低下	8/9	RDS
	36+6	—	按方案	9/9	—
	38+0	—	按方案	9/9	—
	35+6	GD	按方案	8/8	RDS
	30+6	PTL	PTL	7/8	RDS
	37+2	—	按方案	8/8	—
	37+0	PP	按方案	8/9	—
	36+6	PE	PE	8/9	—
LD 开腹手术(德国)	35+1	PPROM	PPROM	9/10	RDS
	36+3	GH	GH	8/8	—
LD 开腹手术(捷克)	35+3	GD	按方案	9/10	—
	36+2	PH	按方案	10/10	—
LD 开腹手术(黎巴嫩)	35+2	PTL	PTL	9/10	—
LD 机器人手术(中国)	33+6	SCH	PTL	10/10	—
LD 机器人手术(瑞典)	36+1	—	按方案	9/10	RDS
LD 机器人手术(美国)	37+0	GH、PH	按方案	4/8	RDS
	32+4	PP、PTL	PTL	7/8	RDS
	35+6	PTL	PTL	8/8	—
DD(巴西)	35+3	PN	按方案	9/10	—
DD(美国)	34+2	PP、PA	按方案	8/9	—
	37+6	GH	按方案	9/9	—
DD(捷克)	34+6	GD	按方案	7/9	—

缩写:LD,活体供者;DD,已故捐赠者;GD,妊娠期糖尿病;GH,妊娠高血压;ICP,妊娠期肝内胆汁淤积症;PA,植入性胎盘;PH,羊水过多;PTL,早产;PN,肾盂肾炎;PP,前置胎盘;SCH,绒毛膜下血肿;RDS,呼吸窘迫综合征。

国[41]、巴西[24]、捷克[20]、德国[30]、中国[42]和黎巴嫩[32]的试验。只有瑞典的一项研究提供了婴儿出生后最初几年的结果,该研究对一组 9 名婴儿出生后最初两年的情况进行了详细跟踪[36]。所有分娩均通过剖宫产进行。

瑞典试验[36]和贝勒试验[41]的开腹 UTx 部分报告了 9 例分娩。美国试验[41]中的分娩时间在孕 30+6 周到 38+0 周,其中 30+6 周的分娩是由于早产(PTL)引起的。瑞典试验[36]中的 9 例分娩发生在孕 31+6 周到 38+0 周,其中孕 31+6 周的分娩是由于子痫前期(PE)引起的。在该试验中[36],有 5 名活产婴儿是通过 UTx 后的 IVF 治疗以及 UTx 前的 IVF 和胚胎冷冻保存而产生的。

在瑞典的试验中[36],我们最初计划在孕 35 周左右进行剖宫产,但在研究过程中,为了使胎儿的肺成熟达到最佳状态,预定的分娩时间被更改为超过孕 37 周。根据我们当地的常规,如果在 34+0 周之前分娩,则需要静脉注射皮质类固醇以促进胎肺成熟。其他所有试验的分娩时间均在 34+0 周之后,除了美国试验中 LD UTx 手术的两例机器人供者子宫切除术后进行的分娩[41],分娩时间分别为 32+6 周[41]和 33+4 周[42]。这两例的分娩原因均为 PTL。31 例分娩中有 18 例按照方案进行,分娩时间在 34+6 周至 38+8 周,其中 8/18 例(44%)为足月分娩(≥37+0 周)。31 例活产中有 11 例(35%)新生儿出现呼吸窘迫综合征(RDS)(表 66-2)。11 例 RDS 中有 10 例(91%)是早产儿(<37+0 周),而 10 例早产 RDS 中有 3 例是按方案分娩的。因此,有必要将按方案分娩的时间延长至 37 周或更长。在一些试验中,按方案的早产分娩时间很可能是实现婴儿充分成熟和避免妊娠晚期可能出现的 UTx 相关产科并发症之间的一种折中方案。

UTx 患者子痫前期(PE)的发生率高于正常 IVF 人群,其中 4/31 例(13%)发生了 PE。尽管其原因尚不清楚,但可能与一些女性存在单肾以及免疫抑制的附加效应有关[36,43]。此外,前置胎盘(PP)和妊娠期糖尿病(GD)的发病率各为 3/31(10%),高于正常人群。这些妊娠并发症发生率的增加是否在更大样本量的 UTx 患者中仍会出现,以及在这种情况下存在哪些潜在机制,是否可以预防这些情况的发生,还有待进一步研究。

在瑞典进行的首次 UTx 试验中,有 9 名活产婴儿,其与胎龄相关的体重偏差[中位数(范围)]为-1%(-13%~23%),1 min 和 5 min 时的阿普加评分分别[36]为 9[3-9]和 10[8-10]。随后对这些儿童的生长轨迹和健康状况进行了长达两年的跟踪调查。体重和身长均正常[36]。所有儿童在头两年的健康状况良好。

总 结

本章介绍了迅速发展的 UTx 领域中的最新手术技术和 IVF 结局。子宫移植目前正从一种实验性方法向临床不孕症治疗过渡。然而,由于全球范围内已实施的病例不足 100 例,且长期随访研究有限,因此有必要公布正在进行的试验结果,并将所有病例前瞻性录入国际子宫移植学会(ISUTx)的内部子宫移植注册系统中,以便进一步将这种治疗方法发展成为一种安全、高效、经济的不孕症治疗方法,惠及全球数十万患有 AUFI 的女性。

支持与赞助

这项工作得到了 Jane 和 Dan Olsson 科学基金会、瑞典研究委员会以及 Knut 和 Alice Wallenberg 基金会的资助。

(丁莹译,张婷、路瑶校)

参考文献

[1] Brännström M, Diaz-Garcia C, Hanafy A, et al. Uterus transplantation: Animal research and human possibilities. Fertil Steril. 2012; 97:1269-76.

[2] Brännström M, Johannesson L, Dahm-Kähler P, et al. First clinical uterus transplantation trial: A six-month report. Fertil Steril. 2014; 101:1228-36.

[3] Brännström M, Johannesson L, Bokström H, et al. Livebirth after uterus transplantation. Lancet. 2015; 14:607-16.

[4] Sieunarine K, Zakaria F, Boyle D, et al. Possibilities for fertility restoration: A new surgical technique. Int Surg. 2005; 90:249-56.

[5] Brett KM, Higgins JA. Hysterectomy prevalence by Hispanic ethnicity: Evidence from a national survey. Am J Publ Health. 2003; 93:307-12.

[6] Quinn MA, Benedet JL, Odicino F, et al. Carcinoma of the cervix uteri. FIGO 26th annual report on the results of treatment in gynecological cancer. Int J Gynaecol Obstet. 2006; 95(Suppl 1):S43-103.

[7] Creasman WT, Odicino F, Maisonneuve P, et al. Carcinoma of the corpus uteri. FIGO 26th annual report on the results of treatment in gynecological cancer. Int J Gynaecol Obstet. 2006; 95(Suppl 1):S105-43.

[8] Kwee A, Bots ML, Visser GH, et al. Emergency peripartum hysterectomy: A prospective study in the Netherlands. Eur J

Obstet Gynecol Reprod Biol. 2006; 124:187-92.

[9] Glaze S, Ekwalanga P, Roberts G, et al. Peripartum hysterectomy: 1999 to 2006. Obstet Gynecol. 2008; 111:732-8.

[10] Marshall LM, Spiegelman D, Barbieri RL, et al. Variation in the incidence of uterine leiomyoma among premenopausal women by age and race. Obstet Gynecol. 1997; 90:967-73.

[11] Herlin MK, Petersen MB, Brännström M. Mayer-rokitansky-küster-hauser (MRKH) syndrome: A comprehensive update. Orphanet J Rare Dis. 2020; 15:214.

[12] Galliano D, Bellver J, Diaz-Garcia C, et al. ART and uterine pathology: How relevant is the maternal Side for implantation? Hum Reprod Update. 2015; 21:13-38.

[13] Al-Inany H. Intrauterine adhesions. An update. Acta Obstet Gynecol Scand. 2001; 80:986-93.

[14] Fernandez H, Al-Najjar F, Chauveaud-Lambling A, et al. Fertility after treatment of Asherman's syndrome stage 3 and 4. J Minim Invasive Gynecol. 2006; 13:398-402.

[15] Critchley HO, Wallace WH. Impact of cancer treatment on uterine function. J Natl Cancer Inst Monogr. 2005:64-8.

[16] Vernaeve V, Bodri D, Colodron M, et al. Endometrial receptivity after oocyte donation in recipients with a history of chemotherapy and/or radiotherapy. Hum Reprod. 2007; 22:2863-7.

[17] Saravelos SH, Cocksedge KA, Li TC. Prevalence and diagnosis of congenital uterine anomalies in women with reproductive failure: A critical appraisal. Hum Reprod Update. 2008; 14:415-29.

[18] Grimbizis GF, Camus M, Tarlatzis BC, et al. Clinical implications of uterine malformations and hysteroscopic treatment results. Hum Reprod Update. 2001; 7:161-74.

[19] Ozkan O, Akar ME, Ozkan O, et al. Preliminary results of the first human uterus transplantation from a multiorgan donor. Fertil Steril. 2013; 99:470-6.

[20] Fronek J, Kristek J, Chlupac J, et al. Human uterus transplantation from living and deceased donors: The interim results of The first 10 cases of The Czech trial. J Clin Med. 2021; 10:586.

[21] Flyckt RL, Farrell RM, Perni UC, et al. Deceased donor uterine transplantation: Innovation and adaption. Obstet Gynecol. 2016; 128:837-42.

[22] Flyckt R, Falcone T, Quintini C, et al. First birth from a deceased donor uterus in the United States: From severe graft rejection to successful cesarean delivery. Am J Obstet Gynecol. 2020; 223:143-51.

[23] Testa G, McKenna G, Bayer J, et al. The evolution of transplantation from saving lives to fertility treatment: DUETS (Dallas UtErus transplant study). Ann Surg. 2020; 272:411-17.

[24] Ejzenberg D, Andraus W, Mendes LRBC, et al. Livebirth after uterus transplantation from a deceased donor in a recipient with uterine infertility. Lancet. 2019; 392:2697-704.

[25] Fageeh W, Raffa H, Jabbad H, et al. Transplantation of the human uterus. Int J Gynecol Obstet. 2002; 76:245-51.

[26] Brännström M, Kvarnström N, Groth K, et al. Evolution of surgical steps in robotics-assisted donor surgery for uterus transplantation: Results of the eight cases in the Swedish trial. Fertil Steril. 2020; 114:1097-107.

[27] Brännström M, Dahm-Kähler P, Ekberg J, et al. Outcome of recipient surgery and 6-month follow-up of the Swedish live donor robotic uterus transplantation trial. J Clin Med. 2020; 9:2338.

[28] Puntambekar S, Telang M, Kulkarni P, et al. Laparoscopic-assisted uterus retrieval from live organ donors of uterine transplant: Our experience of two patients. J Minim Invasive Gynecol. 2018; 25:622-31.

[29] Puntambekar S, Puntambekar S, Telang M, et al. Novel anastomotic technique for uterine transplant using utero-ovarian veins for venous drainage and internal iliac arteries for perfusion in two laparoscopically harvested uteri. J Minim Invasive Gynecol. 2019; 4:628-35.

[30] Brucker SY, Strowitzki T, Taran FA, et al. Living-donor uterus transplantation: pre- intra- and post-operative parameters relevant to surgical success, pregnancy and obstetrics with live births. J Clin Med. 2020; 9:2485.

[31] Wei L, Xue T, Tao KS, et al. Modified human uterus transplantation using ovarian veins for venous drainage: The first report of surgically successful robotic-assisted uterus procurement and follow-up for 12 months. Fertil Steril. 2017; 108:346-56.

[32] Akouri R, Maalouf G, Abboud J, et al. First live birth after uterus transplantation in the middle East. MEFS J. 2020; 25:30-7.

[33] Carmona F, Rius M, Díaz-Feijoo B, et al. Uterine transplantation. First viable case in southern europe. Med Clin (Barc.). 2021; 26; 156:297-300.

[34] Mölne J, Broecker V, Ekberg J, et al. Monitoring of human uterus transplantation with cervical biopsies: A provisional scoring system for rejection. Am J Transplant. 2017; 17:1628-36.

[35] Raziel A, Friedler S, Gidoni Y, et al. Surrogate in vitro fertilization outcome in typical and atypical forms of Mayer-Rokitansky küster-hauser syndrome. Hum Reprod. 2012; 27:126-30.

[36] Brännström M, Dahm-Kähler P, Kvarnström N, et al. Re-

productive, obstetrical and long-term health outcome after uterus transplantation: Results of the first clinical trial. Fertil Steril. 2022; in press.

[37] Cakmak H, Katz A, Cedars MI, et al. Effective method for emergency fertility preservation: Random-start controlled ovarian stimulation. Fertil Steril. 2013; 100:1673-80.

[38] Brännström M, Dahm-Kähler P, Kvarnström N, et al. Live birth after robotic-assisted live donor uterus transplantation. Acta Obstet Gynecol Scand. 2020; 99:1222-9.

[39] Karlsson CC, Dahm-Kähler P, Kvarnström N. Hysterectomy after uterus transplantation and detailed analyses of graft failures. Acta Obstet Gynecol Scand. 2021; epub Dec 21.

[40] Putman JM, Zhang L, Gregg AR, et al. Clinical pregnancy rates and experience with in vitro fertilization after uterus transplantation: Dallas Uterus transplant study. Am J Obstet Gynecol. 2021; 225:155. e1-155-e. 11.

[41] Johannesson L, Testa G, Putman JM, et al. Twelve live births after uterus transplantation in the Dallas uterus transplant study. Obstet Gynecol. 2021; 137:241-9.

[42] Huang Y, Ding X, Zhang G, et al. Report of the first live birth after uterus transplantation in China. Fertil Steril. 2020; 114:1108-15.

[43] Brännström M, Diaz-Garcia C, Johannesson L, et al. Live-birth after uterus transplantation - Author's reply. Lancet. 2015; 385:2352-3.

67

病毒性疾病和辅助生殖技术

Carole Gilling-Smith

引言

在提供辅助生殖技术(ART)过程中,最令人关切的病毒感染是人类免疫缺陷病毒(HIV)1型和2型、乙型肝炎病毒(HBV)和丙型肝炎病毒(HCV)。在那些被认为有风险的捐赠项目中,较少遇到但常规筛查的是人类T淋巴细胞Ⅰ型和Ⅱ型病毒。由于全球旅行的趋势和生育旅游的兴起,寨卡病毒(ZIKV)也对ART项目产生了影响,对高危人群进行ART治疗时需要考虑这一因素,尤其是在配子捐赠的情况下。最近,由于全球疫情,严重急性呼吸综合征冠状病毒2型(SARS-CoV-2)已然成为ART治疗和妊娠期间风险管理中令人担忧的病毒。猴痘病毒(MPXV)最近也在某些高危群体(特别是男男性行为者)中出现,成为一种需要关注的病毒,在精子配子捐献等项目中应考虑这种风险。

在ART治疗中管理病毒传播风险时,必须考虑以下几点:

1. 根据已发布的国家指南中规定的患者人口统计数据和风险因素,在ART前进行适当的病毒筛查,以确保符合监管标准。逐个国家全面审查这些法规超出了本章的范围。ART中心应建立质量管理体系(QMS),并根据国家标准在其标准操作程序中规定筛查要求,以处理阳性筛查结果。

2. 在ART治疗期间,最大限度地降低已知病毒感染患者的横向病毒传播风险,以保护患者及其伴侣以及中心的其他患者和工作人员,并最大限度地减少对未出生婴儿的垂直传播。这对于临床和实验室均适用。

3. 任何特定的病毒感染或病毒联合感染对生育和ART的选择及结果的影响。

本章阐述了最新证据基础和现有指南,为诊断患有体液和呼吸道病毒感染的患者们,规划和管理具有成本效益、安全且道德敏感的生育服务。对于每种病毒感染,在阐述治疗要求和病毒对生育及治疗结局的潜在影响之前,都需提供关于该病毒的概述。本章末尾介绍了病毒筛查和病毒阳性患者样本处理的一般原则,以最大限度地减少临床和实验室ART实践中的风险。虽然人们公认地方立法和指南将最终决定一个中心的实践,但在相关的地方引用了美国生殖医学会(ASRM)[1]和欧洲人类生殖与胚胎学会(ESHRE)[2]伦理委员会最新发布的指南,并对指导不同实践领域进行了讨论。

人类免疫缺陷病毒(HIV)

概述

HIV是一种逆转录病毒,它利用逆转录酶将RNA转录成DNA。病毒结合到细胞表面,通常是辅助CD4+T淋巴细胞,并导致它们随着时间的推移逐渐消耗[3]。这导致HIV感染者的免疫系统减弱,抵抗感染和某些癌症的能力降低。一旦CD4+细胞计数低于200拷贝,HIV RNA/mL发展就可能导致获得性免疫缺陷综合征(AIDS)的发生。从最初的血清转化到出现症状,疾病进展可能是缓慢的,最长可达15年,此时需要及时干预。当淋巴结感染HIV时,病毒进入血液并进入其他体液,包括精液和母乳[4]。无保护性交已被确定为HIV传播的主要方式,还有大量儿童通过围产期垂直传播受到感染。血液和其他体液中的HIV通过聚合酶链反应(PCR)测定[5]。

HIV有两种主要类型,称为人类免疫缺陷病毒1型(HIV-1)和人类免疫缺陷病毒2型(HIV-2)。HIV-1是第一个被描述的HIV毒株,它更为流行,且毒性更强。HIV-1有100多种亚型或重组形式——其特征是它们的遗传变异性——这可以影响筛查、诊断和抗逆转录病毒治疗的反应。HIV-2的流行率要低得多,主要分布在西非,由于血浆和精液中的病毒载量较低,它的传播率比HIV-1低四倍。

感染后,HIV RNA首先出现在血液中,其次是p24抗原,然后是HIV IgM抗体,最后是HIV IgG抗体。临床常规的HIV筛查通常采用第四代HIV检测,这是一种血清免疫分析方法,可以检测HIV-1和HIV-2的抗体以及p24抗原,p24抗原作为HIV感染的早期标记物,可以早期发现病毒[6,7]。核酸检测(NAT)是ART助孕中的另一种有用工具,因为它可以在初次感染后5~10天内检测到HIV-RNA。这种检测在ART中的主要用途是在配子捐献筛查中排除治疗期间HIV病毒阴性个体的血清转化,或使低温保存的样本能够提前隔离释放。

1995年首次引入了高效抗逆转录病毒疗法,并观察到该疗法可以阻止HIV向AIDs的自然发展[8]。抗逆转录病毒联合治疗方案包括阻断病毒的逆转录酶和蛋白酶抑制剂,可干扰病毒复制,并减慢和阻止CD4+细胞耗尽。在大多数病例中,病毒在被感染个体中的复制是完全停止的,导致血液中的HIV-RNA水平无法检测。因此,CD4+计数恢复到正常水平。对于最初感染HIV后不久确诊的人提供早期抗逆转录病毒治疗,预期寿命与未受感染者相当[9,10],这导致HIV被定义为慢性疾病[11]。

至2021年年底,全球3 840万人感染HIV,相当于15至49岁成年人口数的0.7%;其中三分之二生活在世界卫生组织(WHO)非洲地区(WHO,2022)。目前尚无疫苗可用,所以及早实施有效的抗逆转录病毒治疗来减少疾病进展和传播仍然是全球卫生战略的关键。自2016年以来,世界卫生组织建议,所有HIV患者,无论临床状态或者CD4计数情况如何,都应终生获取抗逆转录病毒药物治疗,且治疗应该从确诊开始。截止2021年底,有2 870万HIV患者有机会获得抗逆转录病毒药物,相当于世界成年HIV人口的75%,但仅占儿童和青少年HIV人口的50%(WHO,2022)。

接受ART助孕的患者要么是由于在治疗前的筛查而新诊断的患者,要么是治疗前已知的HIV携带者。对于前一种情况,正确的处理方法是立即转诊到HIV医生处,以在ART前进行全面筛查、评估和开始抗逆转录病毒治疗。在后一种情况下,绝大多数人已经在服用抗逆转录病毒药物,而且HIV病毒载量持续无法检出。因此,很少有患者在接受ART助孕时,其血清或精液中检测到HIV RNA。

HIV性传播风险

长期以来,人们一直认为,未经治疗的HIV携带者在自然妊娠的情况下,水平和垂直传播的风险很高。相比之下,当患者接受抗逆转录病毒治疗时,性传播和水平传播的风险现在被认为可以忽略不计。2008年,瑞士艾滋病委员会首次在一篇评论中发表了接受抗逆转录病毒治疗者性传播风险为零的概念,告知瑞士的患者和医生,在最佳条件下,HIV传播风险可以忽略不计[12]。尽管当时许多专家对此存在争议,但自那以后发表的大量证据都支持了这一说法[13]。HIV预防试验网络052研究(HPTN 052)是一项临床随机对照试验,旨在探究早期抗逆转录病毒治疗(而不是延迟)预防HIV病毒传播风险对血清不一致或血清不同夫妇的影响[14]。这项研究在亚洲、非洲和美洲9个国家的13个中心招募了1 763对夫妇,发现在通过抗逆转录病毒治疗完全抑制血液病毒载量的情况下,没有任何HIV感染者传播的病例。HPTN 052研究只报告了在受感染伴侣的血液病毒载量没有被完全抑制的情况下出现新的传播,这种情况发生在治疗初期或治疗不再有效抑制病毒复制的时候。总的来说,这项研究表明,进行早期抗逆转录病毒治疗的异性伴侣HIV感染率降低了96%,并观察到HIV早期治疗也减少了HIV感染者的其他感染。欧洲伴侣研究证实了HPTN 052的发现。该研究最初作为一项前瞻性观察研究发表,研究对象是HIV血清不一致的夫妇,他们告诉医生他们在不使用避孕套的情况下进行性行为,并对未感染的伴侣进行了六个月的HIV病毒检测[15]。在对1 238对夫妇进行了长达数年的跟踪随访后,没有记录到任何一例接受抗逆转录病毒治疗的受感染伴侣的传播病例。伴侣研究扩大到HIV阳性的男性与男性之间发生性行为的病例,其中通过抗逆转录病毒治疗达到完全抑制病毒载量的受感染伴侣处于同性恋或双性恋关系中[16]。该研究的最终结果于2019年发表,研究同样发现,当HIV感染伴侣的病毒载量无法检测到时,也没有传播HIV病例的报告。Le Messurier等人[17]进行了一项系统回顾和荟萃分析,研究对象为HIV血清不一致、无保护性行为的异性伴侣,其中受感染伴侣正在接受抗逆转录病毒治疗且病毒载量已完全得到抑制。研究中1 327人在一年内未发生HIV传播[两项研究的合并发病率为0.00次传播/(100人·年),95%CI:0.00~0.28]。

上述研究对支持以下说法提供了强有力的科学证据:通过使用抗逆转录病毒治疗使感染得到完全抑制且持续无法检测到HIV RNA病毒载量(<50拷贝数/mL)的HIV感染者在性行为中不具有传染性。HPTN 052和欧洲伴侣研究促成了2016年发起的“无病毒传播运动”——“测不到等于不传染”(U=U)。这项基于科学的国际共识声明已得到105个国家1 000多名伙伴的认可,不仅减少了对HIV感染的污名化,而且使期望怀孕的受感染者及其伴侣放心,他们可以而且也应该自然怀孕。这些研究还促使WHO建议,每个HIV感染者都应该在被诊断出感染后立即开始服用抗逆转录病毒药物。

血清不一致的HIV夫妇的自然受孕

目前,治疗HIV感染的医生建议所有正在接受抗逆转录病毒治疗且病毒载量持续检测不到的HIV血清不一致的异性伴侣,在没有不孕因素的情况下,通过定时无保护性交自然受孕,这应该成为他们组建家庭的首选方法[18-20]。如果感染 HIV 病毒的伴侣没有接受抗逆转录病毒治疗,例如新诊断或出于个人选择,建议他们应在尝试受孕前开始抗病毒治疗。自然受孕应推迟至少 6 个月,以确保达到持续的、检测不到 HIV RNA 的血清水平[21]。仅在不愿意开始抗逆转录病毒治疗、未能完全抑制病毒或当诊断出有不孕不育因素或不明原因的不孕症时,才建议使用辅助生殖技术进行助孕治疗。

许多研究评估了血清不一致的 HIV 夫妇自然受孕的风险和结果,相关研究结果非常令人安心。更多近期的研究表明,备孕时没有必要采取额外措施,如仅在排卵期间进行性交和使用暴露前预防(PrEP)。在一项针对 53 对血清不一致的夫妇的早期前瞻性研究中,HIV 阳性男性已成功接受了抗逆转录病毒药物治疗超过 6 个月,并且在血浆中检测不到 HIV-RNA 水平(<50 拷贝/mL),其首次尝试的妊娠率为 26%,5 次尝试后上升到 66%,12 次尝试后上升到 75%。女性年龄的中位数为 33 岁,在研究期间发生了 244 次无保护性交[20]。之后,Cochrane 数据库针对 HIV 血清不一致夫妇自然受孕的情况进行了回顾,研究分析了 7 项观察性研究和 1 项随机对照试验,发现在 HIV 病毒感染的伴侣接受抗逆转录病毒治疗后检测不到病毒载量的夫妇中没有发现 HIV 传播现象[22]。在早期的研究中,HIV 阴性的女性伴侣在尿 LH 阳性时及发现 LH 阳性 24 h 后使用替诺福韦进行暴露前预防,以及采取其他保障措施以减少病毒残留的焦虑[20,23]。随后的研究表明,当男方在抗逆转录病毒治疗后检测不到 HIV RNA 时,PrEP 并不降低自然受孕夫妇其他额外的风险[24]。PrEP 仅适用于希望自然受孕且男方不接受抗逆转录病毒治疗的夫妇[23-25]。

辅助生殖

对 HIV 血清检测结果不一致或 HIV 血清检测结果一致的夫妇是否提供 IVF 或 ICSI 的决定应基于已诊断出的不孕因素或长期不明原因的不孕症,而不是基于 HIV 状态。建议采用的临床方案应与 HIV 及其他病毒性疾病筛查呈阴性的患者相同。在男性 HIV 阳性的 HIV 血清不一致夫妇和血清一致的夫妇中,已发表的指南建议必须遵循后文所述的涉及上游法精液处理(精子洗涤)的额外实验室步骤[1,2]。在提供辅助生殖助孕治疗之前的临床检查应包括全面的医疗和社会病史,以及对伴侣双方,包括病毒阴性患者,进行性传播疾病健康筛查和生育能力检查,应在任何助孕之前治疗生殖器病变和/或感染,并根据潜在的生育问题计划治疗。建议采取多学科办法,包括生殖医学专家、HIV 医生、咨询师等,对 HIV 阳性妇女来说,产科医生应确保夫妇充分了解他们的选择和风险,并参与治疗计划。

HIV-血清不一致的男性及精子洗涤的作用

在 HPTN 052 和欧洲伴侣研究发表之前,HIV 血清不一致的夫妇,其中男性 HIV 呈阳性时,建议使用避孕套性交,并考虑洗涤精子来怀孕,以尽可能减少病毒传播给伴侣和未来后代的风险。这项技术于 1992 年由 Enrico Semprini[26]首次提出,比抗逆转录病毒药物的引入和开发早了几年。该技术需要将新鲜取出的精液以 40%~80%的胶体、二氧化硅密度梯度离心,将逐渐活跃的无 HIV 病毒精子与非精子细胞(NSC)和留在上清液中的精浆分离。在大多数研究中,精子在游上来之前要洗两次。该技术的依据是,HIV 存在于精液中,并以白细胞和 NSC 中的细胞相关病毒的形式存在,但不能够附着或感染精子[27-32]。洗精前后对 HIV-1 的定量评估已证实,超过 99%的病毒被清除[33],但建议通过 PCR 进一步检测洗净精子的残留 HIV RNA,因为已经证明,即使在血清病毒载量无法检测到的情况下,也有一小部分病例存在残留的 HIV-1。

对于绝大多数通过抗逆转录病毒疗法后检测不出病毒载量的 HIV 血清不一致男性来说,不再建议使用精子洗涤结合宫腔内人工授精(IUI)作为预防 HIV 水平传播的一种手段,并鼓励夫妇通过无保护的性交受孕。精子洗涤结合 IUI 并不能降低这些夫妇的传播风险。这项操作是不必要、具有侵入性,并且昂贵的;而且因为它对精液的数量和质量有负面影响,可以降低怀孕的可能性。但是,对于那些尽管进行了生殖咨询,但仍然不能接受性交所伴随的 HIV 病毒传播风险,或在少数情况下,男方通过使用抗逆转录病毒药物仍能检测到病毒载量,应该向他们提供精子洗涤结合 IUI 助孕。在那些获得抗逆转录病毒药物有限的国家,应首选进行 IUI,如果存在不孕因素或精子洗涤结合 IUI 六周期失败,应考虑体外受精(IVF)或卵胞质内单精子注射(ICSI)。

一个更有争议的问题是,当男性伴侣通过抗逆转录病毒治疗达到无法检出病毒载量的状态,但有不育因素、需要使用 IVF 或 ICSI 来怀孕时,是否还需要进行精子洗涤。如果血清中病毒载量无法检测到,通过无保护性行为自然受孕不会造成水平传播的风险,那么合乎逻辑的争论是那些 HIV 阳性但血清病毒载量无法检出的患者 IVF 过程中的精液准备与 HIV 阴性者应该没有任何不同。然而,在最新发表的指南中,ASRM[1]和 ESHRE[2]都建议 HIV 阳性的男性精液仍应采用密度梯度法处理,清洗两次,并使用上游法。他们还建议在精液样品用于治疗之前,进行洗涤后精子的 HIV PCR 检测。这些建议背后的证据是有研究表明血清与精液中 HIV 病毒的相关性很低,以及在病毒载量持续检测不到的男性精液中曾有 HIV 检出。早期研究是在很少有患者接受抗逆转录病毒治疗的时候进行的，在清洗过的精液样本中存在可检测到 HIV 病毒的风险为 3%～6%[34-36]，这就是为什么早期的洗精方案总是包括上游法和洗涤后 PCR 检测。后来一项研究对 186 个抗逆转录病毒治疗后检测不到病毒载量男子精液样本进行检测，发现其中 18 人（9.7%）精液中显然有病毒存在（370＝18 000 拷贝/mL）[37]。进一步的研究证实，当血清中 HIV RNA 水平无法检测到时，HIV 可以间歇性地排泄在精浆中[38-40]，并且性传播疾病（STDs）和其他病毒如巨细胞病毒或单纯疱疹病毒的存在促进了 HIV 在生殖器中的复制。这就是为什么在提供任何形式的抗逆转录病毒治疗之前，建议进行全面的性传播疾病健康筛查，即使是对接受抗逆转录病毒治疗的 HIV 血清病毒阴性患者也是如此。另有报道称，尽管长期使用抗逆转录病毒药物并且血清病毒载量无法检测到，但精液中 HIV RNA 载量可能依旧非常高[41-43]。但这些罕见的病例导致性病毒传播的风险是极低的，因为在 HIV 病毒血清不一致的夫妇中，当男性通过使用抗逆转录病毒治疗得到病毒完全抑制时，没有任何通过性交传播病毒的病例报告。然而，在体外受精实验室环境中，由于存在一小部分接受抗逆转录病毒治疗的 HIV 阳性患者（<5%）在精液中可能存在可检测到病毒的潜在风险，因此最佳做法规定，精子应采用不连续密度梯度离心、两次精子洗涤以及一次上游法等处理步骤。ESHRE 指南指出：洗涤后的样品应接受 HIV PCR 检测，并以此引用为证据基础[2]，尽管 ASRM 指南没有规定该 PCR 步骤[1,2,44]。精子洗涤当然会大大减少可用于治疗的精子数量，并且建议对所有样本进行清洗后 HIV PCR 检测，在大多数临床中心会有实际的限制，这就需要在 IVF 或 ICSI 治疗前选择性地清洗、检测和冷冻精子样本。因此，国家指南应规定进行样本清洗后 HIV PCR 检测的必要性。无论是否进行清洗后检测，精液处理应仅由受过适当训练的专业人员进行，因为技术差已被证明会导致洗涤后标本中检测到病毒的风险更高。

在美国，此前曾有人建议，对于那些希望与 HIV 阴性的女性伴侣受孕的人，无论精液参数是否需要这样做，应将精子洗涤与 ICSI 联合使用[45]。当精液经过密度梯度离心、两次洗精和一次上游处理，目前尚无令人信服的证据支持这一额外步骤，ICSI 应该只能根据精液参数而不是 HIV 状态提供。

在超过 11 000 个已发表的精子洗涤周期中，根据已发表的洗涤方案进行精液处理后，结合人工授精、体外受精或 ICSI 助孕，没有一例女性伴侣感染的病例报道[26,34,35,44,46-51]。据报道，ART 的效果与非感染患者相比更具优势。一项对 3 994 名妇女 11 585 个精子洗涤辅助受孕周期的系统回顾和荟萃分析报告称，没有一例 HIV 病毒传播[44]（表 67-1）。

已有报道称在 HIV 阳性无精子症男性患者中，进行了睾丸取精手术[52,53]。使用密度梯度和两步洗涤过程的局限性，是洗涤和 HIV RNA 检测后对可用精子数量和质量有着显著的影响。因此，在精子数量极低需要手术取精的情况下，有充分的理由在取精前通过有效的抗逆转录病毒治疗来确保男性具有检测不到的血清病毒载量，以避免取精后清洗的需要。由于精子数量和潜在活力较低，此时需要使用 ICSI。

表 67-1　综述的夫妇数量和周期数量以及 HIV 血清转化数量

参数	结果
使用精子洗涤的辅助生殖启动周期数	12 079
使用精子洗涤的辅助生殖完成周期数	11 915
至少完成一个精子洗涤辅助生殖周期的夫妇数	4 257
暴露于洗涤后精子已知 HIV 结果的妇女数	93.8%（3 994/4 257）
暴露于洗涤后精子已知 HIV 结果的妇女完成辅助生殖周期数	97.2%（11 585/11 915）
精子洗涤时正在接受抗逆转录病毒治疗的男性	39.5%（1 685/4 257）
精子洗涤时已知未达成病毒抑制的男性（血浆测试）	27.7%（985/4 257）
病毒未抑制亚组男性伴侣应用洗涤精子完成的辅助生殖周期数	24.0%（2 863/11 915）
HIV 血清转化的数量	（95%CI）
总体上，每完成的辅助生殖周期	0/11 585（0～0.000 1）
总体上，每名已知 HIV 结局的妇女	0/3 994（0～0.000 4）
每个病毒未抑制亚组男性伴侣辅助生殖周期	0/2 863（0～0.000 6）
每名婴儿	0/1 026（0～0.002 9）

来源：Zafer M et al. Fertil Steril 2016；105：645-55. e2，已获许可。
注意：CI＝置信区间；HIV＝人类免疫缺陷病毒。

血清不一致的 HIV 阳性妇女

当女性伴侣感染了 HIV，并且由于抗逆转录病毒治疗而检测不到病毒载量时，应鼓励她自然怀孕。只要血清病毒载量在整个怀孕期间保持完全抑制，母婴传播的风险实际上是不存在的。有生育问题的 HIV 阳性妇女应转诊接受抗逆转录病毒治疗，并应与 HIV 阴性妇女采用同样的方式进行管理。如果女性由于某种原因没有接受抗逆转录病毒药物治疗，可以考虑使用其未感染伴侣的精子进行定时自我授精。但是，在计划怀孕的情况下推迟接受抗逆转录病毒治疗是没有意义的,因为一旦确认怀孕就应该开始接受抗逆转录病毒治疗,这样才能最大限度地降低垂直传播的风险。

HIV阳性妇女应接受HIV专科医生的孕前咨询,以确保她们在怀孕期间使用安全的抗逆转录病毒治疗,并确保良好的依从性,以减少母婴传播(MTCT)风险。HIV专科医生还应该审查并与患者讨论任何可能与HIV有关的长期健康问题,这些问题有可能是怀孕的禁忌证。由于对胎儿存在潜在致畸作用,有相对少数的抗逆转录病毒药物在怀孕期间是禁用的,但有些抗逆转录病毒药物在怀孕期间安全性的证据还在不断更新中,或有些药物的证据尚不完整[54]。HIV阳性的妇女在怀孕前应与HIV病毒阴性的妇女一样每日服用400 μg标准剂量的叶酸,以最大限度地降低神经管缺陷的风险。如果服用复方新诺明,叶酸的剂量应增加到每日5 mg。

关于孕期HIV阳性妇女管理的指南,包括抗逆转录病毒治疗的选择,因不同地理区域而异。

HIV血清一致但未进行抗逆转录病毒治疗的夫妇

HIV呈阳性但未接受抗逆转录病毒治疗的夫妇可以选择通过定时无保护性交怀孕,但面临很小的重复感染风险。这被定义为在通过血清转化确定了第一次感染后,再次感染第二株HIV。真实的风险是无法量化的,但在慢性感染HIV患者中的风险非常低[55]。重复感染的风险还取决于男性和女性是否感染了相同的HIV病毒株,以及其中一人或两人是否正在接受抗逆转录病毒治疗。患有HIV的夫妇应就这种风险进行咨询,并鼓励在尝试怀孕之前开始抗逆转录病毒疗法。

第三方辅助生殖(代孕)

在绝大多数国家或地区,关于代孕中涉及妊娠载体的,专业指导和国家立法要求配子捐献者HIV、乙型肝炎和丙型肝炎筛查呈阴性[56]。这就将HIV感染者排除在第三方生殖计划之外。在世界上允许HIV阳性者作为配子捐献者的少数地区,配子捐献者的HIV感染状况应根据知情同意原则向妊娠者以及其他相关配子捐献者(如卵子捐献者)告知[56-58]。重要的是,妊娠者应充分了解任何代孕中的风险,并采取一切措施将妊娠者的风险降至最低。感染HIV的配子捐献者应接受抗逆转录病毒治疗,达到检测不到血清病毒载量,在处理配子时,应采取一切措施降低病毒传播给孕妇的风险。HIV阳性男性的精液应按如前所述方法进行密度梯度处理,然后进行两次洗涤和上游法,并在洗涤后进行HIV-PCR检测。关于是否应该使用ICSI存在争议,但如前所述,采用正确的精液处理方法使用ICSI的证据基础还很缺乏。

HIV对生育和ART结局的影响

HIV和抗逆转录病毒治疗对男性和女性的生育力以及ART结局的影响已得到广泛研究。

HIV对精子的影响

对HIV阳性男性的研究表明,他们的精液参数低于WHO规定的正常范围。Nicopoullos等学者在两项大型研究中一致发现,与HIV阴性的对照组相比,HIV阳性男性精液所有参数均显著受损,CD4计数作为HIV感染的标志物,与精子数量、活力和形态的免疫状态之间存在显著负相关[59,60]。当CD4计数低于中位水平(450个细胞/mm^3)时,精液体积、密度、活力、形态和洗涤后参数均显著下降,但病毒载量对精液参数没有影响。Kehl也报道了类似的结果,发现抗逆转录病毒治疗对精液参数没有显著影响[61]。相比之下,早期的研究发现病毒载量与精子活力和形态有关[62,63]。最近的一项研究专门观察了各种抗逆转录病毒治疗对精液参数的影响,发现除在应用抗HIV药物Efarinez的患者中发现精子活力下降外,其他患者的精液参数没有显著影响[64]。基于HIV对精液参数的影响,建议HIV阳性男性在尝试自然受孕时应该尽早考虑行精液分析检查。

一项小样本前瞻性研究表明,在接受抗逆转录病毒治疗的53名HIV-1患者(组1)中,与未接受抗逆转录病毒治疗的24名HIV-1患者(组2)相比,抗逆转录病毒治疗显著提高了精子DNA完整性。两组患者中出现精子DNA碎片率升高>30%的占比分别为第1组:67.9%、第2组:37.5%(P=0.02),DNA碎片率升高可能反过来影响自然生育能力和流产的风险[65]。

HIV对卵细胞和其他女性生育因素的影响

越来越多的证据表明,HIV病毒阳性妇女的生育能力下降[66-68]。据报道,在阳性妇女中,月经不规律的发生率略有增加,尽管这种现象发现于抗逆转录病毒治疗还没有常规使用的时期[69]。在CD4细胞计数较高的情况下,周期不规则不那么明显。先前已有IVF结局数据表明,与病毒阴性妇女相比,HIV阳性妇女的卵巢储备减少。抗逆转录病毒治疗还可通过引起线粒体毒性对卵母细胞质量产生直接影响,因为已在接受抗逆转录病毒治疗的HIV阳性妇女卵母细胞中可观察到线粒体耗尽[68]。来自撒哈拉以南非洲的回顾性数据[70,71]和来自英国的前瞻性数据表明,HIV阳性妇女输卵管性不孕症的发病率增加,至少是HIV阴性对照的两倍[67,72]。由于卵巢储备不足和输卵管性不孕的风险增加，试图怀孕的HIV阳性妇女应该尽早接受生育能力评估，当然如果她们在6~12个月没有怀孕，更应尽早接受评估。如果有盆腔炎病史或年龄超过35岁的妇女，应尽早转诊。

没有证据表明HIV可以附着或感染卵母细胞[32]，尽管有一项研究发现在接受IVF取卵的HIV阳性妇女的卵泡液和冲洗液中存在HIV-1[73]。一项对新鲜和冷冻周期卵母细胞的研究表明，接受抗逆转录病毒治疗超过9年且病毒载量检测不到的女性中，线粒体DNA损耗增加[68]。

HIV阳性患者的IUI、IVF和ICSI结局

迄今为止发表的所有研究的总体结论是：在女性阳性的血清不一致的夫妇中，IUI和IVF的结局可能较差，但应谨记，这些研究中许多是在很长一段时间内进行的，首先没有考虑到合并感染乙型和丙型肝炎的影响，其次也没有考虑到近期的发现，早期抗逆转录病毒干预对长期整体健康的益处。

一些早期研究表明，病毒感染患者卵巢反应、着床和妊娠率降低[72,74,75]。2011年的一项系统回顾和荟萃分析纳入接受抗逆转录病毒治疗的血清不一致夫妇，其中男性HIV检测呈阳性，精子洗涤后行ART，研究报道了1 184对夫妇的3 900个IUI周期和579对夫妇的738个IVF/ICSI周期助孕结局[51]，发现IUI的临床妊娠率中位数（范围）为18%（14.5%~23%），IVF为38%（24.8%~46.2%）。没有未感染女性伴侣血清转阳或垂直传播的报告。2014年，一项纳入24项研究（包括Vitorino研究中的4项研究）的系统回顾和荟萃分析评估了HIV-1血清不一致的夫妇IUI或IVF结局，以HIV阴性伴侣的HIV传播风险和每个周期的受孕率作为主要结局。HIV阳性男性的每IUI和IVF周期成功率分别为17%和30%，HIV阳性女性的每周期成功率分别为14%和16%；该研究没有将结果与HIV阴性对照进行比较，在8 212个IUI和1 254个IVF周期中未发现HIV传播[76]。一些以男性伴侣HIV阳性的血清不一致夫妇为研究对象的病例对照研究也得出结论，使用精子洗涤后，ART周期的妊娠率与正常夫妇相当，并且ART的选择应由生育因素而不是HIV病毒状况决定。一项对10项已发表研究进行的系统回顾和荟萃分析纳入了342对血清不一致的夫妇，其中女性伴侣为HIV阳性，共进行516个IVF/ICSI周期，结果显示每次胚胎移植的临床妊娠率在9.1%~63%。然而，在6项病例对照研究中，HIV阳性妇女的妊娠率较低，尽管另4项病例对照研究的结果没有差异[77]。迄今为止最新和规模最大的一项回顾性病例对照研究比较了82名HIV阳性妇女的ART结局与HIV阴性对照组的结果。该研究发现，两组在卵巢刺激、受精率或移植胚胎数量方面没有统计学差异，但着床率（10% *vs.* 21%）、临床妊娠率（12% *vs.* 32%）和活产率（7% *vs.* 19%）显著降低，差异有统计学意义[78]（表67-2）。成功率的降低归因于卵巢储备功能过早下降[69]以及抗逆转录病毒治疗对这些女性卵母细胞质量的影响[68]。

在接受卵子捐赠的HIV阳性妇女中，IVF结局似乎不受影响，这表明HIV和/或免疫抑制影响卵巢反应和卵巢储备，而对着床没影响[79]。

HIV垂直传播风险

在整个怀孕期间使用抗逆转录病毒治疗、只有在有临床指征时才选择剖宫产，以及避免母乳喂养，这些措施共同导致MTCT风险从30%以上降至1%以下[54,80-82]。现在建议对HIV阳性母亲所生的所有新生儿进行新生儿联合预防。

伦理问题

接受抗病毒治疗的HIV感染者的预期寿命接近HIV阴性患者，围产期垂直传播风险接近于零。两个因素结合在一起，目前普遍认为，不再有任何有效的伦理因素剥夺HIV感染者与HIV阴性个体相同的生育选择[58,82-89]。配子捐赠是一个例外；抗病毒治疗后病毒载量呈阴性的HIV、乙肝或丙肝感染者在大多数地区仍被排除在外，不能捐献配子。

表67-2 人类免疫缺陷病毒（HIV）感染女性与对照女性的辅助生殖技术（ART）结局

辅助生殖技术（ART）结局	HIV-1阳性者（*n*=82），%（n）	HIV阴性者（*n*=82），%（n）	OR：(95%CI)[a]	P值[a]
移植/取卵	85（70/82）	95（78/82）	0.23（0.06~0.84）	0.027
每取卵周期临床妊娠率	12（10/82）	32（26/82）	0.30（0.13~0.70）	0.006
每移植周期临床妊娠率	14（10/70）	33（26/78）	0.35（0.15~0.83）	0.017
着床率	10（10/104）	21（26/122）	0.38（0.17~0.87）	0.022
每移植周期活产率	7（5/70）	19（15/78）	0.26（0.08~0.82）	0.022

来源：Stora C, Epelboin S, Devouche E, et al. Women infected with human immunodeficiency virus type I have poorer assisted reproduction outcomes: a case-control study. Fertil Steril. 2016, 105(5):1193-1201，已获许可。

乙型肝炎病毒(HBV)和丙型肝炎病毒(HCV)

乙型肝炎病毒(HBV)和丙型肝炎病毒(HCV)是慢性肝炎、肝硬化和肝癌的主要病因。

HBV 是一种 DNA 病毒,是世界范围内肝脏疾病的主要病因之一。它可以通过性传播,占传播途径的 40%;也可以通过垂直传播,同样占感染途径的 40%。性传播风险比 HIV 高两倍,比 HCV 病毒高六倍。总的来说,作为一种病毒,它的传染性大约是 HCV 或 HIV 的 100 倍,因此理论上在实验室中具有更高的污染风险。然而,与 HCV 或 HIV 不同,HBV 已存在有效的疫苗,建议所有卫生保健工作者以及已知感染者的伴侣接种疫苗。有 HBV 感染伴侣的未感染妇女应在接种疫苗后再考虑怀孕。HBV 疫苗接种的有效性是通过检测 HBV 表面抗体(HBs 抗体)的存在来衡量的,约 5%的接种者不产生 HBs 抗体,被称为“无应答者”。在这种情况下,第一步是通过抗-HBc 抗体检测排除先前存在 HBV 感染。有几种选择,包括联合接种甲型肝炎疫苗、皮内应用,可改善未感染无应答者的免疫应答[90]。

大约 25%的 HBV 感染者会同时感染丁型肝炎病毒(HDV),这是一种复制缺陷 RNA 病毒,依赖于 HBV 的存在进行复制。合并感染使肝硬化的风险从 15%增加到 80%,这也是接种疫苗消除 HBV 很重要的另一个原因,因为它可以防止 HDV 的传播[91]。

在精子、卵母细胞、颗粒细胞和胚胎中都可检测到 HBV。如果夫妻一方或双方都感染乙肝病毒,ART 临床方案应基于潜在的生育问题,而不是 HBV 状态。应优先对未感染的伴侣进行免疫接种,等到检测到抗 HBs 抗体,同时尽可能对感染的伴侣进行抗病毒治疗,以将病毒载量降低到检测不到的水平,然后再考虑辅助受孕。精子洗涤已被证明对降低 HBV 阳性血清不一致男性的病毒载量无效,因此不建议使用,即使女性伴侣未能通过疫苗接种对 HBV 产生免疫力。

如果 HBV 阳性妇女仅为 HBsAg 阳性,其妊娠期垂直传播风险<10%,如果同时为 HBeAg 阳性或 HBV DNA 阳性,其垂直传播风险为 80%~90%[92]。在这种情况下,如果在出生后 12 h 内进行免疫预防(HBV 疫苗接种和一剂乙型肝炎免疫球蛋白),并在 1 个月和 6 个月时再分别进行一剂免疫预防,新生儿感染的风险可以降到最低[93]。母乳喂养似乎并未在围产期传播中发挥作用[94]。然而,如果母体内 HBV DNA 水平超过 200 000 IU/mL,这种方法不足以防止垂直传播。因此,目前的临床干预是考虑对 HBV DNA 载量超过 200 000 IU/mL 的孕妇进行抗病毒治疗。患有慢性 HBV 感染的母亲无须禁忌行母乳喂养,接受抗逆转录病毒治疗的母亲也可进行母乳喂养,因为这些病毒通过母乳排出的量很少。

HCV 感染主要通过肠外传播(血液制品、共用针头、针刺伤)。虽然在男男性行为的 HIV 阳性男性中观察到性传播[95],但传播似乎仅限于涉及血液交换的特定性行为[96]。在一夫一妻制 HCV 不一致的伴侣之间,异性传播基本上是不存在的,因此不推荐这些伴侣使用避孕套,建议自然受孕,但如果存在生育问题,则应根据不孕因素提供 ART 治疗。当男性 HCV 阳性时,是否应该进行精子洗涤的问题目前仍有争议。早期的研究建议不要洗涤精子[97,98],但仔细回顾迄今为止的所有研究表明,经过一次不连续密度梯度和上游法处理后,HCV 仍然可以被检测到,因此需要进一步的洗涤步骤。而因为精液中的病毒载量非常低,并且在洗涤后精液样本中从未检测到 HCV,所以认为对洗涤后样本进行 PCR 检测是没有必要的[2,99]。

目前没有针对 HCV 的疫苗,但在 ART 之前,建议对符合各国 HCV 治疗要求的男性和女性感染者进行抗病毒治疗,并应在计划受孕之前提供抗病毒治疗,目的是清除病毒。HCV 采用直接作用于病毒的抗病毒治疗,该治疗在实现持续病毒学应答方面的有效率达到 98%[57],在开始治疗后 12 周内 HCV RNA 呈阴性。直接作用的抗病毒药物具有致畸性,目前尚无可用于妊娠期的药物。治疗的临床决策通常与患者的传染病或肝病专家共同决定,必须平衡延迟受孕的风险、减少受孕和妊娠期间病毒传播风险,以及改善个人健康的益处。

HCV-RNA 阳性妇女的垂直传播风险为 5%~6%,而对于 HIV 阳性的母亲,这一风险翻倍[100]。对于 HCV-RNA 和 HIV 阴性母亲,尚未观察到 HCV 的垂直传播[101-103]。在没有疫苗的情况下,没有具体的措施可以保护新生儿,免疫球蛋白的注射也不能提供保护。没有数据表明 HCV 在母乳喂养期间传播,也没有剖宫产的指征[102]。

HBV 和 HCV 感染患者的 ART 治疗结果

最近对 HBV 阳性男性和女性的研究表明,与未感染对照组相比,ART 的结局总体上没有显著差异[104,105]。在感染 HCV 的男性病例中,一些研究报道 HCV 对精液质量和受精率有显著的负面影响[106],而另一些研究显示 HCV 对这些夫妻辅助生殖结局没有显著影响。在 HCV 阳性女性中也有相互矛盾的研究结果,一些研究报告了较低的着床率、较高的周期取消率和较高的 FSH 使用剂量,而另一些研究显示与 HCV 阴性对照相比,这些指标没有显著差异[2,107,108]。

在男性感染 HBV 或 HCV 的情况下，在 IVF/ICSI 中使用精子洗涤，与未感染的病例相比，周期结局没有差异。

嗜人类 T 淋巴细胞病毒Ⅰ/Ⅱ型

虽然大多数关于 ART 中病毒感染的科学出版物侧重于 HIV 和肝炎，但也应考虑嗜人类 T 淋巴细胞病毒Ⅰ/Ⅱ型（HTLV-1/2）感染。这是一种感染 CD4 细胞的古老逆转录病毒 T 细胞。虽然通过垂直、静脉注射和性接触传播，但传播方式与 HIV 和肝炎不同：垂直传播主要通过母乳喂养发生。在 10 年的伴侣关系中，性传播从男性到女性高达 60%，而女性到男性则<1%[109]。与 HIV、HBV 和 HCV 相比，其引起人类疾病的可能性要低得多，但 1%~4%的感染患者会发生成人 T 细胞白血病或痉挛性麻痹。据报道，北美洲、南美洲、非洲和日本的流行率较低（1%）。瑞典辅助生殖人群的患病率研究表明，血清阳性率为 2.3/10 000[110]。

在所有寻求 ART 的妇女中，不需要筛查 HTLV-1/2，但应考虑对来自流行地区（加勒比、南美洲、中非、日本）的个体进行有针对性的筛查[2,111]，尤其对于配子捐赠者。如果夫妻一方被发现 HTLV-1/2 阳性，应按照疾病控制中心的建议进行咨询[112]。鉴于对于 HTLV-1/2 血清单方阳性的夫妇缺乏避孕预防措施的建议，自然受孕是首选的生育方式。受 HTLV-1/2 影响的夫妇只有在存在不孕因素的情况下才能进行 ART，并在处理生物样本时采取标准的预防措施。目前还没有研究评估精子洗涤对降低水平传播风险的影响，目前也不建议这样做[2]。

没有可靠的数据表明妇女感染 HTLV-1/2 应通过剖宫产分娩以降低垂直传播风险，因此无法证实手术分娩风险的增加是合理的。然而，应建议她们不要用母乳喂养婴儿，因为有许多研究表明，非母乳喂养可降低母婴传播风险[2,113,114]。

寨卡病毒（ZIKV）

寨卡病毒（ZIKV）是一种通过蚊子传播的单链病毒 RNA。1947 年，这种病毒首次在乌干达寨卡森林的蚊子中被发现并分离出来。寨卡病毒的潜伏期长达两周，大多数病例无症状，只有 20%的感染者出现症状。症状包括发热、肌痛、结膜炎和皮疹。尽管寨卡病毒的主要传播方式是通过蚊子传播，但越来越多的报道称寨卡病毒可以通过性传播以及通过血液传播[115,116]。在精液和阴道液中均可检测到寨卡病毒的 RNA[117,118]。在 2015—2016 年报道了最近的疫情之后，发现 ZIKV 与先天性寨卡综合征相关，该综合征表现为多种发育问题，包括小头畸形和妊娠丢失。如果在怀孕的前三个月感染了 ZIKV，胎儿神经损伤的风险高达 10%[119,120]。ZIKV 感染还与格林-巴利综合征有关[121]。

对一名从法属圭亚那返回的 32 岁男子的血液、尿液和精液中提取的寨卡病毒 RNA 的早期研究显示，该病毒在症状出现后的 141 天仍存在于精液中，但在症状出现后的 37 天，在血浆或尿液中未检测到病毒（图 67-1，转载自文献[118]）。进一步的一些报告证实，在初次感染后，该病毒在精液中存在的持续性是可变的[116,118,122,123]，因此 ZIKV 被归类为所有最近去过或居住在寨卡流行地区，并试图自然受孕或通过 ART 的人，都需关注的病毒。在向计划怀孕的患者提供咨询时，相关专业人员应参考 WHO 网站，该网站定期发布关于寨卡病毒传播风险、先天性寨卡综合征的全球最新流行病学监测数据，以及寨卡流行国

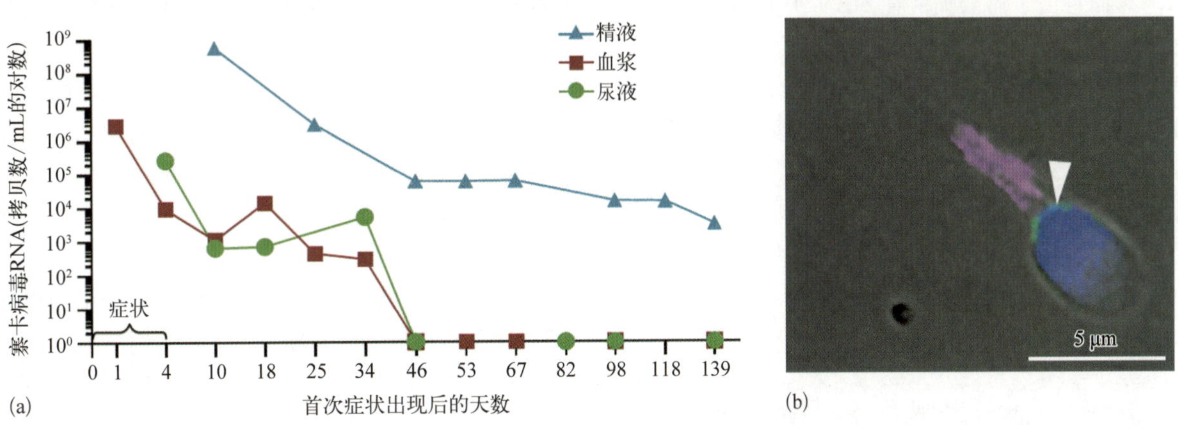

图 67-1 寨卡病毒感染精子。（a）实时聚合酶链反应定量检测血浆、尿液和精液中寨卡病毒 RNA 的动力学（RealStar 寨卡病毒 RT-PCR 试剂盒 1.0，Altona Diagnostics GmbH 公司，汉堡市，德国）。（b）免疫组化检测寨卡病毒（绿色；箭头）在亮场显微镜下来自患者的精子头部；粉色为 Tom20，绿色为寨卡病毒，蓝色为核（来源：Mansuy JM et al. Lancet Infect Dis 2016；16：405，已获许可）

家的相关数据(https://www.who.int/publications/m/item/zika-epidemiology-update—february-2022)。目前数据表明,ZIKV 主要在南美洲和中美洲、加勒比地区、太平洋岛屿、非洲、印度和远东地区盛行。CDC、FDA、ESHRE 还发布了关于尽量减少 ART 环境中传播风险的指南(https://www.cdc.gov/zika/)[2],2019 年 ARSM 基于 CDC、FDA 和 WHO 的指南发布了其最新指南。如果有当地指南,也应该作为额外的参考。目前,还没有预防寨卡综合征的疫苗或治疗方法。

ZIKV 核酸检测(NAT)是早期发现 ZIKV(最近感染或在过去 7 天内出现症状)最敏感的检测方法,但由于 ZIKV 水平在感染发生 7 天后显著下降,因此 NAT 检测和基于血清学的检测(如免疫测定和免疫荧光测定)可能无法检测到,可考虑使用 IgM 检测。然而,ZIKV IgM 可持续数年,并且在血清学检测中,由于登革热病毒也是一种黄病毒,ZIKV 与登革热病毒的 IgM 抗体之间存在交叉反应性。

确诊为 ZIKV 感染的男性或从 ZIKV 流行地区返回的男性应与任何伴侣采取屏障避孕 3 个月,以避免性传播,此外其女性伴侣 2 个月内应避免怀孕,以避免垂直传播[2]。CDC 建议 ZIKV 感染或从 ZIKV 流行地区返回的女性避孕 8 周,WHO 建议避孕 6 个月,ESHRE 指南建议避孕 2 个月[2]。如果患者或其伴侣被诊断患有 ZIKV 或正从 ZIKV 流行地区返回,建议他们推迟 ART。如果在 ART 周期内确诊,应停止治疗。

迄今为止,很少有数据证明 ZIKV 在卵子或精子中存在整合的情况[124,125]。对于已知感染了 ZIKV,需要对配子或胚胎紧急进行生育力保存的患者,应提供有关此类潜在风险的仔细咨询[2]。

目前还没有能够从精液中去除 ZIKV 的特定精液清洗技术[125],而且由于血清和精液 ZIKV 水平相关性较差,测定血清 ZIKV 载量也不可靠[2]。

对于居住或最近从 ZIKV 流行地区返回的接受 ART 的无症状男性和女性,另一种选择是在开始 ART 周期之前考虑对 ZIKV 感染进行 NAT 检测,尽管这仅在感染后的近七天内敏感。

对于在怀孕期间被诊断 ZIKV 感染的妇女,没有证据表明剖宫产或避免母乳喂养可以减少病毒向新生儿的传播。

新型冠状病毒感染(严重急性呼吸综合征冠状病毒)

2019 年 12 月,中国湖北省武汉市报道了一组不明原因肺炎聚集性病例。随后从患者样本中鉴定出一种名为严重急性呼吸综合征冠状病毒 2(SARS-CoV-2)的新型冠状病毒。这是一种人畜共患疾病,但来源尚未确定。此事被报告给 WHO,随后几个月全球病例迅速增加,导致 WHO 宣布新型冠状病毒感染(COVID-19)为全球流行病。SARS-CoV-2 主要通过从呼吸道释放受感染的飞沫和气溶胶(AGPs)传播。与感染者近距离接触会增加传播风险,建议在卫生保健环境中保持室内良好通风、使用口罩和避免 AGPs,以降低传播风险。污染物传播的风险较低,但接触被感染颗粒污染的表面造成的间接传播也有报道。在卫生保健环境中,用适当的消毒湿巾定期清洁暴露的表面可以降低这种风险。

虽然 COVID-19 在许多感染者中引起的症状相对较轻,包括高热、咳嗽、嗅觉味觉丧失或改变,但 15% 的感染者出现了更严重的症状,导致住院、吸氧支持和辅助通气,5% 的人出现呼吸衰竭、急性呼吸窘迫综合征、败血症和多器官衰竭,导致在大流行的最初几个月报告的高死亡率令人担忧。更严重疾病的触发因素包括肥胖、高龄、免疫力下降和种族。目前已研究出有效的疫苗,现在报告的许多变种都较温和,导致死亡的概率大大降低。

SARS-CoV-2 的平均潜伏期各不相同,从 3 天到 6 天不等。接触者追踪显示,感染的最高风险发生在症状出现前几天至症状出现后几天,症状出现后 10 天传染性较低。

SARS-CoV-2 的检测现在很容易进行,这是一种基于病毒抗原的免疫测定法。这些家庭测试可在 10 min 内提供结果,是 ART 环境中的有用筛查工具,帮助患者和工作人员识别在中心接受治疗,但可能无症状的患者。

自 2020 年以来,人们一直非常关注收集有关 SARS-CoV-2 对生育、妊娠和 ART 治疗结局影响的数据。随着新指南的出现以及向流行状态过渡的可能性增大,建议专业人员在规划服务和为患者提供咨询时参考现有的最新指南。此外,新的变异不断出现,这些变异可能对非怀孕和怀孕状态的一般健康和生育健康影响较小。最新的来自 ASRM、ESHRE、英国生殖与临床科学家协会和英国生育学会有共同的建议,在本章中详细介绍,但应始终遵循更新的指南。

建议所有考虑自然受孕或通过 ART 受孕的患者接种 COVID-19 疫苗,并在有条件的情况下完成规定的接种规划。大量研究表明,与非妊娠对照组相比,妊娠期 COVID-19 需要通气和重症监护支持的风险要高得多。低出生体重、早产和死胎的风险会增加[126,127]。大多数因感染 COVID-19 而入院的孕妇都没有接种疫苗。感染 SARS-CoV-2 的妇女妊娠早期流产的风险也增加[128]。

有令人安心的证据表明,疫苗不会对生育健康产生负面影响,也不会对精子参数产生影响。相比之下,感染SARS-CoV-2确实会对精液参数产生负面影响,在某些情况下还会导致内分泌功能失调[129],但没有证据表明它会影响卵巢储备[130-133],尽管COVID-19感染与疫苗接种后月经周期的规律性有短暂的变化[134]。该疫苗已被证明是安全的,即使在怀孕早期接种也是安全的[135],并且在降低疾病严重程度方面非常有效。

SARS-CoV-2可以进入睾丸,但不能进入卵巢。它也可以通过滋养外胚层进入人胚胎细胞。观察COVID-19康复患者IVF结局的研究数量有限,无法得出可靠的结论。Orvieto对9对夫妇(7位女性和2位男性)感染COVID-19的前后的ART周期进行了一项观察性研究,发现ART结局总体上没有差异,但感染后用于移植或冷冻保存的高质量胚胎数量减少。Wang等学者对比了70名SARS-CoV-2检测呈阳性与3 973名检测呈阴性的ART女性,发现在卵巢反应、成熟卵母细胞比例、受精率、卵裂率、优质囊胚数量、临床妊娠率和流产率方面均无差异[136]。然而,由于感染已被证明会对精液参数产生负面影响,目前建议SARS-CoV-2感染的男性患者感染后延迟3个月再行ART治疗[129]。任何延迟治疗也应考虑到感染的严重程度,因为受感染的女性伴侣出现长期COVID的症状可能会影响ART的反应和结局。

建议发现SARS-CoV-2检测呈阳性的患者即刻停止治疗,以尽量减少感染其他患者和工作人员的风险。

猴痘病毒

猴痘是由MPXV病毒引起的一种病毒性人畜共患疾病,主要见于中非和西非的热带雨林地区。此DNA病毒与天花有关,但传染性较弱,严重程度也较轻。它会引起一种短暂的病毒性疾病,包括发热、特征性皮疹和淋巴结肿大。症状持续2~4周,但据报道有3%~6%的患者可出现更严重、导致死亡的病例。目前有抗病毒药物可用,人与人之间通过体液传播,包括精液和呼吸道飞沫。

2022年报告了一次猴痘的爆发。人们对血液和组织等人类来源物质的接受者所面临的风险表示关注,因此也包括伴侣和捐赠的精子和卵子。在ART中,病毒传播的风险主要与受感染男性伴侣提供的精液有关。目前还没有发布关于在ART中捐献精子和卵子的筛查指南,但在此类指南发布之前,建议受影响的个人不要进行捐赠。

流行病学表明,有多个性伴侣和男男性行为者的发病率最高。由于在ART环境中这是一种相对较新的病毒,应向WHO、CDC和欧洲疾病控制中心寻求最新数据。

在急性感染后11天内,男性精液中都可检测到MPXV DNA。最近的一项荟萃分析纳入来自5项研究的115名患者,发现MPXR DNA的总患病率为72.4%。四个患者中有两个患者精液中MPXV具有复制潜力。根据WHO和英国目前的指南,感染猴痘的男性在性行为中应使用避孕套,在检测结果呈阴性之前不要捐献精子。如果患者正在计划生育治疗、精液储存或有免疫功能低下的伴侣,包括怀孕的女性伴侣,则需在猴痘初次感染后1~19天对精液样本进行PCR检测,直至单次PCR检测阴性即可。

辅助受孕前进行病毒筛查

全球大多数ART中心要求接受ART的患者行HIV-1和HIV-2、HBV和HCV筛查。如果患者曾在病毒流行的高风险地区旅行或工作,则需要对其进行HTLV-1/2筛查。这是为了从一开始就确定高危患者,以便他们能够在开始怀孕之前接受适当的咨询并开始抗逆转录病毒治疗。不同国家的指南与关于ART相关筛查的频率和时间差别很大。所有配子捐赠者都必须接受筛查,病毒阳性患者在大多数国家或城市都被排除在捐赠之外。就捐精者而言,在开始收集用于冷冻储存的精液之前,以及在收集和冷冻所有精子样本后的隔离期之后,都需要进行全面的病毒和性传播疾病筛查。与使用常规血清学抗体检测需隔离6个月相比,使用RNA NAT检测的好处是存储后的3个月的隔离期更短。

病毒阳性患者的实验室规范

尽管先前曾发表过关于对血源性病毒携带患者的配子和胚胎处理和冷冻问题担忧,但在ART中没有交叉污染的报道[137-139]。关于这一问题已发表的指南是有限的[2,57,137],而且许多ART中心仍然不对已知病毒感染的患者进行干预。2008年的ESHRE指南建议,HIV、HBV和HCV感染患者的配子和胚胎应在指定的时间在专门的实验室进行处理,并在生物安全柜中处理这些样本,以尽量减少患者标本交叉污染的风险。2022年最新的指南不建议使用单独的实验室,因为没有发表的研究支持这种做法,而ASRM的最新指南仍建议在单独的实验室处理病毒阳性患者的样本[2]。因此,ART中心的方案应基于本国的法律以及对患者的风险评估。除了在辅助生殖实验室采取普遍的预防措施外,最佳实践要求对于来自已知或疑似血源性病毒感染的患者,最好在时间或空间上分开处理,以使病毒阴性的患者确保尽量减少病毒污染的风险。

此外,条件允许的情况下应考虑使用一次性设备。

在冷冻储存已知病毒感染患者的配子和胚胎方面,各国之间存在很大差异。最新发布的 ESHRE 和 ASRM 指南建议使用封闭系统的玻璃化系统(如热封吸管[140])和单独的冷冻储罐进行低温保存,因为理论上存在液氮传播的风险[141,142]。虽然有研究表明,与液氮相比,气相储存可以进一步提高安全性,防止交叉污染风险,而且不会影响胚胎和精子的存活[143],但尚无长期数据来评估这种方法的安全性和有效性。

回顾已发表的文献可以清楚地发现,目前没有统一的指导意见,因此地方政策应该决定实验室规范。SAS-CoV-2 和 MPXV 等新病毒的出现表明,必须将所有样本视为具有潜在传染性,并始终采取普遍预防措施,就像在手术室和急诊室中使用的那样,以确保处理已知病毒感染患者的样本与处理常规筛查病毒(如 HIV、HBV 和 HCV)阴性患者的样本没有区别。如果能够采用普遍预防措施和上述措施,以实验室设施不足为由拒绝病毒阳性患者辅助受孕的做法当然不再有任何伦理理由。

总 结

除非出于与病毒感染无关的伦理原因,任何 ART 中心都不能拒绝为病毒阳性的患者提供治疗。

抗病毒治疗从根本上改变了 HIV 感染的自然过程,反过来也改变了专业人员应对这些患者进行生殖保健的方式。由于治疗而病毒呈阴性的人可以期望过接近正常的生活,并通过无避孕性交自然生育。在存在生育问题的情况下,应在安全的实验室环境中为这些患者提供与未感染者相同的、全方位的辅助受孕治疗,这些实验室环境应具备应对已知和未知病毒风险的能力。

应向感染 HBV 和 HCV 的患者提供与感染 HIV 的患者相似的指导,对于感染 HBV 的患者,应向未感染的伴侣提供疫苗接种。

寨卡病毒、SARS-CoV-2 和 MPXV 等新病毒的出现表明,在 ART 过程中需要时刻保持警惕,专业人员需要继续参考有关这些病毒的最新循证指南,并在实验室环境中采取普遍预防措施。

病毒感染阳性患者的生殖咨询只能由有资质的专业人员提供,包括讨论自然受孕和辅助受孕环境中的病毒传播风险、病毒和/或抗病毒治疗对生育力的影响,以及水平和垂直传播风险,以便使这些患者充分了解其风险并做出选择。生殖专家和患者共同承担预防未感染伴侣和儿童以及该中心就诊的其他患者和工作人员感染病毒的责任。

(王超君译,路瑶、张婷校)

参考文献

[1] Ethics Committee of the American Society for Reproductive Medicine. Human immunodeficiency virus and infertility treatment: An ethics committee opinion. Fertil Steril. 2021; 115(4):860-9.

[2] ESHRE Guideline Group on Viral infection/disease, Mocanu E, Drakeley A, Kupka MS, Lara-Molina EE, Le Clef N, et al. ESHRE guideline: Medically assisted reproduction in patients with a viral infection/disease. Hum Reprod Open. 2021; 2021(4):hoab037.

[3] Doitsh G, Galloway NL, Geng X, Yang Z, Monroe KM, Zepeda O, et al. Cell death by pyroptosis drives CD4 T-cell depletion in HIV-1 infection. Nature. 2014; 505(7484): 509-14.

[4] Schnittman SM, Fauci AS. Human immunodefciency virus and acquired immunodeficiency syndrome: An update. Adv Intern Med. 1994; 39:305-55.

[5] Hart C, Schochetman G, Spira T, Lifson A, Moore J, Galphin J, et al. Direct detection of HIV RNA expression in seropositive subjects. Lancet. 1988; 2(8611):596-9.

[6] Branson BM. HIV diagnostics: Current recommendations and opportunities for improvement. Infect Dis Clin North Am. 2019; 33(3):611-28.

[7] Parekh BS, Ou CY, Fonjungo PN, Kalou MB, Rottinghaus E, Puren A, et al. Diagnosis of human immunodeficiency virus infection. Clin Microbiol Rev. 2019; 32(1):e00064-18.

[8] Hogg RS, Heath KV, Yip B, Craib KJ, O'Shaughnessy MV, Schechter MT, et al. Improved survival among HIV-infected individuals following initiation of antiretroviral therapy. Jama. 1998; 279(6):450-4.

[9] Nakagawa F, May M, Phillips A. Life expectancy living with HIV: Recent estimates and future implications. Curr Opin Infect Dis. 2013; 26(1):17-25.

[10] van Sighem AI, Gras LA, Reiss P, Brinkman K, de Wolf F. Life expectancy of recently diagnosed asymptomatic HIV-infected patients approaches that of uninfected individuals. AIDS. 2010; 24(10):1527-35.

[11] Scandlyn J. When AIDS became a chronic disease. West J Med. 2000; 172(2):130-3.

[12] Vernazza P, Hirschel B, Bernasconi E, Flepp M. Les personnes séropositives ne souffrant d'aucune autre MST et suivant un traitement antirétroviral efficace ne transmettent pas le VIH par voie sexuelle. Bulletin des Médecins Suisses. 2008; 89(5):165-9.

[13] Vernazza P, Bernard EJ. HIV is not transmitted under fully suppressive therapy: The Swiss Statement-eight years later. Swiss Med Wkly. 2016; 146:w14246.

[14] Cohen MS, Chen YQ, McCauley M, Gamble T, Hosseinipour MC, Kumarasamy N, et al. Antiretroviral therapy for the prevention of HIV-1 transmission. N Engl J Med. 2016; 375(9):830-9.

[15] Cohen MS, Chen YQ, McCauley M, Gamble T, Hosseinipour MC, Kumarasamy N, et al. Prevention of HIV-1 infection with early antiretroviral therapy. N Engl J Med. 2011; 365(6):493-505.

[16] Rodger AJ, Cambiano V, Bruun T, Vernazza P, Collins S, Degen O, et al. Risk of HIV transmission through condomless sex in serodifferent gay couples with the HIV-positive partner taking suppressive antiretroviral therapy (PARTNER): Final results of a multicentre, prospective, observational study. Lancet. 2019; 393(10189):2428-38.

[17] LeMessurier J, Traversy G, Varsaneux O, Weekes M, Avey MT, Niragira O, et al. Risk of sexual transmission of human immunodeficiency virus with antiretroviral therapy, suppressed viral load and condom use: A systematic review. CMAJ. 2018; 190(46):E1350-E60.

[18] Bujan L, Pasquier C. People living with HIV and procreation: 30 years of progress from prohibition to freedom? Hum Reprod. 2016; 31(5):918-25.

[19] Vandermaelen A, Englert Y. Human immunodeficiency virus serodiscordant couples on highly active antiretroviral therapies with undetectable viral load: Conception by unprotected sexual intercourse or by assisted reproduction techniques? Hum Reprod. 2010; 25(2):374-9.

[20] Vernazza PL, Graf I, Sonnenberg-Schwan U, Geit M, Meurer A. Preexposure prophylaxis and timed intercourse for HIV-discordant couples willing to conceive a child. AIDS. 2011; 25(16):2005-8.

[21] Mujugira A, Celum C, Coombs RW, Campbell JD, Ndase P, Ronald A, et al. HIV transmission risk persists during the first 6 months of antiretroviral therapy. J Acquir Immune Defic Syndr. 2016; 72(5):579-84.

[22] Anglemyer A, Rutherford GW, Baggaley RC, Egger M, Siegfried N. Antiretroviral therapy for prevention of HIV transmission in HIV-discordant couples. Cochrane Database Syst Rev. 2011(8):Cd009153.

[23] Whetham J, Taylor S, Charlwood L, Keith T, Howell R, McInnes C, et al. Pre-exposure prophylaxis for conception (PrEP-c) as a risk reduction strategy in HIV-positive men and HIV-negative women in the UK. AIDS Care. 2014; 26(3):332-6.

[24] Hoffman RM, Jaycocks A, Vardavas R, Wagner G, Lake JE, Mindry D, et al. Benefits of PrEP as an adjunctive method of HIV prevention during attempted conception between HIV-uninfected women and HIV-infected male partners. J Infect Dis. 2015; 212(10):1534-43.

[25] Sun L, Wang F, Liu A, Xin R, Zhu Y, Li J, et al. Natural conception may be an acceptable option in HIV-serodiscordant couples in Resource limited settings. PLoS One. 2015; 10(11):e0142085.

[26] Semprini AE, Levi-Setti P, Bozzo M, et al. Insemination of HIV-negative women with processed semen of HIV-positive partners. Lancet. 1992; 340:1317-9.

[27] Bagasra O, Farzadegan H, Seshamma T, et al. Detection of HIV-1 proviral DNA in sperm from HIV-1 infected men. AIDS. 1994; 8:1669-74.

[28] Vernazza PL, Gilliam BL, Dyer J, et al. Quantification of HIV in semen: Correlation with antiviral treatment and immune status. AIDS. 1997; 11:987-93.

[29] Quayle AJ, Xu C, Mayer KH, Anderson DJ. T lymphocytes and macrophages, but not motile spermatozoa, are a significant source of human immunodeficiency virus in semen. J Infect Dis. 1997; 176:960-8.

[30] Quayle AJ, Xu C, Tucker L, Anderson DJ. The case against an association between HIV-1 and sperm: Molecular evidence. J Reprod Immunology. 1998; 41:127-36.

[31] Kim LU, Johnson MR, Barton S, Nelson MR, Sontag G, Smith JR, et al. Evaluation of sperm washing as a potential method of reducing HIV transmission in HIV-discordant couples wishing to have children. AIDS. 1999; 13(6):645-51.

[32] Baccetti B, Benedetto A, Burrini AG, et al. HIV particles detected in spermatozoa of patients with AIDS. J Submicrosc Cytol Pathol. 1991; 23:339-45.

[33] Politch JA, et al. Separation of human immunodeficiency virus type 1 from motile sperm by the double tube gradient method versus other methods. Fertil Steril. 2004; 81(2):440-7.

[34] Marina S, Marina F, Alcolea R, et al. Pregnancy following intracytoplasmic sperm injection from an HIV-1 seropositive man. Hum Reprod. 1998; 13:3247-9.

[35] Marina S, Marina F, Alcolea A, et al. Human immunodeficiency virus type I-serodiscordant couples can bear healthy children after undergoing intrauterine insemination. Fertil Steril. 1998; 70:35-9.

[36] Giling-Smith C, Nicopouloos JDM, Semprini AE, Frodsham LCG. HIV and reproductive care—a review of current practice. BJOG. 2006; 113:1-10.

[37] Vourliotis M, Nicopoullos JDM, Gilling-Smith C, Androni-

kou S, Almeida P, E. Williamson, P. Almeida A comparison of sperm yield following changes in HIV sperm washing laboratory practice. Hum Reprod. 2009; 24 (Supplement 1): i166.

[38] Vernazza PL, Gilliam BL, Flepp M, Dyer JR, Frank AC, Fiscus SA, et al. Effect of antiviral treatment on the shedding of HIV-1 in semen. AIDS. 1997; 11(10):1249-54.

[39] Vernazza PL, Troiani L, Flepp MJ, Cone RW, Schock J, Roth F, et al. Potent antiretroviral treatment of HIV-infection results in suppression of the seminal shedding of HIV. The Swiss HIV cohort study. AIDS. 2000; 14(2):117-21.

[40] Leruez-Ville M, Dulioust E, Costabliola D, Salmon D, Tachet A, Finkielsztejn L, et al. Decrease in HIV-1 seminal shedding in men receiving highly active Antiretroviral therapy: An 18 month longitudinal study (AnRS EP012). AIDS. 2002; 16(3):486-8.

[41] Pasquier CJ, Moinard N, Saune K, Souyris C, Lavit M, Daudin M, et al. Persistent differences in the antiviral effects of highly active antiretroviral therapy in the blood and male genital tract. AIDS. 2008; 22(14):1894-6.

[42] Pasquier C, Moinard N, Saune K, Daudin M, Trancart S, Massip P, et al. Antiviral effect of maraviroc in semen: A case report. Antivir Ther. 2012; 17(5):933-6.

[43] Pasquier C, Walschaerts M, Raymond S, Moinard N, Saune K, Daudin M, et al. Patterns of residual HIV-1 RNA shedding in the seminal plasma of patients on effective antiretroviral therapy. Basic Clin Androl. 2017; 27:17.

[44] Zafer M, Horvath H, Mmeje O, van der Poel S, Semprini AE, Rutherford G, et al. Effectiveness of semen washing to prevent human immunodeficiency virus (HIV) transmission and assist pregnancy in HIV-discordant couples: A systematic review and meta-analysis. Fertil Steril. 2016; 105(3):645-55. e2.

[45] Jindal SK, Rawlins RG, Muller CH, Drobnis EZ. Guidelines for risk reduction when handling gametes from infectious patients seeking assisted reproductive technologies. Reprod Biomed Online. 2016; 33(2):121-30.

[46] Ohl JP, Wittemer M C, et al. Assisted reproduction techniques for HIV serodiscordant couples: 18 months of experience. Hum Reprod. 2003; 18:1244-9.

[47] Garrido N, Meseguer M, Simon C, Pellicer A, Remohi J. Assisted reproduction in HIV and HCV infected men of serodiscordant couples. Arch Androl. 2004; 50(2):105-11.

[48] Bujan L, Hollander L, Coudert M, Gilling-Smith C, Vucetich A, Guibert J, et al. Safety and efficacy of sperm washing in HIV-1-serodiscordant couples where the male is infected: Results from the European CREATE network. AIDS. 2007; 21(14):1909-14.

[49] Sauer MV, Wang JG, Douglas NC, Nakhuda GS, Vardhana P, Jovanovic V, et al. Providing fertility care to men seropositive for human immunodeficiency virus: Reviewing 10 years of experience and 420 consecutive cycles of in vitro fertilization and intracytoplasmic sperm injection. Fertil Steril. 2009; 91(6):2455-60.

[50] Nicopoullos JD, Almeida P, Vourliotis M, Goulding R, Gilling-Smith C. A decade of sperm washing: Clinical correlates of successful insemination outcome. Hum Reprod. 2010; 25 (8):1869-76.

[51] Vitorino RL, Grinsztejn BG, de Andrade CA, Hokerberg YH, de Souza CT, Friedman RK, et al. Systematic review of the effectiveness and safety of assisted reproduction techniques in couples serodiscordant for human immunodeficiency virus where the man is positive. Fertil Steril. 2011; 95(5): 1684-90.

[52] Nicopoullos JD, Frodsham LC, Ramsay JW, Almeida PA, Rozis G, Gilling-Smith C. Synchronous sperm retrieval and sperm washing in an intracytoplasmic sperm injection cycle in an azoospermic man who was positive for human immunodeficiency virus. Fertil Steril. 2004; 81(3):670-4.

[53] Bujan L, Daudin M, Moinard N, Plante P, Parinaud J, Pasquier C. Azoospermic HIV-1 infected patients wishing to have children: Proposed strategy to reduce HIV-1 transmission risk during sperm retrieval and intracytoplasmic sperm injection: Case report. Hum Reprod. 2007; 22(9):2377-81.

[54] Gilleece DY, Tariq DS, Bamford DA, Bhagani DS, Byrne DL, Clarke DE, et al. British HIV association guidelines for the management of HIV in pregnancy and postpartum 2018. HIV Med. 2019; 20(Suppl 3):s2-85.

[55] Fakoya A, Lamba H, Mackie N, Nandwani R, Brown A, Bernard E, et al. British HIV association, BASHH and FSRH guidelines for the management of the sexual and reproductive health of people living with HIV infection 2008. HIV Med. 2008; 9(9):681-720.

[56] Practice Committee of the American Society for Reproductive Medicine and Practice Committee of the Society for Assisted Reproductive Technology. Recommendations for practices utilizing gestational carriers: A committee opinion. Fertil Steril. 2015; 103(1):e1-8.

[57] Ethics Committee of the American Society for Reproductive Medicine. Interests, obligations, and rights in gamete and embryo donation: An ethics committee opinion. Fertil Steril. 2019; 111(4):664-70.

[58] Ethics Committee of American Society for Reproductive

Medicine. Human immunodeficiency virus (HIV) and infertility treatment: A committee opinion. Fertil Steril. 2015; 104(1):e1-8.

[59] Nicopoullos JD, Almeida PA, Ramsay JW, Gilling-Smith C. The effect of human immunodeficiency virus on sperm parameters and the outcome of intrauterine insemination following sperm washing. Hum Reprod. 2004; 19(10):2289-97.

[60] Nicopoullos JD, Almeida P, Vourliotis M, Gilling-Smith C. A decade of the sperm-washing programme: Correlation between markers of HIV and seminal parameters. HIV Medicine. 2011; 12(4):195-201.

[61] Kehl S, Weigel M, Muller D, Gentili M, Hornemann A, Sutterlin M. HIV-infection and modern antiretroviral therapy impair sperm quality. Arch Gynecol Obstetr. 2011; 284(1): 229-33.

[62] Dulioust E, Du AL, Costagliola D, Guibert J, Kunstmann JM, Heard I, et al. Semen alterations in HIV-1 infected men. Hum Reprod. 2002; 17(8):2112-8.

[63] Bujan L, Sergerie M, Moinard N, Martinet S, Porte L, Massip P, et al. Decreased semen volume and spermatozoa motility in HIV-1-infected patients under antiretroviral treatment. J Androl. 2007; 28(3):444-52.

[64] Frapsauce C, Grabar S, Leruez-Ville M, Launay O, Sogni P, Gayet V, et al. Impaired sperm motility in HIV-infected men: An unexpected adverse effect of efavirenz? Hum Reprod. 2015; 30(8):1797-806.

[65] Savasi V, Oneta M, Laoreti A, Parisi F, Parrilla B, Duca P, et al. Effects of antiretroviral therapy on sperm DNA integrity of HIV-1-infected men. Am J Mens Health. 2018; 12(6):1835-42.

[66] Coll O, Lopez M, Vidal R, Figueras F, Suy A, Hernandez S, et al. Fertility assessment in non-infertile HIV-infected women and their partners. Reprod Biomed Online. 2007; 14(4):488-94.

[67] Frodsham LCGBF, Barton S, Gilling-Smith C. Human immunodeficiency virus infection and fertility care in the United Kingdom-Demand and supply. Fert Steril. 2006; 85:285-9.

[68] Lopez S, Coll O, Durban M, Hernandez S, Vidal R, Suy A, et al. Mitochondrial DNA depletion in oocytes of HIV-infected antiretroviral-treated infertile women. Antivir Ther. 2008; 13(6):833-8.

[69] Massad LS, Evans CT, Minkoff H, Watts DH, Greenblatt RM, Levine AM, et al. Effects of HIV infection and its treatment on selfreported menstrual abnormalities in women. J Womens Health (Larchmt). 2006; 15(5):591-8.

[70] Brunham RC, Cheang M, McMaster J, Garnett G, Anderson R. Chlamydia trachomatis, infertility, and population growth in subsaharan Africa. Sex Transm Dis. 1993; 20(3):168-73.

[71] Brunham RC, Garnett GP, Swinton J, Anderson RM. Gonococcal infection and human fertility in sub-saharan Africa. Proc Biol Sci. 1991; 246(1316):173-7.

[72] Coll O, Lopez M, Hernandez S. Fertility choices and management for HIV-positive women. Curr Opin HIV AIDS. 2008; 3(2):186-92.

[73] Bertrand E. Presence of HIV-1 in follicular fluids, flushes and cumulus oophorus cells of HIV-1-seropositive women during assisted reproduction technology. AIDS. 2004; 18: 823-5.

[74] Coll O, Fiore S, Floridia M, et al. Pregnancy and HIV infection: A European consensus on management. AIDS. 2002; 16(suppl 2):S1-18.

[75] Martinet V, Manigart Y, Rozenberg S, Becker B, Gerard M, Delvigne A. Ovarian response to stimulation of HIV-positive patients during IVF treatment: A matched, controlled study. Hum Reprod. 2006; 21(5):1212-7.

[76] Barnes A, Riche D, Mena L, Sison T, Barry L, Reddy R, et al. Efficacy and safety of intrauterine insemination and assisted reproductive technology in populations serodiscordant for human immunodeficiency virus: A systematic review and meta-analysis. Fertil Steril. 2014; 102(2):424-34.

[77] Marques C, Guerreiro C, Soares SR. Lights and shadows about the effectiveness of IVF in HIV infected women: A systematic review. Infect Dis Obstet Gynecol. 2015; 2015: 517208.

[78] Stora C, Epelboin S, Devouche E, Matheron S, Epelboin L, Yazbeck C, et al. Women infected with human immunodeficiency virus type 1 have poorer assisted reproduction outcomes: A case-control study. Fertil Steril. 2016; 105(5): 1193-201.

[79] Coll O, Suy A, Figueras F, Vernaeve V, Martinez E, Mataro D, et al. Decreased pregnancy rate after in-vitro fertilization in HIV-infected women receiving HAART. AIDS. 2006; 20(1):121-3.

[80] de Ruiter A, Mercey D, Anderson J, Chakraborty R, Clayden P, Foster G, et al. British HIV Association and Children's HIV Association guidelines for the management of HIV infection in pregnant women 2008. HIV Med. 2008; 9(7):452-502.

[81] Connor EM, Sperling RS, Gelber R, Kiselev P, Scott G, O'Sullivan MJ, et al. Reduction of maternal-infant transmission of human immunodeficiency virus type 1 with zidovudine treatment. Pediatric AIDS clinical trials group protocol 076 study group. N Engl J Med. 1994; 331(18):1173-80.

[82] de Ruiter A, Taylor GP, Clayden P, Dhar J, Gandhi K, Gilleece Y, et al. British HIV association guidelines for the management of HIV infection in pregnant women 2012 (2014 interim review). HIV Med. 2014; 15 Suppl 4:1-77.

[83] Gilling-Smith C, Smith JR, Semprini AE, Englert Y, Van Vooren JP, Place I, et al. HIV and infertility: Time to treat. There's no justification for denying treatment to parents who are HIV positive ART in HIV-infected couples: Has the Time come for a change of attitude? BMJ. 2001; 322(7286): 566-7.

[84] Ethics Committee of the American Society for Reproductive Medicine. Human immunodeficiency virus and infertility treatment. Fertil Steril. 2002; 77(2):218-22.

[85] Minkoff H, Santoro N. Ethical considerations in the treatment of infertility in women with human immunodeficiency virus infection. N Engl J Med. 2000; 342(23):1748-50.

[86] Lyerly AD, Anderson J. Human immunodeficiency virus and assisted reproduction: Reconsidering evidence, reframing ethics. Fertil Steril. 2001; 75(5):843-58.

[87] Ethics Committee of the American Society for Reproductive Medicine. Human immunodeficiency virus and infertility treatment. Fertil Steril. 2010; 94(1):11-5.

[88] Sauer MV. Providing fertility care to those with HIV: Time to reexamine healthcare policy. Am J Bioeth. 2003; 3(1): 33-40.

[89] Gilling-Smith C. Risking parenthood? Serious viral illness, parenting and welfare of the child. In: Shenfield F and Sureau C, (eds.). Contemporary Ethical Dilemnas in Assisted Reproduction. 2006. pp. 57-69.

[90] David MC, Ha SH, Paynter S, Lau C. A systematic review and meta-analysis of management options for adults who respond poorly to hepatitis B vaccination. Vaccine. 2015; 33 (48):6564-9.

[91] Shukla NB, Poles MA. Hepatitis B virus infection: Co-infection with hepatitis C virus, hepatitis D virus, and human immunodeficiency virus. Clin Liver Dis. 2004; 8(2):445-60.

[92] Mast EE, Margolis HS, Fiore AE, Brink EW, Goldstein ST, Wang SA, et al. A comprehensive immunization strategy to eliminate transmission of hepatitis B virus infection in the United States: Recommendations of the advisory committee on immunization practices (ACIP) part 1: immunization of infants, children, and adolescents. MMWR Recomm Rep. 2005; 54(RR-16):1-31.

[93] Schillie S, Murphy TV, Fenlon N, Ko S, Ward JW. Update: Shortened interval for postvaccination serologic testing of infants born to hepatitis B-infected mothers. MMWR Morb Mortal Wkly Rep. 2015; 64(39):1118-20.

[94] Gilling-Smith C, Almeida P. HIV, hepatitis B and hepatitis C and infertility: reducing risk. Hum Fertil (Camb). 2003; 6 (3):106-12.

[95] Terrault NA, Dodge JL, Murphy EL, Tavis JE, Kiss A, Levin TR, et al. Sexual transmission of hepatitis C virus among monogamous heterosexual couples: The HCV partners study. Hepatology. 2013; 57(3):881-9.

[96] Chan DP, Sun HY, Wong HT, Lee SS, Hung CC. Sexually acquired hepatitis C virus infection: A review. Int J Infect Dis. 2016; 49:47-58.

[97] Pasquier C, Daudin M, Righi L, Berges L, Thauvin L, Berrebi A, et al. Sperm washing and virus nucleic acid detection to reduce HIV and hepatitis C virus transmission in serodiscordant couples wishing to have children. AIDS. 2000; 14(14): 2093-9.

[98] Halfon P, Giorgetti C, Bourliere M, Chabert-Orsoni V, Khiri H, Penaranda G, et al. Medically assisted procreation and transmission of hepatitis C virus: Absence of HCV RNA in purified sperm fraction in HIV co-infected patients. AIDS. 2006; 20(2):241-6.

[99] Bourlet T, Lornage J, Maertens A, Garret AS, Saoudin H, Tardy JC, et al. Prospective evaluation of the threat related to the use of seminal fractions from hepatitis C virus-infected men in assisted reproductive techniques. Hum Reprod. 2009; 24(3):530-5.

[100] Benova L, Mohamoud YA, Calvert C, Abu-Raddad LJ. Vertical transmission of hepatitis C virus: Systematic review and meta-analysis. Clin Infect Dis. 2014; 59(6):765-73.

[101] Checa Cabot CA, Stoszek SK, Quarleri J, Losso MH, Ivalo S, Peixoto MF, et al. Mother-to-child transmission of hepatitis C virus (HCV) among HIV/HCV-coinfected women. J Pediatric Infect Dis Soc. 2013; 2(2):126-35.

[102] Di Domenico C, Di Giacomo C, Marinucci G, Di Paolo A. Vertical transmission of HCV infection: Prospective study in infants born to HIV-1 seronegative women. Igiene e Sanita Pubblica. 2006; 62(2):129-42.

[103] Steyaert SR, Leroux-Roels GG, Dhont M. Infections in IVF: Review and guidelines. Hum Reprod Update. 2000; 6 (5):432-41.

[104] Chen H, Ge HS, Lv JQ, Wu XM, Xi HT, Huang JY, et al. Chronic hepatitis B virus infection in women is not associated with IVF/ICSI outcomes. Arch Gynecol Obstetr. 2014; 289(1):213-7.

[105] Lam PM, Suen SH, Lao TT, Cheung LP, Leung TY, Haines C. Hepatitis B infection and outcomes of in vitro fertilization and embryo transfer treatment. Fertil Steril. 2010; 93(2):480-5.

[106] Lorusso F, Palmisano M, Chironna M, Vacca M, Masciandaro P, Bassi E, et al. Impact of chronic viral diseases on semen parameters. Andrologia. 2010; 42(2):121-6.

[107] Englert Y, Moens E, Vannin AS, Liesnard C, Emiliani S, Delbaere A, et al. Impaired ovarian stimulation during in vitro fertilization in women who are seropositive for hepatitis C virus and seronegative for human immunodeficiency virus. Fertil Steril. 2007; 88(3):607-11.

[108] Shaw-Jackson C, Capraro M, Ameye L, Vandromme J, Manigart Y, Rozenberg S, et al. In vitro fertilization for women infected by hepatitis C virus: A matched case-control study and a systematic literature review. J Assist Reprod Genet. 2017; 34(5):587-97.

[109] Kajiyama W, Kashiwagi S, Ikematsu H, Hayashi J, Nomura H, Okochi K. Intrafamilial transmission of adult T cell leukemia virus. J Infect Dis. 1986; 154(5):851-7.

[110] Malm K, Ekermo B, Hillgren K, Britton S, Fredlund H, Andersson S. Prevalence of human T-lymphotropic virus type 1 and 2 infection in Sweden. Scandinavian J Infect Dis. 2012; 44(11):852-9.

[111] Gessain A, Cassar O. Epidemiological aspects and world distribution of HTLV-1 infection. Front Microbiol. 2012; 3:388.

[112] Recommendations for counseling persons infected with human T-lymphotrophic virus, types I and II. Centers for disease control and prevention and U. S. Public Health Service Working Group. MMWR Recomm Rep. 1993; 42(RR-9):1-13.

[113] Boostani R, Sadeghi R, Sabouri A, Ghabeli-Juibary A. Human T-lymphotropic virus type I and breastfeeding; systematic review and meta-analysis of the literature. Iran J Neurol. 2018; 17(4):174-9.

[114] Hisada M, Maloney EM, Sawada T, Miley WJ, Palmer P, Hanchard B, et al. Virus markers associated with vertical transmission of human T lymphotropic virus type 1 in Jamaica. Clin Infect Dis. 2002; 34(12):1551-7.

[115] D'Ortenzio E, Matheron S, Yazdanpanah Y, de Lamballerie X, Hubert B, Piorkowski G, et al. Evidence of sexual transmission of Zika virus. N Engl J Med. 2016; 374(22):2195-8.

[116] Borges ED, Vireque AA, Berteli TS, Ferreira CR, Silva AS, Navarro PA. An update on the aspects of Zika virus infection on male reproductive system. J Assist Reprod Genet. 2019; 36(7):1339-49.

[117] Petersen LR, Jamieson DJ, Powers AM, Honein MA. Zika virus. N Engl J Med. 2016; 374(16):1552-63.

[118] Mansuy JM, Dutertre M, Mengelle C, Fourcade C, Marchou B, Delobel P, et al. Zika virus: High infectious viral load in semen, a new sexually transmitted pathogen? The Lancet Infect Dis. 2016; 16(4):405.

[119] Reynolds MR, Jones AM, Petersen EE, Lee EH, Rice ME, Bingham A, et al. Vital signs: Update on Zika virus-associated birth defects and evaluation of all U. S. infants with congenital Zika virus exposure—U. S. Zika pregnancy registry, 2016. MMWR Morb Mortal Wkly Rep. 2017; 66(13):366-73.

[120] Barzon L, Pacenti M, Franchin E, Lavezzo E, Trevisan M, Sgarabotto D, et al. Infection dynamics in a traveller with persistent shedding of Zika virus RNA in semen for six months after returning from Haiti to Italy, January 2016. Euro Surveill. 2016; 21(32):30316.

[121] Cao-Lormeau VM, Blake A, Mons S, Lastere S, Roche C, Vanhomwegen J, et al. Guillain-Barre syndrome outbreak associated with Zika virus infection in French Polynesia: A case-control study. Lancet. 2016; 387(10027):1531-9.

[122] Turmel JM, Abgueguen P, Hubert B, Vandamme YM, Maquart M, Le Guillou-Guillemette H, et al. Late sexual transmission of Zika virus related to persistence in the semen. Lancet. 2016; 387(10037):2501.

[123] Gaskell KM, Houlihan C, Nastouli E, Checkley AM. Persistent Zika virus detection in semen in a traveler returning to the United Kingdom from Brazil, 2016. Emerg Infect Dis. 2017; 23(1):137-9.

[124] Filho EA, Facio CL, Machado-Paula LA, Oliveira MA, Martinhago CD, Araujo LP, et al. Case report of Zika virus during controlled ovarian hyperstimulation: Results from follicular fluid, cumulus cells and oocytes. JBRA Assist Reprod. 2019; 23(2):172-4.

[125] Joguet G, Mansuy JM, Matusali G, Hamdi S, Walschaerts M, Pavili L, et al. Effect of acute Zika virus infection on sperm and virus clearance in body fluids: A prospective observational study. Lancet Infect Dis. 2017; 17(11):1200-8.

[126] Khalil A, Kalafat E, Benlioglu C, O'Brien P, Morris E, Draycott T, et al. SARS-CoV-2 infection in pregnancy: A systematic review and meta-analysis of clinical features and pregnancy outcomes. EClinicalMedicine. 2020; 25:100446.

[127] Knight M, Bunch K, Vousden N, Morris E, Simpson N, Gale C, et al. Characteristics and outcomes of pregnant women admitted to hospital with confirmed SARS-CoV-2 infection in UK: National population based cohort study. BMJ. 2020; 369:m2107.

[128] Balachandren N, Barrett G, Stephenson JM, Yasmin E,

Mavrelos D, Davies M, et al. Impact of the SARS-CoV-2 pandemic on access to contraception and pregnancy intentions: A national prospective cohort study of the UK population. BMJ Sex Reprod Health. 2022; 48(1):60-5.

[129] Collins AB, Zhao L, Zhu Z, Givens NT, Bai Q, Wakefield MR, et al. Impact of COVID-19 on male fertility. Urology. 2022; 164:33-9.

[130] Gonzalez DC, Nassau DE, Khodamoradi K, Ibrahim E, Blachman-Braun R, Ory J, et al. Sperm parameters before and after COVID-19 mRNA vaccination. JAMA. 2021; 326(3):273-4.

[131] Mohr-Sasson A, Haas J, Abuhasira S, Sivan M, Doitch Amdurski H, Dadon T, et al. The effect of covid-19 mRNA vaccine on serum anti-Mullerian hormone levels. Hum Reprod. 2022; 37(3):534-41.

[132] Orvieto R, Segev-Zahav A, Aizer A. Does COVID-19 infection influence patients' performance during IVF-ET cycle? An observational study. Gynecol Endocrinol. 2021; 37(10):895-7.

[133] Orvieto R, Noach-Hirsh M, Segev-Zahav A, Haas J, Nahum R, Aizer A. Does mRNA SARS-CoV-2 vaccine influence patients' performance during IVF-ET cycle? Reprod Biol Endocrinol. 2021; 19(1):69.

[134] Sharp GC, Fraser A, Sawyer G, Kountourides G, Easey KE, Ford G, et al. The COVID-19 pandemic and the menstrual cycle: Research gaps and opportunities. Int J Epidemiol. 2022; 51(3):691-700.

[135] Zauche LH, Wallace B, Smoots AN, Olson CK, Oduyebo T, Kim SY, et al. Receipt of mRNA covid-19 vaccines and risk of spontaneous abortion. N Engl J Med. 2021; 385(16):1533-5.

[136] Wang M, Yang Q, Ren X, Hu J, Li Z, Long R, et al. Investigating the impact of asymptomatic or mild SARS-CoV-2 infection on female fertility and in vitro fertilization outcomes: A retrospective cohort study. EClinicalMedicine. 2021; 38:101013.

[137] Gilling-Smith C, Emiliani S, Almeida P, Liesnard C, Englert Y. Laboratory safety during assisted reproduction in patients with blood-borne viruses. Hum Reprod. 2005; 20(6):1433-8.

[138] Lesourd F, Izopet J, Mervan C, Payen JL, Sandres K, Monrozies X, et al. Transmissions of hepatitis C virus during the ancillary procedures for assisted conception. Hum Reprod. 2000; 15(5):1083-5.

[139] Cobo A, Bellver J, de Los Santos MJ, Remohi J. Viral screening of spent culture media and liquid nitrogen samples of oocytes and embryos from hepatitis B, hepatitis C, and human immunodeficiency virus chronically infected women undergoing in vitro fertilization cycles. Fertil Steril. 2011; 97(1):74-8.

[140] Benifla JL, Letur-Konirsch H, Collin G, Devaux A, Kuttenn F, Madelenat P, et al. Safety of cryopreservation straws for human gametes or embryos: A preliminary study with human immunodeficiency virus-1. Hum Reprod. 2000; 15(10):2186-9.

[141] Tedder RS, Zuckerman MA, Goldstone AH, Hawkins AE, Fielding A, Briggs EM, et al. Hepatitis B transmission from contaminated cryopreservation tank. Lancet. 1995; 346(8968):137-40.

[142] Clarke GN. Sperm cryopreservation: Is there a significant risk of cross-contamination? Hum Reprod. 1999; 14(12):2941-3.

[143] Tomlinson M, Sakkas D. Is a review of standard procedures for cryopreservation needed?: Safe and effective cryopreservationshould sperm banks and fertility centres move toward storage in nitrogen vapour? Hum Reprod. 2000; 15(12):2460-3.

68

跨性别与非二元性别个体的生育选择

Amanda R. Schwartz 和 Molly B. Moravek

引 言

截至 2016 年，据估计，美国有大约 140 万跨性别个体，占成年人口的 0.6%[1]。一项 2020 年的系统回顾估计，全球有 0.3%~0.5%的成年人和 1.2%~2.7%的儿童和青少年自我认同为跨性别者。当将非二元性别和其他性别多样的身份纳入考虑时，这个数字估计将增加至 0.5%~4.5%的成年人和 2.5%~8.4%的儿童和青少年[2]。根据成年人口的 0.5%估算，全球约有 2 500 万个跨性别者[3]。尽管准确估计跨性别和非二元性别(TGNB)个体的数量可能具有挑战性，原因包括调查研究中性别认同缺乏包含或一致性，以及由于社会污名化而不愿报告此类身份，但流行病学数据表明，TGNB 个体占据了总人口相当大的比例，并且比例不断增加。这个群体长期以来一直面临偏见和歧视，并且在医疗保健方面仍然是一个未得到充分服务的人群。《健康人口 2030》确定了改善性别多样个体诊疗的需求，并要求在所有卫生与人类服务工作中收集性别认同数据，并资助解决 TGNB 青少年的污名化的项目[4]。不幸的是，生殖健康和生育保健也不例外，因为 TNGB 个体面临着重重的访问障碍并缺乏高质量诊疗标准。

对 TGNB 个体进行生育保健讨论和提供诊疗时，理解性别认同是至关重要的(表 68-1)。性别认同最好被视为一个范围，而不是二元实体，它指的是一个人对自身性别或多种性别的内部体验。这并不一定是一个固定的身份，性别流动指的是一个人将他们的性别视为不断发展或波动的观点。重要的是，一个人的性别认同与性取向是不同的，性取向指的是一个人对特定性别或多个性别的吸引力。非二元性指的是不符合二元性别概念的个体的性别认同。跨性别个体是指其性别认同与出生时被指定的性别不同的个体。顺性别个体是指其出生时被指定的性别与其性别认同相符的个体。性别焦虑是指由于出生时被指定的性别与性别认同不一致而导致的困扰。为了符合《精神障碍诊断与统计手册》(DSM-V)的标准，这种困扰必须具有临床意义，并导致功能障碍[5]。个体经历性别焦虑的程度是高度可变的，可能会影响个体决定进行性别转变。个体可以通过修改他们的外貌以反映其性别认同来选择进行性别转变，这可能包括性别肯定的激素治疗和/或性别肯定的外科治疗。追求性别转变以及接受激素或手术治疗的决定是非常个人化的，并可能受到个体获取性别肯定诊疗能力的影响。

TGNB 养育

根据国家调查研究，大约四分之一到一半的跨性别个体现在是父母，其中大多数在进行性别转变之前成为父母[6-8]。最近对美国 TGNB 成年人进行的一项全国性概率抽样调查发现，只有 18.8%的受访者是父母，相较于跨性别男性(11.7%)[9]，跨性别女性(52.5%)和非二元性别(35.8%)受访者更有可能成为父母。尽管 TGNB 成年人中的生育率相对较低，但家庭规划的调查研究发现，这个群体对未来育儿的兴趣很大[8,10-12]。德国的一项大型多中心研究发现，69.9%的跨性别女性和 46.9%的跨性别男性对未来育儿感兴趣[10]。为人父母的愿望与实现为人父母这二者之间的差异可能反映了 TGNB 群体在获得生殖健康、生育和家庭建设资源方面受到的污名化和重大限制。对于未来育儿的兴趣在跨性别年轻人中同样很高，其中三分之一到三分之二的受访者表示他们的一生中希望成为父母[13]。对于未来育儿有兴趣的跨性别青少年并不强调要拥有与自己有生物关联的孩子，其中 31.3%的受访者表示他们计划通过收养来建立自己的家庭[14]。

TGNB 个体希望成为父母的原因与顺性别个体相同，包括构建家庭、培养和建立亲密关系[15]。历史上，基于性别认同的歧视影响了对 TGNB 人群适合育儿的看法。在描述关于在跨性别人群中使用辅助生殖技术的担忧时，一位生殖内分泌学家写道："大多数跨性别者似乎有其他类型的异常行为……拒绝率应该非常高"[16]。相反，有限的关于跨性别个体作为父母的研究显示，他们具有与顺性别个体一样的温暖、承诺和关注孩子需求的品质。TGNB 人群的污名化也推动了一些关于 TGNB 个体生育的子女面临异常童年发展风险的谬论[7]。然而，对儿童发展的多项近期研究已经驳斥了这一谬论,显示跨性别父母对儿童发展里程碑没有影响[17-19]。法国一项最近的前瞻性队列研究对 32 名通过捐精授精受孕的法国夫妇(其中一名配偶为顺性别女性,一名配偶为跨性别男性)的子女进行了研究,结果显示没有证据表明跨性别父母会影响孩子的性别认同、心理健康或认知发展[19]。为了消除这种毫无根据的看法,美国儿童和青少年精神病学会表示“没有可靠的证据表明父母的性取向或性别认同会对孩子的发展产生不利影响”[20]。尽管有科学文献支持,但最近有报道称拒绝跨性别个体获得生育服务[12,21,22]。为了打击生育领域中持续存在的这种歧视,美国生殖医学会(ASRM)发布了一项 2021 年的伦理委员会意见,呼吁针对所有辅助生殖请求提供服务,而不考虑性别认同,并声明“专业自主权,虽然在决定给予治疗的时候是一个重要价值,但在这种情况下受到更大的道德义务和在某些司法管辖区中的法律义务的限制,要平等看待所有人,不考虑他们的性别认同”[15]。

表 68-1 与性别认同和表达有关的术语汇编

性别认同	个人对性别的内在体验
性取向	个体如何描述其对一种或多种性别的情感或性吸引力
性别表达	个人表现性别的外在方式
顺性别	描述其性别认同与其出生时指定的性别相对应的个体
跨性别	描述其性别认同与出生时指定的性别不同的个体
跨性别男性	性别认同为男性的跨性别者
跨性别女性	性别认同为女性的跨性别者
非二元性别	描述其性别认同并不完全符合女孩/女人或男孩/男人的类别,而是经历了该二元定义之外的性别的个体
性别多样性	描述一个不属于性别二元结构的群体
性别流体	描述性别认同不固定的个人
性别焦虑症	由于性别认同和出生时指定的性别之间的不一致而导致的个人痛苦。为了达到标准,这种痛苦必须具有临床意义,并导致功能受损
性别确认激素治疗	旨在使第二性特征与性别认同相一致的女性化和男性化激素治疗
性别确认手术	改变个体的身体,使其与性别认同更加一致的外科手术
性别错认	用代词或其他性别术语(女士/男士)来指代个人,错误地表明其性别认同

注:定义采用芬威研究所国家 LGBTQIA+健康教育中心《医疗团队术语汇编》,2020 年;加州大学旧金山分校跨性别诊疗术语和定义,2016 年。

医疗保健障碍

TGNB 个体希望成为父母的比例与能够成为父母的比例之间的差异,在很大程度上反映了这一群体面临的显著污名化和获得充分医疗保健的障碍。基于性别认同的偏见和歧视已经影响了教育、经济、医疗和法律体系,使得 TGNB 个体面临着极大的挑战,无法满足其基本的健康需求。根据美国 2015 年跨性别调查,29%的跨性别受访者目前生活贫困,15%失业,是全国失业率的 3 倍;30%在其一生中经历过无家可归,其中 12%在过去一年内曾无家可归[23]。在教育体系中,超过一半的跨性别个体报告曾受到言语骚扰,24%曾遭受身体攻击,17%因严重虐待而离开学校。46%的受访者报告在过去一年中因性别认同受到骚扰,而令人震惊的是,40%的人在其一生中曾尝试自杀,几乎是全国平均水平的九倍。对 TGNB 人群的这种歧视并不局限于美国,在比利时对 500 多名跨性别个体进行的调查中,38%的受访者报告担心他们的孩子因为父母是跨性别者而受到歧视,三分之一的受访者指出作为跨性别父母,担心遭受歧视是实现父母身份的障碍[11]。

对 TGNB 个体的历史性歧视以及对 TGNB 生育的恐惧在法律体系中根深蒂固。1972 年,瑞典成为第一个正式承认跨性别个体首选身份的欧洲国家。然而,申请法律性别确认的人需要证明自己无法生育[24]。全球许多其他国家也通过了类似的法律,同样要求绝育作为法律性别变更的先决条件[25]。直到最近的十年,这些关于跨性别绝育的法律才受到了重大审查,欧洲人权法院在 2017 年的重要意见中裁定:“通过将性别确认条件设定为接受绝育手术,法国侵犯了申请人的私生活权”[26]。尽管有这一裁决以及德国、瑞典和意大利对合法性别改变的绝育要求的类似推翻,但截至 2019 年,欧洲和中亚地区仍有 16 个国家,包括芬兰、捷克和土耳其,要求跨性别个体接受绝育手术才能获得其性别认同的承认[27]。除了法律对优先性别认同的认可要求之外,TGNB 个体还面临额外的法律障碍,包括将性别认同作为拒绝或限制性别少数群体监护权或探访权依据的案例[28-33]。在一项针对 6 000 多名跨性别成年人的调查中,对于拥有子女并且结束了关系的受访者,有 13%报告说法院因为他们的跨性别身份而停止或限制了他们与孩子的关系[6]。

不幸的是,基于性别认同的这种歧视和偏见也渗透到了医疗系统中。在美国,三分之一的跨性别个体报告称,由于其性别认同,他们在医疗保健方面至少有过一次负面经历,23%的人报告称,由于害怕受到虐待,他们知道自己需要就医时却没有去看医生[23]。同样,欧洲联盟基本权利机构调查中,22%的跨性别受访者报告称,由于其性别认同,他们个人曾受到医疗人员的歧视[34]。在另一项针对跨性别成年人的调查中,71%的受访者报告称,在医疗保健方面至少有一次受到虐待,其中 23%的人描述了多次受虐待的情况。跨性别个体在医疗保健方面受到的这种虐待包括性别不敏感、表现出不适、拒绝提供服务、提供低劣的诊疗、言语虐待和强制性诊疗[35]。考虑到医疗界对这些群体独特医疗需求的缺乏正式医学教育，TGNB 患者对于提供者的不适感和提供的低劣诊疗的感知并不令人意外。对美国和加拿大的医学院院长的评估显示，在整个课程中 LGBT 内容的中位数仅有 5 h，三分之一的学校甚至没有涉及 LGBT 患者诊疗的课程[36]。对初级保健提供者以及内分泌学家的调查研究同样反映了对 TGNB 个体治疗缺乏正式培训和舒适度[37-40]。

关于 TGNB 个人生殖保健的医疗保健障碍的讨论还必须包括保险范围。在 2010 年《平价医疗法案》（ACA）实施之前，跨性别被视为“预先存在”的疾病，TGNB 个体通常被拒绝保险覆盖。ACA 禁止基于性别的歧视，并于 2016 年进行了更新，将基于性别认同的歧视纳入其中[41]。然而，性别肯定诊疗的医疗保险覆盖仍然不一致，超过一半的跨性别个体报告称，他们被拒绝了性别确认手术的保险覆盖，四分之一的人被拒绝了性别确认激素的保险覆盖[23]。此外，对于有意成为父母或进行生育力保存的 TGNB 个体的调查研究一致认为治疗费用/缺乏医疗保险覆盖作为追求治疗的主要障碍之一[11,42]。除了覆盖范围的空白外，电子健康记录的限制，假定性别的二元定义和/或将患者注册性别与假定的器官联系起来，可能导致拒绝为适当的筛查和治疗提供保险覆盖[43]。医疗保险的需求或保险覆盖范围的谈判也可能“暴露”患者，从而进一步阻碍了 TGNB 个体获得医疗保险覆盖。

除了前面提到的障碍外，与保存生育能力和生育治疗相关的一些方面可能会引发 TGNB 个体的性别认同困扰。对于一些考虑生育治疗的 TGNB 个体来说，讨论性腺和生殖潜力可能是具有挑战性的。对于具有卵巢的个体，生育测试和监测通常涉及盆腔超声检查，卵母细胞获取传统上是通过阴道途径进行的。虽然可以通过腹部超声检查和获取卵母细胞以减少性别认同困扰，但这种方法的成功取决于个体的体型和解剖结构。在卵母细胞刺激过程中或之前停止雄激素治疗以及促性腺激素药物的副作用可能会引起严重的性别认同困扰，对这些变化的恐惧阻止了一些人寻求治疗[44,45]。对于追求女性化激素治疗的跨性别女性个体，生育力保存和治疗可能需要停止激素治疗并进行手淫以产生精液样本，这二者都可能导致严重的性别认同困扰[46,47]。一些跨性别女性，特别是那些之前接受激素治疗的人，可能在心理上或身体上无法产生样本，应讨论替代收集精子的方法。许多 TGNB 个体在年轻时就开始进行性别认同诊疗，他们的年轻和对变性的强烈追求通常阻止了对未来生育需求的考虑。在对跨性别青少年的调查中，有 31% 的人觉得自己目前不能对生育做出有意义的决定，只有 3% 的人愿意为了生育力保存而延迟进行性别认同激素治疗[48]。不幸的是，这可能会导致重大的决定性遗憾，并凸显了进行全面生育力保存咨询的重要性，包括尽量减少延迟开始进行性别认同治疗的策略。

性别确认治疗

TGNB 个体可能会采取治疗措施，以使其外表更符合其性别认同，以减少性别认同困扰。过渡的决定是高度个性化的，可能包括进行社会过渡而不接受治疗，进行激素治疗的医学过渡，和/或接受轻微或重大的性别认同手术。性别认同手术治疗对生殖潜力的影响是特定于手术的。希望外表更具男性特征的跨性别男性个体可能会进行胸部男性化手术（顶部手术），这不会影响其生殖潜力，但可能会影响其未来哺乳能力[49]。相反，其他重大的性别认同手术治疗直接影响了个体的生殖潜力，子宫切除术消除了怀孕的可能性，双侧输卵管切除术和卵巢切除术消除了提供未来生殖配子的能力（除非在手术前曾对配子、胚胎或生殖组织进行过冷冻保存）。对于追求女性化性别认同手术的跨性别女性个体，未来的生殖潜力取决于是否进行了去睾丸术（同样，除非之前曾对精子或睾丸组织进行过冷冻保存）。鉴于许多重大性别认同手术对个体的生殖潜力具有明确的影响，在进行这些手术之前，TGNB 个体接受全面的生育力保存咨询至关重要。

希望外表更具男性特征的跨性别男性个体可能会接受睾酮治疗以进行性别认同治疗。睾酮通常以每周或每两周一次的注射方式（肌肉或皮下）或通过经皮应用（贴片或凝胶）进行。睾酮作为性别认同激素治疗的目标是激发与个体性别认同相关的第二性征，同时尽量减少与生殖性别相关的第二性征。这些通过抑制雌二醇，并将睾酮水平提高至生理男性参考水平来达到目的。预期的身体变化可能包括声音变低、脂肪重分布、肌肉增加、阴蒂增大、月经停止、面部毛发增长以及乳房减小。

女性化激素治疗的主要组成部分是雌二醇与抗雄激素的联合应用。雌二醇可以通过多种途径给药，包括口服、舌下服用、经皮吸收和肌内注射。在美国，用于性别认同激素治疗的最常见抗雄激素是螺内酯，通常每日口服两次。与男性化激素治疗类似，雌二醇与抗雄激素的联合应用的目标是减少生殖性别的第二性征，诱导与个体性别认同一致的第二性征。定期监测血清激素水平，目标是达到生理女性参考范围的雌二醇和睾酮水平。预期的女性化激素治疗的身体变化包括乳房发育、体毛减少以及脂肪重分布。

睾酮与生殖潜力

作为性别认同激素治疗，睾酮通常能在大多数患者中诱导闭经，可能是通过抑制排卵和诱导子宫内膜不活跃或萎缩的综合效应实现的。在关于接受睾酮治疗的跨性别男性的研究中，达到闭经的平均时间为 3 个月，超过 90% 的患者在治疗 6 个月后达到闭经[50-53]。睾酮诱导的闭经是一个剂量相关效应，生理男性水平的激素水平达到更高的闭经率[51]。在一项最近的前瞻性队列研究中，267 名开始接受睾酮治疗的跨性别男性中，82% 在 3 个月后出现闭经，91% 在 6 个月后出现闭经[54]。重要的是要承认并告知患者，尽管大多数人在睾酮治疗中会出现闭经，但排卵抑制可能是不完全的，这可以通过睾酮诱导的闭经情况下发生怀孕的个案报告证实[55,56]。在子宫内膜水平上，组织学研究显示睾酮的效应存在差异。一些研究显示，长期睾酮治疗导致大多数标本中子宫内膜不活跃或萎缩[57,58]，而其他研究则表现出更大的异质性，许多标本中存在活跃的子宫内膜[59,60]。对睾酮治疗一年后的子宫内膜样本的分析显示，Ki-67 的水平与绝经后妇女的样本相似，支持了长期睾酮治疗的萎缩效应[61]。

在卵巢水平上，睾酮治疗对卵巢结构和卵泡发生显示出不同的结果。在一个将睾酮用作性别认同激素治疗的小鼠模型中，接受睾酮治疗的小鼠缺乏黄体，但原始、初级、次级或总滤泡数量没有减少[62]。这些结果与其他近期研究的结果相似，这些研究对睾酮治疗前的跨性别男性的卵巢进行检查后发现，睾酮治疗并未改变滤泡的数量或分布[63,64]。一项针对接受性别认同手术的 85 名事先接受过睾酮治疗的跨性别男性的卵巢的最近分析显示，大多数标本中的卵巢功能持续存在，其中 49% 的标本中存在卵泡/单纯囊肿，38.8% 的标本显示正常病理表现，5.9% 的标本显示多囊样形态。这种良性病理学范围在生育年龄的卵巢正常范围内，并且睾酮的使用时间与囊肿的存在之间没有关联[65]。在另一项针对事先接受过睾酮治疗的跨性别男性的卵巢的组织病理学分析中，荧光激活细胞分选分析显示，大多数卵巢细胞是活跃的（88%），具有正常的皮质卵泡分布[66]。这些结果与早期研究的结果形成对比，在这些早期研究中，曾接受睾酮治疗的跨性别男性的卵巢病理学结果以多囊卵巢形态或萎缩性发现为主[58,67]。

关于睾酮治疗情况下卵巢储备的研究数量有限，结果各不相同。在一项研究中，Caanen 等人发现在 16 周的雄激素治疗后，AMH 浓度显著降低。然而，该研究方案中的个体还接受了 GnRH 激动剂和芳香化酶抑制剂的治疗，限制了对睾酮单独影响的结论[68]。在另一项对接受了 6 个月以上雄激素治疗的跨性别青少年进行的分析中，AMH 水平在整个治疗过程中保持稳定。该队列中的受试者接受了睾酮联合 Lynestrenol（一种雄激素孕酮）治疗，这可能影响了这些发现[69]。一项针对跨性别男性卵巢储备的最新研究发现，在接受一年雄激素治疗后，无论是在卵泡计数还是在排除了 PCOS 个体后的 AMH 水平方面都没有差异[70]。尽管受样本量小和雄激素治疗时间的限制，但这些发现表明雄激素治疗后卵巢储备得以保留。

目前关于长期雄激素治疗对卵母细胞质量影响的证据有限，需要进一步研究来阐明，并确定停止雄激素治疗后是否可逆转。在一项小鼠短期雄激素治疗的模型中，Bartels 等人发现在促性腺激素刺激后获卵数、体外受精或两细胞胚胎发育方面没有差异[71]。然而，在另一项对短期雄激素治疗后的 IVF 结果的调查中发现，与对照组相比，雌性小鼠的卵母细胞受精率受损，但在洗脱期后得以改善[72]。早期研究表明对先前接受过雄激素治疗的跨性别男性卵巢收集的卵泡内卵母细胞复合体中进行体外成熟，发现了高比例的正常外观纺锤体和染色体排列，这些是卵母细胞功能的标志[73,74]。然而，一项针对 83 名经历过雄激素治疗的跨性别男性的卵巢组织卵母细胞体外成熟的最新研究发现，成熟率（23.8%）、受精率（34.5%）和第 3 天胚胎发育率（52.1%）较低。形态动力学分析显示了异常的分裂模式和早期胚胎停滞，表明早期接受过雄激素暴露的卵巢组织产生的卵母细胞的发育能力较差[75]。尽管没有定论，但目前的证据支持雄激素可能对卵母细胞功能和生育力产生潜在不利影响，突显了在开始雄激素治疗之前，对 TGNB 群体进行教育和生育保护咨询的重要性。

女性激素与生殖潜力

组织学研究显示长期雌二醇治疗会不同程度地损伤睾丸和抑制精子生成。对经历过女性化激素治疗的跨性别女性进行的睾丸切除标本分析显示，正常精子生成的范围从 24% 到完全缺乏正常精子生成不等[76-82]。一项针对 97 名跨性别女性的最新前瞻性队列研究分析了这些患者进行睾丸切除前平均接受女性化激素治疗 685 天的睾丸组织，结果显示任何标本中都不存在正常的精子生成。免疫染色显示 22.7% 的标本中存在部分精子生成，8.2% 早期成熟停滞，14.4% 晚期成熟停滞，12.4% 的标本中完全缺乏生殖细胞。更高的血清睾酮水平与更佳的精子成熟相关，而更高的雌二醇水平与精原细胞减少相关，这表明雌二醇和受精能力受损之间可能存在剂量依赖关系[80]。

另一项组织学研究比较了青春期和成年时开始接受治疗的跨性别女性的睾丸切除标本，发现成年时开始接受治疗的患者睾丸组织学和精子生成受到的影响更为严重。在这项研究中，在进行睾丸切除前停止激素治疗与成熟阶段或生殖细胞没有关联，然而，停药时间的长短是未知的[81]。在对经历过女性化激素治疗的跨性别女性进行睾丸切除标本的组织学分析中，28.2%的标本显示透明变性，20%的标本显示瘢痕或纤维化，25.9%的标本显示睾丸萎缩[79]。有趣的是，激素治疗的持续时间与精子生成程度或病理变化没有关联[78,79,82]。在经历过女性化激素治疗的跨性别女性的睾丸切除标本中，不论是否曾使用抗雄激素，还发现额外的病理变化，包括精原管直径变小、索尔蒂或莱迪格细胞外观异常以及结缔组织脂肪变性等[77,78,83]。来自经历过女性化激素治疗的跨性别女性的睾丸切除标本的证据显示其生殖潜力受损程度不一，但需要进一步研究以确定这些效应是否与剂量或方案有关，并确定这些效应是否在停药后可逆转。

女性化激素治疗与跨性别女性的精子参数减少相关联，但有证据表明停药后对生殖功能的影响可能是可逆的。早期对炔雌醇和精液质量的研究发现炔雌醇剂量依赖性影响精子浓度和活力，停药后可逆转这种影响[84]。一项增加雌二醇剂量的小鼠模型研究同样发现了雌二醇剂量依赖性对精子数量、活力、形态和 DNA 碎片率的影响[85]。最近对跨性别女性的冷冻精子样本进行的调查显示精子浓度、活动百分比和总活动精子数均降低[86,87]。重要的是，停药后收集的标本与未接受激素治疗的跨性别女性的样本相比具有可比性，表明了这种影响的潜在可逆性[86]。值得注意的是，在多项关于跨性别女性冷冻精子样本的调查中，即使在控制了包括肥胖、酒精使用和大麻使用在内的已知风险因素后，无激素治疗经历的个体精子参数仍然低于 WHO 参考标准[87,88]。关于行为改变，例如穿紧身内衣和塞服是否会造成了精子参数的减少，或者是否还有其他风险因素或社会健康的决定因素对跨性别女性的生殖潜力产生了负面影响，存在相互矛盾的数据[89-91]。虽然尚未确定无激素治疗经历的跨性别女性精子参数下降的原因，但在生育力保存咨询和家庭规划讨论中，许多跨性别女性在开始激素治疗前的精子数量低是重要的考虑因素。

生育力保存

世界变性人健康专业协会（WPATH）、内分泌学会、ASRM 和欧洲人类生殖与胚胎学会（ESHRE）等主要医学学会已达成共识，呼吁作为诊疗标准，在开始性别确认治疗之前，为所有 TGNB 患者提供普遍的生育力保存咨询[15,22,92,93]。ASRM 还进一步指出，针对 TGNB 患者的生育力保存咨询，应基于目前有限的数据，对患者及其后代的远期结果进行讨论[15]。尽管有这些通用的建议，但在进行性别确认治疗之前，生育力保存咨询并不一致，而且往往不完整，这导致了人们对生育力保存服务缺乏认识，并很可能降低其接受率[11-13,94]。然而，即使在生育力保存咨询率较高的研究中，生育力保存服务的使用率仍然很低，特别是在非同性恋者中[13,46,95]。TGNB 青少年接受生育力保存服务的比例较低，这反映了他们在年轻时预期计划生育的愿望和不愿意推迟性别转换所面临的额外挑战。在 TGNB 群体中保留生育力的另一个考虑因素是讨论潜在的第三方生殖和 FDA 检测要求，包括体格检查、病史回顾、风险因素评估和性传播感染检测。对于在保留生育力时伴侣身份或建立家庭目标不确定的个体，建议在保留配子时完成 FDA 检测，这样生殖选择就不会局限于性亲密伴侣，将来也可以考虑代孕。

跨性别男性的生育力保存选择

有卵巢的跨性别者的生育力保存方案包括卵母细胞冷冻、胚胎冷冻和卵巢组织冷冻。表 68-2 概述了每种生育力保存方案的生育方法、优缺点以及减少性别焦虑症的策略。与针对跨性别女性的生育力保存方案相比，针对跨性别男性的生育力保存方案可能需要大量的工作，并会导致性别焦虑症，这可能是导致使用率低的原因之一。尽管有青春期前卵巢刺激的病例报告，但由于对下丘脑-垂体-卵巢轴不成熟的担忧，卵母细胞和胚胎冷冻保存一般仅限于青春期后的个体[96,97]。青春期前的跨性别青年可能是一个例外，他们在 Tanner 期Ⅱ阶段或Ⅲ阶段开始青春期阻断，可以考虑对他们进行卵巢刺激。对于尚未进入青春期的 TGNB 患者，目前唯一的生育力保存方法是卵巢组织冷冻保存。所有生育力保存方法都会给 TGNB 患者带来独特的挑战，有可能引发性别焦虑症，因此患者的诊疗团队中应包括一名合格的心理健康专业人员，以协助应对这些挑战[15]。

卵母细胞和胚胎冷冻保存

卵母细胞和胚胎冷冻保存是高效的生育力保存方法，早期数据显示在 TGNB 人群中取得了良好的效果。决定保存卵母细胞还是胚胎是非常个体化的，通常受个人保存生育能力时的年龄、伴侣状况、伴侣的生殖器官以及是否希望使用这些器官的影响。由于许多 TGNB 患者希望在年轻时就开始进行性别确认治疗，因此卵母细胞冷冻保存使他们有机会保存生殖配子,并对这些配子拥有个人所有权,而无须在冷冻保存时就未来的家庭规划做出决定。另一方面,对于年龄较大或已经找到想要组建家庭的伴侣的人来说,胚胎冷冻保存为伴侣提供了参与的机会。如果伴侣有能力生产精子,则可将精子用于受精;如果伴侣有子宫并愿意怀孕,则可通过互惠试管婴儿将胚胎移植给伴侣。如果患者和伴侣都没有子宫,也不愿意怀孕,则应在冷冻保存时进行 FDA 检测(如上所述),以便将来更好地使用代孕。胚胎还可以选择进行遗传学检测(PGT-A 和/或 PGT-M),并就所获得的生殖组织实现活产的可能性提供更好的咨询。

卵巢组织冷冻保存

卵巢组织冷冻保存是一种生育力保存方法,通常通过腹腔镜手术切除卵巢组织(双侧卵巢、单侧卵巢或卵巢组织片段),并冷冻保存小块卵巢组织皮质,以供将来使用。直到最近,卵巢组织冷冻保存一直被认为是一种实验性技术,仅在少数机构根据研究方案进行。然而,2019 年 ASRM 取消了其实验性状态,现在越来越多的机构开始提供这种手术[98]。截至 2017 年,全球已有 130 多例自体移植先前冷冻保存卵巢组织的活产报告,其中一半是自然受孕[99]。卵巢组织冷冻保存在许多方面可能对 TGNB 群体存在优势,包括能够在进行性别确认手术时保存卵巢组织,以及尽可能避免卵巢刺激的过程,因为卵巢刺激可能会引起性别焦虑症并推迟性别转换。然而,迄今为止,所有通过卵巢组织冷冻保存而获得的活产都是在自体移植的情况下发生的,这可能对已经进行性别转换或对妊娠不感兴趣的个体非常不利。对从卵巢组织冷冻中获得的卵母细胞进行体外成熟,为今后利用这种冷冻组织提供了一种潜在的选择,这将大大增加 TGNB 群体的生育选择。

跨性别女性的生育力保存选择

对于跨性别女性个体,生育力保存的选择包括精子冷冻保存、胚胎冷冻保存和睾丸组织冷冻保存(表 68-3)。睾丸组织冷冻保存是目前出生时指定为男性的青春期前跨性别个体的唯一生育力保存选择,要使冷冻保存的未成熟睾丸组织用于人类生殖,还需要不断的科学进步。与跨性别男性人群的生育选择相比,通过精子冷冻保存为跨性别女性人群保留生育力要省力得多,成本也低得多。因此,有关跨性别者生育力保存的研究往往显示,跨性别男性和跨性别女性对保存生育力的兴趣相似,跨性别女性对生育力保存服务(精子冷冻保存)的接受程度高于跨性别男性[10,13]。

精子冷冻保存

对于有睾丸的跨性别女性个体来说,精子冷冻保存是一种成本相对较低且高效的生育力保存方法。对于精子参数在正常范围内的个体来说,精子冷冻保存可以保留生育能力,将来还可以将精子用于宫腔内人工授精或体外受

表 68-2 有卵巢的跨性别个体的生育力保存选择

技术	成为亲代的方法	优势	劣势	减少性别焦虑策略
卵母细胞冷冻保存	-卵母细胞将来可以与伴侣或供体精子受精 -由此产生的胚胎可以移植给个体、有子宫的伴侣或代孕者	-高效的生育力保存方法 -早期研究显示,在跨性别个体中取得了较好的结果 -保存时不需要合作伙伴或捐赠者 -生殖配子的个人所有权	-费用高 -至少两周的治疗过程包括 B 超检查、注射药物和取卵 -取卵通常需要静脉麻醉 -过程和药物会导致性别焦虑 -缺乏有关睾酮停药的数据	-尽可能考虑经腹部或经直肠超声检查 -芳香化酶抑制剂在刺激过程中限制雌二醇升高 -最大限度减少性别转换延迟的随机启动协议 -权衡睾酮停药的个体风险和获益 -咨询有资质的心理健康专业人员
胚胎冷冻保存	-胚胎可以移植给个体、有子宫的伴侣或代孕者 -胚胎可以新鲜移植或冷冻保存以备将来使用	-高效的生育力保存方法 -早期研究显示,在跨性别个体中取得了较好的结果 -允许对胚胎进行非整倍体和/或遗传性疾病的遗传学检测 -如果伴侣有精子,允许双方一起保存配子	-包括卵母细胞冷冻保存的缺点 -需要在保存时选择精子伴侣或捐献者 -如果使用伴侣的精子可能不再对生殖材料拥有个人所有权	-与卵母细胞冷冻保存相同的注意事项
卵巢组织冷冻保存	-冷冻保存的卵巢组织自体移植实现未来妊娠 -之后的自体移植可能会在未来接受刺激和试管婴儿,并可选择将胚胎移植给个体、子宫伴侣或代孕者	-唯一适用于青春期前个体的生育力保存方法(也适用于青春期后个体) -冷冻保存卵巢组织卵母细胞体外成熟的潜在未来选择(实验) -避免了目前对卵巢刺激的需求 -个人对生殖组织的所有权	-需要腹部手术(通常是腹腔镜手术) -未来的自体移植可能会引起性别焦虑 -未来的卵巢刺激可能会引起性别焦虑 -关于长期和后代结果的数据有限	-卵巢组织可以在性别确认手术时取出(限制或消除性别转换的延迟) -到目前为止,所有的妊娠都是在自体移植的情况下进行的 -咨询有资质的心理健康专业人员

精。然而，TGNB 患者在进行精子冷冻保存时可能会面临独特的挑战。精子的收集传统上是通过手淫收集样本，但对于一些跨性别者来说，由于之前的女性化激素治疗或严重的性别焦虑的影响，这可能是不可行的[46,47]。在为跨性别女性提供生育力保存咨询时，应包括讨论获取精子的替代方法，如电刺激法、抽吸法或手术提取法，这些方法适用于无法射精或精子参数降低（如少精子症或梗阻性无精子症）而需要进行泌尿外科手术的个体。跨性别个体精子冷冻保存的另一个考虑因素是，多项研究表明，激素缺乏的跨性别女性精液参数会降低[87-91]。最近对 100 多名跨性别女性进行的一项队列研究显示，在开始接受性别确认激素治疗之前，每份精液的总活动精子数中位数为 0.5 百万，只有不到四分之一的样本适合进行宫腔内人工授精[89]。在为跨性别女性提供生育力保存咨询时，应讨论这一发现以及紧身内衣和束腹可能导致精子参数恶化的问题。选择接受精子冷冻保存的个体应及时收到有关其冷冻保存样本质量的反馈信息，以及有关补充样本的建议。

胚胎冷冻保存

对于具有能力且愿意提供卵母细胞或在保留生育力时愿意选择卵母细胞捐赠者的跨性别女性个体来说，胚胎冷冻保存是保留生育力的另一种选择。精子样本的收集与选择进行精子冷冻保存的人相同。同样，应讨论精子收集的替代方法，包括电刺激、抽吸或手术提取。对于精子参数降低的个体，胞质内单精子注射可以实现更高的受精率。

对于跨性别男性来说，胚胎冷冻保存的优点是可以进行遗传学检测，并可能改善使用冷冻组织获得活产的可能性。对于使用自己的配子和伴侣的配子创造胚胎的个体来说，他们可能不会保留对其生殖组织的唯一所有权，并且胚胎处置冲突可能会出现，特别是在关系状态发生变化的情况下。

睾丸组织冷冻保存

睾丸组织冷冻保存是一种生育力保存的方法，通过手术提取睾丸组织并冷冻保存以供将来生育使用。它是目前青春期前跨性别青少年唯一可用的生育力保存选择。虽然在过去十年中这项技术取得了重大的科学进展，但睾丸组织冷冻保存尚未达到与卵巢组织冷冻保存相同的程度。截至撰写本章时，尚未发表任何关于人类未成熟睾丸组织自体移植的临床试验，并且尚未利用人类未成熟睾丸组织实现完整的体外精子发生[100]。对于 TGNB 群体来说，睾丸组织冷冻保存确实提供了一种未来的方法，可以在性别确认手术时实现生育力保存，而不会延迟性别转变，并且有可能避免与提供冷冻保存精子样本相关的性别不安。

有遗传学后代渴求的跨性别和非二元性别个体的生殖选择

TGNB 个体的生育选择咨询应首先讨论个体的生殖配子，如果他们有子宫，则讨论他们怀孕的愿望或意愿（图 68-1）。提供者应避免根据个人的性别认同来假设其

表 68-3　有睾丸的跨性别个体的生育力保存选择

技术	成为亲代的方法	优势	劣势	减少性别焦虑策略
精子冷冻保存	-未来有子宫的伴侣可进行宫腔内人工授精 -伴侣卵母细胞或供体卵母细胞的未来受精，将由此产生的胚胎移植给有子宫的伴侣或代孕者	-对于能够提供射精样本的个体是无创的 -不太可能推迟性别转变 -成本相对较低 -即使在已经开始进行性别确认治疗的个人中也是可能的 -保存时不需要伴侣或捐赠者 -生殖配子的个人所有权	-先前的激素治疗或性别焦虑可能会限制提供射精样本的能力 -在未接受激素治疗的跨性别女性研究中发现精子参数降低	-尽可能在家取精 -考虑标本采集的其他选择，包括电刺激或睾丸活检
胚胎冷冻保存	-使用伴侣卵母细胞或供体卵母细胞进行受精，将由此产生的胚胎移植给有子宫的伴侣或代孕者	-允许对胚胎进行非整倍体和/或遗传性疾病的遗传学检测 -如果伴侣有卵巢，允许双方一起保存配子 -提高了预测冷冻保存组织导致活产概率的能力	-需要有卵巢的伴侣或在保存时选择捐赠者 -如果使用伴侣的卵母细胞可能不再拥有生殖材料的个人所有权	-与精子冷冻保存相同
睾丸组织冷冻保存	-取决于未来的进展，允许体外精子发生或冷冻保存的睾丸组织的自体移植	-唯一可供青春期前个体使用的生育力保存选项 -个人对生殖组织的所有权	-需要手术获取组织 -动物研究取得了有希望的结果，但缺乏在人类中进行的自体移植试点试验，人类未成熟睾丸组织尚未实现完全的精子发生 -未来的自体移植可能会引起性别焦虑	-可以与性别确认手术同时进行 -咨询有资质的心理健康专业人员

性偏好或计划生育愿望,而应根据患者和潜在伴侣的生育目标公开讨论生育选择。对于有生物学能力并愿意自然受孕的夫妇来说,这可能涉及自然生育力的优化,而对于其他夫妇来说,宫腔内人工授精可能是首选的受孕途径。对于没有伴侣或其伴侣不愿意或无法产生生殖配子的TGNB个体,讨论应包括宫腔内人工授精或体外受精情况下的第三方生殖选择。寻求建立家庭的TGNB个体可能面临独特的挑战,包括可能停止性别认同激素治疗、性别困扰加剧、考虑第三方生育以及向未来的孩子透露其性别认同。诊疗团队中应包括合格的心理健康专业人员,以协助应对这些额外的挑战。考虑到与生育治疗相关的性别困扰的可能性,诊所应优先考虑营造温馨和包容的环境,并考虑使用潜在的装饰以提高患者的舒适度。如果患者的解剖结构允许,可以考虑经腹部或经直肠超声作为盆腔超声监测的替代方法,或者可以使用儿科探头来降低不适并减少性别困扰。此外,提供者还应意识到TGNB个体中性侵犯的高发生率,并考虑采用基于创伤的方法进行盆腔检查或侵入性检测。

TGNB个体的ART结局

对接受生育治疗的TGNB个体进行的定性研究表明,他们的体验存在多样性,提供了关于这个群体面临的挑战以及减少性别焦虑的潜在机会。在一项针对11名跨性别者接受ART经历的研究中,大多数人报告了总体负面经历,指出临床文件记录、错误使用性别称呼以及医疗提供者对于性别认同的偏见和异性恋常态化的假设,导致了他们整体上的不适感。在那些报告整体体验积极的人中,友好的诊所环境和使用性别中立术语让他们感觉更舒适[21]。在另一项对接受卵母细胞冷冻保存的跨性别男性的研究中,治疗的某些方面,包括停止睾酮治疗导致月经恢复、促性腺激素刺激引起的身体变化、重复盆腔超声检查以及未能使用性别中立术语,都会导致了性别困扰[45]。这些定性研究凸显了对包容性和标准更高的性别确认生育诊疗需求。入院表格和宣教材料的设计应对TGNB个体进行肯定,诊疗团队需要避免基于性别认同的性取向做出假设,并优先使用受访者的代词和性别中性术语。

目前针对TGNB个体的ART研究显示出较好的结果,但研究规模和评估患者及其子代远期结局的能力有限。在最近一项由12名接受卵巢刺激的跨性别男性组成的回顾性队列中,其中半数之前接受过睾酮治疗,与顺性别卵母细胞捐赠者相比,观察到了良好的反应,获卵数或卵母细胞成熟度没有差异。之前接受过睾酮治疗的五名跨性别男性接受了胚胎冷冻保存,全部获得了优质胚胎[101]。在另一组13名跨性别男性中,其中7名之前接受过睾酮治疗,与年龄和BMI匹配的顺性别对照相比,在获卵数或成熟卵母细胞之间也没有发现差异。然而,与先前未接受激素治疗的跨性别男性相比,接受过睾酮治疗的跨性别男性获得的卵母细胞数较少[102]。第三组由26名跨性别男性组成,接受卵巢刺激,其中大多数人之前接受过睾酮治疗,但在刺激前停止治疗,数据提示结局良好,平均获得了20个卵母细胞。尽管先前接触过睾酮的跨性别男性的总促性腺激素使用量较高,但与匹配的顺性别女性相比,取出的卵母细胞总数或成熟卵母细胞数没有差异。在该队列中移植胚胎的所有七对夫妇最终都成功怀孕[103]。最近,发表了第一份关于两名跨性别男性在卵巢刺激期间继续性别确认睾酮治疗的病例报告,该报告表明卵巢刺激在不停止睾酮的情况下是可行的,因为分别冷冻保存了30个和9个成熟卵母细胞[104]。最近一项对接受过睾酮治疗的跨性别男性与顺性别女性胚胎进行ART结果的调查发现,各组之间的受精率或早期胚胎发育没有差异[105]。

虽然这些研究支持跨性别男性卵母细胞和胚胎冷冻保存的可行性,但许多问题仍未得到解答。睾酮对IVF结局的影响在很大程度上尚不清楚,也不知道这种潜在影响是否部分或完全可逆。目前尚无针对TGNB个体卵巢刺激方案的标准实践指南,不确定性的一个关键点是已开始睾酮治疗的个体是否需要停止治疗以进行卵母细胞或胚胎冷冻保存。一些生殖内分泌学家建议跨性别者在寻求保留生育能力之前先接受一到三个月的睾酮洗脱期,这对于那些患有严重性别困扰的人来说尤其令人望而却步。在一项针对跨性别和性别多样化青少年的调查中,只有3%的受访者愿意将激素治疗推迟三个月以保留生育能力,但如果在服用激素的同时可以保留生育能力,超过三分之一的人会选择接受生育力保存[48]。鉴于缺乏数据,合理的选择是以患者为中心进行决策,通过评估基线卵巢储备并结合停止治疗的风险和获益进行个案分析,考虑是否停用睾酮。生殖内分泌学家可能为TGNB个体考虑的其他策略是使用随机启动方案来最大程度地减少性别转变的延迟,并在卵巢刺激期间加入芳香酶抑制剂(例如来曲唑)以限制雌二醇的升高[104-107]。

对TGNB青少年的额外考虑

TGNB青少年在生育力保存方面往往面临着更多挑战。青春期的开始可能会加剧TGNB青少年的性别困扰,并且在年幼时经常在面临心理健康挑战的情况下,可能很难构想未来的家庭建立愿望。青少年追求性别确认或生育力保存治疗需要父母的介入,这可能会带来额外的

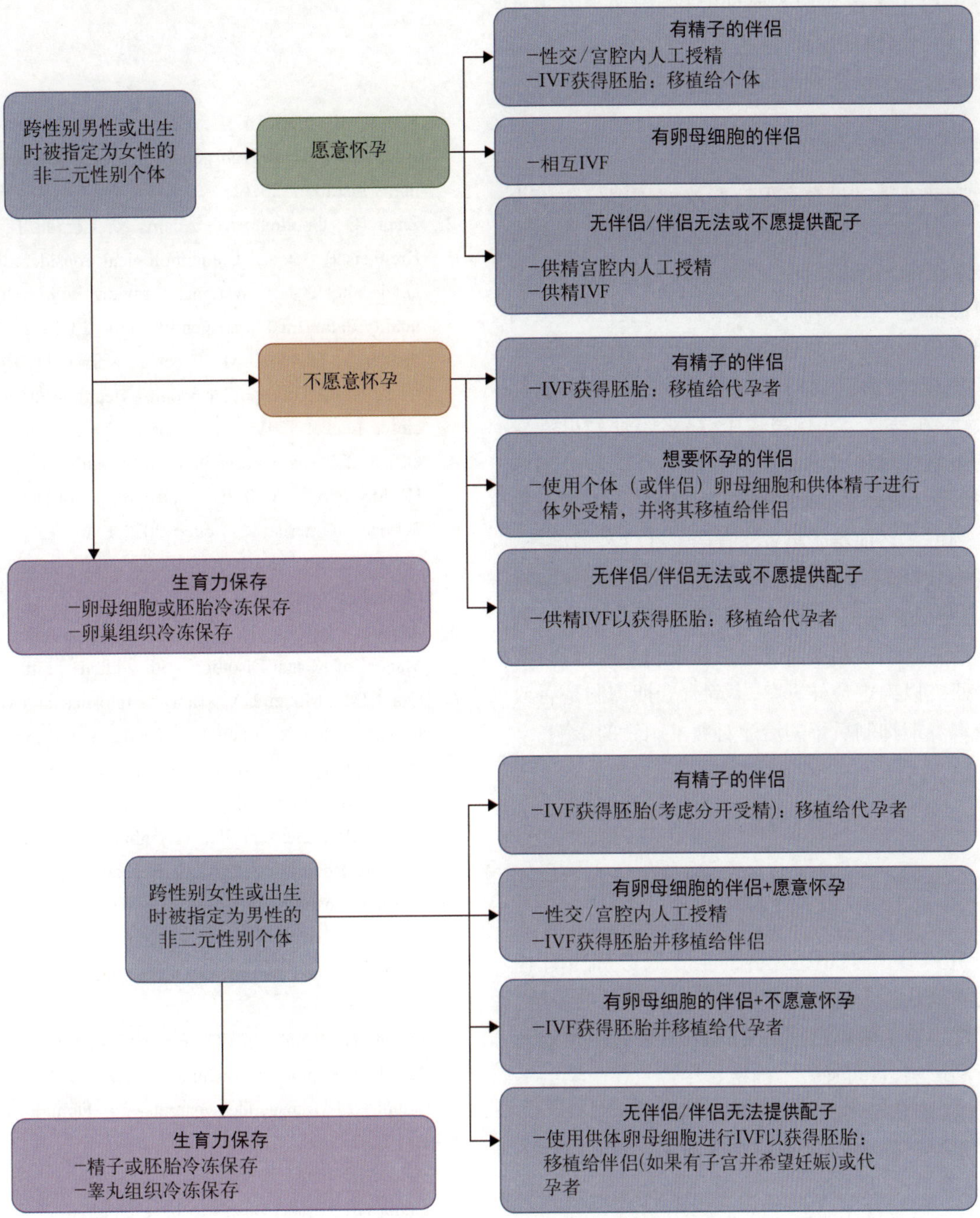

图 68–1　跨性别和非二元性别个体的生殖选择

障碍。此外，目前青春期前 TGNB 个体的生育力保存选择仅限于卵巢和睾丸组织冷冻保存。关于 TGNB 青少年保留生育能力的经验的文献有限。一项针对跨性别青少年卵母细胞冷冻保存经历的定性研究强调，即使对保留生育能力的愿望充满信心并对自己的选择感到满意的青少年来说，与该过程相关的侵入性和性别焦虑也使其具有挑战性[108]。

青春期抑制

对于青春期发育已达到 Tanner 2 期、患有持续性性别焦虑的年轻 TGNB 个体，青春期抑制是标准治疗方法。通过 GnRH 激动剂治疗实现的青春期抑制是一种可逆的治疗方法，可以防止出生性别的第二性征发育。它为 TGNB 青少年及其家人提供了一种方法来阻止青春期发育及其可能加剧性别焦虑的相关变化，并提供时间来确定未来是否需要进行性别确认的药物或手术治疗。对青春期抑制感兴趣的 TGNB 个体应在开始治疗前接受生育力保存咨询，包括讨论缺乏有关长期生育结果的数据。对接受青春期抑制的跨性别青少年的研究表明，心理健康有所改善，终生自杀意念风险较低[109,110]。此外，抑制 Tanner 2

期青春期可以防止不可逆的青春期变化,例如声音男性化、骨骼变化和面部特征发育,这些变化可能成本高昂,有时甚至难以通过未来的性别确认手术治疗来纠正[111]。

青春期抑制的生育力保存结局

关于青春期抑制对生育力保存影响的了解仅限于少数病例报告。在第一个对植入 GnRH 的跨性别男性青少年进行卵巢刺激的案例研究中,结果令人失望,仅回收了 4 个成熟卵母细胞[112]。然而,另一项针对一名在卵巢刺激前植入组氨瑞林多年的跨性别男性青少年的案例研究取得了更大的成功,获得 15 个卵母细胞,其中 10 个成熟卵母细胞[113]。在第三个病例报告中,一名跨性别男性青少年在使用组氨瑞林植入物抑制青春期后寻求卵母细胞冷冻保存,在卵巢刺激之前取出植入物,并在使用辅助来曲唑的拮抗剂方案之前给予患者亮普隆。在这种情况下,在刺激过程中获得了 22 个成熟卵母细胞,胸部尺寸略有增加,这一问题随着睾酮的使用而恢复正常[107]。这一有限的证据支持青春期抑制期间或之后卵巢刺激的可行性,需要进一步研究以确定最佳方案、去除青春期抑制是否改善结果以及青春期抑制后睾酮治疗对卵巢刺激的影响。

总　结

TGNB 个体代表了医疗和生殖健康领域服务不足的人群。他们在生育诊疗方面常常面临重大障碍,需要持续的宣传和研究来改善 TGNB 人群的生育服务和生育体验。虽然性别确认手术对未来的生殖潜力有明显的影响,但目前关于性别确认激素治疗的文献表明,它对生殖能力有潜在的不利影响,且可逆性不确定。尽管主要医学会一致认为,在性别确认治疗前为 TGNB 个体提供普遍的生育力保存应是临床标准诊疗,但由于咨询不一致且往往不完整,这一标准并未得到满足。TGNB 个体的生育选择取决于他们的先天生殖器官,如果有伴侣,也取决于其伴侣的生殖器官以及每个人使用它们的愿望。由于性别认同并不决定性取向或表明一个人怀孕的愿望,因此医疗服务提供者应避免对个人的生育目标或为人父母的理想途径做出假设。尽管受到研究规模和缺乏长期及子代结局的限制,目前的文献显示 TGNB 个体的生育力保存和生育治疗可获得较好的结局。需要继续进行研究,包括更大规模的合作研究,以更好地了解性别确认诊疗对生殖潜力的影响,并优化 TGNB 个体的生育治疗。

(刘畅译,朱琴玲、路瑶校)

参考文献

[1] Flores AR, Herman JL, Gates GJ, Brown TN. How Many Adults Identify as Transgender in the United States? The Williams Institute. 2016.

[2] Zhang Q, Goodman M, Adams N, Corneil T, Hashemi L, Kreukels B, et al. Epidemiological considerations in transgender health: A systematic review with focus on higher quality data. Int J Transgend Health. 2020; 21(2):125-37.

[3] Winter S, Diamond M, Green J, Karasic D, Reed T, Whittle S, et al. Transgender people: Health at the margins of society. Lancet. 2016 Jul 23; 388(10042):390-400.

[4] Office of Disease Prevention and Health promotion. LGBT. Healthy People 2030. U. S. Department of Health and Human Service. [Internet]. [cited 2022 Mar 2]. Available from: https://health. gov/healthypeople/objectives-and-data/browse-objectives/lgbt.

[5] American Psychiatric Association. Diagnostic and Statistical Manual of Mental Disorders (5th Edition). Fifth. 2013. 947 p.

[6] Grant JM, Mottet LA, Tanis J. Injustice at Every Turn: A Report of the National Transgender Discrimination Survey. Washington, DC: National Center for Transgender Equality and National Gay and Lesbian Task Force, 2011.

[7] Stotzer RL, Herman JL, Hasenbush A. Transgender Parenting: A Review of Existing Research. Los Angeles, CA: Williams Institute, 2014.

[8] Pyne J, Bauer G, Bradley K. Transphobia and other stressors impacting trans parents. J GLBT Fam Stud. 2015; 11(2): 107-26.

[9] Carone N, Rothblum ED, Bos HMW, Gartrell NK, Herman JL. Demographics and health outcomes in a U. S. probability sample of transgender parents. J Fam Psychol. 2021; 35(1):57-68.

[10] Auer MK, Fuss J, Nieder TO, Briken P, Biedermann S, Stalla GK, et al. Desire to have children among transgender people in Germany: A cross-sectional multi-center study. J Sex Med. 2018; 15(5):757-67.

[11] Defreyne J, van Schuylenbergh J, Motmans J, Tilleman KL, T'Sjoen GGR. Parental desire and fertility preservation in assigned female at birth transgender people living in Belgium. Fertil Steril. 2020; 113(1):149-57. e2.

[12] Wierckx K, van Caenegem E, Pennings G, Elaut E, Dedecker D, van de Peer F, et al. Reproductive wish in transsexual men. Hum Reprod. 2012 Feb; 27(2):483-7.

[13] Baram S, Myers SA, Yee S, Librach CL. Fertility preservation for transgender adolescents and young adults: A systematic review. Hum Reprod Update. 2019; 25(6):694-716.

[14] Tornello SL, Bos H. Parenting intentions among transgender

individuals. LGBT Health. 2017; 4(2):115-20.

[15] Ethics Committee of the American Society for Reproductive Medicine. Access to fertility services by transgender and non-bi-nary persons: An ethics committee opinion. Fertil Steril. 2021 Apr; 115(4):874-8.

[16] Jones HW. Gender reassignment and assisted reproduction. Evaluation of multiple aspects. Hum Reprod. 2000; 15(5): 987.

[17] White T, Ettner R. Adaptation and adjustment in children of transsexual parents. Eur Child Adolesc Psychiatry. 2007; 16 (4):215-21.

[18] Chiland C, Clouet A-M, Golse B, Guinot M, Wolf JP. A new type of family: Transmen as fathers thanks to donor sperm insemination. A 12-year follow-up exploratory study of their children. Neuropsychiatrie de l'Enfance et de l'Adolescence. 2013; 61(6):365-70.

[19] Condat A, Mamou G, Lagrange C, Mendes N, Wielart J, Poirier F, et al. Transgender fathering: Children's psychological and family outcomes. PLOS ONE. 2020 Nov 19; 15 (11):e0241214.

[20] American Academy of Child & Adolescent Psychiatry. Gay, Lesbian, Bisexual, or Transgender Parents Policy Statement (revised 2009). [cited 2022 Feb 2]; Available from: https://www.aacap.org/AACAP/Policy_Statements/2008/Gay_Lesbian_Bisexual_or_Transgender_Parents.aspx

[21] James-Abra S, Tarasoff LA, green d, Epstein R, Anderson S, Marvel S, et al. Trans people's experiences with assisted reproduction services: A qualitative study. Hum Reprod. 2015 Jun 1; 30(6):1365-74.

[22] de Wert G, Dondorp W, Shenfield F, Barri P, Devroey P, Diedrich K, et al. ESHRE task force on ethics and law 23: Medically assisted reproduction in singles, lesbian and gay couples, and transsexual people. Hum Reprod. 2014 Sep 1; 29(9):1859-65.

[23] James SE, Herman JL, Rankin S, Keisling M, Mottet L, Anafi M. Executive Summary of the Report of the 2015 U.S. Transgender Survey. Washington, DC: National Center for Transgender Equality, 2015.

[24] SFS 1972:119: Lag (1972:119); see also, J Garland, 'The legal status of transsexual and transgender persons in Sweden' in JM Scherpe (eds.). The Legal Status of Transsexual and Transgender Persons. United Kingdom and Belgium: Intersentia, 2015, 281.

[25] Dunne P. Transgender sterilisation requirements in Europe. Medical Law Review. 2017; 25(4):554-81.

[26] European Court of Human Rights, Garcon AP, France Nicot v. Nos 79885/12, 5247/13, 52596/13, ECHR 2017, Judgement of 6 April 2017, para 131 (French version).

[27] Trans Rights Europe & Central Asia Map & Index 2019 [Internet]. [cited 2022 Mar 2]. Available from: https://tgeu.org/trans-rights-europe-central-asia-map-index-2019/

[28] Cisek v Visek, No 80 C. A. 113, 1982 WL 6161 at 1-2 [Ohio Ct, App. July 20, 1982].

[29] Magnuson v Magnuson, 170 P.3d 65, 66 [Wash. Ct. App. 2007].

[30] M. B. v. D. W., 236 S. W. 3d 31 [Ky. Ct. App. 2007].

[31] Farr RH, Goldberg AE. Sexual orientation, gender identity, and adoption law. Family Court Review. 2018; 56(3):374-83.

[32] Cooper L. Protecting the rights of transgender parents and their children a guide for parents and lawyers. American Civil Liberties Union [Internet]. 2013 [cited 2022 Feb 1]; Available from: https://www.aclu.org/sites/default/files/field_document/aclu-tg_parenting_guide.pdf

[33] Katyal S, Turner IM. Transparenthood. SSRN Electronic Journal. 2019.

[34] European Union Agency for Fundamental Rights. Being Trans in the EU—Comparative analysis of the EU LGBT survey data. 2014.

[35] Kosenko K, Rintamaki L, Raney S, Maness K. Transgender patient perceptions of stigma in health care contexts. Medical Care. 2013; 51(9):819-22.

[36] Obedin-Maliver J, Goldsmith ES, Stewart L, White W, Tran E, Brenman S, et al. Lesbian, gay, bisexual, and Transgender-Related content in undergraduate medical education. JAMA. 2011 Sep 7; 306(9).

[37] Shires DA, Stroumsa D, Jaffee KD, Woodford MR. Primary care Clinicians' willingness to care for transgender patients. Ann Fam Med. 2018 Nov 12; 16(6):555-8.

[38] Unger CA. Care of the transgender patient: A survey of Gynecologists' current knowledge and practice. J Women Health. 2015; 24(2):114-8.

[39] Irwig MS. Transgender care by endocrinologists in the United States. Endocr Pract. 2016; 22(7):832-6.

[40] Davidge-Pitts CJ, Nippoldt TB, Natt N. Endocrinology fellows' perception of their confidence and skill level in providing transgender healthcare. Endocr Pract. 2018; 24(12): 1038-42.

[41] Health and Human Services Department. Nondiscrimination in health programs and activities. [cited 2022 Mar 2]; Available from: http://www.federalregister.gov/d/2016-11458

[42] Vyas N, Douglas CR, Mann C, Weimer AK, Quinn MM. Access, barriers, and decisional regret in pursuit of fertility preservation among transgender and gender-diverse individuals. Fertil Steril. 2021; 115(4):1029-34.

[43] Learmonth C, Viloria R, Lambert C, Goldhammer H, Keuroghlian AS. Barriers to insurance coverage for transgender patients. Am J Obstetr Gynecol. 2018; 219(3):272.e1-4.

[44] Lai TC, McDougall R, Feldman D, Elder C, Pang KC. Fer-

tility counseling for transgender adolescents: A review. J Adolesc Health. 2020; 66(6):658-65.

[45] Armuand G, Dhejne C, Olofsson JI, Rodriguez-Wallberg KA. Transgender men's experiences of fertility preservation: A qualitative study. Hum Reprod. 2017; 32(2):383-90.

[46] Nahata L, Tishelman AC, Caltabellotta NM, Quinn GP. Low fertility preservation utilization among transgender youth. J Adolesc Health. 2017; 61(1):40-4.

[47] Brik T, Vrouenraets LJJJ, Schagen SEE, Meissner A, de Vries MC, Hannema SE. Use of fertility preservation among a cohort of transgirls in the Netherlands. J Adolesc Health. 2019; 64(5):589-93.

[48] Persky RW, Gruschow SM, Sinaii N, Carlson C, Ginsberg JP, Dowshen NL. Attitudes toward fertility preservation among transgender youth and their parents. J Adolesc Health. 2020; 67(4):583-9.

[49] MacDonald T, Noel-Weiss J, West D, Walks M, Biener M, Kibbe A, et al. Transmasculine individuals' experiences with lactation, chestfeeding, and gender identity: A qualitative study. BMC Pregnancy Childbirth. 2016 Dec 16; 16(1): 106.

[50] Meyer G, Mayer M, Mondorf A, Flügel AK, Herrmann E, Bojunga J. Safety And rapid efficacy of guideline-based gender-affirming hormone therapy: An Analysis of 388 individuals diagnosed with gender dysphoria. Eur J Endocrinol. 2020; 182(2):149-56.

[51] Nakamura A, Watanabe M, Sugimoto M, Sako T, Mahmood S, Kaku H, et al. Dose-response analysis of testosterone replacement therapy in patients with female to male gender identity disorder. Endocr J. 2013; 60(3):275-81.

[52] Spratt DI, Stewart II, Savage C, Craig W, Spack NP, Chandler DW, et al. Subcutaneous injection of testosterone is an effective and preferred alternative to intramuscular injection: Demonstration in female-to-male transgender patients. J Clin Endocrinol Metab. 2017 Jul 1; 102(7):2349-55.

[53] Olson J, Schrager SM, Clark LF, Dunlap SL, Belzer M. Subcutaneous testosterone: An effective delivery mechanism for masculinizing young transgender men. LGBT Health. 2014; 1(3):165-7.

[54] Defreyne J, Vanwonterghem Y, Collet S, Iwamoto SJ, Wiepjes CM, Fisher AD, et al. Vaginal bleeding and spotting in transgender men after initiation of testosterone therapy: A prospective cohort study (ENIGI). Int J Transgend Health. 2020 Apr 2; 21(2):163-75.

[55] Light A, Wang L-F, Zeymo A, Gomez-Lobo V. Family planning and contraception use in transgender men. Contraception. 2018; 98(4):266-9.

[56] Light AD, Obedin-Maliver J, Sevelius JM, Kerns JL. Transgender men who experienced pregnancy after female-to-male gender transitioning. Obstetr Gynecol. 2014; 124(6): 1120-7.

[57] Cao CD, Amero MA, Marcinkowski KA, Rosenblum NG, Chan JSY, Richard SD. Clinical characteristics and histologic features of hysterectomy specimens from transmasculine individuals. Obstetr Gynecol. 2021; 138(1):51-7.

[58] Grynberg M, Fanchin R, Dubost G, Colau J-C, Brémont-Weil C, Frydman R, et al. Histology of genital tract and breast tissue after long-term testosterone administration in a female-to-male transsexual population. Reprod Biomed Online. 2010 Apr; 20(4):553-8.

[59] Hawkins M, Deutsch MB, Obedin-Maliver J, Stark B, Grubman J, Jacoby A, et al. Endometrial findings among transgender and gender nonbinary people using testosterone at the time of gender-affirming hysterectomy. Fertil Steril. 2021 May; 115(5):1312-7.

[60] Grimstad FW, Fowler KG, New EP, Ferrando CA, Pollard RR, Chapman G, et al. Uterine pathology in transmasculine persons on testosterone: A retrospective multicenter case series. Am J Obstetr Gynecol. 2019 Mar; 220(3):257. e1-257. e7.

[61] Perrone AM, Cerpolini S, Maria Salfi NC, Ceccarelli C, de Giorgi LB, Formelli G, et al. Effect of long-term testosterone administration on the endometrium of female-to-male (FtM) transsexuals. J Sex Med. 2009 Nov; 6(11):3193-200.

[62] Kinnear HM, Constance ES, David A, Marsh EE, Padmanabhan V, Shikanov A, et al. A mouse model to investigate the impact of testosterone therapy on reproduction in transgender men. Hum Reprod. 2019 Oct 2; 34(10):2009-17.

[63] van den Broecke R, van der Elst J, Liu J, Hovatta O, Dhont M. The female-to-male transsexual patient: A source of human ovarian cortical tissue for experimental use. Hum Reprod. 2001; 16(1):145-7.

[64] Ikeda K, Baba T, Noguchi H, Nagasawa K, Endo T, Kiya T, et al. Excessive androgen exposure in female-to-male transsexual persons of reproductive age induces hyperplasia of the ovarian cortex and stroma but not polycystic ovary morphology. Hum Reprod. 2013 Feb 1; 28(2):453-61.

[65] Grimstad FW, Fowler KG, New EP, Ferrando CA, Pollard RR, Chapman G, et al. Ovarian histopathology in transmasculine persons on testosterone: A multicenter case series. J Sex Med. 2020 Sep; 17(9):1807-18.

[66] Marschalek J, Pietrowski D, Dekan S, Marschalek M-L, Brandstetter M, Ott J. Markers of vitality in ovaries of transmen after long-term androgen treatment: A prospective cohort study. Mol Med. 2020; 26(1):83.

[67] Loverro G, Resta L, Dellino M, Edoardo DN, Cascarano MA, Loverro M, et al. Uterine and ovarian changes during

testosterone administration in young female-to-male transsexuals. Taiwan J Obstetr Gynecol. 2016 Oct; 55(5):686-91.

[68] Caanen MR, Soleman RS, Kuijper EAM, Kreukels BPC, de Roo C, Tilleman K, et al. Antimüllerian hormone levels decrease in female-to-male transsexuals using testosterone as cross-sex therapy. Fertil Steril. 2015 May; 103(5):1340-5.

[69] Tack LJW, Craen M, Dhondt K, vanden Bossche H, Laridaen J, Cools M. Consecutive lynestrenol and cross-sex hormone treatment in biological female adolescents with gender dysphoria: A retrospective analysis. Biol Sex Differ. 2016 Dec 16; 7(1):14.

[70] Yaish I, Tordjman K, Amir H, Malinger G, Salemnick Y, Shefer G, et al. Functional ovarian reserve in transgender men receiving testosterone therapy: Evidence for preserved anti-Müllerian hormone and antral follicle count under prolonged treatment. Hum Reprod. 2021 Sep 18; 36(10): 2753-60.

[71] Bartels CB, Uliasz TF, Lestz L, Mehlmann LM. Short-term testosterone use in female mice does not impair fertilizability of eggs: Implications for the fertility care of transgender males. Hum Reprod. 2021; 36(1):189-98.

[72] Rothenberg SS, Steimer S, Munyoki S, Sheng Y, Sukhwani M, Valli-Pulaski H, et al. The effect of masculinizing therapies on ART outcomes in female mice. Fertil Steril. 2019 Apr; 111(4):e13.

[73] de Roo C, Lierman S, Tilleman K, Peynshaert K, Braeckmans K, Caanen M, et al. Ovarian tissue cryopreservation in female-to-male transgender people: Insights into ovarian histology and physiology after prolonged androgen treatment. Reprod Biomed Online. 2017 Jun; 34(6):557-66.

[74] Lierman S, Tilleman K, Braeckmans K, Peynshaert K, Weyers S, T'Sjoen G, et al. Fertility preservation for trans men: Frozenthawed in vitro matured oocytes collected at the time of ovarian tissue processing exhibit normal meiotic spindles. J Assist Reprod Genet. 2017 Nov 24; 34(11): 1449-56.

[75] Lierman S, Tolpe A, de Croo I, de Gheselle S, Defreyne J, Baetens M, et al. Low feasibility of in vitro matured oocytes originating from cumulus complexes found during ovarian tissue preparation at the moment of gender confirmation surgery and during testosterone treatment for fertility preservation in transgender men. Fertil Steril. 2021 Oct; 116(4):1068-76.

[76] Schneider F, Neuhaus N, Wistuba J, Zitzmann M, Heß J, Mahler D, et al. Testicular functions and clinical characterization of patients with gender dysphoria (GD) undergoing sex reassignment surgery (SRS). J Sex Med. 2015; 12 (11):2190-200.

[77] Matoso A, Khandakar B, Yuan S, Wu T, Wang LJ, Lombardo KA, et al. Spectrum of findings in orchiectomy specimens of persons undergoing gender confirmation surgery. Hum Pathol. 2018; 76:91-9.

[78] Kent MA, Winoker JS, Grotas AB. Effects of feminizing hormones on sperm production and malignant changes: Microscopic examination of post orchiectomy specimens in transwomen. Urology. 2018; 121:93-6.

[79] Sinha A, Mei L, Ferrando C. The effect of estrogen therapy on spermatogenesis in transgender women. F S Rep. 2021; 2 (3):347-51.

[80] Vereecke G, Defreyne J, van Saen D, Collet S, van Dorpe J, T'Sjoen G, et al. Characterisation of testicular function and spermatogenesis in transgender women. Hum Reprod. 2021; 36(1):5-15.

[81] de Nie I, Mulder CL, Meißner A, Schut Y, Holleman EM, van der Sluis WB, et al. Histological study on the influence of puberty suppression and hormonal treatment on developing germ cells in transgender women. Hum Reprod. 2022 Jan 28; 37(2):297-308.

[82] Jiang DD, Swenson E, Mason M, Turner KR, Dugi DD, Hedges JC, et al. Effects of estrogen on spermatogenesis in transgender women. Urology. 2019; 132:117-22.

[83] Leavy M, Trottmann M, Liedl B, Reese S, Stief C, Freitag B, et al. Effects of elevated β-estradiol levels on the functional morphology of the testis—new insights. Sci Rep. 2017 Feb 3; 7(1):39931.

[84] Lübbert H, Leo-Roßberg I, Hammerstein J. Effects of ethinyl estradiol on semen quality and various hormonal parameters in a eugonadal male. Fertil Steril. 1992; 58(3):603-8.

[85] Mohammadzadeh M, Pourentezari M, Zare-Zardini H, Nabi A, Esmailabad SG, Khodadadian A, et al. The effects of sesame oil and different doses of estradiol on testicular structure, sperm parameters, and chromatin integrity in old mice. Clin Exp Reprod Med. 2021 Mar 1; 48(1):34-42.

[86] Adeleye AJ, Reid G, Kao C-N, Mok-Lin E, Smith JF. Semen parameters among transgender women with a history of hormonal treatment. Urology. 2019; 124:136-41.

[87] Rodriguez-Wallberg KA, Häljestig J, Arver S, Johansson AL, Lundberg FE. Sperm quality in transgender women before or after gender affirming hormone therapy—A prospective cohort study. Andrology. 2021 Nov 23; 9(6): 1773-80.

[88] de Nie I, Meißner A, Kostelijk EH, Soufan AT, Voorn-de Warem IAC, den Heijer M, et al. Impaired semen quality in trans women: Prevalence and determinants. Hum Reprod. 2020 Jul 1; 35(7):1529-36.

[89] de Nie I, Asseler J, Meißner A, Voorn-de Warem IAC, Kostelijk EH, den Heijer M, et al. A cohort study on factors impairing semen quality in transgender women. Am J Obstetr Gynecol. 2022 Mar; 226(3):390. e1-e10.

[90] Hamada A, Kingsberg S, Wierckx K, T'Sjoen G, de Sutter P, Knudson G, et al. Semen characteristics of transwomen referred for sperm banking before sex transition: A case series. Andrologia. 2015 Sep; 47(7):832-8.

[91] Li K, Rodriguez D, Gabrielsen JS, Centola GM, Tanrikut C. Sperm cryopreservation of transgender individuals: Trends and findings in the past decade. Andrology. 2018; 6(6): 860-4.

[92] World Professional Association for Transgender Health. Standards of Care for the Health of Transsexual, Transgender, and Gender-Conforming People. 2012 [cited 2022 Feb 1]; Available from: https://www.wpath.org/publications/soc.

[93] Hembree WC, Cohen-Kettenis PT, Gooren L, Hannema SE, Meyer WJ, Murad MH, et al. Endocrine treatment of gender-dysphoric/gender-incongruent persons: An endocrine society clinical practice guideline. J Clin Endocrinol Metab. 2017 Nov 1; 102(11):3869-903.

[94] Riggs DW, Bartholomaeus C. Fertility preservation decision making amongst Australian transgender and non-binary adults. Reprod Health. 2018 Dec 25; 15(1):181.

[95] Chiniara LN, Viner C, Palmert M, Bonifacio H. Perspectives on fertility preservation and parenthood among transgender youth and their parents. Arch Dis Child. 2019; 104(8):739-44.

[96] Reichman DE, Davis OK, Zaninovic N, Rosenwaks Z, Goldschlag DE. Fertility preservation using controlled ovarian hyperstimulation and oocyte cryopreservation in a premenarcheal female with myelodysplastic syndrome. Fertil Steril. 2012; 98(5):1225-8.

[97] Azem F, Brener A, Malinger G, Reches A, Many A, Yogev Y, et al. Bypassing physiological puberty, A novel procedure of oocyte cryopreservation at age 7: A case report and review of the literature. Fertil Steril. 2020 Aug; 114(2): 374-8.

[98] Fertility preservation in patients undergoing gonadotoxic therapy or gonadectomy: A committee opinion. Fertil Steril. 2019 Dec; 112(6):1022-33.

[99] Donnez J, Dolmans M-M. Fertility preservation in women. N Engl J Med. 2017 Oct 26; 377(17):1657-65.

[100] Wyns C, Kanbar M, Giudice MG, Poels J. Fertility preservation for prepubertal boys: Lessons learned from the past and update on remaining challenges towards clinical translation. Hum Reprod Update. 2021 Apr 21; 27(3):433-59.

[101] Amir H, Yaish I, Samara N, Hasson J, Groutz A, Azem F. Ovarian stimulation outcomes among transgender men compared with fertile cisgender women. J Assist Reprod Genet. 2020 Oct 28; 37(10):2463-72.

[102] Adeleye AJ, Cedars MI, Smith J, Mok-Lin E. Ovarian stimulation for fertility preservation or family building in a cohort of transgender men. J Assist Reprod Genet. 2019 Oct 21; 36(10):2155-61.

[103] Leung A, Sakkas D, Pang S, Thornton K, Resetkova N. Assisted reproductive technology outcomes in female-to-male transgender patients compared with cisgender patients: A new frontier in reproductive medicine. Fertil Steril. 2019; 112(5):858-65.

[104] Stark BA, Mok-Lin E. Fertility preservation in transgender men without discontinuation of testosterone. FS Rep. 2022 Feb; 3(2):153-6.

[105] Israeli T, Preisler L, Kalma Y, Groutz A, Azem F, Amir H. Similar fertilization rates and preimplantation embryo development among testosterone-treated transgender men and cisgender women. Reprod Biomed Online. 2022 Apr; 45(3): 448-56.

[106] Cho K, Harjee R, Roberts J, Dunne C. Fertility preservation in a transgender man without prolonged discontinuation of testosterone: A case report and literature review. F S Rep. 2020; 1(1):43-7.

[107] Martin CE, Lewis C, Omurtag K. Successful oocyte cryopreservation using letrozole as an adjunct to stimulation in a transgender adolescent after GnRH agonist suppression. Fertil Steril. 2021; 116(2):522-7.

[108] Chen D, Simons L. Ethical considerations in fertility preservation for transgender youth: A case illustration. Clin Pract Pediatr Psychol. 2018; 6(1):93-100.

[109] de Vries ALC, McGuire JK, Steensma TD, Wagenaar ECF, Doreleijers TAH, Cohen-Kettenis PT. Young adult psychological outcome after puberty suppression and gender reassignment. Pediatrics. 2014; 134(4):696-704.

[110] Turban JL, King D, Carswell JM, Keuroghlian AS. Pubertal suppression for transgender youth and risk of suicidal ideation. Pediatrics. 2020 Feb 1; 145(2):e20191725.

[111] Panagiotakopoulos L, Chulani V, Koyama A, Childress K, Forcier M, Grimsby G, et al. The effect of early puberty suppression on treatment options and outcomes in transgender patients. Nat Rev Urol. 2020 Nov 23; 17(11): 626-36.

[112] Rothenberg SS, Witchel SF, Menke MN. Oocyte cryopreservation in a transgender male adolescent. New Engl J Med. 2019 Feb 28; 380(9):886-7.

[113] Insogna IG, Ginsburg E, Srouji S. Fertility preservation for adolescent transgender male patients: A case series. J Adolesc Health. 2020; 66(6):750-3.

卵巢过度刺激综合征

Federica Di Guardo 和 Christophe Blockeel

引　言

卵巢过度刺激综合征（OHSS）是辅助生殖技术中因使用促性腺激素进行控制性超促排卵所引起的一种严重但不常见的医源性并发症。值得注意的是，在未使用人类绒毛膜促性腺激素（hCG）排卵的情况下，OHSS 很少诱导发生。hCG 在结构和功能上与黄体生成激素（LH）相似，并且比 LH 具有更长的半衰期（hCG 半衰期超过 24 h，LH 半衰期大约为 60 min），这一点似乎在 OHSS 的发展中起着关键作用[1,2]。将过度刺激的卵巢暴露于 hCG 是致使促炎介质的生成的关键因素，而这些炎症介质导致 OHSS 的发生。多种细胞因子、促炎介质以及血管生成分子，如血管内皮生长因子（VEGF），可能参与 OHSS 的发病机制。伴随着卵巢体积增大发生的局部以及全身炎症反应，包括血管通透性增加和促血栓形成，都是 OHSS 临床表现产生的原因。大约有 1%～5% 促排卵周期中会发生中重度 OHSS[3-7]。然而由于缺乏对 OHSS 定义的严格共识，其真正的发病率极难估计。

病理生理学

OHSS 的常见生理改变包括卵巢及其血管周围区域的动脉扩张以及血管通透性增加的一系列变化。卵泡液中促血管生成因素以及抗血管生成因素之间的精妙平衡的破坏是引起这一系列变化的重要原因。如果这一平衡被破坏，就会导致液体从血管内转移至血管外[8,9]，引起低容量性低钠血症电解质失衡状态。VEGF 被认为是促炎介质中的主要成分，主导 OHSS 的发生发展[10-12]，除此之外 VEGF 还参与卵泡生长、黄体功能维持、血管生成以及血管内皮的激活。VEGF 介导了 hCG 对血管内皮通透性的调控，其在人体内的浓度与 OHSS 的严重程度正相关[12-14]。当然 OHSS 的发病也与白细胞介素-6、白细胞介素-1β、血管生成素-2、胰岛素样生长因子Ⅰ、转化生长因子-β、肾素-血管紧张素系统在内的其他全身或局部血管活性物质所引起的直接以及间接效应相关[10,14-18]。除此之外，OHSS 的发病也与 hCG 及其类似物、雌激素、雌二醇、催乳素、组胺和前列腺素相关。

OHSS 危险因素的预测

尽管任何使用促性腺激素进行控制性卵巢刺激治疗的女性都有可能发生 OHSS，但强有力的证据表明，其中一些女性患 OHSS 的风险更高。早期识别这些高危人群是避免 OHSS 发生以及降低其发病率至关重要的一步。既往研究已发现了多种 OHSS 的危险因素，在评估患者 OHSS 发生风险时应将这些纳入考量。

人口因素（年龄、体重指数、种族、不孕原因）

一系列证据表明，年轻是 OHSS 的高危因素[4]。绝大多数 OHSS 患者为 35 岁以下的女性[4,19-23]。此外，较低的 BMI 可能与 OHSS 发生风险增加相关[22-24]，但同时有一些研究并没有发现这种相关性[19,21,25,26]。在人种方面，黑种人被认为 OHSS 发生的高危因素[4]。而考虑到不孕原因时，排卵障碍、输卵管因素和特发性不孕症都与 OHSS 发生风险增加相关[4]。足够多的证据表明，多囊卵巢综合征（PCOS）是 OHSS 的高危因素，PCOS 患者 OHSS 的发病率明显更高[4,5,21,22,25,27]。

卵巢储备标志物（AMH、AFC、抑制素 A/B）

多项研究发现卵巢储备功能标志物，尤其是抗米勒管激素（AMH）和窦卵泡计数（AFC），可以预测 OHSS。在临床上这些指标可以帮助正确规划和选择卵巢刺激方案，并且能够大致预测患者患病风险。血清 AMH 水平已被证实可以预测 OHSS 的发生（临界值为 3.36 ng/mL）[26]。据研究显示，OHSS 患者的血清 AMH 水平是其年龄和体重匹配对照组的六倍[28]。而在高水平血清 AMH（>5 ng/mL）的女性中，那些超高水平 AMH（>10 ng/mL）女性 OHSS 的发病率明显更高（超过三倍）[29]。同样，AFC 和 OHSS 之间也存在相关性[19,30]。一项针对 1 012 个首次 ART 周期的前瞻性研究发现，当 AFC≥24 个时，OHSS 的发生风险从 2.2% 增加到 8.6%[5]。而最后，迄今为止，血清（或卵泡)抑制素 A 或抑制素 B 的浓度与 OHSS 发展之间的相关性尚未得到证明[31]。

卵巢刺激参数(卵泡、卵母细胞、血清雌二醇水平)

在促排卵期间,多个卵泡发育、高雌二醇水平以及获卵数增加均可以有助于早期识别可能发生 OHSS 的患者。多项研究表明,多卵泡发育是 OHSS 发生的一个独立预测因子[6,7,24,32]。一项研究的结果表明,在促排卵期间发育的卵泡数量≥20 个会显著增加 OHSS 的风险[32]。有强有力的证据表明,在扳机日直径≥11 mm 的卵泡数量≥18 个可以预测重度 OHSS 高风险[6,33]。还有研究表明,在扳机日直径≥10 mm 的卵泡数量为 13~15 个可以用来预测中度 OHSS 发生风险[34,35]。一项对于 624 名首次接受 IVF 治疗患者的前瞻性队列研究提出了一个 OHSS 预测模型,通过多元分析确定了以下阈值(灵敏度 82%,特异度 90%):取卵时>25 个卵泡,hCG 日有>19 个大/中等大小的卵泡,以及获卵数>24[36]。还有多项研究也同样发现获卵数与 OHSS 发生之间存在正相关[1,4,18-24,32,33]。此外,血清雌二醇水平也与 OHSS 显著相关[19-26,37,38]。这些研究中的大多数发现,OHSS 患者的平均血清雌二醇浓度>3 500 pg/mL。然而必须提到的是,血清雌二醇水平>2 500 pg/mL 被认为是 OHSS 发病的重要预测因子[6,39,40]。

罕见 OHSS 病例

尽管 OHSS 被认为是继发于卵巢刺激、与 IVF 治疗相关的医源性并发症,但需要注意的是,它仍有可能在意想不到的情况下发生。既往研究已报道了几例使用氯米芬诱导排卵后引起轻至重度 OHSS 的病例[41,42]。而另一方面,OHSS 也可能继发于自然受孕,特别是继发于多胎或葡萄胎,并与甲状腺功能减退、垂体肿瘤有关,OHSS 还呈现家族聚集倾向以及与 FSHR 基因突变相关[43-47]。

临床特征与诊断

随着对控制性卵巢刺激方案、卵泡监测以及 OHSS 病理生理学的认识逐渐加深,因此对于生殖科医生而言,我们的目标应该是减少甚至完全避免 OHSS 的发生。OHSS 的临床症状包括恶心、呕吐、腹泻、自觉尿量减少、腹胀、轻度腹痛和/或腹部紧张、卵巢增大(图 69-1)、腹水、血液浓缩、高凝和电解质改变(表 69-1)。此外,根据美国生殖医学会(ASRM)的分类[48],可根据其病情严重程度对 OHSS 进行分类(轻度、中度或重度)(表 69-2)。OHSS 的患者通常在接受了取卵前促卵母细胞成熟的扳机后出现腹胀及不适。这些患者既往曾发生过卵巢过激,当然如果没有卵巢过激病史也不能排除 OHSS(表 69-1)。根据症状出现时间距离扳机日的长短,OHSS 可以分为早发型以及迟发型两种。早发型 OHSS 常发生在扳机日后七天内,常与卵巢过度反应相关。迟发型 OHSS 发生在扳机日后十天及以上,常由早孕期的内源性 hCG 导致。相较于早发型 OHSS,迟发型 OHSS 往往病程更长且严重[22,49]。OHSS 是一种自限性疾病,尤其是未妊娠的患者,其典型症状通常在下一个月经周期时缓解。而对于怀孕的患者,由于卵巢会因为不断升高的 hCG 而继续受到刺激,症状可能持续到早孕末期。此外,需要注意多胎妊娠是迟发型 OHSS 的高危因素,多胎妊娠产生的 hCG 水平更高,从而导致血管活性因子的分泌量增加[50]。OHSS 没有特异性的临床表现,目前还没有适用于 OHSS 的诊断实验。需要特别关注与 OHSS 具有类似临床表现的其他严重状况,因此需要注意排除临床表现相似但需要不同治疗的病症。临床医生可能更关注血液指标,如全血细胞计数、血清电解质以及渗透压。伴随着血清渗透压和钠离子水平的下降,升高的血细胞比容的确是 OHSS 的重要辅助检查结果[51]。而盆腔超声检查和腹部影像学检查对临床诊断具有重要参考价值。OHSS 患者很少会发生剧痛、高热或腹膜炎,因此当患者如果出现这些临床表现需要警惕如盆腔炎、盆腔脓肿、阑尾炎、卵巢扭转或囊肿破裂、肠穿孔[52]和异位妊娠等情况。因此,当患者接受助孕治疗时若出现腹痛,不应被默认为发生了 OHSS。

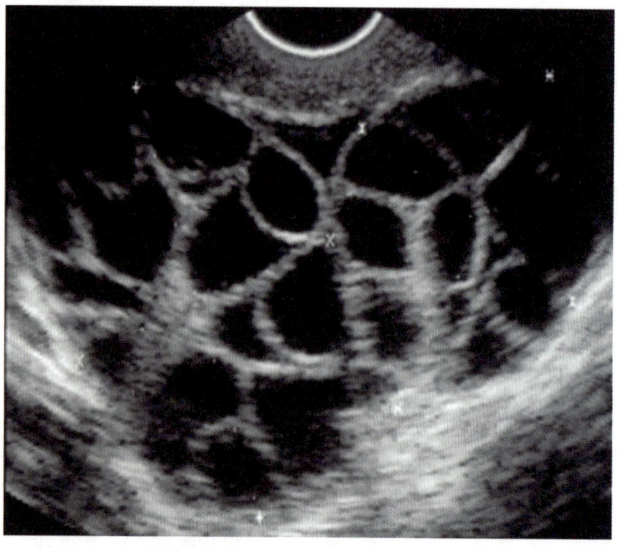

图 69-1 卵巢刺激后过度刺激的卵巢(图片来源:Smith, Laura P. Ultrasound and ovarian hyperstimulation syndrome. Ultrasound Imaging in Reproductive Medicine. Springer, Cham, 2019. 321-333)

表 69-1 初步评估

病史
• 症状何时出现(相对于扳机时间为早发或迟发) • 使用了哪种药物作为扳机(hCG 或 GnRH 激动剂) • 在最后一次 B 超监测时有几个卵泡 • 取得了几个卵母细胞 • 是否进行了胚胎移植以及移植数 • 是否为多囊卵巢综合征
症状
• 腹胀 • 腹部不适/疼痛,需要止痛 • 恶心和呕吐 • 呼吸困难,无法平躺或说完整句 • 尿量减少 • 腿部肿胀 • 外阴肿胀 • 相关合并症,如血栓形成

表 69-2 美国生殖医学会(ASRM)对 OHSS 的分类

OHSS 分级	临床特征	实验室特征
轻度	腹胀/不适 轻度恶心/呕吐 轻度呼吸困难 卵巢增大 腹泻	无重要改变
中度	轻度特征 腹水超声证据	血液浓缩(Hct>41%) WBC 升高(>15×10⁹/L)
重度	轻度和中度特征 腹水的临床证据 胸腔积液 重度呼吸困难 少尿/无尿 难治性腹水/呕吐 低血压/中心静脉压 胸腔积液 体重快速增加(24 h 内>1 kg) 晕厥	重度血液浓缩(Hct>55%) CrCl<50 mL/min Cr>1. 6 mg/dL Na^+<135 mmol/L K^+>5 mmol/L 转氨酶升高
极重度	无尿/急性肾功能不全 心律失常 血栓栓塞 心包积液 大量胸腔积液 动脉血栓形成 急性呼吸窘迫综合征 败血症	指标进一步恶化

来源:"Practice Committee of the American Society for Reproductive Medicine." Prevention and treatment of moderate and severe ovarian hyperstimulation syndrome: a guideline. *Fertility and sterility*. 2016 Dec 1; 106 (7):1634-1647.

注:Hct,血细胞比容;WBC,白细胞;Cr,肌酐;CrCl,肌酐清除率。

分 类

根据 Golan 等人提出的 OHSS 分类标准(被 ESHRE 采纳)[49,53],将 OHSS 按病情严重程度分为轻度、中度和重度:正常:无 OHSS 症状;轻度 OHSS:患者至少有一项与 OHSS 相符的症状且(左侧或右侧)卵巢直径为 5~12 cm;中度 OHSS:患者符合轻度 OHSS 诊断标准且道格拉斯窝、附件区及腹部的腹水总体积超过 50 mL;重度 OHSS:患者符合中度 OHSS 诊断标准但同时胸腔积液的体积超过 50 mL(表 69-3)。而后,又对这一分类进行了修订,增加了第 6 级 OHSS[54],用来定义由 Navot 等人(1992)定义的极重度 OHSS[55]和/或由 Rizk 和 Aboulghar(1999)[56]建议的危及生命 OHSS 的并发症[56](表 69-4)。严重的 OHSS 可能导致危及生命的并发症,包括胸腔积液、急性肾功能不全和静脉血栓。

表 69-3 Golan 对 OHSS 的分类(1989)

OHSS 分类	级别
轻度	1 级 腹胀/不适 2 级 1 级基础上伴有恶心、呕吐和/或腹泻 卵巢增大(直径 5~12 cm)
中度	3 级 轻度 OHSS 症状基础上伴随腹水超声学证据
重度	4 级 中度 OHSS 症状基础上伴随出现临床症状的腹水和/或胸腔积液或呼吸困难 5 级 上述所有症状基础上伴随低血容量改变,血液浓缩,凝血功能异常,肾血流灌注量减少以及肾功能损伤

表 69-4 OHSS 的 Golan 分类(1989)的新增分级 6

如呼吸窘迫综合征、肾功能衰竭或静脉血栓形成等并发症 卵巢不同程度地增大 紧张性腹水±胸腔积液±心包积液 血细胞比容 >55% WBC≥25 000 细胞/mm^3 少尿/无尿 肌酐≥1. 6 mg/dL 肌酐清除率<50 mL/min 肾功能衰竭 血栓栓塞 成人呼吸窘迫综合征

注:WBC=白细胞计数。

患者管理

首先需要确定患者 OHSS 的分类以及严重程度。首先,电话随访[48]可用来评判患者是否发生了 OHSS 以及对 OHSS 进行分级。了解患者近期是否存在 OHSS 相关的临床症状,患者是否存在腹痛、呼吸急促或自觉尿量减少十分重要。这些临床特征能够帮助提示患者可能存在需要住院治疗的呼吸道、肾脏以及卵巢损害[57-61]。但需要注意的是,面对面的临床评估同样十分重要,可以使医生通过检查及问诊,明确诊断和患者病情的严重程度。医生和患者都需要对重度 OHSS 的信号及迹象保持高度警觉。如果出现表 69-5 中提到的任何情况,则代表 OHSS 的病情严重程度正在恶化。

表 69-5 OHSS 严重程度加重的迹象

腹部胀痛加剧
气短
心动过速或低血压
尿量减少(少于 1 000 mL/24 h)或体液平衡正向(多于 1 000 mL/24 h)
体重增加和腹围增大
血细胞比容增加(>45%)

轻度 OHSS 患者可在门诊随诊。由于没有关于建议液体入量的明确依据,建议 OHSS 患者每日至少应该饮用 1 L 水[51]。患者应自行记录液体出入量。如果 24 h 尿量少于 1 000 mL 或 24 h 液体正平衡超过 1 000 mL 都应该对患者再次进行病情严重程度的临床评估。针对 OHSS 进行疼痛管理,应避免使用非甾体抗炎药(NSAIDs),因其可能引起肾功能损伤[51],而对乙酰氨基酚和口服阿片类药物,包括可待因较为安全。重度 OHSS 患者血栓发生风险增加[62,63];尽管没有临床试验依据,但仍应该对患者进行血栓预防[64]。此外,对重度 OHSS 患者而言,超声引导下腹腔穿刺术可能是住院治疗的安全替代方案[65,66]。

对于 OHSS 患者,并没有明确的住院治疗标准。基于此,应综合患者的临床特征、社会因素及可获得的专家意见综合判断是否住院治疗[48]。应考虑住院治疗的情形如表 69-6 中所列。重度 OHSS 患者如果在合适的补液治疗后仍存在持续的脱水或血液浓缩,则应考虑请麻醉以及重症医学医生放入有创血流动力学监测。极重度 OHSS 患者出现如血栓栓塞、急性呼吸窘迫综合征(ARDS)和肾功能衰竭等并发症也同样需要重症监护。辅助生殖中心应始终与急诊科保持联系,为 OHSS 患者提供充足的专家意见。

表 69-6 患者需住院治疗情况

疼痛管理不满意
因恶心而无法摄入充分液体
尽管有门诊治疗干预,OHSS 症状仍在恶化
无法参加定期的门诊随访
极重度 OHSS

对 OHSS 患者实施病情监控的目的在于早期阻止病情恶化及并发症的发生。每日应监测体重、腹围、出入量以及全血细胞计数、血细胞比容、电解质、渗透压和肝功能。根据患者临床表现,必要时需进行动脉血气、心电图、胸片及其他影像学检查。OHSS 病情恶化的迹象包括腹围增大、体重增加、少尿与正液体平衡、血细胞比容升高。而恢复的迹象则是腹围和体重的减少、尿量和血细胞比容恢复正常[67,68]。C-反应蛋白水平联合腹围及体重等其他 OHSS 标志物可能在监测 OHSS 病情严重程度中有重要作用[67,69]。以口渴作为信号进行口服补液是纠正脱水的首选方法[48]。而过度使用晶体进行静脉补液是危险的,可能会通过增加毛细血管通透性而加重腹水。当然,如果发生持续血液浓缩及急性脱水,对于无法维持足够口服补液的女性,在一开始使用晶体和/或胶体进行补液是有效的。可使用 50~100 g 25% 人血白蛋白作为血浆扩张剂,超过 4 h 静脉输液,并每 4~12 h 重复输液[51]。一项针对 16 名重度 OHSS 患者的研究比较了 6% 羟乙基淀粉溶液(HES)与人血白蛋白作为胶体进行补液的疗效[70]。与人血白蛋白相比,接受了 HES 治疗的患者其平均住院时间更短(15.7±5.7 天 *vs.* 19.0±8.2 天),且尿量更多。此外,使用 HES 的患者更少接受腹腔穿刺引流术以及胸腔穿刺引流术(33% *vs.* 80%),在不良事件上二者没有差异。这些结果表明在选择胶体治疗重度 OHSS 时,6% HES 可能优于人血白蛋白。然而由于此项队列研究的样本量过小以及研究设计问题,不能强有力地得出定论,如果发现血液浓缩持续存在或尿量减少,应严格记录出入量并精准记录尿量,并进行有创血流动力学监测。一些接受了腹腔穿刺引流治疗的患者,尽管已经进行了足够的补液治疗,仍有可能尿量减少[71]。还有一些文献报道,也可使用静脉输注多巴胺或口服多卡巴胺以治疗重度 OHSS[57-59]。对于 OHSS 患者,如果没有纠正脱水就予以利尿剂,可能会加重患者的低血容量。但是对于已进行了充足的补液治疗但仍存少尿的患者,尤其是因腹胀进行了腹腔穿刺引流从而可能导致少尿的患者,推荐谨慎使用利尿剂[57,71,72]。严重的低血容量可能会引起动脉或静脉血栓栓塞,严重时可危及生命。因此,在早孕期一旦确诊为重度 OHSS,就应立即进行血栓预防性抗凝治疗[25,67,73]。

OHSS 的预防

一级预防:使用 GnRH 拮抗剂方案

一些研究表明,与使用促性腺激素释放激素(GnRH)激动剂的方案相比,使用 GnRH 拮抗剂方案的患者 OHSS 的发病率更低[63]。使用 GnRH 拮抗剂可能通过降低循环中雌二醇水平从而降低 OHSS 发生风险,因此,对于 PCOS/卵巢多囊样改变(PCOM)及其他卵巢高反应患者,应推荐使用 GnRH 拮抗剂方案[33,74-77]。此外,一些系统综述也同样提到 GnRH 拮抗剂可以抑制卵巢并降低 OHSS 发病率[49]。一项分析了 29 个随机对照试验(RCTs)的 Cochrane 综述显示,与接受 GnRH 激动剂方案的患者相比,GnRH 拮抗剂组患者的 OHSS 发生率显著降低(OR:

0.43, 95%CI:0.33~0.57),但活产率没有差异[78-82]。研究发现使用拮抗剂方案进行控制性卵巢刺激过程中使用克罗米芬会降低OHSS发生风险。然而由于纳入人群的异质性过高(如接受微刺激方案的患者),导致研究结果难以解释[82]。

二级预防:GnRH激动剂作为取卵前卵母细胞成熟扳机

已有大量研究关注GnRH激动剂作为促卵母细胞成熟的扳机相较于hCG是否可以减少OHSS的发生率。几项RCTs提供了有力证据,发现无论是在供卵还是接受控制性卵巢刺激的PCOS患者中使用GnRH激动剂作为扳机,均与减少OHSS的发生显著相关[83-86]。Bodry等人对一项纳入超过4 052个刺激周期的卵母细胞捐赠者队列进行了研究,依据临床医生的决策,这些患者给予hCG或GnRH激动剂扳机[87-94]。和其他研究相似,他们发现与使用hCG患者相比,使用GnRH激动剂作为扳机的患者中重度OHSS发生率更低[0(0/1 519) *vs.* 0.87%(22/2 533)][91]。然而一项发表在2014年纳入了17个随机对照试验的Cochrane综述发现在自卵鲜胚周期中使用GnRH激动剂扳机的患者中OHSS发病率较低[91],但其也会降低活产率(OR:0.47, 95%CI:0.31~0.70;五项RCTs, 532名女性,中等质量证据)[95]。导致活产率下降的原因可能是与hCG扳机相比,使用GnRH激动剂扳机黄体期的LH支持会大幅度下降,从而导致黄体期支持不足。而GnRH激动剂扳机与使用低剂量hCG(取卵后每三天给予一次1 000 IU、500 IU或250 IU)进行黄体期支持联合治疗,可能恢复妊娠率[95],且仍可减少OHSS。但与使用较低剂量hCG相比,1 000 IU的hCG有导致中度OHSS的发生率变高的趋势[96]。此外,一项纳入384名患者的RCT显示,GnRH激动剂扳机联合取卵后单次剂量1 500 IU hCG可降低高风险患者的OHSS发生风险,但如果患者接受两次1 500 IU hCG(取卵日及取卵后第二天),则会导致中晚期OHSS发生风险升高[89,97]。

三级预防:辅助治疗方案

阿司匹林或二甲双胍

两项随机对照试验就使用阿司匹林预防OHSS进行了研究[98,99]。研究发现自促排卵第一天开始到验孕日/胎心监测日持续服用100 mg阿司匹林的患者其OHSS的发生率更低。OHSS的发病机制为VEGF激活血小板而引起一系列物质(组胺、血清素、血小板衍生生长因子、溶血磷脂酸)的释放,基于此,阿司匹林被认为可能降低OHSS风险[98,99]。二甲双胍可以降低卵巢内高雄激素血症,从而有助于减少排卵期卵泡数量,从而降低雌二醇水平。还有一些研究发现,从开始卵巢刺激到取卵持续使用二甲双胍可以降低PCOS女性发生OHSS风险[100],还有几篇RCTs和系统综述也同样支持了这一结论[100,101]。然而,二甲双胍的疗效还未在仅有PCOM表型的患者[101-105]及标准体重的患者[106]中得到证实。

拮抗精氨酸加压素诱导的血管内皮生长因子分泌

考瑞法普坦(Relcovaptan)是一种非肽精氨酸加压素受体拮抗剂,能够通过调节血管平滑肌增殖和血管收缩以拮抗VEGF的作用。在卵巢过激大鼠模型上的研究发现,使用Relcovaptan的大鼠腹水VEGF-A更低,体重增加减少,且黄体数量减少[107]。

中断促性腺激素的使用

几项研究通过在控制性卵巢刺激结束前暂停使用促性腺激素四天以降低OHSS风险,中断使用促性腺激素似乎可以降低OHSS发生风险且不影响妊娠率[108]。但是这一结论与纳入了四项RCTs的一篇系统综述不符,该综述发现中断使用促性腺激素并不会降低OHSS的风险[109-112]。甚至一项研究发现在控制性卵巢刺激中中断促性腺激素会使得OHSS的发生率更高[113]。此外,中断促性腺激素的使用最佳时长还未有定论,有低质量的队列研究发现中断时间大于等于四天时会降低胚胎着床率[114]。

多巴胺受体激动剂治疗

使用多巴胺受体激动剂已被证实可以通过减少VEGF的生成,从而减少OHSS的症状以及等级。几项随机对照研究已证明使用多巴胺受体激动剂可以缓解OHSS病情的严重程度,尤其对中度OHSS治疗有很好的疗效[115-120]。还有几项系统综述比较了卡麦角林较安慰剂的疗效。一项纳入了858名女性的七项研究的综述发现与不接受治疗的女性相比,接受卡麦角林治疗女性OHSS的发生率显著降低(RR:0.38, 95%CI 0.29~0.51, $P<0.000 01$),且未发现其对妊娠率有影响(RR:1.02, 95%CI:0.78~1.34, 四项研究,561名女性)[116]。基于此,近期一项纳入22项RCTs的Cochrane综述得出结论,与安慰剂组或无治疗组相比,使用多巴胺激动剂可以有效降低高风险患者中重度OHSS的发病率[121]。绝大多数研究建议自取卵日或扳机日开始,每日口服0.5 mg卡麦角林并持续用药七到八天[115,116,118,119]。还有一些研究建议自取卵日后一天起,每日口服0.5 mg卡麦角林并持续用药三周[117]。有建议从hCG日开始,每日使用0.25 mg卡麦角林并持续八天[120]。近期一项针对接受GnRH拮抗剂方案联合GnRH激动剂扳机治疗患者的回顾性研究建议对于有OHSS发生风险的女性在使用扳机时应考虑使用

卡麦角林。然而,作者同时也强调需要纳入更多的使用 hCG 扳机的患者,且更大规模的前瞻性研究以证明这一项结论[122]。值得注意的是,尽管多巴胺激动剂似乎可以改善妊娠结果,但这些研究中很少有关于妊娠结果的数据,且必须考虑到药物的轻微副作用,如胃部不适、恶心或头晕[123]。

白蛋白和钙剂的使用

白蛋白的分子量低、半衰期长,其平均半衰期为 20 天左右。白蛋白可以增加血浆渗透压并拮抗血管紧张素Ⅱ升高血管通透性的作用,因此白蛋白可以用来预防 OHSS 发生。此外,白蛋白还可以与血管活性物质结合,如与肾素-血管紧张素系统相关的因子以及 VEGF。然而,对于白蛋白在 OHSS 预防中的应用仍有争议。较早的研究表明,较空白对照组相比,在取卵日给予患者人血白蛋白可以有效降低中重度 OHSS 的发生率[121]。然而,近期多项研究却未能重复这一结论[124-126]。还有两项系统综述认为白蛋白在预防 OHSS 方面并无作用[115,116,127,128],并且还发现了与不接受治疗的患者相比,接受白蛋白治疗的患者妊娠率显著降低(RR:0.8, 95%CI:0.57~1.12)[129,130]。同时,将白蛋白与其他预防 OHSS 的方法如使用 HES[129] 或中断促性腺激素[131]相比时也得到了类似的结论。还有一点非常重要的是,白蛋白(作为血液制品)可能导致过敏反应、罕见但可能的病毒或未知疾病的传播。同样,在取卵日左右静脉补充钙(10 mL 的 10%葡萄糖酸钙溶于 200 mL 生理盐水)也被证实可以用来预防 OHSS 的发生。钙可以抑制 cAMP 介导的肾素分泌,从而减少血管紧张素Ⅱ从而减少 VEGF 的产生。一项随机对照试验比较了 200 名有 OHSS 风险的女性使用静脉注射钙剂和生理盐水,发现接受生理盐水治疗的女性中重度 OHSS 的发生率更高[117],但二者之间在临床妊娠率或持续妊娠率方面没有差异。此外,研究还发现静脉注射钙在降低[132]和预防[133,134] PCOS 女性 OHSS 风险方面与卡麦角林一样有效。

冷冻保存

冷冻保存所有胚胎,也称为"freeze-all"策略,是一种避免新鲜移植周期中内源性 hCG 升高(可能是迟发型 OHSS 发生及其持续时间较长的原因)的安全方法。一项小型 RCT 的研究结果显示,选择性冷冻保存胚胎在 OHSS 高危女性中较使用白蛋白能更好地预防轻度、中度和重度 OHSS 发生[135]。在另一项纳入 125 名接受冷冻保存策略治疗患者的 RCT 中,与接受新鲜胚胎移植的对照组相比,其 OHSS 发生率更低[136]。然而,一项仅包括这两项研究的系统综述得出结论却是没有充分的证据支持冷冻保存可以作为有效降低 OHSS 风险的方法[137]。另一方面,即使在采用激动剂扳机的"freeze-all"周期中,仍可能持续存在重度 OHSS 的残余风险[138,139]。实际上,"freeze-all"策略可能会鼓励医生选择更激进的卵巢刺激方案,从而引起更高的 OHSS 发生风险。

未成熟卵母细胞体外成熟(IVM)

IVM 可以作为 OHSS 高风险的卵巢高反应患者(例如 PCOS/PCOM 患者)替代生育治疗方案[140,141]。

来曲唑

高水平的血清雌二醇与 OHSS 风险增加相关[142]。基于此,来曲唑作为一种非甾体芳香化酶抑制剂,通过阻止芳香化酶催化的雄激素向雌二醇转化的作用[143]。近期研究发现,取卵后使用来曲唑会降低雌二醇浓度,因而有可能降低 OHSS 发生率[144,145]。然而,尽管在过去的几年中有几项临床试验证实了来曲唑可以降低 OHSS 发生率,但仍有其他研究未能重复同样的结论,这些研究发现来曲唑只降低了雌二醇水平,却没有降低 OHSS 的发生[146,147]。近期有研究关注了对于 OHSS 高危人群,在取卵后使用不同剂量的来曲唑对 OHSS 发生率的影响。结果显示,每日使用 2.5 mg、5.0 mg 和 7.5 mg 来曲唑,并连续使用五天能够有效降低雌二醇和 VEGF。当每日口服剂量为 2.5 mg 和 5 mg 时可以略微降低 OHSS 发生率,而当剂量增大到 7.5 mg 时可以有效地显著降低 OHSS 发生[147]。另一方面,在预防早发型 OHSS 方面,来曲唑也与其他化合物如阿司匹林进行了比较,结果提示来曲唑相较于阿司匹林在降低中重度早发型 OHSS 发生率上有着更令人满意的疗效。在一项研究中,作者指出 OHSS 可能是由黄体溶解效应而不是 VEGF 所引起的[146]。而另一项由 Wang 等人进行的研究表明,在取卵后使用 5 mg 来曲唑,虽然在取卵后的第 2、第 5、第 8 天显著降低了血清雌二醇水平,但与对照组相比,其未能有效降低重度 OHSS 的发生率[148]。同一个团队在两年后再次证实了这个结果[149]。目前"中重度卵巢过度刺激综合征防治"指南还暂未将来曲唑列为预防 OHSS 的有效手段[48]。但有趣的是,近期一项系统综述和多元分析的结果显示来曲唑可以降低高危女性总体及中重度 OHSS 的发生率,但对个体的轻度、中度、重度 OHSS 预防无效[150]。这一结论也与 Wang 等人的研究一致[148,149]。

黄体期支持

黄体期支持(LPS)是 IVF 鲜胚移植后至关重要的一个环节,已有大量就其效用、用药途径和用药时长的研究。尽管在过去十年中提出了不同的用药途径、单独或联合用药,但阴道用药似乎仍是 LPS 首选途径[151,152]。而另一方面,现有放弃将 hCG 用于黄体期支持的趋势。Cochrane 荟萃分析的结果表明,在 LPS 中 hCG 较孕酮并无优势,而对汇总数据的分析提示在黄体期使用 hCG 会导致 OHSS

风险更高[153-155]。基于此，对于OHSS高风险女性应避免使用hCG进行LPS。而单用GnRH激动剂已被提出作为高风险OHSS患者LPS方法[156]。尽管这一方法有着较好的应用前景，但仍无法消除重度OHSS的风险[157,158]。

总结

OHSS作为控制性卵巢刺激的并发症被广为人知，临床治疗的目标是在开始卵巢刺激之前就识别出高风险患者。应对患者进行准确的内分泌状态评估，以便为患者定制个体化方案，从而最小化OHSS的风险。目前，GnRH拮抗剂方案联合GnRH激动剂(联合或不联合低剂量hCG)作为扳机，似乎是一个有效预防OHSS的策略。除此之外，其他如使用卡麦角林以及冷冻保存所有胚胎等方法也可能有益。在OHSS预防失败的情况下，对于重度OHSS的患者，应进行液体复苏、支持性治疗、腹腔穿刺引流术和预防性抗凝。

(厉心愉译，陈军玲、孙赟校)

参考文献

[1] Santos-Ribeiro S, Polyzos NP, Stouffs K, De Vos M, Seneca S, Tournaye H, et al. Ovarian hyperstimulation syndrome after gonadotropin-releasing hormone agonist triggering and "freeze-all": In-depth analysis of genetic predisposition. J Assist Reprod Genet. 2015 Jul 13; 32(7):1063-8.

[2] Humaidan P, Kol S, Papanikolaou EG. GnRH agonist for triggering of final oocyte maturation: Time for a change of practice? Hum Reprod Update. 2011 Jul; 17(4):510-24.

[3] Steward RG, Lan L, Shah AA, Yeh JS, Price TM, Goldfarb JM, et al. Oocyte number as a predictor for ovarian hyperstimulation syndrome and live birth: An analysis of 256,381 in vitro fertilization cycles. Fertil Steril. 2014; 101(4):967-73.

[4] Luke B, Brown MB, Morbeck DE, Hudson SB, Coddington CC, Stern JE. Factors associated with ovarian hyperstimulation syndrome (OHSS) and its effect on assisted reproductive technology (ART) treatment and outcome. Fertil Steril. 2010 Sep; 94(4):1399-404.

[5] Jayaprakasan K, Chan Y, Islam R, Haoula Z, Hopkisson J, Coomarasamy A, et al. Prediction of in vitro fertilization outcome at different antral follicle count thresholds in a prospective cohort of 1,012 women. Fertil Steril. 2012 Sep; 98(3):657-63.

[6] Papanikolaou EG, Pozzobon C, Kolibianakis EM, Camus M, Tournaye H, Fatemi HM, et al. Incidence and prediction of ovarian hyperstimulation syndrome in women undergoing gonadotropin-releasing hormone antagonist in vitro fertilization cycles. Fertil Steril. 2006 Jan; 85(1):112-20.

[7] Kahnberg A, Enskog A, Brännström M, Lundin K, Bergh C. Prediction of ovarian hyperstimulation syndrome in women undergoing in vitro fertilization. Acta Obstet Gynecol Scand. 2009 Dec 26; 88(12):1373-81.

[8] Goldsman MP, Pedram A, Dominguez CE, Ciuffardi I, Levin E, Asch RH. Increased capillary permeability induced by human follicular fluid: A hypothesis for an ovarian origin of the hyperstimulation syndrome. Fertil Steril. 1995; 63(2):268-72.

[9] Bergh PA, Navot D. Ovarian hyperstimulation syndrome: A review of pathophysiology. J Assist Reprod Genet. 1992; 9:429-38.

[10] Geva E, Jaffe RB. Role of vascular endothelial growth factor in ovarian physiology and pathology. Fertil Steril. 2000; 74:429-38.

[11] Levin ER, Rosen GF, Cassidenti DL, Yee B, Meldrum D, Wisot A, et al. Role of vascular endothelial cell growth factor in ovarian hyperstimulation syndrome. J Clin Invest. 1998 Dec 1; 102(11):1978-85.

[12] Neulen J, Yan Z, Raczek S, Weindel K, Keck C, Weich HA, et al. Human chorionic gonadotropin-dependent expression of vascular endothelial growth factor/vascular permeability factor in human granulosa cells: Importance in ovarian hyperstimulation syndrome. J Clin Endocrinol Metab. 1995; 80(6):1967-71.

[13] McClure N, Healy DL, Rogers PAW, Sullivan J, Robertson DM, Haning RV, et al. Vascular endothelial growth factor as capillary permeability agent in ovarian hyperstimulation syndrome. Lancet. 1994 Jul 23; 344(8917):235-6.

[14] Pellicer A, Albert C, Mercader A, Bonilla-Musoles F, Remohí J, Simón C. The pathogenesis of ovarian hyperstimulation syndrome: In vivo studies investigating the role of interleukin-1β interleukin-6, and vascular endothelial growth factor. Fertil Steril. 1999 Mar; 71(3):482-9.

[15] Friedlander MA, De Mola JRL, Goldfarb JM. Elevated levels of interleukin-6 in ascites and serum from women with ovarian hyperstimulation syndrome. Fertil Steril. 1993; 60(5):826-33.

[16] Whelan JG, Vlahos NF. The ovarian hyperstimulation syndrome. Fertil Steril. 2000; 73(5):883-96.

[17] Delbaere A, De Maertelaer V, Bergmann PJM, Staroukine M, Gervy-Decoster C, Camus M, et al. Increased angiotensin II in ascites during severe ovarian hyperstimulation syn-

drome: Role of early pregnancy and ovarian gonadotropin stimulation. Fertil Steril. 1997; 67(6):1038-45.

[18] Morris RS, Wong IL, Kirkman E, Gentschein E, Paulson RJ. Endocrinology: Inhibition of ovarian-derived prorenin to angio-tensin cascade in the treatment of ovarian hyperstimulation syn-drome. Hum Reprod. 1995 Jun; 10(6):1355-8.

[19] Ashrafi M, Bahmanabadi A, Akhond MR, Arabipoor A. Predictive factors of early moderate/severe ovarian hyperstimulation syndrome in non-polycystic ovarian syndrome patients: A statistical model. Arch Gynecol Obstet. 2015 Nov 1; 292(5):1145-52.

[20] Johnson MD, Williams SL, Seager CK, Liu JH, Barker NM, Hurd WW. Relationship between human chorionic gonadotropin serum levels and the risk of ovarian hyperstimulation syndrome. Gynecol Endocrinol. 2014; 30(4):294-7.

[21] Sousa M, Cunha M, Teixeira da Silva J, Oliveira C, Silva J, VianaP, et al. Ovarian hyperstimulation syndrome: A clinical report on 4894 consecutive ART treatment cycles. Reprod Biol Endocrinol. 2015 Jun 23; 13(1).

[22] Mathur RS, Akande AV, Keay SD, Hunt LP, Jenkins JM. Distinction between early and late ovarian hyperstimulation syndrome. Fertil Steril. 2000; 73(5):901-7.

[23] Aramwit P, Pruksananonda K, Kasettratat N, Jammeechai K. Risk factors for ovarian hyperstimulation syndrome in Thai patients using gonadotropins for in vitro fertilization. Am J Heal Pharm. 2008 Jun 15; 65(12):1148-53.

[24] Danninger B, Brunner M, Obruca A, Feichtinger W. Prediction of ovarian hyperstimulation syndrome of baseline ovarian volume prior to stimulation. Hum Reprod. 1996; 11(8):1597-9.

[25] Delvigne A, Demoulin A, Smitz J, Donnez J, Koninckx P, Dhont M, et al. Endocrinology: The ovarian hyperstimulation syndrome in in-vitro fertilization: A belgian multicentric study. I. clinical and biological features. Hum Reprod. 1993; 8(9):1353-60.

[26] Lee TH, Liu CH, Huang CC, Wu YL, Shih YT, Ho HN, et al. Serum anti-müllerian hormone and estradiol levels as predictors of ovarian hyperstimulation syndrome in assisted reproduction technology cycles. Hum Reprod. 2008; 23(1):160-7.

[27] Swanton A, Storey L, McVeigh E, Child T. IVF outcome in women with PCOS, PCO and normal ovarian morphology. Eur J Obstet Gynecol Reprod Biol. 2010; 149(1):68-71.

[28] Nakhuda GS, Chu MC, Wang JG, Sauer MV, Lobo RA. Elevated serum müllerian-inhibiting substance may be a marker for ovarian hyperstimulation syndrome in normal women undergoing in vitro fertilization. Fertil Steril. 2006 May; 85(5):1541-3.

[29] Tal R, Seifer DB, Khanimov M, Malter HE, Grazi RV, Leader B. Characterization of women with elevated antimüllerian hormone levels (AMH): Correlation of AMH with polycystic ovarian syndrome phenotypes and assisted reproductive technology outcomes. Am J Obstet Gynecol. 2014; 211(1):59. e1-59. e8.

[30] Ocal P, Sahmay S, Cetin M, Irez T, Guralp O, Cepni I. Serum anti-müllerian hormone and antral follicle count as predictive markers of OHSS in ART cycles. J Assist Reprod Genet. 2011 Dec; 28(12):1197-203.

[31] Moos J, Rezabek K, Filova V, Moosova M, Pavelkova J, Peknicova J. Comparison of follicular fluid and serum levels of inhibin A and inhibin B with calculated indices used as predictive markers of ovarian hyperstimulation syndrome in IVF patients. Reprod Biol Endocrinol. 2009 Aug 24; 7:86.

[32] Jayaprakasan K, Herbert M, Moody E, Stewart JA, Murdoch AP. Estimating the risks of ovarian hyperstimulation syndrome (OHSS): Implications for egg donation for research. Hum Fertil. 2007 Sep; 10(3):183-7.

[33] Åbyholm T, Barlow D, Devroey P, Diedrich K, Donnez J, Düring V, et al. Treatment with the gonadotrophin-releasing hormone antagonist ganirelix in women undergoing ovarian stimulation with recombinant follicle stimulating hormone is effective, safe and convenient: Results of a controlled, randomized, multicentre trial. Hum Reprod. 2000; 15(7):1490-8.

[34] Mathur RS, Tan BK. British fertility society policy and practice committee: Prevention of ovarian hyperstimulation syndrome. Hum Fertil. 2014 Dec 1; 17(4):257-68.

[35] Tarlatzi TB, Venetis CA, Devreker F, Englert Y, Delbaere A. What is the best predictor of severe ovarian hyperstimulation syndrome in IVF? A cohort study. J Assist Reprod Genet. 2017 Oct 1; 34(10):1341-51.

[36] Reljič M, Vlaisavljević V, Gavrić V, Kovačič B. Number of oocytes retrieved and resulting pregnancy: Risk factors for ovarian hyperstimulation syndrome. J Reprod Med Obstet Gynecol. 1999 Aug; 44(8):713-8.

[37] D'Angelo A, Davies R, Salah E, Nix BA, Amso NN. Value of the serum estradiol level for preventing ovarian hyperstimulation syndrome: A retrospective case control study. Fertil Steril. 2004; 81(2):332-6.

[38] Hendriks DJ, Klinkert ER, Bancsi LFJMM, Looman CWN, Habbema JDF, Te Velde ER, et al. Use of stimulated serum estradiol measurements for the prediction of hyperresponse to ovarian stimulation in in vitro fertilization (IVF). J Assist Reprod Genet. 2004 Mar; 21(3):65-72.

[39] Al-Shawaf T, Zosmer A, Hussain S, Tozer A, Panay N, Wilson C, et al. Prevention of severe ovarian hyperstimulation syndrome in IVF with or without ICSI and embryo transfer: A modified "coasting" strategy based on ultrasound for identification of high-risk patients. Hum Reprod. 2001; 16(1):24-30.

[40] Grochowski D, Wolczyński S, Kuczyński W, Domitrz J, Szamatowicz J, Szamatowicz M. Correctly timed coasting reduces the risk of ovarian hyperstimulation syndrome and gives good cycle outcome in an in vitro fertilization program. Gynecol Endocrinol. 2001; 15(3):234-8.

[41] Kawaguchi R, Ueda S, Tsuji Y, Haruta S, Kanayama S, Yamada Y, et al. Massive ovarian edema in pregnancy after ovulation induction using clomiphene citrate. Arch Gynecol Obstet. 2008 Apr; 277(4):375-8.

[42] Mitchell SY, Fletcher HM, Williams E. Ovarian hyperstimulation syndrome associated with clomiphene citrate. West Indian Med J. 2001; 50(3):227-9.

[43] Gil Navarro N, Garcia Grau E, Pina Pérez S, Ribot Luna L. Ovarian torsion and spontaneous ovarian hyperstimulation syndrome in a twin pregnancy: A case report. Int J Surg Case Rep. 2017; 34:66-8.

[44] Sridev S, Barathan S. Case report on spontaneous ovarian hyperstimulation syndrome following natural conception associated with primary hypothyroidism. J Hum Reprod Sci. 2013 Apr; 6(2):158-61.

[45] Cardoso CG, Graça LM, Dias T, Clode N, Soares L. Spontaneous ovarian hyperstimulation and primary hypothyroidism with a naturally conceived pregnancy. Obstet Gynecol. 1999 May; 93 (5 SUPPL.):809-11.

[46] Panagiotopoulou N, Byers H, Newman WG, Bhatia K. Spontaneous ovarian hyperstimulation syndrome: Case report, pathophysiological classification and diagnostic algorithm. Eur J Obstet Gynecol Reprod Biol. 2013; 169:143-8.

[47] Lussiana C, Guani B, Restagno G, Rovei V, Menato G, Revelli A, et al. Ovarian hyperstimulation syndrome after spontaneous conception. Gynecol Endocrinol. 2009; 25(7):455-9.

[48] Pfeifer S, Butts S, Dumesic D, Fossum G, Gracia C, La Barbera A, et al. Prevention and treatment of moderate and severe ovarian hyperstimulation syndrome: A guideline. Fertil Steril. 2016 Dec 1; 106(7):1634-47.

[49] Bosch E, Broer S, Griesinger G, Grynberg M, Humaidan P, Kolibianakis E, et al. ESHRE guideline: Ovarian stimulation for IVF/ICSI. Hum Reprod Open. 2020 Feb 1; 2020(2):1-13.

[50] Papanikolaou EG, Tournaye H, Verpoest W, Camus M, Vernaeve V, Van Steirteghem A, et al. Early and late ovarian hyperstimulation syndrome: Early pregnancy outcome and profile. Hum Reprod. 2005; 20(3):636-41.

[51] Evbuomwan I. The role of osmoregulation in the pathophysiology and management of severe ovarian hyperstimulation syndrome. Hum Fertil. 2013 Sep; 16(3):162-7.

[52] Memarzadeh MT. A fatal case of ovarian hyperstimulation syn-drome with perforated duodenal ulcer. Hum Reprod. 2010; 25:808-9.

[53] Golan A, Ron-El R, Herman A, Soffer Y, Weinraub Z, Caspi E. Ovarian hyperstimulation syndrome: An update review. Obstet Gynecol Surv. 1989; 44(6):430-40.

[54] Golan A, Weissman A. Symposium: Update on prediction and management of OHSS: A modern classification of OHSS. Reprod Biomed Online. 2009; 19(1):28-32.

[55] Navot D, Bergh PA, Laufer N. Ovarian hyperstimulation syndrome in novel reproductive technologies: Prevention and treatment. Fertil Steril. 1992; 58:249-61.

[56] Rizk B, Aboulghar MA. Classification, pathophysiology and management of ovarian hyperstimulation syndrome. In: In-Vitro Fertilization and Assisted Reproduction, Brinsden P (ed.). New York/London: The Parthenon Publishing Group, pp. 131-55, 1999.

[57] Ferraretti AP, Gianaroli L, Diotallevi L, Festi C, Trounson A. Dopamine treatment for severe ovarian hyperstimulation syn-drome. Hum Reprod. 1992; 7(2):180-3.

[58] Lin J, Li X, Zhang L. Long hospitalization for severe ovarian hyperstimulation syndrome with persistent right hydrothorax and two occurrences of pneumonia. Int J Gynecol Obstet. 2017 Mar 1; 136(3):350-2.

[59] Abramov Y, Elchalal U, Schenker JG. Pulmonary manifestations of severe ovarian hyperstimulation syndrome: A multicenter study. Fertil Steril. 1999 Apr; 71(4):645-51.

[60] Abramov Y, Elchalal U, Schenker JG. An "epidemic" of severe OHSS: A price we have to pay? Hum Reprod. 1999; 14:2181-3.

[61] Omari A, Ghazal-Aswad W, Sidky S, Bassam A MK. Ovarian salvage in bilaterally complicated severe ovarian hyperstimulation syndrome. Fertil Steril. 2011 Aug; 96(2).

[62] Danolić D, Kasum M, Puljiz M, Alvir I, Tomica D, Mamić I, et al. The risk of hypercoagulability in ovarian hyperstimulation syndrome. Acta Clin Croat. 2015; 54(2):186-91.

[63] Magnusson Å, Källen K, Thurin-Kjellberg A, Bergh C. The number of oocytes retrieved during IVF: A balance between efficacy and safety. Hum Reprod. 2018 Jan 1; 33(1):58-64.

[64] Lamont MC, McDermott C, Thomson AJ, Greer IA. United Kingdom recommendations for obstetric venous thromboembolism prophylaxis: Evidence and rationale. Semin Perinatol. 2019; 43:222-8.

[65] Lincoln SR, Opsahl MS, Blauer KL, Black SH, Schulman JD. Aggressive outpatient treatment of ovarian hyperstimulation syndrome with ascites using transvaginal culdocentesis and intravenous albumin minimizes hospitalization. J Assist Reprod Genet. 2002; 19(4):159-63.

[66] Qublan HS, Al-Taani MI, Megdadi MF, Metri RM, Al-Ahmad N. Multiple transvaginal ascitic fluid aspirations improves the clinical and reproductive outcome in patients undergoing in vitro fertilisation treatment complicated by severe early ovarian hyperstimulation syndrome. J Obstet Gynaecol. 2012 May; 32(4):379-82.

[67] Practice Committee of American Society for Reproductive Medicine. Ovarian hyperstimulation syndrome. Fertil Steril. 2008 Nov; 90(5 Suppl):S188-93.

[68] Fábregues F, Balasch J, Manau D, Jiménez W, Arroyo V, Creus M, et al. Haematocrit, leukocyte and platelet counts and the severity of the ovarian hyperstimulation syndrome. Hum Reprod. 1998; 13(9):2406-10.

[69] Nowicka MA, Fritz-Rdzanek A, Grzybowski W, Walecka I, Niemiec KT, Jakimiuk AJ. C-reactive protein as the indicator of severity in ovarian hyperstimulation syndrome. Gynecol Endocrinol. 2010 Jun; 26(6):399-403.

[70] Abramov Y, Fatum M, Abrahamov D, Schenker JG. Hydroxyethylstarch versus human albumin for the treatment of severe ovarian hyperstimulation syndrome: A preliminary report. Fertil Steril. 2001; 75(6):1228-30.

[71] Maslovitz S, Jaffa A, Eytan O, Wolman I, Many A, Lessing JB, et al. Renal blood flow alteration after paracentesis in women with ovarian hyperstimulation. Obstet Gynecol. 2004 Aug; 104(2):321-6.

[72] Tsunoda T, Shibahara H, Hirano Y, Suzuki T, Fujiwara H, Takamizawa S, et al. Treatment for ovarian hyperstimulation syndrome using an oral dopamine prodrug, docarpamine. Gynecol Endocrinol. 2003; 17(4):281-6.

[73] Rova K, Passmark H, Lindqvist PG. Venous thromboembolism in relation to in vitro fertilization: An approach to determining the incidence and increase in risk in successful cycles. Fertil Steril. 2012 Jan; 97(1):95-100.

[74] Ludwig M, Felberbaum RE, Devroey P, Albano C, Riethmüller-Winzen H, Schüler A, et al. Significant reduction of the incidence of ovarian hyperstimulation syndrome (OHSS) by using the LHRH antagonist Cetrorelix (Cetrotide®) in controlled ovarian stimulation for assisted reproduction. Arch Gynecol Obstet. 2000; 264(1):29-32.

[75] Qiao J, Zhang Y, Liang X, Ho T, Huang H-Y, Kim S-H, et al. A randomised controlled trial to clinically validate follitropin delta in its individualised dosing regimen for ovarian stimulation in Asian IVF/ICSI patients. Hum Reprod. 2021 Aug 18; 36(9):2452-62.

[76] Borges E, Braga DPAF, Setti AS, Vingris LS, Figueira RCS, Iaconelli A. Strategies for the management of OHSS: Results from freezing-all cycles. J Bras Reprod Assist. 2016; 20(1):8-12.

[77] Firouzabadi RD, Ahmadi S, Oskouian H, Davar R. Comparing GnRH agonist long protocol and GnRH antagonist protocol in outcome the first cycle of ART. Arch Gynecol Obstet. 2010 Jan; 281(1):81-5.

[78] Ludwig M, Katalinic A, Diedrich K. Use of GnRH antagonists in ovarian stimulation for assisted reproductive technologies compared to the long protocol: Meta-analysis. Arch Gynecol Obstet. 2001; 265(4):175-82.

[79] Mancini F, Tur R, Martinez F, Coroleu B, Rodríguez I, Barri PN. Gonadotrophin-releasing hormone-antagonists vs long agonist in in-vitro fertilization patients with polycystic ovary syndrome: A meta-analysis. Gynecol Endocrinol. 2011 Mar; 27(3):150-5.

[80] Xiao J, Chen S, Zhang C, Chang S. Effectiveness of GnRH antagonist in the treatment of patients with polycystic ovary syndrome undergoing IVF: A systematic review and meta analysis. Gynecol Endocrinol. 2013; 29:187-91.

[81] Xiao JS, Su CM, Zeng XT. Comparisons of GnRH antagonist versus GnRH agonist protocol in supposed normal ovarian responders undergoing IVF: A systematic review and meta-analysis. PLoS ONE. 2014; 9:e106854.

[82] Al-Inany HG, Youssef MA, Aboulghar M, Broekmans FJ, Sterrenburg MD, Smit JG, et al. Gonadotrophin-releasing hor-mone antagonists for assisted reproductive technology. Cochrane Database Syst Rev. 2011;(5):CD001750.

[83] Weigert M, Krischker U, Pöhl M, Poschalko G, Kindermann C, Feichtinger W. Comparison of stimulation with clomiphene citrate in combination with recombinant follicle-stimulating hor-mone and recombinant luteinizing hormone to stimulation with a gonadotropin-releasing hormone agonist protocol: A prospective, randomized study. Fertil Steril. 2002; 78(1):34-9.

[84] Karimzadeh MA, Ahmadi S, Oskouian H, Rahmani E. Comparison of mild stimulation and conventional stimulation in ART outcome. Arch Gynecol Obstet. 2010 Apr; 281(4): 741-6.

[85] Figueiredo JBP, Nastri CO, Vieira ADD, Martins WP.

Clomiphene combined with gonadotropins and GnRH antagonist versus conventional controlled ovarian hyperstimulation without clomiphene in women undergoing assisted reproductive techniques: Systematic review and meta-analysis. Arch Gynecol Obstet. 2013; 287:779-90.

[86] Gibreel A, Maheshwari A, Bhattacharya S. Clomiphene citrate in combination with gonadotropins for controlled ovarian stimulation in women undergoing in vitro fertilization. Cochrane Database Syst Rev. 2012 Nov 14; 11:CD008528.

[87] Galindo A, Bodri D, Guillén JJ, Colodrón M, Vernaeve V, Coll O. Triggering with HCG or GnRH agonist in GnRH antagonist treated oocyte donation cycles: A randomised clinical trial. Gynecol Endocrinol. 2009 Jan; 25(1):60-6.

[88] Melo M, Busso CE, Bellver J, Alama P, Garrido N, Meseguer M, et al. GnRH agonist versus recombinant HCG in an oocyte donation programme: A randomized, prospective, controlled, assessorblind study. Reprod Biomed Online. 2009; 19(4):486-92.

[89] Engmann L, DiLuigi A, Schmidt D, Nulsen J, Maier D, Benadiva C. The use of gonadotropin-releasing hormone (GnRH) agonist to induce oocyte maturation after cotreatment with GnRH antagonist in high-risk patients undergoing in vitro fertilization prevents the risk of ovarian hyperstimulation syndrome: A prospective' randomized controlled study. Fertil Steril. 2008 Jan; 89(1):84-91.

[90] Sismanoglu A, Tekin HI, Erden HF, Ciray NH, Ulug U, Bahceci M. Ovulation triggering with GnRH agonist vs. hCG in the same egg donor population undergoing donor oocyte cycles with GnRH antagonist: A prospective randomized cross-over trial. J Assist Reprod Genet. 2009 May; 26(5): 251-6.

[91] Bodri D, Guillén JJ, Polo A, Trullenque M, Esteve C, Coll O. Complications related to ovarian stimulation and oocyte retrieval in 4052 oocyte donor cycles. Reprod Biomed Online. 2008; 17(2):237-43.

[92] Imbar T, Kol S, Lossos F, Bdolah Y, Hurwitz A, Haimov-Kochman R. Reproductive outcome of fresh or frozen-thawed embryo transfer is similar in high-risk patients for ovarian hyperstimulation syndrome using GnRH agonist for final oocyte maturation and intensive luteal support. Hum Reprod. 2012; 27(3):753-9.

[93] Oktay K, Türkçüoğlu I, Rodriguez-Wallberg KA. GnRH agonist trigger for women with breast cancer undergoing fertility preservation by aromatase inhibitor/FSH stimulation. Reprod Biomed Online. 2010; 20(6):783-8.

[94] Orvieto R, Rabinson J, Meltzer S, Zohav E, Anteby E, Homburg R. Substituting HCG with GnRH agonist to trigger final follicular maturation—A retrospective comparison of three different ovarian stimulation protocols. Reprod Biomed Online. 2006; 13(2):198-201.

[95] Youssef MAFM, Van der Veen F, Al-Inany HG, Mochtar MH, Griesinger G, Nagi Mohesen M, et al. Gonadotropin-releasing hormone agonist versus HCG for oocyte triggering in antagonist-assisted reproductive technology. Cochrane Database Syst Rev. 2014; 2014:CD008046.

[96] Castillo JC, Dolz M, Bienvenido E, Abad L, Casan EM, Bonilla-Musoles F. Cycles triggered with GnRH agonist: Exploring low-dose HCG for luteal support. Reprod Biomed Online. 2010; 20(2):175-81.

[97] Humaidan P, Polyzos NP, Alsbjerg B, Erb K, Mikkelsen AL, Elbaek HO, et al. GnRHa trigger and individualized luteal phase hCG support according to ovarian response to stimulation: Two prospective randomized controlled multi-centre studies in IVF patients. Hum Reprod. 2013; 28 (9): 2511-21.

[98] Revelli A, Dolfin E, Gennarelli G, Lantieri T, Massobrio M, Holte JG, et al. Low-dose acetylsalicylic acid plus prednisolone as an adjuvant treatment in IVF: A prospective, randomized study. Fertil Steril. 2008 Nov; 90(5):1685-91.

[99] Várnagy Á, Bódis J, Mánfai Z, Wilhelm F, Busznyák C, Koppán M. Low-dose aspirin therapy to prevent ovarian hyperstimulation syndrome. Fertil Steril. 2010; 93 (7): 2281-4.

[100] Tang T, Glanville J, Orsi N, Barth JH, Balen AH. The use of metformin for women with PCOS undergoing IVF treatment. Hum Reprod. 2006; 21(6):1416-25.

[101] Huang X, Wang P, Tal R, Lv F, Li Y, Zhang X. A systematic review and meta-analysis of metformin among patients with polycystic ovary syndrome undergoing assisted reproductive technology procedures. Int J Gynecol Obstetr. 2015; 131:111-6.

[102] Palomba S, Falbo A, La Sala GB. Effects of metformin in women with polycystic ovary syndrome treated with gonadotrophins for in vitro fertilisation and intracytoplasmic sperm injection cycles: A systematic review and meta-analysis of randomised controlled trials. BJOG. 2013; 120: 267-76.

[103] Palomba S, Falbo A, Carrillo L, Villani MT, Orio F, Russo T, et al. Metformin reduces risk of ovarian hyperstimulation syndrome in patients with polycystic ovary syndrome during gonadotropin-stimulated in vitro fertilization cycles: A randomized, controlled trial. Fertil Steril. 2011; 96(6): 1384-90. e4.

[104] Qublan HS, Al-Khaderei S, Abu-Salem AN, Al-Zpoon A,

Al-Khateeb M, Al-Ibrahim N, et al. Metformin in the treatment of clomiphene citrate-resistant women with polycystic ovary syndrome undergoing in vitro fertilisation treatment: A randomised controlled trial. J Obstet Gynaecol. 2009; 29(7):651-5.

[105] Swanton A, Lighten A, Granne I, McVeigh E, Lavery S, Trew G, et al. Do women with ovaries of polycystic morphology without any other features of PCOS benefit from short-term metformin cotreatment during IVF? A double-blind, placebo-controlled, randomized trial. Hum Reprod. 2011; 26(8):2178-84.

[106] Kumbak B, Kahraman S. Efficacy of metformin supplementation during ovarian stimulation of lean PCOS patients undergoing in vitro fertilization. Acta Obstet Gynecol Scand. 2009; 88(5):563-8.

[107] Cenksoy C, Cenksoy PO, Erdem O, Sancak B, Gursoy R. A potential novel strategy, inhibition of vasopressin-induced VEGF secretion by relcovaptan, for decreasing the incidence of ovarian hyperstimulation syndrome in the hyperstimulated rat model. Eur J Obstet Gynecol Reprod Biol. 2014; 174(1):86-90.

[108] Nardo LG, Cheema P, Gelbaya TA, Horne G, Fitzgerald CT, Pease EHE, et al. The optimal length of "coasting protocol" in women at risk of ovarian hyperstimulation syndrome undergoing in vitro fertilization. Hum Fertil. 2006 Sep; 9(3):175-80.

[109] Dhont M, Van Der Straeten F, De Sutter P. Prevention of severe ovarian hyperstimulation by coasting. Fertil Steril. 1998 Nov; 70(5):847-50.

[110] Gera PS, Tatpati LL, Allemand MC, Wentworth MA, Coddington CC. Ovarian hyperstimulation syndrome: Steps to maximize success and minimize effect for assisted reproductive outcome. Fertil Steril. 2010 Jun; 94(1):173-8.

[111] Chen C, Der, Chao KH, Yang JH, Chen SU, Ho HN, Yang YS. Comparison of coasting and intravenous albumin in the prevention of ovarian hyperstimulation syndrome. Fertil Steril. 2003 Jul 1; 80(1):86-90.

[112] Egbase PE, Sharhan MA, Grudzinskas JG. Early unilateral follicular aspiration compared with coasting for the prevention of severe ovarian hyperstimulation syndrome: A prospective randomized study. Hum Reprod. 1999; 14(6):1421-5.

[113] D'Angelo A, Brown J, Amso NN. Coasting (withholding gonadotrophins) for preventing ovarian hyperstimulation syndrome. Cochrane Database Syst Rev. 2011; (6):CD002811.

[114] Lee C, Tummon I, Martin J, Nisker J, Power S, Tekpetey F. Does withholding gonadotrophin administration prevent severe ovarian hyperstimulation syndrome? Hum Reprod. 1998; 13(5):1157-8.

[115] Tehraninejad ES, Hafezi M, Arabipoor A, Aziminekoo E, Chehrazi M, Bahmanabadi A. Comparison of cabergoline and intravenous albumin in the prevention of ovarian hyperstimulation syndrome: A randomized clinical trial. J Assist Reprod Genet. 2012 Mar; 29(3):259-64.

[116] Álvarez C, Martí-Bonmatí L, Novella-Maestre E, Sanz R, Gómez R, Fernández-Sánchez M, et al. Dopamine agonist cabergoline reduces hemoconcentration and ascites in hyperstimulated women undergoing assisted reproduction. J Clin Endocrinol Metab. 2007; 92(8):2931-7.

[117] Carizza C, Abdelmassih V, Abdelmassih S, Ravizzini P, Salgueiro L, Salgueiro PT, et al. Cabergoline reduces the early onset of ovarian hyperstimulation syndrome: A prospective randomized study. Reprod Biomed Online. 2008; 17(6):751-5.

[118] Matorras R, Andrés M, Mendoza R, Prieto B, Pijoan JI, Expósito A. Prevention of ovarian hyperstimulation syndrome in GnRH agonist IVF cycles in moderate risk patients: Randomized study comparing hydroxyethyl starch versus cabergoline and hydroxyethyl starch. Eur J Obstet Gynecol Reprod Biol. 2013; 170(2):439-43.

[119] Seow KM, Lin YH, Bai CH, Chen HJ, Hsieh BC, Huang LW, et al. Clinical outcome according to timing of cabergoline initiation for prevention of OHSS: A randomized controlled trial. Reprod Biomed Online. 2013; 26(6):562-8.

[120] S A, S A, Y MA. Can dopamine agonist at a low dose reduce ovarian hyperstimulation syndrome in women at risk undergoing ICSI treatment cycles? A randomized controlled study. Eur J Obstet Gynecol Reprod Biol. 2012; 165(2):254-8.

[121] Tang H, Mourad SM, Wang A, Zhai S, Di, Hart RJ. Dopamine agonists for preventing ovarian hyperstimulation syndrome. Cochrane Database Syst Rev. 2021; 2021:CD008605.

[122] Rubenfeld ES, Dahan MH. Does the timing of cabergoline administration impact rates of ovarian hyperstimulation syndrome? Obstet Gynecol Sci. 2021; 64(4):345-52.

[123] Leitao VMS, Moroni RM, Seko LMD, Nastri CO, Martins WP. Cabergoline for the prevention of ovarian hyperstimulation syndrome: Systematic review and meta-analysis of randomized controlled trials. Fertil Steril. 2014; 101(3):664-75.

[124] Isikoglu M, Berkkanoglu M, Senturk Z, Ozgur K. Human albumin does not prevent ovarian hyperstimulation syndrome

in assisted reproductive technology program: A prospective ran-domized placebo-controlled double blind study. Fertil Steril. 2007 Oct; 88(4):982-5.

[125] Shalev E, Giladi Y, Matilsky M, Ben-ami M. Decreased incidence of severe ovarian hyperstimulation syndrome in high risk in-vitro fertilization patients receiving intravenous albumin: A prospective study. Hum Reprod. 1995 Jun; 10(6):1373-86.

[126] Shoham Z, Weissman A, Barash A, Borenstein R, Schachter M, Insler V. Intravenous albumin for the prevention of severe ovarian hyperstimulation syndrome in an in vitro fertilization program: A prospective, randomized, placebo-controlled study. Fertil Steril. 1994; 62(1):137-42.

[127] Ben-Chetrit A, Eldar-Geva T, Gal M, Huerta M, Mimon T, Algur N, et al. The questionable use of albumin for the prevention of ovarian hyperstimulation syndrome in an IVF programme: A randomized placebo-controlled trial. Hum Reprod. 2001; 16(9):1880-4.

[128] Bellver J, Muñoz EA, Ballesteros A, Soares SR, Bosch E, Simón C, et al. Intravenous albumin does not prevent moderate-severe ovarian hyperstimulation syndrome in high-risk IVF patients: A randomized controlled study. Hum Reprod. 2003; 18(11):2283-8.

[129] Jee BC, Suh CS, Kim YB, Kim SH, Choi YM, Kim JG, et al. Administration of intravenous albumin around the time of oocyte retrieval reduces pregnancy rate without preventing ovarian hyperstimulation syndrome: A systematic review and meta-analysis. Gynecol Obstet Invest. 2010; 70:47-54.

[130] Venetis CA, Kolibianakis EM, Toulis KA, Goulis DG, Papadimas I, Tarlatzis BC. Intravenous albumin administration for the prevention of severe ovarian hyperstimulation syndrome: A systematic review and metaanalysis. Fertil Steril. 2011; 95(1):188-96, 196. e1-3.

[131] Youssef MA, Al-Inany HG, Evers JL, Aboulghar M. Intravenous fluids for the prevention of severe ovarian hyperstimulation syndrome. Cochrane Database Syst Rev. 2011; (2):CD001302.

[132] El-Khayat W, Elsadek M. Calcium infusion for the prevention of ovarian hyperstimulation syndrome: A double-blind randomized controlled trial. Fertil Steril. 2015; 103(1): 101-5.

[133] Gurgan T, Demirol A, Guven S, Benkhalifa M, Girgin B, Li TC. Intravenous calcium infusion as a novel preventive therapy of ovarian hyperstimulation syndrome for patients with polycystic ovarian syndrome. Fertil Steril. 2011 Jul; 96(1):53-7.

[134] Naredi N, Karunakaran S. Calcium gluconate infusion is as effective as the vascular endothelial growth factor antagonist cabergoline for the prevention of ovarian hyperstimulation syndrome. J Hum Reprod Sci. 2013; 6(4):248.

[135] Shaker AG, Zosmer A, Dean N, Bekir JS, Jacobs HS, Tan SL. Comparison of intravenous albumin and transfer of fresh embryos with cryopreservation of all embryos for subsequent transfer in prevention of ovarian hyperstimulation syndrome. Fertil Steril. 1996; 65(5):992-6.

[136] Ferraretti AP, Gianaroli L, Magli C, Fortini D, Selman HA, Feliciani E. Elective cryopreservation of all pronucleate embryos in women at risk of ovarian hyperstimulation syndrome: Efficiency and safety. Hum Reprod. 1999; 14(6): 1457-60.

[137] D'Angelo A, Amso N. Embryo freezing for preventing ovarian hyperstimulation syndrome. Cochrane Database Syst Rev. 2007;(3):CD002806.

[138] Rotshenker-Olshinka K, Badeghiesh A, Volodarsky-Perel A, Steiner N, Suarthana E, Dahan MH. Trends in ovarian hyperstimulation syndrome hospitalization rates in the USA: An ongoing concern. Reprod Biomed Online. 2020; 41: 357-60.

[139] Fauser BCJM, Nargund G, Andersen AN, Norman R, Tarlatzis B, Boivin J, et al. Mild ovarian stimulation for IVF: 10 years later. Hum Reprod. 2010; 25:2678-84.

[140] Lim KS, Chae SJ, Choo CW, Ku YH, Lee HJ, Hur CY, et al. In vitro maturation: Clinical applications. Clin Exp Reprod Med. 2013; 40:143-7.

[141] Son WY, Yoon SH, Lim JH. Effect of gonadotrophin priming on in-vitro maturation of oocytes collected from women at risk of OHSS. Reprod Biomed Online. 2006; 13(3): 340-8.

[142] Aboulghar M. Prediction of ovarian hyperstimulation syndrome (OHSS):Estradiol level has an important role in the prediction of OHSS. Hum Reprod. 2003; 18:1140-1.

[143] Garcia-Velasco JA, Moreno L, Pacheco A, Guillén A, Duque L, Requena A, et al. The aromatase inhibitor letrozole increases the concentration of intraovarian androgens and improves in vitro fertilization outcome in low responder patients: A pilot study. Fertil Steril. 2005 Jul; 84(1):82-7.

[144] Garcia-Velasco JA, Quea G, Piró M, Mayoral M, Ruiz M, Toribio M, et al. Letrozole administration during the luteal phase after ovarian stimulation impacts corpus luteum function: A randomized, placebo-controlled trial. Fertil Steril. 2009 Jul; 92(1):222-5.

[145] Fatemi HM, Popovic-Todorovic B, Donoso P, Papanikolaou E, Smitz J, Devroey P. Luteal phase oestradiol sup-

pression by letrozole: A pilot study in oocyte donors. Reprod Biomed Online. 2008; 17(3):307-11.

[146] Mai Q, Hu X, Yang G, Luo Y, Huang K, Yuan Y, et al. Effect of letrozole on moderate and severe early-onset ovarian hyperstimulation syndrome in high-risk women: A prospective randomized trial. Am J Obstet Gynecol. 2017 Jan 1; 216(1):42. e1-42. e10.

[147] He Q, Liang L, Zhang C, Li H, Ge Z, Wang L, et al. Effects of different doses of letrozole on the incidence of early-onset ovarian hyperstimulation syndrome after oocyte retrieval. Syst Biol Reprod Med. 2014 Dec 1; 60(6): 355-60.

[148] Wang YQ, Wang J, Wang WM, Xie QZ, Yan WJ, et al. [Luteal letrozole administration decreases serum estrogen level but not the risk of ovarian hyperstimulation syndrome]. Beijing Da Xue Bao Yi Xue Ban. 2013 Dec 18; 45(6):869-72.

[149] Wang YQ, Luo J, Xu WM, Xie QZ, Yan WJ, Wu GX, et al. Can steroidal ovarian suppression during the luteal phase after oocyte retrieval reduce the risk of severe OHSS? J Ovarian Res. 2015 Sep 23; 8(1).

[150] Zhao J, Xu B, Huang X, Yan Y, Li Y. Whether Letrozole could reduce the incidence of early ovary hyperstimulation syndrome after assisted reproductive technology? A systematic review and meta-analysis. Reprod Health. 2020 Dec 1; 17(1):181.

[151] Guardo D, Midassi F, Racca H, Tournaye A, Vos D, Blockeel M. Luteal phase support in IVF: Comparison between evidence-based medicine and real-life practices. Front Endocrinol (Lausanne). 2020 Aug 18; 11:500.

[152] Vaisbuch E, De Ziegler D, Leong M, Weissman A, Shoham Z. Luteal-phase support in assisted reproduction treatment: Real-life practices reported worldwide by an updated website-based survey. Reprod Biomed Online. 2014; 28(3):330-5.

[153] van der Linden M, Buckingham K, Farquhar C, Kremer JAM, Metwally M. Luteal phase support for assisted reproduction cycles. Cochrane Database Syst Rev. 2015; 2015(7):CD009154.

[154] Ludwig M, Diedrich K. Evaluation of an optimal luteal phase support protocol in IVF. Acta Obstet Gynecol Scand. 2001; 80(5):452-66.

[155] Daya S, Gunby J. Luteal phase support in assisted reproduction cycles. Cochrane Database Syst Rev. 2004; (3): CD004830.

[156] Bar-Hava I, Mizrachi Y, Karfunkel-Doron D, Omer Y, Sheena L, Carmon N, et al. Intranasal gonadotropin-releasing hormone agonist (GnRHa) for luteal-phase support following GnRHa triggering, a novel approach to avoid ovarian hyperstimulation syndrome in high responders. Fertil Steril. 2016 Aug 1; 106(2):330-3.

[157] Friedler S, Grin L. Luteal phase support with GnRH agonist does not eliminate the risk for ovarian hyperstimulation syndrome. Gynecol Endocrinol. 2019 May 4; 35(5):368-9.

[158] Tsafrir A, Weissman A, In reply to, Christ J, Herndon CN, Yu B. Severe ovarian hyperstimulation syndrome associated with long-acting GnRH agonist in oncofertility patients. J Assist Reprod Genet. 2021; 38:751-6. doi:10.1007/s10815-020-02051. J Assist Reprod Genet. 2021; 38(10):2801-2.

70

出血、严重的盆腔感染和异位妊娠

Raoul Orvieto

引 言

超声引导下阴道穿刺取卵术是辅助生殖助孕过程中广泛使用的方法[1,2]。它的主要优点是易接近卵泡并获得足够数量的卵母细胞及盆腔重要血管的可视化。它是一个日间手术操作，在静脉镇痛镇静或全身麻醉下进行，通常是无创伤的。但也存在一些固有的风险，如血管穿破、腹腔出血、阴道穹隆穿刺部位出血、附件囊性包块破裂、膀胱损伤、肠穿孔、盆腔脏器损伤、盆腔感染等。此外，胚胎移植(ET)本身可能伴有盆腔感染、多胎妊娠(与移植胚胎数量直接相关)、自然流产、异位妊娠(EUP)等并发症。Maxwell 等人报道了接受 886 次取卵用于卵子捐赠的年轻女性严重和轻微并发症的发生率[3]。严重并发症包括卵巢过度刺激综合征、卵巢扭转、感染和卵巢囊肿破裂，发生率为 0.7%，轻微并发症取卵后需立即就医的发生率为 8.5%。Levi-Setti 等人的一项研究评估了大型辅助生殖技术(ART)项目中经阴道取卵后需住院或门诊治疗的并发症发生率[4]。并发症发生的最重要、可识别的危险因素包括：获卵数多、手术时间长、平均取卵时间长、外科医生经验不足、较年轻的低 BMI 患者、既往有腹部或盆腔手术或盆腔炎性疾病(PID)及异位妊娠。

本文的目的是全面探讨其中的三组并发症：出血、PID 和 EUP。

出 血

阴道出血

超声引导下阴道穿刺取卵过程中，多次穿刺阴道穹隆或通过阴道穹隆插入吸针时，不适当的操作和旋转超声探头，会损伤或撕裂阴道黏膜、卵巢、腹腔内脏器或血管[1,5-9]。阴道穹窿出血是取卵(OPU)常见的不良后果，据报道其发生率为 1.4%～18.4%[6]。在大多数病例中，因 OPU 导致的阴道出血在手术结束时会自行停止[7]。如出血未停止，则需用一个大的阴道窥镜探查出血部位，然后用海绵钳压迫或用一个大纱布卷包裹阴道。如果止血仍不成功或存在宽且深度裂口，必要时需要进行缝合。与标准针头(直径 1.4 mm)相比，在 OPU 中使用更细的针头(直径 0.9 mm)可显著减少阴道出血[8]。

腹膜内或腹膜后出血

经阴道取卵术后出血也可是由于腹腔内或腹膜后血管受损，或穿刺卵泡周围细小血管网损伤。报道的严重腹膜内或腹膜后出血的发生率从 0 到 1.3%不等[1,7,9-11]；最近的一篇报道提出了 1 000 位赠卵会有一例合并腹腔内出血发生[12]。年轻、瘦小的患者和合并多囊卵巢综合征或既往有手术史的患者发生该并发症的风险更高[13,14]。腹腔内出血往往合并严重的急性血流动力学波动，而腹膜后出血通常发现更晚并呈慢性发展。Yih 等人研究了 93 个 IVF 周期中 OPU 前后的一系列全血细胞计数，结果显示血细胞比容水平无显著变化，表明 OPU 后临床显著失血实际上并不常见[15]。

Azem 等人报道了一位患者在取卵术后 10 h 因严重的下腹痛、呕吐和里急后重到急诊室就诊。体格检查发现腹部胀大，道格拉斯窝严重压痛；经阴道超声发现有 3～4 cm 的积液。根据临床表现行腹腔镜及剖腹探查，发现腹膜后有一个直径 7 cm 的血肿。清除血肿后，发现骶中静脉活动性出血，使用金属钛夹止血[16]。本病例提示腹膜后出血为慢性病程，尽管道格拉斯窝内缺乏游离液体，医生也应警惕腹膜后血肿的可能。另有一个类似的病例，没有明显的腹腔内液体，也报道为输尿管损伤[17]。

当 OPU 术后出现贫血体征和症状，特别是无力、头晕、呼吸困难或持续性心动过速，应立即怀疑腹腔内出血可能。早期治疗包括严密的血流动力学监测，以及一系列的血红蛋白测量和超声检查腹腔内液体的存在。然而，需要强调的是，腹腔内血凝块或腹膜后出血即使是经验丰富的超声医生也可能会漏诊。血红蛋白浓度下降是提示输血的指标。如果血流动力学持续恶化或出现急性腹痛，则需要进行诊断性腹腔镜检查或剖腹探查术进行止血。临床医生必须非常小心地处理易脆且过度刺激的卵巢。值得注意的是，OPU 和手术干预之间的时间间隔较长会增加患者切除卵巢的风险[18]。

Dicker 等人描述了三例 OPU 卵巢穿刺部位出血引起的严重腹腔内出血导致急性腹部并发症的病例[1]。其中两个患者 OPU 术后 3 h 出现症状(血红蛋白分别为 9.0 g/100 mL 和 8.1 g/100 mL),腹腔镜下充分引流和止血。第三个患者术后 4 h 出现症状(血红蛋白为 7.3 g/100 mL),行剖腹探查止血并输注红细胞四个单位抢救。Battaglia 等人报道了一例凝血因子Ⅺ缺乏的患者,两侧卵巢表面发生严重出血[19]。不出所料,该患者在 OPU 后 3 h 出现症状,需要开腹手术部分切除部分充盈的卵巢并止血。医生应该意识到合并凝血功能障碍的存在,因此可能在腹部探查之前或期间考虑高强度凝血因子替代。

大量报道提示有血栓栓塞事件风险的患者持续使用治疗剂量的低分子肝素,在 OPU(2 天和 4 天)后发生迟发性腹腔内出血[20]。这些病例应引起医生的关注,并在对这一类患者进行 IVF 治疗时保持警惕。此外,作者建议患者在 OPU 后至少留院观察 2~4 天。

在 OPU 期间,我们能防止卵巢穿刺部位发生严重的腹腔内出血吗? 在一项横断面回顾性研究中,Revel 等人质疑 OPU 前凝血筛查的实用性[21]。在接受评估的 1032 名患者中,他们发现需要进行 534 项凝血试验,以防止一例因凝血试验结果异常而导致的出血。此外,虽然在 OPU 过程中使用彩色多普勒超声可以降低穿刺针对血管的损伤风险[22],但其常规使用并不能预测所有中度腹膜出血的病例发生[23]。

有凝血障碍或有发生腹腔内出血风险的患者,预防性静脉给予 1 gr 氨甲环酸可能会带来益处[24]。术中控制腹腔内出血所需措施的描述超出了本文的范围,读者可参考相关详细综述[25]。

盆腔炎性疾病

PID 是超声引导下阴道穿刺取卵或 ET 的并不常见的并发症,文献报道发生率为 0.2%~0.5%[10,26-28]。盆腔感染的临床表现如发热、持续的下腹疼痛、排尿困难或刺激性的阴道分泌物,并不常见[26]。然而,这并不排除隐性的亚临床细菌定植会影响 IVF-ET 的成功率,或在整个妊娠过程中缓慢进展[29]。Ashkenazi 等人评估了 1986—1992 年在他们中心实施的所有 IVF-ET 的结局[28]。4 771 例经阴道 OPU 的患者中,28 例(0.58%)在 1~7 天内出现 PID 症状。患者体温升高至 38 ℃持续 48 h 以上,查体有盆腔腹膜炎征象,白细胞>12 000 个/m^3,红细胞沉降率升高。所有患者均入院接受静脉抗生素治疗。值得注意的是,取卵术后可能在妊娠后出现卵巢脓肿,伴随低烧或不明显的腹痛[30]。

OPU 也会导致严重的腹部并发症。我们团队曾报道了 9 例(约 0.24%)经阴道引导下 OPU 后出现输卵管-卵巢或盆腔脓肿的患者[28]。3 例患者需要剖腹行附件切除术,而 6 例患者通过后穹隆穿刺术行充分的盆腔脓肿引流。Kelada 和 Ghani 报道了一例经阴道取卵后双侧卵巢脓肿的病例,并伴有消耗性凝血功能障碍的早期迹象[31]。后者是盆腔感染和脓毒症的一种可严重危及生命的并发症,应立即诊断和纠正。

盆腔感染的机制

在经阴道穿刺取卵过程中,意外将宫颈阴道菌群经穿刺处运入卵巢组织可引起单侧或双侧卵巢炎,意外刺穿被污染或无菌的输卵管积水可引起输卵管炎。一些学者将盆腔感染归因于子宫内膜异位囊肿或子宫腺肌病抽吸后的输卵管-卵巢脓肿[32,33],也有少数归因于无意中刺穿肠道。子宫内膜异位症患者盆腔感染较严重,且对抗生素治疗有耐药性,常需手术干预[34]。盆腔感染可由宫颈胚胎 ET 直接导致。这可以通过已报道的接受赠卵 ET 后发生 PID[35] 或接受冷冻胚胎移植后发生 PID[36] 的病例中得到证实。它也可能是无症状或持续性亚临床感染的结果,偶尔发现于子宫输卵管造影后。另一个可能的原因是子宫插管,这可能迫使充满细菌的空气或液体通过活塞效应进入一侧或双侧输卵管。

盆腔感染对 IVF-ET 预后的影响

有关盆腔感染对 IVF-ET 预后的影响的研究首次由 Ashkenazi 等人在 1994 年发表[28]。发现与机械因素不孕对照组相比,28 例发生 PID 的 IVF 患者的获卵数、受精数和卵裂数相似。但 PID 组无妊娠,而整个 IVF 人群每次移植妊娠率为 23%~31%,提示在植入的关键阶段患有 PID 可能会导致妊娠失败。这一发现有几种可能的解释,本章将在后面详细概述。

内毒素血症

内毒素释放菌群可在经阴道取卵过程中进入腹膜腔,在胚胎 ET 期间进入宫腔或输卵管。Ng 等人报道了一例取卵术后存在克雷伯菌源性内毒素感染患者,卵母细胞退化、碎片化,受精失败[37]。Giri 等人在一项关于内毒素注射对循环中二十烷类、孕酮和皮质醇水平以及对流产影响的研究中发现,妊娠早期的奶牛比妊娠中期和晚期的奶牛对内毒素的流产作用更敏感[38]。内毒素诱导流产的机制主要是延长前列腺素 F2α 的释放时间,对子宫平滑肌收缩有促进作用,并有溶黄体作用,使血浆孕酮水平逐渐下降[38]。此外,高剂量内毒素可诱导各种肾上腺激素、儿茶酚胺和皮质醇的释放,直接或间接导致代谢和循环系统的衰竭,从而终止妊娠。

局部炎症反应

细菌会触发一系列级联反应,导致淋巴细胞的激活、增殖和分化,释放特异性抗体和各种细胞因子。细胞因子的过度释放可能会打破免疫和生殖系统的微妙平衡,导致不孕症[39-41]。

体温升高

细胞因子除了直接作用于胚胎着床和早期胚胎发育外,还可能介导体温升高,并间接影响 IVF-ET 的结局。发热是由下丘脑调节的综合内分泌、自主和行为反应。循环中的细胞因子,如白介素-1 和肿瘤坏死因子,对中枢神经系统的作用导致前列腺素 E2 分泌,它和皮质类固醇分泌一起引起体温升高,这也是应激反应的一个组成部分[42]。一些学者认为,发热是增强外周组织 T 细胞免疫反应的必要因素[43]。体外实验表明,温度升高会导致细胞骨架的解体,并可能影响细胞器的运输[44]。在妊娠期,母体热暴露可引起细胞内胚胎损伤,抑制细胞有丝分裂、增殖和迁移,导致细胞死亡[45]。Edwards 等人在一项豚鼠胚胎的研究中发现,受热后几分钟内即可发生细胞受损,几小时内细胞死亡[46]。热诱导细胞损伤的其他机制还包括微血管病变、胎盘坏死和胎盘梗死等[47]。

治疗

预防性抗生素在 IVF-ET 中的作用

经阴道穿刺取卵过程中腹腔内细菌污染的可能性是众所周知的,因此临床操作中常规预防性使用抗生素并阴道消毒[48]。Meldrum 观察发现应用头孢唑啉静脉滴注、聚维酮碘及生理盐水阴道冲洗的病例,88 例经阴道穿刺取卵未发现盆腔感染[49]。Tsai 等人发现在卵巢子宫内膜异位症患者中仅用聚维酮碘水阴道灌洗后再用生理盐水灌洗,也未发现盆腔感染[50]。Borlum 和 Maiggard 报道了在近 400 例经阴道穿刺中发生 2 例严重盆腔感染的病例[51],他们只使用了两次无菌生理盐水冲洗阴道的方法,并发现尽量减少阴道重复渗透的次数可能有助于降低感染的风险。然而,抗生素使用的合理类型、时机、持续时间及治疗的有效性尚未明确[49,52]。事实上,一些学者声称,这些措施不仅可能进一步降低卵母细胞取出后 PID 的发生率,而且甚至可能增加不良反应和耐药菌定植的风险。我们的经验显示,每年 1 100~1 200 个 OPUs 使用无菌生理盐水阴道冲洗术后 PID 的发生率非常低。Peters 等人建议,只有输卵管异常和有盆腔感染史的女性才应在取卵前,或在 ET 后接受预防性抗生素治疗[53]。也有人建议,此类患者可采用经腹或经膀胱手术,而非经阴道手术[54,55]。

值得注意的是,Egbase 等人在一项关于 OPU 预防性抗生素使用对 ET 期间子宫内膜宫颈内微生物定植的影响研究中发现,预防性抗生素不仅减少了胚胎导管尖端微生物培养阳性的数量,而且显著提高了胚胎着床率和临床妊娠率[56]。在 Peikrishvili 等人的另外一项前瞻性随机研究中,发现取卵后使用抗生素(阿莫西林+克拉维酸 1 g/125 mg)6 天后并未在着床率、妊娠率或流产率中产生任何有益作用[57]。

治疗方案

OPU 后的 PID 或输卵管卵巢脓肿需要准确的诊断和及时的广谱抗生素治疗。如果盆腔脓肿大于 8 cm 或对药物治疗无反应,则可选择经阴道或经皮引流[48],并可在超声引导下进行或不进行联合抗生素腔内灌注[58]。与接受图像引导下引流的患者相比,单独接受抗生素治疗的患者更有可能需要进一步的手术干预[59]。有时,需要手术腹腔镜或剖腹探查来清除脓肿或切除受感染的输卵管或附件。

总结

在着床的关键时期出现 PID 会导致受孕失败。这种作用可能是由细菌内毒素介导的,细菌引起的局部炎症反应释放大量细胞因子,影响着床和早期胚胎发育,或导致体温升高直接影响胚胎。虽然预防性抗生素的作用仍有争议,但可以考虑在存在 PID 危险因素的情况下使用;OPU 期间输卵管积水抽吸术或卵巢巧克力囊肿可能是感染的危险因素,应予以避免。此外,如果在 ET 前出现 PID,则应考虑胚胎冷冻和后续周期的 ET。但是,如果在 ET 后发生 PID,则应严格处理细菌感染和发热,以防止助孕失败。

异位妊娠

EUP 是囊胚着床在子宫腔的子宫内膜以外的任何地方。近年来,EUPs 的绝对数量和发生率均有显著增加[60]。到 1992 年,在美国几乎 2% 的妊娠为 EUPs,异位妊娠占所有妊娠相关死亡的 10%[60,61]。ART 妊娠的流产率、多胎妊娠率和 EUPs 发生率明显高于自然妊娠。

其他与 EUP 发生相关的因素包括:既往 EUP 史、输卵管炎症、输卵管手术史、输卵管周围粘连、使输卵管变形的盆腔病变、输卵管发育异常、输卵管动力改变等。

ART 后 EUP

第一例有关 IVF-ET 妊娠的报道即为异位妊娠[62]。

如今,IVF 后 EUPs 的发生率占所有临床妊娠的 2.1%~9.4%[63,64]。2007 年,美国辅助生殖技术协会(SART)报道了 EUPs 占所有妊娠的 1.8%,1996 年为 1.6%[65]。这一现象是由于输卵管性不孕夫妇接受体外受精治疗的比例下降,而男性因素不孕夫妇的比例随之增加。之后,SART 报道了 2001 年美国 ART 的结果[65]。所有 ART 中 EUP 的发生率每移植周期为 0.8% 和每临床妊娠为 1.6%,这一比例优于美国报告的总体异位妊娠发生率(每妊娠 2%)[60]。Perkins 等人评估了美国 2001—2011 年 ART 相关 EUP 的风险,虽然在研究期间观察到 EUP 发生率下降,其中冷冻 ETs 的下降最为明显,但多次 ETs 会增加异位妊娠的发生风险[66]。

危险因素

IVF 后 EUP 的危险因素数据目前仍不清楚。Martinez 和 Trounson 没有发现任何危险因素[67],Karande 等人指出既往异位妊娠病史是危险因素[68]。Verhulst 等人发现输卵管疾病患者 IVF 后的 EUP 发生率(3.6%)显著高于正常输卵管患者(1.2%)[69];这一发现在其他几项研究中得到证实[64,70-72]。Cohen 等人的研究表明,移植时通畅输卵管的数量是一个危险因素,无通畅输卵管或双侧通畅输卵管的患者的 EUP 发生率高于单侧通畅输卵管的患者[73]。在 Bourn Hall 诊所的数据分析中,Marcus 和 Brinsden 指出 EUP 主要的危险因素是 PID 史[74]。尽管他们发现,EUP 在输卵管性不孕患者中更为普遍,但那些接受较高培养基量的患者和那些在 ET 当天孕酮/雌二醇比值较高的患者没有相关的 EUP 病史。Acharya 等人发现获卵数增加与 EUP 发生率的显著增加相关[75]。由于在接受赠卵者中未发现这种关联,他们认为这种 EUP 率的增加可能与卵巢刺激过程中超生理水平的激素有关[75]。最后,Ankum 等人的一项荟萃分析显示,EUP 的四个最显著的危险因素是:EUP 史、输卵管病变、输卵管手术史和子宫己烯雌酚暴露史[76]。这些结果得到了 Lesny 等人的证实,他们还增加了一个危险因素:在第 2 天而非第 3 天出现的困难 ET[77]。Clayton 等人分析了 94 118 名接受 ART 助孕患者的 EUP 风险,2 009 例(2.1%)发生异位妊娠,与 IVF 妊娠(新鲜、非供卵周期)异位妊娠率(2.2%)相比,受精卵输卵管内移植的异位妊娠率显著增加(3.6%),使用供体卵母细胞移植的异位妊娠率显著降低(1.4%),代孕的异位妊娠率显著降低(0.9%)[78]。在新鲜、非供卵的 IVF-ET 周期中,输卵管性不孕、子宫内膜异位症和其他非输卵管性不孕女性的异位妊娠风险显著增加,而有活产史的女性的异位妊娠风险显著降低。此外,当移植两个或更少胚胎时,高质量胚胎的移植与异位妊娠风险的降低有关,但当移植三个或更多胚胎时则未降低异位妊娠发生风险。Londra 等人通过分析 2008—2011 年的 SART 数据库发现,与新鲜周期移植相比,冷冻移植的女性发生 EUP 的概率降低 65%[79]。此外,冷冻胚胎复苏第 5 天的囊胚移植比解冻第 3 天胚胎和新鲜胚胎移植具有更低的 EUP 发生率[80,81]。Liu 等人研究了子宫内膜厚度对 FET 周期内 EUP 发生率的影响,发现在调整混杂因素后,子宫内膜厚度作为 EUP 的独立危险因素仍具有统计学意义[82]。与子宫内膜厚度≥14 mm 的女性相比,子宫内膜厚度在 7~7.9 mm、8~9.9 mm 和 10~11.9 mm 的女性的校正优势比(aORs)分别为 2.70、2.06 和 1.66。调整混杂因素后,FET 期间用激素替代治疗行子宫内膜准备会增加 EUP 的发生风险。关于 ET 后胚胎植入输卵管的方式有许多理论:输卵管口含胚胎的移植介质的静水力;胚胎被重力拉向位于子宫底下方;或由于胚胎迁移到输卵管,自发或继发于子宫收缩而导致的胚胎反流排出[83]。ET 技术本身也可能是 EUP 的罪魁祸首,尽管这一观点存在争议[84]。例如,Yovich 等人发现,当胚胎放置在靠近子宫底的高处或放置在输卵管内,而不是放置在子宫下部时,EUP 的发生率明显更高[85];Friedman 等人则证明,囊胚移植更靠近子宫底(<10 mm)的位置与更高的妊娠率相关[86]。然而,尽管在后一项研究中,<10 mm 组未发生 EUP,但应在更大样本量研究中密切监测这一结局。

包含胚胎的培养液的移植体积可能在胚胎向输卵管迁移中发挥作用。虽然大多数临床医生认为,胚胎需要超过 80 μL 的培养液才能到达输卵管[64],但 Knutzen 等人使用含有 50 μL 不透射线染料模拟宫内 ET,证明染料在 44%的患者可以全部或部分通过[87]。Lesny 等人解释说,这些发现是由于接合带的收缩将胚胎从子宫底推进至输卵管中[88]。因此,由于输卵管着床的可能性非常高,输卵管妊娠的发展不仅仅是由于胚胎到达输卵管,而且包含一个额外的病理过程,阻止胚胎返回宫腔。可能的机制包括影响管腔表面的输卵管疾病,从而延迟或阻断胚胎进入宫腔的通道、干扰输卵管运动的外部因素、以及异常胚胎[69],如染色体异常配子产生的胚胎[89]。Refaat 等人综述了有关 IVF-ET 过程中 EUP 的相关文献,发现输卵管性不孕症病史、PID 和 ET 技术的特定方面是后期 EUP 最显著的危险因素[90]。

为了降低输卵管异常在 IVF 后 EUP 发病过程中的作用,一些学者建议在子宫-输卵管交界处进行输卵管栓塞[91,92]。然而,这一措施并不能阻止输卵管间质部妊娠的发生[73],尽管它确实可以防止 IVF 后自然怀孕的现象,这种现象发生在 30%的输卵管通畅患者[93]。

另一个可能干扰输卵管功能和 ET 的因素是促排卵

方案引起的不同激素环境，特别是包括氯米芬的方案[69,94]。这可能是由于高雌二醇水平通过控制输卵管平滑肌收缩力和纤毛活动对输卵管蠕动的影响[85,94]。日本的一项回顾性研究评估了 68 851 例临床妊娠中根据不同的卵巢刺激方案发生 EUPs 的风险[95]，发现与自然周期相比，所有卵巢刺激方案均与 EUPs 显著增加的风险相关。用氯米芬刺激卵巢的 EPUs 发生风险比值比最高。与自然周期相比，卵巢刺激方案与 EP 之间存在显著关联。Pygriotis 等人研究表明，发生与未发生 EUP 的 IVF 患者，人绒毛膜促性腺激素（hCG）扳机日的雌二醇水平没有差异[72]。此外他们还发现，在雌二醇水平相对较低的自然周期中，冻胚 ETs 中 EUPs 的比例增加。另有一项有趣的研究评估子宫内膜厚度对 EUP 的预测价值，发现在 ET 前子宫内膜厚度>10 mm 的患者中 EUP 的风险降低。此外，子宫内膜厚度预测 EUP 发生风险的临界值为 10. 65 mm，并且其预测敏感度为 59%，特异度为 63%[96]。

综上所述，不孕女性的生殖健康特点、不同的激素环境、IVF 相关技术问题和胚胎着床潜力的估计都被认为是可能的危险因素[97]；然而，其机制仍不确定，需要进一步研究。

ART 术后宫内外联合妊娠

一般宫内和宫外联合妊娠的发生率为 1∶(15 000~30 000)，在 ART 或促排卵后妊娠的发生率急剧增加至 1∶100[98-100]。尽管骨盆解剖畸形是导致异位妊娠及宫内外联合妊娠的原因[101-103]，但宫内外联合妊娠与多胚胎移植有关，而 EUP 则不然。Tummon 等人报道，当移植 4 个或更多胚胎时，宫内外联合妊娠与 EUP 的优势比为 10[104]。这种潜在威胁生命的并发症诊断困难，往往是在输卵管破裂和腹腔出血后进行紧急手术时才发现。在大约 70% 的病例中，一旦 EUP 终止后，宫内妊娠是有利的，一般都可活产[105,106]。由于宫内胎儿的存在会产生误导，宫外孕的诊断具有挑战性，因此必须高度警惕并进行早期干预，以挽救可存活的宫内妊娠并防止孕产妇死亡[107]。

诊断与治疗

经阴道超声结合血清 hCG 监测的非侵入性诊断方法已被证明是诊断 EUP 的可靠工具。由于 ART 治疗后的大多数妊娠都在症状出现前的早期阶段进行监测，因此早期诊断和改进的管理和护理已经降低了 EUP 的发病率和死亡率。值得注意的是，使用甲氨蝶呤治疗 EUP 既对患者血清抗缪勒氏管激素水平没有影响[108]，也对患者后续 IVF 周期的表现也没有影响[109,110]。EUP 的诊断和治疗超出了本章的范围，读者可参考其他地方进行详细的回顾[111,112]。

总　结

最近的一份经阴道 OPU 手术相关的网络问卷调查显示，在减少感染和出血并发症方面存在很大差异[113]。超声引导下阴道穿刺取卵术是一种被广泛接受和应用的辅助生殖技术。它的主要优点包括容易进入卵巢，获卵数多，骨盆主要血管结构清晰可见，且通常无创伤性。尽管如此，也存在一些固有的风险，如血管穿刺及腹腔内或腹膜后出血、阴道穹隆穿刺部位出血、盆腔器官破裂或穿孔、盆腔感染等。此外，ET 本身可能与盆腔感染、多胎妊娠或 EUP 等并发症有关。本章全面介绍并讨论了三种并发症：出血、PID 和 EUP。

（王超君译，朱琴玲、路瑶校）

参考文献

[1] Dicker D, Ashkenazi J, Feldberg D, et al. Severe abdominal complications after transvaginal ultrasonographically-guided retrieval of oocytes for *in vitro* fertilization and embryo transfer. Fertil Steril. 1993; 59:1313-5.

[2] ESHRE Working Group on Ultrasound in ART, D'Angelo A, Panayotidis C, Amso N, Marci R, Matorras R, Onofriescu M, Turp AB, Vandekerckhove F, Veleva Z, Vermeulen N, Vlaisavljevic V. Recommendations for good practice in ultrasound: Oocyte pick up. Hum Reprod Open. 2019; 2019(4):hoz025.

[3] Maxwell KN, Cholst IN, Rosenwaks Z. The incidence of both serious and minor complications in young women undergoing oocyte donation. Fertil Steril. 2008; 90:2165-71.

[4] Levi-Setti PE, Cirillo F, Scolaro V, Morenghi E, Heilbron F, Girardello D, Zannoni E, Patrizio P. Appraisal of clinical complications after 23,827 oocyte retrievals in a large assisted reproductive technology program. Fertil Steril. 2018; 109(6):1038-43.

[5] Modder J, Kettel LM, Sakamoto K. Hematuria and clot retention after transvaginal oocyte aspiration: A case report. Fertil Steril. 2006; 86:e1-2.

[6] Tureck RW, Garcia C, Blasco L, Mastroianni L. Perioperative complications arising after transvaginal oocyte retrieval. Obstet Gynecol. 1993; 81:590-3.

[7] Lenz S, Leeton J, Renou P. Transvaginal recovery of oocytes for *in vitro* fertilization using vaginal ultrasound. J In Vitro Fert Embryo Transf. 1987; 4:51-5.

[8] Wikland M, Blad S, Bungum L, Hillensjo T, Karlstrom PO, Nilsson S. A randomized controlled study comparing pain experience between a newly designed needle with a thin tip and a standard needle for oocyte aspiration. Hum Reprod. 2011; 26:1377-83.

[9] Serour GI, Aboulghar M, Mansour R, et al. Complications of medically assisted conception in 3500 cycles. Fertil Steril. 1998; 70:638-42.

[10] Govaert I, Devreker F, Delbaere A, et al. Short-term medical complications of 1500 oocyte retrievals for *in vitro* fertilization and embryo transfer. Eur J Obstet Gynecol Reprod Biol. 1998; 77:239-43.

[11] Aragona C, Mohamed MA, Espinola MS, et al. Clinical complications after transvaginal oocyte retrieval in 7,098 IVF cycles. Fertil Steril. 2011; 95:293-4.

[12] Sauer MV. Defining the incidence of serious complications experienced by oocyte donors: A review of 1000 cases. Am J Obstet Gynecol. 2001; 184:277-8.

[13] Liberty G, Hyman JH, Eldar-Geva T, et al. Ovarian hemorrhage after transvaginal ultrasonographically guided oocyte aspiration: A potentially catastrophic and not so rare complication among lean patients with polycystic ovary syndrome. Fertil Steril. 2010; 93:874-9.

[14] Zhen X, Qiao J, Ma C, Fan Y, Liu P. Intraperitoneal bleeding following transvaginal oocyte retrieval. Int J Gynaecol Obstet. 2010; 108:31-4.

[15] Yih MC, Goldschlag D, Davis OK, et al. Complete blood counts (CBC) after oocyte retrieval: What is normal? Fertil Steril. 2001; 76:S115-6.

[16] Azem F, Wolf Y, Botchan A, et al. Massive retroperitoneal bleeding: A complication of transvaginal ultrasonography-guided oocyte retrieval for *in vitro* fertilization-embryo transfer. Fertil Steril. 2000; 74:405-6.

[17] Fiori O, Cornet D, Darai E, Antoine JM, Bazot M. Uroretroperitoneum after ultrasound-guided transvaginal follicle puncture in an oocyte donor: A case report. Hum Reprod. 2006; 21:2969-71.

[18] Nouri K, Walch K, Promberger R, Kurz C, Tempfer CB, Ott J. Severe haematoperitoneum caused by ovarian bleeding after transvaginal oocyte retrieval: A retrospective analysis and systematic literature review. Reprod Biomed Online. 2014; 29:699-707.

[19] Battaglia C, Regnani G, Giulini S, et al. Severe intraabdominal bleeding after transvaginal oocyte retrieval for IVF-ET and coagulation factor XI deficiency: A case report. J Assist Reprod Genet. 2001; 3:178-81.

[20] Mashiach R, Stockheim D, Zolti M, Orvieto R. Delayed intraabdominal bleeding following transvaginal ultrasonography guided oocyte retrieval for *in vitro* fertilization in patients at risk for thrombo-embolic events under anticoagulant therapy. F1000Res. 2013; 2:189.

[21] Revel A, Schejter-Dinur Y, Yahalomi SZ, et al. Is routine screening needed for coagulation abnormalities before oocyte retrieval? Fertil Steril. 2011; 95:1182-4.

[22] Shalev J, Orvieto R, Meizner I. Use of color Doppler sonography during follicular aspiration in patients undergoing *in vitro* fertilization may reduce the risk of blood vessel injury. Fertil Steril. 2004; 81:1408-10.

[23] Rísquez F, Confino E. Can doppler ultrasoundguided oocyte retrieval improve IVF safety? Reprod Biomed Online. 2010; 21:444-5.

[24] Sentilhes L, Sénat MV, Le Lous M. Tranexamic acid for the prevention of blood loss after cesarean delivery. N Engl J Med. 2021;384:1623-34.

[25] Mutch DG, Kuroki LM. Surgical control of pelvic hemorrhage. In: *Te Linde's Operative Gynecology*. 12th edn. Handa VL, Linda Van Le L (eds). Philadelphia, PA: Walters Kluwer, 2019, pp. 156-72.

[26] Howe RS, Wheeler C, Mastroianni L Jr., et al. Pelvic infection after transvaginal ultrasound-guided ovum retrieval. Fertil Steril. 1988;49:726-8.

[27] Curtis P, Amso N, Keith E, et al. Evaluation of the risk of pelvic infection following transvaginal oocyte recovery. Hum Reprod. 1992;7:625-6.

[28] Ashkenazi J, Farhi J, Dicker D, et al. Acute pelvic inflammatory disease after oocyte retrieval: Adverse effects on the results of implantation. Fertil Steril. 1994;61:526-8.

[29] Al-Kuran O, Beitawi S, Al-Mehaisen L. Pelvic abscess complicating an *in vitro* fertilization pregnancy and review of the literature. J Assist Reprod Genet. 2008;25:341-3.

[30] Sharpe K, Karovitch AJ, Claman P, Suh KN. Transvaginal oocyte retrieval for *in vitro* fertilization complicated by ovarian abscess during pregnancy. Fertil Steril. 2006; 86: 219.e11-3.

[31] Kelada E, Ghani R. Bilateral ovarian abscesses following transvaginal oocyte retrieval for IVF: A case report and review of literature. J Assist Reprod Genet. 2007;24:143-5.

[32] Yaron Y, Peyser MR, Samuel D, et al. Infected endometriotic cysts secondary to oocyte aspiration for *in vitro* fertilization. Hum Reprod. 1994;9:1759-60.

[33] Nargund G, Parsons J. Infected endometriotic cysts secondary to oocyte aspiration for *in vitro* fertilization. Hum Reprod. 1995;10:1555.

[34] Elizur SE, Lebovitz O, Weintraub AY, Eisenberg VH, Sei-

dman DS, Goldenberg M, Soriano D. Pelvic inflammatory disease in women with endometriosis is more severe than in those without. Aust N Z J Obstet Gynaecol. 2014; 54: 162-5.

[35] Sauer MV, Paulson RJ. Pelvic abscess complicating transcervical embryo transfer. Am J Obstet Gynecol. 1992; 166: 148-9.

[36] Friedler S, Ben-Shachar I, Abramov Y, et al. Ruptured tubo-ovarian abscess complicating transcervical cryopreserved embryo transfer. Fertil Steril. 1996;65:1065-6.

[37] Ng SC, Edirisinghe WR, Sathanathan AH, Ratnam SS. Bacterial infection of human oocytes during *in vitro* fertilization. Int J Fertil. 1987;32:298-301.

[38] Giri SN, Emau P, Cullor JS, et al. Effect of endotoxin on circulating levels of eicosanoids, progesterone, cortisol, glucose and lactic acid, and abortion in pregnant cows. Vet Microbiol. 1990;21:211-31.

[39] Ben-Rafael Z, Orvieto R. Cytokine involvement in reproduction. Fertil Steril. 1992;58:1093-9.

[40] Tartakovski B, Ben-Yair E. Cytokines modulate preimplantation development and pregnancy. Dev Biol. 1991; 146: 345-52.

[41] Romero R, Espinoza J, Mazor M. Can endometrial infection/inflammation explain implantation failure, spontaneous abortion, and preterm birth after *in vitro* fertilization? Fertil Steril. 2004;82:799-804.

[42] Saper CB, Breder CD. Endogenous pyrogens in the CNS: Role in the febrile response. Prog Brain Res. 1992; 93: 419-28.

[43] Hanson DF. Fever and the immune response. The effects of physiological temperatures on primary murine splenic T-cell responses *in vitro*. J Immunol. 1993;151:436-48.

[44] Kitano Y, Okada N. Organization and disorganization of actin filament in human epidermal keratinocyte: Heat, shock treatment and recovery process. Cell Tissue Res. 1990;261: 269-74.

[45] Milunski A, Ulcickas M, Rothman KJ, et al. Maternal heat exposure and neural tube defects. JAMA. 1992;268:882-5.

[46] Edwards MJ, Mulley R, Ring S, Wanner RA. Mitotic cell death and delay of mitotic activity in guinea-pig embryos following brief maternal hyperthermia. J Embryol Exp Morphol. 1974;32:593-602.

[47] Hendricks AG, Stone GW, Hendrickson RV, Matayoshi K. Teratogenic effects of hyperthermia in the bonnet monkey (Macaca radiata). Teratology. 1979;19:177-82.

[48] Russell JB, DeCherney AH, Hobbins JC. A new transvaginal probe and biopsy guide for oocyte retrieval. Fertil Steril. 1987;47:350-2.

[49] Meldrum DR. Antibiotics for vaginal oocyte aspiration. J In Vitro Fert Embryo Transf. 1989;6:1-2.

[50] Tsai YC, Lin MY, Chen SH, et al. Vaginal disinfection with povidone iodine immediately before oocyte retrieval is effective in preventing pelvic abscess formation without compromising the outcome of IVF-ET. J Assist Reprod Genet. 2005;22:173-5.

[51] Borlum KG, Maiggard S. Transvaginal oocyte aspiration and pelvic infection. Lancet. 1989;2:53.

[52] Van Os HC, Roozenburg BJ, Janssen-Caspers HAB, et al. Vaginal disinfection with povidone iodine and the outcome of *in vitro* fertilization. Hum Reprod. 1992;7:349-50.

[53] Peters AJ, Hecht B, Durinzi K, et al. Salpingitis or oophoritis: What causes fever following oocyte aspiration and embryo transfer? Obstet Gynecol. 1993;81:876-7.

[54] Wren M, Parson J. Ultrasound directed follicle aspiration in IVF. In: *Recent Advances in the Management of Infertility*. Chen C, Tan SL, Cheng WC (eds). New York, NY: McGraw-Hill, 1989, pp. 105-81.

[55] Ashkenazi J, Ben-David M, Feldberg D, et al. Abdominal complications following ultrasonically-guided percutaneous transvesical collection of oocytes for *in vitro* fertilization. J In Vitro Fert Embryo Transf. 1987;4:316-8.

[56] Egbase PE, Udo EE, Al-Shharhan M, Grudzinskas JG. Prophylactic antibiotics and endocervical microbial inoculation of the endometrium at embryo transfer. Lancet. 1999; 354:651-2.

[57] Peikrishvili R, Evrard B, Pouly JL, Janny L. Prophylactic antibiotic therapy (amoxicillin + clavulanic acid) before embryo transfer for IVF is useless. Results of a randomized study. J Gynecol Obstet Biol Reprod. 2004;33:713-9.

[58] Caspi B, Zalel Y, Or Y, et al. Sonographically-guided aspiration: An alternative therapy for tubo-ovarian abscess. Ultrasound Obstet Gynecol. 1996;7:439-42.

[59] To J, Aldape D, Frost A, Goldberg GL, Levie M, Chudnoff S. Image-guided drainage versus antibiotic only treatment of pelvic abscesses: Short-term and long-term outcomes. Fertil Steril. 2014;102:1155-9.

[60] Centers for Disease Control and Prevention. Ectopic pregnancy—United States, 1990 - 1992. MMWR Recomm Rep. 1995;1:46.

[61] Berg CJ, Atrash HR, Koonin LM, Tucker M. Pregnancy-related mortality in the United States, 1987-1990. Obstet Gynecol. 1996;88:161.

[62] Steptoe P, Edwards R. Reimplantation of a human embryo with subsequent tubal pregnancy. Lancet. 1976;1:830-2.

[63] Azem F, Yaron Y, Botchan A, et al. Ectopic pregnancy after *in vitro* fertilization-embryo transfer (IVF/ET): The possible role of the ET technique. J Assist Reprod Genet. 1993; 10:302-4.

[64] Zouves C, Erenus M, Gomel V. Tubal ectopic pregnancy after *in vitro* fertilization and embryo transfer: A role for proximal occlusion or salpingectomy after failed distal tubal surgery. Fertil Steril. 1991;56:691-5.

[65] Society for Assisted Reproductive Technology; American Society for Reproductive Medicine. Assisted reproductive technology in the United States: 2001 results generated from the American Society for Reproductive Medicine/Society for Assisted Reproductive Technology registry. Fertil Steril. 2007; 87(6):1253-66.

[66] Perkins KM, Boulet SL, Kissin DM, Jamieson DJ, National ART Surveillance (NASS) Group. Risk of ectopic pregnancy associated with assisted reproductive technology in the United States, 2001-2011. Obstet Gynecol. 2015;125:70-8.

[67] Martinez F, Trounson A. An analysis of factors associated with ectopic pregnancy in a human *in vitro* fertilization program. Fertil Steril. 1986;45:79-87.

[68] Karande VC, Flood JT, Heard N, et al. Analysis of ectopic pregnancies resulting from *in vitro* fertilization and embryo transfer. Hum Reprod. 1991;6:446-9.

[69] Verhulst G, Camus M, Bollen N, et al. Analysis of the risk factors with regard to the occurrence of ectopic pregnancy after medically assisted procreation. Hum Reprod. 1993; 8: 1284-7.

[70] Herman A, Ron-El R, Golan A, et al. The role of tubal pathology and other parameters in ectopic pregnancies occurring in *in vitro* fertilization and embryo transfer. Fertil Steril. 1990;54:864-8.

[71] Correy JF, Watkins RA, Bradfield GF, et al. Spontaneous pregnancies and pregnancies as a result of treatment on an *in vitro* fertilization program terminating in ectopic pregnancies or spontaneous abortions. Fertil Steril. 1988;50:85-8.

[72] Pygriotis E, Sultan KM, Neal GS, et al. Ectopic pregnancies after *in vitro* fertilization and embryo transfer. J Assist Reprod Genet. 1994;11:80-3.

[73] Cohen J, Mayaux MJ, Guihard-Moscato ML. Pregnancy outcomes after *in vitro* fertilization. A collaborative study on 2342 pregnancies. Ann NY Acad Sci. 1988;54:1-6.

[74] Marcus SF, Brinsden PR. Analysis of the incidence and risk factors associated with ectopic pregnancy following *in-vitro* fertilization and embryo transfer. Hum Reprod. 1995; 10: 199-203.

[75] Acharya KS, Acharya CR, Provost MP, Yeh JS, Steward RG, Eaton JL, Muasher SJ. Ectopic pregnancy rate increases with the number of retrieved oocytes in autologous *in vitro* fertilization with non-tubal infertility but not donor/recipient cycles: An analysis of 109,140 clinical pregnancies from the society for Assisted Reproductive Technology registry. Fertil Steril. 2015;104:873-8.

[76] Ankum WM, Mol BW, Van der V, et al. Risk factors for ectopic pregnancy: A meta-analysis. Fertil Steril. 1996;66: 513-6.

[77] Lesny P, Killick SR, Robinson J, Maguiness SD. Transcervical embryo transfer as a risk factor for ectopic pregnancy. Fertil Steril. 1999;72:305-9.

[78] Clayton HB, Schieve LA, Peterson HB, et al. Ectopic pregnancy risk with assisted reproductive technology procedures. Obstet Gynecol. 2006;107:595-604.

[79] Londra L, Moreau C, Strobino D, Garcia J, Zacur H, Zhao Y. Ectopic pregnancy after *in vitro* fertilization: Differences between fresh and frozen-thawed cycles. Fertil Steril. 2015; 104:110-8.

[80] Fang C, Huang R, Wei LN, Jia L. Frozen-thawed day 5 blastocyst transfer is associated with a lower risk of ectopic pregnancy than day 3 transfer and fresh transfer. Fertil Steril. 2015;103:655-61.

[81] Zeng MF, Li LM. Frozen blastocyst transfer reduces incidence of ectopic pregnancy compared with fresh blastocyst transfer: A meta-analysis. Gynecol Endocrinol. 2019; 35 (2):93-9.

[82] Liu H, Zhang J, Wang B, Kuang Y. Effect of endometrial thickness on ectopic pregnancy in frozen embryo transfer cycles: An analysis including 17,244 pregnancy cycles. Fertil Steril. 2020;113(1):131-9.

[83] Russell JB. The etiology of ectopic pregnancy. Clin Obstet Gynecol. 1987;30:181-90.

[84] Schoolcraft WB, Surrey ES, Gardner DK. Embryo transfer: Techniques and variables affecting success. Fertil Steril. 2001;76:863-70.

[85] Yovich JL, Turner SR, Murphy AJ. Embryo transfer technique as a cause of ectopic pregnancies in *in vitro* fertilization. Fertil Steril. 1985;44:318-21.

[86] Friedman BE, Lathi RB, Henne MB, Fisher SL, Milki AA. The effect of air bubble position after blastocyst transfer on pregnancy rates in IVF cycles. Fertil Steril. 2011; 95: 944-7.

[87] Knutzen UK, Sotto-Albors CE, Fuller D, et al. Mock embryo transfer (MET) in early luteal phase, the cycle prior to *in vitro* fertilization and embryo transfer (IVF/ET). *Proceedings of the 45th Annual Meeting of the American Fertility*

Society. San Francisco, CA, November 13-6, 1989. American Fertility Society, Program Supplement, pS152: 299.

[88] Lesny P, Killick SR, Tetlow RL, et al. Embryo transfer—Can we learn anything new from the observation of junctional zone contraction? Hum Reprod. 1998;13:1540-6.

[89] Job-Spira N, Coste J, Boue J, et al. Chromosomal abnormalities and ectopic pregnancy? New directions for aetiological research. Hum Reprod. 1996;11:239-43.

[90] Refaat B, Dalton E, Ledger WL. Ectopic pregnancy secondary to in vitro fertilisation-embryo transfer: Pathogenic mechanisms and management strategies. Reprod Biol Endocrinol. 2015;13:30.

[91] Svare J, Norup P, Grove Thomsen S, et al. Heterotopic pregnancies after *in vitro* fertilization and embryo transfer—A Danish survey. Hum Reprod. 1993;8:116-8.

[92] Tucker M, Smith D, Pike I, et al. Ectopic pregnancy following *in vitro* fertilization and embryo transfer. Lancet. 1981;2:1278.

[93] Ben-Rafael Z, Mashiach S, Dor J, et al. Treatment independent pregnancy after *in vitro* fertilization and embryo transfer trial. Fertil Steril. 1986;45:564-7.

[94] Fernandez H, Coste J, Job-Spira N. Controlled ovarian hyperstimulation as a risk factor for ectopic pregnancy. Obstet Gynecol. 1991;78:656-9.

[95] Jwa SC, Seto S, Takamura M, Kuwahara A, Kajihara T, Ishihara O. Ovarian stimulation increases the risk of ectopic pregnancy for fresh embryo transfers: An Analysis of 68,851 clinical pregnancies from the Japanese Assisted Reproductive Technology registry. Fertil Steril. 2020;114(6):1198-206.

[96] Fang T, Chen M, Yu W, Ma T, Su Z, Chan DYL, Zhao M, Zheng Q, Wang W. The predictive value of endometrial thickness in 3117 fresh IVF/ICSI cycles for ectopic pregnancy. J Gynecol Obstet Hum Reprod. 2021;50(8):102072.

[97] Chang HJ, Suh CS. Ectopic pregnancy after assisted reproductive technology: What are the risk factors? Curr Opin Obstet Gynecol. 2010;22:202-7.

[98] Ben-Rafael Z, Carp HJ, Mashiach S, et al. The clinical features and incidence of concurrent intra and extra uterine pregnancies. Acta Eur Fertil. 1985;16:199-202.

[99] Dimitry ES, Subak-Sharpe R, Mills M, et al. Nine cases of heterotopic pregnancies in 4 years of *in vitro* fertilization. Fertil Steril. 1990;53:107-10.

[100] Tal J, Hadad S, Gordon M, et al. Heterotopic pregnancy after ovulation induction and assisted reproduction technologies: A literature review from 1971 to 1993. Fertil Steril. 1996;66:1-12.

[101] Goldman GA, Fisch B, Ovadia J, Tadpir Y. Heterotopic pregnancy after assisted reproductive technologies. Obstet Gynecol Surv. 1992;47:217-21.

[102] Molloy D, Deambrosis W, Keeping D, et al. Multiplesited (heterotopic) pregnancy after *in vitro* fertilization and gamete intrafallopian transfer. Fertil Steril. 1990;53:1068-71.

[103] Li HP, Balmaceda JP, Zouves C, et al. Heterotopic pregnancy associated with gamete intra-fallopian transfer. Hum Reprod. 1992;7:131-5.

[104] Tummon IS, Whitmore NA, Daniel SAJ, et al. Transferring more embryos increases risk of heterotopic pregnancy. Fertil Steril. 1964;61:1065-7.

[105] Rizk B, Tan SL, Morcos S, et al. Heterotopic pregnancies after *in vitro* fertilization and embryo transfer. Am J Obstet Gynecol. 1991;164:161-4.

[106] Rojanski N, Schenker JG. Heterotopic pregnancy and assisted reproduction—An update. J Assist Reprod Genet. 1996;13:594-601.

[107] Maleki A, Khalid N, Patel CR, El-Mahdi E. The rising incidence of heterotopic pregnancy: Current perspectives and associations with in-vitro fertilization. Eur J Obstet Gynecol Reprod Biol. 2021;266:138-44.

[108] Oriol B, Barrio A, Pacheco A, et al. Systemic methotrexate to treat ectopic pregnancy does not affect ovarian reserve. Fertil Steril. 2008;90:1579-82.

[109] Orvieto R, Kruchkovich J, Zohav E, et al. Does methotrexate treatment for ectopic pregnancy influence the patient's performance during a subsequent *in vitro* fertilization/embryo transfer cycle? Fertil Steril. 2007;88:1685-6.

[110] Wiser A, Gilbert A, Nahum R, et al. Effects of treatment of ectopic pregnancy with methotrexate or salpingectomy in the subsequent IVF cycle. Reprod Biomed Online. 2013;26:449-53.

[111] Rock JA, Damario MA. Ectopic pregnancy. In: *Te Linde's Operative Gynecology*. 8th edn. Rock JA, Thompson JD (eds). Philadelphia, PA: Lippincott-Raven, 1997, pp. 501-27.

[112] Yao M, Tulandi T. Current status of surgical and non-surgical management of ectopic pregnancy. Fertil Steril. 1997;67:421-33.

[113] Bhandari H, Agrawal R, Weissman A, Shoham G, Leong M, Shoham Z. Minimizing the risk of infection and bleeding at trans-vaginal ultrasound-guided ovum pick-up: Results of a prospective web-based world-wide survey. J Obstet Gynaecol India. 2015;65(6):389-95.

71

卵子和胚胎捐赠

Mark V. Sauer 和 Haley G. Genovese

引　言

人类卵子(卵母细胞)和胚胎捐赠最早开始于1983年,在过去的四十年中,已经发展成为一种较为常见、可用于多种生殖障碍疾病的治疗方法。这种方法为生殖生理学和病理生理学研究提供了关键见解,也像其他辅助生殖技术(ARTs)一样引发了争议。此外,由卵子捐赠衍生的技术,如为了促进内膜容受性与胚胎发育同步,使用激素替代进行子宫内膜准备的方案,已成功应用于其他需要辅助生殖治疗的人群,包括冷冻胚胎移植的患者和需要未成熟卵母细胞体外成熟的患者。

尽管在20世纪70年代,使用卵母细胞和胚胎捐赠来提高牛的繁殖效率已经比较常见[1],但人类卵母细胞捐赠的初步研究直到1983年才开始。当时,加利福尼亚大学洛杉矶分校的研究人员对人类捐赠者的卵母细胞行体内授精,将胚胎回收并移植到同步的受体中[2]。共进行14个授精周期,有两个获得持续妊娠[3]。1984年,首次报道了第一例健康男婴的诞生[4]。

自卵子和胚胎捐赠技术问世以来,其普及率显著升高[5]。据美国疾病控制中心报道,2018年涉及新鲜或冷冻卵子捐赠或胚胎捐赠的周期超过22 000例[5]。接受卵子或胚胎捐赠的患者主要是主动推迟生育年龄以追求其他目标的女性。遗憾的是,随着女性年龄增长,生育能力自然下降,因此许多健康女性后来因正常衰老而遇到生育困难。

卵子和胚胎捐赠适应证

自从开始使用以来,卵子和胚胎捐赠的适应证已经扩大。最初,它被设想为卵巢功能早衰(POI)的辅助生育治疗方法[6],而如今,许多其他生殖障碍的女性也可选择此项治疗(表71-1)。

非医源性POI,定义为<40岁持续无月经且促性腺激素升高,影响约1%的女性[7]。POI大多病因不明,但约20%~30%的病例疑似与自身免疫性疾病或合并腺体自身免疫性疾病有关[8]。因此,确保没有同时存在糖尿病、重症肌无力以及甲状腺、副甲状腺和肾上腺的临床或亚临床功能失调非常重要。这些疾病中的任何一种都可能对妊娠结局产生不利影响,并影响患者的总体健康和幸福感。如果30岁以前发现POI,还应该进行染色体核型分析以确定是否存在Y染色体嵌合体。发现为嵌合体的患者有患生殖腺肿瘤的风险,需要切除异常的生殖腺[9]。此外,骨密度评估有助于识别存在骨质疏松或骨质疏松症的患者,尽管有激素替代治疗,这些问题仍然可能存在[7]。特纳综合征是女性最常见的性腺发育不良,每2 500名活产女性中有1例患病。这些患者中,自发性青春期和自然妊娠都相对罕见,仅发生在不到5%的特纳综合征患者中[10]。与POI相关的其他罕见疾病包括先天性胸腺发育不全(例如DiGeorge综合征)[11]、半乳糖血症[11]、Swyer综合征(例如46,XY纯性腺发育不全)[12],以及一些对卵巢发育或功能至关重要的基因罕见突变[12]。

表71-1　卵子捐赠的适应证

POI
性腺发育不全
反复IVF失败
自然绝经
遗传性疾病
同性伴侣

随着遗传检测应用增加,POI的另一个常见原因——脆性X前体突变被频繁检出。55个以上到200个以内的CGG重复前体突变与脆性X综合征无关,但已被证明与POI有关。20%~30%携带这种脆性X前体突变的女性将患上POI[13]。

癌症的化疗和放疗也可能导致POI,其生殖毒性与年龄和剂量有关,然而每个患者对卵巢功能丧失的敏感性很难预测[14]。目前正在进行研究以期识别可能预示化疗后POI风险相对增加或减少的遗传标记[14]。卵巢切除通常是治疗卵巢恶性肿瘤的必要措施,但卵巢切除手术也更常见于非癌症情况,包括感染、扭转或过度激进的卵巢内病变切除(如囊性畸胎瘤和子宫内膜异位症)。

当卵巢对促性腺激素反应不佳时,IVF的反复失败很常见。有时,在开始之前,患者就被认为不适合接受IVF

治疗，从而避免了多次失败周期的治疗费用和心理压力。首先要考虑的因素是患者的年龄。众所周知，自然生育能力随年龄增长而下降，IVF 的成功率也随之降低（图 71-1）[15]。许多 IVF 中心设有最高年龄限制，超过该年龄限制他们将仅实施卵子捐赠的 IVF。高龄生育妇女使用捐赠的卵子成功率更高[16]。卵巢储备功能通过在月经周期的第 2、第 3 或第 4 天检测血清卵泡刺激素（FSH）水平进行评估[17]，FSH 水平>15 mIU/mL 预示着 IVF 成功率大大降低。基础雌二醇水平可作为辅助 FSH 值判断的另一个有用的血清标记物[17]，雌二醇水平>60~80 pg/mL 表明卵巢储备功能下降。每个实验室根据自身情况确定有意义的参考阈值非常重要。

抗米勒管激素（AMH）由窦前卵泡和小窦卵泡的颗粒细胞产生，其血清水平可测量并反映卵巢储备功能。较高水平的 AMH 与 IVF 获卵数增多有关，而低水平则是卵巢储备下降的可靠标记[17]。因此，AMH 检测可识别出卵巢反应性过低或过高的风险女性。有学者建议，在评估卵子捐赠候选人时，AMH 水平应在 1.5 ng/mL 以上，以确保在进行促排卵前有足够的卵巢储备。其他测试，如氯米芬刺激试验，也用于评估卵巢储备，但比起第 3 天血清 FSH 和雌二醇检测更为烦琐，因此正逐渐被淘汰[17]。血清抑制素 B 是卵泡池的直接测量指标，因此早卵泡期血清抑制素 B 水平低也提示卵巢储备下降[18]。

窦卵泡计数（AFC）是评估卵巢储备功能的另一个方法。窦卵泡是在早卵泡期测量直径为 2~10 mm 的卵泡。总数<10 个定义为窦卵泡数目降低，与卵巢储备不足有关。窦卵泡数目降低提示卵巢储备不足，但对获卵数、卵母细胞质量、IVF 成功率和妊娠结局的预测准确性较差[19]。因此，AMH 水平可能是评估卵巢储备更好的方法[20]，并可以在一定程度上预测对卵巢刺激反应不良或过度的患者[18]。

在某些情况下，卵巢刺激是足够的，但受精率很低，且卵子质量较差。虽然卵胞质内单精子注射（ICSI）可以提高男性因素不孕夫妇的受精率和试管婴儿成功率，但如果持续发生受精失败，那么卵子捐赠也是合理的选择[21]。同样，有时虽然受精成功，但胚胎着床仍可能失败。在这些情况下，辅助孵化可能有所帮助。ICSI 和辅助孵化在其他章节中有详细讨论，但人们普遍认为反复着床失败往往是由于卵子和精子质量差导致，可以通过卵子捐赠来解决。对于反复流产的患者，尽管有一项研究表明卵子捐赠在这种情况下也有效，但其适用性尚不清楚[22]。最后，还有一种罕见的情况，IVF 失败可能是由于无法经过阴道或腹腔镜触及卵巢获得卵子，只能通过捐赠提供。

卵子捐赠是一种治疗生理性绝经女性不孕症的成熟、有效方法，可以帮助那些已经进入生育年龄末期的患者实现怀孕[23]。然而这种治疗方法刚刚引入时，引起了很大争议。美国生殖医学会（ASRM）的伦理委员会指出，由于涉及母亲和孩子的一系列身体和心理风险，不应该鼓励绝经后妇女进行卵子捐赠[16]。然而，近期建议指出，医生应该考虑患者的健康状况来确定其是否适合怀孕[16]。对于

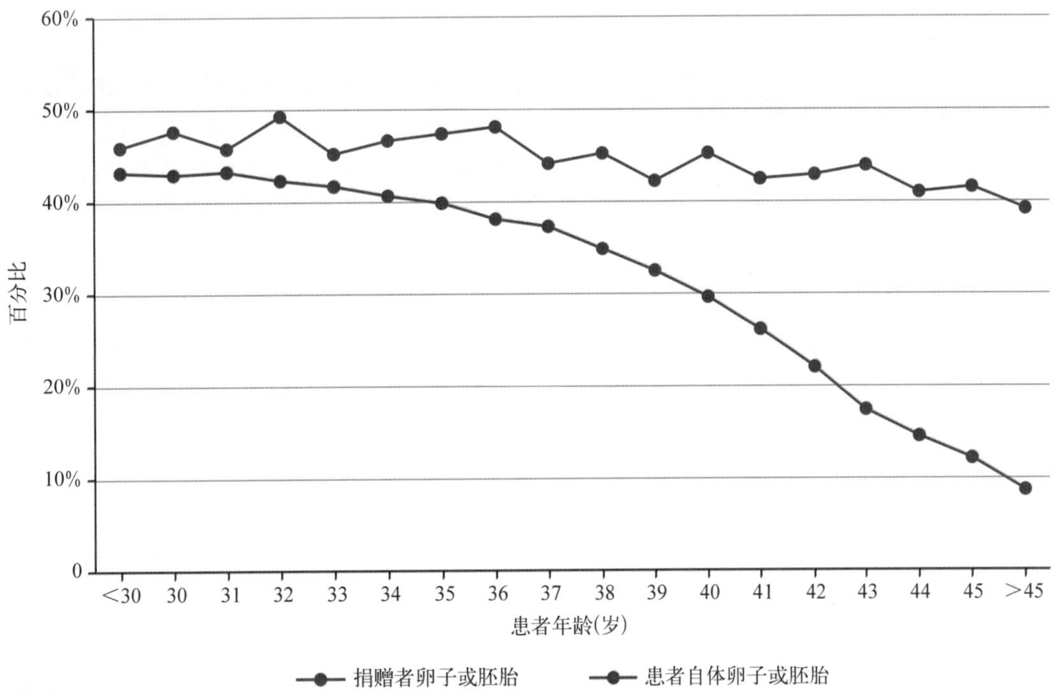

图 71-1 胚胎移植活产率，根据患者年龄和卵子或胚胎来源进行分类，美国，2019 年（2019 年全国 ART 成功率汇总报告，CDC：https://www.cdc.gov/art/artdata/index.htmL# reports?）

存在潜在健康问题的患者,不鼓励进行胚胎移植,因为这可能会显著增加产科风险;对于年龄超过 55 岁的患者,也不鼓励进行胚胎移植,因为存在寿命和高龄等怀孕风险。这种转变的促成一定程度上是由于经过适当健康筛查的女性接受卵子捐赠的妊娠结果令人放心[24]。然而,捐赠者和患者都应该意识到,通过卵子捐赠受孕的妊娠发生产科和新生儿并发症的风险更高,包括先兆子痫、早产和低出生体重[25]。

相对而言,使用卵子捐赠来治疗遗传性疾病引起的争议较少,如 X 连锁或常染色体遗传和染色体易位。然而,随着胚胎植入前遗传学检测技术的进步,因这种情况使用卵子捐赠的患者越来越少[26]。

LGBTQ 社区的个体常常寻求生育治疗来建立家庭。对于这些患者来说,可能需要使用卵子捐赠和/或代孕的服务,且这些服务的使用一直在增加[27]。虽然寻求生育治疗的同性恋和女同性恋个体的接受度显著提高,但这些患者仍可能面临歧视和治疗途径减少[28]。ASRM 的伦理委员会已发布指南,呼吁在为所有请求生育援助的患者提供治疗时采取非歧视性政策[28]。此外,请求生育治疗的变性患者可能面临更大的治疗障碍[29]。这尤其有害,因为医务人员应该有机会在这些患者接受性别肯定确认治疗之前,就生育力保存选项进行咨询[29]。该委员会强调了提供具有专业能力的护理并为所有需要的患者提供治疗的重要性,无论其性别认同如何①。

接受者筛查

除了完整的病史和体格检查外,建议对卵子捐赠接受者进行的医学筛查如表 71-2 所示。大多数检测是备孕女性和拟接受 IVF 治疗者的必要筛查。高龄产妇患某些疾病(如糖尿病、高血压和心脏病)的风险较高,因此需要额外针对这些疾病的检测。其他接受者可能需要更全面的评估,例如对 POI 患者进行染色体核型和自身免疫筛查,或对性腺发育不良患者进行主动脉和泌尿系统筛查。

表 71-2 建议对卵子接受者进行的医学筛查

卵子接受者	男性伴侣
全血细胞及血小板计数 血型和 Rh 因子 血清电解质、肝功能和肾功能 高敏促甲状腺激素(TSH) 风疹和乙型肝炎筛查 梅毒血清学试验 HIV-1 和 HTLV-1 病毒检测 尿液分析和培养 宫颈分泌物淋病和沙眼衣原体检测 宫颈涂片检查 经阴道超声检查 子宫腔评估(超声造影、诊断性宫腔镜或子宫输卵管造影) 心电图 胸部 X 线检查 乳腺 X 线检查 糖化血红蛋白测定	血型和 Rh 因子 乙型肝炎筛查 梅毒血清学试验 HIV-1 和 HTLV-1 病毒检测 精液分析和培养

缩写:HIV,人类免疫缺陷病毒;HTLV-1,人类嗜 T 淋巴细胞病毒 1 型。

同时建议对接受者夫妇进行心理评估。众所周知,不孕症对人际关系造成很大压力[30]。此外,由卵子捐赠出生的孩子与母亲没有遗传亲缘关系,大多数夫妇能够接受这一点,因为研究表明对于积极的育儿来说,成为父母的愿望比与孩子的基因联系更重要[31]。无论如何,在进行治疗之前,有必要与夫妇一起直面和解决所有悲伤、焦虑和抑郁问题。心理健康专业人员通常可以为在这些问题上挣扎的夫妇提供支持和指导。有时会发现夫妇对怀孕的目标存在极大的分歧,这种仅仅为了挽救婚姻关系而怀孕的治疗最好推迟,直到夫妇解决了彼此之间的分歧。

已知子宫内膜异位症会影响卵子的数量和质量。当子宫内膜异位症患者使用无子宫内膜异位症个体捐赠的卵子进行 IVF 治疗时,胚胎着床率与无子宫内膜异位症患者相似[32]。相反,当没有子宫内膜异位症的患者,使用患有子宫内膜异位症的个体捐赠的卵子进行 IVF 治疗时,胚胎着床率较低[32]。

输卵管积水(hydrosalpinx)对生育有不良影响,已证实可导致着床率和妊娠率降低[33]。推荐使用腹腔镜输卵管切除术切除受损的输卵管[33]。对于想要自然受孕的女性,输卵管造口术可作为替代手术,但它可能增加异位妊娠的风险。在开始 IVF 周期之前,接受者应该有一个正常的宫腔环境,没有粘连、占位性病变和病理性改变,可以通过子宫输卵管造影或诊断性宫腔镜检查来充分评估。

薄型子宫内膜是指子宫内膜未达到足够厚度;虽然对这个数字的具体界值有不同的标准,但通常薄型子宫内膜被定义为子宫内膜厚度(EMT)<7 mm[34]。既往研究表明虽然 EMT≤6 mm 并不妨碍受孕,但与流产率及多种产科并发症风险增加相关,包括宫内生长受限和早产[35]。幸运的是,薄型子宫内膜的发生率很低——一项荟萃分析发现只有 2.4%的患者 EMT<7 mm[34]。在纳入 22 项随机对照临床试验进行回顾性分析的 Cochrane 综述中,未能证实任何一种方案可优化子宫内膜准备以提高妊娠率[36]。

① 译者注:此段仅为原文直译,其在我国并不被允许。

卵子捐赠者招募

实施卵子捐赠的最大障碍可能是招募合适的捐赠者[37]。历史上,捐赠卵子是从接受 IVF 并拥有"多余卵子"的女性中获得的。其中许多患者自身不孕的原因是卵巢异常,从而作为捐赠者她们并不完美。此外,随着胚胎冷冻保存技术的日益成熟和"温和"刺激方案的使用,"多余卵子"变得越来越少。已知的指定捐赠者是另一种选择。通常选择家庭成员(如姐妹或侄女)或非常亲密的朋友。最后一种捐赠者的来源是通过广告从大众中招募的妇女①。

在当今的 ART 诊所中,捐赠卵子通常从"卵子库"中获取,这些卵子库存储着来自年轻健康捐赠者的卵子,捐赠者接受卵巢刺激和取卵并获得报酬。这个观念一直存在争议,争论的焦点包括是否道德上可以向卵子捐赠者支付报酬②,如果可以,应该支付多少;还包括贩卖人体器官和过度的激励措施可能造成的诱惑,鉴于对于捐赠者而言这项操作没有直接医疗获益且存在风险[38],因此,许多国家不允许商业化的卵子捐赠(例如德国、意大利)。其他地区只允许有多余卵子的 IVF 患者捐赠。澳大利亚和英国不允许支付给捐赠者除了经核实的相关费用之外的报酬。然而,某些国家的限制和其他国家的缺乏限制为医疗旅游铺平了道路;有能力旅行的患者可以选择前往监管较少的国家接受治疗。例如,最近的一份病例报告描述了一位 65 岁的德国女性前往乌克兰接受了使用捐赠卵子和捐赠精子的 IVF,导致四胞胎妊娠[39]。这些婴儿在 25 周时出生,不幸在新生儿期间遭受了多种并发症。

在美国,尽管已有法规规定谁可以成为卵子捐赠者,并有多项指南探讨患者接受 IVF 治疗的适应证,但目前并没有关于向捐赠者支付报酬的具体法规。这些支付被解释为对捐赠者所花费的时间、不便以及接受促排卵和取卵过程中所承担风险的补偿[40]。如果没有报酬,一个国家能否招募到足够的捐赠者以满足需求仍然是未知,但合适的报酬金额仍然是热议的话题。美国生殖医学会(ASRM)指出,支付应该是"公平"的,但不应该过高,以至于过分影响或诱惑潜在捐赠者[40]。

另一个争议的焦点是匿名和身份披露。许多捐赠者强烈希望不被孩子知道她们的身份。为了保持匿名,她们愿意放弃作为父母的所有法律义务。然而,在易于搜索的互联网时代和广泛可得的商业化基因测试中,后代可能会不顾捐赠者的意愿主动寻找捐赠者。此外,一些评论家认为,与领养的孩子类似,卵子捐赠的后代应该有权利最终确认他们的生物学父母[41]。因此,英国现在规定,当卵子捐赠诞生的孩子达到 18 岁时,必须向他或她揭示捐赠者的身份。在美国,这种公共政策的转变几乎没有历史先例,但如果有相关立法,预计会对捐赠者招募产生不利影响。

卵子库模式是卵子捐赠的另一种可行方案,在这种模式中,捐赠者的卵子被冷冻保存,以供将来需要它们的患者使用。随着对捐赠卵子需求的增加,美国的卵子库数量也在持续增长[42]。对于接受者来说,使用卵子库具有很大的吸引力。卵子库消除了等待时间,允许更长的隔离期,可以有更长的时间进行传染病筛查;并且在很多时候,可以提供更多的捐赠者以备选择[43]。对临床医生来说,对于那些无法使用自己卵子怀孕的患者,卵子库是一个极好的治疗选择。使用捐赠者卵子的女性妊娠率和活产率高于使用自己卵子的女性,即使是年轻患者也是如此[44]。然而,卵子库也有几个潜在问题需要关注。大多数研究表明,使用新鲜卵子可产生更多的受精卵和可用胚胎[45],但目前尚不清楚卵子库冷冻保存的捐赠卵子能否达到与新鲜捐赠卵子相同的妊娠率或活产率[43,46]。一项研究纳入 33 863 名接受新鲜胚胎移植的卵子捐赠接受者,结果发现新鲜卵子捐赠与冷冻-解冻卵子捐赠相比妊娠率和活产率更高[47]。然而,也有一项早期研究发现新鲜卵子与玻璃化冷冻卵子的持续妊娠率相似[48]。冷冻-解冻卵子捐赠对于接受者来说也非常昂贵,她们通常需要支付每颗卵子几千美元的费用[43]。最后,值得注意的是,卵子库引入了额外的伦理顾虑,医生必须考虑捐赠者、接受者和未来孩子的健康。目前对于卵子一旦存入卵子库后的存储和使用几乎没有监管[38]。未来,可能需要建立集中管理捐赠配子的监管机构。

卵子捐赠者筛查③

卵子捐赠者需要提供完整和充分的知情同意。参与卵子捐赠的风险较少,基本与标准 IVF 的风险没有太大区别。控制性卵巢刺激既有已知的风险,也有理论上的风险。重度卵巢过度刺激综合征(OHSS)的风险大约为 1%。与接受 IVF 治疗的患者相比,捐赠者的重度 OHSS 风险可能更低,因为捐赠者不会怀孕,所以中度 OHSS 的情况不会加重[49]。使用促性腺激素释放激素(GnRH)激动剂扳机,已被证明与使用人类绒毛膜促性腺激素相比,可以显著减少 OHSS 的发生,为卵子捐赠

---

①② 译者注:此段仅为原文直译,其在我国并不被允许。

③ 译者注:此节仅为原文直译,其在我国并不被允许。

者提供了进一步降低 OHSS 发生风险的有效替代方案[50]。除了完整的病史和体格检查外，还建议对卵子捐赠者进行如表 71-3 所示的医学筛查。最重要的是传染病筛查。与精子不同，卵子习惯上不会被冷冻保存以备后用。在精子捐赠中，冷冻保存允许有一个隔离期和传染病的后续测试。就目前的临床实践而言，冷冻卵子捐赠还没有被广泛应用。通过经阴道超声检查可以检测盆腔病变及卵巢形态。

表 71-3　建议对卵子捐赠者进行的医学筛查

全血细胞及血小板计数
血型
肝炎筛查
VDRL、HIV-1、HIV-2、HIV O 型抗体
西尼罗河病毒核酸检测
宫颈分泌物培养检测淋病和沙眼衣原体
宫颈涂片检查
经阴道超声盆腔检查
适当的遗传检测

缩写：HIV，人类免疫缺陷病毒；CMV，巨细胞病毒；VDRL，性病研究实验室。

美国建议的卵子捐赠者年龄在 21~34 岁，这是为了最小化对捐赠者的心理伤害并最大化接受者的妊娠率[51]。在这个年龄范围内，年轻的捐赠者并不优于年长的捐赠者。一项回顾性队列分析发现，年龄≤25 岁的捐赠者与年龄较大的捐赠者（最高 34 岁）相比，卵子数量、囊胚形成率以及整倍体囊胚率均相似[51]。在捐赠者年龄≥35 岁的情况下，应就潜在的遗传风险和预期的妊娠率降低向接受者提供咨询[52]。捐赠者的先前生育史似乎不影响妊娠结局[49]。

"经过验证"的捐赠者的概念是一种谣传，缺乏证据支持。肥胖和吸烟等因素，也已被证实会影响 ART 的结果。理想情况下，捐赠者的体质指数（BMI）应≤28 kg/m^2，因为一项回顾性研究发现，在 2 722 个卵子捐赠周期中，临床妊娠率和活产率在此类人群中没有差异[53]。此外，捐赠者应是非吸烟者，因为文献中已经充分证明吸烟会导致卵巢反应较差[54]。

建议由具有执业资格的心理健康专业人士对匿名捐赠者进行心理评估，并对公开捐赠者进行强制性评估。评估应该关注她们捐赠的动机，以及财务状况，以确保她们的参与不受金钱诱惑的过度影响。对应对技能和生活方式的评估非常重要，可以预测捐赠者参与一个漫长而复杂的过程的能力。

有时会发现捐赠者或其家族有精神疾病史或药物/酒精使用史。这些行为可能有遗传因素，因此应排除此类潜在捐赠者的参与。遗传筛查从潜在捐赠者及其详细的家族史开始。表格范例见表 71-4[55]。任何这些疾病的存在都应被排除。选择<35 岁的捐赠者可以减少后代非整倍体风险，但在诸如姐妹间捐赠等情况下，可以做出例外，共享的遗传背景可能会平衡已知的风险（这些风险很大程度上可以通过羊水穿刺术发现）。捐赠者不应患有任何重大的孟德尔遗传病。这些包括白人的囊性纤维化、黑人的镰状细胞贫血、地中海血统和中国人应进行血细胞计数、平均红细胞体积以及血红蛋白电泳来评估 β-地中海贫血的风险，以及东南亚人的 α-地中海贫血。东欧血统的犹太人应筛查 Tay-Sachs 病、高歇病、黏多糖症Ⅳ型、尼曼-皮克病、布鲁姆综合征、家族性自主神经失调症、Fanconi 贫血、脆性 X 综合征和卡纳文病。捐赠者不应有任何复杂成因的重大畸形，如脊柱裂或心脏畸形。捐赠者不应携带可能导致染色体不平衡配子的染色体核型异常。如果捐赠者是高风险群体的成员，则必须对其进行携带者筛查[56]。向接受者夫妇告知携带者筛查并不能识别所有的患病风险，且阴性的携带者筛查不能保证不存在突变[57]，这一点非常重要。

表 71-4　卵子捐赠者遗传筛查表

孕产史：请列出您所有怀孕的次数以及结果

家庭族裔背景：请在以下表格中填写所有相关信息。如有请求的信息未知，请注明。如需备注，请提出。请记住，我们关心您的遗传背景。如果收养了任何相关的家庭成员，请说明

关系	现存年龄	死亡年龄	死因
爷爷			
奶奶			
外公			
外婆			
父亲			
母亲			
兄弟			
姐妹			
家族遗传病史			

家庭状况	自己	母亲	父亲	同胞	备注
高血压					
心脏病					
耳聋					
失明					
重度关节炎					
青少年糖尿病					
酗酒					
精神分裂症					
抑郁或躁狂					
癫痫					
阿尔茨海默病					
其他（请具体说明）					
畸形					
唇腭裂					
心脏缺陷					
内翻足					
脊柱裂					
其他（请具体说明）					
孟德尔遗传病					
色盲					

续表

家庭状况	自己	母亲	父亲	同胞	备注
囊性纤维化 血友病 肌肉营养不良 镰状细胞贫血 亨廷顿病 多囊肾 青光眼 泰-萨克斯病 请详细解释您家族史中您认为可能与后代健康有关的任何其他问题或情况					

来源：文献[45]，已获许可。

在涉及指定捐赠的情况下，建议进行法律咨询。指定捐赠是指捐赠者个体为接受者所知，但与该个体没有关系。这可以澄清各方的期望和父母权利，并防止就胚胎或未来后代的监护权发生分歧。捐赠者还应接受避孕咨询，并在进行卵巢刺激期间采取避孕措施。最近的一项荟萃分析发现，在卵巢刺激期间使用左炔诺孕酮宫内装置或孕激素避孕药并不影响捐赠者的卵子数量或接受者的妊娠率[18]。

配子和胚胎捐赠指南最近在2021年进行了更新，使得筛查政策标准化并纳入美国食品药品监督管理局（FDA）的规定[56]。近年来，病毒性传染病的暴发导致了政策的变化。2016年美国首次出现寨卡病毒暴发，这被认为会导致严重的出生缺陷。因此FDA建议通过问卷调查对卵子捐赠者进行潜在暴露的筛查。尽管已研发出寨卡抗体测试，但目前没有要求通过实验室检测对卵子捐赠者进行该病毒的筛查[58]。最近，COVID-19疫情大大影响了医疗服务，并在很多领域引发了程序上的变革，包括ART。目前，没有要求对卵子捐赠者进行COVID-19病毒筛查，也没有任何通过卵子捐赠周期传播COVID-19的案例记录。

子宫内膜准备和同步性

接受者的子宫内膜准备是基于其自然月经周期，使用雌激素和孕酮[16]。有多种不同的子宫内膜准备方案，这些方案在其他地方有更详细的讨论。最近的一篇Cochrane综述报告认为，目前没有足够的证据推荐在进行新鲜卵子捐赠和冷冻胚胎移植的患者中使用任何特定的子宫内膜准备方案[36]。如果患者有规律的月经周期，也可以将移植的时间与她的自然周期同步。

在激素替代周期中，雌激素启动阶段通常使用每日口服雌二醇4~8 mg或经皮雌激素0.2~0.4 mg维持。雌激素暴露的时间长度可能有很大的差异，但在临床上很少表现出明显的影响，这再次模拟了自然月经周期中可变的卵泡期[59]。大多数方案规定在开始使用孕酮之前至少使用12~14天的雌激素，但有研究报告称，如果有必要因卵子捐赠者的卵巢刺激较慢而延长这一时期，预计不会有不良影响[60]。

近年来，随着卵子库的日益普及，将捐赠者的卵子冷冻保存以供接受者日后使用变得更加常见。在这种情况下，显然不需要在捐赠者和未来的接受者之间同步周期。然而，如果进行新鲜周期，同步接受者和捐赠者相对容易实现。接受者在捐赠者开始卵巢刺激前几天开始使用雌激素，以在开始孕酮治疗前使用大约14天。通常排卵的接受者会接受GnRH激动剂用于卵巢降调节，就像标准的IVF周期一样（例如，每日使用1 mg醋酸亮丙瑞林直到垂体抑制，然后每日0.5 mg）使其功能性无性腺。或者，接受者在月经周期开始时口服雌激素，并维持雌激素治疗，使用GnRH拮抗剂来抑制LH激增，直到捐赠者卵子取卵当天开始使用孕酮（图71-2）[61]。孕酮的给药时机更加严格。在新鲜同步的卵子捐赠周期中，有一些证据表明[36]，当在捐赠卵子取出当日或次日开始使用孕酮时，临床妊娠率有所提高①。

在卵子捐赠者中，通常在月经周期的第2或第3天开始注射促性腺激素（150~225 IU）进行卵巢刺激。如果必要，捐赠者也可以随机启动周期，而不会对卵巢反应产生负面影响。然后使用LH抑制方案，采用GnRH激动剂或GnRH拮抗剂来抑制LH峰。最近的一项荟萃分析比较了GnRH激动剂和GnRH拮抗剂方案，发现卵巢反应没有差异，但推荐常规使用GnRH拮抗剂方案，以最大化卵子数量并最小化OHSS的风险[18]。通过连续的经阴道超声监测患者卵泡发育，并在适当的时候给予GnRH激动剂扳机②。

目前没有推荐给卵子捐赠者使用的额外药物或补充剂。虽然既往工作研究了叶酸补充对卵巢刺激的影响，但结果不一致，且卵子捐赠者被排除在研究人群之外[62,63]③。

近年来，随着冷冻胚胎移植的使用越来越多，其他卵巢刺激方案如高孕激素状态下的卵巢刺激（PPOS），因其成本较低且使用口服而非注射药物的便利性而变得流行。这种方案涉及在整个卵巢刺激周期中口服孕激素替代GnRH类似物来预防LH峰[18]。这些特点对潜在的卵子捐赠者非常有吸引力，未来这样的方案可能会越来越多地被用于卵子捐赠者。然而，还需要更多关于接受者妊娠结

①②③ 译者注：此段仅为原文直译，其在我国并不被允许。

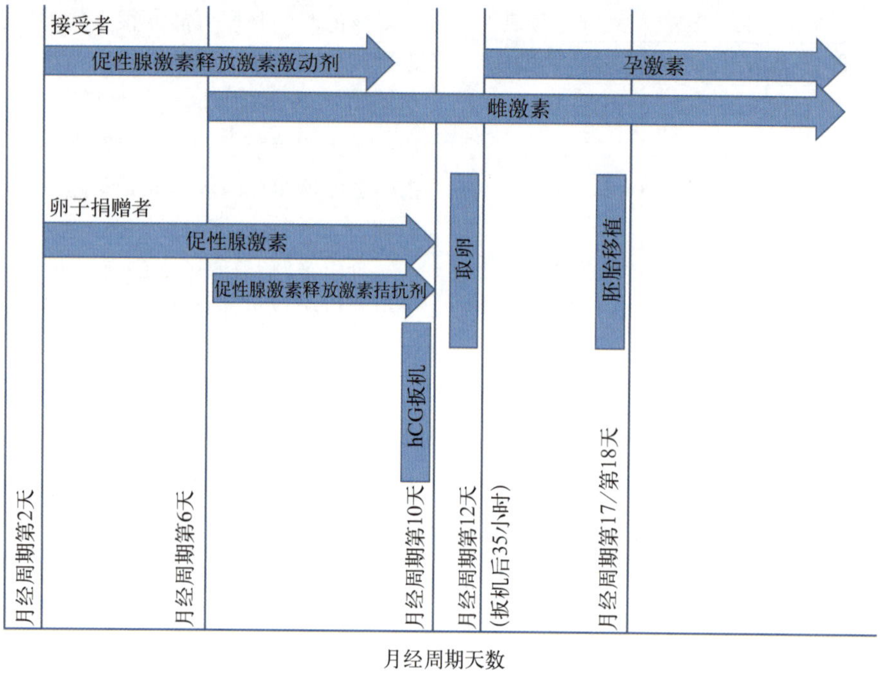

图 71-2 使用 GnRH 激动剂对卵子捐赠者和接受者进行周期同步的示意图。在开始口服雌激素之前,使用 GnRH 激动剂对卵巢具有活动迹象的接受者进行垂体降调节。接受者在捐赠者注射促性腺激素之前 4~5 天开始使用雌激素,在捐赠者注射 hCG 的第二天、取卵的前一天开始使用孕激素,在取卵后三天进行胚胎移植。移植后 12 天进行血清妊娠测定。获得妊娠的患者在怀孕 12 周之前继续服用雌激素和孕激素

局和新生儿结局的数据。

不同的 IVF 中心对于孕酮的给药剂量和途径各不相同。许多团队更倾向于经阴道给药,因为达到靶器官所需的孕酮血清浓度较低,而且可获得相同的妊娠结局[64]。

传统上,一旦胎盘建立足够的类固醇生成功能以维持妊娠,就会停止孕酮(和雌激素)使用。Devroey 等人估计这种情况会在妊娠 7~9 周时发生[65]。然而,最近的证据表明,即使在怀孕测试呈阳性时停止补充孕酮,也不会影响妊娠结局[66]。临床上,我们在胚胎移植后 10 周开始每周监测血清孕酮浓度,此时通常会达到≥30 ng/mL 的血清水平。这时,外源性激素的补充是多余的。

临床和产科结果

接受卵子捐赠的患者在胚胎着床率和妊娠率方面与常规进行 IVF 的年轻女性相似。因此,美国生殖医学会(ASRM)现在推荐在捐赠者年龄小于 38 岁且预后良好的情况下,进行单胚胎移植,以减少多胎妊娠的风险[67]。越来越多的中心使用胚胎植入前非整倍体遗传学检测(PGT-A)来选择更好的胚胎进行移植,因为即使来自年轻健康捐赠者的卵子也会产生大约 25% 的非整倍体囊胚[51,68]。通过滋养层活检确定为整倍体的胚胎可能会缩短获得妊娠的时间,但似乎并不能提高受者的活产率或降低流产率[69]。关于 PGT-A 在这一人群中的有效性仍存在争议,尤其是考虑到它给患者带来经济成本增加的问题。

在评估夫妇的生育潜力时,历史上一直关注的是女性的年龄。自 1990 年以来,卵子捐赠就被用来治疗高龄女性的不孕症,因其能够逆转围绝经期女性不可避免的生育力下降,其受欢迎程度骤然升高[16]。即使进入 50 多岁,甚至到了女性生理绝经的年龄,通过使用捐赠的卵子仍然具有很高的成功率。这表明子宫和子宫内膜仍然对怀孕保持着容受性,并且与卵巢相比明显有更长的生育寿命[70]。然而,人们仍然担心子宫内膜的容受能力会随着母亲年龄的增长而下降。Yeh 等人发表了一项纳入 27 959 个新鲜卵子捐赠 IVF(DIVF)周期的回顾性队列研究,比较了不同年龄组接受者的种植率、临床妊娠率和活产率[71]。他们发现,这些结局在 45 岁以上的接受者中显著下降。并且与 45~49 岁组相比,>50 岁组的成功率显著更差[71]。

几个研究小组评估了卵子捐赠获得妊娠的产科结局,并认为结果良好[71,72]。然而,这些妊娠与多种产科并发症的发生率增加有关。Rizzello 等人比较了 276 例卵子捐赠受孕、925 例自体卵子 IVF 受孕以及 24 650 例自然受孕的妊娠分娩数据;他们注意到卵子捐赠受孕后妊娠期高血压(PIH)的发生率较自然受孕(aOR:3.6)和 IVF 妊娠(aOR:2.7)更高[72]。卵子捐赠妊娠的剖宫产率与自然受孕(aOR:3.4)和 IVF 妊娠(aOR:2.3)相比更高[72]。虽然卵子捐赠是许多妊娠并发症的独立危险因素，但在这组患者中，母亲年龄的影响似乎不如那些使用自体卵子进行IVF的患者明显[73]。总之，卵子捐赠的妊娠应被视为高风险。然而，在患者经过全面的筛查后，这些并发症是较为可控的，父母可以合理地期望健康孩子的诞生。

可能影响DIVF结局的其他因素包括男性年龄和种族差异（特别是在黑人人群中）。McCarter等人的一项最新研究表明，父亲高龄（定义为≥45岁）与卵子捐赠周期的妊娠率降低有关[74]。这种影响可能与随年龄增长导致的DNA碎片增多从而导致精子质量下降有关。然而，Dviri等人进行的另一项大型研究对来自卵子捐赠者的3 000多个胚胎进行了PGT-A，发现父亲年龄对非整倍体率没有影响（图71-3）[75]。不过，他们发现与年轻男性相比，50岁及以上的男性受精率降低。

种族，特别是黑人种族，可能会导致DIVF周期的生殖结局较差。卵子捐赠的妊娠成功率一直较高，超过50%的白人接受者胚胎移植后可获得活产。然而，Zhou等人进行的一项大型回顾性分析涉及926名卵子接受者，发现黑人接受者的活产率仅为32%，在使用黑人捐赠者卵子的黑人接受者中活产率进一步降至22%[76]。同一研究报告了黑人和西班牙裔女性在使用捐赠的卵子进行IVF时的妊娠率低于白人女性。白人和亚裔接受者之间的临床妊娠率没有差异。

胚胎捐赠①

随着辅助生殖技术的普及和效率提高，胚胎捐赠变得越来越常见，导致许多人类胚胎被保存。通常，捐赠的胚胎来自通过IVF成功受孕的夫妇，他们现在希望将其超额冷冻胚胎捐赠给临床项目，供不孕妇女使用[77]。如果有多余胚胎的夫妇最终不希望使用这些胚胎，并选择不捐赠，这些胚胎就会被丢弃。美国生殖医学会（ASRM）最近在2021年更新了胚胎捐赠指南，包括关于治疗费用的具体规定建议，例如医疗机构可以向患者收取解冻、胚胎移植和周期协调等治疗的费用，但胚胎本身不得收费[78]。在这个意义上，胚胎捐赠的费用方面比卵子捐赠要严格得多。此外，配子捐赠者应接受传染病的全面筛查，并向接受者提供他们的医疗和遗传病史。如果无法对捐赠者进行筛查，或者他们不同意筛查，胚胎仍然可以使用，但必须向接受者充分告知并就未进行检测进行咨询[78]。还需要适当的文件记录捐赠胚胎的监护链，并且需要见证放弃胚胎书面签字。最后，建议潜在的胚胎捐赠者考虑咨询心理顾问，因为做出胚胎捐赠的决定可能是一个艰难的选择，关键是捐赠者必须充分考虑这样做的影响。

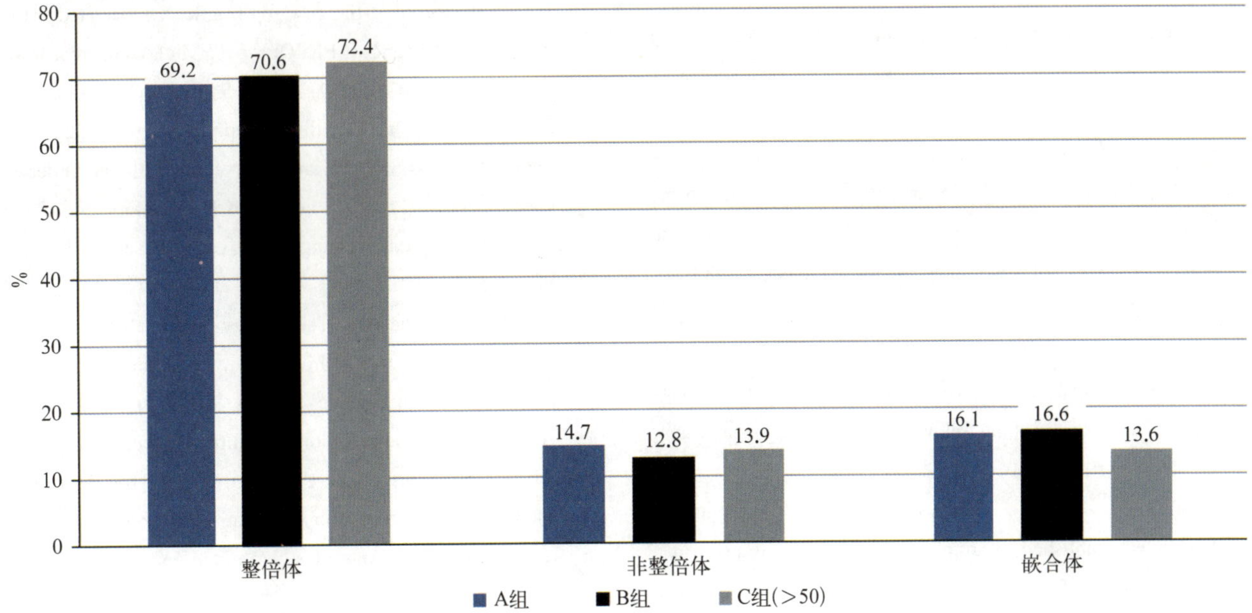

图71-3 2020年卵子捐赠周期不同男性年龄的胚胎PGT-A结局
男性年龄分组如下：A组（蓝色）≤39岁（*n*=592）；B组（黑色）40~49岁（*n*=496）；C组≥50岁（*n*=97）（来源于文献[69]，获许可后引用）

① 译者注：此段仅为原文直译，其在我国并不被允许。

未来方向

卵子捐赠领域的下一个前沿方向是使用去核的卵子进行捐赠,这让卵子捐赠的接受者能够使用自己的遗传物质。目前,线粒体置换疗法(MRT)或"三亲 IVF"已经成功开展,并可能有助于根治线粒体疾病[79]。通过将带有异常线粒体 DNA(mtDNA)的卵子的核 DNA 移植到受精的捐赠卵子中,胚胎将拥有来自父母的核 DNA 和来自捐赠者的 mtDNA。然而,这项技术充满争议,并因为涉及人类配子的基因改造等担忧,已在美国被禁止[80]。此外,有人认为,这种干预所带来的获益不值得卵子捐赠者去冒接受侵入性医疗操作的风险,而仅仅是为了捐献卵子内的线粒体,并且这种做法引入了一个新的、不确定的法律影响因素[81]。最后,我们应该提到,目前提供 DIVF 治疗的各个中心之间没有就卵子捐赠者和接受者的管理应采取何种循证方法达成共识[82]。鉴于配子捐赠固有的争议,未来对医疗实践进行更深入的研究将有助于医疗服务的标准化。

(何亚琼译,路瑶、张婷译)

参考文献

[1] Hasler JF. Current status and potential of embryo transfer and reproductive technology in dairy cattle. J Dairy Sci. 1992; 75(10):2857-79.

[2] Buster JE, Bustillo M, Thorneycroft IH, Simon JA, Boyers SP, Marshall JR, Louw JA, Seed RW, Seed RG. Non-surgical transfer of in vivo fertilised donated ova to five infertile women: Report of two pregnancies. Lancet. 1983; 2(8343):223-4.

[3] Bustillo M, B J, Cohen SW, Hamilton F, Thorneycroft IH, Simon JA, Rodi IA, Boyers SP, Marshall JR, Louw JA. Delivery of a healthy infant following nonsurgical ovum transfer. JAMA. 1984; 251(7):889.

[4] Trounson A, Leeton J, Besanko M, Wood C, Conti A. Pregnancy established in an infertile patient after transfer of a donated embryo fertilised in vitro. Br Med J (Clin Res Ed). 1983; 286(6368):835-8.

[5] Prevention CfDCa. 2019 Assisted Reproductive Technology Fertility Clinic Success Rates Report Atlanta: U. S. Department of Health and Human Services; 2019.

[6] Bustillo M, Buster JE, Cohen SW, Thorneycroft IH, Simon JA, Boyers SP, et al. Nonsurgical ovum transfer as a treatment in infertile women. Preliminary experience. JAMA. 1984; 251(9):1171-3.

[7] Sullivan SD, Sarrel PM, Nelson LM. Hormone replacement therapy in young women with primary ovarian insufficiency and early menopause. Fertil Steril. 2016; 106(7):1588-99.

[8] Ayesha, Jha V, Goswami D. Premature ovarian failure: An association with autoimmune diseases. J Clin Diagn Res. 2016 Oct; 10(10):QC10-QC12.

[9] Lindhardt Johansen M, Hagen CP, Rajpert-De Meyts E, Kjaergaard S, Petersen BL, Skakkebaek NE, et al. 45,X/46,XY mosaicism: Phenotypic characteristics, growth, and reproductive function - a retrospective longitudinal study. J Clin Endocrinol Metab. 2012; 97(8):E1540-9.

[10] Chevalier N, Letur H, Lelannou D, Ohl J, Cornet D, Chalas-Boissonnas C, et al. Materno-fetal cardiovascular complications in turner syndrome after oocyte donation: Insufficient prepregnancy screening and pregnancy follow-up are associated with poor outcome. J Clin Endocrinol Metab. 2011; 96(2):E260-7.

[11] Anasti JN. Premature ovarian failure: An update. Fertil Steril. 1998; 70(1):1-15.

[12] Fortuno C, Labarta E. Genetics of primary ovarian insufficiency: A review. J Assist Reprod Genet. 2014; 31(12):1573-85.

[13] Allen EG, Charen K, Hipp HS, Shubeck L, Amin A, He W, et al. Refining the risk for fragile X-associated primary ovarian insufficiency (FXPOI) by FMR1 CGG repeat size. Genet Med. 2021; 23(9):1648-55.

[14] Sun B, Yeh J. Onco-fertility and personalized testing for potential for loss of ovarian reserve in patients undergoing chemotherapy: Proposed next steps for development of genetic testing to predict changes in ovarian reserve. Fertil Res Pract. 2021; 7(1):13.

[15] Assisted Reproductive Technology National Summary Report. 2019. https://archive. cdc. gov/#/details? url = https://www. cdc. gov/art/reports/2019/pdf/2019 - Report-ART-Fertility-Clinic-National-Summary-h. pdf

[16] Ethics Committee of the American Society for Reproductive Medicine. Oocyte or embryo donation to women of advanced reproductive age: An ethics committee opinion. Fertil Steril. 2016; 106(5):e3-e7.

[17] Practice Committee of the American Society for Reproductive Medicine. Testing and interpreting measures of ovarian reserve: A committee opinion. Fertil Steril. 2020; 114(6):1151-7.

[18] Martinez F, Racca A, Rodriguez I, Polyzos NP. Ovarian stimulation for oocyte donation: A systematic review and meta-analysis. Hum Reprod Update. 2021; 27(4):673-96.

[19] Nelson SM, Klein BM, Arce JC. Comparison of antimullerian hormone levels and antral follicle count as predictor of ovarian response to controlled ovarian stimulation in good-prognosis patients at individual fertility clinics in two multicenter trials. Fertil Steril. 2015; 103(4):923-30 e1.

[20] Iliodromiti S, Anderson RA, Nelson SM. Technical and performance characteristics of anti-Mullerian hormone and antral follicle count as biomarkers of ovarian response. Hum Reprod Update. 2015; 21(6):698-710.

[21] Practice Committees of the American Society for Reproductive Medicine and the Society for Assisted Reproductive Technology. Intracytoplasmic sperm injection (ICSI) for non-male factor indications: A committee opinion. Fertil Steril. 2020; 114(2):239-45.

[22] Remohi J, Gallardo E, Levy M, Valbuena D, de los Santos MJ, Simon C, et al. Oocyte donation in women with recurrent pregnancy loss. Hum Reprod. 1996; 11(9):2048-51.

[23] Ameratunga D, Weston G, Osianlis T, Catt J, Vollenhoven B. In vitro fertilisation (IVF) with donor eggs in post-menopausal women: Are there differences in pregnancy outcomes in women with premature ovarian failure (POF) compared with women with physiological age-related menopause? J Assist Reprod Genet. 2009; 26(9-10):511-4.

[24] Krieg SA, Henne MB, Westphal LM. Obstetric outcomes in donor oocyte pregnancies compared with advanced maternal age in in vitro fertilization pregnancies. Fertil Steril. 2008; 90(1):65-70.

[25] Storgaard M, Loft A, Bergh C, Wennerholm UB, Soderstrom-Anttila V, Romundstad LB, et al. Obstetric and neonatal complications in pregnancies conceived after oocyte donation: A systematic review and meta-analysis. BJOG. 2017; 124(4):561-72.

[26] Munne S, Chen S, Colls P, Garrisi J, Zheng X, Cekleniak N, et al. Maternal age, morphology, development and chromosome abnormalities in over 6000 cleavage-stage embryos. Reprod Biomed Online. 2007; 14(5):628-34.

[27] Bracewell-Milnes T, Saso S, Bora S, Ismail AM, Al-Memar M, Hamed AH, et al. Investigating psychosocial attitudes, motivations and experiences of oocyte donors, recipients and egg sharers: A systematic review. Hum Reprod Update. 2016; 22(4):450-65.

[28] Ethics Committee of the American Society for Reproductive Medicine. Access to fertility treatment irrespective of marital status, sexual orientation, or gender identity: An ethics committee opinion. Fertil Steril. 2021; 116(2):326-30.

[29] Ethics Committee of the American Society for Reproductive Medicine. Access to fertility services by transgender and nonbinary persons: An ethics committee opinion. Fertil Steril. 2021; 115(4):874-8.

[30] Pasch LA, Sullivan KT. Stress and coping in couples facing infertility. Curr Opin Psychol. 2017; 13:131-5.

[31] Kirkman-Brown JC, Martins MV. 'Genes versus children': If the goal is parenthood, are we using the optimal approach? Hum Reprod. 2020; 35(1):5-11.

[32] Hauzman EE, Garcia-Velasco JA, Pellicer A. Oocyte donation and endometriosis: What are the lessons? Semin Reprod Med. 2013; 31(2):173-7.

[33] Ng KYB, Cheong Y. Hydrosalpinx-salpingostomy, salpingectomy or tubal occlusion. Best Pract Res Clin Obstet Gynaecol. 2019; 59:41-7.

[34] Kasius A, Smit JG, Torrance HL, Eijkemans MJ, Mol BW, Opmeer BC, et al. Endometrial thickness and pregnancy rates after IVF: A systematic review and meta-analysis. Hum Reprod Update. 2014; 20(4):530-41.

[35] Mouhayar Y, Franasiak JM, Sharara FI. Obstetrical complications of thin endometrium in assisted reproductive technologies: A systematic review. J Assist Reprod Genet. 2019; 36(4):607-11.

[36] Glujovsky D, Pesce R, Sueldo C, Quinteiro Retamar AM, Hart RJ, Ciapponi A. Endometrial preparation for women undergoing embryo transfer with frozen embryos or embryos derived from donor oocytes. Cochrane Database Syst Rev. 2020; 10: CD006359.

[37] Dyer C. Payment to egg donors is to be tripled to remedy shortage. BMJ. 2011; 343:d6865.

[38] Kool EM, Bos AME, van der Graaf R, Fauser B, Bredenoord AL. Ethics of oocyte banking for third-party assisted reproduction: A systematic review. Hum Reprod Update. 2018; 24(5):615-35.

[39] Hinkson L, Dame C, Braun T, Nachtigall I, Henrich W. Never too late? Quadruplets at the age of 65 years. Arch Gynecol Obstet. 2021; 304(4):851-4.

[40] Ethics Committee of the American Society for Reproductive Medicine. Financial compensation of oocyte donors: An ethics committee opinion. Fertil Steril. 2021; 116(2):319-25.

[41] Frith L. Gamete donation, identity, and the offspring's right to know. Virtual Mentor. 2007; 9(9):644-8.

[42] Sauer MV. Further HFEA restrictions on egg donation in the UK: Two strikes and you're out! Reprod Biomed Online. 2005; 10(4):431-3.

[43] McKenzie L, Sangi-Haghpeykar H, Gibbons W. Are commercial egg banks all they are cracked up to be? Fertil Steril. 2022; 117(2):349-50.

[44] Yeh JS, Steward RG, Dude AM, Shah AA, Goldfarb JM,

Muasher SJ. Pregnancy rates in donor oocyte cycles compared to similar autologous in vitro fertilization cycles: An Analysis of 26,457 fresh cycles from the society for assisted reproductive technology. Fertil Steril. 2014; 102(2):399-404.

[45] Kushnir VA, Darmon SK, Barad DH, Gleicher N. New national outcome data on fresh versus cryopreserved donor oocytes. J Ovarian Res. 2018; 11(1):2.

[46] Williams RS, Ellis DD, Wilkinson EA, Kramer JM, Datta S, Guzick DS. Factors affecting live birth rates in donor oocytes from commercial egg banks vs. program egg donors: An Analysis of 40,485 cycles from the society for assisted reproductive technology registry in 2016-2018. Fertil Steril. 2022; 117(2):339-48.

[47] Insogna IG, Lanes A, Lee MS, Ginsburg ES, Fox JH. Association of fresh embryo transfers compared with cryopreserved-thawed embryo transfers with live birth rate among women undergoing assisted reproduction using freshly retrieved donor oocytes. JAMA. 2021; 325(2):156-63.

[48] Cobo A, Meseguer M, Remohi J, Pellicer A. Use of cryo-banked oocytes in an ovum donation programme: A prospective, randomized, controlled, clinical trial. Hum Reprod. 2010; 25(9):2239-46.

[49] Maxwell KN, Cholst IN, Rosenwaks Z. The incidence of both serious and minor complications in young women undergoing oocyte donation. Fertil Steril. 2008; 90(6):2165-71.

[50] Humaidan P, Kol S, Papanikolaou EG; Copenhagen GnRH ATWG. GnRH agonist for triggering of final oocyte maturation: Time for a change of practice? Hum Reprod Update. 2011; 17(4):510-24.

[51] Hoyos LR, Cheng CY, Brennan K, Hubert G, Wang B, Buyalos RP, et al. Euploid rates among oocyte donors: Is there an optimal age for donation? J Assist Reprod Genet. 2020; 37(3):589-94.

[52] Hogan RG, Wang AY, Li Z, Hammarberg K, Johnson L, Mol BW, et al. Oocyte donor age has a significant impact on oocyte recipients' cumulative live-birth rate: A population-based cohort study. Fertil Steril. 2019; 112(4):724-30.

[53] Martinez F, Kava-Braverman A, Clua E, Rodriguez I, Gaggiotti Marre S, Coroleu B, et al. Reproductive outcomes in recipients are not associated with oocyte donor body mass index up to 28 kg/m^2: A cohort study of 2722 cycles. Reprod Biomed Online. 2017; 35(6):739-46.

[54] Freour T, Massart P, Garcia D, Vassena R, Rodriguez A. Revisiting the association between smoking and female fertility using the oocyte donation model. Reprod Biomed Online. 2018; 37(5):564-72.

[55] Brown S. Genetic aspects of donor selection. In: Sauer M, editor. Principles of Oocyte and Embryo Donation. New York, NY: Springer-Verlag; 1998. pp. 53-63.

[56] Practice Committee of the American Society for Reproductive Medicine and the Practice Committee of the Society for Assisted Reproductive Technology. Recommendations for gamete and embryo donation: A committee opinion. Fertil Steril. 2013; 99(1):47-62. e1.

[57] Committee Opinion No. 690. Carrier screening in the age of genomic medicine. Obstet Gynecol. 2017; 129(3): e35-e40.

[58] Burke CA. Howell D, Cortes J, Skytte A, Fernandez R, Pixley S. (eds.). An improved method for Zika virus screening in a gamete bank setting. In: 76th American Society for Reproductive Medicine Scientific Congress & Expo. Virtual: Fertility and Sterility; 2020.

[59] Mackens S, Santos-Ribeiro S, van de Vijver A, Racca A, Van Landuyt L, Tournaye H, et al. Frozen embryo transfer: A review on the optimal endometrial preparation and timing. Hum Reprod. 2017; 32(11):2234-42.

[60] Soares SR, Troncoso C, Bosch E, Serra V, Simon C, Remohi J, et al. Age and uterine receptiveness: Predicting the outcome of oocyte donation cycles. J Clin Endocrinol Metab. 2005; 90(7):4399-404.

[61] Madero S, Rodriguez A, Vassena R, Vernaeve V. Endometrial preparation: Effect of estrogen dose and administration route on reproductive outcomes in oocyte donation cycles with fresh embryo transfer. Hum Reprod. 2016; 31(8): 1755-64.

[62] Twigt JM, Hammiche F, Sinclair KD, Beckers NG, Visser JA, Lindemans J, et al. Preconception folic acid use modulates estradiol and follicular responses to ovarian stimulation. J Clin Endocrinol Metab. 2011; 96(2):E322-9.

[63] Haggarty P, McCallum H, McBain H, Andrews K, Duthie S, McNeill G, et al. Effect of b vitamins and genetics on success of in-vitro fertilisation: Prospective cohort study. Lancet. 2006; 367(9521):1513-9.

[64] Liu Y, Wu Y. Progesterone intramuscularly or vaginally administration May not change live birth rate or neonatal outcomes in artificial frozen-thawed embryo transfer cycles. Front Endocrinol (Lausanne). 2020; 11:539427.

[65] Devroey P, Camus M, Palermo G, Smitz J, Van Waesberghe L, Wisanto A, et al. Placental production of estradiol and progesterone after oocyte donation in patients with primary ovarian failure. Am J Obstet Gynecol. 1990; 162(1): 66-70.

[66] Pan SP, Chao KH, Huang CC, Wu MY, Chen MJ, Chang CH, et al. Early stop of progesterone supplementation after

confirmation of pregnancy in IVF/ICSI fresh embryo transfer cycles of poor responders does not affect pregnancy outcome. PLoS One. 2018; 13(8):e0201824.

[67] Practice Committee of the American Society for Reproductive Medicine and the Practice Committee for the Society for Assisted Reproductive Technologies. Guidance on the limits to the number of embryos to transfer: A committee opinion. Fertil Steril. 2021; 116(3):651-4.

[68] Franasiak JM, Forman EJ, Hong KH, Werner MD, Upham KM, Treff NR, et al. The nature of aneuploidy with increasing age of the female partner: A review of 15,169 consecutive trophectoderm biopsies evaluated with comprehensive chromosomal screening. Fertil Steril. 2014; 101(3):656-63 e1.

[69] Doyle N, Gainty M, Eubanks A, Doyle J, Hayes H, Tucker M, et al. Donor oocyte recipients do not benefit from preimplantation genetic testing for aneuploidy to improve pregnancy outcomes. Hum Reprod. 2020; 35(11):2548-55.

[70] Ubaldi FM, Cimadomo D, Vaiarelli A, Fabozzi G, Venturella R, Maggiulli R, et al. Advanced maternal age in IVF: Still a challenge? The present and the future of its treatment. Front Endocrinol (Lausanne). 2019; 10:94.

[71] Yeh JS, Steward RG, Dude AM, Shah AA, Goldfarb JM, Muasher SJ. Pregnancy outcomes decline in recipients over age 44: An Analysis of 27,959 fresh donor oocyte in vitro fertilization cycles from the society for assisted reproductive technology. Fertil Steril. 2014; 101(5):1331-6.

[72] Rizzello F, Coccia ME, Fatini C, Badolato L, Fantappie G, Merrino V, et al. Comorbidities, risk factors and maternal/perinatal outcomes in oocyte donation pregnancies. Reprod Biomed Online. 2020; 41(2):309-15.

[73] Jeve YB, Potdar N, Opoku A, Khare M. Donor oocyte conception and pregnancy complications: A systematic review and meta-analysis. BJOG. 2016; 123(9):1471-80.

[74] McCarter K, Setton R, Chung A, An A, Rosenwaks Z, Spandorfer S. Is increasing paternal age negatively associated with donor oocyte recipient success? A paired analysis using sibling oocytes. Fertil Steril. 2021; 116(2):373-9.

[75] Dviri M, Madjunkova S, Koziarz A, Antes R, Abramov R, Mashiach J, et al. Is there a correlation between paternal age and aneuploidy rate? An analysis of 3,118 embryos derived from young egg donors. Fertil Steril. 2020; 114(2):293-300.

[76] Zhou X, McQueen DB, Schufreider A, Lee SM, Uhler ML, Feinberg EC. Black recipients of oocyte donation experience lower live birth rates compared with white recipients. Reprod Biomed Online. 2020; 40(5):668-73.

[77] Hallich O. Embryo donation or embryo adoption? Conceptual and normative issues. Bioethics. 2019; 33(6):653-60.

[78] Practice Committee of the American Society for Reproductive Medicine and the Practice Committee for the Society for Assisted Reproductive Technology. Guidance regarding gamete and embryo donation. Fertil Steril. 2021; 115(6):1395-410.

[79] Palacios-Gonzalez C. Mexico and mitochondrial replacement techniques: What a mess. Br Med Bull. 2018; 128(1):97-107.

[80] Pompei M, Pompei F. Overcoming bioethical, legal, and hereditary barriers to mitochondrial replacement therapy in the USA. J Assist Reprod Genet. 2019; 36(3):383-93.

[81] Palacios-Gonzalez C. Mitochondrial replacement techniques: Egg donation, genealogy and eugenics. Monash Bioeth Rev. 2016; 34(1):37-51.

[82] Weissman A, Leong M, Sauer MV, Shoham Z. Characterizing the practice of oocyte donation: A web-based international survey. Reprod Biomed Online. 2014; 28(4):443-50.

72

代　孕

Hadas Ganer Herman 和 Arieh Raziel

引　言

代孕被视为第三方生殖的一种形式,其中还包括配子或胚胎的捐赠和领养。我们已经见证了媒体曝光和文化观念对这个话题的重大变化,因为社交媒体上的关键人物坦率地分享了他们的代孕经验。因此,这一曾经的禁忌选项已逐渐被更频繁地使用,因此我们需要熟悉代孕的各个方面。

代孕并非21世纪的新事物,事实上第三方生殖甚至可以追溯到《旧约圣经》的《创世记》,其中描述了 Abraham、Sarah 和他们的仆人 Hagar 所实施的"自然代孕"。这可能是许多妇女为配偶无法怀孕的国王和统治者生育孩子的故事之一。随着人工授精技术的发展,这种方式成了一种比"自然"方式更加被社会所接受的方式。从法律角度来看,第一个正式的合法代孕协议于1976年由美国律师、强烈支持代孕的 Noel Keane 起草,他在其职业生涯中参与了大约600个代孕孩子的出生。然而,第一位获得合法补偿的代孕妈妈是1980年的 Elizabeth Kane,这标志着第一例正式的金钱补偿。自然代孕有相应的困难,因此成了几起众所周知的法律纠纷的根源,包括"婴儿 M"案[1]和 Smith 诉 Jones 案[2]。1978年,第一个体外受精(IVF)婴儿 Louise Brown 诞生。同时带来这样一个观念,完全由"遗传学夫妇"配子产生的胚胎可以移植给"代孕者",代孕者对代孕所生产的孩子没有遗传学贡献。英国和美国的第一例妊娠代孕发生在1985年,Kim Cotton 和 Shannon Boff 分别代表意向父母生下了一个与自己没有遗传学关系的孩子。

目前在英国,只要有明确的医学指征,代孕已被视为不孕夫妇的一种治疗选择。1990年由英国医学协会(BMA)委托撰写的一份报告[3]首次提供了代孕被正式接受为合法治疗方式的证据。同年,《人类受精与胚胎学法案》(1990)[4]在英国议会通过,未禁止代孕。BMA 最新的报告[5]指出:如果意向母亲由于医学原因无法或极不希望自己怀孕的情况下,代孕是一种可接受的最后选择。

此前,代孕仅在英国有限的试管婴儿机构实施。因此,1998年 Bourn Hall 的一份报告中指出,在英国每年2500个 IVF 和冷冻胚胎替代周期中,代孕约占1%[6]。目前的情况估计更为乐观,2015年的一份报告指出在参与调查的医疗机构中,42.6%提供代孕服务[7],其中异性伴侣是使用该服务的最大群体,其次是男性同性伴侣。然而在全球范围内,代孕服务的可及性却并不相似。在英国这场旷日持久的辩论中,大多数其他欧洲国家都决定禁止任何形式的代孕。2022年国际生殖协会联合会(IFFS)的全球调查显示,在参与调查的29个国家中,仅有28%允许和/或实施过代孕[8]。迄今为止,在自然代孕和妊娠代孕最丰富的经验来自美国,那里允许商业代孕,并且90%的机构提供妊娠代孕服务[9]。2019年,1.9%的辅助生殖技术(ART)周期涉及代孕者,从2010年到2019年,代孕者胚胎移植的周期数量和比例分别2 649个(2.1%)增长到9 195个(5.4%)[9]。

代孕的历史引发了伦理方面的顾虑,显然过去的规范和实践对现在已无相关性或伦理性。现代代孕涉及女性的自愿参与,她们愿意为无法怀孕的夫妇充当代孕者。作为医生,我们有义务严格地监督,以确保涉及各方的安全和健康。本章旨在综述与妊娠代孕相关的所有医疗和非医疗内容。

定义和术语

代孕指一名妇女为意向夫妇怀孕,因此她通常被称为代孕者。在"妊娠代孕"、"完全代孕"或"IVF 代孕"中,"遗传夫妇"、"委托夫妇"或"意向父母"的配子被用来产生胚胎,随后胚胎被移植给同意担任代孕者的女性。因此,由此产生的子代与"代孕者"没有遗传上的关系。在"自然代孕"或"部分代孕"中,代孕者用"遗传学夫妇"中丈夫的精液授精。因此,由此产生的子代与代孕者有遗传关系。本章仅讨论"妊娠代孕",发起代孕并提供配子的夫妇称为"遗传学夫妇",而随后怀上孩子的妇女称为"代孕者"。

适应证

需要代孕的遗传学夫妇可以分为两类:无子宫和有子

宫,接下来将详细介绍。对于无子宫的患者可进一步分为先天性或后天性。先天性子宫缺失被称为 Mayer-Rokitansky-Küster-Hauser (MRKH)综合征,而后天性是由于各种病理原因进行的子宫切除术。男性同性伴侣也属于这一群体(缺乏子宫)。有子宫但需要代孕者的患者包括多次体外受精反复种植失败、复发性流产以及各种母体基础疾病和既往严重产科并发症以致医学上不宜妊娠的病例。这些可能包括肾功能衰竭、全身受累的抗磷脂抗体综合征、复杂的系统性红斑狼疮和严重的心脏病,例如心肌病。其他不常见的基础疾病还包括严重的复发性先兆子痫、胎盘植入史和器官移植后状态,尽管列举出每一个潜在的适应证超出了本章的讨论范围。

在墨西哥这个只允许无私代孕的地方,有报道称32%的代孕病例是由于子宫切除术后,21%是由于反复种植失败,21%是伴侣中无女性,19%是由于母体医学状况或既往产科并发症,11%是由于复发性流产,3%是由于子宫病变[10]。在一个独立的加拿大队列中,在排除男性同性伴侣和单身男性后,有 47.0%的人因反复种植失败、复发性流产和既往不良妊娠史被描述为无法怀孕,而53.0%的人因严重的 Asherman 综合征、子宫畸形或未发育以及母体医学合并症而被描述为无法怀孕[11]。最后,在以色列的一系列病例中,52.6%的病例中,缺乏子宫是代孕的指征,包括 MRKH 综合征和子宫切除术后的患者,而47.4%的病例是由于反复种植失败、复发性流产和母体医疗状况[12]。

MRKH (Mayer-Rokitansky-Küster-Hauser)综合征

由于 MRKH 综合征(MRKHS)是妊娠代孕相对常见的适应证,因此下文将对其进行详细的讨论。MRKHS 是一种生殖道先天性异常,女性新生儿的发病率为 1 : 4 900[13]。一般在青春期因原发性闭经检查时被诊断。该综合征包括子宫完全缺如或仅有双侧纤维肌性残余物组成的始基子宫,并伴有阴道发育不全。由于胚胎期发育的来源不同,输卵管与功能正常的卵巢通常存在[14]。核型通常为46XX,第二性征通常为女性。MRKHS 经常伴有泌尿系统、骨骼和心脏缺陷。泌尿道异常包括肾脏发育不全/缺失、盆腔肾、马蹄肾、肾硬化和重复输尿管[15]。MRKHS 的遗传起源多种多样,包括拷贝数变异和点突变[16]。最近的研究表明,在先前确定的数十个候选基因中,个别基因的致病更为常见[17]。

Duncan 等人提出了术语 MURCS(泌尿心脏和骨骼畸形)用来描述存在全身受累的病例[18]。此描述后来被 Oppelt 等人纳入更新的分类中[19],基于 53 名 MRKHS 患者,作者创建了该综合征的临床诊断分类:输卵管、卵巢和肾脏系统生成并发育良好的典型形式;以及存在卵巢和/或肾脏系统其他畸形的非典型形式[19]。

过去对这些患者的医疗重点是解决生活质量问题,例如重建阴道以实现性交。然而随着生殖医学的进步,通过代孕者[20],甚至通过子宫移植[21](如第 66 章所述),实现母亲身份的可能性变成现实。

前文提到的两种 MRKHS 亚型患者的 IVF 表现有所不同。根据对 27 名 MRKHS 患者共 102 个周期代孕 IVF 的随访数据,患有典型 MRKHS 的女性需要更少的促性腺激素和更短的卵巢刺激时间。典型 MRKHS 女性的平均卵泡数、卵母细胞数和 MⅡ 卵母细胞数、受精率和卵裂胚胎数均较高。然而由于移植给代孕母亲的可用胚胎数量和质量没有受到影响,最终的怀孕率相似[22]。

迄今为止,有限的数据评估先天性畸形向女性后代遗传的可能性似乎是令人放心的,根据一份报告, 34 名活产儿的母亲患有 MRKHS,其中一半是女性,未发现先天性畸形[23]。

患者选择

意向父母的评估和咨询

在既往 IVF 治疗失败的情况下,意向夫妇通常已经接受了评估。但在首次与代孕者一起开始治疗的情况下,意向夫妇的评估通常较少。因此,将主要根据已列出的指征,或其他相关指征评估是否需要代孕者。

此外,还应评估是否适合激素治疗及随后的 IVF。对于因 MRKHS 需要代孕的患者,这可能包括评估肾脏异常以识别移位的肾脏(出于取卵的考虑)。而对于因癌前状态而接受过子宫切除术的患者,最好在激素应用之前得到肿瘤科医生的许可。对于因母体合并症而需要代孕的患者,最好个体化评估基线健康状况及是否适合 IVF,包括患者定期服用的药物。对于反复种植失败/复发性流产的患者,若此前未检查夫妻双方核型,最好完善该检查,以避免代孕时出现类似的结果。

对于接受 IVF 的夫妇,建议评估卵巢储备以调整用药方案,并最好使用超声评估盆腔解剖结构。应根据当地法规进行基线检查,通常包括体格检查、近期的子宫颈刮片检查、乙型肝炎病毒(HBV)、丙型肝炎病毒(HCV)和人类免疫缺陷病毒(HIV)检测和全血细胞计数[24]。

对于男性,应采用精液分析来排除无精子症,并评估是否需要卵胞质内单精子注射。如果代孕者为 Rh 阴性血,则需要提供遗传父母的血型。

法律方面的因素也应考虑,具体取决于当地的法规。

例如,在以色列,只有在意向母亲未满 41 岁时取卵,才可以采用妊娠代孕。若代孕意向夫妇是恶性肿瘤患者,还必须考虑法律和道德因素,以确保意向夫妇有足够的预期寿命。

最后,必须由机构的心理学家或其他指定人员向意向夫妇提供深入的咨询。需要解决的问题包括但不限于以下内容[25]:

- 审查所有替代治疗方案[26]。
- 需要找到自己的代孕者(英国),妊娠代孕的实际治疗费用以及保障代孕者的保险。
- 获得法律建议的重要性,以及与代孕者签订合约以应对妊娠代孕牵扯的法律问题的必要性。按照不同国家的法律规定,应当提及代孕者在孩子出生后希望留下孩子的可能性。此外,根据代孕者未来希望参与孩子生活的程度,协议应为意向父母和代孕者未来的联系打下基础。
- 代孕带来的心理层面的问题,包括对孩子潜在的心理影响。从决定寻找代孕者开始,最好告知意向父母他们在这一过程中可以接受心理支持。
- 这一过程中可能的医疗风险,包括多胎妊娠的风险、孩子出生缺陷的可能性以及所有与 IVF 相关的风险。

代孕者的评估

世界各地对代孕者的规定各不相同。这包括最低年龄要求、能否为亲属代孕、医疗考虑和经济补偿。即使法律允许,对于亲属提出担任代孕者也应仔细评估是否存在不健康的家庭因素和被施加的不当压力。因此,建议对潜在的代孕者进行一次详细的访谈。英国伦理委员会建议代孕者应当已婚,并且在咨询过程中应让其丈夫或伴侣充分了解另一半充当代孕者的影响。

医疗考虑因素多种多样,但必须考虑潜在代孕者的健康状况、既往分娩方式、产科并发症和心理健康[27]。基线评估应首选包括体格检查、重点评估子宫的超声盆腔评估以及为意向代孕者及其伴侣进行常见感染的检测,包括 HBV、HCV 和 HIV。

需要强调的问题包括但不限于以下[28]:

- 家人和朋友反对这种行为的可能性。
- 与怀孕相关的可能的医疗风险,包括流产、异位妊娠、早产和剖宫产。
- 接受 IVF 代孕的所有影响。
- 多胎妊娠及减胎术的可能性。
- 当代孕者将孩子交给遗传学夫妇时,她可能会感到丧亲之痛。

治疗方案的选择

选择治疗方案时必须考虑代孕者和意向父母的实际情况、代孕者是否适合所选择方案(例如月经是否规则)以及当地法规。在英国,遗传学夫妇获得的胚胎必须冷冻保存六个月的“检疫隔离”期,待复查 HIV 病毒阴性后方可移植给代孕者[29]。因此,主要考虑的是代孕者冷冻胚胎移植方案的选择。

如果意向父母和代孕者的同步性能够适合新鲜周期移植,代孕者可以根据需要应用口服避孕药和短效促性腺激素释放激素(GnRH)激动剂,直到开始对遗传学母亲进行卵巢刺激。如果计划进行人工周期移植,则可以先行模拟移植周期,以明确对雌激素的平均反应时间。也可以考虑自然周期移植,尽管其在新鲜周期移植时可能不太灵活,并且需要考虑代孕者自然怀孕的可能。尽管优先考虑采用 GnRH 激动剂扳机的 GnRH 拮抗剂方案,但是对遗传学母亲的刺激方案是个性化的(参见第 46 章关于全冷冻周期的卵巢刺激的相关内容)[30]。意向父母可选择孕前非整倍体检测以提高移植遗传学健康胚胎的可能性,尽管这尚未被证实可以提高活产率[31]。

如果不需要患者同步,则应考虑选择人工周期还是自然周期进行冻融胚胎移植,并与患者讨论。然而,许多人认为使用自然排卵周期来进行 FET 是不可接受的,因为存在代孕者自然怀孕的风险。

最后,必须讨论选择单胚胎移植还是多胚胎移植。移植多个胚胎与临床妊娠率、活产和多胎妊娠的增加有关。然而,多胎妊娠会导致更高的流产率和不良产科结局的发生率,例如早产和低出生体重[31,32]。

结　果

妊娠代孕治疗通常可以使每个遗传学夫妇和代孕者获得满意的妊娠率和活产率。迄今为止,文献中报道的研究数量有限。在 Utian 及其同事的报道中[33],每个取卵周期的临床妊娠率为 18% (7/59),每次胚胎移植的临床妊娠率达 23%。该小组随后报告了涉及 180 个周期的 IVF 妊娠代孕,每个周期的总体妊娠率为 24%,活产率为 15.8%[34]。Corson 及其同事报道称,在遗传学母亲年龄小于 40 岁时,每对意向夫妇的临床妊娠率为 58%,每次胚胎移植的临床妊娠率为 33.2%[35]。而来自美国的另一个更大的研究显示持续或已分娩的妊娠率为 36%[36]。在英国 Born Hall 中心,平均移植两枚胚胎时,每对遗传学夫妇的活产率为 37%~43%,每名代孕者的活产率达到 34%~39%[29,37]。在最近的一份报告中,81 位代孕者进行了 170 次胚胎移植,其中绝大多数是单个冻融胚胎移植,首次移植的活产率为 23.5%,6 周期后的累积活产率为 50.6%[38]。澳大利亚的另一份报告显示,在 360 个胚胎移植周期中,临床妊娠率和活产率分别为26%和19%,值得注意的是单胚胎移植和双胚胎移植之间没有差异[39]。

产科结局主要取决于移植的胚胎数量和由此产生的多胎妊娠。如前所述,移植多个胚胎可能会增加怀孕和活产的概率,但也与较高的多胎妊娠率相关。这些都是高风险妊娠,与显著降低的分娩胎龄和较高的早产率、较低的平均出生体重和更多低出生体重的新生儿有关[31,39]。代孕者和匹配对照组之间的孕产妇患病率似乎相当,且低于IVF人群[40]。这包括高血压疾病率和剖宫产率。然而,代孕者的前置胎盘发生率可能高于对照组[41],因为IVF已被证明会增加风险,并与生育力低下状态无关[42]。

对代孕各方的长期心理评估很有意义。2015年的一项针对代孕的荟萃分析中,在10岁时评估发现通过代孕及其他类型辅助生殖技术孕育的孩子之间不存在明显的心理差异,代孕意向母亲、使用辅助生殖技术的母亲和自然受孕母亲的心理健康状况也没有显著差异[41]。作者还指出,尽管存在一些代孕者与新生儿分离困难的情况,代孕组和对照组的孩子之间的心理参数评估没有差异。

其他注意事项

以下小节阐述了IVF代孕可能遇到的重要伦理问题和实际问题。

宗教态度

不同宗教对代孕的态度差异很大。

天主教强烈反对一切形式的辅助受孕,特别是涉及配子捐赠和代孕[43]。因此,代孕在欧洲的天主教国家是被禁止的:意大利、法国等。英国圣公会对代孕的看法不那么严格,也没有进行谴责。

犹太教非常注重家庭,并赋予犹太夫妇生育孩子的义务,因此并不禁止妊娠代孕[44]。从宗教角度来看,犹太夫妇通过妊娠代孕所生育的孩子将属于提供精子的父亲(因此以色列妊娠代孕中不允许精子捐赠)和分娩的妇女[45]。

伊斯兰教的观点似乎很绝对,正如严格禁止使用捐赠配子,代孕也是不被允许的。有人建议可以允许同一婚姻中的妻子之间这样做,但争论仍在继续[46]。

补偿

向代孕者付费是否合乎伦理,如果是的话,支付多少钱,这个问题一直引起人们的关注。在美国和以色列,付款是“预先”并公开的。而在英国以及欧洲大部分地区、澳大利亚和新西兰,利他代孕是每个人都希望的,但实际上是不切实际的,付款往往被备注为“合理费用”。许多人还认为不向代孕者支付费用是不道德的,因为她们为帮助其他夫妇而做出了牺牲。欧洲人类生殖与胚胎学会(ESHRE)道德与法律工作组(2005)[29]指出,为(代孕)服务付费是不可接受的,而国际生育协会联盟2010年的监测报告[47]仅指出“向代孕者付费会引起特别的关注”。

治疗和新生儿照护方面

- 可能遇到“遗传学母亲”对于刺激出现卵巢低反应的情况。在子宫切除术后的病例中,卵泡反应降低可能是由于卵巢血管供应减少所致[48]。
- 代孕者可能希望将孩子留下。
- 异常的孩子可能会被遗传学父母和代孕者遗弃。

治疗后的长期考量

- 妊娠代孕对所生育孩子的长期影响尚不清楚。
- 对“遗传学夫妇”和“代孕者”的长期心理影响尚不清楚。
- 对代孕者现有子女,即母亲-孩子关系的影响尚未深入研究。Golombok等人研究发现,与自然受孕相比,代孕和卵子捐赠在母亲消极性、母亲积极性、母子互动和儿童适应方面没有差异[49]。然而,与自然受孕相比,代孕和卵子捐赠家庭的母亲表现出不太积极的母子互动。

跨境代孕

由于有许多主要国家,特别是在欧洲,例如意大利、德国和法国,代孕是不被允许的。并且随着全球旅行便利性的增加,为了寻求在本国无法获得的治疗,人们选择前往国外。跨境生殖服务,即跨越国界生育孩子得以迅速发展[50]。这导致了不同的问题,需要我们关注相关各方的治疗,特别是面对最近全球瘟疫大流行的情况[51]。

总　结

妊娠代孕只能在英国获得人类胚胎学和受精法案(HEFA)许可的机构,以及欧洲少数国家、以色列和美国进行①。

妊娠代孕治疗的适应证仅限于小部分没有子宫(先天性或后天性)、复发性流产或反复种植失败或患有某些一旦怀孕可能威胁女性生命的医疗状况,以及希望成为父母的男性同性伴侣。在评估妊娠代孕的功效时,可以认为其对于具有特定指征的年轻女性的治疗是成功,并且相对

① 本章仅为原文直译,其在我国并不被允许。

来讲没有并发症。

健康代孕的基础是必须极其谨慎地选择代孕者以确保完全适合,并且还需要在短期和长期范围内就治疗的各个方面进行深入的咨询。独立顾问和律师的支持和建议绝对是有必要的。作为临床医生,我们对相关各方承担医疗管理的责任,但应始终仔细考量代孕治疗的社会、宗教或伦理问题。我们建议参与妊娠代孕治疗的临床医生参考最新的实践建议,这些建议对筛查、评估、心理教育和法律建议进行了全面的回顾[52]。

根据我们在以色列和英国的长期经验,还没有遇到严重的临床、伦理或法律问题。然而,通常由于代孕者健康、年轻且具有生育能力,她和遗传学父母总是期望成功,如果没有达成则可能灰心丧气。发生这种情况时,为双方提供全面的支持咨询至关重要。由于代孕这种治疗形式已被全球许多国家道德上接受,代孕服务应该成为大型机构提供的全面不孕治疗计划的一部分。

(陈泰来译,张婷、孙赟校)

参考文献

[1] Andrews LB. The Stork market: The law of the new reproduction technologies. ABA J. 1984; 70(8):50-6.

[2] Annas GJ. Using genes to define motherhood-the California solution. N Engl J Med. 1992; 326(6):417-20.

[3] British Medical Association. Surrogacy: Ethical Considerations. Report of the Working Party on Human Infertility Services. London, UK: BMA publications, 1990.

[4] Human Fertilisation and Embryology Act. London, UK: Her Majesty's Stationery Office, 1990.

[5] Association BM. Changing Conceptions of Motherhood. The Practice of Surrogacy in Britain. London, UK: BMA publications, 1996.

[6] Balen AH, Hayden CA. British fertility society survey of all licensed clinics that perform surrogacy in the UK. Hum Fertil (Camb). 1998; 1(1):6-9.

[7] Norton W, Crawshaw M, Hudson N, Culley L, Law C. A survey of UK fertility clinics' approach to surrogacy arrangements. Reprod Biomed Online. 2015; 31(3):327-38.

[8] Ory SJ. International Federation of Fertility Societies' Surveillance (IFFS) 2022: Global Trends in Reproductive Policy and Practice, 9th Edition [Internet]. 2022. Available from: https://www. iffsreproduction. org/wp-content/uploads/2022/04/2022-Surveillance-Report-April-2-2022-Upload.pdf

[9] Centers for Disease Control and Prevention. 2019 Assisted Reproductive Technology Fertility Clinic and National Summary Report. 2021.

[10] Cabra R, Alduncin A, Cabra JR, Ek LH, Briceño M, Mendoza PB. Gestational surrogacy. Medical, psychological and legal aspects: 9 years of experience in Mexico. Hum Reprod Open. 2018; 2018(1):hox029.

[11] Dar S, Lazer T, Swanson S, Silverman J, Wasser C, Moskovtsev SI, et al. Assisted reproduction involving gestational surrogacy: An Analysis of the medical, psychosocial And legal issues: Experience from a large surrogacy program. Hum Reprod. 2015 Feb; 30(2):345-52.

[12] Raziel A, Schachter M, Strassburger D, Komarovsky D, Ron-El R, Friedler S. Eight years' experience with an IVF surrogate gestational pregnancy programme. Reprod Biomed Online. 2005; 11(2):254-8.

[13] Herlin M, Bjørn A-MB, Rasmussen M, Trolle B, Petersen MB. Prevalence and patient characteristics of Mayer-Rokitansky-Küster-Hauser syndrome: A nationwide registry-based study. Hum Reprod. 2016; 31(10):2384-90.

[14] Choussein S, Nasioudis D, Schizas D, Economopoulos KP. Mullerian dysgenesis: A critical review of the literature. Arch Gynecol Obstet. 2017; 295(6):1369-81.

[15] Chen N, Pan H, Luo G, Wang P, Xie Z, Hua K, et al. Clinical characteristics of 1,055 Chinese patients with Mayer-Rokitansky-Küster-Hauser syndrome: A nationwide multicentric study. Fertil Steril. 2021 Aug; 116(2):558-65.

[16] Williams LS, Demir Eksi D, Shen Y, Lossie AC, Chorich LP, Sullivan ME, et al. Genetic analysis of Mayer-Rokitansky-Kuster-Hauser syndrome in a large cohort of families. Fertil Steril. 2017 Jul; 108(1):145-151. e2.

[17] Mikhael S, Dugar S, Morton M, Chorich LP, Tam KB, Lossie AC, et al. Genetics of agenesis/hypoplasia of the uterus and vagina: Narrowing down the number of candidate genes for Mayer-Rokitansky-Küster-Hauser syndrome. Hum Genet. 2021 Apr; 140(4):667-80.

[18] Duncan PA, Shapiro LR, Stangel JJ, Klein RM, Addonizio JC. The MURCS association: Müllerian duct aplasia, renal aplasia, and cervicothoracic somite dysplasia. J Pediatr. 1979; 95(3):399-402.

[19] Oppelt P, Renner SP, Kellermann A, Brucker S, Hauser GA, Ludwig KS, et al. Clinical aspects of Mayer-Rokitansky-Kuester-Hauser syndrome: Recommendations for clinical diagnosis and staging. Hum Reprod. 2006 Mar; 21(3):792-7.

[20] Beski S, Gorgy A, Venkat G, Craft IL, Edmonds K. Gestational surrogacy: A feasible option for patients with Rokitansky syndrome. Hum Reprod. 2000; 15(11):2326-8.

[21] Jones BP, Saso S, Bracewell-Milnes T, Thum M-Y, Nico-

poullos J, Diaz-Garcia C, et al. Human uterine transplantation: A review of outcomes from the first 45 cases. BJOG. 2019 Oct; 126(11):1310-9.

[22] Raziel A, Friedler S, Gidoni Y, Ben Ami I, Strassburger D, Ron-El R. Surrogate in vitro fertilization outcome in typical and atypical forms of Mayer-Rokitansky-Kuster-Hauser syndrome. Hum Reprod. 2012; 27(1):126-30.

[23] Petrozza JC, Gray MR, Davis AJ, Reindollar RH. Congenital absence of the uterus and vagina is not commonly transmitted as a dominant genetic trait: Outcomes of surrogate pregnancies. Fertil Steril. 1997; 67(2):387-9.

[24] Practice Committee of the American Society for Reproductive Medicine and Practice Committee of the Society for Assisted Reproductive Technology. Recommendations for practices utilizing gestational carriers: A committee opinion. Fertil Steril. 2017 Feb; 107(2):e3-10.

[25] Fischer S, Gillman I. Surrogate motherhood: Attachment, attitudes and social support. Psychiatry. 1991; 54:13-20.

[26] Jones BP, Ranaei-Zamani N, Vali S, Williams N, Saso S, Thum M-Y, et al. Options for acquiring motherhood in absolute uterine factor infertility; Adoption, surrogacy and uterine transplantation. Obstet Gynaecol. 2021 Apr; 23(2):138-47.

[27] Kim HH. Selecting the optimal gestational carrier: Medical, reproductive, and ethical considerations. Fertil Steril. 2020; 113(5):892-6.

[28] Consideration of the gestational carrier: An ethics committee opinion. Fertil Steril. 2018 Nov; 110(6):1017-21.

[29] PR B. A Textbook of In Vitro Fertilization and Assisted Reproduction. London, UK and New York, NY: Taylor and Francis; 2005, pp. 393-404.

[30] Mizrachi Y, Horowitz E, Farhi J, Raziel A, Weissman A. Ovarian stimulation for freeze-all IVF cycles: A systematic review. Hum Reprod Update. 26(1):118-35.

[31] Namath A, Jahandideh S, Devine K, O'Brien JE, Stillman RJ. Gestational carrier pregnancy outcomes from frozen embryo transfer depending on the number of embryos transferred and pre-implantation genetic testing: A retrospective analysis. Fertil Steril. 2021; 115(6):1471-7.

[32] Attawet J, Wang AY, Farquhar CM, Jordan V, Li Z, Sullivan EA. Pregnancy and birth outcomes of single versus multiple embryo transfer in gestational surrogacy arrangements: A systematic review and meta-analysis. Hum Fertil (Camb). 2020 Jul; 1-11.

[33] Utian WH, Goldfarb JM, Kiwi R, Sheean LA, Auld H, Lisbona H. Preliminary experience with in vitro fertilization-surrogate gestational pregnancy. Fertil Steril. 1989; 52(4):633-8.

[34] Meniru GI, Craft IL. Experience with gestational surrogacy as a treatment for sterility resulting from hysterectomy. Hum Reprod. 1997; 12(1):51-4.

[35] Corson SL, Kelly M, Braverman AM, English ME. Gestational carrier pregnancy. Fertil Steril. 1998; 69(4):670-4.

[36] Goldfarb JM, Austin C, Peskin B, Lisbona H, Desai N, de Mola JR. Fifteen years experience with an in-vitro fertilization surrogate gestational pregnancy programme. Hum Reprod. 2000; 15(5):1075-8.

[37] Brinsden PR, Appleton TC, Murray E, Hussein M, Akagbosu F, Marcus SF. Treatment by in vitro fertilisation with surrogacy: Experience of one British centre. BMJ. 2000; 320(7239):924-8.

[38] Attawet J, Wang A, Li Z, Johnson L, Hammarberg K, Sullivan E. Cumulative live birth rates among gestational surrogates in altruistic surrogacy arrangements. Hum Fertil (Camb). 2020 Jul; 1-8.

[39] Wang AY, Dill SK, Bowman M, Sullivan EA. Gestational surrogacy in Australia 2004-2011: Treatment, pregnancy and birth out-comes. Aust N Z J Obstet Gynaecol. 2016; 56(3):255-9.

[40] Swanson K, Letourneau JM, Kuppermann M, Einerson BD. Obstetric morbidity in gestational carrier pregnancies: A population-based study. J Assist Reprod Genet. 2021; 38(1):177-83.

[41] Söderström-Anttila V, Wennerholm U-B, Loft A, Pinborg A, Aittomäki K, Romundstad LB, et al. Surrogacy: Outcomes for surrogate mothers, children and the resulting families-a systematic review. Hum Reprod Update. 2016; 22(2):260-76.

[42] Tsutsumi R, Fujimoto A, Osuga Y, Ooi N, Takemura Y, Koizumi M, et al. Singleton pregnancy outcomes after assisted and non-assisted reproductive technology in infertile patients. Reprod Med Biol. 2012 Jul; 11(3):149-53.

[43] McCormick RA. Surrogacy: A catholic perspective. Creighton Law Rev. 1992; 25(5):1617-25.

[44] Schenker JG. Assisted reproduction practice in Europe: Legal and ethical aspects. Hum Reprod Update. 1997; 3(2):173-84.

[45] Benshushan A, Schenker JG. Legitimizing surrogacy in Israel. Hum Reprod. 1997; 12(8):1832-4.

[46] Husain FA. Reproductive issues from the Islamic perspective. Hum Fertil (Camb). 2000; 3(2):124-8.

[47] Jones HWJ, Cooke I, Kempers R, Brinsden P, Saunders D. International federation of fertility societies surveillance 2010: Preface. Fertil Steril. 2011; 95:491.

[48] Siddle N, Sarrel P, Whitehead M. The effect of hysterectomy on the age at ovarian failure: Identification of a subgroup of women with premature loss of ovarian function and literature review. Fertil Steril. 1987; 47(1):94-100.

[49] Golombok S, Murray C, Jadva V, MacCallum F, Lycett E. Families created through surrogacy arrangements: Parent-child relationships in the 1st year of life. Dev Psychol. 2004; 40(3):400-11.

[50] Crockin SL. Growing families in a shrinking world: Legal and ethical challenges in cross-border surrogacy. Reprod Biomed Online. 2013; 27(6):733-41.

[51] Swain ME, Rogerson CJ. Addressing legal issues in cross-border gestational surrogacy: Current topics and trends. Fertil Steril. 2021; 115(2):268-73.

[52] Practice Committee of the American Society for Reproductive Medicine and Practice Committee of the Society for Assisted Reproductive Technology. Recommendations for practices using gestational carriers: A committee opinion. Fertil Steril. 2022; 118(1):65-74.

73

辅助生殖技术中的患者支持

Sharon N. Covington 和 Laura S. Covington

引　言

生殖受到强烈的生物学和心理学驱动力影响，被认为是最基本的人类需求之一。当生殖能力受阻时，就会引发危机——不孕不育的生命危机。文献详细记录了不孕不育的心理危机。它被认为是一种情感上的困难经历，影响到夫妇或个人生活的各个方面，包括人际关系、生活目标、社会角色、自我形象、自信心和性生活等[1]。与不孕不育相关的失意是多方面的，包括失去希望、梦想、未来计划、婚姻满意度、自尊、掌控感、对生活中公平、健康、幸福感的信念，以及最重要的，“梦寐以求的孩子”[2]。此外，这些失意会引发悲伤的感觉，比如震惊、难以置信、悲伤、愤怒、内疚、责备和抑郁。随着患者经历医学的诊断和治疗，这些情绪均可应验并可能反复出现。正是通过体验和表达悲伤过程中的各种情感，不孕夫妇才开始接受他们的不孕状态，探索后续的备选方案，并继续他们的生活[3]。

在过去的 50 年中，我们见证了不孕症从心理病因模式向心理后果模式的转变，在前者中，心理因素被认为是不孕症的病因，而在后者中，心理因素被认为是不孕症的结果[4]。在这个概念中，不孕症被视为一种影响个人和夫妇生活各个方面的情感挑战。因此，情绪困扰是不孕症的后果，而非之前观点中的原因。采用更广泛的理论视角使得对不孕症的理解从个体化变得更加综合全面。在这种意义上，个体/夫妇与社会/医疗之间的相互作用被纳入考虑，并且必须将这种相互作用纳入医疗过程中。这些观点还加深了对个人/夫妇的差异性、适应力、生殖医学治疗的影响，以及心理治疗干预效果的理解。

在这段时期内，对不孕不育社会心理背景的研究迅速增长。通过对文献的全面回顾，Greil 及其同事[5]扩展了他们早期的工作，通过评估多年来的研究成果[6]确定了它是如何变化的，在方法上取得了哪些进展，以及可以对不孕不育的经历进行哪些概括。他们注意到了一个转变，即从将不孕不育视为一种具有心理后果的医疗状况，到将不孕不育置于更大的社会文化结构中进行考量，这种转变塑造了不孕症的经历。因此，个人或夫妇必须将不孕不育定义为一个问题，然后决定如何应对这一问题。

这种观念促进了从“不孕”到“生育”的治疗、咨询和治疗术语的转变[7]。生殖医学实践历来以异性恋规范为方法，因为治疗集中在寻求不孕症治疗的顺性别/异性/异性恋夫妇。然而，近年来，随着越来越多的患者寻求帮助组建家庭，并且可能在技术上并不是不孕——单身人士，LGBTQ+夫妇（女同性恋、男同性恋、双性恋、跨性别者、酷儿以及代表自我认同为这个群体成员但在前面未被提及的人），以及那些寻求保护生育力的人——生殖医疗发生了变化①。

所有生殖医学组织越来越一致认为，对寻求帮助的患者需要使用一种“以患者为中心”的方法，尊重和回应患者的需求和价值观，并指导所有临床决策。最佳的患者治疗应包括尽量减少患者心理痛苦的策略，同时在积极的环境中提供有效的临床治疗[8]。通过以患者为中心的方法，常规提供心理社会保健可以减少与医疗和不孕不育相关的痛苦，并改善患者的福祉和对治疗的依从性。欧洲人类生殖与胚胎学会（ESHRE）采用循证方法，发布了关于辅助生殖技术（ART）中常规提供社会心理保健的广泛指南[9]，本章支持并采纳了这一方法。

压力和辅助生殖技术

ART 在为解决生育问题制造更多机会的同时，也给患者带来了自身心理挑战。对许多夫妇而言，ART 是拥有孩子的最后且最佳选择，在此之前，他们可能经历了长达数月甚至数年的治疗失败，常常付出了巨大的情感、身体和经济代价。（对于前文提到的技术上并非不孕的其他患者来说，ART 提供了前所未有的生孩子的机会，但怀孕可能需要时间，随着治疗的推进，可能会出现许多相同的压力因素）②。进入 ART 流程的患者通常背负着不孕不育带来的悲伤和失望，看起来沮丧、愤怒、疲惫、依赖和焦虑。尽管情绪枯竭，但夫妇们还是被这项前所未有而如今能为他们带来希望的技术所吸引，他们发现自己被卷入

①② 译者注：此段仅为原文直译，其在我国并不被允许。

了一种新的情绪动荡,即希望和绝望的矛盾,这在一定程度上似乎是由技术本身的体验所产生。ART 的强度和高科技性质营造了一种紧张的氛围,其风险投入较高,而成功的机会可能相对较低。ART 是一场赌博,患者就像赌徒一样,可能对成功抱有不切实际的高期望,或在没有成功的情况下感到有必要"再试一次",很难结束治疗。在所有的不孕症治疗中,体外受精(IVF)被认为是最具压力的[10],大多数患者将其描述为"极度"到"中度"压力[11]。

虽然压力和不孕之间的关系还不完全清楚,但已知 IVF 失败会导致严重的心理困扰[12]。在一个周期失败后,几乎所有夫妇都报告出现了急性抑郁症状[13],焦虑和愤怒水平的升高可以持续数周[14]。尽管不孕症和 ART 会带来压力,但众多研究报告表明,绝大多数患者总体上可以较好地调整适应[15-18]。在一项对不孕不育的心理影响进行的最全面、科学、严谨的综述研究中,Stanton 和 Danoff Burg 得出结论,认为大多数不孕不育男性和女性在心理上具有韧性,并保持了良好的社会心理功能[19]。Boivin 发现,与一般人群相比,几乎没有证据表明不孕不育患者群体会在焦虑、精神障碍、婚姻冲突和性功能障碍方面存在显著的长期适应问题[20]。总体而言,这个群体报告的婚姻适应性在正常范围内,不孕症的危机实际上可能促进了婚姻沟通和情感亲密度[21-24]。

性别差异和 ART 压力

大多数关于 ART 期间压力的研究都是针对女性,并且总的来说,女性对不孕症和 ART 的反应比男性更为强烈[25]。在进行 IVF 之前,女性比男性伴侣更容易焦虑和抑郁,生活满意度更低,自尊心更低,预期的压力也更大。在 IVF 过程中,女性经常会因为每日的超声监测、抽血激素检测、注射、取卵手术和胚胎移植等高强度的治疗方案而感到心理上的困扰[10]。如果治疗失败,女性的抑郁症状持续时间会比伴侣长,可长达 6 个月[13,14]。多年后,无论治疗成功与否,女性都会回忆起 IVF 的压力对她们来说比对他们的伴侣更为严重。

尽管越来越多的研究表明,男性对不孕不育的诊断确实会有复杂的情绪反应,包括抑郁、无助和对男性身份的威胁,但研究人员在很大程度上忽视了男性在 ART 过程中的感受[26,27]。尽管男性和女性对 ART 特定方面的情绪反应强度可能不同,但反应类型相同,从治疗前到治疗后,二者的焦虑和抑郁症状都显著增加[22]。此外,男性和女性对 IVF 各个阶段的相对压力评估排名相同,并且他们总体上倾向于高估 IVF 的成功概率,对他们自己的情形表现出较高的希望[13]。

男性和女性在应对 ART 和不孕症的压力方面往往有不同的方式。正如人们经常注意到的那样,女性更善于表达情感,更有可能在 ART 期间通过与伴侣、家人和朋友交谈等非正式活动寻求情感和社会支持。就应对 IVF 治疗后的效果而言,Hynes 等人发现,使用问题导向应对方式的女性比使用回避应对方式或社会支持的女性拥有更高的幸福感[28]。另一方面,男性通常以行动为导向,注重解决问题,经常通过更多地参与工作或与运动相关的活动来应对不孕症。虽然男性和女性可能有不同的应对策略,但这些策略的使用和有效性可能会受到不孕症过程中所处阶段和性别特定的不孕症诊断的影响[29]。

性别差异也可能受到 ART 期间所感知到的社会心理支持影响[30]。由于 ART 治疗的性质以女性为中心,男性可能会感到更加孤立和缺乏情感支持,尤其是来自家人和朋友的支持[27]。当不孕症患者在治疗过程中未能得到他们所需要的情感支持时,可能会产生更大的困扰。社会心理支持和干预对男性和女性同样有益[27,31],因此建议将其作为治疗的一部分。另外值得注意的是,同性伴侣中也可能出现类似的压力和应对差异,特别是女同性恋伴侣。非怀孕的伴侣可能会感到被边缘化,以及在治疗失败时感到被忽视。因此,诊所提供一个支持同性伴侣家庭的包容性治疗环境至关重要[32]①。

ART 周期中的压力水平

虽然可以对 ART 周期中的压力水平做出一般性的假设,但不孕不育患者的自身体验将是个体的和独特的:每个患者都会根据自己的性格和生活经历以不同的方式感受压力。Newton 等人指出,压力既可以被视为一种刺激或事件(外部环境干扰),也可以被看作是一种反应(内部干扰)[25]。另一种看待压力的方法是将其描述为既不是事件也不是反应,而是多种因素的组合:事件的感知意义和适当应对谋略的自我评估[33]。因此,决定 ART 患者如何体验和应对压力的,并不是压力本身,而是对压力的感知。

ART 治疗对患者造成的压力是多方面的,影响到他们生活的各个方面:婚姻、社交、身体、情绪、财务、文化和宗教。时间上存在压力,既因为需要投入大量时间进行密集治疗而导致家庭、工作和社交活动的中断,也因为有时需要长时间等待才能进行 IVF 治疗。ART 的压力会对婚姻关系产生情感负担,并且为配合生育治疗可能需要暂停夫妻间的性行为,性亲密关系也会丧失。此外,夫妇在经

① 译者注:此段仅为原文直译,其在我国并不被允许。

济上也承受着压力，需要为相对较低的成功率支付高昂的ART治疗费用。与医务人员打交道以及应对医疗过程的副作用或潜在并发症也会带来压力：潮热、头痛、情绪波动、注射、超声检查、未来的健康问题以及对胚胎和多胎妊娠的决策等。宗教、社会、文化和道德问题也可能使ART周期充满压力，尤其是对于那些需要第三方生殖、但这些价值观与治疗选择相冲突的人来说①。

研究发现，第一个治疗周期对患者来说压力最大，伴随着很多困惑、迷茫和焦虑[10,14]。这可能是由于对ART过程缺乏经验，或者医护人员与患者在信息沟通和讨论方面不充分导致患者准备不足。Slade等人发现，对于尝试三个周期IVF的夫妇来说，压力在第二周期减轻，但在治疗失败后压力会再次增加，最后一个周期的压力和第一个周期一样大[14]。

在一个治疗周期内，患者将IVF/ART视为一系列必须逐个成功完成的阶段：监测、取卵、受精、胚胎移植、等待期和妊娠测试阶段。压力、焦虑和期待的程度随着每个阶段的进行逐渐增加，在等待期间达到顶峰。许多研究已经证实了临床医生所了解的轶闻：对于患者而言，等待胚胎移植结果是最令人紧张的，其次是等待是否受精，然后是取卵阶段[11,34]。患者意识到IVF过程中这些关键阶段的重要性，结果的不确定性令人非常痛苦。

可以理解的是，不孕不育引起的情绪困扰会影响患者的生活质量。为了识别这些患者，几年前，美国生殖医学会（ASRM）、ESHRE和默克-雪兰诺公司共同努力开发了一种可靠、跨文化且易于访问和解读的心理测量工具。2011年发表的《生育生活质量》（*FertiQoL*）能够衡量治疗质量（与工作人员的互动和信息质量）和治疗可耐受性（对情绪的影响和对日常生活的干扰），成为临床医生的宝贵工具[35]。该工具免费提供，可由患者在线完成，并将结果发送给临床医生。*FertiQoL*提供46种语言版本，还有更多版本正在开发中，完成时间大约为10~15 min。

ART中患者支持的多样性考虑

不同文化、种族、民族、性取向和性别认同可能会影响不孕和/或生育治疗的体验。这些方面可能会造成困扰，并产生各种影响就医的障碍。近年来，我们开始了解多样性因素在患者护理和就医方面的影响。这些因素影响着对患者支持服务的提供以及识别患者需求变化的重要性。

由于医学可能存在的种族制度和歧视，种族和民族差异可能会影响所接受的治疗。所有这些差异都可能影响患者对不孕不育的理解和体验[37]。种族和少数民族群体的障碍可能包括对生育保健的污名化、缺乏生育知识、语言障碍、文化污名化、歧视以及对医疗系统的不信任。在LGBTQ+人群中，障碍可能包括缺乏针对该人群的服务、异性恋和异性别的护理、心理困扰和触发情境（例如患者对身体部位的检查）以及污名化和歧视[39]。这些边缘化的人群可能不太愿意寻求治疗，因为他们担心自己会受到怎样的对待，或者如果遇到了感知上的困扰，他们可能会放弃治疗②。

医护人员在提供治疗时应该意识到可能存在生育知识的差异。例如，美国最近的一项研究显示，与白种人相比，拉丁裔受试者不大了解吸烟对生育的危害，非洲裔美国人关于性传播疾病对生育的影响有更好的理解，而亚洲受试者对月经不规律和不孕症的理解程度更高[37]。在提供患者支持时，治疗团队必须注意患者对自身生育能力的认识和理解方面可能存在的差异。

在宏观层面上，通过系统性的变革来减轻医生的偏见、提高生育知识水平和提高研究质量，有助于解决这些差异问题[36]。在诊所层面上，医务人员应该注意展示的图片、工作人员代表和使用的语言[40]。为了帮助医务人员避免无意的刻板印象或依赖假设，建议采用一种开放式的"文化谦逊"方法。这一概念涉及将文化理解为一个持续的过程，即认识到患者身份和经历的复杂性，其相似之处和差异永远无法推广到所有文化的所有人[38]。

疫情对患者支持的影响

COVID-19对患者治疗方式产生了深远的变革。当疫情蔓延时，世界停摆，也出现了一种新需求，即在减少面对面接触的情况下同时运作。随着人们开始有更多的时间待在家里，不再旅行，这种自由也让患者有时间和空间进行生育治疗。一项巨大的转变也由此发生，从几乎所有事情都需要亲自去做转变为通过远程医疗视频技术几乎可提供所有支持。

COVID-19对心理健康的影响显而易见，焦虑和抑郁的患病率在所有人群中增加了约25%[41]。因此，对患者支持的需求也相应增加。虽然生育治疗在疫情初期暂停，但心理健康问题却上升，对支持服务的需求也扩大了。对于新英格兰一家诊所的不孕症患者来说，最大的压力源仍然是他们的不孕症，甚至远远超过了COVID-19带来的恐惧和压力[42]。一旦不孕症患者成功怀孕，心理负担就会转移到COVID-19会如何影响妊娠。

科技和远程诊疗的使用增加了对迫切和必要的心理健康保健需求。提供远程生育心理健康服务的能力使得

①② 译者注：此段仅为原文直译，其在我国并不被允许。

之前可能无法抽出时间离开工作进行多次预约就诊的患者能够接受到支持性治疗。在本章作者的临床实践中,患者在生育过程中对咨询和支持服务的需求显著增加,因为远程赴约就诊比办公室面诊占用的时间更少。

方 法

谁为 ART 患者提供支持服务

鉴于已有大量研究揭示了不孕症的情绪后果以及 ART 治疗的痛苦属性,很明显,患者需要心理支持作为医疗治疗过程的一部分。随着 ART 技术变得更加复杂,与治疗相关的心理、社会和伦理问题也变得更加复杂,这对工作人员和患者的资源构成了挑战。由于 ART 技术的进步以及对不孕症患者面临的社会心理问题和需求的认识,心理健康专业人员已成为生殖医疗团队中越来越重要的成员。国际上出现了“生育咨询”这一专业领域,将生殖健康心理学和生殖医学结合起来,可提供相关心理健康咨询服务的专业人士包括社会工作者、心理学家、精神科医生、婚姻和家庭治疗师、咨询师和精神科护士等[7]。

生育咨询师作为资源,为患者和工作人员提供专业的心理服务,以支持和提升优质治疗。例如,第三方生殖过程中复杂的医学和心理问题具有社会心理和法律影响,必须仔细评估,并需要有经验的合格心理健康专业人士参与生育咨询[43]①。此外,还需要考虑 ART 对子代产生的社会心理影响,并在治疗前后为存在这些问题的家庭提供援助。

然而,ART 治疗中的患者支持不仅仅是护士或生育咨询师的职责,而是所有工作人员的责任[9]。从行政人员到医生,与每一位工作人员的互动都会影响患者的就诊体验,进而影响患者的压力水平。体贴、温暖、耐心和同情心可以营造出支持的环境氛围。此外,当诊所提供的常规服务高效、有条理,环境布置整洁、不拥挤并且美观时,也反映了对患者的支持和尊重。所有工作人员都需要对 ART 患者的心理需求和压力保持敏感和了解[8]。虽然医生、护士、实验室科学家和其他医疗人员的主要关注点是不孕症的医学诊断和治疗,但也必须包括“治疗患者,而不仅仅是治疗疾病”[9]。

ART 支持服务的类型

ART 患者支持服务可以概括为诊所管理和环境的整体性服务,以及需要由接受过生育咨询培训且有经验的心理健康专业人士提供的专业性服务[43]。对于本章而言,虽然描述了由生育咨询师提供的专业服务,但并未详细解释方法论(有关该主题的进一步参考,请参阅《生育咨询:临床指南》和《生育咨询:案例研究》[44])。从具体到总体,提供患者支持服务的方法可以分为以下几类:

1. 心理教育和影响咨询。
2. 心理评估和准备。
3. 治疗性咨询。
4. 支持性咨询。
5. 信息和教育。
6. 技术和数字干预。
7. 临床管理。

心理教育和影响咨询

对 ART 参与者的心理教育和影响咨询往往因诊所而异,其目的经常存在争议:应该是“强制”还是“自愿”? 它是“咨询”和/或“评估”? 目前,只有少数几个司法管辖区要求在 ART 治疗之前进行咨询[45]。

虽然英国负责监管辅助生殖的人类受精与胚胎学管理局(HFEA)规定,必须向寻求 IVF 或捐赠配子的患者提供社会心理咨询[46],但一项研究发现,只有不到 25% 的患者接受了这一建议[47]。在美国,指南和共识认为向 ART 参与者提供心理服务是自愿的[48],关于应该对哪些患者进行筛查或咨询,以及进行何种程序,由每家生育诊所自行决定。因此,现有的评估和评价指南通常根据特定项目的要求或偏好而制订。无论诊所是否采用正式或推荐的指南,还是选择制订自己的规范,该中心都应明确界定关于生育咨询、筛查、排除标准等政策,以保护医疗团队、生育咨询师和患者[49]。

在作者的项目中,所有计划使用非特定捐赠卵子、精子和胚胎的父母/接受者,以及使用代孕的父母,都必须接受生育咨询。心理教育咨询通常在一次咨询会议中进行。提供阅读材料和支持资源,并讨论与通过第三方生殖方式受孕的孩子抚养相关的问题②。

心理评估和准备

尽管 ART 参与者的咨询是自愿的,但要求由经验丰富的生育咨询师对配子捐赠者和代孕者进行心理筛查和心理教育准备已成为标准方案。在美国的大多数诊所中,评估通常包括对捐赠者进行心理测试,使用明尼苏达多项人格测验-2(MMPI-2)[50,51]或人格评估量表(PAI)[52],与捐赠者(必要时及其伴侣)进行临床访谈。许多项目强烈建议或要求对捐赠配子的意向父母进行评估和咨询,尤

① 译者注:此段仅为原文直译,其在我国并不被允许。
② 译者注:此段仅为原文直译,其在我国并不被允许。

其是在捐赠者/代孕者是已知或有亲属关系的情况下。其他可能需要筛查的情况包括接受IVF的且被认为在心理或身体上脆弱的患者等，以及之前捐赠冷冻胚胎的IVF患者。

作者所在机构对捐赠者和意向父母进行心理筛查的既定方案包括以下内容：

1. 强制对所有匿名的卵子捐赠者进行心理筛查。进行心理测试(MMPI-2或PAI)，然后进行评分和解读。扩展访谈的一部分只涉及捐赠者本人，另一部分涉及捐赠者和伴侣一起。这些访谈由生育咨询师进行，旨在评估心理功能，并讨论配子捐赠的过程、动机和影响。

2. 所有公开的配子捐赠以及意向父母都需要接受心理教育咨询和筛查，包括对捐精者进行MMPI-2或PAI测试。与捐精者以及患者(包括他们的伴侣)分别进行临床访谈，并进行一次联合的"小组"会议，讨论他们将如何处理捐赠过程中的已知问题。强烈建议公开捐赠者进行法律咨询和签订合同①。

3. 当医生担心患者心理脆弱性或婚姻不稳定时，或者在做出治疗决策之前有额外的社会心理信息需提交内部伦理委员会面前时，则需要对任何生育患者进行评估和咨询。

我们的生育咨询师遵循美国生殖医学会(ASRM)配子捐赠者和妊娠代孕者的实践指南中确立的接受或拒绝参与者的标准进行工作[48,53]。当生育咨询师建议暂停或推迟治疗时，团队将进行讨论，以便通过达成团队共识而做出决定，而不是由单个成员(通常是医生或生育咨询师)被患者视为"守门员"。将这些建议视为对涉及各方的保护而非拒绝，对患者而言是有益的，因为"不伤害"是所有医疗服务提供者的首要职责。

治疗性咨询

患者支持服务的另一个方面涉及对不孕症后果或可能影响医学治疗的潜在心理障碍进行干预和治疗。个人、夫妇和小组咨询的治疗模式为帮助患者理解和处理以下问题提供了机会：不孕症的情感后遗症，确定和发展应对机制以应对治疗，管理不孕症和社会心理史对人际功能(焦虑、抑郁等)的影响，对婚姻关系、性关系和社会关系的影响，ART治疗的意义，治疗方案的决策，替代性家庭建设，治疗后的怀孕和育儿，终止治疗，以及在不孕症后建立新生活。当强调教育和技能培训(如放松技巧)时，小组咨询已被证实是一种高效且成本效益高的干预措施，能够带来积极的变化[31]。

ART机构可以通过工作人员(雇员)或当地(独立工作者)的生育咨询师提供心理评估和治疗性咨询服务，也可以选择转诊给独立于诊所工作的有资质的心理健康专业人士。何时将患者转诊寻求心理支持和帮助的指南如表73-1所示。

表73-1 患者转诊生育咨询师的情况

以下情况可作为将患者转诊至心理咨询、筛查和/或干预的指南
- 未经治疗的精神疾病(过去或现在)
- 妊娠并发症或流产史
- 重大的身体疾病(过去或现在)
- 未经治疗的性虐待或身体虐待(过去或现在)
- 现存的化学品滥用或依赖
- 婚姻不稳定或社交关系混乱

症状

当目前的心理状态发生变化和/或症状加重影响正常功能和人际关系时，也应考虑转诊给心理健康专业人士，包括
- 抑郁或持续的悲伤和哭泣
- 高度焦虑或烦躁
- 情绪波动加剧
- 强迫行为
- 人际关系紧张
- 社交孤立
- 对日常活动失去兴趣
- 完成任务能力下降
- 注意力难以集中或记忆力下降
- 决策困难
- 食欲、体重或睡眠模式改变
- 药物或酒精使用增加
- 持续感到悲观、内疚或无价值感
- 持续感到愤怒或怨恨
- 提及或萌生死亡或自杀的念头

支持性咨询

支持性咨询是一种帮助患者在接受生育治疗时进行信息收集和决策的方式。支持性咨询包括生殖保健提供者向患者提供建议(咨询)和安慰。尽管护士通常承担患者支持的主要责任，但团队的每个成员都应对患者的需求保持同理心和敏感性。与心理教育咨询相结合的服务可能包括以下内容：

1. 作为治疗方案的一部分，与生育咨询师进行IVF前准备会议。这个会议可以帮助解决期望、建立应对机制、提供咨询资源以及辅助治疗决策，包括胚胎的处理等。

2. 每月一次组织支持小组，为一般不孕症(非ART)患者、IVF参与者、考虑或使用配子捐赠的患者、继发性不孕症、流产患者，以及不孕症后妊娠等患者解决各种问题。这些小组可以是开放式的，对患者免费，并由生育咨询师，或必要时由护士负责运营。

3. 每月一次举办系列讨论，根据患者调查确定不孕症相关主题，如收养、捐赠者问题、医患沟通、药物副作用、家人和朋友相处、决策制订、婚姻改善以及何时结束治疗等。这些非正式小组可由生育咨询师、医生、护士和/或社

① 译者注：此段仅为原文直译，其在我国并不被允许。

区中了解该主题的受邀嘉宾主持。

4. 由生育咨询师和/或护士教授压力管理和放松课程。患者还可以在取卵和移植前、中、后使用放松和引导冥想的数字音频。

5. 社区内为寻求提高生活质量替代方法的不孕症患者提供转诊资源,如身心计划、瑜伽课程、针灸、顺势疗法和体重管理等,有助于支持整体疗法。

6. 为患者之间就治疗的各个方面的联系提供网络,以支持做出艰难的决定或消化和处理信息。经过手术或有特定诊断之后调整良好的患者,可自愿或由工作人员询问是否愿意与其他寻求交流的患者进行一对一联系。常见的联系请求包括进行选择性减胎或多胎妊娠的患者等。

7. 提供有关当地和全国不孕症支持小组(如 RESOLVE, Inc.)的最新信息,例如每月更新会议、支持小组、客厅会议、电话咨询、通信和文章。

信息和教育

最为广泛获取 ART 支持的机会,可能是患者能轻松获取的有关不孕症的医学和心理方面的书面信息和教育。患者在了解 ART 的过程和流程方面非常依赖教育材料,并通过诊所、媒体(电视、杂志、书籍等)和互联网寻找信息。一项研究发现,在与配偶、家人或朋友交谈之后,患者将信息材料视为他们主要的支持来源[54]。

向新患者发送的任何信息和治疗资料都应包括关于不孕症情绪方面的材料以及诊所、社区和互联网上可用的支持资源。诊所的网站也是支持信息的重要来源,可以链接到其他互联网资源,如 RESOLVE,以方便患者访问。信息和教育支持服务的示例包括以下内容:

1. 关于不孕症医学和心理主题的在线互动网络广播(网络研讨会)(例如为 IVF 做准备、决定配子捐赠、流产等)。这些网络研讨会是实时的,允许患者提问,然后将其存档在诊所网站上供患者日后查阅。

2. 针对开始 IVF 治疗周期的新患者和配子捐赠意向父母的网络研讨会。每个治疗团队成员(医生、胚胎学/实验室、护士和/或生育咨询师)以及行政/财务办公室可以进行演讲,讨论治疗方案和流程,讲解治疗服务,并回答问题。

3. 在患者等候区和诊所网站上展示有关不孕症的医学和情感方面的宣教手册、文章和书面材料。这些材料应在护理、医生和生育咨询办公室以及行政人员处都有充足的供应。例如,财务结算人员发现,患者在结账时经常谈论他们的压力,能够给患者提供诊所支持服务的传单或宣教手册非常受欢迎。

4. 一份提供相关机构名称、电话号码和互联网网站的"概况介绍",内容涉及不孕症、子宫内膜异位症、原发性卵巢功能不全、多囊卵巢综合征、怀孕、流产、终止妊娠、多胎妊娠和育儿等相关的临床和社区支持服务资源。

5. 关于应对不孕症情感方面(IVF、婚姻关系等)建议的单页"提示表",以及关于医学治疗/流程的"摘要表"。患者所需的"概况介绍"也可以通过 ASRM 的网站轻松下载并提供给患者。这些摘要表格特别有用,因为提供给患者的信息量可能很大,而研究表明,口头提供的信息患者只能记住一小部分。

6. 一个可借阅不孕症相关书籍、视频和音频的图书馆,涵盖从性功能障碍到不孕症的医学诊断和治疗等主题指导和信息。

7. 可以从诊所网站访问或下载的资源。这些资源可能包括由工作人员撰写的有关治疗的心理和医学方面的博客和文章,供患者提问的"专家咨询"栏目,以及在线网络研讨会,介绍治疗计划和不孕症的社会心理问题。

技术和数字干预

数字技术已经成为为患者提供信息、教育和支持的强大来源。越来越多的证据表明,互联网可以提供有效的干预措施,帮助患者管理不孕不育的痛苦[55],并且患者需要从医务人员那里获得可靠网站信息的指导[56]。社交媒体可以成为不孕症患者获取支持、互动和信息的资源,当由诊所管理时,还可以成为一种营销工具。多媒体方法,如数字音频、视频、互动任务和个性化反馈,可以作为有效的社会心理干预[57],诊所应该将其视为患者的资源。最后,提供个人健康记录和医疗数据的互联网访问可以提高患者的自主激励和对护理的满意度[58,59]。

科技的普及为患者在治疗过程中以及治疗后提供了另一种日益增长的支持方式。越来越多的人积极利用社交媒体、在线支持(如博客、播客)和应用程序来寻求支持(然而,社交媒体也可能成为一种巨大困扰的来源,因为患者会将自己与发布怀孕和成功分娩的他人进行比较)。这些资源成本低廉,可以匿名使用,为那些可能不会利用支持性咨询的人提供了资源。基于证据和以患者为中心的不孕症在线支持干预,针对特定问题,如种族,可以提高参与度[60]。数字干预可以包括教育、自助、同行和专业领导的支持小组以及咨询,并可用于提供情感支持、监测治疗质量和提供医患沟通[61]。关于如何纳入数字干预的一些建议包括以下内容:

1. 诊所可以提供由工作人员监控的点对点社交媒体网站,比如一个专门为诊所和所采用的治疗方式设立的社交群组。这样可以让患者相互提供信息和支持。

2. 由生育咨询师主持的远程健康支持小组,讨论不孕不育、流产、不孕后怀孕、捐赠受孕、单身育儿等话题。

采用线上的方式提供这些支持小组，可以让各地的人们都能参与。

3. 使用在线医疗门户，更方便与治疗团队联系、提问、预约、获取治疗结果报告等。

4. 提供数字应用程序（如放松和引导冥想、生育和周期追踪器、IVF追踪器）的资源列表，以及播客和社交账号（包括专业和个人账号，以及与不孕不育、生殖健康和捐赠受孕相关的信息），涵盖生育治疗、护理、教育和心理护理的各个方面。

5. 一个由机构监督、自愿注册的论坛，供那些使用配子捐赠的人与使用同一捐赠者的家庭建立联系①。

临床管理

ART机构的管理方式以及诊所的物理环境都会影响患者的压力水平和他们对支持的感知。一个美观、干净、秩序井然的办公室，由友好、专业着装、训练有素的员工管理，能够有效传达专业能力、关怀和自信的印象。一项研究发现，通过组织调整，当患者被指派一名主治医生并由一名接受过生育培训的护士进行治疗时，可以提高患者的满意度。作者所在机构通过诊所管理提供支持的方式包括以下几点：

1. 在候诊室内设置私人患者休息区和分组区，提供阅读材料、饮水、电话和洗手间。如果诊所与产科和妇科部门共享空间，需要考虑敏感性问题，并通过调整预约/时间表和座位安排等合理措施，将怀孕的患者和小孩与不孕症患者分开。

2. 提供私人房间，供护士或其他临床人员与患者进行指导或咨询。

3. 提供私人区域，供行政人员与患者私密地讨论账单和预约安排等问题。

4. 设立安静、安全的“捐精室”，供男性取精，提供舒适的椅子或床。

5. 提供取卵和胚胎移植后的私人恢复区域，提供安全的物品存放处、电视/视频播放器或音乐，以及舒适的椅子供丈夫使用。

6. 在整个办公室播放舒缓、平静的背景音乐。

7. 每年或每两年举办一次“婴儿派对”，让患者带着他们的孩子回来与工作人员一起庆祝。

8. 当临床人员得知患者出院后发生流产或妊娠丢失时，寄送慰问卡给患者。

9. 实行首诊负责制护理，将患者分配给一名护士，以更好地促进治疗的连续性和协调性。

10. 设立一名员工“患者代表/调解员”，患者可以向其反映他们对医疗护理的问题或与诊所发生的无法解决的其他冲突。

11. 患者调查、建议箱和书面反馈，鼓励就满意度、改进护理或服务的建议以及建设性的批评意见进行开放式沟通。

12. 对所有员工进行关于不孕症患者的情绪需求、沟通技巧、压力管理技巧以及处理困难和苛刻患者策略的内部培训。

13. 提供员工支持，由生育咨询师或员工援助计划为个人问题和职业倦怠提供保密的帮助、指导和转诊。归根结底，快乐的员工是高效的工作者，能够给予患者最好的支持和服务。

14. 使用兼顾多样化人群的表格，并且在使用语言时要考虑包容不同的种族和民族群体。

15. 如果患者的母语不是诊所所使用的语言，提供语言服务的资源和途径。

结 果

虽然大多数接受ART周期的患者都能够良好适应并妥善应对治疗过程，但他们都需要并且会从情感支持中受益。许多研究表明，大多数患者认为社会心理咨询是有益的，并且如果在治疗期间提供这种服务，他们都会愿意接受[20,62,63]。虽然只有少数患者会经历明显的情感困扰并需要接受正规的咨询服务，绝大多数接受正规咨询的患者认为这对他们有所帮助[20]。

社会心理干预对心理健康问题（如抑郁、焦虑和痛苦）和不孕症妊娠率的影响仍有争议。多年来，多个荟萃分析和系统综述对此进行了报道，但结果各异[31,64]。然而，Frederiksen及其同事对1978—2014年发表的研究进行分析，发现对不孕症治疗期间的夫妇进行社会心理干预，特别是认知行为疗法，既能减少心理痛苦，又能提高妊娠率[65]。

越来越多的研究关注治疗对患者身体和心理的负担[8,66]。虽然以患者为中心的理念越来越被认为是高质量护理的基础，但医疗专业人员往往会误判患者对护理和互动的体验[67]。结果可能是患者因为情感负担过重而中断治疗。患者、诊所和医学治疗中的因素都有可能促成这一决定，因此必须在各个层面上进行干预[68]。

这些信息，加上ART过程中很可能是由于心理原因所导致的高退出率[69–71]，表明IVF机构需要提供更好、更全面的社会心理支持服务。研究表明，即使费用不是影响治疗的因素，超过一半的患者在用尽其应享有的保险福利

① 译者注：此段仅为原文直译，其在我国并不被允许。

之前就会放弃治疗[72-74]。跨文化研究显示,终止治疗的最常见原因是心理负担和痛苦[66,72-76]。提供综合心理支持服务可能是减轻患者抑郁和焦虑、降低退出率,甚至可能提高妊娠率的重要一步,这是所有生殖中心的目标[70,77,78]。即使未能实现妊娠,这也可能增加患者对医疗护理的整体满意度[79]。

简单的策略可以对管理患者有极大的帮助[8,68]。Olivius 和同事[71]发现,通过电话方便地联系诊所或医生,治疗期间见同一位医生,以及获得足够的口头和书面治疗及并发症信息,有助于减轻患者的痛苦。至少,关于不孕症的医学和社会心理方面的书面材料和教育资源需要随时可得,并由 ART 机构提供给患者。此外,无论治疗结果如何,患者在医疗和情感上得到越全面的支持,她/他就有越高的治疗依从性和满意度。事实上,一个项目成功的真正标志可能在于团队能够帮助患者在治疗失败时感到他们(患者)已经尽了最大努力(表 73-2 总结了辅助生殖技术患者支持的策略)。

表 73-2　辅助生殖技术患者支持策略

治疗前

- 治疗团队的每个成员都会提供关于 IVF 的教育课程
- 与生育咨询师进行治疗前咨询会议
- 与生育咨询师对配子捐赠者和意向父母进行社会心理准备和评估
- 提供并分发关于 ART 的医疗、情感和财务方面的详细书面材料
- 提供关于不孕症和 ART 的医疗和情感方面的教育视频和网络支持
- 支持小组
- 提供压力管理、放松和引导冥想课程,以及有关手机应用程序的信息
- 提供社区支持服务的资源列表,包括 RESOLVE 公司

治疗过程中

- 可以与生育咨询师和团队其他成员进行交流
- 与主治护师的电话支持
- 如果患者在开始周期之前曾与生育咨询师见过面,则在取卵和/或移植日进行简短的手术室会面
- 提供压力管理、放松和引导冥想课程以及手机应用程序
- 提供基于数字化技术支持,包括带有资源材料和互动社交媒体的诊所网站、在线教育网络研讨会,提供可靠的互联网站点以获取信息和支持的书面材料
- 支持小组

治疗后

- 在治疗失败或怀孕流产后进行社会心理随访
- 提供关于替代疗法或终止治疗的决策咨询
- 提供关于通过收养或第三方生殖建立替代家庭的咨询和支持①
- 提供关于不孕症后选择不生育的决策咨询和准备
- 提供关于多胎妊娠的咨询和随访,包括选择性减胎
- 提供关于不孕症后怀孕的咨询和随访,包括支持小组
- 提供关于不孕症后育儿问题的咨询和随访,包括通过捐赠配子建立的家庭
- 支持小组
- 患者反馈调查

未来方向

随着技术的进步,生殖医学将继续发展变化,为患者提供越来越复杂的选择。随着生殖技术的不断进步,不断推动社会、心理、宗教和伦理接受的界限,对辅助生殖技术患者的全面支持服务的需求将继续增长。患者将要求更加全面的医疗方法,并且他们的身体和情绪需要获得同等重视。作者认为,作为受过教育的消费者,ART 患者将寻求最有效和全面的护理计划,通常会根据心理支持服务是否融入治疗来选择医疗机构。对于接受过生育咨询培训的心理健康专业人员的专业临床技能和服务的需求将持续增长,以便为患者和医务工作人员提供帮助。有远见地将综合支持服务与心理健康专业人员整合作为治疗团队一部分的 ART 机构,将最终取得成功。

总　结

不孕不育对患者来说是一种情感上令人筋疲力尽、心理上要求很高的痛苦经历,有时,对于他们的医护人员也是如此。由于 ART 被认为是所有不孕不育治疗中最具压力的,接受这些治疗的患者需要临床团队提供与医学支持同等程度的心理支持。需要专门的支持服务为面对 ART 相关问题和/或后果的患者提供心理准备、评估和治疗。接受过生育咨询培训且经验丰富的心理健康专业人员必须作为治疗团队的一部分,或与之密切合作,提供专门的心理服务[80]。最后,患者支持是 ART 机构所有工作人员的责任,工作人员必须了解并关注患者的情感需求。

(何亚琼译,路瑶、厉心愉校)

参考文献

[1] Menning BE. The emotional needs of infertile couples. Fertil Steril. 1980; 34:313-9.

[2] Mahlstedt PP. The psychological component of infertility. Fertil Steril. 1985; 43:335-46.

[3] Stanton AL, Dunkel-Schetter C. Psychological adjustment to infertility. In: Infertility: Perspectives from Stress and Coping Research. Stanton AL, Dunkel Schetter C (eds). New York, NY: Plenum Press, 1991, pp. 3-16.

[4] Burns LH, Covington SN. Psychology of infertility. In: Infertility Counseling: A Comprehensive Handbook for Clinicians, 2nd ed. Covington SN, Burns LH (eds). New York, NY: Cambridge University Press, 2006, pp. 1-19.

[5] Greil AL, Slauson-Blevins K, McQuillan J. The experience of infertility: A review of recent literature. Soc Health Illn. 2010; 32: 140-62.

① 译者注:此段仅为原文直译,其在我国并不被允许。

[6] Greil A. Infertility and psychological distress: A critical review of the literature. Soc Sci Med. 1997; 45:1679-704.

[7] Covington SN (ed.). Fertility Counseling: Clinical Guide and Case Studies. London: Cambridge University Press, 2015.

[8] Gameiro S, Boivin J, Domar A. Optimal in vitro fertilization in 2020 should reduce treatment burden and enhance care delivery for patients and staff. Fertil Steril. 2013; 100:302-9.

[9] Gameiro S, Boivin J, Dancet E, et al. ESHRE guideline: Routine psychosocial care in infertility and medical assisted reproduction—A guide for fertility staff. Hum Reprod. 2015; 30:2476-85.

[10] Boivin J, Griffiths E, Venetis CA. Emotional distress in infertile women and failure of assisted reproductive technologies: Meta-analysis of prospective psychosocial studies. BMJ. 2011; 342:223.

[11] Matthiesen SMS, Frederiksen Y, Ingerslev HJ, Zachariae R. Stress, distress, and outcome of assisted reproductive technology (ART): A meta-analysis. Hum Reprod. 2011; 26: 2763-76.

[12] Pasch LA, Gregorich SE, Katz PK, Millstein SG, Nachtigall RD, Bleil ME, Adler NE. Psychological distress and in vitro fertilization outcome. Fertility and Sterility. 2012; 98(2): 459-464.

[13] Holley SR, Pasch LA, Bleil ME, Gregorich S, Katz PK, Adler NE. Prevalence and predictors of major depressive disorder for fertility treatment patients and their partners. Fertil Steril. 2015; 103:1332-9.

[14] Slade P, Emery J, Lieberman BA. A prospective, longitudinal study of emotions and relationships in in vitro fertilization treatment. Hum Reprod. 1997; 12:183-90.

[15] Connolly KJ, Edelmann RJ, Cooke ID, Robson J. The impact of infertility on psychological functioning. J Psychosom Res. 1992; 36:459-68.

[16] Paulson JD, Haarmann BS, Salerno RL, Asmar P. An investigation of the relationship between emotional maladjustment and infertility. Fertil Steril. 1988; 49:258-62.

[17] Downey J, Husami N, Yingling S, et al. Mood disorders, psychiatric symptoms and distress in women presenting for infertility evaluation. Fertil Steril. 1989; 52:425-32.

[18] Edelmann RJ, Connolly KJ, Cooke ID, Robson J. Psychogenetic infertility: Some findings. J Psychosom Obstet Gynecol. 1991; 12:163-8.

[19] Stanton AL, Danoff-Burg S. Selected issues in women's reproductive health: Psychological perspectives. In: The Psychology of Women's Health: Progress and Challenges in Research and Application. Stanton AL, Gallant SJ (eds). Washington, DC: American Psychological Association, 1996, pp. 261-305.

[20] Boivin J. Is there too much emphasis on psycholosocial counselling for infertile patients? J Assist Reprod Genet. 1997; 14:184-6.

[21] Freeman EW, Rickels K, Tausig J, et al. Emotional and psychosocial factors in follow-up of women after IVF-ET treatment. Acta Obstet Gynecol Scand. 1987; 66:517-21.

[22] Newton CR, Hearn MT, Yuzpe AA. Psychological assessment and follow-up after in vitro fertilization: Assessing the impact of failure. Fertil Steril. 1990; 54:879-86.

[23] Berg BJ, Wilson JF. Psychological functioning across stages of treatment for infertility. J Behav Med. 1991; 14:11-26.

[24] Lalos A, Lalos O, von Schoultz B. The psychosocial impact of infertility two years after completed surgical treatment. Acta Obstet Gynecol Scand. 1985; 65:599-604.

[25] Newton CR, Sherrard W, Glavac I. The Fertility Problem Inventory: Measuring perceived infertility-related stress. Fertil Steril. 1999; 72:54-62.

[26] Petok WD. Infertility counseling (or the lack thereof) of the forgotten male partner. *Fertility and Sterility*. 2015; 104 (2):260-6.

[27] Peterson B, Petok WD. The male experience with fertility and counselling. In: Fertility Counseling: Clinical Guide, 2nd ed. Covington SN (ed.). London: Cambridge University, 2023, pp. 153-161.

[28] Hynes GJ, Callan VJ, Terry DJ, et al. The psychological well-being of infertile women after a failed IVF attempt: The effects of coping. Br J Med Psychol. 1992; 65:269-78.

[29] Petok WD. The psychology of gender-specific infertility diagnoses. In: Infertility Counseling: A Comprehensive Handbook for Clinicians, 2nd ed. Covington SN, Burns LH (eds.). New York, NY: Cambridge University Press, 2006, pp. 37-60.

[30] Agostini F, Monti F, De Pascalis L, et al. Psychosocial support for infertile couples during assisted reproductive technology treatment. Fertil Steril. 2011; 95:707-10.

[31] Boivin J. A review of psychosocial interventions in infertility. Soc Sci Med. 2003; 57:2325-41.

[32] Holley S, Pasch L. Counseling lesbian, gay, bisexual, and queer fertility patients. In: Fertility Counseling: Clinical Guide, 2nd ed. Covington SN (ed.). London: Cambridge University Press, 2023, pp. 162-71.

[33] Cohen SJ, Kessler RC, Underwood GL. Strategies for measuring stress in studies of psychiatric and physical disorders. In: Measuring Stress: A Guide for Health and Social Scientist. Cohen SJ, Kessler RC, Underwood GL (eds.). New

York, NY: Oxford University Press, 1995, pp. 3-25.

[34] Boivin J, Takefman J. Stress level across stages of in vitro fertilization in subsequently pregnant and non-pregnant women. Fertil Steril. 1995; 64:802-10.

[35] Boivin J, Takefman J, Braverman A. The Fertility Quality of Life (FertiQoL) tool: Development and general psychometric properties. Fertil Steril. 2011; 96:409-15.

[36] Jackson-Bey T, Morris J, Jasper E, Velez Edwards DR, Thornton K, Richard-Davis G, Comeaux Plowden T. Systematic review of racial and ethnic disparities in reproductive endocrinology and infertility: Where do we stand today? Fertil Steril Rev. 2021; 2(3):169-88.

[37] Maher JY, Pal L, Illuzzi JL, Achon MN, Lundsberg LS. Racial & ethnic differences in reproductive knowledge & awareness among women in the U. S. F S Rep. 2022 April 3; 3(2 Suppl):46-54.

[38] Kirubarajan A, Patel P, Leung S, Prethipan T, Sierra S. Barriers to fertility care for racial/ethnic minority groups: A qualitative systematic review. Fertil Steril Rev. 2021; 2(2): 150-9.

[39] Kirubarajan A, Patel P, Leung S, Park B. Cultural competence in fertility care for lesbian, gay, bisexual, transgender, and queer people: A systematic review of patient and provider perspectives. Fertil Steril. 2021; 115(5):1294-301.

[40] Davoudian T, Covington L. Pregnancy and postpartum adjustment in fertility counseling. In: Fertility Counseling: Clinical Guide, 2nd ed. Covington SN (ed.). London: Cambridge University Press, 2023, pp. 234-244.

[41] World Health Organization (WHO). Mental Health and COVID-19: Early evidence of the pandemic's impact. Scientific brief. 2 March 2022. https://apps.who.int/iris/rest/bitstreams/1412184/retrieve

[42] Domar AD, Shah JS, Gompers A, Meyers AJ, Khodakhah DR, Hacker MR, Penzias AS, Sakkas D, Toth TL, Vaughan DA. The psychological impact of the coronavirus disease 2019 pandemic on women who become pregnant after receiving treatment for infertility: A longitudinal study. Fert Sertilil Rev. 2022; 3(1):71-8.

[43] Practice Committee and the Mental Health Professional Group of the American Society for Reproductive Medicine. Guidance on qualifications for fertility counselors: A committee opinion. Fertil Steril. 2021; 115(6):1411-5.

[44] Covington SN (ed.). Fertility Counseling: Clinical Guide, 2nd ed. and Fertility Counseling: Case Studies, 2nd ed. London: Cambridge University Press, 2023.

[45] Blyth E. Guidelines for infertility counselling in different countries: Is there an emerging trend? Hum Reprod. 2012; 27:2046-57.

[46] Human Fertilisation and Embryology Authority. Code of Practice, 2nd ed. London: HFEA, 1995.

[47] Hernon M, Harris CP, Elstein M, et al. Review of organized support network for infertility patients in licensed units in the UK. Hum Reprod. 1995; 10:960-4.

[48] Practice Committee of the American Society for Reproductive Medicine and the Practice Committee for the Society for Assisted Reproductive Technology. Guidance regarding gamete and embryo donation. Fertil Steril. 2021; 115(6):1395-410.

[49] Klock SC, Maier D. Guidelines for the provision of psychological evaluations for infertile patients at the university of Connecticut health center. Fertil Steril. 1991; 56:680-5.

[50] Klock SC, Covington SN. Minnesota Multiphasic personality inventory (MMPI-2) profiles in the assessment of ovum donors. Fertil Steril. 2010; 94:1684-8.

[51] Klock SC. Results of the minesota multiphasic personality inventory-2 among gestational surrogacy candidates. Int J Gynecol Obstet. 2015; 130:257-60.

[52] Sims JA, Thomas KM, Hopwood CJ, Chen SH, Pascale C. Psychometric properties and norms for the personality assessment inventory in egg donors and gestational carriers. J Pers Assess. 2013; 95(5):495-9.

[53] Practice Committee of the American Society for Reproductive Medicine and Practice Committee of the Society for Assisted Reproductive Technology. Recommendations for practices utilizing gestational carriers: A committee opinion. Fertil Steril. 2017; 107(2):e3-e10.

[54] Boivin J, Scanlan LC, Walker SM. Why are infertile patients not using psychosocial counselling? Hum Reprod. 1999; 14: 1384-91.

[55] Cousineau TM, Green TC, Corsini E, et al. Online psychoeducational support for infertile women: A randomized controlled trail. Hum Reprod. 2008; 23:554-66.

[56] Kahlor L, Mackert M. Perceptions of infertility information and support sources among female patients who access the internet. Fertil Steril. 2009; 91:83-90.

[57] Cousineau TM, Lord SE, Seibring AR, et al. A multimedia psychosocial support program for couples receiving infertility treatment: A feasibility study. Fertil Steril. 2004; 81: 532-8.

[58] Tuil WS, Verhaak CM, Braat D, de Vries Robbe P, Kremer J. Empowering patients undergoing in vitro fertilization by providing internet access to medical data. Fertil Steril. 2007; 88: 361-8.

[59] Van Emple I, Hermens R, Akkermans R, et al. Organiza-

tion determinants of patient-centered fertility care: A multilevel analysis. Fertil Steril. 2011; 95:513-9.

[60] Grunberg PH, Dennis CL, Da Costa D, Zelkowitz P. Infertility patients' need and preferences for online peer support. Reprod Biomed Soc Online. 2018; 6:80-9.

[61] Hammarberg K, Schmidt L, Malling G, Koert E. Using technology to enhance communication in medically assisted reproductive care. In: Patient-Centered Assisted Reproduction: How to Integrate Exceptional Care with Cutting Edge Technology. Domar, AD, Sakkas, D, and Toth, TL (eds.). Cambridge, UK: Cambridge University Press, 2020, pp. 95-105.

[62] Baram D, Tourtelot E, Muechler E, et al. Psychosocial adjustment following unsuccessful in vitro fertilization. J Psychosom Obstet Gynecol. 1988; 9:181-90.

[63] Mazure CM, Greenfeld DA. Psychological studies of in vitro fertilization/embryo transfer participants. J In Vitro Fert Embryo Transf. 1989; 6:242-56.

[64] Hammerli K, Hansjorg Z, Barth J. The efficacy of psychological interventions for infertile patients: A meta-analysis examining mental health and pregnancy rate. Hum Reprod Update. 2009; 15:279-95.

[65] Frederiksen Y, Farver-Vestergaard I, Skovgard NG, Ingerslev HJ, Zachariae R. Efficacy of psychosocial interventions for psychological and pregnancy outcomes in infertility women and men: A systematic review and meta-analysis. BMJ Open. 2015; 5:e006592.

[66] Gamerio S, Boivin J, Peronace LA, Verhaak CM. Why do patients discontinue treatment? A systemic review of reason and predictors of discontinuation in fertility treatment. Hum Reprod Update. 2012; 18:652-69.

[67] Aarts WM, Faber MJ, van Empel IWH, Scheenjes E, Nelen WLDM, Kremer JAM. Professionals' perceptions of the patients' experiences with fertility care. Hum Reprod. 2011; 26:1119-27.

[68] Boivin J, Domar AD, Shapiro DB, Wischmann T, Fauser BC, Verhaak CM. Tackling burden in ART: An integrated approach for medical staff. Hum Reprod. 2012; 27:941-50.

[69] Domar AD. Impact of psychological factors on dropout rates in insured infertility patients. Fertil Steril. 2004; 81:271-3.

[70] Penzias AS. When and why does the dream die? Or does it? Fertil Steril. 2004; 81:274-5.

[71] Olivius C, Friden B, Borg G, Bergh C. Why do couples discontinue in vitro fertilization treatment? A cohort study. Fertil Steril. 2004; 81:258-61.

[72] Smeenk JMJ, Verhaak CM, Stolwijk AM, Kremer JA, Braat DD. Reasons for dropout in an in vitro fertilization/intracytoplasmic sperm injection program. Fertil Steril. 2004; 81: 262-8.

[73] Malcolm CE, Cumming DC. Follow-up of infertile couples who dropped out of a specialist fertility clinic. Fertil Steril. 2004; 81:269-70.

[74] Brandes M, van der Steen J, Bokdam S, et al. When and why do subfertile couples discontinue their fertility care? Hum Reprod. 2009; 24:3127-35.

[75] Domar AD, Smith Conboy L, Iannone M, Alper M. A prospective investigation into the reasons why insured United States patients drop out of in vitro fertilization treatment. Fertil Steril. 2010; 94:1457-9.

[76] Terzioglu F. Investigation into the effectiveness of counseling on assisted reproductive techniques in Turkey. J Psychosom Obstet Gynaecol. 2001; 22:133-41.

[77] Smeenk JMJ, Verhaak CM, Stolwijk AM, Kremer JAM, Braat DDM. Psychological interference in in vitro fertilization treatment. Fertil Steril. 2004; 81:277.

[78] Mourad SM, Nelen W, Akkermans R, et al. Determinants of patients' experiences and satisfaction with fertility care. Fertil Steril. 2010; 94:1254-60.

[79] Olivius C, Friden B, Borg G, Bergh C. Psychological aspects of discontinuation of in vitro fertilization treatment. Fertil Steril. 2004; 81:276.

[80] Covington SN, Adamson GD. Collaborative reproductive healthcare model. In: Fertility Counseling: Clinical Guide and Case Studies. Covington SN (ed.). Cambridge, UK: Cambridge University Press, 2015, pp. 1-32.

74

压力与体外受精结局的相关性

Alice D. Domar

引　言

几千年来,女性一直面临着同样的偏见假设——不孕是她们的错。不仅如此,她们的悲伤/愤怒/痛苦也可能是不孕主要原因。这种信念导致了几个世纪以来不请自来的建议、未经证实的疗法,以及在当今时代反映这种偏见的建议:"你太努力了,放松一点""如果你领养一个孩子,你就会怀孕""或许你需要辞职,你太焦虑了。"

因此,不孕夫妇中的女性一直听到的主题是,她们的情绪状态完全导致了她们无法受孕,如果她们能振作起来,瞧,她们就会怀孕。

然而,随着近50年来更好的诊断技术的出现,科学界几乎走向了完全相反的方向。目前,大多数不孕症是由于女性、男性或伴侣双方的原因造成的。任何关于不孕症的心理基础被大多数医生所忽视。然而,奇怪的是,许多不孕症患者仍然认为压力是不孕的病因或至少是诱因。许多患者在治疗周期后面对阴性的妊娠试验时,会思考是什么导致了失败——是因为和婆婆的争吵吗?工作中疯狂的最后期限?是因为她们不够乐观吗?还是因为对注射感到过于不安和焦虑?

那么,究竟谁是正确的?不孕症是否完全是生理原因所致,与心理状态或情绪无关,或者说,压力确实能对治疗过程产生影响?压力是否影响辅助生殖技术(ART)的结局?

不孕症的心理影响

过去20年的研究表明,无论男女,经历不孕的个体通常会报告极高的负面心理症状。在加州大学旧金山分校(UCSF)进行的一项352名女性和274名男性参与的不孕治疗研究发现[1],有56%的女性和32%的男性评分为临床范围内抑郁,而有76%的女性和61%的男性评分为临床范围内焦虑。此外,还有一项独特的研究使用了结构化的精神病学访谈[2],没有要求患者自我报告症状。这将有助于识别那些想要通过"表现良好"的自我报告而导致医生忽略其心理状态的患者群体。调查发现40%的参与者在首次进入不孕诊所前就被诊断出患有焦虑、抑郁或二者兼有。这个比例在经历了一系列的诊断检查和治疗后可能会大幅增加。

在文献综述中发现,不孕患者中有25%~60%的人存在精神问题[3],多数综述得出的结论是,超过50%的不孕女性报告的压力水平显著高于生育力正常的女性。不孕夫妇中的男性也报告了比可生育人群更高的压力水平,但其强度和患病率低于女性。

因此,不孕显然会导致男性和女性都面临着显著水平的压力。但压力是否导致不孕?压力又是否会影响体外受精(IVF)的结局?

心理压力对体外受精(IVF)结局的影响

过去20~30年中,已有许多研究调查了自我报告的心理压力对体外受精(IVF)结局的影响。其中一些研究显示了正相关关系,即心理压力水平越高,妊娠率越低;而另一些则未发现显著的相关性。

正相关性

早期由Smeenk等人前瞻性地进行了一项心理评估研究,该研究共有291名IVF女性在使用降调药物前进行了焦虑和抑郁等级评估[4],发现即使在控制医疗因素后,基线心理得分与妊娠率仍存在显著关系,其中焦虑状态的关系($P=0.01$)略强于抑郁状态($P=0.03$)。作者得出结论,患者的基线心理状态与成功率独立相关,并建议心理干预可能提高IVF的妊娠率。

后续研究聚焦于突发性焦虑①,对47名准备进行第二次IVF/ICSI周期的女性进行了研究[5]。研究发现,尽管未发现特质焦虑②或状态焦虑③与妊娠可能性存在正相关,但高突发性焦虑的女性妊娠的可能性降低。

① 译者注:突发性焦虑指相对短暂且突然出现的焦虑症状。
② 译者注:特质焦虑指长期存在的焦虑倾向。
③ 译者注:状态焦虑指临时的、情境相关的焦虑。

此外，压力生活事件也与较差的 IVF 结局呈正相关。一项对 809 名女性进行 IVF 治疗前评估的研究发现，在控制了多种因素如年龄、诊断、不育年限和获卵数后，报告较少与不孕相关的负面生活事件的女性更可能获得妊娠[6]（$P=0.02$）。

在另一项研究中，81 名 IVF 女性患者在接受治疗前填写了多种心理问卷[7]。这些问卷测量了焦虑、抑郁、自恋和述情障碍等基本心理症状。其中述情障碍被定义为无法与自己的情绪联系或无法描述自己的情绪。该研究发现，年轻和更多的述情障碍特征与更高的妊娠率相关。研究作者认为，述情障碍对 IVF 治疗产生积极影响的原因可能是 IVF 治疗具有一定的“操作性”特征，述情障碍个体可能更能应对治疗过程中的压力。

2011 年发表的一项研究得出了类似的结果[8]，共有 160 名接受 IVF 治疗的女性在治疗前接受了生物医学和心理因素的全面评估。研究发现，在控制了年龄、卵子数量和移植胚胎数量等因素之后，不孕压力和非特定焦虑与妊娠结果呈显著负相关。研究者还指出，心理咨询干预可能会改善 IVF 治疗结局。

在一项纳入 264 名 IVF 患者的研究中[9]，除了进行心理问卷调查，还测量了血清去甲肾上腺素和皮质醇水平。结果显示，那些未能成功妊娠的患者报告的基线焦虑和抑郁水平较高。此外，在取卵时更低水平的去甲肾上腺素和皮质醇也与妊娠概率呈正相关。

另一项研究涉及 45 对 IVF 夫妇，研究人员收集了自我报告的心理问卷数据，并对细胞因子水平进行了测量[10]。研究结果显示，几乎四分之三的参与者在心理问卷调查中报告了较高水平的负面心理症状。此外，高水平的压力与妊娠和活产的概率降低相关，且双方伴侣的细胞因子高水平与 IVF 失败相关。

最近的一项[11]对 304 名 IVF 患者进行的前瞻性研究显示，80%的女性报告了较高的抑郁评分，她们的整体压力评分和焦虑水平与临床妊娠率呈负相关。研究者强调为所有接受 IVF 治疗的患者提供特定的心理干预对于提高 IVF 妊娠率至关重要。

无相关性

在一项涉及首次 IVF 治疗周期的研究中，共纳入分析了 783 名女性，研究者在治疗前及取卵前一天分别评估了她们的焦虑和抑郁水平[12]。结果显示，焦虑和抑郁与妊娠率之间并无显著关联，心理因素也未能有效预测周期的取消。

随后，另一项研究对 202 名开始首次 IVF 周期的女性追踪了长达 18 个月，发现她们治疗前的焦虑和抑郁水平与妊娠率无显著相关性[13]。研究表明，心理压力并不能预测治疗结果，IVF 的失败反而可能引发心理压力。

在对 108 名首次进行 IVF 周期女性进行的一个小型研究中，研究者评估了包括心理和生理在内的多种变量[14]。研究显示，所有收集的心理变量，如状态焦虑、抑郁和总体精神症状，与 IVF 治疗相关的结局无关，包括获卵数、受精卵数、阳性妊娠率和活产率。

在另一项对 485 名进行 IVF 的女性同时进行心理和生理评估的研究中，也发现与临床妊娠率无相关性[15]。研究者在周期开始前收集了心理问卷和唾液皮质醇水平。结果发现，在调整了年龄、BMI、生活习惯和教育水平等因素后，这些压力指标与周期结局之间没有明显的相关性。

类似地，在一项对 142 名接受 IVF 治疗的女性的研究中，控制了诊断、年龄和治疗时长等因素后，研究者未发现抑郁、压力或焦虑与临床妊娠率之间存在相关性[16]。

最后，在最新的一项研究中，对 150 名首次 IVF 未成功的女性进行了调查。结果显示，治疗前的心理压力与临床妊娠率之间无显著的关联[17]。然而，值得注意的是，这项研究中报告心理症状的比例远少于其他类似研究中的发现，仅有 14%的人报告抑郁症状，2.4%的人报告焦虑症状。因此，这个患者样本可能并不具有全球 IVF 患者的代表性。

矛盾的结果

在一项小型研究中，研究者评估了 22 名即将开始 IVF 治疗的女性与 22 名正常育龄女性的焦虑状态，并进行了血液检测[18]。结果显示，不孕症患者在怀疑、内疚和敌意方面的得分显著高于对照组，但在身体焦虑和间接攻击性方面得分较低。不孕症患者在整个周期中的催乳素和皮质醇水平显著更高。然而，基线血清皮质醇、催乳素和第三天的 FSH 水平与 IVF 患者的妊娠率无关，但未成功的女性的焦虑水平有较高的趋势（$P<0.06$），这一趋势在更大的研究群体中可能达到显著水平。

另一项研究得出了有些矛盾的结果，包含 61 名即将开始首次 IVF 周期的女性，每位参与者完成了一系列心理问卷。研究显示[19]，生活目标和负面情绪与妊娠率呈正相关，而自主性和压力与妊娠率呈负相关。这使得研究者得出结论，心理因素与 IVF 成功之间的关系可能比预期的更为复杂。

荟萃分析

在 2011 年的一项关于心理因素与 ART 结局关系的系统评价和荟萃分析中[20]，共纳入了 31 项前瞻性研究。发现了状态焦虑、特质焦虑和压力与 IVF 结局之间的关系小，具有统计学意义的汇集效应量，抑郁与 IVF 结局呈现了相关性趋势（$P=0.06$）。研究者指出，尽管研究存在异质性，但压力与 IVF 结局之间存在小但显著的相关性。

而情绪压力对 IVF 结局的影响，同年发表的两项荟萃分析得出了截然相反的结论。一项研究纳入了 11 项研究，2 202 名患者，显示焦虑和抑郁与较低的妊娠率显著相关[21]。另一项荟萃分析包括了来自 20 项研究的 4 308 名患者，认为治疗期间的压力症状与妊娠率无关[22]。

相关性的生理学依据

已有数项研究探讨了头发皮质醇作为压力影响 IVF 结局的标志和预测指标的作用。在第一项研究中[23]，88 名即将接受 IVF 治疗的患者提供了头发样本，头发样本可以反映过去三到六个月的皮质醇水平。研究发现，头发皮质醇水平显著预测了临床妊娠率（$P=0.017$）。在控制了累积唾液皮质醇后，这种关系仍然显著，并解释了妊娠结果变异的 27%。

在随后的一项研究中，43 名 IVF 患者在周期开始前和移植后对其头发皮质醇浓度（HCC）进行了评估，并在两个时间点填写了心理问卷[24]。第二次测量的 HCC 预测了 46% 的阳性妊娠测试结果。受孕的女性在第二次测量时也表现出更高的恢复力。在第二次测量时，成功与不成功的患者之间在抑郁和恢复力方面存在显著差异。研究者建议，HCC 可以作为 IVF 患者妊娠的预测因子。

不确定的生理数据

在一项关于皮质醇与 IVF 结局关系的系统综述中，确定了八项研究表明存在显著关联[25]。其中三项研究报告了正向显著关系，即更高的皮质醇水平与更高的妊娠率相关；而五项研究报告了较低的皮质醇水平与积极结果相关。研究者指出，皮质醇与 IVF 之间的关系存在不确定性，并将一些混淆归因于研究的方法学限制。

如何解释这些矛盾的发现

从前面引用的研究中可以看出，有大量的数据支持这样的一个假设：压力实际上可能会对 IVF 结局产生负面影响。然而，也有一些坚实的反对证据。如何解释这种差异？一个主要原因是几乎所有这些研究都使用了自我报告的心理问卷。这可能存在问题，因为患者可能会在自报问卷中“伪装良好”。他们可能不希望医生知道他们真正的烦恼，或者他们可能来自一个不愿意透露负面心理症状的文化环境。在这个领域，高度苦恼的患者问卷得分为 0 的情况在临床和研究环境中都不罕见。

压力还可能通过改变生活方式间接影响生育，例如通过吸烟、缺乏锻炼、性欲降低、咖啡因摄入、睡眠不足和不良的饮食习惯。因此，影响可能并非直接来自压力对生育的生理作用，而是不良生活方式所导致的间接负面影响。

此外，这项研究的解释还存在其他局限性，尤其是由于研究设计的多样性。一些研究在周期开始前几个月评估了受试者的压力状态，有些在促性腺激素治疗的第一天，有些在一周后，有些在取卵当天等。

最后，IVF 患者通常在首次 IVF 周期前对治疗抱有乐观和希望的态度，这是因为 IVF 的成功率远高于之前的治疗方法。因此，很多患者在开始治疗时并不会经历高水平的压力。但这种乐观情绪未必反映了她们从几周前开始的整体心理状态。因此，使用头发皮质醇等长期生理指标可能更能准确评估压力与治疗结果之间的关系。这项研究确实显示出压力水平与治疗结果之间存在着稳固的显著关系。

从干预的角度看待压力与 IVF 之间的关系也是一种研究方法。例如，如果心理干预措施旨在减轻 IVF 患者的痛苦，并且与更高的妊娠率相关，那么这难道不是另一种证明压力与较低的 IVF 妊娠率相关的方式吗？

心理干预与怀孕成功率之间的关系

多项荟萃分析研究了心理干预措施与妊娠成功率之间的关系。2015 年的一项涵盖了 2 746 名男女不育患者（不仅限于 IVF 患者）的 39 项研究显示[26]，心理社会干预对临床妊娠（$P<0.001$）和心理健康（$P<0.001$）都有统计上显著且稳健的正面影响。2021 年的另一项荟萃分析纳入了 15 项研究，包括了 2 434 名接受 IVF 治疗的患者[27]，也发现了类似的积极关联（$P=0.033$），特别是那些包括认知行为疗法（CBT）和/或身心干预的等注重技能学习的干预措施表现出较高的效果。

然而，并非所有的研究都支持这一结论。2016 年的两项研究，一项纳入了 20 个不孕症患者的随机对照试验，虽然有一些研究报告称心理干预对患者的痛苦和怀孕率有积极影响，但作者认为每项研究都存在方法问题[28]。此外，2016 年 Cochrane 的一项综述收录了对 4 925 名参与者进行的 39 项研究，该综述的作者得出结论认为，由于该领域存在大量方法学问题，心理干预的任何影响都是不确定的[29]。

是否有其他方法来处理压力与 IVF 结局之间的关系

众所周知，不孕症可以引起患者经历高水平的压力，常见的症状包括悲伤、挫折感、孤立、易怒和焦虑。然而，由于先前提到的多种因素，我们可能无法确切知道压力是否真的会降低 IVF 的妊娠率。不过，显而易见的是，治疗的情绪压力是患者选择在实现怀孕之前停止治疗的主要原因之一，这一点在有医疗保险的患者群体中尤为突出[30]。

在有保险的患者中，治疗终止令许多人感到困惑。大多数诊所并不跟踪为什么甚至有多少患者没有回来。但有数据显示，选择退出治疗的有保险患者比例可能高达50%[31]。有研究表明，一种成本仅为 12 美元的简单心理干预——邮寄一个包含压力管理和放松指南的资料包，可以将退出率降低 67%，显著改善患者的生活质量并减轻焦虑，但遗憾的是这种方法并未广泛应用于临床护理[31]。

探索压力对 IVF 结果影响的新视角

与其继续研究并“讨论”（即争论）压力是否对 IVF 结果有负面影响，不如从不同的方向来探讨这个问题。如果我们假设不孕症患者经历高水平的焦虑和抑郁，鉴于过去十年或更长时间的明确研究，这一点已无争议，再进一步假设高度痛苦的患者更难护理，也更可能退出治疗，那么研究应该转向更重要的方向——确定最有效和最具成本效益的方法来减轻患者群体的痛苦。以下是应对这一挑战的建议：

提供心理干预工具和策略，帮助患者减少心理负担。心理干预确实可以显著降低不孕患者的痛苦水平[26,27]。目前，人们正在努力通过移动应用和在线干预措施，使这种干预更易于获取。在一项近期关于使用在线身心项目的随机对照研究中，干预患者在所有痛苦评估上都有显著改善，妊娠率几乎增加了 4 倍[32]。

通过多种措施努力减少不孕治疗的情感负担，包括关注未返回诊所的患者，了解哪些患者可能面临最大的心理压力风险，尽可能让伴侣参与其中，检查当前的治疗方案并努力简化它们并/或整合有效的准备和教育，为痛苦患者提供心理健康咨询，提供压力管理资源，通过共享决策增强患者的控制感，提供关于生活方式风险因素的温和咨询，并以非评判性和温和的方式支持并鼓励生活方式的改变。

医生应学习更具同理心地与患者沟通的策略。不孕患者渴望从他们的不孕专家那里得到更好地沟通，不孕患者最常见的抱怨是他们的医生缺乏同理心[33]。研究表明，患者更倾向于信任那些能够与他们建立良好关系并花更多时间倾听他们需求的医生[33]。

新冠病毒感染与不孕症患者

新冠病毒感染大流行对不孕症患者造成了双重影响。根据 ASRM 和 ESHRE 的建议，全球许多诊所在 2020 年春季关闭，这意味着不孕症患者不仅要考虑前往开放的诊所的暴露风险，还要担心在怀孕期间感染新冠病毒的风险。

对于那些治疗周期被取消或推迟的患者来说，心理影响是巨大的。一项涉及 524 名治疗周期被取消或推迟的男性和女性的研究发现，女性感受到的压力水平明显高于男性，且在 35 岁以上的女性和曾经经历过体外受精失败的女性中得分最高[34]。

在另一项于 2020 年 4 月初暂停治疗的 168 名患者的研究中，72%的患者希望在研究时恢复治疗，人口统计特征与压力感无关，感到最无助的患者报告了最高的压力感（$P<0.01$）[35]。报告最少压力感的患者是那些社会支持感知较高和自我掌控感较强的人（$P<0.01$）。

在另一项由于疫情而停止治疗的 627 名患者的研究中，女性报告的焦虑、抑郁和压力水平高于男性[36]。大多数患者希望恢复治疗（65%），那些有受新冠病毒感染影响的亲属患者报告的压力显著高于那些亲属健康的患者。

在 2020 年 4 月对 2 202 名不育症患者进行的一项大型研究中，同时采用了回顾性和前瞻性数据收集点，当被要求评价他们生活中最常见的压力源时，参与者指出不孕症是所有时间点中最常见的主要压力源[37]。新冠病毒感染在 2020 年 3 月被列为第三大常见压力源，但在 2020 年 4 月的疫情高峰期，其压力源与不孕症相当。尽管如此，只有 6%的患者认为在疫情防控期间不应提供不孕治疗。

在刚才提到的新冠病毒感染研究的进一步分析中[37]，接受 ART 治疗后怀孕的患者被发送了相同的三份问卷，他们更有可能将疫情视为他们最大的压力源，而不是不孕症（$P<0.001$），但她们进行任何缓解压力活动的可能性也显著较低[38]。

新冠病毒感染还显著改变了不孕症患者参与远程医疗访问的兴趣，越来越多的患者倾向于视频或电话远程医疗。在一项对 1 119 名正在接受不孕治疗的妇女进行的研究中，他们在 2020 年 4 月和 2021 年 1 月都进行了调查，第一次调查中 58%的患者选择“面对面”咨询方式为首选，但到 2021 年 1 月，最常见的偏好是“视频远程医疗”（53.4%）（$P<0.001$）[39]。

总　结

虽然不孕症明显与高水平的情绪压力相关，但压力是否会对不孕治疗产生负面影响仍有待确定。探讨这一关系主要依赖于患者自我报告的压力水平，这可能受多种因素的影响，包括伪装愿望、数据收集时机、周期初期的乐观情绪、生活方式以及其他与生育相关的疾病，如多囊卵巢综合征和子宫内膜异位症等,这些因素可能独立于生育力影响心理健康。

最新研究,尤其是关于头发皮质醇水平的研究,提供了令人信服的证据,表明压力实际上可能对 IVF 的结局产生不利影响,但仍需要进一步研究。

心理干预是否能够积极影响治疗的成功率仍有争议,尽管特定的干预措施,如认知行为疗法或身心技巧,似乎最为有效。最近的多个随机对照试验表明,这些干预对提高妊娠率有显著的积极影响。

虽然,就心理因素是否与治疗失败有关而言,争论仍然存在,但继续讨论下去似乎对任何人都没有好处。我们现在是否是时候集中时间、精力和资源,寻找最佳途径来减少这种压力?如果每位 IVF 患者都有机会学习更有效地应对不孕及其后续治疗需求的策略和技巧,他们可能会感到更少的痛苦,更容易应对,更不容易放弃治疗,并可能更容易怀孕。这样的做法只会带来积极的影响。

因此,总体而言,压力似乎确实在不利地影响 IVF 治疗结果方面发挥了作用,专注于减轻压力的干预不仅可能减少患者的压力,还可能提高妊娠率。我们应该停止探讨这种关联是否真的存在,而应把所有资源用于设计和实施能够减轻患者压力的最有效方法上。

(胡静译,龚斐、张婷校)

参考文献

[1] Pasch LA, Holley SR, Bleil ME, Shehab D, Katz PP, Adler NE. Addressing the needs of fertility treatment patients and their partners: Are they informed of and do they receive mental health services? Fertil Steril. 2016; 106:209-15.

[2] Chen TH, Chang SP, Tsai CF, Juang KD. Prevalence of depressive and anxiety disorders in an assisted reproductive technique clinic. Hum Reprod. 2004; 19:2313-8.

[3] Berardis D, Mazza D, Marini M, Nibletto D, Serroni L, Pino N, Valchera MC, Ortolani A, Ciarrocchi C, Martinotti F, Giannantonio D. Psychopathology, emotional aspects and psychological counselling in infertility: A review. Clin Ter. 2014; 165:163-9.

[4] Smeenk JM, Verhaak CM, Eugster A, et al. The effect of anxiety and depression on the outcome of in-vitro fertilization. Hum Reprod. 2001; 16(7); 1420-3.

[5] Eugster A, Vingerhoets AJJM, van Heck GL, et al. The effect of episodic anxiety on an in vitro fertilization and intracytoplasmic sperm injection treatment outcome: A pilot study. J Psychosom Obstet Gynaecol. 2004; 25(1); 57-65.

[6] Ebbesen SMS, Zachariae R, Mehlsen MY, et al. Stressful life events are associated with a poor in-vitro fertilization (IVF) outcome: A prospective study. Hum Reprod. 2009; 24(9); 2173-82.

[7] Kakatsaki D, Vaslamatzis G, Chatziandreou M, et al. Alexithymia is positively correlated with the outcome of in vitro fertilization (IVF) treatment. Psychol Rep. 2009; 105(2): 522-32.

[8] Gourounti K, Anagnostopolos F, Vaslamatzis G. The relation of psychological stress to pregnancy outcome among women undergoing in-vitro fertilization and intracytoplasmic sperm injection. Women Health. 2011; 51(4):321-9.

[9] Yuan A, Zhuangzhuang S, Li L, et al. Relationship between Psychological stress and reproductive outcome in women undergoing in vitro fertilization treatment: Psychological and neurohormonal assessment. J Assist Reprod Genet. 2013; 30(1); 35-41.

[10] Haimovici F, Anderson JL, Bates GW, et al. Stress, anxiety, and depression of both partners in infertile couples are associated with cytokine levels and adverse IVF outcome. Am J Reprod Immunol. 2018; 79(4);e12832.

[11] Aimagambetova G, Issanov A, Terzic S, et al. The effect of psychological distress on IVF outcomes: Reality or speculation? PLoS One. 2020; 15(12);e0242024.

[12] Lintsen AME, Verhaak CM, Eijemans MJC, et al. Anxiety and depression have no influence on the cancellation and pregnancy rates of a first IVF or ICSI treatment. Hum Reprod. 2009; 24(5); 1092-8.

[13] Pasch LA, Gregorich SE, Katz PK, et al. Psychological distress and in vitro fertilization outcome. Fertil Steril. 2012; 98(2); 459-64.

[14] Zaig I, Azem F, Schreiber S, et al. Women's psychological profile and psychiatric diagnoses and the outcome of in vitro fertilization: Is there an association? Arch Womens Ment Health. 2012; 15(5); 353-9.

[15] Cesta C, Johansson ALV, Hreinsson J, et al. A prospective investigation of perceived stress, infertility-related stress, and cortisol levels in women undergoing in vitro fertilization: Influence on embryo quality and clinical pregnancy rate. Acta Obstet Gynecol Scand. 2018; 93(3):258-68.

[16] Maroufizadeh S, Navid B, Omani-Samani R, et al. The effects of depression, anxiety and stress symptoms on the clinical pregnancy rate in women undergoing IVF treatment. BMC Res Notes. 2019; 12(1):256.

[17] Peng M, Wen M, Jiang T, et al. Stress, anxiety, and depression in infertile couples are not associated with a first IVF or ICSI treatment outcome. BMC Pregnancy Childbirth. 2021; 21(1):725.

[18] Csemiczky G, Landgren BM, Collins A. The influence of stress and state anxiety on the outcome of IVF-treatment: Psychological and endocrinological assessment of Swedish women entering IVF-treatment. Acta Obstet Gynecol Scand. 2000; 79(2):113-8.

[19] Kalaitzaki A, Mavrogiannaki S, Makrigiannakis A. A prospective cross-sectional study of the protective and risk factors of successful in vitro fertilization outcome: Preliminary results in a Greek sample. J Obstet Gynaecol. 2020; 40(3): 382-7.

[20] Matthiesen SMS, Frederiksen Y, Ingerslev HJ, et al. Stress, distress and outcome of assisted reproductive technology (ART): A meta-analysis. Hum Reprod. 2011; 26(10): 2763-6.

[21] Purewal S, Chapman SCE, van den Akker OBA. Depression and state anxiety scores during assisted reproductive treatment are associated with outcome: A meta-analysis. Reprod Biomed Online. 2018; 36:646-57.

[22] Nicoloro-SantaBarbara J, Busso C, Moyer A, Lobel M. Just relax and you'll get pregnant? Meta-analysis examining women's emotional distress and the outcome of assisted reproductive technology. Soc Sci Med. 2018; 213:54-62.

[23] Massey AJ, Campbell BK, Raine-Fenning N, et al. Relationship between hair and salivary cortisol and pregnancy in women undergoing IVF. Psychoneuroimmunology. 2016; 74:397-405.

[24] Santa-Cruz DC, Caparros-Gonzalez RA, Romero-Gonzalez B, et al. Hair cortisol concentrations as a biomarker to predict a clinical pregnancy outcome after an IVF cycle: A pilot feasibility study. Int J Environ Res Public Health. 2020; 17(9):3020.

[25] Massey AJ, Campbell B, Raine-Fenning N, et al. The association of physiological cortisol and IVF treatment outcomes: A systematic review. Reprod Med Biol. 2014; 13(4): 161-76.

[26] Frederiksen Y, Farver-Vestergaard I, Skovgard NG, Ingerslev HJ, Zachariae R. Efficacy of psychosocial interventions for psychological and pregnancy outcomes in infertile women and men: A systematic review and meta-analysis. BMJ Open. 2015; 5(1):1-18.

[27] Katyal N, Poulson CM, Knudsen UB, et al. The association between psychosocial interventions and fertility treatment outcome: A systematic review and meta-analysis. Eur J Obstet Reprod Biol. 2021; 259:125-32.

[28] Ying L, Wu LH, Loke AY. The effects of psychosocial interventions on the mental health, pregnancy rates, and marital function of infertile couples undergoing in vitro fertilization: A systematic review. J Assist Reprod Genet. 2016; 33(6): 689-701.

[29] Verkuijlrn J, Verhaak C, Nelen WLDM, et al. Psychological and educational interventions for subfertile men and women. Cochrane Database Syst Rev. 2016; 3(3): CD011034.

[30] Lande Y, Seidman DS, Maman E, Baum M, Hourvitz A. Why do couples discontinue unlimited free IVF treatments? Gynecol Endocrinol. 2015; 31:233-6.

[31] Domar AD, Gross J, Rooney K, Boivin J. Exploratory randomized trial on the effect of a brief psychological intervention on emotions, quality of life, discontinuation, and pregnancy rates in in vitro fertilization patients. Fertil Steril. 2015; 104:440-51.

[32] Clifton J, Parent J, Seehuus M, et al. An internet-based mind/body intervention to mitigate distress in women experiencing infertility: A randomized pilot trial. PLOS One. 2020 Mar 18; 15(3):e0229379.

[33] Garcia D, Baustista O, Venereo L, et al. Training in empathic skills improves the patient-physician relationship during the first consultation in a fertility clinic. Fertil Steril. 2013; 99: 1413-8.

[34] Barra F, La Rosa VL, Vitale SG, et al. Psychological status of infertile patients who had *in vitro* fertilization treatment interrupted or postponed due to COVID-19 pandemic: A cross-sectional study. J Psychosom Obstet Gynaecol. 2022; 43(2):145-52.

[35] Ben-Kimhy R, Youngster M, Medina-Artom TR, et al. Fertility patients under COVID-19: Attitudes, perceptions, and psychological reactions. Hum Reprod. 2020; 35(12):2774-83.

[36] Esposito V, Rania E, Lico D, et al. Influence of COVID-19 pandemic on the psychological status of couples. Eur J Obstet Gynecol Reprod Biol. 2020; 253:148-53.

[37] Vaughan D, Shah J, Penzias A, et al. Infertility remains a top stressor despite the COVID-19 pandemic. Reprod Biomed Online. 2020; 41(3):425-7.

[38] Domar A, Shah J, Gompers A, et al. The psychological impact of the COVID-19 pandemic on women pregnant following infertility treatment: A longitudinal study. F S Rep. 2022; 3(1):71-8.

[39] Vaughan DA, Yin SH, Shah JS, Gompers A, Hacker MR, Sakkas D, Domar AD, Toth TL. Telehealth for reproductive medicine: Pandemic and beyond. J Assist Reprod Genet. 2022; 39(2):327-9.

75

辅助生殖技术的风险和安全管理

Paul Pirtea, Dominique de Ziegler, Sean Soketang, Chloe Tran 和 Jean-Marc Ayoubi

引　言

风险与安全管理本身已成为一门科学，如今与大多数现代企业相伴而生。医学也不例外[1,2]。人类总是会犯错，风险与安全管理的目的不是完全杜绝错误，而是对错误进行管理，从而预见并避免最可怕的后果[1]。要做到这一点，就必须正确理解、预测并实施有针对性的措施—也就是预防。了解风险和安全管理的最终目的是发展一种伴随所有医疗团队的安全文化，这里所说的就是辅助生殖技术（ART）。在这一过程中，我们应主要依靠教育这一特殊载体，将所需的安全文化深入到我们工作的日常活动中[3]。

安全管理系统

危险和风险

危险是构成潜在危险源的环境。例如，在登山过程中，山本身就是一种危险（图 75-1）。山存在那里，登山时滑倒的后果比在平地滑倒的后果要可怕得多。在这个例子中，山是影响其他事件后果（如滑倒）的危险。这个例子说明了一个事实，即危险是一个无法减轻的参数，危险是特定过程所固有的，必须加以应对。

有别于现有的危险，风险是指发生令人不快的后果的可能性。在我们的登山例子中，滑倒就是一种风险。这种风险的实际后果受到主要危险因素也就是山的影响。事实上，在山顶滑倒的后果会受到危险性质如山的高度、悬崖的性质和距离等因素的影响。降低风险即减少风险发生的概率和/或减少其后果旨在改变滑倒的概率，避免可能发生的情况也就是急剧坠落。然而，像我们例子中的山这样的危险因素必须考虑在内。危险因素会对风险产生影响，但却是无法改变的事实。

防御指的是旨在防止风险扩大和/或降低其后果的严重性的措施[4]。在登山例子中，绳索就是一种有效的防御措施，可以防止滑倒可能造成的后果，如致命的摔倒（图 75-1）。在所举的例子中，我们可以看到，选择适当的防御措施（如使用绳索）意味着对风险和主要危险的深入了解，从而调节风险的严重程度[4]。归根结底，防御措施的选择应该是明智的，既不能过多地干扰要完成的任务（如登山），又要尽可能地有效避免最严重的后果（如致命的坠落）[4]。

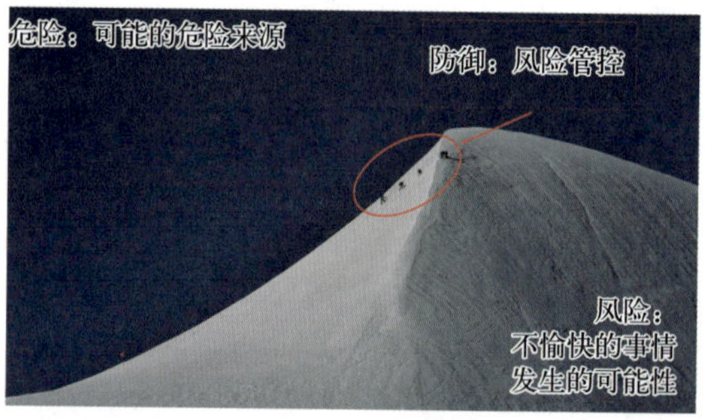

图 75-1　登山中的危险、风险和防御。这里的防御包括绳索

辅助生殖技术中的危险

在进行手术（如辅助生殖技术中的取卵术）时，固有的危险与针头穿透患者身体的天然保护层（即防止出血和感染的保护层）有关[5]。为了获取卵子而使用针头穿刺盆腔，就会面临由其带来的危险。然而，没有其他方法可以获取卵母细胞，因此在辅助生殖技术中无法避免使用针头穿刺盆腔。就像山作为危险需要被视为事实一样，使用针头穿刺盆腔也是取卵术过程本身所固有的危险[6]。我们只能通过预防或积极处理可能发生的后果，来降低血管损伤可能导致的大出血等风险。我们将针对辅助生殖技术中存在的三类风险进行几项风险分析[5]，目的是说明正确理解风险如何有助于部署最佳防御措施，避免可能出现的灾难性后果，从而实现安全行医。

了解辅助生殖技术中的风险

风险是一个动态过程，一般会朝着越来越严重的后果演变[7]。风险通常映射在严重性与可能性上（图 75-2）。在山上滑倒可能造成越来越严重的后果，这取决于距离悬崖的远近和/或能否及早阻止滑倒过程。同样，大出血也是一个动态过程，会从轻微的自发事件演变成灾难性的、可能致命的事故。在风险图上，随着我们向下和向右移动，风险的后果将朝着可能性更小、更严重的方向发展[8]。临床管理应将风险并发症的进程保持在图中的绿色或黄色部分。在这一分析中，我们应该强调的是，无论多么小心谨慎，都无法避免取卵后大出血等不良事件。因此，防止灾难性后果的办法不是小心谨慎地防止大出血，而是在发生大出血时妥善处理。患者、其配偶和整个团队都需要接受相应的应对培训，因为在这里，最终的安全（避免可怕的后果）在于处理出血，而不是预防出血。

每种风险都有其特定的动态特征，并且有检测其发生和发展的能力，包括症状、实验室检查结果等。如果是取卵后出血，可有疼痛、头晕等症状。而深静脉血栓栓塞症（DVT）则没有明显的症状。因此，了解每种风险的动态变化对于预防灾难性后果至关重要。取卵后出血可以根据临床症状判断，而避免深静脉血栓的发生则应完全依靠对已确定的高危患者进行预防。在后一种情况下，只能依靠筛查和对已确定的高危女性进行预防性治疗。因此，挑战在于识别深静脉血栓的高危患者，因为如果识别失败，就完全没有症状可参考。由于这两种风险的动态变化是不同的，因此对出血和深静脉血栓这两种风险的管理是截然不同的。应对各种风险，就像针对大出血和深静脉血栓那样，必须识别、了解每种风险，并掌握其动态。这有利于充分有效地定位保护措施，也就是防御措施，同时尽量减少对过程本身可能造成的干扰。

辅助生殖技术的安全管理系统

安全管理系统（SMS）是一个正式的安全问题管理系统，国际监督组织已将其纳入航空业的管理。安全管理系统分为四个部分：①安全政策和目标的定义；②安全和风险管理，评估所有已确定的风险，了解其特征，并对其进行评估，采取适当的防御措施；③安全保证；④促进安全。航空业所达到的安全水平，使 SMS 系统的现有模式能够激励医疗各部门开发相应的安全系统。然而，尽管受到航空业所取得成就的启发，但仍应根据医学各领域的具体情况加以调整，因为考虑到两个行业之间的巨大差异，照搬模式是行不通的。

辅助生殖技术的风险

辅助生殖技术中的风险分为三类：操作风险、功能风险和个人风险（图 75-3）。

操作风险

操作风险与所进行的程序（如取卵）有关。这些风险受取卵针穿刺入盆腔的危险影响。我们通常将风险分为出血风险和感染风险。

子宫内膜异位症是一种新的危险因素，现在已不再主张对这类病例进行手术治疗，感染和 ART 后输卵管卵巢脓肿（TOA）的风险也随之调整。最近的数据确实表明，卵巢手术可能会降低卵巢储备功能，从而影响患者对控制

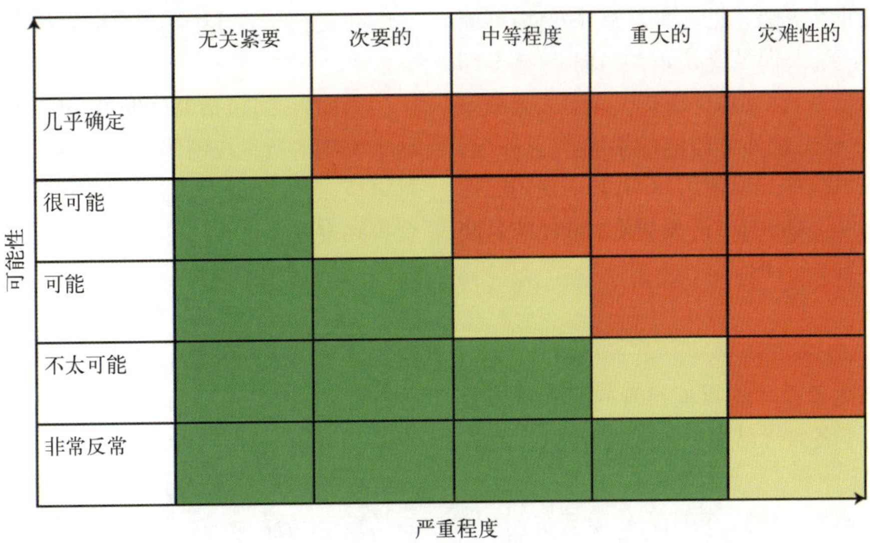

图 75-2　了解风险。任何特定风险的后果都是一个动态过程的结果，可以用可能性与严重性关系图来表示。就取卵术后大出血而言，宫腔内出血量的轻微增加（事件）可能会发展成严重的、无法控制的、可能致命的大出血，这是不太可能发生的，但却是最严重的事件。该图描述了有助于识别风险向右下角发展的参数——症状和检查结果

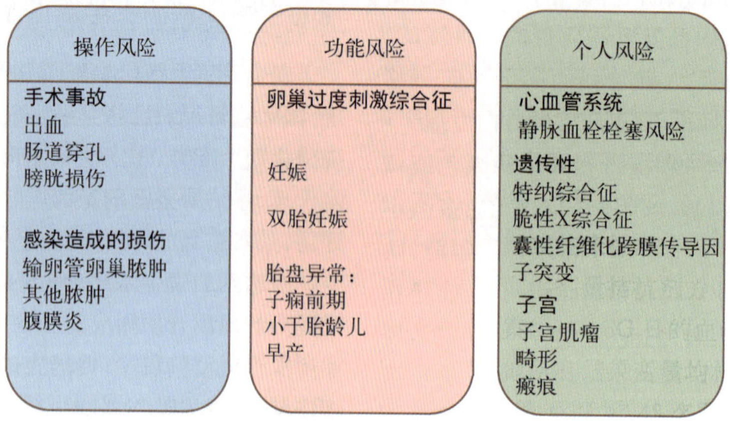

图 75-3　辅助生殖技术中的三种风险

性超促排卵（COS）的反应，进而影响辅助生殖技术的结局。这导致现在普遍采用在子宫内膜异位症病灶存在的情况下进行取卵，众所周知，这种危险因素会导致输卵管卵巢脓肿（TOA）的发生率随之增加。需要让患者认识到这一风险，包括在辅助生殖技术后可能出现的晚期并发症[9]。事实上，TOA 严重并发症（如卵巢切除）的主要预防措施不是避免并发症，而是在并发症发生时，由精通处理并发症技术的团队进行适当、及时的处理[9]。

功能风险

功能风险是辅助生殖技术可能产生的不良后果，与用于诱导控制性超促排卵的治疗效果（即“功能性”）直接相关。首先是卵巢过度刺激综合征（OHSS）的风险，当治疗的预期效果-多卵泡排卵超出预期时就会出现[10]。卵巢过度刺激综合征是辅助生殖技术的一种严重并发症，可能导致致命的后果。如今，人们已经认识到，OHSS 与多卵泡发育本身并无直接联系，而是源于扳机时注射人类绒毛膜促性腺激素（hCG）对大量卵巢卵泡的影响[10]。如今，通过避免对有 OHSS 风险的妇女使用 hCG，转而使用促性腺激素释放激素激动剂（GnRHa）诱发排卵，同时推迟胚胎移植，几乎可以完全防止 OHSS。

个人风险

个人风险将辅助生殖技术中可能出现的不利后果重新组合，这些后果源于各种个人倾向。其中包括三大类风险：

静脉血栓栓塞（VTE）风险。某些人在激素失衡（如辅助生殖技术中出现的激素失衡，尤其是雌二醇水平升高）的情况下，血管内凝血的风险会增加。对于个人或家族史中曾发生过静脉血栓的妇女应接受调查，以便在辅助生殖技术期间以及可能怀孕期间采取保护措施，即使用低分子肝素治疗[11]。

遗传风险。某些与不孕症相关的遗传疾病会给未来的子代带来可怕的后果。*FMR1* 基因的 *FRAXA* 前突变就是一个例子。众所周知，这种疾病会导致女性原发性卵巢功能不全[12]。在下一代中，*FRAXA* 基因前突变可转化为完全突变，从而有可能导致男孩严重智力低下（脆性 X 综合征）[12]。因此，早发性卵巢功能减退需要进行 *FMR*1 基因检测，阳性结果需要进行植入前或产前诊断。若男性因素不育，必须筛查几种遗传风险，特别是 *CFTR* 基因。

子宫风险。先天性（子宫畸形）或后天性（子宫肌瘤过大或有子宫手术史）都可能在怀孕期间造成不良甚至是严重后果（如子宫破裂）。在进行辅助生殖技术之前，需要进行适当的检查并采取预防措施。

质量控制和保证

简而言之，包括 ISO 9001、Six Sigma 或其他在工业活动中实施的质量控制体系，都包括对已实施流程的全部进行审核，然后在详细的文件中对其进行描述，最终确保指令得到遵守。这可以用一个简单的公式来概括“说你所做的，做你所说的”。

实际上，ISO 9001 是辅助生殖技术中最常采用的质量控制体系。这意味着要创建一份核心管理文件，其中包含所有必要的标准操作程序（SOP），描述实际操作的每一个步骤。例如，详细的 SOP 描述了根据具体情况在不同治疗步骤和方案之间进行选择时所采取的一系列措施。例如，随着年龄的增长，辅助生殖技术的疗效也会下降，因此，处理卵巢对控制性超促排卵反应低下的方法也会因年龄而异。一旦证明高龄患者对控制性超促排卵的反应欠佳，就很可能不再继续进行辅助生殖技术治疗。相反，SOP 则会说明当年轻患者遇到类似的情况时，应采取不同的处理方法。

颁布 ISO 9001 类型的质量控制体系，对实践进行控制，可能最终会改变辅助生殖技术的结果。如果辅助生殖技术的管理需要做出改变，就需要制订新的 SOP，先在内部分发，最后颁布实施。之后，可以对如怀孕率和其他相关结果参数进行评估，以确定所颁布的改变可能产生的影响。如果出现负面影响，很容易察觉，在必要时恢复到先前可能更有效的流程。辅助生殖技术的结果在 0 和 100% 之间徘徊，一般在中间，因此辅助生殖技术的结果很容易波动，很难确定结果的变化是由于偶然因素，还是由于特定过程中发生了变化。ISO 9001 类型的质量控制体系使我们能够迅速考虑到可能的实践变化。包括法国在内的许多国家的监督机构都规定，在对辅助生殖技术项目进行认证时，必须制订一套质量控制体系[13]。大多数辅助生殖技术项目都选择 ISO 9001 作为质量控制体系。

航空业的经验教训

核对表

每个人都知道，飞行员在执行飞行的关键步骤之前都要先核查核对表，这是航空业的一个标志性行为。这种做法是不可缺少的，用以确保在驾驶舱内工作量很大的情况下不会忽略任何关键步骤和/或操作。从历史上看，正是由于引入了更复杂的飞机（特别是波音 B-17），才导致在航空业普遍引入了正式的核对表。

核对表作为一种安全措施，其合理性和有效性已得到广泛认可，近年来还被推广到其他行业，包括医疗行业[14]。人们对医疗失误及其有时造成的严重后果的认识和担忧与日俱增，促使在医疗环境中风险最高的环节，特别是手术室（OR）、重症监护室（ICU）和产房（DR）引入特别核对表。保险公司和医院管理部门为在医疗机构，特别是手术室、重症监护室和产房引进和强制使用核对表付出了巨大努力。

在医学领域引入核对表遏制了一系列令人无法接受的重大错误（尤其是臭名昭著的“3W”错误，包括无法挽回的错误患者、错误器官和错误侧）。然而，这些成就一旦完成，核对表对于减少发生在诊室中的大部分医疗差错的作用却微乎其微。这主要是在非最佳时间进行非理想治疗的错误决定。因此，一旦引入核对表，重要的是要超越核对表，从根本上解决源于诊室的医疗失误。正如后面所讨论的那样，教育是在医生诊室营造安全文化的一个有效载体。

从航空技术到医疗技术

航空技术一词源于飞行员精神这一开创性概念，这一概念一直存在并激励着飞行员。就像海员在掌握导航技术的同时考虑到所有因素一样，航空技术描述的是掌握安全、高效飞行的所有重要因素的技能。

医学界对类似的概念期待已久。“Medicalship”是一个新造的词，它将管理医学的艺术定义为一连串的整体，而不是一个又一个独立步骤的简单叠加。程序的影响远远超出了程序本身的范围，例如，对于一位患有不孕症和子宫内膜异位症的女性有哪些治疗方案？该女性是接受手术切除子宫内膜异位症病灶，还是接受辅助生殖技术治疗？以何种顺序进行？我们知道手术有利于自然受孕，但不利于辅助生殖技术结局，因此在进行手术之前，我们会询问她的卵巢储备情况和配偶的精子情况。如果进行了手术，术后能否有时间尝试自然受孕？同样，精子质量是否符合自然受孕的要求？在子宫内膜异位症手术的风险收益等式中，术后自然受孕的机会是手术费用和风险的收益补偿。如果因为没有时间等待自然受孕或者因为卵巢储备功能下降或者精子质量不佳而无法满足自然受孕的机会，那么手术的风险就无法得到平衡。在这些情况下，不应选择手术。这个例子说明了医疗措施是如何相互交织的，应该将其视为一系列的联系，也就是医疗关系，而不是独立医疗的孤立步骤。

在医疗启发的哲学和精神中确保提出医疗程序是医疗安全管理的一个积极组成部分。医疗程序包括诊断措施、治疗过程和手术程序，需要作为一系列相互依存的程序进行动态评估，而不是孤立地进行评估。

按程序运行与应激韧性

航空公司倡导“按程序”运行的概念。如果目的地的天气条件低于最低标准，就不会进行着陆，航班改飞其他机场。在大多数情况下，几乎没有什么可干预的，飞行员只需按照程序操作即可。此外，当目的地的着陆因不利条件而无法进行，且替代机场对乘客没有商业利益时，航空公司可能会制订内部程序，直接取消航班。在这种情况下，内部程序（取消航班）补充或取代监管程序（飞往替代机场）。

航空运营的卓越安全水平在很大程度上取决于航空业一直采用的按程序操作模式。然而，依靠按程序操作的一个条件是这些操作的可重复性。这通常适用于航空飞行这种未知因素很少的操作。然而，并非所有的医疗程序都是如此。

非重复性任务不能仅靠程序操作。这主要包括某些航空和医疗行为[15]。例如,山区或公海上的空中搜救行动性质千差万别,本质上不具有重复性,不能按程序进行。与航空作业不同,为挽救濒危生命而进行的搜救飞行必须依靠机组人员的应变能力。此类行动通常在恶劣天气下进行,因为这正是事故发生的时候。搜救任务有时依赖于机组人员根据以往的经验和对每次任务中出现的特殊情况的即时分析而随机应变的能力—这种能力被称为应激韧性。通常在不适合搜救的情况下,飞行员会直接取消航班。但在搜救任务中,这对遇险的登山者或海员来说可能意味着死亡。虽然搜救任务并不总是可能的,但机组人员仍会尽最大努力去完成不可能完成的任务,不断挑战极限。可以预见的是,搜救行动没有航空公司的安全记录,但在这种情况下,搜救行动却做得非常出色,这对整个医学界都有启发意义。

正如已经讨论过的,并非所有行动都主要依赖于像搜救任务中遇到的极端情况那样的应变能力。例如,近海钻井平台的补给工作几乎是在空中重复进行的,基本上是按程序进行的。如果天气不好,补给将等到第二天。从逻辑上讲,为海上平台提供直升机服务的安全记录接近航空公司。因此,我们可以看到,直升机作业作为一个整体,涵盖了从搜救任务这种需要无限应变能力的极端活动,到如飞往近海石油平台的补给这种近乎航空公司的按程序作业。从这个意义上说,与航空公司相比,直升机作业更不为普通公众所熟知,但它却是更好的医学模型。事实上,医学也包括类似的多样性,从例如"全身"癌症手术这类极端任务到常规地按程序操作。在这一系列多样化的医疗行动中,辅助生殖技术的定位是类似于航空公司的程序操作,因此应取得最佳的安全记录。虽然在某些困难和无法预料的情况下,应变能力可以派上用场,但在本质上属于程序操作的辅助生殖技术中,应谨慎地少用应变能力。从前面的讨论中我们可以看出,辅助生殖技术应该是一种可靠、高效的程序操作,能够达到接近航空公司的安全记录。

医学与航空的区别

在航空安全领域(SMS 和质量控制),乘客并不主动参与这一过程。在航空领域,乘客就像是沙袋,因为在进行重量和平衡计算时,只考虑了他们的质量。而患者则不同,他们不容忽视,因为他们明确参与并能影响整个安全过程。

在航空领域,在评估连续飞行期间的工作量模式时,只考虑机组人员,以确保不超过上限。通常情况下,在开始着陆之前,机组人员的工作量最大,有可能超过可接受的安全上限。意识到这一过程后,机组人员就可以采取具体措施来防止达到上限。

在辅助生殖技术的操作中,我们不难理解,在某一天取卵过多可能会导致某些团队成员(临床医生、胚胎实验技术人员等)的工作量过大(图 75-4)。为防止这种情况发生,需要采取的方法可能包括周期同步化、及时使用口

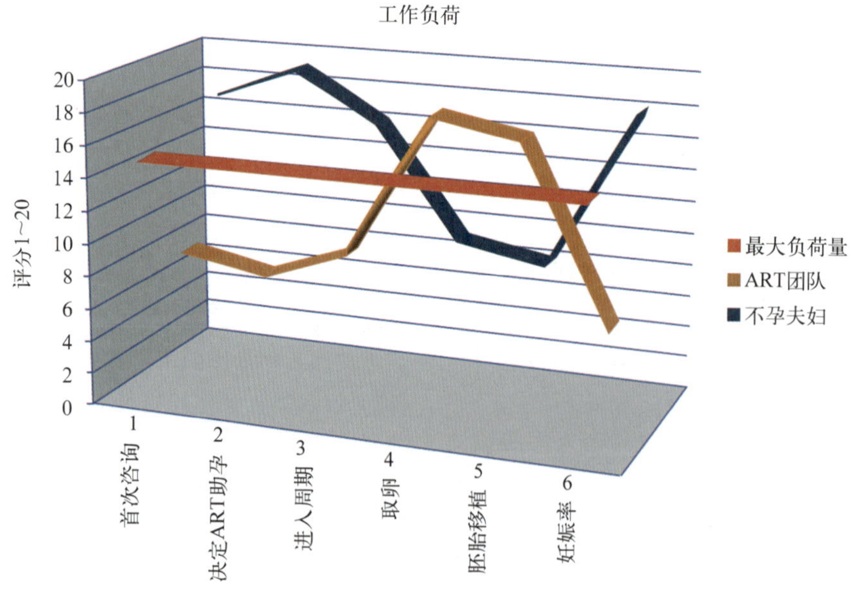

图 75-4 整个辅助生殖技术过程中的工作量模式。在辅助生殖技术过程中的某些时间段,工作量会增加,而医疗小组不同成员的工作量增加情况也不同。使用 OC 或其他方法实现周期同步,有助于避免团队成员的工作量过大(例如,某一天的取卵手术过多)。为患者提供信息的计划可以帮助避免他们达到过重的工作量,并避免在特定时间提供过多信息而不知所措

服避孕药(OC)或其他措施,以均衡每周辅助生殖技术病例的数量,并将其设定为整个团队都能接受的水平。

然而,在辅助生殖技术治疗中,不仅仅是医疗团队会承受过重的工作负担,患者也可能如此。如果患者不堪重负(如同时获得过多信息),就会出现错误(即治疗错误)。显然,患者的失误会影响整个辅助生殖技术过程的整体安全性。在辅助生殖技术治疗过程中,患者有时容易遇到与医疗团队不同的过多工作量。例如,患者不可能不在乎其取卵的数量。他们当天只有一次取卵机会,这对他们来说才是最重要的。然而,在取卵前几天,患者会收到大量信息和安全建议,如果计划不充分,这些信息和建议可能会过量。例如,在取卵前,你要确保患者的配偶会在取卵后将妻子带回家,并在取卵后的第一晚一直陪着她。

认识到这一安全措施的重要性后,我们就必须知道如何让患者了解这一措施。提醒患者采取这一措施的最佳时间是在扳机日,既保留了足够时间采取行动又不至于时间太长,以免发生遗忘建议。因此,对患者工作量的认识(图 75-4)是一项至关重要的安全措施,与医疗团队的工作量同等重要。在防范大出血风险的过程中,配偶是整个安全环节中的关键因素。如果配偶最终没有在第一夜陪伴患者,那么错误的信息或在错误的时间提供的信息就会使患者失去一个关键的安全因素。事实上,整个过程的安全确实需要配偶的参与,如决定在必要时采取返回医院等干预措施。因此,我们看到,辅助生殖技术等门诊手术的适当安全操作意味着要掌握医疗团队和患者的工作量模式—何种?多少?何时?每个人都可能遇到超负荷工作的极限,也就是安全上限。不过,这种情况很可能发生在辅助生殖技术过程中患者和医疗团队的不同时期。与航空业的普遍现象相反,患者需要作为积极的合作伙伴参与辅助生殖技术操作的工作量分析,从而参与整个安全管理。

将教育视为"安全内核"

安全,尤其是安全文化,不可能强行灌输给那些长期单独管理自己的工作业务、对安全管理的外部投入关注有限的人。教育[3]是在医疗操作中接种安全文化的最佳载体,它可以传播蕴含相关安全问题的新知识。这就是我们所说的"安全内核"教育,就像各种型号计算机"内核"的微处理器一样重要。

总　结

在保险公司和医院管理部门的推动下,安全管理这门科学在医学界掀起了一场风暴。辅助生殖技术这种高度重复的手术也不例外。在健康人身上进行的辅助生殖技术的本质应是实现最终安全的典范。

(翟君钰译,陈军玲、孙赟校)

参考文献

[1] de Ziegler D, Gambone JC, Meldrum DR, et al. Risk and safety management in infertility and assisted reproductive technology (ART):From the doctor's office to the ART procedure. Fertil Steril. 2013; 100:1509-17.

[2] Meldrum DR, de Ziegler D. Introduction: Risk and safety management in infertility and assisted reproductive technology. Fertil Steril. 2013; 100:1497-8.

[3] de Ziegler D, de Ziegler N, Sean S, et al. Training in reproductive endocrinology and infertility and assisted reproductive technologies: Options and worldwide needs. Fertil Steril. 2015; 104: 16-23.

[4] Boothman RC, Imhoff SJ, Campbell DA Jr. Nurturing a culture of patient safety and achieving lower malpractice risk through disclosure: Lessons learned and future directions. Front Health Serv Manage. 2012; 28:13-28.

[5] Schenker JG, Ezra Y. Complications of assisted reproductive techniques. Fertil Steril. 1994; 61:411-22.

[6] Nardelli AA, Stafinski T, Motan T, et al. Assisted reproductive technologies (ARTs): Evaluation of evidence to support public policy development. Reprod Health. 2014; 11:76.

[7] Guo J, Meng F, Ma N, et al. Meta-analysis of safety of the coadministration of statin with fenofibrate in patients with combined hyperlipidemia. Am J Cardiol. 2012; 110:1296-301.

[8] Schulman S, Spencer FA. Antithrombotic drugs in coronary artery disease: Risk benefit ratio and bleeding. J Thromb Haemost. 2010; 8:641-50.

[9] Villette C, Bourret A, Santulli P, et al. Risks of tubo-ovarian abscess in cases of endometrioma and assisted reproductive technologies are both under- and overreported. Fertil Steril. 2016; 106:410-5.

[10] Messini CI, Daponte A, Anifandis G, et al. Standards of care in infertility in Europe. Eur J Obstet Gynecol Reprod Biol. 2016; 207:205-10.

[11] Nelson SM. Venous thrombosis during assisted reproduction: Novel risk reduction strategies. Thromb Res. 2013; 131(Suppl 1):S1-3.

[12] Streuli I, Fraisse T, Ibecheole V, et al. Intermediate and premutation FMR1 alleles in women with occult primary

ovarian insufficiency. Fertil Steril. 2009; 92:464-70.

[13] Harper J, Geraedts J, Borry P, et al. Current issues in medically assisted reproduction and genetics in Europe: Research, clinical practice, ethics, legal issues and policy. Hum Reprod. 2014; 29: 1603-9.

[14] Denham CR, Sullenberger CB 3rd, Quaid DW, et al. An NTSB for health care: Learning from innovation: Debate and innovate or capitulate. J Patient Saf. 2012; 8:3-14.

[15] Skinner H. Bad medicine: Resilience. Br J Gen Pract. 2017; 67:13.